Patterson.
Enfermedades alérgicas

PATTERSON. ENFERMEDADES ALÉRGICAS

8.ª EDICIÓN

Leslie C. Grammer, MD

Director
Ernest S. Bazley Asthma and Allergic Diseases Center

Professor
Northwestern University Feinberg School of Medicine

Clinic Practice Director
Division of Allergy-Immunology
Northwestern University
Chicago, Illinois

Con

Paul A. Greenberger, MD

Professor
Feinberg School of Medicine

Associate Chief
Education and Clinical Affairs
Division of Allergy-Immunology
Northwestern University Feinberg School of Medicine

Attending Physician
Northwestern Memorial Hospital
Chicago, Illinois

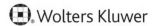

Philadelphia • Baltimore • New York • London
Buenos Aires • Hong Kong • Sydney • Tokyo

Av. Carrilet, 3, 9.ª planta – Edificio D
Ciutat de la Justícia
08902 L'Hospitalet de Llobregat
Barcelona (España)
Tel.: 93 344 47 18
Fax: 93 344 47 16
e-mail: consultas@wolterskluwer.com

Revisión científica:
Dr. Guillermo Velázquez Sámano
Jefe del servicio de alergia e inmunología
Hospital General de México "Dr. Eduardo Liceaga"

Traducción:
Dr. Félix García Roig

Director editorial: Carlos Mendoza
Editora de desarrollo: Cristina Segura Flores
Gerente de mercadotecnia: Simon Kears
Cuidado de la edición: Olga Sánchez Navarrete
Maquetación: Carácter Tipográfico/Eric Aguirre • Aarón León • Ernesto A. Sánchez
Adecuación de portada: Jesús Mendoza M.
Impresión: C&C Offset-China/Impreso en China

Prefacio

El propósito de la octava edición de la obra *Patterson. **Enfermedades alérgicas***, es constituir una fuente excelente de información de la práctica actual, a semejanza de la primera edición que se publicó en 1972 con el Doctor Roy Patterson como único editor, un alergólogo e inmunólogo clínico, investigador e instructor en extremo dotado, una verdadera "triple virtud". Tenemos el compromiso de ampliar la tradición de Roy de la excelencia en la inmunología de la alergia con esta, la edición más reciente, que creemos plena de conocimientos, que continúan en expansión exponencial en nuestro fascinante campo profesional. Hemos tratado, en especial, de incluir referencias de las guías más recientes basadas en pruebas, como los parámetros de ejercicio profesional de la Joint Task Force (JTF), que se formó en 1989 con miembros de la American Academy of Allergy, Asthma & Immunology y el American College of Allergy, Asthma, and Immunology.

Como en toda edición anterior, se pretende que esta obra sirva principalmente como guía para los médicos y otros proveedores de atención sanitaria. Si bien se intenta orientarla a la valoración y el tratamiento del paciente, también incluye descripciones de los mecanismos inmunológicos subyacentes, la fisiopatología, la farmacología y las técnicas de diagnóstico. Puesto que las enfermedades atópicas son frecuentes y cada vez más prevalentes, esperamos que una variedad de proveedores de atención sanitaria encuentre útil esta edición para el cuidado de sus pacientes con enfermedades alérgicas y otras de tipo inmunológico. Se añadieron dos nuevos capítulos dedicados a las pruebas de laboratorio de alergia e inmunología y la medicina personalizada en estas disciplinas.

Creemos que la atención de los pacientes con enfermedades atópicas a veces se logra mejor en colaboración con médicos de otras especialidades, por lo que casi 25% de los capítulos fue escrito por otros especialistas con quienes posiblemente colabore el alergólogo-inmunólogo, de disciplinas que incluyen dermatología, gastroenterología, otorrinolaringología, psiquiatría, neumología y radiología. Estamos en deuda con todos los autores que contribuyeron y por este medio les expresamos nuestra sincera gratitud por su participación en esta octava edición de la obra *Patterson. Enfermedades alérgicas*

Leslie C. Grammer, MD
Paul A. Greenberger, MD

Autores colaboradores

Sultan Alandijani, MD
Instructor
Department of Internal Medicine
Division of Allergy and Immunology
University of South Florida
Tampa, Florida

Andrea J. Apter, MD, MA, MSc
Professor
Department of Medicine
Section of Allergy & Immunology
Division of Pulmonary, Allergy, & Critical Care
University of Pennsylvania School of Medicine
Philadelphia, Pennsylvania

Pedro C. Avila, MD
Allergist-Immunologist
Allergy and ENT Associates
Woodlands, Texas

Melvin Berger, MD, PhD
Adjunct Professor
Pediatrics and Pathology
Case Western Reserve University
Cleveland, Ohio
Senior Director
Medical Research and Education
Global Medical Affairs
CSL Behring, LLC
King of Prussia, Pennsylvania

David I. Bernstein, MD
Professor of Clinical Medicine &
    Environmental Health
Department of Internal Medicine
Division of Immunology
University of Cincinnati Medical Center
Cincinnati, Ohio

Jonathan A. Bernstein, MD
Professor
Department of Internal Medicine
Division of Immunology/Allergy
University of Cincinnati College of Medicine
Cincinnati, Ohio

Gregory D. Brooks, MD
Associate Professor
Department of Medicine
Section of Allergy, Pulmonary and Critical Care
University of Wisconsin School of Medicine and
    Public Health
Madison, Wisconsin

Wesley Burks, MD
Professor
University of North Carolina at Chapel Hill
Chapel Hill, North Carolina

Robert K. Bush, MD
Professor
Department of Medicine
Section of Allergy, Pulmonary and Critical Care
University of Wisconsin School of Medicine and
    Public Health
Madison, Wisconsin

Tara F. Carr, MD, FAAAAI
Assistant Professor
Division of Pulmonary, Allergy, Critical Care and
    Sleep Medicine
University of Arizona
Tucson, Arizona

Rakesh Chandra, MD
Associate Professor
Vanderbilt University
Nashville, Tennessee

Seong H. Cho, MD
Associate Professor
Department of Internal Medicine
Division of Allergy and Immunology
University of South Florida
Tampa, Florida

David B. Conley, MD
Professor
Northwestern University Feinberg School of Medicine
Chicago, Illinois

Susan J. Corbridge, PhD, APN, ACND
Clinical Associate Professor
College of Nursing and Department of Medicine
Director of Graduate Clinical Studies
College of Nursing
University of Illinois at Chicago
Chicago, Illinois

Thomas Corbridge, MD, FCCP
Professor
Northwestern University Feinberg School of Medicine
Chicago, Illinois

Jane E. Demattee, MD
Professor of Medicine
Division of Pulmonary and Critical Care Medicine
Northwestern University Feinberg School of Medicine
Chicago, Illinois

Anne M. Ditto, MD
Associate Professor
Northwestern University Feinberg School of Medicine
Chicago, Illinois

Tolly G. Epstein, MD
Assistant Professor
University of Cincinnati Medical Center
Cincinnati, Ohio

Olajumoke O. Fadugba, MD
Assistant Professor
Division of Pulmonary, Allergy, & Critical Care
    Medicine
University of Pennsylvania School of Medicine
Philadelphia, Pennsylvania

**Theodore M. Freeman, MD, FACP,
    FAAAAI, FACAAI**
Allergist-Immunologist
San Antonio Asthma and Allergy Clinic
San Antonio, Texas

Jackie K. Gollan, PhD
Associate Professor
Northwestern University Feinberg School of Medicine
Chicago, Illinois

Nirmala Gonsalves, MD
Associate Professor of Medicine
Division of Gastroenterology & Hepatology
Northwestern University Feinberg
    School of Medicine
Chicago, Illinois

Leslie C. Grammer, MD
Director
Ernest S. Bazley Asthma and Allergic Diseases Center
Professor
Northwestern University Feinberg
    School of Medicine
Clinic Practice Director
Division of Allergy-Immunology
Northwestern University
Chicago, Illinois

Thomas Grant, DO, FACR
Professor of Radiology
Northwestern University Feinberg
    School of Medicine
Chicago, Illinois

Paul A. Greenberger, MD
Professor
Feinberg School of Medicine
Associate Chief
Education and Clinical Affairs
Division of Allergy-Immunology
Northwestern University Feinberg
    School of Medicine
Attending Physician
Northwestern Memorial Hospital
Chicago, Illinois

Kathleen E. Harris, BS
Research Lab Manager
Northwestern University Feinberg
    School of Medicine
Chicago, Illinois

Ikuo Hirano, MD
Professor
Northwestern University Feinberg
    School of Medicine
Chicago, Illinois

Mary B. Hogan, MD
Professor
University of Nevada
Las Vegas, Nevada

Karen S. Hsu Blatman, MD
Instructor
Brigham and Women's Hospital
Harvard Medical School
Boston, Massachusetts

Kathryn E. Hulse, PhD
Research Assistant Professor
Division of Allergy-Immunology
Northwestern University Feinberg
    School of Medicine
Chicago, Illinois

Ravi Kalhan, MD, MS
Associate Professor of Medicine and
    Preventive Medicine
Division of Pulmonary and Critical Care Medicine
Northwestern University Feinberg School of
    Medicine
Chicago, Illinois

Achilles G. Karagianis, DO
Assistant Professor of Neuroradiology
Northwestern University Feinberg School of Medicine
Chief
Head and Neck Radiology
Northwestern Memorial Hospital
Chicago, Illinois

Robert C. Kern, MD
Professor and Chairman
Department of Otolaryngology
Northwestern University Feinberg School of
    Medicine
Chicago, Illinois

Alexander S. Kim, MD
Assistant Professor
Department of Medicine
University of California San Diego
La Jolla, California

Edwin Kim, MD, MS
Assistant Professor
University of North Carolina at Chapel Hill
Chapel Hill, North Carolina

Jennifer S. Kim, MD
Clinician Educator
Allergy & Immunology
NorthShore University HealthSystem
Senior Clinician Educator
Pritzker School of Medicine
University of Chicago
Chicago, Illinois

Barry Ladizinski, MD
Instructor
Division of Dermatology
John H. Stroger, Jr. Hospital of Cook County
Chicago, Illinois

Theodore M. Lee, MD
Clinical Faculty
Department of Medicine
Division of Pulmonary, Allergy & Critical Care
Emory University School of Medicine
Peachtree Allergy and Asthma Clinic, PC
Atlanta, Georgia

Tabi Leslie, MD
Consultant Dermatologist
Department of Dermatology
Royal Free Hospital
London, United Kingdom

Donald Y. M. Leung, MD, PhD
Professor
Head, Division of Pediatric Allergy & Immunology
Department of Pediatrics
National Jewish Health
University of Colorado–Denver
Denver, Colorado

Estelle Levetin, PhD
Professor
Faculty of Biological Science
University of Tulsa
Tulsa, Oklahoma

Phil Lieberman, MD
Clinical Professor
Departments of Medicine and Pediatrics
Division of Allergy and Immunology
University of Tennessee
Memphis, Tennessee

Umbreen S. Lodi, MD
Assistant Professor
Department of Medicine
Division of Pulmonology, Allergy & Critical Care
Emory University School of Medicine
Department of Allergy/Immunology
Emory University/Grady Hospital
Atlanta, Georgia

Mahboobeh Mahdavinia, MD, PhD
Assistant Professor
Department of Internal Medicine
Division of Allergy and Immunology
Rush University Medical Center
Chicago, Illinois

Melanie M. Makhija, MD
Assistant Professor
Northwestern University Feinberg
    School of Medicine
Ann and Robert H. Lurie Children's
    Hospital of Chicago
Chicago, Illinois

Erin N. McComb, MD
Assistant Professor
Department of Radiology
Northwestern Memorial Healthcare
Chicago, Illinois

Kris G. McGrath, MD
Professor of Medicine
Northwestern University Feinberg
    School of Medicine
Chicago, Illinois

Sheniz Moonie, MD
Associate Professor
School of Community Health Sciences
Epidemiology and Biostatistics Program
University of Nevada, Las Vegas
Las Vegas, Nevada

Michelle J. Naidich, MD
Assistant Professor
Department of Radiology
Northwestern Memorial Healthcare
Chicago, Illinois

Peck Y. Ong, MD
Associate Professor of Clinical Pediatrics
Department of Pediatrics
Division of Clinical Immunology and Allergy
University of Southern California Keck School of
    Medicine
Children's Hospital Los Angeles
Los Angeles, California

Snehal Patel, DO
Fellow
Division of Pulmonary, Allergy, Critical Care and
    Sleep Medicine
University of Arizona
Tucson, Arizona

Anju T. Peters, MD
Professor
Department of Medicine
Division of Allergy-Immunology
Northwestern University Feinberg School of
    Medicine
Chicago, Illinois

Neill T. Peters, MD
Clinical Instructor
Northwestern University Feinberg School of
    Medicine
Chicago, Illinois

Jacqueline A. Pongracic, MD
Professor
Departments of Pediatrics and Medicine
Division of Allergy-Immunology
Northwestern University Feinberg School of
    Medicine
Ann and Robert H. Lurie Children's Hospital of
    Chicago
Northwestern Memorial Hospital
Chicago, Illinois

David C. Reid, MD
Dermatologist
Division of Dermatology
John H. Stroger, Jr. Hospital of Cook County
Chicago, Illinois

Anthony J. Ricketti, MD
Clinical Assistant Professor
Department of Medicine
Rowan University School of Osteopathic Medicine
Stratford
Mercer Allergy and Pulmonary Associates, LLC
Trenton, New Jersey

Peter A. Ricketti, MD
Fellow
Department of Internal Medicine
Division of Allergy and Immunology
Morsani College of Medicine
University of South Florida
Tampa, Florida

Rachel G. Robison, MD
Assistant Professor of Pediatrics
Department of Pediatrics
Division of Allergy-Immunology
Northwestern University Feinberg School of Medicine
Attending Physician
Ann & Robert H. Lurie Children's Hospital of Chicago
Chicago, Illinois

Karolina Roszko, MD
Dermatologist
University of Illinois at Urbana-Champaign
Champaign, Illinois

Eric J. Russell, MD, FARC
Chairman
Department of Radiology
Northwestern University Feinberg School of Medicine
Attending Physician
Department of Radiology
Northwestern Memorial Healthcare
Chicago, Illinois

Carol A. Saltoun, MD
Assistant Professor
Northwestern University Feinberg School of
    Medicine
Chicago, Illinois

Hatice Savas, MD
Assistant Professor
Department of Radiology
Division of Thoracic Imaging
Northwestern University Feinberg School of Medicine
Chicago, Illinois

Andrew J. Scheman, MD
Associate Professor of Clinical Dermatology
Department of Dermatology
Northwestern University Feinberg School of
    Medicine
Chicago, Illinois

Rahul Sharma, MD
Fellow
Department of Medicine
Division of Pulmonary and Critical Care Medicine
Northwestern University Feinberg School of
    Medicine
Chicago, Illinois

Whitney W. Stevens, MD, PhD
Assistant Professor
Northwestern University Feinberg School of Medicine
Chicago, Illinois

Rachel E. Story, MD
Clinician Educator
Pritzker School of Medicine
University of Chicago
Attending Physician
NorthShore University HealthSystems
Glenview, Illinois

Sherlyana Surja, MD
Instructor
Department of Internal Medicine
Section of Allergy & Immunology
Division of Allergy and Immunology
Rush University Medical Center
Chicago, Illinois

Abba I. Terr, MD
Professor Emeritus
Department of Medicine
University of California San Francisco
    School of Medicine
San Francisco, California

Ravi K. Viswanathan, MD
Assistant Professor (CHS)
Department of Medicine
Section of Allergy, Pulmonary and Critical Care
University of Wisconsin School of Medicine and
    Public Health
Madison, Wisconsin

Stephen I. Wasserman, MD
Professor of Medicine
School of Medicine
University of California San Diego
La Jolla, California

Carol A. Wiggins, MD
Clinical Assistant Professor
Department of Medicine
Emory University School of Medicine
Piedmont Hospital
Atlanta, Georgia

Nevin W. Wilson, MD
Professor and Chair of Pediatrics
Department of Pediatrics
University of Nevada Las Vegas
    School of Medicine
Las Vegas, Nevada

Lisa Wolfe, MD
Associate Professor
Department of Medicine
Division of Pulmonary and Critical Care Medicine
Northwestern University Feinberg
    School of Medicine
Chicago, Illinois

Chester R. Zeiss, MD
Professor Emeritus
Northwestern University Feinberg School of
    Medicine
Jesse Brown VA Medical Center
Chicago, Illinois

Michael S. Ziffra, MD
Assistant Professor
Department of Psychiatry and Behavioral Sciences
Northwestern University Feinberg School of Medicine
Chicago, Illinois

Agradecimientos

Este libro es resultado de las contribuciones de muchos individuos que permiten editarlo con la esperanza de que ayude a los médicos y otros proveedores de atención sanitaria a proveer la mejor atención posible a sus pacientes con enfermedades alérgicas, inmunológicas y relacionadas.

En particular tenemos una deuda de gratitud con todos los siguientes por su apoyo para producir esta obra:

La fundación caritativa Ernest S. Bazley del Northwestern Memorial Hospital y la Northwestern University que aportó respaldo continuo de investigación que ha sido invaluable para la división de alergia-inmunología división de la Northwestern University.

Nuestros pacientes de quienes aprendemos todos los días.

Nuestros becarios, incluyendo los de alergia-inmunología, residentes y estudiantes de medicina cuya curiosidad nos inspira.

Los médicos graduados del programa de entrenamiento en alergia e inmunología de la Northwestern University.

Nuestros colegas clínicos, muchos de quienes contribuyeron con capítulos para este libro.

Nuestras familias, que nos permitieron trabajar en este libro como una "tarea de amor".

A Matthew, Jennifer y Kevin
–Leslie C. Grammer

A Rosalie
–Paul A. Greenberger

Contenido

El sistema inmunológico: aspectos biológicos y clínicos

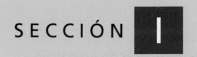

CAPÍTULO 1

Repaso de inmunología

KATHRYN E. HULSE

■ INTRODUCCIÓN

Aunque la inmunología es relativamente recién llegada entre las ciencias, durante mucho tiempo se han conocido y manipulado sus fenómenos. Las personas de edad avanzada comprenden que los sobrevivientes de enfermedades particulares estaban protegidos contra esas enfermedades por el resto de sus vidas, y los chinos y egipcios incluso practicaban formas de inmunización. Los cirujanos también han comprendido que los tejidos y órganos no sobreviven cuando son intercambiados entre diferentes individuos (p. ej., de donadores cadáveres), pero podrían progresar cuando son desplazados de un sitio a otro en un mismo paciente. Sin embargo, solo durante el último siglo se descubrieron, al menos en parte, los mecanismos del sistema inmunológico, el cual se divide en respuestas innatas, de rápida actividad, y una más lenta, adquirida o adaptativa, que se presenta exclusivamente en los vertebrados. Las células y los efectores críticos de la respuesta inmunológica se desarrollan principalmente en la médula ósea y el timo, aunque durante el desarrollo fetal el hígado también es un sitio importante del desarrollo de células de la respuesta inmunológica. El sistema

inmunológico se perfecciona para responder y eliminar un número sorprendente de microorganismos potencialmente patógenos diferentes, pero puede también ser fuente de enfermedad cuando no cuenta con una regulación apropiada. En este capítulo se provee un repaso básico de los principales componentes de las respuestas inmunológicas innata y adaptativa en los seres humanos, que será importante para comprender muchos de los conceptos que se presentan en el resto de este libro de texto.

■ INMUNIDAD INNATA

El sistema inmunológico innato constituye la primera línea de defensa contra microorganismos potencialmente patógenos (1, 2): sus células detectan a los microorganismos patógenos mediante la expresión de receptores que están "insertos" en el genoma, como resultado de la evolución y selección durante un periodo prolongado de divergencia entre el mundo microbiano y el de los seres humanos. Como resultado, el sistema inmunológico innato está preparado para responder con rapidez en contra de los microorganismos patógenos e iniciar las respuestas adaptativas, en general, necesarias para eliminarlos por completo. El sistema inmunológico innato incluye un amplia variedad de células y mediadores que tienen una multitud de funciones e incluyen la inhibición de la replicación de los microorganismos patógenos, su fagocitosis junto con las células infectadas y la activación de la respuesta inmunológica adaptativa.

Citocinas y quimiocinas

La citocinas y quimiocinas son mediadores críticos producidos por células de la respuesta inmune, tanto del sistema innato como del adaptativo. El término *citocina* se refiere a un gran número de diferentes mediadores que participan en las respuestas inmunológicas. Las citocinas también se conocen como interleucinas (IL) y pueden actuar en forma autocrina (en la misma célula que la liberó) o paracrina (en una célula diferente) (1, 2). Las citocinas y sus receptores se agrupan en familias con base en sus similitudes estructurales. Estas forman cuatro familias: IL-1 o hematopoyética, interferones y factor de necrosis tumoral (TNF, por sus siglas en inglés) (3-5). Las citocinas son liberadas por células del sistema inmunológico y se unen a receptores en otras células también inmunológicas, o incluso estructurales, para mediar sus efectos. Las quimiocinas constituyen otro grupo de pequeñas moléculas que tienen participación crítica en la inmunidad, que presentan moléculas de cisteína críticas conservadas para su estructura y se dividen en diferentes familias con base en su localización específica (6). Todas las quimiocinas se unen a siete receptores transmembrana acoplados con la proteína G para mediar sus efectos. A diferencia de las citocinas, que por lo general causan activación de sus células blanco, las quimiocinas inducen a las células blanco para migrar en dirección de un gradiente, efecto que es crítico para el movimiento y la posición correcta de las células en todas las fases de la respuesta inmunológica.

Receptores de detección de un patrón

Los receptores integrados en el sistema inmunológico innato se conocen como receptores de detección de patrones (PRR, por sus siglas en inglés), porque identifican patrones microbianos conservados durante la evolución (p. ej., ARN viral, lipopolisacárido bacteriano [LPS, por sus siglas en inglés] o flagelina) o identifican señales de estrés de las células infectadas y o dañadas. Los patrones microbianos detectados por los PRR también se denominan patrones moleculares relacionados con microorganismos patógenos (PAMP, por sus siglas en inglés), en tanto las señales de estrés se conocen como patrones moleculares asociados con el peligro (DAMP, por sus siglas en inglés). Las células del sistema inmunológico adaptativo también expresan PRR y pueden responder a PAMP, pero el sistema inmunológico innato depende exclusivamente de RDP para identificar a los microorganismos patógenos. Hay cuatro categorías principales de PRR en los seres humanos.

Los receptores semejantes a Toll (TLR, por sus siglas en inglés) son una familia evolutivamente conservada de PRR homólogos de la proteína Toll de la *Drosophila melanogaster* en los mamíferos (7). Asimismo, se ha identificado 10 TLR en los seres humanos, TLR1-10 (tabla 1-1), en tanto los ratones carecen del TLR10 pero expresan tres adicionales, TLR11-13 (1). Los TLR se expresan unidos a membranas o en ubicación intracelular y pueden responder tanto a PAMP microbianos como a las señales de estrés de las células del hospedero. Los TLR unidos a membrana identifican PAMP en el ambiente extracelular, como LPS, en tanto los TLR intracelulares

TABLA 1-1 RECEPTORES HUMANOS SIMILARES A TOLL

TLR	LOCALIZACIÓN CELULAR	LIGANDO (S)
Heterodímero TLR1:TLR2 Heterodímero TLR2:TLR6	En la superficie	Lipomananos (micobacterias) Lipoproteínas (bacterias) Ácidos lipoteicoicos (bacterias) Glucanos β (bacterias y hongos) Cimosano (hongos)
TLR3	En el interior	ARNds (virus)
TLR4	En la superficie	LPS (bacterias) Ácidos lipoteicoicos (bacterias)
TLR5	En la superficie	Flagelina (bacteriana)
TLR7	En el interior	ARNss (virus)
TLR8	En el interior	ARNss (virus)
TLR9	En el interior	ADN CpG (bacterias)
TLR10	En la superficie	Desconocidos

ARNds, ARN dicatenario; LPS, lipopolisacárido; ARNss, ARN unicatenario; TLR, receptor similar a Toll.

identifican a una amplia variedad de ácidos nucleicos relacionados con los microorganismos patógenos, como el ARN viral de doble cadena. La activación de los TLR lleva a la expresión de diversas proteínas proinflamatorias y antivirales, que ayudan a orquestar las respuestas inmunológicas anterógradas necesarias para eliminar al microorganismo patógeno.

Los receptores similares a NOD (NRL, por sus siglas en inglés) forman una familia de PRR conservados, con más de 20 miembros diferentes (8). Los NRL se expresan exclusivamente en el citosol, donde detectan a una variedad de PAMP y DAMP, a semejanza de los TLR intracelulares. Una característica clave de los NLR es su capacidad de unirse entre sí y formar oligómeros, que, a su vez, pueden además reclutar proteínas adicionales no relacionadas para formar complejos de señalización. Los NLR pueden también cooperar con los TLR para inducir una respuesta inflamatoria. Una respuesta clave que es mediada por NLR es la formación del inflamasoma, que tiene una participación crítica en la producción de IL-1β e IL-18 activadas, importantes para la inducción de inflamación.

Los receptores similares a RIG-I (RLR, por sus siglas en inglés) forman una familia de PRR intracelulares que se especializan en la detección de ARN viral (9). En la familia de RLR hay tres miembros: RIG-I, MDA5 y LPG2, receptores que se unen a productos de ARN viral de dos y una cadenas, que se producen durante las infecciones virales. Al activarse los RLR pueden entonces desencadenar la expresión de genes antivirales importantes, lo que lleva a la producción de interferones de tipo I. A semejanza de los RLR, los RIG-I y MDA5 pueden reclutar otras moléculas señal para inducir una respuesta inflamatoria. Sin embargo, el LPG2 no puede por sí mismo iniciarla, si bien parece necesario para que los otros miembros de RLR actúen de manera eficaz (10).

Los receptores de lectina de tipo C (CLR, por sus siglas en inglés) forman una familia conservada de PRR que reconocen carbohidratos en la superficie de los microorganismos (11) y pueden ser proteínas unidas a membranas, o solubles, que se encuentran en la sangre y otros fluidos. La identificación de los carbohidratos microbianos por CLR da como resultado la inducción de la fagocitosis del microbio y respuestas inflamatorias que activan la respuesta inmunológica adaptativa. Los CLR pueden identificar a una amplia variedad de carbohidratos relacionados con microbios, que incluyen manosa, glucosa, N-acetilglucosamina y glucanos β, lo que permite que respondan a una amplia variedad de microorganismos patógenos potenciales que incluyen bacterias y virus, además de helmintos.

Las células epiteliales como inmunidad innata

Las células epiteliales, por lo general, no se consideran inmunológicas, pero forman la primera línea de defensa contra los microorganismos patógenos mediante múltiples mecanismos (12). En primer lugar, forman uniones estrechas entre sí, que pueden constituir una barrera física que impide el ingreso de microbios y antígenos extraños a los tejidos. Además de la formación de uniones estrechas, muchas células epiteliales, como las de las vías aéreas y el intestino, presentan cilios y producen moco. La capa de moco de cobertura de muchas barreras epiteliales ayuda a atrapar microorganismos potenciales antes de que puedan alcanzar a las células epiteliales, y los cilios actúan para barrer células y detritos fuera del cuerpo. Estas defensas estructurales tienen una participación crítica para prevenir la exposición a muchos microorganismos patógenos potenciales.

Las células epiteliales también tienen la capacidad de actuar como inmunidad innata, que pueden desencadenar una diversidad de respuestas inmunológicas. Por ejemplo, expresan TLR, lo que les permite responder directamente a los microbios invasores y alertar al sistema inmunológico, y pueden expresar moléculas antimicrobianas poderosas que de manera directa eliminan o debilitan a los microorganismos. Al detectar un microorganismo patógeno potencial, las células epiteliales producen además quimiocinas y citocinas proinflamatorias, moléculas que actúan entonces para reclutar y activar a las células efectoras de ambos sistemas inmunológicos, innato y adaptativo, incluidas las células dendríticas (DC, por sus siglas en inglés), las células linfoides innatas (ILC, por sus siglas en inglés), los granulocitos y los linfocitos. Como tales, las células epiteliales a menudo tienen participación crítica en la orquestación de la inducción de respuestas inmunológicas y son una parte vital de las defensas innatas.

Células de la inmunidad innata

Las ILC forman un grupo recientemente definido de células, que participan de forma importante en la inmunidad innata (13). Las ILC se desarrollan en la médula ósea a partir de un citoblasto linfoide común (CLP, por sus siglas en inglés), que también da origen a los linfocitos T y B (véase más adelante) (1). Las ILC y los linfocitos T comparten muchas funciones comunes, pero las primeras no expresan al receptor de células T (TCR, por sus siglas en inglés) y, por lo tanto, no responden en la misma forma que estos ante los microbios. Las ILC son importantes para la detección temprana de microorganismos patógenos y daños celulares, que a menudo reciben señales de activación del epitelio y actúan para influir en la respuesta inmunológica adaptativa consiguiente. Las ILC pueden dividirse en tres grupos principales con base en su función, a semejanza de los subgrupos de linfocitos T auxiliares (Th) CD4$^+$ (véase más adelante). Las ILC mejor estudiadas son las citolíticas naturales (NK), parte de la familia ILC-1, que dependen del factor de transcripción T-bet para su desarrollo y que son activadas por IL-12 e IL-18, secretan IFN-γ y tienen participación importante en la defensa contra las infecciones virales. Las ILC2 dependen del factor de transcripción GATA-3, son activadas por IL-25, IL-33 y TLSP, secretan IL-5 e IL-13, y tienen una intervención importante en la defensa contra las infestaciones por helmintos. Las ILC-3 dependen del factor de transcripción RORγt para su desarrollo, son activadas por IL-1 e IL-23, secretan IL-17 e IL-22, y tienen participación importante en la función de barrera intestinal y la generación de órganos linfoides. Un aspecto clave de la respuesta inmunológica adaptativa es su capacidad para formar una respuesta de memoria de larga duración, lo que significa que ante un antígeno que antes se enfrentó, ocurre mucho más rápido que la generada durante la primera exposición (1).

Células mieloides

Las células mieloides constituyen una gran familia de las efectoras de la inmunidad innata que se desarrollan en la médula ósea a partir de un mielocitoblasto común (CMP, por sus siglas en inglés) (1). Además de expresar una diversidad de PRR, muchas células mieloides también presentan receptores Fc, que detectan la porción Fc de las moléculas de los anticuerpos y tienen una participación importante en su activación durante las respuestas inmunológicas.

Los monocitos se encuentran en la circulación y son capaces de fagocitar microbios y presentar antígenos a los linfocitos T, pero no son eficaces para cualquiera de esas funciones. No obstante, cuando los monocitos ingresan a los tejidos en respuesta a una infección, pueden rápidamente diferenciarse en macrófagos, que son fagocitos muy eficaces para ayudar a destruir los microbios invasores y presentar antígenos a los linfocitos T de memoria efectores y activarlos. Aunque los macrófagos son capaces de activar linfocitos T de memoria, que tienen un menor umbral de activación, no son activadores eficaces de los linfocitos T indiferenciados. Los monocitos pueden también diferenciarse en DC inflamatorios en los tejidos. Además, se pueden derivar DC directamente de CMP en la médula ósea y emigrar hacia los tejidos. Las DC pueden diferenciarse hasta las convencionales, que participan en una amplia variedad de respuestas inmunológicas, y las plasmacitoides (pDC), críticas para la inducción de respuestas inmunológicas contra virus (1). Las DC convencionales sirven como centinelas inmunológicas en los tejidos. Ante una infección microbiana, capturan antígenos por fagocitosis, lo que activa a las DC y desencadena su emigración hacia el ganglio linfático de drenaje. Dentro del ganglio linfático, las CD activadas son excelentes para presentar antígenos (APC), y expresan todas las moléculas coestimuladoras y citocinas necesarias para activar eficazmente a los linfocitos T indiferenciados.

Los granulocitos forman otro grupo de células mieloides que contienen diferentes gránulos preformados en su citoplasma, con una variedad de moléculas que se pueden liberar rápidamente con la activación celular y actúan para neutralizar microorganismos patógenos y reclutar a otras células de la respuesta inmunológica hacia el sitio de infección. Los neutrófilos son el tipo más abundante de granulocitos en la sangre periférica. Durante las infecciones, en particular las bacterianas, los neutrófilos son de las primeras células de la respuesta inmunológica innata en dirigirse al tejido infectado, y una vez ahí, pueden liberar sus gránulos que contienen enzimas (p. ej., mieloperoxidasa y elastasa) y péptidos antimicrobianos (p. ej., defensinas) por un proceso llamado desgranulación, y pueden eliminar microorganismos invasores de los tejidos. Además, los neutrófilos fagocitan a los microorganismos patógenos, lo que lleva a su eliminación intracelular. Finalmente, pueden formar una estructura llamada trampa extracelular de neutrófilos, constituida por ADN, enzimas y péptidos antimicrobianos, que captura y elimina a los microbios (14).

Los eosinófilos son otro tipo de granulocitos que constituyen casi 1 a 6% de las células en la sangre periférica. Como los neutrófilos, los eosinófilos también son inducidos para dirigirse a los tejidos infectados, pero tienen más relación con infestaciones por parásitos y helmintos, en contraposición a las bacterias. Los eosinófilos también presentan desgranulación en respuesta a las infecciones, con gránulos constituidos por moléculas tóxicas que actúan eliminando los microbios invasores e incluyen a las proteínas catiónica eosinofílica y básica principal, mediadores que pueden formar poros en las membranas de las células blanco, causarles estrés oxidativo tóxico, activar a otras células de la respuesta inmunológica y aumentar la producción de moco.

Los basófilos son los granulocitos menos abundantes en la sangre periférica. Una vez en los tejidos, pueden presentar desgranulación y liberar una diversidad de mediadores inflamatorios que actúan para eliminar a los microorganismos patógenos, e incluyen histamina y proteoglucanos. Después de su activación inicial y desgranulación, por lo general en respuesta a IgE (véase más adelante), los basófilos también liberan citocinas, como IL-4, y enzimas proteolíticas que incluyen a la elastasa, moléculas que actúan para activar a otras células de la respuesta inmunológica, en particular los linfocitos T, y ayudan a destruir los microbios. Las células cebadas y los granulocitos son similares a los basófilos. Sin embargo, a diferencia de otros granulocitos, las células cebadas no maduran completamente hasta que alcanzan los tejidos y, por lo tanto, no se encuentran en la circulación. También son activadas por IgE para presentar desgranulación y sus gránulos contienen, entre otros mediadores, histamina y β-hexosaminidasa, y pueden también producir prostaglandinas, IL-4 y TNF después de su activación. Junto con los eosinófilos y basófilos, las células cebadas tienen una participación crítica en la respuesta a las infestaciones parasitarias, pero también se vinculan con enfermedades alérgicas y anafilaxia.

■ INMUNIDAD ADAPTATIVA

La respuesta inmunológica adaptativa a menudo es la última línea de defensa de los seres humanos. A diferencia de la respuesta inmunológica innata, durante la respuesta adaptativa las células efectoras pueden identificar a una multitud de estructuras antigénicas muy específicas y proveen protección prolongada contra los antígenos que encuentran, mediante la formación de una respuesta de memoria (1, 2). La respuesta adaptativa también requiere mayor tiempo de desarrollo que la innata. Las principales células efectoras del sistema inmunológico adaptativo son los linfocitos T y B.

Antígenos

Un antígeno es cualquier sustancia que se puede unir a receptores específicos de los linfocitos, esto es, TCR y el receptor de linfocitos β (BCR, por sus siglas en inglés). Los antígenos se pueden derivar de sustancias extrañas, como virus o bacterias invasores y de las propias células del individuo, y pueden o no inducir una respuesta inmunológica. Los antígenos que específicamente desencadenan una respuesta inmunológica adaptativa se llaman inmunógenos y a menudo se usan de manera sinónima las denominaciones de antígeno e inmunógeno. En contraste, un tolerógeno es una sustancia que después de una exposición inicial al sistema inmunológico, inhibe las respuestas futuras contra sí mismo. Debido a la diversidad genética de los individuos, una sustancia que es inmunógena para una persona puede ser tolerógena para otra, y quizá no identificarse por el sistema inmunológico de alguna más. Además, una sustancia que actúa como inmunógeno cuando es administrada por una vía (p. ej., intramuscular) puede hacerlo como tolerógeno cuando se aplica por un diferente medio (p. ej., oral), en una forma diversa (p. ej., desnaturalización) o después del tratamiento del individuo con farmacoterapia.

Además de los antígenos, hay otras moléculas que contribuyen a la activación de las respuestas inmunológicas adaptativas a través de TCR o BCR. Un hapteno es una molécula pequeña que no puede estimular una respuesta inmunológica por sí mismo. Sin embargo, cuando se une a una molécula inmunogénica más grande (un "acarreador") estimula respuestas inmunológicas contra ambos, y el hapteno puede después servir como diana de una respuesta. De manera similar, los adyuvantes son sustancias que aumentan la respuesta inmunológica ante un inmunógeno.

A diferencia de un hapteno, los adyuvantes no se enlazan directamente con el inmunógeno, sino que se secretan al mismo tiempo. Los adyuvantes a menudo se usan en las vacunas para asegurar la generación de una sólida respuesta inmunológica adaptativa.

Detección de antígenos de los linfocitos T

Los linfocitos T inicialmente se desarrollan a partir de CLP en la médula ósea, pero después viajan al timo, donde ocurre la mayor parte de su diferenciación (1). Dentro del microambiente especializado del timo, los linfocitos T en desarrollo pasan por una serie de etapas diversas de desarrollo que llevan a la generación de linfocitos T maduros. Un paso clave en el proceso es la expresión de un receptor único de detección de antígenos, el TCR, en cada clona de linfocitos T, que detecta antígenos, principalmente péptidos, los cuales se presentan en el contexto de las moléculas del complejo principal de histocompatibilidad (MHC, por sus siglas en inglés) expresadas en otras células. El TCR es un heterodímero constituido por una cadena α y una β, o una γ y una δ, y forman un complejo con CD3, que se expresa en todos los linfocitos T, de los que es exclusivo. Además, el TCR suele emparejarse con un correceptor, ya sea CD4 o CD8, que se expresa en subgrupos específicos de linfocitos T. Durante el desarrollo en el timo, todos los linfocitos T presentan una etapa breve en la que expresan tanto CD4 como CD8, pero en la periferia, los linfocitos T αβ expresan tan solo uno de esos dos receptores, en tanto los T γδ a menudo no expresan alguno.

Los TCR se generan por la vía de un proceso único, que tiene la capacidad de generar hasta 10^{18} receptores diferentes con especificidades únicas. Cada linfocito T individual expresa sólo un TCR único y su capacidad de generar tal variedad amplia es crítica para la correspondiente del sistema inmunológico de identificar y responder a los antígenos de una gran variedad de microorganismos patógenos y conferir protección. Cada una de las dos cadenas de TCR está constituida por una región variable y una constante (fig. 1-1). La primera determina qué complejo péptido/MHC se unirá al TCR y, por lo tanto, confiere especificidad de antígeno. A diferencia de la mayoría de las otras proteínas, las cadenas de TCR no son codificadas por un solo gen. En su lugar, lo son por una serie de genes que se presentan en grupos que se recombinan aleatoriamente durante el desarrollo de los linfocitos T tímicos, por un proceso denominado recombinación V(D)J (fig. 1-1), durante el cual se seleccionan y recombinan los segmentos V, D (en el caso de las cadenas β y δ) y J, para formar una región variable única. La cadena α está constituida por un segmento del gen V y uno del gen J, en tanto la cadena β lo está por un segmento del gen V, uno del gen D y otro del gen J. Asimismo, se introduce variabilidad adicional por el corte y alineación imprecisos de cada segmento génico y la adición aleatoria de nucleótidos para llenar esos espacios, lo que

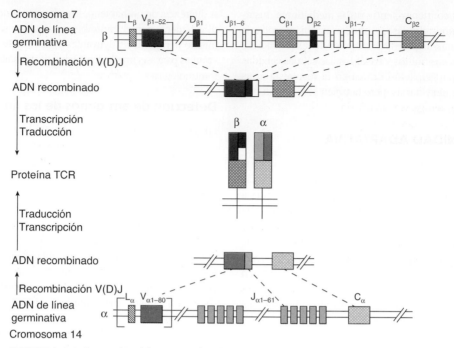

■ FIGURA 1-1 Generación del receptor de células T (TCR).

se denomina diversidad de unión. Todo el ADN genómico que interviene entre los segmentos génicos seleccionados, se retira durante este proceso. Una vez que un linfocito T ha presentado exitosamente la recombinación V(D)J, toda su progenie expresará la misma clona de TCR y tendrá la misma especificidad de antígeno.

En general, los TCR detectan solo péptidos antigénicos presentados por moléculas del MHC (fig. 1-2), que en los seres humanos son codificados por genes de la región del antígeno leucocitario humano (HLA, por sus siglas en inglés). El *locus* de MHC contiene más de 200 genes del MHC de clases I y II, y es altamente polimórfico. Como tal, cada persona expresará, en general, al menos tres moléculas diferentes de clase I, y tres o cuatro moléculas diferentes de clase II del MHC. Esta diversidad de moléculas del

MHC asegura que pueda presentarse una amplia variedad de péptidos antigénicos a los linfocitos T. Las moléculas de clase I de MHC son codificadas por genes de los *loci* HLA-A, B y C, en tanto las del MHC de clase II son codificadas por los de HLA-DP, -DQ y -DR (fig. 1-2). Las moléculas de clase I del MHC son heterodímeros, constituidos por una cadena α unida a membrana, relacionada con una molécula más pequeña, llamada microglobulina β_2. Las moléculas de clase I de MHC se expresan en todas las células nucleadas y, en general, presentan péptidos derivados de proteínas intracelulares. Bajo condiciones constantes, las moléculas de clase I de MHC presentan autopéptidos, que no desencadenan una respuesta adaptativa y son críticos para la inhibición de las respuestas de las células NK. Sin embargo, ante una infección intracelular, las moléculas

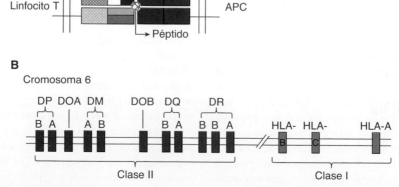

■ FIGURA 1-2 Identificación del antígeno por el receptor de linfocitos T. **(A)** Presentación de un antígeno peptídico del MHC II al TCR. **(B)** El *locus* MHC. APC, linfocito presentador de antígeno; HLA, antígeno leucocitario humano; MHC, complejo principal de histocompatibilidad; TCR, receptor del linfocito T.

de clase I del MHC pueden presentar péptidos derivados del microorganismo infeccioso, que desencadenarán una respuesta de linfocitos T. Las moléculas de clase II del MHC también son heterodímeros, constituidos por dos cadenas unidas a membrana, α y β. La expresión de las moléculas de clase II del MHC se restringe a APC, incluyendo DC, monocitos, macrófagos y linfocitos B. Las moléculas de clase II del MHC presentan péptidos de antígenos producidos por compartimentos endocíticos dentro de las APC. Las células T que expresan el correceptor CD8 identifican a los antígenos presentados por las moléculas de clase I del MHC, y los linfocitos T que expresan al correceptor CD4 detectan los antígenos presentados por las de clase II. Finalmente, hay otro conjunto de genes del MHC, similares a los de la clase I, conocidos como moléculas no clásicas de clase I del MHC, codificadas por los genes HLA-E, -F, -G y -H y que suelen presentar antígenos no proteínicos a un subgrupo limitado de linfocitos T.

Como se describió antes, la mayoría de los antígenos detectados por los linfocitos T se procesa hacia péptidos, que se cargan en las moléculas del MHC y se presentan al TCR. Sin embargo, los superantígenos forman una clase única de proteínas que no se procesan ni presentan en el contexto de las moléculas del MHC pero que, no obstante, son detectadas por los linfocitos T. Los superantígenos pueden unirse a las moléculas de clase II del MHC fuera de la región de unión de péptidos y a la región variable de la cadena β del TCR. Debido a que esta unión es menos específica que la clásica interacción péptido-MHC-TCR, los superantígenos también pueden activar a un número mucho mayor de linfocitos T. Una gran cantidad de superantígenos se derivan de bacterias patógenas, como *Staphylococcus aureus*.

Subgrupos de linfocitos T

También hay varios subgrupos diferentes de linfocitos T que, en general, se definen por la expresión de moléculas específicas en su superficie. Los linfocitos T CD4 y CD8 son los subgrupos más abundantes, la mayoría de los cuales expresa TCR $\alpha\beta$, y durante su desarrollo en el timo se presenta el compromiso de un linfocito T con uno de estos subtipos. Otros subgrupos importantes de linfocitos T incluyen a los T $\gamma\delta$ y los linfocitos citotóxicos (NKT), ambos que tienden a detectar y responder ante antígenos no proteínicos. Los linfocitos T CD4 también se denominan T auxiliares (Th), porque realizan una variedad de funciones que estimulan a otras células de la respuesta inmunológica, incluidos los linfocitos T CD8, linfocitos B y macrófagos. Los linfocitos T CD4 producen una variedad de citocinas y expresan muchas moléculas de superficie importantes para su interacción con otras células de la respuesta inmunológica y su activación. El resultado de estas interacciones celulares depende en gran parte de las citocinas específicas expresadas por los linfocitos T CD4, y estos, a menudo, se clasifican con base en las citocinas y los factores de transcripción que expresan (tabla 1-2) (15). Los linfocitos Th1 y Th2 se denominan así porque fueron los primeros dos subgrupos en identificarse y describirse. Los otros subgrupos se identificaron después, y la mayoría se nombró con base en la principal citocina que producían, con excepción de los linfocitos T auxiliares foliculares (Tfh) y los regulatorios (Treg), que recibieron esos nombres con base en su función.

Los linfocitos T CD8 también se denominan citotóxicos (Tc), porque expresan moléculas como la granzima y la perforina, que pueden directamente eliminar a sus células

TABLA 1-2 CARACTERÍSTICAS DE LOS SUBGRUPOS DE LINFOCITOS T CD4+

LINFOCITO T CD4+	CITOCINA(S) INDUCTORA(S)	FACTOR(ES) DE TRANSCRIPCIÓN	CITOCINA(S) PRODUCIDA(S)	FUNCIÓN(ES)
Th1	IL-12, IFNγ	T-bet, STAT1, STAT4	IFNγ	Inmunidad contra microorganismos patógenos intracelulares; autoinmunidad
Th2	IL-4	GATA3, STAT6	IL-4, IL-5, IL-13	Inmunidad contra helmintos y parásitos; alergia
Th9	IL-4, TGFβ	PU.1	IL-9	Autoinmunidad; alergia
Th17	IL-6, IL-23, TGFβ	RORγt, STAT3	IL-17, IL-22, IL-26	Inmunidad contra microorganismos patógenos extracelulares; autoinmunidad
Th22	IL-6, TNF	AHR	IL-22	Inmunidad contra microorganismos patógenos, reparación de heridas
Tfh	IL-6, IL-21	Bcl6	IL-4, IL-21	Ayudan a los linfocitos B durante la producción de anticuerpos
Treg	IL-10, TGFβ	Foxp3	TGFβ	Tolerancia; inmunosupresión

IFN, interferón; IL, interleucina; Tfh, linfocitos T auxiliares foliculares; TGF, factor de transformación del crecimiento; Th, linfocitos T auxiliares; TNF, factor de necrosis tumoral; Treg, linfocitos T reguladores.

blanco. Clásicamente, los linfocitos T CD8 se vinculan con respuestas antivirales, después de su activación por linfocitos Th1, y también intervienen en la eliminación de células del cáncer. Sin embargo, es importante señalar que se describieron en las publicaciones los subgrupos de linfocitos Tc que expresan patrones de citocinas similares a los subgrupos de linfocitos Th, todos mencionados antes, y posiblemente tengan participación en una diversidad de respuestas inmunológicas (16).

Un aspecto clave de la respuesta inmunológica adaptativa es su capacidad de instituir una respuesta de memoria a largo plazo, lo que significa que la respuesta inmunológica específica para un antígeno que antes se enfrentó ocurre mucho más rápido que la generada durante la primera exposición (1), que se debe a la formación de células de memoria encargadas de responder con rapidez a su antígeno específico y constituye el mecanismo subyacente del éxito de las vacunas. De los linfocitos T de memoria hay dos tipos principales, linfocitos efectores (Tem) y los de memoria central (Tcm), que se forman después de que un linfocito T indiferenciado entra en contacto con el antígeno específico reconocido por su TCR. Los linfocitos Tcm recirculan a través de órganos linfoides secundarios hasta que encuentran a su antígeno específico y rápidamente proliferan para producir nuevos linfocitos T efectores, que pueden alojarse en los sitios de infección. Los linfocitos Tcm generalmente permanecen dentro del tejido y se encargan de la respuesta rápida a los microorganismos patógenos en el sitio original de infección.

Detección de antígenos por los linfocitos B

Los linfocitos B también se desarrollan a partir de CLP, pero a diferencia de los linfocitos T, esto ocurre exclusivamente en la médula ósea. A semejanza de las células T, no obstante, el desarrollo de los linfocitos B indiferenciados hasta linfocitos B maduros depende de la expresión de un receptor de detección de antígenos único, el BCR de cada clona, formado por dos cadenas, pesada y ligera, y dos de esos heterodímeros se enlazan por puentes disulfuro para formar un BCR funcional (fig. 1-3). El BCR se puede expresar como una molécula unida a la superficie o una de secreción. La forma unida a membrana del BCR forma un complejo de señal con CD19 que se expresa exclusivamente en los linfocitos B, CD21 y CD81. La forma secretora del BCR se llama inmunoglobulina o anticuerpo y tiene muchas funciones para eliminar a los microorganismos patógenos.

Cada linfocito B expresa sólo un BCR único, y todos los linfocitos a que da origen también expresan el mismo BCR y tienen la misma especificidad de antígeno. La cadena pesada está constituida por una región variable y al menos dos regiones constantes, en tanto la cadena ligera está formada por una región variable y una constante (fig. 1-3). La región variable de las cadenas pesada y ligera, emparejadas, también llamada Fab, determina la especificidad de antígeno del BCR, en tanto la región constante de la cadena pesada, también llamada Fc, determina las interacciones anterógradas que pueden ocurrir

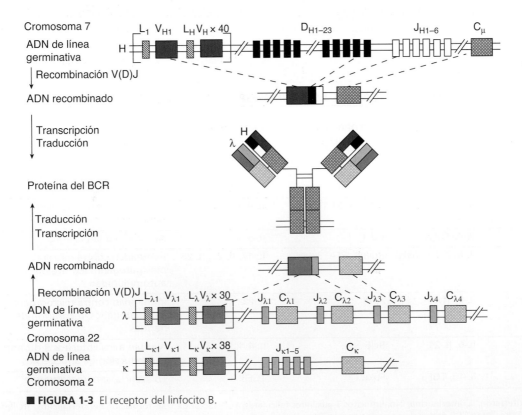

■ **FIGURA 1-3** El receptor del linfocito B.

entre el anticuerpo secretado y otros componentes del sistema inmunológico. Hay cinco regiones constantes principales de la cadena pesada, o isotipos Cδ, Cμ, Cγ, Cα y Cε, y dos regiones constantes de las cadenas ligeras: Cκ y Cλ. Cada BCR utilizará solo una de las dos cadenas ligeras con preferencia por la cadena κ, por lo general, respecto de la cadena λ. Las regiones variables de las cadenas pesada y ligera también se generan a través de la recombinación V(D)J y la diversidad de unión, que juntas tienen la capacidad de generar al menos 10^{11} BCR únicos. Durante el desarrollo en la médula ósea, la región variable de la cadena pesada recombinada se une solo con regiones Cδ o Cμ, lo que lleva a la expresión de la inmunoglobulina (Ig) D y la IgM en la superficie de los linfocitos B en desarrollo.

Además de la especificidad de unión de antígeno, la variabilidad entre las moléculas de inmunoglobulina se deriva de tres fuentes adicionales: alotipos, isotipos e idiotipos. Los primeros son determinados por diferencias menores en la secuencia de aminoácidos en la región constante de las cadenas pesada o ligera, que resultan de polimorfismos leves en los genes que codifican a esas moléculas. Las diferencias alotípicas, por lo general, no afectan la función de la molécula y se segregan dentro de las familias como rasgos mendelianos típicos. Los isotipos, como ya se mencionó, son determinados por diferencias más sustanciales en las regiones constantes de la cadena pesada, que modifican las propiedades funcionales de las inmunoglobulinas (tabla 1-3). Finalmente, muchas determinantes antigénicas se pueden unir en más de una forma y, por ello, puede haber inmunoglobulinas múltiples estructuralmente distintas con la misma especificidad antigénica. Estas diferencias dentro de los dominios de unión a antígenos de las inmunoglobulinas,

TABLA 1-3 ISOTIPOS DE LAS INMUNOGLOBULINAS HUMANAS

ISOTIPO	PESO MOLECULAR (DA)	COMPONENTES ADICIONALES	% DE INMUNOGLOBULINA SÉRICA	VIDA MEDIA (DÍAS)	FUNCIONES
IgA					
Monómero[a,b]	160 000	—	13-19	6	Se encuentra en las secreciones corporales, incluidos moco, saliva y lágrimas. Impide que los microbios interactúen con las superficies epiteliales. En los seres humanos sus subclases son IgA$_1$ e IgA$_2$.
Dímero[b]	385 000	J chain	0.3		
IgD					
Monómero[a,b]	180 000		< 1	3	Casi exclusivamente unidas a membranas en linfocitos B indiferenciados.
IgE					
Monómero[a,b]	190 000		< 0.001	3	La mayoría se une a células cebadas y basófilos. El enlace cruzado lleva a la desgranulación y las respuestas alérgicas.
IgG					
Monómero[a,b]	145 000– 170 000		72-80	20	Importante en una amplia variedad de respuestas inmunológicas. Puede activar al complemento e inducir la activación celular a través de la unión al receptor Fc en los seres humanos y sus subclases son IgG$_1$, IgG$_2$, IgG$_3$ e IgG$_4$.
IgM					
Monómero[a,b]	—	—	—	5-10	Se encuentran en la mayoría de las respuestas inmunológicas primarias. La forma pentamérica es eficaz para la activación de la vía clásica del complemento.
Pentámero[b]	970 000	J chain	6-8		

[a] Forma unida a membrana.
[b] Forma secretada.

que se unen a las mismas determinantes antigénicas, se denominan idiotipos.

Cuando un linfocito B encuentra a su antígeno específico, puede presentar el proceso de cambio de isotipo, que da como resultado una región variable recombinada que se une a una región constante diferente, proceso similar a la recombinación V(D)J porque involucra la escisión de regiones distintas del ADN juntas y la pérdida de la secuencia interpuesta. El proceso de cambio de isotipo lleva al desarrollo de una subclona de linfocitos B que tiene la misma región variable (y especificidad de antígeno), pero una región constante diferente, que dicta la función del anticuerpo (tabla 1-3). En los seres humanos, los linfocitos B pueden cambiar de IgM a IgD e IgG$_1$, IgG$_2$, IgG$_3$, IgG$_4$, IgA$_1$, IgA$_2$ o IgE, en tanto los ratones cuentan con solo un isotipo de IgA. Finalmente, hay una fuente adicional única de generación de mutabilidad en la región variable de la inmunoglobulina, la llamada hipermutación somática (HMS), que suele presentarse en los centros germinales de los órganos linfoides secundarios durante una respuesta de linfocitos B específica de antígeno, pero no modifica la especificidad de antígeno de la inmunoglobulina. En su lugar, se cambian bases del ADN en forma aleatoria dentro de la región variable presente y se seleccionan aquellas clonas de linfocitos B que desarrollan mutaciones con mayor afinidad por el antígeno para sobrevivir, en tanto las clonas cuyas mutaciones no aumentan la afinidad por el antígeno se eliminan. El resultado es la formación de clonas de linfocitos B que expresan anticuerpos con afinidad muy elevada.

Subgrupos de linfocitos B

Una vez que los linfocitos B abandonan la médula ósea, pasan rápidamente por dos etapas transicionales en el bazo, en general, antes de comprometerse a uno o dos tipos: linfocitos de las zonas folicular o marginal (MZ) (17). La mayoría de los linfocitos B indiferenciados se convertirá en linfocitos B foliculares, llamados linfocitos maduros, que expresan tanto IgD como IgM en su superficie. Estas células se transportan a través de órganos linfoides secundarios hasta que encuentran su antígeno específico, lo que da como resultado la formación de una respuesta del centro germinal, cuya consecuencia es el desarrollo tanto de linfocitos B de memoria como de células plasmáticas. Los linfocitos B de memoria continúan circulando a través de órganos linfoides secundarios, y pueden reactivarse rápidamente si encuentran otra vez a su antígeno específico. Si esto sucede, los linfocitos B de memoria pueden reingresar a una reacción de centro germinal y diferenciarse en nuevos linfocitos B de memoria o células plasmáticas. Las células plasmáticas son linfocitos B especializados con diferenciación terminal, que secretan una gran cantidad de anticuerpos que ayudan a eliminar a un microorganismo patógeno invasor y pueden dirigirse

a sitios de inflamación o retornar a la médula ósea, donde sobreviven durante muchos años, continúan secretando cifras bajas de anticuerpos y son componentes importantes de las respuestas totales de linfocitos B de memoria.

Los linfocitos B que no se convierten en foliculares se transforman en los linfocitos MZ (18), bien caracterizados en los ratones, donde residen en el seno marginal del bazo, ubicación que es ideal para responder a cualquier microorganismo patógeno presente en la sangre. Se cree que los linfocitos B MZ producen anticuerpos de baja afinidad, porque no se localizan en órganos linfoides secundarios, donde ocurre la formación de los centros germinales y HMS. Los linfocitos MZ humanos comparten algunas de estas características, pero también pueden circular a través de órganos linfoides secundarios y presentar cambios de HMS e isotipo. Otro subgrupo bien caracterizado de linfocitos B en los ratones es el de linfocitos B B1 (19), que posiblemente se desarrollan en el hígado fetal a partir de un precursor que es diferente de la CLP que da origen a los linfocitos B convencionales, folicular y MZ. Los linfocitos B B1 se alojan en la cavidad peritoneal y en las mucosas, donde producen anticuerpos naturales, que son importantes para la detección temprana de los microorganismos patógenos y la homeostasia de los tejidos. No se ha identificado de manera definitiva un linfocito B1 B equivalente en los seres humanos hasta ahora.

■ RESPUESTAS INMUNOLÓGICAS

El sistema del complemento

Este sistema está formado por diversas proteínas séricas, que interactúan entre sí en serie, para eliminar de manera directa o indirecta a los microorganismos patógenos (20). Hay tres vías de activación del complemento: la clásica, la de unión de lectina a manosa (MBL, por sus siglas en inglés) y la alterna (fig. 1-4). La vía clásica se inicia por la unión de ciertos isotipos de anticuerpos (IgM, IgG1, IgG2 e IgG3) a los antígenos, y después al componente C1 del complemento, cuya unión inicia una reacción seriada que incluye después a los componentes C4 y C2 y da como resultado la formación de la convertasa del C3, que fragmenta a C3 en C3a y C3b, y la convertasa de C5, que fragmenta a C5 en C5a y C5b. La fracción C3b actúa como opsonina por unión a la superficie del microbio y aumento de su destrucción por fagocitosis. El componente C5b actúa para iniciar otra serie de sucesos que dan como resultado la formación de un complejo de ataque a las membranas constituido por C5b, C6, C7, C8 y C9 sobre una membrana celular. El complejo de ataque a las membranas elimina a las células blanco al formar orificios en su membrana y causar su lisis. Además, las anafilatoxinas formadas durante esta

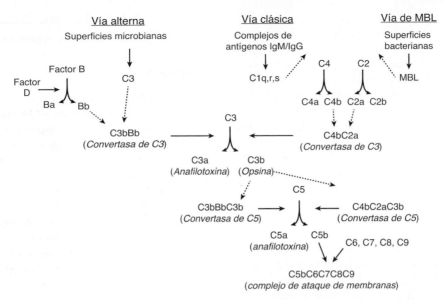

■ FIGURA 1-4 El sistema del complemento. Se muestran las tres vías de activación del complemento en la hilera superior. La vía clásica es activada por la unión del componente C1q del complemento a los complejos antígeno-anticuerpo, que desencadena una serie de sucesos que lleva a la formación de una convertasa de C3, que fragmenta C3 en C3a y C3b. La C3b se une entonces de manera covalente a la superficie del microorganismo y se combina con C4b y C2a para crear la convertasa C5, que fragmenta C5 en C5a y C5b. Las porciones C3a y C5a actúan para reclutar fagocitos hacia el sitio de la infección y promover la inflamación. La C5b se combina con C6-C9 para formar el complejo de ataque a las membranas, que lleva a la lisis celular. La vía de la lectina es activada por la unión de la lectina de unión de manosa a los carbohidratos en la superficie microbiana. La vía de la lectina avanza después en la misma forma que la vía clásica. La vía alterna es activada por la fragmentación espontánea de C3 en la superficie de un microorganismo por la convertasa de C3 C3bBb y también procede de la misma forma que en la vía clásica.

serie de sucesos (C5a y C3a) pueden desencadenar la liberación de productos inflamatorios por las células endoteliales y cebadas, y los fagocitos. Aunque la vía clásica se activa cuando C1 se une a un anticuerpo, la vía alterna lo hace por la unión de PAMP y C3 en la superficie de los microbios, y la vía de MBL (también llamada vía de lectina) se activa por la unión de PAMP a la proteína de unión de manosa (MBP, por sus siglas en inglés). En el caso de las vías alternas y MBL, C3 o MBP, respectivamente, actúan como un PRR soluble. La unión directa de C3 a una superficie microbiana inicia la vía alternativa, donde la unión de MBP a manosa en la superficie de las células bacterianas inicia la vía de MBL. Ambas vías también llevan a la formación de convertasas de C3 y C5, y el complejo de ataque de membranas.

Inmunidad protectora contra microorganismos patógenos

Las respuestas inmunológicas de protección evolucionaron para responder ante los microorganismos patógenos y eliminarlos (1, 2), y, por lo general, se pueden dividir en dos categorías: de inmunidad mediada por células y humoral. Las respuestas inmunológicas mediadas por células dependen de los linfocitos T y sus efectores del sistema inmunológico innato para detener una infección, acciones que quizá involucren la inducción de una respuesta de anticuerpos,

pero el mecanismo protector yace en la respuesta celular. La inmunidad humoral depende de la producción de anticuerpos para la eliminación de un microorganismo patógeno. Los linfocitos T y las células efectoras de la inmunidad innata también participan en las respuestas inmunológicas humorales, pero el mecanismo de protección yace en la producción de anticuerpos que neutralizan al antígeno.

Las respuestas inmunológicas humorales se pueden dividir en las que requieren ayuda de linfocitos Th CD4$^+$ (dependiente de linfocitos T) y aquellas que no (independientes de linfocitos T), y se dirigen a los antígenos extracelulares. Las respuestas dependientes de linfocitos T requieren que estos y los B que reconocen al mismo antígeno se unan e interactúen con un órgano linfoide secundario, como un ganglio linfático. El resultado de esta interacción es la formación de un centro germinal donde los linfocitos B presentan activación adicional, HMS, cambio de isotipo y diferenciación en linfocitos B de memoria o células plasmáticas secretoras de anticuerpos. La mayoría de las respuestas inmunológicas humorales se genera en esta forma dependiente de linfocitos T ante los antígenos proteínicos. No obstante, algunos antígenos pueden estimular a los linfocitos B para producir anticuerpos sin auxilio por los linfocitos T. Tales antígenos independientes de linfocitos T suelen ser polisacáridos, ácidos nucleicos y lípidos, todos con estructuras repetidas. Puesto que este tipo de antígenos no está presente en el contexto de moléculas del MHC, en general no es reconocido por los linfocitos T. Estos antígenos multivalentes pueden unirse a múltiples BCR en la superficie de linfocito B, lo que provee una señal suficientemente fuerte para inducir su activación y producción de anticuerpos. En algunos casos, la citocinas producidas por células como DC o macrófagos, pueden también participar en la activación de las respuestas independientes de linfocitos T. La producción de anticuerpos independiente de linfocitos T es importante para las respuestas inmunológicas contra las bacterias encapsuladas, como neumococos y meningococos.

Independientemente del mecanismo que impulse su producción, los anticuerpos contribuyen a las respuestas inmunológicas de protección en diversas formas. Así, pueden bloquear la adhesión de los microbios o sus toxinas a las células del hospedador, neutralizando así su capacidad de ingresar y dañarlas. Los anticuerpos unidos a los microorganismos patógenos también pueden facilitar su fagocitosis por células efectoras inmunológicas innatas que expresan receptores Fc específicos para el anticuerpo. De manera similar, los receptores Fc en los linfocitos citolíticos naturales detectan las células cubiertas con anticuerpos y se activan para eliminarlas directamente, por un proceso llamado citotoxicidad mediada por células, dependiente de anticuerpos. Finalmente, como se describió antes, los anticuerpos tienen una participación crítica en la activación de la vía clásica del complemento, que también puede eliminar directamente a los microorganismos patógenos invasores.

Las respuestas inmunológicas mediadas por células dependen de la activación de linfocitos Th o Tc y, en general, se dirigen contra los microbios intracelulares que infectan a células hospedadoras. Los linfocitos Th indiferenciados se activan en órganos linfoides secundarios por APC que presentan su antígeno específico en el contexto de las moléculas de clase II del MHC. Después de su activación, algunos linfocitos Th se diferencian en los de memoria efectores, que pueden emigrar de regreso al sitio de la exposición original al antígeno. Ahí, los linfocitos Th efectores de memoria encuentran a los macrófagos que fagocitaron al microorganismo patógeno invasor y presentan sus antígenos en el contexto de moléculas del MHC sobre su superficie. Los linfocitos Th entonces se reactivan por su antígeno y pueden producir citocinas (p. ej., IFN-γ o IL-17), que activan al macrófago para destruir el microorganismo patógeno intracelular y reclutar otras células efectoras innatas hacia el sitio para ayudar a eliminarlo. Los linfocitos Tc CD8$^+$ indiferenciados se activan en los órganos linfoides secundarios de una manera similar. Sin embargo, cuando el linfocito Tc efector retorna al sitio de infección, puede destruir directamente las células infectadas por un microorganismo patógeno mediante la producción de perforina y granzima B, o por

la interacción de FasL sobre el linfocito Tc con el Fas en las células blanco, que induce su muerte.

Tolerancia

El sistema inmunológico humano está altamente especializado para detectar y eliminar antígenos extraños potencialmente lesivos. Sin embargo, a diario se encuentran innumerables antígenos extraños que no conllevan amenaza para la salud o la supervivencia e incluyen a los de los alimentos que se ingieren, los microbios benéficos del intestino y las partículas suspendidas en el aire, como pólenes o caspa de animales. Además, el sistema inmunológico no debe responder ante las proteínas expresadas en las células del ser humano (autoantígenos). La tolerancia inmunológica es un mecanismo clave por el que se previene que el sistema inmunológico reaccione contra estos antígenos no lesivos. Los mecanismos de tolerancia pueden clasificarse ampliamente en dos tipos: centrales y periféricos. Ocurre tolerancia central durante el desarrollo de los linfocitos T y B en el timo y la médula ósea, respectivamente. Durante su desarrollo, los linfocitos deben pasar por un punto de revisión que asegura que sus receptores de antígenos no detecten autoantígenos de manera muy intensa. Cualquier clona de linfocitos que reconozca fuertemente un autoantígeno como su punto de revisión es inducida para morir o retornarse anérgica. Los linfocitos anérgicos sobreviven, pero no pueden responder ante su antígeno específico. Así, se impide que estas clonas potencialmente autorreactivas maduren e ingresen al repertorio periférico. La tolerancia periférica es mediada por dos mecanismos: supresión y anergia. La primera depende de subgrupos de linfocitos T especializados llamados T regulatorios (Treg), que suprimen las respuestas inmunológicas a antígenos comunes que se encuentran a diario, como alimentos y pólenes. Algunos Treg se desarrollan en el timo como un subgrupo diferente de linfocitos T y se denominan Treg derivados del timo (tTreg) (21), definidos por su expresión del factor de transcripción Foxp3 y la molécula de superficie CD25. Otros Treg se desarrollan a partir de linfocitos T en la periferia y se denominan Treg periféricos (pTreg), que pueden o no expresar Foxp3 y, en general, se definen más por las citocinas que producen. Los tTreg dependen del contacto celular y la producción de citocinas antiinflamatorias, como IL-10 y TGF-β, para sus efectos de supresión, en tanto los pTreg dependen principalmente de la producción de citocinas antiinflamatorias para su función. También se ha descrito que un subgrupo de linfocitos B reguladores (Breg) que producen IL-10, tiene participación importante en el mantenimiento de la tolerancia periférica (22). Se puede corroborar la actividad crítica que tiene la tolerancia para mantener la salud del ser humano en los pacientes con defectos del sistema. La pérdida de cualquier componente del sistema de tolerancia puede llevar a una enfermedad autoinflamatoria y el daño de los tejidos.

Enfermedades de mediación inmunológica

El sistema inmunológico humano es crítico para la supervivencia, por su participación en la protección contra microorganismos patógenos lesivos, que suele presentarse sin mayor daño para los tejidos del hospedador. Sin embargo, las respuestas inmunológicas que no son reguladas apropiadamente, dirigidas hacia células del hospedador o desencadenadas por microbios inocuos, pueden llevar a una destrucción hística significativa y la enfermedad. Estos tipos de respuesta se denominan reacciones de hipersensibilidad y se clasifican en cuatro tipos distintos (2).

La hipersensibilidad de tipo I, que también se denomina de tipo inmediato, es causada por el desarrollo de las respuestas de linfocitos Th2 que llevan a la producción de anticuerpos IgE contra antígenos ambientales comunes (alérgenos). En los individuos susceptibles, la exposición a un alérgeno, como el polen, el polvo, la caspa de animales o algunos alimentos, lleva al desarrollo de linfocitos Th2, que producen IL-4 e IL-13, citocinas que entonces llevan a la activación de los linfocitos B, que pueden presentar un cambio de clase para producir anticuerpos IgE específicos del alérgeno. La IgE se une entonces a su receptor de alta afinidad en las células cebadas. En un reencuentro con el alérgeno, este se une a la IgE unida a las células cebadas y desencadena su desgranulación. Como se mencionó antes, dicha desgranulación da como resultado los síntomas distintivos de las reacciones de hipersensibilidad de tipo I o alérgicas. Las enfermedades comunes mediadas por reacciones de hipersensibilidad de tipo I incluyen rinitis alérgica, asma y anafilaxia.

Las enfermedades por hipersensibilidad de tipo II son mediadas por anticuerpos IgM e IgG, que identifican proteínas en la superficie de las células hospedadoras. Una vez unidos estos anticuerpos, desencadenan la activación del complemento, que entonces lleva tanto a la destrucción de la célula como al reclutamiento de otras células inflamatorias, en particular fagocitos, que destruyen a la célula unida al anticuerpo. Las reacciones de hipersensibilidad de tipo II subyacen a una variedad de enfermedades clínicas que incluyen miastenia grave, enfermedad de Graves, síndrome de Goodpasture y pénfigo vulgar.

Las enfermedades de hipersensibilidad de tipo III son mediadas por anticuerpos IgM e IgG específicos para antígenos solubles, en contraposición a los unidos a células. Esos anticuerpos están unidos al antígeno soluble de agregados o complejos inmunes, que puede unirse a células de respuesta inmunológica que expresan receptores Fc, depositarse en una diversidad de tejidos o activar al complemento. La unión de los complejos inmunes a células que expresan al receptor Fc lleva a su activación y producción de mediadores, que pueden dañar las paredes de los vasos sanguíneos y aumentar más el depósito de complejos inmunes en los tejidos, que puede activar al complemento y llevar a su mayor daño. La enfermedad del suero y el lupus eritematoso sistémico son ejemplos de enfermedades mediadas por reacciones de hipersensibilidad de tipo III.

Las reacciones de hipersensibilidad de tipo IV, que también se conocen como de hipersensibilidad de tipo tardío, porque requieren de 24 a 48 horas para presentarse y son mediadas por linfocitos T. Los linfocitos Th1 o Th17 activados pueden inducir directamente la activación de macrófagos y neutrófilos en los tejidos afectados, células que entonces producen mediadores proinflamatorios que dañan al tejido local y, en algunos casos, activan más linfocitos T y crean un ciclo de lesión hística e inflamación. Estas reacciones pueden también ser mediadas por linfocitos T CD8+ y Th2. Las dermatitis alérgicas por contacto y hiedra venenosa son ejemplos de enfermedades mediadas por reacciones de hipersensibilidad de tipo IV.

■ CONCLUSIÓN

El sistema inmunológico del ser humano está constituido por una red compleja de células y mediadores que evolucionaron para protegerlo de un vasto número de microorganismos patógenos potenciales diferentes. El funcionamiento óptimo de este sistema depende del equilibrio entre la necesidad de eliminar con eficacia una multitud de diversos microorganismos patógenos y la de disminuir al mínimo las respuestas contra proteínas propias y microbios inocuos. Cualquier alteración de este equilibrio da como resultado la aparición de enfermedad. La comprensión de los mecanismos involucrados en las diferentes respuestas inmunológicas ha aumentado significativamente en los últimos decenios y esto, a su vez, llevó al desarrollo de una amplia variedad de tratamientos eficaces para muchas enfermedades diferentes. Sin embargo, queda mucho por aprender acerca del sistema inmunológico humano y de cómo contribuye a la salud y la enfermedad.

■ BIBLIOGRAFÍA

1. Murphy K, Weaver C. *Janeway's Immunobiology*. 9th ed. New York: Garland Science/Taylor & Francis Group, LLC; 2016.
2. Abbas AK, Lichtman AH, Pillai S. *Cellular and Molecular Immunology*. 8th ed. Philadelphia: Elsevier Saunders; 2015.
3. Palomo J, Dietrich D, Martin P, *et al.* The interleukin (IL)-1 cytokine family—balance between agonists and antagonists in inflammatory diseases. *Cytokine*. 2015;76:25-37.

4. Bodmer JL, Schneider P, Tschopp J. The molecular architecture of the TNF superfamily. *Trends Biochem Sci.* 2002;27:19-26.

5. Pestka S, Krause CD, Walter MR. Interferons, interferon-like cytokines, and their receptors. *Immunol Rev.* 2004;202:8-32.

6. Zlotnik A, Yoshie O. Chemokines: a new classification system and their role in immunity. *Immunity.* 2000;12:121-127.

7. Rock FL, Hardiman G, Timans JC, *et al.* A family of human receptors structurally related to Drosophila Toll. *Proc Natl Acad Sci U S A.* 1998;95:588-593.

8. Shaw MH, Reimer T, Kim YG, *et al.* NOD-like receptors (NLRs): bona fide intracellular microbial sensors. *Curr Opin Immunol.* 2008;20:377-382.

9. Yoneyama M, Onomoto K, Jogi M, *et al.* Viral RNA detection by RIG-I-like receptors. *Curr Opin Immunol.* 2015;32:48-53.

10. Satoh T, Kato H, Kumagai Y, *et al.* LGP2 is a positive regulator of RIG-I- and MDA5-mediated antiviral responses. *Proc Natl Acad Sci U S A.* 2010;107:1512-1517.

11. Geijtenbeek TB, Gringhuis SI. Signalling through C-type lectin receptors: shaping immune responses. *Nat Rev Immunol.* 2009;9:465-479.

12. Hulse KE, Stevens WW, Tan BK, *et al.* Pathogenesis of nasal polyposis. *Clin Exp Allergy.* 2015;45:328-346.

13. Spits H, Artis D, Colonna M, *et al.* Innate lymphoid cells—a proposal for uniform nomenclature. *Nat Rev Immunol.* 2013;13:145-149.

14. Dabrowska D, Jablonska E, Garley M, *et al.* New aspects of the biology of neutrophil extracellular traps. *Scand J Immunol.* 2016;84(6):317-322.

15. Geginat J, Paroni M, Maglie S, *et al.* Plasticity of human CD4 T cell subsets. *Front Immunol.* 2014;5:630.

16. Mittrucker HW, Visekruna A, Huber M. Heterogeneity in the differentiation and function of CD8(+) T cells. *Arch Immunol Ther Exp (Warsz).* 2014;62:449-458.

17. Kato A, Hulse KE, Tan BK, *et al.* B-lymphocyte lineage cells and the respiratory system. *J Allergy Clin Immunol.* 2013;131:933-957; quiz 58.

18. Cerutti A, Cols M, Puga I. Marginal zone B cells: virtues of innate-like antibody-producing lymphocytes. *Nat Rev Immunol.* 2013;13:118-132.

19. Baumgarth N. The double life of a B-1 cell: self-reactivity selects for protective effector functions. *Nat Rev Immunol.* 2011;11:34-46.

20. Sarma JV, Ward PA. The complement system. *Cell Tissue Res.* 2011;343:227-235.

21. Shevach EM, Thornton AM. tTregs, pTregs, and iTregs: similarities and differences. *Immunol Rev.* 2014;259:88-102.

22. Akdis M, Akdis CA. Mechanisms of allergen-specific immunotherapy: multiple suppressor factors at work in immune tolerance to allergens. *J Allergy Clin Immunol.* 2014;133:621-631.

CAPÍTULO 2

Inmunología de las respuestas de hipersensibilidad mediada por IgE y otras

CHESTER R. ZEISS

■ REPASO HISTÓRICO DE LA HIPERSENSIBILIDAD MEDIADA POR IGE

El año 2016 marcó el 50 aniversario del descubrimiento de una nueva clase de inmunoglobulina, la E (IgE), celebrado en múltiples publicaciones relacionadas, y su impacto en el campo de la alergia y la inmunología (1, 2). A continuación, una breve historia del descubrimiento de la IgE. En 1902, Richet y Portier describieron el desarrollo de la anafilaxia en perros que recibieron una toxina de la anémona de mar; posteriormente se describió la anafilaxia en los seres humanos después de la inyección de suero de caballo para obtener inmunización pasiva contra el tétanos y la difteria. En 1906, Clemens von Pirquet (3) predijo correctamente que las reacciones de inmunidad e hipersensibilidad dependían de la interacción entre la sustancia extraña y el sistema inmunológico, con mecanismos subyacentes similares (3).

El factor encargado de las reacciones de hipersensibilidad inmediata se volvió tema de inmensa investigación durante varios años. Ramírez comunicó en 1919 la transferencia de la alergia a la caspa del caballo por transfusión (4). En 1921, Prausnitz y Küstner (5) describieron la transferencia de la hipersensibilidad inmediata (a la proteína de pescado) mediante el suero a la piel de un individuo normal. Este método de estudio del factor sérico a cargo de las reacciones de hipersensibilidad inmediata recibió el nombre *prueba de Prausnitz-Küstner,* cuyas variaciones constituyeron el estándar de medición de los anticuerpos sensibilizantes cutáneos durante los siguientes 50 años.

En 1925, Coca y Grove (6) estudiaron ampliamente el factor sensibilizante de la piel en el suero de pacientes con fiebre del heno por ambrosia y lo llamaron *reagina atópica,* anticuerpo sensibilizante de la piel, debido a su vínculo con afecciones hereditarias y la incertidumbre en cuanto a su naturaleza. A continuación, dicho factor recibió los nombres de *reagina atópica, anticuerpo reagínico* y *anticuerpo sensibilizante de la piel,* que era claro que tenía propiedades desusadas y no podía

cuantificarse fácilmente por los métodos inmunológicos estándar. Esfuerzos mayores de investigación a partir de la década de 1920 y hasta la de 1960, definieron sus propiedades físicas y químicas y permitieron cuantificar su presencia en los individuos alérgicos (7, 8).

En 1967, Ishizaka e Ishizaka descubrieron que el anticuerpo sensibilizante de la piel pertenecía a una clase única de inmunoglobulina, a la que llamaron inmunoglobulina E (IgE). En elegantes estudios con uso de técnicas inmunológicas, mostraron claramente que las fracciones séricas ricas en reagina de un paciente con fiebre del heno por ambrosia pertenecían a una clase única de inmunoglobulina (9, 10). Poco después, los investigadores suecos, Johansson y Bennich, descubrieron una nueva proteína del mieloma llamada *IgND,* sin relación antigénica con otras clases de inmunoglobulina. En 1969, en estudios por cooperación entre estos dos investigadores e Ishizaka y col., se confirmó que las proteínas eran idénticas y que se había descubierto una nueva clase de inmunoglobulina, la IgE (11, 12).

■ FISIOLOGÍA DE LA IGE

Estructura de la IgE y sus receptores

En la tabla 2-1 se muestran las propiedades inmunoquímicas de la IgE. A diferencia de otras clases de inmunoglobulina, esta es una glucoproteína con un peso molecular de 190 000 y un coeficiente de sedimentación 8S. Como todas las inmunoglobulinas, la IgE tiene una estructura de cuatro cadenas, dos ligeras y dos pesadas, estas últimas con cinco dominios (una región variable y cuatro constantes), que portan especificidades antigénicas únicas denominadas *determinantes épsilon* (ε) (fig. 2-1). Tales estructuras antigénicas únicas determinan la especificidad de clase de la proteína, cuya digestión con papaína produce el fragmento Fc, que contiene las determinantes antigénicas ε y dos fragmentos Fab, estos últimos con sitios de combinación con los antígenos. La estructura terciaria del fragmento Fc da a la proteína la capacidad de unirse a los receptores FcεRI de las células cebadas y los basófilos (13).

TABLA 2-1 ISOTIPOS DE LAS INMUNOGLOBULINAS

ISOTIPO	NÚMERO DE DOMINIOS C_H	TAMAÑO APROXIMADO (KDA)	COMPONENTES ADICIONALES	PORCENTAJE DE LAS INMUNOGLOBULINAS SÉRICAS	VIDA MEDIA APROXIMADA (DÍAS)	FUNCIONES
IgA						
Monómero[a]	3	160 000	Cadena J	13-19	6	Provee anticuerpos a los líquidos corporales externos, que incluyen moco, saliva y lágrimas; eficaz para neutralizar microorganismos infecciosos, la aglutinación y (cuando unida a un antígeno), la activación de la vía alterna del complemento.
Dímero[b]	3	385 000	Segmento secretor	0.3		
IgD						
Monómero[a, b]	3	180 000		< 1	3	Se encuentra casi por completo en forma unida a las membranas; se desconoce su función, pero puede relacionarse con las etapas de maduración.
IgE						
Monómero[a, b]	4	190 000		< 0.001	3	La IgE se une a la superficie de la célula cebada; la unión subsiguiente del antígeno estimula su desgranulación y lleva a las respuestas de hipersensibilidad inmediata (alergia).
IgG						
Monómero[a, b]	3	145 000-170 000		72-80	20	Se encuentra en cuatro subclases: IgG_1, IgG_2, IgG_3 e IgG_4; isotipo prevalente en las respuestas secundarias.
IgM						
Monómero[a]	4	—	—	—	5-10	Isotipo prevalente en las respuestas primarias; eficaz para la aglutinación y la activación de la vía clásica del complemento.
Pentámero[b]	4	970 000	Cadena J	6-8	—	

[a] Forma unida a membrana.
[b] Forma secretada.

C_H, cadena pesada constante; IgE, inmunoglobulina E.

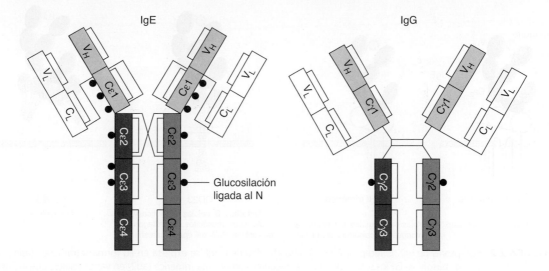

Revisiones de Nature I inmunología

■ **FIGURA 2-1** Estructuras de los dominios de IgE e IgG. Representaciones esquemáticas de las estructuras polipeptídica y los dominios de la IgE e IgG1 humanas, que muestran puentes disulfuro intra e interdominios y los sitios de glucosilación ligados al N. IgE, inmunoglobulina E; IgG, inmunoglobulina G. (Tomada de Gould HJ, Sutton BJ. IgE in allergy and asthma today. *Nat Rev Immunol.* 2008; 8:205-215.)

El receptor FcεR1 en las células cebadas, los basófilos, los eosinófilos y las células de Langerhans de la piel humana es de alta afinidad para la IgE (14). El enlace cruzado de la IgE unida al receptor de alta afinidad por el alérgeno produce la secreción de mediadores por las células cebadas y los basófilos. Se han utilizado técnicas biológicas moleculares para clonar el gen que codifica la cadena ε de la IgE humana (ND) y determinar el sitio donde se une a su receptor (15), que en los estudios se localizó en los dominios Cε3 de la cadena pesada (16). El receptor de alta afinidad de la IgE está constituido por una cadena α, una cadena β y dos cadenas γ, y es la primera la que se une a la IgE (fig. 2-2). La determinación de la estructura cristalina de la cadena α aportó discernimiento de la interacción de la IgE con su receptor en el ámbito molecular (17, 18). Las cadenas β y γ participan en la transducción de señales cuando se agregan receptores por enlace cruzado de IgE, con secreción de mediadores resultante (19). El receptor de IgE en las células dendríticas y otras, presentadoras de antígenos (APC), se expresa en una forma heterotrimérica α, γ, γ, y se denomina receptor trimérico de IgE (1). La captura de los complejos alérgeno IgE por el receptor trimérico IgE de las células dendríticas constituye un mecanismo altamente eficaz para la presentación de alérgenos a los linfocitos T (20).

Se localizó un receptor FcεRII de baja afinidad (CD23) en los linfocitos B, los monocitos, los macrófagos, las plaquetas, los eosinófilos y las células epiteliales (21, 22), que tiene una forma A unida solo a los linfocitos B y una forma B que se encuentra en todas las células que expresan CD23, cuya estructura molecular se delineó con detalle; sus sitios de unión de IgE tienen tres dominios y en esta forma trimérica presenta afinidad de unión por la región Cε3 de la IgE que es cercana a la del receptor de FceRI (18). La expresión de este receptor presenta notoria regulación ascendente en todos los tipos por la interleucina 4 (IL-4) e IL-13. La unión de IgE a este receptor la coloca en el centro de activación de muchas células efectoras importantes y añade un receptor a la célula B por el que la IgE puede presentar un alérgeno a las células T, proceso llamado de *presentación de antígeno facilitada* (1, 20, 21). La participación de CD23 en la regulación de la respuesta de IgE es compleja, con efectos tanto positivos como inhibitorios (20-22). En la figura 2-2 se muestran los receptores de IgE.

En los estudios de investigación se ha delineado la participación medular que tienen las moléculas de IgE en la circulación para determinar el número y la estabilización de receptores FcεRI (1, 23, 24) y, en consecuencia, la liberación de mediadores por las células cebadas y los basófilos. Después de la inyección en solución del anticuerpo monoclonal anti-IgE a sujetos con alergia, ocurre una disminución significativa de la concentración sérica de IgE libre, con decremento notorio del número de FcεRI en los basófilos y la liberación del mediador; es digno de mención que la IgE sérica total no disminuye. La disponibilidad de

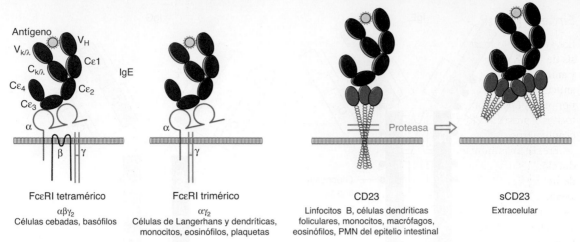

■ **FIGURA 2-2** Receptores de IgE. El receptor FcεRI de alta afinidad de la IgE se expresa en su forma tetramérica (abg2) en las células cebadas y los basófilos. En los seres humanos se encuentra una forma trimérica (ag2) en varios linajes, que incluyen diversos tipos de APC profesionales. El CD23, receptor de IgE de baja afinidad, se distribuye ampliamente y es una proteína transmembrana de tipo II (extremo N intracelular) ensamblada como multímero en los tallos enrollados α helicoidales, con terminación en las cabezas de lectina de tipo C de unión de IgE. Los sitios sensibles a proteasa en los tallos pueden ser escindidos por proteasas endógenas (incluyendo ADAM10) o exógenas (incluyendo la proteasa Der p de los ácaros del polvo). APC, células presentadoras de antígeno; IgE, inmunoglobulina E. (Tomada de Hans C. ºettgen. Fifty years later: emerging functions of IgE antibodies in host defense, immune regulation, and allergic diseases. *J Allergy Clin Immunol.* 2016; 137:1631-1645.)

anticuerpos monoclonales contra IgE para el tratamiento de los sujetos con alergia ha llevado a la obtención de mucha información respecto de la fisiología completa de la disminución de la concentración de la IgE libre en el suero (20). El anticuerpo monoclonal anti-IgE, omalizumab, se une a la IgE circulante en el mismo sitio del dominio Cε3 que el receptor FcεRI, por lo que lo hace también a la IgE libre y no a la unida al receptor FcεRI en las células cebadas y los basófilos, que llevaría a la liberación de mediadores (20).

Sitios de producción, recambio y localización hística de la IgE

Con el advenimiento de un reactivo altamente específico para detectar anticuerpos contra la porción Fc de la IgE (anti-IgE), se pudieron examinar los sitios de producción de esta inmunoglobulina por su marcaje fluorescente y se encontró que el tejido linfoide de amígdalas, adenoides y las regiones bronquial y peritoneal, contenían células plasmáticas formadoras de IgE, que también se encontraron en la mucosa respiratoria e intestinal (25), una distribución similar a la de la IgA. Sin embargo, a diferencia de la IgA, la IgE no se asocia con un fragmento secretor, si bien se encuentra en las secreciones respiratorias e intestinales. No se ha establecido cómo pasan las moléculas de IgE de las zonas de producción a los tejidos y la circulación. Las zonas de producción en la mucosa respiratoria e intestinal se vinculan con la presencia de células cebadas hísticas (26). De esta manera, se renovó el interés en la producción local de IgE por los linfocitos B IgE⁺ en las mucosas. En individuos con

hipersensibilidad a las gramíneas y la ambrosia se obtuvieron pruebas claras de la producción local notoria de IgE específica después del reto con alérgenos, mediante el uso de elegantes técnicas para seguimiento de la activación génica (recombinación con cambio de clase) involucrada en la producción de IgE por los linfocitos B (24). Se especula que la mayor parte de la producción de IgE ocurre en sitios hísticos mucosos (18, 27).

Con el perfeccionamiento de técnicas para medir la IgE total en sangre y la disponibilidad de la proteína IgE purificada, los investigadores pudieron estudiar las propiedades metabólicas de esta inmunoglobulina en los individuos normales (28). Se encontró el cúmulo total medio de IgE circulante de 3.3 µg/kg de peso corporal, en contraposición al de IgG circulante total, de casi 500 000 µg/kg de peso corporal. La IgE tiene una vida media intravascular de solo 2.3 días y su tasa de producción es de 2.3 µg/kg/día.

Durante varios años se supo que la vida media de los anticuerpos reagínicos en la piel humana, según se determinó por estudios de trasferencia pasiva, era de casi 14 días, lo que se reconfirmó en aquellos donde se investigó la desaparición de la IgE radiomarcada en la piel humana. Se informó de una vida media en la piel de entre 8 y 14 días (9). El cúmulo de IgE unida a basófilos y células cebadas requiere investigación exhaustiva, pero se ha calculado que solo 1% de la IgE total está unido a células. La cuantificación directa de la IgE específica en la sangre, en contraposición a una IgE específica en la superficie del basófilo, indica que por cada molécula de IgE hay 100 a 4 000 en circulación (29).

Síntesis de IgE

Los avances importantes en la comprensión de la síntesis de IgE son resultado de estudios en seres humanos y animales (30-36). Tada (30) estudió la producción de anticuerpos IgE en las ratas y encontró que es regulada por una cooperación entre los linfocitos T y B. Los linfocitos T proveen la función de auxilio y los B producen el anticuerpo, IgE.

En sistemas humanos se hizo notorio que la producción de IgE por los linfocitos B requería señales de linfocitos T exclusivas del sistema de IgE (31). En 1986, Coffman y Carty (32) definieron la participación esencial de la IL-4 en la producción de IgE. La vía para la producción de IgE es compleja y requiere no solo de IL-4 e IL-13, sino también del contacto de linfocitos T y B, la restricción del complejo principal de histocompatibilidad (MHC), moléculas de adhesión, la expresión de receptores FcεRII (CD23), CD40, la interacción del ligando CD40, y la acción terminal de IL-5 e IL-6 (33).

La IL-4 actúa sobre los precursores de linfocitos B y participa en la recombinación de cambio de clase para la producción de la cadena pesada ε (31). La recombinación de cambio de clase requiere la transcripción a través de las regiones anterógradas correspondientes respecto de la nueva región constante, la escisión del ADN a partir del ADN unicatenario en el sitio de transcripción y la reparación del ADN para recombinar el dominio VDJ con el nuevo dominio Cε de cadena pesada (1).

La recombinación de cambio de clase es un proceso complejo que da como resultado la modificación a IgE, que genera en el proceso círculos de cambio y de transcripción de cada uno, que significan una recombinación de cambio de los linfocitos B constante o reciente (18, 27). No son suficientes IL-4 e IL-13 para concluir el cambio a un ARNm ε funcional y se han descrito varias segundas señales que dan como resultado la producción de productos de transcripción del ARNm (34, 35). En ausencia de esas señales se producen transcritos estériles. Una segunda señal fisiológica clave es provista por el contacto con linfocitos T auxiliares CD4+ a través del ligando CD40 en los linfocitos T activados, que interactúan con el receptor de CD40 en los linfocitos B cebados con IL-4, y completan el cambio de isotipo a IgE (30). Varios estudios indican que la síntesis de IgE depende de manera crítica de la cadena α del receptor de IL-4, y de factores nucleares, como NF-κB y Stat6 (36). Otra citocina, el interferón γ (IFN-γ), suprime la producción de IgE al actuar en el mismo punto que la IL-4 (33). En la figura 2-3 se muestra este conjunto complejo de interacciones.

Durante la respuesta secundaria de la IgE al alérgeno, los linfocitos B específicos lo capturan mediante la IgE de superficie, lo ingresan a su interior y lo fragmentan, para después presentarlo a los linfocitos T como

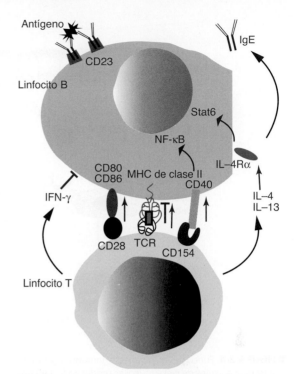

■ **FIGURA 2-3** La regulación molecular de la respuesta de IgE. Las interleucinas 4 (IL-4) e IL-13 son los inductores de citocinas de máxima importancia para la producción de IgE, que actúan en la cadena α del receptor de IL-4 y a través del factor nuclear, Stat6. El interferón-γ (IFN-γ) es el inhibidor de máxima importancia de la síntesis de IgE. El CD154, ligando de linfocitos T para CD40 en el linfocito B, promueve la transcripción de IgE a través del factor nuclear, NF-κB. El antígeno presentado al receptor de los linfocitos T (TCR) por las moléculas del complejo principal de histocompatibilidad de clase II en el linfocito B, inicia este complicado proceso. IgE, inmunoglobulina E. (Adaptada de Cory DB, Kheradmand F. Induction and regulation of the IgE response. *Nature*. 1999; 402[6760 Suppl]:B18-B23, con autorización.)

un complejo de péptidos de la clase de moléculas del MHC II, lo que lleva a la interacción de linfocitos T y B, el intercambio mutuo de citocinas y señales de contacto celular, y una mayor producción de IgE específica del alérgeno. Recientemente se propusieron funciones adyuvantes inmunorreguladoras de IgE en el receptor FcεRI (1). Las células cebadas y los basófilos que residen en sitios de la piel y las mucosas producen IL-4 en respuesta a señales de IgE-FcεRI inducidas por antígenos. La IL-4 promueve la inducción de linfocitos T_H2 y mantiene su supervivencia local, lo que provee las interacciones de IL-4 y de linfocitos T-B cognadas, críticas para conducir el cambio de clase de IgE en los linfocitos B de la mucosa. Las células cebadas suprimen la expansión y función de los linfocitos T reguladores (Treg), tal vez a través de citocinas, que incluyen a IL-4 e IL-6. El FcεRI trimérico presente en APC facilita la captación del antígeno para su presentación a los linfocitos

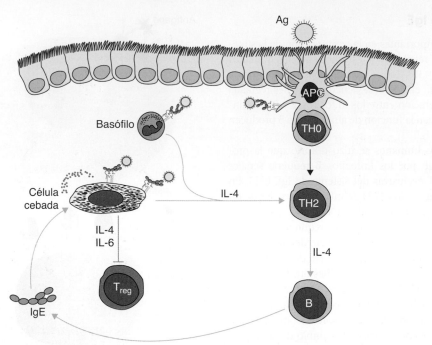

■ **FIGURA 2-4** Funciones adyuvantes e inmunorreguladoras propuestas de la IgE y el FcεRI. Las células cebadas y los basófilos que residen en sitios de piel y mucosas producen IL-4 en respuesta a señales de IgE-FcεRI inducidas por el antígeno. La IL-4 promueve la inducción de linfocitos TH2 y sostiene su supervivencia local, que provee las interacciones IL-4 y T-B cognadas críticas para dirigir el cambio de clase de IgE en los linfocitos B de la mucosa. Las células cebadas suprimen la expansión y función de los linfocitos Treg, tal vez a través de citocinas, que incluyen a IL-4 e IL-6. El FcεRI trimérico presente en las APC facilita la captación de antígenos para su presentación a los linfocitos T locales. IgE, inmunoglobulina E; IL-4, interleucina-4; Treg, linfocitos T reguladores. (Tomada de Hans C. Oettgen. Fifty years later: emerging functions of IgE antibodies in host defense, immune regulation, and allergic diseases. *J Allergy Clin Immunol*. 2016; 137:1631-1645.)

T locales (fig. 2-4) (1), lo que ubica a la IgE y las células cebadas y basófilos de la mucosa en el centro de una asa de amplificación que es impulsada por el alérgeno, con el resultado de una mayor producción de IgE.

■ PARTICIPACIÓN DE LA IGE EN LA SALUD Y LA ENFERMEDAD

IgE en la salud

El feto puede producir IgE a las 11 sem de gestación. Johansson y Foucard (37) cuantificaron la IgE total en el suero de niños y adultos, y encontraron que el suero del cordón contenía de 13 a 202 ng/mL, y que la concentración de IgE no tenía correlación con la de IgE sérica de la madre, lo que confirma que no cruza la placenta. En los niños, la concentración de IgE aumenta de manera constante y alcanza el máximo entre los 10 y 15 años. Johansson y Foucard ilustraron bien el efecto que pueden tener los grupos de población diferentes sobre la determinación de las cifras *normales* de IgE sérica. Los estudios en niños suecos y etíopes sanos mostraron una notoria diferencia en su concentración media de IgE: los primeros tenían una media de 160 ng/mL y los últimos, una de 860 ng/mL (38). Barbee y cols. (39) estudiaron la concentración de IgE en

las personas, atópicas y no, de 6 a 75 años, en Tucson, AZ. La concentración de IgE alcanzó un máximo en aquellos de 6 a 14 años y declinó gradualmente con el avance de la edad; los sujetos masculinos presentaron cifras mayores de IgE que los femeninos.

Varias actividades se han postulado para el posible efecto benéfico de los anticuerpos IgE, cuya presencia en las células cebadas de los tejidos que contienen heparina e histamina señala su participación en la regulación de la microcirculación, y se propuso a las células cebadas como "centinelas" o defensa de primera línea contra los microorganismos. La hipótesis señala que los anticuerpos IgE específicos para antígenos bacterianos o virales pudiesen participar en la localización de concentraciones altas de anticuerpos protectores en el sitio de invasión hística (40, 41).

Se estudió la participación de los anticuerpos IgE de manera extensa en una infestación experimental de ratas por el parásito *Nippostrongylus brasiliensis*. Los anticuerpos IgE en la superficie de las células cebadas intestinales pueden encargarse de desencadenar la secreción de histamina y ayudar al animal a disminuir la carga de estos gusanos (42). En la infestación experimental por *Schistosoma mansoni* de la rata se produce IgE en elevada concentración contra los antígenos del esquistosoma. La IgE en combinación con estos antígenos participa en la citotoxicidad dependiente de anticuerpos, en tanto los macrófagos, los eosinófilos y las plaquetas son células efectoras que dañan al parásito (43). La IgE y los complejos inmunes correspondientes se unen a estas células efectoras en el receptor de IgE, FcεRII, que tiene alta afinidad por los complejos inmunes de IgE. Las células efectoras activadas por la agregación del receptor FcεRII, dan como resultado la liberación de metabolitos de oxígeno, enzimas lisosómicas, leucotrienos y el factor activador de plaquetas. Estas observaciones en los animales tienen importancia para las poblaciones humanas, en tanto la serie de sucesos inflamatorios de la IgE puede proteger contra las infestaciones por helmintos (43).

IgE en la enfermedad

El estado atópico y el paradigma de los linfocitos T$_H$2

El término *atopia* fue acuñado por Coca y Cooke en 1923, en su intento por ordenar los estados de hipersensibilidad clínica (44). Se han acumulado múltiples pruebas que definen la base inmunológica subyacente al fenotipo atópico, es decir, individuos que presentan asma o rinitis alérgica y eccema atópica (33). La afección atópica se puede considerar como una respuesta impulsada por los linfocitos T$_H$2 ante los alérgenos de orígenes genético y ambiental complejos (45). El punto de vista actual es que la respuesta neonatal de los linfocitos T$_H$2 inmaduros es modificada por la exposición ambiental temprana a los microbios en la vida posnatal, regulada hacia un patrón más maduro y equilibrado predominante de linfocitos T$_H$1 en los individuos normales y persistencia del patrón de linfocitos T$_H$2 en los atópicos. El motivo de esta persistencia del patrón de respuesta de linfocitos T$_H$2 en los individuos atópicos es complejo y puede relacionarse con la respuesta temprana a la exposición ambiental a los microbios, "la hipótesis de la higiene" (46), interfaz de dicha exposición que llevó a la investigación de la participación importante del sistema inmunológico innato, los receptores similares a Toll y el epitelio de barrera, en la génesis y patogenia de las enfermedades alérgicas (47, 48).

Históricamente, la acción recíproca de IL-4 e IFN-γ sobre la producción de IgE llevó a varios estudios del origen de estas citocinas en los linfocitos. T. Mosmann y Coffman (49) describieron dos tipos diferentes de linfocitos T auxiliares en sistemas murinos y los definieron como T$_H$1 o T$_H$2, de acuerdo con su patrón de secreción de citocinas. Los linfocitos T$_H$1 producen IL-2, IFN-γ e IL-12, y los linfocitos T$_H$2, IL-4, IL-5, IL-6 e IL-10.

Una cantidad significativa de pruebas definió aún más la participación de los linfocitos T$_H$2 en el estado atópico humano en relación con la producción de IL-4,

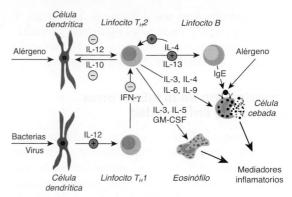

■ **FIGURA 2-5** El paradigma de la enfermedad alérgica y los linfocitos T$_H$2. La interacción de alérgeno, célula dendrítica y ambiente de citocinas, causa que los linfocitos T CD4$^+$ indiferenciados se desarrollen hacia el fenotipo T$_H$2, con capacidad de una mayor secreción de citocinas, que impulsan y mantienen la respuesta inflamatoria alérgica. La respuesta establecida de los linfocitos T$_H$2 regula de manera descendente la influencia de los linfocitos T$_H$1 y el efecto inhibitorio del interferón-γ (IFN-γ), por la acción de las citocinas IL-10 e IL-4, vías bajo una regulación genética compleja que define al fenotipo atópico. IL-4, interleucina-4; Th, linfocitos T auxiliares. (Adaptada de Holgate ST. The epidemic of allergy and asthma. *Nature*. 1999; 402[6760 Suppl]:B2-B4, con autorización.)

la síntesis de IgE, la maduración y el reclutamiento de los eosinófilos por IL-5, así como la maduración de los linfocitos B productores de IgE por IL-5 e IL-6 (33, 44). Los linfocitos con las características de citocinas T$_H$2 se clonaron a partir de individuos con una variedad de enfermedades atópicas (33), identificadas en la vía aérea de aquellos con asma atópica y señaladas como fundamentales para la persistencia de la inflamación de la vía aérea en esa afección (50, 51).

Una vez que se establece una respuesta de linfocitos T$_H$2 ocurre una regulación descendente de los linfocitos T$_H$1 por las citocinas IL-4 e IL-10. Los linfocitos T$_H$1 son capaces de regular de manera descendente la secreción de citocinas por los linfocitos T$_H$2 a través de la acción recíproca sobre IFN-γ en ellos, una regulación fisiológica que es dejada sin efecto por la respuesta predominante de los linfocitos T$_H$2 en el individuo atópico (fig. 2-5) (52).

La expresión del estado atópico depende de los genes que regulan la respuesta de los linfocitos T$_H$2, la producción total de IgE y la capacidad de respuesta de IgE específicas para los alérgenos ambientales. Asimismo, se ha mostrado que las cifras altas de IgE sérica se encuentran bajo la regulación por un gen recesivo, y las respuestas ante alérgenos específicos se vinculan con los antígenos leucocíticos humanos (53). La localización cromosómica e identificación de estos genes se encuentra bajo investigación intensa (54, 55).

El paradigma de los linfocitos T$_H$1/T$_H$2 se modificó por la información más reciente, que incluye la intervención de otras dos poblaciones de linfocitos T clave, Treg y T_H17, con acciones reguladoras y proinflamatorias, respectivamente, cada uno de los cuales puede cambiar el equilibrio hacia el fenotipo alérgico (56).

Participación de la IgE en otros estados de enfermedad

La participación de la IgE en otros estados de enfermedad ha continuado expandiéndose y se revisó en fecha reciente (57), e incluye nuevas formas de anafilaxia, esofagitis eosinofílica, sensibilización micótica y afección autoinmune (58). La respuesta de IgE a la mordedura de la garrapata de estrella solitaria, *Amblyomma americanum,* causa una enfermedad emergente con alérgenos que incluyen una determinante oligosacárida, la galactosa-α-1,3-galactosa, que también está presente en la carne roja. La respuesta de IgE a este determinante oligosacárido inducida por la mordedura de garrapata puede llevar a una anafilaxia diferida (durante 3 a 6 h) por alimentos (59). Los anticuerpos IgE contra este determinante alergénico oligosacárido, galactosa-α-1,3-galactosa, también se encargan del inicio inmediato de una anafilaxia sistémica inducida por este determinante sobre la porción Fab del cetuximab, un anticuerpo monoclonal humano-de-ratón, usado para el tratamiento de cánceres metastásicos (60, 61).

Determinación de la IgE total

En varios estudios tempranos se valoró la participación de la IgE en los pacientes con una diversidad de enfermedades alérgicas (37-39). Los adultos y niños con rinitis alérgica y asma extrínseca tienden a presentar concentraciones más altas de IgE sérica total, en comparación con los no atópicos. Casi la mitad de los pacientes con atopia presenta concentraciones totales de IgE dos desviaciones estándar por arriba de la media de un grupo testigo. Se ha mostrado una superposición significativa de la concentración sérica total de IgE en sujetos normales y pacientes con asma alérgica y fiebre del heno. Por lo tanto, la concentración sérica total de IgE no es específica ni sensible como prueba de diagnóstico de la presencia de afecciones atópicas.

Se encontró que la IgE sérica total está notoriamente elevada en algunos pacientes con dermatitis atópica (DA) y se correlaciona con la gravedad de la enfermedad y la presencia de rinitis alérgica, asma, o ambas. Los pacientes con DA sin afección grave de la piel, asma o fiebre del heno acompañantes pueden tener concentraciones normales de IgE (62). Asimismo, se ha visto que la concentración total de IgE está notoriamente elevada en individuos con aspergilosis broncopulmonar alérgica y se correlaciona con las exacerbaciones de la enfermedad y la respuesta al tratamiento (63).

Cuantificación de la IgE específica

Desde el descubrimiento de la IgE en 1967 se hizo posible no solo cuantificar su cantidad total en suero, sino también la de anticuerpos IgE contra complejos de alérgenos, así como los purificados. Uno de los primeros métodos descritos por Wide y cols. (64) fue la prueba de radioalergoadsorción (RAST, por sus siglas en inglés). El alérgeno se une covalentemente a partículas de fase sólida y estas últimas se incuban con el suero del paciente, que puede contener el anticuerpo IgE específico para dicho alérgeno. Después de un periodo de incubación, la IgE específica presente se une firmemente a la fase sólida, que entonces se lava en forma extensa, y el último reactivo añadido es el anticuerpo anti-IgE radiomarcado, que refleja la cantidad de IgE específica unida al alérgeno. Los resultados suelen darse en unidades RAST o aquellas en las que se usa como referencia la cantidad significativa que contiene un estándar sérico de IgE específica para un alérgeno particular.

Se ha mostrado que los anticuerpos IgE específicos detectados por RAST en el suero de pacientes cuya prueba cutánea resulta positiva a un alérgeno, cubren un amplio rango. Diferencias entre 100 y 1 000 tantos se encuentran en la concentración de RAST contra un alérgeno específico en los individuos con reacción cutánea. En estudios de grandes grupos de pacientes hay una correlación significativa entre el resultado de RAST, la concentración específica de IgE y la reactividad en la prueba cutánea. Sin embargo, los individuos con la misma concentración de anticuerpos IgE específicos contra el alérgeno de ambrosia pueden variar por 100 tantos en su reactividad cutánea (65).

El concepto de RAST se ha ampliado al uso de anticuerpos contra IgE marcados con enzimas y fluorescentes, que obvia la necesidad de materiales radiomarcados. Aunque la RAST y otras tecnologías de cuantificación de IgE específicas han aclarado la relación entre la IgE sérica específica y la sensibilidad clínica del paciente, tales pruebas no sustituyen a las cutáneas con los alérgenos en la práctica clínica, porque estas son más sensibles.

La cantidad absoluta de anticuerpos IgE específicos es posible calcularla por mililitro de suero contra alérgenos complejos y purificados (66, 67). Utilizando uno de estos métodos *in vitro* para cuantificar los anticuerpos IgE contra alérgenos de ambrosia, Gleich y col. (66) definieron un aumento y un descenso estacionales de la IgE específica de la ambrosia durante un periodo de un año. En esa población de individuos sensibles a la ambrosia, varió de 10 a 3 000 ng/mL el anticuerpo específico IgE para los alérgenos. Entonces, ocurrió un aumento notorio de la concentración de IgE específica después de la temporada de polen, con un máximo en octubre, seguida por un decremento gradual. La concentración de IgE específica alcanzó un

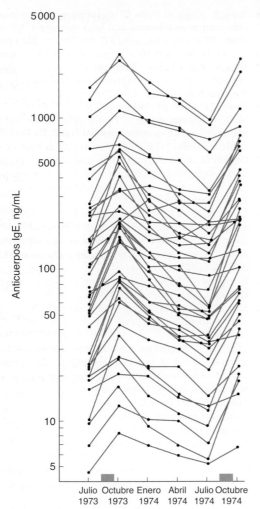

■ **FIGURA 2-6** Concentraciones y cambios de los anticuerpos IgE contra los alérgenos de ambrosia en 40 pacientes con alergia, sin tratamiento. Se señala la temporada de polinización de ambrosia con una barra negra en el eje de las abscisas. IgE, inmunoglobulina E. (Tomada de Gleich GJ, Jacob GL, Unginger JW, *et al*. Measurement of the absolute levels of IgE antibodies in patients with ragweed hay fever. *J Allergy Clin Immunol.* 1977; 60:188, con autorización.)

punto bajo apenas antes de la siguiente temporada de ambrosia, en agosto (fig. 2-6).

También fue posible cuantificar la IgE específica, la total y la unida a basófilos contra el antígeno E de la ambrosia, ahora llamado *Amb* a1. Entre 100 000 y 500 000 moléculas de IgE total se obtuvieron (68) y entre 2 500 y 50 000 moléculas de IgE específica, por basófilo (29). Asimismo, se determinaron los cocientes mínimos de IgE específica del alérgeno de ambrosia y la liberación del mediador que produce la IgE total de los basófilos humanos, y se encontró que variaba de 3.4 a 10/10 000. Se calcula de 30 a 55 el número mínimo de moléculas de IgE específica que se requieren para la liberación de histamina en la superficie del basófilo (69).

■ OTRAS RESPUESTAS DE HIPERSENSIBILIDAD

En 1964, Gell y Coombs clasificaron todas las respuestas de hipersensibilidad de mediación inmunológica en cuatro tipos, con un esquema que ha sido fundamento de la comprensión de la inmunopatogenia de los síndromes clínicos correspondientes (70). El esquema depende de la localización y clase del anticuerpo que interactúa con el antígeno, con activación de la célula efectora y lesión hística resultantes.

En la hipersensibilidad de tipo I o inmediata, el alérgeno interactúa con el anticuerpo IgE sobre la superficie de las células cebadas y los basófilos, con enlace cruzado resultante de IgE, aposición del receptor de FcεRI y liberación del mediador por estas células. Solo unas cuantas moléculas del alérgeno interactúan con la IgE unida a la célula y llevan a la liberación de muchas moléculas de mediador, con una amplificación biológica importante resultante de la reacción de anticuerpos IgE contra el alérgeno. Los ejemplos clínicos incluyen anafilaxia, rinitis y asma alérgicas.

En una lesión de tipo II o citotóxica se dirigen anticuerpos IgG o IgM contra antígenos de los tejidos propios del individuo. La unión del anticuerpo a la superficie celular causa activación del complemento, que origina el ingreso de leucocitos y la lesión del tejido. Además, los linfocitos citotóxicos citolíticos con receptores Fc para IgG se pueden aunar a la IgG unida a los tejidos, con citotoxicidad celular dependiente de anticuerpos resultante. Algunos ejemplos clínicos son el daño de pulmón y riñón en el síndrome de Goodpasture, el rechazo agudo de injerto, la enfermedad hemolítica del recién nacido y ciertas afecciones ampollosas cutáneas.

En la enfermedad de tipo III o de complejos inmunes, los complejos de antígeno-anticuerpo IgG e IgM de un tamaño crítico no se eliminan de la circulación y se fijan en los pequeños capilares del cuerpo, que activan al sistema del complemento, y llevan al reingreso de leucocitos inflamatorios y el daño hístico resultante. Ciertos ejemplos clínicos son la enfermedad del suero (por proteínas extrañas o fármacos), el lupus eritematoso y la glomerulonefritis posterior a infecciones comunes.

En la hipersensibilidad de tipo IV o diferida, el receptor de antígenos en los linfocitos $T_H 1$ se une a aquellos hísticos, con el resultado de una expansión clonal de la población de linfocitos y la activación de los linfocitos T, y la liberación de linfocinas inflamatorias. Ejemplos clínicos comprenden la dermatitis por contacto (p. ej., por hiedra venenosa) y la hipersensibilidad a la tuberculina en la tuberculosis y la lepra.

La clasificación clásica de Gell y Coombs fue adaptada por Janeway y col. (71). Posteriormente, Pichler (72) amplió más la adaptación. Las reacciones de tipo II se dividen en dos subtipos diferentes: las de tipo IIa que se caracterizan por la actividad citolítica producida por los anticuerpos, la cual causa anemia hemolítica de mediación inmunológica, en tanto las de tipo IIb se caracterizan por la estimulación celular producida por un anticuerpo estimulante del tiroides en los pacientes con enfermedad de Graves o los anticuerpos contra el receptor de alta afinidad de las células cebadas en la urticaria idiopática crónica, que causan su activación.

Las reacciones de tipo IV se dividen en cuatro subtipos; las del IVa son mediadas por linfocitos T_H1 CD4$^+$ y causan la reacción de hipersensibilidad clásica de tipo diferido, como la dermatitis por contacto alérgica o las reacciones contra la tuberculina. Las del subtipo IVb son mediadas por linfocitos T_H2 CD4$^+$ con hipersensibilidad eosinofílica mediada por células resultante, como ocurre en el exantema inducido por fármacos, con eosinofilia y síntomas sistémicos. Las reacciones del subtipo IVc son mediadas por linfocitos citotóxicos CD8$^+$, que participan en el rechazo de injerto y el síndrome de Stevens-Johnson. Las células efectoras en las reacciones del subtipo IVd son los neutrófilos, que causan enfermedades como la granulomatosis exantematosa generalizada aguda.

■ BIBLIOGRAFÍA

1. Oettgen HC. Fifty years later: emerging functions of IgE antibodies in host defense, immune regulation, and allergic diseases. *J Allergy Clin Immunol.* 2016;137:1631-1645.
2. Platts-Mills TA, Heymann PW, Commins SP, et al. The discovery of IgE 50 years later. *Ann Allergy Asthma Immunol.* 2016;116(3):179-182.
3. Von Pirquet C. Allergie. *Münch Med Wochenschr.* 1906; 53:1457.
4. Ramirez MA. Horse asthma following blood transfusion: report of a case. *JAMA.* 1919;73:984.
5. Prausnitz C, Küstner H. Studien über ueberempfindlichkeit. *Centralbl Bakteriol.* 1921;86:160.
6. Coca AF, Grove EF. Studies in hypersensitiveness. XIII. A study of atopic reagins. *J Immunol.* 1925;10:444.
7. Stanworth DR. Reaginic antibodies. *Adv Immunol.* 1963;3:181.
8. Sehon AH, Gyenes L. Antibodies in atopic patients and antibodies developed during treatment. In: Samter M, ed. *Immunological Diseases.* 2nd ed. Boston: Little, Brown & Co.; 1971:785.
9. Ishizaka K, Ishizaka T. Immunology of IgE mediated hypersensitivity. In: Middleton E, Reed CE, Ellis EJ, eds. *Allergy Principles and Practice.* 2nd ed. St. Louis: CV Mosby, 1983:52.
10. Ishizaka K, Ishizaka T. Identification of IgE. *J Allergy Clin Immunol.* 2016;137(6):1646-1650.
11. Bennich H, Ishizaka K, Ishizaka T, et al. Comparative antigenic study of E globulin and myeloma IgND. *J Immunol.* 1969;102:826–831.
12. Johansson SG. The discovery of IgE. *J Allergy Clin Immunol.* 2016;137(6):1671–1673.
13. Bennich H, Johansson SGO. Structure and function of human immunoglobulin E. *Adv Immunol.* 1971;13:1-55.
14. Wang B, Reiger A, Kigus O, et al. Epidermal Langerhans cells from normal human skin bind monomeric IgE via FcεR1. *J Exp Med.* 1992;175:1353.
15. Kenten JH, Molgaard HV, Hougton M, et al. Cloning and sequence determination of the gene for the human immunoglobulin epsilon chain expressed in a myeloma cell line. *Proc Natl Acad Sci U S A.* 1982;79:6661-6665.
16. Henry AJ, Cook JP, McDonnell JM, et al. Participation of the N-terminal region of Cepsilon3 in the binding of human IgE to its high affinity receptor FcεR1. *Biochemistry.* 1997;36:15568-15578.
17. Garman SC, Kinet JP, Jardetzky TS. Crystal structure of the human high-affinity IgE receptor. *Cell.* 1998;95:951-961.
18. Gould HJ, Sutton BJ. IgE in allergy and asthma today. *Nat Rev Immunol.* 2008;8:205-217.
19. Turner H, Kinet JP. Signaling through the high-affinity IgE receptor FcεR1. *Nature.* 1999;402(6760 Suppl):B24-B30.
20. Owen CE. Immunoglobulin E: role in asthma and allergic disease: lessons learned from the clinic. *Pharmacol Ther.* 2007;113:121-133.
21. Delespesse G, Sarfati M, Wu CY, et al. The low-affinity receptor for IgE. *Immunol Rev.* 1992;125:77-97.
22. Stone KD, Prussin C, Metcalfe DD. IgE, mast cells, basophils, and eosinophils. *J Allergy Clin Immunol.* 2010;125: S73-S80.
23. Saini SS, MacGlashan DW, Sterbinsky SA, et al. Down-regulation of human basophil IgE and FC epsilon R1 alpha surface densities and mediator release by anti-IgE-infusions is reversible in vitro and in vivo. *J Immunol.* 1999;162:5624-5630.
24. Yamaguchi M, Lantz CS, Oettgen HC, et al. IgE enhances mouse mast cell Fc(epsilon)R1 expression in vitro and in vivo: evidence for a novel amplification mechanism in IgE-dependent reactions. *J Exp Med.* 1997;184:663-672.
25. Tada T, Ishizaka K. Distribution of gamma E-forming cells in lymphoid tissues of the human and monkey. *J Immunol.* 1970;104:377.
26. Callerame ML, Condemi JJ, Bohrod MG, et al. Immunologic reactions of bronchial tissues in asthma. *N Engl J Med.* 1971;284:459-464.
27. Gould HJ, Takhar P, Harris HE, et al. Germinal-center reactions in allergic inflamation. *Trends Immunol.* 2006;27: 446-452.
28. Waldmann TA, Iio A, Ogawa M, et al. The metabolism of IgE: studies in normal individuals and in a patient with IgE myeloma. *J Immunol.* 1976;117:1139-1144.
29. Zeiss CR, Pruzansky JJ, Levitz D, et al. The quantitation of IgE antibody specific for ragweed antigen E on the basophil surface in patients with ragweed pollenosis. *Immunology.* 1978;35:237-246.
30. Tada T. Regulation of reaginic antibody formation in animals. *Prog Allergy.* 1975;19:122-194.
31. Lebman DA, Coffman RL. Interleukin-4 causes isotype switching to IgE in T cell-stimulated clonal B cell cultures. *J Exp Med.* 1988;168:853-862.
32. Coffman RL, Carty J. A T-cell activity that enhances polyclonal IgE production and its inhibition by interferon-γ. *J Immunol.* 1986;136:949-954.
33. Leung DY. Mechanisms of the human allergic response: clinical implications. *Pediatr Clin North Am.* 1994;41:727-743.

34. Maggi E, Romagnani S. Role of T-cells and T-cell derived cytokines in the pathogenesis of allergic diseases. *Ann N Y Acad Sci.* 1994;725:2.

35. Gauchat JF, Lebman DA, Coffman RL, *et al.* Structure and expression of germline epsilon transcripts in human B cells induced by interleukin-4 to switch to IgE production. *J Exp Med.* 1990;172:463-473.

36. Cory DB, Kheradmand F. Induction and regulation of the IgE response. *Nature.* 1999;402(6760 Suppl):B18-B23.

37. Johansson SGO, Foucard T. IgE in immunity and disease. In: Middleton E, Reed CE, Ellis EJ, eds. *Allergy Principles and Practice.* 1st ed. St. Louis: CV Mosby, 1978:551.

38. Johansson SGO, Mellbin T, Vahlquist G. Immunoglobulin levels in Ethiopian preschool children with special reference to high concentrations of immunoglobulin E (IgND). *Lancet.* 1968;1:1118-1121.

39. Barbee RA, Halonen M, Lebowitz M, *et al.* Distribution of IgE in a community population sample: correlation with age, sex, allergen skin test reactivity. *J Allergy Clin Immunol.* 1981;68:106-111.

40. Lewis RA, Austen KF. Mediation of local homeostasis and inflammation by leukotrienes and other mast-cell dependent compounds. *Nature.* 1981;293:103-108.

41. Steinberg P, Ishizaka K, Norman PS. Possible role of IgE-mediated reaction in immunity. *J Allergy Clin Immunol.* 1974;54:359.

42. Dineen JK, Ogilvie BM, Kelly JD. Expulsion of *Nippostrongylus brasiliensis* from the intestine of rats: collaboration between humoral and cellular components of the immune response. *Immunology.* 1973;24:467-475.

43. Dessaint JP, Capron A. IgE inflammatory cells: the cellular network in allergy. *Int Arch Allergy Appl Immunol.* 1989;90:28-31.

44. Coca AF, Cooke RA. On the classification of the phenomena of hypersensitiveness. *Immunology.* 1923;8:163-182.

45. Romagnani S. The role of lymphocytes in allergic disease. *J Allergy Clin Immunol.* 2000;105:399-408.

46. Strachan DP. Family size, infection, and atopy: the first decade of the "hygiene hypothesis." *Thorax.* 2000;55:S2-S10.

47. Prescott SL. Allergy takes its Toll: the role of Toll like receptors in allergy pathogenesis. *WAO Journal.* 2008;1:4-8.

48. Schleimer RP, Kato A, Kern R, *et al.* Epithelium: at the interface of innate and adaptive immune responses. *J Allergy Clin Immunol.* 2007:120:1279-1284.

49. Mosmann TR, Coffman RL. Th1 and Th2 cells: different patterns of lymphokine secretion lead to different functional properties. *Annu Rev Immunol.* 1989;7:145-146.

50. Robinson DS, Hamid Q, Ying S, *et al.* Predominant Th2-like bronchoalveolar T-lymphocyte population in atopic asthma. *N Engl J Med.* 1992;326:298-304.

51. Busse WW, Coffman RL, Gelfand EW, *et al.* Mechanisms of persistent airway inflammation in asthma: a role for T cells and T-cell products. *Am J Respir Crit Care Med.* 1995;152:388-393.

52. Holgate ST. The epidemic of allergy and asthma. *Nature.* 1999;402(6760 Suppl):B2-B4.

53. Marsh DG, Huang S-K. Molecular genetics of human immune responsiveness pollen allergens. *Clin Exp Allergy.* 1991;21:168.

54. Cookson W. The alliance of genes and the environment in asthma and allergy. *Nature.* 1999;402(6760 Suppl):B5-B11.

55. Vercilli D. Discovering susceptibility genes for asthma and allergy. *Nat Rev Immunol.* 2008;8:161-238.

56. Orihara K, Nahae S, Pawankar R, *et al.* Role of regulatory and proinflamatory T-cell populations in allergic disease. *WAO Journal.* 2008;1:9-14.

57. Platts-Mills TAE, Schuyler AJ, Erwin EA, *et al.* IgE in the diagnosis and treatment of allergic disease. *J Allergy Clin Immunol.* 2016;137:1662-1670.

58. Sanjuan MA, Sagar D, Kolbeck R. Role of IgE in autoimmunity. *J Allergy Clin Immunol.* 2016;137:1651-1661.

59. Commins SP, Satinover SM, Hosen J, *et al.* Delayed anaphylaxis, angioedema, or urticaria after consumption of red meat in patients with IgE antibodies specific for galactose-alpha-1,3-galactose. *J Allergy Clin Immunol.* 2009;123:426-433.

60. Chung CH, Mirakhur B, Chan E, *et al.* Cetuximab induced anaphylaxis and IgE specific for galactose-alpha-1,3-galactose. *N Engl J Med.* 2008;358:1109-1117.

61. Steinke J, Platts-Mills T, Commins S. The alpha-gal story: lessons learned from connecting the dots. *J Allergy Clin Immunol.* 2015;135:589-596.

62. Johnson EE, Irons JJ, Patterson R, *et al.* Serum IgE concentrations in atopic dermatitis: reationship to severity of disease and presence of atopic respiratory disease. *J Allergy Clin Immunol.* 1974;54:94-99.

63. Rosenberg M, Patterson R, Roberts M, *et al.* The assessment of immunologic and clinical changes occurring during corticosteroid therapy for allergic bronchopulmonary aspergillosis. *Am J Med.* 1978;64:599-606.

64. Wide L, Bennich H, Johansson SGO. Diagnosis of allergy by an *in vitro* test for allergenic antibodies. *Lancet.* 1967;2:1105-1107.

65. Norman P. Correlations of RAST and in vivo and in vitro assays. In: Evans R III, ed. *Advances in Diagnosis of Allergy: RAST.* Miami: Symposia Specialists; 1975:45.

66. Gleich GJ, Jacobs GL, Yunginger JW, *et al.* Measurement of the absolute levels of IgE antibodies in patients with ragweed hay fever: effect of immunotherapy on seasonal changes and relationship to IgG antibodies. *J Allergy Clin Immunol.* 1977;60:188-198.

67. Zeiss CR, Pruzansky JJ, Patterson R, *et al.* A solid phase radioimmunoassay for the quantitation of human reaginic antibody against ragweed antigens. *J Immunol.* 1973;110:414-421.

68. Conroy MC, Adkinson NF, Lichtenstein LM. Measurement of IgE on human basophils: relation to serum IgE and anti-IgE induced histamine release. *J Immunol.* 1977;118:1317-1321.

69. Pruzansky JJ, Patterson R. Limiting concentrations of human basophil-bound IgE antibody required for histamine release. *Immunology.* 1988;64:307-310.

70. Roitt M, Delves PJ, eds. *Essential Immunology.* 10th ed. Oxford: Blackwell Science; 2001.

71. Janeway C, Travers P, Walport M, *et al.* eds. *Immunobiology.* 5th ed. London: Garland Press; 2001.

72. Pichler WJ. Immune mechanisms of drug hypersensitivity. *Immunol Allergy Clin North Am.* 2004;24:373-379.

CAPÍTULO 3

Mediadores bioquímicos de las reacciones alérgicas

ALEXANDER S. KIM Y STEPHEN I. WASSERMAN

Los mediadores y las células que participan en las enfermedades de hipersensibilidad de tipo inmediato están bien descritos. Ya se identificaron las moléculas biológicamente activas encargadas y se logró la dilucidación bioquímica y estructural de diversos mediadores lipídicos. La actividad de las células que forman mediadores y sus diversos productos tiene asignada una participación medular en ambos sucesos inflamatorios, agudos y prolongados, mediados por la inmunoglobulina E (IgE). Más recientemente, se logró una mayor comprensión de los mediadores antes señalados y los nuevos, tanto en estudios de seres humanos como en modelos animales. En este capítulo se pone en perspectiva a las células que producen mediadores, los mediadores mismos y los conceptos más recientes de su participación en los sucesos patobiológicos y homeostáticos.

■ CÉLULAS QUE PRODUCEN MEDIADORES

Las células cebadas y los leucocitos polimorfonucleares basófilos son los dos formadores de mediadores activados por la IgE (1, 2). Las células cebadas tienen una relación estrecha al máximo con los leucocitos mononucleares (3) y están ricamente distribuidas en los tejidos vascularizados, en estrecha proximidad con los vasos sanguíneos (en particular las pequeñas arteriolas y vénulas), las células de músculo liso, las glándulas productoras de moco y los nervios periféricos. En especial son abundantes cerca de la interfaz hospedador-ambiente, incluido el epitelio de las vías respiratorias altas y bajas, la luz bronquial, la mucosa y la submucosa gastrointestinales, las vías urogenitales y la piel (4-7), lo que las ubica en posición ideal para la detección temprana de microorganismos patógenos y otros estímulos. Las células cebadas no se encuentran en los tejidos avasculares, incluidos los de córnea, cartílago y hueso mineralizado (6), sino que se desarrollan a partir de precursores CD34$^+$ CD117$^+$ de la médula ósea por la acción del factor de linfoblastos (ligando kit de SCF), que se une a un receptor específico (c-kit, CD117) (3, 8). Las células precursoras abandonan la médula ósea

y se diferencian de manera terminal en los tejidos bajo una variedad de influencias locales, como las interleucinas 3 (IL-3), IL-4, IL-6, IL-9, IL-10 y factores de los fibroblastos (9, 10), pero son inhibidas por el factor β de transformación del crecimiento (11).

La migración de los citoblastos de células cebadas hacia tejidos específicos, como el tubo digestivo y el pulmón, depende de interacciones dirigidas de integrinas, moléculas de adhesión, quimiocinas, factores de crecimiento y citocinas. La migración de las células cebadas al tubo digestivo implica la unión de la integrina $\alpha_4\beta_7$ a la molécula 1 de adhesión de células a la mucosa, adhesina, o a la molécula 1 de adhesión de células vasculares (VCAM-1). También se mostró que el receptor 2 de quimiocina CXC (CXCR2) participa en la migración de las células cebadas a los intestinos (12). Los citoblastos de las células cebadas, por lo general, se reclutan en el pulmón durante la inflamación mediada por alérgenos, a través de interacciones de $\alpha_4\beta_7$ y $\alpha_4\beta_1$ con VCAM-1 y CXCR2 (13).

Las células cebadas son grandes (de 10 a 15 μm de diámetro) y poseen una membrana erizada con numerosos gránulos unidos (de 0.5 a 0.7 μm de diámetro), mitocondrias y un solo núcleo, así como escaso retículo endoplásmico rugoso. De manera ultraestructural, los gránulos de las células cebadas humanas presentan patrones espirales y enrollados (14). Las células cebadas son heterogéneas y se han detectado sus tipos en los tejidos conectivos (MC$_{TC}$) y de mucosas (MC$_T$) (15). Las células cebadas del tejido conectivo (MC$_{TC}$) predominan en la piel y pueden distinguirse de las de tipo de mucosas por la expresión de CD-88 (C5aR) en su superficie. También se encuentran MC$_{TC}$ en cantidades menores en el tubo digestivo, las conjuntivas, los tejidos perivasculares, el músculo liso bronquial y la región glandular de los pulmones (16). En el pulmón del paciente con asma se encuentran cifras elevadas de MC$_{TC}$ en el músculo liso (17, 18), un tipo de célula cebada que expresa triptasa, quimasa, proteasa similar a la catepsina-G y carboxipeptidasa A en sus gránulos, y produce IL-4 e IL-13 (19). Las células cebadas del tipo de mucosas (MC$_T$) predominan en la lámina propia del tubo digestivo, así como en las vías aéreas periféricas, los tabiques alveolares y el epitelio pulmonar. Las células MC_T expresan predominantemente triptasa y producen IL-5 e IL-6 (19-21). Un tercer tipo de célula cebada se describió en los pacientes con asma y esofagitis eosinofílica y se encontró que expresaban triptasa y carboxipeptidasa A3 (22, 23). Si bien las células cebadas son objeto de la fenotipificación clásica basada en el contenido de proteasa, como MC_T y MC_{TC}, hay pruebas crecientes de que ocurren variabilidad y plasticidad interfenotipos que dependen del microambiente en el que residen. Asimismo, se ha mostrado *in vitro* que el factor de crecimiento y el ambiente de citocinas regulan la inducción del fenotipo de las células cebadas, tanto en estudios murinos como de seres humanos, pero aún no se determina su importancia clínica. En este sentido, parece haber numerosos subfenotipos diversos dentro de los estereotípicos de las células cebadas, que difieren respecto a su microlocalización, función y estructura (13, 24).

Se perfeccionó una mutación c-kit con uso de W-*sash* de ratón ($Kit^{W-sh/W-sh}$) que da lugar a un modelo de ratón experimental deficiente en células cebadas, que, a diferencia de los modelos inactivados, puede reproducirse exitosamente (25, 26) y no presenta otras deficiencias leucocitarias y, por lo tanto, debería ser útil para definir más la participación de las células cebadas en la inflamación. Más recientemente, los análisis por proteómica de las secreciones por la activación de las células cebadas cultivadas derivadas de la médula ósea por IgE y las células cebadas de origen peritoneal murinas, sugirieron que ocurre una proteólisis diferencial en la regulación de la producción de mediadores. La comprensión

de cómo la actividad diferencial de las proteasas puede alterar las características de los mediadores de las células cebadas en modelos murinos pudiese llevar a una mayor comprensión de la homeostasia humana, por la producción de mediadores en respuesta a la activación de las células cebadas mediada por IgE (27).

Los basófilos, en relación estrecha máxima con los eosinófilos, son leucocitos circulantes cuya presencia en los tejidos es desusada, excepto en estados patológicos (28); se originan en la médula ósea y constituyen 0.1 a 2.0% de los leucocitos de la sangre periférica. Los basófilos poseen un núcleo polilobulado y difieren de las células cebadas en sus propiedades de tinción, su superficie relativamente lisa y la constitución morfológica de sus gránulos, que es mayor y menos estructurada que la de la célula cebada. Su proliferación responde no sólo a SCF, sino también a IL-3 y el factor estimulante de colonias de granulocitos-macrófagos (GM-CSF).

Otras células y sus integrantes, que producen mediadores, incluyen a las plaquetas, que expresan FcεRI (29) y secretan serotonina, RANTES, el factor activador de plaquetas (RAF, por sus siglas en inglés) y el factor 4 plaquetario, así como citocinas y quimiocinas. Su participación se ha discernido a partir de estudios del choque anafilactoide en ratones con deficiencia de células cebadas (30). Y también se ha sugerido que los eosinófilos tienen una actividad proinflamatoria, por la secreción de las proteínas relacionadas con sus gránulos, y una antiinflamatoria, por el metabolismo de los mediadores vasoactivos (tabla 3-1) (31).

TABLA 3-1 SUBTIPOS DE LAS CÉLULAS CEBADAS HUMANAS

CARACTERÍSTICAS	CÉLULA MC_{TC}	CÉLULA MC_T
Estructurales		
Gránulos en rejilla/entramado	+ +	−
Gránulos en rollo	Escasos	Abundantes
Distribución hística		
Piel	+ +	−
Submucosa intestinal	+ +	+
Mucosa intestinal	+	+ +
Pared alveolar	−	+ +
Bronquios	+	+ +
Mucosa nasal	+ +	+ +
Conjuntiva	+ +	+
Síntesis de mediadores		
Histamina	+ + +	+ + +
Quimasa	+ +	−
Triptasa	+ +	+ +

(continúa)

TABLA 3-1 SUBTIPOS DE LAS CÉLULAS CEBADAS HUMANAS (CONTINUACIÓN)

CARACTERÍSTICAS	CÉLULA MC_{TC}	CÉLULA MC_T
Carboxipeptidasa	+ +	−
Catepsina G	+ +	−
LTC_4	+ +	+ +
PGD_2	+ +	+ +
TNF-α	+ +	+ +
IL-4, IL-5, IL-6, IL-13	+ +	+ +

IL, interleucina; LTC, cisteinilleucotrieno; MC_T, células cebadas del tipo de mucosas; MC_{TC}, células cebadas del tejido conectivo; PGD_2, prostaglandina D_2; TNF-α, factor α de necrosis tumoral.

Adaptada de Krishnaswamy G, Chi DS. The human mast cell: an overview. *Methods Mol Biol.* 2006;315:16; tabla 1. ©Humana Press Inc.

Un tema en rápida expansión de la investigación de la inmunidad de tipo 2 implica a las células linfoides innatas del grupo 2 (ILC2), antes llamadas linfocitos auxiliares naturales, linfocitos auxiliares innatos 2 y nuocitos. A las ILC2 se les conoce como linfocitos de linaje negativo, carentes de cualquier marcador de superficie T, B o de citólisis natural (NK), que requieren del factor de transcripción maestro GATA3. A semejanza de las células cebadas, se cree que las ILC2 participan no sólo en la inflamación alérgica, sino también en la homeostasia. La activación de ILC2 puede ocurrir a través de las citocinas IL-25 e IL-33, esta última también ha mostrado que activa a las células cebadas (32). La IL-33, miembro de la superfamilia de IL-1, se une a la ST2 (producto del gen *ST2*), expresada tanto en ILC2 como en las células cebadas y tiene participación en su activación y proliferación (33). Una vez activadas, las ILC2 tienen capacidad de producción significativa de citocinas Th2, que incluyen IL-4, IL-5 e IL-13. Las ILC2 también son estimuladas por mediadores lipídicos, los más notorios prostaglandina D2 (PGD_2) y los cisteinilleucotrienos (LTC_4, LTD_4 y LTE_4), así como el ligando 1A similar al factor de necrosis tumoral (TNF), para producir IL-4, IL-5, IL-6, IL-9, IL-13 y GM-CSF. Los mediadores lipídicos se han vinculado durante mucho tiempo con las afecciones inflamatorias de tipo 2, incluidas el asma y la rinosinusitis crónica (CRS) (32).

■ ACTIVACIÓN DE LAS CÉLULAS CEBADAS Y LOS BASÓFILOS

La respuesta mediada por IgE a través de su enlace cruzado con el receptor FcεRI constituye el principal mecanismo subyacente de las reacciones alérgicas inmediatas de tipo I (7). Las células cebadas y los basófilos poseen numerosos receptores intramembranosos de alta afinidad (FcεRI) para la porción de Fc de la IgE, cuyo número presenta regulación ascendente y aumento de estabilidad por la exposición de ambas a cantidades crecientes de IgE (34). La agregación de dos o más de estos receptores FcεRI, con unión del antígeno a moléculas de IgE específicas por enlace cruzado, lleva a la activación de las células cebadas y los basófilos, y la transducción de señales complejas, que las conducen así a la secreción de mediadores (35). No obstante, hay pruebas crecientes de que no siempre se requiere especificidad de antígeno para las respuestas a IgE de las células cebadas, como la regulación ascendente de FcεRI y la producción de citocinas, y se han denominado respuestas monoméricas de IgE. La secreción de mediadores inducida por la IgE monomérica puede depender del factor de citoblastos (SCF, por sus siglas en inglés), pero no se conoce su mecanismo exacto aún (36).

Los mediadores formados antes, a partir de los gránulos citoplásmicos de la célula cebada, son secretados de inmediato e incluyen histamina, proteasas neutras, un pequeño porcentaje de las citocinas totales y proteoglucanos. La síntesis de mediadores sin almacenamiento se inicia en minutos e incluye la producción de ácido araquidónico, derivado de la membrana lipídica, prostaglandinas (PGD_2), PAF y leucotrienos (LTB_4 y LTC_4). Los productos de las quimiocinas y citocinas no se almacenan, y se producen en horas después del estímulo inicial, cuya secreción puede continuar durante días (37). La capacidad de respuesta de las células cebadas se puede aumentar por la exposición a SCF u otras citocinas (7, 38, 39), en tanto los basófilos son cebados para responder por GM-CSF, IL-1, IL-3 e IL-5 (40). Otros secretagogos importantes incluyen una familia de factores liberadores de histamina (41) y los fragmentos C3a y C5a del complemento, este último del que no se ha mostrado que sea necesario para montar una crisis anafiláctica (42). También se ha señalado a la serie de reacciones de la coagulación y el sistema de contacto calicreína-cinina como partícipes, debido a los decrementos comunicados de fibrinógeno, factores V y VIII, así como los complejos que se han detectado del inhibidor del factor XIIa-c1, el cininógeno de alto peso molecular (HMW, por sus siglas en inglés) y la calicreína-CI (43).

El receptor FcεRI, miembro de la superfamilia de inmunoglobulinas, está formado por una subunidad extracelular α, que se une a la IgE, y dos subunidades intracelulares, β y γ, que se relacionan con enzimas y son indispensables para la transducción de señal subsiguiente al activarse las células cebadas y los basófilos. El puenteo del receptor FcεRI es seguido por la fosforilación de los motivos de activación basados en el inmunorreceptor de tirosina de las subunidades β y γ, que actúa como andamio para permitir la unión de moléculas señales adicionales, la más importante de las cuales es la proteína cinasa de tirosina, Syk, que se une a través de la subunidad γ del receptor, se fosforila y lleva a la fosforilación de varias proteínas anterógradas de manera directa e indirecta (35). El resultado neto de estas señales es un aumento del calcio intracelular, la translocación de la proteína cinasa C, la activación de la proteína G y la generación de monofosfato cíclico de adenosina. Al mismo tiempo, los fosfolípidos de la membrana se fragmentan para obtener monoacilgliceroles, diacilgliceroles y especies fosforiladas de inositol, que facilitan la función de la proteína cinasa C y liberan el Ca^{2+} de los sitios intracelulares. Mientras estos sucesos bioquímicos se llevan a cabo, ocurre catabolismo del trifosfato de adenosina (ATP, por sus siglas en inglés) y se libera adenosina, lo que activa aún más al receptor de adenosina de la célula cebada para incrementar la expulsión de sus gránulos. Finalmente, la célula puede regular la secreción de mediadores, detiene el proceso y se vuelve a cargar de gránulos (44).

Aunque iniciada en el momento de la activación de la IgE y el antígeno, la generación de citocinas se expresa dentro de un lapso de horas a días. Ambos, células cebadas y basófilos, son fuentes importantes de una diversidad de citocinas inflamatorias, como se describirá más adelante. Después del suceso inicial de unión del alérgeno, la síntesis de citocinas avanza por activación de las vías de señal, como STAT y el factor κB nuclear, procesos regulados por (NF-κB), con transcripción génica evidente en horas y la posterior secreción de proteínas (45).

Estudios recientes de microARN (miARN) añadieron complejidad adicional a la activación de las células cebadas. Aquí se trata de segmentos de ARN no codificantes, con capacidad de regulación postransduccional de la expresión génica. Aunque se ha establecido bien la participación de los miARN en muchos procesos inmunológicos, no se conoce del todo su función en el contexto de la activación de las células cebadas. En un estudio se mostró que, después de la activación de las células cebadas mediada por la IgE específica de antígeno, se encontró que MiR212-22 presentaba regulación ascendente. Asimismo, se encontró que otro miARN, MiR142-3p, inducía la desgranulación de las células cebadas mediada por FcεRI (46). Además, hay varias bases de datos que se mantienen disponibles para análisis de bioinformática, por el que se pueden predecir sitios de unión para miARN específicos. Por otro lado, se han identificado varios genes objetivo potenciales involucrados en las vías de señal de la activación de las células cebadas por la IgE y pudiesen en el futuro llevar al desarrollo de productos terapéuticos novedosos para las enfermedades alérgicas mediadas por IgE.

También ocurre activación de las células cebadas por vías alternativas, que incluyen al complemento, el sistema de contacto, los neuropéptidos, las citocinas, las proteasas, fármacos y receptores similares a Toll. De manera reciente se identificó un nuevo receptor de superficie de las células cebadas humanas acoplado a la proteína G, MRGPRX2, de varios fármacos peptidérgicos, incluidas fluoroquinolonas, antagonistas del receptor de bradicinina B_2 y bloqueadores neuromusculares, que se ha encontrado en concentraciones altas en las MC_{TC} cutáneas y en cifras bajas en las MC_T pulmonares (47). El mecanismo parece involucrar la activación anterógrada de la vía de fosfolipasa-Cγ, que lleva a la liberación de mediadores y la producción de eicosanoides (48). La inhibición de este receptor puede prevenir los sucesos anafilácticos y se requiere mayor investigación para explorar tal posibilidad. Las células cebadas también poseen un receptor para IgG, FcγRII, que puede regular la liberación de mediadores (49) y responde a las endotoxinas por inclusión de un complejo de receptores similares a Toll. La presencia de estas vías reguladoras adicionales sugiere que los mediadores de células cebadas y basófilos participan en aquellas afecciones inflamatorias donde quizá no esté presente la IgE. Los modelos murinos sugieren mecanismos adicionales en la activación y señalización de células cebadas y basófilos. Además, se ha señalado al zinc en la inducción de la desgranulación de las células cebadas dependiente de FcεRI, la producción de citocinas (IL-6 y TNF-α), la activación de NF-κB y, posiblemente, la translocación de la proteína cinasa C en la membrana plasmática (50). Los nervios sensoriales cutáneos pueden aumentar la inflamación derivada de las células cebadas al liberar neuropéptidos, como la sustancia P, y el péptido relacionado con el gen de la calcitonina en ese contexto, con detección de una menor inflamación impulsada por las células cebadas en la piel desnervada (51). Asimismo, se mostró que una proteína de la familia del regulador de señal de la proteína G (RGS, por sus siglas en inglés), RGS13, detiene la transducción de señal normal anterógrada de FcεRI por bloqueo de la fosforilación de PIP3 en las células cebadas, lo que sugiere que puede participar en su homeostasia (52). Por otro lado, se mostró que una proteína de fusión de Ig humana, Fcγ-Fcε (proteína GE2) inhibe la señal de FcεRI por su enlace cruzado con FcγRIIb, una molécula reguladora negativa (53, 54). No se ha valorado por completo su participación en la regulación basal de la actividad de las células cebadas y los basófilos.

La activación de los basófilos humanos se puede detectar con uso de los marcadores de superficie celular, CD63 y CD203c. En reposo, los basófilos humanos expresan CD63 sobre las membranas de sus gránulos secretores y CD203c en las membranas vesiculares, después de su activación. Cuando ocurre enlace cruzado de FcεRI, como en la anafilaxia, ambos, gránulos secretores y vesículas, emigran a la superficie celular y se pueden detectar por flujocitometría. Otros marcadores candidatos de superficie estudiados han sido CRTH2, CD123 y CCR3. La prueba de activación de basófilos es sensible y específica para las respuestas mediadas por IgE a pólenes, alimentos, veneno de himenópteros, fármacos y el látex de hule natural, que pueden tener participación futura como marcadores para la vigilancia de las respuestas a la inmunoterapia (55).

■ PARTICIPACIÓN DE LAS CÉLULAS CEBADAS Y LOS BASÓFILOS EN LAS RESPUESTAS DE LAS ILC2

La interrelación de las células cebadas con ILC2 se ha investigado en estudios murinos y de seres humanos, y se mostró su localización en la dermis de ratón y el pulmón humano. Como se mencionó antes, las células cebadas pueden producir mediadores lipídicos capaces de activar a las ILC2, que incluyen PGD_2, con participación importante en la quimiotaxia de los seres humanos a través del receptor CRTH2 de PGD_2 en la membrana de ILC2 (56). A su vez, la IL-9 producida por ILC2 permite la acumulación hística de células cebadas (57).

No se ha dilucidado por completo el mecanismo de la inmunorregulación de ILC2 y la activación de las células cebadas. En un estudio de la proteasa derivada de ácaros del polvo casero, las células cebadas suprimieron las respuestas mediadas por ILC2, y aquellas estimuladas por la IL-33 pudieron promover la expansión de linfocitos T reguladores y la producción de IL-10 a través de IL-2, para, finalmente, limitar la inflamación mediada por ILC2. Por el contrario, en el ratón con la mutación de c-kit mencionado antes (Kit[W-sh/W-sh]) se encontró que presentaba inflamación pulmonar inducida por proteasa en relación con una disminución de los linfocitos T reguladores (Treg) (58). En un estudio de revisión de enfermedades alérgicas cutáneas murinas, se encontró función diferencial de ILC2 *in vivo,* dependiendo de que estuviesen en un estado estable o estimulado. Las ILC2 en estado estable tuvieron una actividad inmunorreguladora e indujeron la supresión de las células cebadas a través de IL-13, pero cuando activadas, se tornaron proinflamatorias y promovieron la activación de las células cebadas.

El vínculo entre ILC2 y los basófilos se describió en estudios de la dermatitis atópica y el asma alérgica murinas. En el primero, se mostraron incrementos de grupos de basófilos e ILC2 en la piel lesionada, en comparación con la de testigos sanos. Con la estimulación por IL-33 o la linfopoyetina estromal tímica (TSLP, por sus siglas en inglés) secretada en respuesta a la alteración de la barrera, los basófilos regulan las respuestas de ILC2 mediante la producción de IL-4, que se une a su receptor, IL-4Rα, en ILC2 vecinas, y promueve su acumulación y proliferación (60). También se ha mostrado que las ILC2 contribuyen a la inflamación pulmonar de tipo 2 en respuesta a alérgenos, como los de especies de *Alternaria* y los ácaros del polvo casero (32). Asimismo, se ha señalado que los basófilos, a través de su producción de IL-4, promueven la proliferación pulmonar de ILC2 y la expresión de IL-5, IL-9 e IL-13 en las ILC2 (60), con base en un modelo murino que incluyó ratones con deficiencia de la IL-4 derivada de los basófilos, en los cuales se observó que presentaron una disminución de la activación de las ILC2 y menor producción de IL-5 e IL-13 (61).

■ INMUNORREGULACIÓN DE LAS CÉLULAS CEBADAS

Numerosos mecanismos que se sabe regulan la activación de las células cebadas en las enfermedades alérgicas involucran a inhibidores de receptores de la microbiota, células reguladoras y citocinas. Las células cebadas expresan patrones moleculares asociados a patógenos (PAMPS) como las bacterias, y la generación de una respuesta inmunológica. También se demostró que la lectina, de tipo inmunoglobulina de unión con el ácido siálico (Siglec), suprime la desgranulación de las células cebadas mediada por IgE. En investigaciones adicionales se identificó a las bacterias con símiles del ácido siálico capaces de unirse a los receptores inhibitorios Siglec.

Por otro lado, existen publicaciones emergentes donde se revisa la capacidad de los microorganismos no patógenos y patógenos, para regular la actividad de las células cebadas respecto a las enfermedades alérgicas. Los microorganismos no patógenos de la microbiota pueden tener participación importante en la inmunorregulación de las células cebadas. La investigación en animales murinos, que incluyó *Escherichia coli* no patógena, mostró una inhibición de la activación de las células cebadas por obstaculización de la fusión de los gránulos con la membrana de la célula cebada. También se mostró que otro microorganismo comensal del género *Lactobacillus* inhibe la activación de las células cebadas mediada por la IgE en los ratones, aunque actualmente se desconoce el mecanismo subyacente (62); se emitió la teoría de que puede ocurrir supresión de la actividad de las células cebadas por diferentes mecanismos, dependiendo de la cepa, como a través de los receptores de detección de un patrón o los conductos de potasio activados por calcio (63).

Los linfocitos T reguladores (Treg) son mediadores bien establecidos de la tolerancia inmunológica en las enfermedades alérgicas, pero sólo en fecha reciente se mostró, por pruebas en estudios de animales murinos, un enlace entre el microbioma y las células cebadas, linfocitos Treg y sus citocinas inmunosupresoras, como

IL-10, y que algunas cepas de *Lactobacillus rhamnosus* obstaculizan las respuestas de vías aéreas relacionadas con el aumento de los linfocitos Treg (FoxP3$^+$). El mecanismo de desgranulación de las células cebadas parece involucrar al ligando OX40/OX40 (62).

Una comprensión más clara de la interrelación entre las células cebadas y la microbiota en los seres humanos es indispensable para diseñar nuevas estrategias para la atenuación de las enfermedades alérgicas. Aún queda por ver si los avances en la investigación del microbioma y la tecnología llevarán a usos novedosos y terapéuticos de los probióticos en las enfermedades alérgicas.

■ MEDIADORES

No importa cuáles sean sus interrelaciones metabólicas finales, los procesos bioquímicos tempranos llevan a la generación de un grupo heterogéneo de moléculas llamadas *mediadores*. Algunos mediadores se sintetizan y almacenan en los gránulos de una célula, en tanto otros se generan sólo después de la activación celular y se originan en el citosol o la membrana. Los mediadores se clasifican por sus acciones, propuestas en este capítulo (tablas 3-2 y 3-3), aunque algunos tienen varias funciones.

Mediadores espasmogénicos

La histamina, producto de la descarboxilación de la histidina, fue el primer mediador de la célula cebada que se identificó y es el único preformado en esta clase funcional; se une a los proteoglucanos de la célula cebada y los gránulos de los basófilos (5 y 1 mg/10^6 células, respectivamente) (64, 65). La histamina circula a concentraciones de casi 300 pg/mL, con un máximo

TABLA 3-2 MEDIADORES VASOACTIVOS Y ESPASMOGÉNICOS DE LAS CÉLULAS CEBADAS

MEDIADOR	OTRAS ACCIONES
Histamina	Modifica la migración celular Genera prostaglandinas Aumenta la producción de moco Activa la supresión de los linfocitos T
Factor activador de plaquetas	Activa las plaquetas Atrae y activa a los eosinófilos
Prostaglandina D$_2$	Impide la agregación plaquetaria Modifica la migración celular
Leucotrienos sulfidopeptídicos (C$_4$, D$_4$, E$_4$)	Genera prostaglandinas
Adenosina	Impide la agregación plaquetaria Aumenta la liberación de mediadores Inhibe la producción de superóxido por los neutrófilos

TABLA 3-3 MEDIADORES DE CÉLULAS CEBADAS QUE MODIFICAN LA MIGRACIÓN CELULAR

MEDIADOR	CÉLULAS OBJETIVO
NCF de elevado peso molecular	Neutrófilos
ECF-A	Eosinófilos
Oligopéptidos de ECF	Eosinófilos (mononucleares secundarios)
Factores quimiotácticos de linfocitos T	Linfocitos T
Histamina	No selectivas
PGD$_2$	Eosinófilos y neutrófilos
Leucotrieno B$_4$	Neutrófilos
Leucotrieno E$_4$	Eosinófilos
PAF	Eosinófilos y neutrófilos
Factor quimiocinético de linfocitos	Linfocitos T y B

ECF-A, factor quimiotáctico de anafilaxia de los eosinófilos; NCF, factor quimiotáctico de neutrófilos; PAF, factor activador de plaquetas; PGD$_2$, prostaglandina D$_2$.

circadiano en las primeras horas de la mañana (66). La excreción de histamina rebasa 10 mg/24 h; una pequeña fracción se excreta como molécula natural y el resto como derivado imidazol, de ácido acético, o metilhistamina. La histamina interactúa con receptores específicos H_1, H_2, H_3 y los recientemente descubiertos H_4 (67-69). El receptor H_4 tiene escasa homología con otros receptores de histamina, pero comparte casi todo con el receptor H_3, con homología de 35% de sus aminoácidos (69). Los anticuerpos antihistamina específicos de los receptores H_1 y H_2 no se unen a los H_4 (70).

Todos los receptores de histamina son H_1 acoplados con la proteína G, que utilizan proteínas G_q, que lleva a la activación de la fosfolipasa C, la producción de fosfato de inositol y, en un momento dado, a la movilización del calcio (71). Los receptores H_2 utilizan proteínas $G\alpha_s$, que causan un aumento del AMP cíclico. Los receptores H_3 utilizan $G\alpha_{i/o}$, que causa inhibición del AMPc con aumento de la movilización del calcio y activación de las cinasas de MAP y los conductos iónicos (72). Los receptores H_4 parecen funcionar a través de proteínas $G\alpha_{i/o}$ sensibles a la toxina de *B. pertussis*, con la señal de aumento en el calcio intracelular; sin embargo, se han descrito otras vías (73).

Los receptores H_1 predominan en la piel y el músculo liso; los H_2 son los más abundantes en la piel, los pulmones, el estómago y en una variedad de leucocitos; los receptores H_3 predominan en el encéfalo; los H_4 están presentes en células cebadas, basófilos, eosinófilos (74, 75), células dendríticas, linfocitos T efectores $CD4^+$ (en baja concentración) (75) y efectores $CD8^+$ (76); pueden estar presentes en neutrófilos y monocitos (70), así como en las células parenquimatosas pulmonares (77). La respuesta biológica a la histamina refleja el cociente de estos receptores en un tejido determinado. Asimismo, se han comunicado cifras aumentadas de histamina en la sangre y orina de pacientes con dermatografismo, anafilaxia, mastocitosis sistémica, rinitis y asma inducidos por antígenos (78). Los efectos del receptor de histamina H_1 incluyen la contracción de la musculatura bronquial e intestinal, permeabilidad vascular, vasoconstricción pulmonar y producción de moco nasal (79, 80). Por su vía H_2, la histamina dilata la musculatura respiratoria, aumenta la producción de moco de las vías aéreas, inhibe la desgranulación de basófilos y células cebadas de la piel (pero no del pulmón), y activa a los linfocitos T supresores. Ambas acciones de los receptores H_1 y H_2 se requieren para la expresión completa del prurito, la vasodilatación cutánea y la irritabilidad cardiaca (67). Las actividades del receptor H_3 de histamina suprimen la síntesis de esta sustancia en el sistema nervioso central. Las acciones de los receptores H_4 de histamina incluyen la quimiotaxia de eosinófilos, el cambio de la forma celular y la regulación ascendente de moléculas de adhesión, la inducción de la quimiotaxia de células cebadas hacia un gradiente de histamina (74, 75), y un aumento en la producción de citocinas por los linfocitos T y células dendríticas (77, 81). Los estudios con uso del antagonista del receptor de H_4 JNJ 7777120 ayudan a respaldar estos datos (76, 82) y en los ratones H_4 inactivados sugieren que el receptor H_4 participa en la inflamación alérgica de las vías aéreas por activación de los linfocitos T $CD4^+$ (83). También se cree posible que este receptor sea un factor importante para el prurito.

Factor activador de plaquetas

El PAF es un lípido estructuralmente identificado como 1-0-alquil-2-acetil-sn-glicerol-3-fosfocolina (84), un producto metabólico de la fosfolipasa A2 y la acetiltransferasa, que actúa a través de receptores acoplados a la proteína G (85). El PAF es secretado principalmente por las células cebadas en reacciones mediadas por IgE, por los basófilos en las reacciones mediadas por IgG, por los fagocitos como monocitos, macrófagos y neutrófilos, por los eosinófilos en respuesta a factores de quimiotaxia y por las células endoteliales debido a varios otros estímulos, incluyendo trombina e IL-1 (84, 86). Receptores funcionales se encuentran en plaquetas, monocitos, neutrófilos y eosinófilos (85). La fragmentación del PAF ocurre por la actividad de la acetilhidrolasa para escindir el acetato de la posición sn-2.

El PAF causa agregación de las plaquetas humanas, respuestas de permeabilidad de eritema y roncha, quimiotaxia de eosinófilos (87), contracción del músculo liso y aumento de la permeabilidad vascular (86). El PAF tiene la capacidad de inducir secreción de histamina por los basófilos y las células cebadas, lo que causa que eosinófilos y neutrófilos se desgranulen y aumenta la formación de LTC_4 por los eosinófilos (85). Por lo tanto, se encontró que el receptor de PAF, PAFR, se expresa preferentemente en las células MC_T, lo que concuerda con las pruebas de que ocurre secreción de histamina mediada por PAF en las células cebadas de la sangre periférica y pulmonares, pero no en las cutáneas (84). El PAF también produce contracción de la musculatura pulmonar e intestinal, vasodilatación, y es un potente hipotensor. Los efectos mediados por PAF también incluyen hipertensión arterial pulmonar, edema pulmonar y aumento de la resistencia pulmonar total, así como un decremento en la distensibilidad dinámica. Además, el PAF es capaz de inducir un aumento prolongado de la hiperreactividad bronquial inespecífica *in vivo* (88).

Recientemente se vinculó de manera directa e inversa a la actividad relativa de la acetilhidrolasa del PAF (PAF-AH, por sus siglas en inglés) con la gravedad de la anafilaxia por alimentos y veneno (89, 90); se ha visto que la PAF-AH forma complejos con las lipoproteínas de baja densidad (LDL, por sus siglas en inglés) en la circulación, lo que hizo surgir la interrogante de si disminuir la concentración de LDL aumentará el riesgo de anafilaxia (84). Los estudios de antagonistas del PAF en especies murinas y modelos animales han mostrado disminuciones significativas en la gravedad de la anafilaxia por alimentos, así como respuestas sinérgicas de un antagonista del PAF y la administración de anticuerpos antihistamina (84). Aún quedan por dilucidar estrategias definitivas de empleo de esta información para dirigir el tratamiento o estratificar a los pacientes en riesgo de anafilaxia.

También se ha mostrado que el PAF participa en la patogenia de la rinitis alérgica y el asma. El reto nasal con PAF lleva a un aumento de la obstrucción nasal y resistencia de las vías aéreas nasales, en tanto el reto por inhalación causa hipersecreción de moco, una respuesta inflamatoria, broncoconstricción y alteración del intercambio de gases. Hay algunos datos de que el inhibidor de la 5-lipooxigenasa puede proteger contra la hiperreactividad pulmonar, lo que lleva a la posibilidad de la participación de los leucotrienos y el tromboxano en las respuestas respiratorias al PAF (84).

Óxido nítrico

El óxido nítrico (NO) es un radical derivado de la L-arginina por la acción de la sintetasa de óxido nítrico (NOS) sobre la unión de la histamina a sus receptores H_1 involucrada en la relajación del músculo liso, la hipotensión y el shock relacionados con la anafilaxia (91). El NO activa a la ciclasa de guanilato y produce vasodilatación, así como la síntesis del monofosfato cíclico de guanosina. Tres tipos de sintetasas se han descubierto: inducible (iNOS), neuronal (n-NOS) y endotelial (e-NOS) (esta última ubicada en miocitos cardiacos, neuronas del hipocampo, células epiteliales renales y plaquetas sanguíneas), que, junto con n-NOS, se expresan de manera constitutiva y producen cifras bajas de NO por vías dependientes del calcio (92, 93), en tanto i-NOS es inducida intensamente en una forma independiente del calcio y tradicionalmente se le asignó la función de causar las respuestas vasculares que se observan en la anafilaxia. En nuevos descubrimientos se detectó que la expresión constante de e-NOS y la variable de n-NOS en las células cebadas (94) sugieren que e-NOS (y no iNOS) es el principal vasodilatador, que actúa potencialmente a través de PI_3 y las cinasas de Akt (95).

La IL-33 se ha vinculado con la iNOS en la rinitis alérgica. El tratamiento contra IL33 en un estudio llevó a la disminución significativa de la IgE específica de ovoalbúmina y la producción de citocinas en ratones sensibilizados e incitados con ovoalbúmina. Además, el análisis de microarreglos reveló una menor expresión del gen *NOS2* (96).

La iNOS se expresa en los pulmones de los pacientes con asma y se ha mostrado que está aumentada en su esputo, en comparación con el de testigos sanos. La deleción del gen de *iNOS* causó una menor hipersecreción de moco, eosinofilia y la generación de citocinas por los linfocitos Th2. Además, los polimorfismos en el gen *iNOS* se han relacionado con la susceptibilidad al asma (97). La inhibición de iNOS, por lo tanto, se ha constituido en un objetivo terapéutico atractivo, pero en los pacientes con asma, aunque selectiva, no disminuyó la hiperrespuesta de las vías aéreas después de un reto con alérgeno (98). De manera interesante se cree que es necesaria la polimerasa de poli (ADP-ribosa) 1 (PARP-1) para la expresión de iNOS y se ha mostrado que su inhibición disminuye la hiperrespuesta de las vías aéreas después de un reto con alérgeno (99). Más estudios se requieren para determinar si la inhibición de iNOS y PARP-1 constituye una estrategia viable para el tratamiento del asma.

En clínica, la cuantificación del óxido nítrico fraccional exhalado (FeNO) a menudo se usa para guiar el tratamiento de los pacientes con asma y se ha relacionado con la eosinofilia e inflamación de las vías aéreas. Estudios previos de pacientes con asma y clasificaciones de gravedad variable (leve, moderada o intensa) mostraron una expresión diferencial de la proteína/expresión de ARNm de iNOS, con detección de la máxima expresión en los pacientes con asma grave. Además, la expresión de la proteína/ARNm de iNOS se correlacionó fuertemente con el FeNO. En estudios recientes que incluyen retos con alérgenos en pacientes con asma, se ha propuesto que la iNOS tiene una participación mecanicista en el aumento de la concentración del FeNO (100).

Productos oxidativos del ácido araquidónico

El araquidónico es un ácido graso C20:4 componente de los fosfolípidos de la membrana de las células cebadas, de donde puede liberarse por la acción de la fosfolipasa A_2 o por la actividad concertada de la fosfolipasa C y la lipasa de diacilglicerol. Al menos 20 productos terminales potenciales a partir del ácido araquidónico se pueden generar por la acción de dos enzimas principales, la 5-lipooxigenasa y la ciclooxigenasa, que regulan su forma final.

Productos de la ciclooxigenasa

La PGD_2 es el producto de la ciclooxigenasa predominante, producida por las células cebadas humanas, en tanto los basófilos no la producen. La producción de PGD_2 a partir de PGH_2 es dependiente del glutatión y bloqueada por los fármacos antiinflamatorios no esteroides y la dapsona; se trata de un compuesto reactivo del músculo liso y vasoactivo potente, que causa vasodilatación cuando, inyectado a la piel humana, induce contracción del músculo intestinal y pulmonar e inhibe *in vitro* la agregación plaquetaria (101). Asimismo, se cree que la PGD_2 se encarga del rubor y la hipotensión en algunos pacientes con mastocitosis, y que es un mediador importante del asma alérgica (102). La PGD_2 se fragmenta adicionalmente hasta PGJ_2, un ligando natural para los receptores γ activados por los proliferadores de peroxisomas (103), de ubicación nuclear e importante para la diabetes y la aterosclerosis, y tal vez para la respuesta inflamatoria.

La producción de PGD_2 inmediata de IgE activada por un antígeno depende de la expresión constitutiva de la ciclooxigenasa 1. La síntesis posterior y más prolongada de PGD_2 se presenta después del reto con antígeno de las células sensibilizadas, que son estimuladas por el SCF y la IL-10 (104). Como se mencionó antes, la PGD_2 se puede unir al receptor de CRTH2 que se encuentra en ILC2, y lleva a su quimiotaxia, activación y proliferación. Cuando es activada a través de PGD_2, la ILC2 produce el tipo 2 de la citocina IL-13, que se ha mostrado promueve la hiperrespuesta de las vías aéreas, la secreción de moco por células caliciformes, la síntesis de IgE y el reclutamiento de eosinófilos. La IL-13 es el objetivo del lebrikizumab, compuesto químico contra el asma, el cual mostró que mejoraba el FEV_1 en el grupo de tratamiento en un estudio doble ciego con grupo testigo y placebo (32,105). De manera notoria, la IL-13 producida por ILC2 puede tener participación inmunorreguladora y atenuar las respuestas inflamatorias Th2 de las células cebadas por disminución de la síntesis de TNF-α e IL-6 (106). Los estudios también han mostrado que el líquido broncoalveolar (BAL) en los pacientes con asma grave contiene mayores cantidades de PGD_2, en comparación con aquellos con la forma leve, y puede deberse a una mayor concentración del subtipo MC_{TC} en el asma grave (107).

También se estudiaron la PDG_2 en la CRS con pólipos nasales, la enfermedad respiratoria exacerbada por el ácido acetil salicílico (AERD) y la dermatitis atópica; se identificaron ILC2 con el receptor CRTH2 de PGD_2 en estas enfermedades y se emitió la teoría de que la PGD_2 es partícipe clave en las alteraciones patológicas de la AERD y la dermatitis atópica. Asimismo, se encontró que el metabolito urinario de PGD_2 está elevado en los pacientes con AERD, en comparación con testigos, y también en un mayor grado durante las reacciones contra el ácido acetil salicílico. Además, la expresión del ARNm de TSLP de los pólipos nasales se correlacionó con la expresión de la sintetasa de PGD_2 de estos, y se encontró que TSLP induce la producción de PGD_2 en las células cebadas humanas (108, 109). Estos estudios muestran la participación de la PGD_2 en la patogenia de las respuestas inflamatorias de tipo 2 en la AERD.

Productos de la lipooxigenasa

Las células cebadas humanas generan productos de la 5-lipooxigenasa y el ácido araquidónico, iniciando con el inestable producto intermedio 5-HPETE (que se puede reducir al ácido graso monohidroxilado 5-HETE), o a través de la sintetasa de leucotrienos, LTC_4, por adición de glutatión a través de la actividad de su sintetasa (LTC_4S).

Esta enzima y su factor activador, denominado proteína activadora de la 5-5-lipooxigenasa, reside en la superficie externa de la membrana nuclear, cuyo producto inicial es el LTC_4, del que se puede obtener LTD_4 por retiro de la glutamina terminal, y LTE_4 por la extracción adicional de glicina. LTC_4, LTD_4 y LTE_4 se denominan colectivamente leucotrienos de cisteinilo y están aumentados en el CRS y el asma (110); se cree que un polimorfismo en el gen de LTC_4S altera la cantidad de su mediador generada durante las reacciones biológicas (111). La estructura cristalina recién descubierta de LTC_4S muestra que la porción glutatión reside en la conformación con forma de U dentro de una interfaz de monómeros adyacentes a un trímero formado por cuatro hélices α transmembrana, que le proveen un sitio de unión único para la molécula precursora, LTA_4 (112).

La actividad biológica de los leucotrienos sulfidopeptídicos se presenta por su unión a dos receptores acoplados a la proteína G denominados Cis LTR_I y LTR_{II} (113, 114). El Cis LTR_1 se une a LTD_4 con mayor afinidad que a LTC_4, y el Cis LTR_2 se une a ambas, LTC_4 y LTD_4, con afinidad similar. De manera notoria, Cis LTR_1 y Cis LTR_2 no unen a LTE_4 con afinidad significativa (115). Ambos receptores también están presentes en las células de la inmunidad innata y adaptativa, y se han señalado en el desarrollo del escape microvascular con sospecha de distribución heterogénea en la microvasculatura de diferentes tejidos (116). En particular, los estudios murinos indican que CisLT de las células cebadas y los monocitos/macrófagos utilizan preferentemente $CisLTR_I$ (117), en tanto el modelo animal transgénico del Cis LTR_{II} humano sugiere que este tiene una participación que contribuye a los cambios vasculares que se observan en los modelos de anafilaxia cutánea pasiva (118). En la actualidad se presentaron pruebas que sugieren la presencia de un tercer receptor de los cisteinilleucotrienos, específicamente para LTE_4, que se sabe utiliza plaquetas y su receptor $P2Y_{12}$ para el reclutamiento de eosinófilos hacia el aparato respiratorio, y la identificación de un complejo receptor específico que lo involucra, puede permitir el desarrollo de un tratamiento a base de tienopiridinas (inhibidoras de $P2Y_{12}$) para el asma y la AERD (119).

La degradación de los leucotrienos es rápida y se logra por diversos metabolitos del oxígeno. En la clínica están disponibles inhibidores útiles de la 5-lipooxigenasa o los receptores Cis LTR_I, y muestran eficacia en el asma (120). No se han valorado *in vivo* los inhibidores de Cis LTR_{II} o de Cis LTR_{III} supuestos disponibles en la clínica y sigue siendo especulativa la contribución de estos receptores a las participaciones fisiológicas de LTC_4, LTD_4 o LTE_4 en la enfermedad humana.

Los leucotrienos son potentes y poseen un amplio espectro de actividad biológica (121); inducen respuestas de eritema y roncha, que son prolongadas y se acompañan históricamente de la activación endotelial y el edema de la dermis. En las vías aéreas aumenta la producción de moco y causa broncoconstricción, en especial al alterar las unidades periféricas. De manera experimental hay una menor presencia de inflamación pulmonar dependiente de linfocitos TH2 (cifra de eosinófilos y células caliciformes, cantidad de moco y grado de infiltración por células cebadas), después del reto con antígeno en modelos murinos que carecen de LTC_4S (122). En los seres humanos, el LTD_4 es el de mayor actividad, LTC_4 tiene actividad intermedia y LTE_4 es el menos potente. A este último se ha señalado como inductor de hiperreactividad bronquial inespecífica. En este sentido, se ha sugerido que el LTD_4 aumenta el remodelado de las vías aéreas (123), posiblemente por estimulación de la secreción o actividad de las metaloproteinasas de la matriz. Todos deprimen el desempeño del músculo cardiaco y disminuyen la velocidad del flujo coronario. También se ha propuesto que contribuyen a la venoconstricción del hígado durante la anafilaxia (124). Asimismo, se han aislado LTC_4 y LTD_4 del líquido obtenido mediante el lavado bronquiolo alveolar (BAL) de pacientes con rinitis alérgica o asma, en tanto se hizo lo propio con LTE_4, de la orina. El LTE_4 urinario aumenta en el momento basal de pacientes con AERD, en comparación con aquellos con asma sin sensibilidad al ácido acetil salicílico (119).

Más recientemente se delineó el desarrollo de 5-oxo-ETE por la vía alterna del metabolismo de 5-HPETE, que da origen a 5-HETE por acción de las peroxidasas, y después a 5-oxo-ETE (ácidos eicosatetraenoicos) por la actividad de la deshidrogenasa de 5-hidroxieicosanoides (5-HEDH). El 5-oxo-ETE es un muy potente quimioatrayente de eosinófilos, que supera a PAF al respecto. También está involucrado en la movilización intracelular del calcio en los eosinófilos, la polimerización de la actina, la quimiotaxia de los neutrófilos y grados altos (in vitro) de contracción del músculo liso de las vías aéreas (125).

El LTB_4 es un producto alternativo de LTA_4 a través de su hidrolasa, formado principalmente en los neutrófilos y monocitos; se trata de un producto quimiotáctico de muchas células, que incluyen neutrófilos y eosinófilos, involucrado en el tráfico de linfocitos $CD4^+$ y $CD8^+$ hacia las vías aéreas con el reto por antígeno (126) y que, en teoría, contribuye a la fase tardía de la anafilaxia y a las reacciones prolongadas (43).

Fosfolipasas

Las fosfolipasas son enzimas que convierten los fosfolípidos en ácidos grasos y sustancias lipofílicas, de las que hay cuatro clases principales (A-D) que catalizan diferentes reacciones en la fragmentación de las fosfolipasas, algunas que se han involucrado en los mecanismos de activación de las reacciones de las células cebadas y los basófilos en la anafilaxia. La fosfolipasa A_2 citosólica tiene efectos directos de producción de ácido araquidónico a partir de las membranas fosfolipídicas, que lleva a la formación de prostaglandinas y leucotrienos. La fosfolipasa A_2 exógena (fosfolipasa A_2 secretora de veneno de la abeja mielera) puede directamente activar a los basófilos humanos in vivo para inducir la producción de leucotrienos (127). Las fosfolipasas secretadas A_2 de bajo peso molecular ($sPLA_2$) se han detectado en el líquido de BAL de ambos, individuos sanos y asmáticos, y está aumentada durante el reto por alérgeno. Las células cebadas pulmonares expresan ARNm de $sPLA_2$ y se ha considerado que son fuente de $sPLA_2$ en el asma (128). La fosfolipasa C tiene muchas isoformas diferentes, una de las cuales se ha sugerido que se expresa en las células cebadas y monocitos/macrófagos, la fosfolipasa $C\gamma_2$ ($PLC\gamma_2$), e interviene en el aumento de la concentración de calcio intracelular después del enlace cruzado con el $Fc\varepsilon RI$ en las células cebadas (129). Como se mencionó antes, se cree que la vía de fosfolipasa $C\gamma$ se activa durante la activación de células cebadas mediada por el receptor MRGPRX2 en los seres humanos (47). La fosfolipasa D (PLD) tiene dos isoformas, PLD_1 y PLD_2, que participan activamente en el proceso de señalización de las células cebadas (130), pero aún no se definen su función y mecanismos exactos. La PLD puede activarse (131) y cultivarse en las células cebadas (132), y al interferir con la presencia de sustratos para PLD ha llevado a la supresión de la desgranulación de las células cebadas (130).

Adenosina

El nucleótido, adenosina, generado por la fragmentación del ATP, se libera de las células cebadas durante la activación mediada por IgE (133). En los seres humanos, la cifra de adenosina circulante en sangre es de 0.3 µg/mL y aumenta después de la hipoxia o del broncoespasmo inducido por antígenos. La adenosina es un vasodilatador potente, que inhibe la agregación plaquetaria y causa broncoespasmo al ser inhalada por los pacientes con asma. La adenosina actúa a través de receptores de superficie celular, tal vez de los subtipos A2b y A3 (134, 135), que aumenta la liberación de mediadores por las células cebadas in vitro, además de potenciar las respuestas locales inducidas por antígeno de eritema y roncha in vivo. Asimismo, es interesante que se haya demostrado que el receptor A2 de adenosina (A2aAR) inhibe la desgranulación de las células cebadas mediada por IgE, en tanto el receptor de adenosina A3 (A3AR) puede potenciarla. En investigaciones recientes se propuso que la adenosina intracelular puede inhibir la desgranulación de las células cebadas mediada por IgE a través de mecanismos intracelulares, que involucran al transportador y liberador 1 de nucleósido (ENT1) más bien que los receptores de adenosina a través de la superficie celular (136). La unión de la adenosina a su receptor es inhibida por las metilxantinas.

Osteopontina

La osteopontina (OPN, por sus siglas en inglés) es una glucoproteína de la matriz extracelular que participa en el metabolismo óseo, pero también se encuentra en muchos tipos celulares del sistema inmunológico y se está enlazando con procesos múltiples de tipos inflamatorio e inmunológico, incluyendo la cicatrización de heridas, la calcificación distrófica, la aterosclerosis coronaria, las metástasis de células tumorales y la patogenia de enfermedades como la esclerosis múltiple y la artritis reumatoide (137-140). En descubrimientos recientes se dilucidó la secreción de OPN biológicamente activa por las células cebadas, y se ha sugerido que participa en el aumento de su desgranulación por la agregación de FcεRI y la promoción de su migración (141). La OPN se ha encontrado en el pulmón del paciente con asma y se considera que su forma secretora tiene una actividad opuesta en el desarrollo y contenimiento de las respuestas de linfocitos Th2 a través de células dendríticas plasmacitoides (142). Además, se encontró que los niños escolares con asma presentaban cifras significativamente mayores de OPN sérica que los testigos (143). También se ha visto que las cifras séricas de OPN son mayores en el momento basal en los niños con respuesta sostenida después de un año de inmunoterapia con veneno, y potencialmente podrían servir como biomarcadores de la tolerancia inmunológica después de la inmunoterapia (144). En los pacientes con rinitis alérgica, la eosinofilia sanguínea y el asma se relacionaron con mayores concentraciones séricas de OPN (145), por lo que se requieren estudios futuros para descifrar aún más su participación exacta en la respuesta alérgica.

Mediadores quimiotácticos

Diversas moléculas quimiotácticas se han caracterizado por las actividades generadas durante las respuestas alérgicas dependientes de IgE, la mayoría en forma incompleta. Las quimiocinas, una familia de citocinas, presentan actividad de quimioatracción de leucocitos y fibroblastos (tabla 3-3). En las quimiocinas α o C-X-C, las cisteínas están separadas por un aminoácido, en tanto son adyacentes en las quimiocinas C-C o β. La mayoría de las quimiocinas α atrae a los neutrófilos, en tanto las β lo hacen con los linfocitos T y monocitos (algunas también atraen a basófilos y eosinófilos). Las quimiocinas C-X-C que atraen neutrófilos incluyen GRO-α, GRO-β, IL-8, NAP-2 y PF-4. Las quimiocinas C-C que atraen eosinófilos contienen a la eotaxina, MIP-1α, MCP-2, MCP-3 y RANTES. La IL-8, MIP-1α y RANTES también son quimioatrayentes de ambas, células cebadas y basófilos.

Factores quimiotácticos de los neutrófilos

Los HMW son aquellos en los que se notan actividades más prominentes dirigidas a los neutrófilos. El HMW-NCF (factor quimiotáctico de neutrófilos) se libera a la circulación después de la activación de las células cebadas (146). Su secreción en los pacientes asmáticos es dependiente de la dosis de antígeno, la inhibe la cromolina y se acompaña de leucocitosis transitoria.

LTB$_4$ y PAF son sustancias quimiotácticas potentes capaces de inducir la exudación de neutrófilos en la piel humana y también la producción de radicales de oxígeno y mediadores lipídicos. La histamina también modifica las respuestas quimiotácticas de los neutrófilos.

Factores quimiotácticos de los eosinófilos

Durante mucho tiempo se creyó que el PAF era el factor más potente y selectivo dirigido a los eosinófilos (87), que inducía eosinofilia cutánea o bronquial. Más recientemente se encontró que el 5-oxo-ETE es hasta 30 veces más potente para la quimiotaxis eosinofílica que LTB$_4$ o cualquier CisLT, y casi tres veces más potente que el PAF (125). Otros productos de las células cebadas menos activos dirigidos a los eosinófilos incluyen a los tetrapéptidos Val o ala-gli-ser-glu (factor quimiotáctico de la anafilaxia por los eosinófilos [ECF-A]) (147) y otros, con un peso molecular de 1 000 a 3 000. Estos últimos se encontraron en la sangre de los seres humanos después de la inducción de dermatografismo o asma alérgica. El ECF-A es capaz de inducir la producción del PAF por los eosinófilos (148).

Mediadores con propiedades enzimáticas

La *triptasa* es la principal proteína que se encuentra en las células cebadas humanas y su expresión predomina entre los leucocitos periféricos, con menos de 1% por los basófilos (149). Aunque anteriormente se cuestionó, ya se caracterizó a la triptasa de células cebadas secretada por los basófilos como una entidad propia, que disputa las ideas de origen en linajes híbridos o de células cebadas comunicadas (150). La triptasa es una proteína de serina neutra que se almacena en los gránulos secretores como tetrámero activo, con un peso molecular de 134 kD (151). Hay dos genes de triptasa, α y β. La protriptasa α se secreta de manera constitutiva por las células cebadas como proenzima inactiva, y es la principal forma de triptasa que se encuentra en la circulación de los sujetos normales. La triptasa β se almacena en los gránulos secretores de las células cebadas y su activación implica dos pasos proteolíticos. El primero es una escisión intermolecular autocatalítica de la molécula a pH ácido y en presencia de heparina o sulfato de dextrano. La segunda implica el retiro de dipéptido precursor residual por la dipeptidilpeptidasa (152, 153). La triptasa constituye casi 25% de las proteínas de los gránulos de las células cebadas y se libera durante reacciones dependientes de IgE; es capaz de fragmentar el cininógeno para obtener bradicinina, disminuir la actividad de la coagulación, y generar y degradar componentes del complemento, como el C3a, y una variedad de otros péptidos. Las actividades proteolíticas de la triptasa funcionan mejor en un ambiente de pH bajo, y la triptasa β a menudo se libera hacia tejidos ácidos como las zonas de inflamación y mala vascularidad (151). Si bien se desconoce el mecanismo exacto de esta regulación, la triptasa β puede disociarse de manera lenta e incompleta del proteoglucano, heparina, por proteínas básicas como la antitrombina III (153). La triptasa no es inhibida por las antiproteasas del plasma y, por lo tanto, su actividad puede ser persistente. En este sentido se ha sugerido que la triptasa β liberada durante la desgranulación de las células cebadas fragmenta a la IgE, posiblemente al actuar como mecanismo natural para la regulación de la inflamación alérgica (154).

El análisis del cociente de los subtipos α y β lo ha convertido en marcador útil del discernimiento entre la mastocitosis sistémica y la anafilaxia, en el que se libera principalmente triptasa α en la primera y β en la última. Un cociente de triptasas total (α-protriptasa + β-triptasa) hacia la madurez (triptasa β total) menor de 10, sugiere el diagnóstico de anafilaxia, en tanto que mayor de 20 sugiere mastocitosis sistémica (155).

Una proteasa quimiotríptica denominada *quimasa* está presente en una subclase de células cebadas humanas, en particular las de la piel o las superficies serosas y, por lo tanto, se ha usado como marcador para identificar MC$_{TC}$. Escinde al angiotensinógeno para producir angiotensina, activa a la IL-1 y es un secretagogo de moco. Otras enzimas que se encuentran en las células cebadas incluyen a la carboxipeptidasa, que convierte la angiotensina I en angiotensina II y escinde a la bradicinina y la sustancia P (37), así como a las hidrolasas ácidas.

Proteoglucanos estructurales

Los proteoglucanos estructurales incluyen heparina, diversos sulfatos de condroitina y citocinas.

Heparina

La heparina es un proteoglucano muy sulfatado contenido en cantidades de 5 pg/10^6 células cebadas humanas en los gránulos (156) y se libera con la activación inmunológica. La heparina humana es un anticoagulante proteoglucano e inhibidor del complemento y regula la actividad de la triptasa. También puede ser importarte en angiogénesis por la unión de factores de crecimiento angiogénicos y prevención de su degradación, y es indispensable para el empaquetado apropiado de las proteasas y la histamina dentro de los gránulos de la célula cebada.

Sulfatos de condroitina

Los basófilos humanos contienen casi 3 a 4 pg de los sulfatos 4 y 6 de condroitina, que carecen de actividad anticoagulante y se unen menos a la histamina que la heparina. Las células cebadas pulmonares humanas contienen proteoglucanos muy sulfatados, sulfatos D y E de condroitina, que contribuyen a sus diferentes características de tinción. El sulfato de condroitina, junto con los proteoglucanos de heparina, ayuda a estabilizar y regular la secreción de las proteasas granulares (157). En modelos de ratón se ha sugerido que una cinasa de adhesión focal, una cinasa de proteínas no constituyentes de receptores, aumenta el contenido de condroitina/sulfato de *dermatán* de los gránulos de las células cebadas en maduración, lo que asegura una superficie intacta de las microvellosidades celulares (158). Asimismo, se ha estudiado el sulfato de condroitina exógeno y se sugiere que tiene participación en la disminución de las respuestas de linfocitos Th2 (por decremento de IgE, histamina y las citocinas de linfocitos Th2) en modelos animales (159), pero no se han dilucidado sus mecanismos por resultado limitado.

Citocinas

Aunque la citocinas, por lo general, se han considerado productos de monocitos-macrófagos o linfocitos, está bien establecido que las células cebadas (160-163) producen muchas, incluyendo TNF-α, IL-1, IL-1ra, IL-3, IL-4, IL-5, IL-6, IL-9, IL-13, IL-16 y GM-CSF (160-163), moléculas que pueden ser medulares para la regulación local de la proliferación y diferenciación de las células cebadas, y también proveer nuevas funciones para muchas células en presencia de salud y enfermedad. Los basófilos son también una fuente notoria de IL-4 e IL-13 (160), citocinas que se clasifican como aquellas que causan inflamación (IL-1, IL-6 y TNF-α), aumentan la síntesis de IgE (IL-4 y IL-13), estimulan la proliferación, la supervivencia, la localización y activación de los eosinófilos (IL-3, IL-5 y GM-CSF), participan en el remodelado de la vía aérea (IL-9) y disminuyen la inflamación (IL-1ra) (160-163). Las ILC2 son activadas por IL-25, IL-33 y TSLP, y producen IL-4, IL-5, IL-6, IL-9 e IL-13 (32).

En el modelo murino, IL-4 e IL-13, a través de las señales dependientes de Stat-6, participan en el aumento de la sensibilidad a los mediadores vasoactivos, por incremento del escape vascular (164). El receptor de IL-4α en los linfocitos T CD4$^+$ parece ser un importante mediador de la serie de reacciones de la anafilaxia, en tanto el interferón γ puede ser protector (165).

■ INTERACCIONES DE LOS MEDIADORES

Los mediadores generados y liberados después de la activación de las células cebadas se aislaron, identificaron y caracterizaron como factores individuales, en tanto los sucesos fisiológicos y patológicos reflejan sus interacciones combinadas. Dado el número de mediadores, el conocimiento de que pudiesen todavía tener que ser purificados (o incluso identificados) y la falta de comprensión de cocientes apropiados de los generados o liberados *in vivo*, no es de sorprender que no haya datos confiables acerca de estas interacciones en la salud o enfermedad. El número de interacciones y el tipo de mediadores de células cebadas es potencialmente enorme y sus consecuencias patobiológicas son importantes para una variedad de procesos homeostáticos y de enfermedad. Las mejores claves para dilucidar la interacción de los mediadores son las manifestaciones fisiológicas y patológicas conocidas de las enfermedades alérgicas. En este caso se espera que el valioso recurso de los ratones sometidos a la inactivación de genes por ingeniería genética permita dilucidar las acciones individuales interactivas críticas de estas moléculas.

■ ACTIVIDADES DE LAS CÉLULAS CEBADAS Y SUS MEDIADORES EN LOS TEJIDOS

Las pruebas más señaladas de la participación de las células cebadas y sus mediadores en los tejidos humanos se derivan de experimentos en los que se produce la activación de las células cebadas dependiente de IgE en la piel por antígenos específicos (o anticuerpos contra IgE). La participación de otras clases de inmunoglobulinas y células con activación inmunológica y, por lo tanto, otras vías de inflamación, se descarta en tales estudios por el uso de IgE purificada para sensibilizar de manera pasiva a los individuos no inmunes. La activación de las células cebadas cutáneas por el antígeno causa inicialmente una reacción pruriginosa de eritema y roncha, que se inicia en minutos y persiste durante 1 a 2 h, seguida en 6 a 12 h por una lesión grande eritematosa e hipersensible, mal demarcada e indurada (166). El análisis histopatológico de la respuesta inicial muestra desgranulación de las células cebadas, edema de la dermis y activación de las células endoteliales. La reacción tardía se caracteriza por edema; infiltración de la dermis por los neutrófilos, eosinófilos, basófilos, linfocitos y leucocitos mononucleares, y, en algunos casos, por hemorragia, daño de la pared de los vasos sanguíneos y depósito de fibrina, de suficiente intensidad para justificar el diagnóstico de vasculitis. Estudios similares de las respuestas del tejido pulmonar con el empleo de la sensibilización pasiva o en sujetos con deficiencia de células cebadas ha sido posible solo en los ratones. En los seres humanos se experimenta una fase doble similar por aquellos alérgicos que inhalan el antígeno, pero la participación de inmunoglobulinas diferentes a la IgE y de células activadoras diferentes a las cebadas no se puede descartar, lo que, por lo tanto, complica la valoración y prevención de la asignación sin ambigüedad, de cualquier respuesta, a una vía inmune y particular. Tales retos dan como resultado una respuesta de broncoespasmo inmediata, seguida por la

recuperación, y 6 a 24 h después por una recrudescencia de los signos y síntomas asmáticos (167). No se han delineado por completo los mediadores encargados de estas manifestaciones fisiopatológicas, pero se pueden derivar claves de su identidad a partir del conocimiento de los efectos de la manipulación farmacológica por la identificación de mediadores en sangre o líquido tisular obtenidos cuando ocurre la respuesta inflamatoria y por los efectos conocidos de los mediadores aislados.

La intervención farmacológica sugiere que la fase inicial es dependiente de las células cebadas, tanto en tejidos de la piel como en los pulmones. La respuesta inicial en la piel puede ser inhibida por los antihistamínicos y la de los pulmones por ácido cromoglicato o cromonas o ácido acetilsalicílico. En ambos tipos de tejidos, los corticoesteroides inhiben de manera eficaz sólo la respuesta tardía, que es reflejo de su naturaleza inflamatoria. La histamina, el TNF-α, la triptasa, la LTD$_4$, la PGD$_2$, la IL-5 y tanto la actividad quimiotáctica de los neutrófilos como la de los eosinófilos, se presentan poco después del reto. La respuesta tardía se asocia con infiltración de leucocitos y liberación de citocinas, pero no con la de mediadores únicos. La génesis exacta de las reacciones temprana y tardía es especulativa. La acción concertada de los mediadores espasmogénicos, histamina, adenosina, PGD$_2$, leucotrienos y PAF parece suficiente para atribuir todas las respuestas fisiopatológicas inmediatas (anafilácticas) a un antígeno. Este concepto es respaldado por el conocimiento de que la respuesta temprana se presenta antes de un influjo significativo de los leucocitos circulantes.

Sin embargo, los mediadores de células cebadas o de linfocitos T, células epiteliales o macrófagos reactivos ante los antígenos pueden inducir tales cambios, ya sea de manera directa o indirecta. En respuesta a un mediador, el endotelio vascular, los fibroblastos y diversos tejidos conectivos y células epiteliales pudiesen entonces generar otros mediadores inflamatorios y vasoactivos. Las fases tardías en los tejidos pulmonares y cutáneos posiblemente representen el residuo de la respuesta temprana, así como la contribución de enzimas activas, series de reacciones inflamatorias de reciente arribo al plasma, diversas citocinas (en particular aquellas que inducen la expresión endotelial de las moléculas de adhesión) (161) y el ingreso de leucocitos circulantes activados. En este sentido son de importancia directa para el reclutamiento de los leucocitos, GM-CSF, IL-3 y, en especial, IL-5, que promueven la proliferación, la diferenciación, la migración, la adherencia y la activación de los eosinófilos (168). La respuesta inflamatoria tardía es importante para la progresión del asma, en la que los pacientes experimentan la exacerbación tardía de su hiperreactividad bronquial inespecífica, en tanto el fenómeno no se presenta después de respuestas tempranas aisladas.

■ ACTIVIDAD HOMEOSTÁTICA DE LAS CÉLULAS CEBADAS

Los mediadores de las células cebadas posiblemente sean importantes para mantener la función hística normal y participar en la expresión de la inmunidad innata. Debido a que están ubicadas cerca de vasos sanguíneos pequeños y en la interfaz hospedador-ambiente y, por lo tanto, son sitios cruciales para regular el aporte local de nutrimentos y para el ingreso de materiales nocivos, es obvio el potencial regulatorio de los mediadores, que posiblemente sean en especial importantes para guiar el flujo a través de pequeños vasos sanguíneos, la generación de impulsos en nervios no mielinizados y la integridad funcional y estructural del músculo liso y el hueso. La capacidad de reclutar y activar proteínas y células plasmáticas puede también activar a las proteínas plasmáticas, y las células quizá también provean una defensa preinmune contra la invasión del huésped por organismos infecciosos. Tal actividad es aparente al máximo ante la infestación parasitaria, pero también posiblemente ocurra ante otras agresiones. Además, el reconocimiento de la heterogeneidad de las células cebadas implica que sus diferencias tienen relación con importantes requerimientos biológicos locales.

Aunque la actividad homeostática y fisiopatológica de los mediadores de las células cebadas se conoce de manera imprecisa, el mayor discernimiento de su naturaleza química y función provee una red estructural útil para abordar su actividad en presencia de salud y enfermedad.

■ REFERENCIAS

1. Williams CMM, Galli SJ. The diverse potential effector and immunoregulatory roles of mast cells in allergic disease. *J Allergy Clin Immunol.* 2000;105:847-859.
2. Bingham CO, Austen KF. Mast-cell responses in the development of asthma. *J Allergy Clin Immunol.* 2000;105:S527-S534.
3. Kirshenbaum AS, Goff JP, Semerc T, *et al.* Demonstration that human mast cells arise from a progenitor cell population that is CD34+, c-kit+ and expresses aminopeptidase N (CD13). *Blood.* 1999;94(7):2333-2342.
4. Benyon RC, Church MK, Clegg LS, *et al.* Dispersion and characterization of mast cells from human skin. *Int Arch Allergy Appl Immunol.* 1986;70:332.
5. Fox CC, Dvorak AM, Peters SP, *et al.* Isolation and characterization of human intestinal mucosal mast cells. *J Immunol.* 1985;135:483.
6. Ribatti D. The development of human mast cells. An historical reappraisal. *Exp Cell Res.* 2016;342(2):210-215.
7. Galli SJ, Nakae S, Tsai M. Mast cells in the development of adaptive immune responses. *Nat Immunol.* 2005;6(2):135-142.
8. Valent P, Bettelheim P. Cell surface structures on human basophils and mast cells. *Adv Immunol.* 1992;52:333-423.
9. Thompson-Snipes L, Dhar V, Bond MW, *et al.* Interleukin 10: a novel stimulatory factor for mast cells and their progenitors. *J Exp Med.* 1991;173:507.
10. Smith CA, Rennick DM. Characterization of a murine lymphokine distinct from interleukin-2 and interleukin-3 possessing a T-cell growth factor activity that synergizes with IL-3. *Proc Natl Acad Sci U S A.* 1986;83;1857.
11. Broide DH, Wasserman SI, Alvaro-Garcia J, *et al.* TGF-β selectively inhibits IL-3 dependent mast cell proliferation without affecting mast cell function or differentiation. *J Immunol.* 1989;143:1591.
12. Abonia JP, Austen KF, Rollins BJ, *et al.* Constitutive homing of mast cell progenitors to the intestine depends on autologous expression of the chemokine receptor CXCR2. *Blood.* 2005;105(11):4308-4313.
13. da Silva EZ, Jamur MC, Oliver C. Mast cell function: a new vision of an old cell. *J Histochem Cytochem.* 2014;62(10):698-738.
14. Dvorak AM. The fine structure of human basophils and mast cells. In: Holgate ST, ed. *Mast Cells, Mediators and Disease.* London: Kluwer Academic Publishers; 1988:29.
15. Bernstein JA, Lawrence ID. The mast cell: a comprehensive, updated review. *Allergy Proc.* 1990;11:209.
16. Stone KD, Prussin C, Metcalfe DD. IgE, mast cells, basophils, and eosinophils. *J Allergy Clin Immunol.* 2010;125(2 Suppl 2):S73-S80.
17. Irani AM, Schwartz LB. Human mast cell heterogeneity. *Allergy Proc.* 1994;15:303-308.
18. Oskeritzian CA, Zhao W, Min H, *et al.* Surface CD88 functionally distinguishes the MCTC from the MCT type of human lung mast cell. *J Allergy Clin Immunol.* 2005;115:1162-1168.
19. Bradding P, Okayama Y, Howarth PH, *et al.* Heterogeneity of human mast cells based on cytokine content. *J Immunol.* 1995;155:297-307.
20. Irani AM, Schechter NM, Craig SS, *et al.* Two types of human mast cells that have distinct neutral protease compositions. *Proc Natl Acad Sci U S A.* 1986;83:4464.
21. Brightling CE, Bradding P, Symon FA, *et al.* Mast-cell infiltration of airway smooth muscle in asthma. *N Engl J Med.* 2002;346:1699-1705.
22. Dougherty RH, Sidhu SS, Raman K, *et al.* Accumulation of intraepithelial mast cells with a unique protease phenotype in T(H)2-high asthma. *J Allergy Clin Immunol.* 2010;125(5):1046-1053.
23. Abonia JP, Blanchard C, Butz BB, *et al.* Involvement of mast cells in eosinophilic esophagitis. *J Allergy Clin Immunol.* 2010;126(1):140-149.
24. Modena BD, Dazy K, White AA. Emerging concepts: mast cell involvement in allergic diseases. *Transl Res.* 2016;174:98-121.
25. Grimbaldeston MA, Chen C, Pilponsky AM, *et al.* Mast cell-deficient W-sash c-kit mutant $Kit^{W-sh/W-sh}$ mice as a model for investigating mast cell biology *in vivo*. *Am J Pathol.* 2005;167:835-848.
26. Wolters PJ, Clair JM, Lewis CC, *et al.* Tissue-selective mast cell reconstitution and differential lung gene expression in mast cell-deficient Kit^{W-sh}/Kit^{W-sh} sash mice. *Clin Exp Allergy.* 2005;35:82-88.
27. Shubin NJ, Glukhova VA, Clauson M, *et al.* Proteome analysis of mast cell releasates reveals a role for chymase in the regulation of coagulation factor XIIIA levels via proteolytic degradation. *J Allergy Clin Immunol.* 2017;139:323-334.
28. Galli SJ, Austen KF. *Mast Cell and Basophil Differentiation in Health and Disease.* New York: Raven Press; 1989.

29. Hasegawa S, Pawankar R, Suzuki K, *et al*. Functional expression of the high affinity receptor for IgE (FcεRI) in human platelets and its' intracellular expression in human megakaryocytes. *Blood*. 1999;93:2543-2551.

30. Cara DC, Ebbert KVJ, McGafferty M. Mast cell-independent mechanisms of immediate hypersensitivity: a role for platelets. *J Immunol*. 2004;172:4964-4971.

31. Liberman PL. Specific and idiopathic anaphylaxis: pathophysiology and treatment. In: Bierman CW, Pearlman DS, Shapiro GG, *et al*, eds. *Allergy, Asthma and Immunology from Infancy to Adulthood*. 3rd ed. Philadelphia: W. B. Saunders; 1996:297-319.

32. Doherty TA, Broide DH. Group 2 innate lymphoid cells: new players in human allergic diseases. *J Investig Allergol Clin Immunol*. 2015;25(1):1-11.

33. Saluja R, Khan M, Church MK, *et al*. The role of IL-33 and mast cells in allergy and inflammation. *Clin Transl Allergy*. 2015;5:33.

34. McGlashan D, Lichtenstein LM, McKenzie-White J, *et al*. Upregulation of FcεRI on human basophils by IgE antibody is mediated by interaction of IgE with FcεRI. *J Allergy Clin Immunol*. 1999;104:492-498.

35. Siraganian RP. Mast cell signal transduction from the high-affinity IgE receptor. *Curr Opin Immunol*. 2003;15:639-646. Review.

36. Cruse G, Kaur D, Yang W, *et al*. Activation of human lung mast cells by monomeric immunoglobulin E. *Eur Resp J*. 2005;25:858-863.

37. Castells M. Mast cell mediators in allergic inflammation and mastocytosis. *Immunol Allergy Clin North Am*. 2006;26:465-485.

38. Coleman JW, Holiday MR, Kimber I, *et al*. Regulation of mouse peritoneal mast cell secretory function by stem cell factor, IL-3, IL-4. *J Immunol*. 1993;150:556.

39. Alam R, Welter JB, Forsythe PA, *et al*. Comparative effect of recombinant IL-1, 2, 3, 4 and 6, IFN gamma, granulocyte-macrophage colony stimulating factor, tumor necrosis factor-alpha, and histamine from basophils. *J Immunol*. 1989;142:3431.

40. Lie WJ, Mue FPJ, Roos D, *et al*. Degranulation of human basophils by picomolar concentrations of IL-3, IL-5 or GM-CSF. *J Allergy Clin Immunol*. 1998;101:683-690.

41. MacDonald SM, Lichtenstein LM, Proud D, *et al*. Studies of IgE dependent histamine releasing factors: heterogeneity of IgE. *J Immunol*. 1987;139:506.

42. Windbichler M, Ectenacher B, Takahashi K, *et al*. Investigations on the involvement of the lectin pathway of complement activation in anaphylaxis. *Int Arch Allergy Immunol*. 2006;141:11-23.

43. Kemp SF, Lockey RF. Anaphylaxis: a review of causes and mechanisms. *J Allergy Clin Immunol*. 2002;110:341-348.

44. Dvorak AM, Morgan ES. Ribonuclease-gold ultrastructural localization of heparin in isolated human lung mast cells stimulated to undergo anaphylactic degranulation and recovery in vitro. *Clin Exp Allergy*. 1999;29:1118-1128.

45. Marquardt DL, Walker LL. Dependence of mast cell IgE-mediated cytokine production on nuclear factor-κB activity. *J Allergy Clin Immunol*. 2000;105:500.

46. Teng Y, Zhang R, Yu H, *et al*. Altered microRNA expression profiles in activated mast cells following IgE-FcεRI cross-linking with antigen. *Cell Physiol Biochem*. 2015;35(6):2098-2110.

47. Subramanian H, Gupta K, Ali H. Roles of Mas-related G protein-coupled receptor X2 on mast cell-mediated host defense, pseudoallergic drug reactions, and chronic inflammatory diseases. *J Allergy Clin Immunol*. 2016;138(3):700-710.

48. McNeil BD, Pundir P, Meeker S, *et al*. Identification of a mast-cell-specific receptor crucial for pseudo-allergic drug reactions. *Nature*. 2015;519(7542):237-241.

49. Keply CL, Cambier JC, Morel PA, *et al*. Negative regulation of FcεRI signaling by FcγRII costimulation in human blood basophils. *J Allergy Clin Immunol*. 2000;106:337-348.

50. Kabu K, Yamasaki S, Kamimura D, *et al*. Zinc is required for FcεRI-mediated mast cell activation. *J Immunol*. 2006;177:1296-1305.

51. Siebenhaar F, Magerl M, Peters EM, *et al*. Mast cell-driven skin inflammation is impaired in the absence of sensory nerves. *J Allergy Clin Immunol*. 2008;121:955-961.

52. Bansal G, Xie Z, Rao S, *et al*. Suppression of immunoglobulin E-mediated allergic responses by regulator of G protein signaling 13. *Nat Immunol*. 2008;9(1):73-80.

53. Zhu D, Kepley CL, Zhang M, *et al*. A novel human immunoglobulin Fc gamma Fc epsilon bifunctional fusion protein inhibits Fc epsilon RI-mediated degranulation. *Nat Med*. 2002;8:518-521.

54. Mertsching E, Bafetti L, Hess H, *et al*. A mouse Fcgamma-Fcepsilon protein that inhibits mast cells through activation of FcgammaRIIB, SH2 domain-containing inositol phosphatase 1, and SH2 domain-containing protein tyrosine phosphatases. *J Allergy Clin Immunol*. 2008;121:441-447.

55. McGowan EC, Saini S. Update on the performance and application of basophil activation tests. *Curr Allergy Asthma Rep*. 2013;13(1):101-109.

56. Chang JE, Doherty TA, Baum R, *et al*. Prostaglandin D2 regulates human type 2 innate lymphoid cell chemotaxis. *J Allergy Clin Immunol*. 2014;133(3):899-901.e3.

57. Wilhelm C, Hirota K, Stieglitz B, *et al*. An IL-9 fate reporter demonstrates the induction of an innate IL-9 response in lung inflammation. *Nat Immunol*. 2011;12(11):1071-1077.

58. Morita H, Arae K, Unno H, *et al*. An interleukin-33-mast cell-interleukin-2 axis suppresses papain-induced allergic inflammation by promoting regulatory T cell numbers. *Immunity*. 2015;43(1):175-186.

59. Reber LL, Sibilano R, Mukai K, *et al*. Potential effector and immunoregulatory functions of mast cells in mucosal immunity. *Mucosal Immunol*. 2015;8(3):444-463.

60. Otsuka A, Nonomura Y, Kabashima K. Roles of basophils and mast cells in cutaneous inflammation. *Semin Immunopathol*. 2016;38:563-570.

61. Motomura Y, Morita H, Moro K, *et al*. Basophil-derived interleukin-4 controls the function of natural helper cells, a member of ILC2s, in lung inflammation. *Immunity*. 2014;40(5):758-771.

62. Forsythe P. Microbes taming mast cells: implications for allergic inflammation and beyond. *Eur J Pharmacol*. 2016;778:169-175.

63. Forsythe P, Wang B, Khambati I, *et al*. Systemic effects of ingested *Lactobacillus rhamnosus*: inhibition of mast cell membrane potassium (IKCa) current and degranulation. *PLoS One*. 2012;7(7):e41234.

64. Macglashan DW, Lichtenstein LM. The purification of human basophils. *J Immunol*. 1980;124:2519.

65. Barnes P, Fitzgerald G, Brown M, *et al*. Nocturnal asthma and changes in circulating epinephrine, histamine, and cortisol. *N Engl J Med*. 1980;303:263.

66. Black JW, Duncan WA, Durant CJ, *et al*. Definition and antagonism, of histamine H_2 receptors. *Nature*. 1972;236:385.

67. Marquardt DL. Histamine. *Clin Rev Allergy*. 1983;1:343.

68. West RE, Zweig A, Shih N-Y, *et al*. Identification of two H_3-histamine receptor subtypes. *Mol Pharmacol*. 1990;38:610-613.

69. Liu C, Ma X, Jiang X, *et al*. Cloning and pharmacological characterization of a fourth histamine receptor (H_4) expressed in bone marrow. *Mol Pharmacol*. 2001;59:420-426.

70. Oda T, Morikawa N, Saito Y, *et al*. Molecular cloning and characterization of a novel type of histamine receptor preferentially expressed on leukocytes. *J Biol Chem*. 2000;275:36781-36786.

71. Bakker RA, Timmerman H, Leurs R. Histamine receptors: specific ligand, receptor biochemistry, and signal transduction. *Clin Allergy Immunol*. 2002;17:27-64.

72. Leurs R, Bakker RA, Timmerman H, *et al*. The histamine H_3 receptor as a new therapeutic target for inflammation. *Trends Pharmacol Sci*. 2005;26:462-469.

73. Thurmond RL, Gelfand EW, Dunford PJ. The role of histamine H_1 and H_4 receptors in allergic inflammation: the search for new antihistamines. *Nat Rev Drug Discov*. 2008;7:41-53.

74. Hofstra CL, Desai PJ, Thurmond RL, *et al*. Histamine H_4 receptor mediates chemotaxis and calcium mobilization of mast cells. *J Pharmacol Exp Ther*. 2003;305:1212-1221.

75. Ling P, Ngo K, Nguyen S, *et al*. Histamine H_4 receptor mediates eosinophil chemotaxis with cell shape change and adhesion molecule upregulation. *Br J Pharmacol*. 2004;142:161-171.

76. Cowden JM, Riley JP, Ma JY, *et al*. Histamine H_4 receptor antagonism diminishes existing airway inflammation and dysfunction via modulation of Th2 cytokines. *Respir Res*. 2010;11:86. doi:10.1186/1465-9921-11-86.

77. Gantner F, Sakai K, Tusche MW, *et al*. Histamine H_4 and H_2 receptors control histamine-induced interleukin-16 from human $CD8^+$ T cell. *J Pharmacol Exp Ther*. 2002;303:300-307.

78. Lin RY, Schwartz LB, Curr A, *et al*. Histamine and tryptase levels in patients with acute allergic reactions: an emergency department-based study. *J Allergy Clin Immunol*. 2000;106:65.

79. Simons FER, Simons KJ. Histamine and antihistamines. In: Kay AB, ed. *Allergy and Allergic Diseases*. Oxford: Blackwell Science; 2001:549-565.

80. Naclerio R. Clinical manifestations of the release of histamine and other inflammatory mediators. *J Allergy Clin Immunol*. 1999;103:S382.

81. Gutzmer R, Diestel C, Mommert S, *et al*. Histamine H_4 receptor stimulation suppresses IL-12p70 production and mediates chemotaxis in human monocytes-derived dendritic cells. *J Immunol*. 2005;174:5224-5232.

82. Thurmond RL, Desai PJ, Dunford PJ, *et al*. A potent and selective histamine H_4 receptor antagonist with anti-inflammatory properties. *J Pharmacol Exp Ther*. 2004;309:404-413.

83. Dunford PJ, O'Donnell N, Riley JP, *et al*. The histamine H_4 receptor mediates allergic airway inflammation by regulating the activation of $CD4^+$ T cells. *J Immunol*. 2006;176:7062-7070.

84. Gill P, Jindal NL, Jagdis A, *et al*. Platelets in the immune response: revisiting platelet-activating factor in anaphylaxis. *J Allergy Clin Immunol*. 2015;135(6):1424-1432.

85. Kasperska-Zajac A, Brzoza Z, Rogala B. Platelet activating factor as a mediator and therapeutic approach in bronchial asthma. *Inflammation*. 2008;31(2):112-120.

86. Finkelman FD, Rothenberg ME, Brandt EB, *et al*. Molecular mechanisms of anaphylaxis: lessons from studies with murine models. *J Allergy Clin Immunol*. 2005;115: 449-457.

87. Wardlaw A, Moqbel R, Cromwell O, *et al*. Platelet activating factor: a potent chemotactic and chemokinetic factor for eosinophils. *J Clin Invest*. 1986;78:1701.

88. Cuss FM, Dixon CM, Barnes PK. Effect of platelet activating factor on pulmonary function and bronchial responsiveness in man. *Lancet*. 1986;2:189.

89. Vadas P, Gold M, Perelman B, *et al*. Platelet-activating factor, PAF acetylhydrolase and severe anaphylaxis. *N Engl J Med*. 2008;358:28-35.

90. Pravettoni V, Piantanida M, Primavesi L, *et al*. Basal platelet-activating factor acetylhydrolase: prognostic marker of severe Hymenoptera venom anaphylaxis. *J Allergy Clin Immunol*. 2014;133(4):1218-1220.

91. Mitsuhata H, Shimuzu R, Yokoyama MM. Role of nitric oxide in anaphylactic shock. *J Clin Immunol*. 1995;15:277-283.

92. Michael T, Feron O. Nitric oxide synthases: which, where, how, and why? *J Clin Invest*. 1997;89:6348-6352.

93. Dudzinski DM, Igarashi J, Greif D, *et al*. The regulation and pharmacology of endothelial nitric oxide synthase. *Annu Rev Pharmacol Toxicol*. 2006;46:235-276.

94. Gilchrist M, McCauley SD, Befus AD. Expression, localization, and regulation of NOS in human mast cell lines effects on leukotriene production. *Blood*. 2004;104: 462-469.

95. Cauewels A, Janssen B, Buys E, *et al*. Anaphylactic shock depends on PI3K and eNOS-derived NO. *J Clin Invest*. 2006;116:2241-2251.

96. Park CS, Jang TY, Heo MJ, *et al*. Antiallergic effects of anti-interleukin-33 are associated with suppression of immunoglobulin light chain and inducible nitric oxide synthase. *Am J Rhinol Allergy*. 2016;30(1):17-22.

97. Ibba SV, Ghonim MA, Pyakurel K, *et al*. Potential of inducible nitric oxide synthase as a therapeutic target for allergen-induced airway hyperresponsiveness: a critical connection to nitric oxide levels and PARP activity. *Mediators Inflamm*. 2016;2016:1984703.

98. Singh D, Richards D, Knowles RG, *et al*. Selective inducible nitric oxide synthase inhibition has no effect on allergen challenge in asthma. *Am J Respir Crit Care Med*. 2007;176(10):988-993.

99. Ghonim MA, Pyakurel K, Ibba SV, *et al*. PARP inhibition by olaparib or gene knockout blocks asthma-like manifestation in mice by modulating $CD4^+$ T cell function. *J Transl Med*. 2015;13:225.

100. Roos AB, Mori M, Grönneberg R, *et al*. Elevated exhaled nitric oxide in allergen-provoked asthma is associated with airway epithelial iNOS. *PLoS One*. 2014;9(2):e90018.

101. Hardy CC, Robinson C, Tattersfield AE, *et al*. The bronchoconstrictor effects of inhaled prostaglandin D2 in normal and asthmatic men. *N Engl J Med*. 1984;311:209.

102. Matsuoka T, Hirata M, Tanaka H, *et al*. Prostaglandin D2 as a mediator of allergic asthma. *Science*. 2000;287:2013.

103. Kliewer SA. A prostaglandin J2 metabolite binds peroxisome proliferator-activated receptor gamma and promotes adipocyte differentiation. *Cell.* 1995;88:813-819.

104. Murakami M, Bingham CO, Mastumoto R, *et al.* IgE-dependent activation of cytokine promed mouse cultured mast cells induces a delayed phase of prostaglandin D2 generation via prostaglandin endoperoxidase synthase 2. *J Immunol.* 1995;155:4445.

105. Kim AS, Doherty TA. New and emerging therapies for asthma. *Ann Allergy Asthma Immunol.* 2016;116(1):14-17.

106. Roediger B, Kyle R, Yip KH, *et al.* Cutaneous immuno-surveillance and regulation of inflammation by group 2 innate lymphoid cells. *Nat Immunol.* 2013;14(6):564-573.

107. Balzar S, Fajt ML, Comhair SA, *et al.* Mast cell phenotype, location, and activation in severe asthma. Data from the Severe Asthma Research Program. *Am J Respir Crit Care Med.* 2011;183(3):299-309.

108. Cahill KN, Bensko JC, Boyce JA, *et al.* Prostaglandin D_2: a dominant mediator of aspirin-exacerbated respiratory disease. *J Allergy Clin Immunol.* 2015;135(1):245-252.

109. Buchheit KM, Cahill KN, Katz HR, *et al.* Thymic stromal lymphopoietin controls prostaglandin D2 generation in patients with aspirin-exacerbated respiratory disease. *J Allergy Clin Immunol.* 2016;137(5):1566-1576.

110. Boyce JA. Mast cells and eicosanoid mediators: a system of reciprocal paracrine and autocrine regulation. *Immunol Rev.* 2007;217:168-185.

111. Sanak M, Simon HU, Szezckilik A. Leukotriene C4 synthase promoter polymorphism and risk of aspirin-induced asthma. *Lancet.* 1997;350:1599-1600.

112. Ago H, Kanaoka Y, Irikura D, *et al.* Crystal structure of a human membrane protein involved in cysteinyl leukotriene biosynthesis. *Nature.* 2007;448:609-612.

113. Thivierge M, DotyJ, Johnson J, *et al.* IL-5 up-regulates cysteinyl leukotriene 1 receptor expression in HL-60 cells differentiated into eosinophils. *J Immunol.* 2000;165:5221-5226.

114. Nothoeker HP, Wang Z, Zhu Y, *et al.* Molecular cloning and characterization of a second human cysteinyl leukotriene receptor: discovery of a subtype selective agonist. *Mol Pharmacol.* 2000;58:1601-1608.

115. Laidlaw TM, Boyce JA. Cysteinyl leukotriene receptors, old and new; implications for asthma. *Clin Exp Allergy.* 2012;42(9):1313-1320.

116. Austen KF. Additional functions for the cysteinyl leukotrienes recognized through studies of inflammatory processes in null strains. *Prostaglandins Other Lipid Mediat.* 2007;83:182-187.

117. Maekawa A, Austen KF, Kanaoka Y. Targeted gene disruption reveals the role of cysteinyl leukotrienes 1 receptor in the enhanced vascular permeability of mice undergoing acute inflammatory responses. *J Biol Chem.* 2002;23:20820-20824.

118. Hui Y, Cheng Y, Smalera I, *et al.* Directed vascular expression of human cysteinyl leukotriene 2 receptor modulates endothelial permeability and systemic blood pressure. *Circulation.* 2004;110:3360-3366.

119. Jiang Y, Borrelli LA, Kanaoka Y, *et al.* CysLT2 receptors interact with CysLT1 receptors and down-modulate cysteinyl leukotriene dependent mitogenic responses of mast cells. *Blood.* 2007;110(9):3263-3270.

120. Sorkness CA. Leukotriene receptor antagonists in the treatment of asthma. *Pharmacotherapy.* 2001;21:345-375.

121. Henderson WR Jr. The role of leukotrienes inflammation. *Ann Intern Med.* 1994;121:686.

122. Kim DC, Hsu FI, Barrett NA, *et al.* Cysteinyl leukotrienes regulate TH2 cell-dependent pulmonary inflammation. *J Immunol.* 2006;176:4440-4448.

123. Parettieri RA, Tan EM, Ciocca V, *et al.* Effects of LTD 4 on human airway smooth muscle cell proliferation, matrix expression, and contraction in vitro: differential sensitivity to cysteinyl leukotriene receptor antagonists. *Am J Respir Cell Mol Biol.* 1998;19:453-461.

124. Cui S, Shibamoto T, Takano H, *et al.* Leukotrienes and cyclooxygenase products mediate anaphylactic venoconstriction in ovalbumin sensitized rat livers. *Eur J Pharmocol.* 2007;576:99-106.

125. Powell WS, Rokach J. Biochemistry, biology and chemistry of the 5-lipoxygenase product 5-oxo-ETE. *Prog Lipid Res.* 2005;44:154-183.

126. Tager AM, Bromley SK, Medoff BD, *et al.* Leukotriene B4 receptor BLT1 mediates early effector T cell recruitment. *Nat Immunol.* 2003;4:982-990.

127. Mustafa FB, Ng FSP, Nguyen TH, *et al.* Honeybee venom secretory phospholipase A2 induces leukotriene production but not histamine release from human basophils. *Clin Exp Immunol.* 2008;151:94-100.

128. Triggiani M, Giannattasio G, Calabrese C, *et al.* Lung mast cells are a source of secreted phospholipases A2. *J Allergy Clin Immunol.* 2009;124(3):558-565.

129. Wen R, Jou S, Chen Y, *et al.* Phospholipase Cγ2 is essential for specific functions of FcεR and FcγR. *J Immunol.* 2002;169:6743-6752.

130. Lee JH, Kim YM, Kim NW, *et al.* Phospholipase D2 acts as an essential adaptor protein in the activation of Syk in antigen-stimulated mast cells. *Blood.* 2006;108:956-964.

131. Dinh TT, Kennerly DA. Assessment of receptor-dependent activation of phosphatidylcholine hydrolysis by both phospholipase D and phospholipase C. *Cell Regul.* 1999;2:299-309.

132. Chahdi A, Choi WS, Kim YM, *et al.* Serine/threonine protein kinases synergistically regulate phospholipase D1 and 2 and secretion of in RBL-2H3 mast cells. *Mol Immunol.* 2002:38:1269-1276.

133. Marquardt DL, Gerber HE, Wasserman SI. Adenosine release from stimulated mast cells. *J Allergy Clin Immunol.* 1984;73:115.

134. Gao Z, Li BS, Day YL, *et al.* A3 adenosine receptor activation triggers phosphorylation of protein kinase B and protects rat basophilic leukemia 2H3 mast cells from apoptosis. *Mol Pharmacol.* 2001;59:76-82.

135. Feoktistov I, Polosa R, Holgate ST, *et al.* Adenosine A2B receptors: a novel therapeutic target in asthma? *Trends Pharmacol Sci.* 1998;19:148-153.

136. Gomez G, Nardone V, Lotfi-Emran S, *et al.* Intracellular adenosine inhibits IgE-dependent degranulation of human skin mast cells. *J Clin Immunol.* 2013;33(8):1349-1359.

137. Scatena M, Liaw L, Giachelli CM. Osteopontin: a multifunctional molecule regulating chronic inflammation and vascular disease. *Arterioscler Thromb Vasc Biol.* 2007;27:2302-2309.

138. Rodrigues LR, Teixeira JA, Schmitt FL. The role of osteopontin in tumor progression and metastasis in breast cancer. *Cancer Epidemiol Biomarkers Prev.* 2007;16: 1087-1097.

139. Chavas D, Baranzini SE, Mitchell D, *et al.* The influence of the proinflammatory cytokine, osteopontin, on autoimmune demyelinating disease. *Science.* 2001;194:1731-1735.

140. Xu G, Nie H, Li N, *et al.* Role of osteopontin in amplification and perpetuation of rheumatoid arthritis. *J Clin Invest.* 2005;115:1060-1067.

141. Nagasaka A, Matsue H, Matsushima H, *et al.* Osteopontin is produced by mast cells and affects IgE-mediated degranulation and migration of mast cells. *Eur J Immunol.* 2008;38:489-499.

142. Xanthou G, Alissafi T, Semitekolou M, *et al.* Osteopontin has a crucial role in allergic airway disease through regulation of dendritic cell subsets. *Nat Med.* 2007;13:570-578.

143. Akelma AZ, Cizmeci MN, Kanburoglu MK, *et al.* Elevated level of serum osteopontin in school-age children with asthma. *Allergol Immunopathol (Madr).* 2014;42(4):275-281.

144. Yavuz ST, Soyer OU, Sekerel BE. Increased osteopontin levels in children undergoing venom immunotherapy may serve as a marker of clinical efficacy. *Int Arch Allergy Immunol.* 2014;165(3):206-213.

145. Liu W, Xia W, Fan Y, *et al.* Elevated serum osteopontin level is associated with blood eosinophilia and asthma comorbidity in patients with allergic rhinitis. *J Allergy Clin Immunol.* 2012;130(6):1416-1418.

146. Atkins PC, Norman M, Werner H, *et al.* Release of neutrophilic chemotactic activity during immediate hypersensitivity reactions in humans. *Ann Intern Med.* 1976;86:415.

147. Goetzl EJ, Austen KF. Purification and synthesis of eosinophilotactic tetrapeptides of human lung tissue: identification as eosinophil chemotactic factor of anaphylaxis (ECF-A). *Proc Natl Acad Sci U S A.* 1975;72:4123.

148. Lee TC, Lenihan DJ, Malone B, *et al.* Increased biosynthesis of platelet activating factor in activated human eosinophils. *J Biol Chem.* 1994;259:5526.

149. Castells MC, Irani AM, Schwartz LB. Evaluation of human peripheral blood leukocytes for mast cell tryptase. *J Immunol.* 1987;138:2184-2189.

150. Foster B, Schwartz LB, Devouassoux G, *et al.* Characterization of mast-cell tryptase-expressing peripheral blood cells as basophils. *J Allergy Clin Immunol.* 2002;109:287-293.

151. Payne V, Kam P. Mast cell tryptase: a review of its physiology and clinical significance. *Anaesthesia.* 2004;59:695-703.

152. Schwartz LB. Diagnostic value of tryptase in anaphylaxis and mastocytosis. *Immunol Allergy Clin North Am.* 2006;26:451-463. Review.

153. Sakai K, Ren S, Schwartz LB. A novel heparin-dependent processing pathway for human tryptase: autocatalysis followed by activation with dipeptidyl peptidase I. *J Clin Invest.* 1996;97:988-995.

154. Rauter I, Krauth MT, Westritschnig K, *et al.* Mast cell-derived proteases control allergic inflammation through cleavage of IgE. *J Allergy Clin Immunol.* 2008;121:197-202.

155. Schwartz LB, Irani AM. Serum tryptase and the laboratory diagnosis of systemic mastocytosis. *Hematol Oncol Clin North Am.* 2000;14:641-657.

156. Metcalfe DD, Lewis RA, Silbert JE, *et al.* Isolation and characterization of heparin from human lung. *J Clin Invest.* 1979;64:1537.

157. Serafin WE, Katz HR, Austen KF, *et al.* Complexes of heparin proteoglycans, chondroitin sulfate E proteoglycans, and [3H]diisopropyl fluorophosphates-binding proteins are exocytosed from activated mouse bone marrow-derived mast cells. *J Biol Chem.* 1986;261:15017-15021.

158. Vial D, Oliver C, Jamur MC, *et al.* Alterations in granule matrix and cell surface of focal adhesion kinase-deficient mast cells. *J Immunol.* 2003;171:6178-6186.

159. Sakai S, Akiyama H, Sato Y, *et al.* Chondroitin sulfate intake inhibits the IgE-mediated allergic response by down-regulating Th2 responses in mice. *J Biol Chem.* 2006;28:19872-19880.

160. Kobayashi H, Ishizaka T, Okoyama Y. Human mast cells and basophils as sources of cytokines. *Clin Exp Allergy.* 2000;30:1205-1212.

161. Barata LT, Ying S, Meng O, *et al.* IL-4 and IL-5 positive T lymphocytes, eosinophils and mast cells in allergen induced late phase cutaneous reactions in atopic subjects. *J Allergy Clin Immunol.* 1998;101:222-230.

162. Toru H, Pawanhar R, Ra C, *et al.* Human mast cells produce IL-13 by high affinity IgE receptor cross-linking: enhanced IL-13 production by IL-4 primed mast cells. *J Allergy Clin Immunol.* 1998;102:491.

163. Hagaman DD, Okayama Y, D'Ambrosio C, *et al.* Secretion of interleukin-1 receptor antagonist from human mast cells after immunoglobulin e-mediated activation and after segmental antigen challenge. *Am J Respir Cell Mol Biol.* 2001;25(6):685-691.

164. Strait RT, Morris SC, Smiley K, *et al.* IL-4 exacerbates anaphylaxis. *J Immunol.* 2003;170:3835-3842.

165. Nieuwenhuizen N, Herbert DR, Lopata AL, *et al.* CD4$^+$ T cell-specific deletion of IL-4 receptor α prevents ovalbumin-induced anaphylaxis by and IFN-γ-dependent mechanism. *J Immunol.* 2007;179:2758-2765.

166. Dolovitch J, Hargreaves FE, Chalmers R, *et al.* Late cutaneous allergic responses in isolated IgE-dependent reactions. *J Allergy Clin Immunol.* 1973;52:38.

167. Bentley AM, Kay AB, Durham SR. Human late asthmatic responses. In: Kay AB, ed. *Allergy and Allergic Disease.* Oxford: Blackwell Science; 1997:1113-1130.

168. Resnick MB, Weller PF. Mechanisms of eosinophil recruitment. *Am J Respir Cell Mol Biol.* 1993;8:349.

CAPÍTULO 4

Valoración y tratamiento de la inmunodeficiencia en la práctica profesional de la alergología

MELVIN BERGER

Entre las manifestaciones de la alergia y las infecciones respiratorias hay una considerable superposición (p. ej., rinorrea, estornudos, tos, sibilancias) y la primera puede ser un factor predisponente para la rinosinusitis, la otitis y otras infecciones respiratorias. Por ello, el alergólogo debe valorar con frecuencia a los pacientes con síntomas atribuidos a infecciones recurrentes en quienes se ha cuestionado, o debería cuestionarse, su sistema inmunológico. Puesto que la mitad o más de todos los pacientes con defectos inmunológicos primarios presentan deficiencias de anticuerpos (1-3), y la mayoría muestra problemas de infecciones de senos paranasales o pulmonares recurrentes, esta es una afección rara por la que se consulta a un alergólogo-inmunólogo. Otras inmunodeficiencias complejas se pueden presentar con síntomas que se superponen con las manifestaciones comunes de la atopia, incluidos la dermatitis en el síndrome de Wiskott-Aldrich (WAS, por sus siglas en inglés) y el síndrome de hiper-IgE (HIES, por sus siglas en inglés), así como la colitis en el síndrome de enteropatía y poliendocrinopatía por disregulación inmune ligado a X, la enfermedad granulomatosa crónica (CGD, por sus siglas en inglés), y otras (1-3). Las encuestas recientes sugieren que la prevalencia de las inmunodeficiencias primarias que se diagnostican en Estados Unidos es de al menos 1 en 1 200 personas y se esperan muchos casos adicionales (4). El propósito de este capítulo es proveer un abordaje práctico para la detección, el diagnóstico y el tratamiento de tales pacientes, no una revisión amplia de las afecciones de inmunodeficiencias o sus bases moleculares. Asimismo, se han identificado más de 250 inmunodeficiencias primarias diferentes, que se clasifican en nueve categorías (tabla 4-1) (3). Los lectores que deseen un análisis más profundo de las afecciones por inmunodeficiencia deben consultar los parámetros de ejercicio profesional del Joint Council on Allergy, Asthma and Immunology (1), las guías de diagnóstico y atención clínica de la Immune Deficiency Foundation (2), la actualización y clasificación de las inmunodeficiencias

TABLA 4-1 CLASIFICACIÓN DE LAS INMUNODEFICIENCIAS PRIMARIAS DE INTERNATIONAL UNION OF IMMUNOLOGY SOCIETIES

1. Inmunodeficiencias que afectan a la inmunidad celular y humoral

2. Inmunodeficiencias combinadas con manifestaciones sindrómicas o asociadas

3. Deficiencias predominantemente de anticuerpos

4. Enfermedades de disregulación inmune

5. Defectos congénitos del número, la función, o ambos, de los fagocitos

6. Defectos en la inmunidad intrínseca e innata

7. Afecciones autoinflamatorias

8. Afecciones del complemento

9. Fenocopias de las inmunodeficiencias primarias

Picard C, Al-Herz W, Bousfiha A, *et al*. Primary immunodeficiency diseases: an update on the classification from the International Union of Immunological Societies Expert Committee for Primary Immunodeficiency 2015. *J Clin Immunol*. 2015; 35:696-726.

primarias del 2015 de la International Union of Immunology Societies (3) o libros de texto extensos, como los editados por Ochs y col. (5), Sullivan y Stiehm (6).

■ INDICACIONES PARA UN ESTUDIO INMUNOLÓGICO

Aunque muchos pacientes con inmunodeficiencia presentan un antecedente claro de crisis diferentes de infección grave, los alergólogos con frecuencia atienden a quienes presentan síntomas menos graves e inespecíficos, como obstrucción nasal, rinorrea crónica y recurrente, o tos, que pueden deberse a infecciones, alergias u otros factores. El primer paso en el estudio de tales manifestaciones es tratar de distinguir si los síntomas son, de hecho, debidos a una infección. Los factores causales incitantes, como la estación del año y los desencadenantes claramente identificables, pueden sugerir causas alérgicas, pero los cambios en el clima y en las estaciones suelen acompañarse de otros en la exposición a las enfermedades infecciosas, en especial en los niños escolares.

Un antecedente de exposición a otros individuos con síntomas similares, y los detalles, como la presencia o ausencia de fiebre, las secreciones excesivas (claras y acuosas en comparación con espesas y purulentas), y la respuesta a los antibióticos, pueden ayudar a distinguir entre las causas infecciosas y no. Después de obtener

10 Signos precautorios
de la inmunodeficiencia primaria

La inmunodeficiencia primaria (IP) causa infecciones recidivantes sospechosas en los niños y adultos, y con frecuencia difíciles de curar. Por lo tanto, se afecta una de cada 500 personas por una de las inmunodeficiencias primarias conocidas. Si usted conoce a alguien que muestre dos o más de los siguientes signos precautorios, hable con un médico acerca de la posible presencia de una inmunodeficiencia primaria subyacente.

1 Cuatro o más infecciones óticas en 1 año.

2 Dos o más infecciones graves de los senos paranasales en un año.

3 Uso de antibióticos durante dos o más meses con poco efecto.

4 Dos o más neumonías por año.

5 Fracaso de un lactante en el aumento de peso y el crecimiento normales.

6 Abscesos recurrentes cutáneos profundos o de órganos.

7 Algodoncillo persistente en la boca o infecciones micóticas de la piel.

8 Necesidad de antibióticos intravenosos para eliminar las infecciones.

9 Dos o más infecciones profundas, incluyendo la septicemia.

10 El antecedente familiar de IP.

Presentados como servicio público por:

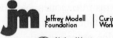 Jeffrey Modell Foundation | Curing PI Worldwide.

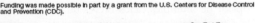 CDC Funding was made possible in part by a grant from the U.S. Centers for Disease Control and Prevention (CDC).

National Heart, Lung, and Blood Institute (NHLBI) — NATIONAL CANCER INSTITUTE — 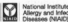 PPTA Plasma Protein Therapeutics Association — National Institute of Allergy and Infectious Diseases (NIAID) — NICHD

 Baxter BioScience — Biotest From Nature For Life — CSL Behring Biotherapies for Life — GRIFOLS — KEDRION BIOPHARMA — octapharma

Estos signos precautorios fueron desarrollados por The Jeffrey Modell Foundation Medical Advisory Board
(Comité asesor médico de la Jeffrey Modell Foundation)
Se sugiere de manera importante una consulta con un experto en inmunodeficiencia primaria © 2013 Jeffrey Modell Foundation
Para información o referencia póngase en contacto con la Jeffrey Modell Foundation: info4pi.org | 866-INFO-4-PI

■ **FIGURA 4-1** Diez signos precautorios de la inmunodeficiencia primaria. (Presentados como servicio público por The Jeffrey Modell Foundation y The Centers for Disease Control and Prevention. Desarrollados por The Jeffrey Modell Foundation Medical Advisory Board.)

un cálculo de la incidencia real de infecciones, se puede comparar con la de fuentes de referencia, como "10 Warning Signs of Immune Deficiency" (10 signos precautorios de la inmunodeficiencia) (fig. 4-1). La incidencia de infecciones se debe comparar con la correspondiente para ese grupo de edad en la comunidad, pero también considerar los antecedentes de exposición. Por ejemplo, sería de esperar que un individuo de 40 años que vive solo y trabaja con una computadora presentase un grado diferente de exposición a los agentes infecciosos que el de un maestro de jardín de niños, un trabajador en una guardería o una enfermera de consultorio pediátrico. Los estudiantes universitarios que pasan de su casa a un dormitorio por primera vez, y los reclutas militares, a menudo presentan incrementos súbitos de la exposición a las enfermedades infecciosas. De manera similar, un primogénito en casa a menudo presenta un grado muy diferente de exposición a uno de edad semejante en una guardería o con muchos hermanos no gemelos. En general, la frecuencia anual de infecciones en niños escolares de Estados Unidos es de casi seis a ocho de las vías respiratorias o gastrointestinales, pero no es raro que presenten hasta una cada mes durante esa etapa. Casi la mitad corresponderá a infecciones bacterianas primarias o sus secuelas secundarias, como otitis media, rinosinusitis, neumonía o bronquitis.

Los pacientes con antecedentes claros de más de 10 crisis diferentes de infección, más de dos documentadas de neumonía o más de una infección que pone en riesgo la vida, por año, deben evaluarse por una posible inmunodeficiencia u otras anomalías subyacentes. Además, el especialista debe ser cauto para interpretar los antecedentes del paciente o de uno de los padres. Con frecuencia se administran antibióticos cuando en realidad no hay una infección bacteriana, por lo que un fracaso en la respuesta lleva a la conclusión de que "los antibióticos no funcionan", lo que, a su vez, lleva a la sugerencia de que hay algo "malo" con el sistema inmunológico del paciente. Los síntomas respiratorios altos frecuentes pueden representar infecciones virales individuales. Por otro lado, las infecciones virales respiratorias pueden prolongarse en los pacientes con inmunodeficiencia (7), aunque puede haber infecciones crónicas, como las sinusitis, que no se han tratado adecuadamente, a pesar de múltiples ciclos breves de antibióticos orales. Los pacientes con la manifestación de "resfríos constantes" pueden, en realidad, cursar con una rinitis alérgica. Las opacidades en la radiografía de tórax pueden representar atelectasia por asma, más bien que infiltrados reales, y no necesariamente deben considerarse índices de neumonía recurrente, a menos que haya documentación de fiebre, aumento de la cifra de leucocitos o tinción de Gram o cultivo positivos del esputo, concomitantes.

Los pacientes con bacterias sospechosas graves que requieren antibióticos parenterales, ciclos prolongados o múltiples de antibióticos para una sola, o por una intervención quirúrgica, como la de incisión y el drenaje de abscesos o la exéresis de tejido gravemente afectado (p. ej., un segmento de pulmón o hueso infectado) probablemente deban también someterse a la detección (véase más adelante) para descartar una inmunodeficiencia. Los pacientes con infecciones sospechosas u oportunistas o con respuestas inusuales, como la postración o la fiebre excesiva, ante microorganismos al parecer comunes, deben también valorarse en cuanto a la inmunodeficiencia.

Si bien muchos pacientes con inmunodeficiencias primarias se presentan con infecciones respiratorias recurrentes y crónicas (1, 2, 8-10), son también comunes las afecciones gastrointestinales (11-14). La combinación de infecciones respiratorias con síntomas gastrointestinales, recurrentes, puede llevar a las pruebas de detección inmunológica, incluso cuando la afección de cualquier órgano, en sí, no es grave. La infección por *Giardia lamblia* (15) y la sobreproliferación bacteriana en el intestino delgado son frecuentes en los pacientes con deficiencias de anticuerpos, problemas que pueden presentarse con cólicos o diarrea después de comer, lo que lleva a la sospecha de una alergia alimentaria o una enteropatía sensible a proteínas, a pesar de la ausencia de otras manifestaciones de reacciones mediadas por la inmunoglobulina E (IgE) o los eosinófilos. Algunos pacientes con inmunodeficiencias pueden presentar hiperplasia linfonodular organizada en el intestino o infiltración de la submucosa, por agregados dispersos de linfocitos (11-13). Los pacientes con estudios gastrointestinales o resultados de biopsia atípicos para patrones reconocidos de la enfermedad inflamatoria intestinal deben también valorarse en cuanto a inmunodeficiencias (13).

La presencia de datos no inmunológicos a la exploración física puede también proveer índices para la valoración con el propósito de descartar una inmunodeficiencia (tabla 4-2). El fracaso del crecimiento y o el salirse de la curva de crecimiento en los niños, así como una pérdida de peso no explicada en los adultos, pueden indicar absorción deficiente por infección intestinal o la morbilidad acumulativa de otras infecciones. No puede insistirse demasiado en la importancia de tener registros precisos del peso y la talla en los niños en cada consulta. El eccema grave puede sugerir el HIES, WAS o IPEX (16-22), si bien las anomalías pulmonares y esqueléticas asociadas pueden distinguir al primero (18), la trombocitopenia sugeriría el WAS (22) y en la IPEX se encontraría una colitis (19-21). Las manifestaciones faciales, cardiacas o esqueléticas a menudo son sugerentes de un patrón reconocible de malformación, como el que se presenta en el síndrome de DiGeorge, el enanismo de extremidades

TABLA 4-2 DATOS DE EXPLORACIÓN NO DEBIDOS A ENFERMEDAD INFECCIOSA RELACIONADOS CON SÍNDROMES SELECCIONADOS DE INMUNODEFICIENCIA

I. Anormalidades faciales y dentales

Puente nasal ancho, aumento de la distancia interalar	Síndrome de hiper-IgE
Hipognatismo; oídos bajos, cupuliformes	Síndrome de DiGeorge
Dientes en clavija	Deficiencia NEMO
Fracaso en la pérdida de los dientes primarios	Síndrome de hiper-IgE

II. Otras anomalías esqueléticas

Condrodisplasia metafisaria (enanismo de extremidades cortas)	Hipoplasia de cartílago-pelo
Uniones costocondrales cupuliformes (displásicas), anomalías de las apófisis de los huesos iliacos y las vertebras	Deficiencia de la desaminasa de adenosina
Fracturas múltiples	Síndrome de hiper-IgE

III. Defectos cardiacos

Conotronculares (de grandes vasos)	Síndrome de DiGeorge
De una sola cámara, venas pulmonares anómalas	Asplenia

IV. Anomalías del timo

Hipoplasia o aplasia	Síndrome de DiGeorge
	Inmunodeficiencia combinada grave
Timoma	Hipogammaglobulinemia (síndrome de Good)

V. Anomalías del sistema nervioso central

Espasticidad, retraso del desarrollo	Deficiencia de la fosforilasa de nucleósidos purínicos
Ataxia (cerebelosa), nistagmo, retraso del desarrollo	Ataxia-telangiectasia

VI. Anomalías cutáneas

Exantemas eccematoides	Síndrome de hiper-IgE, síndrome de Wiskott-Aldrich, IPEX
Cabello fino escaso	Hipoplasia de cartílago-pelo
Mala cicatrización de heridas, cicatrices delgadas	Deficiencia de la adherencia de leucocitos
Telangiectasias cutáneas y oculares	Ataxia-telangiectasia
Albinismo oculocutáneo	Síndrome de Chédiak-Higashi
Alopecia	APECED (candidosis mucocutánea crónica)

VII. Defectos endocrinos

Hipoparatiroidismo/hipocalcemia	Síndrome de DiGeorge
Endocrinopatías múltiples (autoinmunes)	APECED

APECED, distrofia ectodérmica-candidosis de la poliendocrinopatía autoinmune; IgE, inmunoglobulina E; IPEX, enteropatía, poliendocrinopatía e inmunodisregulación ligadas a X; NEMO, regulador esencial NF-κB.

cortas o la hipoplasia de cartílago-pelo (23, 24). También se han descrito anomalías características de la dentición en la deficiencia del regulador esencial NF-κB y la HIES (25, 26). Algunas formas de HIES también se acompañan de anomalías faciales y esqueléticas (25-27). Asimismo, pueden presentarse costillas abocinadas y uniones costocondrales prominentes en la inmunodeficiencia combinada grave (SCID, por sus siglas en inglés) por deficiencia de la desaminasa de adenosina (ADA, por sus siglas en inglés) (28). Ocurren alopecia o endocrinopatías con mayor frecuencia en la candidosis mucocutánea crónica por mutaciones en el gen *AIRE* (29) y en la IPEX (18-20).

Nistagmo, torpeza y otras anomalías neurológicas se pueden presentar antes que las telangiectasias notorias, y sugerir ataxia-telangiectasia (30). Las afecciones neurológicas también son frecuentes en la deficiencia de la fosforilasa de nucleósidos purínicos (31). Aunque el desprendimiento tardío del muñón del cordón umbilical se considera ampliamente como índice de deficiencia de las proteínas de adherencia de leucocitos, de hecho, hay una gran variación en el momento en que este fenómeno ocurre y no debería insistirse demasiado al respecto en un lactante sano desde otros puntos de vista (32). Por supuesto, los pacientes con resultados positivos de pruebas de detección de SCID neonatales (véase más adelante) o positividad de estudios del virus de la inmunodeficiencia humana (VIH), deberían ser objeto de una valoración inmunológica completa.

Muchas inmunodeficiencias son claramente heredadas, con patrones bien definidos de herencia y defectos moleculares (1-3). Los miembros de la familia de la que se sospecha presentan estas afecciones, tal vez porque ya se diagnosticó antes a un hermano no gemelo de mayor edad, deben ser objeto de valoración de su estado inmunológico. Cuando disponibles, deben incluirse las pruebas específicas para la lesión molecular (véase más adelante), de modo que se pueda instituir el tratamiento que pretende corregir o compensar el defecto básico lo suficientemente temprano para prevenir o disminuir al mínimo el daño de órgano terminal. La detección del estado de portador en los padres y las pruebas neonatales, ahora disponibles para muchas de estas afecciones, se pueden usar tanto en el asesoramiento como para asegurar ofrecer un tratamiento rápido y apropiado a los recién nacidos afectados. Ahora bien, es importante percatarse, no obstante, de que un antecedente familiar negativo no descarta una enfermedad que suele considerarse hereditaria. Por ejemplo, el análisis de grandes grupos de pacientes con mutaciones confirmadas de la cinasa de tirosina de Bruton muestra que 60 a 75% de los casos es de tipo esporádico, lo que sugiere una nueva mutación en el cromosoma X de ese paciente particular (8, 33).

■ DOCUMENTACIÓN DEL ANTECEDENTE DE INFECCIÓN

Un propósito importante en el cuestionamiento del paciente y la revisión de los expedientes médicos es obtener una clara impresión de los tipos de infecciones que ha sufrido, de modo que se puedan dirigir las pruebas de laboratorio subsiguientes al análisis específico de aquellos componentes del sistema inmunológico cuyos defectos proveerían la explicación más factible (1, 2, 34, 35), lo que se lograría mejor al tener en mente los patrones generales de infección que pudiesen ser causados por defectos en los mecanismos inmunológicos de defensa específicos. Así, las infecciones por bacterias extracelulares encapsuladas, en particular del aparato respiratorio, son sugerentes de defectos en la producción de anticuerpos (1, 2, 35), que constituyen la mayoría de las inmunodeficiencias (1-3). Las infecciones no invasoras de las mucosas pueden sugerir particularmente una deficiencia aislada de IgA (36). Las infecciones por microorganismos patógenos oportunistas, que incluyen protozoarios y hongos, y las crisis severas o recurrentes de varicela o lesiones herpéticas pueden sugerir problemas en la inmunidad mediadas por células (1-3, 34). El fracaso en la eliminación de bacterias con rapidez de la corriente sanguínea, con bacteriemia/septicemia resultante, o las infecciones de dise-

minación hematógena, como la osteomielitis, pueden presentarse ante la deficiencia de C3 o componentes de acción temprana del sistema del complemento (35, 37), pero también indicar asplenia o una función deficiente del sistema reticuloendotelial, como en la drepanocitemia. Las infecciones recurrentes o diseminadas por especies de *Neisseria* sugieren deficiencia de los componentes del complemento que forman el complejo de ataque de membranas (37). Los abscesos y las infecciones por bacterias sospechosas u hongos pueden sugerir neutropenia, defectos en la función de los neutrófilos, de la interleucina-17 (IL-17), o en las vías de señal relacionadas (35, 38-41). La meningoencefalitis enteroviral pueden sugerir una agammaglobulinemia ligada a X (33, 42). Por otro lado, debería recordarse que los niños normales presentan mayor susceptibilidad a las infecciones, por lo general, contenidas por los linfocitos T y el interferón γ (43), por lo que el aislamiento de algunos microorganismos desde otros puntos de vista considerados "oportunistas", no siempre debería ser causa de alarma.

Por otro lado, deben valorarse el número y los tipos de infecciones y su morbilidad individual y acumulativa. Es necesario descartar cuidadosamente otras causas de síntomas inespecíficos; por ejemplo, ¿son la congestión o el moqueo debidos a una alergia u otros tipos de rinitis? En contraste, la rinosinusitis documentable es una complicación frecuente de la inmunodeficiencia primaria (44). En un estudio reciente de 239 adultos (media de edad = 48 ± 11 años), referidos por rinosinusitis crónica, se informó que 23% no pudo desarrollar titulaciones protectoras contra más de siete serotipos con la vacuna neumocócica de polisacáridos didecatrivalente (45); es interesante que 71% de esos pacientes también tenía diagnóstico de asma. En un metaanálisis de 13 estudios que colectivamente incluyeron más de 1 400 pacientes se informó que 23% de aquellos con rinosinusitis crónica durante > 1 año no aliviada por la intervención quirúrgica presentaba deficiencia de IgA, IgG o IgM (46). Si la tos es una manifestación importante, ¿se debe a la producción de esputo, irritación u otras causas? ¿Pudiese representar un equivalente del asma? Si están presentes ambos, retraso del desarrollo y tos, ¿pudiese el paciente sufrir fibrosis quística? La enfermedad celiaca y otras formas de afección inflamatoria intestinal pueden simular la hipogammaglobulinemia en los niños con deficiente aumento de peso, que también sufren infecciones frecuentes de las vías respiratorias superiores, que por sí mismas no se considerarían significativas.

El aislamiento y la identificación de los microorganismos responsables es claramente el estándar ideal para el diagnóstico riguroso de una infección. La documentación de fiebre, la cifra diferencial de leucocitos y los parámetros sensibles pero inespecíficos, como la velocidad de eritrosedimentación y la proteína C reactiva, pueden ayudar a distinguir entre la sinusitis recurrente/crónica y las cefaleas por otras causas. Estas pruebas pueden también ayudar al diagnóstico diferencial de la tos recurrente u otros síntomas torácicos. No puede insistirse demasiado en la importancia del cultivo y el estudio de los frotis de la secreción nasal en busca de bacterias y neutrófilos, en contraposición con los eosinófilos, para distinguir las causas infecciosas de las alérgicas, y otras de origen no infeccioso, en particular en los niños pequeños. En algunos casos, el paso más apropiado del estudio es el envío del paciente de retorno al médico de atención primaria, con instrucciones de ser objetivo de cultivos apropiados y las pruebas de laboratorio fácilmente disponibles enlistadas antes, cada vez que se sospeche una infección o recurran los síntomas. Pasos similares pueden también ayudar a identificar a los adultos con cefaleas recurrentes atribuidas de manera errónea a sinusitis crónica/recidivante. En ocasiones, los resultados de cultivo señalan al diagnóstico, como en el caso de *Pseudomonas aeruginosa*, que sugiere fibrosis quística, o de la aspergilosis invasora que sugiere neutropenia o CGD (34, 35, 40). La infección crónica o recurrente por *Cryptosporidium parvum* puede sugerir el síndrome de hiper-IgM ligado a X (deficiencia del ligando CD40) (47, 48) y, por supuesto, *Streptococcus pneumoniae* o *Haemophilus influenzae*, sugieren deficiencia de anticuerpos o del complemento (1, 2, 8, 35, 37, 42).

Por lo tanto, se pueden obtener claves de la gravedad y la morbilidad total de la infección, indagando si se han requerido hospitalizaciones o antibióticos intravenosos (IV) para tratar las infecciones, o si, en general, han sido insuficientes los administrados por vía oral. La respuesta al tratamiento debe valorarse cuidadosamente. La fiebre alta continua u otros síntomas que sugieren una ausencia de respuesta a los antibióticos de la infección bacteriana confirmada por cultivo, es con mayor probabilidad índice de una inmunodeficiencia significativa, que frecuentemente es el patrón que se presenta donde la fiebre y los síntomas se resuelven con rapidez cuando se inicia el tratamiento con antibióticos (p. ej., para la otitis media), solo para recurrir poco después de concluir el ciclo terapéutico prescrito. Esto último pudiese, en realidad, representar una infección nueva, diferente. El patrón se detecta con bastante frecuencia en los niños que acuden a guarderías y los adultos con exposición frecuente a los niños pequeños. De manera similar, también es importante distinguir el tratamiento inadecuado o inapropiado (p. ej., antibióticos para las infecciones virales de las vías respiratorias altas) del fracaso de la respuesta, y es importante diferenciar las infecciones crónicas de las recurrentes. El ausentismo de la escuela o el trabajo debe cuantificarse, de ser posible, y documentarse cualquier secuela o discapacidad a largo plazo. Los antecedentes familiares se deben incluir en la indagación de información acerca de hermanos no gemelos y generaciones precedentes. Los árboles genealógicos con muertes prematuras de lactantes masculinos deben

TABLA 4-3 INMUNODEFICIENCIAS MAYORES HEREDADAS

AFECCIÓN	GEN O *LOCUS* DEFECTUOSO
I. Ligada a X	
Defecto o deficiencia primaria de los linfocitos B	
Agammaglobulinemia de Bruton (ligada a X)	Cinasa de tirosina de Bruton (BTK)
Síndrome de hiper-IgM ligado a X	Ligando CD40 (gp39, CD154)
Síndrome de Wiskott-Aldrich	Proteína del síndrome de Wiskott-Aldrich (WASP)
Inmunodeficiencia combinada grave	
Inmunodeficiencia combinada grave ligada a X	Cadena común del receptor de citocinas (cadena γ c)
Defectos de los fagocitos	
Enfermedad granulomatosa crónica (casi 65%)	Componente phox Gp91 del citocromo b245
Deficiencia grave de la glucosa 6-fosfatasa	G-6-PD
Deficiencia de properdina	Properdina
II. Autosómicas recesivas	
Defecto o deficiencia primaria de los linfocitos B	
Deleción de la cadena pesada de las inmunoglobulinas	Gen indicado en el cromosoma 14
Deleción de la cadena κ-ligera	22p11
Agammaglobulinemia autosómica	Genes individuales múltiples
Inmunodeficiencia variable común	Genes individuales múltiples
Ataxia-telangiectasia	*ATM*, 11q22.3
Hiper-IgM	Desaminasa de citidina inducida por la activación
	Uralcil-N-glucosilasa (UNG)

(*continúa*)

TABLA 4-3 INMUNODEFICIENCIA MAYORES HEREDADAS *(CONTINUACIÓN)*

AFECCIÓN	GEN O *LOCUS* DEFECTUOSO
Deficiencia primaria de linfocitos T	
Síndrome de DiGeorge	Microdeleción de 22q11
Deficiencia de la proteína relacionada con la cadena Z (ZAP-70 def)	2q12
Inmunodeficiencia combinada grave	
Deficiencia de la desaminasa de adenosina	20q13
Deficiencia de la cinasa 3 de Janus (Jak 3)	19p13
Deficiencia de la fosforilasa de nucleósidos purínicos	14q13.1
Defecto de los linfocitos citolíticos naturales	
NEMO	Modificador esencial de NF-κB
Defectos de los fagocitos	
Enfermedad granulomatosa crónica (35%)	Componentes Gp47phox o p22phox de la oxidasa de neutrófilos
Deficiencia de la adherencia de leucocitos de tipo I	Cadena común CD18 de integrinas de leucocitos β
Deficiencia de la adherencia de leucocitos de tipo II	Sialil-Lewis X (ligando para la E-selectina)
Otros defectos de componentes del complemento	Varios autosomas

IgM, inmunoglobulina M.

hacer surgir la sospecha de inmunodeficiencia ligadas a X (tabla 4-3), si bien la ausencia de tal antecedente no descarta las mutaciones espontáneas (8, 33). También deben hacerse preguntas en cuanto a los antecedentes familiares de asma y alergias, así como de otras enfermedades alérgicas que pudiesen presentarse con infecciones recurrentes, como la fibrosis quística. En la valoración de un niño puede ser importante determinar si los padres murieron prematuramente o presentan factores de riesgo conocidos de la infección por VIH.

La edad de inicio de las infecciones de frecuencia o gravedad desusadas puede facilitar un discernimiento importante de las inmunodeficiencias en los niños. Los recién nacidos de término presentan concentraciones de IgG equivalentes a las de sus madres, porque la IgG se transfiere a través de la placenta (49). Así, los neonatos con problemas de infecciones durante los primeros meses de la vida pueden presentar afecciones de linfocitos T o fagocitos, pero con menos probabilidad de una agammaglobulinemia u otros problemas aislados de la producción de anticuerpos. En contraste, las afecciones de la producción de anticuerpos tienen más probabilidad de presentarse después de los seis meses. El antecedente de exposición debe considerarse cuidadosamente, porque la frecuencia de infecciones comunes suele aumentar después del incremento de la exposición del niño a los entes infecciosos en el día inicial en la guardería o durante la etapa preescolar, en particular si no hay hermanos no gemelos en casa. Aunque los pacientes con deficiencia grave de anticuerpos, como los de la agammaglobulinemia de Bruton, clásicamente se presentan al médico entre los 6 meses y los 2 años (8, 33, 42), diagnóstico que, así como

el del síndrome de hiper-IgM, suele retrasarse hasta más tarde en la infancia (8, 33, 42, 47, 48). La inmunodeficiencia variable común (CVID, por sus siglas en inglés) puede presentarse a cualquier edad (50-52), un diagnóstico que con frecuencia se retrasa hasta los 8 a 10 años posteriores al inicio de un aumento distintivo en la morbilidad por la infección. El diagnóstico de CVID en los niños mayores y adultos jóvenes puede representar una deficiencia de inicio temprano que no se detectó antes, o un problema de reciente adquisición. Así como algunos lactantes pueden presentar el desarrollo tardío del rango completo de las respuestas inmunológicas (53), parece probable que algunos adultos presenten senescencia prematura de la capacidad de respuesta inmunológica (54) y quizá acudan con infecciones bacterianas recurrentes o la activación de infecciones latentes (p. ej., herpes zóster, tuberculosis) en su quinta o sexta decada de la vida. Además, se ha detectado cada vez más la deficiencia de anticuerpos en la quinta a séptima *décadas* de la vida, o incluso después (55). Las infecciones de inicio tardío por micobacterias diferentes a la de la tuberculosis han sido motivo de informe en adultos asiáticos con anticuerpos adquiridos contra el interferón γ (56).

■ EXPLORACIÓN FÍSICA DE LOS PACIENTES CON SOSPECHA DE INMUNODEFICIENCIA

La exploración física a menudo provee pruebas importantes en pro o en contra de una inmunodeficiencia, y puede también permitir al médico valorar de manera crítica la morbilidad acumulativa por una infección. De importancia máxima: debe documentarse cuidadosamente la presencia o ausencia de tejido linfático. La ausencia de amígdalas visibles en pacientes a quienes no se les extirparon quirúrgicamente, y la de ganglios linfáticos cervicales o inguinales palpables, deben promover una sospecha sólida de una deficiencia significativa de anticuerpos, porque la mayor masa de esos tejidos está constituida por linfocitos B, involucrados en la síntesis de anticuerpos. Por el contrario, la presencia de ganglios linfáticos palpables y amígdalas fácilmente visibles descarta la agammaglobulinemia de Bruton y puede sugerir la ausencia de SCID, pero no ayuda al diagnóstico del CVID o el síndrome de hiper-IgM ligada a X, en un sentido u otro. La presencia de adenopatía cervical o periférica, esplenomegalia o hepatomegalia puede sugerir CVID, infección por VIH, CGD u otras anomalías. Muchos datos anatómicos se vinculan con defectos inmunológicos en síndromes reconocibles de malformación (tabla 4-3); los exantemas característicos pueden sugerir WAS o HIES (16-18), y las anomalías craneofaciales, con o sin defectos cardiacos, sugieren el síndrome de DiGeorge (57, 58). Los efectos secundarios, como el retraso del desarrollo, la pérdida de peso o la talla breve, pueden sugerir morbilidad significativa por una infección crónica o recurrente. Las cicatrices posteriores a una incisión y el drenaje de abscesos, el drenaje o la citorreducción de los ganglios linfáticos crecidos, pueden indicar morbilidad significativa por defectos de neutrófilos.

Los fenómenos autoinmunes (59, 60) y las manifestaciones reumáticas (61), incluidas las artritis infecciosa o crónica, son frecuentes en los pacientes con CVID y otras inmunodeficiencias primarias y pueden sugerir la valoración en busca de una inmunodeficiencia, incluso si el antecedente de infecciones no es impresionante.

La valoración cuidadosa de las membranas timpánicas, los senos paranasales y el tórax es en extremo importante para los pacientes con sospecha de síndromes de deficiencia de anticuerpos. La cantidad y las características de las secreciones deben documentarse, y determinarse si las anomalías observadas son agudas o crónicas. A este respecto, pueden ser muy útiles la tomografía computarizada (TC) de alta resolución (cortes delgados) del tórax y las pruebas formales de función pulmonar (62-65). Las bronquiectasias, zonas de densidades en "vidrio de reloj esmerilado" en el parénquima pulmonar y la adenopatía hilar, pueden sugerir la presencia de enfermedad crónica subclínica, que quizá se asocie con una deficiencia de anticuerpos o CVID (62-65). La acropaquia digital puede también proveer un índice importante de la enfermedad pulmonar crónica.

■ PRUEBAS GENERALES DE DETECCIÓN POR EL LABORATORIO

Las guías y algoritmos útiles para el diagnóstico y tratamiento de la inmunodeficiencia se encuentran disponibles en el Joint Council on Allergy, Asthma, and Immunology (1), la Immune Deficiency Foundation (2) y la Jeffrey Modell Foundation (http://www.info4PI.org), que pueden ayudar a ordenar las pruebas de tamizaje por su prioridad e interpretación por el médico de atención primaria y definir situaciones en las que es apropiado el envío del paciente a un especialista. Con frecuencia el médico de atención primaria puede ya tener estos resultados en la mano cuando se consulta al especialista para determinar si es apropiado el envío.

Una revisión de las pruebas de laboratorio ya obtenidas por el médico de atención primaria puede aportar claves importantes de la presencia de una afección inmunológica y acelerar la valoración de los pacientes, al sugerir qué pruebas especializadas con toda probabilidad aportarán información. Un paso crítico inicial es el recuento hematológico completo (CBC, por sus siglas en inglés) con diferencial. En este sentido, es importante recordar que los recuentos de los linfocitos en los neonatos deben corresponder a cifras mayores que en niños de mayor edad y adultos, y que se deben cumplir las normas apropiadas para la edad (1, 66). La neutropenia puede ser una anomalía primaria o acompañar a la agammaglobulinemia ligada a X (8, 39, 42). Las pruebas de química sanguínea general suelen mostrar una cifra total baja de proteínas, pero una albúmina normal, en presencia de la agammaglobulinemia (67). Una cifra baja de ácido úrico puede indicar una deficiencia de ADA o de la fosforilasa de nucleósidos purínicos (68), en tanto un calcio sérico bajo quizá sugiera el síndrome de DiGeorge o la distrofia ectodérmica-candidosis de la poliendocrinopatía autoinmune.

Además de valorar las vías aéreas y el parénquima pulmonar, debe revisarse la radiografía de tórax en cuanto a la ausencia o presencia de timo en los lactantes, y respecto de la posibilidad de un timoma, que puede vincularse con la hipogammaglobulinemia en los adultos (69). El hiperinflado con parches de atelectasia, sugerente de asma, quizá señale la necesidad de revisar cuidadosamente detalles adicionales en los pacientes enviados por tos o neumonía recurrente. La presencia de cicatrices antiguas y enfermedad activa se documentará. Además, se pueden encontrar anomalías de las costillas que simulan raquitismo en la deficiencia de ADA (28); las anomalías de los grandes vasos quizá sugieran la asplenia (70) o el síndrome de DiGeorge (57, 58), o pudiesen dirigir el estudio lejos de una inmunodeficiencia y hacia el síndrome de Kartagener (transposición visceral completa y dismovilidad ciliar) (71).

■ PRUEBAS INMUNOLÓGICAS DE DETECCIÓN

Las pruebas para detectar una inmunodeficiencia pueden hacerse en la mayoría de los laboratorios regionales y los hospitales comunitarios, con resultados disponibles en unos cuantos días, e incluirán la cuantificación de las principales inmunoglobulinas y considerarán las subclases de IgG. En los adultos mayores se incluirá la electroforesis de proteínas séricas, puesto que los pacientes con gammapatía monoclonal, mieloma múltiple o leucemia linfocítica crónica (LLC), quizá presenten deficiencia de anticuerpos coexistente con una cifra total normal de la clase de inmunoglobulina que incluya a la paraproteína (proteína M). La interpretación de las concentraciones séricas de IgG y sus subclases suele ser indirecta (1, 2). En primer término, se deben usar normas específicas de la edad, porque hay cambios notorios en las cifras durante los primeros 2 años de la vida (72). Si bien algunos laboratorios quizás informen de concentraciones de IgG tan bajas como de 200 mg/dL, como "normales" en lactantes de 3 a 6 meses, las menores de 400 mg/dL con frecuencia no proveen suficiente protección. En segundo término, incluso dentro de un grupo etario dado, la mayoría de los laboratorios informa de un rango normal cuyo límite superior puede ser dos o más veces mayor que el inferior. Por lo tanto, debe recordarse que la concentración total de IgG sérica representa la suma de cientos de respuestas reguladas por separado, más bien que una sola variable bajo regulación estrecha, como la de un electrolito o la glucosa sanguínea. Las concentraciones de IgG, y en particular de sus subclases, varían no sólo entre individuos de la misma edad con diferentes antecedentes de exposición, sino también en uno en momentos diversos. Así, antes de poder alcanzar cualquier conclusión en cuanto al diagnóstico de la deficiencia de alguna subclase de IgG, se deben repetir las pruebas con varias semanas de intervalo. Debe también considerarse el análisis de las titulaciones de anticuerpos específicos en los pacientes pediátricos y realizarse en los adultos (véase su descripción más adelante en este capítulo). En especial, en los lactantes menores de un año los resultados de una sola cuantificación pueden ser menos importantes que su tendencia durante varios meses (53, 72).

Para juzgar lo adecuado de la concentración de IgG en un individuo determinado, debe considerarse el antecedente de exposición y la frecuencia de infecciones documentadas. Así, los individuos normales con exposición frecuente a microorganismos patógenos y aquellos cuyas defensas están comprometidas por afecciones que no alteran las respuestas de linfocitos, como la fibrosis quística y CGD, con frecuencia presentan concentraciones altas de IgG sérica total, que se pudiese considerar una adaptación fisiológica o una respuesta del sistema inmunológico normal a la mayor o más persistente estimulación antigénica. Las concentraciones de IgG cerca del límite inferior de lo normal en pacientes con una morbilidad comparablemente aumentada, pero sin un defecto subyacente no inmunológico, pueden, por lo tanto, ser índice de una deficiencia relativa de anticuerpos específicos y deberían valorarse adicionalmente, como se explica en las siguientes secciones.

Además de aquellas afecciones en las que las proproteínas pueden ocultar deficiencias reales de anticuerpos dentro de cifras normales de IgG total, la activación inespecífica de linfocitos B policlonales puede causar que la concentración de IgG total o IgM se encuentre dentro del rango normal o incluso elevada, en tanto quizás haya deficiencia de anticuerpos específicos, lo que no es inusual en el lupus eritematoso sistémico, la infección por virus de Epstein-Barr y aquella por VIH (73, 74). El dato de una IgA sérica baja o ausente junto con concentraciones normales bajas o limítrofes de una o más de las subclases de IgG, en particular la 2, debe también hacer surgir la sospecha de defectos más graves en la producción de anticuerpos específicos que lo que sugeriría la concentración total de IgG en sí, y tales pacientes requieren también mayor estudio (75). Además, se pueden encontrar cifras elevadas de IgE e IgA séricas concomitantes con la deficiencia de anticuerpos contra polisacáridos en el WAS, y unas cifras extremadamente altas de IgE pueden sugerir, pero por sí mismas no son diagnósticas de, HIES.

La cuantificación de los subtipos de linfocitos por flujocitometría está ahora ampliamente disponible y debería incluirse como prueba de detección en todos los pacientes en quienes se sospecha una inmunodeficiencia celular (76, 77). Una CBC con diferencial debería siempre acompañar al análisis de marcadores superficiales de los linfocitos, de manera que se pueda calcular el número absoluto de cualquier tipo dado de célula por milímetro cúbico de sangre. Como con las determinaciones de inmunoglobulinas, deben usarse normas específicas para la edad (66), algo en extremo importante porque los neonatos y lactantes normales deberían tener cifras más altas de linfocitos T que los de mayor edad o los adultos, y la linfopenia T sugiere SCID (66, 76, 77). El médico debe ser cuidadoso en cuanto a qué prueba o conjunto de ellas ordena de forma específica, porque en la era del tratamiento amplio de la infección por VIH, muchos laboratorios ofrecen un "grupo de marcadores de superficie de linfocitos" que incluye solo CD3, CD4 y CD8. Debido a que la deficiencia de anticuerpos por una disminución del número de linfocitos B o su función es el tipo más frecuente de inmunodeficiencia primaria, deben también cuantificarse los linfocitos citolíticos naturales (NK, por sus siglas en inglés) con aquéllos. El análisis de los subconjuntos inmaduros y de memoria (CD27[+], "con cambio de clase" o no) de linfocitos B y las inmunoglobulinas de superficie es importante para la clasificación y el pronóstico de la CVID (78). Además, puesto que los pacientes con LLC pueden acudir con deficiencia de anticuerpos, debe también determinarse el cociente de los linfocitos que expresan las cadenas ligeras κ y λ. El análisis de subconjuntos de linfocitos T, linfocitos B y linfocitos citolíticos naturales con frecuencia provee claves importantes del defecto molecular real en muchos casos de SCID (véase más adelante). A menudo se puede confirmar el defecto exacto por análisis de los marcadores de activación y las moléculas de señalización intracelular, muchos de los cuales ahora también se cuantifican por flujocitometría (76, 77).

Las afecciones por mutaciones en las moléculas de superficie de los linfocitos, como la deficiencia del ligando CD40 (CD154) en el síndrome de hiper-IgM ligado a X y la deficiencia de Fas (CD95) en el síndrome linfoproliferativo autoinmune, son fácilmente diagnosticables por flujocitometría, al igual que varias afecciones de la adherencia de los neutrófilos. Los defectos en la vía de la oxidasa de los neutrófilos microbicida (p. ej., en CGD) pueden también detectarse por flujocitometría, con uso de colorantes como la dihidrorodamina, que es captada por las células, que muestran fluorescencia solo cuando producen H_2O_2 (76, 77).

Asimismo, pueden identificarse deficiencias más raras que afectan a otros ámbitos del sistema inmunológico, y caracterizarse en este nivel de estudio. En los pacientes con sospecha de defectos en la inmunidad mediada por linfocitos T, se determina mejor su actividad funcional por la capacidad del paciente de montar reacciones cutáneas de hipersensibilidad tardía ante el recuerdo de antígenos como los de especies de Candida, virus de la parotiditis epidémica, o toxoide tetánico (79). Obviamente, las pruebas cutáneas de hipersensibilidad tardía tienen poco significado en los niños menores de 2 años, que quizá no estén adecuadamente inmunizados. Los pacientes con infecciones sugerentes de defectos de la inmunidad mediada por linfocitos T deben también ser objeto de detección de la infección por VIH.

El CBC aportará un índice del número de fagocitos. La valoración de su función puede a menudo hacerse por flujocitometría, pero quizá requiera recursos de laboratorio más especializados (80, 81). La determinación del complemento debe incluir la cuantificación de la concentración de C3 sérico y de la actividad hemolítica total (CH_{50}), porque la primera puede disminuir notoriamente sin afectar a la última. La CH_{50} es la mejor prueba total para los defectos del complemento y su resultado es de cero en caso de los tardíos, como aquellos que predisponen a las infecciones recurrentes o diseminadas por especies de *Neisseria* (37). Sin embargo, el suero para esta prueba debe manejarse cuidadosamente y a menudo se requiere su repetición. En los pacientes con antecedente de bacteriemia, septicemia o infección diseminada por vía hematógena, una revisión cuidadosa del frotis de sangre periférica en busca de cuerpos de Howell-Jolly en los eritrocitos, y su estudio especial al microscopio en cuanto a la presencia de fóveas en sus membranas (82), puede sugerir una asplenia anatómica o funcional.

■ VALORACIÓN INMUNOLÓGICA DETALLADA POR EL LABORATORIO

Aunque se pueden detectar hipogammaglobulinemia, neutropenia y la deficiencia completa de un componente de vía clásica del complemento francas mediante las pruebas de tamizaje por el laboratorio descritas antes, se requieren otras detalladas para detectar inmunodeficiencias más sutiles, un grado de estudio que con frecuencia es necesario para caracterizar defectos graves en forma más completa y los síndromes complejos que involucran manifestaciones autoinmunes o inflamatorias, además de las infecciones.

Debido a la posibilidad de presentación de una deficiencia de anticuerpos clínicamente significativa incluso cuando la concentración sérica total de las clases más importantes de inmunoglobulinas y subclases de IgG resulta normal, debe valorarse la producción de anticuerpos específicos siempre que el cuadro clínico sugiera infecciones bacterianas recurrentes, en particular del aparato respiratorio, lo que puede no ser necesario si las clases principales de inmunoglobulinas están ausentes o notoriamente disminuidas. Por lo tanto, deben hacerse titulaciones de anticuerpos específicos contra polisacáridos así como contra antígenos proteínicos (83-86). Aunque la cuantificación de isohemaglutininas (anticuerpos contra sustancias de los grupos sanguíneos A, B, o ambos, en los pacientes con otros grupos sanguíneos) se puede utilizar para el tamizaje de la capacidad de producir anticuerpos contra polisacáridos, en esos análisis se depende menos de la disponibilidad de titulaciones de dichos anticuerpos específicos.

Si se han aislado e identificado microorganismos patógenos específicos (p. ej., a partir de los derrames en el momento de la inserción de sondas de timpanostomía, el drenaje endoscópico de senos paranasales o los especímenes de esputo por expectoración o inducidos), también deben cuantificarse anticuerpos contra esos microorganismos específicos. Además, se deben cuantificar los anticuerpos contra agentes inmunizantes comunes (86). Los autores suelen requerir cuantificaciones de anticuerpos contra toxinas de tétanos y difteria y varios polisacáridos de neumococos, así como del polisacárido de tipo B de *H. influenzae* (84-86). Las pruebas para estas titulaciones de anticuerpos y adicionales están disponibles en muchos laboratorios comerciales y, a veces, se conocen como *grupo de pruebas analíticas de la inmunidad humoral*.

Una ventaja del uso de estos antígenos particulares es que están contenidos en vacunas bien probadas, *fácilmente disponibles*, que a menudo ya se han administrado o que se indicarán clínicamente para los pacientes en cuestión, de modo que la exposición al antígeno es definitiva (84-86). Obtener titulaciones antes, así como de 4 a 8 sem después de la inmunización permite la comparación de la respuesta a cada antígeno. La ausencia de un aumento triple en la titulación después de la inmunización o el fracaso en el alcance de cifras de protección indican que el paciente no puede montar respuestas específicas de antibióticos (84-86), lo que se presenta con antígenos proteínicos o polisacáridos y puede indicar un fracaso en la detección o el procesamiento apropiado de toda una clase de antígenos, que pudiese ocurrir en lo que se ha denominado la *deficiencia de polisacáridos o antibióticos específicos*; o se puede considerar un defecto "lacunar" al fracaso en la respuesta a ciertos antígenos particulares. Las respuestas deficientes a las vacunas pueden también presentarse con cifras de Ig "normales" en pacientes con activación policlonal de linfocitos B o linfoma (véanse líneas previas).

En algunos casos raros, los pacientes que ya reciben inmunoglobulinas en solución pueden requerir valoración de su propia producción de anticuerpos específicos, que quizá sea difícil, porque aquellos contra muchos antígenos comunes se habrán adquirido en forma pasiva. En esas circunstancias, el tratamiento con inmunoglobulinas puede interrumpirse durante unos meses (con cobertura por antibióticos profilácticos, de ser necesario), de manera que se pueda inmunizar a los pacientes y determinar su producción de anticuerpos mientras se revaloran clínicamente. Si esto no es posible, se pueden ordenar pruebas de antígenos especiales, como la hemocianina del gastrópodo *Megathura crenulata* y la del bacteriófago øX174 en centros especializados. Puesto que la mayoría de los individuos y donadores de plasma no han estado expuestos a esos antígenos, los preparados de inmunoglobulinas comerciales no contienen anticuerpos en su contra y se pueden usar para valorar la formación nueva de anticuerpos específicos.

La función de linfocitos T específicos se estudia con máxima frecuencia determinando la incorporación de ^{3}H-timidina al ADN de recién formación de los linfocitos en rápida proliferación después de su estimulación *in vitro* (87). Las lectinas, proteínas que se unen a polisacáridos comunes en la superficie de las células humanas con frecuencia se usan como estímulo. Debido a que estas proteínas estimulan a la mayoría de los linfocitos humanos independientemente de su sensibilización previa por antígeno, se denominan *mitógenos,* y las pruebas en que se usan se conocen como *análisis de proliferación de linfocitos por mitógenos.* Las lectinas de origen vegetal usadas, por lo general, para análisis de proliferación por mitógenos incluyen concanavalina A, fitohemaglutinina y el mitógeno *Phytolacca americana.* Los resultados de análisis de incorporación de ^{3}H-timidina pueden expresarse como radiactividad (cuentas por minuto) en las células o como el cociente de incorporación en cultivos paralelos de linfocitos estimulados por mitógeno respecto de los no estimulados, también conocido como *índice de estimulación.* Las pruebas de estimulación por mitógeno son útiles incluso en los neonatos que no han recibido inmunización alguna y pueden ser en particular informativas acerca de la función y competencia de los linfocitos T en los neonatos con su deficiencia parcial, como los afectados por el síndrome de DiGeorge (88). Las desventajas de estas pruebas incluyen los requerimientos de varios mililitros de sangre, que pudiesen ser prohibitivos para los recién nacidos pequeños; las restricciones temporales que se pueden imponer por el laboratorio para facilitar el aislamiento de células mononucleares en horas laborales normales, y el hecho de que las células deben cultivarse durante varios días (por lo general de 2 a 3) antes de que se "marquen" con ^{3}H-timidina para valorar su incorporación.

Para superar estas dificultades, en muchos laboratorios se usan ahora análisis de flujocitometría con base en el aspecto de los marcadores de activación temprana de la membrana plasmática de linfocitos, como CD69 (76, 77). Los cultivos mixtos en los que se estimulan los linfocitos T del paciente por linfocitos de donador emparentado u otros potenciales que se irradiaron para prevenir su proliferación (y viceversa), también se usan para estudiar la competencia de los linfocitos T y determinar la histocompatibilidad en quienes se contempla el trasplante de *médula ósea.* A menudo se emplean enterotoxinas de estafilococo como estímulos en los análisis de proliferación, porque son "superantígenos", o contra anticuerpos, como anti-CD3, que estimulan a familias amplias de linfocitos T por su unión a partes de otros receptores en ellos, diferentes del sitio de unión de antígeno. La respuesta a los superantígenos, por lo tanto, también es independiente de la sensibilización antigénica previa. Las respuestas proliferativas de los linfocitos T al recordar antígenos pueden también valorarse con uso de técnicas similares. Sin embargo, debido a que menos linfocitos T responden a cualquier antígeno determinado que a los mitógenos de reacción *más* amplia (véanse líneas previas), estas pruebas, por lo general, requieren periodos de incubación de 4 a 5 días antes que se determine la incorporación de ^{3}H-timidina. La cepa Cowen de *Staphylococcus aureus* se puede usar como estímulo independiente de los linfocitos T para la proliferación de linfocitos B.

Es evidente que sólo pueden esperarse respuestas a los antígenos si el paciente ha estado expuesto a aquel en cuestión. Por lo tanto, las pruebas de estimulación por antígenos no suelen ser útiles durante la lactancia temprana. Sin embargo, si se sabe que un niño mayor ha recibido sus inmunizaciones programadas o si ha sufrido infecciones obvias por especies de *Candida,* la respuesta a los preparados solubles de este microorganismo y los antígenos de las vacunas, como el toxoide tetánico, pueden ser útiles. En pacientes con infecciones oportunistas sugerentes de sida o el resultado positivo de pruebas de detección de VIH, deben hacerse las confirmatorias como la de inmunotransferencia y la cuantificación de la carga viral. También debe valorarse el *número absoluto* de linfocitos T CD4 y su función como parte de la investigación detallada (89).

Los análisis detallados por el laboratorio de los pacientes con sospecha de afecciones de fagocitos deben incluir la valoración de la quimiotaxis de neutrófilos y el estallido respiratorio oxidativo que acompaña a la fagocitosis (80, 81). La quimiotaxis se valora por cuantificación de la migración de los leucocitos polimorfonucleares a través de geles de agar o filtros. El estallido respiratorio oxidativo se puede valorar por flujocitometría o la prueba de azul nitro de tetrazolio, en la que un colorante amarillo soluble se reduce a un precipitado intracelular azul fácilmente visible. Si la CH_{50} fue anormal en la detección, se puede identificar el componente deficitario real mediante pruebas funcionales en laboratorios de referencia, donde también se pueden detectar anomalías de las vías alternativa y de lectina, que pueden estar indicadas en pacientes con infecciones bacterianas recurrentes o bacteriemia y septicemia, a pesar de los resultados normales en las pruebas de anticuerpos y la vía clásica del complemento.

■ TAMIZAJE DE RECIÉN NACIDOS RESPECTO DE LA INMUNODEFICIENCIA COMBINADA GRAVE

Hasta el año 2016 en 42 estados de Estados Unidos, el distrito de Columbia, Puerto Rico y la nación Navajo, se incluyó la cuantificación de círculos de exclusión de receptores de linfocitos T (TREC, por sus siglas en inglés) como parte de sus programas de tamizaje neonatal y en cinco estados más se planea establecer o iniciar programas piloto (2, 90-92). En estos análisis se usan reacciones en cadena de polimerasa para cuantificar fragmentos circulares pequeños del ADN que se esciende durante el rearreglo de genes del receptor de antígenos durante la formación de los linfocitos T y, por lo tanto, son en realidad índices de la linfocitopenia T y no de SCID en sí. Por lo tanto, las cifras bajas en las pruebas de tamizaje TREC deben ser seguidas por pruebas especializadas para caracterizar el diagnóstico molecular de SCID, determinar otra causa de la linfocitopenia o descartar cifras falsamente bajas (90-92). Con la amplia disponibilidad del tamizaje por TREC se ha hecho aparente que la SCID es más frecuente de lo que originalmente se creía, con cálculos actuales cercanos a uno en 50 000 nacidos vivos que en uno de 100 000 (1, 90-92). También es necesario el diagnóstico molecular para el asesoramiento genético preciso. Con el diagnóstico temprano, cerca de 90% de los infantes con SCID pueden sobrevivir mediante el trasplante de citoblastos (93-95), restitución enzimática (96) o geneterapia (96-98).

Si se confirma la linfocitopenia, deberá hacerse valoración de los grupos de linfocitos por flujocitometría tan rápido como sea posible, porque los resultados serán altamente sugerentes de la lesión molecular exacta y pueden tener implicaciones importantes de pronóstico (76, 77). En particular, la conservación relativa de linfocitos B en los pacientes de SCID con cifras muy bajas de linfocitos T y citolíticos naturales puede sugerir la señal importante de la deficiencia de la cinasa Jak 3 (99, 100) o la cadena γ del receptor de citocinas común (100), necesaria para el desarrollo de los linfocitos T y sitio de las mutaciones en la mayoría de los casos de SCID ligada a X. Los linfocitos B, T y citolíticos naturales pueden presentarse en cifras

equivalentes en formas de SCID autosómicas recesivas no debidas a la deficiencia de ADA (76, 77). La deficiencia relativamente selectiva de los linfocitos CD8 es característica de la correspondiente de Zap 70, una cinasa de proteína importante para la señalización de los linfocitos T. El defecto más probable puede entonces confirmarse en laboratorios de investigación especializados con uso de análisis para la proteína específica (por inmunotransferencia o flujocitometría) o el gen de que se sospecha.

Los bebés con SCID, sus padres y hermanos no gemelos, deberían ser objeto de tipificación de antígenos leucocitarios humanos con rapidez, para valorar la posibilidad de un trasplante de citoblastos hematopoyéticos (HSCT, por sus siglas en inglés), que es curativo en muchos casos (93-95) y se logra de la mejor forma en el primer mes de vida, antes de que haya daño de órgano terminal o infección crónica (92, 93). Si no hay un donador potencial pareado para todos los *loci*, pudiese considerarse el trasplante de *médula ósea de la que se eliminaron linfocitos T de un donador* con desfase en uno o más *loci*, pero se hace solo en ciertos centros de investigación. Asimismo, puede haber cuadros clínicos leves o diferidos de SCID por deficiencias enzimáticas, como la de la fosforilasa de nucleósidos purínicos o la de ADA. El hacer el diagnóstico correcto tan tempranamente como sea posible, es en especial importante en la última, porque la restitución de ADA conjugada bovina con polietilenglicol (Adagen) está disponible en el comercio y a menudo alivia el defecto inmunológico (96). Esto puede servir como una medida temporal hasta que se haga el trasplante de linfoblastos o la geneterapia, o como restitución a largo plazo si el paciente no cuenta con un donador adecuado (96). En las deficiencias de linfocitos T con respuesta alterada a los mitógenos, debe enviarse sangre completa anticoagulada a un centro de investigación donde haya experiencia en estos análisis (87). Con algún éxito se ha utilizado geneterapia en la deficiencia de ADA y en la de la cadena γ del receptor de citocinas (96-98). Por lo tanto, en casos de SCID aparente con presencia de linfocitos B (76, 77) es importante la definición temprana del defecto exacto.

■ DIAGNÓSTICO GENÉTICO MOLECULAR

Las pruebas avanzadas suelen hacerse para señalar la lesión molecular en casos de confirmación de inmunodeficiencia en los laboratorios de investigación. Sin embargo, hoy es posible un grado adicional de definición en muchos laboratorios hospitalarios y comerciales, y pueden proveer información a los pacientes y sus familias para el asesoramiento genético y el pronóstico. La definición del defecto molecular es importante para el tratamiento de los pacientes con inmunodeficiencia, porque ya se dispone de varias formas de tratamiento específico y se están desarrollando nuevas modalidades a una rápida velocidad. Además, cuando se previenen las complicaciones inflamatorias o autoinmunes de las infecciones, en los pacientes que previamente se habían clasificado como con CVID, la definición del defecto molecular puede permitir la selección de los inhibidores más apropiados de las vías de señal activadas anormalmente, *más que confiar demasiado en los esteroides o los inmunosupresores inespecíficos* (101, 102). El patrón de inactivación del cromosoma X (103) se puede usar para determinar si los miembros de la familia son portadores de la agammaglobulinemia de Bruton, WAS, defectos de neutrófilos y otras afecciones ligadas a X, pero no todas (33, 42, 103). En este sentido, se puede usar hibridación *in situ* por fluorescencia para confirmar las microdeleciones en el cromosoma 22q11.2, en los pacientes con sospecha del síndrome de DiGeorge o el velocardiofacial, síndromes de anomalías compuestos que pueden incluir hipoplasia del timo y deficiencias parciales de linfocitos T (57, 58).

La delineación cuidadosa del fenotipo y el análisis de subgrupos de linfocitos y vías de activación/señal por flujocitometría puede, por lo general, hacer más estrecho el diagnóstico de un paciente o una familia determinada de un subgrupo de defectos genéticos conocidos, que pueden entonces analizarse selectivamente por técnicas de "secuenciación de la siguiente generación" (NGS, por sus siglas en inglés) con alta producción. Con el uso de plataformas instrumentales especializadas como los secuenciadores Illumina, Roche o Ion Torrent, y los equipos de reactivos disponibles en el comercio (p. ej., de Agilent), la NGS puede a menudo dar el diagnóstico molecular en un día o dos a un costo de unos pocos miles de dólares o menos. La NGS implica la secuenciación paralela de millones de pequeños fragmentos amplificados del ADN del paciente. Entonces se usa bioinformática computarizada avanzada para fragmentar la secuencia más grande, por mapeo de las secuencias fragmentarias superpuestas individuales en el genoma de referencia humano. Cada cadena de ADN debe secuenciarse al menos 20 veces, lo que da una elevada "intensidad" (múltiples superposiciones diferentes secuenciadas en forma repetida) para obtener datos precisos (104, 105). Para este propósito, se pueden usar NGS para la secuenciación de genomas completos, incluidas las secuencias de codificación e intermedias (intrones), reducidas a las regiones de codificación de todos, los 22 000 genes conocidos ("secuenciación completa del exoma"), o centrarse en conjuntos más pequeños de genes individuales ya señalados en la clase de inmunodeficiencias de que se sospecha (104-108), que se seleccionan por enriquecimiento dirigido y amplificación de zonas de sospecha de interés respecto del genoma completo. Así, si bien hay 22 000 genes humanos conocidos, en las compilaciones más recientes se enlistan aproximadamente 260 diferentes inmunodeficiencias definidas en forma molecular (2, 3). Asimismo, se han desarrollado arreglos y programas computacionales para amplificar y analizar simultáneamente los 148 sitios conocidos de mutaciones que se han comunicado como resultado de deficiencias de anticuerpos (107) y 161 mutaciones que

definan un rango más amplio de defectos (108). En el caso de lesiones genéticas antes desconocidas, se han descubierto muchos defectos nuevos por el uso de combinaciones de análisis de enlace de todo el genoma o analogía con defectos definidos en ratones, junto con NGS del genoma o exoma completos (104-106).

■ TRATAMIENTO TEMPRANO DE LA INMUNODEFICIENCIA CELULAR COMBINADA Y GRAVE

Los lactantes con defectos significativos en el número o la función de los linfocitos T y aquellos con SCID, no solo tienen mayor riesgo de infecciones por microorganismos patógenos oportunistas, sino también de sufrir una infección grave o avasalladora por los virus vivos atenuados que se usan para inmunización (92, 109). Por lo tanto, pueden presentar exantema y eosinofilia por disregulación de linfocitos T autólogos oligoclonales o la enfermedad de hospedador contra injerto (GVHD, por sus siglas en inglés) de leucocitos maternos o trasfundidos, como en el síndrome de Omenn y otros defectos graves (110, 111). Tan pronto como se sospeche SCID o un defecto inmunológico combinado grave deben iniciarse precauciones especiales, en tanto se hace el estudio inmunológico y se formulan los planes para el envío y tratamiento definitivos. En primer lugar, cualquier producto sanguíneo que se administre debe estar libre de *citomegalovirus* e irradiarse para prevenir la transfusión de linfocitos viables, que pudiesen causar la GVHD. En segundo lugar, se evitarán las vacunas de virus vivos (109).

Con las recomendaciones actuales de abandono del uso de la vacuna de poliomielitis oral de virus vivos atenuados en Estados Unidos y su sustitución con sólo una inactivada, la poliomielitis constituye un menor riesgo. Sin embargo, la inmunización con el bacilo de Calmette-Guérin se practica en muchos otros países y puede llevar a una infección diseminada fatal. También deben evitarse las vacunas de virus vivos de sarampión-parotiditis epidémica-rubéola y varicela. La profilaxis con inmunoglobulina para varicela zóster debe administrarse a lactantes con defectos de linfocitos T o SCID expuestos a niños con varicela o adultos con herpes zóster. El trimetoprim-sulfametoxazol de otros esquemas apropiados debe usarse para profilaxis contra la neumonía por *Pneumocystis jiroveci* (antes *Pneumocystis carinii*) (112), y quizá sean necesarios ciclos prolongados de nistatina o antimicóticos sistémicos para eliminar especies de *Candida*. Además, debe considerarse el uso de la inmunización pasiva contra el virus sincicial respiratorio (Synagis) y la inmunoglobulina IV o subcutánea, en particular en lactantes de bajo peso al nacer y aquellos mayores de 6 meses. Esto pudiese requerirse durante más de un año, incluso en niños que recibieron HSCT, porque el injerto de linfocitos B funcionales a menudo se retrasa o es incompleto.

■ TRATAMIENTO DE LOS SÍNDROMES DE DEFICIENCIA DE ANTICUERPOS

Puesto que la mitad o más de todas las inmunodeficiencias primarias implican defectos en la producción de anticuerpos, el tratamiento de tales pacientes es una parte frecuente de la práctica de la alergología –inmunología–. Los pacientes con agammaglobulinemia ligada a X, síndromes de hiper-IgM y otras deficiencias graves de inmunoglobulinas, claramente requieren su restitución (véase más adelante). Por otro lado, con las deficiencias menos graves, a menudo se requiere observación estrecha, valoración subjetiva y el juicio clínico, además de los datos de laboratorio. En la tabla 4-4 se presenta un esquema útil. Para decidir qué forma de tratamiento puede ser más apropiada para cualquier paciente determinado, el médico debe considerar no solo el diagnóstico subyacente, sino también los antecedentes de exposición, la morbilidad acumulativa y el riesgo futuro de daño de órgano terminal por la infección, así como los riesgos y efectos adversos de diversas opciones terapéuticas. El número de días perdidos de trabajo o escuela por una infección, así como el número de aquellos que pueden requerirse para la inyecciones de IgG en solución en un hospital o centro correspondiente, deben considerarse junto con otras interferencias del estilo de vida del paciente. Las pruebas de función pulmonar y la TC pueden indicar una enfermedad pulmonar crónica progresiva y, sin embargo, subclínica, que quizá requiera complementos de inmunoglobulinas a pesar de la ausencia de neumonía aguda. La ausencia de manifestaciones sintomáticas de una enfermedad pulmonar crónica puede representar haberse habituado o la negación por el paciente (9, 62-65). Con frecuencia, aquellos con deficiencias de anticuerpos que acuden con infecciones agudas repetidas también presentan morbilidad sistémica, acerca de la cual pudiesen o no tener manifestaciones, lo que puede incluir fatiga, falta de energía, aumento de peso insuficiente (en los lactantes), síntomas gastrointestinales (principalmente diarrea crónica por colitis linfocítica o infección, como la giardiasis),

---

TABLA 4-4 ¿CUÁNDO ESTÁ INDICADA LA RESTITUCIÓN/COMPLEMENTACIÓN DE LA IGG?

- IgG < 200 mg/dL: todos los pacientes
- IgG de 200 a 500 mg/dL: si se demostraron deficiencias de anticuerpos específicos e infecciones frecuentes
- IgG > 500 mg/dL: si se identificó una deficiencia específica de anticuerpos e infecciones graves/recurrentes, e intolerancia o fracaso de los antibióticos

---

IgG, inmunoglobulina G.

Presentada por el doctor Anders Fasth de la European Society for Immune Deficiency, Budapest, 2006.

desestimados como "síndrome de intestino irritable", así como síntomas musculoesqueléticos/reumáticos que se han atribuido a otras causas o ignorado. Debido a que estos síntomas a menudo mejoran con el tratamiento apropiado de la infección crónica y la restitución de las inmunoglobulinas, deben valorarse cuidadosamente en la revisión de sistemas y sopesarse considerando las opciones terapéuticas. Los pacientes con antecedente de enfermedad intestinal inflamatoria, problemas recurrentes por *Clostridium difficile* o alergias farmacológicas pueden tener una menor tolerancia de los antibióticos, lo que limita las alternativas de tratamiento a la IgG. Los pacientes que acuden con enfermedad obstructiva crónica y aquellos con el síndrome de superposición de asma-COPD, o asma desencadenado por infecciones, pueden en realidad presentar deficiencias de anticuerpos subyacentes, en cuyo caso quizás experimenten un alivio notorio de los síntomas de vías aéreas bajas y las exacerbaciones, si se impide la infección con complementos de IgG (113) o el uso correcto de antibióticos (114).

Por otro lado, se puede emplear una diversidad de tratamientos ordenados dentro de un rango de intensidad de la deficiencia de anticuerpos, o de manera secuencial en cualquier paciente. Algunos, en particular los niños pequeños con deficiencia parcial de antibióticos que no han tenido un daño permanente significativo de órgano terminal, se pueden tratar limitando su exposición a las infecciones (p. ej., al retirarlos de la guardería o el centro preescolar) y asegurándose de que hayan recibido todas las vacunas apropiadas, incluyendo las de polisacáridos conjugados, y la inmunización anual contra la influenza. La inmunización de la familia y otros contactos cercanos es equivalentemente importante. La cuantificación de titulaciones de antibióticos específicos después de la administración de vacunas puede proveer tranquilidad a los padres y médicos que envían al paciente y sugerir que no está indicado un tratamiento adicional. En algunos casos de deficiencia parcial de anticuerpos, la inmunización, el tratamiento rápido y riguroso de posibles infecciones bacterianas, como sinusitis y bronquitis, y la verificación de que los antibióticos se continúen hasta que se haya resuelto por completo la infección, pudiesen proveer un resultado satisfactorio. También debe valorarse la ausencia de síntomas crónicos o progresivos por un seguimiento clínico frecuente. En otros casos quizá se requieran ciclos prolongados de antibióticos orales o parenterales. El siguiente paso sería el uso de antibióticos profilácticos (114). Muchos pacientes logran eliminar las infecciones de manera satisfactoria mediante una dosis diaria de trimetoprim-sulfametoxazol* (p. ej., la mitad de la dosis diaria total que se utilizaría para la otitis media). También pueden usarse otros antibióticos orales, como la ampicilina o una cefalosporina, en especial en pacientes

---

* Note que esto no proveería profilaxis satisfactoria contra la infección por *P. jiroveci* (*P. carinii*) en los pacientes con deficiencia de linfocitos T. En la referencia 112 se encuentran recomendaciones para tal circunstancia.

alérgicos a las sulfonamidas, pero pueden vincularse con un mayor riesgo de bacterias resistentes. Los pacientes que presentan diarrea u otros efectos secundarios gastrointestinales excesivos, algodoncillo bucal o candidosis vaginal, pueden ser malos candidatos de este esquema. Debido al posible desarrollo de resistencia a los antibióticos, cuando los pacientes con antibióticos profilácticos presentan infecciones que posiblemente sean de origen bacteriano, debe usarse un ciclo completo de diferentes fármacos para el tratamiento, debido a que quizá se reinicie el esquema profiláctico.

En los pacientes con deficiencia grave de anticuerpos, en aquellos para la que es problemática la antibioticoterapia y en quienes la profilaxis no ha sido satisfactoria, está indicado el tratamiento de restitución con inmunoglobulinas (1, 2, 115), que se puede hacer convenientemente por las vías IV o subcutánea (116-118). Rara vez se usan hoy inyecciones intramusculares de inmunoglobulina sérica, excepto como profilaxis ocasional para los viajeros.

Los preparados de inmunoglobulinas disponibles en la actualidad se obtienen del plasma acumulado de miles de donadores, y contienen una amplia variedad de anticuerpos IgG específicos de las cuatro subclases molecularmente intactos, con poca o ninguna IgM o IgE (118). El contenido de albúmina e IgA es variable. La mayoría de los preparados contiene estabilizantes, como los aminoácidos glicina o prolina, si bien algunos contienen azúcares, como maltosa o sacarosa (tabla 1 en la referencia 118). Debido a que la IgG es un producto sanguíneo, debe considerarse su posibilidad de transmisión de virus (119) en la sangre, que se torna mínimo mediante el tamizaje y la selección cuidadosos de los donadores por los procesos usados para purificar la IgG (por lo general, una modificación del procedimiento de precipitación del alcohol de Cohn-Oncley en frío, seguida por uno o más pasos de cromatografía de intercambio iónico) y por los pasos de inactivación viral específica (119-123) que pudiesen incluir el tratamiento con ácidos grasos, solventes-detergentes o alcoholes grasos, para inactivar virus con cubierta (120, 121, 123), y la pasteurización, o incubación a pH bajo para desnaturalizar las proteínas de la cápside de los virus sin cubierta (121, 122). La mayoría de los productos puede también someterse a nanofiltrado para retirar virus. En este sentido se dispone de varias revisiones amplias recientes del tratamiento con IgG (116-118, 124).

Debido a que la vida media promedio de la IgG en la circulación es de casi 21 días, por lo general se administran en solución IV cada 3 a 4 sem (115-118, 124). De forma alternativa, se pueden administrar en solución por vía subcutánea en casa pequeñas "dosis diarias" a intervalos semanales de una vez cada 2 a 4 sem (116, 117). Los preparados tan concentrados como al 20% disminuyen el volumen necesario para el tratamiento subcutáneo, de modo que solo se requieren uno o dos sitios de inyección

para lograr tal administración en menos de 2 h (116, 117, 124). En otro esquema se utiliza la hialuronidasa humana recombinante para romper transitoriamente los enlaces cruzados en el tejido conectivo subcutáneo y facilitar la inyección de grandes volúmenes de IgG en solución a 10% (125). Cualquiera que sea la vía de administración, la dosis debe individualizarse para eliminar infecciones y otros síntomas, pero suele encontrarse en el rango de 300 a 800 mg/kg/mes (1, 2, 126-130). A menudo se usan dosis mayores en pacientes con infección pulmonar crónica o de senos paranasales (116, 129). Las concentraciones séricas de IgG determinadas durante el transcurso de la administración, apenas antes de la siguiente inyección en solución, se pueden usar para proveer un índice y ayudar a la toma de decisiones en cuanto a lo adecuado de la dosis y el intervalo del tratamiento, pero por sí solos no deben usarse como punto de desenlace (1, 2, 129, 130). En general, el mantener cifras séricas de IgG por arriba de 500 mg/dL provee protección adecuada contra las infecciones bacterianas graves y se considera un objetivo terapéutico mínimo. El análisis acumulado que abarca a 676 pacientes con inmunoglobulina intravenosa (IVIG, por sus siglas en inglés) y 482 con SCIG, muestra que las dosis mayores de IgG proveen concentraciones séricas más altas de IgG, que a su vez, brindan mejor protección contra la neumonía y otras infecciones (126, 127). Datos similares se comunicaron en un estudio longitudinal de 22 años de 90 pacientes en un solo centro de Gran Bretaña (129). Los pacientes con activación de linfocitos B policlonales o paraproteínas y algunos con CVID, deficiencia de subclases de IgG o una deficiencia de anticuerpos polisacáridos específicos, a menudo requieren dosis de restitución completas para conservar el rango total de anticuerpos para mantenerse sin infección, a pesar de concentraciones de IgG séricas pretratamiento dentro del rango normal.

Los pacientes con deficiencia de anticuerpos e infección aguda o crónica activa pueden experimentar síntomas sistémicos intensos, que incluyen calosfríos con agitación y picos febriles, así como reacciones inflamatorias en el sitio de infección (p. ej., los senos paranasales o las vías aéreas) cuando reciben por primera vez IgG en solución IV (131). Por lo tanto, podría ser preferible diferir el tratamiento hasta iniciar un ciclo satisfactorio de antibióticos en ellos. La administración IV en solución, en general, se inicia a razón de 0.5 a 1 mg/kg/min (0.005 a 0.01 mL/kg/min de una solución a 10%) y aumentarse en forma gradual a intervalos de 15 a 30 min según se tolere, hasta alcanzar una velocidad máxima de 4 a 6 mg/kg/min. Pacientes ocasionales pueden tolerar velocidades tan rápidas como 8 a 10 mg/kg/min. Aquellos estables al máximo pueden entonces concluir sus administraciones mensuales de IVIG en solución en 2 a 3 horas. Una minoría quizá experimente reacciones adversas durante la inyección IV, consistentes en cefalea, dolor dorsal, rubor, calosfríos o náusea (131). En casos graves puede haber disnea, una sensación de ansiedad y dolor de tórax, que por lo general no son reacciones anafilácticas reales, no son mediadas por IgE y suelen vincularse con una presión arterial aumentada, más bien que disminuida. Tales reacciones pueden, por lo general, tratarse con la interrupción temporal de la administración en solución, la disminución de su velocidad o la administración de difenhidramina, paracetamol o ácido acetilsalicílico. Los pacientes que muestran patrones consistentes de reacciones pueden mantenerse a velocidades menores de administración de la solución subsiguiente, o tratarse previamente con los fármacos antes mencionados. En raros casos, quizá se requiera el tratamiento previo con corticoesteroides (p. ej., 0.5 a 1 mg/kg de prednisona o metilprednisolona IV). La anafilaxia real es en extremo rara, pero se ha comunicado en un muy pequeño número de pacientes con deficiencia de IgA que presentaban anticuerpos IgE contra esta (132, 133). Puesto que esto es tan raro, no debería considerarse a la deficiencia de IgA como una contraindicación del tratamiento con IVIG en pacientes que también presentan deficiencia significativa de anticuerpos IgG, pero con uso de velocidades de inicio lentas y precaución. Rara vez se han vinculado meningitis aséptica, sucesos tromboembólicos e insuficiencia renal aguda, con la administración de IVIG, en general, cuando se usan dosis altas (> 1 000 mg/kg) por sus efectos antiinflamatorios o inmunorreguladores (119, 131). Estos sucesos son raros en los pacientes que reciben dosis convencionales de tratamiento de restitución por inmunodeficiencias. Las reacciones adversas tardías pueden incluir cefalea, posiblemente con características de jaqueca, así como náusea y fiebre, y quizá se presenten hasta 48 h después de la administración en solución, con respuesta, por lo general, al paracetamol, el ácido acetilsalicílico u otros fármacos antiinflamatorios no esteroides. En ocasiones se requieren antieméticos, antagonistas del receptor de serotonina u otros preparados antijaqueca. Los pacientes con reacciones febriles recurrentes deben valorarse cuidadosamente respecto de la presencia de una infección crónica, que debería tratarse con los antibióticos apropiados. En muchos casos las inyecciones de IVIG en solución son suficientemente tolerables para administrarse con seguridad en casa, por una enfermera de atención en el hogar, el padre o el cónyuge (116, 128). Los autores, por lo general, establecen la seguridad, la velocidad máxima a tolerar y la necesidad de premedicación en la clínica, antes de permitir al paciente el tratamiento en casa. La IVIG no es irritante para las venas y sus preparados convencionales no son viscosos o de administración difícil. No se requieren, por lo general, los accesos venosos permanentes como el MediPort (1). Si un paciente es particularmente sensible al dolor del inicio de la administración IV, puede ser de utilidad la aplicación previa de un anestésico local, como

lidocaína/prilocaína (mezcla eutéctica de anestésicos locales [EMLA, por sus siglas en inglés]), disponible como crema o disco presaturado.

El tratamiento subcutáneo con IgG está notoriamente libre de efectos adversos sistémicos y la mayoría de los pacientes puede aprender fácilmente a administrarlo en casa (116, 117, 128). Por lo general, se inyecta un cuarto de la dosis previa mensual de IVIG cada semana, pero los esquemas terapéuticos individuales pueden ser muy flexibles por esta vía. Con frecuencia se usan uno a tres sitios subcutáneos simultáneamente para cada administración, con una bomba portátil pequeña y un equipo de tubos que se ramifica para una a tres agujas individuales. Para la mayoría de los adultos son satisfactorias las agujas de calibre 25 a 27 de 9 a 11 mm de longitud, y se concluye la administración en solución en 2 h o menos. La incidencia de efectos adversos locales, que con frecuencia máxima simulan un bulto o una sola roncha, puede ser muy alta, en especial cuando se usa por primera vez esta vía (131), y suelen resolverse en horas y tornarse menos frecuentes con la continuación del tratamiento subcutáneo. La vía subcutánea puede ser particularmente preferible en pacientes en quienes es difícil en el establecimiento de un ingreso venoso, aquellos con efectos secundarios adversos significativos por las soluciones de administración IV y quienes viven en un lugar distante de las instalaciones donde se hace la administración IV en solución o que desean flexibilidad en la programación de sus dosis para ajustarse a sus horarios de trabajo, escuela u otras actividades. Los estudios de calidad de vida formales han mostrado que la capacidad de inyección en casa, sea por vía SC o IV, es apreciada por la mayoría de los pacientes y da como resultado una menor intromisión de la enfermedad en sus vidas (128).

Aunque la prevención de infecciones bacterianas graves es el objetivo principal del tratamiento de restitución de anticuerpos, la ausencia de síntomas de infecciones crónicas o bronquiectasias puede alcanzarse con frecuencia, y muchos pacientes señalan alivio de otros síntomas, como artralgias o artritis, cuando se ha logrado una restitución apropiada. El estado pulmonar, los resultados de TC de tórax, o ambos, en todos los pacientes con deficiencias significativas de antibióticos deben documentarse cuidadosamente al inicio del tratamiento y seguirse a intervalos regulares, incluso si se tornan asintomáticos por enfermedad pulmonar subclínica, que puede progresar sin síntomas crónicos o exacerbaciones agudas (62-65).

En algunos lactantes con tejidos linfáticos y cifras de linfocitos B normales, la deficiencia de anticuerpos puede representar un retraso de la maduración dentro del rango completo de respuestas de anticuerpos, más bien que un defecto fijo y permanente (53, 72), que con mayor probabilidad involucra el desarrollo retrasado de respuestas de anticuerpos independientes de los linfocitos T, como aquellos contra polisacáridos capsulares bacterianos. Después de que otros pacientes han tenido un intervalo satisfactorio con una incidencia normal o disminuida de infecciones, deben interrumpirse las inyecciones de IgG en solución y revalorarse la producción de anticuerpos propia del paciente. Los autores consideran que lo mejor es intentar tales interrupciones del tratamiento durante los meses del verano, cuando la exposición a la infección respiratoria por diseminación en gotas disminuye. Las concentraciones séricas de inmunoglobulinas y sus subclases, así como las respuestas de anticuerpos específicos a las vacunas, se pueden redeterminar después de 2 a 3 meses de tratamiento para permitir un catabolismo suficiente de la IgG terapéutica, de manera que se pueda valorar la producción propia del lactante. En la experiencia de los autores, los niños con concentración de IgG o respuestas de antibióticos específicos que no son satisfactorios a los 5 años, probablemente no mejoren en años posteriores y este ejercicio rara vez brinda resultados después de esa edad.

En resumen, las inmunodeficiencias incluyen un rango de afecciones que van desde SCID y agammaglobulinemia ligada a X, hasta afecciones de la regulación inmunológica y defectos sutiles de anticuerpos específicos; se requiere un elevado índice de sospecha en todos los grupos de edad. La CVID y la deficiencia de anticuerpos específicos pueden presentarse con síntomas de infecciones recurrentes o crónicas respiratorias, o gastrointestinales a cualquier edad, pero el diagnóstico suele retrasarse porque no se ha considerado. La detección de la posibilidad de una inmunodeficiencia como posible causa de los problemas de un paciente es el primer paso para determinar si es apropiada una valoración inmunológica. El patrón de las infecciones y las manifestaciones físicas e históricas vinculadas pueden proveer claves importantes para el diagnóstico subyacente y deberían tenerse en mente por su avance durante la detección y por seguimiento de las pruebas de laboratorio especializadas y definitivas. Los esfuerzos terapéuticos que pretenden disminuir al mínimo la morbilidad por infección o corregir el problema subyacente, serán sugeridos por el diagnóstico específico y deben individualizarse. Puesto que puede estar presente una infección crónica subclínica, que puede llevar a un daño pulmonar permanente a largo plazo (62-65), y debido a que hay una mayor incidencia de cáncer en los pacientes con inmunodeficiencias primarias (1, 2, 10, 50-52), se requiere un seguimiento estrecho. Con los avances rápidos en la comprensión de la patogenia molecular de estas afecciones, pueden vislumbrarse en el horizonte tratamientos específicos adicionales.

◼ REFERENCIAS

1. Bonila FA, Khan DA, Ballas ZK, et al. Practice parameter for the diagnosis and management of primary immunodeficiency. J Allergy Clin Immunol. 2015;136:1186-1205.

2. Buckley R, ed. Diagnostic & Clinical Care Guidelines for Primary Immunodeficiency Diseases. 3rd ed. Towson, MD: Immune Deficiency Foundation; 2015. Available at: http://www.primaryimmune.org/pubs. Accessed September 9, 2016.

3. Picard C, Al-Herz W, Bousfiha A, et al. Primary immunodeficiency diseases: an update on the classification from the International Union of Immunological Societies Expert Committee for Primary Immunodeficiency 2015. J Clin Immunol. 2015;35:696-726.

4. Boyle JM, Buckley RH. Population prevalence of diagnosed primary immunodeficiency diseases in the United States. J Clin Immunol. 2007;27:497-502.

5. Ochs HD, Smith CIE, Puck JM, eds. Primary Immunodeficiency Diseases: A Molecular and Genetic Approach. 3rd ed. New York: Oxford University Press; 2014.

6. Sullivan KE, Stiehm ER, eds. Stiehm's Immune Deficiencies. London: Academic Press; 2014.

7. Peltola V, Waris M, Kainulainen L, et al. Virus shedding after human rhinovirus infection in children, adults and patients with hypogammaglobulinaemia. Clin Microbiol Infect. 2013;19:E322-E327.

8. Conley ME, Howard V. Clinical findings leading to the diagnosis of X-linked agammaglobulinemia. J Pediatr. 2002;141:566-571.

9. Buckley RH. Pulmonary complications of primary immunodeficiencies. Paediatr Respir Rev. 2004;5(Suppl A):S225-S233.

10. Brent J, Guzman D, Bangs C, et al. Clinical and laboratory correlates of lung disease and cancer in adults with idiopathic hypogammaglobulinaemia. Clin Exp Immunol. 2016;184:73-82.

11. Washington K, Stenzel TT, Buckley RH, et al. Gastrointestinal pathology in patients with common variable immunodeficiency and X-linked agammaglobulinemia. Am J Surg Pathol. 1996;20:1240-1252.

12. Sherman PM, Mitchell DJ, Cutz E. Neonatal enteropathies: defining the causes of protracted diarrhea of infancy. J Pediatr Gastroenterol Nutr. 2004;38:16-26.

13. Glocker E, Grimbacher B. Inflammatory bowel disease: is it a primary immunodeficiency? Cell Mol Life Sci. 2012;69:41-48.

14. Goldblatt D. Recent advances in chronic granulomatous disease. J Infect. 2014;69(Suppl 1):S32-S35.

15. Ochs HD, Ament ME, Davis SD. Giardiasis with maladsorption in X-linked agammaglobulinemia. N Engl J Med. 1972;287:341-342.

16. Sillevis Smitt JH, Kuijpers TW. Cutaneous manifestations of primary immunodeficiency. Curr Opin Pediatr. 2013;25:492-497.

17. Pichard DC, Freeman AF, Cowen EW. Primary immunodeficiency update: Part I. Syndromes associated with eczematous dermatitis. J Am Acad Dermatol. 2015;73:355-364.

18. Pien GC, Orange JS. Evaluation and clinical interpretation of hypergammaglobulinemia E: differentiating atopy from immunodeficiency. Ann Allergy Asthma Immunol. 2008;100:392-395.

19. Nieves DS, Phipps RP, Pollock SJ, et al. Dermatologic and immunologic findings in the immune dysregulation, polyendocrinopathy, enteropathy, X-linked syndrome. Arch Dermatol. 2004;140:466-472.

20. Moraes-Vasconcelos D, Costa-Carvalho BT, Torgerson TR, et al. Primary immune deficiency disorders presenting as

autoimmune diseases: IPEX and APECED. *J Clin Immunol.* 2008;28(Suppl 1):S11-S19.

21. Verbsky JW, Chatila TA. Immune dysregulation, polyendocrinopathy, enteropathy, X-linked (IPEX) and IPEX-related disorders: an evolving web of heritable autoimmune diseases. *Curr Opin Pediatr.* 2013;25:708-714.

22. Notarangelo LD, Miao CH, Ochs HD. Wiskott-Aldrich syndrome. *Curr Opin Hematol.* 2008;15:30-36.

23. Ming JE, Stiehm ER, Graham JM Jr. Syndromes associated with immunodeficiency. *Adv Pediatr.* 1999;46:271-351.

24. Schatorjé E, van der Flier M, Seppänen M, *et al.* Primary immunodeficiency associated with chromosomal aberration—an ESID survey. *Orphanet J Rare Dis.* 2016;11: 110-124.

25. Uzel G. The range of defects associated with nuclear factor kappa B essential modulator. *Curr Opin Allergy Clin Immunol.* 2005;5:513-518.

26. Freeman AF, Domingo DL, Holland SM. Hyper IgE (Job's) syndrome: a primary immune deficiency with oral manifestations. *Oral Dis.* 2009;15:2-7.

27. Yong PF, Freeman AF, Engelhardt KR, *et al.* An update on the hyper-IgE syndromes. *Arthritis Res Ther.* 2012;14: 228-238.

28. Cedarbaum SD, Kautila I, Rimoin DL, *et al.* The chondroosseous dysplasia of adenosine deaminase deficiency with severe combined immune deficiency. *J Pediatr.* 1976;89: 737-742.

29. Ahonen P, Myllamiemi S, Sipela I, *et al.* Clinical variation of autoimmune polyendocrinopathy candidiasis-ectodermal dystrophy (APECED) in a series of 68 patients. *N Engl J Med.* 1990;322:1829-1836.

30. Becker-Catania SG, Gatti RA. Ataxia-telangiectasia. *Adv Exp Med Biol.* 2001;495:191-198.

31. Markert ML. Purine nucleoside phosphorylase deficiency. *Immunodefic Rev.* 1991;3:45-81.

32. Novak AH, Mueller B, Ochs H. Umbilical cord separation in the normal newborn. *Am J Dis Child.* 1988;142:220-223.

33. Ochs HD, Notarangelo LD. X-linked immunodeficiencies. *Curr Allergy Asthma Rep.* 2004;4:339-348.

34. Casanova JL. Severe infectious diseases of childhood as monogenic inborn errors of immunity. *Proc Natl Acad Sci U S A.* 2015;112:E7128-E7137.

35. Holland SM, Gallin JI. Evaluation of the patient with recurrent bacterial infections. *Annu Rev Med.* 1998;49:185-199.

36. Schaeffer FM, Monteiro RC, Volanakis JE, *et al.* IgA deficiency. *Immunodefic Rev.* 1991;3:15-44.

37. Skattum L, van Deuren M, van der Poll T, *et al.* Complement deficiency states and associated infections. *Mol Immunol.* 2011;48(14):1643-1655.

38. Cham B, Bonilla MA, Winkelstein J. Neutropenia associated with primary immunodeficiency syndromes. *Semin Hematol.* 2002;39:107-112.

39. Malech HL, Hickstein DD. Genetics, biology and clinical management of myeloid cell primary immune deficiencies: chronic granulomatous disease and leukocyte adhesion deficiency. *Curr Opin Hematol.* 2007;14:29-36.

40. Winkelstein JA, Marino MC, Johnston RB Jr, *et al.* Chronic granulomatous disease: report on a national registry of 368 patients. *Medicine (Baltimore).* 2000;79:155-169.

41. Puel A, Cypowyj S, Maródi L, *et al.* Inborn errors of human IL-17 immunity underlie chronic mucocutaneous candidiasis. *Curr Opin Allergy Clin Immunol.* 2012;12:616-622.

42. Winkelstein JA, Marino MC, Lederman HM, *et al.* X-linked agammaglobulinemia: report on a United States registry of 201 patients. *Medicine (Baltimore).* 2006;85:193-202.

43. Corbett NP, Blimkie D, Ho KC, *et al.* Ontogeny of Toll-like receptor mediated cytokine responses of human blood mononuclear cells. *PLoS One.* 2010;5:e15041.

44. Bose S, Grammer LC, Peters AT. Infectious chronic rhinosinusitis. *J Allergy Clin Immunol Pract.* 2016;4:584-589.

45. Kashani S, Carr TF, Grammer LC. Clinical characteristics of adults with chronic rhinosinusitis and specific antibody deficiency. *J Allergy Clin Immunol Pract.* 2015;3:236-242.

46. Schwitzguébel AJ, Jandus P, Lacroix JS, *et al.* Immunoglobulin deficiency in patients with chronic rhinosinusitis: systematic review of the literature and metaanalysis. *J Allergy Clin Immunol.* 2015;136(6):1523-1531.

47. Durandy A, Peron S, Fischer A. Hyper-IgM syndromes. *Curr Opin Rheumatol.* 2006;18:369-376.

48. Qamar N, Fuleihan RL. The hyper IgM syndromes. *Clin Rev Allergy Immunol.* 2014;46:120-130.

49. Palmeira P, Quinello C, Silveira-Lessa AL, *et al.* IgG placental transfer in healthy and pathological pregnancies. *Clin Dev Immunol.* 2012; Article ID 985646.

50. Cunningham-Rundles C. The many faces of common variable immunodeficiency. *Hematology Am Soc Hematol Educ Program.* 2012;(1):301-305.

51. Gathmann B, Mahlaoui N, Gérard L, *et al*; CEREDIH. Clinical picture and treatment of 2212 patients with common variable immunodeficiency. *J Allergy Clin Immunol.* 2014;134:116-126.

52. Bonilla FA, Barlan I, Chapel H, *et al.* International Consensus Document (ICON): common variable immunodeficiency disorders. *J Allergy Clin Immunol Pract.* 2016;4:38-59.

53. Whelan MA, Hwan WH, Beausoleil J, *et al.* Infants presenting with recurrent infections and low immunoglobulins: characteristics and analysis of normalization. *J Clin Immunol.* 2006;26:7-11.

54. Hakim FT, Gress RE. Immunosenescence: deficits in adaptive immunity in the elderly. *Tissue Antigens.* 2007;70:179-189.

55. Joshi AY, Iyer VN, Hagan JB, *et al.* Incidence and temporal trends of primary immunodeficiency: a population-based cohort study. *Mayo Clin Proc.* 2009;84:16-22.

56. Browne SK, Burbelo PD, Chetchotisakd P, *et al.* Adult-onset immunodeficiency in Thailand and Taiwan. *N Engl J Med.* 2012;367:725-734.

57. Maggadottir SM, Sullivan KE. The diverse clinical features of chromosome 22q11.2 deletion syndrome (DiGeorge syndrome). *J Allergy Clin Immunol Pract.* 2013;1:589-594.

58. Davies EG. Immunodeficiency in DiGeorge syndrome and options for treating cases with complete athymia. *Front Immunol.* 2013;4:322:1-9.

59. Allenspach E, Torgerson TR. Autoimmunity and primary immunodeficiency disorders. *J Clin Immunol.* 2016;36(Suppl 1):57-67.

60. van de Ven AA, Warnatz K. The autoimmune conundrum in common variable immunodeficiency disorders. *Curr Opin Allergy Clin Immunol.* 2015;15:514-524.

61. Torgerson TR. Immunodeficiency diseases with rheumatic manifestations. *Pediatr Clin North Am.* 2012;59:493-507.

62. Thickett KM, Kumararatne DS, Banerjee AK, *et al.* Common variable immune deficiency: respiratory manifestations,

pulmonary function and high-resolution CT scan findings. *QJM.* 2002;95:655-662.

63. Maarschalk-Ellerbroek LJ, de Jong PA, van Montfrans JM, *et al.* CT screening for pulmonary pathology in common variable immunodeficiency disorders and the correlation with clinical and immunological parameters. *J Clin Immunol.* 2014;34:642-654.

64. Hampson FA, Chandra A, Screaton NJ. Respiratory disease in common variable immunodeficiency and other primary immunodeficiency disorders. *Clin Radiol.* 2012;67: 587-595.

65. Verma N, Grimbacher B, Hurst JR. Lung disease in primary antibody deficiency. *Lancet Respir Med.* 2015;3:651-660.

66. Shearer WT, Rosenblatt HM, Gelman RS, *et al.* Lymphocyte subsets in healthy children from birth through 18 years of age: the Pediatric AIDS Clinical Trials Group P1009 study. *J Allergy Clin Immunol.* 2003;112:973-980.

67. Jolles S, Borrell R, Zouwail S, *et al.* Calculated globulin (CG) as a screening test for antibody deficiency. *Clin Exp Immunol.* 2014;177:671-678.

68. Parvaneh N, Quartier P, Rostami P. Inborn errors of metabolism underlying primary immunodeficiencies. *J Clin Immunol.* 2014;34:753-771.

69. Malphettes M, Gérard L, Galicier L, *et al.* Good syndrome: an adult-onset immunodeficiency remarkable for its high incidence of invasive infections and autoimmune complications. *Clin Infect Dis.* 2015;61:e13-e19.

70. Erdem SB, Genel F, Erdur B, *et al.* Asplenia in children with congenital heart disease as a cause of poor outcome. *Cent Eur J Immunol.* 2015;40:266-269.

71. Fretzayas A, Moustaki M. Clinical spectrum of primary ciliary dyskinesia in childhood. *World J Clin Pediatr.* 2016;5:57-62.

72. Van Winkle RC, Hauck WW, McGeady SJ. Phenotypic parameters predict time to normalization in infants with hypogammaglobulinemia. *J Clin Immunol.* 2013;33:1336-1340.

73. Yaniv G, Twig G, Shor DB, *et al.* A volcanic explosion of autoantibodies in systemic lupus erythematosus: a diversity of 180 different antibodies found in SLE patients. *Autoimmun Rev.* 2015;14:75-79.

74. Montes CL, Acosta-Rodríguez EV, Merino MC, *et al.* Polyclonal B cell activation in infections: infectious agents' devilry or defense mechanism of the host? *J Leukoc Biol.* 2007;82:1027-1032.

75. Oxelius VA, Carlsson AM, Hammarström L, *et al.* Linkage of IgA deficiency to Gm allotypes; the influence of Gm allotypes on IgA-IgG subclass deficiency. *Clin Exp Immunol.* 1995;99:211-215.

76. Oliveira JB, Fleisher TA. Molecular- and flow cytometry-based diagnosis of primary immunodeficiency disorders. *Curr Allergy Asthma Rep.* 2010;10:460-467.

77. O'Gorman MR, Zollett J, Bensen N. Flow cytometry assays in primary immunodeficiency diseases. *Methods Mol Biol.* 2011;699:317-335.

78. Rösel AL, Scheibenbogen C, Schliesser U, *et al.* Classification of common variable immunodeficiencies using flow cytometry and a memory B-cell functionality assay. *J Allergy Clin Immunol.* 2015;135:198-208.

79. McCormick T, Shearer WT. Delayed-type hypersensitivity skin testing. In: Detrick B, Hamilton RG, Folds JD, eds. *Manual of Molecular and Clinical Laboratory Immunology.* 7th ed. Washington, DC: ASM Press; 2006:234-240.

80. Chow CW, Downey GP, Grinstein S. Measurements of phagocytosis and phagosomal maturation. *Curr Protoc Cell Biol.* 2004;Chapter 15:Unit 15.7.

81. Holland SM. Neutropenia and neutrophil defects. In: Detrick B, Hamilton RG, Folds JD, eds. *Manual of Molecular and Clinical Laboratory Immunology.* 7th ed. Washington, DC: ASM Press; 2006:924-932.

82. de Porto AP, Lammers AJ, Bennink RJ. Assessment of splenic function. *Eur J Clin Microbiol Infect Dis.* 2010;29:1465-1473.

83. Agarwal S, Cunningham-Rundles C. Assessment and clinical interpretation of reduced IgG values. *Ann Allergy Asthma Immunol.* 2007;99:281-283.

84. Chouksey AK, Berger M. Assessment of protein antibody response in patients with suspected immune deficiency. *Ann Allergy Asthma Immunol.* 2008;100:166-168.

85. Paris K, Sorensen RU. Assessment and clinical interpretation of polysaccharide antibody responses. *Ann Allergy Asthma Immunol.* 2007;99:462-464.

86. Orange JS, Ballow M, Stiehm ER, *et al.* Use and interpretation of diagnostic vaccination in primary immunodeficiency: a working group report of the Basic and Clinical Immunology Interest Section of the American Academy of Allergy, Asthma & Immunology. *J Allergy Clin Immunol.* 2012;130(3 Suppl):S1-24.

87. Currier JR. T-lymphocyte activation and cell signaling. In: Detrick B, Hamilton RG, Folds JD, eds. *Manual of Molecular and Clinical Laboratory Immunology.* 7th ed. Washington, DC: ASM Press; 2006:315-327.

88. Bastian J, Law S, Vogler L, *et al.* Prediction of persistent immunodeficiency in the Di George anomaly. *J Pediatr.* 1989;115:391-396.

89. Bolduc P, Roder N, Colgate E, *et al.* Care of patients with HIV infection: diagnosis and monitoring. *FP Essent.* 2016;443:11-15.

90. Kwan A, Abraham RS, Currier R, *et al.* Newborn screening for severe combined immunodeficiency in 11 screening programs in the United States. *JAMA.* 2014;12: 729-738.

91. Buelow BJ, Verbsky JW, Routes JM. Newborn screening for SCID: lessons learned. *Expert Rev Hematol.* 2016;9:579-584.

92. Routes J, Abinun M, Al-Herz W, *et al.* ICON: the early diagnosis of congenital immunodeficiencies. *J Clin Immunol.* 2014;34:398-424.

93. Buckley RH. Transplantation of hematopoietic stem cells in human severe combined immunodeficiency: long term outcomes. *Immunol Res.* 2011;49:25-43.

94. Hagin D, Burroughs L, Torgerson TR. Hematopoietic stem cell transplant for immune deficiency and immune dysregulation disorders. *Immunol Allergy Clin North Am.* 2015;35:695-711.

95. de la Morena MT, Nelson RP Jr. Recent advances in transplantation for primary immune deficiency diseases: a comprehensive review. *Clin Rev Allergy Immunol.* 2014; 46:131-144.

96. Gaspar HB, Aiuti A, Porta F, *et al.* How I treat ADA deficiency. *Blood.* 2009;114:3524-3532.

97. Kuo CY, Kohn DB. Gene therapy for the treatment of primary immune deficiencies. *Curr Allergy Asthma Rep.* 2016;16:39.

98. Booth C, Gaspar HB, Thrasher AJ. Treating immunodeficiency through HSC gene therapy. *Trends Mol Med.* 2016;22:317-327.

99. Ghoreschi K, Laurence A, O'Shea JJ. Janus kinases in immune cell signaling. *Immunol Rev.* 2009;228:273-287.

100. Kovanen PE, Leonard WJ. Cytokines and immunodeficiency diseases: critical roles of the gamma(c)-dependent cytokines interleukins 2, 4, 7, 9, 15, and 21, and their signaling pathways. *Immunol Rev.* 2004;202:67-83.

101. Arjunaraja S, Snow AL. Gain-of-function mutations and immunodeficiency: at a loss for proper tuning of lymphocyte signaling. *Curr Opin Allergy Clin Immunol*. 2015;15:533-538.

102. Lucas CL, Chandra A, Nejentsev S, et al. PI3Kδ and primary immunodeficiencies. *Nat Rev Immunol*. 2016;16(11): 702-714. doi:10.1038/nri.2016.93.

103. Puck JM, Willard HF. X inactivation in females with X-linked disease. *N Engl J Med*. 1998;338:325-328.

104. Picard C, Fischer A. Contribution of high-throughput DNA sequencing to the study of primary immunodeficiencies. *Eur J Immunol*. 2014;44:2854-2861.

105. Meyts I, Bosch B, Bolze A, et al. Exome and genome sequencing for inborn errors of immunity. *J Allergy Clin Immunol*. 2016;138:957-969.

106. Platt C, Geha RS, Chou J. Gene hunting in the genomic era: approaches to diagnostic dilemmas in patients with primary immunodeficiencies. *J Allergy Clin Immunol*. 2014;134:262-268.

107. Wang HY, Gopalan V, Aksentijevich I, et al. A custom 148 gene-based resequencing chip and the SNP explorer software: new tools to study antibody deficiency. *Hum Mutat*. 2010;31:1080-1088.

108. Nijman IJ, van Montfrans JM, Hoogstraat M, et al. Targeted next-generation sequencing: a novel diagnostic tool for primary immunodeficiencies. *J Allergy Clin Immunol*. 2014;133:529-534.

109. Shearer WT, Fleisher TA, Buckley RH, et al. Medical Advisory Committee of the Immune Deficiency Foundation: recommendations for live viral and bacterial vaccines in immunodeficient patients and their close contacts. *J Allergy Clin Immunol*. 2014;133:961-966.

110. Marrella V, Maina V, Villa A. Omenn syndrome does not live by V(D)J recombination alone. *Curr Opin Allergy Clin Immunol*. 2011;11:525-531.

111. Wahlstrom J, Patel K, Eckhert E. Transplacental maternal engraftment and posttransplantation graft-versus-host disease in children with severe combined immunodeficiency. *J Allergy Clin Immunol*. 2017;139(2):628-633.e10. doi:10.1016/j.jaci.2016.04.049.

112. Thomas CF, Limper AH. Treatment and prevention of Pneumocystis pneumonia in HIV-uninfected patients. *UpToDate*. April 2016. Available at: https://www.uptodate.com/contents/treatment-and-prevention-of-pneumocystis-pneumonia-in-hiv-uninfected-patients?source=search_result&search=treatment+and+prevention+of+pneumocystis+in+hiv+uninfected+patients&selectedTitle=1%7E150. Accessed October 9, 2017.

113. Kuruvilla M, de la Morena MT. Antibiotic prophylaxis in primary immune deficiency disorders. *J Allergy Clin Immunol Pract*. 2013;1:573-582.

114. Schwartz HJ, Hostoffer RW, McFadden ER Jr, et al. The response to intravenous immunoglobulin replacement therapy in patients with asthma with specific antibody deficiency. *Allergy Asthma Proc*. 2006;27:53-58.

115. Orange JS, Hossny EM, Weiler CR, et al. Use of intravenous immunoglobulin in human disease: a review of evidence by members of the Primary Immunodeficiency Committee of the American Academy of Allergy, Asthma and Immunology. *J Allergy Clin Immunol*. 2006;117(4 Suppl):S525-S553. Erratum in: *J Allergy Clin Immunol*. 2006;117:1483.

116. Jolles S, Orange JS, Gardulf A, et al. Current treatment options with immunoglobulin G for the individualization of care in patients with primary immunodeficiency disease. *Clin Exp Immunol*. 2015;179:146-160.

117. Berger M. Choices in IgG replacement therapy for primary immune deficiency diseases: subcutaneous IgG vs. intravenous IgG and selecting an optimal dose. *Curr Opin Allergy Clin Immunol*. 2011;11:532-538.

118. Silvergleid AJ, Ballow M. Overview of intravenous immune globulin (IVIG) therapy. *UpToDate*. February 23, 2016. Available at: http://www.uptodate.com/contents/overview-of-intravenous-immune-globulin-ivig-therapy?source=search_result&search=Overview+of+intravenous+immunoglobulin+therapy&selectedTitle=1%7E150. Accessed October 9, 2017.

119. Pierce LR, Jain N. Risks associated with the use of intravenous immunoglobulin. *Transfus Med Rev*. 2003;17: 241-254.

120. Biesert L. Virus validation studies of immunoglobulin preparations. *Clin Exp Rheumatol*. 1996;104:547-552.

121. Chandra S, Cavanaugh JE, Lin CM, et al. Virus reduction in the preparation of intravenous immune globulin: in vitro experiments. *Transfusion*. 1999;39:249-257.

122. Bos OJ, Sunye DG, Nieuweboer CE, et al. Virus validation of pH 4-treated human immunoglobulin products produced by the Cohn fractionation process. *Biologicals*. 1998;26:267-276.

123. Korneyeva M, Hotta J, Lebing W, et al. Enveloped virus inactivation by caprylate: a robust alternative to solvent-detergent treatment in plasma derived intermediates. *Biologicals*. 2002;30:153-162.

124. Sriaroon P, Ballow M. Immunoglobulin replacement therapy for primary immunodeficiency. *Immunol Allergy Clin North Am*. 2015;35:713-730.

125. Wasserman RL, Melamed I, Stein MR, et al. Recombinant human hyaluronidase-facilitated subcutaneous infusion of human immunoglobulins for primary immunodeficiency. *J Allergy Clin Immunol*. 2012;130:951-957.

126. Orange JS, Belohradsky BH, Berger M, et al. Evaluation of correlation between dose and clinical outcomes in subcutaneous immunoglobulin replacement therapy. *Clin Exp Immunol*. 2012;169:172-181.

127. Orange JS, Grossman WJ, Navickis RJ, et al. Impact of trough IgG on pneumonia incidence in primary immunodeficiency: a meta-analysis of clinical studies. *Clin Immunol*. 2010;137:21-30.

128. Gardulf A, Borte M, Ochs HD, et al. Prognostic factors for health-related quality of life in adults and children with primary antibody deficiencies receiving SCIG home therapy. *Clin Immunol*. 2008;126:81-88.

129. Lucas M, Lee M, Lortan J, et al. Infection outcomes in patients with common variable immunodeficiency disorders: relationship to immunoglobulin therapy over 22 years. *J Allergy Clin Immunol*. 2010;125:1354-1360.

130. Bonagura VR, Marchlewski R, Cox A, et al. Biologic IgG level in primary immunodeficiency disease: the IgG level that protects against recurrent infection. *J Allergy Clin Immunol*. 2008;122:210-212.

131. Berger M. Adverse effects of IgG therapy. *J Allergy Clin Immunol Pract*. 2013;1:558-566.

132. Burks AW, Sampson HA, Buckley RH. Anaphylactic reactions after gamma globulin administration in patients with hypogammaglobulinemia. *N Engl J Med*. 1986;314: 560-564.

133. Rachid R, Castells M, Cunningham-Rundles C, et al. Association of anti-IgA antibodies with adverse reactions to γ-globulin infusion. *J Allergy Clin Immunol*. 2011;128: 228-230.

CAPÍTULO 5

Valoración de la eosinofilia

OLAJUMOKE O. FADUGBA Y ANDREA J. APTER

La eosinofilia se define como la presencia de un número excesivo de eosinófilos en la corriente sanguínea o los tejidos. El límite superior normal de la cifra de eosinófilos en la circulación sanguínea se describe de manera variable como de aproximadamente 400 a 500 por microlitro (1, 2). La eosinofilia se puede vincular con afecciones alérgicas, infecciosas, inflamatorias, neoplásicas o idiopáticas. Este capítulo se centra en el diagnóstico, la valoración y el tratamiento de las enfermedades relacionadas con la eosinofilia.

■ EOSINÓFILOS EN LA SANGRE

El eosinófilo fue observado por primera vez en la sangre periférica por Wharton Jones en 1846. En 1879, Paul Ehrlich nombró a la célula *eosinófilo,* por la tinción intensa de sus gránulos con colorantes anilínicos ácidos, como la eosina (3). Se puede calcular la cifra absoluta de eosinófilos (AEC, por sus siglas en inglés) multiplicando su porcentaje en el recuento diferencial de leucocitos (WBC, por sus siglas en inglés) por el número total de estos. De manera normal, de 1 a 5% de los leucocitos sanguíneos corresponde a los eosinófilos. El grado de eosinofilia se puede clasificar como leve (AEC de 500 a 1 500/mm^3), moderado (1 500 a 5 000/mm^3) o intenso (> 5 000/mm^3) (1). En los pacientes con leucopenia en otro WBC, el porcentaje de eosinófilos puede aumentar, pero no su número absoluto, lo que se ha llamado *pseudoeosinofilia* (4). Diversas afecciones pueden modificar la cifra de eosinófilos, que presenta variación diurna en sangre, máxima por la noche y que decrece por la mañana, cuando la cifra de glucocorticoides endógenos aumenta. Los glucocorticoides exógenos, su producción endógena, el estrés, la fiebre y algunas infecciones bacterianas y virales pueden suprimir la cifra de eosinófilos (4). Por ello, una afección que promueva la eosinofilia pudiese enmascararse si se presenta en el contexto de tales factores.

■ EOSINÓFILOS EN LOS TEJIDOS

Los eosinófilos están presentes solo en pequeñas cifras en la circulación; se trata principalmente de células residentes en los tejidos, varios cientos de veces más numerosas en ellos que en la circulación. Los eosinófilos se producen en la médula ósea y residen en los órganos hematopoyéticos y linfáticos, como médula ósea, bazo, ganglios linfáticos y timo (4, 5). En presencia de salud, los eosinófilos son más prevalentes en los tejidos, con células epiteliales de mucosas, principalmente el tubo digestivo (GI) (con excepción del esófago), así como las vías respiratorias y la porción baja del aparato genitourinario (en particular, el útero) (6). Ante una enfermedad, se acumulan en cualquier tejido, como los respiratorios (p. ej., asma, pólipos nasales, rinitis alérgica y no, con eosinofilia), cutáneos (celulitis o fascitis eosinofílica), el tubo digestivo (afecciones digestivas relacionadas con la eosinofilia) y la porción baja del aparato genitourinario (cistitis eosinofílica) (7).

La vida media de los eosinófilos en la sangre periférica es tan breve como de 8 a 18 h (8), pero sobreviven durante días a semanas en los tejidos (4). Por ello, es importante señalar que las cifras de eosinófilos en sangre no necesariamente reflejan su grado de participación en los tejidos afectados en diversas enfermedades. La eosinofilia prolongada, como la del síndrome hipereosinofílico, tiene relación con el daño de órgano terminal (1).

La tinción sistemática de los eosinófilos con eosina puede hacer subestimar su cifra en los tejidos. La desgranulación, la citolisis, la apoptosis y la necrosis, alteran su morfología y, por lo tanto, sus propiedades de tinción y gránulos. Por lo tanto, se utilizan las tinciones inmunofluorescentes con anticuerpos monoclonales dirigidos contra las proteínas catiónicas de los gránulos o técnicas de tinción fluorescente basadas en su autofluorescencia, para detectar los eosinófilos en los tejidos (4).

■ MORFOLOGÍA Y DESARROLLO DE LOS EOSINÓFILOS

Para comprender mejor el diagnóstico y tratamiento de las afecciones caracterizadas por la eosinofilia, se presenta una breve sinopsis de la morfología, el desarrollo y el reclutamiento hístico de los eosinófilos (fig. 5-1), que se distinguen por sus núcleos bilobulados y grandes gránulos citoplásmicos acidófilos que le dan un color rosa distintivo al microscopio con el colorante eosina (9); son WBC derivados de la médula ósea que surgen a partir de citoblastos mielocíticos hematopoyéticos CD34$^+$ (10). Asimismo, se mostró que el factor de transcripción GATA-1 es importante para promover la diferenciación del citoblasto al linaje eosinofílico (11, 12). Las citocinas, el

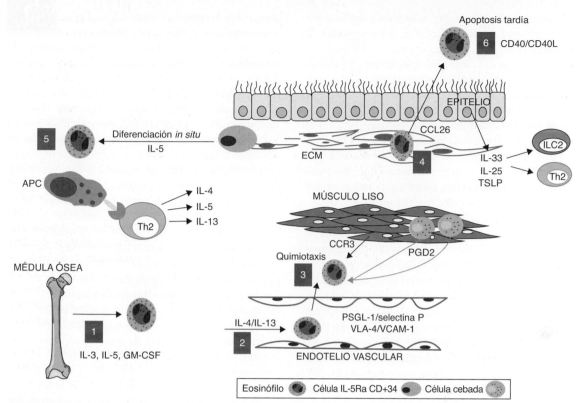

■ FIGURA 5-1 Vías de traslación de los eosinófilos (16, 17). *1*, los eosinófilos se diferencian y maduran a partir de citoblastos pluripotenciales CD34+ en respuesta a IL-3, IL-5 y GM-CSF y abandonan la médula ósea para ingresar a la corriente sanguínea cuando responden a señales quimiotácticas. *2*, la IL-13 aumenta la expresión de selectina P y VCAM-1 en las células endoteliales, que se unen a PSGL-1 y VLA-4, respectivamente, lo que así dirige la migración de los eosinófilos. *3*, ocurre quimiotaxia de eosinófilos por liberación de CCR3 (que se une a quimiocinas como la eotaxina-3, o CCL26) del músculo liso y la PGD2 de las células cebadas. *4*, los eosinófilos se movilizan de la ECM hacia el espacio aéreo. *5*, las células IL5Rα CD34+ se diferencian en eosinófilos en los pulmones. *6*, la IL-5 prolonga la supervivencia de los eosinófilos al prevenir su apoptosis. APC, célula presentadora de antígeno; CCR, receptor de quimiocinas; ECM, matriz extracelular; GM-CSF, factor estimulante de colonias de granulocitos-macrófagos; ILC, célula linfática innata; PGD, prostaglandina; PSGL, ligando de la glucoproteína, selectina P; TSLP, linfopoyetina del estroma tímico; VCAM, molécula de adhesión de células vasculares; VLA, antígeno muy tardío. (Reimpresa de Woolnough K, Wardlaw AJ. Eosinophilia in pulmonary disorders. *Immunol Allergy Clin North Am.* 2015; 35:477-492).

factor estimulante de colonias de granulocitos-macrófagos (GM-CSF), la interleucina-3 (IL-3) e IL-5, se vinculan con su proliferación y diferenciación en la médula ósea (13). La IL-5, producida por linfocitos Th2 CD4+ (y otras células, incluidos los eosinófilos) actúa a través del receptor de IL-5, y tiene la actividad más potente y específica sobre los eosinófilos (4). La IL-5 estimula a los precursores de eosinófilos para sintetizar las proteínas de sus gránulos y mediar su expansión, cebación, reclutamiento y supervivencia en los tejidos (9, 14).

La migración de los eosinófilos y sus citoblastos a través del endotelio de los senos de la médula ósea y su liberación a la circulación es promovida por las eotaxinas e IL-5 (10, 15). Las eotaxinas (ligando 11 de la quimiocina con motivo C-C [CCL11], CCL24, CCL26, también conocidas como eotaxinas 1, 2 y 3, respectivamente) son citocinas quimioatrayentes (quimiocinas) que promueven el reclutamiento de los eosinófilos a los tejidos a través de su unión con el receptor de citocinas

3 de quimioatracción (CCR3), que se expresa predominantemente en los eosinófilos (9), que salen de la circulación y migran a las superficies mucosas, incluidas las de pulmón, intestino y la porción baja del aparato genitourinario (9), traslado mediado por moléculas de adhesión en las superficies endoteliales y de eosinófilos. Los eosinófilos se unen y enrollan sobre la superficie del endotelio a través del ligando 1 de la glucoproteína, selectina P (PSGL-1), y aquellos con selectina E y P, sobre las células endoteliales (9, 11). Después de que cesa el enrollamiento, los eosinófilos se adhieren firmemente a las paredes endoteliales por la unión de integrinas a sus ligandos: la integrina β_1, antígeno 4 muy tardío (VLA-4), y la integrina β_2, antígeno 1 asociado con la función de los linfocitos, en los eosinófilos, se unen a la molécula de adhesión a células vasculares 1 (VCAM-1) y la molécula de adhesión intercelular 1, respectivamente, sobre las células endoteliales (9, 14). Después de su firme adhesión al endotelio, los eosinófilos migran fuera

del compartimiento vascular, movimiento regulado por quimioatrayentes, que incluyen al factor activador de plaquetas (PAF, por sus siglas en inglés), componentes del complemento (C3a y C5a), leucotrienos, productos derivados de la lipooxigenasa y quimiocinas. El efecto de quimioatracción de las eotaxinas aumenta por la actividad de IL-5. Otras sustancias quimioatrayentes no específicas de los eosinófilos incluyen a RANTES (CCL5) y la proteína 1α inflamatoria de los macrófagos (CCL3). La PGD2 liberada por las células cebadas se une a CRTH2, que es un receptor de quimioatracción que se expresa en los eosinófilos, basófilos, las células linfáticas innatas de tipo 2 (ILC2) y los linfocitos Th2 (16).

Recientemente se aclaró el significado de las células ILC2 y las que responden a IL-33, y residen en tejidos, como los de los pulmones y el intestino delgado (17). Las citocinas innatas derivadas del epitelio, linfopoyetina del estroma tímico (TSLP) e IL-33, promueven el reclutamiento de los eosinófilos por estimulación de respuestas de linfocitos Th2. La IL-33 inicia las respuestas de linfocitos Th2, por activación de la secreción de citocinas como IL-5 e IL-13 por ILC2 (18). La TSLP y la IL-33 también actúan directamente sobre los eosinófilos mediante la prevención de su apoptosis y el aumento de su supervivencia (19, 20).

En los tejidos, los eosinófilos regulan las respuestas inmunológicas mediante diversos mecanismos, que incluyen presentación de antígenos, liberación de citocinas y secreción de proteínas catiónicas de los gránulos citotóxicos (21). Después de su interacción de sus receptores con las citocinas, las inmunoglobulinas (Ig) y el complemento, los eosinófilos pueden liberar una variedad de citocinas, quimiocinas y mediadores lípidos, que incluyen PAF, leucotrieno C4, PGE2, PGE1 y tromboxano B2 (14), factores que pueden entonces causar inflamación por regulación ascendente de la adhesión, alteración del tránsito celular y regulación de la permeabilidad vascular, la secreción de moco y la contracción del músculo liso (14, 17). Aunque los eosinófilos en un principio se consideraron principalmente células efectoras que intervenían en la defensa del hospedador contra los parásitos, hoy se reconoce que pueden también participar en la inmunidad innata y la adaptativa. Algunas de las acciones independientes de parásitos y respuestas vinculadas con IgE incluyen la promoción de la supervivencia de los linfocitos B plasmáticos (22) y la dirección de la función de los linfocitos T a través de la expresión de los eosinófilos de clase II del MHC y moléculas coestimuladoras (23). Los eosinófilos también promueven la supervivencia de los macrófagos activados alternativamente en el tejido adiposo, pueden actuar como primera respuesta ante la muerte celular y el daño hístico, y participar en los procesos de remodelado y reparación (24).

Los eosinófilos maduros pueden producir sus efectos finales o tóxicos e inflamatorios, por liberación de mediadores almacenados en sus gránulos cristaloides, llamados secundarios o específicos, que contienen cuatro proteínas principales: la proteína catiónica básica principal (MBP, por sus siglas en inglés), la proteína catiónica eosinofílica (ECP, por sus siglas en inglés), la neurotoxina derivada de eosinófilos y la peroxidasa de eosinófilos (EPO, por sus siglas en inglés) (17, 25). La ECP participa en la formación de poros en las membranas celulares, que facilitan el ingreso de moléculas tóxicas a sus células objetivo. También puede suprimir la proliferación de linfocitos T y la síntesis de inmunoglobulinas, inducir la desgranulación de células cebadas y estimular la secreción de moco por los fibroblastos en las vías aéreas (25). Los productos de los gránulos eosinófilicos activados pueden alterar el movimiento de los cilios y aumentar la permeabilidad vascular. La MBP aumenta la reactividad del músculo liso y tiene un efecto tóxico directo en los parásitos (11). La EPO genera haluros, que reaccionan con el peróxido de hidrógeno formado en el estallido respiratorio para producir ácidos hipohaluros, que son bactericidas (26). Las proteínas de los gránulos eosinófilicos también desencadenan la desgranulación de células cebadas y basófilos y amplifican la serie de reacciones inflamatorias, por promoción de la secreción de quimioatrayentes como la eotaxina, RANTES y PAF. Los gránulos principales de los eosinófilos contienen cristales de Charcot-Leyden, que son liberados en altas cantidades en los tejidos ante las afecciones de los eosinófilos, como en el esputo de los pacientes con asma; se observan como estructuras incoloras distintivas fusiformes (14).

■ DIAGNÓSTICO DIFERENCIAL DE LA EOSINOFILIA

La eosinofilia se puede clasificar por su causa como primaria y secundaria (27), resultado de una mutación mediada por la expansión clonal de los eosinófilos, como en la eosinofilia primaria, o más a menudo por aumento de la diferenciación y supervivencia de los eosinófilos (policlonal) mediado por las citocinas, como ocurre en la forma secundaria o reactiva. La eosinofilia es impulsada principalmente por la IL-5 producida por los linfocitos Th2 así como las ILC-2 (28). Las causas primarias de eosinofilia incluyen a la clonal, resultante del cáncer hematológico, o idiopática, que corresponde a un diagnóstico de exclusión. Las causas de eosinofilia secundaria incluyen alergia, infección, medicamentos, afecciones vasculíticas, inflamación asociada de los tejidos y afecciones malignas en las que los eosinófilos son reactivos y no clonales (27). En la tabla 5-1 se muestra el diagnóstico diferencial de la eosinofilia en la sangre y los tejidos. En la siguiente sección se hace una revisión de algunas de las causas de la eosinofilia periférica o hística, correspondientes al alergólogo-inmunólogo y no cubiertas en otros capítulos. Los temas incluyen infestación helmíntica, fármacos, síndrome hipereosinofílico (HES, por sus siglas en inglés), granulomatosis eosinofílica con polivasculitis (EGPA), neumonías y cistitis eosinofílicas,

TABLA 5-1 ENFERMEDADES ASOCIADAS CON MÁXIMA FRECUENCIA CON LA EOSINOFILIA DE SANGRE O TEJIDOS

ENFERMEDADES	REFERENCIA(S)
Infecciosas	
Parasitarias (por helmintos)	(33)
Micóticas (aspergilosis, coccidioidomicosis)	(4,41)
Retroviral (p. ej., por HTLV-I y HTLV-II, VIH)	(42,148)
Tuberculosis crónica	(149)
Por *Pneumocystis carinii*	(150)
Respiratorias	
Asma	Capítulo 10
Rinitis alérgica	Capítulo 10
Rinitis no alérgica con síndrome de eosinofilia	Capítulo 10
Poliposis nasal	Capítulo 10
Rinosinusitis crónica	Capítulo 10
Aspergilosis broncopulmonar alérgica	Capítulo 10
Sinusitis micótica alérgica	(151)
Neumonía eosinofílica aguda	Véase el texto
Neumonía eosinofílica crónica	Véase el texto
Histiocitosis de células de Langerhans (granuloma eosinofílico)	(152)
Dermatológicas	
Dermatitis atópica	Capítulo 10
Paniculitis eosinofílica	(153)
Celulitis eosinofílica (síndrome de Well)	(154,155)
Fascitis eosinofílica (síndrome de Shulman)	(156)
Angioedema episódico con eosinofilia (síndrome de Gleich)	(60)
Foliculitis eosinofílica	(156,157)
Enfermedad de Kimura	(158,159)
Vasculíticas del tejido conectivo	
Granulomatosis eosinofílica con polivasculitis	Véase el texto
Vasculitis eosinofílica	(83,160)
Enfermedad relacionada con IgG4	Véase el texto
Hematológicas y neoplásicas	
Síndrome hipereosinofílico (HES)	Véase el texto
Leucemia	(161,162)
Linfoma (hodgkiniano o no)	(163)
Síndrome de Sézary	(164)
Tumores sólidos (p. ej., cervicales; carcinoma pulmonar de células grandes; carcinoma cutáneo de células escamosas del pene, la vagina; adenocarcinoma del tubo digestivo; carcinoma vesical de células transicionales; de la mama)	(2,165)
Mastocitosis sistémica	(166)

(continúa)

TABLA 5-1 ENFERMEDADES ASOCIADAS CON MÁXIMA FRECUENCIA CON LA EOSINOFILIA DE SANGRE O TEJIDOS *(CONTINUACIÓN)*

ENFERMEDADES	REFERENCIA(S)
Gastrointestinales	
Afecciones eosinofílicas gastrointestinales	Capítulo 10
Enfermedad inflamatoria intestinal	(167,168)
Enfermedad celiaca	(167)
Cardiacas	Véase HES
Urológicas/renales	
Cistitis eosinofílica	Véase el texto
Por diálisis	(169)
Inmunológicas	
Síndrome de Omenn	(170,171)
Síndrome de hiper-IgE	(172)
Síndrome de Wiskott-Aldrich	(172)
Síndrome linfoproliferativo autoinmune (ALPS)	(172)
Rechazo de trasplante	(173,174)
Endocrinas	
Hiposuprarrenalismo	(175)

HTLV, virus linfotrópico T humano; IgG, inmunoglobulina G.

y la afección relacionada con IgG4 (IgG4RD). En otros capítulos se revisan las enfermedades GI eosinofílicas, la rinitis, las sinusitis, los pólipos nasales y la aspergilosis alérgica broncopulmonar. Si bien el grado de eosinofilia periférica no suele predecir la causa, sus cifras muy bajas o altas pueden proveer claves (p. ej., una eosinofilia muy leve quizá sugiera enfermedad atópica) y una concentración mayor de 20 000 eosinófilos/µL señala una afección mieloproliferativa (29).

Infecciones y eosinofilia: helmintosis

En países de mediano y bajo ingreso, las helmintosis son la causa más frecuente de eosinofilia; en los desarrollados, las afecciones más frecuentes son las atópicas. Las infecciones por bacterias y la mayoría de aquellas por virus, en general, se relacionan con disminución de los eosinófilos. Sin embargo, se mostró que el virus sincicial respiratorio estimula a las células endoteliales para producir quimioatrayentes de eosinófilos y activarlos en los pulmones (30).

Las afecciones helmínticas promueven la eosinofilia por impulso de la producción de IL-4 e IL-5 mediada por linfocitos Th2 y la inducción de la activación regulada por la expresión endotelial de eotaxinas, la expresión y secreción normales de linfocitos T (RANTES) (31). Sin embargo, no se ha definido la función de los eosinófilos en la infección parasitaria *in vivo*. Si bien se mostró que los eosinófilos son efectores potentes para eliminar los parásitos *in vitro* y la agregación y desgranulación en la vecindad de los parásitos dañados *in vivo* (25). Los datos en modelos animales vivos sugieren que con frecuencia no se requieren eosinófilos, que en algunos casos protegen al hospedador y en otros, al parásito (32).

Las afecciones helmínticas que causan eosinofilia significativa incluyen estrongiloidosis, ascariasis, anquilostomosis, esquistosomosis, triquinosis, filariasis (por *Wuchereria bancrofti* o especies de Brugia), gnatostomiasis, infección por *Toxocara canis* que causa migración larvaria visceral, cisticercosis, equinococosis y paragonimiasis (33). Otros helmintos vinculados con la eosinofilia incluyen *Mesocestoides corti, Hymenolepis diminuta*, especies de *Angiostrongylus, Anisakis, Baylisascaris, Litomosoides, Enterobius vermicularis, Heligmosomoides polygyrus,* especies de *Nippostrongylus, Onchocerca, Trichuris, Fasciola* y *Clonorchis* (5, 33). También se ha visto eosinofilia en la infección por *Plasmodium falciparum* (34), y aquella por especies de *Babesia* (35). Con excepción de *Isospora belli, Dientamoeba fragilis* y especies de *Sarcocystis*, las infecciones por protozoarios, la Giardia, por lo general no causan eosinofilia (4). En las infestaciones parasitarias relacionadas con la eosinofilia su grado en sangre periférica puede ser leve o incluso inexistente, si la afección es bien contenida en los tejidos, como en un quiste equinocócico del tubo digestivo (4). El grado de eosinofilia periférica puede fluctuar conforme a estos quistes presentan pérdida de su contenido o la filaria adulta emigra. La concentración de eosinófilos en sangre a veces es paralela al grado de afección hística, y puede ser muy notoria como, por ejemplo, en la infestación diseminada por especies de *Strongyloides*.

Por otro lado, es importante diagnosticar la infestación por especies de *Strongyloides* de localización en climas tropicales y el sureste de Estados Unidos, que a veces tiene un curso latente y no se detecta en un paciente durante años, algo crítico porque la inmunosupresión y los corticoesteroides, usados a menudo para tratar las afecciones eosinofílicas, pueden llevar a una diseminación potencialmente fatal de este helminto (36). Los estudios seriados de las heces con pruebas serológicas apropiadas, son las pruebas de diagnóstico iniciales para parásitos que infectan el tubo digestivo (37). Los estudios coprológicos no son sensibles para la estrongiloidosis, porque sólo se descama un pequeño número de larvas en las heces y se requieren hasta siete coproparasitoscópicos para alcanzar una sensibilidad de 100% (38). Es digno de mención que el tratamiento contra los helmintos puede causar

un aumento transitorio de la eosinofilia que quizá persista mucho después del tratamiento (39).

Los ectoparásitos, como los ácaros de la sarna, en especial cuando son numerosos, pueden causar eosinofilia (40). Los hongos, como las especies de *Aspergillus*, la coccidioidomicosis diseminada, la histoplasmosis y la criptococosis, pueden también vincularse con la eosinofilia (4, 41). Quizá ocurra eosinofilia en las infecciones retrovirales, en particular por virus linfotrópicos T humanos (42). También puede presentarse en pacientes infectados por VIH, pero esto suele deberse a una causa secundaria (p. ej., fármacos, insuficiencia suprarrenal, foliculitis eosinofílica) más bien que una inducción directa por VIH (43).

Reacciones farmacológicas vinculadas con la eosinofilia

Los medicamentos son una causa relativamente frecuente de eosinofilia. En la tabla 5-2 se incluyen aquellos que se han relacionado con *esta*; nótese que no es una lista exhaustiva. Entre los fármacos de informe más

TABLA 5-2 FÁRMACOS VINCULADOS CON LA EOSINOFILIA Y EL EXANTEMA, CON SÍNTOMAS SISTÉMICOS CORRESPONDIENTES ACOMPAÑANTES (DRESS)

ANTIBIÓTICOS	FÁRMACOS ANTIINFLAMATORIOS
Penicilinas	Antiinflamatorios no esteroides
Cefalosporinas	Alopurinol
Fluoroquinolonas	Dapsona
Tetraciclinas	Sulfasalazina
Linezolida	**Antihipertensivos/cardiovasculares**
Nitrofurantoína	Hidroclorotiacida
Metronidazol	Inhibidores de la enzima convertidora de angiotensina
Trimetoprim-sulfametoxazol	Bloqueadores β
Piperacilina-tazobactam	Warfarina
Vancomicina	**Antidepresivos**
Anticonvulsivos	Desipramina, imipramina
Fenitoína	Amitriptilina
Carbamacepina	Fluoxetina
Fenobarbital	**Diversos**
Lamotrigina	Abacavir
Ácido valproico	Nevirapina
	Bloqueadores de los receptores H_2-ranitidina, cimetidina
	Omeprazol
	Imatinib

DRESS, síndrome de exantema farmacológico con eosinofilia y síntomas sistémicos.

Adaptada del recuadro 1 de Curtis C, Ogbogu PU. Evaluation and differential diagnosis of persistent marked eosinophilia. *Immunol Allergy Clin North Am.* 2015; 35(3):387-402.

frecuente están los antiinfecciosos, los antiinflamatorios no esteroides y el alopurinol. Puesto que cualquier fármaco se puede vincular con la eosinofilia, cuando se hace el interrogatorio debe indagarse acerca de las prescripciones, así como complementos de herbolaria y alimentarios, y aquellos de venta libre. Por ejemplo, los complementos de L-triptófano contaminados se han relacionado con el síndrome de eosinofilia-mialgia (44, 45). Debe preguntarse también a los pacientes acerca del uso de fármacos ilícitos, porque la cocaína y la heroína se han relacionado con eosinofilia (46, 47). Debido a que se citan muchos fármacos en los informes de casos, a menudo es difícil interpretar si sus relaciones, causal o no, no se ha definido cómo ocurre con frecuencia la eosinofilia ante los fármacos.

La eosinofilia relacionada con fármacos puede ser asintomática o vincularse con afección de órganos, como la dermatitis, la nefritis intersticial aguda o la neumonía eosinofílica (48). El síndrome de exantema farmacológico, con eosinofilia y síntomas sistémicos, recientemente también llamado síndrome de hipersensibilidad inducida por fármacos, es una reacción que potencialmente pone en riesgo la vida y se presenta de 2 a 6 sem después del inicio de un fármaco con persistencia durante varias semanas después de su discontinuación (49). Los datos acompañantes incluyen eosinofilia, fiebre, exantema, linfadenopatía, insuficiencia hepática y renal, neumonitis y carditis. Aunque la eosinofilia asintomática inducida por fármacos tal vez no justifique el cese de su administración, si su beneficio rebasa al riesgo de afección orgánica, se requiere la discontinuación para la resolución y, en algunos casos, quizá se justifique el uso de corticoesteroides sistémicos (29).

Síndromes hipereosinofílicos

Los síndromes hipereosinofílicos (HES, por sus siglas en inglés) forman un grupo de enfermedades raras caracterizadas por eosinofilia periférica notoria, con afección de órgano terminal no atribuible a otras causas de eosinofilia. La definición y clasificación del HES ha evolucionado durante las últimas décadas, porque se ha adquirido más información acerca del espectro clínico y la patología molecular subyacentes (50). Inicialmente, en 1975, Chusid y colaboradores propusieron tres criterios de diagnóstico para el HES que formaron la base del sistema actual de diagnóstico y clasificación e incluyeron eosinofilia persistente mayor de 1 500/µL durante más de un semestre, el descartar causas secundarias de eosinofilia y los datos de afección de órganos (51).

Durante la última década se hizo la caracterización de diferentes fenotipos de HES, con base en las manifestaciones clínicas, los datos de laboratorio, las complicaciones, la historia natural y la respuesta al tratamiento. En el año 2006, el Hypereosinophilic Syndromes Working Group incluyó otras enfermedades con HES, como EGPA, neumonía eosinofílica crónica (CEP) y EGID (52). De acuerdo con las revisiones del año 2010, se sugirió que podía hacerse el diagnóstico de HES si había una AEC > 1 500/µL en al menos dos ocasiones, con intervalo de un mes, para disminuir el riesgo de avance por esperar el periodo de diagnóstico que antes era requerido por los criterios de Chusid. Además, se eliminó el requerimiento de un daño de órgano terminal, porque algunos pacientes no presentan disfunción del mismo y se incluyó la patología molecular subyacente de algunas formas de HES que desde entonces se descubrieron (53). Los HES se pueden clasificar en las variantes siguientes (fig. 5-2): HES mieloproliferativo (M-HES), HES linfocítico (L-HES) (cada una contribuye con 10 a 20% de los casos de HES), HES familiar, HES restringido a un órgano (o superpuesto), los síndromes específicos relacionados con la hipereosinofilia y el HES idiopático (54), cuyas manifestaciones de órgano terminal y tratamiento se estudian más adelante.

Síndrome hipereosinofílico mieloproliferativo

Antes de que se definiese específicamente al síndrome hipereosinofílico mieloproliferativo (M-HES), hubo descripciones de un subgrupo de pacientes, a menudo varones jóvenes, con manifestaciones mieloproliferativas, como hepatomegalia, esplenomegalia, anemia, trombocitopenia, aumento de la B_{12} sérica y triptasa, con mayor frecuencia de refractariedad al tratamiento con glucocorticoides y un peor pronóstico total (50-54). A este grupo de pacientes se les clasificó como con M-HES, y después de que un subgrupo presentó una respuesta notoria al tratamiento con imatinib, un inhibidor de la cinasa de tirosina, se descubrió que la mayoría con respuesta tenía una fusión del gen similar a Fip1 (*FIP1L1*) y el receptor α del factor de crecimiento derivado de plaquetas (*PDGFRA*), o *FIP1L1-PDGFRA* (*F/P*) en el segmento 4q del cromosoma 12. La fusión F/P, que se detectó por hibridación *in situ*, por fluorescencia o la reacción en cadena de transcripción inversa de polimerasa de la médula ósea o de sangre periférica, conduce a la cinasa de tirosina constitutivamente activa, objetivo de la imatinib. Este producto de fusión se encontró en un grupo en 11% de los pacientes de HES, todos de sexo masculino (55). También hubo algunos que carecían de la mutación F/P que asimismo tenían respuesta a la imatinib; algunos de ellos presentaban otras anomalías raras, que incluyen fusiones *KIF5B-PDGFRA* y *ETV6-PDGFRB*, y mutaciones puntiformes de *PDGFRA* (54). Al mismo tiempo se informó de eosinofilia clonal en aquellos con anomalías del gen Janus de la cinasa 2 (*JAK2*) y mutación de D816V KIT en la mastocitosis

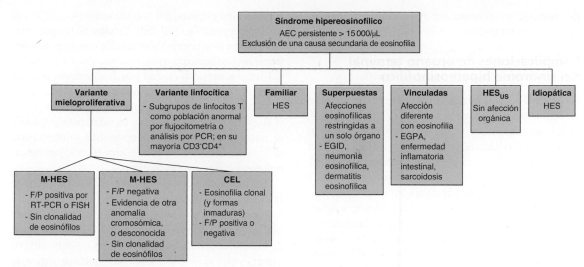

■ **FIGURA 5-2** Clasificación de los síndromes hipereosinofílicos (HES). CEL, leucemia eosinofílica crónica; EGID, afecciones gastrointestinales eosinofílicas; EGPA, polivasculitis granulomatosa eosinofílica; F/P, FIP1L1/PDGFRA; FISH, hibridación *in situ* por fluorescencia; HEus, HES de significado indeterminado; VIH, virus de la inmunodeficiencia humana; M-HES, síndrome hipereosinofílico mieloproliferativo; RT-PCR, reacción en cadena de polimerasa de transcripción inversa. (Adaptada de Simon HU, Rothenberg ME, Bochner BS, *et al*. Refining the definition of hypereosinophilic syndrome. *J Allergy Clin Immunol*. 2010; 126[1]:45-49.)

sistémica (56). Finalmente, hay informes de pacientes a quienes se señala con leucemia eosinofílica crónica, no especificada desde otros puntos de vista, aumento de los citoblastos de médula ósea y eosinófilos clonales, que no cumplen con los criterios de otras neoplasias linfáticas o mieloides conocidas (54). En la M-HES, el estudio de la médula ósea revela aumento de la cifra de eosinófilos, a menudo de 30 a 60%. Cuando hay formas inmaduras presentes en la sangre o que constituyen más de 5 a 10% de los eosinófilos en la médula ósea, el diagnóstico correspondiente es de leucemia eosinofílica (50, 54).

Síndrome linfocítico hipereosinofílico

En el síndrome linfocítico hipereosinofílico (HES, por sus siglas en inglés), linfocítico, o de linfocitos T, ocurre eosinofilia impulsada por IL-5 producto de una población anormal de subgrupos de linfocitos T, en su mayor parte CD3$^-$ CD4$^+$ (con más frecuencia CD3$^+$ CD4$^-$ CD8$^-$ o CD3$^+$ CD4$^+$ CD7$^-$), que se pueden identificar en la sangre periférica por flujocitometría o estudios de rearreglos del receptor de linfocitos T (57). Las manifestaciones distintivas del L-HES incluyen una elevada prevalencia (hasta de 94%) de afección de la piel y el tejido conectivo, cifras elevadas de IgE sérica y de la quimiocina regulada por la activación y el timo (TARC, por sus siglas en inglés) (57, 58). El L-HES afecta igualmente a hombres y mujeres, y, por lo general tiene una evolución indolente, pero puede progresar hasta el linfoma y requiere vigilancia (54). El

angioedema episódico con eosinofilia (también llamado síndrome de Gleich) representa a un subgrupo muy raro de L-HES caracterizado por crisis cíclicas (cada 28 a 32 días) de urticaria y angioedema, con elevación transitoria asociada de la IL-5 sérica y eosinofilia notoria, que se autorresuelven entre las crisis. Estos pacientes presentan una población clonal de linfocitos CD3$^-$ CD4$^+$ y a menudo una IgM sérica elevada (59, 60).

Otras formas del síndrome hipereosinofílico

Los pacientes con HES superpuesta presentan afección de un solo órgano con eosinofilia periférica e incluyen: afecciones GI, dermatitis (síndrome de Well) y neumonía, eosinofílicas; es importante distinguir entre estas enfermedades y el HES porque el tratamiento tal vez no sea útil para el HES multisistémico (54). Los pacientes con HES vinculado tienen una afección diferente, con eosinofilia asociada, y sus ejemplos incluyen la enfermedad intestinal inflamatoria, la sarcoidosis (61), la IgG4RD (62) y la infección por VIH, los cuales son objetivos terapéuticos de la afección subyacente. La forma familiar del HES suele ser de toda la vida y cursar asintomática, si bien hay un informe de dos miembros de una familia afectada que presentaron fibrosis endomiocárdica fatal (63). Después de una valoración amplia, más de 50% de los pacientes no entra en una categoría definida y se considera con HES idiopático. Finalmente, se describe a un grupo de pacientes que no presentan manifestaciones de órgano terminal como con hipereosinofilia de significado indeterminado.

Complicaciones de órgano terminal del síndrome hipereosinofílico

Los sistemas orgánicos más frecuentemente afectados en el HES incluyen el cardiovascular, cutáneo, hematológico, pulmonar y neurológico. Las manifestaciones cardiacas se presentan en hasta 60% de los casos de HES y pueden contribuir mucho a la morbilidad y mortalidad (50, 64). En este sentido se cree que el daño cardiaco progresa a través de tres etapas: necrosis aguda, trombosis y fibrosis endocárdica tardía (65, 66). La etapa necrótica aguda a menudo es silente desde el punto de vista clínico, si bien el estudio de histopatología puede revelar daño del endocardio, con necrosis e infiltración eosinofílica y productos de desgranulación de eosinófilos y microabscesos en el miocardio. El tratamiento con corticoesteroides en la primera etapa puede prevenir el progreso hacia otras, irreversibles (66). Aproximadamente dentro de un año después de la etapa necrótica, la segunda se caracteriza por la presencia de trombos en los ventrículos y, en ocasiones, en las aurículas, posiblemente por hipercoagulabilidad y pérdida de continuidad endotelial. En la tercera etapa, con un promedio de 2 años después del inicio de la eosinofilia, la fibrosis cardiaca puede llevar al atrapamiento de las cuerdas tendinosas y la insuficiencia mitral y de válvula tricuspídea resultante, una cardiomiopatía restrictiva o la cardiomiopatía dilatada. Los pacientes pueden acudir con disnea, dolor de tórax o insuficiencia cardiaca congestiva (CHF). Puesto que el corazón es el sitio más frecuente de afección orgánica y debido a que la primera etapa puede ser clínicamente silente, se debe ordenar un electrocardiograma inicial y en forma seriada, y un ecocardiograma si se sospecha HES. Las imágenes cardiacas obtenidas por resonancia magnética pueden constituir una prueba más confiable de diagnóstico incruento de las complicaciones miocárdicas del HES (67).

Los datos cutáneos más frecuentes, en particular con el L-HES, pero también con el M-HES, son eritrodermia, placas de urticaria, angioedema, pápulas y nódulos pruriginosos (66, 68). La ulceración dolorosa de la mucosa, que se puede confundir con la enfermedad de Behcet, es rara, difícil de tratar y se presenta, sobre todo, en el M-HES (65). Los pacientes con urticaria o angioedema como manifestaciones cutáneas tienden a presentar mejor pronóstico, por su menor probabilidad de manifestaciones cardiacas o neurológicas (65, 66). Los especímenes de biopsia de las lesiones papulares y nodulares revelan infiltrados perivasculares de eosinófilos, neutrófilos y células mononucleares, sin presencia de vasculitis (66).

En casi la mitad de los casos ocurre afección neurológica y en tres formas: la tromboembólica del corazón, la disfunción primaria del sistema nervioso central y la neuropatía periférica (50, 69). En clínica, los pacientes con sucesos tromboembólicos acuden con ictus, ataques transitorios de isquemia o síntomas visuales. La disfunción del sistema nervioso central puede manifestarse como alteración de la marcha, cambios conductuales, pérdida de memoria y signos de neurona motora superior, como el aumento del tono muscular. La neuropatía periférica se puede expresar como mononeuritis múltiple, con déficits sensoriales simétricos o asimétricos, parestesias dolorosas o neuropatías motoras.

Casi la mitad de los pacientes con HES presenta manifestaciones respiratorias, que incluyen tos, disnea e imágenes pulmonares anormales (66). Asimismo, se cree que la afección pulmonar es resultado de la infiltración de los tejidos por los eosinófilos, menos a menudo por una enfermedad fibrosa pulmonar, o quizá se origine de sucesos cardiacos primarios como la CHF o las embolias de trombos ventriculares derechos (66, 70).

Las anomalías hematológicas en el HES incluyen anemia, presente en hasta 75% de los pacientes en un grupo de los National Institutes of Health, trombocitopenia y hepatoesplenomegalia (50). Los eosinófilos presentan morfología normal o características atípicas, que incluyen aumento de volumen, vacuolas citoplásmicas y núcleos tanto hipo como hipersegmentados (71). La diarrea es el signo más frecuente de afección del tubo GI. Se han descrito todas, la gastritis eosinofílica, la enterocolitis, la colitis, la pancreatitis, la hepatitis y el síndrome de Budd-Chiari en el HES (66). Las manifestaciones reumatológicas incluyen vasculitis, artralgias, derrames articulares, artritis, fenómeno de Raynaud y necrosis de los dedos.

Tratamiento del síndrome hipereosinofílico

El tratamiento del HES requiere que el médico valore el grado de eosinofilia, la urgencia para disminuirla, el daño de órgano terminal, la fisiopatología subyacente y la toxicidad potencial del tratamiento (50). Klion propuso un algoritmo para el tratamiento del HES (fig. 5-3) indicado en forma urgente en el caso de cifras extremadamente elevadas de eosinófilos, signos y síntomas de leucostasia y datos de complicaciones potencialmente fatales, que incluyen sucesos tromboembólicos o insuficiencia cardiaca. Para el tratamiento urgente de la eosinofilia se administran dosis altas de glucocorticoides, de 1 mg/kg de prednisona o 1 g de metilprednisolona, en tanto los pacientes con posible infestación por especies de *Strongyloides* deben recibir ivermectina de manera empírica. La eosinofilia, por lo general, responde con rapidez en 24 a 48 h. En el caso de ausencia de respuesta a los esteroides y sospecha de HES mieloproliferativa, se pueden

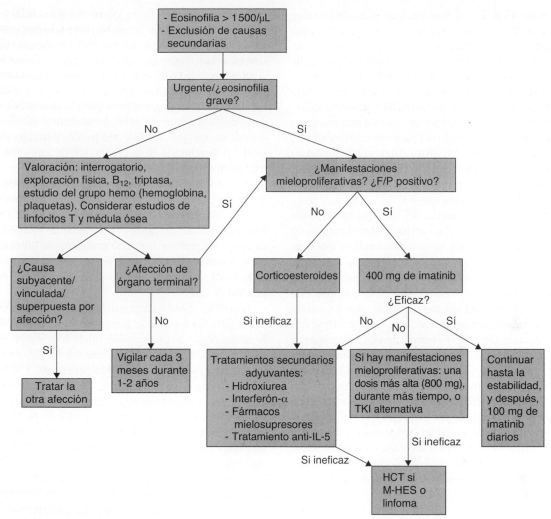

■ **FIGURA 5-3** Algoritmo de tratamiento del síndrome hipereosinofílico. F/P, FIP1L1/PDGFRA; HCT, trasplante de células hematopoyéticas; M-HES, síndrome hipereosinofílico mieloproliferativo; TKI, inhibidores de la cinasa de tiroxina.

administrar 400 mg de imatinib en forma empírica. Los pacientes refractarios a los esteroides tienen más probabilidad de presentar *F/P* y se espera su respuesta a la imatinib en 1 a 2 semanas. Los pacientes con HES *F/P* negativo, quizá requieran una mayor dosis, de hasta 800 mg, pueden tomarla durante 4 sem o más y tal vez no respondan en absoluto, en particular si presentan la variante linfocítica del síndrome (50, 54).

El tratamiento ideal del M-HES *F/P* (así como de los rearreglos *PDG-FRB*), ya sea urgente o en la forma estable, es con imatinib, a la que se agregan esteroides si hay afección cardiaca (72). En la *F/P* virtualmente todos los pacientes logran una revisión completa. Por lo general, después de una dosis inicial de 400 mg, los pacientes requieren 100 mg diarios de mantenimiento en forma indefinida después de la remisión, pero hay

informes de casos en los que es prolongada después de interrumpir el medicamento (73) y en los raros de resistencia a la imatinib, vinculados con la mutación de T6741, se han usado otros inhibidores de la cinasa de tirosina, incluidos sorafenib, nilotinib y dasatinib, de acuerdo con informes de casos (54).

Otras formas de HES se tratan idealmente con corticoesteroides. Si la eosinofilia no responde a estos o a la imatinib, debe considerarse el uso de fármacos adyuvantes esteroides de segunda línea. La hidroxiurea, fácilmente accesible y barata, se administra por vía oral a razón de 500 a 2 000 mg/día. Actúa por modificación del desarrollo de los eosinófilos, por lo que se debe tomar hasta durante 2 sem para que sea eficaz. La vincristina, a razón de 1 a 2 mg/m^2 por vía intravenosa cada semana o mes, puede disminuir las cifras extremadamente altas de eosinófilos. El interferón-α, que tiene efecto sobre los linfocitos T y los eosinófilos, se puede usar como tratamiento adyuvante (con corticoesteroides) en diversas formas de HES, incluidas la L y la idiopática, pero se ha limitado por sus características significativas de efectos secundarios (74). El alemtuzumab, un anticuerpo contra CD52, es eficaz en algunos casos de HES, pero no curativo, y puede causar leucocitopenias graves e inmunosupresión y ahora está retirado del mercado estadounidense, con acceso limitado (75). Otros tratamientos citotóxicos se han usado, incluidos ciclofosfamida, metotrexato, ciclosporina, azatioprina, cladribina y clorambucilo, según informes de casos (50, 74).

Los tratamientos nuevos del HES que no responde al ideal o de segunda línea incluyen mepolizumab, un anticuerpo monoclonal humanizado con IL-5, que se ha utilizado en otras afecciones eosinófilas, que incluyen asma, esofagitis eosinófila y EGPA. En pacientes con HES negativo para *F/P* en estudios clínicos se mostró la eficacia y seguridad del mepolizumab, pero no cuenta actualmente con autorización de la Food and Drug Administration (76, 77). El benralizumab, un anticuerpo monoclonal contra el receptor de IL-5 y los anticuerpos neutralizantes de CCR3 y CCL11 (ligando CCR3) también están bajo investigación en estudios clínicos (50). El trasplante de células hematopoyéticas alogénicas no mieloablativas (HCT, por sus siglas en inglés) puede ser curativo en los pacientes con afección refractaria y HES relacionado con *PDGFRA* resistente a la imatinib o L-HES con linfoma de linfocitos T asociado. No es una opción sistemática debido al potencial de morbilidad y mortalidad de las HCT (74).

Granulomatosis eosinofílica con polivasculitis

La EGPA, formalmente denominada síndrome de Churg-Strauss, vasculitis y granulomatosis alérgicas, es una vasculitis de vasos medianos caracterizada por eosinofilia, asma y otras manifestaciones orgánicas. Su incidencia calculada es de 0.11 a 2.66 casos por millón de personas por año aproximadamente, con una prevalencia total de 10.7 a 14 casos por millón de adultos (78-82). No obstante, posiblemente se desconozca la incidencia real de la EGPA por incertidumbres de diagnóstico y que no son fáciles de detectar. La media de edad en el momento del diagnóstico es de 40 a 50 años y afecta a hombres y mujeres en forma equivalente (83). La EGPA es rara en los niños y las personas mayores de 65 años. Cuando ocurre en los primeros, la evolución tiende a ser más agresiva (84).

La patogenia precisa de la EGPA se desconoce, pero posiblemente se derive de un mecanismo autoinmune que incluye células endoteliales y leucocitos (85). Aunque se han detectado anticuerpos citoplásmicos contra neutrófilos

(ANCA, por sus siglas en inglés) en casi la mitad de los pacientes de EGPA, no se ha establecido su participación en la patogenia de la enfermedad (86). Los factores del sistema inmunológico que pueden tener participación en la patogenia de la EGPA incluyen la presencia de linfocitos Th2 (87), la actividad de linfocitos Th1, en particular con la formación de granuloma (88), la disregulación de eosinófilos (aumento del reclutamiento y disminución de su apoptosis) (89) y una posible participación de IL-10 disminuida en la producción de linfocitos T reguladores (90). La EGPA se ha vinculado con diversos medicamentos contra el asma, incluidos antagonistas de leucotrienos, glucocorticoides inhalados y omalizumab (91-93). No obstante, es más probable que la adición de estos tratamientos del asma en el contexto de una EGPA en evolución permita disminuir gradualmente los corticoesteroides sistémicos, que desenmascara los síntomas de la EGPA. A pesar de ello, no puede descartarse una relación de causa.

Uno de los criterios diagnósticos de uso más frecuente para EGPA fue formulado por el American College of Rheumatology con una sensibilidad de 85% y especificidad de 99.7% si se cumplen cuatro de los siguientes seis criterios (94): asma, eosinofilia periférica (> 10%), mononeuropatía o polineuropatía, infiltrados pulmonares no fijos, anomalías de senos paranasales y presencia de eosinófilos extravasculares en la biopsia de vasos sanguíneos. Los criterios de Lanham requieren los tres siguientes: asma, cifra de eosinófilos mayor de 1 500/μL y vasculitis en al menos dos órganos extrapulmonares (95).

Hay tres fases clínicas en los pacientes de EGPA y pueden no ser fácilmente distinguibles en la práctica sanitaria (95). En la fase prodrómica, los pacientes presentan asma y otra enfermedad atópica, como la rinitis alérgica; ambas preceden al desarrollo de otras manifestaciones por una media de 8.9 ± 10.9 años (96). En la fase eosinofílica, los pacientes presentan eosinofilia periférica e infiltrados eosinofílicos en diversos órganos. La fase de vasculitis a menudo se acompaña de síntomas constitucionales, como fiebre, malestar general y disminución de peso, y pueden incluir una vasculitis sistémica de vasos pequeños e intermedios potencialmente fatal. Esta fase, por lo general, se inicia años después del diagnóstico de asma, pero en ocasiones se presenta en unos meses.

Si bien la EGPA puede afectar a casi todo órgano, el pulmón, el sistema nervioso periférico y la piel, son los más frecuentemente afectados (97). Virtualmente todos los pacientes sufren afección pulmonar, con más de 90% que presenta la manifestación cardinal de asma, que puede tornarse crecientemente refractaria al tratamiento. Otras manifestaciones pulmonares incluyen infiltrados efímeros y otras anomalías inespecíficas (96). Además, se presenta rinitis alérgica en casi 75% de los pacientes y a menudo es un suceso sintomático temprano. También pueden presentarse sinusitis recurrente, pólipos y obstrucción nasales, y una otitis media serosa (98). La afección del sistema nervioso periférico se presenta en hasta 80% de los pacientes y la mononeuritis múltiple es la forma más frecuente de afección neurológica (96, 99). Por lo general, se presentan manifestaciones cutáneas en la fase de vasculitis, e incluyen púrpura palpable, nódulos, pústulas, urticaria y vasoespasmo arteriolar (96). La biopsia de piel muestra vasculitis leucocitoclástica y se detectan nódulos, como los granulomas. Las manifestaciones cardiacas que contribuyen con la mitad de las muertes por EGPA incluyen CHF, endomiocarditis eosinofílica, vasculitis coronaria, valvulopatía cardiaca, pericarditis, derrames pericárdicos y disrítmias (97, 99). En una revisión, casi 66% de los pacientes mostró en la necropsia datos que incluyeron fibrosis, miocarditis, pericarditis y granulomas eosinofílicos en el pericardio (99). En un grupo, aquellos con afección cardiaca tuvieron más probabilidad de una cifra eosinofílica periférica más alta y ANCA negativos (100). Los síntomas GI más frecuentes son dolor abdominal, náusea, vómito, diarrea y hematoquezia. Las úlceras y la perforación intestinal son raras (101, 102). La nefropatía, presente en 22% de los grupos más grandes de pacientes con EGPA (97), se manifiesta con frecuencia máxima como proteinuria. El grado de insuficiencia renal, por lo general, no es grave (96). En este sentido, es más probable que los pacientes con glomerulonefritis resulten con ANCA positivos. La biopsia renal mostró glomerulonefritis segmentaria focal pauciinmunológica con necrosis o formación de crecientes (98). Las mialgias y artralgias son las manifestaciones musculoesqueléticas más frecuentes; sin embargo, la artritis real es rara (99).

Los estudios de laboratorio revelan una eosinofilia fluctuante en sangre periférica $> 1\,500/\mu L$, con un máximo entre 20 y 90% de los WBC. Los ANCA perinucleares (p-ANCA) dirigidos contra la mieloperoxidasa se encuentran presentes en 40 a 60% de los pacientes. La velocidad de eritrosedimentación y la proteína C reactiva con frecuencia están elevadas, pero son inespecíficas para la EGPA. A menudo se presentan anemia y aumento de la IgE total (98). Los datos radiológicos incluyen consolidaciones bilaterales transitorias en parche, con una distribución no segmentaria, infiltrados hiliares, opacidades intersticiales difusas y nodulares no cavitarias (103). Las anomalías en la tomografía computarizada de alta resolución (HRCT, por sus siglas en inglés) incluyen opacidades bilaterales en vidrio esmerilado, consolidación de espacios aéreos periféricos y engrosamiento peribronquial y septal (86, 103). El lavado broncoalveolar (BAL, por sus siglas en inglés) en un paciente con infiltrados intersticiales puede revelar un alto porcentaje de eosinófilos. Es más práctico hacer biopsia de un sitio no invasor, como la piel o un nervio, pero si se requiere tejido del pulmón,

es más útil una biopsia quirúrgica, el estándar ideal de la EGPA, que una biopsia transbronquial. La biopsia de los tejidos afectados se caracteriza por infiltrado eosinofílico, vasculitis necrosante de las arterias y venas pequeñas, eosinófilos y granulomas extravasculares (104). Los datos histopatológicos pueden variar dependiendo de la fase de la enfermedad. Para esto, deben hacerse un electrocardiograma y un ecocardiograma a todos los pacientes con EGPA para valorar la afección cardiaca.Sin tratamiento, el pronóstico es malo, con 50% de muertes en 3 meses, a partir del inicio de la vasculitis (105). Con las opciones terapéuticas modernas, la tasa de supervivencia mejoró hasta 70 a 90% a los 5 años y una tasa de remisión inicial de hasta 90%, con recaídas entre 41 y 81% sin tratamiento inmunosupresor (106-108). Los pacientes en riesgo de un mal resultado son aquellos con afección miocárdica, síntomas GI graves (hemorragia o perforación intestinales, pancreatitis o el requerimiento de una laparotomía), insuficiencia renal o una duración breve del asma antes de presentarse la fase vasculítica (96, 98). Un sistema de calificación revisado de cinco factores también incluye la edad mayor de 65 años y la ausencia de manifestaciones auditivas/nasales/faríngeas, como índices de mal pronóstico (109).

En los pacientes sin afección sistémica o índices de mal pronóstico, el tratamiento consta de corticoesteroides solos, con 1 mg/kg de prednisona durante 2 a 4 sem, y después, su disminución gradual hasta la dosis eficaz mínima durante el transcurso de 1 año, si no hay recurrencias (110). Si hay afección sistémica o índices de mal pronóstico, se administra ciclofosfamida por vía oral (2 mg/kg/día) o intravenosa en pulsos (0.6 mg/m^2 cada 2 a 3 sem) en forma concomitante con esteroides (110). Otros esquemas potenciales de tratamiento para el mantenimiento de ahorro de esteroides o una afección más leve incluyen inmunoglobulina intravenosa, ciclosporina, interferón-α, micofenolato mofetilo, metotrexato y azatioprina (52). Con éxito en la EGPA se han usado los tratamientos biológicos, que incluyen rituximab (contra CD20) (111, 112), omalizumab (contra IgE) (113) y mepolizumab (contra IL5) (114, 115).

Neumonías eosinofílicas

Las neumonías eosinofílicas forman un grupo de afecciones pulmonares caracterizadas por infiltrados eosinofílicos con o sin eosinofilia en sangre periférica (116). Las afecciones pulmonares eosinofílicas se pueden clasificar como agudas (de menos de 1 mes), crónicas (de más de 1 mes) o transitorias (síndrome de Löffler); pueden ser secundarias a una causa específica conocida, como reacción farmacológica, infección, cáncer, u otras afecciones pulmonares, como el asma, o ser idiopática: se puede limitar al pulmón o presentarse como parte de una afección sistémica. En este capítulo se describen la eosinofilia pulmonar inducida por fármacos (48, 117), la EGPA y el HES con eosinofilia pulmonar. La aspergilosis broncopulmonar alérgica se trata en el capítulo 10.

Cuatro neumonías eosinofílicas no se han descrito antes: la eosinofilia pulmonar tropical, el síndrome de Löffler, la CEP y la neumonía eosinofílica aguda (AEP, por sus siglas en inglés). Asimismo, se cree que la eosinofilia pulmonar tropical es una respuesta de hipersensibilidad a los parásitos del género filaria, *W. bancrofti* y *Brugia malayi* (116), caracterizada por tos paroxística, disnea y sibilancias, predominantemente por la noche, con eosinofilia periférica notoria e infiltrados reticulonodulares difusos en las radiografías de tórax (118). Los criterios de diagnóstico incluyen el interrogatorio apropiado de la exposición, como en cuanto a un piquete de mosquito después de viajar a una región endémica de filariasis, el antecedente de tos paroxística nocturna y disnea, infiltrados pulmonares, leucocitosis con eosinofilia mayor de 3 000/µL, aumento de la IgE sérica, anticuerpos séricos contra filarias (IgE o IgG) y una respuesta clínica al citrato de dietilcarbamazina (116, 118).

El síndrome de Löffler o eosinofilia pulmonar simple se caracteriza por infiltrados migratorios efímeros, eosinofilia en sangre periférica, fiebre de poca monta, tos seca, sibilancias y disnea (116). Tres larvas de helmintos tienen un paso transpulmonar antes de alcanzar el tubo digestivo: *Ascaris lumbricoides* (el más frecuente, anquilostomas y *Strongyloides stercoralis*) (119). Otras infestaciones parasitarias se pueden acompañar de eosinofilia pulmonar a través de mecanismos diferentes del antes descrito, incluidas especies de *Paragonimus*, *Trichinella* y *Schistosoma* (120). La mayoría de los pacientes con el síndrome de Löffler presenta una infestación parasitaria o una reacción farmacológica, aunque no se ha encontrado causa en casi 33% de los casos (121). La afección, por lo general, se resuelve sola en 4 sem.

La CEP idiopática tiene un inicio insidioso de síntomas, que incluyen tos, disnea, malestar general, fiebre y disminución de peso (117). La tos, que afecta hasta 90% de los pacientes, puede tornarse en productiva, aunque inicialmente no lo es. En la mitad de los casos ocurren sibilancias, con insuficiencia respiratoria como rareza extrema (122). Las mujeres se afectan con el doble de frecuencia que los hombres (116). Si bien la CEP puede afectar a cualquier paciente y grupo de edad, en general, tienen al menos 30 años (122). Muchos presentan un antecedente de atopia y hasta 66%, el de asma (122). En algunos pacientes ha habido un vínculo con el antecedente de radiación por cáncer mamario (123). La evolución es crónica, con síntomas que suelen presentarse durante semanas a meses antes de hacerse el diagnóstico (116, 117).

Por otro lado, ocurre eosinofilia en sangre en 66 a 95% de los pacientes, pero su ausencia no descarta el diagnóstico de CEP (116). Las cifras de células en el BAL consta de más de 25% de eosinófilos (a menudo más de 40%), un criterio de diagnóstico clave de CEP (117). La radiografía simple de tórax revela infiltrados alveolares densos periféricos progresivos, que simulan un "negativo de fotografía", de edema pulmonar (124). Sin embargo, este dato se presenta en menos de la mitad de los pacientes. Otros datos radiográficos menos frecuentes pueden incluir infiltrados nodulares, atelectasias, afectación unilateral o bilateral, derrame pleural y, rara vez, cavitación (117). En la HRCT del tórax se pueden identificar infiltrados periféricos, consolidaciones confluentes bilaterales y opacidades en vidrio esmerilado en los lóbulos superiores y las regiones subpleurales (122, 125). Las pruebas de función pulmonar quizá revelen un patrón restrictivo, normal u obstructivo (122). La capacidad de difusión del monóxido de carbono de los pulmones, con frecuencia disminuye. No se requiere biopsia pulmonar para el diagnóstico de CEP, pero el estudio histopatológico revela una afección de infiltrado eosinofílico predominante en los alveolos y el intersticio; pueden presentarse fibrosis intersticial, bronquiolitis y su variante obliterante y, en ocasiones, microabscesos eosinófilos y granulomas no caseificantes; es rara la necrosis. Los síntomas e infiltrados pulmonares se resuelven con rapidez al iniciar los corticoesteroides, por lo general, 0.5 a 1 mg/kg de prednisona durante 4 a 6 sem seguidos por su disminución gradual. La duración del tratamiento debe ser de 6 a 9 meses, pero en algunos casos quizá requiera hasta 3 años (116). Las recaídas responden notoriamente a la reinstitución de los esteroides (116, 122). Aunque el pronóstico es excelente, hasta 50% de los pacientes experimenta una recaída (122, 124, 126).

La AEP idiopática tiene un inicio rápido y se caracteriza por hipoxemia e insuficiencia respiratoria con eosinofilia intensa en el líquido de lavado broncoalveolar. Los pacientes suelen acudir con fiebre, tos, taquipnea, disnea, dolor torácico y mialgias de menos de 7 días de duración, que simula el síndrome de insuficiencia respiratoria aguda o la neumonía infecciosa (117). No obstante, el grupo de casos publicado más grande incluyó pacientes con duraciones de síntomas de hasta 1 mes, antes de acudir al médico (127). La AEP, por lo general, se presenta en los pacientes antes sanos y hasta 70% de los afectados fuma (128). Además, hay equivalencia o un ligero predominio masculino, en contraste con la superioridad femenina de la CEP. La AEP es un diagnóstico de exclusión; deben descartarse reacciones de hipersensibilidad o contra medicamentos y sustancias tóxicas, así como causas infecciosas. Diversas exposiciones por inhalación se han vinculado con AEP, incluido el polvo del World Trade Center de Nueva York, el trabajo de renovación intramuros, la limpieza de tanques de gasolina, el derrame de gas lacrimógeno, el humo de incendios, la exploración de cuevas, la movilización de pilas de leña, la replantación de vegetales, el fumar la metanfetamina cristal, la inhalación de cocaína y heroína y, con máxima frecuencia, el inicio reciente del tabaquismo de cigarrillos (127-133).

Los datos radiográficos tempranos de la AEP muestran infiltrados reticulares o en vidrio esmerilado, con líneas B de Kerley y derrames pleurales pequeños. Los datos subsiguientes incluyen infiltrados mixtos reticulares y alveolares, que progresan hasta infiltrados alveolares densos (128). La HRCT del tórax muestra cualquier combinación de los siguientes: infiltrados intersticiales difusos, alveolares en parches o difusos en vidrio esmerilado; engrosamiento septal interlobulillar, derrame pleural bilateral o consolidación alveolar (128, 134).

Los pacientes con AEP, por lo general, carecen de eosinofilia de sangre periférica en el momento de acudir al médico, pero la mayoría la desarrolla más tarde en la evolución (127, 128). La eosinofilia BAL mayor de 25% es una característica clave de AEP (117). Asimismo, se ha sugerido a TARC/CCL17 como posible marcador periférico para ayudar a diferenciar la AEP de otras lesiones pulmonares agudas, porque su concentración se eleva en la fase aguda, antes de que se presente eosinofilia periférica (135). Además, una concentración menor de KL-6, un marcador del daño de las células alveolares, y la elevación de la fracción de óxido nítrico exhalado, pueden también ayudar a diferenciar la AEP de otras lesiones pulmonares agudas (135, 136). La biopsia pulmonar no es necesaria para el diagnóstico, pero la imagen de histopatología se caracteriza por un infiltrado notorio de eosinófilos en el intersticio y espacios alveolares, con datos comunes que incluyen daño alveolar difuso con membranas hialinas, proliferación de fibroblastos, edema intersticial y lesión de la lámina basal (128, 137). Las pruebas de función pulmonar quizá revelen un defecto restrictivo, con disminución de la capacidad de difusión (117).

El tratamiento de la AEP es de sostén respiratorio y corticoesteroides a dosis alta, con esquemas recomendados de 60 a 125 mg de metilprednisolona cada 6 h hasta que se resuelva la insuficiencia respiratoria, y después, un ciclo total de corticoesteroides orales de 2 a 12 sem de duración (116, 128); ha habido informes de algunos pacientes que se recuperan sin corticoesteroides (127, 138), pero, en general, se recomiendan para todos. La mayoría de los pacientes se recupera sin complicaciones a largo plazo y las recaídas son en extremo raras.

Cistitis eosinofílica

La cistitis eosinofílica es una enfermedad rara, caracterizada por frecuencia urinaria, hematuria, dolor suprapúbico y retención urinaria (139, 140). Esta enfermedad se distribuye equivalentemente entre hombres y mujeres, pero los niños se afectan con mayor frecuencia. La eosinofilia periférica se presentó en 43% de los pacientes en un grupo (140). La cistoscopia revela una mucosa hiperémica, con zonas de elevación y nodularidad. La biopsia se caracteriza por infiltrado eosinofílico, edema de mucosa y necrosis muscular, patrón inflamatorio que puede progresar hasta la inflamación crónica y fibrosis de la mucosa y la muscular vesicales. En este sentido, se han vinculado casos de carcinomas de células transicionales de la vejiga, quimioterapia intravesical, diversos medicamentos, afecciones respiratorias alérgicas, obstrucción de la salida vesical, afecciones autoinmunes, infestaciones parasitarias no urológicas y enteritis eosinofílica (141). No se encontró causa en 29% de los pacientes en un grupo (141). El tratamiento recomendado incluye observación de casos leves, antihistamínicos orales, fármacos antiinflamatorios no esteroides y corticoesteroides sistémicos. En casos refractarios, graves o con efecto de masa ocupativa, se puede realizar una intervención quirúrgica, como la de resección tumoral o cistectomía (139, 140).

Afección relacionada con la IgG4

La IgG4RD es una de diversas afecciones del tejido conectivo que pueden presentarse con eosinofilia. La IgG4RD corresponde a un grupo cada vez más frecuente de alteraciones inflamatorias que pueden afectar muchos órganos diferentes, e incluyen pancreatitis inmunológica, fibrosis retroperitoneal, colangitis esclerosante relacionada con IgG4, dacrioadenitis y sialoadenitis relacionada con IgG4 y tiroiditis de Riedel (83), enfermedades que comparten manifestaciones, como el aspecto similar a un tumor en el órgano afectado, infiltrado linfoplasmatocítico con un alto número de células plasmáticas IgG4 positivas, fibrosis con un patrón estoriforme, eosinofilia hística leve a moderada y aumento de la IgG4 hística; se presenta elevación de la IgG4 sérica en 60 a 70% de los pacientes (142, 143); predominan las respuestas de linfocitos Th2 y un alto porcentaje de los pacientes presenta el antecedente de rinitis alérgica, asma, eosinofilia en sangre periférica y elevación de la IgE sérica (62). No se conoce aún la epidemiología real, pero en un grupo japonés la prevalencia fue de 2.2 por 100 000 personas, con un cociente de 3.7:1 de hombres:mujeres y una media de edad de 63 años (144). El tratamiento ideal consta de corticoesteroides sistémicos. En algunos casos se han usado fármacos no esteroides y rituximab (83, 145) con experiencia limitada.

■ VALORACIÓN DEL PACIENTE CON EOSINOFILIA

El factor más importante en la valoración de un paciente con eosinofilia (fig. 5-4) es un interrogatorio exhaustivo, con atención cuidadosa a los antecedentes médicos, de

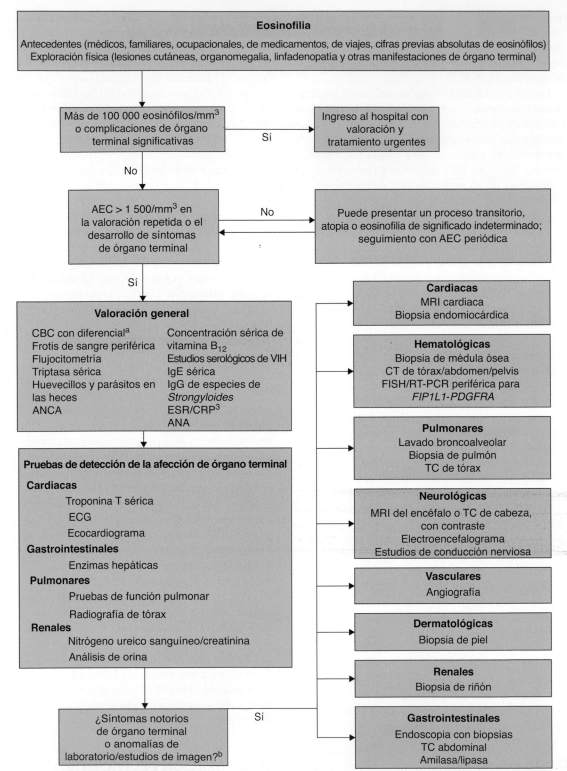

■ **FIGURA 5-4** Algoritmo para la valoración de la eosinofilia. [a] Los estudios pueden afectarse por el uso concomitante de esteroides. [b] Otros estudios de afección de órgano terminal pueden justificarse con base en el cuadro clínico. AEC, cifra absoluta de eosinófilos; ANA, anticuerpos antinucleares; CBC, recuento hematológico completo; CRP, proteína C reactiva; TC, tomografía computarizada; ECG, electrocardiograma; ESR, velocidad de eritrosedimentación; FISH, hibridación *in situ* fluorescente; MRI, imágenes por resonancia magnética; RT-PCR, reacción en cadena de polimerasa de transcripción inversa. (Reimpresa de Curtis C, Ogbogu P. Evaluation and differential diagnosis of persistent marked eosinophilia. *Immunol Allergy Clin North Am.* 2015; 35:387-402).

viaje, alimentarios, ocupacionales y de medicamentos. Además, deben indagarse el antecedente compatible con atopia y el familiar posible de enfermedades vinculadas con eosinofilia. Si se considera una afección parasitaria, deben ordenarse múltiples estudios de heces y pruebas serológicas apropiadas, con base en los antecedentes de viajes. Debe hacerse la revisión de sistemas que identifica la afección de órganos. También la exploración física con atención particular a la piel, linfadenopatías, hepatoesplenomegalia y posibles tumores (146). Se ordenan pruebas de laboratorio y estudios de diagnóstico para valorar la afección hematológica y de órganos. Los estudios de laboratorio y diagnóstico dependen de la enfermedad que se sospecha y el órgano potencialmente afectado. Pueden estar indicados un ecocardiograma y una radiografía o TC de tórax. Si siguen sin definirse la causa o el grado de eosinofilia sustancial o los dos, debe hacerse un estudio adicional de enfermedad linfoproliferativa y HES. Los pacientes con eosinofilia persistente sin una clara causa deben ser vigilados en cuanto a datos de daño de órgano terminal (147).

■ AGRADECIMIENTOS

Este capítulo es una adaptación de: Zemble RM, Apter AJ. Evaluation of eosinophilia. En: Grammer LC, Greenberger PA, eds. *Patterson's Allergic Disease*. 7th ed. Philadelphia: Lippincott Williams and Wilkins; 2009:57-72.

■ REFERENCIAS

1. Gotlib J. World Health Organization-defined eosinophilic disorders: 2015 update on diagnosis, risk stratification, and management. *Am J Hematol*. 2015;90(11):1077-1089.
2. Rothenberg ME. Eosinophilia. *N Engl J Med*. 1998; 338(22):1592-1600.
3. Wardlaw AJM, Moqbel RM, Kay AB. Eosinophils and the allergic inflammatory response. In: Kay AB, ed. *Allergy and Allergic Diseases*. Malden, MA: Blackwell Science; 1997:171-188.
4. Klion AD, Weller PF. Eosinophilia and eosinophil-related disorders. In: Adkinson N Jr, Bochner B, Burks A, et al, eds. *Middleton's Allergy: Principles And Practice*. 8th ed. Philadelphia: Elsevier/Saunders; 2014:1205-1223.
5. Simon D, Simon HU. Eosinophilic disorders. *J Allergy Clin Immunol*. 2007;119(6):1291-1300; quiz 1301-1302.
6. Roufosse F, Weller PF. Practical approach to the patient with hypereosinophilia. *J Allergy Clin Immunol*. 2010; 126(1):39-44.
7. Weller PF. The immunobiology of eosinophils. *N Engl J Med*. 1991;324(16):1110-1118.
8. Prussin C, Metcalfe DD. 5. IgE, mast cells, basophils, and eosinophils. *J Allergy Clin Immunol*. 2006;117(2 Suppl Mini-Primer):S450-S456.
9. Rosenberg HF, Phipps S, Foster PS. Eosinophil trafficking in allergy and asthma. *J Allergy Clin Immunol*. 2007;119(6):1303-1310; quiz 1311-1312.
10. Gleich GJ. Mechanisms of eosinophil-associated inflammation. *J Allergy Clin Immunol*. 2000;105(4):651-663.
11. Liao W, Long H, Chang CC, et al. The eosinophil in health and disease: from bench to bedside and back. *Clin Rev Allergy Immunol*. 2016;50(2):125-139.
12. Yu C, Cantor AB, Yang H, et al. Targeted deletion of a high-affinity GATA-binding site in the GATA-1 promoter leads to selective loss of the eosinophil lineage in vivo. *J Exp Med*. 2002;195(11):1387-1395.
13. Weller PF. Human eosinophils. *J Allergy Clin Immunol*. 1997;100(3):283-287.
14. Kita H, Bochner BS. Biology of eosinophils. In: Adkinson N Jr, Bochner B, Burks A, et al, eds. *Middleton's Allergy: Principles and Practice*. 8th ed. Philadelphia: Elsevier/Saunders; 2014:265-279.
15. Collins PD, Marleau S, Griffiths-Johnson DA, et al. Cooperation between interleukin-5 and the chemokine eotaxin to induce eosinophil accumulation in vivo. *J Exp Med*. 1995;182(4):1169-1174.
16. Woolnough K, Wardlaw AJ. Eosinophilia in pulmonary disorders. *Immunol Allergy Clin North Am*. 2015;35(3):477-492.
17. Travers J, Rothenberg ME. Eosinophils in mucosal immune responses. *Mucosal Immunol*. 2015;8(3):464-475.
18. Mjosberg JM, Trifari S, Crellin NK, et al. Human IL-25- and IL-33-responsive type 2 innate lymphoid cells are defined by expression of CRTH2 and CD161. *Nat Immunol*. 2011;12(11):1055-1062.
19. Wong CK, Hu S, Cheung PF, et al. Thymic stromal lymphopoietin induces chemotactic and prosurvival effects in eosinophils: implications in allergic inflammation. *Am J Respir Cell Mol Biol*. 2010;43(3):305-315.
20. Cherry WB, Yoon J, Bartemes KR, et al. A novel IL-1 family cytokine, IL-33, potently activates human eosinophils. *J Allergy Clin Immunol*. 2008;121(6):1484-1490.
21. Hogan SP. Recent advances in eosinophil biology. *Int Arch Allergy Immunol*. 2007;143(Suppl 1):3-14.
22. Chu VT, Fröhlich A, Steinhauser G, et al. Eosinophils are required for the maintenance of plasma cells in the bone marrow. *Nat Immunol*. 2011;12(2):151-159.
23. Wang HB, Ghiran I, Matthaei K, et al. Airway eosinophils: allergic inflammation recruited professional antigen-presenting cells. *J Immunol*. 2007;179(11):7585-7592.
24. Jacobsen EA, Taranova AG, Lee NA, et al. Eosinophils: singularly destructive effector cells or purveyors of immunoregulation? *J Allergy Clin Immunol*. 2007;119(6):1313-1320.
25. Rothenberg ME, Hogan SP. The eosinophil. *Annu Rev Immunol*. 2006;24:147-174.
26. Wu W, Chen Y, Hazen SL. Eosinophil peroxidase nitrates protein tyrosyl residues. Implications for oxidative damage by nitrating intermediates in eosinophilic inflammatory disorders. *J Biol Chem*. 1999;274(36):25933-25944.
27. Tefferi A. Blood eosinophilia: a new paradigm in disease classification, diagnosis, and treatment. *Mayo Clin Proc*. 2005;80(1):75-83.
28. Roediger B, Weninger W. *Group 2 innate lymphoid cells in the regulation of immune responses*. Adv Immunol. 2015; 125:111-154.
29. Curtis C, Ogbogu PU. Evaluation and differential diagnosis of persistent marked eosinophilia. *Immunol Allergy Clin North Am*. 2015;35(3):387-402.
30. Harrison AM, Bonville CA, Rosenberg HF, et al. Respiratory syncytical virus-induced chemokine expression in the lower airways: eosinophil recruitment and degranulation. *Am J Respir Crit Care Med*. 1999;159(6):1918-1924.

31. Klion AD, Nutman TB. The role of eosinophils in host defense against helminth parasites. *J Allergy Clin Immunol.* 2004;113(1):30-37.

32. Huang L, Appleton JA. Eosinophils in helminth infection: defenders and dupes. *Trends Parasitol.* 2016;32(10):798-807.

33. O'Connell EM, Nutman TB. Eosinophilia in infectious diseases. *Immunol Allergy Clin North Am.* 2015;35(3):493-522.

34. Page KR, Zenilman J. Eosinophilia in a patient from South America. *JAMA.* 2008;299(4):437-444.

35. Schaller JL, Burkland GA, Langhoff PJ. Are various *Babesia* species a missed cause for hypereosinophilia? A follow-up on the first reported case of imatinib mesylate for idiopathic hypereosinophilia. *MedGenMed.* 2007;9(1):38.

36. Genta RM, Miles P, Fields K. Opportunistic *Strongyloides stercoralis* infection in lymphoma patients. Report of a case and review of the literature. *Cancer.* 1989;63(7):1407-1411.

37. Weller PF. Eosinophilia in travelers. *Med Clin North Am.* 1992;76(6):1413-1432.

38. Prevention, C.f.D.C.a., *Parasites-Strongyloides.* 2016. Available at: https://www.cdc.gov/parasites/strongyloides/health_professionals/index.html.

39. Reimert CM, Fitzsimmons CM, Joseph S, *et al.* Eosinophil activity in *Schistosoma mansoni* infections in vivo and in vitro in relation to plasma cytokine profile pre- and posttreatment with praziquantel. *Clin Vaccine Immunol.* 2006;13(5):584-593.

40. Roberts LJ, Huffam SE, Walton SF, *et al.* Crusted scabies: clinical and immunological findings in seventy-eight patients and a review of the literature. *J Infect.* 2005;50(5):375-381.

41. Harley WB, Blaser MJ. Disseminated coccidioidomycosis associated with extreme eosinophilia. *Clin Infect Dis.* 1994;18(4):627-629.

42. Plumelle Y, Gonin C, Edouard A, *et al.* Effect of *Strongyloides stercoralis* infection and eosinophilia on age at onset and prognosis of adult T-cell leukemia. *Am J Clin Pathol.* 1997;107(1):81-87.

43. Fearfield LA, Rowe A, Francis N, *et al.* Itchy folliculitis and human immunodeficiency virus infection: clinicopathological and immunological features, pathogenesis and treatment. *Br J Dermatol.* 1999;141(1):3-11.

44. Kaufman LD, Seidman RJ. L-tryptophan-associated eosinophilia-myalgia syndrome: perspective of a new illness. *Rheum Dis Clin North Am.* 1991;17(2):427-441.

45. Sternberg EM. Pathogenesis of L-tryptophan eosinophilia myalgia syndrome. *Adv Exp Med Biol.* 1996;398:325-330.

46. Nadeem S, Nasir N, Israel RH. Loffler's syndrome secondary to crack cocaine. *Chest.* 1994;105(5):1599-1600.

47. Whale CI, Molyneux AW, Ward MJ. Inhaled heroin causing a life-threatening asthma exacerbation and marked peripheral eosinophilia. *Br J Hosp Med (Lond).* 2007;68(6):332-333.

48. Camus P, Foucher P. Pneumotox Online: The Drug-Induced Respiratory Disease Website. 2012. Available at: http://www.pneumotox.com/. Accessed August 24, 2016.

49. Criado PR, Avancini J, Santi CG, *et al.* Drug reaction with eosinophilia and systemic symptoms (DRESS): a complex interaction of drugs, viruses and the immune system. *Isr Med Assoc J.* 2012;14(9):577-582.

50. Curtis C, Ogbogu P. Hypereosinophilic syndrome. *Clin Rev Allergy Immunol.* 2016;50(2):240-251.

51. Chusid MJ, Dale DC, West BC, *et al.* The hypereosinophilic syndrome: analysis of fourteen cases with review of the literature. *Medicine (Baltimore).* 1975;54(1):1-27.

52. Klion AD, Bochner BS, Gleich GJ, *et al.* Approaches to the treatment of hypereosinophilic syndromes: a workshop summary report. *J Allergy Clin Immunol.* 2006;117(6):1292-1302.

53. Simon HU, Rothenberg ME, Bochner BS, *et al.* Refining the definition of hypereosinophilic syndrome. *J Allergy Clin Immunol.* 2010;126(1):45-49.

54. Klion AD. How I treat hypereosinophilic syndromes. *Blood.* 2015;126(9):1069-1077.

55. Ogbogu PU, Bochner BS, Butterfield JH, *et al.* Hypereosinophilic syndrome: a multicenter, retrospective analysis of clinical characteristics and response to therapy. *J Allergy Clin Immunol.* 2009;124(6):1319-1325.e3.

56. Pardanani A, Reeder T, Li CY, *et al.* Eosinophils are derived from the neoplastic clone in patients with systemic mastocytosis and eosinophilia. *Leuk Res.* 2003;27(10):883-885.

57. Roufosse F, Cogan E, Goldman M. Lymphocytic variant hypereosinophilic syndromes. *Immunol Allergy Clin North Am.* 2007;27(3):389-413.

58. Leiferman KM, Gleich GJ, Peters MS. Dermatologic manifestations of the hypereosinophilic syndromes. *Immunol Allergy Clin North Am.* 2007;27(3):415-441.

59. Butterfield JH, Leiferman KM, Abrams J, *et al.* Elevated serum levels of interleukin-5 in patients with the syndrome of episodic angioedema and eosinophilia. *Blood.* 1992;79(3):688-692.

60. Khoury P, Herold J, Alpaugh A, *et al.* Episodic angioedema with eosinophilia (Gleich syndrome) is a multilineage cell cycling disorder. *Haematologica.* 2015;100(3):300-307.

61. Renston JP, Goldman ES, Hsu RM, *et al.* Peripheral blood eosinophilia in association with sarcoidosis. *Mayo Clin Proc.* 2000;75(6):586-590.

62. Della Torre E, Mattoo H, Mahajan VS, *et al.* Prevalence of atopy, eosinophilia, and IgE elevation in IgG4-related disease. *Allergy.* 2014;69(2):269-272.

63. Klion AD, Law MA, Riemenschneider W, *et al.* Familial eosinophilia: a benign disorder? *Blood.* 2004;103(11):4050-4055.

64. Ogbogu PU, Rosing DR, Horne MK 3rd. Cardiovascular manifestations of hypereosinophilic syndromes. *Immunol Allergy Clin North Am.* 2007;27(3):457-475.

65. Leiferman KM, Gleich GJ. Hypereosinophilic syndrome: case presentation and update. *J Allergy Clin Immunol.* 2004;113(1):50-58.

66. Weller PF, Bubley GJ. The idiopathic hypereosinophilic syndrome. *Blood.* 1994;83(10):2759-2779.

67. Constantine G, Shan K, Flamm SD, *et al.* Role of MRI in clinical cardiology. *Lancet.* 2004;363(9427):2162-2171.

68. Simon HU, Plötz SG, Dummer R, *et al.* Abnormal clones of T cells producing interleukin-5 in idiopathic eosinophilia. *N Engl J Med.* 1999;341(15):1112-1120.

69. Moore PM, Harley JB, Fauci AS. Neurologic dysfunction in the idiopathic hypereosinophilic syndrome. *Ann Intern Med.* 1985;102(1):109-114.

70. Sheikh J, Weller PF. Clinical overview of hypereosinophilic syndromes. *Immunol Allergy Clin North Am.* 2007;27(3):333-355.

71. Flaum MA, Schooley RT, Fauci AS, *et al.* A clinicopathologic correlation of the idiopathic hypereosinophilic syndrome. I. Hematologic manifestations. *Blood.* 1981;58(5):1012-1020.

72. Gosenca D, Kellert B, Metzgeroth G, *et al*. Identification and functional characterization of imatinib-sensitive DTD1-PDGFRB and CCDC88C-PDGFRB fusion genes in eosinophilia-associated myeloid/lymphoid neoplasms. *Genes Chromosomes Cancer*. 2014;53(5):411-421.

73. Klion AD, Robyn J, Maric I, *et al*. Relapse following discontinuation of imatinib mesylate therapy for FIP1L1/PDGFRA-positive chronic eosinophilic leukemia: implications for optimal dosing. *Blood*. 2007;110(10):3552-3556.

74. Cogan E, Roufosse F. Clinical management of the hypereosinophilic syndromes. *Expert Rev Hematol*. 2012;5(3):275-289; quiz 290.

75. Wechsler ME, Fulkerson PC, Bochner BS, *et al*. Novel targeted therapies for eosinophilic disorders. *J Allergy Clin Immunol*. 2012;130(3):563-571.

76. Rothenberg ME, Klion AD, Roufosse FE, *et al*. Treatment of patients with the hypereosinophilic syndrome with mepolizumab. *N Engl J Med*. 2008;358(12):1215-1228.

77. Roufosse FE, Kahn JE, Gleich GJ, *et al*. Long-term safety of mepolizumab for the treatment of hypereosinophilic syndromes. *J Allergy Clin Immunol*. 2013;131(2):461-467. e1-e5.

78. Greco A, Rizzo MI, De Virgilio A, *et al*. Churg-Strauss syndrome. *Autoimmun Rev*. 2015;14(4):341-348.

79. Baldini C, Talarico R, Della Rossa A, *et al*. Clinical manifestations and treatment of Churg-Strauss syndrome. *Rheum Dis Clin North Am*. 2010;36(3):527-543.

80. Mahr A, Guillevin L, Poissonnet M, *et al*. Prevalences of polyarteritis nodosa, microscopic polyangiitis, Wegener's granulomatosis, and Churg-Strauss syndrome in a French urban multiethnic population in 2000: a capture-recapture estimate. *Arthritis Rheum*. 2004;51(1):92-99.

81. Martin RM, Wilton LV, Mann RD. Prevalence of Churg-Strauss syndrome, vasculitis, eosinophilia and associated conditions: retrospective analysis of 58 prescription-event monitoring cohort studies. *Pharmacoepidemiol Drug Saf*. 1999;8(3):179-189.

82. Watts RA, Lane SE, Bentham G, *et al*. Epidemiology of systemic vasculitis: a ten-year study in the United Kingdom. *Arthritis Rheum*. 2000;43(2):414-419.

83. Tamaki H, Chatterjee S, Langford CA. Eosinophilia in rheumatologic/vascular disorders. *Immunol Allergy Clin North Am*. 2015;35(3):453-476.

84. Zwerina J, Eger G, Englbrecht M, *et al*. Churg-Strauss syndrome in childhood: a systematic literature review and clinical comparison with adult patients. *Semin Arthritis Rheum*. 2009;39(2):108-115.

85. Weller PF, Plaut M, Taggart V, *et al*. The relationship of asthma therapy and Churg-Strauss syndrome: NIH workshop summary report. *J Allergy Clin Immunol*. 2001;108(2):175-183.

86. Wechsler ME. Pulmonary eosinophilic syndromes. *Immunol Allergy Clin North Am*. 2007;27(3):477-492.

87. Schmitt WH, Csernok E, Kobayashi S, *et al*. Churg-Strauss syndrome: serum markers of lymphocyte activation and endothelial damage. *Arthritis Rheum*. 1998;41(3):445-452.

88. Hellmich B, Csernok E, Gross WL. Proinflammatory cytokines and autoimmunity in Churg-Strauss syndrome. *Ann N Y Acad Sci*. 2005;1051:121-131.

89. Hellmich B, Ehlers S, Csernok E, *et al*. Update on the pathogenesis of Churg-Strauss syndrome. *Clin Exp Rheumatol*. 2003;21(6 Suppl 32):S69-S77.

90. Tsurikisawa N, Saito H, Tsuburai T, *et al*. Differences in regulatory T cells between Churg-Strauss syndrome and chronic eosinophilic pneumonia with asthma. *J Allergy Clin Immunol*. 2008;122(3):610-616.

91. Le Gall C, Pham S, Vignes S, *et al*. Inhaled corticosteroids and Churg-Strauss syndrome: a report of five cases. *Eur Respir J*. 2000;15(5):978-981.

92. Keogh KA. Leukotriene receptor antagonists and Churg-Strauss syndrome: cause, trigger or merely an association? *Drug Saf*. 2007;30(10):837-843.

93. Wechsler ME, Wong DA, Miller MK, *et al*. Churg-strauss syndrome in patients treated with omalizumab. *Chest*. 2009;136(2):507-518.

94. Masi AT, Hunder GG, Lie JT, *et al*. The American College of Rheumatology 1990 criteria for the classification of Churg-Strauss syndrome (allergic granulomatosis and angiitis). *Arthritis Rheum*. 1990;33(8):1094-1100.

95. Lanham JG, Elkon KB, Pusey CD, *et al*. Systemic vasculitis with asthma and eosinophilia: a clinical approach to the Churg-Strauss syndrome. *Medicine (Baltimore)*. 1984;63(2):65-81.

96. Guillevin L, Cohen P, Gayraud M, *et al*. Churg-Strauss syndrome. Clinical study and long-term follow-up of 96 patients. *Medicine (Baltimore)*. 1999;78(1):26-37.

97. Comarmond C, Pagnoux C, Khellaf M, *et al*. Eosinophilic granulomatosis with polyangiitis (Churg-Strauss): clinical characteristics and long-term followup of the 383 patients enrolled in the French Vasculitis Study Group cohort. *Arthritis Rheum*. 2013;65(1):270-281.

98. Noth I, Strek ME, Leff AR. Churg-Strauss syndrome. *Lancet*. 2003;361(9357):587-594.

99. Hellman DB, Stone JH. Small and medium vessel primary vasculitis. In: Rich RR, Fleisher T, Shearer WT, *et al*, eds. *Clinical Immunology: Principles and Practice*. London: Mosby; 2001:67.1-67.24.

100. Neumann T, Manger B, Schmid M, *et al*. Cardiac involvement in Churg-Strauss syndrome: impact of endomyocarditis. *Medicine (Baltimore)*. 2009;88(4):236-243.

101. Sable-Fourtassou R, Cohen P, Mahr A, *et al*. Antineutrophil cytoplasmic antibodies and the Churg-Strauss syndrome. *Ann Intern Med*. 2005;143(9):632-638.

102. Della Rossa A, Baldini C, Tavoni A, *et al*. Churg-Strauss syndrome: clinical and serological features of 19 patients from a single Italian centre. *Rheumatology (Oxford)*. 2002;41(11):1286-1294.

103. Choi YH, Im JG, Han BK, *et al*. Thoracic manifestation of Churg-Strauss syndrome: radiologic and clinical findings. *Chest*. 2000;117(1):117-124.

104. Katzenstein AL. Diagnostic features and differential diagnosis of Churg-Strauss syndrome in the lung. A review. *Am J Clin Pathol*. 2000;114(5):767-772.

105. Rochester CL. The eosinophilic pneumonias. In: Fishman AP, Elias JA, eds. *Fishman's Pulmonary Diseases and Disorders*. New York: McGraw-Hill, Health Professions Division; 1998:1133-1150.

106. Durel CA, Berthiller J, Caboni S, *et al*. Long-term followup of a multicenter cohort of 101 patients with eosinophilic granulomatosis with polyangiitis (Churg-Strauss). *Arthritis Care Res (Hoboken)*. 2016;68(3):374-387.

107. Moosig F, Bremer JP, Hellmich B, *et al*. A vasculitis centre based management strategy leads to improved outcome in eosinophilic granulomatosis and polyangiitis

(Churg-Strauss, EGPA): monocentric experiences in 150 patients. *Ann Rheum Dis.* 2013;72(6):1011-1017.

108. Samson M, Puéchal X, Devilliers H, *et al.* Long-term outcomes of 118 patients with eosinophilic granulomatosis with polyangiitis (Churg-Strauss syndrome) enrolled in two prospective trials. *J Autoimmun.* 2013;43:60-69.

109. Guillevin L, Pagnoux C, Seror R, *et al.* The Five-Factor Score revisited: assessment of prognoses of systemic necrotizing vasculitides based on the French Vasculitis Study Group (FVSG) cohort. *Medicine (Baltimore).* 2011; 90(1):19-27.

110. Groh M, Pagnoux C, Baldini C, *et al.* Eosinophilic granulomatosis with polyangiitis (Churg-Strauss) (EGPA) Consensus Task Force recommendations for evaluation and management. *Eur J Intern Med.* 2015;26(7):545-553.

111. Mohammad AJ, Hot A, Arndt F, *et al.* Rituximab for the treatment of eosinophilic granulomatosis with polyangiitis (Churg-Strauss). *Ann Rheum Dis.* 2016;75(2):396-401.

112. Fanouriakis A, Kougkas N, Vassilopoulos D, *et al.* Rituximab for eosinophilic granulomatosis with polyangiitis with severe vasculitic neuropathy: case report and review of current clinical evidence. *Semin Arthritis Rheum.* 2015;45(1):60-66.

113. Detoraki A, Di Capua L, Varricchi G, *et al.* Omalizumab in patients with eosinophilic granulomatosis with polyangiitis: a 36-month follow-up study. *J Asthma.* 2016;53(2):201-206.

114. Moosig F, Gross WL, Herrmann K, *et al.* Targeting interleukin-5 in refractory and relapsing Churg-Strauss syndrome. *Ann Intern Med.* 2011;155(5):341-343.

115. Kim S, Marigowda G, Oren E, *et al.* Mepolizumab as a steroid-sparing treatment option in patients with Churg-Strauss syndrome. *J Allergy Clin Immunol.* 2010; 125(6):1336-1343.

116. Rochester CL. The eosinophilic pneumonias. In: Grippi MA, Elias JA, Fishman JA, *et al*, eds. *Fishman's Pulmonary Diseases and Disorders.* 5th ed. New York: McGraw-Hill; 2015.

117. Cottin V, Cordier JF. Eosinophilic lung diseases. *Immunol Allergy Clin North Am.* 2012;32(4):557-586.

118. Vijayan VK. Tropical pulmonary eosinophilia: pathogenesis, diagnosis and management. *Curr Opin Pulm Med.* 2007;13(5):428-433.

119. Guerrant RL, Walker DH, Weller PF. *Tropical Infectious Diseases: Principles, Pathogens, & Practice.* 2nd ed. Philadelphia: Elsevier Churchill Livingstone; 2006.

120. Khemasuwan D, Farver CF, Mehta AC. Parasites of the air passages. *Chest.* 2014;145(4):883-895.

121. Alberts WM. Eosinophilic interstitial lung disease. *Curr Opin Pulm Med.* 2004;10(5):419-424.

122. Marchand E, Cordier JF. Idiopathic chronic eosinophilic pneumonia. *Semin Respir Crit Care Med.* 2006;27(2):134-141.

123. Cottin V, Frognier R, Monnot H, *et al.* Chronic eosinophilic pneumonia after radiation therapy for breast cancer. *Eur Respir J.* 2004;23(1):9-13.

124. Jederlinic PJ, Sicilian L, Gaensler EA. Chronic eosinophilic pneumonia. A report of 19 cases and a review of the literature. *Medicine (Baltimore).* 1988;67(3):154-162.

125. Ebara H, Ikezoe J, Johkoh T, *et al.* Chronic eosinophilic pneumonia: evolution of chest radiograms and CT features. *J Comput Assist Tomogr.* 1994;18(5):737-744.

126. Allen JN, Davis WB. Eosinophilic lung diseases. *Am J Respir Crit Care Med.* 1994;150(5 Pt 1):1423-1438.

127. Philit F, Etienne-Mastroïanni B, Parrot A, *et al.* Idiopathic acute eosinophilic pneumonia: a study of 22 patients. *Am J Respir Crit Care Med.* 2002;166(9):1235-1239.

128. Allen J. Acute eosinophilic pneumonia. *Semin Respir Crit Care Med.* 2006;27(2):142-147.

129. Pope-Harman AL, Davis WB, Allen ED, *et al.* Acute eosinophilic pneumonia. A summary of 15 cases and review of the literature. *Medicine (Baltimore).* 1996;75(6):334-342.

130. Rom WN, Weiden M, Garcia R, *et al.* Acute eosinophilic pneumonia in a New York City firefighter exposed to World Trade Center dust. *Am J Respir Crit Care Med.* 2002;166(6):797-800.

131. Lin SS, Chen YC, Chang YL, *et al.* Crystal amphetamine smoking-induced acute eosinophilic pneumonia and diffuse alveolar damage: a case report and literature review. *Chin J Physiol.* 2014;57(5):295-298.

132. Brander PE, Tukiainen P. Acute eosinophilic pneumonia in a heroin smoker. *Eur Respir J.* 1993;6(5):750-752.

133. McCormick M, Nelson T. Cocaine-induced fatal acute eosinophilic pneumonia: a case report. *WMJ.* 2007;106 (2):92-95.

134. Daimon T, Johkoh T, Sumikawa H, *et al.* Acute eosinophilic pneumonia: thin-section CT findings in 29 patients. *Eur J Radiol.* 2008;65(3):462-467.

135. Miyazaki E, Nureki S, Ono E, *et al.* Circulating thymus- and activation-regulated chemokine/CCL17 is a useful biomarker for discriminating acute eosinophilic pneumonia from other causes of acute lung injury. *Chest.* 2007;131(6):1726-1734.

136. Lee JE, Rhee CK, Lim JH, *et al.* Fraction of exhaled nitric oxide in patients with acute eosinophilic pneumonia. *Chest.* 2012;141(5):1267-1272.

137. Tazelaar HD, Linz LJ, Colby TV, *et al.* Acute eosinophilic pneumonia: histopathologic findings in nine patients. *Am J Respir Crit Care Med.* 1997;155(1):296-302.

138. Shorr AF, Scoville SL, Cersovsky SB, *et al.* Acute eosinophilic pneumonia among US Military personnel deployed in or near Iraq. *JAMA.* 2004;292(24):2997-3005.

139. Mosholt KS, Dahl C, Azawi NH. Eosinophilic cystitis: three cases, and a review over 10 years. *BMJ Case Rep.* 2014. doi:10.1136/bcr-2014-205708.

140. van den Ouden D. Diagnosis and management of eosinophilic cystitis: a pooled analysis of 135 cases. *Eur Urol.* 2000;37(4):386-394.

141. Itano NM, Malek RS. Eosinophilic cystitis in adults. *J Urol.* 2001;165(3):805-807.

142. Deshpande V, Zen Y, Chan JK, *et al.* Consensus statement on the pathology of IgG4-related disease. *Mod Pathol.* 2012;25(9):1181-1192.

143. Brito-Zeron P, Ramos-Casals M, Bosch X, *et al.* The clinical spectrum of IgG4-related disease. *Autoimmun Rev.* 2014;13(12):1203-1210.

144. Kanno A, Nishimori I, Masamune A, *et al.* Nationwide epidemiological survey of autoimmune pancreatitis in Japan. *Pancreas.* 2012;41(6):835-839.

145. Hart PA, Topazian MD, Witzig TE, *et al.* Treatment of relapsing autoimmune pancreatitis with immunomodulators and rituximab: the Mayo Clinic experience. *Gut.* 2013;62(11):1607-1615.

146. Nutman TB. Evaluation and differential diagnosis of marked, persistent eosinophilia. *Immunol Allergy Clin North Am.* 2007;27(3):529-549.

147. Klion AD. Approach to the therapy of hypereosinophilic syndromes. *Immunol Allergy Clin North Am.* 2007;27(3):551-560.

148. Cohen AJ, Steigbigel RT. Eosinophilia in patients infected with human immunodeficiency virus. *J Infect Dis.* 1996;174(3):615-618.

149. Riantawan P, Bangpattanasiri K, Chaowalit P, *et al.* Etiology and clinical implications of eosinophilic pleural effusions. *Southeast Asian J Trop Med Public Health.* 1998;29(3):655-659.

150. Fleury-Feith J, Van Nhieu JT, Picard C, *et al.* Bronchoalveolar lavage eosinophilia associated with *Pneumocystis carinii* pneumonitis in AIDS patients. Comparative study with non-AIDS patients. *Chest.* 1989;95(6):1198-1201.

151. Loftus PA, Wise SK. Allergic fungal rhinosinusitis: the latest in diagnosis and management. *Adv Otorhinolaryngol.* 2016;79:13-20.

152. DeMartino E, Go RS, Vassallo R. Langerhans cell histiocytosis and other histiocytic diseases of the lung. *Clin Chest Med.* 2016;37(3):421-430.

153. Adame J, Cohen PR. Eosinophilic panniculitis: diagnostic considerations and evaluation. *J Am Acad Dermatol.* 1996;34(2 Pt 1):229-234.

154. Caputo R, Marzano AV, Vezzoli P, *et al.* Wells syndrome in adults and children: a report of 19 cases. *Arch Dermatol.* 2006;142(9):1157-1161.

155. Long H, Zhang G, Wang L, *et al.* Eosinophilic skin diseases: a comprehensive review. *Clin Rev Allergy Immunol.* 2016;50(2):189-213.

156. Sene D. Eosinophilic fasciitis (Shulman's disease): diagnostic and therapeutic review. *Rev Med Interne.* 2015; 36(11):738-745.

157. Sufyan W, Tan KB, Wong ST, *et al.* Eosinophilic pustular folliculitis. *Arch Pathol Lab Med.* 2007;131(10):1598-1601.

158. Chen H, Thompson LD, Aguilera NS, *et al.* Kimura disease: a clinicopathologic study of 21 cases. *Am J Surg Pathol.* 2004;28(4):505-513.

159. Yamamoto T, Minamiguchi S, Watanabe Y, *et al.* Kimura disease of the epiglottis: a case report and review of literature. *Head Neck Pathol.* 2014;8(2):198-203.

160. Chen KR, Su WP, Pittelkow MR, *et al.* Eosinophilic vasculitis in connective tissue disease. *J Am Acad Dermatol.* 1996;35(2 Pt 1):173-182.

161. Falchi L, Verstovsek S. Eosinophilia in hematologic disorders. *Immunol Allergy Clin North Am.* 2015;35(3):439-452.

162. Maric I, Robyn J, Metcalfe DD, *et al.* KIT D816V-associated systemic mastocytosis with eosinophilia and FIP1L1/PDGFRA-associated chronic eosinophilic leukemia are distinct entities. *J Allergy Clin Immunol.* 2007;120(3):680-687.

163. Utsunomiya A, Ishida T, Inagaki A, *et al.* Clinical significance of a blood eosinophilia in adult T-cell leukemia/lymphoma: a blood eosinophilia is a significant unfavorable prognostic factor. *Leuk Res.* 2007;31(7):915-920.

164. Tancrede-Bohin E, Ionescu MA, de La Salmonière P, *et al.* Prognostic value of blood eosinophilia in primary cutaneous T-cell lymphomas. *Arch Dermatol.* 2004;140(9):1057-1061.

165. Saliba WR, Dharan M, Bisharat N, *et al.* Eosinophilic pancreatic infiltration as a manifestation of lung carcinoma. *Am J Med Sci.* 2006;331(5):274-276.

166. Bohm A, Födinger M, Wimazal F, *et al.* Eosinophilia in systemic mastocytosis: clinical and molecular correlates and prognostic significance. *J Allergy Clin Immunol.* 2007;120(1):192-199.

167. Mehta P, Furuta GT. Eosinophils in gastrointestinal disorders: eosinophilic gastrointestinal diseases, celiac disease, inflammatory bowel diseases, and parasitic infections. *Immunol Allergy Clin North Am.* 2015;35(3):413-437.

168. Al-Haddad S, Riddell RH. The role of eosinophils in inflammatory bowel disease. *Gut.* 2005;54(12):1674-1675.

169. Hildebrand S, Corbett R, Duncan N, *et al.* Increased prevalence of eosinophilia in a hemodialysis population: longitudinal and case control studies. *Hemodial Int.* 2016;20(3):414-420.

170. Businco L, Di Fazio A, Ziruolo MG, *et al.* Clinical and immunological findings in four infants with Omenn's syndrome: a form of severe combined immunodeficiency with phenotypically normal T cells, elevated IgE, and eosinophilia. *Clin Immunol Immunopathol.* 1987;44(2):123-133.

171. Wada T, Takei K, Kudo M, *et al.* Characterization of immune function and analysis of RAG gene mutations in Omenn syndrome and related disorders. *Clin Exp Immunol.* 2000;119(1):148-155.

172. Williams KW, Milner JD, Freeman AF. Eosinophilia associated with disorders of immune deficiency or immune dysregulation. *Immunol Allergy Clin North Am.* 2015;35(3):523-544.

173. Braun MY, Desalle F, Le Moine A, *et al.* IL-5 and eosinophils mediate the rejection of fully histoincompatible vascularized cardiac allografts: regulatory role of alloreactive CD8[+] T lymphocytes and IFN-gamma. *Eur J Immunol.* 2000;30(5):1290-1296.

174. Kishi Y, Sugawara Y, Tamura S, *et al.* Histologic eosinophilia as an aid to diagnose acute cellular rejection after living donor liver transplantation. *Clin Transplant.* 2007;21(2):214-218.

175. Angelis M, Yu M, Takanishi D, *et al.* Eosinophilia as a marker of adrenal insufficiency in the surgical intensive care unit. *J Am Coll Surg.* 1996;183(6):589-596.

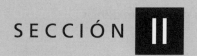
Aspectos patogénicos y ambientales de las alergias y el asma

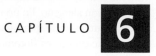

CAPÍTULO 6

Alérgenos y otros factores importantes en la afección atópica

RAVI K. VISWANATHAN, GREGORY D. BROOKS Y ROBERT K. BUSH

Un alérgeno es un antígeno que provoca una reacción alérgica en la clínica. En las afecciones atópicas, los alérgenos son antígenos que causan una respuesta de anticuerpos de tipo inmunoglobulina E (IgE). La sensibilidad a un alérgeno se puede demostrar por una reacción de eritema y roncha ante dicho antígeno en una prueba cutánea, o por inmunoanálisis *in vitro*, como la prueba de radioalergoadsorción (RAST, por sus siglas en inglés), o el enzimoinmunoanálisis de adsorción (ELISA, por sus siglas en inglés), que miden la IgE sérica específica del antígeno. La prueba de RAST ha perdido favorecedores en el decenio anterior y se sustituyó por análisis con marca enzimática y fluorescencia, más sensibles. Cuando se valora la contribución de un antígeno particular a un síntoma observado, debe aclararse la naturaleza de la respuesta inmunológica. El médico debe diferenciar la respuesta alérgica (o atópica) de aquella por irritación. La respuesta alérgica mediada por IgE de tipo I es distintivamente diferente del mecanismo fisiopatológico de tipo IVa que media las reacciones de hipersensibilidad tardía, resultantes del contacto con antígenos como los de la hiedra venenosa o el níquel.

Los alérgenos con máxima frecuencia vinculados con afecciones atópicas son inhalantes o alimentos, lo que refleja los sitios de ingreso más frecuentes al cuerpo, a través de los aparatos respiratorio y digestivo. Los fármacos, los productos biológicos, los venenos de insectos y ciertas sustancias químicas también pueden inducir una reacción de hipersensibilidad de tipo inmediato. En la práctica clínica, sin embargo, la mayoría de las reacciones atópicas involucran a pólenes, esporas de hongos, ácaros del polvo casero, materiales epiteliales de animales y otras sustancias que inciden directamente sobre la mucosa respiratoria. Los anticuerpos IgE de reacción cruzada adheridos a las células cebadas o los basófilos, originan un medio inflamatorio que da como resultado la secreción de liberadores y síntomas alérgicos. Este capítulo se dedica a la exploración de estas sustancias inhalatorias naturales; otros tipos de alérgenos se tratan en otra sección de esta obra. Los aeroalérgenos son proteínas que viajan en el aire y pueden causar síntomas alérgicos respiratorios, cutáneos o conjuntivales. Además, es frecuente que una sola partícula transportada por el aire, como una espora de un moho o un grano de polen, contenga alérgenos múltiples.

■ AEROALÉRGENOS

Ciertos aeroalérgenos, como la caspa de animales, los ácaros del polvo casero y los hongos, pueden localizarse en hogares individuales. Otros se vinculan con exposiciones ocupacionales, como en el caso de los panaderos que inhalan harina. Algunas fuentes de alérgenos aéreos están estrechamente confinadas de manera geográfica, como la efímera y el tricóptero (insectos), cuyas escamas y partes corporales son causa de alergia respiratoria, ya avanzado el verano, en la región oriental de los Grandes Lagos.

Varios métodos se pueden usar para determinar si una proteína es alergénica. El de mayor importancia clínica es el de reto con alérgeno. En un reto conjuntival o nasal se introduce un extracto directamente a la mucosa afectada en busca de causar los síntomas típicos de la alergia. En un reto de broncoprovocación, el paciente inhala el alérgeno y se le realizan pruebas de la función pulmonar para determinar si hay declinación del FEV_1 por más de 20% y cuándo. Estos métodos, por lo general, son demasiado imprácticos para realizarse en un consultorio. Con frecuencia máxima, se hace una prueba cutánea (percutánea o intradérmica) para determinar si un extracto puede provocar una respuesta típica de eritema y roncha. Finalmente, las pruebas para calcular la IgE específica de un alérgeno se hacen con suero del paciente. Si bien la mayoría se realiza con extractos crudos, se pueden hacer pruebas específicas de IgE en suero para examinar las proteínas alergénicas individuales dentro de un extracto. Desde un punto de vista práctico, la presencia de una IgE específica contra una proteína en el suero de pacientes con alergia clínica es la que define si constituye un alérgeno.

De manera intensiva se estudió la naturaleza química de ciertos alérgenos, aunque sigue sin definirse la composición precisa de muchos otros, y se derivó la secuencia de ADN complementaria (ADNc) de un número creciente de alérgenos. En otros, se conoce la secuencia de aminoácidos por sus características fisicoquímicas. Todavía otros alérgenos se conocen solo como mezclas complejas de proteínas y polipéptidos, con diferentes cantidades de carbohidratos. En secciones apropiadas de esta obra se describen los detalles de la química de los alérgenos conocidos.

Los métodos de purificación y caracterización de alérgenos incluyen técnicas bioquímicas, inmunológicas y biológicas. Los de purificación incluyen técnicas como la cromatografía, la inmunoprecipitación y las de biología molecular, todas dependen de análisis sensibles y específicos para el alérgeno, como se revisa aquí.

Nomenclatura de los alérgenos

Para ser reconocida como un alérgeno por la International Union of Immunological Societies (IUIS), una proteína debe mostrar pruebas de alergenicidad en al menos cinco individuos o 5% de la población estudiada, idealmente con al menos el cribado del suero de 50 pacientes (1). Los alérgenos contra una fuente específica, como el polen de ambrosia o la caspa de gato, se pueden clasificar como mayores o menores. Los primeros son aquellos que despiertan una IgE específica en más de 50% de la población sensibilizada. Los alérgenos menores son los que causan una IgE específica en menos de 50% de los individuos sensibilizados. En algunas ocasiones los autores se refieren a los alérgenos que causan una IgE específica en casi 50% de la población sensibilizada, como intermedios.

La nomenclatura para las proteínas alergénicas individuales puede haber sido concebida en una reunión durante un paseo en bote en el lago Boedensee (Alemania) por los doctores David Marsh, Henning Lowenstein y Thomas Platts-Mills en 1980. Desde entonces se estableció un sistema de nomenclatura formal y se mantuvo por la IUIS: constituido por las primeras tres letras del género, seguidas de la primera de la especie y por un número arábigo (2). Por ejemplo, el alérgeno primario en el gato (*Felis domesticus*) es *Fel d 1*. Antes de la adopción de este sistema de nomenclatura, los alérgenos de gramíneas, ambrosia, cucarachas y ácaros del polvo tenían todos sistemas de nomenclatura separados, que hoy son solo de interés histórico. La numeración asignada al alérgeno a menudo se ajusta para tomar en cuenta proteínas de especies diversas, que presentan reacción cruzada o son estructuralmente similares. La nomenclatura de los alérgenos de las cucarachas alemana (*Blattella germanica*) y estadounidense (*Periplaneta americana*) ilustra bien este principio (véase la tabla 6-6). Nótese que *Bla g 6* y *Per a 6* son, ambas, miembros de la familia de moléculas de troponina C. *Bla g 1* y *Per a 1* tienen también atributos similares. Como las proteínas alergénicas se emparejaron por número, a menudo se les deben asignar nuevos nombres, que quizá lleven a confusión cuando se leen artículos de revistas incluso relativamente recientes. En la IUIS se mantiene una lista actualizada de todos los alérgenos establecidos con referencia a sus nombres obsoletos (1).

Los isoalérgenos son proteínas de una especie que tienen propiedades inmunológicas o estructuras moleculares similares, pero difieren en alguna forma, como en su punto isoeléctrico, contenido de carbohidratos o composición de aminoácidos. Por ejemplo, el alérgeno de ambrosia, *Amb a 1*, tiene cuatro variantes isoalergénicas, con base en estudios bioquímicos y análisis de ADNc (1). Las secuencias del isoalérgeno *Amb a 1* tienen las mismas 25 primeras proteínas, pero varían en el resto de su estructura.

Métodos de detección de los aeroalérgenos

Los pacientes, por lo general, buscan informes diarios de la concentración del polen o de esporas de mohos en los periódicos, la radio, la televisión, internet o a través de apps en los teléfonos celulares (3, 4). Con frecuencia utilizan esas concentraciones para correlacionar los síntomas de alergia y predecirlos. También, es importante comprender que todos los métodos actuales de informe de esas concentraciones se refieren a promedios de las del día anterior. Por lo tanto, las cifras pueden ser útiles para correlacionar síntomas anteriores, pero son de uso limitado en la correlación de los síntomas actuales o en la predicción de los futuros. Asimismo, existen compañías comerciales que aseguran contar con modelos computacionales que predicen las cifras de pólenes. Sin embargo, no hay publicaciones que hayan determinado de manera prospectiva la utilidad de los modelos computacionales para predecir las cifras de los pólenes (5, 6).

Por otro lado, se intenta la toma de especímenes aerobiológicos para identificar y cuantificar partículas alergénicas en el medio ambiente, tanto extramuros como intramuros. Por lo general, se aplica la sustancia adhesiva a una laminilla de microscopio u otra superficie transparente, y se enumeran al microscopio los pólenes y las esporas que se adhieren. Varios dispositivos de complejidad diversa se han utilizado para disminuir los errores más frecuentes de la toma de especímenes con relación al tamaño de las partículas, la velocidad del viento y la lluvia. También se pueden tomar especímenes de hongos por técnicas de cultivo. Si bien en muchos laboratorios se usan inmunoanálisis para identificar y cuantificar alérgenos de transporte aéreo, el estudio microscópico de las partículas capturadas sigue siendo el método ideal; son de uso frecuente dos tipos de dispositivos de toma de especímenes: de impacto y de aspiración. Históricamente se utilizaron tomadores de especímenes gravitacionales, pero rara vez se usan hoy, porque proveen datos cualitativos, no cuantitativos. Respecto a la colocación de un tomador de especímenes extramuros es importante considerar varios factores: obstrucción por la arquitectura local, patrones del flujo aéreo y direcciones prevalecientes del viento, así como las actividades agrarias. Asimismo, es importante la localización de los tomadores de especímenes. El nivel del piso suele ser insatisfactorio por la responsabilidad civil, manipulación y consideraciones similares. Los techos de las casas se utilizan con frecuencia máxima. El aparato debe colocarse al menos 6 m lejos de obstrucciones y 90 cm más alto que el pretil sobre el techo.

Para tomas de especímenes intramuros, es necesaria la comprensión de la arquitectura interior, así como del acondicionamiento del aire, la calefacción y la ventilación en el lugar. Por lo tanto, es necesario comprender la propiedad del alérgeno o partícula cuantificado y su reservorio, y elegir el tomador de especímenes apropiado.

Tomadores de especímenes por impacto

Estos son los extramuros más comunes. Aquellos con impacto en un brazo rotatorio tienen dos extremidades verticales de colección cubiertas por adhesivo, montadas en una barra cruzada, que gira mediante un motor vertical. Las partículas pequeñas, en particular los granos de polen, son susceptibles a su impulso por el viento en una forma que interfiere con la sedimentación gravitacional; es más probable que impacten sobre una superficie adhesiva. El tomador de especímenes rota a varios miles de revoluciones por minuto para contrarrestar los efectos del viento. Sin embargo, a esa velocidad de turbulencia, se puede "impulsar" el polen lejos y disminuir el tamaño del espécimen. Por ese motivo, la superficie de toma de especímenes es pequeña (de 1 a unos cuantos mm) para alcanzar la máxima velocidad de impacto. Las superficies pequeñas, no obstante, se sobrecargan con rapidez, y causan una disminución de la eficacia de captura. Estos tomadores de especímenes suelen correrse de manera intermitente (de 20 a 60 s cada 10 min) para disminuir la sobrecarga. En algunos modelos, los brazos de impacto se retraen, o se protegen desde otros puntos de vista, si no están en uso. El tomador de especímenes Rotorod (fig. 6-1) es uno de impacto disponible en el comercio, que ha mostrado más de 90% de eficacia para capturar partículas de polen de aproximadamente 20 µm de diámetro; es mucho menos eficaz para la captura de las partículas más pequeñas, en especial aquellas menores de 5 µm de diámetro (7).

Tomadores de especímenes por aspiración

Los tomadores de especímenes por aspiración o de impacto en cascada emplean una bomba de vacío para impulsar el aire a su interior. Aunque adecuados para los pólenes, se usan con mayor frecuencia para medir partículas más pequeñas, como las esporas de mohos. La desorientación con la dirección del viento y su velocidad afecta la eficacia de la toma de especímenes de partículas de diferentes tamaños. Por ejemplo, si la velocidad del viento es menor que la generada por el tomador de especímenes, se colectan partículas más pequeñas en mayores concentraciones de las que hay en el aire ambiental. Lo contrario es válido para velocidades del viento más altas. La trampa de esporas Hirst (8) es un tomador de especímenes por inercia, con un mecanismo de relojería que moviliza una laminilla cubierta a una velocidad determinada a través de un orificio de ingreso, lo que permite la discriminación de las variaciones diurnas. Una veleta orienta al dispositivo hacia la dirección del viento. La trampa de esporas de Burkard colecta partículas sobre un tambor cubierto de adhesivo, que requiere 1 sem para dar una vuelta completa alrededor de un orificio de ingreso. Ambas de estas trampas de esporas están diseñadas para cuantificar el material no viable. Las trampas de esporas son los dispositivos más flexibles para captar partículas de dimensiones de un rango más amplio.

TABLA 6-1 ALÉRGENOS DE PÓLENES DE ÁRBOLES Y MALEZAS

	PERIODO DE FLORACIÓN	PROTEÍNA SIMILAR A BET V 1 (PR-10)	PROFILINA	POLCALCINA	FENILCUMARÁN, SIMILAR A LA REDUCTASA DE ÉTER BENCÍLICO	POLIGALACTURONASA
Polen arbóreo						
Abedul *Betula verrucosa*	3-4	*Bet v 1*[a]	Bet v 2[a]	Bet v 3 Bet v 4[a]	Bet v 6[b]	
Aliso *Alnus glutinosa*	2-3	*Aln g 1*[c]		Aln g 4		
Carpe blanco *Carpinus betulus*	4-5	*Car b 1*				
Carpe negro *Ostrya carpinifolia*	4-5	*Ost c 1*				
Avellano *Corylus avellana*	2-3	*Cor a 1*[c]	Cor a 2		Cor a 6	
Haya *Fagus sylvatica*	4-5	*Fag s 1*				
Castaño *Castanea sativa*	5-6	*Cas s 1*				
Roble *Quercus alba*	4-5	*Que a 1*				
Plátano de sombra *Platanus acerifolia*	4-5					*Pla a 2*[c]
Olivo *Olea europaea*	4-6		Ole e 2	Ole e 3 Ole e 8	Ole e 12[d]	
Fresno europeo *Fraxinus excelsior*	3-5					
Aleña *Ligustrum vulgare*	6-7					
Lila común *Syringa vulgare*	4-5			Syr v 3		
Ciprés común *Cupressus sempervirens*	1-2					
Ciprés de Arizona *Cupressus arizonica*	8-9					
Falso ciprés hinoki *Chamaecyparis obtuse*	1-2					Cha o 3
Sugi *Cryptomeria japonica*	2-3					Cry j 2
Cedro de montaña *Juniperus ashei*	12-1					Jun a 2
Polen de malezas						
Ambrosia *Ambrosia artemisiifolia*	7-9		Amb a 8	Amb a 9 Amb a 10		

INVERTASA VEGETAL/ INHIBIDORA DE LA METILESTERASA DE PECTINA	GLUCANASA 1,3 β (PR- 2)	LIGASA DE PECTATO	FUSIÓN DE DEFENSINA-PROLINA (PR-12)	NSLTP (PR-14)	PROTEÍNA SIMILAR A OLE E 1	METILESTERASA DE PECTINA	PROTEASA DE CISTEÍNA
Pla a 1ª				Pla a 3ᶜ			
	Ole e 9 Ole e 10ᵉ			Ole e 7ª	Ole e 1ª	Ole e 11	
				Fra e 1			
				Lig v 1			
				Syr v 1			
		Cup s 1					
		Cup a 1ᶜ					
		Cha o 1					
		Cry j 1ᶜ					
		Jun a 1					
		Amb a 1ª	Amb a 4	Amb a 6			Amb a 11

(continúa)

TABLA 6-1 ALÉRGENOS DE PÓLENES DE ÁRBOLES Y MALEZAS (*CONTINUACIÓN*)

	PERIODO DE FLORACIÓN	PROTEÍNA SIMILAR A BET V 1 (PR-10)	PROFILINA	POLCALCINA	FENILCUMARÁN, SIMILAR A LA REDUCTASA DE ÉTER BENCÍLICO	POLIGALACTURONASA
Artemisa *Artemisia vulgaris*	7-9		Art v 4	Art v 5		
Escoba amarga *Parthenium hyste-rophorus*	7-9					
Pelosilla *Parietaria judaica*	En toda temporada		Par j 3	Par j 4		
Llantén menor *Plantago lanceolata*	4-9					
Quenopodio blanco *Chenopodium album*	6-10		Che a 2	Che a 3		
Cardo ruso *Salsola kali*	7-9		Sal k 4			
Amaranto *Amaranthus retro-flexus*	7-9		Ama r 2			
Mercurial *Mercurialis annua*	5-10		*Mer a 1^c*			

Los alérgenos principales se marcan en cursivas.

[a] Disponible en el comercio para análisis únicos y múltiples.
[b] Disponible en el comercio solo para estudios únicos.
[c] Disponible en el comercio exclusivamente para análisis múltiples.
[d] Alérgeno no reconocido oficialmente por el subcomité de nomenclatura de la OMS/IUIS.
[e] Homología de la secuencia hasta el término N del Ole e 9, enlistado como molécula de unión de carbohidrato.

Tomada de Pablos I, Wildner S, Asam C, *et al*. Pollen allergens for molecular diagnosis. *Curr Allergy Asthma Rep*. 2016;16:31.

El tomador de especímenes de Anderson es otro dispositivo de aspiración, pero resulta único en su adaptabilidad para cuantificar esporas micóticas viables. El aire pasa a través de una serie de placas a manera de tamiz (dos o seis), cada una con 400 orificios. Aunque el aire se mueve de una placa a la otra, el diámetro de los orificios disminuye gradualmente. Las partículas mayores se retienen en las placas superiores y las más pequeñas en las sucesivas, menores. Para este propósito, se coloca una caja de Petri que contiene medio de cultivo detrás de cada placa tamiz, y las esporas que pasan a través de los orificios caen en el agar y forman colonias. Este método tiene utilidad para identificar hongos cuyas características morfológicas de las esporas no permiten su identificación al microscopio. En general, no obstante, las técnicas de colección volumétrica no viables reflejan con mayor precisión la prevalencia real de las esporas que los métodos de cultivo volumétrico. Es fácil calcular el volumen de aire de que se tomaron especímenes por los dispositivos de aspiración, puesto que las bombas de vacío se pueden calibrar. En el caso de los tomadores de especímenes de impacto rotativo, hay fórmulas que dependen de la superficie de la barra de la laminilla expuesta, la velocidad de revolución y el tiempo de exposición. Después de que se tiñen y cuentan las partículas adheridas, se expresa su cifra por metro cúbico de aire. Los tomadores de especímenes gravitacionales no pueden ser objeto de la cuantificación volumétrica.

Cultivo de hongos

Los hongos también pueden estudiarse por métodos de cultivo, lo que a menudo es necesario porque muchas esporas no son lo suficiente distintivas desde el punto de vista morfológico para su identificación al microscopio. En tales casos, se recurre a las características de las colonias de los hongos. Con frecuencia máxima, se exponen cajas de Petri con agar nutritivo apropiado al aire en una estación de toma de especímenes, durante 5 a 30 minutos. Las placas se incuban a temperatura ambiente durante casi 5 días y, después, se hace su inspección macroscópica y al microscopio en cuanto al número y los tipos de colonias

INVERTASA VEGETAL/ INHIBIDORA DE LA METILESTERASA DE PECTINA	GLUCANASA 1,3 β (PR- 2)	LIGASA DE PECTATO	FUSIÓN DE DEFENSINA- PROLINA (PR-12)	NSLTP (PR-14)	PROTEÍNA SIMILAR A OLE E 1	METILESTERASA DE PECTINA	PROTEASA DE CISTEÍNA
		Art v 6	*Art v 1*ª	Art v 3ª			
			Par h 1				
			Par j 1 *Par j 2*ª				
			*Pla l 1*ª				
			*Che a 1*ᶜ				
				Sal k 5	*Sal k 1*ª		

presentes. El azul de algodón es una tinción satisfactoria para la identificación morfológica de los hongos. El agar de papa-dextrosa mantiene la proliferación de la mayoría de los hongos alergénicos y el rosa de bengala se puede adherir para retardar la proliferación bacteriana y limitar la diseminación de las colonias de hongos; se pueden usar medios especializados, como el agar de Czapek, para buscar microorganismos particulares (p. ej., especies de *Aspergillus* o *Penicillium*).

La principal desventaja del método de cultivo en placa es la subestimación gruesa de la cifra de esporas, que puede evitarse con el uso de un dispositivo de aspiración, como el de los tomadores de especímenes de Anderson o Burkard. Un micronidio que contiene muchas esporas prolifera aunque sea en una colonia; puede haber inhibición mutua o proliferación masiva de una sola colonia, como ocurre con *Rhizopus nigricans*. Otras desventajas son los tiempos cortos de toma de especímenes, así como el hecho de que algunos hongos (royas y tizones) no proliferan en medios de nutrimentos ordinarios. Además,

es difícil evitar la contaminación masiva de las esporas en el laboratorio, sin medidas precautorias, como una cámara de aislamiento y una campana de ventilación.

Métodos inmunológicos

Numerosos métodos inmunológicos se han perfeccionado para la identificación y cuantificación de los aeroalérgenos. En general, requieren instrumentos más complejos y, por lo tanto, es poco probable que sustituyan al recuento físico del polen. Los análisis inmunológicos no dependen de las características morfológicas del material de que se toman especímenes, sino de la capacidad de los eluidos de dicho material conectado en filtros para interactuar en inmunoanálisis de IgG o IgE humanas o con anticuerpos monoclonales de ratón (9,10). En estudios de la Mayo Clinic se usó un tomador de especímenes de aire de alto volumen, que retiene 95% de las partículas mayores de 0.3 μ sobre un filtro de fibra de vidrio. Los antígenos, de composición desconocida, se eluyen de la hoja filtro por

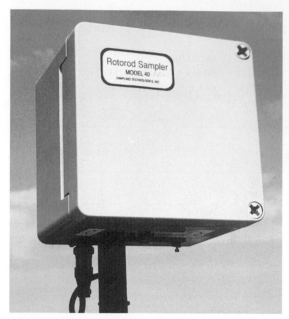

■ **FIGURA 6-1** Tomador de especímenes de impacto rotativo: Rotorod modelo 40 (Sampling Technologies, Minnetonka, MN). (Cortesía de Medical Media Service, Wm. Middleton Memorial Veteran's Hospital, Madison, WI.)

cromatografía descendente. El eluido se dializa, liofiliza y reconstituye, según se requiera, y el material se analiza por inhibición de RAST para la actividad alergénica específica o, en el caso de antígenos que pueden participar en la neumonía por hipersensibilidad, por su interacción con anticuerpos IgG. El método es en extremo sensible. Un eluido equivalente a 0.1 mg de polen produjo 40 a 50% de inhibición en la RAST de la ambrosia. Una cantidad equivalente de 24 µg de ese polen produjo solo 40% de inhibición en *Amb a 1* en la RAST (11). Los alérgenos identificados con uso de este método se correlacionaron con estudios morfológicos de pólenes y esporas de hongos mediante métodos tradicionales y con calificaciones de síntomas de los pacientes. Los eluidos también han producido resultados positivos en pruebas de punción cutánea de sujetos humanos sensibles (12), técnicas que muestran que los detritos de partículas de tamaño diferente de la ambrosia pueden actuar como fuente de alérgenos en el aire, antes y después de la temporada de inicio de su polinización. De manera inesperada, se ha vinculado con partículas < 1 µm de diámetro a una actividad alergénica apreciable de la ambrosia (13).

El uso de especímenes de aire de bajo volumen que no lo alteran, y el desarrollo de un inmunoanálisis de anticuerpos monoclonales sensibles en dos sitios para el alérgeno principal del gato (*Fed d 1*), han hecho posible la determinación precisa de los aeroalérgenos de gato (10), en estudios que confirman que se acarrea un alto porcentaje de *Fel d 1* en partículas menores de 2.5 µm

de diámetro. Durante la limpieza casera, la cantidad de partículas que contienen aeroalérgenos pequeños alcanzó a la producida por un nebulizador para provocación bronquial (40 ng/m^3). Los resultados indican que a una cantidad significativa de *Fel d 1* se asocia con partículas pequeñas que se mantienen en el aire por periodos prolongados, lo que contrasta con estudios previos de ácaros del polvo casero (14), donde se colectó su alérgeno principal, *Der p 1*, de grandes partículas con diámetros mayores de 10 µm, y poco de este se mantuvo en el aire cuando no había actividad alguna en el cuarto.

Muchos granos de polen pueden ser difíciles de distinguir morfológicamente por microscopia de luz. Los métodos inmunoquímicos quizá permitan su diferenciación. Los granos de polen de malezas colectados en una trampa de Burkard se aplicaron sobre nitrocelulosa, y después, con el uso de antisuero específico para la gramínea de especie *Grama común*, un segundo anticuerpo con marca fluorescente y un estudio por microscopia de fluorescencia, se pudieron distinguir granos de polen de dicha especie, de aquellos de otras gramíneas (15). Estos métodos más recientes parecen promisorios, porque cuantifican materiales alergénicos que reaccionan con la IgE humana. En la actualidad, se dispone en el comercio de análisis inmunoquímicos para cuantificar los principales alérgenos de los ácaros del polvo casero, *Der p 1* y *Der f 1*, y del gato, *Fel d 1*, en especímenes de polvo sedimentados. También se mostró que un esquema basado en la PCR al instante es útil para identificar y cuantificar taxones de polen cuando se analizan mezclas, y puede finalmente llevar al uso de múltiples PCR al instante para la detección simultánea de diferentes pólenes y el uso de métodos moleculares de elevada producción (16).

■ ESTANDARIZACIÓN DE LOS EXTRACTOS ALERGÉNICOS

La necesidad de estandarizar los extractos alergénicos se conoce desde hace muchos años. La variabilidad en la composición y concentración de los antígenos es un problema importante tanto en las pruebas de alergia como en la inmunoterapia de los alérgenos. Sin estandarización de los extractos, no hay un sistema preciso de aseguramiento de calidad. El médico a menudo se ve forzado a modificar los esquemas de inmunoterapia con cada nuevo frasco ámpula de extracto, por la variabilidad entre diferentes lotes. Cada proveedor de extractos de alérgenos utiliza sus propios análisis y rara vez compara concentraciones de antígenos específicos con los de sus competidores, cuya disparidad resultante hace que el médico deba proveer más arte que ciencia al campo de la inmunoterapia de los alérgenos. Por fortuna esto está cambiando, con el requerimiento de la estandarización del polen de ambrosia, ácaros del polvo casero, caspa de gato, los extractos de polen de gramíneas y proteínas tóxicas. En la actualidad, los extractos de alérgenos estandarizados con aprobación para su distribución en Estados Unidos incluyen los de pelo y piel de gato, ácaros del polvo (*Dermatophagoides farinae* y *D. pteronyssinus*), la grama común, la espiguilla (de junio), la cañuela, el pasto ovillo, la *Agrostis gigantea*, el césped inglés, la grama de olor, el fleo de los prados, la ambrosia; venenos de abeja, de avispa, de vespa cara blanca, vespa chaqueta amarilla y mixto de vespas. El perfeccionamiento de alérgenos purificados e incluso clonados, que se pueden expresar en bacterias o levaduras como hospedadores, ha permitido la producción de vastas cantidades de extractos de alérgenos con poca o ninguna variabilidad entre los lotes (17). Con la demanda de mejor estandarización por los investigadores, clínicos y las agencias gubernamentales respecto de la aprobación de extractos, se espera tener un mayor progreso en el asunto de la alergia en el futuro cercano.

Cuantificación de los alérgenos

El método usual de preparación y etiquetado de los alérgenos para su uso clínico es extraer un peso conocido de polen desgrasado u otra partícula alergénica en un volumen específico de líquido. Por ejemplo, 1 g en 100 mL de líquido aportaría una solución al 1% (1:100), en el sistema de peso por volumen (p/v), que aún es uno de los más frecuentemente usados en la práctica clínica, con soluciones que se pueden concentrar o diluir, según se requiera.

Otro sistema de medición usado por algunos fabricantes de extractos, es el de unidades de nitrógeno proteínico (PNU, por sus siglas en inglés), cuya base es el hecho de que las moléculas más alergénicas de los pólenes son proteínas y que el cociente de proteínas: peso seco de polen, varía de una planta a otra. En este método se hace precipitar el nitrógeno mediante el ácido fosfotúngstico y se cuantifica por la técnica de micro-Kjeldahl. Una PNU corresponde a 0.01 µg de nitrógeno de proteínas. Ambos métodos se usan para inhalantes no estandarizados y alérgenos alimentarios; los médicos, por lo general, deben comunicarse en los términos de estos parámetros. Por desgracia, ni el sistema de p/v ni el de PNU realmente miden la actividad alergénica, porque no todas las proteínas cuantificadas y componentes extraíbles en la solución son alergénicos. Además, muchos alérgenos complejos se destruyen durante el difícil procedimiento de extracción, problemas que se han eludido con el uso de análisis biológicos de reactividad "funcional". En la actualidad, el polen de ambrosia, el de gramíneas, el de ácaros del polvo casero y los extractos de alérgenos de gato están estandarizados y su actividad se expresa en unidades de alérgeno o unidades bioequivalentes de alergia. Algunos extractos, en particular de polen de gramíneas, se estandarizan y prescriben con uso de la

unidad de alergia bioequivalente (BAU, por sus siglas en inglés), que se basa en pruebas intradérmicas cutáneas; se calcula que un disolvente al triple induce una zona de eritema de 50 mm (D50). El extracto de alérgeno con una D50 de la dilución 14 recibe la asignación de un valor de 100 000 BAU/mL arbitrario. Además de las gramíneas, los alérgenos de gato y ácaros del polvo se etiquetan de manera similar; a la ambrosia se la etiqueta en unidades de *Amb a 1*, y los venenos corresponden a microgramos de proteínas con base en su actividad de hialuronidasa y fosfolipasa (18, 19).

Otros extractos de alérgenos se pueden agregar a esta lista en el futuro. Cualquiera que diseñe esquemas de inmunoterapia es indispensable que tenga conocimiento de los análisis biológicos de la alergenicidad que se describen más adelante.

■ CARACTERIZACIÓN DE LOS ALÉRGENOS

Aunque se dispone de numerosos métodos para caracterizar a un alérgeno, muchos, como la determinación del contenido de proteínas, el peso molecular y el punto isoeléctrico, no son exclusivos del estudio de los compuestos alergénicos, simplemente describen a cualquier proteína. Varias categorías de pruebas, no obstante, se restringen al estudio de las moléculas causales de síntomas mediados por la IgE.

Prueba de radioalergoadsorción

A la RAST se le describe en otra sección de esta obra. Aunque principalmente usada en la cuantificación de la IgE específica de antígeno, se puede adaptar para determinar las concentraciones de antígenos. Para determinar su potencia, se inmoviliza al alérgeno desconocido en soportes de fase sólida (discos o lechos de celulosa) y se hace reaccionar con una cantidad conocida de IgE específica de antígeno en un sistema de prueba estándar. Para cotejo, los extractos se comparan con un estándar de referencia, que debe elegirse cuidadosamente; se determina la cantidad de extracto requerida para obtener un grado especificado de reactividad. A mayor unión de IgE al antígeno, mayor la alergenicidad.

Análisis de inhibición de la RAST

El análisis de uso más amplio de la potencia *in vitro* de un extracto alergénico es el método de inhibición de la RAST, una variación de la RAST directa. Primero se mezcla el suero de un individuo alérgico (que contiene IgE) con el alérgeno soluble desconocido. A continuación, se agrega una cantidad estándar de alérgeno de la fase sólida (inmovilizado). Mientras más potente el alérgeno en la fase fluida, menos IgE estará libre para unírsele al alérgeno de fase sólida. La técnica y su análisis estadístico ya se estandarizaron. La inhibición de la RAST suele ser la técnica clave para valorar la actividad alergénica total de un extracto y se usa por los fabricantes para calibrar nuevos lotes, por comparación con el preparado de referencia local. Algunos autores han mostrado preocupación acerca del uso continuo de la inhibición de la RAST como técnica estándar, con argumentos basados en el hecho de que la selección del antígeno para la reacción de fase sólida es variable y puede influir en los resultados. Además, la reserva finita de suero de referencia alergénico limita la reproducibilidad; sin un suero de referencia idéntico y un alérgeno inmovilizado, son imposibles las comparaciones. El mayor perfeccionamiento de alérgenos derivados de IgE y recombinantes monoclonales puede ayudar a resolver estas preocupaciones.

Valoración de la alergenicidad

Los métodos bioquímicos para análisis de alérgenos, como la composición y concentración de las proteínas, son prácticos, pero pueden aportar poco acerca de la alergenicidad del extracto. La reactividad inmunológica con anticuerpos IgE, como se valora *in vitro* e *in vivo*, provee esta información. Los preparados de alérgenos inhalatorios contienen más de un antígeno. De los varios antígenos en una mezcla, por lo general predominan uno o más, tanto en frecuencia como en intensidad de las reacciones cutáneas en las personas sensibles. A partir de ello, se infiere que los antígenos son los de máxima importancia en clínica. No obstante, no todas las personas alérgicas a un alérgeno de cierto polen reaccionan contra los mismos antígenos que los del extracto de alérgenos del polen. Los antígenos de pólenes arbóreos, de gramíneas y malezas, son inmunológicamente diferentes y esto concuerda con los datos clínicos y de pruebas cutáneas. Conforme se aíslan y purifican más alérgenos, ha surgido la correlación entre la inmunogenicidad y la estructura bioquímica.

Para determinar la alergenicidad de una proteína individual hay dos métodos. Uno es indagar cuántas personas presentan una respuesta de IgE contra cierto alérgeno. Como alérgeno principal se ha definido a uno que se une a la IgE en 50% o más de los pacientes sensibilizados (2, 20). Un segundo método para determinar la alergenicidad de una proteína es precisar cuánto de la IgE se une a esa proteína. Por ejemplo, en experimentos que incluyen al alérgeno principal de gato, *Fel d 1*, se ha comunicado que 90% de los anticuerpos IgE contra el gato reaccionan en contra del *Fel d 1* (1).

Teorías de la alergenicidad

¿Qué características determinan si una partícula o proteína pueden convertirse en un alérgeno importante? Para que una partícula sea clínicamente significativa como aeroalérgeno, debe ser boyante, estar presente en cifras

significativas y ser alergénica. En general, las plantas con polinización por insectos (entomófilas) producen un polen más adherente y pesado, que no pasa a las corrientes aéreas, en contraposición con las plantas con polinización aérea (anemófilos), que por necesidad producen partículas más ligeras, que son mucho más boyantes y viajan mayores distancias en el aire. Sin embargo, el estar presente en altas concentraciones no es suficiente para dictar la alergenicidad. Por ejemplo, el polen de pino es abundante y boyante en ciertas regiones; pero puesto que no despierta rápidamente la producción de anticuerpos IgE, no es un aeroalérgeno significativo. Ya se estudiaron las características de las partículas alergénicas y, a continuación, se describen las teorías relativas a su alergogenicidad.

Propiedades estructurales de los aeroalérgenos

Algunas estructuras proteicas parece que con mayor probabilidad se vinculan con la alergenicidad. Un factor que quizá sea importante es la exposición simultánea a múltiples epítopos alergénicos en una sola estructura para promover el enlace cruzado de IgE. El principal alérgeno, *Bet v 1*, se comparó con una proteína natural no alergénica, con homología de secuencia significativa, utilizando el modelado tridimensional por computadora. La proteína no alergénica parece tener menos epítopos sobre la superficie expuesta de la molécula y tiene más probabilidad de ser monómero que *Bet v 1* (21). Los modelos computacionales que predicen la alergenicidad sugieren que la presencia de múltiples motivos alergénicos en una proteína la hace más probablemente alergénica (22). También hay pruebas de modelado computacional de secuencias de alérgenos conocidas, de que un número de diversos alérgenos tiene un motivo estructural común, un surco dentro del motivo α-β, que también se encuentra en algunas toxinas y defensinas (23).

¿Promueven la alergogenicidad los determinantes carbohidratos específicos? El suero de los pacientes alérgicos a menudo presenta una IgE que interactúa con los determinantes carbohidratos por reacción cruzada, muchos de ellos presentes en una amplia variedad de proteínas y en especies muy diferentes; puede haber algunos efectos *in vivo* de estos epítopos sobre el grado inmunológico. Sin embargo, los epítopos carbohidratos de reacción cruzada, a menudo parecen ser fuente de resultados serológicos positivos sin importancia clínica (24). En la actualidad, se identificaron carbohidratos en reacciones mediadas por IgE, por las que los investigadores en la University of Virginia descubrieron una respuesta basada en IgE contra el antígeno carbohidrato, galactosa α-1,3-galactosa (α-gal) como causa de reacciones anafilácticas tardías después de la ingestión de carne de mamífero, que contiene dicho alérgeno en abundancia (25).

Por otro lado, se emitió la hipótesis de que las proteínas pudiesen ser más alergénicas por su similitud estructural con los microorganismos invasores. Los helmintos, por lo general, se asocian con cifras altas de IgE, e intuitivamente pudiesen relacionarse con la alergia, pero los estudios en modelos animales y poblaciones humanas sugieren que la infestación helmíntica suele proteger contra la aparición de alergias (26). Una excepción, el género de parásitos de peces *Anisakis*, se vincula con síntomas alergénicos durante la infestación y se han comunicado como alérgenos respiratorios ocupacionales en instalaciones de procesamiento de pescado (27).

Propiedades químicas e interacciones inmunológicas de los alérgenos

Desde hace algún tiempo se sabe que el principal alérgeno de los ácaros del polvo casero, *Der p 1*, tiene similitud estructural con las enzimas proteasa de cisteína (28). La actividad enzimática de este alérgeno pudiese participar en el desarrollo de la sensibilización atópica y el asma. Una serie de experimentos se realizaron, donde los ratones sensibilizados con uso de *Der p 1* enzimáticamente activa o inactiva, que al final revelaron que la actividad enzimática de un alérgeno contribuye a su alergenicidad, al provocar una respuesta inflamatoria exagerada en los pulmones y un aumento de la concentración total de IgE (29-31).

Varios mecanismos se han propuesto para explicar la relación entre la función enzimática y el desarrollo de la sensibilización. El *Der p 1* enzimáticamente activo puede romper las uniones estrechas del epitelio respiratorio en los cultivos celulares (32), lo que se ha propuesto como mecanismo por el que los alérgenos pueden transferirse a través del epitelio a las células de la respuesta inmunológica. También se mostró que otros alérgenos de los ácaros del polvo, *Der p 3* (tripsina), 6 (quimiotripsina) y 9 (proteasa de serina), fragmentan las uniones estrechas en el epitelio respiratorio (33).

Además se han propuesto varios mecanismos inmunológicos para explicar los efectos alergénicos aparentes de las enzimas de los ácaros del polvo. De igual manera, se mostró que la actividad enzimática de *Der p 1* escinde el receptor de IgE de baja afinidad (FcεRII o CD 23) de los linfocitos B humanos, lo que pudiese aumentar la síntesis de IgE (34, 35). De la misma forma se mostró que las células dendríticas incubadas con el *Der p 1* enzimáticamente activo generan menos IL-12, que las desvía alejándose de la respuesta celular de T_H1 a T_H2 (36).

Propiedades de los granos de polen

Los granos de polen, es importante recordar, son estructuras complejas diseñadas para transferir material reproductivo, portan muchas sustancias químicas y proteínas que se presentan a la mucosa respiratoria al mismo tiempo, como las proteínas de alergenicidad máxima. Las propiedades bioquímicas de estos granos de polen también contribuyen a su alergenicidad. Asimismo, se demostró que los pólenes de abedul, gramíneas y ambrosia contienen tanto proteinasas de serina como de cisteína y que estas enzimas pueden además romper las uniones estrechas epiteliales (37). Los alérgenos del polen de tipo 1 de gramíneas parecen emigrar hacia el estrato córneo de la piel a través de los folículos pilosos tan pronto como en 15 min, lo que se ha propuesto como mecanismo de sensibilización en la dermatitis atópica (38).

Los extractos de polen igual parecen tener efectos directos sobre el sistema inmunológico. En los cultivos celulares se ha visto que los extractos de polen de abedul dirigen a las células dendríticas hacia un tipo más cercano al de los linfocitos T_H2 de presentación de antígenos y al reclutamiento de más de estas células para la presentación de antígenos (39). En un estudio reciente, se mostró que la urbanización y la contaminación se correlacionaban con un microbioma menos diverso en relación con el polen, que a su vez se traduce en una modificación de la alergenicidad del polen por estrés ambiental y microbiano (40). También se ha mostrado en la provocación con alérgenos del polen, que induce la generación de especies reactivas de oxígeno (ROS, por sus siglas en inglés) en los pacientes con asma y rinitis alérgica; a su vez, promueve la inflamación alérgica por alteración de la función de las células dendríticas y desequilibrio de los linfocitos T_H1/ T_H2 (41).

Efectos del tamaño de las partículas

El tamaño de las partículas de los aeroalérgenos es un elemento importante para las enfermedades alérgicas. Los pólenes de transferencia aérea se encuentran en el rango de 20 a 60 µm de diámetro; las esporas de mohos suelen variar entre 3 y 30 µm de diámetro o dimensión máxima; las partículas de ácaros del polvo casero miden de 1 a 10 µm. Los mecanismos de protección de la mucosa nasal y las vías traqueobronquiales superiores eliminan la mayor parte de las partículas más grandes, por lo que solo aquellas de 3 µm o menos alcanzan los alvéolos de los pulmones. Por lo tanto, las conjuntivas y las vías respiratorias altas reciben la dosis más grande de aeroalérgenos. A pesar de esta sabiduría convencional, el estudio de los aspirados traqueobronquiales y especímenes quirúrgicos de pulmón, reveló la presencia de granos de polen completos en las vías respiratorias bajas (42). Estas son consideraciones en la patogenia de la rinitis alérgica y el asma bronquial, así como de los efectos de los contaminantes atmosféricos, químicos y particulados.

El desarrollo de asma después de la exposición al polen es enigmático, porque se cree que se depositan sus granos en las vías respiratorias altas como resultado de su gran tamaño. Pruebas experimentales sugieren que la rinitis, no así el asma, es causada por inhalación del polen completo, en las cantidades que se encuentran de manera natural (43). Sin embargo, el asma causado por provocación bronquial con soluciones de extractos de polen se logra fácilmente en el laboratorio. El asma por polen puede ser causado por inhalación de sus detritos, suficientemente pequeños para acceder al árbol bronquial.

El asma por ambrosia respalda a esta hipótesis, porque se ha encontrado su principal alérgeno, *Amb a 1*, en el aire ambiental, incluso en ausencia del polen completo (12). Los extractos de materiales colectados en un filtro de 8 µm, que descarta los rangos de dimensiones del polen de ambrosia, aún parecen contener su alérgeno, con base en pruebas cutáneas y la inhibición de la IgG contra ambrosia (44).

En Melbourne y Londres se informa de varias crisis de asma durante algunas tormentas eléctricas, fenómeno que se conoce como asma de las tormentas eléctricas. Las personas con exacerbaciones del asma durante una tormenta eléctrica tuvieron más probabilidad de desarrollar hipersensibilidad al polen de gramíneas (45), que en general se considera muy grande para ingresar a las vías aéreas más pequeñas de los pulmones. No obstante, la exposición a los granos de polen de gramíneas al agua, crea roturas en sus gránulos de almidón, más pequeños, respirables, con alérgenos intactos (46). Asimismo, se encontró que estos gránulos de almidón aumentan 50 tantos durante una tormenta y los pacientes con asma de tormenta eléctrica tienen más probabilidad de ser más sensibles a los gránulos de almidón que otros pacientes con asma (45, 47). Además, hay datos de un efecto similar en las esporas de la especie *Alternaria*. Los pacientes con asma de tormenta eléctrica tuvieron más probabilidad de ser sensibles a ella, y las cifras de esporas rotas tienen correlación con los ingresos hospitalarios durante una tormenta eléctrica (48).

■ ALÉRGENOS DEL POLEN

Los granos de polen son gametofitos masculinos vivos de las plantas más elevadas (gimnospermas y angiospermas). Cada grano cuenta con una membrana de celulosa interna limitante, la intina, y dos coberturas externas, la exina, constituidas por una sustancia durable llamada esporopolenina, principalmente un polímero de ácidos grasos de elevado peso molecular.

Los estudios morfológicos de los pólenes mediante microscopia electrónica de barrido revelan una infraestructura intrincada, que varía en relación con el tamaño, el número de surcos, la forma y localización de los poros, el grosor de la exina y otras características de la pared celular (espinas, reticulaciones, un opérculo en los pólenes de gramíneas y sacos aéreos [vejigas] en ciertas coníferas). El polen de ambrosia tiene aproximadamente 20 µm de diámetro, los arbóreos varían de 20 a 60 µm, y los de gramíneas, morfológicamente similares todos, suelen ser de 30 a 40 micras. La identificación de pólenes importantes para las enfermedades alérgicas no es difícil, y ciertamente, se encuentra dentro de las capacidades de un médico sin experiencia especial en la botánica (49, 50).

Algunas plantas producen cantidades abundantes de polen. Una sola planta de ambrosia puede expulsar 1 millón de granos de polen en un solo día. Los árboles, en especial las coníferas, liberan tanto polen, que es visible como una nube y se puede recoger con la mano después de su sedimentación. El inicio estacional de la polinización de ciertas plantas (p. ej., ambrosia) está determinado por la duración de la luz solar que se recibe en el día. Ocurre polinización más temprano en las latitudes norteñas y exhibe poca variación de un año a otro en términos de la fecha. En el cinturón del Atlántico a los estados centrales del norte en Estados Unidos, agosto 15 es una fecha muy predictiva para el inicio de la polinización de la ambrosia. La mayoría del polen de esta planta se libera entre las 6:00 y las 8:00 a. m., y aumenta en presencia de temperatura y humedad altas. Los amplios periodos de sequía de principios del verano inhiben el desarrollo de flores, aminoran la producción de polen de ambrosia y, como resultado, hay menores cifras en agosto y septiembre.

Las plantas con flores de los colores más brillantes son de poca importancia clínica para la alergia por inhalantes, puesto que su polen, en general, es entomófilo, más bien que anemófilo. Las rosas y los solidagos son ejemplos de plantas que a menudo se cree erróneamente que causan polinosis por el tiempo de su floración. No obstante, en casos aislados, los pólenes de la mayoría de las plantas entomófilas pueden sensibilizar y causar síntomas si la exposición es suficiente. De los pólenes de plantas anemófilas, los de ambrosia tienen el rango más prolongado, con detección hasta a 600 km de la costa, en el mar. El rango de los tres pólenes es mucho más breve. Por lo tanto, un individuo que vive en el centro de la ciudad tiene más probabilidad de afectarse por los pólenes de malezas y gramíneas que por los de árboles. Los programas de erradicación de malezas locales, con frecuencia máxima legislados, que se llevaron a cabo, son fútiles a la luz de la información obtenida. Los acondicionadores del aire disminuyen significativamente la recuperación de partículas intramuros, porque las ventanas se cierran cuando están funcionando y excluyen en gran parte el aire externo. Se dispone de numerosos recursos en línea para obtener información actualizada acerca de las moléculas y pólenes alergénicos, y el sitio www.allergome.com, con la colaboración de la University of Queensland, es uno que se usa con frecuencia y se cita ampliamente en las publicaciones científicas.

■ CLASIFICACIÓN DE LAS PLANTAS ALERGÉNICAS

Las consideraciones y el esquema botánico aquí incluidos, no son exhaustivos (49, 50). En el capítulo 7 se revisan las plantas individuales, sus nombres comunes y botánicos, sus distribuciones geográficas, y su importancia relativa en las alergias.

Anatomía

Las plantas portadoras de semillas producen sus estructuras reproductivas en conos o flores. Las gimnospermas ("semillas desnudas"; clase Gimnosperma) son árboles y arbustos que portan sus semillas en conos. Pinos, abetos, juníperos, píceas, tejos, cicutas, sabinos, cedros, alerces, cipreses, retinisporas y ginkgos son gimnospermas. Las angiospermas producen semillas envueltas en las estructuras reproductivas femeninas de la flor y pueden ser monocotiledóneas, cuyas semillas contienen un "hoja de semilla" (cotiledón), o dicotiledóneas, con dos de esas hojas. Las hojas de las monocotiledóneas presentan venas paralelas, en tanto en las dicotiledóneas son ramificadas. Las gramíneas son monocotiledóneas; la mayoría de las demás plantas alergénicas corresponden a dicotiledóneas.

La flor tiene cuatro partes fundamentales:

1. *Pistilos* (uno o más), que constituyen la porción femenina de la planta y constan de un ovario en la base, un estilo que se proyecta hacia arriba y un estigma, la porción adherente a la que se pegan los gránulos de polen.
2. *Estambres*, las porciones masculinas de la planta, de número variable y que constan de anteras transportadas sobre filamentos. Los granos de polen se producen en las anteras.
3. *Pétalos*, las partes coloridas de la flor, que varían en número de tres a muchos.
4. *Sépalos*, porciones de protección del capullo de la flor, por lo general verdes y en número de tres a seis.

La flor filogenéticamente primitiva tenía numerosas partes separadas, según se tipifica por la magnolia. La fusión de partes de la flor y la disminución de su número son características del avance filogenético. Como grupo, las dicotiledóneas son más primitivas que las monocotiledóneas.

Una flor "perfecta" contiene ambos, órganos masculinos y femeninos; una "imperfecta" contiene solo estambres o pistilos. Las plantas monoecias ("una casa") portan tanto estambres como pistilos; las flores individuales pueden ser perfectas o imperfectas. Las plantas dioecias ("dos casas") presentan flores imperfectas, y todas las de una particular son del mismo tipo (masculinas y femeninas). La ambrosia es una planta monoecia con flores perfectas; el maíz es una planta monoecia con flores imperfectas; los sauces son plantas dioecias. Como las plantas que florecen, las gimnospermas pueden ser monoecias (pinos) o dioecias (cipreses y ginkgos).

Taxonomía

Las plantas se clasifican con un sistema jerárquico. Los principales rangos, sus extremos y algunos ejemplos son los siguientes:

Clase(s): angiospermas, gimnospermas
Subclase(s): monocotiledóneas, dicotiledóneas
Orden(es): coníferas, salicales
Suborden(es):
Familia (-áceas): asteráceas, foáceas
Subfamilia (-ioideas)
Tribu (-s)
Género (sin terminación característica; en cursivas): *Acer*
Especie (nombre del género más "epítopo específico"):
Acer rubrum

Árboles: gimnospermas

Los árboles pueden ser gimnospermos o angiospermos. Los primeros incluyen dos órdenes, los pinales (antes conocidos como coníferas) y los ginkgoales. Los primeros constan de siete familias: *Araucariales, Cefalotaxáceas, Pinales, Podocarpales, Sciadopitiáceas, Taxáceas* y *Cupresáceas*. Solo ciertos géneros de estas familias producen alérgenos clínicamente significativos, según se establece por la IUIS (51).

Las coníferas proliferan principalmente en climas templados, más cálidos, aunque se encuentran en cualquier parte desde las latitudes norte en el Ártico hasta el hemisferio sur y presentan hojas fusiformes. Las siguientes familias de árboles permanecen a pineales/coníferas y son de importancia capital para este tema.

Pinales (pinos, píceas, abetos, y tsugas o falsos abetos)

Los pinos son árboles monoecios, de hojas verdes perennes, que se disponen en haces de dos a cinco y están envueltas en la base por una vaina (todos los otros miembros de la familia Pinales presentan hojas únicas, no en haces). Los granos de polen de los pinos tienen 45 a 65 μm de diámetro y dos vejigas (fig. 6-2), y en ocasiones se han implicado en alergias. Los píceas producen granos de polen morfológicamente similares a los de pino pero mucho más grandes, con variación de entre 70 y 90 μm, exclusivos de las vejigas. Los granos de polen de las tsugas pueden presentar vejigas, dependiendo de la especie. Los abetos producen granos de polen todavía mayores, con diámetros que van de 80 a 100 μm, sin incluir las dos vejigas.

Cupresáceas (enebros, cipreses, cedros y ahuehuetes)

En su mayoría estos árboles son diecios y producen grandes cantidades de granos de polen redondos de 20 a 30 μm de diámetro con una gruesa intina (membrana

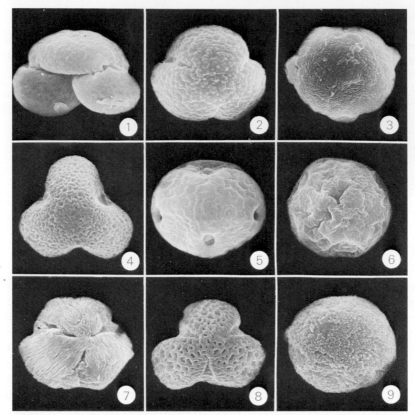

■ **FIGURA 6-2** Micrografías electrónicas de barrido de los granos de polen que producen fiebre del heno de transmisión aérea a principios de la primavera: *1*, pino (*Pinus*); *2*, roble (*Quercus*); *3*, abedul (*Betula*); *4*, sicómoro (*Platanus*); *5*, olmo (*Ulmus*); *6*, almez (*Celtis*); *7*, arce (*Acer*); *8*, sauce (*Salix*); *9*, álamo (*Populus*). (Cortesía del profesor James W. Walker.)

interna). Los cipreses del mediterráneo, sus contrapartes estadounidenses y el ciprés de Arizona son fuentes importantes de alérgenos del polen, que contribuyen con entre 2.4 y 35.4% de las tasas de sensibilización, y hasta 42.7% en Italia (52-54). Los principales alérgenos, *Cup a 1* y *Cup s 1*, presentan elevada homología de secuencia y son ligasas de pectato, alergénicas. De manera similar, se ha reconocido a estas ligasas como principales alérgenos en el cedro de montaña (*Jun a 1*), así como en el ciprés japonés (*Cho o 1*) y el cedro japonés (*Cry j 1*). Estos alérgenos causan altas tasas de sensibilización local y son causa importante de rinitis alérgica ("fiebre del cedro") en ciertas partes de Texas (*Jun a 1*) y Japón (*Cho o 1* y *Cry j 1*), y han proliferado donde se alteró el ecosistema por pastoreo excesivo de los pastizales (54, 55).

Taxodiáceas (ciprés calvo y secoyas)

El ciprés calvo presenta hojas fusiformes o a manera de escamas con granos de polen esféricos que van de 25 a 36 μm de diámetro y poseen una sola abertura. Proliferan en pantanos o tierras húmedas y pueden ser causa menor

de rinitis alérgica en Florida. La secoya se encuentra, por lo general, en el sur de Oregón y California, y presenta hojas fusiformes siempre verdes pequeñas, con granos de polen esféricos con una apertura de 25 a 36 μm de diámetro; son causa rara de rinitis alérgica.

Árboles: angiospermas

La mayoría de los árboles alergénicos pertenecen a este grupo. Las órdenes y familias más importantes se enlistan aquí con anotaciones pertinentes. A otros árboles se ha involucrado en la alergia al polen, pero la mayoría de las polinosis en Estados Unidos se pueden atribuir a los aquí mencionados.

Orden Salicales, familia Salicáceas (sauces y álamos)

Los sauces son árboles diecios entomófilos que presentan granos de polen que son oblongos (p. ej., esferoides elongados) y suboblongos, con variación de tamaño de 28 a 34 μm. Si bien, en general, no se consideran alergénicos, pueden producir respuestas intensas a las pruebas cutáneas en algunos individuos (fig. 6-2). Los álamos, no obstante, se polinizan a través del viento y algunos (p. ej., especies de *Populus*) son de importancia alergénica considerable en la región de los Grandes Lagos y las Montañas Rocosas. Los granos de polen de álamo son esféricos o subesferoideos de 25 a 40 µm de diámetro y se caracterizan por una intina gruesa (fig. 6-2). El género *Populus* incluye a los álamos, álamo temblón y álamo de Virginia, cuyas semillas se originan sobre penachos similares al algodón, boyantes, que pueden llenar el aire en junio, como una tormenta de nieve localizada. Los pacientes a menudo atribuyen sus síntomas a este "álamo de Virginia", pero su causa real suele ser de pólenes de gramíneas, cuya liberación se presenta después de que se polinizó el árbol.

Orden Fagales, familia Betuláceas (abedules)

Las especies de *Betula* están ampliamente distribuidas en Estados Unidos y producen polen abundante, altamente alergénico, cuyos granos son de 20 a 30 µm de diámetro, de suboblongos a oblongos (aplanados en los polos); por lo general, con tres poros, si bien algunas especies tienen hasta siete (figs. 6-2 y 6-3). Las espigas de pistilos pueden persistir hasta el invierno, y descargar pequeñas semillas aladas. La sensibilidad al polen de abedul también es fuente significativa de reactividad cruzada con una miríada de frutos frescos, vegetales y frutos secos de árbol, con síntomas resultantes del síndrome de polen de alimentos (PFS, por sus siglas en inglés) (56).

Orden Fagales, familia Fagáceas (hayas, robles, castaños y *Quercus muehlenbergii*)

De los seis a ocho géneros incluidos en las fagáceas, cinco se encuentran en Estados Unidos, de los que solo las hayas (*Fagus*) y los robles (*Quercus*) se polinizan en forma aérea y son de importancia alergénica. Los pólenes de estos dos géneros son morfológicamente similares, pero no idénticos; se trata de subesferoides oblongos o suboblongos de 40 µm de diámetro con una exina (cubierta externa) irregular y tres surcos ahusados (figs. 6-2 y 6-4). Ambos producen polen abundante; los robles en particular causan una gran parte de las polinosis arbóreas en las zonas donde son numerosos. Las castaños americanos son entomófilos y, por lo general, no se vinculan con la rinitis alérgica.

Orden Urticales, familia Ulmáceas (olmos y almez)

En el hemisferio norte hay casi 20 especies de olmos, principalmente distribuidos al este de las Montañas Rocosas; son anemófilos, producen grandes cantidades de polen alergénico y continúan siendo una causa importante de la polinosis arbórea, a pesar de la casi total eliminación del olmo americano por la grafiosis. El polen del olmo es esferoide ovalado, con diámetro que va de 35 a 40 µm y presenta de cuatro a seis poros con una exina gruesa ondulada (fig. 6-2). Los almez carecen de importancia para este tema.

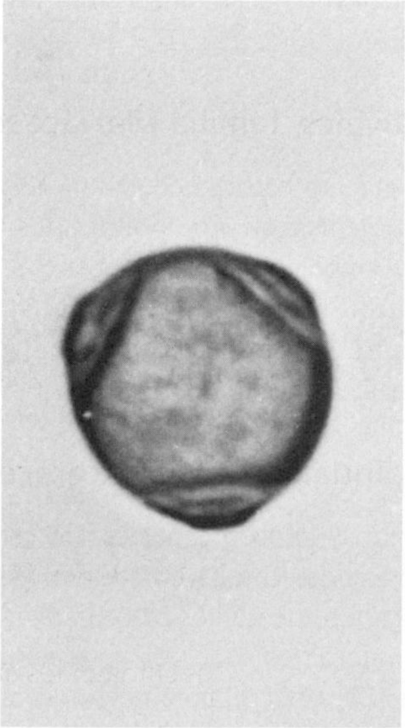

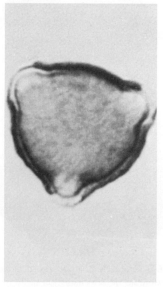

■ **FIGURA 6-3** Los granos de polen de abedul (*Betula nigra*) tienen un diámetro de 24.5 µm en promedio, con tres poros y una exina lisa. (Cortesía de Center Laboratories, Port Washington, NY.)

■ **FIGURA 6-4** Los granos de polen de diversas especies de roble (*Quercus*) tienen un diámetro promedio de 32 µm, son similares, con tres surcos largos y una exina granular, convexa. (Cortesía de Center Laboratories, Port Washington, NY.)

Orden Juglandales, familia Juglandáceas (nogales)

Los nogales (*Juglans*), en general, son causa infrecuente de polinosis, si bien pueden ser molestos en Oregón, California y el noreste de Estados Unidos. Sus granos de polen son isopolares, heteropolares o paraisopolares, con diámetro que va de 30 a 40 μm, y presentan casi 12 poros, localizados predominantemente en una zona de una exina lisa (fig. 6-5).

Pacanas (Carya)

Estos árboles anemófilos producen grandes cantidades de polen muy alergénico en el este y la porción central de Estados Unidos. Las pacanas, una especie dentro de este género, son en particular importantes para la etiología de la rinitis alérgica donde proliferan o se cultivan. Los granos de polen son isopolares, heteropolares o paraisopolares, con diámetro de 40 a 50 μm, poseen una intina gruesa y suelen contener tres o cuatro poros germinativos.

Orden Miricales, familia Miricáceas (mírica)

Las míricas solían pertenecer al género *Myrica* (en la actualidad dentro del género *Morella*) y producen un

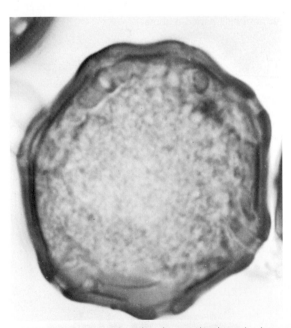

■ **FIGURA 6-5** Grano de polen de nuez (*Juglans nigra*) con diámetro promedio de 36 micras, presenta múltiples poros rodeados por collares gruesos dispuestos en una banda no ecuatorial. (Cortesía de William P. Solomon, MD, University of Michigan, Ann Arbor, MI.)

polen aéreo muy semejante al del género *Betulaceae*; producen una cera que se utiliza como esencia para velas y perfumes; se cree que las míricas cerosas causan polinosis en algunas zonas de Florida y el sureste de Estados Unidos.

Orden Urticales, familia Moráceas (moras)

Ciertos miembros de aproximadamente 40 especies del género *Morus* proliferan en grandes números como arbustos y pueden ser muy alergénicos. Los granos de polen son esferoides, de casi 17 a 21 μm de diámetro, y contienen dos o tres poros germinativos dispuestos sin un patrón geométrico (polar o meridiano).

Orden Hamamelidales, familia Platanáceas (sicómoros)

Estos árboles anemófilos a veces se denominan "árboles planos" y suelen plantarse en las calles para obtener sombra. Los granos de su polen abundante son oblongos o suboblongos de casi 20 μm de diámetro y sin poros; presentan tres o cuatro surcos sobre la exina granular delgada (fig. 6-2). Los sicómoros pueden ser de importancia alergénica regional.

Orden Rutales, familia Simaroubáceas (alianto)

Solo el alianto (*Ailanthus altissima*) es de importancia alergénica regional. Sus granos de polen son oblongos o suboblongos con un diámetro de casi 25 μm y caracterizados por tres surcos y tres poros germinativos; es natural de China y se ha naturalizado mucho en Estados Unidos.

Orden Malvales, familia Malváceas (tilos)

Los tilos (o madera balsa), del género *Tilia*, son de importancia alergénica, aunque polinizados por insectos. Los granos de su polen son paraisopolares a peroblongos, de 28 a 36 μm de diámetro, con poros germinativos hundidos en tres surcos dentro de una exina reticular y una intina gruesa.

Orden Sapindales, familia Aceráceas (arces)

De arce hay más de 100 especies, de las que 13 son naturales de Estados Unidos e importantes para las alergias. Estos árboles anemófilos presentan granos de polen oblongos a esferoides con, por lo general, tres surcos o tres poros (fig. 6-2). El arce negundo es una especie particularmente importante por su amplia distribución, su prevalencia, la cantidad de polen que produce y por una sexina ondulante rugosa distintiva.

Orden Oleales, familia Oleáceas (fresnos)

Esta familia contiene casi 65 especies, muchas de ellas prominentes entre los árboles alergénicos del este y el sureste de Estados Unidos. Sus granos de polen son de oblongos y suboblongos a esferoides, con un diámetro de 20 a 25 µm, y suelen presentar de tres a seis surcos (fig. 6-6). La exina es reticulada y gruesa.

Gramíneas (Poáceas)

Las gramíneas son monocotiledóneas de la familia Poáceas (o gramíneas) de las que hay casi 600 géneros y 10 000 especies en todo el mundo, la mayoría alergénicas, que pertenecen a las subfamilias Pooideas, Chloridoideas y Panicoideas. Las flores suelen ser perfectas (figs. 6-7 y 6-8). Los granos de polen de las gramíneas son de máxima alergenicidad, esferoides u ovoides de 20 a 25 µm de diámetro, con un poro germinativo o surco y una intina gruesa (fig. 6-9). Algunas gramíneas son de autopolinización y, por lo tanto, no contribuyen a las alergias. Las otras son polinizadas por el viento, pero de las más de 1 000 especies en Estados Unidos, solo unas cuantas son significativas para la producción de síntomas alérgicos, y no obstante, importantes en términos del número de pacientes afectados y el alto grado de morbilidad que causan. La mayoría de las gramíneas alergénicas se cultivan y, por lo tanto, son prevalentes donde habitan las personas.

La familia de las gramíneas incluye varias subfamilias y géneros de importancia diversa para los alergólogos. Los más importantes se enlistan aquí. Como con los árboles,

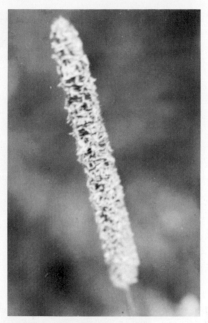

■ **FIGURA 6-7** Hierba timotea o fleo de los prados (*Phleum pratense*). Características morfológicas de la cabeza de floración. (Cortesía de Arnold A. Gutman, MD, Associated Allergists Ltd., Chicago, IL.)

el polen de las gramíneas también presenta reactividad cruzada con una variedad de frutos y vegetales frescos, que contribuyen al fenómeno de PFS.

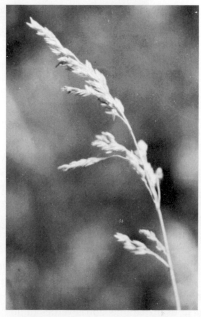

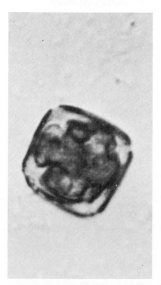

■ **FIGURA 6-6** Grano de polen de fresno (*Fraxinus americana*). Su diámetro promedio es de 27 micras, es cuadrado o rectangular con cuatro surcos. (Cortesía de Center Laboratories, Port Washington, NY.)

■ **FIGURA 6-8** Espiguilla o poa de los prados (*Poa pratensis*). Características morfológicas de la cabeza de floración. (Cortesía de Arnold A. Gutman, MD, Associated Allergists Ltd., Chicago, IL.)

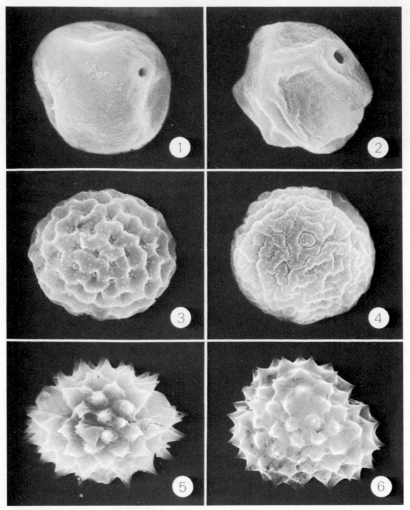

■ **FIGURA 6-9** Granos de polen productores de fiebre del heno transportados por el aire durante el verano temprano y tardío: *1*, hierba timotea o fleo de los prados (*Phleum*); *2*, pasto ovillo (*Dactylis*); *3*, cenizo o quenopodio blanco (*Chenopodium*); *4*, zaragatona (*Plantago*); *5*, solidago (*Solidago*); *6*, ambrosia (*Ambrosia*). (Cortesía del Professor James W. Walker.)

Subfamilia Pooideae

La subfamilia Pooideae consta de pasto ovillo (*Dactylis glomerata*), cañuela de los prados (*Festuca pratensis*), césped inglés (*Lolium perenne*), espiguilla de junio (*Poa pratensis*), flea de los prados o hierba timotea (*Phleum pratense*), grama de olor (*Anthoxanthum odoratum*) y (*Agrostis gigantea*), que por lo general se encuentran en las regiones templadas de Norteamérica (figs. 6-8 y 6-9). La hierba timotea y la *Agrostis gigantea* se cultivan como forraje y la primera para formar heno. Otras especies del género *Agrostis* con similitud inmunológica con la *gigantea* se usan para las zonas verdes de los campos de golf. Los pólenes de la hierba timotea son de 30 a 35 μm de diámetro y los de *Agrostis gigantea*, de 25 a 30. La gramínea grama de olor (*Anthoxanthum odoratum*) es causa importante de rinitis alérgica en áreas donde habita.

En el cuadro clínico total de las alergias por gramíneas, sin embargo, no es tan importante como las especies mencionadas antes. Sus granos de polen tienen de 38 a 45 micras de diámetro.

Subfamilia Chloridoideae

La gramínea, grama común (*Cynodon dactylon*) abunda en todos los estados del sur de la Unión Americana; se cultiva para fines decorativos y de forraje; descama polen casi todo el año y es una causa importante de alergia, con granos de 35 μm de diámetro.

Subfamilia Panicoidéas

La subfamilia Panicoidéas consta de la *grama dulce* o *pasto bahía* (*Paspalum notatum*) y el sorgo de Alepo (*Sorghum halepense*), y que con frecuencia se encuentran en zonas húmedas tropicales o subtropicales. Estas especies son importantes para contener la erosión en estados de la costa del Golfo y sirven como forraje de aves de corral.

Malezas

Una maleza es una planta que crece donde las personas no pretenden que lo haga. Por lo tanto, podría considerarse maleza a una rosa que prolifera en un campo de trigo. A lo que, por lo general, se llama malezas, son plantas anuales pequeñas que proliferan sin ser cultivadas y no tienen utilidad en la agricultura u ornamental. Todas son angiospermas y la mayoría dicotiledóneas. Aquellas de interés para los alergólogos son polinizadas por el viento y, por lo tanto, tienden a presentar flores relativamente inconspicuas.

Familia Asteráceas (Compuestas)

La familia Compuestas constituye tal vez el grupo más importante de malezas alergénicas. Algunas veces llamadas familia de los girasoles, se caracteriza por múltiples flores pequeñas dispuestas de un receptáculo común y, por general, rodeadas por un anillo de brácteas coloridas, de las que hay muchas tribus, y se mencionan solo aquellas de interés alergénico o general.

La tribu Helianteas incluye girasol, dalia, cinia y *Rudbeckia bicolor*. La mayoría de las especies son hierbas o arbustos y causan polinosis principalmente en quienes las manipulan.

La tribu Ambrosias o de la ambrosia descarga una cantidad enorme de polen y es la causa más importante de rinitis y asma alérgicos en Estados Unidos. Otras malezas comunes en esta tribu son *Xanthium strumarium* o arrancamoños común, *Iva annua* o anciano de pantano anual, *Ambrosia trifida* o ambrosia gigante, que puede crecer hasta una altura de 4.5 m (fig. 6-10), de hojas anchas con tres a cinco lóbulos. Las cabezas de los estambres nacen sobre espigas terminales largas y las cabezas de los pistilos lo hacen en grupos sobre la base de las espigas de los estambres. Los granos de polen son esféricos de 16 a 19 µm de diámetro y ligeramente más pequeños de los de *Ambrosia artemisiifolia*, la ambrosia común, que crece hasta una altura de 120 cm (fig. 6-11) y presenta hojas más angostas, por lo general con dos pinnas a cada lado de un eje central. Los granos de polen van de 17.5 a 19.2 µm de diámetro y son casi indistinguibles de los de ambrosia gigante (figs. 6-9, 6-12 y 6-13). No hay motivo práctico, por lo tanto, para distinguir entre las dos. La *Ambrosia bidentata*, o ambrosia del sur, es anual y crece de 30 hasta 90 cm, con granos de polen de 20 a 21 µm de diámetro que simulan a los de la ambrosia gigante. La *Ambrosia psilostachya*, o ambrosia occidental, prolifera hasta una altura de 30 a 120 cm, presenta los granos de polen más grandes de todas las ambrosias, que van de 22 a 25 µm de diámetro. La *Franseria acanthicarpa*, o ambrosia falsa, se encuentra sobre todo en el sur y suroeste de Estados Unidos, donde puede causar síntomas

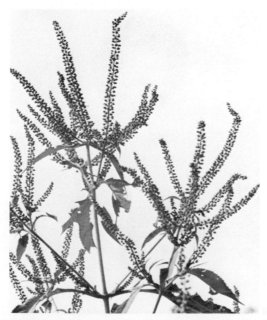

■ **FIGURA 6-10** Ambrosia gigante (*Ambrosia trifida*). Disposición de las cabezas de los estambres. (Cortesía de Arnold A. Gutman, MD, Associated Allergists Ltd., Chicago, IL.)

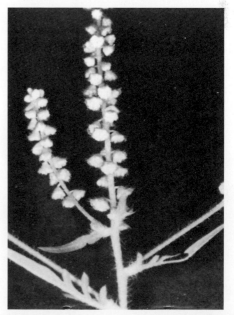

■ **FIGURA 6-11** Ambrosia común (*Ambrosia artemisiifolia*). Acercamiento de la cabeza de estambres. Las anteras están llenas de polen apenas antes de la antesis. (Cortesía de Arnold A. Gutman, MD, Associated Allergists Ltd., Chicago, IL.)

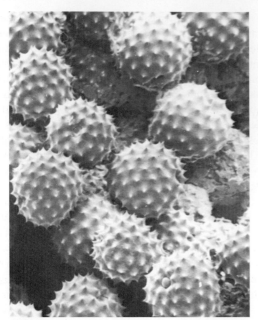

■ **FIGURA 6-12** Micrografía electrónica de barrido del polen de ambrosia. Nótese el poro en cada grano (*abajo a la derecha*) (Cortesía de D. Lim, MD y J.I. Tennenbaum, MD.)

alérgicos. La *Franseria tenuifolia*, o ambrosia angosta, es otra especie alergénica de esta tribu; puede ocurrir sensibilización a la ambrosia por reactividad cruzada con una variedad de frutos y vegetales (en particular pepino, melón, sandía y plátano, que contribuyen a los síntomas del PFS (57).

La especie del género *Xanthium* (*strumarium*) es morfológicamente diferente de las ambrosias, pero sus granos de polen son similares, con tamaños variables de 20 a 30 μm y vestigios de espinas. La mayoría de las especies de *Xanthium* producen escaso polen y carecen relativamente de importancia como causa de la rinitis alérgica. Muchos pacientes con hipersensibilidad a la ambrosia también presentan reacciones cutáneas fuertes a especies de *Xanthium*, lo que probablemente corresponda a una reacción cruzada; se encuentra en gran parte de Estados Unidos y florece durante la temporada veraniega tardía, cuando ya declinó la duración de la luz solar.

La *Cyclachaerna xanthifolia* es antigénicamente diferente de la ambrosia y sus granos de polen son morfológicamente diversos de los de esta (fig. 6-14). Todas las especies son anemófilas, producen grandes cantidades de polen y pueden presentar reacción cruzada con la ambrosia. Los granos de polen son oblongos-esferoides a ovoides-esferoides, de 18 a 30 μm de diámetro, con tres a cuatro poros y una sexina gruesa.

La tribu Anthemideae o de manzanilla loca es importante para la alergia porque contiene crisantemos. Las piretrinas son insecticidas que se fabrican con las flores del piretro o pelitre de Dalmacia (*Tanacetum cinerariifolium*) y su inhalación puede causar síntomas alérgicos en las personas con hipersensibilidad a la ambrosia, así como quienes se sensibilizaron antes al piretro mismo. El

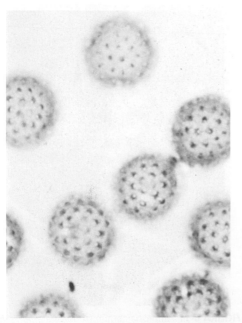

■ **FIGURA 6-13** Ambrosia común (*Ambrosia artemisiifolia*). Granos de polen con diámetro promedio de 20 μm que presentan espículas en su superficie. (Cortesía de Schering Corporation, Kenilworth, NJ.)

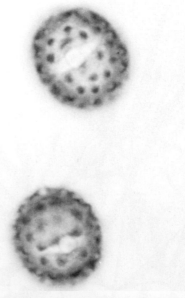

■ **FIGURA 6-14** Ambrosia falsa (*Cyclachaerna xanthifolia*), con granos de polen de 19.3 μm de diámetro promedio, que presentan tres poros centrados en surcos, lo que los distingue de la ambrosia real. (Cortesía de Schering Corporation, Kenilworth, NJ.)

género *Artemisa* incluye artemegas, matorrales y ajenjos, y constituye uno de los grupos más importantes de malezas alergénicas. La *Artemisia vulgaris* o hierba de San Juan es la artemega más común, que se encuentra principalmente en la costa este y en el medio oeste de Estados Unidos; es originaria de Europa y Asia. Sus granos de polen, como los de otras especies del género *Artemisia*, son oblongos a esferoides de 17 a 28 µm de diámetro, con tres surcos y poros centrales, una exina gruesa y esencialmente sin espinas. Otras especies similares se encuentran en la costa oeste y en el sureste, las Grandes Llanuras y las Montañas Rocosas. La *Artemisia tridentata* es un matorral, la planta alergénica más importante de esta tribu con prevalencia máxima en los Grandes Llanos y el noroeste de Estados Unidos donde el pastoreo excesivo de pastizales ha aumentado su presencia.

Poligonáceas (familia del alforfón o trigo sarraceno)

Las acederas que pertenecen al género *Rumex* son los únicos miembros alergénicos y anemófilos de la familia del trigo sarraceno. La *Rumex acetosella* (acederilla), la *Rumex crispus* (acedera rizada) y la *Rumex obtusifolius* (ruibarbo) son las especies de mayor importancia. Sus granos de polen son oblongos-esferoides, con 20 a 30 µm de diámetro, tres a cuatro poros y cuerpos de inclusión de almidón característicos. En todo el espectro de la alergia al polen, no obstante, las acederas son de menor importancia.

Amarantáceas (familia de pira y cáñamo de agua)

Los mejor conocidos de los amarantos son *Amaranthus retroflexus* (acederón), *Amaranthus palmeri* (pira) y *Amaranthus spinosus* (amaranto espinoso), productores prolíficas de polen y que deben considerarse en la etiología de la "fiebre del heno" en las zonas donde abundan. El cáñamo de agua occidental (*Amaranthus tamariscinus*), un alérgeno potente, tiene máxima prevalencia en el medio oeste.

Quenopodiáceas (familia de pata de ganso)

El género *Quenopodium*, "pata de ganso", está representado por *Chenopodium album* (cenizo o quinhuilla) (fig. 6-9). Cada planta produce una cantidad relativamente pequeña de polen, pero en algunas zonas la abundancia asegura su profusión en el aire. Originarios de Europa los quenopodios subsecuentemente se naturalizaron en Estados Unidos. *Salsola pestifera*, *Salsola soda* y *Kochia scoparia*, la albahaca larga, son otros integrantes del género Quenopodiáceas, cuya presencia alergénica es más significativa que la del cenizo. La *Salsola soda* también se conoce como estepicursor, porque la caída de la parte alta de la planta la separa de sus raíces y rueda por el piso por la acción del viento. La albahaca larga se puede detectar fácilmente por las proyecciones delgadas a manera de alas a lo largo de sus tallos y, en el otoño, por el color rojo fuego de sus hojas. A menudo se cultiva como planta ornamental; es originaria de Europa y Asia. Estas dos malezas primero se establecieron en los estados con praderas, pero han emigrado hacia el este y ahora son importantes para la patogenia de la polinosis. El *Atriplex* es el género de las plantas de sal o abanicos, chamiso y *Atriplex confertifolia*, de alguna importancia alergénica en el lejano oeste y el sureste.

Dos cultivos nombrados junto con las Quenopodiáceas son: la remolacha de azúcar (*Beta vulgaris*) y la espinaca (*Spinacea oleracea*). La primera se ha señalado como partícipe para las alergias en las zonas donde se cultiva.

Los pólenes de Amaranthaceae y Chenopodiaceae también son morfológicamente tan similares que, por lo general, se describen como quenopodio-amaranto cuando se encuentran en encuestas sobre pólenes. Aunque hay diferencias sutiles, en general, carecen de fruto y es impráctico tratar de identificarlas de manera más precisa; tienen el aspecto de pelotas de golf, lo que las hace únicas y fáciles de identificar (fig. 6-15); múltiples poros les dan el aspecto peculiar de su superficie; sus granos son de 20 a 35 µm de diámetro y esféricos.

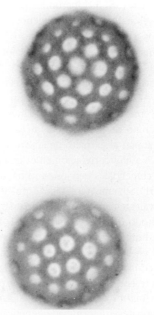

■ **FIGURA 6-15** Granos de polen de acederón (*Amaranthus retroflexus*) con diámetro promedio de 25 µm y aspecto de "pelota de golf", característico del grupo quenopodio-amaranto. (Cortesía de Schering Corporation, Kenilworth, NJ.)

Plantagináceas (familia Plantago)

El plantago inglés (*Plantago lanceolata*) es el único miembro de esta familia importante para las alergias; descarga polen principalmente en mayo y junio, lo que corresponde a la temporada de polinización de las gramíneas. Los granos de polen pueden distinguirse por sus múltiples poros (en número de 7 a 14), un opérculo característico y su tamaño variable (25 a 40 µm) (fig. 6-9). El plantago inglés puede ser una causa importante de rinitis alérgica, que quizá se confunda con la polinosis por gramíneas.

Urticáceas (familia de ortigas)

A ambas, pelosilla (*Parietaria judaica*) y hierba del muro (*Parietaria officinalis*), se han vinculado con las enfermedades alérgicas; constituyen la principal causa de sensibilización al polen en el sur de Europa y a menudo se conocen como malezas del asma en Australia. Asimismo, son originarias del mediterráneo pero también se encuentran en las costas de Gran Bretaña, Australia y Estados Unidos. La ortiga mayor (*Urtica dioica*) es la especie más frecuente en Estados Unidos y se encuentra en las zonas húmedas a lo largo de corrientes y zanjas. Las especies del género *Parietaria* tienen una temporada de polinización muy prolongada, que alcanza su máximo en la primavera y el otoño. La *Parietaria judaica* tiene un polen de triple poro, pequeño (12 a 16 µm).

Alérgenos del polen de malezas

King y Norman (58, 59) fueron los pioneros en la purificación y el análisis de los alérgenos, con la de *Amb a 1* (antígeno E) y *Amb a 2* (antígeno K) por filtración en gel y cromatografía de intercambio de iones, aunque en la actualidad se considera a *Amb a 1* y *Amb a 11*, los alérgenos principales de la ambrosia, en tanto *Amb a 2* cambió a *Amb a 1.5* y se considera un isoalérgeno de *Amb a 1*. El *Amb a 1* se encuentra principalmente en la intina del grano de polen (60). En forma gruesa, 6% de la proteína en el extracto de ambrosia corresponde a *Amb a 1*. No hay correlación en el contenido de seis preparados comerciales y en los estudios cuantitativos de ambrosia (61). Sin embargo, *Amb a 1* puede cuantificarse en extractos alergénicos para determinar su potencia, con uso del método de inhibición de RAST. La U.S. Food and Drug Administration obliga a etiquetar el contenido de *Amb a 1* en los extractos de alérgenos de ambrosia. El *Amb a 1* consta de dos fragmentos fáciles de disociar, aunque son resistentes a la fragmentación enzimática. La cantidad de *Amb a 1* producida por una planta individual de ambrosia parece determinada genéticamente. Por lo tanto, hay variación considerable en la cantidad extraíble de polen de las plantas crecidas bajo condiciones idénticas por los métodos estándar (59 a 468 µg/mL) (62).

De forma aproximada, 95% de los pacientes alérgicos a la ambrosia mostró unión de IgE a *Amb a 1* en análisis de inhibición de RAST (63).

Desde el aislamiento de *Amb a 1* y su isoalérgeno, se han identificado alérgenos menores adicionales, que, en contraste, son de bajo peso molecular y rápidamente extraíbles del polen (< 10 min) con puntos isoeléctricos básicos (64). El *Amb a 3*, una plastocianina (proteína con contenido de cobre que participa en la transferencia de electrones) con un contenido relativamente alto de carbohidratos, lo que lo hace similar a ciertos antígenos del polen de las gramíneas; consta de una sola cadena peptídica de 102 aminoácidos. Asimismo, se describieron dos variantes de *Amb a 3* que difieren por un solo aminoácido; sin embargo, tal diferencia no altera su especificidad alergénica (65). Los individuos alérgicos al *Amb a 3* presentan concentraciones elevadas de IgE y tienen más probabilidad de mostrar los fenotipos HLA-A2 y HLA-B12 (66).

El *Amb a 5* consta de una sola cadena polipeptídica cuyos 45 aminoácidos ya se secuenciaron. Las dos formas isoalergénicas difieren en la segunda posición por la sustitución de la leucina por valina en casi 25% de los especímenes. La frecuencia de resultados positivos de las pruebas cutáneas de estos antígenos en sujetos hipersensibles a la ambrosia muestra que casi 90 a 95% reacciona frente a *Amb a 1*, 20 a 25% frente a *Amb a 3* y *Amb a 6*, y alrededor de 10% frente a *Amb a 5*. Un pequeño porcentaje (10%) de pacientes hipersensibles frente a la ambrosia lo es más a *Amb a 3* y *Amb a 5* que a *Amb a 1*. *Amb a 6* y *Amb a 7* muestran homología de secuencia con otras proteínas vegetales involucradas en el metabolismo de los lípidos y el transporte de electrones, respectivamente. En fecha reciente se descubrió una proteasa de cisteína, *Amb a 11*, en la ambrosia, y se encontró homología estructural con otros alérgenos del grupo 1 de los ácaros del polvo casero. El *Amb a 11* se consideró incluido en la fracción *Amb a 1* y se encuentra en 66% de los individuos con alergia a la ambrosia, en quienes constituye un alérgeno importante (67).

En la tabla 6-1 se resumen los alérgenos restantes de las malezas; se identificaron los principales alérgenos de las ambrosias gigante (*A trifida*), *Amb t 5*, y occidental (*Amb p 5*) (68); se purificaron otros alérgenos que causan rinitis alérgica a partir del polen de malezas adicionales, que incluyen *Sal p 1* de *S pestifer* (*Salsola ruthenica*) (69), *Par j 1* y *Par j 2* de *Parietaria judaica* (pelosilla) (70, 71) y *Par o 1* de la *Parietaria officinalis* (hierba de muro) (72). También se describió el ADNc para *Par j 1* y *Par o 1* (73, 74). *Art v 1* y *Art v 2* se purificaron de *A. vulgaris* (hierba de San Juan) (75). Un alérgeno menor de la ambrosia, *Amb a 4*, tiene un dominio de proteína similar a la defensina, con una región rica en prolina, que presenta homología estructural y muestra reactividad cruzada con el *Art v 1* de *A. vulgaris* (76, 77).

Alérgenos del polen de gramíneas

La sensibilidad al polen de gramíneas es un problema significativo en todo el mundo. Las especies de gramíneas importantes de las regiones templadas involucradas en las reacciones alérgicas son *Lolium perenne* (césped inglés), *Phleum pratense* (fleo de los prados), *Poa pratensis* (espiguilla de junio), *Festuca pratensis* (cañuela de prados), *Dactylis glomerata* (pasto ovillo), *Agrostis tenuis* (forraje de perros) y *Anthoxanthum odoratum* (grama de olor). Las gramíneas subtropicales que participan en la alergia incluyen *Sorghum halepense* (sorgo de Alepo) y *Cynodon dactylon* (grama común). Los alérgenos de gramíneas, en general, son notorios por su alto grado de reactividad cruzada entre especies, debido a la cual alguna vez se incluyeron en los grupos 1 a 9, presentes en la mayoría de las especies estudiadas. Ahora, no obstante, las gramíneas se nombran de acuerdo con la nomenclatura estándar de los alérgenos (1). En la tabla 6-2 se enlistan los alérgenos del polen de las gramíneas comunes.

El *Lol p 1* (césped inglés) y el *Phl p 1* (flea de los prados) se localizan en la pared externa y el citoplasma de los granos de polen, pero también se pueden encontrar en gránulos de almidón (78). Como se señaló antes, estos gránulos se liberan al contacto con el agua, son suficientemente pequeños (3 µm de diámetro) para alcanzar las vías respiratorias bajas, y se conocen como expansiones β, que se han caracterizado como relajantes de la pared celular (79). En este sentido, hay alguna controversia en cuanto a si estos alérgenos tienen actividad proteolítica. El grupo I de los alérgenos tiene reactividad cruzada significativa con base en la inhibición de IgE por RAST, la inmunoelectroforesis cruzada (CIE, por sus siglas en inglés), el mapeo de anticuerpos monoclonales y la homología de la secuencia de aminoácidos (80-83). En individuos alérgicos al polen de gramíneas, la IgE específica para *Phl p 1* tiene una prevalencia mayor de 90% y se propuso como molécula de inicio de dicha alergia, de manera que promueve el desarrollo secuencial de respuestas de anticuerpos a otras moléculas, sin reacción cruzada del mismo origen, que promueve el fenómeno de la "diseminación molecular" (84). Otros miembros estudiados del grupo I incluyen *Poa p 1* (espiguilla de junio), *Cyn d 1* (grama común), *Dac g 1* (pasto ovillo) y *Sor h 1* (sorgo de Alepo), alérgenos presentes en 90 a 95% de los pacientes alérgicos al polen de gramíneas, de acuerdo con las pruebas cruzadas. Los de los grupos 2 y 3 causan reacciones en 60 y 70% de los pacientes (85).

Los alérgenos del grupo 2 incluyen a *Lol p 2*, un alérgeno de césped inglés que se ha clonado y está presente en casi 45% de los pacientes alérgicos a él (86). Ambos se clonaron, *Lol p 3* y *Dac g 3*, y muestran identidad de 84%, aunque las estructuras secundarias predichas sugieren que pudiesen no presentar reacción cruzada (87). Solo 20% de los pacientes con hipersensibilidad

al polen de gramíneas reacciona al alérgeno del grupo 4, que parece presentar reacción cruzada significativa con *Amb a 1* (87). El *Phl p 5* está presente en exceso en 95% de los pacientes, pero aún no se definen sus funciones (1). También se clonó el ADNc de *Cyn d 7* y presenta dos sitios de unión de calcio. La depleción de calcio causa una pérdida de la reactividad de la IgE (88). Además, se identificó a la profilina, un compuesto involucrado en la polimerización de la actina, como alérgeno de pólenes arbóreos (89); es alergénica y también se encontró que es un alérgeno menor de gramíneas y en la actualidad se clasifica en *Phl p 12* y *Cyn d 12* (1). Hasta aquí, el polen de las gramíneas subtropicales parece carecer de alérgenos clínicamente importantes de los grupos 2 y 5, que se encuentran en el de las gramíneas de regiones templadas (90).

La clonación del ADNc de múltiples alérgenos de gramíneas tiene algunas aplicaciones diagnósticas potenciales. Una estrategia se llevó a cabo para sacar ventaja de la reactividad cruzada extensa entre especies con el uso de alérgenos recombinantes. Una mezcla de *Phl p 1*, *Phl p 2*, *Phl p 5* y *Bet v 2* (profilina de abedul) contribuyó con 59% de la IgE específica de gramíneas (91). Un estudio de *Lol p 1* y *Lol p 5* purificadas frente a *Phl p 1* y *Phl p 5* se realizó en pacientes positivos por RAST. Los extractos de *Lol p* reaccionaron con 80% de la IgE, en tanto el *Phl p* recombinante reaccionó con 57% (92).

Una de las aplicaciones más novedosas de la tecnología del ADN es el desarrollo de plantas de césped inglés con regulación descendente del gen de *Lol p 5*, polen transgénico que conservó la fertilidad, pero mostró un decremento significativo de su capacidad de unión de IgE en comparación con el polen normal, lo que origina la posibilidad de aplicar ingeniería genética a las gramíneas menos alergénicas (93).

Alérgenos del polen arbóreo

Parece haber un mayor grado de especificidad de las pruebas cutáneas con extractos de pólenes arbóreos individuales, en comparación con los de ambrosia, porque los primeros quizá contengan alérgenos únicos. A pesar de esta observación, se han detectado en la actualidad varias homologías de aminoácidos y reactividades cruzadas de los antígenos. La mayoría de las caracterizaciones del polen arbóreo se hizo con uso de los alérgenos de abedul común (*Betula verrucosa*), aliso común (*Alnus glutinosa*), avellano común (*Corylus avellana*), roble blanco (*Quercus alba*), olivo (*Olea europaea*) y sugi (*Cryptomeria japonica*). Casi 53 alérgenos del polen arbóreo se reconocen e identifican actualmente por la IUIS y en la tabla 6-1 se enlistan los más comunes. Los panalérgenos del polen arbóreo son aquellos que se expresan de manera ubicua y, en general, pertenecen a las familias de la profilina (p. ej., *Bet v 2*), la polcalcina (p. ej., *Bet v 4*) y la proteína de clase 10 relacionada con

TABLA 6-2 ALÉRGENOS DEL POLEN DE GRAMÍNEAS

	PERIODO DE FLORACIÓN	GRUPO 1 DE GRAMÍNEAS (EXPANSINA β)	GRUPO 2 DE GRAMÍNEAS (PROTEÍNA SIMILAR A LA EXPANSINA)	GRUPO 3 DE GRAMÍNEAS (PROTEÍNA SIMILAR A LA EXPANSINA)	GRUPO 4 DE GRAMÍNEAS (ENZIMA PUENTE DE LA BERBERINA)	GRUPO 5 DE GRAMÍNEAS (RIBONUCLEASA)	GRUPO 6 DE GRAMÍNEAS	POLCALCINA	PROTEÍNA SIMILAR A OLE E1	PROFILINA	GRUPO 13 DE GRAMÍNEAS (POLIGALACTURONASA)
Fleo de los prados *Timothy grass*	5-8	*Phl p 1*[a]	*Phl p 2*[a]	*Phl p 3*[b]	*Phl p 4*[a]	*Phl p 5*[a]	*Phl p 6*[a]	*Phl p 7*[a]	*Phl p 11*[a]	*Phl p 12*[a]	*Phl p 13*
Césped inglés *Lolium perenne*	5-8	*Lol p 1*	*Lol p 2*	*Lol p 3*	*Lol p 4*	*Lol p 5*			*Lol p 11*		
Pasto ovillo *Dactylis glomerata*	5-6	*Dac g 1*	*Dac g 2*	*Dac g 3*	*Dac g 4*	*Dac g 5*					
Espiguilla de junio *Poa pratensis*	5-8	*Poa p 1*				*Poa p 5*					
Grama común *Cynodon dactylon*	En todas las temporadas	*Cyn d 1*[a]						*Cyn d 7*		*Cyn d 12*	
Grama dulce *Paspalum notatum*	En todas las temporadas	*Pas n 1*									
Sorgo de Alepo *Sorghum halepense*	En todas las temporadas	*Sor h 1*	*Sor h 2*								*Sor h 13*

Los principales alérgenos se recalcan en cursivas.

[a] Disponible para análisis únicos y múltiples.

[b] Alérgeno no reconocido oficialmente por el subcomité de nomenclatura de alérgenos de OMS/IUIS.

Tomada de Pablos I, Wildner S, Asam C, et al. Pollen allergens for molecular diagnosis. *Curr Allergy Asthma Rep.* 2016; 16:31.

la patogenia (PR-10) (proteína relacionada con *Bet v 1*) (fig. 6-16). Acerca del significado clínico de estas moléculas se ha argüido mucho, sin llegar a consenso general alguno. Las tasas de sensibilización a estas moléculas son relativamente bajas y se modifican por el grado de exposición, la geografía y la edad de los sujetos (51). Estas se describen adicionalmente a continuación.

El alérgeno mayor del polen de abedul, *Bet v 1*, se aisló por una técnica de cromatografía combinada; se describieron ambas, la secuencia de aminoácidos y la clona de ADNc que codifica el antígeno *Bet v 1* (94). Todos, *Bet v 1* (abedul), *Aln g 1* (aliso), *Car b 1* (carpe oriental), *Ost c 1* (*Ostrya carpinfolia*), *Cor a 1* (avellana), *Fag s 1* (haya), *Cas s 1* (castaña) y *Que a 1* (roble), pertenecen a la familia PR-10 de moléculas codificadas por una familia de genes múltiples diversos (51). En la figura 6-16 se muestra un esquema conjunto de los alérgenos de polen arbóreos (51). El *Bet v 1* es el alérgeno arbóreo de abedul que presenta reacción cruzada con un alérgeno de manzana de bajo peso molecular, descubrimiento que ayuda a explicar la asociación entre la sensibilidad al abedul y la manzana por vía oral (95). Estudios adicionales por los mismos investigadores ampliaron esta reactividad cruzada para incluir alérgenos de pera, apio, zanahoria y papa. La mayoría de los 20 pacientes estudiados presentó IgE sérica específica frente a alérgenos de abedul (anti-*Bet v 1* y anti-*Bet v 2*), que presentaron reacción cruzada con estos frutos y vegetales.

Entonces, se clonó *Bet v 2* e identificó como profilina, un compuesto encargado de la polimerización de la actina en los eucariotas. En este caso, hay aproximadamente 33% de homología de aminoácidos entre las moléculas de profilina, humana y de abedul (89).

Por otra parte, se clonaron *Bet v 3* y *Bet v 4* y se describieron como moléculas de unión de calcio, llamadas polcalcinas (96, 97). La *Bet v 7* es la de más reciente clonación y reacciona con la IgE de 20% de los pacientes alérgicos al abedul, identificada como ciclofilina (98).

La *Cryptomeria japonica*, árbol nacional de Japón, es una fuente significativa de polen alergénico. Durante mucho tiempo se le llamó incorrectamente cedro japonés, aunque es miembro de la familia del ciprés. Se diferencia del ciprés japonés y ahora simplemente se denomina por su nombre en ese idioma, *sugi*. Su principal alérgeno, *Cry j 1*, una ligasa de pectato, inicialmente se separó por una combinación de técnicas de cromatografía. Asimismo, se encontraron cuatro subfracciones, idénticas desde los puntos de vista antigénico y alergénico (99); hay alguna homología de aminoácidos entre *Cry j 1* y *Amb α 1*, pero se desconoce su significado. También se describió un segundo alérgeno de *sugi*, *Cry j 2*, una poligalacturonasa (100). Los alérgenos del cedro de montaña (*Juniperus ashei*) son importantes en Estados Unidos. Su principal alérgeno, *Jun α 1*, tiene una homología de 96% con *Cry j 1* y alguna con el ciprés japonés (*Chamaecyparis obtusa*)

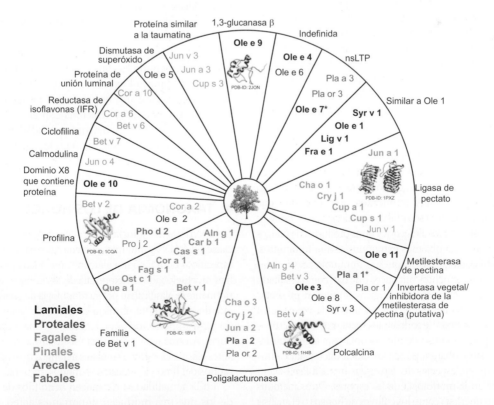

■ **FIGURA 6-16** Conjunto de alérgenos del polen arbóreo (figura 2 de Asam C, Hofer H, Wolf M, *et al.* Tree pollen allergens-an update from a molecular perspective. *Allergy.* 2015; 70 [10]: 1201-1215.)

(101). Los pólenes arbóreos del olivo constituyen alérgenos importantes en el mediterráneo y en California, se han descrito de *Ole e 1* a *Ole e 11* (102). Los árboles de mezquite (*Prosopis juliflora*) de la orden Fabales, son causa de alergias respiratorias en la India, Estados Unidos y la península de Arabia. Los alérgenos del polen de mezquite parecen mostrar una elevada tasa de reactividad con los alérgenos arbóreos de acacia (zarzo) con base en estudios de inhibición con extractos de polen (103).

■ PARTICIPACIÓN DE LOS ALÉRGENOS DE HONGOS

La hipersensibilidad a los alérgenos de hongos se conoce desde el decenio de 1970, cuando sir John Floyer detectó asma en individuos expuestos a ambientes húmedos en bodegas de vino subterráneas. Durante el transcurso de los años, se identificó la participación y la exposición de la sensibilización a los hongos como factor importante en las enfermedades respiratorias alérgicas, en particular, para el desarrollo, la persistencia y la gravedad del asma. Varios informes durante los últimos decenios establecieron una relación entre la sensibilización y la exposición a los hongos con el desarrollo de asma en los adultos (104) y los niños (105). Las sensibilización a especies de *Alternaria* a los seis años tiene relación con el asma persistente en la edad adulta (106); también se ha vinculado la sensibilización a los hongos con la gravedad del asma y su forma potencialmente fatal (107-109). Finalmente, se han relacionado epidemias de exacerbación del asma con el aumento de esporas aéreas de hongos durante las tormentas eléctricas (48).

Aún no se ha definido la prevalencia total de la sensibilidad a los hongos. En un estudio de 102 ciudadanos estadounidenses con atopia, 21% estaba sensibilizado a uno o más alérgenos de hongos, con base en los resultados positivos de pruebas cutáneas (110). En varios estudios se informa que de 12 a 80% de los pacientes con atopia están sensibilizados a los hongos (111, 112). Una limitación importante de los estudios epidemiológicos es la carencia de reactivos estandarizados para las pruebas cutáneas. Las pruebas de diagnóstico más recientes, como los microarreglos con uso de alérgenos de hongos purificados, deben permitir una mejor valoración de la sensibilización alérgica a los hongos.

La exposición a los alérgenos y otros productos de hongos ocurre tanto en ambientes extramuros como intramuros. La sensibilización y las respuestas inmunológicas innatas frente a estos elementos micóticos que dan como resultado enfermedades respiratorias alérgicas se pueden presentar en ambos ambientes (113). Los cálculos de la exposición a hongos se basan sobre todo en los recuentos volumétricos de las esporas con uso de microscopia para identificar las especies; sin embargo, puede ser difícil diferenciar ciertos hongos (p. ej., especies de *Aspergillus* frente a *Penicillium*) con base en la morfología de las esporas. Otros métodos pueden requerirse, como los cultivos de hongos o el análisis

de ADN. No obstante, la exposición a esporas de hongos en exteriores, por lo general, rebasa por 100 a 1 000 tantos a los recuentos de esporas intramuros. En algunos casos, por ejemplo, contaminación macroscópica del ambiente intramuros por hongos, puede llevar a cifras elevadas de esporas. En climas templados se pueden encontrar esporas de hongos en búsquedas atmosféricas durante periodos sin nevadas, a menudo con concentración máxima ya avanzado el verano y en el otoño. Este prolongado periodo de exposición representa problemas para el médico que intenta diagnosticar la enfermedad alérgica micótica, porque la exposición tiende a ser bastante continua, en contraste con la sensibilidad al polen que se presenta en temporadas más definidas. La exposición específica a los hongos, como al rastrillar hojas, puede dar algunas claves del diagnóstico. Quizá ocurra empeoramiento de los síntomas durante un clima húmedo, por la liberación de ascosporas. Asimismo, es interesante que las cifras absolutas de esporas a menudo decrecen durante una tormenta de lluvia, porque son "barridas", a semejanza de los granos de polen. Como se mencionó antes, puede presentarse una epidemia de exacerbación del asma durante las tormentas eléctricas debido a corrientes ascendentes que acarrean esporas de hongos (48). Las especies de varias especies importantes de hongos alergénicos (*Alternaria, Cladosporium*) liberan esporas durante periodos de viento seco. La cubierta de nieve, por lo general, oblitera a las esporas en exteriores, pero su descongelación puede contribuir a la proliferación y esporulación micóticas.

La exposición a hongos intramuros, en general, refleja aquella a exteriores, cuando las ventanas permanecen abiertas. La fuente puntual de la exposición intramuros a hongos a menudo es consecuencia de escurrimientos de agua o humedad excesiva. Varios estudios indican que la exposición intramuros a los hongos durante la infancia temprana se relaciona con el desarrollo de asma en los pequeños y mayor morbilidad en aquellos con asma actual (113). En este sentido, debe recordarse que los ambientes húmedos también se vinculan con la proliferación de ácaros del polvo casero y la microbiana.

■ TAXONOMÍA DE LOS HONGOS

Los abordajes de biología molecular, en especial la secuenciación del ADN y múltiples microarreglos para anticuerpos específicos de IgE contra alérgenos micóticos purificados, han revolucionado la taxonomía de los hongos, que anteriormente se clasificaban por su morfología de estado sexual, que llevó a la ahora obsoleta categoría de *Deuteromicetos* (hongos imperfectos), que carecen de una etapa sexual obvia. A otros reinos se ha cambiado a microorganismos antes clasificados como similares a hongos (mixomicetos = mohos del limo y oomicetos = mohos del agua).

En la actualidad se reconocen ocho filos de hongos, de los que tres producen importantes aereoalérgenos

(114), zigomicetos, ascomicetos y basidiomicetos. Las relaciones filogenéticas estrechas entre los géneros de estos filos se reflejan en una reactividad cruzada de IgE dentro de cada taxón (fig. 6-17).

En las siguientes secciones se describen algunas características de las fuentes de alérgenos micóticos importantes.

Filo Zigomicetos

Este filo contiene casi 1 060 especies, cuyas formas sexuales se caracterizan por presentar zigosporas de pared gruesa, espinosas; las formas asexuales se caracterizan por contener esporangios. Las esporas de este grupo, por lo general, no son prominentes en el aire, pero pueden encontrarse en abundancia en edificios dañados por agua, alrededor de vegetales de composta y en la fabricación del queso. La orden Mucorales incluye a las especies alergénicas *Rhizopus nigricans* y *Mucor racemosus*, la primera, el moho negro del pan, cuyas hifas son incoloras, pero con esporangios negros (a simple vista).

Filo Ascomicetos

Este filo incluye más de 65 000 especies y corresponde a "hongos saculares". Sus esporas se producen en sacos

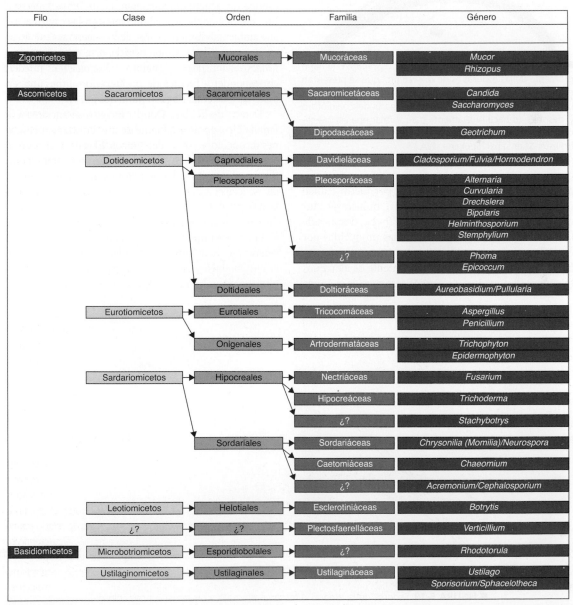

■ **FIGURA 6-17** Taxonomía de los hongos. (Figura 1 de Knutsen A, Bush RK, Demain J, *et al*. Fungi and allergic lower respiratory tract diseases. *J Allergy Clin Immunol*. 2012; 129:280-291.)

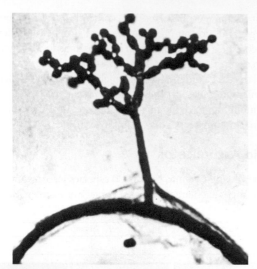

■ **FIGURA 6-18** Especies del género *Cladosporium*. El tamaño promedio de las esporas es de 4 × 16 μm, que se presentan en cadenas con collares pequeños adosados en un extremo. La primera espora presenta gemación a partir del conidióforo y, después, lo hace nuevamente para formar una espora secundaria. (Cortesía de Bayer Allergy Products [anteriormente Hollister-Stier Labs], Spokane, WA.)

a la especie *Candida albicans*, una levadura, en ocasiones vinculada con enfermedades alérgicas, pero más a menudo con infecciones.

Las especies de *Geotrichum* y *Candida albicans* son parte del microbioma humano, que pueden causar infecciones y, en ocasiones, enfermedades alérgicas. La *Saccharomyces cerevisiae*, también conocida como levadura del panadero o cervecero, puede inducir enfermedades mediadas por IgE (rinitis alérgica, asma), neumonía por hipersensibilidad y asma ocupacional.

La clase Dotideomicetos contiene al género *Cladosporium*, del que hay más de 750 especies. Los nombres *Fulvia* y *Hormodendicum* son arcaicos para este género. Las esporas del género *Cladosporium* (fig. 6-18) pertenecen a uno de los hongos más abundantes en las capturas del aire ambiental durante el año, con concentraciones bajas en invierno. *Cladosporium herbarum* se detecta en una; *Cladosporium spherospermum* y *C. halotolerans* pueden corresponder a fuentes de proliferación intramuros en materiales de construcción húmedos (114).

Dentro de la clase Dotideomicetos se encuentra la familia Pleosporáceas, fuente de muchos hongos comunes reconocidos como alergénicos. El género *Alternaria*, con más de 270 especies, se conoce bien como factor importante en las enfermedades respiratorias alérgicas, en especial el asma (107). La *Alternaria alternata* recibió la máxima atención de investigación, con esporas morfológicamente distintivas (fig. 6-19) y amplia distribución en el aire extramuros, con cifras máximas a finales del verano y en el otoño, en particular en los días secos con viento. También se pueden encontrar especies de *Alternaria* intramuros en los materiales de construcción húmedos.

que se denominan ascos. Las concentraciones de ascosporas alcanzan miles de partículas por metro cúbico en muchas regiones y son, en especial, numerosas, durante periodos de elevada humedad (p. ej., después de la lluvia). El aire dispersa las conidias producidas por estos hongos, que incluyen muchas especies antes clasificadas como Deuteromicetos, fuente de alérgenos micóticos importantes. La clase Sacaromicetos contiene

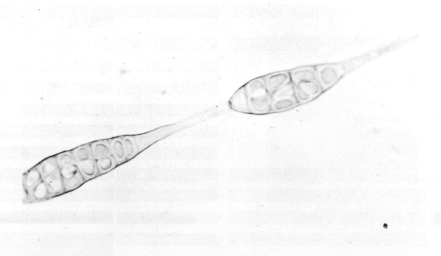

■ **FIGURA 6-19** Esporas de la especie *Alternaria alternata*, con tamaño promedio de 12 × 33 μm, de forma similar a una raqueta para nieve, con tabiques transversos y longitudinales con poros. (Cortesía de Schering Corporation, Kenilworth, NJ.)

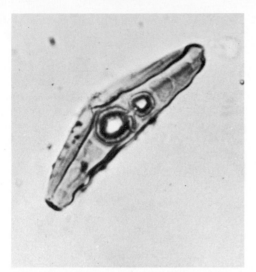

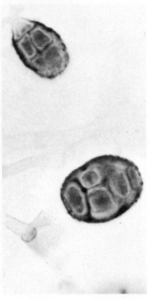

■ **FIGURA 6-20** Esporas del género *Helminthosporium*, de tamaño promedio de 15 × 75 mm, que se presentan en los extremos de los conidióforos, grandes, pardos y con tabiques transversos. (Cortesía de Schering Corporation, Kenilworth, NJ.)

■ **FIGURA 6-21** Esporas del género *Stemphylium*, que semejan superficialmente a las de especies de *Alternaria*, pero carecen de la "cola". Además, se propagan en forma aislada, más bien que en cadenas. (Cortesía de Schering Corporation, Kenilworth, NJ.)

Un grupo estrechamente relacionado con la clase Pleosporáceas, conocido como complejo bipolar, incluye los géneros *Drechslera*, *Bipolaris* y *Helminthosporium*, que se pueden separar con base en la morfología de sus esporas y otras características (fig. 6-20). Todos se han vinculado con enfermedades respiratorias alérgicas y al *Bipolaris* con frecuencia se le relaciona con la sinusitis micótica alérgica (SMA).

El nombre actual para la especie antes identificada como *Helminthosporium rostratum*, *Bipolaris rostratum* o *Drechslera rostrata*, es *Exserohilum rostrata*, cuya importancia aún no se precisa como vegetal patógeno en las enfermedades alérgicas.

Otras especies de Pleosporaceae, *Curvularia* y *Stemphylium* (fig. 6-21) se pueden encontrar principalmente en especímenes de aire exterior pero, por lo general, no en cantidades abundantes. Ambos géneros parecen tener reactividad cruzada de IgE con alérgenos de especies de *Alternaria*. La clase Dotideomicetos incluye a los géneros *Phoma* y *Epicoccum*, a los que todavía se les tiene que asignar un nombre de familia específico. Las especies de *Phoma* incluyen 270 taxones; hay alguna reactividad cruzada de IgE entre *Phoma* y *Alternaria*. El *Epicoccum nigrum* (antes *E. purpurascens*) (fig. 6-22) a menudo se encuentra en capturas de aire externo y sigue un patrón de distribución similar al de las especies de *Alternaria*. La hipersensibilidad se vincula con enfermedades respiratorias alérgicas y la SMA.

La familia Dotioráceas contiene al género *Aureobasidium* (antes *Fullularia*); se encuentra *Aureobasidium pullulans* en exteriores y ácaros del polvo casero, intramuros; se ha vinculado su hipersensibilidad con las enfermedades alérgicas respiratorias (114).

La clase Eurotiomicetos incluye a los géneros *Aspergillus* y *Penicillium*, importantes alérgenos en las enfermedades respiratorias alérgicas, que incluyen la aspergilosis broncopulmonar alérgica (ABPA, por sus siglas en inglés).

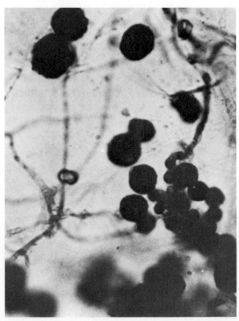

■ **FIGURA 6-22** Esporas de *Epicoccum nigrum* con diámetro promedio de 20 micras, grandes y únicas en los extremos de conidióforos, de color amarillo pardo y superficie áspera, que desarrollan tabiques transversos con el paso del tiempo. (Cortesía de Bayer Allergy Products [anteriormente Hollister-Stier Labs], Spokane, WA.)

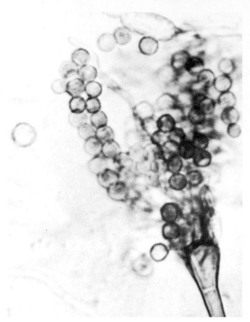

■ **FIGURA 6-23** Esporas de especies de *Aspergillus* con diámetro promedio de 4 micras, que se disponen en cadenas y cuentan con collares conectores. (Cortesía de Bayer Allergy Products [anteriormente Hollister-Stier Labs], Spokane, WA.)

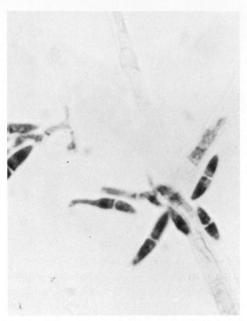

■ **FIGURA 6-25** Esporas de *Fusarium vasinfectum* con tamaño promedio de 4 × 50 micras y cuyo tipo más prevalente es el de macrospora, fusiforme e incolora, que muestra tabiques transversos y un punto de adhesión en un extremo. (Cortesía de Bayer Allergy Products [anteriormente Hollister-Stier Labs], Spokane, WA.)

Ambos, *Aspergillus* (fig. 6-23) y *Penicillium* (fig. 6-24), son hongos comunes de transporte aéreo y se pueden encontrar también en ambientes intramuros. Debido a que las esporas de ambos géneros son similares en su

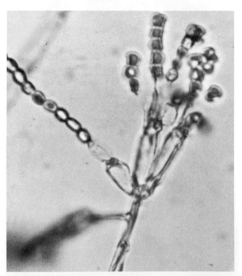

■ **FIGURA 6-24** Esporas de *Penicillium chrysogenum*, con diámetro promedio de 2.5 micras, dispuestas en cadena no ramificadas sobre fialidas, las porciones terminales de los conidióforos. Las fialidas y cadenas de esporas semejan un cepillo. (Cortesía de Bayer Allergy Products [anteriormente Hollister-Stier Labs], Spokane, WA.)

aspecto morfológico, pueden requerirse técnicas de cultivo o análisis de ADN para identificarlas apropiadamente. *Aspergillus fumigatus* y *Penicillium chrysogenum* en la actualidad constituyen cuatro especies de las que solo una se encuentra, por lo común, en ambientes intramuros húmedos. El *P. chrysogenum* es el nombre totalmente apropiado que se usa en lugar del arcaico *P. notatum*. Los alérgenos de especies *Penicillium* y *Aspergillus* tienen elevada reactividad cruzada (véase la sección de alérgenos micóticos adicionales).

Otros géneros dentro de la clase Eurotiomicetos son *Trichophyton* y *Epidermophyton*, relacionados con infecciones cutáneas y, menos a menudo, con afección respiratoria.

La clase Sordariomicetos contiene diversos géneros que producen alérgenos micóticos. El género *Fusarium* produce esporas que son transportadas por el aire, sobre todo en climas húmedos (fig. 6-25). La hipersensibilidad correspondiente se vincula con enfermedades respiratorias alérgicas. El género *Trichoderma* prolifera en el suelo y se ha encontrado en el material de edificios húmedos, y la hipersensibilidad relacionada se vincula con rinitis, asma y SMA. El género *Stachybotrys* causó preocupación por su potencial de producir miotoxinas (el llamado moho negro tóxico). Además, puede ocurrir sensibilización por IgE, pero los efectos "tóxicos" son muy controvertidos (114).

El género *Chaetornium* no rara vez se aísla de materiales intramuros dañados por el agua. Su participación en las enfermedades alérgicas no está bien establecida, porque no se han identificado alérgenos purificados a la fecha.

El género *Acremonium* y el más restrictivo, *Cephalosporium*, tienen participación limitada en las enfermedades alérgicas respiratorias.

Los géneros *Chrysonilia* (antes *Monilia*) y *Neurospora* se han vinculado principalmente con enfermedades pulmonares ocupacionales, p. ej., *C. sitophilia*, el moho rosa del pan y las especies de *Neurospora* en los trabajadores del café, aserraderos y corcho.

El género *Botrytis* corresponde a una planta patógena común. Se ha vinculado a la hipersensibilidad a *B. cinerea* con la gravedad del asma (114).

■ FILO BASIDIOMICETOS

El filo Basidiomicetos contiene más de 30 000 especies y se ha vinculado a las concentraciones altas de basidiosporas en el aire ambiental con crisis epidémicas de asma. Si bien se han identificado varios alérgenos, los materiales para pruebas cutáneas disponibles en el comercio son limitados. Muchas especies son difíciles de prosperar en cultivo, lo que contribuye al problema.

Aunque se conocen varias especies del género *Rhodotorula*, *R. mucilaginosa* (antes *R. rubra*) parece ser la de máxima importancia en la clínica. Finalmente, los hongos del género *Ustilago* y otros carbones (*Sporisorium* y *Sphacelotheca*) pertenecen a la familia Ustilagináceas. El ustilago es un patógeno vegetal frecuente del maíz (huitlacoche) y hay informes de resultados positivos de pruebas cutáneas intradérmicas con extractos de *U. maydis* (114).

Alérgenos de los hongos

Por desgracia, la capacidad de los médicos para diagnosticar la alergia a los hongos se ha limitado por la carencia de extractos estandarizados para las pruebas cutáneas y el uso continuo de terminología arcaica (p. ej., *P. notatum*) de los taxones. Así como la secuenciación del ADN revolucionó la taxonomía y filogenia micóticas, el uso de técnicas de biología molecular para purificar y clonar alérgenos de hongos ha sido muy significativa (tabla 6-3). El uso de microarreglos con alérgenos micóticos purificados para análisis de anticuerpos específicos IgE en el suero de individuos con enfermedad respiratoria muestra un elevado grado de reactividad cruzada de IgE entre los alérgenos micóticos y las relaciones filogenéticas estrechas entre los hongos (115).

Además, la purificación de los alérgenos micóticos revela la familia de proteínas a las que pertenecen (tabla 6-3). Los alérgenos que se unen a IgE y otros productos micóticos pueden activar las respuestas inmunológicas innatas que llevan al asma (116).

Alérgenos mayores de diversos hongos importantes se han aislado en las enfermedades alérgicas. El *Alt a 1* (de *Alternaria alternata*) es de actividad biológica desconocida; se han obtenido alérgenos con reacción cruzada de géneros de *Stemphylium*, *Epicoccum* y otros. El *Cla h 1* de *Cladosporium herbarum* es un alérgeno mayor y cuando se emplea en reactivos de pruebas cutáneas aumenta significativamente las respuestas positivas. El *Asp f 1* de *Aspergillus fumigatus* es una ribotoxina (mitogilina), importante en ABPA y el asma relacionado con especies de *Aspergillus*; se purificó un gran número de alérgenos de especies de *Aspergillus* y *Penicillium* y a menudo tienen elevada reactividad cruzada. Muchos de ellos presentan actividad de proteasa, como la de serina vacuolar (*Asp f 18*, *Pen c 18*), la metaloproteasa (*Asp f 5)*, la proteasa serina alcalina (*Asp f 13*, *Pen c 13*), la aspartilproteasa (*Asp f 10*), la enolasa (*Alt a 6*, *Cla h 6*, *Asp f 22*), la superóxido dismutasa de manganeso (*Asp f 6*), la glutatión-S-transferasa (*Alt a 13*, *Pen c 24*) y diversas deshidrogenasas (*Alt a 10*, *Cla h 8*, *Cla h 3*). Avances adicionales en el aislamiento y las características de los alérgenos de hongos aclarará su participación en las enfermedades alérgicas y mejorará los métodos de diagnóstico disponibles para los médicos y epidemiólogos.

■ ÁCAROS DEL POLVO

Desde hace mucho tiempo se sabe que el polvo casero es una fuente de alergia respiratoria. Kern descubrió en 1921 a pacientes con reactividad en las pruebas cruzadas contra extractos del polvo casero tomados de su propio sitio de residencia (117). Sin embargo, no fue sino hasta el decenio de 1960 cuando trabajadores holandeses mostraron que los ácaros del polvo (específicamente *Dermatophagoides pteronyssinus*) eran los alérgenos del polvo casero y trabajaron sobre esas relaciones (118). Los ácaros son pequeños animales de ocho patas (0.2 a 0.3 mm de longitud) que no son visibles sin auxiliares, pero se identifican fácilmente al microscopio con una lente de bajo aumento; se trata de una subclase de arácnidos que constituyen varios órdenes de Acarina pertenecientes a la familia Pyroglyphidae. Los principales ácaros del polvo encontrados en los hogares de Norteamérica y Europa son *Dermatophagoides farinae* y *Dermatophagoides pteronyssinus*. Otras especies de ácaros del polvo casero son *Dermatophagoides microceras*, *Euroglyphus maynei* y la *Blomia tropicalis*. Un ácaro del polvo casero masculino puede tener una vida media de 10 a 20 días, en tanto las hembras pueden sobrevivir hasta los 70 días y poner entre 30 y 100 huevecillos durante su vida, con producción de casi 2 000 partículas fecales que las hacen contribuyentes prolíficos a las alergias. Los ácaros del polvo se alimentan de las escamas de la piel humana desprendidas, detritos orgánicos y otros en su ambiente ricos en proteínas; obtienen agua de la que presente el aire ambiental.

TABLA 6-3 ALÉRGENOS MICÓTICOS

ESPECIES DE HONGOS	ALÉRGENO	PESO MOLECULAR (kDa)	ACTIVIDAD BIOLÓGICA
Filo Ascomicetos			
Alternaria alternata	Alt a 1	28	
	Alt a 3		Proteína 70 de choque térmico
	Alt a 4	57	Isomerasa de disulfuro
	Alt a 5	11	Proteína P2 ribosómica
	Alt a 6	45	Enolasa
	Alt a 7	22	Proteína CYP4
	Alt a 8	29	Deshidrogenasa de manitol
	Alt a 10	53	Deshidrogenasa de aldehídos
	Alt a 12	11	Proteína P1 ribosómica ácida
	Alt a 3	26	Transferasa S de glutatión
Aspergillus flavus	Asp fl 13	34	Proteasa de serina alcalina
Aspergillus fumigatus	Asp f 1	18	Familia mitogilina
	Asp f 2	37	
	Asp f 3	19	Proteína del peroxisoma
	Asp f 4	30	
	Asp f 5	40	Metaloproteasa
	Asp f 6	26.5	Superóxido dismutasa de Mn
	Asp f 7	12	
	Asp f 8	11	Proteína P2 ribosómica
	Asp f 9	34	
	Asp f 10	34	Proteasa de aspartato
	Asp f 11	24	Peptidilprolil isomerasa
	Asp f 12	90	Proteína P90 de choque térmico
	Asp f 13	34	Proteasa de serina alcalina
	Asp f 15	16	
	Asp f 16	43	
	Asp f 17		
	Asp f 18	34	Proteasa de serina vacuolar
	Asp f 22	46	Enolato
	Asp f 23	44	Proteína L3 ribosómica
	Asp f 27	18	Ciclofilina
	Asp f 28	13	Tiorredoxina
	Asp f 29	13	Tiorredoxina
	Asp f 34	20	Proteína PhiA de la pared celular
Aspergillus niger	Asp n 14	105	Xilosidasa β
	Asp n 18	34	Proteasa de serina vacuolar
	Asp n 25	66-100	3-fitasa B
Aspergillus oryzae	Asp o 13	34	Proteasa de serina alcalina
	Asp o 21	53	Amilasa A-TAKA

TABLA 6-3 ALÉRGENOS MICÓTICOS (*CONTINUACIÓN*)

ESPECIES DE HONGOS	ALÉRGENO	PESO MOLECULAR (kDa)	ACTIVIDAD BIOLÓGICA
Aspergillus versicolor	Asp v 13	43	Proteasa de serina alcalina extracelular
Candida albicans	Cand a 1	40	Deshidrogenasa de alcohol
	Cand a 3	20	Proteína de peroxisomas
Candida boidinii	Cand b 2	20	Proteína A de la membrana del peroxisoma
Cladosporium cladosporioides	Cla c 9	36	Proteasa de serina vacuolar
	Cla c 14	36.5	Transaldolasa
Cladosporium herbarum	Cla h 2	45	
	Cla h 5	11	Proteína P2 ribosómica ácida
	Cla h 6	46	Enolasa
	Cla h 7	22	Proteína CYP4
	Cla h 8	28	Deshidrogenasa de manitol
	Cla h 9		Proteasa de serina vacuolar
	Cla h 10	53	Deshidrogenasa de aldehído
	Cla h 12	11	Proteína P1 ribosómica ácida
Curvularia lunata	Cur l 1	31	Proteasa de serina
	Cur l 2	48	Enolasa
	Cur l 3	12	Citocromo c
	Cur l 4	54	Proteasa de serina vacuolar
Epicoccum purpurascens	Epi p 1	30	Proteasa de serina
Fusarium culmorum	Fus c 1	11	Proteína P2 ribosómica
	Fus c 2	13	Proteína similar a la tiorredoxina
Penicillium brevicompactum	Pen b 13	33	Proteasa de serina alcalina
	Pen b 26	11	Proteína P1 ribosómica ácida
Penicillium chrysogenum	Pen ch 13	34	Proteasa de serina alcalina
	Pen ch 18	32	Proteasa de serina vacuolar
	Pen ch 20	68	N-acetilglucosaminidasa
	Pen ch 31		Calreticulina
	Pen ch 33	16	
	Pen ch 35	36.5	Transaldolasa
Penicillium citrinum	Pen c 3	18	Proteína de la membrana peroxisómica
	Pen c 13	33	Proteasa de serina alcalina
	Pen c 19	70	Proteína P70 de choque térmico
	Pen c 22	46	Enolasa
	Pen c 24		Factor de elongación 1 β
	Pen c 30	97	Catalasa
	Pen c 32	40	Ligasa de pectato
Penicillium oxalicum	Pen o 18	34	Proteasa de serina vacuolar
Stachybotrys chartarum	Sta c 3	21	Exodesoxirribonucleasa alcalina extracelular dependiente de Mg

(*continúa*)

TABLA 6-3 ALÉRGENOS DE HONGOS (*CONTINUACIÓN*)

ESPECIES DE HONGOS	ALÉRGENO	PESO MOLECULAR (kDa)	ACTIVIDAD BIOLÓGICA
Trichophyton rubrum	Tri r 2		Proteasa Alp 1 alcalina secretada putativa
	Tri r 4		Proteasa de serina
Trichophyton tonsurans	Tri t 1	30	
	Tri t 2	83	Proteasa de serina
Phylum Basidiomycota			
Coprinus comatus	Cop c 1	11	Proteína cremallera de leucina
	Cop c 2		Tiorredoxina
	Cop c 3		
	Cop c 5		
	Cop c 7		
Malassezia furfur	Mala f 2	21	Proteína de membrana de peroxisomas
	Mala f 3	20	Proteína de membrana de peroxisomas
	Mala f 4	35	Deshidrogenasa de malato mitocondrial
Malassezia sympodialis	Mala s 1		
	Mala s 5		
	Mala s 6		Ciclofilina
	Mala s 7		
	Mala s 8		
	Mala s 9		
	Mala s 10	86	Proteína 70 de choque térmico
	Mala s 11	23	Dismutasa del superóxido de manganeso
	Mala s 12	67	Oxidorreductasa de glucosa-metanolcolina
	Mala s 3	13	Tiorredoxina
Psilocybe cubensis	Psi c 1		
	Psi c 2	16	Ciclofilina
Rhodotorula mucilaginosa	Rho m 1		Enolasa
	Rho m 2	47	Proteasa de serina vacuolar

Vigente a partir del 29 de abril del 2010 (http://www.allergen.org).
Tomada de Knutsen A, Bush RK, Demain J, *et al*. Fungi and allergic lower respiratory tract diseases. *J Allergy Clin Immunol.* 2012; 129:280-291.

En Estados Unidos, los ácaros del polvo parecen proliferar más rápidamente en los meses del verano. Los principales factores que regulan la reproducción de los ácaros son la temperatura ambiental y la humedad. Cuando la humedad relativa es mayor de 60% y la temperatura de 21 °C, los ácaros del polvo tienden a proliferar (119). Si la humedad relativa desciende hasta por debajo de 40 a 50% durante más de 11 días, los ácaros del polvo adultos pueden sobrevivir a temperaturas mayores de 25 °C, debido a que la mayor transpiración de agua lleva a la deshidratación (120). La forma de larva (protoninfa) de *D. farinae*, no obstante, es resistente a la desecación y puede contribuir al resurgimiento de los ácaros del polvo después de la temporada de calefacción invernal.

Asimismo, se han observado patrones regionales en la distribución de las especies de ácaros del polvo. Las grandes altitudes se vinculan con un bajo número de ácaros del polvo, tal vez por la menor humedad (121). Aquellas regiones con una temporada seca prolongada favorecen la proliferación de *D. farinae,* pero en las regiones húmedas se favorece a *D. pteronyssinus.* La *E. maynei* en ocasiones será la especie predominante bajo condiciones de humedad. La *B. tropicalis* es importante en el sureste de Estados Unidos (p. ej., Florida) así como en América central y del sur.

Los ácaros del polvo, por lo general, se encuentran en máximo número en los colchones, pero ciertamente se pueden encontrar en cualquier lugar de la casa donde pasan las personas, incluyendo alfombras, ropa de cama y muebles. La limpieza de la casa o la presencia de mascotas no necesariamente influye en la carga de ácaros. Los principales métodos recomendados para disminuir los ácaros del polvo incluyen colchones impermeables y fundas de almohada a base de nailon o poliéster, el lavado frecuente de la ropa de cama y el mantenimiento de una humedad ambiental menor de 40 a 50%. El que las medidas de regulación de los ácaros del polvo tengan un efecto clínico significativo ya no es motivo de controversia; en los parámetros de práctica profesional más recientes del 2013 del grupo de tarea conjunto (AAAAI y ACAAI) se recomendaron las medidas de regulación antes mencionadas (122, 123).

Tanto el cuerpo como las heces de los ácaros contienen alérgenos, si bien los principales se ubican en extractos de heces. Un alto porcentaje de pacientes sensibles a los ácaros del polvo presenta resultados positivos de las pruebas cutáneas de ambos, *D. farinae* y *D. pteronyssinus.* Los estudios muestran que muchos alérgenos tienen reacción cruzada entre las dos especies, si bien otros son exclusivos (124).

Los alérgenos de ácaros del polvo del grupo 1 incluyen *Der p 1, Der f 1, Der m 1* y *Eur m 1,* con homología de 80 a 85% entre las especies y grados moderados de reactividad cruzada antigénica medida por anticuerpos IgE. Los estudios de *Der p 1,* una glucoproteína de 24-kDa, sugieren que es causa de 75% de la unión de IgE en las heces de los ácaros (125). Utilizando datos de secuencia se identificaron alérgenos del grupo 1 como miembros de la familia de proteasas de cisteína, tema cuya posible importancia para esta función se abordó antes en este capítulo. Los alérgenos del grupo 2 incluyen *Der p 2* y *Der f 2,* ambos que se han clonado y revelan una homología de secuencia de 85 a 90% (126), cuya estructura es similar a la proteína de unión de LPS, que participa en la activación del receptor 4 similar a Toll, pero cuya función parece no relacionada (127).

En la materia fecal de los ácaros del polvo casero se encuentran principalmente *Der p 3* y *Der f 3.* El primero se clonó (128) y los estudios enzimáticos han mostrado actividades de proteasa de serina compatibles con la tripsina (129). También se han descrito *Der p 6, Der f 6* y *Der p 9* como proteasas de serina con actividad similar a la quimotripsina (130-132). Los *Der p 4* y *Eur m 4* se clonaron e identificaron como amilasas α (133). Otros alérgenos del polvo casero merecen mención e incluyen algunas tropomiosinas, por ejemplo, *Der p 10* y *Der f 10,* que pueden tener reacción cruzada con otras que actúan como alérgenos en los mariscos e invertebrados (134). Además de los alérgenos de los grupos 1 y 2 (*Der p 1/ Der f 1; Der p 2/Der f 2*) recientemente también se propuso que los alérgenos del grupo 23 (*Der p 23*) parecían inmunodominantes en la jerarquía de reactividad de IgE de los alérgenos del polvo casero (135). En la tabla 6-4 se incluye un listado de los alérgenos de ácaros del polvo casero por número de grupo (135).

Por otro lado, hay otras especies de ácaros que constituyen plagas en zonas de granos almacenados y pueden causar alergia, en particular en trabajadores agrícolas, y sus especies incluyen *Acarus siro, Tyrophagus putrescentiae, Lepidoglyphus (Glycyphagus) domesticus* y *Lepidoglyphus destructor.* A los ácaros de araña (*Panonychus ulmi* y *Tetranychus urticae*) se les señala como partícipes en la alergia ocupacional de los agricultores de manzanas y al ácaro rojo (*Panonychus citri*) en los de cítricos (136, 137).

■ ALÉRGENOS EPITELIALES Y DE ANIMALES

En algunos casos se pueden encontrar alérgenos de animales en muchos tipos de tejidos y fluidos: pelo, plumas, saliva, orina y caspa, esta última palabra que se usa para referirse al epitelio descamado de los animales que se elimina de manera constante. Las personas a menudo consideran que un animal con pelo corto o sin él no es alergénico, lo que por lo común es una concepción errónea.

Los síntomas más graves tienden a ocurrir en personas alérgicas a los gatos; se desconoce si por la fortaleza de la reacción alérgica, las cantidades de alérgenos en el aire o el tamaño de las partículas presentes en él. La IgE contra el alérgeno mayor de gato, *Fel d 1,* se encuentra en 80% de los individuos sensibles a los gatos y, por lo general, se ha considerado el principal antígeno causal de enfermedad alérgica. El *Fel d 1* se produce en forma significativa en la saliva de los gatos y también se encuentra en las glándulas sebáceas de la piel (138), presente en el pelo de los gatos independientemente de sus tendencias de lamido. La molécula de *Fel d 1* tiene alguna homología de secuencia con la uteroglobina (139). Las estructuras cristalinas de *Fel d 1* recombinante también tienen similitud significativa con la uteroglobina, una molécula similar a la citocina con propiedades antiinflamatorias inmunorreguladoras (140). En fechas recientes se identificaron dos alérgenos mayores adicionales con uso de técnicas moleculares: *Fel d 3* (cistatina), que parece una proteasa de cisteína con base en el

TABLA 6-4 ALÉRGENOS DE LOS ÁCAROS DEL POLVO CASERO

Jerarquía de reactividad de IgE de los alérgenos de ácaros del polvo casero denominados Dermatofagoides (por número de grupo)

Inmunodominantes	1 Proteasa de cisteína 2 Dominio de ML 23 Similar a peritrofina[a]
De nivel medio	4 Amilasa 5 Desconocido con estructura fascicular enrollada 7 Proteína similar a la 7 LPS-de unión/bactericida/de aumento de permeabilidad 21 homólogos del grupo 5 (parálogo)
Menores	3 (tripsina), 6 (quimotripsina), 8 (transferasa S de glutatión), 9 (proteasa de serina colagenolítica), 10 (tropomiosina), 11 (paramiosina), 12 (no se encuentra en ácaros piroglífidos), 13 (proteína de unión de ácidos grasos), 15 (similar a quitinasa), 16 (gelsolina), 17 (proteína manual EF), 18 (similar a la quitinasa inactiva), 19 (no se encuentra en *Dermatofagoides*), 20 (cinasa de arginina)
Indeterminada (ningún cálculo gravimétrico de la unión de IgE al alérgeno completo o titulaciones comparativas con alérgenos inmunodominantes conocidos)	14 (transferencia de lípidos grandes), 22 (similar al dominio ML), 24 (reductasa de ubiquinol-citocromo c), 25 (isomerasa de fosfato de triosa), 26 (cadena ligera de miosina alcalina), 27 (serpina), 28 (proteína de choque térmico 70), 29 (*cis trans* isomerasa de peptidilprolil ciclofilina), 30 (cadena pesada de ferritina), 31 (cofilina), 32 (pirofosfato inorgánico secretado), 33 (en la tubulina α)

[a] Los alérgenos del grupo 23 muestran repetidamente un alta prevalencia de unión de IgE, pero se ha notado la cantidad tanto alta como baja (véase texto).

Tomada de Thomas WR. House dust mite allergens: new discoveries and relevance to the allergic patient. *Curr Allergy Asthma Rep.* 2016; 16:69.

modelado molecular (141, 142), y *Fel d 4*, que se sugiere es un alérgeno mayor, y 47% de los pacientes presenta una titulación IgE significativamente mayor contra *Fel d 4* que contra *Fel d 1*. El *Fel d 4* es una lipocalina con homología de secuencia con otros alérgenos animales conocidos (143). La IUIS también reconoce a *Fel d 5w* (una IgA de gato), *Fel d 6w* (una IgM de gato), *Fel d 7* (la proteína de Von Ebner) y *Fel d 8* (proteína similar a laterina) de acuerdo con esa publicación, aunque no se ha definido la importancia de estos alérgenos (1).

Los gatos presentan variación individual significativa en la producción de *Fel d 1*, que es mayor en los machos que en las hembras. No se ha estudiado la variabilidad de *Fel d 3* y *Fel d 4*, factores que pueden explicar por qué algunos pacientes son más alérgicos a ciertos gatos que a otros.

La toma de especímenes de aire en cuartos ocupados por gatos muestran fragmentos celulares abundantes con menos de 5 micras de diámetro. Las partículas de ese tamaño pueden alcanzar los bronquiolos pequeños. La cantidad del alérgeno *Fel d 1* detectada en el aire ambiental es similar a la requerida para causar un decremento de 20% en el volumen espiratorio forzado en 1 s (FEV_1) en

las pruebas de función pulmonar de broncoprovocación convencionales (aproximadamente 0.09 µg/mL) (144). El pequeño tamaño de las partículas puede también explicar por qué los alérgenos de gato se mantienen en el aire bajo condiciones estables durante periodos prolongados. Estudios adicionales indicaron que se requieren 24 sem después de retirar a un gato del interior de una casa para que se alcance la cantidad basal de *Fel d 1* de una sin gato (145). Asimismo, se ha mostrado que el lavado repetido de la mascota ayuda a aminorar la descamación de alérgenos, aunque el efecto parece durar apenas una semana, por lo que se requiere su repetición (146,147).

Por lo tanto, se pueden encontrar alérgenos de perro en la caspa, la saliva, la orina y el suero, de los que, como se menciona en este capítulo, siete se han descrito y reconocido por la IUIS, *Can f 1-7*. Cuatro de los alérgenos, *Can f 1*, *Can f 2*, *Can f 4* y *Can f 6*, son lipocalinas, con estructuras diméricas (1). El alérgeno *Can f 1* es ubicuo en las casas con perro, aunque también se detecta en 33% de aquellas que carecen de tal mascota. Anticuerpos IgE contra *Can f 1* se detectan en 50 a 90% de los sujetos sensibilizados a los perros, en tanto 25 a 33% reacciona frente a *Can f 2*

(148). Los sueros de los pacientes sensibles a la albúmina presentan elevada reactividad cruzada con las de gato y otros animales (149). También hay pruebas de que el alérgeno *Can f 6* presenta reacción cruzada con *Fel d 4* en los gatos y *Equ c 1* en los caballos (150, 151). La caspa de todas las razas de perro es alergénica, incluida la de caniche, con diferencias en el número y cantidad de los antígenos (152). Los pacientes individuales varían en sus resultados de pruebas cutáneas ante diferentes razas, pero en un estudio tales variaciones no tuvieron relación con la percepción de una alergia específica por el paciente (153).

Muchos pacientes sensibles a los animales también lo son a otros alérgenos perenes, lo que complica la determinación de cuál es la causa de sus síntomas. A menudo tienen dificultad para aceptar que una mascota causa sus síntomas, incluso con una prueba cutánea positiva. Los alérgenos de gato pueden persistir en el ambiente durante seis meses después de retirar al animal, motivo por el que el sacar a una mascota de la casa no es un buen índice. Por este motivo es necesario que el paciente se cambie a otro ambiente para determinar la participación del animal.

La alergia al caballo puede causar síntomas graves, similares a los de la correspondiente en los gatos, aunque, por lo general, es más fácil de tratar porque los caballos no viven en casa. Algunos antígenos son comunes en la caspa y el suero equinos, lo que crea el potencial para un problema grave en los pacientes cuando se necesita de manera urgente suero de caballo (como antiveneno). Hasta ahora se han identificado cuatro alérgenos de caballo: *Equ c 1* y *Equ c 2* se clonaron y ambos se describen como miembros de la familia de lipocalinas (154, 155), mientras que *Equ c 3* es una albúmina y *Equ c 4* una laterina (tabla 6-5). Casi 75% de los pacientes alérgicos al caballo presenta anticuerpos IgE contra *Equ c 1,* el alérgeno inmunodominante equino (156); se encuentra alergia a las vacas, a las cabras y las ovejas, principalmente en los granjeros.

La alergia a los ratones y las ratas constituye problemas significativos para los trabajadores de laboratorio y las personas que viven en zonas urbanas (157, 158). En la mayoría de los sujetos sensibles al ratón, una proteína urinaria importante, *Mus m 1,* es un alérgeno significativo. También es una lipocalina y presenta homología de secuencia con *Can f 2* (159). El principal alérgeno urinario de la rata es *Rat n 1,* que también es una lipocalina/α-2u-globulina. En un estudio no se encontró que las glándulas sebáceas de la rata fuesen fuente de secreciones alergénicas (160), pero en otros se informó de una proteína de elevado peso molecular (> 200 kDa) que se creyó allí originada (161). Para los trabajadores de laboratorio hay diversos temas ocupacionales pertinentes. La alimentación y limpieza de las ratas da lugar a las concentraciones más altas de la proteína prealbúmina *Rat n 1* en el aire (162). El uso de jaulas ventiladas y la presión negativa del aire parece disminuir la exposición a los alérgenos de ratón (163). En

muchas compañías se prefiere hacer el cribado del personal futuro en cuanto a atopias antes de emplearlos. Acerca del valor predictivo de la atopia hay alguna controversia para determinar si alguien presentará alergia ocupacional a los animales (164, 165). En la tabla 6-5 se incluye un listado de los alérgenos a animales comunes.

■ INSECTOS

La infestación por cucarachas es mayor en las zonas urbanas y en climas del sur de Estados Unidos, aunque puede presentarse también en los climas del norte. Asimismo, se ha demostrado que los alérgenos de cucaracha son causa de asma alérgica mediante el uso de RAST y estudios de broncoprovocación.

Las dos especies de cucarachas más comunes en interiores son *Blattella germanica* (cucaracha alemana) y *Periplaneta americana* (cucaracha americana). Los estudios de alérgenos de cucaracha por electroforesis sugieren que la mayoría está presente en todo el cuerpo y fracciones en cilindros de su piel, con las heces y las cáscaras de los huevecillos menos alergénicas. También se han descrito aproximadamente 10 alérgenos de la cucaracha alemana y nueve fueron reconocidos por la IUIS (tabla 6-6) en la cucaracha americana (166). Los alérgenos *Per a 1* y *Bla g 1* presentan reacción cruzada y tienen homología de secuencia con una proteína digestiva del mosquito (167). Las cucarachas que comen menos secretan menos alérgeno (168). El alérgeno *Bla g 2* muestra homología de secuencia con una proteasa aspártica, pero con débil actividad (169). Las cucarachas secretan más de ese alérgeno cuando son expuestas a concentraciones subletales de ácido bórico (170). Asimismo, se definió a *Per a 3* y pudiese tener alguna reactividad cruzada con un alérgeno de la cucaracha alemana (171). El alérgeno *Bla g 4* es una proteína de unión de ligando que pertenece a la familia de las calicinas (166). El alérgeno *Bla g 5* es una transferasa S de glutatión (172). Además, se identificó a una tropomiosina (*Per a 7*) como alérgeno de *P. americana*, con homología de secuencia con las tropomiosinas de ácaros del polvo y camarones (173); disminuye la producción de IL-12 y la expresión de TLR-9 (166). Las estrategias de mitigación de las cucarachas incluyen sellar los puntos de ingreso al hogar y la cocina, el almacenamiento de fuentes de alimento en recipientes cerrados, la limpieza general de la casa y trampas envenenadas. En el año 2013 se publicaron los parámetros importantes para la práctica profesional (174).

Con frecuencia considerable se encontró alergia a las polillas en algunos estudios. En Minnesota, la polilla *Pseudaletia unipuncta* (Haworth) parece un alérgeno significativo de exteriores con concentraciones similares al de los pólenes. El alérgeno alcanza su máximo en junio y nuevamente en agosto a septiembre. De los pacientes con otras pruebas cutáneas positivas, 45% reaccionó al extracto corporal total de polillas (175). En Japón, 50%

TABLA 6-5 ALÉRGENOS DE ANIMALES

ALÉRGENOS DE ANIMALES PURIFICADOS Y CARACTERIZADOS[a]

ANIMAL	ALÉRGENO PRINCIPAL[b]	OTROS ALÉRGENOS
Gato	Fel d 1 (uteroglobina)	Fel d 2 (albúmina)[c]
	14 + 4 kDa	Fel d 4 (lipocalina)
		Fel d 7 (VEGP)[d]
		Fel d 3 (cistatina)
		Fel d 5w (IgA de gato)[e]
		Fel d 8 (similar a laterina)
Perro	Can f 1 (lipocalina)	Can f 2 (lipocalina)
	23-25 kDa	Can f 4 (lipocalina)
		Can f 6 (lipocalina)
		Can f 3 (albúmina)[c]
		Can f 5 (esterasa de arginina)[f]
Cobayo	Cav p 1 (lipocalina)	Cav p 3 (lipocalina)
	20 kDa	Cav p 4 (albúmina)
	Cav p 2 (lipocalina)	
	17 kDa	
Caballo	Equ c 1 (lipocalina)	Equ c 2 (lipocalina)
	25 kDa	Equ c 4 (laterina)
		Equ c 3 (albumina)[c]
Ratón	Mus m 1 (lipocalina; prealbúmina urinaria)	
	17 kDa	
Rata	Rat n 1 (lipocalina; α-2u-globulina)	
	17 kDa	
Conejo	Ory c 1 (lipocalina)	Ory c 3 (lipofilina)
	17-18 kDa	19–21 kDa

[a] Se pueden determinar concentraciones específicas del componente IgE a partir de análisis específicos del componente o mediante el uso de la fase sólida Allergen Chip (ISAC Thermo Fisher Scientific, Uppsala, Suecia).
[b] Las cuantificaciones aéreas de cada fuente de alérgenos se basaron en el principal.
[c] Las albúminas tienen pesos moleculares de 67 a 69 kDa y pueden reaccionar ampliamente en forma cruzada.
[d] Proteína de la glándula Von Ebner.
[e] El principal epítopo de cat IgA y de cat IgM es el oligosacárido α-gal.
[f] Esta molécula es una calicreína.

Tomada de Konradsen JR, Fujisawa T, Van Hage M, *et al*. Allergy to furry animals: new insights, diagnostic approaches, and challenges. *J Allergy Clin Immunol*. 2015; 135(3):616-625.

de los pacientes con asma presenta sensibilidad a la polilla del gusano de seda (*Bombyx mori*) (176), que parece tener reacción cruzada con los alérgenos de la mariposa en estudios por inhibición de RAST, pero no con los de ácaros (176). Los productos terminados de seda, en general, no son alergénicos, pero los edredones vestidos con seda pueden contribuir al asma y la rinitis.

La infestación casera por la mariquita asiática parece corresponder a alérgenos de múltiples regiones en Estados Unidos (177). También se informó en número significativo de la sensibilización a efímera, mosca común o doméstica, y frigania o tricóptero (178), en particular en la región de los Grandes Lagos, cerca del conocido como Erie, dado que su ciclo de vida tiene una etapa de larva acuática. En el Sudán, la inhalación de alérgenos de la "quironómida verde" se vinculó con alergias estacionales, una reacción aparentemente en contra de la molécula de hemoglobina (179). Algunos insectos se usan como alimentos o carnadas y pueden causar alergia a las personas que los manipulan. Asimismo, se ha demostrado que los saltamontes usados para alimentar ranas, las larvas de quironómidas o los gusanos de la harina (*Tenebrio molitor*) usados para

TABLA 6-6 ALÉRGENOS DE CUCARACHA

ALÉRGENO	P.M.[a]	FUNCIÓN/HOMOLOGÍA	PREVALENCIA DE IgE	EPÍTOPOS LINEALES PRINCIPALES DE IGE	NÚMERO DE ACCESO DEL BANCO GÉNICO
Bla g 1	46	• Lípidos asociados o proteína de unión (118) (p. ej., ácidos palmítico, oleico y esteárico) • Transporte inespecífico de moléculas de lípidos en la cucaracha • Proteasa de aspartato enzimáticamente inactiva (34, 40, 119)	20-40%	a.a. 1-111, 289-403, y 394-491 (32)	AF072219 AF072221 L47595 AF072220
Bla g 2	36	• Glucoproteína, se señala a los glucanos decorados como importantes para la unión de IgE (55, 73) • Se une a la defensina 3 β humana	40-70%	a.a. 1-75 y 146-225 (45)	U28863
Bla g 3	79[a]	• Homólogo de la hemocianina y alérgeno de la cucaracha americana Per a 3 (120)	n.r.	n.r.	GU086323
Bla g 4	21	• Proteína de unión de ligando, miembro de la familia de las calicinas (121)	17-40%	a.a. 34-73, 78-113, y 118-152 (34)	U40767
Bla g 5	23	• Transferasa S de glutatión de clase Sigma (35, 36, 122)	35-68%	a.a. 176-200 (37)	U92412
Bla g 6	21	• Homólogo de la proteína muscular troponina C, con cuatro dominios de unión de calcio (35)	14%	Dependiente de la concentración de calcio, a.a. 96-151 (123)	DQ279092 DQ279093 DQ279094
Bla g 7	31	• Tropomiosina de la cucaracha alemana (124) • Puede inducir TIM4, CD80 y CD86, y aumentar la secreción de IL-13 en las células dendríticas (DC) humanas (125) • Participación potencial en la polarización de linfocitos T_H2 inducida por DC (47)	18%	n.r.	AF260897
Bla g 8	n.r.	• Proteína de unión de calcio • Cadena ligera de miosina (47)	n.r.	n.r.	DQ389157
Bla g 11	57	• Amilasa α			DQ355516 KC207403
Per a 1	45	• Homólogo de la proteína precursora de mosquito, ANG12, que puede participar en la digestión (123)	9-100%	a.a. 358-446 (38)	AF072222 U78970 U69957 U69261 U69260
Per a 2	42	• Similar a la proteasa aspártica inactiva (126) • Homología de 42-44% con Bla g 2	81%	a.a. 57-86, 200-211, y 299-309 (17)	GU188391

(continúa)

TABLA 6-6 ALÉRGENOS DE CUCARACHA (*CONTINUACIÓN*)

ALÉRGENO	P.M.[a]	FUNCIÓN/HOMOLOGÍA	PREVALENCIA DE IgE	EPÍTOPOS LINEALES PRINCIPALES DE IGE	NÚMERO DE ACCESO DEL BANCO GÉNICO
Per a 3	72	• Homólogo de las proteínas de la hemolinfa de los insectos, arilforina/hemocianina (127)	26-95%	a.a. 400-409, 466-471, 580-595, y 595-605 (39)	L40818 L40820 L40819 L40821
Per a 5[b]	25	• Transferasa S de glutatión (128)	25%	n.r.	AY563004
Per a 6	17	• Homólogo de la troponina C de los insectos y las calmodulinas de los vertebrados (129)	14%	n.r.	AY792950
Per a 7	33	• Tropomiosina (123) • Induce la disminución de la producción de IL-12 y la expresión de TLR9 en las células P815 del mastocitoma (130)	13-54%	n.r.	Y14854 AF106961
Per a 9	43	• Cinasa de arginina (51)	80-100%	p. LTPCRNK	AY563004
Per a 10	28	• Proteasa de serina y tripsinas de insecto (131)	82%	n.r.	AY792954
Per a 11	55	• Amilasa α (132)	83%	n.r.	n.r.
Per a 12	45	• Quitinasa (133)	64%	n.r.	n.r.

[a] Determinación de la masa por espectrometría de masas.
[b] No se ha comunicado oficialmente en el sitio para la nomenclatura de alérgenos.
P.M., peso molecular. Tomada de Do DC, Zhao Y, Gao P. Cockroach allergen exposure and risk of asthma. *Allergy*. 2016; 71:463-474.

alimento de peces o de reptiles, todos poseen alérgenos significativos para quienes practican tales actividades (180-182). Algunas langostas también han sido fuente de alergia ocupacional, incluidos la mosca común casera (*Musca domestica*) y el gusano de harina menor (*Alphitobius diaperinus*) (183, 184). Muchos insectos que muerden y pican también causan reacciones de hipersensibilidad inmediata y tardía a través de sus secreciones salivales, e incluyen mosquitos, pulgas, moscas de arena, tábanos de venado y caballo, y moscas tse-tse. Si bien las reacciones cutáneas a estos insectos picadores en parte son mediadas por la toxicidad relativa de sus secreciones, parece haber presencia de una IgE específica contra alguno de los principales alérgenos (en particular en el mosquito casero del sur, *Culex quinquefasciatus*) que contribuye a tales hipersensibilidades. La inmunoterapia con extracto de mosquito pareció mejorar las calificaciones de rinitis y asma en un estudio (185). Las reacciones de hipersensibilidad al veneno de himenópteros son tema del capítulo 15 de este libro de texto y no se tratan aquí.

■ CONTAMINANTES DEL AIRE Y SUSTANCIAS QUÍMICAS

Muchos pacientes informan que su asma o rinitis empeora con la contaminación del aire, el humo de aspiración pasiva, los irritantes químicos y las fragancias fuertes.

La contaminación del aire parece tener impacto sobre el asma y la rinitis. En múltiples estudios epidemiológicos se mostró correlación entre la concentración de contaminantes comunes del aire ambiente y los ingresos hospitalarios o consultas a la sala de urgencias (186, 187). Sin embargo, esos estudios epidemiológicos se vieron limitados por factores de confusión, incluida la temperatura del aire y la concentración de otros aeroalérgenos externos. Por tal motivo, también se han hecho experimentos bajo condiciones de comparación que involucran exposiciones breves a contaminantes individuales.

El ozono es generado por la acción de la luz ultravioleta sobre los contaminantes precursores, como el dióxido de nitrógeno (NO_2), los hidrocarburos de fuentes como los automóviles y las plantas eléctricas. El ozono causa disminución del FEV_1 y la capacidad vital forzada, así como aumento de la hiperrespuesta bronquial tanto en pacientes asmáticos como en los que no lo son, ante concentraciones tan bajas como el estándar de calidad del aire ambiental nacional de Estados Unidos de 0.12 ppm (186) y produce daño epitelial con el aumento de células y mediadores inflamatorios (IL-6, IL-8, GM-CSF y fibronectina) en el líquido de lavado nasal y broncoalveolar (188, 189). En unos cuantos estudios de broncoprovocación se sugirió que el ozono aumenta la respuesta respiratoria a los alérgenos (190, 191). El ozono es un producto intermedio del oxígeno muy reactivo y las personas con un defecto en la reducción del glutatión parecen más susceptibles a sus efectos (192). El NO_2 de las emisiones de automóviles puede también participar y servir como precursor para el esmog, aunque las pruebas en exposiciones comparativas son menos convincentes que para el ozono (193). El NO_2 también es causa de un aumento de las consultas a la sala de urgencias y del uso de medicamentos para tratar las sibilancias y de rescate en los niños con asma y, además, amplifica la respuesta a otros alérgenos inhalados (189).

Las partículas del escape de diésel (DEP, por sus siglas en inglés) también se han involucrado en las enfermedades alérgicas. Cuando se aplican en combinación con un alérgeno promueven tanto la producción de IgE específica como de citocinas por los linfocitos T_H2 (194). En un estudio se intentó sensibilizar a los individuos atópicos a la hemocianina de *Megathura crenulata*, una proteína aislada de un molusco marino sin reactividad cruzada conocida con anticuerpos en los seres humanos. La exposición a este alérgeno junto con DEP generó una respuesta específica de IgE, en tanto aquella al alérgeno solo, no lo hizo (195). Las DEP incluyen a la mayoría (> 90%) de la materia particulada (fina y ultrafina) que se encuentra en las ciudades más grandes del mundo, y lleva a cifras totales mayores de PM_{10}, material particulado de 10 μm o menos, que a su vez, se han vinculado con exacerbaciones de inicio temprano en los niños con asma (189).

El dióxido de azufre es un producto de la hulla, quemada para uso industrial y causa inflamación e hiperrespuesta de la vía aérea, eosinofilia y fibrosis (196). En un estudio reciente se mostró que incluso la exposición a corto plazo lleva a un aumento de las consultas a las salas de urgencia y de las hospitalizaciones (197). Los metabisulfitos, productos sulfatantes usados como conservadores, pueden también constituir un irritante respiratorio (198). El monóxido de carbono (CO) altera el transporte del oxígeno, lo que posiblemente sea importante solo para el individuo con una baja reserva respiratoria. En un estudio recientemente publicado se indicó que la mayor exposición al CO durante la lactancia aumentaba el riesgo de inicio de la rinitis alérgica, en tanto el de manifestaciones de eccema en proceso aumentaba en los niños que tuvieron una exposición mayor al CO en el año previo (199).

El formaldehído se libera al aire a partir del cartón particulado, los aislamientos con espuma, los tapices, el humo de tabaco y los hornos de gas. Los síntomas que produce suelen ser más prominentes en las personas que viven en casas móviles, donde se usaron grandes cantidades de cartón particulado en un espacio cerrado relativamente pequeño. Los síntomas pueden iniciarse después de la exposición a cifras tan bajas como de 1 ppm en algunos individuos y, no obstante, se cree irritativo, no alergénico. En una publicación reciente se propone que el formaldehído induce hiperrespuesta de la vía aérea por los medios de sensibilización al calcio dependientes

de la cinasa Rho en las células de músculo liso de las vías aéreas humanas (200).

La denominación *síndrome del edificio enfermo* se utiliza para describir los síntomas que ocurren en múltiples personas del mismo edificio durante un periodo similar. Los edificios con este problema tienden a presentar menos intercambio de aire con el exterior y sistemas de filtrado menos eficaces. Los síntomas conjuntivales y de vías respiratorias son más frecuentes, pero a menudo se acompañan de manifestaciones inespecíficas, como cefalea, fatiga e incapacidad de concentración. Los mecanismos, por lo general, no son alérgicos y es muy difícil la determinación de los irritantes específicos en un contexto clínico. El formaldehído y el humo aspirado en forma pasiva son de las asociaciones más frecuentes. En ocasiones, la contaminación del sistema de ventilación con mohos puede generar reacciones alérgicas o incluso neumonías por hipersensibilidad. Debería considerarse, pero no asumirse, una causa psicógena de los síntomas del edificio enfermo, que suelen mejorar cuando se corrigen los problemas de ventilación (201).

■ REFERENCIAS

1. Allergen Nomenclature. International Union of Immunological Societies. http://www.allergen.org/.
2. Chapman MD. Allergen nomenclature. http://www.allergen .org/pubs/7_BRP_65_MDC_Allergen_Nomenclature_08. pdf.
3. Bianchi A, Tsilochristou O, Gabrielli F, *et al*. The Smartphone: a novel diagnostic tool in pollen allergy? *J Investig Allergol Clin Immunol*. 2016;26(3)204-207.
4. Evans N. WebMD Allergy App. *Nurs Stand* 2014;29(2):31.
5. Castellano-Mendez M, Aira MJ, Iglesias I, *et al*. Artificial neural networks as a useful tool to predict the risk level of Betula pollen in the air. *Int J Biometeorol*. 2005;49:310-316.
6. Sanchez Mesa JA, Galan C, Hervas C. The use of discriminant analysis and neural networks to forecast the severity of the Poaceae pollen season in a region with a typical Mediterranean climate. *Int J Biometeorol*. 2005;49:355-362.
7. Frenz DA. Comparing pollen and spore counts collected with the Rotorod sampler and Burkard spore trap. *Ann Allergy Asthma Immunol*. 1999;83:341-347.
8. Hirst JM. An automatic volumetric spore trap. *Ann Appl Biol*. 1952;39:257-265.
9. Reed CE. Measurement of airborne antigens. *J Allergy Clin Immunol*. 1982;70:38-40.
10. Luczynska CM, Li Y, Chapman MD, *et al*. Airborne concentrations and particle size distribution of allergen derived from domestic cats (*Felis domesticus*). Measurements using cascade impactor, liquid impinger, and a two-site monoclonal antibody assay for Fel d I. *Am Rev Respir Dis*. 1990;141:361-367.
11. Agarwal MK, Yunginger JW, Swanson MC, *et al*. An immunochemical method to measure atmospheric allergens. *J Allergy Clin Immunol*. 1981;68:194-200.
12. Agarwal MK, Swanson MC, Reed CE, *et al*. Immunochemical quantitation of airborne short ragweed, Alternaria, antigen E, and Alt-I allergens: a two-year prospective study. *J Allergy Clin Immunol*. 1983;72:40-45.

13. Agarwal MK, Swanson MC, Reed CE, et al. Airborne ragweed allergens: association with various particle sizes and short ragweed plant parts. J Allergy Clin Immunol. 1984;74:687-693.

14. Platts-Mills TA, Heymann PW, Longbottom JL, et al. Airborne allergens associated with asthma: particle sizes carrying dust mite and rat allergens measured with a cascade impactor. J Allergy Clin Immunol. 1986;77:850-857.

15. Schumacher MJ, Griffith RD, O'Rourke MK. Recognition of pollen and other particulate aeroantigens by immunoblot microscopy. J Allergy Clin Immunol. 1988;82:608-616.

16. Longhi S, Cristofori A, Gatto P, et al. Biomolecular identification of allergenic pollen: a new perspective for aerobiological monitoring. Ann Allergy Asthma Immunol. 2009;103(6):508-514.

17. Bush RK, Kagen SL. Guidelines for the preparation and characterization of high molecular weight allergens used for the diagnosis of occupational lung disease. Report of the Subcommittee on Preparation and Characterization of High Molecular Weight Allergens. J Allergy Clin Immunol. 1989;84:814-819.

18. Turkeltaub PC, Rastogi SC, Baer H, et al. A standardized quantitative skin-test assay of allergen potency and stability: studies on the allergen dose-response curve and effect of wheal, erythema, and patient selection on assay results. J Allergy Clin Immunol. 1982;70(5):343-352.

19. Passalacqua, G, Sastre J, Pfaar O, et al. Comparison of allergenic extracts from different origins: the value of FDA's bioequivalent allergy unit. Exp Rev Clin Immunol. 2016;12:733-739.

20. Lowenstein H. Quantitative immunoelectrophoretic methods as a tool for the analysis and isolation of allergens. Prog Allergy. 1978;25:1-62.

21. Ghosh D, Gupta-Bhattacharya S. Structural insight into protein T1, the non-allergenic member of the Bet v 1 allergen family-An in silico analysis. Mol Immunol. 2008;45: 456-462.

22. Kong W, Tan TS, Tham L, et al. Improved prediction of allergenicity by combination of multiple sequence motifs. In Silico Biol. 2007;7:77-86.

23. Furmonaviciene R, Shakib F. The molecular basis of allergenicity: comparative analysis of the three dimensional structures of diverse allergens reveals a common structural motif. Mol Pathol. 2001;54:155-159.

24. Malandain H. IgE-reactive carbohydrate epitopes—classification, cross-reactivity, and clinical impact. Allerg Immunol (Paris). 2005;37:122-128.

25. Commins Scott P, Jerath MR, Cox K, et al. Delayed Anaphylaxis to alpha-gal, an oligosaccharide in mammalian meat. Allergol Int. 2016;65(1):16-20.

26. Maizels RM. Infections and allergy—helminths, hygiene and host immune regulation. Curr Opin Immunol. 2005;17:656-661.

27. Nieuwenhuizen N, Lopata AL, Jeebhay MF, et al. Exposure to the fish parasite Anisakis causes allergic airway hyperreactivity and dermatitis. J Allergy Clin Immunol. 2006;117:1098-1105.

28. Chua KY, Stewart GA, Thomas WR, et al. Sequence analysis of cDNA coding for a major house dust mite allergen, Der p 1. Homology with cysteine proteases. J Exp Med. 1988;167:175-182.

29. Gough L, Schulz O, Sewell HF, et al. The cysteine protease activity of the major dust mite allergen Der p 1 selectively enhances the immunoglobulin E antibody response. J Exp Med. 1999;190:1897-1902.

30. Gough L, Sewell HF, Shakib F. The proteolytic activity of the major dust mite allergen Der p 1 enhances the IgE antibody response to a bystander antigen. Clin Exp Allergy. 2001;31:1594-1598.

31. Gough L, Campbell E, Bayley D, et al. Proteolytic activity of the house dust mite allergen Der p 1 enhances allergenicity in a mouse inhalation model. Clin Exp Allergy. 2003;33:1159-1163.

32. Wan H, Winton HL, Soeller C, et al. Der p 1 facilitates transepithelial allergen delivery by disruption of tight junctions. J Clin Invest. 1999;104:123-133.

33. Wan H, Winton HL, Soeller C, et al. The transmembrane protein occludin of epithelial tight junctions is a functional target for serine peptidases from faecal pellets of Dermatophagoides pteronyssinus. Clin Exp Allergy. 2001;31:279-294.

34. Hewitt CR, Brown AP, Hart BJ, et al. A major house dust mite allergen disrupts the immunoglobulin E network by selectively cleaving CD23: innate protection by antiproteases. J Exp Med. 1995;182:1537-1544.

35. Schulz O, Laing P, Sewell HF, et al. Der p I, a major allergen of the house dust mite, proteolytically cleaves the low-affinity receptor for human IgE (CD23). Eur J Immunol. 1995;25:3191-3194.

36. Ghaemmaghami AM, Gough L, Sewell HF, et al. The proteolytic activity of the major dust mite allergen Der p 1 conditions dendritic cells to produce less interleukin-12: allergen-induced Th2 bias determined at the dendritic cell level. Clin Exp Allergy. 2002;32:1468-1475.

37. Runswick S, Mitchell T, Davies P, et al. Pollen proteolytic enzymes degrade tight junctions. Respirology. 2007;12:834-842.

38. Jacobi U, Engel K, Patzelt A, et al. Penetration of pollen proteins into the skin. Skin Pharmacol Physiol. 2007;20:297-304.

39. Traidl-Hoffmann C, Mariani V, Hochrein H, et al. Pollen-associated phytoprostanes inhibit dendritic cell interleukin-12 production and augment T helper type 2 cell polarization. J Exp Med. 2005;201:627-636.

40. Obersteiner Andrea, Gilles S, Frank U, et al. Pollen-associated microbiome correlates with pollution parameters and allergenicity of pollen. PLoS One. 2016;11(2):e0149545.

41. Hosoki Koa, Boldogh I, Sur S. Innate responses to pollen allergens. Curr Opin Allergy Clin Immunol. 2015;15(1):79-88.

42. Michel FB, Marty JP, Quet L, et al. Penetration of inhaled pollen into the respiratory tract. Am Rev Respir Dis. 1977;115:609-616.

43. Busse WW, Reed CE, Hoehne JH. Where is the allergic reaction in ragweed asthma? J Allergy Clin Immunol. 1972;50:289-293.

44. Solomon WR, Burge HA, Muilenberg ML. Allergen carriage by atmospheric aerosol. I. Ragweed pollen determinants in smaller micronic fractions. J Allergy Clin Immunol. 1983;72:443-447.

45. Bellomo R, Gigliotti P, Treloar A, et al. Two consecutive thunderstorm associated epidemics of asthma in the city of Melbourne. The possible role of rye grass pollen. Med J Aust. 1992;156:834-837.

46. Schappi GF, Taylor PE, Pain MC, et al. Concentrations of major grass group 5 allergens in pollen grains and atmospheric particles: implications for hay fever and allergic

asthma sufferers sensitized to grass pollen allergens. *Clin Exp Allergy*. 1999;29:633-641.

47. Suphioglu C. Thunderstorm asthma due to grass pollen. *Int Arch Allergy Immunol*. 1998;116:253-260.

48. Pulimood TB, Corden JM, Bryden C, *et al*. Epidemic asthma and the role of the fungal mold *Alternaria alternata*. *J Allergy Clin Immunol*. 2007;120:610-617.

49. Lewis WR, Vinay P, Zenger VE. *Airborne and Allergenic Pollen of North America*. Baltimore: The Johns Hopkins University Press; 1983.

50. Smith EG. *Sampling and identifying allergenic pollens and molds*. San Antonio: Blewstone; 1986.

51. Asam C, Hofer H, Wolf M, *et al*. Tree Pollen Allergens— an update from a molecular perspective. *Allergy*. 2015;70(10):1201-1215.

52. Charpin D, Calleja M, Lhoz C, *et al*. Allergy to cypress pollen. *Allergy*. 2005;60:293-301.

53. Scala E, Alessandrini C, Bernardi ML, *et al*. Cross-sectional survey on immunoglobulin E reactivity in 23,077 subjects using an allergenic molecule-based microarray detection system. *Clin Exp Allergy*. 2010;40:911-921.

54. Aceituno E, Del Pozo V, Minguez A, *et al*. Molecular cloning of major allergen from *Cupressus arizonica* pollen: Cup a 1. *Clin Exp Allergy*. 2000;30:1750-1758.

55. Pichler U, Hauser M, Wolf M, *et al*. Pectate lyase pollen allergens: sensitization profiles and cross-reactivity pattern. *PLoS One*. 2015;10(5):e0120038.

56. Ciprandi G, Comite P, Ferrero F, *et al*. Birch allergy and oral allergy syndrome: the practical relevance of serum immunoglobulin E to Bet v 1. *Allergy Asthma Proc*. 2016;37(1):43-49.

57. Egger M, Mutschlechner S, Wopfner N, *et al*. Pollen-food syndromes associated with weed pollinosis: an update from the molecular point of view. *Allergy*. 2006;61(4): 461-476.

58. King TP, Norman PS. Standardized extracts, weeds. *Clin Rev Allergy*. 1986;4:425-433.

59. King TP, Norman PS, Lichtenstein LM. Studies on ragweed pollen allergens. V. *Ann Allergy*. 1967;25:541-553.

60. Marsh DG, Berlin L, Bruce CA, *et al*. Rapidly released allergens from short ragweed pollen. I. Kinetics of release of known allergens in relation to biologic activity. *J Allergy Clin Immunol*. 1981;67:206-216.

61. Baer H, Godfrey H, Maloney CJ, *et al*. The potency and antigen E content of commercially prepared ragweed extracts. *J Allergy*. 1970;45:347-354.

62. Lee YS, Dickinson DB, Schlager D, *et al*. Antigen E content of pollen from individual plants of short ragweed (*Ambrosia artemisiifolia*). *J Allergy Clin Immunol*. 1979;63:336-339.

63. Adolphson C, Goodfriend L, Gleich GJ. Reactivity of Ragweed allergen with IgE antibodies. Analyses by leukocyte histamine release and the radioallergosorbent test and determination of cross-reactivity. *J Allergy Clin Immunol*. 1978;62(4):197-210.

64. Hussain R, Norman PS, Marsh DG. Rapidly released allergens from short ragweed pollen. II. Identification and partial purification. *J Allergy Clin Immunol*. 1981;67:217-222.

65. Goodfriend L, Roebber M, Lundkvist U, *et al*. Two variants of ragweed allergen Ra3. *J Allergy Clin Immunol*. 1981;67:299-304.

66. Marsh DG, Hsu SH, Hussain R, *et al*. Genetics of human immune response to allergens. *J Allergy Clin Immunol*. 1980;65:322-332.

67. Bouley J, Groeme R, Le Mignon M, *et al*. Identification of the cysteine protease Amb a 11 as a novel major allergen from short ragweed. *J Allergy Clin Immunol*. 2015;136(4): 1055-1064.

68. Roebber M, Klapper DG, Goodfriend L, *et al*. Immunochemical and genetic studies of Amb.t. V (Ra5G), an Ra5 homologue from giant ragweed pollen. *J Immunol*. 1985;134:3062-3069.

69. Shafiee A, Yunginger JW, Gleich GJ. Isolation and characterization of Russian thistle (*Salsola pestifer*) pollen allergens. *J Allergy Clin Immunol*. 1981;67:472-481.

70. Cocchiara R, Locorotondo G, Parlato A, *et al*. Purification of Parj I, a major allergen from Parietaria, judaica pollen. *Int Arch Allergy Appl Immunol*. 1989;90:84-90.

71. Costa MA, Duro G, Izzo V, *et al*. The IgE-binding epitopes of rPar j 2, a major allergen of Parietaria judaica pollen, are heterogeneously recognized among allergic subjects. *Allergy*. 2000;55:246-250.

72. Coscia MR, Ruffilli A, Oreste U. Basic isoforms of Par o 1, the major allergen of Parietaria officinalis pollen. *Allergy*. 1995;50:899-904.

73. Duro G, Colombo P, Assunta CM, *et al*. Isolation and characterization of two cDNA clones coding for isoforms of the *Parietaria judaica* major allergen Par j 1.0101. *Int Arch Allergy Immunol*. 1997;112:348-355.

74. Menna T, Cassese G, Di Modugno F, *et al*. Characterization of a dodecapeptide containing a dominant epitope of Par j 1 and Par o 1, the major allergens of *P. judaica* and *P. officinalis* pollen. *Allergy*. 1999;54:1048-1057.

75. Nilsen BM, Grimsoen A, Paulsen BS. Identification and characterization of important allergens from mugwort pollen by IEF, SDS-PAGE and immunoblotting. *Mol Immunol*. 1991;28:733-742.

76. Hirschwehr R, Heppner C, Spitzauer S, *et al*. Identification of common allergenic structures in mugwort and ragweed pollen. *J Allergy Clin Immunol*. 1998;101:196-206.

77. Leonard, R, Wopfner N, Pabst M, *et al*. A new allergen from ragweed (*Ambrosia artemisiifolia*) with homology to art v 1 from mugwort. *J Biol Chem*. 2010;285(35):27192-27200.

78. Staff IA, Taylor PE, Smith P, *et al*. Cellular localization of water soluble, allergenic proteins in rye-grass (*Lolium perenne*) pollen using monoclonal and specific IgE antibodies with immunogold probes. *Histochem J*. 1990;22:276-290.

79. Cosgrove DJ, Bedinger P, Durachko DM. Group I allergens of grass pollen as cell wall-loosening agents. *Proc Natl Acad Sci U S A*. 1997;94:6559-6564.

80. Van Ree R, Driessen MN, Van Leeuwen WA, *et al*. Variability of crossreactivity of IgE antibodies to group I and V allergens in eight grass pollen species. *Clin Exp Allergy*. 1992;22:611-617.

81. Matthiesen F, Lowenstein H. Group V allergens in grass pollens. II. Investigation of group V allergens in pollens from 10 grasses. *Clin Exp Allergy*. 1991;21:309-320.

82. Mourad W, Mecheri S, Peltre G, *et al*. Study of the epitope structure of purified Dac G I and Lol p I, the major allergens of *Dactylis glomerata* and *Lolium perenne* pollens, using monoclonal antibodies. *J Immunol*. 1988;141:3486-3491.

83. Petersen A, Schramm G, Bufe A, *et al*. Structural investigations of the major allergen Phl p I on the complementary DNA and protein level. *J Allergy Clin Immunol*. 1995;95:987-994.

84. Hatzler L, Panetta V, Lau S, *et al*. Molecular spreading and predictive value of preclinical IgE response to *Phleum*

pratense in children with hay fever. *J Allergy Clin Immunol.* 2012;130(4):894-901.

85. Ford SA, Baldo BA. A re-examination of ryegrass (*Lolium perenne*) pollen allergens. *Int Arch Allergy Appl Immunol.* 1986;81:193-203.

86. Tamborini E, Brandazza A, De Lalla C, *et al.* Recombinant allergen Lol p II: expression, purification and characterization. *Mol Immunol.* 1995;32:505-513.

87. Guerin-Marchand C, Senechal H, Bouin AP, *et al.* Cloning, sequencing and immunological characterization of Dac g 3, a major allergen from *Dactylis glomerata* pollen. *Mol Immunol.* 1996;33:797-806.

88. Suphioglu C, Ferreira F, Knox RB. Molecular cloning and immunological characterisation of Cyn d 7, a novel calcium-binding allergen from Bermuda grass pollen. *FEBS Lett.* 1997;402:167-172.

89. Valenta R, Duchene M, Ebner C, *et al.* Profilins constitute a novel family of functional plant pan-allergens. *J Exp Med.* 1992;175:377-385.

90. Davies JM. Grass pollen allergens globally: the contribution of subtropical grasses to burden of allergic respiratory diseases. *Clin Exp Allergy.* 2014;44:790-801.

91. Niederberger V, Laffer S, Froschl R, *et al.* IgE antibodies to recombinant pollen allergens (Phl p 1, Phl p 2, Phl p 5, and Bet v 2) account for a high percentage of grass pollen-specific IgE. *J Allergy Clin Immunol.* 1998;101: 258-264.

92. Van Ree R, Van Leeuwen WA, Aalberse RC. How far can we simplify in vitro diagnostics for grass pollen allergy?: A study with 17 whole pollen extracts and purified natural and recombinant major allergens. *J Allergy Clin Immunol.* 1998;102:184-190.

93. Bhalla PL, Swoboda I, Singh MB. Antisense-mediated silencing of a gene encoding a major ryegrass pollen allergen. *Proc Natl Acad Sci U S A.* 1999;96:11676-11680.

94. Breiteneder H, Pettenburger K, Bito A, *et al.* The gene coding for the major birch pollen allergen Betv1, is highly homologous to a pea disease resistance response gene. *EMBO J.* 1989;8:1935-1938.

95. Valenta R, Duchene M, Vrtala S, *et al.* Recombinant allergens for immunoblot diagnosis of tree-pollen allergy. *J Allergy Clin Immunol.* 1991;88:889-894.

96. Ferreira F, Engel E, Briza P, *et al.* Characterization of recombinant Bet v 4, a birch pollen allergen with two EF-hand calcium-binding domains. *Int Arch Allergy Immunol.* 1999;118:304-305.

97. Seiberler S, Scheiner O, Kraft D, *et al.* Characterization of a birch pollen allergen, Bet v III, representing a novel class of Ca2+ binding proteins: specific expression in mature pollen and dependence of patients' IgE binding on protein-bound Ca2+. *EMBO J.* 1994;13:3481-3486.

98. Cadot P, Diaz JF, Proost P, *et al.* Purification and characterization of an 18-kd allergen of birch (*Betula verrucosa*) pollen: identification as a cyclophilin. *J Allergy Clin Immunol.* 2000;105:286-291.

99. Yasueda H, Yui Y, Shimizu T, *et al.* Isolation and partial characterization of the major allergen from Japanese cedar (*Cryptomeria japonica*) pollen. *J Allergy Clin Immunol.* 1983;71:77-86.

100. Sakaguchi M, Inouye S, Taniai M, *et al.* Identification of the second major allergen of Japanese cedar pollen. *Allergy.* 1990;45:309-312.

101. Midoro-Horiuti T, Goldblum RM, Kurosky A, *et al.* Molecular cloning of the mountain cedar (*Juniperus ashei*) pollen major allergen, Jun a 1. *J Allergy Clin Immunol.* 1999;104:613-617.

102. Tejera ML, Villalba M, Batanero E, *et al.* Identification, isolation, and characterization of Ole e 7, a new allergen of olive tree pollen. *J Allergy Clin Immunol.* 1999;104:797-802.

103. Shamsbiranvand MH, Khodadadi A, Assarehzadegan MA, *et al.* Immunochemical characterization of acacia pollen allergens and evaluation of cross-reactivity pattern with the common allergenic pollens. *J Allergy.* 2014;2014:409056.

104. Jaakola MS, Jeromnimon A, Jaakola JJ. Are atopy and specific IgE to mites and molds important to adult asthma? *J Allergy Clin Immunol.* 2006;117:642-648.

105. Harley KG, Macher JM, Lipsett M, *et al.* Fungi and pollen exposure in the first months of life and risk of early childhood wheezing. *Thorax.* 2009;64:353-358.

106. Stern DA, Morgan WJ, Halonen M, *et al.* Wheezing and bronchial hyper-responsiveness in early childhood as predictors of newly diagnosed asthma in early adulthood: a longitudinal birth cohort study. *Lancet.* 2008;372:1058-1064.

107. Bush RK, Prochnau JJ. *Alternaria*-induced asthma. *J Allergy Clin Immunol.* 2004;113:227-234.

108. Denning DW, O'Driscoll BR, Hogaboam CM, *et al.* The link between fungi and asthma: a summary of the evidence. *Eur Respir J.* 2006;27:615-626.

109. Black PN, Udy AA, Broide SM, *et al.* Sensitivity to fungal allergens is a risk factor for life-threatening asthma. *Allergy.* 2000;55:501-504.

110. Beezhold DH, Green BJ, Blachere FM, *et al.* Prevalence of allergic sensitization to indoor fungi in Western Virginia. *Allergy Asthma Proc.* 2008;29:29-39.

111. Barta J, Belmonte J, Torres-Rodriguez JM, *et al.* Sensitization to Alternaria in patients with respiratory allergy. *Front Biosci (Landmark Ed).* 2009;14:3372-3379.

112. Simon-Nobbe B, Denk U, Poll V, *et al.* The spectrum of fungal allergy. *Int Arch Allergy Immunol.* 2008;145:58-86.

113. Baxi MD, Portnoy JM, Larenas-Linneman D, *et al*; on behalf of the Environmental Allergens Workgroup 2016. Exposure and health effects of fungi on humans. *J Allergy Clin Immunol Pract.* 2016;4:396-404.

114. Levetin E, Horner WE, Scott JA; on behalf of the Environmental Allergens Workgroup 2016. Taxonomy of allergenic fungi. *J Allergy Clin Immunol Pract.* 2016;4: 375-385.

115. Soeria-Atmadja D, Onell A, Borga A. IgE sensitization mirrors fungal phylogenetic systematics. *J Allergy Clin. Immunol.* 2010;125:1379-1386.

116. Williams PB, Barnes CS, Portnoy JM; on behalf of the Environmental Allergens Workgroup. Innate and adaptive immune response to fungal products and allergens. *J Allergy Clin Immunol.* 2016;4:386-395.

117. Kern RA. Dust sensitization in bronchial asthma. *Med Clin North Am.* 1921;5:751-758.

118. Voorhorst R, Spieksma-Boezeman MI, Spieksma FT. Is a mite (*Dermatophagoides* sp.) the producer of the house-dust allergen? *Allerg Asthmaforsch.* 1964;6:329-334.

119. Platts-Mills TA, Chapman MD. Dust mites: immunology, allergic disease, and environmental control. *J Allergy Clin Immunol.* 1987;80:755-775.

120. Arlian LG, Bernstein IL, Gallagher JS. The prevalence of house dust mites, *Dermatophagoides* spp, and associated

environmental conditions in homes in Ohio. *J Allergy Clin Immunol.* 1982;69:527-532.

121. Vervloet D, Penaud A, Razzouk H, *et al.* Altitude and house dust mites. *J Allergy Clin Immunol.* 1982;69:290-296.

122. Platts-Mills TA, Chapman MD, Wheatly LM. Control of house dust mite in managing asthma. Conclusions of meta-analysis are wrong. *BMJ.* 1999;318:870-871.

123. Portnoy J, Miller JD, William PB, *et al.* Environmental assessment and exposure control of dust mites: a practice parameter. *Ann Allergy Asthma Immunol.* 2013;111:465-507.

124. Arlian LG, Bernstein IL, Vyszenski-Moher DL, *et al.* Investigations of culture medium-free house dust mites. IV. Cross antigenicity and allergenicity between the house dust mites, Dermatophagoides farinae and D. pteronyssinus. *J Allergy Clin Immunol.* 1987;79:467-476.

125. Tovey ER, Chapman MD, Platts-Mills TA. Mite faeces are a major source of house dust allergens. *Nature.* 1981;289:592-593.

126. Heymann PW, Chapman MD, Aalberse RC, *et al.* Antigenic and structural analysis of group II allergens (Der f II and Der p II) from house dust mites (*Dermatophagoides* spp). *J Allergy Clin Immunol.* 1989;83:1055-1067.

127. Keber MM, Gradisar H, Jerala R. MD-2 and Der p 2—a tale of two cousins or distant relatives? *J Endotoxin Res.* 2005;11:186-192.

128. Smith WA, Chua KY, Kuo MC, *et al.* Cloning and sequencing of the *Dermatophagoides pteronyssinus* group III allergen, Der p III. *Clin Exp Allergy.* 1994;24:220-228.

129. Stewart GA, Ward LD, Simpson RJ, *et al.* The group III allergen from the house dust mite *Dermatophagoides pteronyssinus* is a trypsin-like enzyme. *Immunology.* 1992;75:29-35.

130. Yasueda H, Mita H, Akiyama K, *et al.* Allergens from *Dermatophagoides* mites with chymotryptic activity. *Clin Exp Allergy.* 1993;23:384-390.

131. Kawamoto S, Mizuguchi Y, Morimoto K, *et al.* Cloning and expression of Der f 6, a serine protease allergen from the house dust mite, *Dermatophagoides farinae. Biochim Biophys Acta.* 1999;1454:201-207.

132. King C, Simpson RJ, Moritz RL, *et al.* The isolation and characterization of a novel collagenolytic serine protease allergen (Der p 9) from the dust mite *Dermatophagoides pteronyssinus. J Allergy Clin Immunol.* 1996;98:739-747.

133. Mills KL, Hart BJ, Lynch NR, *et al.* Molecular characterization of the group 4 house dust mite allergen from *Dermatophagoides pteronyssinus* and its amylase homologue from *Euroglyphus maynei. Int Arch Allergy Immunol.* 1999;120:100-107.

134. Lopata AL, O'Hehir RE, Lehrer SB. Shellfish allergy. *Clin Exp Allergy.* 2010;40:850-858.

135. Thomas WR. House dust mite allergens: new discoveries and relevance to the allergic patient. *Curr Allergy Asthma Rep.* 2016;16:69.

136. Kim YK, Lee MH, Jee YK, *et al.* Spider mite allergy in apple-cultivating farmers: European red mite (*Panonychus ulmi*) and two-spotted spider mite (*Tetranychus urticae*) may be important allergens in the development of work-related asthma and rhinitis symptoms. *J Allergy Clin Immunol.* 1999;104:1285-1292.

137. Kim YK, Son JW, Kim HY, *et al.* Citrus red mite (*Panonychus citri*) is the most common sensitizing allergen of asthma and rhinitis in citrus farmers. *Clin Exp Allergy.* 1999;29:1102-1109.

138. Bartholome K, Kissler W, Baer H, *et al.* Where does cat allergen 1 come from? *J Allergy Clin Immunol.* 1985;76:503-506.

139. Morgenstern JP, Griffith IJ, Brauer AW, *et al.* Amino acid sequence of Fel d 1, the major allergen of the domestic cat: protein sequence analysis and cDNA cloning. *Proc Natl Acad Sci U S A.* 1991;88:9690-9694.

140. Kaiser L, Gronlund H, Sandalova T, *et al.* The crystal structure of the major cat allergen Fel d 1, a member of the secretoglobin family. *J Biol Chem.* 2003;278:37730-37735.

141. Ichikawa K, Vailes LD, Pomes A, *et al.* Identification of a novel cat allergen—cystatin. *Int Arch Allergy Immunol.* 2001;124:55-56.

142. Ichikawa K, Vailes LD, Pomes A, *et al.* Molecular cloning, expression and modelling of cat allergen, cystatin (Fel d 3), a cysteine protease inhibitor. *Clin Exp Allergy.* 2001;31:1279-1286.

143. Smith W, Butler AJ, Hazell LA, *et al.* Fel d 4, a cat lipocalin allergen. *Clin Exp Allergy.* 2004;34:1732-1738.

144. Van MT Jr, Marsh DG, Adkinson NF Jr, *et al.* Dose of cat (*Felis domesticus*) allergen 1 (Fel d 1) that induces asthma. *J Allergy Clin Immunol.* 1986;78:62-75.

145. Wood RA, Chapman MD, Adkinson NF Jr, *et al.* The effect of cat removal on allergen content in household-dust samples. *J Allergy Clin Immunol.* 1989;83:730-734.

146. Avner DB, Perzanowski MS, Platts-Mills TA, *et al.* Evaluation of different techniques for washing cats: quantitation of allergen removed from the cat and the effect on airborne Fel d 1. *J Allergy Clin Immunol.* 1997;100:307-312.

147. Portnoy JM, Kennedy K, Sublett JL, *et al.* Environmental assessment and exposure control: a practice parameter—furry animals. *Ann Allergy Asthma Immunol.* 2012;108:223. e1-223.e15.

148. Konradsen JR, Fujisawa T, van Hage M, *et al.* Allergy to furry animals: new insights, diagnostic approaches, and challenges. *J Allergy Clin Immunol.* 2015;135(3):616-625.

149. Spitzauer S, Pandjaitan B, Soregi G, *et al.* IgE cross-reactivities against albumins in patients allergic to animals. *J Allergy Clin Immunol.* 1995;96:951-959.

150. Hilger C, Swiontek K, Arumugam K, *et al.* Identification of a new major dog allergen highly cross-reactive with Fel d 4 in a population of cat- and dog-sensitized patients. *J Allergy Clin Immunol.* 2012;129:1149-1151.

151. Nilsson OB, Binnmyr J, Zoltowska A, *et al.* Characterization of the dog lipocalin allergen Can f 6: the role in cross-reactivity with cat and horse. *Allergy.* 2012;67:751-757.

152. Moore BS, Hyde JS. Breed-specific dog hypersensitivity in humans. *J Allergy Clin Immunol.* 1980;66:198-203.

153. Lindgren S, Belin L, Dreborg S, *et al.* Breed-specific dog-dandruff allergens. *J Allergy Clin Immunol.* 1988; 82:196-204.

154. Gregoire C, Tavares GA, Lorenzo HK, *et al.* Crystallization and preliminary crystallographic analysis of the major horse allergen Equ c 1. *Acta Crystallogr D Biol Crystallogr.* 1999;55:880-882.

155. Bulone V, Krogstad-Johnsen T, Smestad-Paulsen B. Separation of horse dander allergen proteins by two-dimensional electrophoresis—molecular characterisation and identification of Equ c 2.0101 and Equ c 2.0102 as lipocalin proteins. *Eur J Biochem.* 1998;253:202-211.

156. Saarelainen S, Rytkonen-Nissinen M, Rouvinen J, *et al.* Animal-derived lipocalin allergens exhibit immunoglobulin E cross-reactivity. *Clin Exp Allergy.* 2008;38:374-381.

157. Phipatanakul W, Eggleston PA, Wright EC, et al. Mouse allergen. I. The prevalence of mouse allergen in inner-city homes. The National Cooperative Inner-City Asthma Study. J Allergy Clin Immunol. 2000;106:1070-1074.

158. Perry T, Matsui E, Merriman B, et al. The prevalence of rat allergen in inner-city homes and its relationship to sensitization and asthma morbidity. J Allergy Clin Immunol. 2003;112:346-352.

159. Konieczny A, Morgenstern JP, Bizinkauskas CB, et al. The major dog allergens, Can f 1 and Can f 2, are salivary lipocalin proteins: cloning and immunological characterization of the recombinant forms. Immunology. 1997;92:577-586.

160. Walls AF, Longbottom JL. Comparison of rat fur, urine, saliva, and other rat allergen extracts by skin testing, RAST, and RAST inhibition. J Allergy Clin Immunol. 1985;75:242-251.

161. Longbottom JL, Austwick PK. Allergy to rats: quantitative immunoelectrophoretic studies of rat dust as a source of inhalant allergen. J Allergy Clin Immunol. 1987;80:243-251.

162. Eggleston PA, Newill CA, Ansari AA, et al. Task-related variation in airborne concentrations of laboratory animal allergens: studies with Rat n I. J Allergy Clin Immunol. 1989;84:347-352.

163. Schweitzer IB, Smith E, Harrison DJ, et al. Reducing exposure to laboratory animal allergens. Comp Med. 2003;53:487-492.

164. Platts-Mills TA, Longbottom J, Edwards J, et al. Occupational asthma and rhinitis related to laboratory rats: serum IgG and IgE antibodies to the rat urinary allergen. J Allergy Clin Immunol. 1987;79:505-515.

165. Slovak AJ, Hill RN. Does atopy have any predictive value for laboratory animal allergy? A comparison of different concepts of atopy. Br J Ind Med. 1987;44:129-132.

166. Do DC, Zhao Y, Gao P. Cockroach allergen exposure and risk of asthma. Allergy. 2016;71:463-474.

167. Melen E, Pomes A, Vailes LD, et al. Molecular cloning of Per a 1 and definition of the cross-reactive Group 1 cockroach allergens. J Allergy Clin Immunol. 1999;103:859-864.

168. Gore JC, Schal C. Expression, production and excretion of Bla g 1, a major human allergen, in relation to food intake in the German cockroach, Blattella germanica. Med Vet Entomol. 2005;19:127-134.

169. Wunschmann S, Gustchina A, Chapman MD, et al. Cockroach allergen Bla g 2: an unusual aspartic proteinase. J Allergy Clin Immunol. 2005;116:140-145.

170. Zhang YC, Perzanowski MS, Chew GL. Sub-lethal exposure of cockroaches to boric acid pesticide contributes to increased Bla g 2 excretion. Allergy. 2005;60:965-968.

171. Wu CH, Wang NM, Lee MF, et al. Cloning of the American cockroach Cr-PII allergens: evidence for the existence of cross-reactive allergens between species. J Allergy Clin Immunol. 1998;101:832-840.

172. Arruda LK, Vailes LD, Platts-Mills TA, et al. Induction of IgE antibody responses by glutathione S-transferase from the German cockroach (Blattella germanica). J Biol Chem. 1997;272:20907-20912.

173. Santos AB, Chapman MD, Aalberse RC, et al. Cockroach allergens and asthma in Brazil: identification of tropomyosin as a major allergen with potential cross-reactivity with mite and shrimp allergens. J Allergy Clin Immunol. 1999;104:329-337.

174. Portnoy J, Chew GL, Phipatanakul W, et al. Environmental assessment and exposure reduction of cockroaches: a practice parameter. J Allergy Clin Immunol. 2013;132:802-808.e1-e25.

175. Wynn SR, Swanson MC, Reed CE, et al. Immunochemical quantitation, size distribution, and cross-reactivity of lepidoptera (moth) aeroallergens in southeastern Minnesota. J Allergy Clin Immunol. 1988;82:47-54.

176. Kino T, Oshima S. Allergy to insects in Japan. II. The reaginic sensitivity to silkworm moth in patients with bronchial asthma. J Allergy Clin Immunol. 1979;64:131-138.

177. Albright DD, Jordan-Wagner D, Napoli DC, et al. Multicolored Asian lady beetle hypersensitivity: a case series and allergist survey. Ann Allergy Asthma Immunol. 2006;97:521-527.

178. Smith TS, Hogan MB, Welch JE, et al. Modern prevalence of insect sensitization in rural asthma and allergic rhinitis patients. Allergy Asthma Proc. 2005;26:356-360.

179. Baur X, Dewair M, Fruhmann G, et al. Hypersensitivity to chironomids (non-biting midges): localization of the antigenic determinants within certain polypeptide sequences of hemoglobins (erythrocruorins) of Chironomus thummi thummi (Diptera). J Allergy Clin Immunol. 1982;69:66-76.

180. Mazur G, Baur X, Modrow S, et al. A common epitope on major allergens from non-biting midges (Chironomidae). Mol Immunol. 1988;25:1005-1010.

181. Bagenstose AH III, Mathews KP, Homburger HA, et al. Inhalant allergy due to crickets. J Allergy Clin Immunol. 1980;65:71-74.

182. Bernstein DI, Gallagher JS, Bernstein IL. Mealworm asthma: clinical and immunologic studies. J Allergy Clin Immunol. 1983;72:475-480.

183. Tee RD, Gordon DJ, Lacey J, et al. Occupational allergy to the common house fly (Musca domestica): use of immunologic response to identify atmospheric allergen. J Allergy Clin Immunol. 1985;76:826-831.

184. Schroeckenstein DC, Meier-Davis S, Graziano FM, et al. Occupational sensitivity to Alphitobius diaperinus (Panzer) (lesser mealworm). J Allergy Clin Immunol. 1988;82:1081-1088.

185. Srivastava D, Singh BP, Sudha VT, et al. Immunotherapy with mosquito (Culex quinquefasciatus) extract: a double-blind, placebo-controlled study. Ann Allergy Asthma Immunol. 2007;99(3):273-280.

186. Health effects of outdoor air pollution. Committee of the Environmental and Occupational Health Assembly of the American Thoracic Society. Am J Respir Crit Care Med. 1996;153:3-50.

187. Koenig JQ. Air pollution and asthma. J Allergy Clin Immunol. 1999;104:717-722.

188. D'Amato G, Bergmann KC, Cecchi L, et al. Climate change and air pollution: effects on pollen allergy and other allergic respiratory diseases. Allergo J Int. 2014;23:17-23.

189. Gauderman WJ, Avol E, Lurmann F, et al. Childhood asthma and exposure to traffic and nitrogen dioxide. Epidemiology. 2005;16:737-743.

190. Jorres R, Nowak D, Magnussen H. The effect of ozone exposure on allergen responsiveness in subjects with asthma or rhinitis. Am J Respir Crit Care Med. 1996;153:56-64.

191. Kehrl HR, Peden DB, Ball B, et al. Increased specific airway reactivity of persons with mild allergic asthma after 7.6 hours of exposure to 0.16 ppm ozone. J Allergy Clin Immunol. 1999;104:1198-1204.

192. David GL, Romieu I, Sienra-Monge JJ, et al. Nicotinamide adenine dinucleotide (phosphate) reduced:quinone

oxidoreductase and glutathione S-transferase M1 polymorphisms and childhood asthma. *Am J Respir Crit Care Med.* 2003;168:1199-1204.

193. Health effects of outdoor air pollution. Part 2. Committee of the Environmental and Occupational Health Assembly of the American Thoracic Society. *Am J Respir Crit Care Med.* 1996;153:477-498.

194. Casillas AM, Hiura T, Li N, *et al.* Enhancement of allergic inflammation by diesel exhaust particles: permissive role of reactive oxygen species. *Ann Allergy Asthma Immunol.* 1999;83:624-629.

195. Diaz-Sanchez D, Garcia MP, Wang M, *et al.* Nasal challenge with diesel exhaust particles can induce sensitization to a neoallergen in the human mucosa. *J Allergy Clin Immunol.* 1999;104:1183-1188.

196. Cai C, Xu J, Zhang M, *et al.* Prior SO$_2$ exposure promotes airway inflammation and subepithelial fibrosis following repeated ovalbumin challenge. *Clin Exp Allergy.* 2008;38:1680-1687.

197. Zheng XY, Ding H, Jiang Li-na, *et al.* Association between air pollutants and asthma emergency room visits and hospital admissions in time series studies: a systematic review and meta-analysis. *PLoS One.* 2015;10(9):e0138146.

198. Yang WH, Purchase EC, Rivington RN. Positive skin tests and Prausnitz-Kustner reactions in metabisulfite-sensitive subjects. *J Allergy Clin Immunol.* 1986;78:443-449.

199. Kim J, Han Y, Seo SC, *et al.* Association of carbon monoxide levels with allergic diseases in children. *Allergy Asthma Proc.* 2016;37(1):e1-e7.

200. Jude J, Koziol-White C, Scala J, *et al.* Formaldehyde induces rho-associated kinase activity to evoke airway hyperresponsiveness. *Am J Resp Cell Mol Biol.* 2016;55(4):542-553.

201. Norback D. An update on sick building syndrome. *Curr Opin Allergy Clin Immunol.* 2009;9(1):55-59.

CAPÍTULO 7

Prevalencia del polen en el aire de Estados Unidos

ESTELLE LEVETIN

La espectacular aparición estacional del polen en el aire y los síntomas resultantes son sucesos familiares para ambos, los médicos y los individuos que desconocen. Por el conocimiento de dónde y cuándo ocurren los síntomas cada año, el alergólogo informado puede abordar las posibles causas con alguna confianza. Por lo tanto, contar con los patrones de la prevalencia del polen confiere una ventaja importante para proveer cuidados a los pacientes con base en la información.

Desafortunadamente, la información confiable de la prevalencia del polen en el aire en Estados Unidos es aún incompleta. El National Allergy Bureau (NAB) de la American Academy of Allergy, Asthma, and Immunology corresponde a una red de 85 estaciones de toma de especímenes volumétricos acreditadas en Estados Unidos y Canadá, que provee datos acerca de la concentración de pólenes, fácilmente disponibles en internet (pollen.aaaai.org). Las estaciones no están distribuidas de manera uniforme y muchos estados, en especial en el oeste de Estados Unidos, carecen de una, y otros cuentan con solo una aislada, de informe. Además, en algunas agencias sanitarias públicas urbanas o de condados, de forma sistemática se hacen tomas de especímenes de aire y se ponen los datos a la disposición del público, en tanto algunos médicos no afiliados a la NAB también cuentan con estaciones de toma de especímenes de polen. Fuera de esto, la información confiable sobre la prevalencia del polen en el aire es limitada.

Un alergólogo que se muda a una región desconocida necesita obtener, o con mayor frecuencia generar, la información en la que debe confiar, pues la disponible no siempre es fácil de interpretar y quizá refleje la "sabiduría convencional" (y práctica), o encuestas respecto de pruebas cutáneas, más bien que datos de toma de especímenes del aire. Incluso cuando se dispone de datos de aerobiología, el análisis estándar al microscopio de los especímenes de aire puede señalar solo el género o la familia de una planta respecto de la mayoría de los tipos de polen, por ejemplo, de roble y gramíneas.

En este sentido, se requieren análisis moleculares o inmunológicos para la identificación, en el ámbito de especies, en los especímenes de aire, y no se hacen de manera sistemática (1-4). Además, los bioaerosoles más pequeños que los granos íntegros pueden portar alérgenos del polen y es evidente su potencial de traslado, sin detección al microscopio (5, 6), que a menudo lleva a la determinación de las especies fuente hacia las encuestas del campo publicadas, que tal vez no se actualicen de manera sistemática; considerando esto, son inevitables las brechas en las especies enlistadas en este capítulo. Los botánicos y ecólogos de plantas locales, a menudo pueden constituir una fuente valiosa para la obtención de información sobre la vegetación de una región (7). Actualmente se dispone de datos adicionales respecto de la distribución de plantas en varios sitios de internet, incluyendo The Biota of North America Program; North American Vascular Flora (flora vascular del norte de Estados Unidos) (www.bonap.org), y la base de datos del United States Department of Agriculture Plants (plants. usda.gov); se trata de bases de datos que ambas proveen, con mapas de distribución de plantas en el ámbito de los condados y el estatal, susceptibles de búsqueda. Si bien se provee información sobre la distribución de plantas naturales, esos sitios carecen de información sobre su importancia alergénica.

Gran parte del atractivo de los panoramas de Estados Unidos surge de su diversidad climática y florística, que provee retos inherentes para el alergólogo, en especial debido a que la proliferación de las plantas y el uso de la tierra rara vez se relacionan con los límites estatales. Incluso los grupos regionales, como se menciona aquí, deben estar calificados para las notorias diferencias climáticas locales que surgen de los efectos de rangos de montaña, cuerpos de agua en contra del viento u otras características geográficas, que pudiesen influir en la distribución de las plantas.

Aunque los datos de pólenes publicados antes, con frecuencia se tratan como una descripción no cambiante de la aerobiología local, hay poco para justificar tal optimismo. Las plantas y cosechas locales, como las de remolacha de azúcar, pacanas o aceitunas, pueden desplazar a las poblaciones de plantas naturales (8). Además, se sabe que el transporte por largas distancias conduce polen hacia regiones donde no proliferan las especies, o lo introducen antes de que las de poblaciones locales hayan empezado a descamar el propio. El transporte a larga distancia se ha documentado bien y tal vez sea más frecuente o extenso de lo que se sospechaba. Además, se ha estudiado ampliamente el transporte de polen del cedro de montaña (*Juniperus ashei*) del centro de Texas al sur de Oklahoma, hasta Tulsa, y otras regiones (9-11). De hecho, también se ha documentado el transporte de este polen hasta Ontario, Canadá (12, 13). Otros ejemplos bien conocidos del transporte a gran distancia incluyen el del polen de especies de ambrosia en Europa central y del este (14, 15) y el transporte preestacional del polen del abedul, del género *Betula* en el norte de Europa (16).

Las prácticas de uso de la tierra pueden modificar los patrones de la exposición al polen de manera indirecta, así como por la provisión directa de especies fuente. Las especies de *ambrosia*, por ejemplo, colonizan de manera selectiva campos cultivados, zonas afectadas y los bordes de los caminos. No es desusado encontrar proliferación de *ambrosia* en los bordes del camino, en especial en aquellos que se salan en el invierno, y se cubren de vegetación en el siguiente verano (17, 18).

Los cambios en la prevalencia del polen durante varias décadas se han atribuido a muchos factores, como la plantación extensa de árboles de diversas especies alergénicas en la calle (8, 19), la reforestación (planeada o como suceso natural) y la extensión del rango por especies oportunistas, por ejemplo, artemisa en los estados del noreste (20) y la sabina colorada o enebro de Virginia en los llanos centrales (21). El último de estos efectos merece especial atención en un contexto de cambio climático.

La influencia del cambio climático sobre los alérgenos ambientales y las enfermedades alérgicas ha sido el tema de numerosos estudios y revisiones (22-25). Las temperaturas más altas han llevado a cambios de la distribución de muchas especies en las décadas recientes, que pudiesen desplazarse de latitud o altitud, con algunas que muestran contracción del rango y otras su expansión (22, 26). Las temperaturas invernales menos frías en muchas regiones han dado como resultado una tendencia a la aparición anual más temprana de muchos tipos de polen arbóreo primaveral en regiones del norte de Estados Unidos y Europa (22-24, 27). También ha habido la tendencia a una temporada más prolongada del polen de ambrosia en el otoño en las regiones del norte de Estados Unidos y Canadá (28). La investigación mostró además que muchas especies, incluidas las de los géneros *Ambrosia* (29-31), *Artemisa* (32), *Betula* (33) y *Phleum* (34) aumentaron su crecimiento, producción de biomasa, floración o producción de polen, bajo condiciones experimentales de dióxido de carbono elevado.

Están bien descritas las similitudes y la reactividad cruzada entre los alérgenos del polen de algunos taxones relacionados, y tienen un impacto obvio en el cuidado de los pacientes. Los esfuerzos por dar prioridad al impacto clínico de los tipos de polen también reflejan un imperativo económico creciente por evitar la "duplicación" entre los alérgenos empleados para el diagnóstico y tratamiento. Las guías para la inmunoterapia han reflejado estas preocupaciones en la búsqueda de conjuntos de alérgenos mínimamente adecuados (35, 36). Las betuláceas (familia del abedul) ofrecen tal vez el mejor ejemplo documentado de componentes del polen compartidos entre géneros, con los principales alérgenos de las especies prominentes de abedul, aliso, avellano, esencialmente equivalentes desde el punto de vista inmunoquímico (37). Asimismo, se puede encontrar otra fuente importante de reactividad cruzada en las Cupresáceas (familia del ciprés), junto con los alérgenos del polen de cedro, sabina y ciprés (38). En el capítulo anterior (39), se puede encontrar información adicional de alérgenos con reactividad cruzada así como en revisiones recientes (40-42). Sin embargo, puesto que las emisiones de polen de taxones relacionados a menudo son indistinguibles al microscopio, las encuestas de campo y los patrones conocidos del contenido de alérgenos aún siguen siendo claves para elegir los materiales de uso clínico.

A pesar de las reservas antes mencionadas, en este capítulo se pretende incluir fuentes clínicamente significativas de polen en el aire. En la tabla 7-1 se enlistan los géneros arbóreos y de malezas de máxima frecuencia como causa de la fiebre del heno en Estados Unidos, junto con sus nombres comunes; en las tablas 7-2 a 7-9 se presentan las plantas con una base actualizada, junto con sus periodos aproximados de prevalencia máxima del polen. Cuando se pretende la referencia a dos o más especies de un solo género, se utiliza spp. después del nombre genérico; sp. designa a una especie incierta de un género establecido. También se señala la importancia relativa por una escala de tres niveles: + + +, por lo general muy importante; + +, de importancia secundaria; +, meritoria de consideración ocasional o local. Finalmente, las direcciones cardinales, abreviadas N, S, E, O y la sigla L (para las recurrencias locales) no deben constituir problema alguno. Las fuentes principales de polen aéreo para cada estado o grupo se enlistan en el orden: árboles, gramíneas, malezas (p. ej., de hoja ancha, no maderables o "forbes"). Dentro de cada una de estas categorías se enlistan las plantas por meses de prevalencia del polen.

TABLA 7-1 PRINCIPALES FUENTES DE TRANSPORTE AÉREO DE POLEN ARBÓREO Y DE MALEZAS Y SUS NOMBRES GENÉRICOS (LATÍN)

NOMBRE COMÚN	GÉNERO LATINO	NOMBRE COMÚN	GÉNERO LATINO
Aliso	Alnus	Mezquite	Prosopis
Amaranto	Amaranthus	Enebro, cedro de montaña	Juniperus
Fresno	Fraxinus	Artemisa	Artemisia
Álamo	Populus	Mora	Morus
Haya	Fagus	Roble	Quercus
Abedul	Betula	Pacana	Carya
Nogal blanco americano	Juglans	Cenizo	Amaranthus
Álamo temblón	Populus	Llantén menor	Plantago
Castellano	Rumex	Ambrosia	Ambrosia
Olmo	Ulmus	Sabina colorada	Juniperus
Almez americano	Celtis	Salvia	Artemisia
Pacana	Carya	Acedera	Rumex
Enebro	Juniperus	Liquidámbar	Liquidambar
Cenizo	Chenopodium	Sicómoro	Platanus
Arce	Acer	Nuez	Juglans
Iva	Iva	Sauce	Salix

TABLA 7-2 PRINCIPALES FUENTES DE POLEN DE TRANSPORTE AÉREO EN EL NORESTE

NORESTE[a]			
Connecticut y Nueva York			
Delaware y Nueva Jersey			
Massachusetts y Rhode Island			
Pensilvania, Maryland, Distrito de Columbia y Virginia Oeste			
Maine, Nueva Hampshire y Vermont			
TIPO DE POLEN	GÉNERO Y ESPECIE	IMPACTO	PREVALENCIA
Connecticut y Nueva York			
Árboles			
Enebro, tejo	Juniperus spp., Taxus spp.	+	Marzo-abril
Aliso	Alnus spp.	+(L)	Marzo-abril
Olmo, americano	Ulmus americana	++	Abril
Abedul, gris, rojo, etc.	Betula spp.	+	Abril
Álamo negro	Populus deltoides	++	Abril
Arce, azucarero, rojo	Acer saccharum, A. rubrum	+	Abril-mayo
Fresno, blanco	Fraxinus americana	+	Abril-mayo
Roble, blanco, rojo	Quercus alba, Q. rubra	+++	Abril-mayo
Hicoria ovada	Carya ovata, Carya spp.	+	Mayo
Haya	Fagus grandifolia	++(L)	Mayo
Almez americano (SE)	Celtis occidentalis	+(L)	Mayo-junio
Mora, roja, negra (L)	Morus rubrum, M. nigra	+	Mayo

TABLA 7-2 PRINCIPALES FUENTES DE POLEN DE TRANSPORTE AÉREO EN EL NORESTE (*CONTINUACIÓN*)

TIPO DE POLEN	GÉNERO Y ESPECIE	IMPACTO	PREVALENCIA
Gramíneas			
Poa de los prados	*Poa pratensis*	+++	Mayo-julio
Pasto ovillo	*Dactylis glomerata*	+++	Mayo-julio
Hierba timotea	*Phleum pratense*	+++	Junio-julio
Poa de los bosques	*Agrostis alba*	+	Mayo-julio
Poáceas	*Lolium* spp.	+	Junio-julio
Grama de olor	*Anthoxanthum odoratum*	++	Mayo julio
Malezas			
Acederilla; acederas	*Rumex acetosella, Rumex* spp.	+	Mayo-junio
Ambrosia, corta	*Ambrosia artemisiifolia*	+++	Agosto-septiembre
Ambrosia, gigante	*Ambrosia trifida*	+	Agosto-septiembre
Llantén menor	*Plantago lanceolata*	+	Junio-septiembre
Cenizo	*Chenopodium album*	+	Agosto-septiembre
Baleo, amaranto	*Amaranthus* spp.	+	Agosto-septiembre
Artemisa	*Artemisia vulgaris*	+(L)	Agosto-septiembre

Comptonia (*Myrica asplenifolia*) y arrayán brabántico (*M. caroliniana*), de suelos arenosos, son factores locales leves en la polinosis.

Delaware y Nueva Jersey

Árboles			
Sabina colorada o enebro de Virginia	*Juniperus virginiana*	+	Marzo-abril
Aliso	*Alnus* spp.	+(L)	Marzo-abril
Olmo, americano	*Ulmus americana*	++	Abril
Abedul, gris, rojo, etc.	*Betula alba, B. nigra, Betula* spp.	+	Abril
Álamo negro	*Populus deltoides*	+	Abril
Arce rojo	*Acer rubrum*	+	Abril
Fresno, blanco	*Fraxinus americana*	++	Abril-mayo
Sicómoro, del este, híbridos	*Platanus* spp.	+	Abril-mayo
Roble, blanco, rojo, etc.	*Quercus* spp.	+++	Abril-mayo
Haya	*Fagus grandifolia*	+(N)	Mayo
Nogal negro americano	*Juglans nigra*	+(L)	Mayo
Hicoria ovada	*Carya* spp.	+	Mayo
Liquidámbar	*Liquidamber styraciflua*	+(S)	Mayo
Mora	*Morus* spp.	+(L)	Mayo

Gramíneas

De manera importante similares a Connecticut y Nueva York. Además la gramínea, grama común, se presenta en zonas más al sur. Otras, incluyendo festucas (*Festuca elatior, Festuca* spp.), son fuentes marginales, locales; heno blanco (*Holcus lanatus*), sorgo de Alepo (*Sorghum halepense*), y otros pueden causar síntomas locales.

Malezas

Muy similares a Connecticut y Nueva York. Además, la acedera (*Rumex crispus*) pueden contribuir en junio, pero la artemisa es menos prominente.

(*continúa*)

TABLA 7-2 PRINCIPALES FUENTES DE POLEN DE TRANSPORTE AÉREO EN EL NORESTE (*CONTINUACIÓN*)

TIPO DE POLEN	GÉNERO Y ESPECIE	IMPACTO	PREVALENCIA
Massachusetts y Rhode Island			
Árboles			
Sabina colorada o enebro de Virginia	*Juniperus virginiana*	+	Marzo-abril
Olmo, Americano	*Ulmus americana*	+	Abril
Álamos, temblón(es)	*Populus* spp.	+	Abril
Sauce, negro	*Salix nigra*	+	Abril-junio
Fresno blanco	*Fraxinus americana*	+	Abril-mayo
Abedul, amarillo, papirífero	*Betula alleghaniensis, B. papyrifera*	+++	Abril-mayo
Abedul, gris	*Betula populifolia*	+	Abril-mayo
Arce azucarero	*Acer saccharum*	++	Abril-mayo
Roble, blanco, rojo	*Quercus alba, Q. rubra*	+++	Mayo
Haya	*Fagus grandifolia*	+	Mayo
Mora, roja, negra (L)	*Morus rubra, M. nigra*	+(L)	Mayo
Abeto oriental o Tsuga del Canadá	*Tsuga canadensis*	+(W)	Mayo
Gramíneas			
Muy similar a Connecticut y Nueva York.			
Malezas			
Muy similar a Connecticut y Nueva York. Se encuentra artemisa (*Artemisia vulgaris*) cada vez más a menudo en el este y amerita preocupación clínica.			
Pensilvania, Maryland, Distrito de Columbia y Virginia Occidental			
Árboles			
Olmo, americano	*Ulmus americana*	+	Marzo-abril
Abedul, amarillo	*Betula alleghaniensis*	++	Abril
Arce, rojo	*Acer rubrum*	+	Abril
Álamo negro, temblón	*Populus* spp.	+	Abril
Fresno blanco	*Fraxinus americana*	++	Abril
Sicómoro	*Platanus* spp.	+	Abril-mayo
Roble, blanco, rojo, etc.	*Quercus* spp.	+++	Abril-mayo
Hicoria ovada	*Carya* spp.	+	Abril-mayo
Nogales	*Juglans* spp.	+(L)	Abril-mayo
Liquidámbar	*Liquidamber styraciflua*	+	Abril-mayo
Mora, roja, negra (L)	*Morus rubra, M. nigra*	+	Mayo
Gramíneas			
Espiguilla de junio (azul), pasto ovillo, hierba timotea y ballico producen abundante polen a fines de mayo y julio. La grama común aparece también en Maryland, el distrito de Columbia y Virginia Occidental.			
Malezas			
Muy similar a Connecticut y Nueva York.			
Maine, Nueva Hampshire y Vermont			
Árboles			
Olmo, americano	*Ulmus americana*	+	Abril
Fresno blanco	*Fraxinus americana*	+	Mayo

TABLA 7-2 PRINCIPALES FUENTES DE POLEN DE TRANSPORTE AÉREO EN EL NORESTE (*CONTINUACIÓN*)

TIPO DE POLEN	GÉNERO Y ESPECIE	IMPACTO	PREVALENCIA
Abedul, amarillo, papirífero, etc.	*Betula lutea, B. papyrifera, Betula* spp.	++	Abril-mayo
Álamos temblón, americano de hoja dentada, negro, bálsamo	*Populus tremuloides, P. grandidentata, P. deltoides, P. balsamifera (N)*	++	Abril-mayo
Roble, rojo, blanco	*Quercus rubra, Q. alba*	++	Mayo
Arce azucarero	*Acer saccharum*	++	Mayo
Haya	*Fagus grandifolia*	+	Mayo
Hicoria ovada	*Carya* spp.	+(S)	Mayo
Gramíneas			
Muy similar a Connecticut y Nueva York; hacia el norte se acorta el periodo de mayo-julio.			
Malezas			
Acedera común; vinagrarera	*Rumex* spp.	+	Mayo-junio
Ambrosia, corta	*Ambrosia artemisiifolia*	+++	Agosto-septiembre
Cenizo	*Chenopodium album*	+	Julio-septiembre
Acederón	*Amaranthys retroflexus*	+	Julio-septiembre
Llantén menor	*Plantago lanceolata*	+	Junio-agosto
Artemisa	*Artemisia vulgaris*	+(SE)	Agosto

[a] Como la región más ampliamente colonizada por europeos, el paradigma de una temporada de polen arbóreo héctico breve en primavera, polen de gramíneas de fines de mayo a julio y la arremetida de ambrosia, ya avanzado el verano, se origina aquí. A pesar de su tamaño, las regiones metropolitanas reciben polen abundante de fuentes aéreas y, en ocasiones, por el plantado urbano, de fresno, roble, sicómoro y otros árboles. Los refugios tradicionales para la exposición a ambrosia en los estados del norte ofrecen hoy protección mínima, cuando mucho. Las especies de gramíneas de césped inglés relacionadas con el norte predominan, donde la grama común ocurre solo en niveles más al sur.

TABLA 7-3 PRINCIPALES FUENTES DE POLEN AÉREO EN EL SURESTE

SURESTE[a]			
Kentucky y Tennessee			
Carolina del Norte y Virginia			
Georgia, Carolina del Sur, Alabama y Mississippi			
Arkansas y Luisiana			
Florida			
TIPO DE POLEN	GÉNERO Y ESPECIE	IMPACTO	PREVALENCIA
Kentucky y Tennessee			
Árboles			
Olmo, americano, rojo, etc.	*Ulmus americana, U. rubra, Ulmus* spp.	+	Febrero-marzo
Sabina colorada o enebro de Virginia	*Juniperus virginiana*	+(W)	Febrero-marzo
Fresno blanco, verde	*Fraxinus americana, F. pennsylvanica*	++	Marzo-mayo
Arce rojo	*Acer rubrum*	+	Febrero-marzo
Roble, rojo, blanco, otros	*Quercus* spp.	+++	Marzo-abril
Carpe, americano	*Carpinus caroliniana*	+(L)	Marzo-abril
Abedul, dulce americano, amarillo	*Betula lenta, B. alleghaniensis*	+(L)	Marzo-abril

(continúa)

TABLA 7-3 PRINCIPALES FUENTES DE POLEN AÉREO EN EL SURESTE (*CONTINUACIÓN*)

TIPO DE POLEN	GÉNERO Y ESPECIE	IMPACTO	PREVALENCIA
Liquidámbar	*Liquidamber styraciflua*	+	Abril
Álamo negro	*Populus deltoides*	++	Marzo-abril
Hicoria ovada, pacana	*Carya* spp.	+++	Abril-mayo
Sicómoro	*Platanus occidentalis*	+	Abril-mayo
Mora, roja	*Morus rubra*	+	Abril-mayo
Nogales	*Juglans* spp.	+	Abril-mayo
Gramíneas			
Poa de los prados	*Poa pratensis*	+++	Abril-septiembre
Hierba timotea	*Phleum pratense*	+++	Mayo-julio
Pasto ovillo	*Dactyis glomerata*	++	Mayo-junio
Grama común	*Cynodon dactylon*	+++	Mayo-septiembre
Poa de los bosques	*Agrostis alba*	+	Mayo-julio
Sorgo de Alepo	*Sorghum halepense*	+	Junio-septiembre
Malezas			
Acedera común; vinagrarera	*Rumex* spp.	+	Abril-junio
Llantén menor	*Plantago lanceolata*	+	Mayo-agosto
Baleo, amaranto	*Amaranthus* spp.	+	Julio-septiembre
Albahaca larga o caviar de montaña	*Kochia scoparia*	+	Julio-septiembre
Ambrosia, corta, gigante	*Ambrosia artemisiifolia, A. trifida*	+++	Agosto-septiembre
Zumaza gigante	*Iva xanthifolia*	+(W)	Agosto-septiembre
Carolina del Norte y Virginia			
Árboles			
Aliso, avellano	*Alnus serrulata*	+	Febrero-marzo
Olmo, americano, rojo	*Ulmus americana, U. rubra*	+	Febrero-abril
Arce, rojo	*Acer rubrum*	++	Febrero-abril
Fresno blanco, verde	*Fraxinus americana, F. pennsylvanica*	+	Febrero-abril
Roble, rojo, blanco, live[b]	*Quercus* spp.	+++	Marzo-mayo
Sicómoro	*Platanus occidentalis*	+	Abril-mayo
Hicoria ovada, pacana	*Carya* spp.	+++	Abril-mayo
Sauce, negro, etc.	*Salix nigra, Salix* spp.	+	Abril-mayo
Liquidámbar	*Liquidamber styraciflua*	+	Abril-mayo
Almez americano	*Celtis laevigata*	+(S)	Abril-mayo
Arrayán	*Myrica* spp.	+(L)	Abril-mayo
Gramíneas			
Muy similares a Kentucky y Tennessee, si bien grama común es cada vez más dominante.			
Malezas			
Muy similares a Kentucky y Tennessee			

TABLA 7-3 PRINCIPALES FUENTES DE POLEN AÉREO EN EL SURESTE (*CONTINUACIÓN*)

TIPO DE POLEN	GÉNERO Y ESPECIE	IMPACTO	PREVALENCIA
Georgia, Carolina del Sur, Alabama y Mississippi			
Árboles			
Sabina colorada o enebro de Virginia	*Juniperus virginiana*	+	Junio-febrero
Álamo negro	*Populus deltoides*	+	Febrero-marzo
Olmo, americano, rojo	*Ulmus americana, U. rubra*	+	Febrero-marzo
Arce, rojo	*Acer rubrum*	+++	Marzo-abril
Abedul, negro	*Betula nigra*	+	Marzo-abril
Mora	*Morus* spp.	+	Marzo-abril
Fresno, verde, blanco, etc.	*Fraxinus* spp.	+	Abril
Roble, rojo, blanco, live[b]	*Quercus* spp.	+++	Febrero-marzo
Hicoria ovada, pacana	*Carya* spp.	+++	Abril-mayo
Liquidámbar	*Liquidamber styraciflua*	+	Marzo-abril
Arrayán	*Myrica* spp.	+(E)	Abril-mayo
Almez americano	*Celtis laevigata*	++(L)	Abril-mayo
Gramíneas			
Grama común	*Cynodon dactylon*	+++	Mayo-octubre
Poa de los prados (azul)	*Poa pratensis*	++	Abril-julio
Sorgo de Alepo	*Sorghum halepense*	++	Mayo-octubre
Ballico	*Lolium* spp.	+	Mayo-julio
Malezas			
Acedera común; vinagrera	*Rumex* spp.	+(N)	Abril-junio
Ambrosia, corta, gigante	*Ambrosia artemisiifolia, A. trifida*	+++	Agosto-octubre
Baleo, amaranto	*Amaranthus* spp.	+	Mayo-septiembre
Llantén menor	*Plantago lanceolata*	+	Abril-octubre
Ortiga	*Urtica* spp.	+	Julio-octubre
Ambrosia falsa, agreste	*Iva ciliata*	+(W)	Julio-octubre
Arkansas y Louisiana			
Árboles			
Enebro, cedro	*Juniperus* spp.	+++	Diciembre-marzo
Olmo	*Ulmus* spp.	+	Junio-marzo
Almez del Mississippi o palo blanco	*Celtis laevigata*	++	Marzo-mayo
Roble, blanco, rojo	*Quercus* spp.	+++	Marzo-abril
Encina del sur[b]	*Quercus virginiana*	++(S)	Marzo-abril
Mora, roja	*Morus rubra*	+	Marzo-abril
Hicoria ovada, pacana	*Carya* spp.	+++	Abril-mayo
Abedul negro	*Betula nigra*	+	Marzo-abril
Liquidámbar	*Liquidamber styraciflua*	+	Abril-mayo
Gramíneas			
Grama común	*Cynodon dactylon*	+++	Abril-noviembre
Espiguilla de junio (azul)	*Poa* spp.	++	Abril-noviembre

(continúa)

TABLA 7-3 PRINCIPALES FUENTES DE POLEN AÉREO EN EL SURESTE (*CONTINUACIÓN*)

TIPO DE POLEN	GÉNERO Y ESPECIE	IMPACTO	PREVALENCIA
Sorgo de Alepo	*Sorghum halepense*	+	Abril-noviembre
Ballico	*Lolium* spp.	+	Mayo-noviembre
Malezas			
Ambrosia, gigante, corta	*Ambrosia trifida, A. artemisiifolia*	+++	Agosto-octubre
Ambrosia falsa, agreste	*Iva ciliata*	+++	Agosto-octubre
Amaranto rugoso	*Acnida tamarascina*	++	Julio-septiembre
Barrilla	*Salsola pestifer*	+	Junio-septiembre
Baleo, amaranto	*Amaranthus* spp.	+	Junio-septiembre
Florida[c]			
Árboles			
Aliso	*Alnus serrulata*	+(N)	Diciembre-febrero
Olmo, americano, etc.	*Ulmus americana, Ulmus* spp.	+(N)	Enero-marzo
Arce, rojo	*Acer rubrum*	+(N)	Enero-marzo
Enebro, cedro	*Juniperus* spp.	++	Enero-marzo
Ciprés calvo	*Taxodium distichum*	+++	Enero–abril
Arce negundo	*Acer negundo*	++(N)	Febrero-marzo
Liquidámbar	*Liquidamber styraciflua*	+(L)	Febrero-marzo
Roble, rojo (N), live, laurel	*Quercus rubra, Q. virginiana, Q. laurifolia*	++	Febrero-marzo
Roble, de los postes (N), rojo del sur	*Quercus stellata, Q. falcata*	+++	Febrero-abril
Pino australiano	*Casuarina* spp.	+++	Febrero-abril/ Octubre-diciembre
Mora, roja, blanca	*Morus* spp.	++(L)	Marzo-abril
Hicoria ovada, pacana	*Carya* spp.	++(N)	Marzo-abril
Palmas, sabal, datilera, canaria	Palmaceae	+(L)	Marzo-septiembre
Gramíneas			
Grama común	*Cynodon dactylon*	+++	Marzo-noviembre
Sorgo de Alepo	*Sorghum halepense*	+	Abril-agosto
Pasto bahía	*Paspalum notatum*	+	Abril-octubre
Espiguilla de junio (azul)	*Poa* spp.	+	Abril-agosto
Malezas			
Ortigas	*Urtica* spp.	++	Enero-julio
Baleo; amaranto	*Amaranthus* spp.	+	Marzo-noviembre
Acedera común; vinagrarera	*Rumex* spp.	+	Mayo-agosto
Ambrosia, corta, gigante (N)	*Ambrosia artemisiifolia, A. trifida*	++	Mayo-noviembre
Romerillo (arbusto)	*Baccharis* spp.	+(E)	Julio-septiembre

[a] Las temperaturas promedio más altas proveen una temporada de proliferación prolongada, con aparición temprana de los pólenes arbóreos comunes. En ciertas regiones se presenta algo de polen aéreo de gramíneas en todos los meses; la grama común es la fuente principal. En el sur y el este, especialmente, contribuyen múltiples robles, incluyendo varias especies siempre verdes, por ejemplo, sauce y laurel, de altitudes menores. Regiones vastas de pinos de hoja larga, de hoja corta y taeda, producen copiosamente, si bien los efectos humanos siguen siendo inciertos. En el sureste, la importada morera del papel (*Broussonetia papyrifera*) tiene importancia local.
[b] Se usa live (vivo) aquí, como subrogado de varios robles, siempre verdes, incluyendo laurel y sauce.
[c] La península de Florida se extiende casi 900 km hacia mares tibios y sostiene una flora subtropical en su punta. En otros sitios las especies con polinización aérea simulan las de Georgia y Alabama, incluso con formaciones mayores de pinos en el suelo arenoso. Unos cuantos tipos introducidos (p. ej., casuarina, eucaliptos, palmas) merecen al menos la preocupación local y pueden reconocerse como significativos.

TABLA 7-4 PRINCIPALES FUENTES DE POLEN AÉREO EN EL MEDIO OESTE

MEDIO OESTE[a]

| Illinois e Indiana |
| Ohio y Michigan |
| Iowa y Missouri |
| Minnesota y Wisconsin |

TIPO DE POLEN	GÉNERO Y ESPECIE	IMPACTO	PREVALENCIA
Illinois e Indiana			
Árboles			
Sabina colorada o enebro de Virginia	*Juniperus virginiana*	+	Febrero-abril
Olmo, americano, rojo, etc.	*Ulmus americana, U. rubra, Ulmus* spp.	++	Febrero-abril
Álamo negro	*Populus deltoides*	+	Marzo-abril
Arce negundo	*Acer negundo*	++	Marzo-abril
Fresno, verde, blanco, etc.	*Fraxinus* spp.	++	Abril-mayo
Roble, rojo, blanco, bur	*Quercus rubra, Q. alba, Q. macrocarpa*	+++	Abril-mayo
Hicoria ovada, pacana	*Carya* spp.	++(SW)	Abril-mayo
Mora, roja	*Morus rubra*	++(L)	Abril-mayo
Abedul, negro, etc.	*Betula* spp.	+	Abril-mayo
Nogal, negro	*Juglans nigra*	+	Abril-mayo
Sicómoro	*Platanus* spp.	+(SL)	Abril-mayo
Gramíneas			
Espiguilla de junio (azul)	*Poa* spp.	+++	Abril-julio
Pasto ovillo	*Dactylis glomerata*	+++	Mayo-julio
Hierba timotea	*Phleum pratense*	++	Mayo-julio
Poa de los bosques	*Agrostis alba*	+	Mayo-julio
Grama común	*Cynodon dactylon*	+++(S)	Mayo-agosto
Sorgo de Alepo	*Sorghum halepense*	+(S)	Mayo-agosto
Ballico	*Lolium* spp.	+	Mayo-agosto
Malezas			
Ambrosia, corta, gigante	*Ambrosia* spp.	+++	Agosto-septiembre
Zumaza gigante	*Iva xanthifolia*	++(S)	Agosto-septiembre
Albahaca larga o caviar de montaña[b]	*Kochia scoparia*	++	Julio-octubre
Barrilla[b]	*Salsola pestifer*	+++	Julio-octubre
Llantén menor	*Plantago lanceolata*	+	Mayo-octubre
Baleo, amaranto	*Amaranthus* spp.	+	Julio-octubre
Ohio y Michigan			
Árboles			
Sabina colorada o enebro de Virginia	*Juniperus virginiana*	+	Febrero-marzo
Olmo, americano, etc.	*Ulmus americana, Ulmus* spp.	++	Marzo-abril
Álamo negro, temblón (N)	*Populus* spp.	+	Marzo-abril
Arce negundo	*Acer negundo*	+++	Abril-mayo
Abedul, negro, gris, etc.	*Betula* spp.	+	Abril-mayo

(continúa)

TABLA 7-4 PRINCIPALES FUENTES DE POLEN AÉREO EN EL MEDIO OESTE (*CONTINUACIÓN*)

TIPO DE POLEN	GÉNERO Y ESPECIE	IMPACTO	PREVALENCIA
Fresno, verde, blanco, etc.	*Fraxinus* spp.	+++	Abril-mayo
Roble, rojo, blanco, bur, etc.	*Quercus* spp.	++	Abril-mayo
Hicoria ovada	*Carya* spp.	+	Abril-mayo
Sicómoro	*Platanus* spp.	+(L)	Abril-mayo
Nogales	*Juglans* spp.	+	Abril-mayo
Mora, roja	*Morus rubra*	+++(L)	Abril-mayo
Gramíneas			
Pasto ovillo	*Dactylis glomerata*	+++	Mayo-junio
Poa de los prados (azul)	*Poa pratensis*	+++	Mayo-junio
Hierba timotea	*Phleum pratense*	+++	Junio-julio
Poa de los bosques	*Agrostis alba*	+	Mayo-junio
Grama común	*Cynodon dactylon*	+++(S)	Mayo-julio
Sorgo de Alepo	*Sorghum halepense*	+(S)	Mayo-julio
Ballico	*Lolium* spp.	+	Junio-julio
Malezas[c]			
Llantén menor	*Plantago lanceolata*	+	Mayo-septiembre
Ambrosia, corta, gigante	*Ambrosia artemisiifolia, A. trifida*	+++	Agosto-septiembre
Albahaca larga o caviar de montaña[b]	*Kochia scoparia*	++(L)	Agosto-septiembre
Baleo, amaranto	*Amaranthus* spp.	+	Agosto-septiembre
Iowa y Missouri			
Árboles			
Sabina colorada o enebro de Virginia	*Juniperus virginiana*	+	Febrero-abril
Olmo, americano, rojo, etc.	*Ulmus* spp.	++	Febrero-abril
Roble, rojo, blanco, bur, etc.	*Quercus* spp.	+++	Marzo-abril
Álamo negro, del este, de pantano (SE)	*Populus deltoides, P. heterophylla*	+	Marzo-abril
Arce rojo	*Acer rubrum*	+(SE)	Marzo-abril
Arce negundo	*Acer negundo*	++(N)	Marzo-abril
Sauce, negro, etc.	*Salix nigra, Salix* spp.	+	Marzo-abril
Roble, rojo, blanco, bur, etc.	*Quercus* spp.	+++	Marzo-mayo
Fresno, verde, blanco, etc.	*Fraxinus* spp.	+(S)	Abril-mayo
Mora, roja	*Morus rubra*	++(L)	Abril-mayo
Hicoria ovada, pacana	*Carya* spp.	++	Abril-mayo
Sicómoro, del este	*Platanus occidentalis*	+	Abril-mayo
Nogal blanco americano (E), nogal negro	*Juglans cinerea, J. nigra*	+(L)	Abril-mayo
Gramíneas			
Ambas, las especies de grama común y las relacionadas con el ballico, más norteñas, florecen en abril-julio (agosto).			
Malezas			
Muy similar a Illinois e Indiana, con adición del anciano de pantano anual (*Iva annua*) (S) y la marihuana (*Cannabis sativa*) en el extremo noreste de Iowa como factores ++ así como Palma de amaranto (++) en el occidente de Missouri.			

TABLA 7-4 PRINCIPALES FUENTES DE POLEN AÉREO EN EL MEDIO OESTE (*CONTINUACIÓN*)

TIPO DE POLEN	GÉNERO Y ESPECIE	IMPACTO	PREVALENCIA
Minnesota y Wisconsin			
Árboles			
Enebro, rojo, cedro (S)	*Juniperus* spp.	++	Abril-mayo
Álamo negro, temblón	*Populus* spp.	+	Abril
Arce, rojo, azucarero, negro, negundo	*Acer* spp.	++	Abril-mayo
Abedul, amarillo, papirífero, etc.	*Betula* spp.	++	Abril-mayo
Fresno, verde, blanco, etc.	*Fraxinus* spp.	++	Abril-mayo
Roble, bur, palustre, blanco, etc.	*Quercus* spp.	+++	Abril-mayo
Mora, roja	*Morus rubra* (S)	++(L)	Mayo
Hicoria ovada	*Carya* spp.	+	Mayo
Nogal negro	*Juglans nigra* (S)	+	Mayo
Gramíneas			
Pasto ovillo	*Dactylis glomerata*	+++	Mayo-junio
Poa de los prados (azul)	*Poa pratensis*	+++	Junio-julio
Hierba timotea	*Phleum pratense*	+++	Junio-julio
Poa de los bosques	*Agrostis alba*	+	Junio-julio
Ballico	*Lolium* spp.	++	Junio-agosto
Malezas			
Llantén menor	*Plantago lanceolata*	+	Junio-agosto
Zumaza gigante	*Iva xanthifolia*	+++(W)	Julio-septiembre
Barilla borde o cardo ruso[b]	*Salsola kali*	++(W)	Julio-septiembre
Amarantos	*Amaranthus* spp.	+	Julio-septiembre
Marihuana	*Cannabis sativa*	++(L)	Julio-septiembre
Ambrosia, corta, gigante	*Ambrosia artemisiifolia, A. trifida*	+++	Agosto-septiembre

[a] Esta región amplia, en su mayor parte de agricultura, forma la transición entre los grandes llanos y el dominio boscoso del este (tradicional). Hacia el oeste las tierras arbóreas se confinan cada vez más a las cuencas de los ríos. El de la grama común se convierte en el polen principal de las gramíneas por debajo del centro de Ohio, Indiana e Illinois, en tanto los tipos más al norte (p. ej., pasto ovillo, hierba timotea, espiguilla de junio, *Agrostis gigantea* y ballica) predominan al occidente de los Grandes Lagos. El polen de acedera y castellano es un factor primaveral variable, pero, por lo general, escaso. El polen de ortiga (-similares) es sorprendentemente abundante (julio-agosto) en muchas zonas, pero las fuentes como ortiga de Canadá (*Laportea canadensis*) y hierba del ángel (*Parietaria pennsylvanica*) pueden también contribuir.
[b] Las fuentes adicionales de quenopodios son mínimas, en comparación.
[c] Acedera, castellano, y ortiga; véase información (a).

TABLA 7-5 PRINCIPALES FUENTES DE POLEN AÉREO EN LOS GRANDES LLANOS

GRANDES LLANOS[a]
Dakotas del norte y del sur
Kansas y Nebraska
Oklahoma y Texas
Colorado, Wyoming y Montana

(continúa)

TABLA 7-5 PRINCIPALES FUENTES DE POLEN AÉREO EN LOS GRANDES LLANOS (*CONTINUACIÓN*)

TIPO DE POLEN	GÉNERO Y ESPECIE	IMPACTO	PREVALENCIA
Dakotas del norte y del sur			
Árboles			
Enebro, cedro rojo	*Juniperus* spp.	+	Marzo-mayo
Álamo negro, temblón	*Populus* spp.	++	Marzo-abril
Olmo, americano, siberiano, etc.	*Ulmus* spp.	+++	Marzo-abril Agosto-octubre
Fresno, verde, blanco, etc.	*Fraxinus* spp.	++(S)	Abril-mayo
Arce negundo	*Acer negundo*	++	Abril-mayo
Abedul, papirífero, amarillo, etc.	*Betula* spp.	+	Abril-mayo
Fresno, verde, blanco, etc.	*Fraxinus* spp.	+	Abril-mayo
Roble, bur, blanco (E), etc.	*Quercus* spp.	+++	Abril-mayo
Mora, roja	*Morus rubra*	++	Mayo
Gramíneas			
Poa de los prados (azul)	*Poa pratensis*	+++	Mayo-julio
Hierba timotea	*Phleum pratense*	++	Junio-julio
Pasto ovillo (E)	*Dactylis glomerata*	+	Mayo-julio
Cebadilla	*Bromus* spp.	+	Mayo-julio
Pasto de trigo, crestado, occidental, etc.	*Agropyron* spp.	+	Junio-julio
Malezas			
Albahaca larga o caviar de montaña	*Kochia scoparia*	+++[a]	Julio-septiembre
Barilla borde o cardo ruso	*Salsola kali*	+++[a]	Julio-septiembre
Amaranto rugoso	*Acnida tamarascina*	++	Julio-septiembre
Baleo, amaranto	*Amaranthus* spp.	+	Julio-septiembre
Ortiga	*Urtica* spp.	+	Julio-agosto
Marihuana	*Cannabis sativa*	++(E)	Julio-agosto
Ambrosia, corta, gigante, perenne, etc.	*Ambrosia* spp.	+++	Agosto-septiembre
Kansas y Nebraska			
Árboles			
Cedar rojo, enebros	*Juniperus* spp.	++	Febrero-abril
Olmo, Americano	*Ulmus americana*	+++	Febrero-marzo
Arce negundo	*Acer negundo*	+	Marzo-abril
Álamo negro	*Populus deltoides*	+	Marzo-abril
Roble, blanco, bur, de los postes (E), etc.	*Quercus* spp.	++	Abril-mayo
Fresno, verde	*Fraxinus pennsylvanica*	+(E)	Abril-mayo
Mora, roja	*Morus rubra*	++(SE)	Abril-mayo
Gramíneas			
Muy similar a las Dakotas del norte y del sur.			
Malezas			
Muy similar a las Dakotas del norte y del sur; la palma de amaranto es un factor en el este de Kansas.			

TABLA 7-5 PRINCIPALES FUENTES DE POLEN AÉREO EN LOS GRANDES LLANOS (*CONTINUACIÓN*)

TIPO DE POLEN	GÉNERO Y ESPECIE	IMPACTO	PREVALENCIA
Oklahoma y Texas			
Árboles			
Cedro de montaña, sabina colorada, enebros	*Juniperus ashei, J. virginiana, Juniperus* spp.	+++	Diciembre-abril
Olmo, americano, rojo, etc.	*Ulmus* spp.	+++	Enero-marzo
Álamo negro	*Populus deltoides*	+	Marzo-abril
Fresno, verde, blanco, etc.	*Fraxinus* spp.	++	Febrero-abril
Palo blanco o almez de Mississippi; almez americano	*Celtis* spp.	++	Febrero-abril
Roble, bur, de los postes, live (SE), etc.	*Quercus* spp.	+++	Febrero-mayo
Mora, roja	*Morus rubra*	++	Marzo-abril
Arce negundo	*Acer negundo*	+	Marzo-abril
Sauce, negro	*Salix nigra*	++	Marzo-mayo
Mezquite	*Populus glandulosa*	+(W)	Marzo-mayo
Hicoria ovada, pacana	*Carya* spp.	+(L)	Abril-mayo
Naranjo de los osages	*Maclura pomifera*	++(E)	Abril-junio
Cedro olmo	*Ulmus crassifolia*	+++	Agosto-octubre
Enebro, de gálbulas rojas	*Juniperus pinchotii*	+++	Septiembre-noviembre
Gramíneas			
Poa de los prados (azul)	*Poa pratensis*	++	Abril-agosto
Pasto ovillo	*Dactylis glomerata*	+	Mayo-julio
Grama común	*Cynodon dactylon*	+++	Mayo-julio
Ballico	*Lolium* spp.	+	Junio-agosto
Sorgo de Alepo	*Sorghum halepense*	+	Mayo-septiembre
Malezas			
Albahaca larga o caviar de montaña[b]	*Kochia scoparia*	++	Junio-septiembre
Barilla borde o cardo ruso[b]	*Salsola kali*	++	Junio-septiembre
Amaranto agreste, occidental[b]	*Acnida tamariscina*	++(N)	Junio-septiembre
Abanico, arbusto salino[b]	*Atriplex* spp.	++(W)	Junio-septiembre
Ambrosia falsa (N), agreste (E)	*Iva* spp.	++	Agosto-octubre
Ambrosias, corta, gigante, perenne, sureña (E)	*Ambrosia* spp.	+++	Agosto-octubre
Colorado, Wyoming y Montana			
Árboles			
Enebro, común, de Utah (S), de monosemilla (S), de las montañas rocosas, etc.	*Juniperus* spp.	+++	Febrero-mayo
Olmo	*Ulmus* spp.	++	Febrero-abril
Álamo negro, del este (E), negro (NW), de Fremont, de hoja estrecha, etc.; temblón, (W)	*Populus* spp.	+	Marzo-junio
Sauce, de pacífico, hoja de melocotón, etc.	*Salix* spp.	+	Marzo-mayo
Aliso, de montaña, etc.	*Alnus* spp.	+	Marzo-abril

(continúa)

TABLA 7-5 PRINCIPALES FUENTES DE POLEN AÉREO EN LOS GRANDES LLANOS (*CONTINUACIÓN*)

TIPO DE POLEN	GÉNERO Y ESPECIE	IMPACTO	PREVALENCIA
Arce, de las montañas rocosas, etc., negundo	*Acer* spp.	+	Abril-mayo
Roble, de Gambel	*Quercus gambelii*	++	Abril-junio
Gramíneas			
Espiguilla de junio (azul)	*Poa* spp.	++	Junio-agosto
Cebadilla	*Bromus* spp.	+	Mayo-julio
Festuca	*Festuca* spp.	+	Junio-agosto
La contribución de estos y otros géneros de gramíneas a las bajas concentraciones totales registradas, incluyendo *Koeleria*, *Agropyron*, *Buchloe* y *Bouteloua*, sigue siendo especulativa.			
Malezas			
Barilla borde o cardo ruso[c]	*Salsola kali*	+++	Junio-octubre
Albahaca larga o caviar de montaña[c]	*Kochia scoparia*	+++	Junio-octubre
Abanico, arbusto salino[c]	*Atriplex* spp.	+++	Junio-octubre
Artemisas o salvias	*Artemisia* spp.	++	Julio-octubre
Ambrosias[d]	*Ambrosia* spp.	++	Julio-septiembre
Zumaza gigante	*Iva xanthifolia*	+	Julio-septiembre
Acedera común; vinagrarera (L)	*Rumex* spp.	+(N)	Mayo-julio

[a] Esta región fue antes sitio de praderas de pastos largos (este) y cortos (oeste); sin embargo, persiste poca cobertura original y las concentraciones de polen de gramíneas son moderadas, cuyas fuentes son también numerosas y de difícil asignación de rango. La mayoría de las tierras arbóreas se limita a los cursos de los ríos y los humedales relacionados, excepto en el noreste (Montañas Rocosas), el sur y el centro de Texas, así como el este de Oklahoma.

[b] Los quenopodios y amarantos adicionales parecen hacer contribuciones pequeñas, en comparación; hay concentraciones moderadas de los parcialmente polinizados por el viento, como *Parthenium hysterophorus*, pero su impacto en la salud es indefinido.

[c] La producción de polen de los tipos enlistados rebasa con mucho la de otros quenopodios y amarantos.

[d] Prominentemente incluyen el abrojo, ambrosia ("falsa"), antes designada *Franseria* (ahora *Ambrosia*).

TABLA 7-6 PRINCIPALES FUENTES DE POLEN AÉREO EN EL SURESTE

EL SURESTE[a]			
Arizona y Nuevo México			
Nevada y Utah			
TIPO DE POLEN	GÉNERO Y ESPECIE	IMPACTO	PREVALENCIA
Arizona y Nuevo México			
Árboles			
Cedro de montaña	*Juniperus ashei*	+++(SE)	Diciembre-febrero
Fresno, aterciopelado, etc.	*Fraxinus* spp.	++(L)	Enero-abril
Ciprés, de Arizona	*Cupressus arizonica*	+++	Febrero-abril
Enebro, cedro	*Juniperus* spp.	+++	Febrero-mayo
Olmo	*Ulmus* spp.	+++	Febrero-mayo
Álamo negro, de Fremont, etc., temblón, (W)	*Populus fremontii, Populus* spp.	+	Febrero-mayo

TABLA 7-6 PRINCIPALES FUENTES DE POLEN AÉREO EN EL SURESTE (*CONTINUACIÓN*)

TIPO DE POLEN	GÉNERO Y ESPECIE	IMPACTO	PREVALENCIA
Mora, blanca	*Morus alba*	++	Abril-junio
Olivo	*Olea europaea*	+++(L)	Abril-junio
Arce negundo	*Acer negundo*	+(N, L)	Abril-mayo
Roble de Gambel, etc.	*Quercus gambelii, Quercus* spp.	++(L)	Abril-junio
Mezquite	*Prosopis* spp.	+	Abril-junio
Gramíneas			
Grama común	*Cynodon dactylon*	++	Abril-septiembre
Sorgo de Alepo	*Sorghum halepense*	+(L)	Abril-agosto
Espiguilla de junio (azul)	*Poa* spp.	+(L)	Abril-julio
Aún no se definen las contribuciones relativas de otros tipos.			
Malezas			
Chicura, cañón, arbusto de conejo, bursage blanco	*Ambrosia ambrosioides, A. deltoidea, A. dumosa*	+++	Marzo-mayo
Remolacha azucarera	*Beta vulgaris*	+(L)	Abril-junio
Barilla borde o cardo ruso[b]	*Salsola kali*	++	Junio-septiembre
Albahaca larga o caviar de montaña	*Kochia scoparia*	+(N)	Junio-septiembre
Abanico, arbusto salino	*Atriplex* spp.	++	Junio-septiembre
Artemisa	*Artemisia* spp.	++(L)	Junio-septiembre
Ambrosias, corta, esbelta, etc.	*Ambrosia* spp.	+	Agosto-octubre
Nevada y Utah			
Árboles			
Olmo	*Ulmus* spp.	+(L)	Febrero-marzo
Enebro, cedro	*Juniperus* spp.	++	Febrero-mayo
Arce negundo	*Acer negundo*	+(L)	Abril-mayo
Álamo negro, temblón	*Populus* spp.	+(L)	Abril-mayo
Fresno, aterciopelado, etc.	*Fraxinus* spp.	+++(L)	Abril-mayo
Mora	*Morus* spp.	+(L)	Abril-mayo
Mezquite	*Prosopis* spp.	+(L)	Abril-junio
Gramíneas			
Ver y notar el listado de Arizona y Nuevo México.			
Malezas			
Abanico, arbusto salino	*Atriplex* spp.	+++	Julio-septiembre
Barrilla[c]	*Salsola pestifer*	+++	Julio-septiembre
Ambrosia, abrojo anual, etc.	*Ambrosia acanthicarpa, Ambrosia* spp.	+	Agosto-septiembre
Artemisa o salvia	*Artemisia* spp.	+++	Agosto-septiembre

[a] Este grupo de estados se conoce mejor por sus terrenos planos áridos y extensiones montañosas y más escasas "plantas causantes de fiebre del heno" potentes. Sin embargo, la irrigación para múltiples fines es extensa, lo que crea amplias "islas" de exposición al polen, con una base que no es simple ni está descrita por completo.

[b] La contribución por especies relacionadas probablemente sea pequeña.

[c] Los quenopodios adicionales (y amarantos) que incluyen al arbusto ardiente, la palma de amaranto, y la escoba amarga o romerillo, también son contribuyentes variables a la exposición.

TABLA 7-7 PRINCIPALES FUENTES DE POLEN AÉREO EN EL NOROESTE

NOROESTE DEL PACÍFICO[a]

TIPO DE POLEN	GÉNERO Y ESPECIE	IMPACTO	PREVALENCIA
Idaho, Oregón y Washington			
Árboles			
Cedro, enebro[b]	*Juniperus, Thuja,* other Cupressaceae[b]	+++	Enero-mayo
Aliso, rojo, blanco	*Alnus rubra, rhombifolia*	+++	Febrero-mayo
Álamo, negro, temblón, etc.	*Populus* spp.	++	Febrero-abril
Abedul, papirífero, etc.	*Betula* spp.	+++(NW)	Febrero-abril
Sauce, del pacífico, de Sitka, etc.	*Salix* spp.	+(L)	Febrero-abril
Olmo	*Ulmus* spp.	+(L)	Febrero-marzo
Arce negundo	*Acer negundo*	+++	Marzo-abril
Fresno, de Oregón, etc.	*Fraxinus* spp.	+	Marzo-abril
Roble, blanco de Oregón, negro de California, etc.	*Quercus garryana, Q. kelloggii, Quercus* spp.	+(L)	Abril-mayo
Nogal, común, etc.	*Juglans regia, Juglans* spp.	++(L)	Abril-mayo
Gramíneas			
Poa de los prados (azul), etc.	*Poa pratensis, Poa* spp.	+++	Mayo-agosto
Cebadilla	*Bromus* spp.	+(E)	Mayo-septiembre
Hierba timotea	*Phleum pratense*	+	Junio-agosto
Ballico, perenne, etc.	*Lolium* spp.	+(L)	Junio-agosto
Poa de los bosques	*Agrostis alba*	+(L)	Junio-septiembre
Malezas			
Ortiga y tipos relacionados	Urticaceae[c]	+	Mayo-julio
Acedera común; vinagrarera	*Rumex* spp.	+	Mayo-julio
Barilla borde o cardo ruso	*Salsola kali*	++(E)	Julio-septiembre
Baleo, amaranto	*Amaranthus* spp.	+	Julio-septiembre
Artemisas	*Artemisia* spp.	+++(EL)	Julio-septiembre
Los quenopodios adicionales parecen contribuir poco, en comparación.			

[a] El curso de norte a sur de cascadas de los espacios montañosos es dueño absoluto de la humedad aquí, con cuestas occidentales bien surtidas de agua y una región más seca lejos del viento, y, finalmente, un desierto elevado al este. Las características regionales incluyen al aliso rojo como preeminente, fuente de polen arbóreo, una flora de gramíneas que recuerda la del noreste y concentraciones de polen de gramíneas alta en el valle de Oregón Willamette, donde se producen semillas en forma comercial. Idaho presenta una cordillera montañosa con espacios de trabajo de agricultura de tierras bajas húmedas.
[b] Puede incluir otras fuentes, entre ellas el cedro de incienso de California (*Calocedrus decurrens*) y el cedro Puerto de Orford (*Chamaecyparis lawsoniana*); por lo que se enlista la familia.
[c] Las contribuciones de tipos diferentes a la ortiga (*Urtica* spp.) son inciertas; por lo tanto, se usa aquí el nombre de la familia.

TABLA 7-8 PRINCIPALES FUENTES DE POLEN AÉREO EN CALIFORNIA

CALIFORNIA[a]

TIPO DE POLEN	GÉNERO Y ESPECIE	IMPACTO	PREVALENCIA
Árboles			
Aliso, rojo, blanco, etc.	*Alnus rubra, A. rhombifolia, Alnus* spp.	+(W)	Enero-febrero
Ciprés; cedro; enebro	*Cupressus* spp., *Juniperus* spp.	++	Enero-abril
Roble de Kellog, de Wislizenus, encino de la costa (W), etc.	*Quercus kelloggii, Q. wislizenii, Q. agrifolia, Quercus* spp.	+++	Enero-mayo
Fresno, aterciopelado (S) de Oregón, etc.	*Fraxinus velutina, F. latifolia, Fraxinus* spp.	++	Enero-abril
Álamo negro, de Fremont	*Populus fremontii*	++	Febrero-abril
Acacia (S)	*Acacia* spp.	+(L)	Febrero-octubre
Sicómoro, de California	*Platanus racemosa*	+	Febrero-abril
Mora, blanca, etc.	*Morus alba, Morus* spp.	+++	Marzo-mayo
Pino australiano (Casuarina)	*Casuarina* spp.	+	Marzo-mayo
Nogal, común, etc.	*Juglans regia, Juglans* spp.	+	Marzo-abril
Olivo (S)	*Olea europaea*	+++(L)	Abril-junio
Ricino[b]	*Ricinus communis*	+(L)	Abril-julio
Olmo, siberiano, etc.	*Ulmus pumila, Ulmus* spp.	+++(L)	Agosto-octubre
Gramíneas			
Grama común	*Cynodon dactylon*	+++	Abril-octubre
Ballico	*Lolium* spp.	+(N)	Mayo-agosto
Cebadilla	*Bromus* spp.	+	Abril-septiembre
Festuca	*Festuca* spp.	+	Mayo-septiembre
Sorgo de Alepo	*Sorghum halepense*	+(S)	Mayo-septiembre
Espiguilla de junio (azul)	*Poa* spp.	+	Abril-septiembre
Se notan diversas especies adicionales y pueden contribuir.			
Malezas			
Artemisas	*Artemisia* spp.	+++(S)	Junio-octubre
Barilla borde o cardo ruso[c]	*Salsola kali*	+++(L)	Junio-septiembre
Abanico, arbusto salino[c]	*Atriplex* spp.	++(E)	Junio-septiembre
Ambrosia (L)	*Ambrosia* spp.	++(E, L)	Julio-septiembre
Baleo, amaranto	*Amaranthus* spp.	+	Julio-septiembre
Ortiga	Urticaceae	+(L)	Abril-septiembre
Albahaca larga o caviar de montaña[c]	*Kochia scoparia*	++(S)	Marzo-julio

[a] La diversidad de las zonas de vida que presenta California arguye para su tratamiento por separado, así como el cuidado para discriminar las múltiples fuentes de polen circunscritas; abunda una flora compleja de robles y pólenes de coníferas (al norte) de significado incierto. La grama común es la gramínea predominante, con muchas más fuentes menores reconocidas. Hacia el sur, las lluvias estacionales determinan la producción de polen, con variación entre ambos extremos. La reactividad clínica contra eucaliptos, calistemo o limpiabotellas, arces y mezquite, probablemente es rara, aunque se documenta en las pruebas cutáneas.

[b] Las especies de arbustos adicionales incluyen al pimentero (*Schinus* spp.), el chamizo (*Adenostoma*) y el ceanoto o lirio de California (*Ceanothus* spp.), que producen abundante polen de acarreo aéreo y significado clínico.

[c] La producción de polen por otros quenopodios es comparativamente menor.

TABLA 7-9 PRINCIPALES FUENTES DE POLEN AÉREO EN ALASKA Y HAWÁI

LOS ESTADOS UNIDOS NO CONTIGUOS

Alaska

Alaska tiene una flora con polinización aérea algo limitada y una temporada de proliferación breve. En todo el estado es importante el polen de abedul papirífero (*Betula papyrifera*) y el cambio climático ha tenido un impacto, con aumento significativo de su concentración en años recientes. Las gramíneas y cárices son fuentes secundarias, donde la picea de Sitka (*Picea sitchensis*) y los alisos de montaña (*A. sinuata* y *A. tenuifolia*) son significativas en el ámbito local. Los álamos temblón, bálsamo y negro son factores en áreas húmedas, donde también se reconoce la polinización breve por varios sauces cubiertos de maleza. Principalmente en el sur hay descamación limitada de polen por acederas, quenopodios, amarantos, ambrosias y salvias.

Hawái

Con temperaturas placenteras que no bajan y su elevada humedad, Hawái provee condiciones perennes favorables para una gran proliferación de las plantas. Sin embargo, como en muchos otros sitios tropicales, la abundancia de especies polinizadas por el viento es limitada. El polen de la gramínea, grama común, está potencialmente presente en todo momento, pero otras fuentes, como las de la caña de azúcar (*Saccharum officinarum*), el sorgo de Alepo (*Sorghum halepense*), los mijos (*Panicum* spp.) y las *sericuras,* parecen mínimas. Varios tipos de polen de malezas, incluida la ambrosia, se presentan, pero no son abundantes. Cuando agrupados, se ha señalado como causas ocasionales de afección al mezquite (*Prosopis* spp.), la casuarina (*Casuarina* spp.) y varias palmas (Arecaceae).

■ REFERENCIAS

1. Rittenour WR, Hamilton RG, Beezhold DH, *et al.* Immunologic, spectrophotometric and nucleic acid based methods for the detection and quantification of airborne pollen. *J Immunol Methods.* 2012;383(1):47-53.

2. Tovey E, Lucca S, Poulos L, *et al.* The Halogen assay—a new technique for measuring airborne allergen. In: Jones MG, Lympany P, eds. *Allergy Methods and Protocols.* Totowa, NJ: Humana Press; 2008:227-246.

3. Longhi S, Cristofori A, Gatto P, *et al.* Biomolecular identification of allergenic pollen: a new perspective for aerobiological monitoring? *Ann Allergy Asthma Immunol.* 2009;103:508-514.

4. Kraaijeveld K, de Weger LA, Ventayol García M, *et al.* Efficient and sensitive identification and quantification of airborne pollen using next-generation DNA sequencing. *Mol Ecol Resour.* 2015;15:8-16.

5. Moreno-Grau S, Elvira-Rendueles B, Moreno J, *et al.* Correlation between *Olea europaea* and *Parietaria judaica* pollen counts and quantification of their major allergens Ole e 1 and Par j 1-Par j 2. *Ann Allergy Asthma Immunol.* 2006;96:858-864.

6. D'Amato G. Airborne paucimicronic allergen-carrying particles and seasonal respiratory allergy. *Allergy.* 2001;56:1109-1111.

7. Levetin E, Buck P. Hay fever plants of Oklahoma. *Ann Allergy.* 1980;45:26-32.

8. Weber R. Aeroallergen botany. *Ann Allergy Asthma Immunol.* 2014;112:102-107.

9. Levetin E, Buck P. Evidence of mountain cedar pollen in Tulsa. *Ann Allergy.* 1986;56:295-299.

10. Rogers C, Levetin E. Evidence of long-distance transport of mountain cedar pollen into Tulsa, Oklahoma. *Int J Biometeorol.* 1998;42:65-72.

11. Van de Water P, Main CE, Keever T, *et al.* An assessment of predictive forecasting of *Juniperus ashei* pollen movement in the southern Great Plains. *Int J Biometeorol.* 2003;48:74-82.

12. Levetin E, Van de Water P. Pollen count forecasting. *Immunol Allergy Clin North Am.* 2003;23:423-442.

13. Mohanty RP, Buchheim MA, Anderson J, *et al.* Detection of airborne *Juniperus* pollen by conventional and real-time PCR from Burkard air samples. *J Allergy Clin Immunol.* 2015;135:AB231.

14. Lorenzo C, Marco M, Paola DM, *et al.* Long distance transport of ragweed pollen as a potential cause of allergy in central Italy. *Ann Allergy Asthma Immunol.* 2006;96:86-91.

15. Šikoparija B, Skjøth C, Kübler KA, *et al.* A mechanism for long distance transport of *Ambrosia* pollen from the Pannonian Plain. *Agric For Meteorol.* 2013;180:112-117.

16. Wallin J-E, Segerström U, Rosenhall L, *et al.* Allergic symptoms caused by long-distance transported birch pollen. *Grana.* 1991;30:265-268.

17. DiTommaso A. Germination behavior of common ragweed (*Ambrosia artemisiifolia*) populations across a range of salinities. *Weed Sci.* 2004;52:1002-1009.

18. Joly M, Bertrand P, Gbangou RY, *et al.* Paving the way for invasive species: road type and the spread of common ragweed (*Ambrosia artemisiifolia*). *Environ Manage.* 2011;48:514-522.

19. Cariñanos P, Casares-Porcel M. Urban green zones and related pollen allergy: a review. Some guidelines for designing spaces with low allergy impact. *Landsc Urban Plan.* 2011;101:205-214.

20. Barney JN. North American history of two invasive plant species: phytogeographic distribution, dispersal vectors, and multiple introductions. *Biol Invasions.* 2006;8(4):703-717.

21. Briggs JM, Hoch GA, Johnson LC. Assessing the rate, mechanisms, and consequences of the conversion of tallgrass prairie to *Juniperus virginiana* forest. *Ecosystems.* 2002;5:578-586.

22. Levetin E, Van de Water P. Changing pollen types/concentrations/distribution in the United States: fact or fiction? *Curr Allergy Asthma Rep.* 2008;8:418-424.

23. Barnes CS, Alexis NE, Bernstein JA, *et al*. Climate change and our environment: the effect on respiratory and allergic disease. *J Allergy Clin Immunol Pract*. 2013;1(2):137-141.

24. Beggs PJ. Environmental allergens: from asthma to hay fever and beyond. *Curr Clim Change Rep*. 2015;1:176-184.

25. Beggs PJ, ed. *Impacts of Climate Change on Allergens and Allergic Diseases*. Cambridge, UK: Cambridge University Press; 2016.

26. Beaumont LJ, Duursma DE. Impacts of climate change on the distributions of allergenic species, In: Beggs P, ed. *Impacts of Climate Change on Allergens and Allergic Diseases*. Cambridge, UK: Cambridge University Press; 2016:29-49.

27. Zhang Y, Bielory L, Mi Z, *et al*. Allergenic pollen season variations in the past two decades under changing climate in the United States. *Glob Chang Biol*. 2015;21:1581-1589.

28. Ziska L, Knowlton K, Rogers C, *et al*. Recent warming by latitude associated with increased length of ragweed pollen season in central North America. *Proc Natl Acad Sci U S A*. 2011;108:4248-4251.

29. Ziska LH, Caulfield FA. Rising CO_2 and pollen production of common ragweed (*Ambrosia artemisiifolia*), a known allergy-inducing species: implications for public health. *Aust J Plant Physiol*. 2000;27:893-898.

30. Ziska LH, George K, Frenz DA. Establishment and persistence of common ragweed (*Ambrosia artemisiifolia* L.) in disturbed soil as a function of an urban-rural macroenvironment. *Glob Chang Biol*. 2007;13:266-274.

31. Rogers CA, Wayne PM, Macklin EA, *et al*. Interaction of the onset of spring and elevated atmospheric CO_2 on ragweed (*Ambrosia artemisiifolia* L.) pollen production. *Environ Health Perspect*. 2006;114:865-869.

32. Morgan JA, Milchunas DG, LeCain DR. Carbon dioxide enrichment alters plant community structure and accelerates shrub growth in the shortgrass steppe. *Proc Natl Acad Sci U S A*. 2007;104(37):14724-14729.

33. Darbah JN, Kubiske ME, Nelson N, *et al*. Effects of decadal exposure to interacting elevated CO_2 and/or O_3 on paper birch (*Betula papyrifera*) reproduction. *Environ Pollut*. 2008;155:446-452.

34. Albertine JM, Manning WJ, DaCosta M, *et al*. Projected carbon dioxide to increase grass pollen and allergen exposure despite higher ozone levels. *PLoS One*. 2014;9(11):e111712. doi:10.1371/journal.pone.0111712.

35. Bernstein IL, Li JT, Bernstein DI, *et al*. Allergy diagnostic testing: an updated practice parameter. *Ann Allergy Asthma Immunol*. 2008;100:S1-S148.

36. Cox L, Nelson H, Lockey R. Allergen immunotherapy: a practice parameter third update. *J Allergy Clin Immunol*. 2011;127:S1-S55.

37. Valenta R, Breiteneder H, Pettenburger K, *et al*. Homology of the major birch-pollen allergen, Bet v I, with the major pollen allergens of alder, hazel, and hornbeam at the nucleic acid level as determined by cross-hybridization. *J Allergy Clin Immunol*. 1991;87:677-682.

38. Schwietz LA, Goetz DW, Whisman BA, *et al*. Cross-reactivity among conifer pollens. *Ann Allergy Asthma Immunol*. 2000;84:87-93.

39. Bush RK. Allergens and other factors important in atopic disease. In: Grammer LC, Greenberger PA, eds. *Patterson's Allergic Diseases*. 8th ed. Philadelphia: Lippincott Williams & Wilkins.

40. Weber RW. Cross-reactivity of pollen allergens: impact on allergen immunotherapy. *Ann Allergy Asthma Immunol*. 2007;99:203-212.

41. Gangl K, Niederberger V, Valenta R, *et al*. Marker allergens and panallergens in tree and grass pollen allergy. *Allergo J Int*. 2015;24:158-169.

42. Asam C, Hofer H, Wolf M, *et al*. Tree pollen allergens—an update from a molecular perspective. *Allergy*. 2015;70:1201-1211.

■ LECTURAS SUGERIDAS

Fitter AH, Fitter RS. Rapid changes in flowering time in British plants. *Science*. 2002;296(5573):1689-1691.

Lewis WH, Vinay P, Zenger VE. Airborne and allergenic pollen of North America. Baltimore: Johns Hopkins University Press; 1983.

Statistical Report of the Pollen and Mold Committee. Milwaukee, WI: American Academy of Allergy, Asthma & Immunology; 1992-2000.

Weber R. Pollen identification. *Ann Allergy Asthma Immunol*. 1998;80:141-147.

White JF, Bernstein DI. Key pollen allergens in North America. *Ann Allergy Asthma Immunol*. 2003;91:425-435.

Wodehouse RP. *Hay Fever Plants*. 2nd ed. New York: Hafner Publishing Co.; 1971.

Principios de valoración y tratamiento

CAPÍTULO 8

Diagnóstico de la hipersensibilidad inmediata

MAHBOOBEH MAHDAVINIA, SHERLYANA SURJA, Y ANJU T. PETERS

A la *hipersensibilidad inmediata* o de *tipo I*, se le define como la presencia de anticuerpos de tipo inmunoglobulina E (IgE) en respuesta a un alérgeno, mecanismo subyacente de múltiples enfermedades alérgicas que incluyen aquella ante alimentos, la conjuntivitis y rinitis alérgicas, el asma atópica (alérgica), la hipersensibilidad inmediata a fármacos mediada por IgE y algunos casos de dermatitis atópica. La hipersensibilidad inmediata en el contexto de la exposición al principal antígeno pudiese manifestarse como anafilaxia, urticaria, angioedema, y síntomas digestivos y respiratorios, como sibilancias y estridor. Como explicación, es digno de mención que estos síntomas o afecciones pudiesen tener otras causas. En consecuencia, cuando un paciente ha estado afectado lo suficiente por uno de estos síntomas para consultar a un médico, es necesario hacer una valoración completa. El primero y más importante paso en la valoración de los pacientes con una posible hipersensibilidad inmediata es un interrogatorio detallado para determinar si los

síntomas pudiesen ser de origen alérgico o tener otra causa. Si el interrogatorio sugiere una reacción alérgica, debe concluirse una valoración diagnóstica más específica para identificar el alérgeno que es causa de los síntomas. El grado de sensibilidad a un alérgeno puede variar entre los pacientes, como también el grado de exposición a un alérgeno particular. Muchos se sensibilizan a alérgenos múltiples y los efectos acumulativos de la exposición a varios antígenos pueden producir síntomas graves o persistentes. Además, es necesario valorar la influencia de los fenómenos no inmunológicos. Las infecciones, los irritantes inhalados, la fatiga, los cánceres, la percepción por el paciente, la ansiedad, y así sucesivamente, pueden ser factores importantes que influyen en los síntomas.

■ VALORACIÓN Y ANTECEDENTES DEL PACIENTE

El interrogatorio provee la mayor parte de la información necesaria para el diagnóstico de una afección alérgica. Las pruebas de diagnóstico pueden ayudar una vez que el interrogatorio detallado sugiere la naturaleza alérgica del padecimiento, y tal vez estén indicadas para confirmar o descartar el diagnóstico de sospecha. En consecuencia, es responsabilidad del médico seleccionar apropiadamente los alérgenos y conocer los efectos adversos potenciales, en particular en los pacientes con sospecha de hipersensibilidad. En caso de hipersensibilidad a un aeroalérgeno, es necesario hacer preguntas específicas que pueden ayudar a distinguir entre ciertos alérgenos. Aquí, se detallan interrogantes o temas específicos en cada sección del interrogatorio y la exploración física (H y P), que necesitan cubrirse para hacer una valoración exhaustiva y la adecuada de una afección alérgica.

Padecimiento actual

El padecimiento actual (HPI, por sus siglas en inglés) en relación con una posible manifestación alérgica principal necesita cubrir cuatro ámbitos: (1) la naturaleza de los síntomas con particular atención, centrada en qué órganos se afectan; (2) el horario de los síntomas en relación con un posible efecto máximo; (3) si los síntomas se trataron y cómo, o si respondieron a los medicamentos; (4) si el paciente estuvo expuesto, en consecuencia, a los principales alérgenos, y cuáles fueron los síntomas. Además, debe determinarse la presencia o ausencia de síntomas de afecciones comórbidas no alérgicas. A continuación se describen adicionalmente los detalles acerca de estos cuatro ámbitos:

1. Un interrogatorio exhaustivo de las principales manifestaciones y los síntomas vinculados puede ayudar a hacer más estrecho el diagnóstico diferencial. Por ejemplo, en el caso de pacientes que se quejan de afección de vías aéreas altas o bajas, es necesario valorar la presencia de síntomas relacionados con el aparato respiratorio que incluyen sibilancias, rinorrea, congestión nasal, anosmia, plenitud ótica, prurito palatino, irritación ocular, pérdida auditiva intermitente, estornudos, rigidez torácica, disnea o tos. Con frecuencia coexisten varios síntomas alérgicos, incluso cuando el paciente no los asocia con una causa común. Si están presentes varios de tales síntomas, es más probable que tengan todos un origen alérgico. Por el contrario, un síntoma en un solo órgano, aparato o sistema, como la obstrucción nasal aislada, es menos probable que sea alérgico. Otro factor importante que requiere determinarse en los pacientes con síntomas respiratorios es si estos son bilaterales. Los síntomas unilaterales, ya sea oculares, nasales o pulmonares, suelen sugerir la presencia de afecciones no alérgicas, a menudo de naturaleza ana-

tómica. La valoración debería abordar la gravedad de los síntomas, que es una información importante que ayuda a la toma de decisiones en cuanto al tratamiento y las valoraciones, y puede modificar la extensión de la valoración diagnóstica y la intensidad de la terapéutica. Ya sea que los síntomas sean nasales, oculares, pulmonares o dermatológicos, es necesario valorar el grado subjetivo de malestar que causan. Los proveedores de atención sanitaria deben también tomar en cuenta las percepciones y expectativas del paciente. La gravedad percibida puede relacionarse estrechamente con su efecto sobre el cónyuge o los padres, por ejemplo. La valoración de gravedad también incluye medidas más objetivas, como frecuencia, el número de días en que se presentan los síntomas, el número de horas que persisten, el número de días laborales o escolares perdidos y el de días de hospitalización. Ciertamente, debe darse especial consideración a los sucesos que ponen en riesgo la vida, como las intubaciones y las crisis de inconsciencia o su casi pérdida.

2. El horario de las reacciones en relación con un posible antígeno principal es de importancia máxima. La mayoría de las reacciones mediadas por IgE, incluyendo las anafilactoides, se presenta en minutos a horas después de la exposición al alérgeno. Por ejemplo, las reacciones a los antígenos orales mediadas por IgE (p. ej., alimentos, medicamentos), por lo general se presentan en unos cuantos minutos a 2 h después de la exposición al antígeno principal. Los pacientes que experimentan urticaria aguda o una anafilaxia potencial hasta 6 h después de comer carne de res, puerco o cordero, son excepciones, y fueron sensibilizados a las garrapatas, con desarrollo de IgE antigalactosa-α-1,3-galactosa ("α gal") (1).

3. Otra parte importante del HPI es la respuesta del paciente al tratamiento previo. Una buena respuesta a los antihistamínicos H_1 aumenta la probabilidad de que los síntomas sean de origen alérgico. La respuesta a un broncodilatador o antiinflamatorio, ya sea por vía sistémica o inhalatoria, puede aportar información valiosa acerca de la presencia de obstrucción reversible de la vía aérea. La respuesta apropiada a la inmunoterapia antes administrada señalaría de manera firme un problema alérgico. Una respuesta rápida a una inyección de epinefrina en el caso de síntomas sistémicos agudos, como la combinación de angioedema, vómito y disnea, es índice de anafilaxia.

4. La respuesta a la exposición repetida a los alérgenos de que se sospecha, es muy importante para considerar que la reacción inicial fue alérgica, algo en especial importante para las alimentarias y farmacológicas. Si el individuo tomó el alimento o fármaco

alérgeno después de que se presentaron los síntomas iniciales y los ha tolerado sin reacción, con toda probabilidad ese alimento o fármaco no fue la causa de los síntomas o el paciente desarrolló tolerancia y tal vez ya no se requiera investigación adicional.

Un médico con un interrogatorio cuidadoso, a menudo puede reducir la lista de alérgenos de sospecha como causa de los síntomas de las enfermedades alérgicas, lo que facilita la selección de pruebas de diagnóstico adicionales y disminuye su número al mínimo. De manera específica, una indagatoria detallada del ambiente casero, laboral y escolar del paciente pudiese identificar desencadenantes potenciales de un síntoma respiratorio. Un interrogatorio es en especial importante para seleccionar extractos de alimentos apropiados para las pruebas, por la baja especificidad de las de IgE específicas *in vivo* e *in vitro* (2).

Antecedentes médicos

En este caso es necesario indagar los antecedentes médicos completos que incluyan otras afecciones alérgicas y no. Por ejemplo, el antecedente de eccema se vincula con una mayor probabilidad de otras enfermedades alérgicas, como la rinitis o aquella ante alimentos. Además, es necesario obtener un interrogatorio cuidadoso de otras afecciones, que pueden modificar el diagnóstico o tratamiento de la hipersensibilidad inmediata.

Antecedentes farmacológicos

Una lista completa de medicamentos debe obtenerse, tanto por prescripción como de venta libre, y valorar su participación potencial como factor causal de los síntomas. Por ejemplo, los anticonceptivos y antipsicóticos orales, ciertos antihipertensivos y los inhibidores de la fosfodiesterasa de tipo 5 pueden causar rinitis (3). La mayoría de los bloqueadores β cardioselectivos es segura en los pacientes con asma, pero rara vez son causa de sibilancias y disnea (4-6). Los bloqueadores adrenérgicos β, el ácido acetilsalicílico y los antiinflamatorios no esteroides pueden empeorar los síntomas de vías respiratorias altas o bajas en los pacientes con enfermedad respiratoria exacerbada por el ácido acetil salicílico, la tríada de rinosinusitis crónica con pólipos nasales, asma e hipersensibilidad al ácido acetilsalicílico (7). Los inhibidores de la enzima convertidora de angiotensina (ECA) pueden producir una tos persistente e intensa o angioedema (8, 9). El uso crónico de descongestivos tópicos en la nariz o los ojos puede llevar a la congestión nasal o la irritación ocular crónica, respectivamente (10, 11). El estar al tanto de estas reacciones puede prevenir valoraciones de las alergias, innecesarias y onerosas.

Revisión de aparatos y sistemas

El médico debe establecer si hay otros síntomas, además de los que causaron la consulta, que pudiesen relacionarse con la afección alérgica del paciente. Estas interrogantes se abordan en la sección de HPI del interrogatorio. Sin embargo, si no se cubrieron, es importante inquirir acerca de síntomas respiratorios bajos en cualquier paciente con rinitis. Además, esa información puede traducir luz respecto de otras afecciones comórbidas que un paciente no considera importantes. El preguntar acerca de síntomas gastrointestinales altos a los pacientes con asma ayudará a diagnosticar la enfermedad por reflujo gastroesofágico, que puede afectar de manera significativa su alivio. De manera similar, la esofagitis eosinofílica (EoE, por sus siglas en inglés) a menudo se vincula con la rinitis alérgica, y el obtener el antecedente de disfagia e odinofagia mientras se valora a los pacientes respecto de la rinitis pudiese en gran medida descubrir ese diagnóstico.

Antecedentes familiares

La mayoría de los pacientes con alergia presenta antecedentes familiares positivos (12, 13). Asimismo, debe indagarse de manera específica acerca de enfermedades alérgicas en los padres, abuelos, hermanos no gemelos, tías, tíos, primos e hijos.

■ EXPLORACIÓN FÍSICA

Una exploración física completa es parte indispensable de la valoración de las afecciones alérgicas. Particular atención debe prestarse a los sitios afectados por las enfermedades alérgicas comunes: oculares, nasales, de bucofaringe, oídos, tórax, abdomen y piel. Aquí se resumen las exploraciones importantes y los datos vinculados con afecciones alérgicas específicas: conjuntivitis, rinitis, asma, dermatitis atópica, alergias alimentaria y farmacológica.

Conjuntivitis

Los datos de exploración física de la conjuntivitis alérgica son de hiperemia y edema de la conjuntiva. En ocasiones quemosis pronunciada en relación con una secreción acuosa transparente. Puede haber edema periorbitario y, rara vez, una discoloración azul u "ojera alérgica" alrededor de los ojos.

Rinitis

La piel de la nariz, y en particular la del labio superior, pueden mostrar irritación y excoriación, producidas por la secreción nasal y el escurrimiento continuo. La exploración de la cavidad nasal con un rinoscopio anterior requiere buena exposición e iluminación adecuada. En un paciente con rinitis alérgica, los cornetes inferiores suelen parecer inflamados y pudiesen alcanzar al tabique nasal. Tal vez haya una discoloración azul o gris perlada, la llamada mucosa pálida, pero con mayor frecuencia hay zonas adyacentes donde la membrana está roja, lo que le da un aspecto moteado. Asimismo, se deben buscar pólipos nasales, que serían índice de rinosinusitis crónica concomitante. En los pacientes con afección alérgica nasal deben revisarse los oídos en cuanto a datos de otitis media aguda o crónica, ya sea de naturaleza serosa o infecciosa. También pueden observarse secreciones nasales que drenan hacia la faringe posterior, por lo que la revisión cuidadosa del espacio retrofaríngeo es parte esencial de la exploración en los pacientes con rinitis; puede observarse "nodularidad" del tejido linfoide retrofaríngeo en el contexto de la inflamación crónica de la nariz.

Asma

Las manifestaciones físicas en los pacientes con asma son muy variables, no solo entre ellos, sino también en el mismo convaleciente en momentos diferentes. Cuando el paciente con asma no presenta una exacerbación aguda, tal vez no haya anomalías demostrables a la auscultación, incluso cuando se puede mostrar alguna manifestación de obstrucción reversible de la vía aérea con estudios de función pulmonar. En muchos casos se pueden escuchar sibilancias incluso cuando el paciente se siente bien. En otros, no se escuchan durante la respiración normal, pero pueden percibirse cuando el paciente exhala de manera forzada. Durante una crisis aguda de asma, el paciente suele presentar taquicardia y taquipnea; además, parece presentar insuficiencia respiratoria y quizás utilice los músculos accesorios de la respiración. De forma mecánica estos músculos son más eficaces si el paciente está en bipedestación o se sienta con inclinación ligera hacia adelante. La retracción intercostal, subcostal y supraclavicular, así como el aleteo nasal, pueden presentarse con el esfuerzo inspiratorio. A la auscultación se escuchan sibilancias de tono musical durante ambas, la inspiración y la espiración, y puede prolongarse la fase espiratoria de la respiración. Estos datos de auscultación tienden a presentarse de manera uniforme en los pulmones durante una exacerbación del asma no complicada. La simetría de los datos de auscultación pudiese ser originada por una afección concomitante, como la neumonía, o por una complicación del asma, como la oclusión de un gran bronquio por un tapón de moco. En los pacientes gravemente enfermos, el taponamiento bronquial extremo y la pérdida de ventilación mecánica eficaz se pueden vincular con la desaparición de las sibilancias y la atenuación de los ruidos respiratorios audibles. En pacientes con afección crítica, una vez que la ventilación alveolar disminuye de manera significativa, puede haber ruidos respiratorios distantes o ausentes, junto con hipoxemia y cianosis.

Dermatitis atópica

Los datos de exploración física de un paciente con dermatitis atópica varían mucho; se requiere una valoración completa de la piel. La distribución de las lesiones varía con la edad. En un lactante de 4 a 6 meses suele presentarse en los carrillos, el cuero cabelludo, los oídos y el cuello. En niños mayores, por lo general, las lesiones se presentan en áreas de flexión, específicamente en las fosas precubital y poplítea. Los adultos presentan afección localizada, como la de las manos, o generalizada. Las lesiones cutáneas individuales son de un eritema inicial seguido por una erupción papular fina, con coalescencia, para formar placas mal delimitadas, o progresar a papulovesículas que quizá se rompan y produzcan rezumo y costras, lesiones que de manera uniforme son muy pruriginosas. La infección bacteriana secundaria es frecuente y necesita valoración. Las lesiones crónicas se caracterizan por la liquenificación. La piel parece engrosada, gruesa y seca. Quizá ocurran descamación moderada y alteración de la pigmentación. En el capítulo 15 se aportan más detalles.

Urticaria y angioedema

Las lesiones eritematosas elevadas (pápulas o placas) que se blanquean bajo la presión sugieren urticaria y se resuelven, por lo general, en horas, sin secuelas, como equimosis o discoloración. El angioedema implica edema subcutáneo, con frecuencia máxima de labios, párpados, lengua o genitales. Sin embargo, puede presentarse en cualquier parte del cuerpo, incluyendo el tubo digestivo, lo que causa cólicos abdominales intensos. El angioedema mediado por IgE, por lo general se resuelve en 24 a 48 h, sin secuelas. Aquel mediado por la bradicinina quizá consuma de 3 a 5 días para resolverse.

Anafilaxia

Durante una crisis de anafilaxia es necesario vigilar estrechamente los signos vitales, pues a menudo ocurren taquicardia y taquipnea. La mayoría de las crisis de anafilaxia se acompaña de manifestaciones cutáneas, que varían de rubor a urticaria y angioedema (14).

Durante una crisis anafiláctica puede presentarse afección de las vías aéreas altas o bajas, con edema lingual/laríngeo, estridor y sibilancias. El edema laríngeo intenso o el broncoespasmo pueden originar un paro respiratorio. El colapso cardiovascular por una vasodilatación importante puede manifestarse como hipotensión o paro cardiaco, sin manifestaciones cutáneas. Después de la reanimación exitosa quizá aparezca urticaria y lleve al diagnóstico de anafilaxia.

■ VALORACIONES ADICIONALES

Antes de hacer la valoración diagnóstica de reacciones de hipersensibilidad mediadas por IgE, es importante conocer qué tipo de antígenos (alérgenos) puede causar este tipo de hipersensibilidad y originar afecciones alérgicas.

■ CARACTERÍSTICAS DE LOS ALÉRGENOS

Los médicos deben tener en mente algunas características generales de los antígenos que causan enfermedades alérgicas, cuando las tratan.

Los alérgenos más importantes en el asma, la rinitis y la conjuntivitis, y, en algunos casos, de dermatitis atópica, son los inhalantes aéreos. Varios grupos diferentes de estos aeroalérgenos son de importancia clínica mayor, incluyendo pólenes, mohos, ácaros del polvo casero, cucarachas y la caspa de animales. Para una revisión de los aeroalérgenos importantes véase la tabla 8-1. Si bien los alimentos pueden constituir factores contribuyentes en el eccema grave infantil, la urticaria/angioedema agudos, o la anafilaxia, que rara vez son desencadenantes de síntomas respiratorios crónicos y no causan urticaria/angioedema crónicos. La excepción es la de pacientes con alergia concomitante a alimentos y el asma, que pueden mostrar síntomas respiratorios agudos al exponerse al antígeno alimentario que los causa. Sin embargo, los pacientes con asma que no presentan antecedentes claros de una reacción aguda después de la ingestión de un alimento particular, posiblemente no presenten alergia a alimentos. A continuación se detallan las principales manifestaciones y características de los alérgenos aéreos inhalados.

Alérgenos extramuros

Polen

Los pólenes vegetales son de los antígenos más importantes que causan síntomas clínicos respiratorios. La mayoría tiene alto contenido en proteínas y, por lo tanto, potencialmente antigénico. El que un polen específico cause síntomas depende de varios factores. Aquellos que sistemáticamente producen enfermedad suelen cumplir con cuatro criterios: 1) granos de polen que se producen en grandes cantidades por una planta con prevalencia local; 2) que dependen principalmente del viento para su dispersión; 3) son de pequeño diámetro, de 2 a 60 micras, y 4) pueden inducir una respuesta inmunológica.

Muchas plantas producen granos de polen grandes, gruesos y cerosos. La transferencia de estos pólenes entre plantas fanerógamas la realizan los insectos. Estos pólenes no se dispersan ampliamente en el aire y, por lo tanto, rara vez son significativos en la clínica. En contraste, los granos de polen que son pequeños y ligeros pudiesen dispersarse por el viento y causar síntomas alérgicos significativos cuando son antigénicos. En Estados Unidos, muchos árboles, gramíneas y malezas producen grandes cantidades de polen aéreo, altamente antigénico. La presencia estacional de pólenes de árboles, gramíneas y malezas varía con la localización geográfica, como se describe en el capítulo 7. Si bien muchos factores

---

TABLA 8-1 SÍNTOMAS PRODUCIDOS DE MANERA CARACTERÍSTICA POR LOS AEREOALÉRGENOS COMUNES

ANTÍGENOS	SÍNTOMAS
Pólenes	Presentes en forma estacional o con una exacerbación
Esporas de mohos	Perennes en los climas cálidos Con exacerbaciones estacionales en algunos climas moderados Con disminución de los síntomas cuando se vive o vacaciona en climas secos Los síntomas disminuyen en presencia de nieve Incremento súbito de los síntomas con la exposición a sótanos, cúmulos de mohos u hojas, pajares o silos, productos lácteos, cervecerías, zonas de almacenaje de alimentos, edificios con sistemas de acondicionamiento de aire contaminados, madera en descomposición, o cualquier lugar que pudiese presentar alta humedad Rara vez se exacerban después de ingerir productos de mohos
Ácaros del polvo casero	Síntomas característicamente perennes Con exacerbaciones cuando se arregla la cama, se limpia o se elimina el polvo de la casa Exacerbaciones ocasionales cuando se ingresa a casas antiguas con muebles añosos
Caspa de animales	Perennes Con mejora notoria cuando se sale de casa durante varios días o semanas, si el animal vive ahí Exacerbaciones súbitas de los síntomas después de introducir una nueva mascota a casa Aumento súbito de los síntomas cuando se visita la casa donde vive el animal Menos frecuente con aumento súbito cuando se juega con un animal Empeoramiento de los síntomas en el trabajo, o su desaparición en los fines de semana o vacaciones, cuando la exposición es ocupacional

pueden alterar la cantidad total de polen producida en un año, la temporada de polinización de una planta se mantiene relativamente constante en la región respecto al tiempo. Esto debido a que la liberación de polen está determinada por la duración del día, que es constante de un año a otro. El médico tratante debe saber qué pólenes abundan en la región geográfica principal del paciente y las temporadas de polinización.

Hongos y mohos

Miles de hongos diferentes existen. La participación de los mohos en muchas afecciones es especulativa, pero se ha señalado a algunas especies (como *Alternaria alternata*) en la exacerbación de los síntomas de individuos con alergia a los mohos (15, 16). Puesto que los hongos pueden colonizar casi cualquier hábitat posible y reproducir de manera prolífica esporas, el aire rara vez está libre de ellas. En consecuencia, los hongos pueden tener una participación importante en algunos pacientes con síntomas perennes. Sin embargo, las influencias estacionales o locales pueden alterar mucho el número de esporas aéreas.

Los periodos de clima cálido con humedad relativamente alta permiten el crecimiento óptimo de los mohos. Si dichos periodos son seguidos por un clima cálido, seco y con viento, las esporas a menudo viajan en el aire en grandes concentraciones. Al "asma de tormenta" se le ha vinculado con el aumento de pólenes y esporas de mohos, malezas y gramíneas (15, 17, 18). Una congelación puede producir una gran cantidad de vegetación en proceso de muerte, pero la temperatura disminuida hace más lenta la velocidad de proliferación de los hongos. En contraste, el verano y el otoño proveen el calor relativo, la humedad y los sustratos adecuados necesarios para la proliferación de los hongos.

Las concentraciones locales elevadas de esporas de mohos son frecuentes. Una sombra importante puede originar gran humedad, por la condensación del agua en las superficies frías. En zonas de infiltración de agua se presenta humedad elevada, como sótanos, charolas colectoras del refrigerador o cubos de basura. Las zonas de almacenamiento de alimentos y productos lácteos, cervecerías, sistemas de acondicionamiento de aire, pilas de hojas caídas o madera en descomposición, así como los pajares o silos que contienen granos de heno u otros, pueden proveer nutrimentos así como una elevada humedad y, por lo tanto, contar con altas concentraciones de esporas de mohos.

Alérgenos intramuros

El ambiente intramuros contiene muchos alérgenos potenciales, que incluyen hongos, ácaros del polvo, caspa de mascotas, así como los de cucarachas y ratones (19-22).

A las especies de *Dermatofagoides* se reconoce como la principal fuente de antígenos en el polvo casero (23).

Los ácaros del polvo casero son, con mucho, las fuentes más predominantes de alérgenos en muchas regiones, en especial aquellas con climas tropicales donde las poblaciones están expuestas de forma constante, sobre todo a los ácaros de almacenamiento, como *Lepidoglyphus destructor*, *Tyrophagus putrescentiae*, *Aleuroglyphus ovatus* y *Blomia tropicalis* (24-26).

Las alfombras, la ropa de cama, los muebles acolchados y las cortinas son los principales hábitats de los ácaros del polvo casero, que se describen con detalle en el capítulo 10.

Los pacientes con hipersensibilidad a los ácaros del polvo pueden presentar síntomas perennes, si bien quizá mejoren algo fuera de casa, con menor humedad o durante los meses del verano. Asimismo, pueden presentar antecedentes de estornudos, lagrimeo, rinorrea o asma leve, siempre que limpian la casa o tienden las camas. En muchos pacientes sensibles a los ácaros del polvo, los antecedentes no son tan obvios y la presencia de síntomas perennes es el único rasgo sugerente.

Los alérgenos de cucaracha son importantes en las regiones urbanas. La exposición a las cucarachas y la hipersensibilidad con IgE se asocian con una mayor morbilidad del asma, en especial en los niños que viven en regiones urbanas (27, 28). Ambos, los alérgenos de los ácaros del polvo y las cucarachas, se tornan volátiles en los cuartos con actividad, en cuya ausencia, las concentraciones en el aire declinan con rapidez. En varios estudios se encontró una fuerte correlación de la exposición a una alta concentración de alérgenos de ratón con las malas evoluciones del asma en los niños de regiones urbanas (22, 29, 30).

Ciertos grupos ocupacionales, como los trabajadores de laboratorio, veterinarios, rancheros, agricultores, magos o propietarios de tiendas de mascotas, pueden exponerse a una variedad desusada de caspa de animales (31-35).

Los pacientes con hipersensibilidad clínica a las mascotas caseras o los animales de laboratorio pueden presentar antecedentes similares a los de aquellos con hipersensibilidad a los ácaros del polvo y síntomas perennes. Además, muestran mejoría sintomática cuando abandonan la casa o el ambiente laboral. Los síntomas pueden persistir fuera de la zona de exposición, porque a menudo portan los alérgenos en la ropa. Si un médico no pregunta acerca de la presencia de una mascota, los síntomas de un paciente se pueden malinterpretar por completo, con la posible prescripción de un tratamiento inadecuado.

Alérgenos de alimentos y fármacos

Las reacciones ante alimentos mediadas por IgE pueden ser causa de anafilaxia o urticaria. Más a fondo se describen en el capítulo 14. De manera similar, ciertos fármacos o picaduras con veneno pueden ser causa de reacciones de hipersensibilidad inmediata, que se tratan más ampliamente en los capítulos 17 y 12, respectivamente.

Los factores contribuyentes no inmunológicos a menudo agravan las afecciones alérgicas y siempre deben valorarse. Los irritantes primarios, como el humo del tabaco, los contaminantes, vapores de pintura, nebulizadores de cabello, perfumes, sustancias para limpieza, otros productos de olor fuerte o la contaminación del aire más generalizada pueden precipitar crisis de afecciones respiratorias alérgicas (36, 37). Además, las infecciones (en especial las virales), los cambios de clima, el ejercicio y el estrés pueden empeorar las enfermedades alérgicas de vías respiratorias (38).

■ VALORACIONES DE LA HIPERSENSIBILIDAD MEDIADA POR IGE

Pruebas cutáneas

Las pruebas cutáneas por punción son las de corroboración diagnóstica ideales para muchas enfermedades alérgicas. De manera sistemática se usan en la valoración de conjuntivitis, rinitis, asma y anafilaxia. Su resultado positivo muestra solo la presencia de un anticuerpo IgE específico o de sensibilización, y no necesariamente indica que una persona presente una enfermedad alérgica actual. Dicho de otra forma, la sensibilización tal vez no corresponda a una reacción clínicamente significativa ante un agente específico.

En estudios de población se ha demostrado que los individuos asintomáticos pueden presentar resultados positivos en las pruebas cutáneas (39-42), pero un subgrupo de aquellos con rinitis sintomática quizá acudan con resultados negativos de las pruebas cutáneas y positivos en las pruebas de provocación nasal, que indicarían una rinitis alérgica local (43, 44). El interrogatorio guiará la selección de los aereoalérgenos para los que se hacen pruebas cutáneas. También deben considerarse la localización geográfica y la reactividad cruzada del antígeno. Con un número relativamente pequeño de pruebas que se eligen de manera cuidadosa suele obtenerse información satisfactoria.

Fisiopatología de las pruebas cutáneas

Las respuestas inmediatas obtenidas por pruebas cutáneas alcanzan su máximo en 15 a 20 min e involucran la producción de la reacción de roncha y eritema, característica de la sensibilización atópica. La desgranulación de las células cebadas y liberación subsiguiente de histamina y otros mediadores es causa de la reacción inmediata (45). La reacción de roncha y eritema se puede reproducir por la introducción de histamina a la piel.

Técnicas para las pruebas cutáneas

En la actualidad se usan ampliamente dos tipos de prueba cutánea: por punción o epicutáneas, e intradérmicas. Ambas fáciles de realizar, muy reproducibles, confiables y relativamente seguras; se deben leer en 15 a 20 min, momento en el que se informa tanto de roncha como de eritema en milímetros.

Las pruebas por punción cutánea son más específicas que las intradérmicas para corroborar una enfermedad alérgica (46, 47); se pueden llevar a cabo con un mínimo de equipo, y son convenientes y precisas al máximo como método para detectar la presencia de anticuerpos IgE. En este sentido, se utiliza un dispositivo con punta de plástico con penetración en un ángulo de 90°. De forma alternativa, se coloca una gota de extracto de alérgeno sobre la superficie de la piel y se hace avanzar con suavidad un instrumento agudo (aguja hipodérmica, aguja de núcleo sólido, lanceta), de manera que penetre la epidermis a través de la gota en un ángulo de 45 a 60° respecto a dicha superficie (48). A continuación se levanta suavemente la epidermis sin causar hemorragia. Si se usan concentraciones apropiadas de antígeno, hay relativamente poco riesgo de anafilaxia, si bien en ocasiones se presentan reacciones cutáneas locales grandes (49).

Si el resultado de la prueba de punción cutánea es negativo, puede hacerse una intradérmica por inyección del alérgeno. La piel se mantiene tensa y se inserta la aguja casi paralela (tangencial) a su superficie, apenas lo suficiente para cubrir la porción con bisel. A continuación, se inyecta un extracto de alérgeno (0.02 a 0.05 mL) (48) con uso de una aguja de calibre 26 hasta formar una pequeña ampolla. En este caso, hay un riesgo muy pequeño de reacción sistémica con las pruebas intradérmicas, por lo que se usan concentraciones diluidas del antígeno. Si la prueba de punción cutánea resulta positiva, no se requiere la intradérmica y debe evitarse. Las pruebas intradérmicas son más sensibles pero menos específicas, en comparación con las de punción. En algunos estudios se cuestionó la utilidad clínica de las pruebas intradérmicas cuando las de punción resultan negativas (46, 50-53). Las pruebas intradérmicas de alérgenos alimentarios se evitan por la elevada tasa de resultados falsos positivos y el riesgo de reacciones sistémicas (54).

Lectura y gradación de las pruebas cutáneas

En la actualidad no hay sistema estandarizado para registrar e interpretar los resultados de las pruebas cutáneas; se han diseñado muchos para graduar las reacciones positivas. En la tabla 8-2 se muestra un sistema simple semicuantitativo que determina roncha y eritema, pero ya no se usa por muchos médicos por su elevada variabilidad entre esos facultativos (55). En general, una roncha de 3 mm o más respecto de la producida por el testigo,

TABLA 8-2 SISTEMA DE GRADACIÓN PARA LAS PRUEBAS CUTÁNEAS

GRADO	ASPECTO DE LA PIEL
0	Sin reacción o con una no diferente a la negativa de un testigo
1+	Eritema menor de 21 mm y mayor que el negativo de un testigo Sin formación de roncha
2+	Eritema mayor de 21 mm y que aquel negativo de un testigo Formación de una ampolla menor de 3 mm
3+	Formación de eritema y ampolla ≥ 3 mm sin seudópodos
4+	Formación de eritema y edema ≥ 3 mm con formación de seudópodos

Adaptada de Doan T, Zeiss CR. Skin testing in allergy. *Allergy Proc.* 1993; 14:110-111, con autorización.

negativa, sugiere la presencia de un anticuerpo IgE específico del alérgeno (48). La dimensión de la reacción se puede registrar midiendo el diámetro promedio de la roncha ($D + d/2$) (donde D indica el diámetro mayor de la roncha y d su diámetro ortogonal más grande respecto a D) (48). En un estudio se mostró que el diámetro mayor solo, en contraposición al promedio, parece mejor marcador subrogado de la superficie de la roncha y se propuso como el método óptimo para valorar los resultados de las pruebas cutáneas (56).

Estas pruebas dependen de la destreza de quien las realiza. Además, deben realizarse pruebas tanto positivas como negativas de un testigo, para la interpretación apropiada de los resultados. La histamina es la sustancia positiva testigo preferida. La solución salina, la de HSA glicerinada a 50% en solución salina (48) o el diluyente del extracto se pueden usar como testigos negativos. Debido a que las reacciones grandes en sitios de prueba adyacentes pueden coalescer, la distancia entre dichos sitios debe ser al menos de 2 cm (57). En casos de dermografismo puede haber reactividad en el sitio testigo, lo que debe señalarse cuando se registran los resultados de las pruebas. La interpretación de las pruebas es, por lo tanto, más difícil, y debe realizarse con precaución a partir de entonces. Las pruebas que no tienen claramente una mayor reacción (de al menos 3 mm) que el grupo testigo, deben considerarse indeterminadas. La confiabilidad de las pruebas por punción e intradérmicas pudiese afectarse por las destrezas del personal, los instrumentos de prueba, el color de la piel y la concentración del extracto. Los resultados falsos positivos pueden también ser secundarios al dermografismo o reacciones de "irritantes". Para las pruebas cutáneas intradérmicas, la inyección de un volumen excesivo (> 0.05 mL) puede causar irritación mecánica de la piel, con resultados falsos positivos consecuentes. Las pruebas cutáneas falsas negativas tal vez sean producto de extractos de reactivo caducos o débiles o de la disminución de la reactividad cutánea por enfermedad o edad avanzada.

Interpretación de los resultados de las pruebas cutáneas

En la tabla 8-3 se provee una guía para la interpretación de las pruebas cutáneas contra aereoalérgenos. Los resultados positivos de estas pruebas, con un antecedente correspondiente de reactividad clínica, pueden señalar fuertemente a un antígeno. Por el contrario, los resultados negativos de las pruebas cutáneas (contra aereoalérgenos) con antecedentes negativos, descartan que los antígenos sean clínicamente significativos. La interpretación de las pruebas cutáneas que no se correlacionan con el interrogatorio clínico o los datos físicos es menos directa. Si no hay antecedentes que sugieran hipersensibilidad a un aereoalérgeno, y la prueba cutánea resulta positiva, se puede interrogar y explorar al paciente durante un periodo de máxima exposición al antígeno (p. ej., temporada de polen máximo). En ese momento, si no hay síntomas o datos físicos de enfermedad alérgica, se pueden soslayar los resultados positivos de las pruebas cutáneas con base en su carencia de importancia clínica. Los resultados positivos pueden también preceder al inicio de los síntomas clínicos (40, 41). En un análisis de estudiantes universitarios (41) se mostró que aquellos asintomáticos positivos para la prueba cutánea tenían más del doble de probabilidades de presentar rinitis alérgica 23 años después que los correspondientes con negatividad de la prueba cruzada, y se encontró que el resultado positivo de una prueba cutánea constituye también un factor de riesgo significativo de la aparición de asma.

Interpretaciones de las pruebas cutáneas para alérgenos de alimentos

En general, las pruebas cutáneas por punción realizadas apropiadamente contra alérgenos alimentarios tienen un elevado valor predictivo negativo (58, 59), con valores predictivos positivos mucho menores, de entre 30 a 65% (58-63). Por lo tanto, el resultado positivo de una prueba indica sensibilización, que pudiese o no ser sintomática. Como con los aereoalérgenos, una respuesta de roncha de

TABLA 8-3 INTERPRETACIÓN DE LAS PRUEBAS CUTÁNEAS

SI	Y	ENTONCES
El interrogatorio sugiere hipersensibilidad	los resultados de las pruebas cutáneas son positivos	hay una importante probabilidad de que el antígeno sea la causa
El interrogatorio no sugiere hipersensibilidad	los resultados de las pruebas cutáneas son positivos	puede desearse observar al paciente durante un periodo de exposición natural elevada
El interrogatorio sugiere hipersensibilidad	los resultados de las pruebas cutáneas son negativos	1. Revisar los medicamentos que el paciente haya tomado; antihistamínicos y antidepresivos
		2. Revisar otros motivos de pruebas con resultados falsos negativos, como la mala calidad de los materiales o la técnica con que se realizan, o valorar otras afecciones que causen síntomas similares
		3. Observar al paciente durante un periodo de exposición natural elevada
		4. Hacer una prueba de provocación (rara vez)

3 mm o mayor (asociada con una crisis) contra alérgenos alimentarios indica la presencia de una IgE específica en el contexto de la respuesta negativa a la solución salina. Las ronchas de mayor tamaño (> 8 a 10 mm) indican una probabilidad más alta de reactividad clínica con la ingestión (62). Están contraindicadas las pruebas intradérmicas para alérgenos alimentarios, por su elevada tasa de falsos positivos y el riesgo de reacciones sistémicas (anafilaxia). En ocasiones, los pacientes con antecedentes muy sugerentes de una alergia alimentaria pueden presentar resultados negativos de las pruebas cutáneas para los antígenos de sospecha, en cuyo caso deben revisarse H y P y descartarse la probabilidad de esos resultados. Quizá se revise la IgE específica de alimentos en el suero para confirmar la ausencia de alergia y, cuando esté presente, en el contexto de antecedentes clínicamente importantes. Los retos con alimentos por vía oral constituyen aún el método ideal para confirmar las alergias. Los estudios han determinado cifras específicas para ciertos alimentos, que obvian la necesidad de confirmación de la hipersensibilidad clínica mediante pruebas de reto (64).

Las pruebas cutáneas para venenos de especies de himenópteros, alergia al látex e hipersensibilidad a fármacos se tratan en los capítulos 12 y 17.

Extractos para las pruebas cutáneas

Con alérgenos potentes deben hacerse pruebas cutáneas, clínicamente importantes y estables. En la actualidad se dispone de varios extractos alergénicos estandarizados y deben usarse, cuando sea posible. Tales extractos aumentan la reproducibilidad de las pruebas cutáneas, disminuyen los resultados falsos positivos y facilitan las comparaciones cruzadas entre extractos por diferentes médicos (65). Los factores que disminuyen la estabilidad de los extractos incluyen periodos de almacenamiento prolongados, temperaturas mayores de 4.4 °C o menores de 0.55 °C y la presencia de proteasas. La refrigeración de los extractos y la adición de glicerina aminoran su pérdida de potencia (66). Los extractos de alimentos a menudo pierden potencia con el transcurso del tiempo y pueden ser menos estables y, por lo tanto, es preferible una prueba cutánea con un extracto recién preparado. Las pruebas de punción con un alimento vegetal fresco pueden ser aconsejables si la prueba con un extracto cutáneo resulta negativa y se sospecha una alergia alimentaria. En la actualidad se están investigando muchos extractos de alérgenos recombinantes para las pruebas cutáneas (67, 68). No obstante, el uso de estos alérgenos recombinantes puede ser útil para mejorar el diagnóstico y tratamiento de las alergias mediante inmunoterapia, recursos que aún no están disponibles para aplicaciones clínicas sistemáticas (69, 70).

Respuesta de fase tardía

En ocasiones ocurren reacciones tardías caracterizadas por eritema e induración en el sitio de las pruebas cutáneas, que se hacen aparentes de 1 a 2 h después de su aplicación, alcanzan el máximo en 6 a 12 h y suelen desaparecer después de 24 a 48 h (71). En contraste con las reacciones inmediatas, se inhiben por dosis convencionales de corticoesteroides, pero no por antihistamínicos (72-74). No está comprobado si la presencia de una respuesta cutánea de fase tardía (LPR, por sus siglas en inglés) a un antígeno, predice su presencia en la nariz o el pulmón del mismo paciente. Algunos investigadores consideran que hay correlación, y otros no (75-80).

Reacciones adversas de las pruebas cutáneas

Las reacciones locales extensas en el sitio de prueba son las de tipo adverso más frecuentes de las pruebas cutáneas y suelen resolverse mediante compresas frías y antihistamínicos. Las reacciones sistémicas son raras, pero hay informes de ellas, en particular con las pruebas intradérmicas; suelen presentarse en los 30 min siguientes a la prueba (81-83). En una reciente encuesta de miembros del American College of Allergy, Asthma, and Immunology y la American Academy of Allergy, Asthma and Immunology, 74 de 269 servicios médicos comunicaron al menos una reacción sistémica a las pruebas cutáneas entre los años 2008 y 2012, un promedio de una reacción sistémica leve a moderada por cada centro en un periodo de 4 años. La mayoría de las reacciones de que se informó (54%) correspondió a pruebas cutáneas intradérmicas (49). La tasa de 0.077% de reacciones sistémicas después de las pruebas cutáneas se incluyó en otro estudio reciente. Las reacciones sistémicas se vincularon con un antecedente de reacciones graves al alérgeno principal (84). Los pacientes con asma inestable tienen un máximo riesgo de reacción adversa en las pruebas cutáneas y no deberían estudiarse hasta que se estabilice su asma. Otros factores de riesgo de reacciones sistémicas incluyen las pruebas intradérmicas (en contraposición a aquellas por punción) y la dermatitis atópica (85, 86).

Durante las pruebas debe disponerse de tratamiento urgente y se mantendrá a los pacientes bajo observación durante al menos 30 min después.

Variables que afectan las pruebas cutáneas

Las pruebas de punción cutánea e intradérmicas pudiesen afectarse por (1) el sitio de aplicación; (2) la edad; (3) el IMC; (4) medicamentos; (5) inmunoterapia de alérgenos; (6) variaciones circadianas y estacionales; (7) ciclos menstruales, y (8) estrés y ansiedad.

1. *Sitio de la prueba*: las pruebas cutáneas se pueden hacer en el dorso o la cara antero interna del antebrazo. Las localizaciones específicas en el dorso y el antebrazo varían en intensidad reactiva. La parte superior de la espalda es más reactiva que el antebrazo (57, 87), pero se considera que el significado clínico de la mayor reactividad del dorso es mínima. Además, una vez que se realiza en el brazo, el paciente puede atestiguar la prueba cutánea positiva, lo que quizás ayude a su instrucción. Las pruebas deben hacerse a 5 cm de la muñeca o 3 cm de la fosa antecubital (48).
2. *Edad*: aunque se pueden hacer pruebas cutáneas a personas de todas las edades, se ha demostrado una disminución de la reactividad en los lactantes (< 12 a 18 meses) y ancianos (88, 89), en especial en las mujeres mayores de 65 años (90).
3. *IMC*: en un estudio reciente se mostró una correlación positiva entre el aumento del IMC y la respuesta cutánea a la histamina (91).
4. *Medicamentos*: los antihistamínicos H_1 disminuyen la reactividad cutánea a la histamina y los alérgenos

y, por lo tanto, como regla general, deben evitarse durante un periodo correspondiente a 3.5 vidas medias del fármaco (92). Los antagonistas de histamina (H2) pueden también obstaculizar la reactividad dérmica, si bien esto no suele ser significativo en la clínica (93, 94). Otros medicamentos, como los antidepresivos tricíclicos y la clorpromazina, pueden bloquear la reactividad de las pruebas cutáneas durante periodos prolongados y quizá se requiera evitarlos durante hasta 2 sem antes (95). Los ciclos breves de corticoesteroides orales no afectan la reactividad cutánea (96). El tratamiento a largo plazo con corticoesteroides sistémicos puede afectar la respuesta de las células cebadas; sin embargo, no parece afectar las pruebas cutáneas con alérgenos aéreos (97, 98). Las aplicaciones tópicas de preparados de corticoesteroides pueden inhibir la reactividad cutánea y no deben hacerse en el sitio de prueba durante al menos 1 sem antes (99). Antes se creía que los antagonistas de leucotrienos afectaban los resultados de las pruebas cutáneas; sin embargo, estudios recientes sugieren que el montelukast no tiene efecto sobre los parámetros de una prueba cutánea por punción (SPT, por sus siglas en inglés) y, por lo tanto, no se necesita discontinuar el tratamiento antes (100, 101). Los agonistas β, la teofilina, los descongestivos, la cromolina y los corticoesteroides inhalados o nasales, no tienen efecto sobre la reactividad cutánea.

5. *Inmunoterapia*: los individuos que antes recibieron inmunoterapia de alérgenos pueden presentar reactividad cutánea disminuida (pero, por lo general, no ausente) a los alérgenos, cuando se hacen pruebas repetidas (102-104).
6. *Variación de los ritmos circadiano y estacional*: hay datos controvertidos acerca de si la reactividad cutánea cambia durante el día (105, 106). En un estudio se sugirió que los ritmos circadianos pueden afectar la reactividad cutánea de manera diferente en los individuos atópicos, en comparación con testigos sanos (107). Las pruebas durante ciertas épocas del año pueden también influir en la reactividad cutánea (108, 109). Estas variaciones, sin embargo, carecen de importancia clínica.
7. *Ciclo menstrual*: el sexo no tiene efecto alguno sobre los resultados de las pruebas cutáneas (89); sin embargo, en las mujeres, la fase del ciclo menstrual puede influir en ellos. En un estudio se señaló un aumento significativo del tamaño de roncha y eritema ante la histamina en los días 12 a 16 del ciclo, que corresponden a las concentraciones máximas de estrógenos y la ovulación (110).
8. *Efecto del estrés mental y la ansiedad*: en este aspecto se ha mostrado que el estrés y la ansiedad aumentan y prolongan la respuesta de roncha, en especial en los adultos jóvenes, posiblemente vinculada con una

mayor producción de IL-6. Sin embargo, en este momento, no es clara la importancia clínica de tales datos (111, 112).

■ CUANTIFICACIÓN *IN VITRO* DE LA IgE ESPECÍFICA

Los procedimientos *in vitro* permiten detectar anticuerpos específicos de alérgeno (sIgE, por sus siglas en inglés) en el suero del paciente. Las pruebas *in vitro* de alta calidad tal vez sean útiles en escenarios clínicos múltiples, en especial para la demostración de hipersensibilidad a aereoalérgenos y alimentos (113-118). Asimismo, se recomienda cuantificar la concentración de la IgE sérica total, junto con determinaciones de IgE séricas específicas (119).

Si bien las pruebas cutáneas son las ideales para el diagnóstico de enfermedades mediadas por IgE, tal vez estén indicadas las pruebas *in vitro* en circunstancias específicas:

1. Puesto que no hay medicamentos que interfieran con las pruebas *in vitro,* tal modalidad puede ser útil en los pacientes que no pueden evitar medicamentos con propiedades antihistamínicas.
2. En los pacientes con antecedentes de hipersensibilidad extrema a los alérgenos, el uso de pruebas *in vitro* evitaría las reacciones locales incómodas vinculadas con las pruebas cutáneas. Además, no conllevan riesgo de anafilaxia.
3. En los pacientes que muestran dermografismo o lesiones cutáneas que afectan sitios de prueba (p. ej., antebrazo o dorso), las pruebas *in vitro* pueden ser preferibles a las cutáneas.
4. En los pacientes con riesgo desusadamente mayor de anafilaxia por pruebas cutáneas (antecedente de reacciones graves o asma incoercible), se prefieren las pruebas *in vitro*.
5. Las pruebas *in vitro* también son útiles en los pacientes que no pueden cooperar con las pruebas cutáneas.

El método más predictivo y útil de cuantificación de sIgE es el del sistema de Phadia CAP (Uppsala, Suecia), un inmunoanálisis de enzima fluorada con aprobación de uso por U.S. Food and Drug Administration, prueba cuantitativa con un rango comunicable de 0.1 a 100 kU_A/L, también conocida como inmunoCAP y que se ha usado en estudios previos (118, 120-122) para definir puntos de diagnóstico de ciertos alimentos (123); se han generado curvas con estos datos para algunos de los alérgenos más frecuentes de alimentos, incluyendo huevo, leche, cacahuate y pescado (118). La prueba de radioalergoadsorción (RAST, por sus siglas en inglés) es de denominación coloquial, que se refiere a un método anticuado *in vitro* de medición de sIgE, que si bien ya no se utiliza en la mayoría de los laboratorios, el nombre sigue vigente. En general, la concentración de IgE específica parece sensible, pero no

específica, para el diagnóstico de alergia alimentaria mediada por IgE (124). Por otro lado, es importante señalar que los resultados quizá no sean comparables entre las pruebas o entre los laboratorios comerciales. Además, el omalizumab pudiese afectar los resultados totales y específicos de IgE en diferentes análisis; sin embargo, la IgE total y específica medida por el sistema inmunoCAP es precisa en presencia del fármaco (125).

A semejanza de la prueba de punción cutánea, en muchos estudios publicados se pretendió correlacionar cifras séricas de IgE específica con los resultados de retos alimentarios, con la esperanza de predecir la probabilidad de que un paciente reaccione a la ingestión de un alimento y, por lo tanto, elimine la necesidad de un reto oral (126-130).

El cociente de la concentración de IgE específica respecto de la IgE total, en contraposición con la concentración de IgE específica sola, puede ser más preciso para predecir los resultados de los retos con alimentos (131).

También, es importante señalar que las mayores concentraciones de sIgE no se correlacionan con la gravedad de las reacciones, sino más bien indican una mayor probabilidad de una reacción inducida por un alimento. Por lo tanto, los valores predictivos de 95% son útiles para determinar qué pacientes están en mayor riesgo de presentar una reacción con la ingestión de un alimento y la identificación de aquellos en quienes no sería recomendable un reto alimentario. Por otro lado, hay limitaciones de este análisis en los pacientes (hasta 20%, dependiendo del alimento) que pueden reaccionar a un alimento a pesar de cifras muy bajas o indetectables de sIgE según se demuestra por retos orales del alimento (118). El simplemente establecer la presencia de sIgE contra alérgenos (sensibilización), ya sea determinada *in vivo* o *in vitro*, no asigna de manera automática una enfermedad o la importancia clínica en un paciente dado. Entre los niños con sIgE elevada contra alimentos, según se determinó por inmunoCAP, Perry y cols. (132), mostraron que aquellos sin un antecedente claro de reacción a alimentos tuvieron más probabilidad de tolerarlos en retos doble ciego con placebo y testigos. Por lo tanto, la sensibilización puede ser sintomática (como en la alergia alimentaria) o asintomática (como en la tolerancia de alimentos).

Por lo tanto, como con las pruebas cutáneas por punción, no deberían usarse pruebas de IgE séricas específicas en forma aislada para diagnosticar una alergia alimentaria. La precisión diagnóstica puede aumentar con una combinación de estas dos pruebas (126).

Diagnóstico por resolución del componente

En fecha reciente los investigadores propusieron análisis para indagar el componente específico de las proteínas alimentarias que permitan una mejor precisión en el diagnóstico de alergias alimentarias (133-136) y que también puedan proveer sus índices de pronóstico (137, 138).

Los datos de la unión de la sIgE a los péptidos que constituyen el componente específico pueden también correlacionarse con reacciones clínicas más intensas (134, 135, 139).

En contraposición con los alimentos, la utilidad diagnóstica de las pruebas *in vitro* no se ha establecido aún de manera firme para los alérgenos. Algunos investigadores consideran que la IgE sérica específica para inhalantes es inferior, y complementaria de las pruebas cutáneas (119).

Como regla, para tener algún significado, los resultados de la prueba deben correlacionarse con los signos y síntomas alérgicos de un antígeno específico. En consecuencia, las H y P realizadas cuidadosamente por el médico siguen siendo el procedimiento de investigación fundamental para el diagnóstico de una enfermedad alérgica.

Pruebas de provocación

Aunque los retos nasal y bronquial con antígenos específicos para confirmar la hipersensibilidad inmediata rara vez se hacen en la práctica sistemática, son, no obstante, recursos importantes en los estudios de investigación. La reactividad bronquial inespecífica se puede valorar con metacolina o histamina y, en ocasiones, se usan para refutar el diagnóstico de asma. Debido a que ocurren retos de metacolina positivos en los pacientes con una variedad de afecciones, incluidas la rinitis alérgica, las infecciones de vías respiratorias altas, las enfermedades obstructivas crónicas de las vías aéreas y la sarcoidosis, así como en los fumadores, su utilidad para confirmar un diagnóstico es limitada (140).

Retos de alimentos orales

Los retos de alimentos orales (OFC, por sus siglas en inglés) pueden ser necesarios para el diagnóstico de la alergia alimentaria, y se realizan en forma regular en la práctica clínica para este y la determinación de la tolerancia. Los retos alimentarios con esquema doble ciego con placebo y testigos son el estándar ideal para el diagnóstico de alergias alimentarias y en ocasiones pueden requerirse. Las pruebas de provocación deberían hacerse en un contexto supervisado por médicos, con equipo y tratamiento de urgencia rápidamente disponibles. Al respecto se muestran detalles en el capítulo 14.

Valoración de la función respiratoria

Las pruebas cuantitativas de la ventilación por espirometría pueden ser de gran utilidad para el diagnóstico de las enfermedades de vías respiratorias bajas o las obstructivas extratorácicas. Asimismo, pueden dar algún discernimiento del tipo y gravedad del defecto funcional y, de mayor importancia, proveen un medio objetivo para valorar los cambios que ocurren con el tiempo o son inducidos por el tratamiento. Estas pruebas se detallan en el capítulo 32. Debe recordarse que los conjuntos únicos de valores describen afecciones en puntos temporales designados y aquellas, como el asma, presentan cambios fisiopatológicos rápidos. Un asa de flujo-volumen puede mostrar obstrucción extratorácica, como en la disfunción de las cuerdas vocales, que simula síntomas de asma. En las guías se recomienda la espirometría, tanto para el diagnóstico como para la vigilancia periódica del asma (141). Pruebas de función pulmonar más extensas pueden requerirse en laboratorios de función pulmonar especializados si la espirometría en el consultorio no es determinante o muestra anomalías importantes.

Óxido nítrico fraccional exhalado

El óxido nítrico fraccional exhalado (FeNO) está elevado en los pacientes con asma, y disminuye después del tratamiento con corticoesteroides, además de ser un parámetro incruento de la inflamación de las vías aéreas (142-144). El FeNO tiene utilidad potencial en el tratamiento del asma, en términos de vigilancia de la gravedad de la afección y ajuste del tratamiento antiinflamatorio, por lo que actualmente se usa en protocolos de investigación, así como en algunas prácticas clínicas (145).

Otros análisis de laboratorio

La IgE sérica total, en general, se encuentra elevada en individuos atópicos, en especial aquellos con dermatitis atópica. Sin embargo, las concentraciones fluctúan mucho respecto de una media de 125 UI/mL (300 ng/mL) entre individuos con atopia y los no afectados (146-149). En este sentido, se encontró que la IgE sérica total tiene correlación negativa con la determinación de la función pulmonar (150-152) y se usa como marcador biológico en el asma, para guiar el tratamiento con anticuerpos monoclonales anti-IgE, como el omalizumab (153).

Las determinaciones de la IgE sérica total están indicadas en pacientes con sospecha de aspergilosis broncopulmonar alérgica, tanto para el diagnóstico como en la vigilancia de su evolución (154, 155).

Una concentración en extremo alta de IgE se encuentra en casi todos los pacientes con aspergilosis broncopulmonar alérgica (ABPA) y es uno de los criterios principales de diagnóstico. También son necesarias las determinaciones de la concentración de IgE para la valoración de ciertas inmunodeficiencias, como el síndrome de hiper-IgE (o de Job).

Las anomalías de los eritrocitos o de la velocidad de eritrosedimentación no se relacionan con la enfermedad atópica, y, si se encuentran, se sospecharán otras enfermedades o complicaciones. El recuento diferencial de leucocitos suele ser normal con la frecuente excepción de la eosinofilia, que puede variar de 3 a 12%, en especial en pacientes con ambas, dermatitis atópica y asma. De ordinario, no se detectan concentraciones más altas de eosinófilos en las enfermedades atópicas leves. En el capítulo 33 se revisa la valoración de la eosinofilia, y una extensa por el laboratorio en cuanto a urticaria y angioedema; por lo general, no se requiere ni es eficaz en cuanto costo (156-158).

La valoración por laboratorio y estudios adicionales, que incluyen la biopsia de piel, dependerán de los antecedentes. Para detalles adicionales véase el capítulo 13. La tinción de Gram y el cultivo de esputo ayudan al diagnóstico de algunos pacientes. En este sentido, hay datos macro y microscópicos en la secreciones nasales y el esputo descritos en los pacientes alérgicos, e incluyen eosinófilos, espirales de Curschmann, cristales de Charcot-Leyden y cuerpos de Creola. Si bien se trata de datos interesantes, su presencia o ausencia puede no ser de utilidad diagnóstica.

Estudios de imagen

Para descartar afecciones concomitantes o complicaciones del asma pueden requerirse radiografías de tórax. En pacientes con asma pueden revelar hiperinflado o invaginación bronquial; sin embargo, con frecuencia máxima son normales (159). La utilidad de la radiografía del tórax antes del ingreso hospitalario por exacerbación del asma aguda es controvertida, pero a menudo se recomienda, puesto que hay informes de que revela anomalías clínicamente significativas en 15 a 34% de los pacientes (160-162). Asimismo, puede requerirse una tomografía computarizada de detección (TC) de los senos paranasales sin material de contraste para la valoración de las vías aéreas altas en pacientes con infecciones crónicas o recurrentes de los senos paranasales (163). La radiografía simple tiene utilidad limitada por su elevada tasa de resultados falsos positivos y negativos, en tanto la TC tiene mayor utilidad para valorar la rinosinusitis crónica (163, 164).

■ REFERENCIAS

1. Commins SP, Satinover SM, Hosen J, et al. Delayed anaphylaxis, angioedema, or urticaria after consumption of red meat in patients with IgE antibodies specific for galactose-alpha-1,3-galactose. J Allergy Clin Immunol. 2009;123(2):426-433.
2. Sampson HA, Aceves S, Bock SA, et al. Food allergy: a practice parameter update—2014. J Allergy Clin Immunol. 2014;134(5):1016–1025.e43.
3. Ramey JT, Bailen E, Lockey RF. Rhinitis medicamentosa. J Investig Allergol Clin Immunol. 2006;16(3):148-155.
4. Hanania NA, Singh S, El-Wali R, et al. The safety and effects of the beta-blocker, nadolol, in mild asthma: an open-label pilot study. Pulm Pharmacol Ther. 2008;21(1):134-141.
5. Brooks TW, Creekmore FM, Young DC, et al. Rates of hospitalizations and emergency department visits in patients with asthma and chronic obstructive pulmonary disease taking beta-blockers. Pharmacotherapy. 2007;27(5):684-690.
6. Zaid G, Beall GN. Bronchial response to beta-adrenergic blockade. N Engl J Med. 1966;275(11):580-584.
7. Ledford DK, Wenzel SE, Lockey RF. Aspirin or other nonsteroidal inflammatory agent exacerbated asthma. J Allergy Clin Immunol Pract. 2014;2(6):653-657.
8. Tumanan-Mendoza BA, Dans AL, Villacin LL, et al. Dechallenge and rechallenge method showed different incidences of cough among four ACE-Is. J Clin Epidemiol. 2007;60(6):547-553.
9. Grant NN, Deeb ZE, Chia SH. Clinical experience with angiotensin-converting enzyme inhibitor-induced angioedema. Otolaryngol Head Neck Surg. 2007;137(6): 931-935.
10. Graf P. Rhinitis medicamentosa: a review of causes and treatment. Treat Respir Med. 2005;4(1):21-29.
11. Spector SL, Raizman MB. Conjunctivitis medicamentosa. J Allergy Clin Immunol. 1994;94(1):134-136.
12. Marinho S, Simpson A, Lowe L, et al. Rhinoconjunctivitis in 5-year-old children: a population-based birth cohort study. Allergy. 2007;62(4):385-393.
13. Grassi M, Bugiani M, de Marco R. Investigating indicators and determinants of asthma in young adults. Eur J Epidemiol. 2006;21(11):831-842.
14. Webb LM, Lieberman P. Anaphylaxis: a review of 601 cases. Ann Allergy Asthma Immunol. 2006;97(1):39-43.
15. Pulimood TB, Corden JM, Bryden C, et al. Epidemic asthma and the role of the fungal mold Alternaria alternata. J Allergy Clin Immunol. 2007;120(3):610-617.
16. O'Hollaren MT, Yunginger JW, Offord KP, et al. Exposure to an aeroallergen as a possible precipitating factor in respiratory arrest in young patients with asthma. N Engl J Med. 1991;324(6):359-363.
17. D'Amato G, Cecchi L, Liccardi G. Thunderstorm-related asthma: not only grass pollen and spores. J Allergy Clin Immunol. 2008;121(2):537-538; author reply 538.
18. Bellomo R, Gigliotti P, Treloar A, et al. Two consecutive thunderstorm associated epidemics of asthma in the city of Melbourne. The possible role of rye grass pollen. Med J Aust. 1992;156(12):834-837.
19. Sears MR, Greene JM, Willan AR, et al. A longitudinal, population-based, cohort study of childhood asthma followed to adulthood. N Engl J Med. 2003;349(15):1414-1422.
20. Chinn S, Heinrich J, Antó JM, et al. Bronchial responsiveness in atopic adults increases with exposure to cat allergen. Am J Respir Crit Care Med. 2007;176(1):20-26.
21. Salo PM, Arbes SJ Jr, Crockett PW, et al. Exposure to multiple indoor allergens in US homes and its relationship to asthma. J Allergy Clin Immunol. 2008;121(3):678-684.e2.
22. Salo PM, Jaramillo R, Cohn RD, et al. Exposure to mouse allergen in U.S. homes associated with asthma symptoms. Environ Health Perspect. 2009;117(3):387-391.
23. Platts-Mills TA, Chapman MD. Dust mites: immunology, allergic disease, and environmental control. J Allergy Clin Immunol. 1987;80(6):755-775.
24. Valdivieso R, Iraola V, Estupiñβn M, et al. Sensitization and exposure to house dust and storage mites in high-altitude areas of Ecuador. Ann Allergy Asthma Immunol. 2006;97(4):532-538.
25. Korsgaard J, Harving H. House-dust mites and summer cottages. Allergy. 2005;60(9):1200-1203.
26. Yu JM, Luo QH, Sun JL, et al. Diversity of house dust mite species in Xishuangbanna Dai, a tropical rainforest region in Southwest China. Biomed Res Int. 2015;2015:421716.

27. Rosenstreich DL, Eggleston P, Kattan M, *et al.* The role of cockroach allergy and exposure to cockroach allergen in causing morbidity among inner-city children with asthma. *N Engl J Med.* 1997;336(19):1356-1363.

28. Gruchalla RS, Pongracic J, Plaut M, *et al.* Inner City Asthma Study: relationships among sensitivity, allergen exposure, and asthma morbidity. *J Allergy Clin Immunol.* 2005;115(3):478-485.

29. Ahluwalia SK, Peng RD, Breysse PN, *et al.* Mouse allergen is the major allergen of public health relevance in Baltimore City. *J Allergy Clin Immunol.* 2013;132(4): 830-835.e1-e2.

30. Pongracic JA, Visness CM, Gruchalla RS, *et al.* Effect of mouse allergen and rodent environmental intervention on asthma in inner-city children. *Ann Allergy Asthma Immunol.* 2008;101(1):35-41.

31. Krakowiak A, Wiszniewska M, Krawczyk P, *et al.* Risk factors associated with airway allergic diseases from exposure to laboratory animal allergens among veterinarians. *Int Arch Occup Environ Health.* 2007;80(6):465-475.

32. Ruoppi P, Koistinen T, Susitaival P, *et al.* Frequency of allergic rhinitis to laboratory animals in university employees as confirmed by chamber challenges. *Allergy.* 2004;59(3):295-301.

33. Jones M. Laboratory animal allergy in the modern era. *Curr Allergy Asthma Rep.* 2015;15(12):73.

34. Moghtaderi M, Farjadian S, Abbaszadeh Hasiri M. Animal allergen sensitization in veterinarians and laboratory animal workers. *Occup Med (Lond).* 2014;64(7):516-520.

35. Palmberg L, Sundblad BM, Lindberg A, *et al.* Long term effect and allergic sensitization in newly employed workers in laboratory animal facilities. *Respir Med.* 2015;109(9):1164-1173.

36. Bernstein JA, Alexis N, Bacchus H, *et al.* The health effects of non-industrial indoor air pollution. *J Allergy Clin Immunol.* 2008;121(3):585-591.

37. Vieira SE, Stein RT, Ferraro AA, *et al.* Urban air pollutants are significant risk factors for asthma and pneumonia in children: the influence of location on the measurement of pollutants. *Arch Bronconeumol.* 2012;48(11):389-395.

38. Green RM, Custovic A, Sanderson G, *et al.* Synergism between allergens and viruses and risk of hospital admission with asthma: case-control study. *BMJ.* 2002;324(7340):763.

39. Droste JH, Kerhof M, de Monchy JG, *et al.* Association of skin test reactivity, specific IgE, total IgE, and eosinophils with nasal symptoms in a community-based population study. The Dutch ECRHS Group. *J Allergy Clin Immunol.* 1996;97(4):922-932.

40. Hagy GW, Settipane GA. Prognosis of positive allergy skin tests in an asymptomatic population. A three year follow-up of college students. *J Allergy Clin Immunol.* 1971;48(4):200-211.

41. Settipane RJ, Hagy GW, Settipane GA. Long-term risk factors for developing asthma and allergic rhinitis: a 23-year follow-up study of college students. *Allergy Proc.* 1994;15(1):21-25.

42. Pastorello EA, Incorvaia C, Ortolani C, *et al.* Studies on the relationship between the level of specific IgE antibodies and the clinical expression of allergy: I. Definition of levels distinguishing patients with symptomatic from patients with asymptomatic allergy to common aeroallergens. *J Allergy Clin Immunol.* 1995;96(5 Pt 1):580-587.

43. Rondón C, Doña I, López S, *et al.* Seasonal idiopathic rhinitis with local inflammatory response and specific IgE in absence of systemic response. *Allergy.* 2008;63(10):1352-1358.

44. López S, Rondón C, Torres MJ, *et al.* Immediate and dual response to nasal challenge with *Dermatophagoides pteronyssinus* in local allergic rhinitis. *Clin Exp Allergy.* 2010;40(7):1007-1014.

45. Friedman MM, Kaliner M. Ultrastructural changes in human skin mast cells during antigen-induced degranulation in vivo. *J Allergy Clin Immunol.* 1988;82(6):998-1005.

46. Nelson HS, Oppenheimer J, Buchmeier A, *et al.* An assessment of the role of intradermal skin testing in the diagnosis of clinically relevant allergy to timothy grass. *J Allergy Clin Immunol.* 1996;97(6):1193-1201.

47. Indrajana T, Spieksma FT, Voorhorst R. Comparative study of the intracutaneous, scratch and prick tests in allergy. *Ann Allergy.* 1971;29(12):639-650.

48. Bernstein IL, Li JT, Bernstein DI, *et al.* Allergy diagnostic testing: an updated practice parameter. *Ann Allergy Asthma Immunol.* 2008;100(3 Suppl 3):S1-S148.

49. Epstein TG, Liss GM, Murphy-Berendts K, *et al.* AAAAI/ACAAI surveillance study of subcutaneous immunotherapy, years 2008-2012: an update on fatal and nonfatal systemic allergic reactions. *J Allergy Clin Immunol Pract.* 2014;2(2):161-167.

50. Wood RA, Phipatanakul W, Hamilton RG, *et al.* A comparison of skin prick tests, intradermal skin tests, and RASTs in the diagnosis of cat allergy. *J Allergy Clin Immunol.* 1999;103(5 Pt 1):773-779.

51. Schwindt CD, Hutcheson PS, Leu SY, *et al.* Role of intradermal skin tests in the evaluation of clinically relevant respiratory allergy assessed using patient history and nasal challenges. *Ann Allergy Asthma Immunol.* 2005;94(6):627-633.

52. Fernandez C, Cβrdenas R, Martín D, *et al.* Analysis of skin testing and serum-specific immunoglobulin E to predict airway reactivity to cat allergens. *Clin Exp Allergy.* 2007;37(3):391-399.

53. Sharma HP, Wood RA, Bravo AR, *et al.* A comparison of skin prick tests, intradermal skin tests, and specific IgE in the diagnosis of mouse allergy. *J Allergy Clin Immunol.* 2008;121(4):933-939.

54. Bock SA, Lee WY, Remigio L, *et al.* Appraisal of skin tests with food extracts for diagnosis of food hypersensitivity. *Clin Allergy.* 1978;8(6):559-564.

55. Doan T, Zeiss CR. Skin testing in allergy. *Allergy Proc.* 1993;14(2):110-111.

56. Konstantinou GN, Bousquet PJ, Zuberbier T, *et al.* The longest wheal diameter is the optimal measurement for the evaluation of skin prick tests. *Int Arch Allergy Immunol.* 2010;151(4):343-345.

57. Nelson HS, Knoetzer J, Bucher B. Effect of distance between sites and region of the body on results of skin prick tests. *J Allergy Clin Immunol.* 1996;97(2):596-601.

58. Bock SA, Buckley J, Holst A, *et al.* Proper use of skin tests with food extracts in diagnosis of hypersensitivity to food in children. *Clin Allergy.* 1977;7(4):375-383.

59. Sampson HA, Albergo R. Comparison of results of skin tests, RAST, and double-blind, placebo-controlled food challenges in children with atopic dermatitis. *J Allergy Clin Immunol.* 1984;74(1):26-33.

60. Sampson HA, Scanlon SM. Natural history of food hypersensitivity in children with atopic dermatitis. *J Pediatr.* 1989;115(1):23-27.

61. Burks AW, James JM, Hiegel A, et al. Atopic dermatitis and food hypersensitivity reactions. J Pediatr. 1998;132(1):132-136.

62. Hill DJ, Hosking CS, Reyes-Benito LV. Reducing the need for food allergen challenges in young children: a comparison of in vitro with in vivo tests. Clin Exp Allergy. 2001;31(7):1031-1035.

63. Costa AJ, Sarinho ES, Motta ME, et al. Allergy to cow's milk proteins: what contribution does hypersensitivity in skin tests have to this diagnosis? Pediatr Allergy Immunol. 2011;22(1 Pt 2):e133-e138.

64. Peters RL, Allen KJ, Dharmage SC, et al. Skin prick test responses and allergen-specific IgE levels as predictors of peanut, egg, and sesame allergy in infants. J Allergy Clin Immunol. 2013;132(4):874-880.

65. The use of standardized allergen extracts. American Academy of Allergy, Asthma and Immunology (AAAAI). J Allergy Clin Immunol. 1997;99(5):583-586.

66. Plunkett G. Stability of allergen extracts used in skin testing and immunotherapy. Curr Opin Otolaryngol Head Neck Surg. 2008;16(3):285-291.

67. Chapman MD, Smith AM, Vailes LD, et al. Recombinant allergens for diagnosis and therapy of allergic disease. J Allergy Clin Immunol. 2000;106(3):409-418.

68. Astier C, Morisset M, Roitel O, et al. Predictive value of skin prick tests using recombinant allergens for diagnosis of peanut allergy. J Allergy Clin Immunol. 2006;118(1):250-256.

69. Niederberger V, Eckl-Dorna J, Pauli G. Recombinant allergen-based provocation testing. Methods. 2014;66(1):96-105.

70. Twardosz-Kropfmuller A, Singh MB, Niederberger V, et al. Association of allergic patients' phenotypes with IgE reactivity to recombinant pollen marker allergens. Allergy. 2010;65(3):296-303.

71. Reshef A, Kagey-Sobotka A, Adkinson NF Jr, et al. The pattern and kinetics in human skin of erythema and mediators during the acute and late-phase response (LPR). J Allergy Clin Immunol. 1989;84(5 Pt 1):678-687.

72. Umemoto L, Poothullil J, Dolovich J, et al. Factors which influence late cutaneous allergic responses. J Allergy Clin Immunol. 1976;58(1 Pt 1):60-68.

73. Poothullil J, Umemoto L, Dolovich J, et al. Inhibition by prednisone of late cutaneous allergic responses induced by antiserum to human IgE. J Allergy Clin Immunol. 1976;57(2):164-167.

74. Charlesworth EN, Kagey-Sobotka A, Schleimer RP, et al. Prednisone inhibits the appearance of inflammatory mediators and the influx of eosinophils and basophils associated with the cutaneous late-phase response to allergen. J Immunol. 1991;146(2):671-676.

75. Atkins PC, Martin GL, Yost R, et al. Late onset reactions in humans: correlation between skin and bronchial reactivity. Ann Allergy. 1988;60(1):27-30.

76. Price JF, Hey EN, Soothill JF. Antigen provocation to the skin, nose and lung, in children with asthma; immediate and dual hypersensitivity reactions. Clin Exp Immunol. 1982;47(3):587-594.

77. Warner JO. Significance of late reactions after bronchial challenge with house dust mite. Arch Dis Child. 1976;51(12):905-911.

78. Boulet LP, Roberts RS, Dolovich J, et al. Prediction of late asthmatic responses to inhaled allergen. Clin Allergy. 1984;14(4):379-385.

79. Taylor G, Shivalkar PR. 'Arthus-type' reactivity in the nasal airways and skin in pollen sensitive subjects. Clin Allergy. 1971;1(4):407-414.

80. Moed H, van Wijk RG, de Jongste JC, et al. Skin tests, T cell responses and self-reported symptoms in children with allergic rhinitis and asthma due to house dust mite allergy. Clin Exp Allergy. 2009;39(2):222-227.

81. Valyasevi MA, Maddox DE, Li JT. Systemic reactions to allergy skin tests. Ann Allergy Asthma Immunol. 1999;83(2):132-136.

82. Lockey RF, Benedict LM, Turkeltaub PC, et al. Fatalities from immunotherapy (IT) and skin testing (ST). J Allergy Clin Immunol. 1987;79(4):660-677.

83. Codreanu F, Moneret-Vautrin DA, Morisset M, et al. The risk of systemic reactions to skin prick-tests using food allergens: CICBAA data and literature review. Eur Ann Allergy Clin Immunol. 2006;38(2):52-54.

84. Sellaturay P, Nasser S, Ewan P. The incidence and features of systemic reactions to skin prick tests. Ann Allergy Asthma Immunol. 2015;115(3):229-233.

85. Bagg A, Chacko T, Lockey R. Reactions to prick and intradermal skin tests. Ann Allergy Asthma Immunol. 2009;102(5):400-402.

86. Pitsios C, Dimitriou A, Stefanaki EC, et al. Anaphylaxis during skin testing with food allergens in children. Eur J Pediatr. 2010;169(5):613-615.

87. Yuenyongviwat A, Koonrangsesomboon D, Sangsupawanich P. Comparison of skin test reactivity to histamine on back and forearm in young children. Asian Pac J Allergy Immunol. 2012;30(4):301-305.

88. Ménardo JL, Bousquet J, Rodière M, et al. Skin test reactivity in infancy. J Allergy Clin Immunol. 1985;75(6):646-651.

89. Skassa-Brociek W, Manderscheid JC, Michel FB, et al. Skin test reactivity to histamine from infancy to old age. J Allergy Clin Immunol. 1987;80(5):711-716.

90. Song WJ, Lee SM, Kim MH, et al. Histamine and allergen skin reactivity in the elderly population: results from the Korean Longitudinal Study on Health and Aging. Ann Allergy Asthma Immunol. 2011;107(4):344-352.

91. Kang JW, Lee KH, Hong SC, et al. Histamine skin reactivity increases with body mass index in Korean children. Int J Pediatr Otorhinolaryngol. 2015;79(2):111-114.

92. van Steekelenburg J, Clement PA, Beel MH. Comparison of five new antihistamines (H1-receptor antagonists) in patients with allergic rhinitis using nasal provocation studies and skin tests. Allergy. 2002;57(4):346-350.

93. Harvey RP, Schock et al. The effect of H1 and H2 blockade on cutaneous histamine response in man. J Allergy Clin Immunol. 1980;65(2):136-139.

94. Kupczyk M, Kupryś I, Bocheńska-Marciniak M, et al. Ranitidine (150 mg daily) inhibits wheal, flare, and itching reactions in skin-prick tests. Allergy Asthma Proc. 2007;28(6):711-715.

95. Rao KS, Menon PK, Hilman BC, et al. Duration of the suppressive effect of tricyclic antidepressants on histamine-induced wheal-and-flare reactions in human skin. J Allergy Clin Immunol. 1988;82(5 Pt 1):752-757.

96. Slott RI, Zweiman B. A controlled study of the effect of corticosteroids on immediate skin test reactivity. J Allergy Clin Immunol. 1974;54(4):229-234.

97. Olson R, Karpink MH, Shelanski S, et al. Skin reactivity to codeine and histamine during prolonged corticosteroid therapy. J Allergy Clin Immunol. 1990;86(2):153-159.

98. Des Roches A, Paradis L, Bougeard YH, *et al*. Long-term oral corticosteroid therapy does not alter the results of immediate-type allergy skin prick tests. *J Allergy Clin Immunol*. 1996;98(3):522-527.

99. Pipkorn U, Hammarlund A, Enerback L. Prolonged treatment with topical glucocorticoids results in an inhibition of the allergen-induced weal-and-flare response and a reduction in skin mast cell numbers and histamine content. *Clin Exp Allergy*. 1989;19(1):19-25.

100. Bulan K, Aydogan M, Siraneci R, *et al*. The effect of montelukast on wheal reactions in skin prick tests: a double-blind-placebo-controlled randomized trial. *Int J Pediatr Otorhinolaryngol*. 2013;77(10):1655-1658.

101. Ciebiada MG, Barylski M, Ciebiada M. Wheal and flare reactions in skin prick tests of patients treated with montelukast alone or in combination with antihistamines. *Inflamm Res*. 2014;63(3):191-195.

102. Varney VA, Tabbah K, Mavroleon G, *et al*. Usefulness of specific immunotherapy in patients with severe perennial allergic rhinitis induced by house dust mite: a double-blind, randomized, placebo-controlled trial. *Clin Exp Allergy*. 2003;33(8):1076-1082.

103. Eng PA, Reinhold M, Gnehm HP. Long-term efficacy of preseasonal grass pollen immunotherapy in children. *Allergy*. 2002;57(4):306-312.

104. Graft DF, Schuberth KC, Kagey-Sobotka A, *et al*. The development of negative skin tests in children treated with venom immunotherapy. *J Allergy Clin Immunol*. 1984;73(1 Pt 1):61-68.

105. Paquet F, Boulet LP, Bédard G, *et al*. Influence of time of administration on allergic skin prick tests response. *Ann Allergy*. 1991;67(2 Pt 1):163-166.

106. Seery JP, Janes SM, Ind PW, *et al*. Circadian rhythm of cutaneous hypersensitivity reactions in nocturnal asthma. *Ann Allergy Asthma Immunol*. 1998;80(4):329-332.

107. Zak-Nejmark T, Nowak IA, Kraus-Filarska M. Circadian variations of histamine binding to lymphocytes and neutrophils and skin reactivity to histamine in atopic and healthy subjects. *Arch Immunol Ther Exp (Warsz)*. 2006;54(4):283-287.

108. Haahtela T, Jokela H. Influence of the pollen season on immediate skin test reactivity to common allergens. *Allergy*. 1980;35(1):15-21.

109. Nahm DH, Park HS, Kang SS, *et al*., Seasonal variation of skin reactivity and specific IgE antibody to house dust mite. *Ann Allergy Asthma Immunol*. 1997;78(6):589-593.

110. Kalogeromitros D, Katsarou A, Armenaka M, *et al*. Influence of the menstrual cycle on skin-prick test reactions to histamine, morphine and allergen. *Clin Exp Allergy*. 1995;25(5):461-466.

111. Heffner KL, Kiecolt-Glaser JK, Glaser R, *et al*. Stress and anxiety effects on positive skin test responses in young adults with allergic rhinitis. *Ann Allergy Asthma Immunol*. 2014;113(1):13-18.

112. Kiecolt-Glaser JK, Heffner KL, Glaser R, *et al*. How stress and anxiety can alter immediate and late phase skin test responses in allergic rhinitis. *Psychoneuroendocrinology*. 2009;34(5):670-680.

113. The use of in vitro tests for IgE antibody in the specific diagnosis of IgE-mediated disorders and in the formulation of allergen immunotherapy. American Academy of Allergy and Immunology. *J Allergy Clin Immunol*. 1992;90(2):263-267.

114. Plebani M, Borghesan F, Faggian D. Clinical efficiency of in vitro and in vivo tests for allergic diseases. *Ann Allergy Asthma Immunol*. 1995;74(1):23-28.

115. Williams PB, Dolen WK, Koepke JW, *et al*. Comparison of skin testing and three in vitro assays for specific IgE in the clinical evaluation of immediate hypersensitivity. *Ann Allergy*. 1992;68(1):35-45.

116. Kam KL, Hsieh KH. Comparison of three in vitro assays for serum IgE with skin testing in asthmatic children. *Ann Allergy*. 1994;73(4):329-336.

117. Kelso JM, Sodhi N, Gosselin VA, *et al*. Diagnostic performance characteristics of the standard Phadebas RAST, modified RAST, and pharmacia CAP system versus skin testing. *Ann Allergy*. 1991;67(5):511-514.

118. Nepper-Christensen S, Backer V, DuBuske LM, *et al*. In vitro diagnostic evaluation of patients with inhalant allergies: summary of probability outcomes comparing results of CLA- and CAP-specific immunoglobulin E test systems. *Allergy Asthma Proc*. 2003;24(4):253-258.

119. Calabria CW, Dietrich J, Hagan L. Comparison of serum-specific IgE (ImmunoCAP) and skin-prick test results for 53 inhalant allergens in patients with chronic rhinitis. *Allergy Asthma Proc*. 2009;30(4):386-396.

120. Sampson HA. Utility of food-specific IgE concentrations in predicting symptomatic food allergy. *J Allergy Clin Immunol*. 2001;107(5):891-896.

121. Boyano Martinez T, García-Ara C, Díaz-Pena JM, *et al*. Validity of specific IgE antibodies in children with egg allergy. *Clin Exp Allergy*. 2001;31(9):1464-1469.

122. García-Ara C, Boyano-Martínez T, Díaz-Pena JM, *et al*. Specific IgE levels in the diagnosis of immediate hypersensitivity to cows' milk protein in the infant. *J Allergy Clin Immunol*. 2001;107(1):185-190.

123. Clark AT, Ewan PW. Interpretation of tests for nut allergy in one thousand patients, in relation to allergy or tolerance. *Clin Exp Allergy*. 2003;33(8):1041-1045.

124. Soares-Weiser K, Takwoingi Y, Panesar SS, *et al*. The diagnosis of food allergy: a systematic review and meta-analysis. *Allergy*. 2014;69(1):76-86.

125. Hamilton RG. Accuracy of US Food and Drug Administration-cleared IgE antibody assays in the presence of anti-IgE (omalizumab). *J Allergy Clin Immunol*. 2006;117(4):759-766.

126. Lieberman JA, Sicherer SH. Diagnosis of food allergy: epicutaneous skin tests, in vitro tests, and oral food challenge. *Curr Allergy Asthma Rep*. 2011;11(1):58-64.

127. Rolinck-Werninghaus C, Niggemann B, Grabenhenrich L, *et al*. Outcome of oral food challenges in children in relation to symptom-eliciting allergen dose and allergen-specific IgE. *Allergy*. 2012;67(7):951-957.

128. Martorell A, García Ara MC, Plaza AM, *et al*. The predictive value of specific immunoglobulin E levels in serum for the outcome of the development of tolerance in cow's milk allergy. *Allergol Immunopathol (Madr)*. 2008;36(6):325-330.

129. Alessandri C, Zennaro D, Scala E, *et al*. Ovomucoid (Gal d 1) specific IgE detected by microarray system predict tolerability to boiled hen's egg and an increased risk to progress to multiple environmental allergen sensitisation. *Clin Exp Allergy*. 2012;42(3):441-450.

130. Ando H, Movérare R, Kondo Y, *et al*. Utility of ovomucoid-specific IgE concentrations in predicting symptomatic egg allergy. *J Allergy Clin Immunol*. 2008;122(3):583-588.

131. Gupta RS, Lau CH, Hamilton RG, et al. Predicting outcomes of oral food challenges by using the allergen-specific IgE-total IgE ratio. *J Allergy Clin Immunol Pract.* 2014;2(3):300-305.

132. Perry TT, Matsui EC, Kay Conover-Walker M, et al. The relationship of allergen-specific IgE levels and oral food challenge outcome. *J Allergy Clin Immunol.* 2004;114(1):144-149.

133. Klemans RJ, van Os-Medendorp H, Blankestijn M, et al. Diagnostic accuracy of specific IgE to components in diagnosing peanut allergy: a systematic review. *Clin Exp Allergy.* 2015;45(4):720-730.

134. Nicolaou N, Poorafshar M, Murray C, et al. Allergy or tolerance in children sensitized to peanut: prevalence and differentiation using component-resolved diagnostics. *J Allergy Clin Immunol.* 2010;125(1):191-197.e1-13.

135. Suratannon N, Ngamphaiboon J, Wongpiyabovorn J, et al. Component-resolved diagnostics for the evaluation of peanut allergy in a low-prevalence area. *Pediatr Allergy Immunol.* 2013;24(7):665-670.

136. Ebisawa M, Movérare R, Sato S, et al. Measurement of Ara h 1-, 2-, and 3-specific IgE antibodies is useful in diagnosis of peanut allergy in Japanese children. *Pediatr Allergy Immunol.* 2012;23(6):573-581.

137. Pedrosa M, Boyano-Martínez T, García-Ara C, et al. Utility of specific IgE to Ara h 6 in peanut allergy diagnosis. *Ann Allergy Asthma Immunol.* 2015;115(2):108-112.

138. Sicherer SH, Wood RA. Advances in diagnosing peanut allergy. *J Allergy Clin Immunol Pract.* 2013;1(1):1-13; quiz 14.

139. Kukkonen AK, Pelkonen AS, Mäkinen-Kiljunen S, et al. Ara h 2 and Ara 6 are the best predictors of severe peanut allergy: a double-blind placebo-controlled study. *Allergy.* 2015;70(10):1239-1245.

140. Crapo RO, Casaburi R, Coates AL, et al. Guidelines for methacholine and exercise challenge testing—1999. This official statement of the American Thoracic Society was adopted by the ATS Board of Directors, July 1999. *Am J Respir Crit Care Med.* 2000;161(1):309-329.

141. National Asthma Education and Prevention Program. Expert Panel Report 3 (EPR-3): Guidelines for the Diagnosis and Management of Asthma—Summary Report 2007. *J Allergy Clin Immunol.* 2007;120(5 Suppl):S94-S138.

142. Kharitonov SA, Yates D, Robbins RA, et al. Increased nitric oxide in exhaled air of asthmatic patients. *Lancet.* 1994;343(8890):133-135.

143. Yates DH, Kharitonov SA, Robbins RA, et al. Effect of a nitric oxide synthase inhibitor and a glucocorticosteroid on exhaled nitric oxide. *Am J Respir Crit Care Med.* 1995;152(3):892-896.

144. Strunk RC, Szefler SJ, Phillips BR, et al. Relationship of exhaled nitric oxide to clinical and inflammatory markers of persistent asthma in children. *J Allergy Clin Immunol.* 2003;112(5):883-892.

145. Smith AD, Cowan JO, Brassett KP, et al. Use of exhaled nitric oxide measurements to guide treatment in chronic asthma. *N Engl J Med.* 2005;352(21):2163-2173.

146. Klink M, Cline MG, Halonen M, et al. Problems in defining normal limits for serum IgE. *J Allergy Clin Immunol.* 1990;85(2):440-444.

147. Sunyer J, Antó JM, Castellsagué J, et al. Total serum IgE is associated with asthma independently of specific IgE levels. The Spanish Group of the European Study of Asthma. *Eur Respir J.* 1996;9(9):1880-1884.

148. Luoma R, Koivikko A, Viander M. Development of asthma, allergic rhinitis and atopic dermatitis by the age of five years. A prospective study of 543 newborns. *Allergy.* 1983;38(5):339-346.

149. Peat JK, Toelle BG, Dermand J, et al. Serum IgE levels, atopy, and asthma in young adults: results from a longitudinal cohort study. *Allergy.* 1996;51(11):804-810.

150. Rajendra C, Zoratti E, Havstad S, et al. Relationships between total and allergen-specific serum IgE concentrations and lung function in young adults. *Ann Allergy Asthma Immunol.* 2012;108(6):429-434.

151. Fajraoui N, Charfi MR, Khouani H, et al. Contribution of serum total immunoglobulin E measurement in the diagnosis of respiratory allergic diseases. *Tunis Med.* 2008;86(1):32-37.

152. Ahmad Al Obaidi AH, Mohamed Al Samarai AG, Yahya Al Samarai AK, et al. The predictive value of IgE as biomarker in asthma. *J Asthma.* 2008;45(8):654-663.

153. Strunk RC, Bloomberg GR. Omalizumab for asthma. *N Engl J Med.* 2006;354(25):2689-2695.

154. Ricketti AJ, Greenberger PA, Patterson R. Serum IgE as an important aid in management of allergic bronchopulmonary aspergillosis. *J Allergy Clin Immunol.* 1984;74(1):68-71.

155. Greenberger PA. When to suspect and work up allergic bronchopulmonary aspergillosis. *Ann Allergy Asthma Immunol.* 2013;111(1):1-4.

156. Kozel MM, Bossuyt PM, Mekkes JR, et al. Laboratory tests and identified diagnoses in patients with physical and chronic urticaria and angioedema: A systematic review. *J Am Acad Dermatol.* 2003;48(3):409-416.

157. Kozel MM, Mekkes JR, Bossuyt PM, et al. The effectiveness of a history-based diagnostic approach in chronic urticaria and angioedema. *Arch Dermatol.* 1998;134(12):1575-1580.

158. Fine LM, Bernstein JA. Guideline of chronic urticaria beyond. *Allergy Asthma Immunol Res.* 2016;8(5):396-403.

159. Findley LJ, Sahn SA. The value of chest roentgenograms in acute asthma in adults. *Chest.* 1981;80(5):535-536.

160. Brooks LJ, Cloutier MM, Afshani E. Significance of roentgenographic abnormalities in children hospitalized for asthma. *Chest.* 1982;82(3):315-318.

161. Pickup CM, Nee PA, Randall PE. Radiographic features in 1016 adults admitted to hospital with acute asthma. *J Accid Emerg Med.* 1994;11(4):234-237.

162. White CS, Cole RP, Lubetsky HW, et al. Acute asthma. Admission chest radiography in hospitalized adult patients. *Chest.* 1991;100(1):14-16.

163. Mafee MF, Tran BH, Chapa AR. Imaging of rhinosinusitis and its complications: plain film, CT, and MRI. *Clin Rev Allergy Immunol.* 2006;30(3):165-186.

164. Leo G, Triulzi F, Incorvaia C. Sinus imaging for diagnosis of chronic rhinosinusitis in children. *Curr Allergy Asthma Rep.* 2012;12(2):136-143.

CAPÍTULO 9

Valoración fisiológica y biológica de las enfermedades alérgicas pulmonares

RAVI KALHAN Y JANE E. DEMATTEE

■ INTRODUCCIÓN

La enfermedad alérgica e inmunológica pulmonar se puede valorar mediante una variedad de determinaciones fisiológicas y biológicas. Las primeras incluyen las pruebas de función pulmonar exhaustivas, como la espirometría forzada, la medición de los volúmenes pulmonares y la determinación de la capacidad de difusión. Una medición del flujo espiratorio máximo es fácil de obtener y sirve como subrogado útil de una valoración espirométrica completa. Las pruebas de provocación bronquial representan un abordaje combinado, fisiológico-biológico, para valorar la hiperreactividad de la vía aérea, y la fracción de óxido nítrico espirado es una prueba biológica que se correlaciona con el grado de inflamación eosinofílica de las vías aéreas. Finalmente, el estudio del líquido de lavado broncoalveolar provee información de la constitución biológica de las células inflamatorias pulmonares y se puede usar en el diagnóstico de la neumonitis por hipersensibilidad (HP, por sus siglas en inglés) y la neumonía eosinofílica (EP, por sus siglas en inglés).

■ PRUEBAS DE FUNCIÓN PULMONAR

Componentes de la espirometría forzada

La espirometría forzada es un componente importante de las pruebas de función pulmonar y clave para la valoración fisiológica de las enfermedades obstructivas de las vías aéreas. El grupo de trabajo para la estandarización de las pruebas de función pulmonar de la American Thoracic Society (ATS)/European Respiratory Society (ERS) señala varias indicaciones de la espirometría, que incluyen el diagnóstico y la vigilancia de las enfermedades que afectan la función pulmonar y la determinación de su pronóstico o de la respuesta a las intervenciones terapéuticas (1). Una espirometría forzada tiene los siguientes componentes:

- La *capacidad vital forzada* (FVC, por sus siglas en inglés) es la cantidad máxima de aire exhalado con un esfuerzo máximo respecto de la capacidad pulmonar total (TLC, por sus siglas en inglés).

- El *volumen espiratorio forzado en 1 so* (FEV_1, por sus siglas en inglés) es el volumen máximo de aire exhalado en el primer segundo de la maniobra para obtener el FVC.

- El *flujo espiratorio forzado medio, entre 25 y 75% del FVC* ($FEF_{25-75\%}$, por sus siglas en inglés), también denominado *flujo espiratorio medio máximo* (MMEF, por sus siglas en inglés), provee una medida de flujo espiratorio durante la fase media de la maniobra para obtener la FVC y es un parámetro de la obstrucción de vías aéreas pequeñas, si bien inconstante e inespecífico en los pacientes individuales (1, 2).

Con una enfermedad obstructiva de las vías aéreas cada vez peor, el flujo de aire con volúmenes pulmonares bajos puede tornarse muy lento y difícil de sostener para los pacientes de edad avanzada o aquellos con obstrucción grave del flujo de aire durante una maniobra completa de obtención de la FVC. Algunos expertos, por lo tanto, han recomendado el uso del *volumen espiratorio forzado en 6 s* (FEV_6, por sus siglas en inglés), aquel del aire exhalado en los primeros 6 s de la maniobra para obtener la FVC, como sustituto (3, 4). El *cociente FEV_1/FVC* (o FEV_1/FEV_6) se puede calcular a partir de los datos previos, y cuando bajo, sirve como uno de los parámetros de definición de la enfermedad obstructiva de las vías aéreas. También se constituye una *asa de volumen baja* como parte de la espirometría forzada y, cuando analizada, visualmente puede señalar el diagnóstico de la presencia de obstrucción de la vía aérea, proveer un índice temprano de dicha obstrucción cuando el cociente FEV_1/FVC aún no disminuye, y provee información acerca de la obstrucción extratorácica (vías respiratorias altas).

El *PEF* es el flujo espiratorio máximo alcanzado a partir de una espiración forzada que inicia, sin duda, a partir del TLC. Asimismo, se pueden hacer *pruebas de reversibilidad* como parte de espirometría forzada por pruebas repetidas después de la administración de un broncodilatador. Por lo tanto, se considera que los pacientes presentan una obstrucción reversible del flujo de aire cuando, después de la administración de un broncodilatador, el FEV_1 o la FVC aumentan por más de 12% y 200 mL, en una sola sesión de prueba.

La espirometría debe repetirse de 10 a 15 min después de la administración de un agonista β de acción corta, o 30 min después de la de un anticolinérgico de acción corta (2). Los aumentos menores de 8% en FEV_1 o FVC tienen una posible relación con la variabilidad normal de la prueba y no representan respuestas significativas a un broncodilatador (5).

La maniobra para la obtención de la FVC tiene tres fases: de inspiración máxima respecto del TLC a partir de la respiración relajada, una exhalación forzada y la espiración completa continua hasta el final de la prueba. Debido a que se han observado disminuciones falsas en FEV_1 y PEF cuando la inspiración máxima es lenta o hay una pausa prolongada en TLC (6), la inspiración inicial debe ser rápida y con pausas ante una TLC mínima. Para una maniobra precisa de obtención de la FVC son esenciales ciertos criterios específicos para su término. La curva de volumen-tiempo no debería mostrar cambio en volumen durante 1 s o más, y el paciente debe haber tratado de exhalar durante 3 s, cuando menor de 10 años, o 6 s o más si de mayor edad (7). En resumen, una maniobra adecuada de obtención de la FVC debe incluir inspiración máxima, un inicio rápido seguido por una exhalación continua suave, y un esfuerzo máximo hasta que la curva de volumen-tiempo alcanza una meseta. En la figura 9-1 se muestran las asas de flujo-volumen y las curvas de volumen-tiempo idealizadas.

Espirometría en el asma

En la Global Initiative for Asthma (GINA) (iniciativa global para el asma) se recomienda el uso de la espirometría forzada con los siguientes periodos (8):

1. Cuando se considera el diagnóstico de asma (en el momento de la valoración inicial).
2. Al inicio del tratamiento, de 3 a 6 meses después de iniciar el de regulación y, después, periódicamente [en el programa clínico actual de los autores se valora a los pacientes por espirometría cada uno a 2 años para vigilar la función de la vía aérea según se recomienda en el National Asthma Education and Prevention Program (NAEPP) del U.S. National Heart, Lung, and Blood Institute] (3).
3. Antes de iniciar el tratamiento por una exacerbación aguda (de ser posible) y, después, a intervalos de 1 h hasta que haya mejoría o se alcance una meseta.

Aunque los síntomas clínicos son factores importantes para el diagnóstico del asma, en ocasiones no se correlacionan bien con la función pulmonar en los adultos o los niños (9-12), lo que crea una desconexión bien documentada entre la intensidad de los síntomas del asma y la gravedad de la obstrucción del flujo de aire (13).

La obstrucción del flujo de aire, reversible de manera espontánea o por intervención medicamentosa en la espirometría forzada, es una característica clínica primordial del asma (3). El grupo de trabajo de ATS/ERS define a un defecto ventilatorio obstructivo como presente cuando hay una disminución desproporcionada del *flujo de aire máximo en relación con el volumen máximo* (p. ej., FVC) que se puede desplazar del pulmón (2). Los defectos obstructivos se identifican en la espirometría por una disminución del cociente FEV_1/FVC. En la encuesta de la National Health and Nutrition Examination (NHANES III), las ecuaciones de referencia derivadas (14) proveen cifras predichas apropiadas desde el punto de vista étnico, para el cociente FEV_1/FVC y otros parámetros de la espirometría. En el grupo de trabajo de ATS/ERS se sugiere que hay una obstrucción cuando el cociente FEV_1/FVC de un individuo está por debajo del percentil quinto del valor predicho, o, alternativamente, cuando es menor del límite inferior normal (LLN, por sus siglas en inglés), con base en las ecuaciones de referencia (2). Mientras en la obstrucción de las vías aéreas pequeñas el $FEF_{25-75\%}$ puede también estar disminuido, lo que a menudo más temprano ocurre en la evolución de la enfermedad que un decremento FEV_1, las anomalías en el MMEF no son específicas para la enfermedad de las vías aéreas pequeñas, y no deberían usarse para identificar la obstrucción del flujo de aire (2).

Después de identificar la presencia de un defecto obstructivo en los pacientes con sospecha clínica de asma, es apropiada la valoración de la capacidad de respuesta al broncodilatador. La definición de acuerdo a GINA señala que el asma es una enfermedad variable caracterizada por cambios diarios, mensuales o estacionales en los síntomas y en la función pulmonar (8). La variabilidad, que es característica esencial del asma, da como resultado una respuesta variable en el paciente individual en una prueba de broncodilatador. Por otro lado, es poco probable que un individuo muestre capacidad de respuesta al broncodilatador cada vez que se hace la prueba, en particular si la enfermedad se encuentra bien estabilizada (8). Las pruebas repetidas en momentos diferentes, por lo tanto, son importantes para confirmar el diagnóstico de asma, así como valorar su regulación (3, 8).

Después de que se detecta un cociente FEV_1/FVC menor que el LLN por espirometría, el grupo de trabajo de ATS/ERS recomienda que se valore la gravedad de la obstrucción del flujo de aire por la magnitud de la disminución del FEV_1.

- Obstrucción leve: $FEV_1 > 70\%$ del predicho, pero por debajo de LLN
- Obstrucción moderada: FEV_1 de 60 a 69% del predicho
- Obstrucción moderadamente grave: FEV_1 de 50 a 59% del predicho
- Obstrucción grave: FEV_1 de 35 a 49% del predicho
- Obstrucción muy grave: $FEV_1 < 35\%$ del predicho

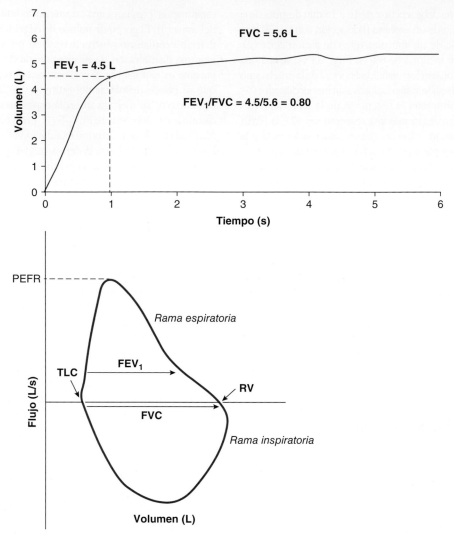

■ **FIGURA 9-1** Curva de volumen-tiempo estereotípica **(arriba)** y asa de flujo-volumen **(abajo)** en un sujeto normal. En la curva de volumen-tiempo se exhala aproximadamente 80% del volumen en el primer segundo, con un cociente FEV_1/FVC de 0.80 normal resultante. La calidad de la maniobra para obtenerla se documenta por una meseta del volumen al terminar, pasados 6 s. Después de la inspiración hasta la TLC, la rama espiratoria del asa de flujo-volumen muestra un aumento agudo en el flujo espiratorio máximo (PEFR), y después, una deceleración suave en el flujo durante toda la exhalación, hasta que se completa, en el volumen residual (RV). FEV_1, volumen espiratorio forzado en 1 s; FVC, capacidad vital forzada.

Los defectos ventilatorios obstructivos se detectan visualmente por una meseta diferida en la curva de volumen-tiempo, así como un "hueco", un "hundimiento" o una concavidad ascendente en la forma del asa espiratoria de una curva de flujo-volumen (fig. 9-2). La rama inspiratoria del asa de flujo-volumen es normal en el asma. Si la rama inspiratoria se aplana, deben considerarse causas extratorácicas de una obstrucción del flujo de aire. La disfunción de las cuerdas vocales (VCD, por sus siglas en inglés) puede simular el asma en la clínica y se ha comunicado que es concomitante en muchos pacientes (15). Cuando los síntomas de asma persisten a pesar del tratamiento, puede ser útil un aplanamiento de la rama inspiratoria del asa del flujo, denominada *obstrucción extratorácica variable*, para sospechar la VCD como causa de los síntomas persistentes.

En la NAEPP se recomienda la espirometría periódica además de la valoración de los síntomas (3), porque los individuos con un FEV_1 bajo representan un grupo con alto riesgo de exacerbaciones del asma agudo (16). La frecuencia de realización de la espirometría en un paciente individual depende de si percibe o no síntomas, hasta que la obstrucción del flujo de aire es intenso. Por desgracia, no hay un buen medio para detectar a estos "malos percibidores" (3). Asimismo, se ha documentado que en algunos pacientes con asma hay una pequeña correlación entre el FEV_1 y la autopercepción de gravedad de la obstrucción del flujo del aire (17);

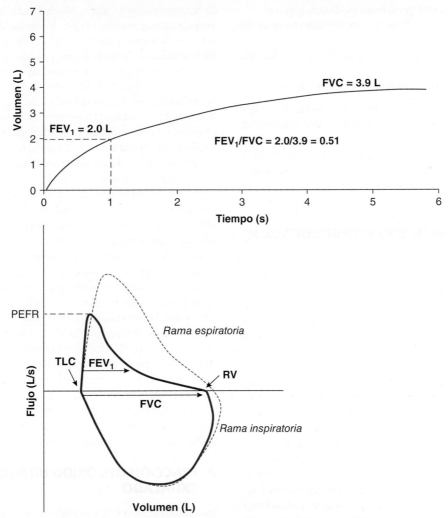

■ **FIGURA 9-2** Curva de volumen-tiempo **(arriba)** y asa de flujo-volumen **(abajo)** en las enfermedades obstructivas de las vías aéreas, como el asma. Nótese que solo se exhala aproximadamente 50% del volumen en el primer segundo, con una disminución resultante de 0.51 en el cociente FEV_1/FVC. Además, la meseta del volumen exhalado se retrasa y no se alcanza hasta más tarde en la maniobra espiratoria, en comparación del ejemplo de la figura 9-1; pero, no obstante, se logra una meseta a los 6 s, lo que indica una prueba de calidad adecuada. El asa de flujo-volumen muestra una disminución del PEFR, en comparación con el normal (*curva punteada*) y la curva espiratoria muestra el aspecto característico cóncavo ascendente (o "hueco") que refleja disminución del flujo espiratorio a través de la maniobra de obtención del FEV_1; FVC, capacidad vital forzada.

esta incapacidad para percibir la gravedad de la obstrucción del flujo de aire, acoplada con el hecho de que muchos con asma casi fatal son, de hecho, malos percibidores (18), hace que la prueba regular de espirometría sea un aspecto importante del monitoreo de la enfermedad.

■ FLUJO ESPIRATORIO MÁXIMO

Los medidores manuales del flujo máximo sirven como recurso conveniente para vigilar la función pulmonar en el paciente con asma. Sin embargo, no se trata de herramientas de diagnóstico de la presencia de una obstrucción del flujo del aire y se recomienda que los pacientes en quienes se vigila el PEFR sean objeto de una

correlación anual con la cuantificación del FEV_1 para verificar la precisión del medidor del flujo máximo (3, 19). El PEFR depende del esfuerzo del paciente y corresponde a una inspiración adecuada hasta la TLC antes de iniciar la maniobra, ya que después debe presentar un flujo espiratorio máximo sin duda alguna, con el cuello en posición neutra. La indecisión antes del soplo forzado, la flexión del cuello, el escupir y toser, disminuyen la precisión de la medición del PEFR (1). Cuando se usa la vigilancia del PEFR en la práctica clínica, es apropiada la instrucción inicial, seguida por valoraciones regulares de la técnica usada por el paciente. En el informe del NAEPP se recomienda considerar la vigilancia de flujo máximo a largo plazo en casa cuando los pacientes:

- Presentan asma persistente moderada o grave
- Tienen el antecedente de exacerbaciones graves del asma
- Son "malos percibidores" de la obstrucción del flujo de aire
- Prefieren este método de vigilancia del asma

El PEFR, cuando ubicado en el contexto del "mejor personal" del paciente, se puede usar para diagnosticar, comprender la gravedad y valorar el grado de resolución, de una exacerbación del asma. Los resultados respecto de la utilidad de la vigilancia del PEFR han sido inconstantes en los estudios clínicos y la decisión de usar esta modalidad de vigilancia debe tomarse en forma individual (1, 20).

■ PRUEBAS DE BRONCOPROVOCACIÓN

Aunque la metacolina es el fármaco de uso más frecuente en las pruebas de broncoprovocación, se pueden hacer las de reto con una variedad de estímulos, que incluyen aire frío, histamina o ejercicio. Las pruebas de broncoprovocación están indicadas cuando se sospecha asma en la clínica, pero con espirometría normal (3). Cuando se realizan pruebas de broncoprovocación, los médicos deben tener en mente que un resultado positivo de una con metacolina (MCT, por sus siglas en inglés) constituye el diagnóstico de la presencia de hiperrespuesta bronquial (BHR, por sus siglas en inglés), que puede encontrarse en una diversidad de afecciones (enfermedad pulmonar obstructiva crónica, rinitis alérgica e insuficiencia cardiaca congestiva, entre otras), incluido el asma (21). En la MCT típica se administran concentraciones diluidas de metacolina por un sistema de dosímetro y nebulizador, y se hacen mediciones espirométricas seriadas. En el protocolo de dosificación de la metacolina recomendado, se administra en forma seriada a concentraciones crecientes y, después de cada inhalación, se mide el FEV_1 en 90 s. La prueba concluye cuando el FEV_1 declina por 20%, un parámetro que se denomina *concentración de provocación* al 20% (PC_{20}, por sus siglas en inglés) con metacolina (21). La prueba se considera negativa si el FEV_1 no declinó más de 20% después de la dosis máxima de metacolina (16 mg/mL) (21). En la ATS se sugiere la siguiente interpretación de la MCT (21):

- PC_{20} mayor de 16 mg/mL: capacidad de respuesta bronquial normal
- PC_{20} de 4 a 16 mg/mL: BHR limítrofe
- PC_{20} de 1 a 4 mg/mL: BHR leve (prueba positiva)
- PC_{20} menor de 1.0 mg/mL: BHR moderada a grave

Debido a que la BHR no es específica del asma, las pruebas de broncoprovocación, en realidad, pueden tener más utilidad para descartarla que para confirmar el diagnóstico (3). Algunos retos implícitos están relacionados con el uso de la PC_{20} como manifestación definitiva de la BHR, que se han vuelto importantes, ya que no se dispone del nebulizador English-Wright, usado antes para desarrollar el protocolo de administración validado. Muchos nebulizadores más recientes actúan en relación con la ventilación y proveen aerosoles de manera más eficaz (22). Los datos sugieren que los resultados de la dosis de provocación de 20% (PD_{20}, por sus siglas en inglés) concuerdan mejor cuando la MCT se realiza utilizando nebulizadores no validados, ya que las diferencias en el gasto del nebulizador pueden tenerse en cuenta calculando la dosis provista. El uso de la PD_{20}, en el contexto de nebulizadores más eficaces, dará como resultado una mayor tasa de falsos positivos (23). Además, el concepto de la dosis acumulativa, cuando se determina la PD_{20}, permite un tiempo más breve de administración de la dosis de metacolina con nebulizadores más eficaces, donde la inhalación que induce una BHR puede tener influencia de los efectos de inhalaciones previas. La dosis administrada de metacolina a una concentración determinada requiere conocimiento de la velocidad de provisión de las dosis por un nebulizador determinado, el tiempo inhalatorio y la concentración que se usa. En un estudio de comparación del nebulizador English-Wright, obsoleto, con la inhalación durante 2 min, con un nebulizador moderno de acción por ventilación que requiere sólo 30 s de inhalación, la PD_{20} fue directamente comparable, en tanto la PC_{20} no (23). Los protocolos para la MCT con uso de un nebulizador más nuevo se estudiaron tanto en los niños como en los adultos (22, 23). En el momento de escribir este capítulo no se había determinado si las guías se adaptaban para recomendar el uso de las PC_{20} o la PD_{20} acumulativa cuando se define la BHR.

■ FRACCIÓN DEL ÓXIDO NÍTRICO EXHALADO

La fracción del óxido nítrico exhalado (FE_{NO}, por sus siglas en inglés) es un índice incruento de valoración de la inflamación eosinofílica de la vía aérea (24-26), con utilidad potencial para vigilar el asma (3). La FE_{NO} está elevada en los pacientes con asma nunca tratados con esteroides (27, 28) y disminuye después del tratamiento con los inhalados (25). La magnitud de la FE_{NO} puede ser un índice de predicción útil de la capacidad de respuesta a los esteroides (29). La U.S. Food and Drug Administration aprobó un sistema disponible en el comercio, que provee una medición instantánea de la FE_{NO}, para vigilar el asma (30).

Debido a la correlación de la FE_{NO} con la inflamación eosinofílica de las vías aéreas y su potencial poder predictivo para determinar la capacidad de respuesta a esteroides, en estudios recientes se intentó usarlo para guiar el tratamiento con corticoesteroides inhalados y determinar la regulación del asma. Los resultados de estudios con uso de la FE_{NO} para guiar el tratamiento han sido inconsistentes (31, 32). En dos se indicó que la FE_{NO} pudiese ser útil como índice de regulación del asma (33, 34), con utilidad particular de la prueba en los pacientes tratados con dosis bajas de corticoesteroides inhalados (34). Varios temas por resolver persisten antes de que la FE_{NO} se convierta en una práctica clínica sistemática, que incluyen una mejor comprensión de los puntos limítrofes normal y anormal, y una determinación de la diferencia clínica mínimamente importante para una disminución de la FE_{NO}.

Componentes de las pruebas de volúmenes pulmonares

Las pruebas de función pulmonar completas (PFT, por sus siglas en inglés) implican la medición de volúmenes pulmonares absolutos y la capacidad de difusión, además de la espirometría forzada. Los volúmenes pulmonares absolutos incluyen: el *volumen residual* (RV por sus siglas en inglés), el gas que se mantiene en el pulmón después de una exhalación completa; la *capacidad funcional residual* (FRC, por sus siglas en inglés), el volumen del gas que permanece en el pulmón después de exhalar un volumen de ventilación pulmonar normal, y la TLC (fig. 9-3). Los volúmenes pulmonares, por lo general, se miden por pletismografía, con los métodos de dilución de gas o eliminación de nitrógeno. La pletismografía corporal se considera el método óptimo, porque se determinan ambos, los volúmenes pulmonares ventilados y no. Una descripción de la metodología usada para medir los volúmenes pulmonares está fuera del alcance de este capítulo, pero se publicó por el grupo de trabajo de ATS/ERS (35).

La medición de los volúmenes pulmonares se requiere para el diagnóstico definitivo de una alteración ventilatoria restrictiva, definida como la disminución de la TLC más allá del quinto percentil del valor predicho (2). Un patrón restrictivo de las PFT sugiere la presencia de enfermedad pulmonar parenquimatosa, donde hay disminución concéntrica en todos los volúmenes, la TLC, la FRC, el RV y la FVC. La gravedad de la alteración restrictiva se basa en el grado de disminución de la TLC, como se estableció por la ATS en 1991 (36).

• Restricción leve: TLC mayor de 70% del predicho y menor de LLN

• Restricción moderada: TLC de 60 a 69% del valor predicho
• Restricción moderadamente grave: TLC de 50 a 59% del valor predicho
• Restricción grave: TLC de 34 a 49% del valor predicho
• Restricción muy grave: TLC menor de 34% del valor predicho

Una desventaja significativa de las pruebas de los volúmenes pulmonares es la carencia de estándares de referencia sólidos. Los estudios de los que se obtuvieron dichos valores de referencia son obsoletos, carecen de una descripción estandarizada y detallada de la técnica de medición, incluyeron a individuos fumadores asintomáticos, tuvieron muestras pequeñas y se basaron en personas de raza blanca, por lo que no pueden aplicarse directamente a otros grupos étnicos (37). Los volúmenes pulmonares deben ajustarse respecto del grupo étnico, cuando no se dispone de valores de referencia basados en la raza (2, 38).

Determinación de la capacidad de difusión

La *capacidad de difusión* (DL_{CO}, por sus siglas en inglés) corresponde a la de intercambio de gases del pulmón a través de la interfaz alveolocapilar y se mide con máxima frecuencia determinando la captación del monóxido de carbono (CO) proveniente del pulmón, por una técnica de una sola ventilación. La capacidad de difusión depende de un número de factores, que incluyen el grosor de la membrana alveolocapilar, la superficie intacta entre los alveolos y los capilares, que depende del volumen de los gases pulmonares y el volumen de sangre en el tórax al que se mide la DL_{CO}, la correspondencia de ventilación y perfusión, y la concentración de hemoglobina disponible para la unión de CO (39). Por lo tanto, muchos factores tienen la capacidad de alterar la DL_{CO} medida. El grupo de trabajo de ATS/ERS revisó la técnica correspondiente (39). La gravedad de la alteración de la difusión se basa en el grado de disminución de la DL_{CO}, como estableció dicho grupo (2).

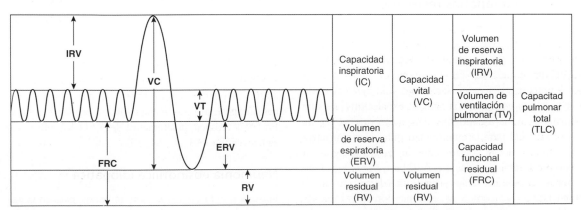

■ **FIGURA 9-3** Volumen residual (RV): volumen de gas que permanece en el pulmón después de una exhalación completa; capacidad funcional residual (FRC): volumen de gas que permanece en el pulmón después de exhalar un volumen ventilatorio terminal normal; capacidad pulmonar total (TLC): máxima cantidad de gas en el pulmón después de la inspiración máxima; capacidad inspiratoria (IC): la diferencia entre TLC y FRC; volumen de reserva espiratorio (ERV): la diferencia entre FRC y RV.

- Alteración leve: DL_{CO} mayor de 60% del valor predicho y menor de LLN
- Alteración moderada: DL_{CO} de 40 a 60% del valor predicho
- Alteración grave: DL_{CO} menor de 40% del valor predicho

Volúmenes pulmonares y DL_{CO} en el asma y otras enfermedades obstructivas de las vías aéreas

Las mediciones de los volúmenes pulmonares son indispensables para discriminar entre las alteraciones obstructivas y restrictivas, cuando la espirometría indica disminución de ambos, FEV_1 y FVC. En la obstrucción moderada y grave, el atrapamiento de aire y el hiperinflado pueden llevar a una disminución de la FVC y un cociente $FEV_1/$FVC engañosamente normal. El diagnóstico de obstrucción se puede pasar por alto en este contexto, a menos que se hagan mediciones de los volúmenes pulmonares. La presencia de una TLC o un RV normales o aumentados confirmaría una obstrucción del flujo de aire. En este caso, se puede usar el FEV_1 para calibrar la gravedad de la enfermedad; sin embargo, el cociente $FEV_1/$FVC no es útil en ese contexto. Los aumentos en TLC y RV indican la presencia de atrapamiento de gas, pérdida de la retracción elástica e hiperinflado en la obstrucción grave y el enfisema, y pueden ser índices importantes de la gravedad de la enfermedad (40, 41).

La DL_{CO} es útil para discriminar las formas de enfermedades pulmonares obstructivas. En los pacientes con antecedente concomitante de asma y abuso de tabaco, la DL_{CO} es el mejor medio por el cual distinguir entre asma y enfermedad pulmonar obstructiva crónica/enfisema. En el asma, la DL_{CO} sería normal o elevada (42), en tanto estaría disminuida en presencia de enfisema (43).

Pruebas de función pulmonar en las neumopatías restrictivas

La espirometría forzada, cuando realizada ante afecciones restrictivas, se caracteriza por la presencia de un cociente $FEV_1/$FVC normal o aumentado ($>$ 85%) y una FVC disminuida (2). En el contexto de la enfermedad pulmonar restrictiva, el asa de flujo-volumen a menudo se hace más estrecha, y la rama de exhalación tiene una forma convexa ascendente (2), patrón que carece de especificidad para la enfermedad pulmonar restrictiva y se puede asociar con un mal esfuerzo del paciente en la espirometría forzada. Una FVC baja, por lo tanto, no puede considerarse diagnóstica de un defecto ventilatorio restrictivo y se requiere la cuantificación de volúmenes pulmonares y de la capacidad de difusión. Una FVC disminuida conlleva un valor predictivo positivo de un defecto ventilatorio restrictivo real de solo 41% (44, 45). El valor predictivo negativo para una FVC en la exclusión de un defecto restrictivo, no obstante, es de 97.5% (44).

Por lo tanto, la espirometría forzada puede servir como recurso de detección útil para descartar las neumopatías restrictivas. Una vez que se establece una alteración restrictiva por mediciones de volumen pulmonar, se puede usar la determinación espirométrica de la FVC para vigilar el progreso de la enfermedad y la respuesta al tratamiento (46). También se requiere determinar los volúmenes pulmonares para establecer si hay una alteración mixta, obstructiva y restrictiva.

Pruebas de función pulmonar en la neumopatía alérgica

Neumonía por hipersensibilidad

Las PFT solas rara vez son útiles para establecer un diagnóstico o para clasificar la HP; sin embargo, sí lo son para cuantificar el grado de la enfermedad y vigilar la respuesta a la evitación de la exposición o el tratamiento. En su forma aguda estereotípica, la HP muestra un patrón prevaleciente de un defecto ventilatorio restrictivo en las pruebas de función pulmonar, mientras que en la HP subaguda o crónica son comunes los patrones mixto y obstructivo (47-50). Un patrón restrictivo se correlaciona con la presencia de infiltrados en vidrio esmerilado y reticulación en la tomografía computarizada (TC) del tórax. Los patrones obstructivos, que incluyen disminución del FEV_1, reducción de MMEF y atrapamiento de aire, se correlacionan con zonas de menor atenuación y bronquiolitis en la TC de tórax (50, 51). En la HP crónica también se detectan cambios enfisematosos en la TC de tórax y se corresponden con patrones obstructivos en las PFT (48). Los pacientes con HP relacionada con el pulmón del granjero muestran obstrucción del flujo de aire y atrapamiento de gas después de la exposición aguda al antígeno, e hiperreactividad de la vía aérea a la metacolina (52). Con independencia del patrón de alteración, la DL_{CO} a menudo disminuye (47, 48) en la HP. En las formas agudas tempranas de la enfermedad, una disminución aguda aislada de la DL_{CO} puede ser la única anomalía detectada (48). Las PFT resultarán normales en la enfermedad temprana leve (53).

En pacientes con HP aguda o subaguda, las anomalías de las PFT son reversibles con la evitación de la exposición o el tratamiento. En la enfermedad subaguda, las anomalías pueden ser intermitentes, en correspondencia con la exposición, pero se harán progresivamente crónicas. En la HP crónica, la alteración de la función pulmonar es irreversible (48, 50, 54, 55).

Neumonía eosinofílica idiopática

Los datos de PFT en la EP son limitados, pero en la mayoría de los estudios se describen anomalías en casi todos los pacientes. El patrón de alteración al acudir al médico puede ser obstructivo o restrictivo; rara vez ocurren patrones mixtos (56-59). La EP crónica idiopática (ICEP, por sus siglas en inglés) a menudo se vincula con asma subyacente, y aunque la obstrucción es más frecuente en aquellos pacientes con antecedente de asma, también se presentó en los que no la padecían. La presencia de alteración obstructiva es compatible con la extensión de la inflamación eosinofílica a las vías aéreas distales (57). Las anomalías en la DL_{CO} también se encuentran en la mayoría de los pacientes (57, 60). En la ICEP, las pruebas de función pulmonar se normalizaron rápidamente con el tratamiento; sin embargo, el seguimiento a largo plazo mostró una alteración obstructiva en un elevado porcentaje de pacientes, algunos de los cuales presentaban enfermedad fija (56, 57). Aquellos con asma subyacente, a menudo experimentaron empeoramiento de los síntomas (61).

La EP idiopática aguda (IAEP, por sus siglas en inglés) también se relaciona con PFT anormales, con frecuencia máxima por enfermedad de vías aéreas pequeñas, según se evidencia por los flujos de volumen pulmonar bajos y medios, pero también se informa de alteración restrictiva leve. La DL_{CO} está disminuida en casi todos los pacientes y la hipoxemia es frecuente cuando acuden al médico (62, 63). Las PFT retornan a lo normal con el tratamiento en la mayoría (62-64); sin embargo, hay informes de restricción residual (63).

■ CÉLULAS EN EL LÍQUIDO DE LAVADO BRONCOALVEOLAR EN PRESENCIA DE ENFERMEDAD PULMONAR ALÉRGICA

El análisis del líquido de lavado broncoalveolar (BALF, por sus siglas en inglés) aporta importante información, a menudo diagnóstica, de las enfermedades pulmonares alérgicas. En el individuo sano, los macrófagos predominan en el BALF y constituyen 89% de sus células en los no fumadores. Los linfocitos comprenden 9%; la mayoría de tipo T, con un cociente CD4:CD8 promedio de 1.9 (± 1). Los neutrófilos contribuyen con 1% de las células del BALF (65, 66).

El BALF en la neumonía por hipersensibilidad

En contraste con los sujetos normales sanos, el BALF en los pacientes con HP muestra alveolitis linfocítica (67), con un porcentaje de linfocitos mayor en la afección subaguda, en comparación con la crónica (en un estudio, 53% contra 38%). Además, los linfocitos son más abundantes en los pacientes sin datos radiográficos de fibrosis, 59% en comparación con 20% en aquellos que la presentaban (68). Los neutrófilos también están presentes en un mayor porcentaje en la HP aguda temprana (48, 49) y pueden ser las células predominantes (69). La linfocitosis del BALF es más sensible para el diagnóstico de HP temprana o leve, donde ambas, la TC de tórax de alta resolución y las PFT, son normales (53). Un porcentaje de linfocitos menor de 30% en el BALF hace menos probable el diagnóstico de HP (49).

Si bien los linfocitos son predominantemente de tipo T, el fenotipo prevalente de estos es menos claro. En numerosos estudios se mostró un aumento de linfocitos CD8 con un cociente CD4/CD8 menor de 1 (55, 70), o un aumento de los linfocitos CD4, con dicho cociente > 1 (67). La variación observada puede deberse al tiempo requerido desde la exposición al antígeno hasta la toma de la muestra. Una linfocitosis CD8⁺ predominante se puede encontrar en la fase aguda de la enfermedad, pero cambia al predominio de CD4⁺ en una etapa estable después de la evitación del antígeno (71-73). El tipo de antígeno puede también ser importante para determinar la respuesta fenotípica (74). Un predominio notorio de los linfocitos CD4⁺ se presenta en la HP asociada con el complejo de *Mycobacterium avium* con cocientes CD4/CD8 que van de 6 a 49 (47, 75). De manera similar, la HP en el pulmón del criador de pichones tiene relación con un aumento del cociente CD4/CD8, en tanto la HP de tipo veraniego se asocia con su disminución (74, 76).

El BALF en la neumonía eosinofílica

El análisis del BALF también es útil para el diagnóstico de la neumopatía eosinofílica. La cuantificación de los eosinófilos en el espacio alveolar ha casi sustituido a la biopsia pulmonar para el diagnóstico de EP. Los eosinófilos constituyen, normalmente, menos de 2% de las células en el BALF (66), y las cifras entre 2 y 25% son inespecíficas, pues se encuentran en enfermedades como el asma o la bronquitis eosinofílica; sin embargo, aquellas mayores de 25% se presentan en la IAEP y las mayores de 40%, en la ICEP (57, 61, 63).

En los pacientes con IAEP los eosinófilos son atípicos, con pocos gránulos y más de dos lóbulos nucleares y disminuyen a menos de 1% de las células del BALF en el análisis postratamiento (63). Aunque es rara la eosinofilia sanguínea en la IAEP cuando el paciente acude al médico (62-64), es frecuente en la ICEP. La combinación de eosinofilia en sangre y BALF puede proveer un diagnóstico incruento en un contexto clínico apropiado. Aunque la ICEP también se relaciona con un aumento de los linfocitos en el BALF, los eosinófilos siempre son más abundantes, lo que es útil para distinguirla de otras enfermedades (56, 57, 64).

■ REFERENCIAS

1. Miller MR, Hankinson J, Brusasco V, *et al.* Standardisation of spirometry. *Eur Respir J.* 2005;26:319-338.
2. Centers for Disease Control and Prevention. *Spirometry Quality Assurance: Common Errors and Their Results.* DHHS (NIOSH) Publication No 2012-116. Available at: https://www.cdc.gov/niosh/docs/2012-116/default.html. Accessed October 26, 2017.
3. NHLBI National Asthma Education and Prevention Program. Expert Panel Report 3: Guidelines for the Diagnosis and Management of Asthma. 2007. Available at: http://www.nhlbi.nih.gov/guidelines/asthma/asthgdln.pdf. Accessed June 15, 2017.
4. Swanney MP, Beckert LE, Frampton CM, *et al.* Validity of the American Thoracic Society and other spirometric algorithms using FVC and forced expiratory volume at

6 s for predicting a reduced total lung capacity. *Chest.* 2004;126:1861-1866.

5. Brand PL, Quanjer PH, Postma DS, *et al.* Interpretation of bronchodilator response in patients with obstructive airways disease. The Dutch Chronic Non-Specific Lung Disease (CNSLD) Study Group. *Thorax.* 1992;47:429-436.

6. D'Angelo E, Prandi E, Milic-Emili J. Dependence of maximal flow-volume curves on time course of preceding inspiration. *J Appl Physiol.* 1993;75:1155-1159.

7. Eigen H, Bieler H, Grant D, *et al.* Spirometric pulmonary function in healthy preschool children. *Am J Respir Crit Care Med.* 2001;163:619-623.

8. Global Initiative for Asthma. *Global Strategy for Asthma Management and Prevention.* 2016. Available at: www.ginasthma.org. Accessed January 15, 2017.

9. Shingo S, Zhang J, Reiss TF. Correlation of airway obstruction and patient-reported endpoints in clinical studies. *Eur Respir J.* 2001;17:220-224.

10. Stout JW, Visness CM, Enright P, *et al.* Classification of asthma severity in children: the contribution of pulmonary function testing. *Arch Pediatr Adolesc Med.* 2006;160:844-850.

11. Bacharier LB, Strunk RC, Mauger D, *et al.* Classifying asthma severity in children: mismatch between symptoms, medication use, and lung function. *Am J Respir Crit Care Med.* 2004;170:426-432.

12. Fuhlbrigge AL, Weiss ST, Kuntz KM, *et al.* Forced expiratory volume in 1 second percentage improves the classification of severity among children with asthma. *Pediatrics.* 2006;118:e347-e355.

13. Stahl E. Correlation between objective measures of airway calibre and clinical symptoms in asthma: a systematic review of clinical studies. *Respir Med.* 2000;94:735-741.

14. Linares-Perdomo O, Hegewald M, Collinridge DS, *et al.* Comparison of NHANES III and ERS/GLI 12 for airway obstruction classification and severity. *Eur Respir J.* 2016;48:133-141.

15. Mikita JA, Mikita CP. Vocal cord dysfunction. *Allergy Asthma Proc.* 2006;27:411-414.

16. Fuhlbrigge AL, Kitch BT, Paltiel AD, *et al.* FEV(1) is associated with risk of asthma attacks in a pediatric population. *J Allergy Clin Immunol.* 2001;107:61-67.

17. Teeter JG, Bleecker ER. Relationship between airway obstruction and respiratory symptoms in adult asthmatics. *Chest.* 1998;113:272-277.

18. Sabin BR, Greenberger PA. Potentially (near) fatal asthma. *Allergy Asthma Proc.* 2012;33(S1):44-46.

19. Miles JF, Bright P, Ayres JG, *et al.* The performance of Mini Wright peak flow meters after prolonged use. *Respir Med.* 1995;89:603-605.

20. Jain P, Kavuru MS, Emerman CL, *et al.* Utility of peak expiratory flow monitoring. *Chest.* 1998;114:861-876.

21. Crapo RO, Casaburi R, Coates AL, *et al.* Guidelines for methacholine and exercise challenge testing—1999. This official statement of the American Thoracic Society was adopted by the ATS Board of Directors, July 1999. *Am J Respir Crit Care Med.* 2000;161:309-329.

22. El-Gammal AI, Killian KJ, Scime TX, *et al.* Comparison of the provocative concentration of methacholine causing a 20% Fall in FEV_1 between the aeroeclipse ii breath-actuated nebulizer and the wright nebulizer in adult subjects with asthma. *Ann Am Thorac Soc.* 2015;12:1039-1043.

23. Dell SD, Bola SS, Foty RG, *et al.* Provocative dose of methacholine causing a 20% drop in FEV_1 should be used to interpret methacholine challenge tests with modern nebulizers. *Ann Am Thorac Soc.* 2015;12:357-363.

24. American Thoracic Society, European Respiratory Society. ATS/ERS recommendations for standardized procedures for the online and offline measurement of exhaled lower respiratory nitric oxide and nasal nitric oxide, 2005. *Am J Respir Crit Care Med.* 2005;171:912-930.

25. Kharitonov SA, Yates DH, Barnes PJ. Inhaled glucocorticoids decrease nitric oxide in exhaled air of asthmatic patients. *Am J Respir Crit Care Med.* 1996;153:454-457.

26. Mahut B, Delclaux C, Tillie-Leblond I, *et al.* Both inflammation and remodeling influence nitric oxide output in children with refractory asthma. *J Allergy Clin Immunol.* 2004;113:252-256.

27. Alving K, Weitzberg E, Lundberg JM. Increased amount of nitric oxide in exhaled air of asthmatics. *Eur Respir J.* 1993;6:1368-1370.

28. Kharitonov SA, Yates D, Robbins RA, *et al.* Increased nitric oxide in exhaled air of asthmatic patients. *Lancet.* 1994;343:133-135.

29. Smith AD, Cowan JO, Brassett KP, *et al.* Exhaled nitric oxide: a predictor of steroid response. *Am J Respir Crit Care Med.* 2005;172:453-459.

30. Silkoff PE, Carlson M, Bourke T, *et al.* The Aerocrine exhaled nitric oxide monitoring system NIOX is cleared by the US Food and Drug Administration for monitoring therapy in asthma. *J Allergy Clin Immunol.* 2004;114:1241-1256.

31. Petsky HL, Kew KM, Chang AB. Exhaled nitric oxide levels to guide treatment for children with asthma. *Cochrane Database Syst Rev.* 2016;11:CD011439.

32. Shaw DE, Berry MA, Thomas M, *et al.* The use of exhaled nitric oxide to guide asthma management: a randomized controlled trial. *Am J Respir Crit Care Med.* 2007;176:231-237.

33. Jones SL, Kittelson J, Cowan JO, *et al.* The predictive value of exhaled nitric oxide measurements in assessing changes in asthma control. *Am J Respir Crit Care Med.* 2001;164:738-743.

34. Michils A, Baldassarre S, Van Muylem A. Exhaled nitric oxide and asthma control: a longitudinal study in unselected patients. *Eur Respir J.* 2008;31:539-546.

35. Wanger J, Clausen JL, Coates A, *et al.* Standardisation of the measurement of lung volumes. *Eur Respir J.* 2005;26:511-522.

36. Lung function testing: selection of reference values and interpretative strategies. American Thoracic Society. *Am Rev Respir Dis.* 1991;144:1202-1218.

37. Stocks J, Quanjer PH. Reference values for residual volume, functional residual capacity and total lung capacity. ATS Workshop on Lung Volume Measurements. Official Statement of the European Respiratory Society. *Eur Respir J.* 1995;8:492-506.

38. Harik-Khan RI, Fleg JL, Muller DC, *et al.* The effect of anthropometric and socioeconomic factors on the racial difference in lung function. *Am J Respir Crit Care Med.* 2001;164:1647-1654.

39. Macintyre N, Crapo RO, Viegi G, *et al.* Standardisation of the single-breath determination of carbon monoxide uptake in the lung. *Eur Respir J.* 2005;26:720-735.

40. Dykstra BJ, Scanlon PD, Kester MM, *et al.* Lung volumes in 4,774 patients with obstructive lung disease. *Chest.* 1999;115:68-74.

41. Pellegrino R, Brusasco V. On the causes of lung hyperinflation during bronchoconstriction. *Eur Respir J.* 1997;10:468-475.

42. Collard P, Njinou B, Nejadnik B, *et al.* Single breath diffusing capacity for carbon monoxide in stable asthma. *Chest.* 1994;105:1426-1429.

43. McLean A, Warren PM, Gillooly M, *et al.* Microscopic and macroscopic measurements of emphysema: relation to carbon monoxide gas transfer. *Thorax.* 1992;47:144-149.

44. Aaron SD, Dales RE, Cardinal P. How accurate is spirometry at predicting restrictive pulmonary impairment? *Chest.* 1999;115:869-873.

45. Glady CA, Aaron SD, Lunau M, *et al.* A spirometry-based algorithm to direct lung function testing in the pulmonary function laboratory. *Chest.* 2003;123:1939-1946.

46. Martinez FJ, Flaherty K. Pulmonary function tests in idiopathic interstitial pneumonias. *Proc Am Thorac Soc.* 2006;3:315-321.

47. Marras TK, Wallace RJ Jr, Koth LL, *et al.* Hypersensitivity pneumonitis reaction to Mycobacterium avium in household water. *Chest.* 2005;127:664-671.

48. Remy-Jardin M, Remy J, Wallaert B, *et al.* Subacute and chronic bird breeder hypersensitivity pneumonitis: sequential evaluation with CT and correlation with lung function tests and bronchoalveolar lavage. *Radiology.* 1993;189:111-118.

49. Selman M. Hypersensitivity pneumonitis: a multifaceted deceiving disorder. *Clin Chest Med.* 2004;25:531-547, vi.

50. Hansell DM, Wells AU, Padley SP, *et al.* Hypersensitivity pneumonitis: correlation of individual CT patterns with functional abnormalities. *Radiology.* 1996;199:123-128.

51. Chung MH, Edinburgh KJ, Webb EM, *et al.* Mixed infiltrative and obstructive disease on high-resolution CT: differential diagnosis and functional correlates in a consecutive series. *J Thoracic Imaging.* 2001;16:69-75.

52. Lalancette M, Carrier G, Laviolette M, *et al.* Farmer's lung. Long-term outcome and lack of predictive value of bronchoalveolar lavage fibrosing factors. *Am Rev Respir Dis.* 1993;148:216-221.

53. Lynch DA, Rose CS, Way D, *et al.* Hypersensitivity pneumonitis: sensitivity of high-resolution CT in a population-based study. *Am J Roentgenol.* 1992;159:469-472.

54. Allen DH, Williams GV, Woolcock AJ. Bird breeder's hypersensitivity pneumonitis: progress studies of lung function after cessation of exposure to the provoking antigen. *Am Rev Respir Dis.* 1976;114:555-566.

55. Mohr LC. Hypersensitivity pneumonitis. *Curr Opin Pulm Med.* 2004;10:401-411.

56. Durieu J, Wallaert B, Tonnel AB. Long-term follow-up of pulmonary function in chronic eosinophilic pneumonia. Groupe d'Etude en Pathologie Interstitielle de la Societe de Pathologie Thoracique du Nord. *Eur Respir J.* 1997;10:286-291.

57. Marchand E, Reynaud-Gaubert M, Lauque D, *et al.* Idiopathic chronic eosinophilic pneumonia. A clinical and follow-up study of 62 cases. The Groupe d'Etudes et de Recherche sur les Maladies "Orphelines" Pulmonaires (GERM"O"P). *Medicine.* 1998;77:299-312.

58. Allen JN, Davis WB. Eosinophilic lung diseases. *Am J Respir Crit Care Med.* 1994;150:1423-1438.

59. Cottin V, Cordier JF. Eosinophilic pneumonias. *Allergy.* 2005;60:841-857.

60. Jederlinic PJ, Sicilian L, Gaensler EA. Chronic eosinophilic pneumonia. A report of 19 cases and a review of the literature. *Medicine.* 1988;67:154-162.

61. Marchand E, Etienne-Mastroianni B, Chanez P, *et al.* Idiopathic chronic eosinophilic pneumonia and asthma: how do they influence each other? *Eur Respir J.* 2003;22:8-13.

62. Ogawa H, Fujimura M, Matsuda T, *et al.* Transient wheeze. Eosinophilic bronchobronchiolitis in acute eosinophilic pneumonia. *Chest.* 1993;104:493-496.

63. Pope-Harman AL, Davis WB, Allen ED, *et al.* Acute eosinophilic pneumonia. A summary of 15 cases and review of the literature. *Medicine.* 1996;75:334-342.

64. Cottin V, Frognier R, Monnot H, *et al.* Chronic eosinophilic pneumonia after radiation therapy for breast cancer. *Eur Respir J.* 2004;23:9-13.

65. Ancochea J, Gonzalez A, Sanchez MJ, *et al.* Expression of lymphocyte activation surface antigens in bronchoalveolar lavage and peripheral blood cells from young healthy subjects. *Chest.* 1993;104:32-37.

66. Schwartz J, Weiss ST. Dietary factors and their relation to respiratory symptoms. The Second National Health and Nutrition Examination Survey. *Am J Epidemiol.* 1990;132:67-76.

67. Ratjen F, Costabel U, Griese M, *et al.* Bronchoalveolar lavage fluid findings in children with hypersensitivity pneumonitis. *Eur Respir J.* 2003;21:144-148.

68. Murayama J, Yoshizawa Y, Ohtsuka M, *et al.* Lung fibrosis in hypersensitivity pneumonitis. Association with CD4+ but not CD8+ cell dominant alveolitis and insidious onset. *Chest.* 1993;104:38-43.

69. Fournier E, Tonnel AB, Gosset P, *et al.* Early neutrophil alveolitis after antigen inhalation in hypersensitivity pneumonitis. *Chest.* 1985;88:563-566.

70. Semenzato G. Immunology of interstitial lung diseases: cellular events taking place in the lung of sarcoidosis, hypersensitivity pneumonitis and HIV infection. *Eur Respir J.* 1991;4:94-102.

71. Costabel U, Bross KJ, Marxen J, *et al.* T-lymphocytosis in bronchoalveolar lavage fluid of hypersensitivity pneumonitis. Changes in profile of T-cell subsets during the course of disease. *Chest.* 1984;85:514-522.

72. Yoshizawa Y, Ohtani Y, Hayakawa H, *et al.* Chronic hypersensitivity pneumonitis in Japan: a nationwide epidemiologic survey. *J Allergy Clin Immunol.* 1999;103:315-320.

73. Mornex JF, Cordier G, Pages J, *et al.* Activated lung lymphocytes in hypersensitivity pneumonitis. *J Allergy Clin Immunol.* 1984;74:719-727.

74. Ando M, Konishi K, Yoneda R, *et al.* Difference in the phenotypes of bronchoalveolar lavage lymphocytes in patients with summer-type hypersensitivity pneumonitis, farmer's lung, ventilation pneumonitis, and bird fancier's lung: report of a nationwide epidemiologic study in Japan. *J Allergy Clin Immunol.* 1991;87:1002-1009.

75. Aksamit TR. Hot tub lung: infection, inflammation, or both? *Semin Respir Infect.* 2003;18:33-39.

76. Suda T, Sato A, Ida M, *et al.* Hypersensitivity pneumonitis associated with home ultrasonic humidifiers. *Chest.* 1995;107:711-717.

Valoración radiográfica de las enfermedades alérgicas de la vía aérea superior y relacionadas

ERIN N. MCCOMB, MICHELLE J. NAIDICH, ERIC J. RUSSELL, Y ACHILLES G. KARAGIANIS

◼ INTRODUCCIÓN

La anatomía de los senos paranasales se puede considerar en dos grupos separados, pero interrelacionados: de los senos y de sus vías de salida correspondientes. Asimismo, hay senos frontales y maxilares, celdas aéreas etmoidales anteriores y posteriores, y senos esfenoidales, todos pares. Algunos radiólogos consideran al seno esfenoidal como uno solo, subdividido por un tabique. Tres principales vías de salida existen para los senos paranasales: el complejo osteomeatal, y los recesos esfenoetmoidal y frontoetmoidal (frontales) (fig. 10-1). Todos los senos, en un momento dado, drenan hacia la cavidad nasal.

La cavidad nasal se divide verticalmente por el tabique nasal. La porción anterior es cartilaginosa (cuadrangular) y la ósea está constituida por el vómer en la parte inferior y la lámina perpendicular en etmoides en la superior. El vestíbulo nasal es una vía aérea par, a nivel de las alas nasales. La abertura piriforme es aquella ósea hacia la cavidad nasal, que se comunica en la porción posterior con la nasofaringe a través de las coanas (fig. 10-2). El piso de la cavidad nasal consta del paladar duro (por delante) y el paladar blando (por detrás) (1-4). Además hay, por lo general, tres conjuntos pares de proyecciones óseas y cartilaginosas de dirección inferior en la cavidad nasal, los denominados *cornetes superior, medio* e *inferior* (fig. 10-2).

La lámina basal es una placa ósea delgada que se origina en el cornete medio y presenta varias inserciones. Su porción vertical se une a la lámina cribiforme por arriba (fig. 10-3); las porciones media y posterior se unen a los lados a las láminas papiráceas, y el borde posterior se une al hueso palatino (5). La importancia de la lámina basal es que separa anatómicamente las celdas anteriores del etmoides de las posteriores.

El complejo osteomeatal (OMC, por sus siglas en inglés, o unidad osteomeatal) constituye la principal unidad funcional de drenaje de los senos maxilares, frontales y las celdas aéreas etmoidales anteriores. Esta región presenta varios componentes que incluyen el orificio principal del seno maxilar (interno), el infundíbulo, el proceso gancho, la ampolla etmoidal, el hiato semilunar y el meato medio (fig. 10-1) (1, 3).

Las secreciones mucosas, las partículas de polvo atrapadas y las células inflamatorias presentes en el seno maxilar, son impulsadas en dirección centrípeta por un epitelio cilíndrico ciliado seudoestratificado (1, 2). Los cilios oscilan de manera sincrónica con dirección superomedial hacia el orificio principal del seno maxilar. Si las secreciones del seno se alojan en el OMC, ocurre una afección posobstructiva (fig. 10-4). Debido a esta fisiopatología, con frecuencia máxima se hace una intervención quirúrgica endoscópica funcional de los senos (paranasales) (FESS, por sus siglas en inglés) para expandir este orificio y el resto del OMC. De hecho, cualquier intervención quirúrgica que pase por alto el orificio principal del seno maxilar en el contexto de una obstrucción del OMC, invariablemente fracasa como tratamiento adecuado, lo que ocurría hace años en los pacientes objeto de la intervención quirúrgica de Caldwell-Luc para tratar la enfermedad inflamatoria de los senos paranasales, que solía ser frecuente antes del conocimiento actual de la fisiología normal del OMC (fig. 10-5). En ese procedimiento se hacía una perforación en la pared anterior del seno maxilar y se creaba un espacio antral nasal, en un esfuerzo por permitir que las secreciones del seno drenasen por gravedad hacia la cavidad nasal. Por desgracia, no abordaba al OMC, y tendía al fracaso.

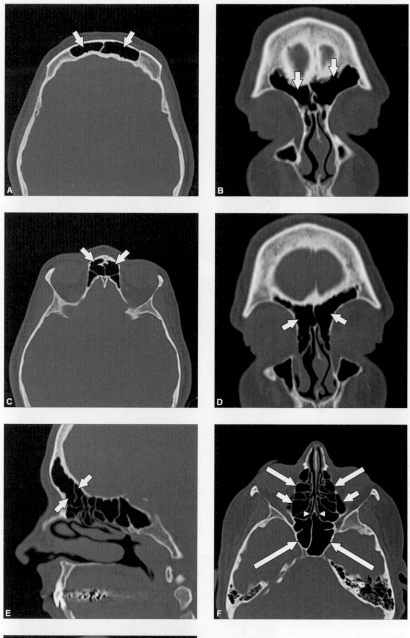

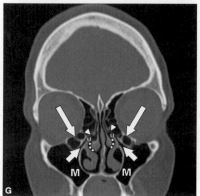

■ **FIGURA 10-1** Anatomía normal de los senos paranasales. Todas estas son imágenes de tomografía computarizada (TC) vistas a través de un espacio óseo en un plano axial o uno coronal. Imágenes axial (**A**) y coronal (**B**) que muestran los senos frontales (*flechas pequeñas*). Una imagen axial (**C**) un poco más caudal respecto de la imagen **A**, muestra el receso frontoetmoidal (*flechas pequeñas*). Las imágenes coronal (**D**) y sagital (**E**) también muestran el receso frontoetmoidal (*flechas pequeñas*). La imagen axial (**F**) muestra las celdas aéreas etmoidales anteriores (*flechas intermedias*) y las posteriores (*flechas pequeñas*), los recesos esfenoetmoidales (*puntas de flecha*) y los senos esfenoidales (*flechas grandes*). Una imagen coronal (**G**) muestra mejor los complejos osteomeatales, que incluyen los infundíbulos (*flechas pequeñas*), el proceso ganchoso (*U*), los hiatos semilunar (*punta de flecha*) y medio (*puntos*). Hay celdas de Haller a ambos lados (*flechas intermedias*). Los senos maxilares (*M*) drenan hacia los complejos osteomeatales.

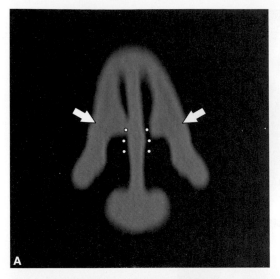

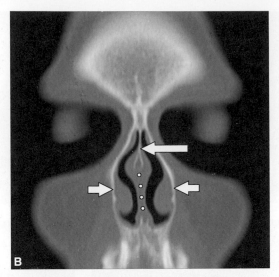

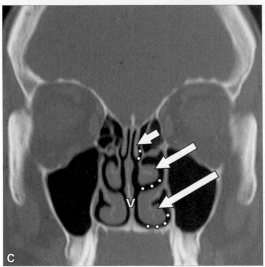

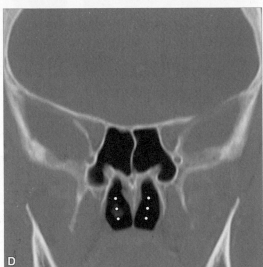

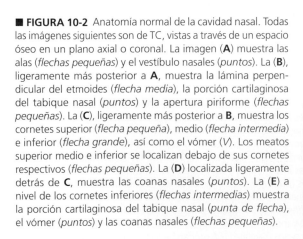

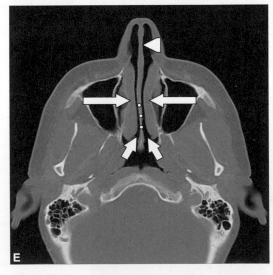

■ **FIGURA 10-2** Anatomía normal de la cavidad nasal. Todas las imágenes siguientes son de TC, vistas a través de un espacio óseo en un plano axial o coronal. La imagen (**A**) muestra las alas (*flechas pequeñas*) y el vestíbulo nasales (*puntos*). La (**B**), ligeramente más posterior a **A**, muestra la lámina perpendicular del etmoides (*flecha media*), la porción cartilaginosa del tabique nasal (*puntos*) y la apertura piriforme (*flechas pequeñas*). La (**C**), ligeramente más posterior a **B**, muestra los cornetes superior (*flecha pequeña*), medio (*flecha intermedia*) e inferior (*flecha grande*), así como el vómer (*V*). Los meatos superior medio e inferior se localizan debajo de sus cornetes respectivos (*flechas pequeñas*). La (**D**) localizada ligeramente detrás de **C**, muestra las coanas nasales (*puntos*). La (**E**) a nivel de los cornetes inferiores (*flechas intermedias*) muestra la porción cartilaginosa del tabique nasal (*punta de flecha*), el vómer (*puntos*) y las coanas nasales (*flechas pequeñas*).

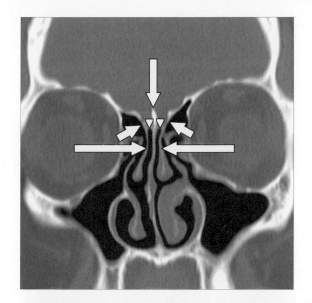

■ **FIGURA 10-3** Láminas basal y cribiforme. Imagen coronal por TC vista a través de un espacio óseo en la porción anterior de la base del cráneo, que muestra las láminas basales como extensiones cefálicas de los cornetes medios (*flechas grandes*). La lámina basal se adosa a la lámina lateral de la lámina cribiforme (*flechas pequeñas*). También se muestran las láminas mediales (*puntas de flecha*) de la lámina cribiforme y la apófisis cresta de gallo (*flecha intermedia*).

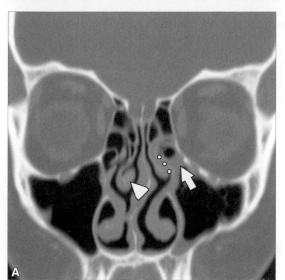

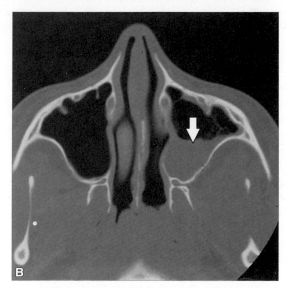

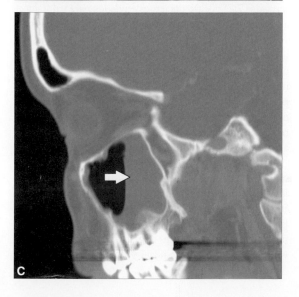

■ **FIGURA 10-4** Complejo osteomeatal opacificado. Imagen coronal por TC vista a través de un espacio óseo (**A**), que muestra opacificación del infundíbulo izquierdo (*flecha pequeña*) y el meato medio izquierdo (*puntos*). Incidentalmente, se advierte un cornete medio derecho paradójico (*punta de flecha*). Las imágenes axial (**B**) y sagital (**C**) por TC del mismo paciente, vistas a través de un espacio óseo, muestran una cubierta con niveles hidroaéreos de tamaño moderado dependiente del seno maxilar izquierdo (*flechas pequeñas*).

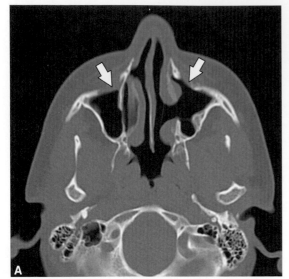
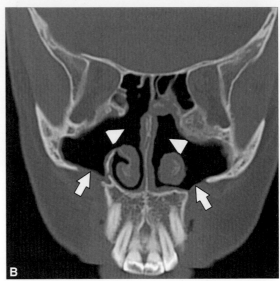

■ **FIGURA 10-5** Operación de Caldwell-Luc. Imágenes axial (**A**) y coronal (**B**) por TC a través de un espacio óseo, que muestran defectos quirúrgicos en las paredes anteriores de los senos maxilares (*flechas pequeñas*) y grandes antrostomías maxilares (*puntas de flecha*). La operación de Caldwell-Luc ya no se hace para el tratamiento de la enfermedad inflamatoria de los senos paranasales.

Extendiéndose en dirección superomedial desde el orificio del seno maxilar, se encuentra un conducto aireado denominado *infundíbulo,* cuyos bordes son las paredes orbitarias a los lados y por el proceso ganchoso en la parte medial. Una placa ósea delgada surge como extensión cefálica de la pared lateral de la cavidad nasal, detrás de la fosa nasolagrimal (fig. 10-1). Las secreciones que pasan a través del infundíbulo alcanzan el hiato semilunar, región localizada detrás de la ampolla etmoidal (la celda aérea etmoidal anteroinferior más grande) y, de inmediato, toman dirección cefálica hacia la punta del proceso ganchoso (1-4) que, a su vez, se abre debajo del meato medio. Las secreciones del meato medio drenan a la cavidad nasal, hacia atrás a través de las coanas y en dirección de la nasofaringe (1, 2); en un momento dado, se degluten.

El meato superior es la región lateral respecto del cornete superior, que recibe secreciones de las celdas etmoidales posteriores y el seno esfenoidal. La vía de salida entre el seno y las celdas esfenoidales posteriores se denomina *receso esfenoetmoidal* (fig. 10-1), unidad funcional distintiva que a veces se denomina *complejo osteomeatal posterior*. El meato inferior, que yace por fuera del cornete inferior, no sirve como vía de paso para el drenaje de las secreciones de los senos paranasales, sino que, más bien, recibe lágrimas que drenan el saco y conducto nasolagrimales (1, 3).

La vía de salida del seno frontal es una tercera unidad funcional e incluye al seno frontal inferior, el orificio frontal y el receso frontoetmoidal (frontal) (6). La vía de salida del seno frontal tiene una configuración en reloj de arena en las imágenes sagitales reformateadas y, conforme se aplana en dirección inferior, forma el orificio frontal, que es la porción más angosta de su configuración (6). Apenas debajo del orificio frontal se encuentra el receso frontoetmoidal, que, por lo general, drena hacia las celdas etmoidales anteriores y, después, al meato medio, a través de los orificios etmoidales anteriores. De manera alternativa, el receso frontoetmoidal puede drenar directamente hacia el meato medio, dependiendo de la configuración del proceso ganchoso.

Variantes anatómicas

Earwaker (7) analizó las imágenes de tomografía computarizada (TC) de 800 pacientes enviados para valoración antes de la FESS y encontró que solo 57 no presentaban variantes anatómicas. De los 52 tipos de variantes anatómicas descritos, en 93% de los pacientes se encontró una o más. Si bien estas variantes con frecuencia no tienen importancia clínica, en algunas circunstancias pueden predisponer a la obstrucción de las vías normales de drenaje del moco, o aumentar el riesgo de complicaciones relacionadas con la FESS. Por ello, es importante conocer algunas de las variantes más frecuentes.

Diversas variaciones en la anatomía de la cavidad nasal pueden causar su estenosis y, finalmente, obstruir las secreciones que surgen del seno maxilar y el seno frontal homolaterales, y las celdas aéreas etmoidales. Por ejemplo, el tabique nasal puede desviarse de forma importante hacia un lado (fig. 10-6), lo que reduce el volumen de la cavidad nasal y compromete al meato

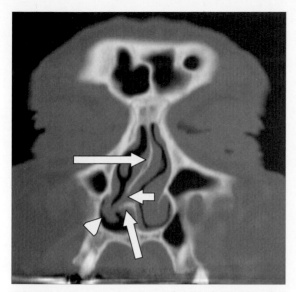

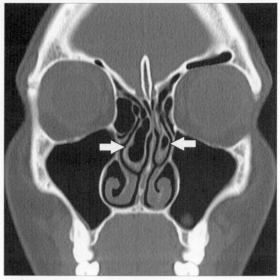

■ **FIGURA 10-6** Desviación notoria del tabique nasal en la imagen coronal por TC a través de un espacio óseo, con sesgo del vómer a la derecha (*flecha pequeña*), y de la lámina perpendicular del etmoides (*flecha grande*) a la izquierda. Un espolón agregado (*flecha mediana*) se relaciona con la deformidad del cornete inferior derecho (*punta de flecha*).

■ **FIGURA 10-7** Cornete ampolloso. Imagen coronal por TC vista a través de un espacio óseo de la cavidad nasal media, que muestra afección ampollosa de los cornetes medios, la derecha más grande que la izquierda (*flechas*).

medio del OMC. Un espolón óseo del tabique nasal, con o sin desviación, puede, de manera similar, comprometer la cavidad nasal y el meato medio.

Un cornete ampolloso (figs. 10-7 y 10-21) es la aireación de la cabeza de un cornete, con frecuencia máxima vinculado con el medio, si bien también se puede observar en el superior y el inferior (3, 8). En varios estudios se usan diferentes grados de neumatización para definir a uno; en consecuencia, su prevalencia comunicada tiene un amplio rango, de 22 a 55% (3, 8). Hay una fuerte relación entre la presencia de un cornete ampolloso y una desviación del tabique nasal contralateral, aunque Stallman y cols. (9) no encontraron aumento significativo en las obstrucciones de los senos paranasales relacionadas con un cornete ampolloso, revestido por periostio mucoso secretor y, por lo tanto, susceptible de los mismos procesos patológicos que pueden afectar a los senos paranasales (10).

Por lo común, los cuellos de los cornetes medios son curvos, con convexidad medial, y sus cabezas se proyectan hacia afuera. Un cornete medio paradójico (figs. 10-4 y 10-8) es aquel en el que su cuello es curvo con convexidad lateral y la cabeza se proyecta hacia la línea media, una variante común y que con máxima frecuencia constituye un hallazgo incidental. Rara vez el meato medio puede estar disminuido por la presencia de un cornete medio paradójico, que predispone a la obstrucción cuando vinculado con inflamación o edema de la mucosa. En ocasiones, los cornetes medios

paradójicos pueden dificultar el acceso quirúrgico al OMC (3, 8).

La apófisis ganchosa puede tener diversos aspectos. Su orientación tal vez sea vertical, horizontal (en particular

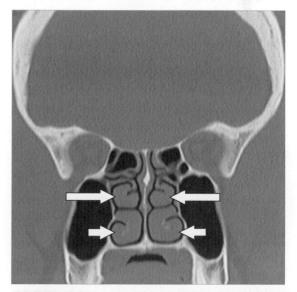

■ **FIGURA 10-8** Cornetes medios paradójicos. Imagen coronal por TC a través de un espacio óseo, que muestra cornetes medios paradójicos bilaterales (*flechas medianas*). Las cabezas de estos cornetes medios se doblan hacia el interior, más bien que al exterior, en contraposición con la configuración normal de las cabezas de los cornetes inferiores (*flechas pequeñas*).

en conjunción con una ampolla etmoidal grande) o en cualquier punto intermedio (3, 8). La apófisis ganchosa puede también neumatizarse y expandirse, lo que potencialmente compromete al infundíbulo. Además, en lugar de terminar como una punta aguda libre en su borde cefálico, se puede adherir en varios sitios dentro de los senos paranasales. Por ejemplo, la punta de la apófisis ganchosa puede extenderse en dirección cefálica y unirse a la fóvea etmoidal homolateral (techo del etmoides) o hacia la línea media y adherirse al cuello del cornete medio. Si la punta de la apófisis ganchosa se proyecta en dirección superoexterna y se adhiere a la pared medial de la órbita, forma una celda aérea de terminación ciega en su borde superior, que se comunica directamente con el seno maxilar, variante denominada receso terminal. Estos diversos sitios de inserción de la apófisis ganchosa afectarán la dirección del flujo de aire desde el seno frontal homolateral y las celdas aéreas etmoidales homolaterales (6). Si la apófisis ganchosa se une a la fóvea etmoidal o el cuello del cornete medio, entonces el flujo de las secreciones del seno frontal y las celdas aéreas etmoidales se dirigirá hacia el infundíbulo. No obstante, si la apófisis ganchosa termina como receso terminal, el flujo de las secreciones se dirigirá hacia el meato medio, evitando así al infundíbulo.

Un tabique nasal desviado y el espolón óseo vinculado, a menudo entran en contacto y se asocian con una deformidad de los cornetes adyacentes. Ya que la nariz y los senos paranasales son inervados por la primera y segunda divisiones del nervio trigémino (11), existe el potencial de cefaleas "en el punto de contacto" que se cree representan esos procesos referidos por estimulación del nervio trigémino y quizá mejoren después de la exéresis quirúrgica del espolón y una septoplastia (12, 13). Sin embargo, la presencia o gravedad de un punto de contacto entre una desviación del tabique/espolón y un cornete, no es indicación importante de intervención quirúrgica (12). Además, deben considerarse un interrogatorio y una exploración física cuidadosos, así como otras causas potenciales de la cefalea del paciente, antes de la intervención quirúrgica.

Muchas variantes comunes surgen de las celdas aéreas etmoidales, que se extienden hacia los senos adyacentes o sus vías de salida, que colectivamente se denominan *celdas aéreas extramurales* (1, 3, 6, 8). Una de las variantes más comunes es la celda aérea de Haller (figs. 10-1 y 10-9), que yace en ubicación superomedial dentro del antro maxilar y es adyacente al borde medial inferior de la órbita. Una celda de Haller grande puede estrechar el orificio del seno maxilar primario o el infundíbulo, dependiendo de su posición. Las celdas montículo nasal (fig. 10-10) son en extremo comunes y, cuando presentes, representan la porción más anterior de las celdas aéreas etmoidales. Asimismo, residen dentro

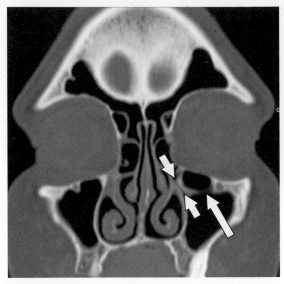

■ **FIGURA 10-9** Celda de Haller. Imagen coronal por TC vista a través de un espacio óseo, que muestra una celda de Haller de tamaño moderado (*flecha mediana*) que forma el borde lateral del infundíbulo izquierdo (*flechas pequeñas*). La celda de Haller puede causar estrechamiento u obstrucción del infundíbulo. En este caso, el infundíbulo izquierdo está disminuido en sus dimensiones por la celda de Haller y es opacificado por el engrosamiento agregado de la mucosa.

de los huesos lagrimales o en zonas adyacentes, y son apenas ventrales respecto del conducto nasolagrimal.

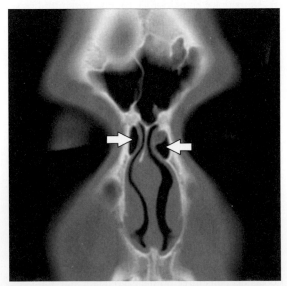

■ **FIGURA 10-10** Celdas montículo nasal. Imagen coronal por TC vista a través de un espacio óseo que muestra celdas montículo nasal, pares (*flechas*), con la izquierda que contiene un engrosamiento leve de la mucosa.

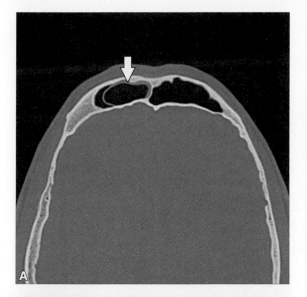

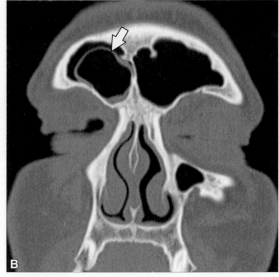

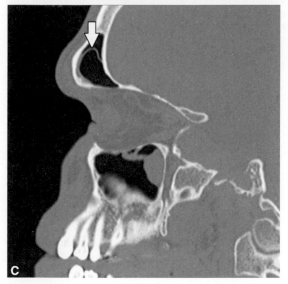

■ **FIGURA 10-11** Ampolla frontal. Imagen axial por TC a través de un espacio óseo (**A**) que muestra una celda aérea adicional dentro del seno frontal derecho (*flecha*), compatible con una ampolla frontal, tal vez a causa de obstrucción del seno frontal homolateral por la correspondiente del receso frontoetmoidal, aunque el seno frontal en este paciente era relativamente transparente en el momento del estudio. Imágenes coronal (**B**) y sagital (**C**) a través de un espacio óseo, que también muestran la ampolla frontal (*flechas*).

Cuando localizadas estratégicamente o grandes, pueden causar estenosis anatómica del receso etmoidal (3, 6). Las celdas montículo son puntos de referencia quirúrgicos importantes para identificar la posición del receso frontoetmoidal. Una ampolla frontal (fig. 10-11) es una celda aérea etmoidal que se extiende por la pared dorsal del receso frontoetmoidal al interior del seno frontal, con el resultado ocasional de su obstrucción o la del receso frontoetmoidal (6, 15). La celdas aéreas de Onodi (fig. 10-12) son etmoidales posteriores, que comparten una pared común con el conducto óptico y, por lo general, residen en ubicación cefálica respecto del seno etmoidal. El significado de las celdas de Onodi en relación con la intervención quirúrgica se trata en la siguiente sección de este capítulo.

Consideraciones anatómicas de las complicaciones de la cirugía endoscópica funcional de los senos paranasales

La anatomía de la cavidad nasal y el laberinto etmoidal es compleja y variable. La endoscopia provee una vista bidimensional de una anatomía tridimensional. Los estudios de imagen transversal convencionales y, más recientemente, las técnicas de imagen bajo guía estereotáctica, con o sin bastidor, transoperatorias, pueden ayudar a evitar las complicaciones de las intervenciones quirúrgicas endoscópicas de los senos paranasales.

Cuando se presentan complicaciones quirúrgicas, son indispensables para su valoración la TC y la resonancia magnética (IRM). Un sitio común proclive a las

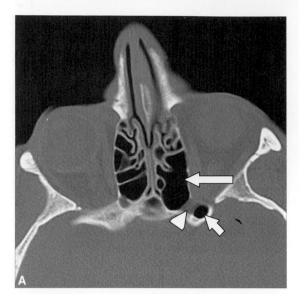
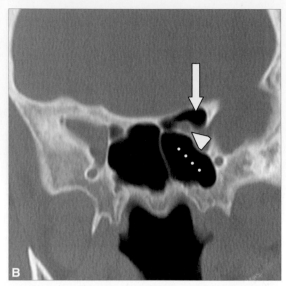

■ **FIGURA 10-12** Celda de Onodi. Imágenes por TC axial (**A**) y coronal (**B**) a través de un espacio óseo que muestran una celda de aire etmoidal posterior izquierda máxima (celda de Onodi) (*flechas medianas*), que forma un margen con el conducto óptico izquierdo (*puntas de flecha*). La celda de Onodi se extiende hacia la apófisis clinoide anterior izquierda y la neumatiza (*flecha pequeña*). La ubicación típica de una celda de Onodi es por arriba del seno esfenoidal (*puntos*), como muestra la imagen coronal.

complicaciones es la lámina papirácea (pared orbitaria medial), que se puede perforar durante la intervención quirúrgica etmoidal. Además, el cirujano debe estar al tanto de las deformidades previas de la lámina papirácea, para evitar ingresar inadvertidamente a la órbita.

Las variaciones en el grado de neumatización del seno esfenoidal pueden también causar inconvenientes quirúrgicos, tal vez por extensión hacia las apófisis clinoides anteriores, que normalmente forman una porción de la pared lateral del conducto óptico. Si el cirujano no se percata de su presencia, la intervención quirúrgica a través de una apófisis clinoide neumatizada puede dar como resultado una osteotomía mayor de la pretendida y la lesión subsiguiente del nervio óptico. Como se mencionó antes, las celdas de Onodi (fig. 10-12) son etmoidales aéreas posteriores que comparten una pared común con el conducto óptico. Si un cirujano no se percata de la presencia de una celda de Onodi, pudiese inadvertidamente ingresar al conducto óptico y dañar al nervio homónimo. Solo se puede definir la presencia y localización exacta de una celda de Onodi antes de la intervención quirúrgica mediante imágenes transversales, idealmente por TC. La arteria carótida interna reside por fuera de la pared del seno esfenoidal, y si se ubica en posición medial, puede proyectarse al interior de la luz del seno esfenoidal y estar predispuesta a las lesiones durante una intervención quirúrgica; esto puede llevar a una hemorragia grave y la formación de un seudoaneurisma (fig. 10-13). A menudo, el tabique esfenoidal se adhiere a uno de los conductos carotídeos, y cuando así ocurre, hay riesgo potencial de una fractura del conducto carotídeo durante la resección del tabique esfenoidal.

El techo de las celdas aéreas esfenoidales está formado por hueso frontal (15). Un techo etmoidal de ubicación baja asimétrico aumenta el riesgo de penetración inadvertida por el cirujano que no la sospecha, y puede causar una hernia del encéfalo/las meninges, así como el escape de líquido cefalorraquídeo (LCR). La lámina cribiforme del etmoides, que reside en la línea media del hueso etmoides, contiene láminas medial y lateral (fig. 10-3). La lámina lateral es una estructura ósea en extremo delgada, punto de debilidad estructural en la porción anterior de la base del cráneo (3, 15, 16). Además, la arteria etmoidal anterior ingresa al compartimiento intracraneal a través de la lámina lateral de la lámina cribiforme, a través del surco etmoidal. Por lo tanto, si se perfora la lámina lateral, se puede dañar la arteria etmoidal anterior y dar como resultado una hemorragia intracraneal (16, 17) o la formación de una fístula arteriovenosa. Otros sitios potenciales de lesión de la arteria etmoidal anterior requieren una comprensión más amplia de su trayectoria anatómica. La arteria etmoidal anterior nace de la oftálmica dentro de la órbita y, finalmente, emerge en ubicación medial en dirección del agujero etmoidal anterior y, después, hacia una escotadura piramidal localizada en el borde superomedial de la órbita, denominada conducto etmoidal anterior (16), cuya localización es de importancia vital para el cirujano; sirve como punto de referencia anatómico por evitar y para prevenir lesiones de la arteria durante la intervención quirúrgica sistemática de los senos paranasales. Además, conforme la arteria emerge a través de este agujero, de forma ocasional atraviesa la celdas aéreas etmoidales superiores, dentro de un conducto óseo o sin él, antes de pasar al interior del cráneo. Si se lesiona la arteria etmoidal anterior en esta región, se puede retraer sobre la órbita y causar una hemorragia intraorbitaria incontrolable, aumento de la presión intraorbitaria y posiblemente ceguera, por oclusión de la arteria retiniana (17). Las lesiones quirúrgicas de las paredes orbitarias, la lámina cribiforme y los techos etmoidales se identifican de la mejor forma, por lo general, por TC en el plano coronal

(fig. 10-13), pero las posibles complicaciones de cerebritis, meningitis, encefalocele, empiema o absceso se notan mejor en la IRM contrastada.

Como se mencionó antes, un escape de LCR es otra complicación conocida de la FESS y suele ser resultado de la lesión del techo de la placa etmoidal o cribiforme. Los pacientes pueden acudir con rinorrea de LCR, meningitis recurrente y un meningoencefalocele (18, 19).

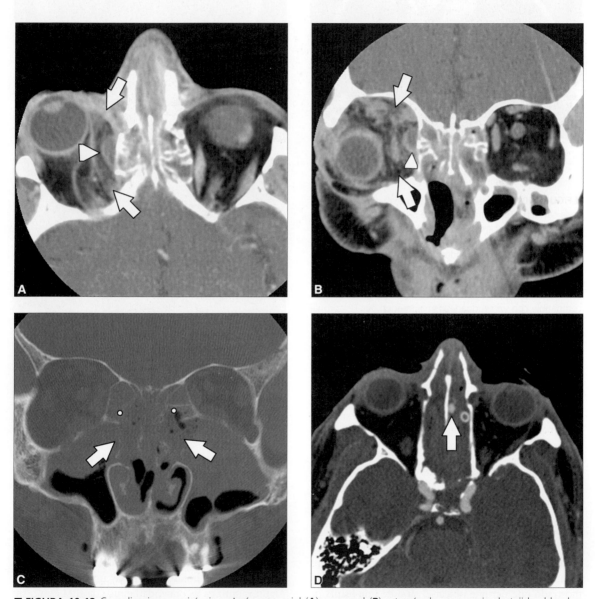

■ **FIGURA 10-13** Complicaciones quirúrgicas. Imágenes axial (**A**) y coronal (**B**) a través de un espacio de tejidos blandos, posterior a la aplicación de contraste, en un paciente que presentó dolor ocular derecho y proptosis 1 sem después de una intervención quirúrgica de los senos paranasales. La inflamación difusa y el reforzamiento en la órbita derecha (*flechas pequeñas*) son compatibles con una infección. Se encontró una colección de líquido con reforzamiento periférico en el lado medial de la órbita derecha (*puntas de flecha*) que correspondió a un absceso subperióstico en el momento del drenaje quirúrgico. En una imagen por TC coronal (**C**) a través de un espacio óseo del mismo paciente, se muestran los cambios quirúrgicos de los senos paranasales, incluyendo antrostomía maxilar bilateral y uncinectomía (*flechas pequeñas*), así como etmoidectomías (*puntos*). Una imagen por TC axial con medio de contraste (**D**) a través de una ventana de tejidos blandos de un paciente diferente, que presentó epistaxis y había sido objeto de múltiples intervenciones quirúrgicas de los senos paranasales, así como de la resección endoscópica de un tumor hipofisario.

(*continúa*)

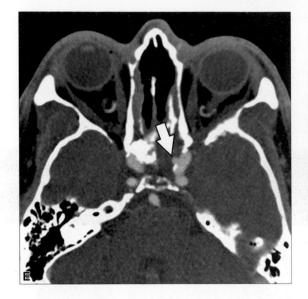

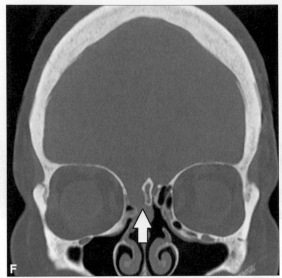

■ **FIGURA 10-13** (*continuación*) Residió de medio de contraste en la cavidad nasal izquierda (*flecha pequeña*) es compatible con un seudoaneurisma de la arteria etmoidal anterior. Imagen posterior al uso de medio de contraste de TC axial (**E**) a través de un espacio de tejidos blandos del mismo paciente, obtenida después del tratamiento del seudoaneurisma etmoidal anterior, muestra desarrollo de una protrusión vascular durante el intervalo de la arteria carótida interna izquierda (*flecha pequeña*), compatible con un seudoaneurisma. Imagen por TC coronal (**F**) vista a través de un espacio óseo de un paciente diferente que desarrolló un escape de líquido cefalorraquídeo después de la intervención quirúrgica de los senos paranasales, que muestra un defecto óseo en la fóvea etmoidal derecha y la lámina cribiforme (*flecha pequeña*). Imagen coronal posterior al uso de medio de contraste MP RAGE T1 de RM (**G**) del mismo paciente, que muestra la extensión de las meninges y el líquido cefalorraquídeo a través del defecto óseo (flecha pequeña), compatible con un meningocele.

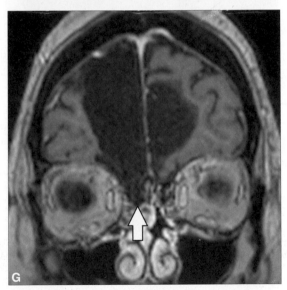

Los síntomas se pueden presentar de inmediato o retrasarse varios años después de la operación quirúrgica o el traumatismo (20). Una cisternografía se puede hacer con radionúclidos para confirmar la presencia de un escape, pero esta prueba solo provee información anatómica limitada acerca de su localización exacta. Asimismo, se puede realizar una TC sin contraste en los planos axial y coronal para localizar una fractura, y se ha mostrado que permite ubicar el sitio de una fístula de LCR en 71% de los casos (21). Una cisternografía por TC es un procedimiento por el que se aplica medio de contraste al espacio subaracnoideo (por punción lumbar) y se obtienen imágenes coronales directas (fig. 10-14). Finalmente, se obtienen las imágenes coronales con el paciente en decúbito prono para promover el escape del medio de contraste a través del defecto. La sensibilidad comunicada de la cisternografía por TC para detectar

escapes de LCR (de todas las causas) es de 36 a 81%. Aunque la cisternografía por TC puede ayudar a la localización anatómica del sitio del escape, la sensibilidad está disminuida si el paciente no presenta escape activo del LCR en el momento de hacer el estudio (20, 22). Si un paciente presenta derrame de LCR, se puede ordenar una determinación de transferrina β_2 para verificar por análisis de laboratorio que hay un escape de LCR. Algunos autores recomiendan el uso de IRM con o sin contraste intratecal con gadolinio, para localizar el sitio de un escape de LCR (20, 21) (fig. 10-15). Las imágenes ponderadas T2 proveen un excelente contraste entre LCR y la interfaz hueso-aire. A veces puede precisarse la continuidad de la señal T2 aumentada del LCR desde el espacio subaracnoideo intracraneal a través de un defecto óseo hacia sitios extracraneales (20). Sin embargo, una desventaja potencial de la cisternografía por

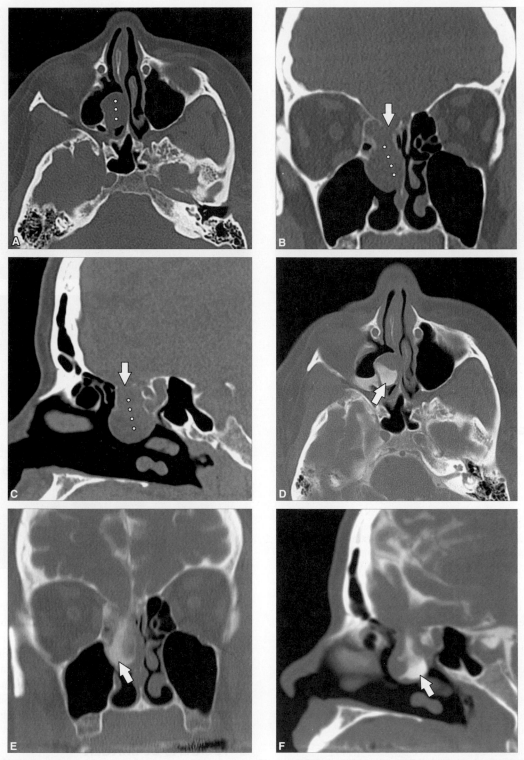

■ **FIGURA 10-14** Encefalocele. Imágenes axial (**A**), coronal (**B**) y sagital (**C**) por TC sin contraste, de los senos paranasales a través de un espacio óseo, que muestran un defecto relativamente grande del hueso que afecta al techo del etmoides derecho e incluye la lámina lateral derecha (*flechas*). Hay una opacidad inespecífica en las celdas aéreas etmoidales posteriores derechas, sugerente en un encefalocele (*puntos*), dado el defecto óseo que abarca el techo etmoidal derecho suprayacente. Imágenes axial (**D**), coronal (**E**) y sagital (**F**) a través de los senos paranasales y un espacio óseo, después de la administración intratecal del medio de contraste, que muestra su extensión hacia la lesión dentro de la porción posterior derecha del etmoides. La opacificación parcial de la lesión con el medio de contraste (*flechas*) confirma que es en parte líquido cefalorraquídeo y en parte tejido cerebral, compatible con un encefalocele.

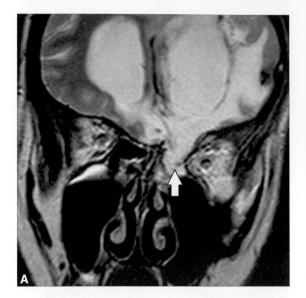

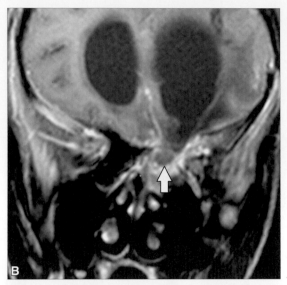

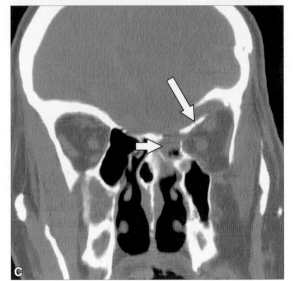

■ **FIGURA 10-15** Meningocele etmoidal después de un traumatismo. Una imagen por resonancia magnética ponderada T2 coronal (**A**) muestra un defecto en el techo de las celdas aéreas etmoidales izquierdas, con meninges y líquido cefalorraquídeo que se extienden a través del defecto (*flecha*), compatible con un meningocele. Una imagen por RM T1 coronal posterior a la administración de contraste, con supresión de la grasa (**B**) y una imagen coronal por TC a través de un espacio óseo (**C**), muestran el mismo dato (*flechas pequeñas*). También se nota una fractura del techo de la órbita izquierda en la imagen por TC (*flecha mediana*).

IRM es que se puede ocultar el LCR y el gadolinio por la presencia de líquido (en las imágenes ponderadas T2) y causa engrosamiento de la mucosa (en las imágenes T1 ponderadas con contraste) en los senos paranasales, respectivamente. Asimismo, la TC provee un detalle óseo superior, en comparación con IRM (20, 22). En la actualidad, la mayoría de los médicos realiza la TC sin contraste, con o sin análisis de transferrina β_2 o la cisternografía por TC.

El síndrome de la nariz vacía (fig. 10-16) se refiere a la sensación de congestión nasal que se presenta por una rinitis atrófica o después de la resección amplia de los cornetes nasales (18, 23), cuya función es filtrar, calentar y humedecer el aire inhalado. La ausencia de cornetes nasales después de una intervención quirúrgica da como

resultado una alteración del flujo de aire y una menor sensibilidad nasal. A pesar de la presencia de una cavidad nasal ampliamente permeable, el paciente paradójicamente experimenta una sensación de congestión nasal (18, 23). Si bien el síndrome de la nariz vacía se considera raro (10, 23), esta entidad clínica posiblemente sea directamente proporcional a la extensión de la resección de los cornetes realizada durante la intervención quirúrgica.

■ **TÉCNICAS DE IMAGEN**

Los estudios de imagen radiográficos completos de los senos paranasales suelen reservarse para aquellos pacientes con signos y síntomas clínicos de rinosinusitis, en quienes fracasó el tratamiento médico estándar, como aquellos con rino-

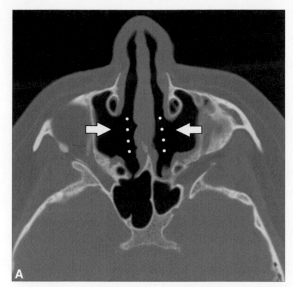
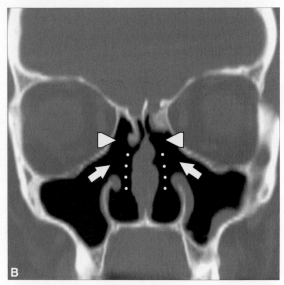

■ **FIGURA 10-16** Síndrome de la nariz vacía. Imágenes axial (**A**) y coronal (**B**) a través de un espacio óseo, que muestran ausencia de cornetes (*puntos*), uncinectomías con antrostomías (*flechas pequeñas*) y etmoidectomías (*puntas de flecha*). Este paciente presentaba síntomas de rinosinusitis crónica. Los cornetes humidifican el aire inhalado, por lo que su ausencia causa una sensación de congestión al paciente.

sinusitis crónica o que presentan crisis recurrentes de rinosinusitis y son candidatos quirúrgicos potenciales. Dependiendo de la modalidad, se pueden visualizar las causas anatómicas del proceso patológico subyacente y valorar la factibilidad, así como el riesgo, de una intervención quirúrgica. Además, el paciente con sospecha de una complicación de rinosinusitis o una supuesta de tipo quirúrgico, debe ser objeto de estudio por imagen.

Las radiografías estándar, si bien rápidas y baratas, son de beneficio marginal para valorar los senos paranasales, en particular las modalidades transversales (1, 18, 24). Las zonas que se pueden valorar por radiografías estándar incluyen el tercio inferior de la cavidad nasal y los senos maxilar, frontal y esfenoidal, así como las celdas aéreas etmoidales posteriores. Las celdas etmoidales anteriores, los dos tercios superiores de la cavidad nasal y las vías de salida, a menudo se ven obstaculizados por las estructuras superpuestas.

La TC es la modalidad de imagen ideal para la valoración sistemática de los senos paranasales. Cuando realizada para la valoración preoperatoria de una afección obstructiva fija de los senos paranasales, algunos médicos recomiendan la preparación previa del paciente, consistente en un ciclo de antibióticos para eliminar cualquier enfermedad mucoperióstica aguda o transitoria, lo que es seguido por una nebulización de un simpaticomimético apenas antes del estudio para disminuir al mínimo la congestión reversible y el moco (3). En teoría, esto permitirá la delineación óptima de la afección sinusal crónica no reversible, que sería el objetivo de la intervención quirúrgica. Esto también sirve de manera óptima para valorar y determinar si hay alguna causa anatómica de la obstrucción, con afección de los senos paranasales resultante.

Con el advenimiento de la TC helicoidal, se eliminaron varias de las dificultades respecto de la posición del paciente, y hay oportunidad de disminuir la dosis de radiación y el tiempo del estudio. Esta tecnología permite la adquisición rápida de datos volumétricos, que pueden posteriormente reformatearse, con incrementos pequeños en cualquier plano elegido.

Las imágenes coronal y axial se prefieren antes de la FESS (3). Las imágenes en el plano coronal permiten visualizar de manera óptima el OMC y muestran la anatomía que corresponde a la orientación del cirujano durante la endoscopia. También pueden obtenerse imágenes reformateadas sagitales y, tal vez, sean de máxima utilidad para valorar los recesos frontoetmoidales. Con los aparatos actuales de TC se pueden obtener fácilmente imágenes reformateadas, que muestran tanto espacios "óseos" amplios, como "de tejidos blandos" estrechos. Por lo tanto, debe recordarse que un nivel hidroaéreo puede identificarse mejor con una imagen axial directa, pero que con frecuencia tal vez se oculte por las imágenes coronales reformateadas, debido a que cuando el paciente es objeto de TC, se coloca en posición supina y se estudia en el plano axial. Un nivel hidroaéreo en esta posición se ubicará en la pared dorsal del seno y será ortogonal respecto del plano axial de la imagen, lo que da como resultado un nivel hidroaéreo fácil de identificar.

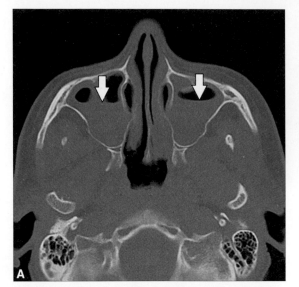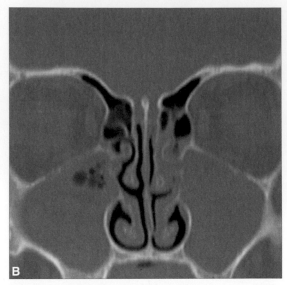

■ **FIGURA 10-17** Rinosinusitis aguda. Imagen axial por TC a través de un espacio óseo (**A**) que muestra niveles hidroaéreos (*flechas*) en capas dentro de los senos maxilares. En el contexto clínico apropiado eso sería compatible con una rinosinusitis aguda. La imagen coronal por TC a través de un espacio óseo de la cara posterior del antro maxilar en el mismo paciente (**B**) da la falsa impresión de que está casi por completo opacificado. La imagen axial revela la configuración real del líquido en el momento del estudio, porque el paciente yace en posición supina durante su realización.

Sin embargo, cuando este mismo conjunto de datos se reconstruye en el plano coronal, el nivel hidroaéreo yace en el mismo plano que las imágenes coronales y se observará como una opacificación homogénea del seno, más bien que tal nivel (fig. 10-17).

Una ventaja de la IRM sobre la TC es la carencia de radiación ionizante y el mejor contraste de los tejidos blandos. Además, pueden ocurrir artefactos amplios por el material odontológico en la TC que suelen ser menos problemáticos con la IRM. En este caso, es claro que el detalle óseo necesario para valorar los senos paranasales es superior en la TC, en tanto los contenidos intraorbitarios e intracraneal se muestran mejor por IRM. En consecuencia, la IRM es la técnica ideal para valorar las complicaciones de la rinosinusitis, las neoplasias primarias de los senos paranasales, la diseminación de los procesos neoplásicos y las complicaciones posoperatorias. La IRM no es la modalidad ideal para valorar una enfermedad inflamatoria de los senos paranasales no complicada, más bien lo es la TC (1, 18, 25).

■ RINOSINUSITIS

Rinosinusitis aguda

El de rinosinusitis, más bien que simplemente sinusitis, es el término preferido para describir la enfermedad inflamatoria de los senos paranasales, ya que la sinusitis a menudo es precedida por rinitis y, rara vez, se presenta sin inflamación nasal concomitante (26). La rinosinusitis aguda suele presentarse después de una infección de vías aéreas superiores, que causa congestión mucoperióstica. En el ámbito de los orificios de los senos paranasales hay una aposición de las superficies mucosas, con obstrucción de la eliminación mucociliar normal, con retención resultante de las secreciones y sus estasis. La obstrucción transitoria de los orificios puede llevar a la acumulación de fluido estéril y da como resultado una disminución de la tensión del oxígeno y aumento de dióxido de carbono dentro del seno paranasal; en combinación con el fluido estancado, este ambiente provee un medio excelente para la proliferación bacteriana (27). En clínica, la rinosinusitis puede clasificarse como aguda, aguda recurrente, subaguda y crónica (28, 29), categorías clínicas que no tienen correlaciones de imagen bien definidas. Bhattacharyya y cols. (30) revisaron la relación de los síntomas del paciente con los datos de TC en 221 sujetos, que respondieron un cuestionario clínico de valoración de la gravedad de sus síntomas antes de someterse a la TC; 34% presentó un estudio por TC normal. No hubo correlación significativa entre su grupo de pacientes con datos "positivos" y "muy positivos" por TC y la gravedad de sus síntomas. Además, el subgrupo de pacientes que informó de dolor facial como su principal síntoma, tuvo datos de imagen menos notorios en total, que aquellos sin tal dolor.

La mayoría de los pacientes experimenta una congestión cíclica normal del mucoperiostio que reviste los cornetes nasales, el tabique nasal y la celdas aéreas etmoidales, un proceso que se denomina ciclo nasal normal (fig. 10-18) (31). En consecuencia, el engrosamiento mucoperióstico de las celdas aéreas etmoidales tal vez no represente proceso infeccioso, sino más bien una

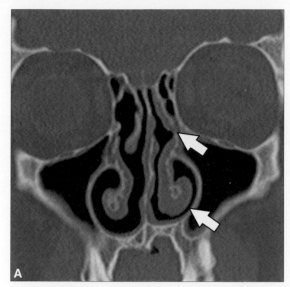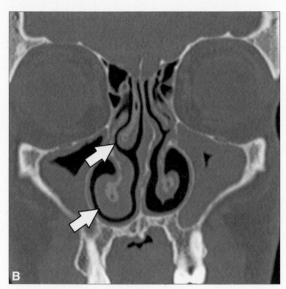

■ **FIGURA 10-18** Ciclo nasal. Dos imágenes coronales por TC del mismo paciente, vistas a través de un espacio óseo (**A, B**), que muestran cambios en los tamaños de los cornetes nasales en relación con el ciclo. En la primera imagen (**A**) hay congestión de los cornetes nasales izquierdos (*flechas*). En la segunda, tomada meses después (**B**), hay congestión de los cornetes nasales derechos (*flechas*). Este es el patrón cíclico normal de la congestión de los cornetes nasales.

congestión transitoria (28). No es de sorprender que en un estudio prospectivo realizado por Rak y cols. (32) se revelase que 59% de un grupo de pacientes a quienes se hizo IRM cerebral por motivos no relacionados, mostró engrosamiento mínimo de la mucosa etmoidal (de 1 a 2 mm). Sesenta y tres por ciento de esos pacientes no comunicó síntoma alguno de rinosinusitis. De hecho, solo cuando el engrosamiento de la mucosa resultó de 4 mm o mayor, tuvo correlación significativa con los síntomas de rinosinusitis.

La mejor correlación de imagen para la rinosinusitis aguda es un nivel hidroaéreo (10, 17), si bien se puede acumular líquido en ausencia de infección. La infección aguda es un diagnóstico clínico y las imágenes pueden respaldarlo (24, 28). En consecuencia, las imágenes de los senos paranasales pueden interpretarse de manera descriptiva, sin necesariamente sacar conclusiones acerca del estado clínico del paciente.

También es importante la localización del engrosamiento mucoperióstico. Por ejemplo, el paciente con un grado relativamente leve de engrosamiento de la mucosa, que opacifica el infundíbulo, tiene más probabilidad de sufrir rinosinusitis obstructiva que uno con engrosamiento leve de la mucosa que afecta la cara inferior del antro maxilar.

Rinosinusitis crónica

La rinosinusitis crónica (CRS, por sus siglas en inglés) puede ser difícil de definir en un estudio de imagen aislado, y a menudo se asocia con una esclerosis ósea reactiva y engrosamiento de las paredes del seno (osteítis)

(fig. 10-19), que corresponde al mejor signo radiográfico aislado de CRS. Además, si hay una serie de estudios que muestran engrosamiento mucoperióstico persistente en un paciente con síntomas, entonces es probable el diagnóstico de CRS.

En los estudios por TC, las secreciones crónicamente condensadas se observarán como zonas focales de elevada atenuación, a menudo con una leve más periférica, con relación al mucoperiostio edematoso. Este aspecto hiperdenso puede también observarse con la poliposis, la colonización por hongos y la rinosinusitis micótica (fig. 10-24) (24, 28, 29). El aspecto del contenido de tejidos blandos por IRM dentro de la cavidad del seno paranasal es variable, y depende del porcentaje de agua y proteínas de las secreciones. Las secreciones normales de los senos paranasales están constituidas por 95% de agua y 5% de materiales sólidos. En la IRM, el aspecto de las secreciones normales refleja el contenido de agua y se caracteriza por ser isointenso o hipointenso en las imágenes ponderadas T1 e hiperintenso en las ponderadas T2. Con la obstrucción crónica hay una actividad secretora continua y también resorción de agua. Además, ocurren cambios de la mucosa que dan como resultado un mayor número de células caliciformes productoras de glucomucoproteínas. Como resultado, el contenido total de agua de las secreciones disminuye, y la concentración de proteínas, así como la viscosidad, aumentan. En un inicio estos cambios se reflejan por acortamiento del tiempo de relajación T1 y la secreciones son hiperintensas en las imágenes ponderadas T1. El tiempo de relajación T2 no se afecta notoriamente hasta que la concentración de proteínas rebasa 25%. A esta

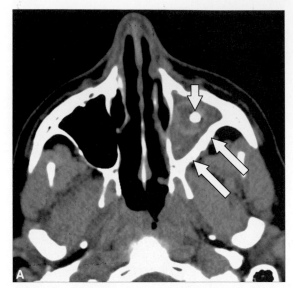 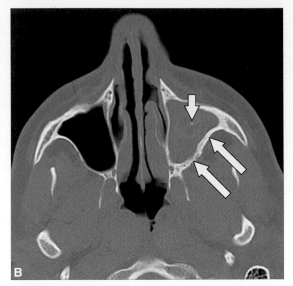

■ **FIGURA 10-19** Micetoma. Una imagen axial por TC vista a través de un espacio de tejido blando (**A**) y hueso (**B**) muestra un seno maxilar izquierdo por completo opacificado, con un foco pequeño de mineralización central (*flecha pequeña*). Las paredes del seno maxilar izquierdo, engrosadas y escleróticas (*flechas medianas*), son compatibles con la rinosinusitis crónica, en este caso vinculada con un micetoma.

concentración de proteínas hay enlace cruzado de sus moléculas, con incremento de la viscosidad de las secreciones, lo que disminuye el desplazamiento macromolecular, que aminora aún más el tiempo de una fracción T2, con un aumento resultante de la intensidad de señal T2. En un momento dado, conforme las secreciones se desecan por completo, hay eliminación de agua libre y notoria hipointensidad en ambas secuencias, T1 y T2 ponderadas. Como resultado, la afección de los senos puede observarse como una señal "nula" en las imágenes T1 y T2. Así, una cavidad crónicamente opacificada de un seno paranasal se puede interpretar falsamente como "limpia" en la IRM (24, 28, 29). Una infección significativa de los senos paranasales, como la rinosinusitis micótica, puede también dar este aspecto. Ya que estos escenarios clínicos raros, pero a menudo importantes, pueden pasarse por alto por IRM, la enfermedad inflamatoria de los senos paranasales se valora mejor por tomografía computarizada.

La clasificación modificada de Lund-Mackay para la rinosinusitis crónica se puede plantear por etapas, para clasificar el grado de afección de los senos paranasales en la TC (28-33). Dicho sistema se basa en la opacificación de los senos paranasales (grados 0 a 2 para la opacificación normal, parcial o completa, respectivamente), obstrucción del OMC (0 para su ausencia, 2 para su presencia), y la presencia o ausencia de variantes normales (0 o 1). Si bien la mayoría de los radiólogos no usa de manera sistemática este sistema de clasificación, en unos cuantos estudios se mostró una correlación positiva entre el sistema de Lund-Mackay y otros índices de gravedad de la enfermedad, y se ayudó a determinar el tipo de tratamiento quirúrgico (33).

Anomalías vinculadas con la rinosinusitis

Quistes de retención y pólipos de los senos paranasales

Un quiste de retención de moco se presenta si hay obstrucción de un conducto único de una glándula mucosa (fig. 10-21), una lesión homogénea cupuliforme con pared muy delgada, que fácilmente se rompe durante la intervención quirúrgica. Rara vez llena toda la cavidad del seno paranasal y no causa su expansión. Los quistes de retención de suero se desarrollan en forma secundaria a la acumulación del flujo seroso debajo de la submucosa (24, 28). No es posible diferenciar un quiste de retención seroso de uno mucoso mediante imágenes, si bien no tiene importancia clínica, ya que ambos procesos son benignos y, en general, asintomáticos. En la IRM, los quistes de retención tienen señal hiperintensa en las imágenes T2 (24, 28). A diferencia de los cánceres, los quistes de retención presentan reforzamiento periférico, pero no central u homogéneo por IRM.

Los pólipos de los senos paranasales también se vinculan con la CRS. Estos se desarrollan como resultado de hiperplasia mucoperióstica de acumulación anormal de flujo submucoso, lesiones que a menudo parecen anormales rodeadas por masas de tejido blando y, por lo tanto, que no suelen poder diferenciarse de los quistes de retención. Sin embargo, si se identifica un tallo pedunculado, el diagnóstico es de un pólipo. De manera adicional, a diferencia de los quistes de retención, los pólipos se localizan con frecuencia máxima dentro de la cavidad nasal (figs. 10-22 y 10-24). Los pólipos pequeños aislados son de importancia clínica escasa, aunque cuando

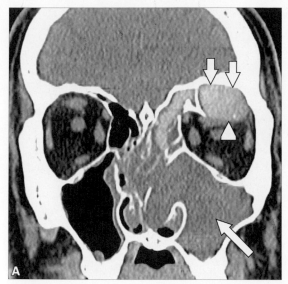

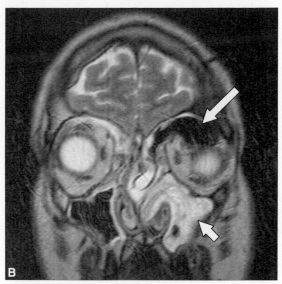

■ **FIGURA 10-20** Mucocele. Una imagen coronal por TC obtenida a través de un espacio de tejidos blandos en los senos frontal y maxilar (**A**) muestra el seno frontal izquierdo totalmente opacificado (*flechas pequeñas*) y el seno maxilar izquierdo (*flecha mediana*), relacionados con la expansión de los senos, compatible con mucocele. Hay dehiscencia de la pared inferior del seno frontal izquierdo, que da como resultado una extensión del mucocele hacia la cara superior de la órbita izquierda (*punta de flecha*). La mayor atenuación en el seno frontal izquierdo tiene relación con secreciones condensadas o colonización por hongos. Una imagen coronal T2 por RM del mismo paciente al mismo nivel (**B**) muestra disminución de la señal en el mucocele frontal izquierdo del seno (*flecha mediana*) debido a condensación o colonización micótica. El aumento de la señal en el mucocele del seno maxilar izquierdo (*flecha pequeña*) (**B**) refleja su contenido relativamente mayor de agua.

son grandes o múltiples pueden causar obstrucción de la vía de drenaje o de la cavidad nasal. Cuando surge un pólipo grande solitario en el antro maxilar y se extiende a través del infundíbulo homolateral (o un orificio accesorio del seno maxilar), puede terminar en el meato medio o extenderse adicionalmente hacia la coana. Cuando ocurre lo primero se denomina *pólipo antromeatal*, y cuando se extiende hacia la coana nasal o la rebasa se le nombra *pólipo antrocoanal* (fig. 10-23). Además, suele haber expansión del infundíbulo o del orificio del seno maxilar accesorio a través del cual atraviesa el pólipo. Un pólipo antrocoanal puede protruir hacia la nasofaringe y simular una masa que se origina ahí. Para prevenir la recurrencia de un pólipo antromeatal o antrocoanal se requiere la resección quirúrgica no solo de la porción de la cavidad nasal que protruye del pólipo, sino también de su componente dentro del seno (34).

Mucocele

Un mucocele (figs. 10-20 y 10-24) es un seno paranasal obstruido, expandido y, por completo, lleno de moco, que ocurre con la obstrucción crónica de su orificio de salida (24, 35). La acumulación del moco a presión da como resultado un remodelado de la pared del seno

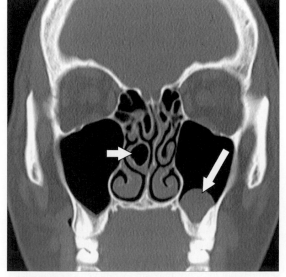

■ **FIGURA 10-21** Quiste de retención. Una imagen coronal por TC a través de un espacio óseo muestra una estructura pequeña cupuliforme en el piso del antro maxilar izquierdo, compatible con un quiste de retención pequeño (*flecha mediana*). Esto también pudiese representar un pólipo pequeño del seno paranasal, si bien no hay importancia clínica en la diferenciación entre estas dos entidades. También está presente un cornete ampolloso medio derecho (*flecha pequeña*).

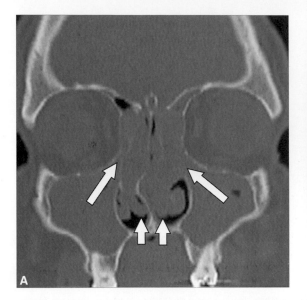

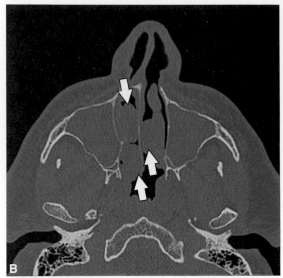

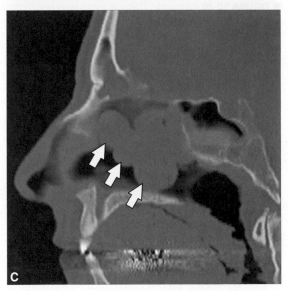

■ **FIGURA 10-22** Poliposis de los senos paranasales. Una imagen coronal por TC a través de un espacio óseo (**A**) muestra múltiples opacidades polipoides (*flecha pequeña*) dentro de la cavidad nasal, mal delineadas, porque están estrechamente superpuestas a los cornetes adyacentes. Los complejos osteomeatales están opacificados a ambos lados (*flechas medianas*). Imágenes axial (**B**) y sagital (**C**) por TC a través de un espacio óseo que muestran también las múltiples opacidades polipoides en la cavidad nasal (*flechas pequeñas*).

paranasal. Un mucocele representa la lesión expansible más frecuente de los senos paranasales. Los mucoceles, por lo general, son solitarios, si bien también pueden ser múltiples. Con frecuencia máxima se presentan en los senos frontales (casi 60%), donde pueden remodelar la órbita y dar como resultado proptosis. Las celdas aéreas etmoidales son el segundo sitio que con más frecuencia se ve afectado por la formación de mucoceles (20 a 25%), seguidas por los senos maxilares y rara vez los esfenoidales (36). Inicialmente el mucocele puede ser indistinguible de un seno paranasal por completo opacificado por rinosinusitis. Sin embargo, con el transcurso del tiempo hay expansión de la cavidad del seno paranasal y remodelado óseo. Los cambios cíclicos focales de la pared del seno paranasal pueden también presentarse como resultado de

dehiscencia de la pared. El contenido del seno paranasal puede protruir a través de defectos óseos hacia regiones adyacentes, y estos cambios óseos pueden simular un cáncer en la TC. Aunque un mucocele puede simular una neoplasia en la TC, la diferenciación del mucocele simple y un cáncer suele ser directa por IRM. El aspecto por IRM de un mucocele depende de la concentración relativa de agua y proteínas de su contenido. Por lo general, los mucoceles son isointensos en imágenes T1 e hiperintensos en las T2. A mayor contenido de agua, mayor hiperintensidad T2 de un mucocele por IRM. Después de la administración intravenosa de gadolinio y un agente de contraste de IRM, un mucocele puede presentar reforzamiento periférico leve, no así central, mientras que una neoplasia en el seno paranasal con

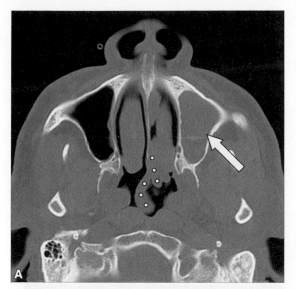
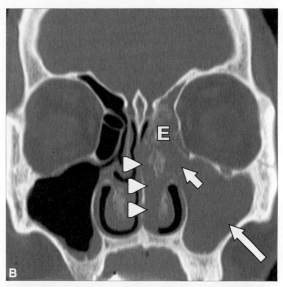

■ **FIGURA 10-23** Pólipo antrocoanal. Axial (**A**) y coronal (**B**) Las imágenes por TC observadas con una ventana ósea demuestran la opacificación completa del antro maxilar izquierdo (*flechas medianas*). El infundíbulo izquierdo es opacificado y ensanchado (*flechas pequeñas*) y la opacidad polipoide se extiende medial a los cornetes izquierdo-medio e inferior (*puntas de flecha*). La opacidad polipoide contigua está presente a través de la coana nasal izquierda y hacia la nasofaringe (*línea punteada*). Las células aéreas etmoidales izquierdas (etiquetadas *E* en la imagen **B**) también están opacificadas debido a líquido, engrosamiento de la mucosa o pólipos adicionales.

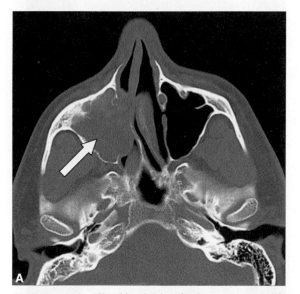
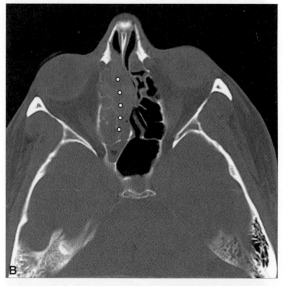

■ **FIGURA 10-24** Sinusitis micótica alérgica. Imágenes axiales por TC a través de un espacio óseo a nivel de los senos maxilares (**A**) y las celdas aéreas etmoidales (**B**), que muestran opacificación completa del antro maxilar derecho (*flecha mediana*), y las celdas aéreas etmoidales (*puntos*) con expansión asociada del seno paranasal. Las imágenes axial (**C**) y coronal (**D**) vistas a través de un espacio de tejidos blandos muestran mayor atenuación de los senos afectados (*flechas pequeñas*) con opacificación completa de los senos paranasales, compatible con la colonización por hongos. Sinusitis micótica alérgica en un paciente diferente (**E a H**). Una imagen axial por TC a través de un espacio óseo (**E**) muestra expansión notoria de las celdas aéreas etmoidales (*flechas medianas*) y el seno frontal izquierdo, que representa la formación de un mucocele, con una tabla interna imperceptible de frontales visualizados (*flechas pequeñas*) con opacificación completa de los senos paranasales y la cavidad nasal, esta última por posible poliposis confluente. Una imagen axial por TC a través de un espacio de tejidos blandos (**F**) muestra notoria expansión del seno frontal izquierdo, que representa la formación de un mucocele, con una tabla interna imperceptible (*flechas pequeñas*). La mayor atenuación en el seno frontal derecho es compatible con la colonización por hongos (*flechas medianas. **F**) Las imágenes T1 axial (**G**) y T2 coronal (**H**) sin contraste por RM muestran la expansión notoria del seno frontal izquierdo, con características compatibles con un mucocele (*flechas pequeñas*), que da lugar a un efecto ocupativo sobre la cara superior de la órbita izquierda (*flecha mediana*, **H**).

(continúa)

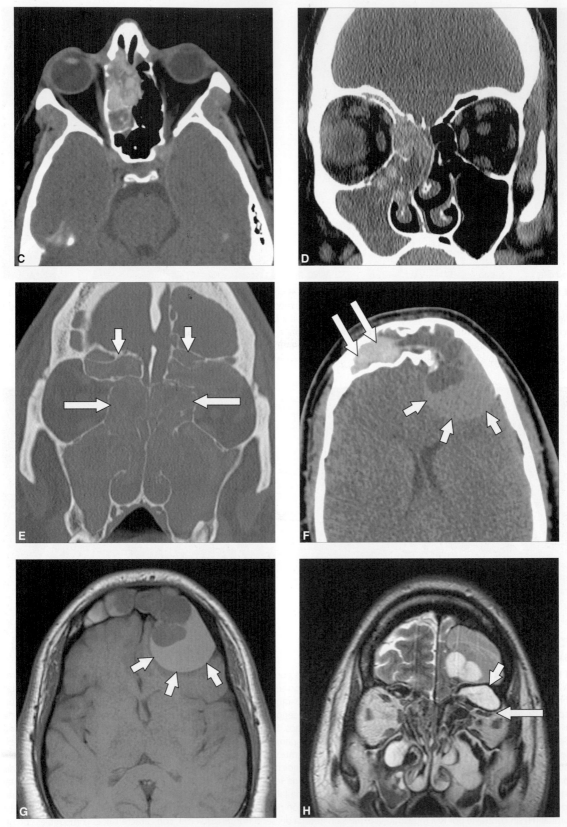

■ **FIGURA 10-24** (*continuación*) Véase el pie de figura en la página anterior.

mayor frecuencia se refuerza sólidamente o puede mostrar reforzamiento heterogéneo cuando hay necrosis (24, 36). No obstante, si un mucocele presenta superinfección (lo que se llama un *mucopiocele*), tal vez sea difícil su diferenciación del cáncer.

Síndrome del seno silente

El síndrome del seno silente (fig. 10-25) es una afección progresiva y gradual por la que un seno maxilar hipoventilado presenta atelectasia, con enoftalmia homolateral resultante (posicionamiento posterior del globo ocular en la órbita) e hipoglobo (posicionamiento caudal del globo, en comparación con el contralateral) (37). El síndrome del seno silente ocurre en el contexto de una obstrucción crónica del OMC. Debido a que las paredes del seno maxilar son bastante maleables, cuando hay tal obstrucción, la presión negativa del seno maxilar puede dar como resultado una retracción al interior de sus paredes (37). Esta retracción al interior del seno maxilar se

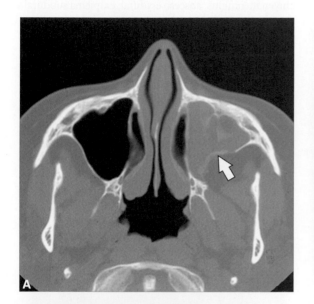

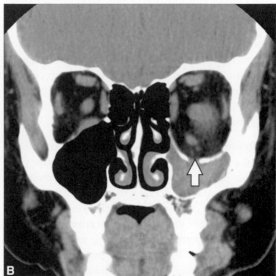

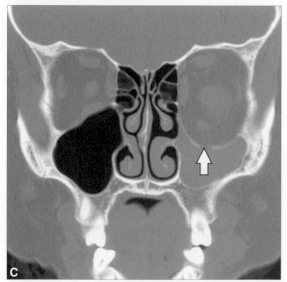

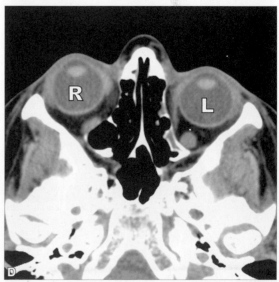

■ **FIGURA 10-25** Síndrome del seno silente. Imagen axial por TC a través de un espacio óseo (**A**) que muestra un antro maxilar izquierdo por completo opacificado, con encorvamiento ventral de la pared del seno maxilar posterolateral (flecha) y un menor volumen, en comparación con el antro maxilar derecho. Imágenes coronales por TC a través de espacios de tejidos blandos (**B**) y óseo (**C**) que muestran encorvamiento caudal del piso orbitario izquierdo (*flechas*) hacia un antro maxilar izquierdo pequeño, por completo opacificado. Imagen por TC a través de las órbitas y un espacio de tejidos blandos (**D**) que muestra enoftalmia sutil del globo ocular izquierdo (*L*) con relación al derecho (*R*).

denomina *seno maxilar atelectásico*. Puesto que el piso de la órbita homolateral comparte una pared con el piso del seno maxilar, el de la órbita se define en ubicación caudal en el contexto de su afección por atelectasia, lo que así aumenta el volumen total de la órbita (38). El contenido de la órbita de manera subsecuente se desliza hacia el piso orbitario descendido con el resultado de enoftalmia e hipoglobo. Cuando están presentes ambos, el conjunto de datos se denomina *síndrome del seno silente,* ya que la enoftalmia y el hipoglobo, en general, son indoloros. La agudeza visual no suele afectarse en el síndrome del seno silente (38), si bien puede ocurrir diplopía. La atelectasia del infundíbulo se presenta cuando el proceso ganchoso se ubica lateralmente y en aposición inmediata a la pared orbitaria inferomedial, con obstrucción eficaz del complejo osteomeatal, que con frecuencia da como resultado un crecimiento concomitante del meato medio homolateral. Un infundíbulo atelectásico, por lo general, precede a un seno maxilar atelectásico, y casi siempre coexisten.

Rinosinusitis odontogénica

La rinosinusitis odontogénica (fig. 10-26) contribuye con 10 a 12% de los casos de rinosinusitis maxilar (39). Los casos más frecuentes de rinosinusitis odontogénica incluyen un absceso dental y una afección periodontal que perforan el piso del antro maxilar, cuerpos extraños intraantrales relacionados con procedimientos odontológicos y la perforación del antro maxilar por una extracción dental (39). El paciente puede mostrar dolor odontológico, cefalea e hipersensibilidad maxilar anterior, con la rinosinusitis odontológica (39). El tratamiento requiere el de la anomalía odontogénica, así como de la rinosinusitis, que, en general, incluye la forma médica y la intervención quirúrgica odontológica (39).

Complicaciones intracraneales de la rinosinusitis

La incidencia de complicaciones intracraneales por rinosinusitis ha disminuido notoriamente en las últimas décadas por el mejor tratamiento clínico y la ayuda de las imágenes para su planeación. Sin embargo, hay una variedad de complicaciones que aún se presentan, e incluyen meningitis, absceso epidural, empiema subdural, absceso cerebral, trombosis venosa cortical y trombosis del seno venoso de la duramadre (24, 40, 41).

Gallagher y col. (42) hicieron una revisión de expedientes durante un periodo de 5 años de todos los pacientes que ingresaron a su institución con uno de los diagnósticos previos e identificaron 176, de los que 15 presentaron 22 complicaciones intracraneales relacionadas con la rinosinusitis. La incidencia de complicaciones en este grupo fue la siguiente: absceso epidural, 23%; empiema subdural 18%; meningitis, 18%; absceso cerebral, 14%; trombosis del seno sagital superior 9%; trombosis del seno cavernoso, 9%, y osteomielitis 9%. La diseminación intracraneal de la rinosinusitis puede ser resultado de la comunicación directa a través de dehiscencias congénitas o traumáticas, erosión ósea o por agujeros normales, como los que se encuentran en la lámina cribiforme. De manera adicional, el espacio diploe de la médula del seno

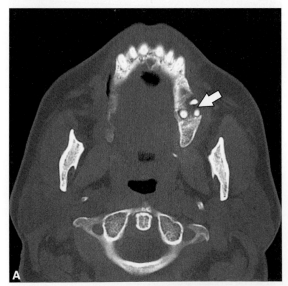
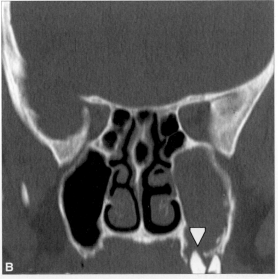

■ **FIGURA 10-26** Sinusitis odontogénica. Imágenes por TC axial (**A**) y coronal (**B**) a través de un espacio óseo, que muestran enfermedad periodontal significativa que rodea a un molar maxilar izquierdo. Hay cambios erosivos (*flecha pequeña*) y dehiscencia del piso del antro maxilar izquierdo (*punta de flecha*) debido a la enfermedad periodontal y el absceso periapical presentes. Se debe tratar el padecimiento odontológico para eficazmente hacer el correspondiente de la sinusitis del paciente.

paranasal contiene venas que se anastomosan con las venas intracraneales, lo que también provee una vía de propagación al compartimiento intracraneal. Estas vías pueden permitir la diseminación de una infección sin destrucción ósea obvia. Además, las complicaciones orbitarias, que incluyen celulitis preseptal, celulitis postseptal y absceso orbitario subperióstico, se pueden presentar por diseminación de la infección a través de las venas etmoidales, que carecen de válvulas (41).

Asociación de alergia, rinosinusitis y poliposis

No se ha dilucidado por completo la relación exacta entre la alergia y la rinosinusitis; se cree que se presenta una respuesta mediada por IgE (hipersensibilidad de tipo 1) dentro de la mucosa nasal en respuesta a un alérgeno inhalado. El edema de la mucosa nasal da como resultado la obstrucción de los orificios de los senos paranasales, disminución de la actividad ciliar y el aumento de la producción del moco, con rinosinusitis subsiguiente. En un estudio se mostró que aquellos pacientes con datos de TC de afección extensa de los senos paranasales presentaban mayores índices de alergia. De manera específica, este grupo presentó una prevalencia mucho mayor de anticuerpos IgE contra alérgenos inhalatorios comunes que un grupo de pacientes con afección limitada de los senos paranasales (43).

La denominación *poliposis de los senos paranasales* es usada para describir una enfermedad extensa por pólipos (fig. 10-22). Como en la rinosinusitis, hay controversia acerca de la relación de los pólipos nasales (NP, por sus siglas en inglés) con la alergia, que si bien es probable que sea multifactorial, es un factor de sospecha del desarrollo de la NP (44). La tríada de enfermedad del ácido acetilsalicílico, NP y asma, está bien documentada y ahora se denomina enfermedad respiratoria exacerbada por el ácido acetilsalicílico (AERD, por sus siglas en inglés), que se incluye en los capítulos 19 y 27 de esta obra (45). Adicionalmente, los estudios mostraron que la concentración alta de IgE en las mucosas y la inflamación eosinofílica están presentes en especímenes de biopsia de NP de los pacientes con asma (46, 47). Asimismo, se informa que de 3 a 70% de los pacientes con NP desarrollan asma, en tanto 4 a 32% de los pacientes con asma presentan NP (44).

Independiente del factor etiológico, el aspecto de imagen de la poliposis puede ser bastante espectacular. A menudo se identifican masas polipoides redondeadas que ocupan la mayoría y a veces toda la cavidad nasal (uni o bilaterales), y en ocasiones se extienden a los senos paranasales adyacentes. Los orificios y las vías de salida involucrados, por lo general, se expanden por los pólipos. Las paredes laterales del seno etmoidal (paredes orbitarias mediales) pueden protruir a los lados. Las paredes óseas

del seno pueden adelgazarse y, en ocasiones, mostrarse dehiscentes, lo que da lugar a la probabilidad de un tumor maligno. En la TC, la poliposis de senos paranasales, en general, presenta baja atenuación, si bien a veces puede visualizarse una atenuación alta circundando a los pólipos. En la IRM, el aspecto de la poliposis de senos paranasales dependerá de la concentración relativa de agua libre y proteínas dentro de los pólipos. Después de la administración intravenosa de gadolinio como medio de contraste, los pólipos presentan reforzamiento periférico, a semejanza de lo que se identifica en los quistes de retención, pero no de manera difusa, como ocurriría con los cánceres (48).

■ ENFERMEDADES GRANULOMATOSAS

Granulomatosis con polivasculitis

La granulomatosis con polivasculitis (GPA, por sus siglas en inglés), antes conocida como granulomatosis de Wegener, es una vasculitis granulomatosa necrosante idiopática que puede involucrar virtualmente a todo órgano, aparato y sistema, incluidos los senos paranasales y, en particular, la cavidad nasal (26, 49) (fig. 10-27). Los datos de imágenes, comunes pero inespecíficos, que se presentan con la GPA, incluyen engrosamiento anormal de la mucosa, destrucción ósea, esclerosis ósea y perforación del tabique nasal. La lesión más frecuente de cabeza y cuello vinculada con la GPA (48) es una masa orbitaria o la extensión de la afección granulomatosa de los senos paranasales hacia la órbita.

Sarcoidosis

La sarcoidosis es una enfermedad granulomatosa sistémica que se caracteriza por la presencia de granulomas no caseificantes y células gigantes multinucleadas (26). La sarcoidosis es a menudo indistinguible de la GPA por estudios de imagen y puede dar como resultado la destrucción ósea/del cartílago, así como la perforación del tabique nasal (fig. 10-28). En ocasiones se pueden identificar nódulos que representan granulomas no caseificantes a lo largo del tabique nasal (26).

Los casos avanzados de granulomatosis con polivasculitis y sarcoidosis pueden dar como resultado la llamada deformidad de *nariz en silla de montar*, donde la anomalía predominante es una depresión del puente nasal por la destrucción de cartílago y hueso (fig. 10-27).

■ RINOSINUSITIS MICÓTICA

La rinosinusitis micótica se pueden dividir en cuatro categorías: alérgica (AFRS, por sus siglas en inglés), de micetoma (bolas de hongos), invasora crónica (CIFR,

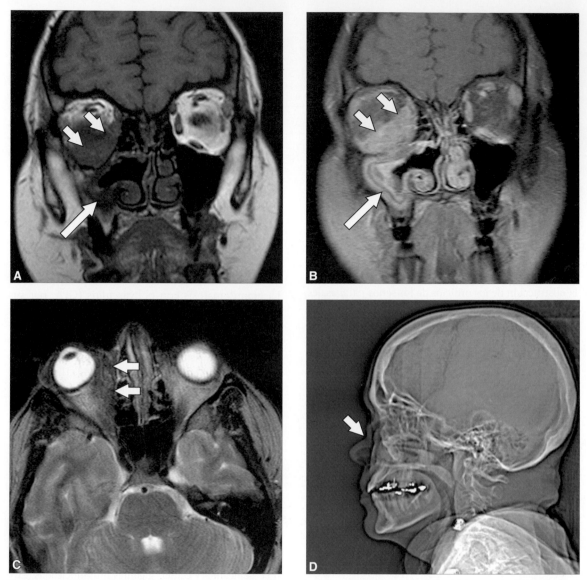

■ **FIGURA 10-27** Granulomatosis con polivasculitis. Imágenes de RM coronal y T1 precontraste (**A**) y T1 poscontraste, con supresión de la grasa (**B**) que muestran reforzamiento inespecífico del seno maxilar derecho (*flechas medianas*) y la porción inferomedial de la órbita derecha (*flechas pequeñas*). Una imagen por RM axial ponderada T2 (**C**) muestra una lesión hipointensa en la órbita con relación a la grasa (*flechas pequeñas*). Hay un desplazamiento lateral asociado del globo ocular derecho. La flexión orbitaria a menudo es la primera manifestación de una granumolatosis con polivasculitis fuera de los senos paranasales. Imagen de exploración lateral (**D**) de una TC del seno paranasal de un paciente diferente con el mismo diagnóstico, que muestra la deformidad de nariz en silla de montar (*flecha pequeña*).

por sus siglas en inglés) e invasora aguda (AIFRS, por sus siglas en inglés).

Rinosinusitis micótica alérgica

La rinosinusitis micótica alérgica (AFRS, por sus siglas en inglés) ocurre cuando los hongos colonizan los senos paranasales de un paciente atópico inmunocompetente y actúan como alérgenos, con estimulación de respuestas inmunológicas tanto humorales como celulares. La inflamación es resultado de la obstrucción del seno,

la estasis de las secreciones y la mayor proliferación de hongos. Los datos característicos de la AFRS incluyen: elementos micóticos en el estudio histopatológico, datos característicos por TC, hipersensibilidad de tipo 1 y mucina eosinofílica (50).

Las características de imagen de la AFRS incluyen afección de múltiples senos paranasales con elevada atenuación, por completo opacificados, con expansión asociada, remodelado y adelgazamiento óseos (fig. 10-24) (36). La resorción y el remodelado óseos ocurren por la presión de la masa de mucina alérgica en expansión,

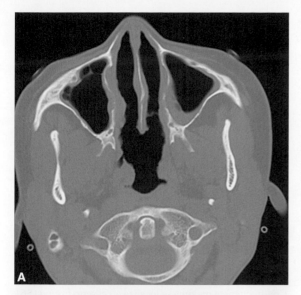

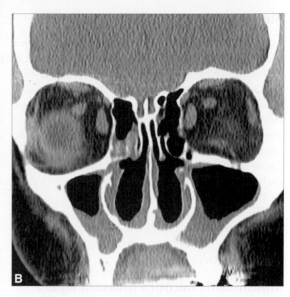

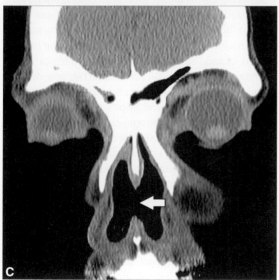

■ **FIGURA 10-28** Sarcoide de los senos paranasales. Una imagen axial por TC vista a través de un espacio óseo (**A**) y una coronal a través de un espacio de tejido blando (**B**) muestran una mucosa relativamente sin alteraciones, con engrosamiento disperso, así como acordonamiento de la cavidad nasal y los senos paranasales. El paciente fue objeto antes de intervención quirúrgica de los senos paranasales, que incluyó cornetectomías media e inferior. Imagen por TC coronal a través de un espacio de tejidos blandos a nivel de la cavidad nasal anterior (**C**) que muestra una perforación del tabique nasal (*flecha*) que a menudo se encuentra en los pacientes con sarcoide de senos paranasales.

más bien que la invasión de hongos al interior de la mucosa del seno paranasal o el hueso (51). La mayoría de los casos de AFRS se asocia con poliposis nasal (51). La elevada atenuación mal definida en la TC se cree secundaria a la presencia de calcio, metales pesados (hierro y manganeso) y secreciones condensadas. En la IRM la presencia de calcificaciones o iones paramagnéticos dentro de la AFRS pueden dar como resultado una señal T1 y T2 disminuida o por completo ausente (35, 52).

Micetoma

Un micetoma (o pelota de hongos) se identifica en individuos inmunocompetentes sin atopia. El hongo reside dentro de las secreciones del seno paranasal y no penetra la mucosa (51). Un micetoma es una estructura enredada de hifas, que da lugar a una enfermedad micótica de los senos paranasales no invasora, crónica, de bajo grado. Un micetoma, por lo general, afecta solo a un seno paranasal y el maxilar es el más frecuente. (53) Los micetomas suelen ser resultado de la esclerosis de la pared del seno paranasal (fig. 10-19), no causan erosión ósea y suelen ser asintomáticos o con síntomas apenas mínimos. Un micetoma a menudo contiene una calcificación o una concreción localizada dentro o cerca del centro de la opacificación del seno paranasal. La IRM muestra señales T1 intermedias y T2 hipointensas. Sin embargo, como se presenta con otros procesos patológicos de los senos paranasales por hongos, un micetoma puede estar por completo carente de señales T1 o T2.

Rinosinusitis micótica invasora crónica

La rinosinusitis micótica invasora crónica (CIFR, por sus siglas en inglés) es una entidad rara, en especial en Estados Unidos; suele presentarse en un individuo inmunocompetente, aunque aquellos con afección inmunológica son susceptibles. Los hongos en esta entidad clínica proliferan de manera insidiosa durante meses a años y penetran la mucosa del seno paranasal, las paredes óseas y quizá invadan la vasculatura adyacente (54). Como la AIFRS, la CIFR puede ser fatal sin tratamiento. De hecho, muchas de las mismas complicaciones, datos de imagen y microorganismos causales que se presentan con la AIFRS, también se identifican con la CIFR. Sin embargo, la presencia de esclerosis de la pared ósea que puede presentarse con la CIFR (54) es un dato que no suele vincularse con la AIFRS.

Rinosinusitis micótica invasora aguda

La rinosinusitis micótica invasora aguda (AIFRS, por sus siglas en inglés) es una enfermedad rápidamente progresiva que se presenta en el hospedero con inmunosupresión, con los microorganismos más frecuentes de los géneros *Aspergillus*, *Rhizopus* y *Mucor* (51); suele dar como resultado la invasión de los tejidos blandos y vascular con necrosis. Si bien la AIFRS puede erosionar y destruir al hueso, quizá se muestre intacta en las imágenes (fig. 10-29). Silverman y col. (55) describieron la pérdida de los planos grasos periantrales normales (p. ej., cojinetes grasos, premaxilar y retromaxilar) en algunos casos de AIFRS, motivo por el que se puede diseminar desde la luz del seno paranasal hasta los tejidos blandos adyacentes a través de conductos perivasculares localizados en el espacio diploe y las paredes de los senos paranasales. La infiltración del plano graso periantral que puede ocurrir con AIFRS refleja uno de sus datos de imagen más tempranos y es crítico para iniciar el tratamiento rápido de este proceso tan invasor. Por lo general, la AIFRS se caracteriza por una masa heterogéneamente creciente con o sin erosión/destrucción óseas. Además de la infiltración de la grasa periantral, la infección se puede extender a otros tejidos blandos axiales, que incluyen la órbita, así como extenderse dentro del cráneo. Debido a su naturaleza tan agresiva, la AIFRS puede ser letal sin tratamiento.

■ TUMORES DE LOS SENOS PARANASALES

Un diagnóstico radiológico definitivo de una neoplasia de los senos paranasales puede ser difícil por TC, en particular si no presenta características agresivas, como destrucción ósea o invasión de tejidos blandos. Además, la presencia de destrucción ósea o la invasión de tejidos blandos no es específica de los tumores, ya que pueden ocurrir ante procesos infecciosos agresivos. Con frecuencia

máxima, TC e IRM son modalidades complementarias de imagenología cuando se valoran los tumores. En la IRM, los tumores con frecuencia máxima son de intensidad de señal T2 intermedia a baja. En contraposición, en general, las secreciones no se condensan, y los pólipos y quistes de retención son hiperintensos en las imágenes T2. Las neoplasias a menudo presentan reforzamiento central, con un patrón homogéneo o heterogéneo, en tanto el engrosamiento de la mucosa relacionada con la rinosinusitis, los pólipos, los quistes de retención y los mucoceles, no. La combinación de estas imágenes T2 y la RM poscontraste es crítica para diferenciar los tumores de estas entidades clínicas benignas, y provee un "mapa" para el cirujano de lo que representa un tumor frente a la afección posobstructiva de un seno paranasal.

El tumor benigno más frecuente de senos paranasales es el osteoma (fig. 10-30) (56), un tumor óseo bien definido, formador de hueso (48), cubierto por mucosa. Con frecuencia máxima se localiza en el seno frontal (56), pero puede ubicarse en cualquiera. Un osteoma es, en general, un dato incidental sin síntomas, a menos que produzca obstrucción del seno paranasal, como pudiese ocurrir cuando se localiza de forma estratégica dentro del receso frontoetmoidal. Rara vez un osteoma del seno paranasal puede también vincularse con la neumoencefalia espontánea. Si hay múltiples osteomas presentes, debe considerarse el síndrome de Gardener que es una afección autosómica dominante de múltiples osteomas, pólipos colorrectales y tumores de tejidos blandos (56).

Un papiloma invertido es un tumor epitelial que, por lo general, se presenta en individuos de 50 a 70 años con un cociente de hombres/mujeres de 3/1 (56). Este tumor es desusado porque su epitelio prolifera (se invierte al interior del estroma subyacente, más bien que hacerlo de manera exofítica de inicio; suele ser una masa unilateral que surge de la pared nasal lateral adyacente al cornete medio y suele extenderse al seno maxilar. Un papiloma invertido es agresivo en el ámbito local y a menudo recurre después de la resección local. Un vínculo existe entre el papiloma invertido y carcinomas sincrónicos, que surgen de un papiloma invertido o en conjunción con él. El carcinoma de células escamosas es el más frecuente en este contexto, con malignidad en un promedio de 7% de los casos de papiloma invertido (57). El carcinoma de células escamosas puede también surgir después de la resección de un papiloma invertido, lo que se denomina un tumor metácrono, si bien estos son mucho menos frecuentes que los sincrónicos (56). En la TC, un papiloma invertido es principalmente una lesión con densidad de tejido blando, que puede presentar superficie lobulada y contener focos de calcificación. En la IRM su aspecto clásico es de un patrón "cerebriforme" (p. ej., estriaciones curvilíneas) en las imágenes T2 y aquellas con reforzamiento por contraste (fig. 10-31) (48). Durante la intervención quirúrgica a menudo tienen consistencia arenosa, en contraposición con los pólipos, que

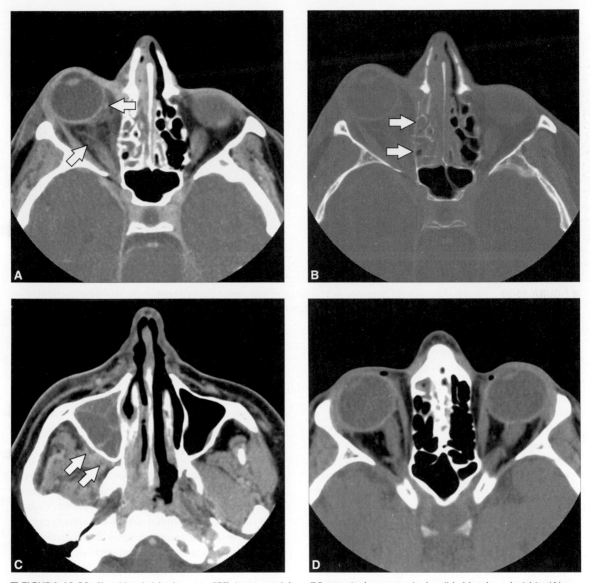

■ **FIGURA 10-29**   Sinusitis micótica invasora (IFS). Imagen axial por TC a través de un espacio de tejido blando en la órbita (**A**) que muestra opacificación de las celdas aéreas etmoidales y celulitis orbitaria derechas, por invasión de la enfermedad micótica hacia la órbita derecha (*flechas*). Imagen por TC axial a través de un espacio óseo en la órbita (**B**) que muestra que la pared orbitaria medial derecha está intacta (*flechas*). La IFS se puede propagar a través de pequeños conductos óseos sin causar destrucción del hueso. Imagen axial por TC a través de un espacio de tejido blando por el seno maxilar (**C**) del mismo paciente, que muestra IFS que se propaga hacia la grasa retromaxilar derecha (*flechas*), nuevamente demostración de una extensión transósea sin destruir el hueso. Imagen axial por TC a través de un espacio de tejido blando (**D**) en la órbita 2 días antes que revela un aspecto normal. Este caso demuestra la naturaleza agresiva de la IFS y la elevada sospecha clínica que se requiere para diagnosticarla.

son blandos. Dada la proclividad de un papiloma invertido para la destrucción local, así como su vínculo con el cáncer, la intervención quirúrgica es parte del paradigma terapéutico (56), a menudo con márgenes amplios.

Un angiofibroma nasofaríngeo juvenil (JNA, por sus siglas en inglés) es una neoplasia vascular benigna no encapsulada (48) que se cree, en general, que surge del agujero esfenopalatino (56) y casi siempre afecta a la fosa pterigopalatina. El tumor suele presentarse en la segunda década de la vida, a menudo con epistaxis u obstrucción nasal, y casi exclusivamente en los varones. Aunque un JNA es histopatológicamente benigno, es agresivo localmente. Por lo general, se ensancha y destruye la fosa pterigopalatina, y erosiona las placas pterigoides

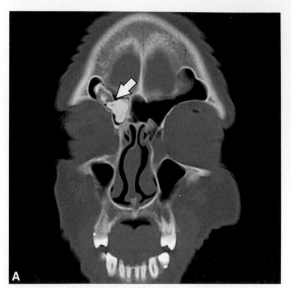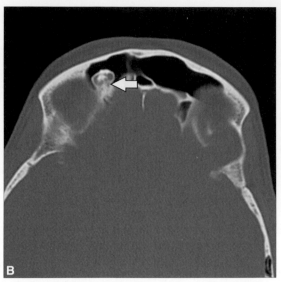

■ **FIGURA 10-30** Osteoma (**A**) y axial (**B**) imágenes de TC vistas con una ventana ósea muestran un gran osteoma (flecha) en el seno frontal derecho. El osteoma tiene una apariencia pedunculada en la imagen axial (**B**). Los osteomas regularmente son asintomáticos, aunque pueden causar obstrucción de senos.

conforme se extiende hacia la nasofaringe. La localización característica, a menudo con destrucción o curvatura ventral de la pared posterolateral del seno maxilar, es una de las manifestaciones específicas que se pueden identificar por TC (fig. 10-32). Además, el tumor es altamente vascularizado y contiene un riego sanguíneo vascular extenso nulo en la IRM y una arquitectura de flujo alto en las angiografías por resonancia magnética, por TC y convencional (58). El aporte vascular del tumor a menudo surge de las ramas maxilar interna y la faríngea ascendente de la arteria carótida externa. Cuando un JNA se extiende dentro del cráneo, puede recibir riego sanguíneo desde pequeñas ramas de la porción cavernosa de la arteria carótida interna.

Los cánceres de la cavidad nasal y los senos paranasales son raros. Cuando surgen, con frecuencia máxima afectan al seno maxilar, seguido por las celdas aéreas etmoidales y, finalmente, la cavidad nasal. Ochenta por ciento de todos los cánceres de senos paranasales representan carcinomas de células escamosas (fig. 10-33) (59). Los datos por TC incluyen erosión y destrucción óseas, con extensión del tumor más allá de la luz del seno paranasal o la cavidad nasal. La IRM tiene una clara ventaja con relación a TC en la valoración de los cánceres paranasales, incluyendo el auxilio en la diferenciación del tumor respecto de una enfermedad posobstructiva de los senos paranasales, como se mencionó antes. La IRM puede también ayudar a delimitar la extensión del tumor y valorar su invasión de estructuras adyacentes. La TC es complementaria de la IRM al proveer un mejor detalle óseo. Otros cánceres de los senos paranasales que ocurren con frecuencia son el estesioneuroblastoma, el carcinoma diferenciado de senos paranasales (SNUC), el osteosarcoma, el linfoma no hodgkiniano, los tumores de glándulas salivales menores y el melanoma, por nombrar algunos. Muchos de estos tumores no presentan datos de imagen específicos.

Un estesioneuroblastoma es un tumor de la cresta neural que surge del epitelio olfatorio de la cavidad nasal; presenta una distribución de edad bimodal, con afección de adolescentes o individuos en la sexta década de la vida. Estos tumores, por lo general, se localizan en la cara superior de la cavidad nasal cerca de la lámina cribiforme. Cuando estos tumores se extienden dentro del cráneo pueden relacionarse con quistes apicales en su borde cefálico. Las tasas de recurrencia son relativamente altas, de casi 50%, aunque se calcula de 50 a 70% la tasa de supervivencia a 10 años (60). Los estesioneuroblastomas son, por lo general, hipointensos en las imágenes T1, isointensos en las T2 y con reforzamiento después del contraste en las T1 (60). Estos tumores envían metástasis al cuello en 20 a 25% de los casos; por lo que a menudo está indicada una TC cervical para valorar metástasis regionales (60).

Por otra parte, se cree que un carcinoma indiferenciado de senos paranasales (SNUC) (fig. 10-34) es parte de un espectro que incluye al estesioneuroblastoma (el menos maligno), los carcinomas neuroendocrinos y el carcinoma de células pequeñas (el más maligno) (61), si bien un SNUC tiene un pronóstico casi equivalente al de los carcinomas neuroendocrinos (61). Los SNUC suelen surgir en la cavidad nasal y las celdas aéreas etmoidales, y cuando se diagnostican ya presentan avance local (62). Estos tumores también tienen un cociente núcleo:citoplasma elevado.

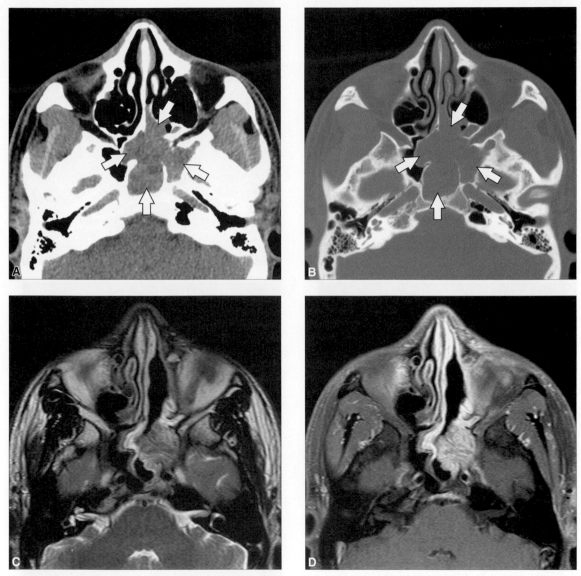

■ **FIGURA 10-31** Papiloma invertido. Imágenes axiales por TC a través de un espacio de tejidos blandos (**A**) y uno óseo (**B**), que muestran opacificación inespecífica del seno esfenoidal y la cavidad nasal izquierda en su porción posterosuperior. Imágenes axial T2 (**C**) y axial posterior al contraste, con supresión de la grasa T1 (**D**), después de la resección parcial de la lesión, que muestran el patrón "cerebriforme" de los papilomas invertidos, caracterizado por una señal lineal ondulatoria dentro del tumor.

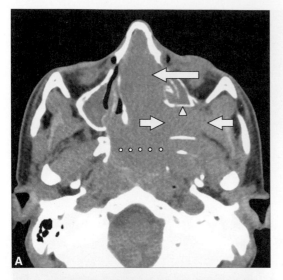

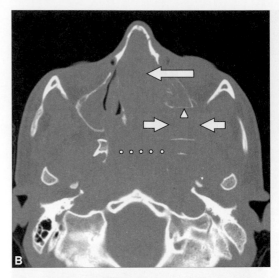

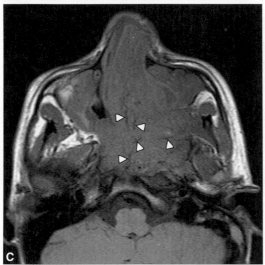

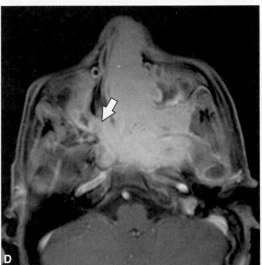

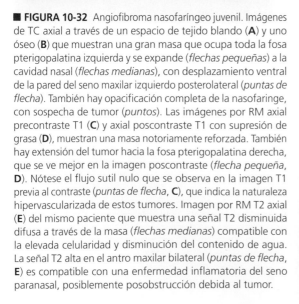

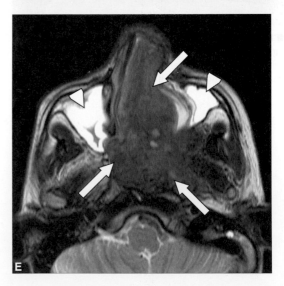

■ **FIGURA 10-32** Angiofibroma nasofaríngeo juvenil. Imágenes de TC axial a través de un espacio de tejido blando (**A**) y uno óseo (**B**) que muestran una gran masa que ocupa toda la fosa pterigopalatina izquierda y se expande (*flechas pequeñas*) a la cavidad nasal (*flechas medianas*), con desplazamiento ventral de la pared del seno maxilar izquierdo posterolateral (*puntas de flecha*). También hay opacificación completa de la nasofaringe, con sospecha de tumor (*puntos*). Las imágenes por RM axial precontraste T1 (**C**) y axial poscontraste T1 con supresión de grasa (**D**), muestran una masa notoriamente reforzada. También hay extensión del tumor hacia la fosa pterigopalatina derecha, que se ve mejor en la imagen poscontraste (*flecha pequeña*, **D**). Nótese el flujo sutil nulo que se observa en la imagen T1 previa al contraste (*puntas de flecha*, **C**), que indica la naturaleza hipervascularizada de estos tumores. Imagen por RM T2 axial (**E**) del mismo paciente que muestra una señal T2 disminuida difusa a través de la masa (*flechas medianas*) compatible con la elevada celularidad y disminución del contenido de agua. La señal T2 alta en el antro maxilar bilateral (*puntas de flecha*, **E**) es compatible con una enfermedad inflamatoria del seno paranasal, posiblemente posobstrucción debida al tumor.

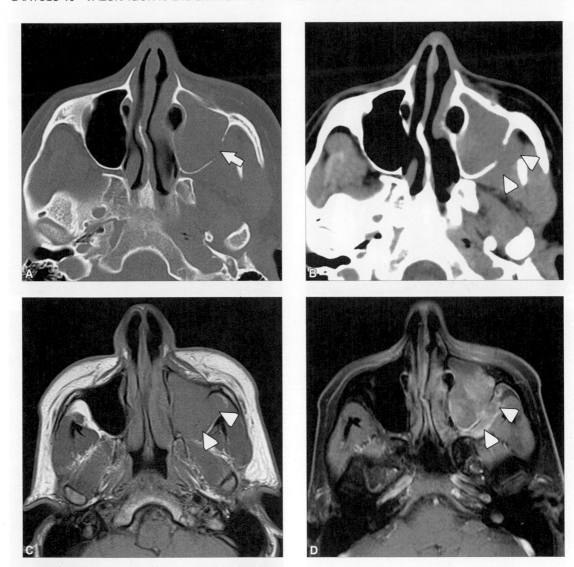

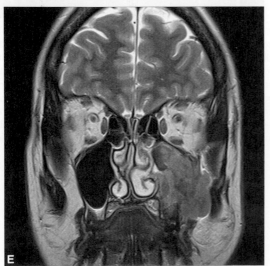

■ **FIGURA 10-33** Carcinoma de células escamosas mal diferenciado. Imágenes de tomografía axial computarizada a través de espacios óseo (**A**) y de tejido blando (**B**), que muestran opacificación completa del seno maxilar izquierdo y dehiscencia focal hacia su pared posterolateral (*flecha pequeña*). Esto se vincula con la extensión de tejidos blandos hacia la grasa retromaxilar izquierda (*puntas de flecha*). Imágenes por RM axiales T1 precontraste (**C**) y T1 poscontraste con supresión de grasa (**D**) que muestran una masa con reforzamiento difuso en el seno maxilar izquierdo, que se extiende a la grasa retromaxilar izquierda (*puntas de flecha*). Imagen por RM T2 coronal (**E**) que muestra la masa difusamente hipointensa, reflejo de la celularidad densa y el contenido relativamente disminuido de agua en el tumor.

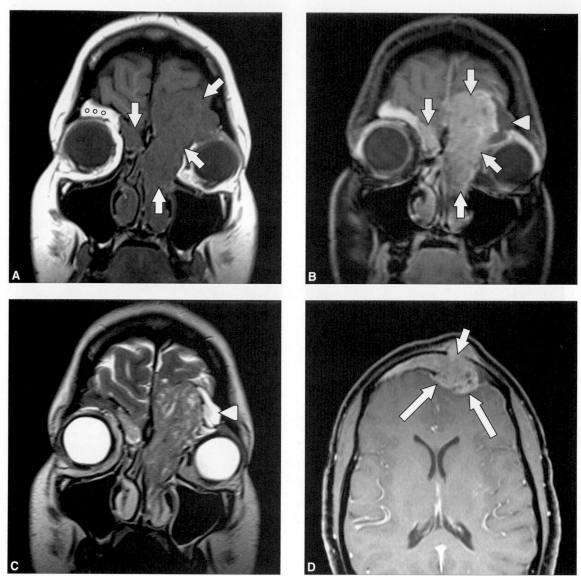

■ **FIGURA 10-34** Carcinoma indiferenciado de senos paranasales (SNUC). Imágenes de RM coronal precontraste T1 (**A**) y coronal poscontraste T1 con supresión de grasa (**B**) a través del seno frontal y las celdas aéreas etmoidales, que muestran una masa difusamente reforzada que completamente ocupa las células aéreas etmoidales izquierdas visualizadas, el seno frontal izquierdo, y los recesos frontoetmoidales izquierdo y derecho (*flechas pequeñas*). El seno frontal derecho es hiperintenso en las imágenes por RM T1 precontraste (**A**), compatible con una enfermedad inflamatoria proteinacea (*puntos*). La cara lateral del seno frontal izquierdo no presenta reforzamiento en la imagen por RM T1 poscontraste (*punta de flecha*, **B**), y es hiperintensa en la imagen RM T2 coronal (*punta de flecha*, **C**) y sugiere enfermedad inflamatoria adicional del seno paranasal, que es de consistencia fluida. Imagen por RM T1 poscontraste axial con supresión de grasa (**D**) que muestra destrucción cortical de las tablas anterior (*flecha pequeña*) y posterior (*flechas medianas*) del seno frontal izquierdo, que indica la conducta agresiva de este tumor.

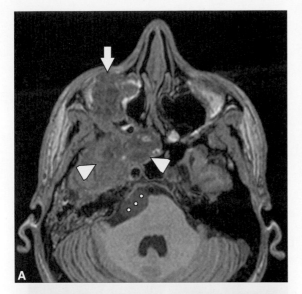

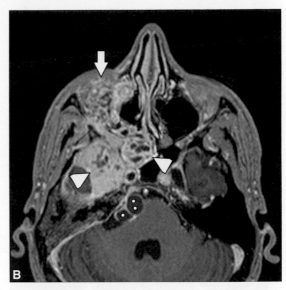

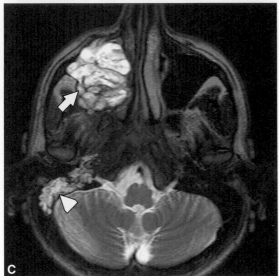

■ **FIGURA 10-35** Carcinoma adenoide quístico. Magnetización axial preparada con el gradiente de adquisición rápida Echo (MP RAGED) precontraste T1 (**A**) y poscontraste axial MP RAGE T1 (**B**). Imágenes por resonancia magnética que muestran una masa notoriamente crecida y heterogénea con reforzamiento que afecta al antro maxilar derecho (*flechas pequeñas*), la fosa craneal media derecha y la cueva de Meckel derecha (*puntas de flecha*), así como la cisterna prepontina derecha (*puntos*). La imagen RM T2 axial a nivel del seno maxilar derecho (**C**) muestra una señal hiperintensa relativamente heterogénea, que a menudo se observa en el carcinoma adenoide quístico (*flecha pequeña*). Las celdas aéreas mastoideas derechas (*punta de flecha*, **C**) están llenas de líquido, ya sea en relación con una obstrucción o con la disfunción de la trompa de Eustaquio homolateral.

El carcinoma adenoide quístico (fig. 10-35) contribuye con 5 a 15% de los cánceres de los senos paranasales y surge de las glándulas salivales menores localizadas dentro de la cavidad nasal y los senos paranasales (1, 59, 63). Estos tumores son neoplasias agresivas locales y se conocen clásicamente por su propensión a la diseminación perineural. Por lo tanto, es relativamente común su diseminación hematógena a los pulmones y huesos, pero la afección metastásica de los ganglios linfáticos es relativamente rara (64).

El osteosarcoma (fig. 10-36) es un tumor maligno que produce una matriz osteoide con muchos subtipos. Esta lesión puede no relacionarse con un patrón destructivo y, en general, produce un hueso esclerótico denso, en particular cuando ocurre en el seno maxilar.

Por otro lado, el melanoma de la mucosa de un seno paranasal puede presentar un aspecto único por IRM que sugiere el diagnóstico. De manera específica, el melanoma melanótico (en contraposición con el amelanótico) puede ser hiperintenso en las imágenes T1 e hipointenso en las T2 (59). Los pacientes con melanona de un seno paranasal acuden con enfermedad avanzada y la mayoría sucumbe en los 3 años siguientes al diagnóstico (65).

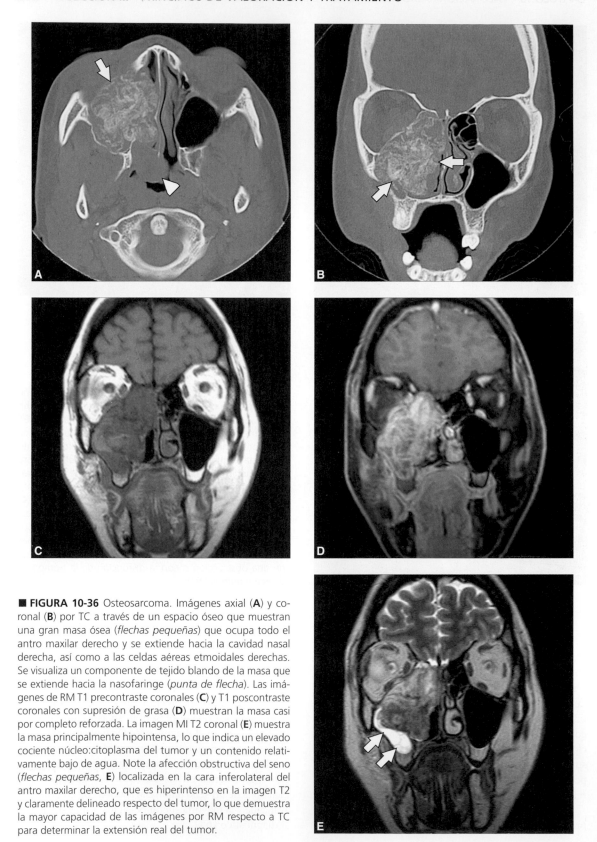

■ **FIGURA 10-36** Osteosarcoma. Imágenes axial (**A**) y coronal (**B**) por TC a través de un espacio óseo que muestran una gran masa ósea (*flechas pequeñas*) que ocupa todo el antro maxilar derecho y se extiende hacia la cavidad nasal derecha, así como a las celdas aéreas etmoidales derechas. Se visualiza un componente de tejido blando de la masa que se extiende hacia la nasofaringe (*punta de flecha*). Las imágenes de RM T1 precontraste coronales (**C**) y T1 poscontraste coronales con supresión de grasa (**D**) muestran la masa casi por completo reforzada. La imagen MI T2 coronal (**E**) muestra la masa principalmente hipointensa, lo que indica un elevado cociente núcleo:citoplasma del tumor y un contenido relativamente bajo de agua. Note la afección obstructiva del seno (*flechas pequeñas*, **E**) localizada en la cara inferolateral del antro maxilar derecho, que es hiperintenso en la imagen T2 y claramente delineado respecto del tumor, lo que demuestra la mayor capacidad de las imágenes por RM respecto a TC para determinar la extensión real del tumor.

■ CONCLUSIÓN

Los estudios de imágenes están diseñados no solo con el fin de detectar el proceso de afección aguda, sino también para identificar las variaciones anatómicas que pueden predisponer a la infección, lo que se valora mejor por TC. La guía anatómica provista por las imágenes en corte transversal ayuda a obtener un mapa del curso de acción para el cirujano, y a identificar zonas potenciales en riesgo de complicaciones. Aunque la rinosinusitis es un diagnóstico clínico, hay correlaciones de imagen. Además, las complicaciones relacionadas con el proceso patológico o la intervención quirúrgica se valoran mejor por estudios de imagen. La relación exacta de la alergia con los diversos procesos de enfermedad inflamatoria que afectan a los senos paranasales sigue sin definirse. Los procesos patológicos inflamatorios pueden tener un aspecto similar al de entidades clínicas más agresivas micóticas y malignas; por lo tanto, se requiere atención cuidadosa a los datos de imagen y la correlación clínica para diferenciar esos procesos.

■ REFERENCIAS

1. Mossa-Basha M, Blitz AM. Imaging of the paranasal sinuses. *Semin Roentgenol.* 2013;48(1):14-34.
2. Dalgorf DM, Harvey RJ. Sinonasal anatomy and function. *Am J Rhinol Allergy.* 2013;27(Suppl 1):S3-S6.
3. Vaid S, Vaid N. Normal anatomy and anatomic variants of the paranasal sinuses on computed tomography. *Neuroimaging Clin N Am.* 2015;25(4):527-528.
4. Ogle OE, Weinstock RJ, Friedman E. Surgical anatomy of the nasal cavity and paranasal sinuses. *Oral Maxillofac Surg Clin North Am.* 2012;24(2):155-166.
5. Daniels DL, Mafee MF, Smith MM, et al. The frontal sinus drainage pathway and related structures. *AJNR Am J Neuroradiol.* 2003;24(8):1618-1627.
6. Huang BY, Lloyd KM, DelGaudio JM, et al. Failed endoscopic sinus surgery: spectrum of CT findings in the frontal recess. *Radiographics.* 2009;29(1):177-195.
7. Earwaker J. Anatomic variants in sinonasal CT. *Radiographics.* 1993;13:381-415.
8. Sarna A, Hayman A, Laine FJ, et al. Coronal imaging of the osteomeatal unit: anatomy of 24 variants. *J Comput Assist Tomogr.* 2002;26(1):153-157.
9. Stallman JS, Lobo JN, Som PM. The incidence of concha bullosa and its relationship to nasal septal deviation and paranasal sinus disease. *AJNR Am J Neuroradiol.* 2004;25(9):1613-1618.
10. Mehta R, Kaluskar SK. Endoscopic turbinoplasty of concha bullosa: long term results. *Indian J Otolaryngol Head Neck Surg.* 2013;65(suppl 2):251-254.
11. Seiden AM, Martin VT. Headache and the frontal sinus. *Otolaryngol Clin North Am.* 2001;34(1):227-241.
12. Parsons DS, Batra PS. Functional endoscopic sinus surgical outcomes for contact point headaches. *Laryngoscope.* 1998;108(5):696-702.
13. Harley DH, Powitzky ES, Duncavage J. Clinical outcomes for the surgical treatment of sinonasal headache. *Otolaryngol Head Neck Surg.* 2003;129(3):217-221.
14. Lee WT, Kuhn FA, Citardi MJ. 3D computed tomographic analysis of frontal recess anatomy in patients without frontal sinusitis. *Otolaryngol Head Neck Surg.* 2004;131(3):164-673.
15. Amine MA, Anand V. Anatomy and complications: safe sinus. *Otolaryngol Clin North Am.* 2015;48(5):739-748.
16. Araujo Filho BC, Weber R, Pinheiro Neto CD, et al. Endoscopic anatomy of the anterior ethmoidal artery: a cadaveric dissection study. *Braz J Otorhinolaryngol.* 2006;72(3):303-308.
17. Ramakrishnan VR, Palmer JN. Prevention and management of orbital hematoma. *Otolaryngol Clin North Am.* 2010;43(4):789-800.
18. Ginat DT. Posttreatment imaging of the paranasal sinuses following endoscopic sinus surgery. *Neuroimaging Clin N Am.* 2015;25(4):653-665.
19. Kono Y, Prevedello DM, Snyderman CH, et al. One thousand endoscopic skull base surgical procedures demystifying the infection potential: incidence and description of postoperative meningitis and brain abscesses. *Infect Control Hosp Epidemiol.* 2011;32(1):77-83.
20. Arbeláez A, Medina E, Rodríguez M, et al. Intrathecal administration of gadopentetate dimeglumine for MR cisternography of nasoethmoidal CSF fistula. *AJR Am J Roentgenol.* 2007;188(6):W560-W564.
21. La Fata V, McLean N, Wise SK, et al. CSF leaks: correlation of high-resolution CT and multiplanar reformations with intraoperative endoscopic findings. *AJNR Am J Neuroradiol.* 2008;29(3):536-541.
22. Lloyd KM, DelGaudio JM, Hudgins PA. Imaging of skull base cerebrospinal fluid leaks in adults. *Radiology.* 2008;248(3):725-736.
23. Houser SM. Empty nose syndrome associated with middle turbinate resection. *Otolaryngol Head Neck Surg.* 2006;135(6):972-973.
24. Mafee MF, Tran BH, Chapa AR. Imaging of rhinosinusitis and its complications. *Clin Rev Allergy Immunol.* 2006;30(3):165-186.
25. Hahnel S, Ertl-Wagner B, Tasman A, et al. Relative value of MR imaging as compared with CT in the diagnosis of inflammatory paranasal sinus disease. *Radiology.* 1999;210:171-176.
26. Eggesbø HB. Radiological imaging of inflammatory lesions in the nasal cavity and paranasal sinuses. *Eur Radiol.* 2006;16(4):872-888.
27. Silberstein SD. Headaches due to nasal and paranasal sinus disease. *Neurol Clin.* 2004;22(1):1-19.
28. Joshi VM, Sansi R. Imaging in sinonasal inflammatory disease. *Neuroimaging Clin N Am.* 2015;25(4):549-568.
29. Ocampo CJ, Grammer LC. Chronic rhinosinusitis. *J Allergy Clin Immunol Pract.* 2013;1(3):205-211.
30. Bhattacharyya T, Piccirillo J, Wippold FJ. Relationship between patient based descriptions of sinusitis and paranasal sinus computed tomographic findings. *Arch Otolaryngol Head Neck Surg.* 1997;123(11):1189-1192.
31. Moore M, Eccles R. Normal nasal patency: problems in obtaining standard reference values for the surgeon. *J Laryngol Otol.* 2012;126(6):563-569.
32. Rak KM, Newell JD, Yakes WF, et al. Paranasal sinuses on MR images of the brain: significance of mucosal thickening. *Am J Neuroradiol.* 1990;11:1211-1214.

33. Hopkins C, Browne JP, Slack R, *et al*. The Lund-Mackay staging system for chronic rhinosinusitis: how is it used and what does it predict? *Otolaryngol Head Neck Surg*. 2007;137(4):555-561.

34. Chaiyasate S, Roongrotwattanasiri K, Patumanond J, *et al*. Antrochoanal Polyps: How Long Should Follow-Up Be after Surgery? *Int J Otolaryngol*. 2015;2015:297417.

35. Pierse JE, Stern A. Benign cysts and tumors of the paranasal sinuses. *Oral Maxillofac Surg Clin North Am*. 2012;24(2):249-264.

36. Mossa-Basha M, Ilica AT, Maluf F, *et al*. The many faces of fungal disease of the paranasal sinuses: CT and MRI findings. *Diagn Interv Radiol*. 2013;19(3):195-200.

37. Annino DJ Jr, Goguen LA. Silent sinus syndrome. *Curr Opin Otolaryngol Head Neck Surg*. 2008;16(1):22-25.

38. Buono LM. The silent sinus syndrome: maxillary sinus atelectasis with enophthalmos and hypoglobus. *Curr Opin Ophthalmol*. 2004;15(6):486-489.

39. Brook I. Sinusitis of odontogenic origin. *Otolaryngol Head Neck Surg*. 2006;135(3):349-355.

40. Carr TF. Complications of sinusitis. *Am J Rhinol Allergy*. 2016;30(4):241-245.

41. Dankbaar JW, van Bemmel AJM, Pameijer FA. Imaging findings of the orbital and intracranial complications of acute bacterial rhinosinusitis. *Insights Imaging*. 2015;6(5):509-518.

42. Gallagher RM, Gross CW, Phillips CD. Suppurative intracranial complications of sinusitis. *Laryngoscope*. 1998;108(11 pt 1):1635-1642.

43. Phillips CD, Platts-Mills TAE. Chronic sinusitis: relationship between CT findings and clinical history of asthma, allergy, eosinophilia and infection. *AJR Am J Roentgenol*. 1995;164:185-187.

44. Ceylan E, Gencer M, San I. Nasal polyps and the severity of asthma. *Respirology*. 2007;12(2):272-276.

45. Slavin RG. Nasal polyps and sinusitis. *JAMA*. 1997; 278(22):1849-1854.

46. Bachert C, Patou J, Van Cauwenberge P. The role of sinus disease in asthma. *Curr Opin Allergy Clin Immunol*. 2006; 6(1):29-36.

47. Penn R, Mikula S. The role of anti-IgE immunoglobulin therapy in nasal polyposis: a pilot study. *Am J Rhinol*. 2007;21(4):428-432.

48. Harnsberger HR, Hudgins, PA, Wiggins RH, *et al*., eds. *Diagnostic Imaging: Head and Neck*. 1st ed. Salt Lake City: Amirsys; 2004; II:2-60.

49. Lohrmann C, Uhl M, Warnatz K, *et al*. Sinonasal computed tomography in patients with Wegener granulomatosis. *J Comput Assist Tomogr*. 2006;30(1):122-125.

50. Peters AT, Spector S, Hsu J, *et al*. Diagnosis and management of rhinosinusitis: a practice parameter update. Joint Task Force on Practice Parameters, representing the American Academy of Allergy, Asthma and Immunology, the American College of Allergy, Asthma and Immunology, and the Joint Council of Allergy, Asthma and Immunology. *Ann Allergy Asthma Immunol*. 2014;113(4):347-385.

51. Schubert MS. Allergic fungal sinusitis. *Clin Allergy Immunol*. 2007;20:263-271.

52. Yoon JH, Na DG, Byun HS, *et al*. Calcification in chronic maxillary sinusitis: comparison of CT findings with histopathologic results. *Am J Neuroradiol*. 1999;20:571-574.

53. Senocak D, Kaur A. What's in a fungus ball? Report of a case with submucosal invasion and tissue eosinophilia. *Ear Nose Throat J*. 2004;83(10):696-698.

54. Aribandi M, McCoy VA, Bazan C, *et al*. Imaging features of invasive and noninvasive fungal sinusitis: a review. *Radiographics*. 2007;27(5):1283-1296.

55. Silverman CS, Mancuso AA. Periantral soft tissue infiltration and its relevance to early detection of invasive fungal sinusitis: CT and MR findings. *Am J Neuroradiol*. 1998;19:321-325.

56. Melroy CT, Senior BA. Benign sinonasal neoplasms: a focus on inverting papilloma. *Otolaryngol Clin North Am*. 2006;39(3):601-617.

57. Lisan Q, Laccourreye O, Bonfils P. Sinonasal inverted papilloma: from diagnosis to treatment. *Eur Ann Otorhinolaryngol Head Neck Dis*. 2016;133(5):pii: S1879-S7296.

58. Makhasana JA, Kulkarni MA, Vaze S, *et al*. Juvenile nasopharyngeal angiofibroma. *J Oral Maxillofac Pathol*. 2016;20(2):330.

59. Eggesbø HB. Imaging of sinonasal tumours. *Cancer Imaging*. 2012;12:136-152.

60. Ow TJ, Bell D, Kupferman ME, *et al*. Esthesioneuroblastoma. *Neurosurg Clin N Am*. 2013;24(1):51-65.

61. Rosenthal DI, Barker JL Jr, El-Naggar AK, *et al*. Sinonasal malignancies with neuroendocrine differentiation: patterns of failure according to histologic phenotype. *Cancer*. 2004;101(11):2567-2573.

62. Mendenhall WM, Mendenhall CM, Riggs CE Jr, *et al*. Sinonasal undifferentiated carcinoma. *Am J Clin Oncol*. 2006;29(1):27-31.

63. Haerle SK, Gullane PJ, Witterick IJ, *et al*. Sinonasal carcinomas: epidemiology, pathology, and management. *Neurosurg Clin N Am*. 2013;24(1):39-49.

64. Rhee CS, Won TB, Lee CH, *et al*. Adenoid cystic carcinoma of the sinonasal tract: treatment results. *Laryngoscope*. 2006;116(6):982-986.

65. Ferraro RE, Schweinfurth JM, Highfill GR. Mucosal melanoma of the sinonasal tract. *Am J Otolaryngol*. 2002;23(5):321-323.

Valoración radiográfica de las enfermedades alérgicas de la vía aérea inferior y relacionadas

HATICE SAVAS Y THOMAS GRANT

Las manifestaciones radiográficas de las afecciones alérgicas e inmunológicas sistémicas torácicas tienen influencia de las características fisiopatológicas de la enfermedad subyacente. Estas afecciones incluyen las alérgicas de vías aéreas pequeñas, las enfermedades vasculares de la colágena y las vasculitis sistémicas. El médico también debe conocer las enfermedades en esta categoría, un grupo diverso, que incluye la granulomatosis con polivasculitis (GPA), antes conocida como granulomatosis de Wegener, el asma, la aspergilosis broncopulmonar alérgica (ABPA) y la granulomatosis broncocéntrica, la neumonía por hipersensibilidad (HP), las enfermedades eosinofílicas pulmonares, la lesión pulmonar inducida por fármacos y la enfermedad relacionada con la inmunoglobulina G4 (IgG4-RD).

Las enfermedades inmunológicas y alérgicas de los pulmones se pueden manifestar radiográficamente como anomalías de las vías aéreas y del parénquima pulmonar, difusas o focales (1, 2). En las fases más tempranas de una afección, las radiografías resultan normales. Aunque las de tórax suelen ser normales en las enfermedades avanzadas, con frecuencia es imposible su caracterización. La tomografía computarizada (TC) del tórax en cortes delgados, de preferencia la de alta resolución (HRCT, por sus siglas en inglés), se ha convertido en la técnica de imagen de importancia máxima para confirmar el diagnóstico.

■ TOMOGRAFÍA COMPUTARIZADA

El uso del multidetector por TC (MDTC) cambia la forma en que los radiólogos realizan e interpretan los estudios del tórax (3, 4). Los equipos de TC de la generación actual, con 16 o más hileras de detección, permiten obtener datos volumétricos isotrópicos con una sola detención de la respiración. Por ejemplo, los aparatos de MDTC pueden cubrir todo el tórax, con una colimación menor de 1 mm (grosor de corte) en menos de 20 s. El MDTC no solo genera las imágenes usuales axiales, sino que permite obtener conjuntos de datos volumétricos

para visualizar la información generada por computadora en múltiples planos no axiales, si se desea (4). Los datos volumétricos adquiridos hacen a la TC ideal para detectar, caracterizar y distinguir entre diversas enfermedades de los pulmones, el mediastino y la pleura.

La HRCT implica la obtención de una colimación estrecha (< 2 mm), un pequeño campo de visualización y un algoritmo de reconstrucción espacial de alta frecuencia para lograr imágenes detalladas de los pulmones. Mediante el uso de cortes muy delgados, la superposición estructural dentro de su grosor disminuye, lo que permite la valoración óptima del detalle pulmonar. En la institución de los autores, la HRCT suele hacerse con el paciente en posición supina. Con inspiración completa se obtienen imágenes a partir del ápice pulmonar y hasta el diafragma con uso de una colimación de 1.0 mm, seguida por un menor número de imágenes en inspiración, que se obtienen en posición prona. Las imágenes espiratorias obtenidas al final de la exhalación son esenciales para buscar un atrapamiento de aire, lo que es muy importante para el diagnóstico de ciertas afecciones, como la HP. La HRCT puede detectar afecciones pulmonares en una etapa temprana y potencialmente tratable. Los datos específicos de HRCT pueden también ser útiles para diferenciar la enfermedad aguda de la crónica y definir el sitio óptimo para la broncoscopia o la biopsia pulmonar abierta (3-5). Los datos de HRCT de ciertas enfermedades pulmonares inmunológicas suelen ser tan característicos, que no se requiere una biopsia pulmonar (6, 7).

Es variable el uso de contraste intravenoso (IV) para los estudios de tórax por TC, con base en su indicación. No debería usarse medio de contraste yodado IV cuando se hace una HRCT para valorar el parénquima pulmonar y las vías aéreas pequeñas, principalmente porque los datos pulmonares sutiles pueden ser ocultados por el medio de contraste intrapulmonar. Además, el medio de contraste IV agrega poca utilidad a la interpretación de la enfermedad pulmonar difusa, en tanto expone a los pacientes a los riesgos vinculados con la administración del material yodado (8). El medio de contraste IV en la TC de tórax es útil para distinguir ganglios linfáticos respecto de vasos sanguíneos pulmonares, caracterizar afecciones pleurales, demostrar componentes vasculares de una malformación arteriovenosa y detectar émbolos pulmonares.

También debe evitarse el medio de contraste IV en los pacientes con una cifra por arriba de 1.5 mg/dL de creatinina. En algunas instituciones se ha recomendado la estratificación del riesgo potencial por la determinación de la tasa de filtración glomerular, en lugar de la creatinina sérica, porque es un mejor índice de la función renal basal (9). Ahora se prefiere el medio de contraste de concentración osmótica baja, porque tiene menos efectos secundarios. El pretratamiento con corticoesteroides complementado con antihistamínicos disminuye el riesgo de reacciones adversas en los pacientes con anafilaxia previa al medio de contraste.

ANATOMÍA POR TOMOGRAFÍA COMPUTARIZADA

El pulmón está formado por lóbulos, segmentos, subsegmentos, lobulillos secundarios y acinos (10, 11). Cada ámbito contiene una vía aérea, una arteria pulmonar y una estructura de sostén, el intersticio peribroncovascular. La vía aérea consta de una serie de 20 ramificaciones, que conducen a los alveolos.

El lobulillo pulmonar secundario es la unidad más pequeña de la estructura pulmonar separada por tabiques de tejido conectivo (12), que mide de 1 a 2.5 cm de diámetro y es regado por pequeñas arterias bronquiales y pulmonares. El lobulillo secundario se puede identificar tanto en pulmones normales como anormales, y es una de las estructuras objetivo de la interpretación por TC o HRCT del tórax, en particular para la enfermedad pulmonar intersticial. Asimismo, hay patrones distintivos de anomalías en la HRCT que ayudan a definir las enfermedades pulmonares infiltrativas, agudas y crónicas (tablas 11-1 y 11-2).

Las opacidades reticulares, como reflejo del engrosamiento septal intra o interlobulillar, son producto del correspondiente del intersticio pulmonar, por fluidos, fibrosis u otros materiales. La fibrosis pulmonar en la HRCT se caracteriza por bronquiectasias y formación de estructuras en panal, por tracción. En la fibrosis pulmonar del tipo de la neumonía intersticial usual es importante la detección de la estructura en panal para un diagnóstico radiológico definitivo, y se observa con frecuencia máxima en ubicación periférica en las bases pulmonares (5, 7). En la HP crónica, la fibrosis suele ser más grave en las zonas media o superior del pulmón, porque tiene relación máxima con el daño inhalatorio (13, 14). Están presentes quistes o nódulos redondeados que contienen aire en varias afecciones agudas o crónicas pulmonares. Por lo tanto, pueden visualizarse nódulos con una distribución centrolobulillar, que es

el meollo del lobulillo pulmonar secundario, en la HP aguda y subaguda, la hemorragia pulmonar, la neumonía con organización criptógena (COP, por sus siglas en inglés), la infección y la enfermedad pulmonar intersticial asociada con la bronquiolitis respiratoria (15).

La atenuación en vidrio esmerilado se caracteriza por la presencia de una atenuación nebulosa del pulmón, sin ocultamiento de la anatomía bronquial o vascular subyacente. Si se encubren los vasos sanguíneos, se usa la denominación de consolidación. La atenuación en vidrio esmerilado puede ser resultado de engrosamiento intersticial, llenado del espacio aéreo, o ambos, y aunque inespecífica, suele indicar la presencia de una enfermedad activa potencialmente tratable.

DATOS RADIOGRÁFICOS EN LA ENFERMEDAD PULMONAR INMUNOLÓGICA

Granulomatosis y polivasculitis

La GPA, antes conocida como granulomatosis de Wegener, es una afección autoinmune sistémica caracterizada por una vasculitis granulomatosa necrosante de las vías aéreas superiores e inferiores, y los riñones. Las características histopatológicas son de vasculitis necrosante de pequeñas arterias y venas, y la formación de granulomas. La tríada clínica de la GPA clásica es de afección pulmonar, sinusitis febril y glomerulonefritis (2, 16, 17). Una forma limitada de GPA se puede confinar a los pulmones; se trata de una enfermedad que afecta de manera predominante a los hombres. Los datos de imagenología en la mayoría de los pacientes son de nódulos múltiples o masas de margen irregular, sin predominio zonal, que se visualizan ya sea al momento de acudir al médico o durante la evolución de la enfermedad. La aparición y desaparición de los nódulos y masas pulmonares son características de la enfermedad. Los nódulos o masas suelen ser múltiples, pero pueden ser solitarios en casi 25% de los casos, con cavitación de los nódulos en cerca de 50%. Las cavidades suelen ser irregulares con paredes gruesas (2). Después del tratamiento, los nódulos o cavidades pueden resolverse por completo, o dar como resultado una cicatriz. En la exploración por TC, los nódulos suelen presentar bordes irregulares, y otros, una distribución peribroncovascular (fig. 11-1). También se pueden encontrar zonas cuneiformes periféricas de consolidación, que representan infartos.

Tal vez se presente una zona de consolidación del espacio aéreo localizada o difusa, y suele ocurrir por hemorragia pulmonar. La afección de la tráquea o las paredes bronquiales, por lo general, incluye engrosamiento de la mucosa o submucosa por granulomatosis. El engrosamiento de la pared, por lo común, es circunferencial y puede haber afección lisa o nodular de la membrana

TABLA 11-1 CARACTERÍSTICAS DE LAS ENFERMEDADES PULMONARES INMUNOLÓGICAS COMUNES EN LA TOMOGRAFÍA COMPUTARIZADA (TC)

DATO POR TC	ABPA	NEUMONITIS POR HIPERSENSIBILIDAD (HP)	GRANULOMATOSIS EOSINOFÍLICA CON POLIVASCULITIS (EGPA)	GRANULOMATOSIS CON POLIVASCULITIS (GPA)	NEUMONÍA EOSINOFÍLICA (EP)	ASMA
Opacidades en vidrio esmerilado		Aguda		Presentes con el tratamiento farmacológico citotóxico		
Consolidación/atrapamiento de aire			Consolidación		Consolidación	Atrapamiento de aire
Opacidades lineales irregulares		Crónica		Comunes		
Nódulos	Centrolobulillares		De 0.5-3.0 cm de diámetro	Comunes/con cavitación		
Distribución	Central	En las porciones media e inferior del pulmón	Periférica		En el lóbulo superior, periférica en la EP crónica	
Fibrosis en panal	En la etapa tardía (por ABPA)	En etapas tardías de HP crónica		Tardía	EP crónica	
Anomalía bronquial	Bronquiectasia, bloqueo mucoide	Bronquiectasia en la HP crónica	Engrosamiento de la pared	Estenosis focal y difusa		Engrosamiento de la pared bronquial

ABPA, alergia broncopulmonar y aspergilosis.

TABLA 11-2 ASPECTO DE LA AFECCIÓN PULMONAR INMUNOLÓGICA/EOSINOFÍLICA EN LA TOMOGRAFÍA COMPUTARIZADA (TC)

ENFERMEDAD	ASPECTO EN LA TC
Granulomatosis con polivasculitis (GPA)	Múltiples nódulos o masas, con o sin cavitación, zonas periféricas cuneiformes de consolidación
Asma	Atrapamiento de aire en la HRCT espiratoria, engrosamiento de la pared bronquial
Granulomatosis broncocéntrica	Bronquiectasias, atelectasias, consolidación periférica, atenuación en vidrio esmerilado
Neumonía eosinofílica crónica	Consolidación en parches del espacio aéreo, unilateral o bilateral, predominantemente de distribución periférica, con zonas de atenuación en vidrio esmerilado sobre todo en las regiones media y superior del pulmón
Neumonía eosinofílica aguda	Atenuación en vidrio esmerilado, zonas difusas de atenuación en vidrio esmerilado, nódulos definidos, engrosamiento septal interlobulillar liso
Granulomatosis eosinofílica con polivasculitis (EGPA)	Consolidación del espacio aéreo, zonas de atenuación en vidrio esmerilado, con predominio periférico o distribución aleatoria, nódulos, engrosamiento o dilatación de la pared bronquial, engrosamiento septal interlobulillar
ABPA	Bronquiectasias, taponamiento mucoso, atelectasias, consolidación del espacio aéreo periférico o atenuación en vidrio esmerilado
Eosinofilia pulmonar simple	Consolidación del espacio aéreo en parches, unilateral o bilateral, distribución periférica predominante, zonas de atenuación en vidrio esmerilado sobre todo en las regiones media y superior del pulmón, por lo general, transitorias y migratorias
Neumonía eosinofílica inducida por fármacos	Zonas de atenuación en vidrio esmerilado, consolidación del espacio aéreo, nódulos, líneas irregulares
Síndrome hipereosinofílico	Zonas en parche de consolidación de nódulos, con o sin derrame pleural
Enfermedad relacionada con IgG4	Seudotumor, densidades grandes a manera de masas, neumonía organizada, fibrosis en panal; adenopatía hiliar y mediastínica

ABPA, aspergilosis broncopulmonar alérgica; HRCT, tomografía computarizada de alta resolución; IgG4, inmunoglobulina G4.

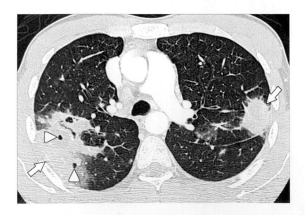

■ **FIGURA 11-1** Granulomatosis con polivasculitis en un hombre de 26 años de edad, que acudió con tos crónica, hemoptisis y disminución de peso. La tomografía computarizada muestra masas delimitadas irregulares bilaterales (*flechas*) y pequeñas zonas de cavitación (*puntas de flecha*).

traqueal posterior. A la GPA es importante distinguirla de otras entidades que afectan a la tráquea, como la policondritis recidivante y la traqueobroncopatía osteocondrodisplásica (18). Si el engrosamiento se torna intenso, puede también presentarse estenosis de la luz y, en un momento dado, también calcificación (1, 2).

Asma

Los datos por HRTC del asma se valoraron en diversos estudios, e incluyen engrosamiento de la pared y estenosis de la luz bronquiales, y, en menor grado, dilatación de la pared bronquial (16). La atenuación en mosaico, el atrapamiento de aire y el hiperinflado, son datos frecuentes en la HRCT. El enfisema es raro en el paciente con asma que no fuma. La TC realizada durante la exhalación es útil para determinar el grado de atrapamiento de aire (fig. 11-2). Los pacientes con asma y un volumen

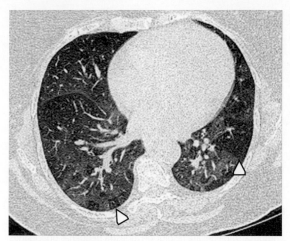

FIGURA 11-2 Asma en un hombre de 45 años de edad. La tomografía computarizada de alta resolución durante la exhalación mostró atrapamiento bilateral focal de aire (*puntas de flecha*).

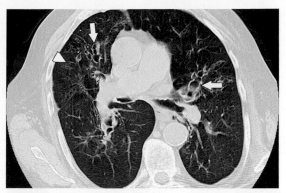

FIGURA 11-3 Aspergilosis broncopulmonar alérgica en un hombre de 50 años de edad con asma y eosinofilia. Tomografía computarizada de alta resolución que muestra bronquiectasias bilaterales centrales extensas (*flechas*) y nódulos centrolobulillares periféricos (*punta de flecha*).

espiratorio forzado en 1 s menor de 60% del predicho, presentaron mayor engrosamiento de la pared bronquial y un menor cociente de diámetro arterial/bronquial que los pacientes con flujo de aire normal o una obstrucción apenas leve. El uso de HRCT en la TC inspiratoria y espiratoria en cortes delgados, es útil para distinguir pacientes con asma de los sujetos sanos con obstrucción del flujo aéreo de normal a leve (19).

Aspergilosis broncopulmonar y granulomatosis broncocéntrica alérgicas

La ABPA es la colonización por *Aspergillus fumigatus* en lesiones crónicas de las vías aéreas y que se presenta casi exclusivamente en los pacientes con asma o fibrosis quística. El cuadro clínico radiográfico primario de la ABPA por HRCT es de bronquiectasia grave. La presencia de dilatación bronquial, engrosamiento de la pared bronquial, tapón de moco y nódulos centrolobulillares en un paciente con asma, debe sugerir fuertemente el diagnóstico de ABPA (20, 21), que es todavía más probable si la dilatación bronquial es de moderada a grave, afecta a tres o más lóbulos y al bronquio central (fig. 11-3). Si la dilatación bronquial está presente en pacientes con asma sin ABPA, con frecuencia máxima es leve y presenta una distribución en el lóbulo superior. En varios estudios se concluyó que la HRCT es altamente específica para la ABPA cuando están presentes los datos clásicos en un paciente con asma (16, 21).

La granulomatosis broncocéntrica a menudo se presenta en los pacientes con ABPA y puede ser causada por especies de *Aspergillus*; se caracteriza por un patrón de inflamación granulomatosa necrosante, que destruye las paredes de los bronquios pequeños y los bronquiolos (22). Los datos de imagenología son similares a los de la aspergilosis broncopulmonar alérgica.

Neumonía por hipersensibilidad

La HP es una enfermedad pulmonar intersticial granulomatosa causada por la inhalación de material orgánico particulado en el aire (14, 23). Los factores causales son numerosos e incluyen bacterias, hongos, proteínas aviarias, polvos de madera y sustancias químicas. La HP se ha clasificado, por lo general, como con tres fases de manifestación: aguda, subaguda y crónica. La HRCT puede ser útil, porque los pacientes con radiografías normales de tórax a menudo presentan datos característicos de nódulos centrolobulillares y opacidades en vidrio esmerilado, que tienen máxima frecuencia en los campos pulmonares medios e inferiores (23, 24).

La HP aguda se presenta después de la exposición intensa a los antígenos, con datos de HRCT que son los del edema pulmonar agudo e incluyen opacidades difusas en vidrio esmerilado y engrosamiento de los tabiques interlobulillares (23). Los datos por HRCT de la HP subaguda incluyen opacidades en vidrio esmerilado difusas o en parches y pequeñas zonas focales de atenuación disminuida de las imágenes exhalatorias por atrapamiento de aire (23) (fig. 11-4).

Después de la exposición prolongada a un antígeno ocurre HP crónica y puede dar lugar a una fibrosis pulmonar crónica. En la HP crónica, los datos de HRCT incluyen pequeñas opacidades lineales múltiples nodulares e irregulares, con fibrosis predominante en la porción superior del pulmón, incluida la bronquiectasia por tracción, pequeñas zonas de lucidez lobulillar y la imagen en panal. Las imágenes de atenuación en mosaico durante la inspiración y el atrapamiento de aire en la exhalación son frecuentes. Las bases pulmonares, por lo general, están indemnes (fig. 11-5) (13, 23, 25).

Neumopatía eosinofílica

La neumopatía eosinofílica de causa desconocida incluye a la eosinofilia pulmonar simple (SPE, por sus siglas en

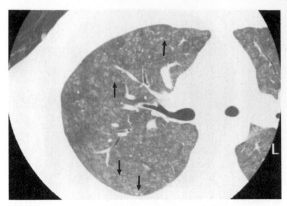

■ **FIGURA 11-4** Neumonitis por hipersensibilidad subaguda en una mujer de 30 años de edad con disnea aguda, hipoxemia y calosfríos después de limpiar su ático. La tomografía computarizada de alta resolución muestra nódulos centrolobulillares numerosos (*flechas*). Los datos radiográficos y clínicos se resolvieron 5 días después de iniciar el tratamiento con corticoesteroides.

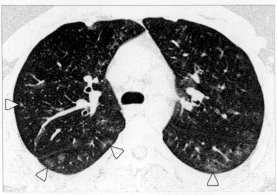

■ **FIGURA 11-6** Eosinofilia pulmonar simple en un hombre de 19 años de edad con tos y eosinofilia periférica. La tomografía computarizada de alta resolución muestra pequeñas opacidades en vidrio esmerilado periféricas y nódulos centrolobulillares en las zonas superiores de los pulmones (*puntas de flecha*).

inglés), la neumonía eosinofílica, la neumonía eosinofílica aguda (AEP, por sus siglas en inglés), la neumonía eosinofílica crónica, la granulomatosis eosinofílica con polivasculitis (EGPA, por sus siglas en inglés) (antes conocida como síndrome de Churg-Strauss) y el síndrome hipereosinofílico idiopático (HES, por sus siglas en inglés) (26).

La SPE, también conocida como síndrome de Loeffler, se caracteriza por opacidades transitorias y migratorias en la radiografía de tórax, aumento de la eosinofilia periférica, pocos o ningún síntoma pulmonar y su resolución espontánea en 1 mes. Los datos de HRCT constan de opacidad en vidrio esmerilado y consolidación que afecta principalmente las regiones periféricas de las zonas pulmonares superior y media (26, 27) (fig. 11-6).

La AEP es una enfermedad idiopática con predominio masculino, en la que la insuficiencia respiratoria aguda

alta se acompaña de concentraciones notoriamente elevadas de eosinófilos en el fluido recuperado por el lavado broncoalveolar (26, 28). Rara vez hay eosinofilia en la sangre periférica. Los pacientes con AEP acuden con fiebre e insuficiencia respiratoria aguda (26). Los derrames pleurales son una manifestación frecuente vinculada con la AEP. Los datos por TC incluyen parches de opacidad en vidrio esmerilado, engrosamiento septal interlobulillar y, a veces, consolidación o nódulos pulmonares (fig. 11-7). El diagnóstico diferencial radiográfico incluye edema pulmonar hidrostático, síndrome de dificultad respiratoria del adulto y neumonía atípica viral o bacteriana.

La neumonía eosinofílica crónica es una afección idiopática que se caracteriza por el rellenado de los espacios aéreos con eosinófilos y macrófagos desde el punto de vista histopatológico, y neumonía intersticial

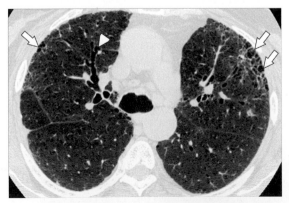

■ **FIGURA 11-5** Neumonitis por hipersensibilidad crónica en un hombre de 52 años de edad con disnea progresiva. Tomografía computarizada que muestra bronquiectasias por tracción (*punta de flecha*) y una estructura en panal (*flechas*).

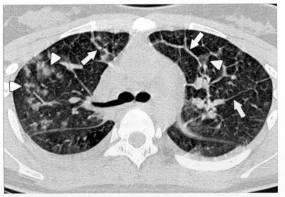

■ **FIGURA 11-7** Neumonía eosinofílica aguda en una mujer de 34 años de edad con insuficiencia respiratoria. La tomografía computarizada de alta resolución muestra engrosamiento del tabique interlobulillar (*flechas*) y opacidades en vidrio esmerilado (*puntas de flecha*).

leve asociada. Los pacientes a menudo son de edad madura y la mitad presenta asma; suelen acudir al médico después de varios meses de sufrir tos, fiebre baja o febrícula, disminución de peso y disnea (26-28). En la HRCT a menudo hay una distribución periférica de consolidación, incluso cuando no es aparente en las radiografías de tórax (fig. 11-8). La combinación de consolidación periférica en parche, unilateral o bilateral, y la eosinofilia en sangre periférica, constituyen virtualmente el diagnóstico de neumonía eosinofílica crónica (29).

El HES idiopático es una afección rara y a veces fatal, caracterizada por aumento de la concentración de eosinófilos en sangre (> 1 500 por µL) durante más de seis meses. La afección cardiaca, incluidas la fibrosis endocárdica y la cardiopatía restrictiva, es una de las principales complicaciones de esta entidad clínica. Hasta en 40% de los pacientes ocurre afección pulmonar y suele presentarse en la radiografía con opacidades intersticiales no lobares (26, 30, 31). Por lo general, se afectan el corazón y el sistema nervioso central. Las manifestaciones radiográficas del HES, si bien inespecíficas, suelen incluir opacidades pulmonares difusas, relacionadas con una insuficiencia cardiaca grave.

La EGPA (antes conocida como síndrome de Churg-Strauss) es una rara vasculitis alérgica necrosante de causa desconocida (32-34); se presenta con frecuencia máxima en los pacientes en edades de 30 a 50 años y no tiene predilección por un género. Los pacientes, por lo general, presentan asma y acuden con eosinofilia, fiebre y vasculitis multisistémica. Los datos en la radiografía de tórax a menudo son anormales, pero inespecíficos, y con frecuencia máxima constan de parches de consolidación no segmentaria sin predominio zonal, pueden tener distribución periférica y, a menudo,

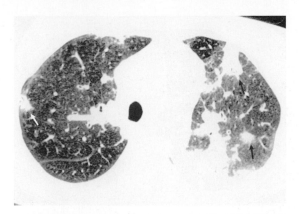

■ **FIGURA 11-9** Granulomatosis eosinofílica con polivasculitis. La tomografía computarizada mostró zonas irregulares de consolidación (*flechas*) en una mujer de 57 años de edad con crisis previas de neumonía eosinofílica. Una biopsia pulmonar abierta reveló vasculitis necrosante.

son transitorios. Asimismo, hay derrame pleural en casi 30% de los pacientes, por lo general, por afección cardiaca o pleuritis eosinofílica (32). Hasta 25% de los pacientes con EGPA presenta pocas o ninguna anomalía en las imágenes de tórax por tomografía computarizada.

En informes recientes de los datos de HRCT en la EGPA se mostró que son inespecíficos; incluyen opacidades en vidrio esmerilado, consolidación, nódulos centrolobulillares pequeños, engrosamiento septal interlobulillar y de la pared bronquial (fig. 11-9). Las opacidades en vidrio esmerilado y la consolidación reflejan la presencia de neumonía eosinofílica crónica (32).

Neumopatía inducida por fármacos

La hipersensibilidad pulmonar a los fármacos se diagnostica cada vez más como causa de enfermedad aguda y crónica (35-37). Numerosos fármacos, incluidos los citotóxicos y no, presentan el potencial de producir alteraciones pulmonares. Las manifestaciones clínicas y radiográficas por el uso de esos fármacos, en general, reflejan el proceso histopatológico subyacente e incluyen daño alveolar difuso, COP, neumonía eosinofílica y hemorragia pulmonar (36, 37).

En la TC se incluyen zonas difusas de opacidad en vidrio esmerilado, otras de opacidad heterogénea y, en las etapas más avanzadas, fibrosis, en especial con distribución basal (fig. 11-10). La COP, causada con frecuencia por fármacos citotóxicos, se visualiza en las radiografías como opacidades periféricas homogéneas y heterogéneas, y en la TC, como nódulos mal definidos y consolidación (35, 36).

La prevalencia de la hipersensibilidad o toxicidad pulmonar inducidas por fármacos es cada vez mayor, y se sabe hoy que más de 100 fármacos causan lesión.

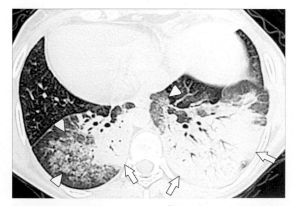

■ **FIGURA 11-8** Neumonía eosinofílica crónica en un hombre de 60 años de edad. La tomografía computarizada transversa en cortes delgados muestra zonas extensas de consolidación de los espacios aéreos (*flechas*) y atenuación en vidrio esmerilado (*puntas de flecha*) que afecta la periferia de los pulmones.

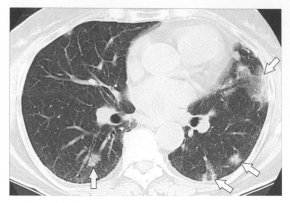

■ **FIGURA 11-10** Enfermedad pulmonar inducida por fármacos en una mujer de 49 años de edad bajo quimioterapia por linfoma. Hay opacidades en vidrio esmerilado mal definidas y periféricas en el lóbulo inferior (*flechas*). La biopsia de pulmón mostró neumonía organizada criptogénica.

Debido a su naturaleza progresiva, es importante la detección temprana. El diagnóstico de hipersensibilidad pulmonar a un fármaco debe considerarse en cualquier paciente bajo tratamiento que acude con manifestaciones respiratorias progresivas nuevas.

Enfermedad relacionada con IgG4

La IgG4-RD es una afección inflamatoria crónica con recaídas y remisiones, en la que hay infiltración hística por linfocitos y células plasmáticas que secretan IgG4, cuyos síntomas clínicos incluyen tos, fiebre, disnea y dolor torácico. La enfermedad es más frecuente en los hombres mayores de 50 años. Si bien se puede afectar casi todo órgano, 14% de los individuos muestra TC anormal. No hay un dato de imagen clásico, pero puede simular el cáncer, al presentarse con un seudotumor. Otros datos de la TC de tórax incluyen neumonía organizada, fibrosis en panal o adenopatía mediastínica o hiliar. Los glucocorticoides constituyen el primer recurso terapéutico (38).

■ **REFERENCIAS**

1. Mayberry JP, Primack SL, Muller NL. Thoracic manifestations of systemic autoimmune diseases: radiographic and high resolution CT findings. *Radiographics.* 2000;20:1623-1635.
2. Frazier AA, Roado-de-Christenson, Galvin JR. Pulmonary angiitis and granulomatosis: radiologic–pathologic correlation. *Radiographics.* 1998;18:687-710.
3. Beigelman-Aubry C, Hill C, Guibal A, *et al.* Multi-detector row CT and postprocessing techniques in the assessment of diffuse lung disease. *RadioGraphics.* 2005;25:1639-1652.
4. Gruden JF. Thoracic CT performance and interpretation in the multi-detector era. *J Thorac Imaging.* 2005;20(4): 253-264.
5. Nishimura K, Izumi T, Kitaichi M, *et al.* The accuracy of high-resolution computed tomography in diffuse infiltrative lung disease. *Chest.* 1993;104:1149-1155.
6. Swensen SJ, Aughenbaugh GL, Myers JL. Diffuse lung disease: diagnostic accuracy of CT in patients undergoing surgical biopsy the lung. *Radiology.* 1997;205:229-234.
7. Itoh H, Murata K, Konishi J, *et al.* Diffuse lung disease: pathologic basis for the high- resolution computed tomography findings. *J Thorac Imaging.* 1993;8:176-188.
8. Kazerooni EA, Austin JH, Black WC, *et al.* ACR–STR practice parameter for the performance and reporting of lung cancer screening thoracic computed tomography (CT): 2014 (Resolution 4). *J Thorac Imaging.* 2014;29(5):310-316.
9. ACR Committee on Drugs and Contrast Media. *ACR Manual on Contrast Media Version 10.2.* Reston, VA: American College of Radiology; 2016.
10. Churg AM, ed. *Thurlbeck's Pathology of the Lung.* 3rd ed. New York: Thieme; 2005:1-36.
11. Corrin B, Nicholson AG, eds. *Pathology of the Lung.* 3rd ed. Edinburg: Churchill Livingstone Elsevier; 2011.
12. Heitzman ER, Markarian B, Berger I, *et al.* The secondary pulmonary lobule: a practical concept for interpretation of chest radiographs. *Radiology.* 1969;93:507-512.
13. Isabela CI, Silva S, Muller NL, *et al.* Chronic hypersensitivity pneumonitis: differentiation from idiopathic pulmonary fibrosis and nonspecific interstitial pneumonia by using thin-section CT. *Radiology.* 2008;246:288-297.
14. Matar DL, Page McAdams H, Sporn TA. Hypersensitivity pneumonitis. *AJR.* 2000;174:1061-1066.
15. Lynch DA, Travis WD, Muller NL, *et al.* Idiopathic interstitial pneumonias: CT features. *Radiology.* 2005;236:10-21.
16. Aberle DR, Gamsu G, Lynch D. Thoracic manifestations of Wegener granulomatosis: diagnosis and course. *Radiology.* 1990;174:703-709.
17. Martinez F, Chung JH, Digumarthy SR, *et al.* Common and uncommon manifestations of Wegener granulomatosis at chest CT: radiologic–pathologic correlation. *Radiographics.* 2012;32:51-69.
18. McDonald TJ, Neel HB, DeRemee RA. Wegener's granulomatosis of the subglottis and the upper portion of the trachea. *Ann Otol Rhinol Laryngol.* 1982;91:588-592.
19. Witt CA, Sheshadr A, Carlstrom L, *et al.* Longitudinal changes in airway remodeling and air trapping in severe asthma. *Acad Radiol.* 2014;21:986-993.
20. Allen JN, Davis BW. Eosinophilic lung diseases. *Am J Respir Crit Care Med.* 1994;150:1423-1438.
21. Kaur M, Sudan DS. Allergic Bronchopulmonary Aspergillosis (ABPA) The High Resolution Computed Tomography (HRCT) chest imaging senario. *J Clin Diag Res.* 2014;8:5-7.
22. Sulavik SB. Bronchocentric granulomatosis and allergic bronchopulmonary aspergillosis. *Clin Chest Med.* 1988;9:609-621.
23. Silva CI, Andrew C, Mueller NL. Hypersensitivity pneumonitis: spectrum of high-resolution CT and pathologic findings. *AJR.* 2007;188:334-344.
24. Lacout A, Marcy PY, Ngo TM, *et al.* Multidetector row CT scan in hypersensitivity pneumonitis: contribution of minimum intensity projection information. *J Med Imaging Rad Onc.* 2011;55:291-295.
25. Hansell DM, Wells AU, Padley SP, *et al.* Hypersensitivity pneumonitis: correlation of individual CT patterns with functional abnormalities. *Radiology.* 1996;199:123-128.

26. Jeong YJ, Kun-II K, Seo IJ, *et al.* Eosinophilic lung diseases: a clinical, radiologic and pathologic overview. *RadioGraphics.* 2007;27:617-637.

27. Takeshi J, Muller NL, Akira M, *et al.* Eosinophilic lung disease: diagnostic accuracy of thin-section CT in ill patients. *Radiology.* 2000;216:773-780.

28. King MA, Dope-Harman AJ, Allen JN, *et al.* Acute eosinophilic pneumonia: radiologic and clinical features. *Radiology.* 1997;203:715-719.

29. Ebara H, Ikezoe J, Johkoh T, *et al.* Chronic eosinophilic pneumonia: evaluation of chest radiograms and CT features. *J Comput Assist Tomogr.* 1994;18:737-744.

30. Weller PF, Bubley GJ. The idiopathic hypereosinophilic syndrome. *Blood.* 1994;83:2759-2779.

31. Winn RE, Koller MH, Meyer JI. Pulmonary involvement in the hypereosinophilic syndrome. *Chest.* 1994;105:656-660.

32. Hansell DM. Small-vessel diseases of the lung: CT-pathologic correlates. *Radiology.* 2002;225:639-653.

33. Silva CI, Thomas VC, Mueller NL. Asthma and associated conditions: high-resolution CT and pathologic findings. *ARJ.* 2004;183:817-824.

34. Silva CI, Muller NL, Fujimoto K, *et al.* Churg-Strauss Syndrome: high resolution CT and pathologic findings. *J Thorac Imaging.* 2005;20(2):74-80.

35. Padley SP, Adler B, Hansell DM, *et al.* High resolution computed tomography of drug-induced lung disease. *Clin Radiol.* 1992;46:232-236.

36. Epler GR, Colby TV, McLoud TC, *et al.* Bronchiolitis obliterans organizing pneumonia. *N Engl J Med.* 1985;312:152-158.

37. Souza CA, Muller NL, Johkoh T, *et al.* Drug induced eosinophilic pneumonia: high resolution CT findings in 14 patients. *ARJ.* 2006;186:368-373.

38. Campbell SN, Rubio E, Loschner AL. Clinical review of pulmonary manifestations of IgG4-related disease. *Ann Am Thorac Soc.* 2014;11:1466-1475.

CAPÍTULO 12

Rinosinusitis crónica: utilidad de la rinoscopia y la cirugía

RAKESH CHANDRA, DAVID B. CONLEY Y ROBERT C. KERN

■ INTRODUCCIÓN Y PERSPECTIVA HISTÓRICA

La rinosinusitis crónica (CRS, por sus siglas en inglés) se calcula que afecta a 31 millones de personas en Estados Unidos. El tratamiento de esta afección, que contribuye con casi 16 millones de consultas anuales, ha cambiado de manera notoria en los últimos 50 años, debido a los nuevos discernimientos de la fisiopatología de la sinusitis, los avances en la rinoscopia (endoscopia nasal), mejores radiografías y disponibilidad de antibióticos (1). Los avances técnicos en la instrumentación endoscópica han definido una nueva era en el diagnóstico y el tratamiento quirúrgico de consultorio de la sinusitis, que permiten un grado de precisión sin precedentes. Ahora es indispensable para los médicos que tratan a pacientes con CRS comprender las indicaciones, así como las limitaciones técnicas, de la rinoscopia diagnóstica y terapéutica.

Hirshman hizo la primera fibroexploración nasal con uso de un cistoscopio modificado en 1901 (2). Los refinamientos de la instrumentación después de la Segunda Guerra Mundial permitieron el desarrollo de instrumentos endoscópicos más pequeños con mejor iluminación. A principios de la década de 1950, los investigadores de la Johns Hopkins University diseñaron una serie de endoscopios con diámetro cada vez más pequeño, un campo más amplio, recursos ópticos de alto contraste e iluminación adecuadamente intensa. En esa época, Messerklinger de Graz empezó a usar esta tecnología para la valoración sistemática de las vías aéreas nasales e informó de procesos inflamatorios primarios en la pared nasal lateral, en particular en el meato medio, que causan enfermedad secundaria de los senos maxilares y frontales (2); se trata de una región que representa el sitio común de drenaje de los senos maxilar, frontal y etmoidal anterior, y se denomina complejo ostiomeatal (OMC, por sus siglas en inglés). Messerklinger encontró que las pequeñas variaciones anatómicas, de incluso una actividad inflamatoria mínima en esta región, pudiesen dar como resultado la afección significativa de los senos paranasales adyacentes, como resultado de la alteración

de la ventilación y el drenaje. En esta visualización, él utilizó la endoscopia para perfeccionar un abordaje quirúrgico para aliviar la obstrucción, de tal manera que se conservase la fisiología normal de los senos. De manera específica, mostró que incluso los procedimientos quirúrgicos limitados dirigidos al OMC y las celdas aéreas etmoidales anteriores, pudiesen aliviar la obstrucción del drenaje de los senos frontal y maxilar, filosofía que ha diferido notoriamente de los procedimientos de ablación de los senos paranasales, recomendados con anterioridad, como el de Caldwell-Luc, porque se conservan los cilios y la función de la mucosa. Desde entonces, estos procedimientos se denominaron de cirugía endoscópica funcional de los senos paranasales (FESS, por sus siglas en inglés); Stammberger y Kennedy refinaron más estas técnicas en la década de 1980.

■ ANATOMÍA Y FISIOLOGÍA DE LAS VÍAS NASALES Y LOS SENOS PARANASALES

Los senos frontal, maxilar etmoidal y esfenoidal se forman pronto en el desarrollo por invaginaciones de la mucosa respiratoria nasal hacia los huesos faciales. El seno etmoidal se desarrolla formando un laberinto de tres a 15 celdas aéreas pequeñas. En contraste, los otros senos se constituyen como una cavidad ósea a cada lado del esqueleto facial. Los senos etmoidales y maxilares están presentes al nacer y se pueden obtener imágenes de ellos durante la lactancia. Los senos frontales empiezan a desarrollarse anatómicamente a los 12 meses y se pueden valorar por radiografía a los 4 a 6 años. Los senos esfenoidales empiezan a desarrollarse a los 3 años, pero no se pueden obtener sus imágenes hasta los 9 a 10 años. El punto en el que ocurre saculación de la mucosa persiste en el orificio del seno, a través del cual drena (3).

La rinoscopia diagnóstica ofrece mucha información acerca de la distribución de los focos inflamatorios dentro del laberinto de los senos paranasales y las variaciones anatómicas relacionadas, que pueden alterar su drenaje fisiológico; suele hacerse en un contexto de consultorio con ayuda de descongestivos tópicos y anestésicos. Por lo tanto, es indispensable como extensión de la exploración física, que ayuda a confirmar el diagnóstico, pues de nuevo aporta un discernimiento de los factores fisiopatológicos en función, y guía el tratamiento médico o quirúrgico. Los principios de la rinoscopia diagnóstica y terapéutica se basan en una comprensión firme de la anatomía y fisiología de la nariz y los senos paranasales (fig. 12-1). Las paredes nasales laterales son flanqueadas por tres huesos espirales, conocidos como cornetes, superior, medio e inferior. La región debajo de cada cornete se conoce, respectivamente, como meato, superior, medio e inferior. La anatomía de la pared nasal lateral es de importancia clave para la comprensión de la fisiología de la nariz y los senos paranasales y los principios de la FESS, debido a que el orificio de cada seno drena a un lugar anatómicamente específico. Los senos frontal, maxilar y etmoidal inferior drenan sobre la pared lateral nasal, en una región dentro del meato medio conocida como OMC, un espacio anatómicamente estrecho, donde incluso una afección mínima de la mucosa puede causar alteración del drenaje de cualquiera de ellos.

Los senos etmoidales posteriores drenan hacia el meato superior, pero a menudo son aireados a través del meato medio durante la FESS. El seno esfenoidal drena hacia una región conocida como receso esfenoetmoidal, que yace en la unión de los huesos esfenoides y etmoides en la porción posterosuperior de la cavidad nasal. El conducto nasolagrimal transcurre hacia adelante en dirección del orificio del seno maxilar y drena hacia el meato inferior. El hueso etmoides es el componente más importante del OMC y la pared nasal lateral; se trata de una estructura en forma de T, de la que su porción horizontal forma la lámina cribiforme en la base del cráneo. La parte vertical forma la mayor parte de pared nasal lateral y consta de los cornetes superior y medio, así como el laberinto del seno etmoidal. Dentro del meato medio, una proyección fusiforme del hueso etmoides, conocida como gancho, forma el límite de un receso llamado infundíbulo, hacia el que drena el seno maxilar (4).

Una colección de celdas aéreas etmoidales anteriores forma una ampolla, que se suspende del resto del hueso etmoides y cuelga apenas arriba de la abertura del infundíbulo en el meato. La vía de drenaje del seno frontal transcurre por debajo, de manera que el orificio yace detrás y, a menudo, es apenas medial respecto de la celda aérea etmoidal más anterior. Por lo tanto, los principales componentes del OMC son el orificio del seno maxilar/infundíbulo, las celdas etmoidales ampollas anteriores y el receso frontal. El infundíbulo y el receso frontal se presentan como hendiduras estrechas; por lo tanto, es posible que incluso una inflamación mínima de la mucosa etmoidal adyacente cause obstrucción secundaria de los senos maxilar y frontal, si bien sería una sobresimplificación burda considerar a la enfermedad inflamatoria de la nariz y los senos paranasales como un fenómeno puramente obstructivo.

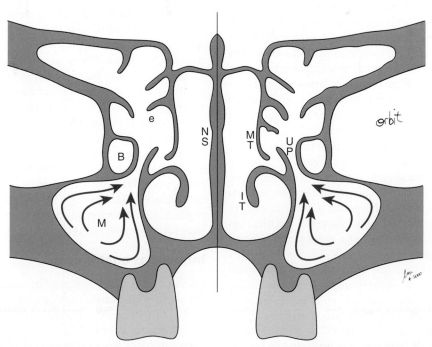

■ **FIGURA 12-1** Vista esquemática de la anatomía de la nariz y los senos paranasales en el plano coronal. Se identifican el seno maxilar (*M*), el laberinto etmoidal (*e*) y la ampolla (*B*), el gancho (*UP*), el tabique nasal (*NS*) y los cornetes medio (*MT*) e inferior (*IT*). Las flechas muestran los patrones de depuración mucociliar en los senos paranasales maxilares. Los cilios dirigen el moco hacia el orificio natural.

Los senos paranasales están revestidos por epitelio cilíndrico seudoestratificado ciliado, sobre el cual yace una cubierta delgada de moco. Los cilios oscilan en una dirección predeterminada, de manera que la capa de moco se dirija hacia el orificio lateral y el meato apropiado de las vías aéreas nasales, proceso por el que los microorganismos y detritos se eliminan de la nariz y los senos paranasales (4). El principio del flujo mucociliar es análogo del "ascensor mucociliar", descrito para el árbol traqueobronquial. El ostium y el infundíbulo maxilares se localizan en ubicación superior y medial a la cavidad misma del seno maxilar. Por lo tanto, la depuración mucociliar del seno maxilar debe superar la tendencia del moco a acumularse en zonas declives. La FESS exitosa implica la resección de la afección inflamatoria obstructiva y el forzar el drenaje a través de los orificios naturales. Las antrostomías realizadas en porciones declives del seno son menos eficaces, porque interfieren con los patrones predeterminados de depuración del moco. También es importante conservar una capa de revestimiento mucoso sobre las cavidades después de la disección, para llevar al máximo la recuperación posoperatoria de la depuración mucociliar.

■ FISIOPATOLOGÍA DE LA RINOSINUSITIS CRÓNICA

A la rinosinusitis se le puede definir como una inflamación "de la mucosa" de la nariz y los senos paranasales. Por lo tanto, se ha recomendado usar el término *rinosinusitis*, más bien que el de sinusitis, como más apropiado, debido a que la inflamación de los senos suele ser precedida por rinitis, y rara vez se presenta sin su coexistencia. Las guías actuales también especifican que debe haber alguna prueba objetiva de la inflamación de la mucosa, ya sea por exploración (por lo general, por endoscopia) o estudio radiológico (por lo común, tomografía computarizada [TC]) (5). La inflamación primaria de las membranas nasales, específicamente en las regiones de OMC, da como resultado una alteración del drenaje del seno y la superinfección bacteriana, con inflamación resultante adicional (fig. 12-2). En la mayoría de los pacientes una variedad de factores del hospedero y ambientales sirve para precipitar los cambios inflamatorios iniciales. Los factores del hospedero incluyen afecciones sistémicas, como las alérgicas inmunológicas, diversas de tipo genético (p. ej., el síndrome de cilio inmóvil y la fibrosis quística (CF, por sus siglas en inglés) y las metabólicas/endocrinas. Las variaciones en la anatomía de la nariz y los senos paranasales del hospedero, lo que predispone alguna obstrucción del orificio con incluso grados mínimos de inflamación de la mucosa. Las neoplasias de la nariz y el maxilar, y los pólipos nasales (NP, por sus siglas en inglés) pueden también causar obstrucción anatómica. Los factores ambientales tienen participación vital e incluyen

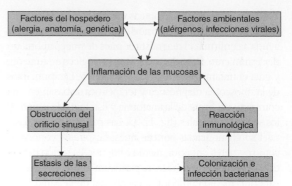

■ **FIGURA 12-2** Fisiopatología de la rinosinusitis crónica –el ciclo de la inflamación.

microorganismos infecciosos, alérgenos, medicamentos, traumatismos y humos nocivos, como el del tabaco (5). La fisiopatología de la CRS puede tener influencia de la anatomía, la infección y las afecciones alérgicas/inmunológicas de los senos paranasales y la nariz. La rinoscopia provee un discernimiento significativo de la importancia relativa de estos elementos en cada paciente individual. Los elementos infecciosos, alérgicos e inmunológicos de la CRS, por lo general se someten a un tratamiento farmacológico intenso. Asimismo, debe señalarse que los factores inmunológicos específicos que predisponen a un paciente a la CRS constituyen un tema de investigación activa y las pruebas actuales señalan a muchos factores potenciales, más allá de la alergia mediada por IgE. El proceso patológico se comprende mejor como síndrome clínico causado por procesos inflamatorios, más bien que por una afección infecciosa. Los microorganismos, sin embargo, tienen participación significativa en su progreso y exacerbación.

Algunos de estos factores inflamatorios subyacentes pueden predisponer al paciente de CRS a la proliferación de pólipos, y la idea actual sugiere que dicha proliferación, al menos en los países occidentales, tiene relación con linfocitos T auxiliares 2 (TH2) CD4+, diversas citocinas (interleucinas, como Il-4, Il-5, Il-13) y la inflamación eosinofílica, en tanto la CRS no polipoide tiende a mostrar citocinas mixtas de linfocitos T CD4+ que incluyen TH1, TH2 y TH17, e inflamación neutrofílica, diferenciación que puede tener implicaciones terapéuticas significativas (6).

Influencias anatómicas

Las variaciones anatómicas pueden contribuir a la sintomatología en los pacientes con CRS; incluyen alteraciones congénitas, quirúrgicas, traumáticas y posinflamatorias de la estructura normal. Las variaciones comunes incluyen desviaciones y espolones del tabique, así como hipertrofia, neumatización (cornete ampolloso), doblez y aplanamiento de los cornetes, entidades que crean la estenosis anatómica inherente de los conductos óseos a través de los cuales fluyen el moco y el aire. Cuando agregados al edema inflamatorio de la mucosa suprayacente, estos factores pueden iniciar la cascada de sucesos que da como resultado síntomas de obstrucción de las vías aéreas nasales y la posible limitación del flujo mucociliar. La obstrucción anatómica puede también precipitarse y exacerbarse por un efecto masivo de los pólipos inflamatorios y, en ocasiones, las neoplasias reales, encontrados.

Los orificios accesorios de los senos paranasales pueden causar recirculación del moco y disminución de la depuración mucociliar neta, factores que pueden teóricamente inducir la progresión de la CRS, aunque ha sido difícil demostrar estadísticamente la relación exacta entre diversos factores anatómicos y el desarrollo de la CRS. La endoscopia nasal diagnóstica es una modalidad importante para dilucidar cuál de estas entidades (o su combinación) puede relacionarse con algún paciente individual con CRS. En la figura 12-3 se incluye una muestra de los datos de endoscopia de hallazgo frecuente. Los estudios de imagen de los senos paranasales se revisan en el capítulo 10; debería señalarse que la TC de los senos paranasales y la endoscopia nasal son modalidades diagnósticas complementarias, como se ilustra en la figura 12-4.

Infección

La rinosinusitis a menudo es precedida por una afección viral aguda, como el resfriado común (5), que produce edema de la mucosa, obstrucción del flujo de salida del seno paranasal, estasis de las secreciones y colonización e infección bacterianas subsiguientes. A partir de la fase aguda son posibles cuatro evoluciones, que incluyen resolución, progreso con secuelas adversas, como la infección orbitaria e intracraneal, desarrollo de CRS silente o el de CRS sintomática. A su vez, la CRS puede presentar resolución,

persistencia o desarrollo de secuelas adversas, dependiendo de las variables del hospedero y ambientales presentes (5). En el estado crónico persistente, la colonización e infección por microorganismos lleva a una inflamación adicional que exacerba aún más el proceso.

Con el desarrollo de una CRS sintomática suelen obtenerse por cultivo múltiples bacterias, que incluyen microorganismos anaerobios y productores de lactamasa β (7, 8). Algunos son aparentemente patógenos, en tanto otros, cepas no virulentas oportunistas. Entre los microorganismos patógenos, *Staphylococcus aureus* es el más frecuente, seguido por especies de *Pseudomonas*. Los cultivos de especímenes obtenidos bajo guía rinoscópica o por exéresis de tejidos durante la intervención quirúrgica, pueden ayudar a guiar la antibioticoterapia apropiada. Los estudios histopatológicos de la mucosa de los senos paranasales tomada de pacientes con CRS, en general, no muestran invasión hística por las bacterias. Las observaciones actuales sugieren que las bacterias pueden presentarse en las membranas de la nariz y los senos paranasales en comunidades organizadas como biofilms, con aumento de la resistencia a antibióticos, en comparación con las formas bacterianas de flotación libre, como en el plancton (9). También se sabe que las membranas de la nariz y los senos paranasales normales portan un microbioma local y que la diversidad de sus microorganismos disminuye en los pacientes con CRS que sufren una enfermedad más grave (10).

Rinitis alérgica

La incidencia exacta de la alergia en los pacientes con CRS no está definida; se informa que 38 a 77% de ellos, que requieren FESS, presenta una rinitis alérgica comórbida (9), observación válida en los niños y adultos. En los

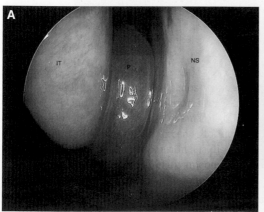
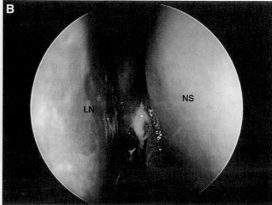

■ **FIGURA 12-3** Diagnóstico por rinoscopia **A**: vista del lado derecho de la nariz que revela un pólipo nasal (*P*) que ocupa la vía aérea entre el cornete inferior (*IT*) y el tabique nasal (*NS*). **B**: vista del lado derecho de la nariz que revela un cambio polipoide vinculado con la presencia de pus en el meato medio, que es el espacio entre el cornete medio (*MT*) y la pared nasal lateral (*LN*) hacia la que drenan los senos frontal, maxilar y etmoidal anterior. También se identifica el tabique nasal (*NS*). Como se muestra, se puede usar un hisopillo para la toma de especímenes para cultivo.

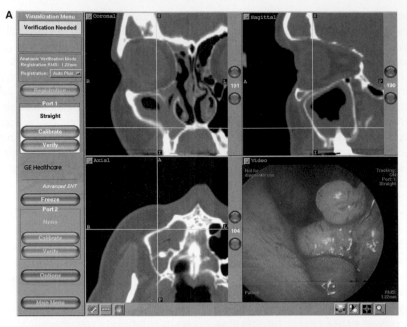

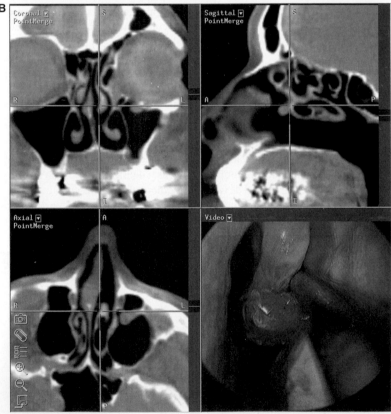

■ **FIGURA 12-4** Tomografía computarizada (TC) en tres planos, con vista endoscópica. Para cada figura se presentan los planos axial, coronal y sagital, en los recuadros superior e inferior izquierdos y superior derecho, respectivamente. Se muestra la correlación endoscópica en el recuadro inferior derecho de cada figura. **A**: estas imágenes revelan opacificación dentro del seno maxilar derecho. La visualización endoscópica muestra que se trata de una neoplasia, más bien que una colección de líquido o el engrosamiento de la mucosa, que suelen tener aspectos radiológicos similares. Esta neoplasia particular era un papiloma invertido, que es la de tipo benigno más frecuente de la nariz y los senos paranasales, pero puede tener potencial maligno. **B**: en este paciente, aunque la vista endoscópica muestra claramente una neoplasia pediculada en la cabeza del cornete medio izquierdo (hemangioma capilar), las imágenes por TC son relativamente no descriptivas. Al saber de la presencia de la alteración patológica por endoscopia, se la puede apreciar en la imagen sagital (retículo, recuadro superior derecho).

individuos susceptibles, la provocación por alérgenos inhalatorios aéreos desencadena la secreción de mediadores por las células cebadas que residen en la mucosa nasal. La inflamación mediada por la inmunoglobulina E (IgE) puede hipotéticamente llevar al edema de la mucosa y obstrucción ostiomeatal, con sinusitis secundaria. La fase temprana es mediada principalmente por histamina y leucotrienos, en tanto las reacciones de fase tardía son resultado de citocinas y respuestas celulares. Debe señalarse que la prevalencia de las pruebas cutáneas inmediatas positivas es a veces menor que la que se esperaría de manera intuitiva, por lo que aún no se define el impacto total de la enfermedad sistémica mediada por IgE. Las rinitis no alérgicas, incluida la de tipo vasomotor, pueden también causar obstrucción ostiomeatal y sinusitis secundaria.

Pólipos nasales

La etiología exacta de los pólipos nasales (NP) se desconoce y es posible que sea multifactorial. Su proliferación tiene relación con la inflamación crónica de la nariz y los senos paranasales de alto grado en individuos *susceptibles*. Los eosinófilos desgranulados a menudo están presentes y se sabe que secretan IL-5, IL-3 y el factor estimulante de colonias granulocitos-macrófagos (GMC-SF), todas que son factores de crecimiento de los eosinófilos (5). Los NP también pueden vincularse con las expresiones específicas, como el asma sensible al ácido acetilsalicílico y CF. Este último diagnóstico debe descartarse por pruebas de cloruros en sudor de cualquier paciente pediátrico con NP (2). La relación de NP con la rinitis alérgica es incierta (5). Debido a que las NP observadas por rinoscopia pueden coexistir con afecciones subyacentes específicas, como el asma, la CF o la sinusitis micótica alérgica (AFS, por sus siglas en inglés; descrita adicionalmente), su detección quizá indique la necesidad de una mayor valoración de tales afecciones.

Deficiencia inmunológica

Las deficiencias inmunológicas deben considerarse en los pacientes con CRS o rinosinusitis aguda recurrente (RARS, por sus siglas en inglés). Algunos de ellos pueden presentar una deficiencia inmunológica humoral, la más frecuente de las cuales es la de IgA, pero también puede encontrarse una de IgG. Los defectos de los anticuerpos predisponen al paciente a la infección por microorganismos grampositivos encapsulados y algunos gramnegativos. Atención reciente se ha dado a la deficiencia de anticuerpos específicos, por la que los pacientes no pueden generar una respuesta suficiente de estos contra antígenos polisacáridos, lo que se valora por titulaciones basales de 14 antígenos polisacáridos capsulares de los neumococos. Por lo general, los pacientes deben mostrar cifras protectoras de 7/14 para considerarse inmunocompetentes al respecto, y en la práctica profesional de los autores, algunos (25%) aún presentan la deficiencia, a pesar de la vacunación (11).

Las deficiencias de anticuerpos contrastan con las de linfocitos T, que hacen al paciente más susceptible a las infecciones virales, micóticas y por protozoarios. Los defectos del componente terminal del complemento se relacionan con infecciones por especies de *Neisseria*. Por lo tanto, el tipo particular de deficiencia inmunológica dicta la naturaleza de los microorganismos infecciosos (9). Estas observaciones son en particular importantes en este ámbito de inmunodeficiencia adquirida amplia, en el que la sinusitis puede ser más atípica que en la población general. Los sujetos con VIH/sida pueden presentar CRS con una concentración de normal a elevada de IgE, pero ausencia de inmunidad para *S. pneumoniae*. Los cultivos dirigidos por rinoscopia pueden ser útiles para el diagnóstico y tratamiento de las infecciones atípicas.

Sinusitis micótica alérgica

La AFS es una entidad patológica diferente de la sinusitis micótica invasora, una infección fulminante con invasión de tejidos y rara cronicidad. En la AFS, sin embargo, la hipersensibilidad crónica a los hongos dematiáceos se relaciona con poliposis nasal, obstrucción y afección múltiple de los senos paranasales. Primero se consideró que el proceso inmunológico involucraba a la hipersensibilidad de tipos I, III o IVa$_2$ en la AFS, que también se notó en la aspergilosis broncopulmonar alérgica (12). En pruebas recientes se ha sugerido, no obstante, que la AFS es mediada de manera predominante por los eosinófilos y que los mecanismos de estimulación de TH2 (en especial la producción de IL-5), no mediados por IgE, son de máxima importancia (13).

El dato característico de la rinoscopia en la AFS clásica es un moco espeso, tenaz "similar a mantequilla de cacahuate", condensado dentro de uno o más senos paranasales. El estudio histopatológico de esta "mucina alérgica" revela la inclusión de eosinófilos, cristales de Charcot-Leyden (producto de la fragmentación de los eosinófilos) e hifas de hongos extramucosos. Si bien se pueden presentar destrucción y expansión óseas, la enfermedad con frecuencia máxima tiene una evolución lenta, progresiva y, por lo tanto, representa una forma única de CRS. De hecho, puede presentarse la AFS clásica en hasta 7% de los pacientes con CRS. La incidencia de poliposis nasal en esta afección es alta y, según algunas definiciones, se requiere para el diagnóstico. Los NP en combinación con mucina alérgica a menudo llevan a la obstrucción ostiomeatal secundaria. Asimismo, se puede detectar la IgE específica de hongos por pruebas cutáneas inmediatas o análisis *in vitro*.

Superantígenos

Un tema de investigación activa incluye la participación en la respuesta inmunológica de las enterotoxinas de *S. aureus* o la fisiopatología de la CRS. Además de causar ciliostasia (14), estas proteínas parecen tener la capacidad de actuar como "superantígenos", ya que pueden presentar enlaces cruzados con el complejo mayor de histocompatibilidad de clase II de las células presentadoras de antígenos y la región variable de la cadena β del receptor de linfocitos T, que da como resultado su activación en gran número (6). Además, se informa que esto produce una síntesis vigorosa de citocinas por los linfocitos TH2, incluyendo IL-4, IL-5, IL-13 y eotaxina, con formación concomitante de NP, datos que recalcan el principio de que aunque la CRS no es una enfermedad predominantemente infecciosa, los microorganismos pueden tener una participación significativa en su fisiopatología en los individuos susceptibles.

Inmunidad innata

Todos los procesos etiológicos antes mencionados dependen de la susceptibilidad del paciente a las infecciones, la exposición a antígenos o su capacidad de respuesta inmunológica. En ese contexto, en estudios recientes también se ha revisado la participación de las defensas inmunológicas innatas de las células epiteliales de la nariz y los senos paranasales en el desarrollo de la CRS (15). Asimismo, parece que las células epiteliales de las vías aéreas son participantes activas en forma inmunológica, que pueden responder a la exposición a los microbios. Defensas innatas notorias parecen involucrar a receptores similares a Toll, que median las respuestas proinflamatorias contra microbios y proteínas surfactantes.

Cualquier combinación de los factores inflamatorios y anatómicos antes descritos puede causar la imagen histopatológica de la CRS, un proceso proliferativo vinculado con fibrosis de la lámina propia y un infiltrado inflamatorio de eosinófilos, linfocitos y células plasmáticas. La inflamación crónica de la mucosa también puede inducir cambios de osteítis etmoidal (5). Aunque las causas precipitantes y potenciales de la CRS son multifactoriales, el resultado común es un ciclo por el que la obstrucción de los orificios de salida lleva a la estasis de las secreciones, la colonización microbiana y más cambios inflamatorios, con formación de NP en los individuos susceptibles.

◼ DIAGNÓSTICO DE LA RINOSINUSITIS CRÓNICA

La presencia de dos o más factores principales o uno mayor y dos menores (tabla 12-1) se considera "un antecedente sólido de rinosinusitis"; sin embargo, debe contarse con alguna valoración objetiva de la enfermedad (5). La purulencia nasal sola se considera diagnóstica de sinusitis y el estudio por rinoscopia puede documentar de forma clara este signo físico. Una corriente de moco purulento (fig. 12-3b) se puede hacer aparente debajo del cornete medio, y los especímenes tomados por endoscopia de esta secreción para cultivo son de utilidad particular para guiar la antibioticoterapia. Los datos de pólipos, cambios polipoides o inflamación de la mucosa, también sugieren CRS. En las guías actuales se sugiere que una o más de estas manifestaciones físicas de la CRS deben estar presentes para sustentar el diagnóstico. La endoscopia es, por lo tanto, crítica para la valoración de los pacientes que cumplen con los criterios sintomáticos de la CRS, que a menudo se confirma por TC, que quizá revele engrosamiento de la mucosa, opacificación de los senos paranasales o niveles hidroaéreos.

La clasificación de la sinusitis como aguda (< 12 sem), aguda recurrente o crónica, depende de los patrones

TABLA 12-1 FACTORES MAYORES Y MENORES PARA EL DIAGNÓSTICO DE LA RINOSINUSITIS

FACTORES MAYORES	FACTORES MENORES
Dolor/presión facial	Cefalea
Congestión/plenitud facial	Fiebre (en todas las formas no agudas de sinusitis)
Obstrucción/bloqueo nasal	Halitosis
Secreción/purulencia nasal	Fatiga
Goteo posnasal con cambio de color	Dolor odontológico
Hiposmia/anosmia	Tos
Purulencia de la cavidad nasal	Dolor/presión/plenitud del oído
Fiebre (solo en la sinusitis aguda)	

Adaptada de Lanza DC, Kennedy DW. Adult rhinosinusitis defined. *Otolaringol Head Neck Surg.* 1997; 117 Suppl): 1-7, con autorización.

temporales (5). Un diagnóstico de CRS requiere que persistan los signos y síntomas durante más de 12 sem. Los pacientes pueden también presentar exacerbaciones agudas de la CRS, durante las que experimentan empeoramiento de los signos y síntomas basales crónicos o la aparición de nuevos. Estos pacientes no tienen una resolución completa de los síntomas entre las exacerbaciones, a diferencia de aquellos con sinusitis recurrente aguda. Dada la naturaleza multifactorial de su etiología y la diversidad de signos y síntomas, se puede considerar a la CRS un síndrome. En general, la CRS es el índice más frecuente de FESS; el propósito de la intervención quirúrgica es eliminar la obstrucción anatómica que no ha respondido al tratamiento médico intensivo. La mejora resultante con la ventilación y el drenaje de los senos paranasales a menudo provee alivio de la inflamación y resolución de los síntomas.

Diagnóstico por rinoscopia

La endoscopia nasal es una extensión de la exploración física, que a menudo ofrece discernimiento significativo de los factores patológicos que actúan en la CRS. Durante siglos, el estándar de diagnóstico fue la visualización anterior con uso de un espejo nasal, y posterior con un espejo angulado colocado en la faringe. La rinoscopia con uso de un instrumento fibroóptico rígido, sin embargo, se considera más precisa y exhaustiva y puede hacerse con un costo relativamente razonable. En este sentido, se dispone de varios instrumentos para proveer visualización con diferentes ángulos de deflexión (fig. 12-5). El rinoscopio de grado 0, por ejemplo, aporta una vista directa con aumento de las estructuras de manera lineal enfrente de su punta. En contraste, uno de 30° permite valorar estructuras localizadas con una inclinación de 30° respecto del eje longitudinal del instrumento en dirección del bisel. La endoscopia flexible es preferible para comodidad del paciente. Antes de realizar la endoscopia se descongestiona la nariz tópicamente y se anestesia con una combinación de fenilefrina u oximetazolina (para descongestión) y lidocaína o pontocaína (para anestesia), que se administran en forma de aerosol. La

descongestión encoge temporalmente la mucosa nasal inflamada y permite un mejor acceso del rinoscopio hasta zonas críticas. La anestesia tópica mejora la comodidad del paciente y su colaboración durante el proceso. La mayoría de los endoscopistas explora las zonas clave en forma sistemática. Aparte del orden, deben hacerse intentos por visualizar los siguientes: tabique nasal, cornete y meato inferiores, cornete y meato medios, meato superior, receso esfenoetmoidal y la presencia de orificios accesorios.

En la exploración de los pacientes con antecedentes compatibles con sinusitis, las alteraciones patológicas específicas que no se hacen evidentes en una exploración con espejo, pueden detectarse mediante fibrorrinoscopia e incluyen pólipos del meato medio, pus, afecciones de los cornetes, alteraciones de la viscosidad del moco y sinequias (bandas cicatriciales). En la AFS, la mucina alérgica puede hacerse aparente, además de los NP: se detectan las anomalías anatómicas del tabique, los cornetes o los meatos, y pueden contribuir al desarrollo de la CRS al causar obstrucción de los orificios de los senos paranasales. En ausencia de síntomas y cambios inflamatorios de la mucosa, los datos aislados, como una desviación del tabique o un cornete ampolloso, se consideran incidentales. En cada caso particular, el cirujano debe valorar la contribución de las anomalías anatómicas al grado de afección patológica. Entonces, pueden abordarse aquellos factores que parezcan afectar el drenaje de los senos paranasales.

Una utilidad adicional de la rinoscopia diagnóstica es detectar la presencia de neoplasias benignas o malignas de la nariz y los senos paranasales, alteraciones que pueden causar obstrucción anatómica del drenaje de los senos y, así, producir síntomas de CRS. Las lesiones de sospecha que se observan por rinoscopia pueden estudiarse mediante biopsia bajo guía endoscópica, a menudo en el consultorio. El diagnóstico diferencial de los tumores de la nariz y los senos paranasales incluyen alteraciones benignas y malignas de las glándulas salivales, papiloma invertido y carcinomas de nariz y senos paranasales, entidades clínicas que son relativamente raras; su abordaje está fuera del alcance de este capítulo. No obstante, es

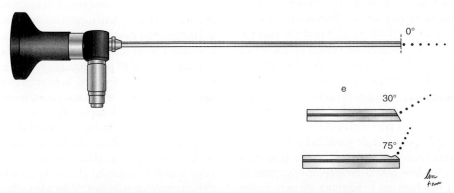

■ **FIGURA 12-5** Rinoscopios representativos. Nótese la variación en el ángulo de visualización de las puntas, entre 0, 30 y 75°.

importante señalar que la exploración por rinoscopia puede revelar alteraciones patológicas que tal vez no se sospechen en el interrogatorio y la exploración física iniciales de un paciente con síntomas de CRS.

Diagnóstico radiológico

Los estudios de imagen se han convertido en un elemento crítico para el diagnóstico de la sinusitis, la determinación del grado de afección inflamatoria y la valoración de la anatomía de la nariz y los senos paranasales; se discute con detalle en el capítulo 10. Para el momento en que se presentó la FESS en Estados Unidos en 1984, la TC se había convertido en la modalidad radiológica ideal para el diagnóstico de la sinusitis. Anteriormente, los estudios de imagen para la sinusitis eran de radiografía convencional y la politomografía por TC continúa siendo el estándar ideal con ventajas que continúan avanzando. En muchas instituciones el costo de una TC coronal de senos paranasales con infección es comparable con la de una serie de radiografías simples y provee mucho mayor claridad del detalle óseo. Con la tecnología cada vez mejor, la TC se hace más rápido y con menor dosis de radiación, por lo que sigue siendo una mejor modalidad de obtención de información eficaz, útil y segura. También se está usando con frecuencia cada vez mayor para la intervención quirúrgica guiada por imagen, en cuya práctica los datos se digitalizan en un sistema computacional y permiten al cirujano correlacionar los puntos anatómicos endoscópicos con los de la TC digitalizados (fig. 12-4) (16).

La resonancia magnética (RM) se ha ampliado ahora, con accesibilidad y alcance mayores durante los años recientes. Su utilidad para la obtención de imágenes de la nariz y los senos paranasales, no obstante, es limitada por su incapacidad de mostrar detalles óseos finos; sin embargo, es útil para la detección de la extensión de la enfermedad a compartimientos adyacentes, como el encéfalo y la órbita. En comparación con TC, la RM puede permitir distinguir mejor los procesos neoplásicos de los inflamatorios, y tal vez diferenciar con mayor precisión una enfermedad micótica respecto de otras de tipo inflamatorio (16).

La TC muestra con precisión el engrosamiento de la mucosa dentro de las cavidades de los senos paranasales y con profundidad en el OMC (16), el grado de engrosamiento óseo y la presencia de NP, niveles hidroaéreos y opacificación (fig. 12-4). También pueden determinarse el número y la localización de los senos paranasales afectados. De hecho, se han desarrollado varios sistemas de clasificación con el intento de graduar la gravedad de la sinusitis con base en tales variables (17). También se puede detectar la presencia de variaciones anatómicas óseas que pudiesen contribuir a la alteración patológica de la CRS. La TC debe considerarse como adyuvante de la rinoscopia, más bien que su sustituta. De importancia

máxima, la TC permite confirmar y documentar la obstrucción ostiomeatal. Un paciente con síntomas de sinusitis a pesar del tratamiento médico intensivo, con obstrucción del flujo de salida en una TC, es un candidato típico de la FESS.

▨ INTERVENCIÓN QUIRÚRGICA ENDOSCÓPICA FUNCIONAL DE LOS SENOS PARANASALES

Indicaciones

El tratamiento inicial de la CRS es médico y podría incluir cualquier combinación, de nebulizados nasales tópicos de esteroides, esteroides orales, antihistamínicos, descongestivos, antibióticos e irrigaciones salinas nasales, dependiendo de las causas adyacentes, que se describen en el capítulo 27. También están indicadas la identificación y evitación de los alérgenos causales. El tratamiento suele ser el ideal en casos no complicados, con un ciclo de antibiótico de amplio espectro, por lo general recomendado por un mínimo de 3 sem. Por lo tanto, debe señalarse que tal recomendación se basa en una opinión de consenso, más bien que en pruebas científicas con testigos. Las indicaciones quirúrgicas incluyen pansinusitis aguda, crónica o recurrente, poliposis nasal franca, mucocele, complicaciones orbitarias o craneales inminentes, infecciones micóticas, cefalea debilitante y disfunción olfatoria (18, 19). El contexto médico más frecuente para la FESS es de síntomas de rinosinusitis persistente a pesar de un ciclo ampliado de tratamiento médico, acoplado con la TC que muestra enfermedad inflamatoria. Hay algunos datos que sugieren que la FESS puede disminuir de manera significativa tanto el número de infecciones que requieren antibióticos como la gravedad del dolor facial o la cefalea en los pacientes con sinusitis aguda o recurrente con TC normal; se cree que este subgrupo presenta una enfermedad reversible de la mucosa nasal. Aunque la FESS puede tener participación en el tratamiento de pacientes sintomáticos cuidadosamente seleccionados con TC normal y supuesta afección *aguda recurrente*, más bien que CRS, no se ha definido la indicación exacta de intervención quirúrgica en esta población.

En casos de poliposis extensa, la intervención quirúrgica no es curativa, pero mejora los síntomas y la eficacia del tratamiento médico. Estos pacientes suelen requerir intervención quirúrgica de revisión y están sujetos al tratamiento tópico prolongado (y en ocasiones oral) con esteroides. Por lo tanto, la intervención quirúrgica se considera paliativa en estos casos, porque no puede abordar el proceso fisiopatológico subyacente (18), si bien mejora notoriamente la calidad de vida. La CRS pediátrica no complicada refractaria al tratamiento médico se considera solo una indicación relativa de la FESS, en cuyo caso el tratamiento ideal es la adenoidectomía, si hay aumento de volumen de las adenoides (21).

Estudios de imagen posoperatorios

No puede insistirse demasiado en la importancia de la TC preoperatoria, crucial ante la FESS, no solo para fines de diagnóstico, sino para demostrar la relación entre los senos paranasales y las estructuras críticas circundantes, como el encéfalo, la órbita y la arteria carótida. El sistema de senos paranasales etmoidales forma la base del cráneo, y los frontales, maxilares y etmoidales circundan la órbita (fig. 12-1). Los detalles anatómicos varían de un paciente a otro y deben correlacionarse con datos endoscópicos para la realización segura de la FESS (16). No obstante, es importante recordar que la TC representa solo un punto en el tiempo y, por lo tanto, no siempre predice la extensión de la enfermedad inflamatoria que se encontrará durante la intervención quirúrgica.

A menos que se esperen complicaciones orbitarias intracraneales, es preferible evitar intervenir quirúrgicamente en el contexto de las exacerbaciones agudas de los síntomas, para llevar al mínimo los riesgos de complicaciones, como la hemorragia perioperatoria. Además, se desalienta el uso del ácido acetilsalicílico y otros fármacos antiinflamatorios no esteroides en las 2 sem previas a la intervención quirúrgica. Para esto, se realizan los estudios preoperatorios usuales, incluidos los de laboratorio, radiografía de tórax, electrocardiografía y valoración cardiaca/pulmonar, según esté indicado. Para concluir, se habla con el paciente de las complicaciones potenciales de la FESS y se obtiene su consentimiento informado.

Procedimiento transoperatorio

Después de la administración de anestesia general o sedación, se aplican anestésicos y vasoconstrictores tópicos. Bajo visualización endoscópica se puede inyectar lidocaína con epinefrina por vía submucosa en puntos clave, lo que provee vasoconstricción y obvia la necesidad de planos más profundos de anestesia sistémica.

Cuando se considera que la desviación del tabique contribuye a la obstrucción de los orificios de los senos paranasales, se realiza una septoplastia (enderezamiento del tabique nasal). En algunos casos se requiere septoplastia para permitir el acceso quirúrgico (paso del endoscopio y pinzas) a las zonas posteriores de la cavidad nasal. Además, el cornete medio pudiese estar colapsado contra la pared nasal lateral y debe desplazarse en dirección medial, o incluso resecarse parcialmente para tener acceso al OMC. La misma situación puede ocurrir si el cornete está hipertónico o hay neumatización de un cornete ampolloso.

Cualquier NP se extirpa y se reseca la apófisis ganchosa para abrir el infundíbulo; se aspiran el pus u otros productos de mucina alérgica, o se retiran de las cavidades por irrigación. Casi siempre se puede hacer exéresis del tejido afectado a través de endoscopia endonasal,

aunque en ocasiones están indicadas incisiones externas adyuvantes. En la figura 12-6 se muestran los pasos representativos. El propósito de la FESS es resecar el tejido etmoidal inflamado y restablecer la ventilación en los senos paranasales más grandes afectados por ensanchamiento de sus orificios naturales, que rompen el ciclo de inflamación antes descrito. Asimismo, se eliminan las tabicaciones óseas y mucosas entre las celdas etmoidales para crear una cavidad sin obstrucciones. Los orificios de los senos maxilar, esfenoidal o frontal se pueden ensanchar y hacer extracción de NP o el moco condensado. La recuperación subsiguiente de la membrana mucosa restablece la depuración mucosa ideal a través de los orificios fisiológicos recientemente ensanchados (fig. 12-7). Cualquier material purulento encontrado en el transoperatorio se puede enviar para cultivo con el propósito de guiar el tratamiento antibiótico futuro, y el tejido resecado se envía a histopatología para su valoración.

La operación se puede hacer en un solo lado o ambos, y la extensión de la disección se ajusta de acuerdo con la intensidad de la enfermedad. Aunque en informes previos se sugiere que se puede disecar cada lado en tan poco como 5 a 20 min, en la práctica profesional reciente se dilucidó la importancia de conservar meticulosamente el revestimiento mucoso de la disección en las últimas cavidades, lo que a menudo prolonga el procedimiento. En los niños, los senos frontal y esfenoidal a menudo están subdesarrollados, por lo que solo suele requerirse una intervención etmoidal y maxilar inferior limitada. Como consecuencia de la anatomía más pequeña, la FESS pediátrica requiere una técnica más meticulosa (22). En la última década también se atestiguó la proliferación de la tecnología de dilatación con globo, por la que se pueden ampliar las vías de salida naturales de los senos maxilares, frontales y esfenoidales, sin necesariamente eliminar la afección inflamatoria en pacientes seleccionados. Estas técnicas pueden también incorporarse a la FESS tradicional como maniobras adyuvantes, para ayudar a localizar y ampliar los orificios de salida de los senos paranasales antes de la resección del proceso patológico (p. ej., pólipo).

Otras tendencias recientes incluyen el uso de endoprótesis de elución de esteroides bioabsorbibles después de la disección por FESS (23). En algunos estudios se sugirió que se relacionan con disminución de la poliposis, el desarrollo de tejido cicatricial que requiere lisis y la necesidad de esteroides orales, en el mes posoperatorio. Sin embargo, se requieren estudios aleatorios con testigos adicionales para dilucidar las evoluciones a largo plazo y qué subgrupos de pacientes tienen más probabilidad de beneficiarse. En total, si bien la utilidad de estas endoprótesis es claramente más que experimental en el momento de redactar este artículo, se trata de un tema donde se prevé innovación significativa.

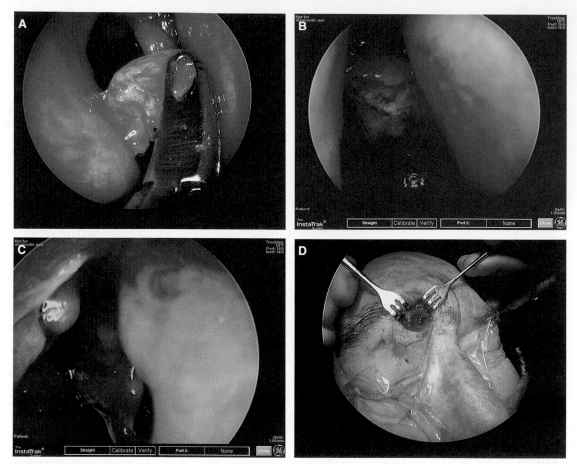

■ **FIGURA 12-6** Instrumentación quirúrgica. **A:** retiro de la apófisis ganchosa izquierda con una pinza endoscópica estándar. **B:** el microdesbridador cuenta con aspiración y un espacio de corte oscilatorio en la punta, un instrumento ideal para la resección de pólipos. **C:** mucina alérgica a hongos que se encuentra en la cavidad etmoidal, con cambios polipoides vinculados en la mucosa adyacente, con consistencia "similar a la de la mantequilla de cacahuate". **D:** aunque la intervención quirúrgica de los senos paranasales se hace con un abordaje endoscópico endonasal en la vasta mayoría de los pacientes, a veces son necesarios algunos externos para tratar un tumor o complicaciones inminentes, como la extensión a la órbita.

Tratamiento posoperatorio

Al paciente se le puede dar de alta en la tarde de la intervención quirúrgica, o mantenerse en observación durante la noche en el hospital. Por lo tanto, es necesaria la profilaxis con antibióticos contra el síndrome de choque tóxico si se colocan tapones nasales. Aproximadamente de 1 a 7 días después de la operación se retira cualquier tapón y se desbrida la cavidad posquirúrgica o las secreciones encostradas y la sangre, bajo guía endoscópica en el consultorio. La participación de la endoscopia de la nariz y los senos paranasales, por lo tanto, se extiende al periodo posoperatorio. Esta desbridación se repite dos o tres veces más durante las primeras semanas del posoperatorio, momento en que la cavidad etmoidal empieza a cubrirse de mucosa. Los senos paranasales más grandes quizá requieran hasta 6 semanas para su cicatrización, en particular en el contexto de la poliposis nasal (20, 24). Durante la recuperación a menudo se recomiendan los nebulizados salinos y los de

esteroides tópicos nasales. A los pacientes se les pide evitar el ejercicio y levantar cosas pesadas, durante 1 a 2 sem posoperatorias. Posterior a la serie inicial de desbridaciones, se programan consultas adicionales para rinoscopia diagnóstica a intervalos de 3 meses (18).

Complicaciones

La incidencia de complicaciones mayores por FESS va de 0 a 5% y sus ejemplos incluyen: escape de líquido cefalorraquídeo (LCR), lesión del conducto nasolagrimal, hemorragia que requiere transfusión, ceguera y meningitis; se presentan complicaciones menores en 4 a 29% de los casos, e incluyen sinequias, ingreso a la órbita, equimosis, enfisema orbitario y hemorragia menor (25).

Las sinequias son consideradas como la complicación más frecuente y ocurren en hasta 8% de los pacientes. En aquellos afectados, no obstante, solo 15% experimenta persistencia de los síntomas. Estas bandas cicatriciales

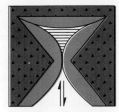

Mucosa sana con vía
de paso permeable

Mucosa enferma con
vía de paso alterada

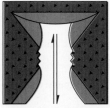
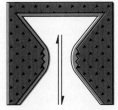

Intervención
quirúrgica del istmo

Recuperación de la
membrana mucosa

■ **FIGURA 12-7** Principio de la intervención quirúrgica endoscópica funcional. Después de la recuperación de la mucosa, el resultado es un orificio de salida natural dilatado. (Reimpresa de Wigand ME. *Endoscopic Surgery of the Paranasal Sinuses and Anterior Skull Base.* New York: Thieme; 1990; con autorización.)

suelen encontrarse entre la porción anterior del cornete medio y la pared nasal lateral, donde pueden causar estenosis funcional del meato medio (20). La incidencia y gravedad de la hemorragia posoperatoria se comunican como aumentadas en los pacientes con el síndrome de inmunodeficiencia adquirida y poliposis difusa, y en una revisión de casos (20).

Por fortuna, la hemorragia transoperatoria suele eliminarse por cauterización, con uso de anestésicos locales, y rara vez constituye un problema. Si la hemorragia altera la visualización del cirujano, no obstante, el procedimiento se da por terminado y se empaqueta la cavidad nasal. Por lo general, la pérdida sanguínea promedio es menor de 30 mL (20).

En 2 a 4% de los casos ocurre penetración de la órbita y en hasta 33% de ellos hay también enfisema orbitario. La ceguera, por fortuna, es rara, con una incidencia tan baja como de 0 en varios grupos grandes (19, 20, 25). Asimismo, puede ocurrir escape de LCR en hasta 1.4% de los casos (20), pero en manos diestras su incidencia es menor de 0.1% en grandes grupos (20, 24).

Pronóstico

En total, la FESS se considera exitosa en 80 a 90% de los casos después de al menos dos años de seguimiento (19, 20). Sin embargo, por lo general, se trata de un procedimiento paliativo en los pacientes con poliposis difusa.

En un estudio se informó que 55% de los pacientes con NP preoperatoria presentaba enfermedad persistente en el seguimiento a largo plazo, en promedio de 3 años y 5 meses (19). No obstante, es claro que la intervención quirúrgica tiene una participación definitiva en ellos, porque más de la mitad cursaba asintomático o mejoró de manera significativa y ninguno empeoró. Como pudiese esperarse, sin embargo, los resultados fueron mejores en aquellos con un menor grado de afección preoperatoria por NP (19).

La mayoría de los expertos considera que hay un vínculo entre el asma y la CRS, si bien los detalles de tal relación son poco claros. En estudios recientes se informó que los pacientes de CRS con asma dependiente de esteroides presentaban requerimientos notoriamente menores de esteroides después de la FESS. Los pacientes estudiados requirieron un promedio de 1 300 mg menos de prednisona y 21 días menos de tratamiento en el año siguiente a la FESS, en comparación con el previo (63 contra 84 días) (26). El uso de antibióticos también disminuyó de manera significativa después de la FESS (25). En otros estudios se comunicaron resultados similares. Por ejemplo, en uno, 40% de los pacientes con asma pudo discontinuar los esteroides después de la polipectomía nasal (27), y en otro grupo se mostró que 90% de los pacientes mejoraba en sus síntomas de asma 6.5 años después de la FESS (28). En algunos casos se ha especulado que el retiro de biofilms bacterianos durante la FESS pudiese ser parcialmente la causa de la mejoría del paciente (29).

La investigación continúa para explorar el impacto de la FESS sobre la calidad de vida específica de la enfermedad y la general, el sueño, la productividad laboral, el bienestar social/emocional y las afecciones comórbidas. En un reciente estudio multiinstitucional (30) se analizó a pacientes de tres grupos: de intervención quirúrgica ($n = 65$), tratamiento médico continuo solo ($n = 33$) o entrecruzamiento de pacientes con tratamiento médico elegibles después para intervención quirúrgica ($n = 17$). Todos se consideraron candidatos quirúrgicos y se les ofreció FESS, pero la selección del ciclo terapéutico fue decidida por el paciente. Al año de seguimiento se encontró una mayor frecuencia de mejoría en el grupo quirúrgico que en el médico, respecto a varios dominios valorados de acuerdo con el índice de discapacidad por rinosinusitis y la sintomatología de la sinusitis crónica, con uso de instrumentos de encuesta validados. La calidad de vida en el grupo con entrecruzamiento fue igual o de empeoramiento ligero hasta que el paciente procedió a someterse a la intervención quirúrgica, posterior a la cual se observó mejoría. En investigaciones adicionales por estos y otros autores se trató de determinar factores que permitan distinguir quiénes se benefician al máximo de la intervención quirúrgica en relación con la demografía de paciente, el fenotipo de la enfermedad y las alteraciones comórbidas.

RESUMEN

La CRS corresponde a un síndrome clínico relacionado con cambios inflamatorios persistentes y sintomáticos en la mucosa de la nariz y los senos paranasales. La rinoscopia y la TC de los senos paranasales pueden mostrar obstrucción asociada de la salida del moco. La intervención quirúrgica se reserva principalmente para el tratamiento de pacientes en quienes fracasa la terapéutica médica, que requieren reversión de la obstrucción congénita o adquirida del flujo de salida de los senos paranasales y el restablecimiento de la fisiología nasal normal. Los avances tecnológicos de la instrumentación rinoscópica han mejorado la precisión del diagnóstico y de la intervención quirúrgica en el consultorio. Antes del advenimiento de los endoscopios quirúrgicos, las operaciones en los senos paranasales eran de naturaleza destructiva, con alteración permanente de su fisiología. La precisión provista por la tecnología actual permite una intervención quirúrgica menos cruenta, en el intento por restablecer la función normal de las cavidades de los senos paranasales y hacer óptima la eficacia del tratamiento médico.

REFERENCIAS

1. Chandra RK, Conley DB, Kern RC. Evolution of the endoscope and endoscopic sinus surgery. *Otolaryngol Clin North Am*. 2009;42(5):747-752.
2. Messerklinger W. Background and evolution of endoscopic sinus surgery. *Ear Nose Throat J*. 1994;73:449-450.
3. Brietzke SE, Shin JJ, Choi S, *et al*. Clinical consensus statement: pediatric chronic rhinosinusitis. *Otolaryngol Head Neck Surg*. 2014;151(4):542-553.
4. McCaffrey TV. Functional endoscopic sinus surgery: an overview. *Mayo Clin Proc*. 1993;68:571-577.
5. Peters AT, Spector S, Hsu J, *et al*; Joint Task Force on Practice Parameters, representing the American Academy of Allergy, Asthma and Immunology, the American College of Allergy, Asthma and Immunology, and the Joint Council of Allergy, Asthma and Immunology. Diagnosis and management of rhinosinusitis: a practice parameter update. *Ann Allergy Asthma Immunol*. 2014;113:347-385.
6. Tan BK, Klingler AI, Poposki JA, *et al*. Heterogeneous inflammatory patterns in chronic rhinosinusitis without nasal polyps in Chicago, Illinois. *J Allergy Clin Immunol*. 2017;139(2):699-703.e7.
7. Fairbanks DNF, ed. *Antimicrobial Therapy in Otolaryngology-Head and Neck Surgery*. 14th ed. Alexandria, VA: American Academy of Otolaryngology-Head and Neck Surgery Foundation; 2007.
8. Brook I. Microbiology of chronic sinusitis. *Eur J Clin Microbiol Infect Dis*. 2016;35:1059-1068.
9. Tajudeen BA, Schwartz JS, Palmer JN. Understanding biofilms in chronic sinusitis. *Curr Allergy Asthma Rep*. 2016;16:10.
10. Ramakrishnan VR, Hauser LJ, Feazel LM, *et al*. Sinus microbiota varies among chronic rhinosinusitis phenotypes and predicts surgical outcome. *J Allergy Clin Immunol*. 2015;136:334-342.
11. Kashani S, Carr TF, Grammer LC, *et al*. Clinical characteristics of adults with chronic rhinosinusitis and specific antibody deficiency. *J Allergy Clin Immunol Pract*. 2015;3:236-242.
12. Osguthorpe JD, Derebery MJ, eds. Allergy management for the otolaryngologist. *Otolaryngol Clin North Am*. 1998;31(1):1-219.
13. Pant H, Schembri MA, Wormald PJ, *et al*. IgE-mediated fungal allergy in allergic fungal sinusitis. *Laryngoscope*. 2009;119(6):1046-1052.
14. Min YG, Oh SJ, Won TB, *et al*. Effects of staphylococcal enterotoxin on ciliary activity and histology of the sinus mucosa. *Acta Otolaryngol*. 2006;126(9):941-947.
15. Ooi EH, Wormald PJ, Tan LW. Innate immunity in the paranasal sinuses: a review of nasal host defenses. *Am J Rhinol*. 2008;22:13-19.
16. Meltzer EO, Hamilos DL, Hadley JA, *et al*. Rhinosinusitis: developing guidance for clinical trials. *J Allergy Clin Immunol*. 2006;118(5 Suppl):S17-S61.
17. Zinreich SJ. Rhinosinusitis: radiologic diagnosis. *Otolaryngol Head Neck Surg*. 1997;117(Suppl):27-34.
18. Lund VJ, Kennedy DW. Staging for rhinosinusitis. *Otolaryngol Head Neck Surg*. 1997;117(Suppl):35-40.
19. Danielsen A, Olofsson J. Endoscopic endonasal surgery—a long-term follow-up study. *Acta Otolaryngol*. 1996;116:611-619.
20. Tan BK, Lane AP. Endoscopic sinus surgery in the management of nasal obstruction. *Otolaryngol Clin North Am*. 2009;42(2):227-240.
21. Cook PR, Nishioka GJ, Davis WE, *et al*. Functional endoscopic sinus surgery in patients with normal computed tomography scans. *Otolaryngol Head Neck Surg*. 1994;110:505-509.
22. Lusk RP, Stankiewicz JA. Pediatric rhinosinusitis. *Otolaryngol Head Neck Surg*. 1997;117(Suppl):53-57.
23. Huang Z, Hwang P, Sun Y, *et al*. Steroid-eluting sinus stents for improving symptoms in chronic rhinosinusitis patients undergoing functional endoscopic sinus surgery. *Cochrane Database Syst Rev*. 2015;6:CD010436.
24. Chen B, Antunes MB, Claire SE, *et al*. Reversal of chronic rhinosinusitis-associated sinonasal ciliary dysfunction. *Am J Rhinol*. 2007;21(3):346-353.
25. Ramadan HH, Allen GC. Complications of endoscopic sinus surgery in a residency training program. *Laryngoscope*. 1995;105:376-379.
26. Palmer JN, Conley DB, Dong DG, *et al*. Efficacy of endoscopic sinus surgery in the management of patients with asthma and chronic rhinosinusitis. *Am J Rhinol*. 2001;15:49-53.
27. English G. Nasal polypectomy and sinus surgery in patients with asthma and aspirin idiosyncrasy. *Laryngoscope*. 1986;96:374-380.
28. Senior BA, Kennedy DW, Tanabodee J, *et al*. Long-term impact of functional endoscopic sinus surgery on asthma. *Otolaryngol Head Neck Surg*. 1999;121:66-68.
29. Sanclement JA, Webster P, Thomas J, *et al*. Bacterial biofilms in surgical specimens of patients with chronic rhinosinusitis. *Laryngoscope*. 2004;115:578-582.
30. Smith TL, Kern R, Palmer JN, *et al*. Medical therapy vs surgery for chronic rhinosinusitis: a prospective, multi-institutional study with 1-year follow-up. *Int Forum Allergy Rhinol*. 2013;3:4-9.

CAPÍTULO 13

Principios del tratamiento inmunológico de las enfermedades alérgicas por antígenos extrínsecos

LESLIE C. GRAMMER Y KATHLEEN E. HARRIS

■ INTRODUCCIÓN

Las enfermedades alérgicas se tratan, por lo general, mediante tres modalidades: evitación de alérgenos, uso de fármacos e inmunoterapia. En el tratamiento farmacológico se incluyen los capítulos relacionados con enfermedades alérgicas no específicas y en aquellos dedicados a las clases específicas de fármacos. Las intervenciones inmunológicas, la evitación de alérgenos y la administración de inmunoterapia son temas de este capítulo.

■ RIESGO DE EXPOSICIÓN A LOS ALÉRGENOS

La sensibilización y la exposición a una diversidad de alérgenos se ha vinculado con el asma en los niños y los adultos jóvenes en numerosos estudios, con cocientes de probabilidad de 3 a 19 (1). La importancia de la alergia no varía con su localización geográfica. En este sentido, se ha informado de sensibilización a los ácaros del polvo casero como factor de riesgo del asma en climas húmedos, como los de Georgia, Virginia, Australia, Nueva Zelanda y Gran Bretaña (2). En climas más secos, como los de Suecia (3) y Nuevo México (4), la sensibilización a la caspa de perro y gato se ha vinculado con un mayor riesgo de asma. Los niños de regiones urbanas que se sensibilizan a los alérgenos de cucaracha (5) o roedores (6) tienen un mayor riesgo de asma. Todos estos estudios sugieren que evitar la sensibilización pudiese disminuir la predisposición al asma. Por desgracia esto no siempre es simple. Por ejemplo, incluso si se evitan cucarachas y mascotas en casa, el polvo de la escuela puede tener concentraciones muy altas de esos alérgenos (5, 7), con sensibilización resultante.

■ EVITACIÓN DE LOS ANTÍGENOS

Por la interacción de los antígenos con un anticuerpo ocurren enfermedades alérgicas, que da como resultado la liberación de mediadores y citocinas, que afectan a los órganos objetivo. Si se puede evitar la exposición al antígeno o alérgeno, no ocurre interacción alguna de anticuerpo con antígeno y, por lo tanto, no hay manifestaciones de enfermedad alérgica. En consecuencia, el primer propósito del tratamiento de la alergia es eliminar el alérgeno, si es posible. En el caso de ciertos alérgenos, su eliminación se puede lograr bastante bien. Por ejemplo, un individuo sensible a la caspa de gato o perro u otras proteínas animales, no debería tener uno de estos en casa, si el propósito es eliminar por completo los síntomas. Asimismo, se ha informado de intervenciones ambientales individualizadas y amplias en casa para disminuir la exposición a los alérgenos intramuros, con disminución resultante de la morbilidad asociada con el asma.

Ácaros del polvo casero

En el caso de la alergia a los ácaros del polvo casero, no es posible su evitación en la mayoría de los climas, pero sí puede aminorarse el grado de exposición a esos alérgenos. En la tabla 13-1 se enlistan medidas de eliminación de los ácaros del polvo casero en un parámetro de práctica profesional reciente (8).

La eficacia de la eliminación de los alérgenos de los ácaros en las camas mediante cubiertas está bien establecida (9), pero como medida aislada posiblemente no sea eficaz. Por lo tanto, se recomienda lavar la ropa de cama cada semana, pero no es necesaria una temperatura alta. El agua caliente en casa debe mantenerse debajo de 49 °C para disminuir al mínimo el riesgo de escaldaduras (8); se sabe bien que la alfombra es un reservorio de ácaros; se prefieren los pisos pulidos, en especial en la recámara (10). En varios estudios se informa del vínculo entre la humedad intramuros y la concentración de los alérgenos del polvo, motivo por el que la humedad relativa en casa debería mantenerse por debajo de 50%.

En relación con los ionizadores o dispositivos de filtrado, incluyendo los filtros de partículas del aire de alta eficacia (HEPA, por sus siglas en inglés), los datos son controvertidos. Aunque la limpieza de las alfombras con vapor, o el uso de acaricidas, puede eliminar

TABLA 13-1 MEDIDAS PARA DISMINUIR LA EXPOSICIÓN A LOS ÁCAROS DEL POLVO CASERO
Cubrir almohadas, colchones y bases de muelles con materiales no permeables a los alérgenos (tejido de poro fino < 10 μm)
Lavar la ropa de cama semanalmente en agua a < 49 °C o procesarla en seco a ≥ 54 °C durante 10 min
Mantener la humedad intramuros en 35-50%
Aspirado regular con filtros HEPA o ventilación al exterior
Informar a los pacientes que las alfombras son reservorios de ácaros; por lo que se prefieren los pisos pulidos (p. ej., de linóleo, madera dura, terrazo) como ideales, de importancia especial en la recámara
No recomendar el uso de acaricidas o filtros de HEPA solos
Desalentar las camas tipo litera
HEPA, de alta eficacia para partículas del aire.

los ácaros, su disminución tiende a ser incompleta o de corta duración. La congelación de los animales de peluche, las cobijas o sábanas debería ser eficaz, pero no hay informes de estudios con testigos (8). No obstante, se requiere el lavado para eliminar los alérgenos de estos artículos. La limpieza con aspiradora ayuda a disminuir la carga total de alérgenos (10).

Esporas de mohos

La exposición a las esporas de mohos puede disminuirse mediante precauciones ambientales (11). El paciente debe evitar ingresar a graneros, segar pastos y rastrillar hojas, por sus altas concentraciones de esporas de mohos. Los mohos intramuros son en particular prominentes en los ambientes húmedos. Baños, cocinas y sótanos requieren ventilación adecuada y limpieza frecuente. Si la casa del paciente cuenta con humidificador, debe limpiarse con regularidad, de modo que no haya oportunidad para la proliferación de mohos. La humedad idealmente debe estar entre 35 y 50%. Los elementos estructurales o el mobiliario dañados por el agua, deben ser reemplazados por completo para evitar la proliferación de mohos. En este sentido, se requieren estudios con mayor regulación para valorar las intervenciones respecto de los efectos en la salud relacionados con los hongos (11).

Alérgenos de cucarachas

Puede ser muy difícil eliminar la exposición a los alérgenos de cucarachas, en especial en regiones urbanas. El parámetro de práctica profesional del 2013 brinda alguna recomendación en cuanto a la disminución de la exposición a las cucarachas (5), que se puede llevar al mínimo respecto de sus alérgenos para disminuir el riesgo de sensibilización, enfermedad alérgica y morbilidad por asma. El número de cucarachas se puede vigilar mediante el uso de trampas pegajosas; debe haber mitigación de los factores que se sabe facilitan la persistencia de poblaciones de cucarachas: alimentos, agua y vías de ingreso; deben usarse los pesticidas cuidadosamente; lo ideal es que un exterminador profesional participe en un programa de tratamiento integral de plagas, y además deben eliminarse o limpiarse los reservorios de contaminantes de cucarachas.

Alérgenos de animales con pelo

Un parámetro de práctica profesional del 2012 con relación a los animales con piel peluda ofrece varias recomendaciones acerca de la disminución de su exposición (7). La mejor manera de tratar la alergia a perros y gatos es evitarlos. Para disminuir la exposición a los alérgenos de gato puede ser útil una combinación de las siguientes medidas: eliminar los reservorios, usar limpiadores de aire HEPA, una mejor ventilación, y las cubiertas de colchones y almohadas. Las siguientes medidas pueden disminuir la caspa de perros y gatos del aire y sobre las superficies, pero no está demostrado su beneficio clínico: aplicación de ácido tánico o hipoclorito de sodio. Debido a que hay uno o más alérgenos en todos los perros y gatos, no debe decirse a los pacientes que es seguro conseguir un gato o perro no alergénico.

Alérgenos de roedores

La exposición a roedores puede causar sensibilización y enfermedad alérgica; hay un número limitado de estrategias de evitación basadas en pruebas (6): debe hacerse una modificación del hábitat para retirar agua, alimentos, refugio y medios de ingreso a los roedores. Las trampas para roedores constituyen una forma para eliminarlos de los edificios infestados. Si otras intervenciones no son eficaces, se usarán raticidas como parte de una técnica de manejo de plagas integrada. En términos de manejadores de animales de laboratorio, se disminuye la exposición a los alérgenos de roedor mediante una regulación de ingeniería, entrenamiento del personal y equipo de protección.

Otros alérgenos inhalatorios

Otros alérgenos aéreos, como árboles, césped y pólenes de ambrosia, no se pueden evitar, excepto manteniéndose fuera de las regiones geográficas donde hacen su polinización. Para la mayoría de los individuos esto es impráctico desde los puntos de vista social y económico. El acondicionamiento y los sistemas de filtrado del aire, las duchas y el cambio de ropas disminuyen, pero no eliminan, la exposición a estos pólenes.

■ INMUNOTERAPIA

La *inmunoterapia*, un término introducido por Norman y cols. (12), no implica un mecanismo, consta de la administración del alérgeno ante el que el paciente presenta una hipersensibilidad inmediata de tipo I, quien, como resultado, puede tolerar la exposición al alérgeno con menos síntomas. No se ha establecido definitivamente el mecanismo por el que ocurre esta mejora. Sin embargo, con el transcurso de los años se han postulado varios mecanismos que contribuyen. La inmunoterapia se usó primero por Noon y Freeman, quienes observaron que el polen era la sustancia etiológica de la rinitis estacional y que la inmunización resultaba eficaz para el tratamiento de diversas enfermedades infecciosas, incluidas tétanos y difteria.

En forma empírica se usó la inmunoterapia por los médicos en los siguientes 40 años. Cooke (13) notó que la reactividad cutánea no era impedida por las inyecciones de alérgenos, y también descubrió un factor sérico que llamó "anticuerpo bloqueador" en el suero de los pacientes sometidos a inmunoterapia (14), que podía inhibir la transferencia pasiva del anticuerpo alérgico descrito por Prausnitz y Kustner. Sin embargo, no hubo una relación constante entre las titulaciones de anticuerpos bloqueadores y el alivio de los síntomas.

El primer estudio con testigos de la eficacia de la inmunoterapia por Bruun (15) se publicó en 1949. En un breve periodo se desarrollaron técnicas *in vitro* para valorar de manera objetiva los resultados de la inmunoterapia. Muchos cambios inmunológicos ocurren como resultado de la inmunoterapia (tabla 13-2), pero se desconoce cuáles son las causas de su eficacia (16), y de la que hay dos tipos generales: subcutánea (SCIT, por sus siglas en inglés) y sublingual (SLIT, por sus siglas en inglés).

SCIT y SLIT

En general, la inmunoterapia está indicada para una enfermedad clínicamente significativa, cuando los métodos usuales de evitación y medicamentos son inadecuados para aliviar los síntomas (tabla 13-3). La inmunoterapia se considera eficaz para aliviar los síntomas de la rinitis, el asma y la conjuntivitis alérgicos, y la sensibilidad a los himenópteros, temas que se incluyen en los capítulos 15, 19, 26 y 28, respectivamente; hay pruebas limitadas de que la inmunoterapia sea eficaz para la dermatitis atópica.

El estándar ideal ha sido la SCIT; en las últimas tres décadas se estudió la SLIT y se informó que era una alternativa segura y eficaz (18). En contraste con la farmacoterapia, SCIT y SLIT en realidad modifican la enfermedad, y se ha comunicado que proveen beneficios que pueden durar años después de su discontinuación. Además de mejorar los síntomas presentes de la rinitis alérgica, la conjuntivitis y el asma, se ha comunicado que SCIT y SLIT previenen las nuevas sensibilizaciones alérgicas, así como el desarrollo del asma en los pacientes con rinitis (19-21). Si bien no ha habido estudios grandes de comparación frontal de SCIT y SLIT, la mayoría de los metaanálisis sugiere que la primera es más eficaz, y la segunda, más segura (22). En Estados Unidos, los únicos tratamientos aprobados por la Food and Drug Administration (FDA) son los comprimidos de alérgenos, únicos de césped y ambrosia (23).

Ha habido varias revisiones sistemáticas (SR, por sus siglas en inglés) de Cochrane respecto de comparación de la eficacia y seguridad de SCIT y SLIT con un placebo. En la rinitis estacional tratada con SCIT, 51 de 1 111 publicaciones contienen los criterios de inclusión (24). En ambas hubo una disminución significativa, las calificaciones de síntomas y medicamentos, y la mayoría

TABLA 13-2 CAMBIOS CON LA INMUNOTERAPIA

Aumento de IgA e IgG específicas del alérgeno, en especial la IgG4

Disminución de la IgE específica del alérgeno después del tratamiento prolongado

Disminución del incremento estacional de una IgE específica

Disminución de IL-4 e IL-13 de las células efectoras

Disminución de la liberación de histamina por los basófilos inducida por el alérgeno

Aumento de los linfocitos T reguladores (CD4+, CD25+, FoxP3+) que producen IL-10, TGF-β, o ambos

Disminución de la respuesta de la piel, las conjuntivas y la mucosa respiratoria al reto con alérgenos

Cambios de los linfocitos CD4+ del fenotipo T_H2 al T_H1

Disminución de los complejos alérgeno-IgE por los linfocitos B CD23+, que disminuye la presentación de antígenos

TABLA 13-3 INDICACIONES PARA INMUNOTERAPIA PARA ALÉRGENOS AÉREOS

Enfermedad mediada por IgE (rinitis alérgica, conjuntivitis alérgica o asma alérgica)
Sintomatología importante en términos de duración y gravedad
No es posible evitarla
Tratamiento farmacológico insatisfactorio
La disponibilidad de extracto de alta potencia, horario de dosificación adecuado y cumplimiento del paciente

IgE, Inmunoglobulina E.

de las reacciones adversas fue leve. En el grupo de SCIT se presentaron 19 sucesos que requirieron epinefrina (0.13% de 14 085 inyecciones) y uno en el grupo de placebo (0.01% de 8 278 inyecciones). Asimismo, se informó de una SR de Cochrane de la SCIT para la rinitis perenne (25). Si bien no hubo efectos sobre las calificaciones de los medicamentos, sí una disminución significativa de las calificaciones de los síntomas, así como de las combinadas, de síntomas y medicamentos, en el grupo de SCIT. La mayoría de la reacciones fue leve. Sin embargo, ocurrieron ocho de grado 4 y todas en el grupo de SCIT. En una SR de Cochrane se valoró la SLIT como tratamiento de la rinitis alérgica, estacional o perenne (26). En ambas calificaciones se encontraron disminuciones significativas, de requerimiento de medicamentos y síntomas, en los pacientes tratados con SLIT. La mayoría de las reacciones fue leve, de prurito local, que se resolvió en 1 sem más o menos; hubo 93 crisis documentadas de sibilancias o empeoramiento del asma y ninguna de las reacciones comunicadas requirió el uso de epinefrina. También hay una SR de Cochrane de valoración de la SLIT para el asma, donde se concluye que la ausencia de datos de resultados importantes, como la exacerbación del asma y la calidad de vida, limita la capacidad de sacar una conclusión clínica útil (27). En un metaanálisis de SCIT en el asma se concluyó que la inmunoterapia era eficaz (28).

Selección de los alérgenos

Los alérgenos aéreos que suelen usarse en la inmunoterapia de la rinitis o el asma alérgicas, incluyen extractos de ácaros del polvo casero, esporas de mohos y polen de árboles, pastos y malezas. Las especies de polen varían de acuerdo con la localización geográfica, y se puede obtener información acerca de la aerobiología regional en el capítulo 7 y en sitios de internet, como el del National Allergy Bureau (http://www.aaaai.org/nab). Debido a que la población es bastante móvil, es práctica usual realizar una prueba cutánea y tratar con alérgenos comunes importantes de afuera de la localización geográfica del médico, así como aquellas en el ambiente local. Por ejemplo, no hay grama común

en Chicago. Sin embargo, es un alérgeno potente en el sureste de Estados Unidos, Hawái, México y el Caribe, donde las personas con frecuencia vacacionan. Por lo tanto, se usa en las pruebas cutáneas y en el tratamiento de pacientes en Chicago. En la valoración de la alergia de un paciente, se le somete a pruebas cutáneas con diversos alérgenos, que tienen varias ventajas sobre los inmunoanálisis *in vitro*. Los resultados de las pruebas cutáneas están disponibles de inmediato, se puede usar una variedad de extractos de alérgenos y se trata una respuesta biológica importante. Con anterioridad las pruebas cutáneas eran más sensibles, pero eso ya no es válido (29). Sin embargo, debido a otras ventajas, se prefieren las pruebas cutáneas para el diagnóstico de la sensibilidad mediada por IgE (30). Si los antecedentes de exacerbaciones de un paciente corresponden con la reactividad ante las pruebas cruzadas, quizá se beneficie de la inmunoterapia. Por ejemplo, alguien con una prueba cutánea positiva para el césped, rinorrea y prurito palatino en mayo o junio en el medio oeste de Estados Unidos, se beneficiará de la inmunoterapia con polen de césped. En contraste, un paciente con una prueba cutánea positiva para césped aislada y con síntomas perennes de rinorrea y congestión nasal es probable que presente una rinitis vasomotora y no se beneficiará de la inmunoterapia.

Muchos pacientes presentan rinitis o asma alérgica por varios tipos de caspa de animales, en quienes su evitación es la medida terapéutica más apropiada. En algunos casos, tal evitación es inaceptable y se puede administrar inmunoterapia con caspa de animales. Los pacientes muy sensibles a los extractos de caspa pueden tener problemas con las reacciones locales o sistémicas, por lo que es difícil alcanzar dosis clínicamente eficaces (31).

Aspectos técnicos

Potencia de los extractos y comprimidos de alérgenos

La preparación y distribución de estratos de alérgenos, también llamadas *vacunas*, es regulada en Estados Unidos por la Food and Drug Administration (FDA), el

Center for Biologics Evaluation and Research (CBER), agencia donde se desarrollaron estándares de referencia por varias vacunas de alérgenos y cúmulos de suero de referencia para usarse por los fabricantes con el fin de estandarizar las vacunas. La potencia se establece inicialmente por una técnica de titulación de punto terminal llamada método EAL ID_{50} ("**I**ntradermal **D**ilution for **50** mm sum of **E**rythema determines the bioequivalent **AL**lergy units"). Con base en sus resultados, se asigna al extracto una potencia en unidades de alergia biológica (BAU, por sus siglas en inglés). A continuación, los fabricantes de extractos de alérgenos usan análisis *in vitro* para comparar sus extractos con los de referencia de CBER y se asigna una potencia en BAU con base en tales pruebas, con frecuencia máxima, por inhibición del ensayo por inmunoabsorción ligado a enzimas (ELISA, por sus siglas en inglés) (32). Dos extractos de ácaros del polvo, el comprimido de pasto Timothy SLIT disponible en Estados Unidos y ocho extractos de césped, fueron estandarizados en esta forma. Los cinco comprimidos de alérgenos de moho de césped disponibles en Estados Unidos están estandarizados por unidades de "índice de reactividad" (IR). Un extracto de alérgeno contiene 100 unidades IR si induce un avance de 7 mm de diámetro de la roncha (media geométrica) en 30 pacientes sensibilizados. Los extractos de ambrosia corta y gato (de ambos, pelo y piel) están estandarizados por el contenido de alérgenos mayores, en unidades por mililitro de *Amb a* 1 o de *Fel d 1*, respectivamente. En la actualidad no se requiere que se estandaricen otros preparados de alérgenos aéreos fabricados en Estados Unidos y hay varios sistemas de asignación de unidades (tabla 13-4).

Ninguno de los sistemas de asignación de unidades comunes, unidad de nitrógeno de proteínas (PNU, por sus siglas en inglés) o de peso por volumen (P/V), es necesariamente índice de la potencia, que se puede obtener de diversas formas: titulación del punto terminal primario, inhibición de inmunoanálisis o contenido de un alérgeno importante, como el E de ambrosia (*Amb a 1*) o

el Fel *d* 1 de extractos de gato (16). Además, se desarrollaron los extractos estándar, incluyendo los de ambrosia corta y *Dermatofagoides pteronyssinus*, por el subcomité de estandarización de alérgenos de la International Union of Inmunologic Societies (32). Estos extractos se han estudiado ampliamente en cuanto a su contenido de alérgenos y propiedades inmunológicas y se les asignan unidades internacionales (UI) arbitrarias. Hasta que se puedan establecer estándares de referencia y la cuantificación exacta de la potencia de todos los extractos, se continuarán usando métodos menos exactos, como el de P/V.

Esquema de dosis de SLIT

Por otro lado, hay dos preparados de alérgenos que, en general, se usan para la SLIT. Uno, en gotas, corresponde a una solución acuosa glicerinada, que se mantiene bajo la lengua durante un tiempo específico; después, el resto del líquido se deglute o expectora. La dosis de alérgeno usada en los estudios de gotas de SLIT varía por más de mil tantos, sus resultados no son de parámetros uniformes y los preparados con frecuencia no se estandarizan. Debido a la variabilidad de los estudios publicados, no hay un esquema de dosis único de gotas de SLIT.

Otro preparado, de comprimidos de SLIT, corresponde a las formas farmacéuticas capaces de disolverse que se colocan bajo la lengua, hasta que lo hacen por completo. Los comprimidos de SLIT disponibles en Estados Unidos están estandarizados, así como sus esquemas de dosis, con informes de eficacia para la rinitis alérgica (33). El comprimido de ambrosia contiene 12 μg de *Amb a* 1 y tiene aprobación de uso en pacientes con edades de 18 a 65 años. El comprimido de pasto Timothy (de 5 a 65 años) contiene 2 800 BAU y el comprimido de césped de cinco alérgenos (para edades de 10 a 65 años) contiene 100 a 300 unidades IR. El comprimido de 100 IR es de modificación de dosis ascendente en los niños de 10 a 17 años. Además, se dispone de esquemas de dosis en los insertos del empaque del

TABLA 13-4 SISTEMAS DE UNIDADES PARA EXTRACTOS DE ALÉRGENOS

SISTEMAS DE UNIDADES	ORIGEN DE LA UNIDAD
Cociente de peso-volumen (P/V)	Peso (en g) extraído, por volumen (en mL)
Unidades de nitrógeno proteico (PNU)	0.01 μg de nitrógeno de proteínas
Unidades de alergia biológica (BAU)	Con base en una prueba cutánea promedio y el punto terminal de individuos alérgicos
Unidades de alérgeno mayor	Con base en la cantidad de un alérgeno mayor en el extracto
Unidad biológica (BU)	Con base en pruebas cutáneas de punto terminal con relación a la histamina
Unidad internacional (UI)	Con base en análisis *in vitro* con relación a preparados alérgenicos estándar de la Organización Mundial de la Salud

producto; no hay fases de estructuración, excepto para niños de 10 a 17 años, con uso del comprimido de césped de cinco alérgenos. En general, los comprimidos se administran una vez al día, con inicio 3 a 4 meses antes de la temporada de polen y se continúan durante esta. La primera dosis se administra bajo observación médica durante al menos 30 min; se toman dosis subsiguientes a diario, preferentemente a la misma hora.

A los pacientes debe informarse acerca de los posibles efectos adversos: los locales en mucosas incluyen prurito y edema bucales, de lengua, bucofaríngeo e incluso anafilaxia. La esofagitis eosinofílica también ha sido motivo de informe (34). Al paciente se le recomienda contar con un dispositivo de autoinyección de epinefrina, y a quienes presentan inflamación bucal (p. ej., úlceras, intervenciones quirúrgicas odontológicas), que interrumpan la SLIT hasta que la inflamación desaparezca por completo. Los comprimidos están contraindicados en los pacientes cuyo asma es grave no regulada o inestable. Aún no se define la duración óptima del tratamiento con comprimidos de SLIT.

Esquema de dosis de SCIT

Los extractos de alérgenos pueden administrarse en forma individual o mezclarse en una ámpula. Esto es, un paciente que recibe inmunoterapia contra el polen de césped y tres pólenes, pudiese recibir dos inyecciones, una para el de césped y otra para el polen de arbórea, o una que contenga ambos pólenes, de césped y arbóreo. Este último es casi siempre preferible para comodidad del paciente. Debido a que los extractos de mohos contienen proteasas, que pueden influir en otros extractos, como los de pólenes y ácaros del polvo, algunos autores recomiendan administrar el moho en inyección separada (16). La mayoría de los médicos en Estados Unidos administra la inmunoterapia contra alérgenos por vía subcutánea, con inicio de las inyecciones una a dos veces por semana (16). Las pruebas actuales sugieren que el tratamiento con dosis mayores de extractos de polen dan lugar a una mejor disminución a largo plazo de los síntomas clínicos, y retos inmunológicos mayores, que el tratamiento de dosis baja. En general, se requieren de 15 a 25 μg en una proteína alérgena mayor para la mejora clínicamente significativa de las calificaciones de los síntomas o de los medicamentos (35). No hay datos claros acerca de la duración óptima de la continuación de la inmunoterapia. La mayoría de los pacientes que se mantiene con inmunoterapia y muestra mejoría en tres temporadas anuales de polinización, continúa manteniéndola incluso cuando se discontinúan las inyecciones (16). Los pacientes que no responden después de recibir dosis de mantenimiento de inmunoterapia durante un año, tienen poca probabilidad de mejorar con algún tratamiento adicional. Por lo tanto, debe discontinuarse

la inmunoterapia en quienes no han tenido una mejoría apreciable después de 1 año completo de dosis de mantenimiento.

El método más frecuente de administración de inmunoterapia perenne es por vía subcutánea, con un esquema similar al de la tabla 13-5. Los pacientes muy sensibles deben iniciar con 1:100 000 P/V. Las inyecciones se administran cada semana hasta que se alcance una de mantenimiento de 0.50 mL de 1:100 P/V, punto en el que se pueden incrementar los intervalos entre inyecciones hasta 2 y 3 sem, y, finalmente, cada mes. Cuando se administra una nueva ámpula de extracto a un paciente que recibe una dosis de mantenimiento de 0.50 mL de 1:100 P/V, se disminuirá el volumen a casi 0.35 mL y se aumentará por 0.05 mL en cada inyección, hasta alcanzar 0.50 mL, cuyo motivo es que la nueva ampolleta quizá sea más potente; hay pacientes cuya dosis alcanzable de mantenimiento es mayor que la estándar que se muestra en la tabla 13-5.

También se han publicado esquemas de dosis aceleradas que, en general, requieren tratamiento previo (16). En los esquemas de *inmunoterapia acelerada*, las dosis de inicio son similares a las de la tabla 13-5, pero los pacientes reciben inyecciones a intervalos que varían entre 15 a 60 min durante 1 a 3 días, hasta que se alcanza la dosis terapéutica objetivo. En los esquemas de *inmunoterapia en racimo*, las dosis iniciales son similares a las de la tabla 13-5 y la frecuencia de consultas suele ser de una a dos por semana; sin embargo, en cada una se administra más de una inyección, con un intervalo variable de 30 min a 2 h. La ventaja de esos dos esquemas es que se puede alcanzar la dosis de mantenimiento con mayor rapidez; el de racimo puede ser útil para tratar a un paciente que reside a una distancia significativa del consultorio. La desventaja de ambas es que la velocidad de reacción es algo mayor que con los esquemas más convencionales (16). Para los pacientes con estos esquemas, las dosis iniciales de frascos ámpula deben disminuirse. Los extractos de alérgenos se mantendrán en refrigeración a 4 °C para retener la máxima potencia. Si el frasco ámpula se congela o calienta por arriba de 4 °C, debe descartarse, porque se alteran los alérgenos.

Procedimientos para las inyecciones

Las inyecciones de inmunoterapia deben administrarse solo después de que se han identificado cuidadosamente el paciente, su esquema de dosis y frasco ámpula, porque la dosis inapropiada es una causa frecuente de reacciones alérgicas. Las inyecciones deben administrarse con una jeringuilla de 1 mL, para que se pueda aplicar con precisión la dosis apropiada. Dicha inyección puede hacerse con una aguja de calibre 26 por vía subcutánea. Antes de inyectar el material se retira parcialmente el émbolo de la jeringuilla; si aparece

TABLA 13-5 EJEMPLO DE UN ESQUEMA DE DOSIS DE SCIT

FECHA	CONCENTRACIÓN DEL EXTRACTO (P/V) (APROXIMADA)	CONCENTRACIÓN DEL EXTRACTO (BAU/mL)	CONCENTRACÓN DEL ALÉRGENO PRINCIPAL (μG/mL)	VOLUMEN	NOTAS
	1:100 000	1	0.04	0.1	
				0.2	
				0.4	
				0.8	
	1:10 000	10	0.4	0.05	
				0.10	
				0.15	
				0.20	
				0.30	
				0.40	
				0.50	
	1:1 000	100	4.0	0.05	
				0.10	
				0.20	
				0.30	
				0.40	
				0.50	
	1:100	1 000	40	0.05	
				0.10	
				0.15	
				0.20	
				0.25	
				0.30	
				0.35	
				0.40	
				0.45	
				0.50	

BAU, unidad biológica de alergia; P/V cociente de peso-volumen.

sangre, se desechan ambos; se usarán otras agujas y jeringuillas, para la inyección; se observará a los pacientes durante al menos 30 min después de sus inyecciones en cuanto a datos de reacción.

Reacciones

Las reacciones locales pequeñas son frecuentes, con eritema e induración menor de 20 mm, sin consecuencias. Las reacciones locales grandes y las generalizadas (p. ej., rinitis, conjuntivitis, urticaria, angioedema, broncoespasmo, hipotensión) son preocupantes. Las reacciones locales grandes, por lo general, se pueden tratar con antihistamínicos H1 y la aplicación local de hielo. Rara vez ocurre edema significativo, de modo que se prescriben 2 días de corticoesteroides orales. Las reacciones generalizadas, constituidas por broncoespasmo, angioedema y urticaria, deberían responder a 0.3 mL de epinefrina subcutánea a 1:1 000, pero se recomienda su aplicación intramuscular en el músculo vasto externo si el paciente no se recupera con rapidez. La dosis para los niños con peso de hasta 30 kg es de 0.01 mL/kg, que se puede repetir cada 5 o 15 min hasta en tres ocasiones.

En este sentido, hay publicaciones de los parámetros de práctica para el diagnóstico y tratamiento de la anafilaxia (36). Si el paciente presenta edema laríngeo y no responde a la epinefrina, se necesita su intubación o traqueostomía. Si sufre hipotensión que no responde a la epinefrina, es necesaria la administración de soluciones intravenosas y fármacos presores. El médico que administra inyecciones de alérgenos debe estar preparado para tratar las reacciones anafilácticas graves, en su caso. Si un paciente presenta una reacción local grande, la dosis subsiguiente debe disminuirse, o repetirse, con base en el juicio clínico. Si ocurre una reacción sistémica, la dosis se disminuirá de la mitad a un décimo de aquella con la que se presentó la reacción, antes de proceder con el aumento lento subsiguiente. El tratamiento de las reacciones locales y sistémicas se delinea en la tabla 13-6, y por ellas hay pacientes que no pueden tolerar las dosis usuales de mantenimiento y deben recibir una menor, por ejemplo, de 0.20 mL P/V de una dilución al 1:100.

La seguridad de la inmunoterapia se ha cuestionado. En un informe, cinco de nueve pacientes que desarrollaron poliarteritis nudosa habían recibido inmunoterapia (37). El asma, no obstante, puede ser el primer síntoma de la poliarteritis nudosa y que quizás estuvo presente de manera subclínica antes del inicio del tratamiento por inyección. Si la poliarteritis nudosa tuviese relación directa con la inmunoterapia, se debe postular un mecanismo inmunológico, probablemente de daño por el complejo antígeno-anticuerpo. Sin embargo, la cantidad de antígeno usado en la inmunoterapia estándar es mucho menor que el que produce daño por el complejo antígeno-anticuerpo en los animales de experimentación.

En otro estudio se comparó a un grupo de pacientes con atopia que recibieron inmunoterapia durante al menos 5 años, con uno de quienes no la recibieron (38). El grupo tratado no mostró mayor incidencia de afección autoinmune, vascular de la colágena o linfoproliferativa. No hubo efectos adversos sobre la reactividad inmunológica, según se determinó por varias pruebas de laboratorio. La inmunoterapia apropiada se acepta como segura.

Consideraciones especiales

Embarazo

Las pacientes que evolucionan bien con dosis de mantenimiento de inmunoterapia y se embarazan, pueden continuar la gestación (39). Sin embargo, si una embarazada no está bajo inmunoterapia, es necesario

---

TABLA 13-6 TRATAMIENTO DE LAS REACCIONES A LA INMUNOTERAPIA

Reacciones locales

1. Antihistamínico oral

2. Aplicación local de frío

3. Revisión del esquema de dosis

Reacciones sistémicas (incluidas las de eritema generalizado, urticaria, angioedema, broncoespasmo, edema laríngeo, estado de choque y paro cardiaco)

1. 0.01 mL/kg y hasta 0.2 mL de adrenalina, de una solución acuosa al 1:1 000, subcutánea, en el sitio de inyección de la inmunoterapia, para disminuir la velocidad de absorción del antígeno

2. 0.01 mL/kg y hasta 0.3 mL de solución acuosa de adrenalina, 1:1 000 por vía IM o subcutánea en otro sitio

3. Difenhidramina intravenosa e intramuscular, 1.25 mg/kg-50 mg

4. Torniquete por arriba del sitio de inyección del alérgeno

5. Reacción específica

   a. Broncoespasmo: inhalación de una solución de albuterol al 0.5%, hidrocortisona acuosa, 5 mg/kg y hasta 200 mg, por vía intravenosa; oxígeno

   b. Edema laríngeo; oxígeno, intubación, traqueostomía

   c. Hipotensión: vasopresores, soluciones (salina normal al 0.9%), corticoesteroides

   d. Paro cardiaco: reanimación, bicarbonato de sodio, desfibrilación, medicamentos antiarrítmicos

6. Revisión del esquema de dosis

sopesar los riesgos y beneficios, y tomar la decisión de iniciarla en forma individual.

Medicamentos

Puesto que los pacientes que reciben inmunoterapia pueden requerir tratamiento con epinefrina, deben considerarse los riesgos y beneficios concomitantes del tratamiento farmacológico. Por ejemplo, en el *Physician's Desk Reference* se señala que no deben administrarse inhibidores de la monoamino oxidasa (MAO) junto con simpaticomiméticos (40). Los bloqueadores β y también los inhibidores de la enzima convertidora de angiotensina pudiesen dificultar el tratamiento de la anafilaxia en algunos casos (36, 41). Los estudios prospectivos y retrospectivos de la SCIT para los alérgenos no han mostrado un mayor riesgo de reacciones sistémicas (36). Para algunos pacientes, la continuación de tales medicamentos sería aceptable, porque el cociente de riesgo-beneficio está a favor del tratamiento, como aquel de la inmunoterapia por veneno (36).

Fracaso

Si un paciente ha estado con dosis de mantenimiento de inmunoterapia durante 12 meses sin mejoría, debe revalorarse el problema de la alergia clínica. Tal vez se introdujo al ambiente un nuevo alérgeno, como uno de origen animal. Quizás el paciente desarrolló nuevas hipersensibilidades para las que no estaba recibiendo inmunoterapia, o tal vez su afección no es de origen alérgico, sino que se trata de una rinitis o de un asma no alérgicos, ninguno modificable por inmunoterapia. También es posible que el paciente haya entendido mal los beneficios de la inmunoterapia, esto es, todo lo que puede esperarse de ella es una disminución de los síntomas, no su erradicación. En este caso, es importante que el paciente comprenda esto al inicio del tratamiento.

Vías de administración alterna

Además de la administración del alérgeno por vía subcutánea y sublingual, se han valorado otras. Asimismo, hay varios informes de la administración de inmunoterapia por vía nasal, bronquial, intraepitelial, oral, rectal, transcutánea e intralinfática (42-44).

Alérgenos modificados

Excepto en Estados Unidos, en la mayoría de los países industrializados se administra la inmunoterapia con algún tipo de alérgeno modificado. Si bien la inmunoterapia con antígenos acuosos ha mostrado eficacia, aún es un proceso prolongado y caro, con riesgos de reacciones sistémicas graves, por lo que se usan alérgenos polimerizados, tratados con formaldehído, conjugados con alginato, u otras formas de inmunoterapia modificada, excepto en Estados Unidos, donde tales alérgenos no podrían caracterizarse a satisfacción de la FDA/CBER.

La inmunización de antígenos purificados se intentó, por ejemplo, el antígeno E de la ambrosia corta, como posible mejora de la inmunoterapia. En este caso, se obtuvieron mejoras similares a las alcanzadas con extractos complejos, pero con menos reacciones e inyecciones con el antígeno E. El costo del proceso de purificación del antígeno E ha hecho impráctico a este tipo de administración. También se han producido alérgenos recombinantes (45) y cuentan con informes de eficacia (43, 46).

Cuatro vertientes de investigación son la base para mejorar la inmunoterapia. La primera es el desarrollo de hipoalérgenos que induzcan IgG4 y tolerancia de los linfocitos T, pero sin enlace cruzado de IgE en la superficie de las células cebadas (46). Los alérgenos polimerizados con glutaraldehído son hipoalérgenos (47). Patterson y cols., polimerizaron proteínas del polen de ambrosia y otros con glutaraldehído. Puesto que hay menos moléculas de los polímeros respecto al peso, en comparación con los alérgenos monómeros, hay menos moléculas para reaccionar con las células que contienen histamina. Ciertos datos muestran una eficacia de los polímeros equivalente a la de un monómero, con menos inyecciones y reacciones sistémicas (47). También hay datos que muestran la eficacia de la ambrosia polimerizada en estudios doble ciego con testigos y placebo, de histamina, tratamiento disponible en países diferentes a Estados Unidos. Mediante ingeniería genética se han creado hipoalérgenos, que conservan la reactividad de los linfocitos T, con disminución de la unión de IgE.

Otra vertiente es el uso de péptidos de linfocitos T para inducir tolerancia (48). Una tercera es la de identificación de péptidos de linfocitos B que no son epítopos dominantes de IgE y se fusionan con proteínas acarreadoras inmunogénicas. Las vacunas resultantes inducen IgG4 sin activar a los linfocitos T específicos del alérgeno (49). Una vertiente final es el uso de adyuvantes para regular la respuesta de los linfocitos T_H2 hacia otro tipo de T auxiliares, por lo general T_H1 o Treg. Entre los adyuvantes que se han estudiado, se encuentran hidróxido de aluminio, emulsiones de aceite, vesículas con base en lípidos, como los liposomas, sistemas particulares de administración, como las nanopartículas, vitamina D y agonistas del receptor similar a Toll, incluyendo la CpG no metilada y el lípido A monofosforilado (46).

Tratamientos nuevos

Los tratamientos nuevos, como las proteínas anti-IgE, antiinterleucina 5 (angi-IL-5), sIL-4 y otras recombinantes humanas, secuencias inmunoestimuladoras del ADN e inmunoterapia peptídica, se tratan en el capítulo 38.

■ **REFERENCIAS**

 1. Pomés S, Chapman MD, Wünschmann S. Indoor allergens and allergic respiratory disease. *Curr Allergy Asthma Rep.* 2016;16:43-50.
 2. Gaffin JM, Phipatanakul W. The role of indoor allergens in the development of asthma. *Curr Opin Allergy Clin Immunol.* 2009;9:128-135.
 3. Warner JA. Environmental allergen exposure in homes and schools. *Clin Exp Allergy.* 1992;22:210-216.
 4. van Schayck OCP, Maas T, Kaper J, et al. Is there any role for allergen avoidance in the primary prevention of childhood asthma? *J Allergy Clin Immunol.* 2007;119:1323-1328.
 5. Portnoy J, Chew GL, Phipatanakul W, et al. Environmental assessment and exposure reduction of cockroaches: a practice parameter. *J Allergy Clin Immunol.* 2013;132:808.e1-808.e25.
 6. Phipatanakul W, Matsui E, Portnoy J, et al. Environmental assessment and exposure reduction of rodents: a practice parameter. *Ann Allergy Asthma Immunol.* 2012;109:375-387.
 7. Portnoy JM, Kennedy K, Sublett JL, et al. Environment assessment and exposure control: a practice parameter-furry animals. *Ann Allergy Asthma Immunol.* 2012;108:223.e1-223.e15
 8. Portnoy J, Miller JD, Williams PB, et al. Environmental assessment and exposure control of dust mites: a practice parameter. *Ann Allergy Asthma Immunol.* 2013;111:465-507.
 9. Nurmatov U, van Schayck CP, Hurwitz B, et al. House dust mite avoidance measures for perennial allergic rhinitis: an updated Cochrane systematic review. *Allergy.* 2012;67:158-165.
10. Arlian LG, Platts-Mills TAE. The biology of dust mites and the remediation of mite allergens in allergic disease. *J Allergy Clin Immunol.* 2001;107:S406-S413.
11. Baxi SN, Portnoy JM, Larenas-Linnemann D, et al; Environmental Allergens Workgroup. Exposure and health effects of fungi on humans. *J Allergy Clin Immunol Pract.* 2016;4:396-404.
12. Norman P. The clinical significance of IgE. *Hosp Pract.* 1975;10:41-49.
13. Cooke RA. Studies in specific hypersensitiveness. IX. On the phenomenon of hyposensitization (the clinically lessened sensitiveness of allergy). *J Immunol.* 1922;7:219-242.
14. Cooke RA, Barnard JH, Hebald S, et al. Serologic evidence of immunity with coexisting sensitization in a type of human allergy (hayfever). *J Exp Med.* 1935;62:733-750.
15. Bruun E. Control examination of the specificity of specific desensitization in asthma. *Acta Allergol.* 1949;2:122-128.
16. Cox L, Nelson H, Lockey R. Allergen immunotherapy: a practice parameter third update. *J Allergy Clin Immunol.* 2011;124:S1-S56.
17. Tam H, Calderon MA, Manikam L, et al. Specific immunotherapy for the treatment of atopic eczema. *Cochrane Database Syst Rev.* 2016;12;2:CD008774.

18. Durham SR, Penagos M. Sublingual or subcutaneous immunotherapy for allergic rhinitis? *J Allergy Clin Immunol.* 2016;137:339-349.
19. Viswanathan RK, Bussee WW. Allergen immunotherapy in allergic respiratory diseases. *Chest.* 2012;141:1303-1314.
20. Reha CM, Ebru A. Specific immunotherapy is effective in the prevention of new sensitivities. *Allergol Immunopathol.* 2007;35:44-51.
21. DesRoches A, Paradis L, Menardo JL, et al. Immunothrapy with standardized Dermatophagoides pteronyssinus extract VI. Specific immunotherapy prevents the onset of new sensitizations in children. *J Allergy Clin Immunol.* 1997;99:450-453.
22. Nelson HS. Subcutaneous immunotherapy versus sublingual immunotherapy: which is more effective? *J Allergy Clin Immunol Pract.* 2014;2:144-149.
23. Cox L. Sublingual immunotherapy for aeroallergens: status in the United States. *Allergy Asthma Proc.* 2014;35:34-42.
24. Calderon MA, Alves B, Jacobson M, et al. Allergen injection immunotherapy for seasonal allergic rhinitis. *Cochraine Database Syst Rev.* 2007;CD001936. doi:10.1002/14651858.CD001936.pub2.
25. Calderon MA, Penagos M, Lagos M, et al. Allergen injection immunotherapy for perennial allergic rhinitis. *Cochraine Database Syst Rev.* 2016;71:1345-1356.
26. Radulovic S, Calderon MA, Wilson D, et al. Sublingual immunotherapy for allergic rhinitis. *Cochraine Database Syst Rev.* 2010;CD002893. doi:10.1002/14651858.CD002893.
27. Normansell R, Kew KM, Birdgman AL. Sublingual immunotherapy for asthma. *Cochraine Database Syst Rev.* 2015; CD011206.
28. Abramson MJ, Puy RM, Weiner JM. Allergen immunotherapy for asthma. *Cochrane Database Sys Rev.* 2003;4:CD001186.
29. Wood RA, Phipatanakul W, Hamilton RG. A comparison of skin prick tests, intradermnal tests and RASTs in the diagnosis of cat allergy. *J Allergy Clin Immunol.* 1999;103:773-779.
30. Bernstein IL, Li JT, Bernstein DI. Allergy diagnostic testing: an updated practice parameter. *Ann Allergy Asthma Immunol.* 2008;100:S1-S148.
31. Varney VA, Edward J, Tabbah K, et al. Clinical efficacy of specific immunotherapy to cat dander, a double-blind placebo controlled trial. *Clin Exp Allergy.* 1997;27:860-867.
32. Nelson HS. Preparing and mixing allergen vaccibnes. In Lockey RF, Ledford DK, eds. *Allergtens and Allergen Immunotherapy.* 5th ed. Boca Raton: CRC Press; 2014:307-322.
33. Lin CH, Alandijani S, Lockey RF. Subcutanoues versus sublingual immunotherapy. *Expert Rev Clin Immunol.* 2016;12:801-803.
34. Davila I, Navarro A, Dominiguez-Ortega J, et al. SLIT: indications, follow-up and management. *J Investig Allergol Clin Immunol.* 2014; 24(Suppl 1):1-35.
35. Demoly P, Calderon MA. Dosing and efficacy in specific immunotherapy. *Allergy* 2011;66(Suppl 95):38-40.
36. Lieberman P, Nicklas RA, Randolph C, et al. Anaphylaxis- a practice parameter update: 2015. *Ann Allergy Clin Immunol.* 2015;115:341-384.
37. Phanupak P, Kohler PF. Recent advances in allergic vasculitis. *Adv Allergy Pulmonary Dis.* 1978;5:19-28.

38. Levinson AI, Summers RJ, Lawley TJ, *et al.* Evaluation of the adverse effects of long term hyposensitization. *J Allergy Clin Immunol.* 1978;62:109-114.

39. Metzger WJ, Turner E, Patterson R. The safety of immunotherapy during pregnancy. *J Allergy Clin Immunol.* 1978;61:268-272.

40. Thomsan PDR. *Thomsan Physician's Desk Reference.* 70th ed. Montvale, NJ: Thomson Healthcare; 2016.

41. Caminati M, Dama AR, Djuric I, *et al.* Incidence and risk factors for subcutaneous immunotherapy anaphylaxis: the optimization of safety. *Expert Rev Clin Immunol.* 2015;11:233-245.

42. Rancitelli P, Hofmann A, Burks AW. Vaccine approaches for food allergy. *Curr Top Microbiol Immunol.* 2011;352:55-69.

43. Marth K, Focke-Tejkl M, Lupinek C, *et al.* Allergen peptides, recombinant allergens and hypoallergens for allergen-specific immunotherapy. *Curr Treat Options Allergy.* 2014;1:91-106.

44. Wood RA, Sicherer SH, Burks AW. A Phase 1 study of heat/phenol-killed E. coli-encapsulated, recombinant modified peanut proteins Ara h1, Ara h2, and Ara h3 (EMP-123) for the treatment of peanut allergy. *Allergy.* 2013;68:803-808.

45. Fenny N, Dimov VV, Casale TB. Recombinant and modified vaccines and adjuvants used for allergen immunotherapy. In: Lockey RF, Ledford DK, eds. *Allergens and Allergen Immunotherapy.* 5th ed. Boca Raton: CRC Press; 2014:419-426.

46. Jongejan L, van Ree R. Modified allergens and their potential to treat allergic disease. *Curr Allergy Asthma Rep.* 2014;14:478-487.

47. Grammer LC, Shaughnessy MA. Immunotherapy with modified allergens. *Immunol Allergy Clin North Am.* 1992;12:95-105.

48. Mackenzie KJ, Fitch PM, Leech MD. Combination peptide immunotherapy based on t-cell epitope mapping reduces allergen-specific IgE and eosinophilia in allergic airway inflammation. *Immunology.* 2013;138:258-268.

49. Focke-Tejkl M, Valenta R. Safety of engineered allergen-specific immunotherapy vaccine. *Curr Opin Allergy Clin Immunol.* 2012;12:555-563.

SECCIÓN IV

Anafilaxia y otras manifestaciones de hipersensibilidad generalizada

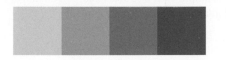

CAPÍTULO 14

Anafilaxia

KRIS G. MCGRATH

■ HISTORIA Y DEFINICIÓN

La anafilaxia es el cuadro clínico alérgico más grave y una urgencia médica real, que se presenta con rapidez, a menudo de manera espectacular y, rara vez, previsible. La muerte, si bien rara, se puede presentar con síntomas leves que progresan con rapidez hasta el paro cardiovascular y respiratorio. La definición de la anafilaxia ha evolucionado desde el descubrimiento de la inmunoglobulina E (IgE); hay cuadros clínicos similares que pueden tener diferentes mecanismos inmunopatogénicos. A la anafilaxia se le define como una reacción de hipersensibilidad grave que pone en riesgo la vida, generalizada o sistémica, de inicio rápido y que puede causar la muerte. Por lo general, la anafilaxia es producto de la secreción de mediadores inmunológicos por las células cebadas y los basófilos, provocada por la IgE. Las reacciones anafilactoides, por otro lado, son sucesos clínicamente similares no mediados por la IgE. En el año 2003, en la World Allergy Organization, se eliminó el término "anafilactoide" y se nombró a toda crisis anafiláctica como inmunológica o no. Simons sugirió en el

año 2006 una categoría diferente, la "idiopática". Todos los términos y definiciones siguen en uso; un panel de expertos constituido por múltiples especialistas definió a la anafilaxia como "un estado causado por una reacción mediada por IgE", y señaló que tales reacciones "a menudo ponen en riesgo la vida y casi nunca se prevén". El grupo de trabajo incluyó la siguiente cláusula en la definición: "está indicada la inyección de epinefrina para el tratamiento de un paciente que muestra signos y síntomas de anafilaxia" (1-7).

En el año 1902, Paul Portier y Charles Richet observaron que la inyección de un antígeno de anémona de mar, antes tolerado, a un perro producía una reacción fatal, en contraposición a la profilaxia esperada, y denominaron al fenómeno "anafilaxia" (del griego *ana*, que significa "retrógrada", y *filaxia*, que significa "protección"), antónimo de profilaxia; visualizaron dos factores posiblemente indispensables para la anafilaxia: mayor sensibilidad a una toxina después de su inyección y un periodo de incubación de al menos 2 a 3 sem. Se reconoció a Charles Richet como el fundador de esta nueva ciencia de la alergología y recibió el premio Nobel en 1913, además del honor de la cancelación de una estampilla francesa en 1987 (8-10).

La anafilaxia es una enfermedad moderna, con limitados informes de casos durante los siglos XVII a XIX. En el siglo XX ocurrió anafilaxia en contextos de atención sanitaria, por la inyección de productos biológicos, como las antitoxinas tetánica y diftérica. En las décadas de 1950 y 1960 ocurrió anafilaxia por medicamentos, preparados para diagnóstico, venenos de insectos y alimentos (7, 11-13). Además, se publicaron informes de anafilaxia idiopática (IA, por sus siglas en inglés) en la década de 1970, seguidos por los de anafilaxia desencadenada por el ejercicio (en combinación con los alimentos y el hule látex natural), en la década de 1980. Los informes contemporáneos de anafilaxia continúan aumentando, principalmente como resultado de alergia a alimentos en los niños, el uso de productos biológicos, como los anticuerpos monoclonales humanizados y la administración de antineoplásicos y, con menor frecuencia, por el hule látex natural (7, 11, 13-18). El perfeccionamiento de fármacos modernos, productos biológicos y para diagnóstico, así como el uso de remedios de herbolaria y naturales, han dado como resultado una mayor incidencia de anafilaxia. La aplicación de estos productos por proveedores de atención de la salud, farmacéuticos y el público en general, requiere un estado de alerta aguda respecto de la anafilaxia y también del conocimiento de las medidas preventivas y terapéuticas.

Todas las formas de anafilaxia presentan los mismos síntomas, que requieren intervención diagnóstica y terapéutica rigurosa (19). Para los tipos y ejemplos de anafilaxia refiérase a la tabla 14-1.

Por otro lado, hay estudios limitados que se dedican a la participación de los factores genéticos en la anafilaxia, por ejemplo, mutaciones del gen *KIT* restringidas a las células cebadas de la médula ósea en pacientes con mastocitosis sistémica indolente, sin manifestaciones cutáneas, y la anafilaxia desencadenada por piquetes de insectos exclusivamente (20-24). Los siguientes factores y cofactores de amplificación se relacionan con un mayor riesgo de anafilaxia y la muerte subsiguiente:

TABLA 14-1 ALGUNAS CAUSAS DE ANAFILAXIA EN LOS SERES HUMANOS

De mediación inmunológica por IgE, FcεR1

Alimentos: cacahuates, frutos secos arbóreos, mariscos, pescado, huevo, ajonjolí, aditivos de alimentos-especias, gomas vegetales, colorantes (carmín), papaína, ejercicio dependiente de alimentos, etcétera
Antibióticos: β lactámicos, sulfonamidas; bloqueadores neuromusculares, etcétera
Quimioterapia: taxanos, epipodofilotoxinas, asparaginasa, doxorrubicina, etcétera
Anticuerpos monoclonales: omalizumab, rituximab, infliximab, trastuzumab, etcétera
Vehículos para preparados: aceite de ricino polietoxilado (Cremophor EL®)
Extractos de inmunoterapia: de pólenes, ácaros del polvo, mohos, venenos de animales
Biológicos: vacunas (o sus excipientes: huevo, gelatina), enzimas, hormonas, globulina antilinfocitos equinos, líquido seminal
Picadura/mordedura de insectos, otras: especies de himenópteros, hormiga de fuego, medusas, escorpiones, serpientes, otras
Hule látex natural: guantes, condones
Inhalados: polen de gramíneas, cacahuate; caspa de caballo, gato y criceto (raros)

Inmunológicas sin participación de IgE, mediadas por FcεR1-reclutamiento de mediadores múltiples: factores de coagulación, fracciones del complemento, lisis del coágulo, sistema de contacto calicreína-cinina

Contaminantes de la heparina: sulfato de condroitina sobresulfatado, sistema de contacto calicreína-cinina
Exposición a diálisis: sistema de contacto calicreína-cinina y membrana AN69
Expansores del plasma coloides: dextrano, hidroxietialmidón; por secreción directa de células cebadas, mediados por el complemento, agregados inmunológicos

Productos sanguíneos: anticuerpos IgG contra IgA, complejos inmunes, citotóxicos
Ácido acetilsalicílico y antiinflamatorios no esteroides (AINE): modificación del metabolismo del ácido araquidónico

No inmunológicas: secreción directa de mediadores por células cebadas y basófilos

Fármacos: opiáceos
Productos para diagnóstico: medios de contraste radiográfico (también posiblemente por IgE- FcεR1, activación del sistema de contacto calicreína-cinina), sulfobromoftaleína
Físicos: ejercicio, frío (aire, agua), calor, luz solar, mutación de *c-kit* (D816V), etcétera

Idiopáticas: diagnóstico de exclusión

Psicógenas: síndrome de Munchausen, anafilaxia idiopática en somatoforma indiferenciada, ficticias

- Naturaleza del antígeno: ciertos antígenos causan anafilaxia con más frecuencia, como los fármacos, por ejemplo, antibióticos β lactámicos, bloqueadores neuromusculares (NMBA, por sus siglas en inglés) y alimentos, por ejemplo, cacahuates, frutos secos arbóreos, pescados con aletas, mariscos, ajonjolí, huevo y leche.
- La administración parenteral de un fármaco con toda probabilidad causa anafilaxia, en comparación con la oral.
- Atopia y asma: la anafilaxia fatal por alimentos se relaciona con exacerbaciones asmáticas de pacientes que toman medicamentos a diario; en algunos casos el tratamiento es subóptimo.
- Un antecedente de atopia es un factor de riesgo de anafilaxia (y mayor riesgo de recurrencia) por látex, alimentos, ejercicio, idiopática, por medios de contraste radiográfico (RCM, por sus siglas en inglés) y especies de himenópteros.
- Los ciclos repetidos de tratamiento intermitente con una sustancia específica pueden constituir un factor de riesgo. Mientras más prolongado el tiempo transcurrido desde la última exposición al antígeno, menor el riesgo.
- Inyección de extractos de inmunoterapia (IT, por sus siglas en inglés) a un paciente con asma, en especial cuando sintomático o con un volumen espiratorio forzado en 1 s ≤ 70% del predicho.
- Sexo: los hombres menores de 15 años tienen el máximo riesgo de anafilaxia, en tanto las mujeres mayores de 15 también. Ellas tienen mayor riesgo de anafilaxia por látex, NMBA, RCM, así como de anafilaxia idiopática, y total. El cociente hombres:mujeres para la anafilaxia por insectos es de 60:40. El sexo masculino es un factor de riesgo de muerte por anafilaxia inducida por especies de himenópteros.
- La anafilaxia es más frecuente en contextos comunitarios que en los de atención sanitaria.
- Edad y mortalidad por anafilaxia: lactantes, adolescentes, embarazadas y ancianos tienen un mayor riesgo de anafilaxia. Las muertes por anafilaxia inducida por alimentos son más frecuentes en adolescentes y adultos jóvenes. El adolescente con asma no controlada y cofactores de incumplimiento con los medicamentos, el ejercicio, el ayuno, la negación de síntomas y el retraso en la búsqueda de ayuda. Las muertes predominan más en la edad madura y en los adultos mayores, por anafilaxia desencadenada por piquetes de insectos, preparados para diagnóstico y medicamentos, un cofactor que puede incluir la monoterapia con bloqueadores β y, en menor grado, los inhibidores de la enzima convertidora de angiotensina (iECA), con un riesgo mayor si se toma un bloqueador β y un iECA de manera concomitante.

- El riesgo de anafilaxia por piquetes de insectos aumenta de acuerdo con la especie, los piquetes recientes, el asma comórbida, la enfermedad pulmonar obstructiva crónica, la mastocitosis, el síndrome de activación de células cebadas y el uso concomitante de un bloqueador β.
- El antecedente de anafilaxia.
- Los cofactores que potencialmente amplifican la anafilaxia son ejercicio, uso de etanol, AINE, infecciones agudas, estrés, el estado perimenstrual, la exposición a extremos de temperatura o humedad, las cifras elevadas de polen, el viaje al extranjero u otras alteraciones de las actividades sistemáticas, el sentirse mal, la fiebre o la infección aguda.

Las afecciones comórbidas que aumentan el riesgo de muerte por anafilaxia incluyen asma, enfermedad cardiovascular, mastocitosis, tiroidopatías, infecciones agudas, disminución de las defensas del hospedero, una concentración disminuida del factor activador de plaquetas (PAF, por sus siglas en inglés), la actividad de acetilhidrolasa y las mutaciones activantes de *KIT* (7, 11, 20, 25). La salud mental y el estrés emocional pueden modificar el cuadro clínico. Múltiples factores concomitantes participan, por ejemplo, un paciente adulto mayor con enfermedad cardiovascular que toma un nuevo medicamento o una combinación de estos, como la de bloqueador β con iECA. También pueden estar presentes en forma concomitante, el desencadenante más un cofactor, por ejemplo, un alimento específico en combinación con el ejercicio (20, 26).

■ EPIDEMIOLOGÍA

Los estudios de la incidencia y prevalencia de la anafilaxia han incluido la extracción de bases de datos, cuestionarios basados en la población, revisiones de expedientes y sistemáticas, y metaanálisis. A pesar de la colección de datos sólidos, hay limitaciones en el cálculo de la incidencia y prevalencia de la anafilaxia, por los múltiples y diversos criterios diagnósticos y la heterogeneidad de los grupos de estudio. De manera adicional, el uso de códigos de diagnóstico, en la actualidad limitado a ICD9 e ICD10, han clasificado erróneamente la anafilaxia y pueden llevar al sobre o subinforme. En la revisión del *ICD-11* es probable que se mejore la clasificación y codificación de las enfermedades por hipersensibilidad y alergia, al añadir validez a los estudios epidemiológicos futuros (22, 27, 28).

El riesgo calculado de toda la vida de anafilaxia es de al menos 1.6% y su incidencia va de 6.7 a 112.2 crisis por 100 000 personas-años, de acuerdo con una revisión basada en la información obtenida de la población, de bases de datos regionales, organizaciones de atención sanitaria y bases de datos grandes de atención primaria (29). En la revisión de Yu y Lin de la epidemiología de la anafilaxia, la frecuencia de presentación de los pacientes a un departamento de urgencias ha aumentado en los últimos años 58%, y las crisis de anafilaxia ocurrieron principalmente en casa; por desgracia, muchos nunca se presentaron a un médico, lo que sugiere que la incidencia exacta de anafilaxia en la comunidad pudiese estar subestimada (22). De acuerdo con la información de la U.S. Healthcare Cost and Utilization Project Kids' In-Patient Database, la frecuencia de ingresos hospitalarios por anafilaxia inducida por alimentos en niños (menores de 18 años) aumentó a más del doble del año 2000 al 2009 (14). Los ingresos hospitalarios por anafilaxia no fatal de todas las causas en Inglaterra y Gales aumentaron 615% de 1992 al 2012 (30, 31). A semejanza de las tendencias en Estados Unidos, Gran Bretaña y los antecedentes en Australia, Mullins y cols., confirmaron un aumento de 1.7 tantos en el total de ingresos hospitalarios por anafilaxia relacionada con alimentos en Australia, que aumentó respecto al tiempo, 0.36/105 personas-años adicionales en el periodo de 1998 a 1999 (de todas las edades) hasta 0.48 (de 2004 a 2005) y 0.62 (de 2011 a 2012). Los cambios específicos de la edad fueron significativos en los pacientes de 5 a 14 y 15 a 29 años (32).

Un análisis de la base de datos de mortalidad de Estados Unidos de 1999 a 2010 sugirió que la anafilaxia fatal durante ese periodo se debió principalmente al uso de medicamentos, seguida por las formas inespecíficas, e inducidas por veneno y por alimentos. La prevalencia total de anafilaxia fatal fue de 0.69 personas por millón (33). La probabilidad de morir por anafilaxia es muy baja (de 0.3 a 2%); sin embargo, se informa de un número significativo de muertes en grupos de edad avanzada, a menudo precedidas por crisis, que implican una posible prevención (29).

Los alimentos son los desencadenantes más frecuentes de anafilaxia en los lactantes, niños, adolescentes y las personas en la tercera década de la vida. A partir de un metaanálisis de los datos de 34 estudios se encontró una incidencia de anafilaxia inducida por alimentos de 0.14 por 100 personas-años de todas las edades, y hasta 7 por 100 personas-años en los niños de 0 a 4 años (30, 31). La anafilaxia fatal fuera del hospital se vincula más a menudo con los alimentos, en tanto la correspondiente inducida por fármacos es más frecuente en los pacientes internados en un hospital (32, 33). Los alimentos involucrados en el estudio de la anafilaxia varían con la región geográfica y la edad de los pacientes (34, 35). En los niños, la leche de vaca y los huevos de gallina son los alimentos desencadenantes más frecuentes en todos los grupos. Otros desencadenantes alimentarios comunes de la anafilaxia varían dependiendo de los hábitos de consumo. Por ejemplo, el ajonjolí, el pescado y los cacahuates son causas frecuentes de anafilaxia en los niños de países donde con mayor frecuencia se incluyen en la alimentación (34, 36, 37). En los adultos, los alimentos que con más frecuencia se vinculan con la anafilaxia son cacahuates, nueces, frutos y mariscos (38-41). En Estados Unidos los ocho principales desencadenantes alimentarios de la anafilaxia son: cacahuates, leche de vaca, mariscos, frutos secos de árbol, huevos, pescado, trigo y soya (42, 43).

Asimismo, se informa que alimentos y fármacos son la causa más frecuente de anafilaxia en los pacientes externos. La anafilaxia inducida por fármacos es causada con frecuencia máxima por AINE y antibióticos, por lo general β lactámicos (44-46).

La anafilaxia es rara en los pacientes hospitalizados, contexto en el que reciben muchos medicamentos para tratar enfermedades agudas, y en un estudio realizado por Tejedor Alonso y cols., entre 1999 y 2005, el número promedio de fármacos desencadenantes fue de 10 a 11, donde el sexo femenino, la edad joven y la admisión a una unidad de cirugía vascular favorecieron la presentación de anafilaxia, que tiende a ocurrir en los primeros 5 a 6 días. La incidencia acumulativa bruta visualizada fue de 1.5 crisis de anafilaxia (IC al 95% de 0.9 a 1.9) por 5 000 ingresos hospitalarios (47).

En un estudio multicéntrico internacional de 481 752 pacientes se calculó que ocurre anafilaxia intrahospitalaria en uno de cada 5 100 ingresos (48). En el programa de la Boston Collaborative Drug Surveillance se informó de 0.87 muertes por anafilaxia por 10 000 pacientes en 1973 (49). Otros estudios hospitalarios arrojan un cálculo de anafilaxia como presente en uno de cada 3 000 pacientes, y causa de más de 500 muertes cada año. Weiler calculó que de 300 individuos, de quienes se espera presenten anafilaxia cada año en una comunidad de un millón, se prevé que tres mueran (50).

En el grupo de Tejedor Alonso y cols., los fármacos fueron los más frecuentes y casi únicos como causa de anafilaxia (85 %) en los pacientes hospitalizados, donde el metamizol y el medio de contraste yodado fueron los más frecuentemente involucrados en casi todos los grupos de edad, y en el conjunto total. En la serie, los fármacos origen del número absoluto de crisis de anafilaxia no siempre conllevan el mayor riesgo de causarla (47). En una serie más antigua de Porter y Jick, las causas más frecuentes de anafilaxia fueron productos hematológicos, asparaginasa y varios otros preparados, cuyo uso ahora ha disminuido (51). En el International Collaborative Study of Severe Anaphylaxis, las causas más frecuentes de anafilaxia fueron metamizol, diclofenaco, cefalosporinas parenterales y orales, amoxicilina/ampicilina, productos hematológicos, así como RCM yodados, iónicos y no (48).

No todas las personas que sufrieron una anafilaxia la presentan nuevamente al exponerse otra vez a la misma sustancia. Aquellas que sí, pueden reaccionar en una forma menos grave que en el suceso inicial. Los factores que se sugiere explican este problema incluyen las exposiciones entre intervalos, la vía de estas y la cantidad de la sustancia recibida. El porcentaje de personas en riesgo de anafilaxia recurrente se calcula de 10 a 20% para penicilina, 16 a 44% para RCM y 40 a 60% para los piquetes de insectos (48, 52, 53).

■ MANIFESTACIONES CLÍNICAS DE LA ANAFILAXIA

El inicio y la evolución de la anafilaxia pueden variar mucho entre las víctimas. Los síntomas y signos, por lo general, se presentan de 5 a 60 min después del suceso causal; pueden presentarse hasta 40 posibles signos y síntomas y difieren entre individuos, en el mismo y en una crisis respecto de otra; puede ocurrir la muerte súbitamente por una crisis grave, a pesar del tratamiento correcto por edema de vías aéreas altas y asfixia, broncoespasmo incoercible o colapso vascular irreversible (7, 11, 54, 55). En el gran estudio de Pumphrey de las muertes por anafilaxia, el tiempo promedio para el paro respiratorio y cardiaco fue de 30 min para desencadenantes alimentarios, 15 min para venenos y 5 min para los yatrógenos (56).

La piel, el aparato respiratorio, el sistema cardiovascular y el tubo digestivo pueden afectarse de manera exclusiva o en combinación. La ausencia de síntomas cutáneos sugiere que el proceso no es de anafilaxia y, sin embargo, la descarta. Además de interrogar al paciente, inclúyanse las declaraciones de visualización y auditivas de los testigos en el momento del suceso por entrevista. En orden de frecuencia, las manifestaciones clínicas de la anafilaxia son las siguientes: cutáneas: de urticaria y angioedema en 62 a 90%, rubor de 45 a 55%, prurito sin exantema de 2 a 5%; respiratorias: disnea, sibilancias en 45 a 50%, acúfenos en 30 a 35%, angioedema de vías aéreas altas en 15 a 20%; cardiovasculares: hipotensión, mareo, síncope, diaforesis, de 30 a 35%; gastrointestinales: náusea, vómito, diarrea, dolor abdominal, en 25 a 30%; diversas: cefalea en 5 a 8%, dolor subesternal en 4 a 5%, convulsiones en 1 a 2%. Una miríada de otros signos y síntomas ocurre en cada una de esas categorías, incluyendo, pero sin limitarse a, exantema morbiliforme, piloerección, disfonía, tos, cianosis, disfagia, aura de una catástrofe inminente, desasosiego, cambios de conducta, cefalea, visión en túnel, confusión, sabor metálico, cólicos o hemorragia uterinos. Las manifestaciones clínicas de presentación inusuales de la anafilaxia incluyen somnolencia y dolor de tórax en los niños, dolor de tórax en adultos, y síncope y convulsiones sin signo o síntoma alguno adicional (3, 54, 55, 57-67).

El colapso vascular y el estado de choque rápidos pueden presentarse sin manifestaciones cutáneas (68-70).

La definición de la red de anafilaxia/el National Institute of Allergy and Infectious Diseases (NIAID) es de tres cuadros clínicos compatibles: (1) un inicio agudo de una reacción que incluye a la piel (y mucosas) y afección de las vías respiratorias o disminución de la presión arterial; (2) el rápido inicio de una reacción después de la exposición a un posible alérgeno, que involucró a dos sistemas (aparato respiratorio, piel, disminución de la presión arterial o síntomas gastrointestinales persistentes), y (3) una disminución de la presión arterial aislada, después de la exposición a un alérgeno conocido. También es importante señalar que se declaró que "habrá pacientes, sin duda, que acudan con síntomas que no cumplan con los criterios de la anafilaxia y en quienes, sin embargo, sería apropiado iniciar el tratamiento con epinefrina" (2).

Se puede presentar anafilaxia atípica con signos cardiacos predominantes, como el dolor de tórax en los niños y adultos, en relación con cambios electrocardiográficos y daño miocárdico (71-74). Además, puede ocurrir anafilaxia con manifestaciones abdominales, con diagnóstico erróneo de un traumatismo (75, 76) abdominal.

La manifestación inicial de la anafilaxia puede ser de pérdida del estado de vigilia; quizá ocurra la muerte en minutos (1). También se ha atribuido la muerte súbita al cambio postural durante la anafilaxia, como el de sentarse o pararse, en contraposición a mantenerse en decúbito con las extremidades inferiores elevadas (45). Asimismo, pueden ocurrir muertes tardías días a semanas después de la anafilaxia y, a menudo, son manifestaciones de la lesión por reperfusión experimentada tempranamente durante la evolución de la anafilaxia (3, 7, 11).

Al inicio de los síntomas no puede predecirse si una crisis evolucionará con rapidez, lo que da lugar a la consideración temprana de iniciar el tratamiento con epinefrina, incluso ante síntomas leves y la afección de un solo órgano, aparato o sistema (77).

En general, mientras más tardío el inicio de la anafilaxia, menos grave la reacción (3, 78). En algunos pacientes la anafilaxia se resuelve de manera espontánea o con el tratamiento, solo para ser seguida por otra crisis similar, la denominada "anafilaxia bifásica". Además, se presenta anafilaxia prolongada con persistencia de los síntomas durante hasta 48 h, a pesar del tratamiento (79, 80).

Mediante el uso de los criterios de diagnóstico de la NIAID/Food Allergy and Anaphylaxis Network (FAAN) y los datos de estudios contemporáneos, Lee y cols., concluyeron que la incidencia de anafilaxia bifásica es de 0.4 a 2.2% en los adultos y 14.7% en los niños. La mediana de tiempo para el suceso bifásico es de 18.5 h en los niños y 15 h en los adultos; la tasa de anafilaxia bifásica grave parece bastante baja, sin mortalidad, de acuerdo con la definición de NAID/ FAAN; sin embargo, hasta 50% de los pacientes que la experimenta requiere la administración de epinefrina, y de 8 a 14%, el ingreso a una unidad de cuidados intensivos (2, 81). En un estudio observacional se informó que un subgrupo de pacientes con retraso en la administración inicial de epinefrina, tuvo mayor probabilidad de desarrollar reacciones bifásicas (82).

Los estudios varían en cuanto a si la intervención terapéutica en el suceso inicial modifica la incidencia del segundo. No hay pruebas contundentes de un efecto protector de los corticoesteroides o antihistamínicos para prevenir las reacciones bifásicas. En un estudio, los corticoesteroides no disminuyeron las consultas subsiguientes al departamento de urgencias en 7 días, y a la fecha no hay estudio aleatorio con testigos que responda a la pregunta de si los corticoesteroides definitivamente previenen un suceso bifásico posterior (81, 83).

La anafilaxia persistente, también conocida como prolongada o recurrente, dura de 5 a 48 h a pesar del tratamiento. La tasa calculada de anafilaxia persistente es de 23 a 28%, si bien otros investigadores sugirieron que es menos frecuente. La anafilaxia prolongada y la bifásica no se pueden predecir a partir de la gravedad del suceso inicial, por lo que se requiere una duración apropiada de la vigilancia y la comunicación con el paciente (84). Con frecuencia ocurre recuperación espontánea, tal vez por mecanismos compensatorios endógenos, en particular la mayor secreción de angiotensina II y epinefrina (7, 85).

El uso concomitante de productos químicos o medicamentos quizás altere la detección de la anafilaxia, incluidos etanol, drogas recreativas, sedantes y narcóticos. Las enfermedades de la salud mental, las del sistema nervioso central, y las alteraciones de la visión y la audición, pueden también impedir la detección de las manifestaciones clínicas de la anafilaxia (20).

■ DATOS HISTOPATOLÓGICOS Y FISIOPATOLOGÍA

Deben revisarse los datos anatómicos y al microscopio de la anafilaxia en la necropsia, en relación con la enfermedad subyacente por la que se trató al paciente, los fármacos administrados y el efecto de los cambios secundarios con relación a hipoxia, hipovolemia y el tratamiento posterior a la anafilaxia (7, 11). La muerte por anafilaxia suele ser causada por paro respiratorio, con o sin colapso cardiovascular (48). Las manifestaciones patológicas prominentes de la anafilaxia fatal en los seres humanos son: edema pulmonar agudo, edema laríngeo, trasudado submucoso de vías aéreas altas, edema pulmonar y hemorragia alveolar, congestión visceral, urticaria y angioedema. En algunos pacientes no se encuentran datos patológicos específicos, en especial si la muerte ocurrió por un colapso cardiovascular rápido. Los datos

encontrados en la necropsia en los estudios de Pumphrey y cols., mostraron edema faríngeo en 49%, laríngeo en 8% y de vías aéreas altas en 77% de los casos de anafilaxia por alimentos, 40% de aquellos por veneno y 30% de los relacionados con fármacos. También se visualizaron congestión y edema pulmonares en 73%, en tanto el sobredistensión pulmonar y el taponamiento mucoso de los bronquios sugirieron que ocurrió insuficiencia respiratoria por la crisis de asma en 26% de los casos. En 17% de los casos se presentó hemorragia petequial (periorbitaria, periconjuntival y de la pared cardiaca) y edema cerebral en 26%, lo que sugiere un componente de asfixia para la muerte (86, 87).

Los estudios al microscopio revelan la presencia de fluido no inflamatorio en la lámina propia de las regiones apenas descritas, aumento de las secreciones de las vías aéreas e infiltrados eosinofílicos de las paredes bronquiales, la lámina propia del tubo digestivo y los sinusoides esplénicos. Con frecuencia ocurre eosinofilia en el pulmón, el corazón y los tejidos parenquimatosos después de un choque anafiláctico (86-88). Perskvist y cols., (89) observaron tres grupos de células cebadas presentes en el pulmón de los sujetos muertos por anafilaxia: (1) con gránulos de triptasa y quimasa, (2) los que contenían gránulos de triptasa y (3) los que incluían gránulos de quimasa, con la observación de solo dos grupos de células cebadas en los sujetos que murieron por asma: con gránulos de triptasa y quimasa o de triptasa sola. Se detectó eritema cutáneo o angioedema en 5% de las muertes por anafilaxia. El angioedema, así como la pérdida de fluidos intravasculares, son típicos de la vasodilatación periférica, que sugiere que ocurrió choque, junto con la visualización de lesiones de hipoperfusión del bazo, los riñones y otras regiones mesentéricas (20, 87, 90-92); hay informes de que en 10 min se puede desviar una cantidad de 50% del fluido intravascular hacia el espacio extravascular cuando se presenta un choque anafiláctico (93).

El colapso vascular súbito suele atribuirse a la dilatación vascular o una arritmia cardiaca, pero puede ser suficiente un infarto miocárdico para explicar los datos clínicos. Hasta en 80% de los casos fatales se presenta daño miocárdico. En el corazón humano hay presencia de abundantes células cebadas y los mediadores de la anafilaxia pueden causar vasoespasmo arterial coronario; el infarto se presenta como consecuencia de una crisis anafiláctica (94, 95). El síndrome de Kounis, inicialmente denominado "angina alérgica", corresponde a la aparición de cambios coronarios agudos, con reacciones alérgicas, que puede progresar hasta el infarto agudo de miocardio, principalmente en pacientes con cardiomiopatía subyacente; sin embargo, en ocasiones también en individuos sin lesiones coronarias. Asimismo, se ha descrito que este fenómeno ocurre en hasta 20% de las reacciones anafilácticas y hay informes de que también en forma secundaria a una anafilaxia bifásica (96, 97).

Durante la anafilaxia prolongada puede ocurrir activación del sistema de contacto, con la formación de cininas y activación de la vía de la coagulación y la cascada del complemento, que quizás aceleren la coagulación sanguínea, la lisis o la coagulación intravascular diseminada (CID), como causas contribuyentes a la muerte (25,98).

La anafilaxia se inicia cuando un hospedero interactúa con el antígeno u otros factores que activan a las células cebadas o los basófilos, con inicio de su desgranulación y la liberación inmediata (en 5 a 30 min) de mediadores antes formados (histamina, triptasa, carboxipeptidasa A y proteoglucanos), la síntesis de metabolitos del ácido araquidónico (prostaglandinas, leucotrienos) y PAF, así como la generación de citocinas de fase tardía (en 2 a 6 h) (TNF-α) y quimiocinas, resultado de la mayor expresión génica (99). El antígeno u otro factor puede corresponder a casi cualquier cosa, en tanto pueda desencadenar la liberación de mediadores de las células cebadas hísticas y los basófilos circulantes. La exposición al antígeno puede ser tópica, por inhalación, ingestión o parenteral. La anafilaxia inmunológica incluye fijación de IgE a los receptores FcεRI sobre las membranas superficiales de las células cebadas hísticas y los basófilos sanguíneos. Las moléculas de IgE unidas al receptor se agregan y presentan enlace cruzado al reexponerse al alérgeno, con el resultado de activación celular y señales en su interior que originan la liberación de mediadores. El inicio de la anafilaxia, inmunológica y no, puede involucrar la activación de otro receptor, además del FcεRI, como los acoplados a la proteína G o similares a Toll, tipos que corresponden a una molécula heptahelicoidal transmembrana que puede transducir señales extracelulares por vía de proteínas G a sistemas segundos mensajeros intracelulares (99-102). Las células cebadas y los basófilos inician también una amplificación de la respuesta alérgica aguda. La activación de las células cebadas es regulada por un equilibrio de sucesos moleculares intracelulares positivos y negativos, que van más allá de las cinasas y fosfatasas, como las cinasas lyn y syk, que inician una transducción de señal análoga a la inducida por los receptores de linfocitos T y B. La activación de células cebadas y basófilos lleva a la liberación rápida de mediadores inflamatorios, que incluyen histamina, proteasas, como la triptasa, carboxipeptidasa A3 y quimasa, PAF, prostaglandinas (PGD$_2$), leucotrienos, quimiocinas y citocinas. Además, el factor de citoblastos y su receptor, c-kit, son importantes para la desgranulación de las células cebadas inducida por el complejo antígeno-IgE y la producción de citocinas. La unión del ácido siálico a lectinas similares a inmunoglobulinas (Siglec), se expresan en las células cebadas y son inhibitorias. No se conoce del todo la activación de los basófilos, su regulación y participación (80, 103-105).

Los mediadores de los gránulos preformados por las células cebadas y los basófilos se liberan por exocitosis en minutos, lapso equivalente en el que ocurre la síntesis de metabolitos del ácido araquidónico, incluidos prostaglandinas y leucotrienos. La activación de citocinas y quimiocinas inflamatorias consume horas. La histamina es el más importante mediador preformado y vasoactivo, almacenado en los gránulos citoplásmicos de las células cebadas y los basófilos. Al liberarse, la histamina actúa sobre sus receptores (H$_1$ > H$_2$) en los órganos blanco o de choque para aumentar la permeabilidad vascular y causar rubor, prurito, urticaria, angioedema y vasodilatación, con disminución de la resistencia periférica y desviación de líquido hacia el espacio extravascular. La histamina también aumenta las secreciones glandulares y causa rinorrea y broncorrea. La activación de los receptores H1 aumenta la viscosidad del moco, y la de los H2 su producción, constricción del músculo liso gastrointestinal, y aumento de la frecuencia y de la contracción cardiacas. El corazón es un órgano de choque en la anafilaxia, ya que los mediadores químicos actúan directamente en el miocardio. Los receptores H1 median la vasoconstricción de las arterias coronarias y aumentan la permeabilidad vascular. Los receptores H2 aumentan las fuerzas contráctiles atrial y ventricular, la frecuencia atrial y la vasodilatación de las arterias coronarias. La interacción de los receptores H1 y H2 posiblemente media una menor presión diastólica y el aumento de la presión del pulso. El PAF aminora el riego sanguíneo coronario, retrasa la conducción atrioventricular y tiene efectos depresores cardiacos (84, 106). La estimulación del receptor H1 puede causar vasoespasmo arterial coronario y un infarto miocárdico resultante, incluso si las arterias coronarias son normales; se presenta acumulación de células cebadas en sitios coronarios de placa ateroesclerosa, y contribuye a la trombosis. Los anticuerpos adheridos a los receptores de las células cebadas que causan su desgranulación tienen el potencial de producir disgregación de la placa (107), rubor, cefalea, aumento de la presión del pulso y disminución de la presión diastólica y son mejor contrarrestados por los antagonistas de los receptores H1 y H2. El prurito puede provenir de la estimulación del receptor H3 encefálico (106). Otros mediadores de células cebadas preformados incluyen proteasas neutras (triptasa, quimasa, carboxipeptidasa A3), hidrolasa ácida (arilsulfatasa), enzimas oxidativas (superóxido, peroxidasa), factores quimiotácticos (eosinófilos, neutrófilos) y proteoglucanos (heparina). Junto con la triptasa, la cininogenasa de las células cebadas y la calicreína de los basófilos se presenta la activación de múltiples cascadas inflamatorias en la anafilaxia, que incluyen al sistema de contacto, el de coagulación y el del complemento. La activación de la triptasa en el sistema de contacto (calicreína-cinina) disminuye el cininógeno de elevado peso molecular, la formación de complejos de activación, y la producción de bradicinina, lo que causa angioedema. La triptasa también puede desactivar proteínas procoagulantes, que promueven la lisis del coágulo de fibrina, y llevar a la CID. La quimasa puede activar al sistema de la angiotensina, con conversión de la I a la II para compensar la pérdida de volumen intravascular por aumento de la permeabilidad vascular. La heparina liberada (un proteoglucano) puede también tener participación compensatoria, por su unión a la antitrombina III, que inhibe la cascada de la coagulación, así como a los quimioatrayentes del ácido araquidónico generados por los eosinófilos (108, 109).

Las células cebadas generan y liberan mediadores lípidos eicosanoides, como prostaglandinas y leucotrienos. La PGD_2 causa broncoconstricción, vasodilatación periférica y vasoconstricción coronaria y de las arterias pulmonares, e inhibe la agregación plaquetaria. La PGD_2 es la sustancia quimiotáctica de basófilos, eosinófilos, células dendríticas y linfocitos T_H2, y aumenta la secreción de histamina por los basófilos. Las células cebadas cutáneas producen principalmente PGD_2, en tanto las pulmonares, cardiacas y del tubo digestivo, secretan ambos, PGD_2 y LTC4. Los cisteinil-leucotrienos se sintetizan por las células cebadas, los basófilos y los eosinófilos, y, a su vez, estimulan la contracción del músculo liso de manera independiente de la histamina y también causan secreción de moco, aumento de la permeabilidad vascular, constricción arteriolar, reclutamiento de células inflamatorias, regulación de la producción de citocinas, tienen influencia en la transmisión neuronal y contribuyen a los cambios estructurales en las vías aéreas. El LTB4 es quimiotáctico y puede contribuir a la fase tardía de la anafilaxia prolongada. El PAF, sintetizado a partir de fosfolípidos de la membrana, causa broncoconstricción (1 000 veces más potente que la histamina), aumento de la permeabilidad vascular, quimiotaxis y desgranulación de eosinófilos y neutrófilos. Las células cebadas secretan también quimiocinas y citocinas que contribuyen a la anafilaxia, mediadores predominantes de la fase tardía de la anafilaxia bifásica. El TNF-α se libera y activa a los neutrófilos, la quimiotaxis de los monocitos, y aumenta la producción de otras citocinas por los linfocitos T. Otras citocinas liberadas incluyen G-CSF, M-CSF, GM-CSF, IL-1, IL-3, IL-4, IL-6, IL-8, IL-10, IL-16, IL-18 e IL-22. Los basófilos son una fuente importante de IL-4, IL-13 y quimiocinas (84, 100, 103, 109, 110).

Grandes cantidades de óxido nítrico se producen durante la anafilaxia, que se sintetiza a partir de la L-arginina por actividad de la sintetasa de óxido nítrico (NOS, por sus siglas en inglés). Además, existen tres isoformas de NOS, dos constitutivas (cNOS) y una inducible (iNOS). Las cNOS se encuentran en el endotelio, el miocardio, el endocardio, el músculo esquelético, las plaquetas y el tejido neurológico. La iNOS se encuentra en los macrófagos, fibroblastos, neutrófilos y el músculo liso. Los mediadores que estimulan a cNOS son los mismos de la anafilaxia: histamina, PAF, varios leucotrienos y bradicinina. Su síntesis es aumentada más por la hipoxia en minutos y puede prolongarse durante horas. El óxido nítrico tiene el potencial tanto de protección (relajación del músculo liso bronquial) como nocivo (aumento de la permeabilidad vascular). La suma de esos efectos es lesiva, con vasodilatación y aumento de la permeabilidad, que contribuyen al estado de choque (25, 111).

La respuesta bifásica, en especial caracterizada por hipotensión grave y choque, sigue a la desgranulación inicial de las células cebadas, con activación resultante de otras cascadas inflamatorias que incluyen a los sistemas del complemento y la coagulación y la vía de lisis del coágulo, respaldados por descensos en el complemento y la activación de la coagulación y la lisis del coágulo en crisis de anafilaxia grave humana (80, 98). El TNF-α, un mediador preformado en las células cebadas, activa los neutrófilos, recluta a otras células efectoras y aumenta la síntesis de quimiocinas; también actúa como un mediador de fase tardía de otras citocinas y quimiocinas, que contribuyen en algunos casos a una respuesta bifásica o prolongada (112).

La mutación del gen *KIT D816V* se identificó en las células cebadas de pacientes con mastocitosis y anafilaxia recurrente no explicada (113-116). El omalizumab, que inhibe la unión de IgE a su receptor de alta afinidad, FcϵRI, mostró eficacia para tratar la anafilaxia en dos pacientes con mastocitosis sistémica (117). La asociación de la mutación activante en KIT con la mastocitosis y la anafilaxia indica que puede haber otras mutaciones en los componentes de señal de las células cebadas que contribuyen al fenotipo hipersensible y causan una predisposición a la anafilaxia (99, 118).

El diagnóstico de anafilaxia es predominantemente clínico; sin embargo, los siguientes datos pueden ayudar a establecerlo como causa de un suceso y su etiología potencial.

Una radiografía de tórax puede mostrar sobredistención pulmonar, atelectasia o edema pulmonares. Los cambios electrocardiográficos más frecuentes, además de la taquicardia sinusal o el infarto, incluyen aplanamiento e inversión de la onda T, bloqueos de rama del haz de His, arritmia supraventricular y defectos de conducción intraventriculares (11).

Pueden estar indicadas otras pruebas de laboratorio o retos por vía oral que simulen a la anafilaxia para hacer el diagnóstico, en especial en casos desusados o con el tratamiento en proceso. Un recuento hematológico completo puede mostrar un hematocrito secundariamente elevado por hemoconcentración. La química sanguínea quizá revele aumento de la fosfocinasa de creatina, troponina, aminotransferasa de aspartato o deshidrogenasa de lactato, si ocurrió daño miocárdico; se presentan elevación aguda de la histamina plasmática o urinaria y de la triptasa sérica, y pueden visualizarse anomalías del complemento. La histamina plasmática se eleva de 5 a 10 min después de la activación de las células cebadas y retorna a cifras basales en 30 a 60 min más, vida media breve que limita la confiabilidad del diagnóstico de anafilaxia, a menos que se haga la colección del espécimen entre 15 y 60 min después del inicio del proceso. Los metabolitos urinarios de la histamina, incluido el principal, la N-metilhistamina, cuya vida media es de 30 min, se pueden encontrar hasta 24 h después del inicio de la anafilaxia y alcanzan el máximo a las 3 h. La determinación de la histamina plasmática puede ser más sensible que la de triptasa sérica; sin embargo, para el momento en que la mayoría de los pacientes se presenta al médico, la concentración plasmática de histamina ya retornó a lo normal; de ahí la ventaja de cuantificar los metabolitos urinarios de la histamina en 24 h, más bien que su cifra plasmática. La triptasa derivada de células cebadas, con una vida media de varias horas, alcanza un máximo en 60 a 90 min y se mantiene elevada durante hasta 5 h después de la anafilaxia. Los momentos óptimos para colectar especímenes de suero para la cuantificación de triptasa van de 15 a 180 min después del inicio de la anafilaxia. La concentración máxima de triptasa (por lo general, en la hora que sigue al inicio de la anafilaxia) suele correlacionarse con la gravedad de los síntomas, en particular con medir la presión arterial media; se pueden detectar secreciones aumentadas de triptasa durante más tiempo y se han comunicado elevadas durante muchas horas después de la anafilaxia grave. La concentración total de triptasa se puede elevar bajo condiciones diferentes a la mastocitosis y la anafilaxia, como en la leucemia mielocítica aguda, el síndrome hipereosinofílico relacionado con la mutación de F1P1 L1-PDGFRA, los síndromes de mielodisplasia y la nefropatía terminal con elevación del factor de blastocitos endógenos, la deficiencia adquirida de esterasa C1 en asociación con el linfoma no hodgkiniano, los traumatismos múltiples, la asfixia, el infarto de miocardio, la intoxicación por heroína y la parasitosis hipereosinofílica (119-125). La concentración de triptasa β es más específica que la de triptasa total. El cociente de triptasa total respecto de la β es útil para diferenciar la anafilaxia de la mastocitosis. Una cifra de 10 o menos sugiere anafilaxia y una de 20 o más indica mastocitosis, una diferenciación que es muy útil cuando ocurre la anafilaxia en un paciente con mastocitosis y una concentración basal elevada de triptasa. En un estudio de pacientes con mastocitosis sistémica que experimentaron anafilaxia se encontró que la activación de las células cebadas pudiese manifestarse con secreción selectiva excesiva de PGD_2, quienes responden al tratamiento con ácido acetil salicílico, pero no con antihistamínicos (126). Los pacientes con mastocitosis sistémica o el síndrome

de activación monoclonal de las células cebadas, están en mayor riesgo de anafilaxia, lo que impulsa a obtener una concentración basal de triptasa sérica, y otra durante los síntomas, en cualquier paciente con crisis no explicadas de anafilaxia repetidas.

Una triptasa sérica total normal no descarta la anafilaxia. Algunos autores describen que no hay aumento importante de la triptasa sérica durante la anafilaxia no fatal ante alimentos y las reacciones anafilactoides ante la vancomicina. En contraste, se ha observado de forma consistente un aumento de la triptasa después del reto no fatal por piquete de insecto. Estas diferencias pudiesen relacionarse con la vía de administración del alérgeno. La parenteral parece vinculada con un aumento más pronunciado en la concentración de triptasa sérica, tal vez por el desencadenamiento preferencial de las células cebadas que contienen triptasa y quimasa, con casi tres veces más triptasa que las células cebadas negativas para la quimasa, que contienen triptasa humana (119, 120, 126-128). Tal vez no se detecte triptasa sérica en los primeros 15 a 30 min siguientes al inicio de la anafilaxia; por lo tanto, las personas con su forma súbita fatal tal vez no presenten elevación de triptasa en el suero después de la muerte. Por desgracia, incluso con una toma programada de especímenes para el estudio de manera óptima, la concentración de histamina y triptasa plasmáticas se mantienen dentro de límites normales. Cuando disponible, puede ser de utilidad la concentración de la triptasa sérica almacenada o posterior al suceso, así como sus determinaciones seriadas.

Gill y cols., (129) revisaron la utilidad del PAF en la anafilaxia y sus cifras séricas muy altas se correlacionaron mejor que las de triptasa o histamina con la gravedad de la anafilaxia, cuyo grado lo hizo relevante, con la concentración basal de acetilhidrolasa de PAF.

La investigación futura puede promover el uso más reciente de marcadores de la anafilaxia de basófilos, como en los procedimientos de flujocitometría para detectar CD63, CD203c, los marcadores de activación del complemento C3a-C4a-C5a, el marcador de activación de eosinófilos y la proteína catiónica eosinofílica (89, 120, 124, 130-133).

La disponibilidad futura de la cuantificación de otros marcadores de la activación de basófilos y células cebadas, enlistados en un orden particular en el expediente médico electrónico como grupo de estudios de la anafilaxia, sería de utilidad y pudiese incluir triptasa sérica, histamina plasmática, PGD_2 urinaria en 24 h, carboxipeptidasa A3 de las células cebadas, quimasa sérica, PAF, actividad de acetilhidrolasa del PAF (5, 20, 125, 134). Las pruebas de anticuerpos séricos IgE específicos, cuando indicadas, se pueden hacer ante la sospecha de alimentos, venenos y fármacos o en el suero posterior al deceso, donde la determinación de la triptasa sérica e IgE específica juntas puede dilucidar la causa de una muerte no explicada. Debe obtenerse suero de preferencia antes de la muerte o en las 15 h que le siguen, para el análisis de triptasa e IgE específica, con congelación y almacenamiento del suero a −20 °C (7, 11). Cuando se valora la triptasa sanguínea posterior a la muerte, la concentración sanguínea de triptasa β es muy alta en la anafilaxia por RCM, y menor en la relacionada con alimentos. Cifras intermedias se obtienen no solo en casos de picadura de insectos, sino también en aquellos no claramente relacionados con la exposición a un alérgeno, como en las muertes relacionadas con la heroína, varios casos del síndrome de muerte súbita del lactante, muertes postraumáticas y en caso de cardiopatías. Esto implica dificultades para el diagnóstico diferencial, que disminuyen la utilidad de la triptasa sanguínea. Por lo tanto, se requieren estudios sistemáticos del número de células cebadas que residen en tejidos sanos, en comparación con los presentes en casos de muerte por anafilaxia, junto con su tasa de desgranulación en ambos tejidos, para dar alguna utilidad a la inmunohistoquímica con anticuerpos antitriptasa como prueba de anafilaxia (135-144).

La participación del bazo durante la anafilaxia es importante, donde la cuantificación de eosinófilos y células cebadas, en combinación con las cuantificaciones de triptasa en suero, pueden ser posibles para el diagnóstico de anafilaxia con un mayor grado de certidumbre. Trani y cols., encontraron a la eosinofilia esplénica como la principal característica del diagnóstico diferencial en cuatro casos de anafilaxia inducida por antibióticos, con recomendación del uso de la tinción rojo pagoda para mostrar la presencia masiva concomitante de células cebadas y sus variantes desgranuladas, principalmente localizadas en los senos esplénicos, lo que provee triptasa para su paso a la corriente sanguínea (145, 146).

Diagnóstico y su diferencial

Un grupo de consenso multinacional estableció en el año 2014 los criterios para el diagnóstico de la anafilaxia (147), después de revisar las definiciones de cuatro organizaciones diferentes de inmunología de las alergias. En este sentido, es de esperar que contar con cualquiera de los tres criterios señalados en la tabla 14-2 permita detectar más de 95% de los casos de anafilaxia, en más de 80% de los cuales se incluyen síntomas cutáneos, que, no obstante, están ausentes en hasta 20% de los niños con alergia a alimentos y piquetes de insectos como causa de anafilaxia.

Muchos individuos con anafilaxia nunca presentan hipotensión o choque, una observación acorde con estos criterios, respaldada por una definición adicional de anafilaxia: "una reacción alérgica grave de inicio rápido y que puede causar la muerte" (2). Debido al cuadro clínico

---

TABLA 14-2 CRITERIOS CLÍNICOS PARA EL DIAGNÓSTICO DE LA ANAFILAXIA

La anafilaxia es muy probable cuando se cumple cualquiera de los siguientes tres criterios:

1. Inicio agudo de una afección (de minutos a varias horas) de la piel, las mucosas, o ambas (p. ej., urticaria generalizada, prurito o rubor, edema de labios-lengua-úvula), *y al menos uno de los siguientes:*

    a. Afección respiratoria (p. ej., disnea, broncoespasmo con sibilancias, estridor, disminución del PEF, hipoxemia)

    b. Disminución de la TA o la presencia de síntomas vinculados de la disfunción de órgano terminal (p. ej., hipotonía [colapso], síncope, incontinencia)

2. Se pueden presentar dos o más de los siguientes con rapidez después de la exposición *del paciente* a un *posible alérgeno* (de minutos a varias horas):

    a. Afección de los tejidos de piel y mucosas (p. ej., urticaria generalizada, prurito-rubor, edema de labios-lengua-úvula)

    b. Afección respiratoria (p. ej., disnea, broncoespasmo y sibilancias, estridor, disminución del PEF, hipoxemia)

    c. Disminución de la TA o los síntomas vinculados (p. ej., hipotonía [colapso], síncope, incontinencia)

    d. Síntomas gastrointestinales persistentes (p. ej., dolor cólico abdominal, vómito)

3. Disminución de la TA después de la exposición a un *alérgeno conocido para el paciente* (de minutos a varias horas):

    a. Lactantes y niños: TA sistólica baja (específica de la edad) o un decremento mayor de 30% en la cifra sistólica[a]

    b. Adultos: TA sistólica menor de 90 mm Hg o su decremento de más de 30% respecto de la cifra basal

---

[a] Se define a la presión arterial sistólica baja en un niño como aquella menor de 70 mm Hg entre 1 mes y 1 año, menor de (70 mm Hg + [2 x edad]) 1 a 10 años, y menor de 90 mm Hg de 11 a 17 años.

TA, presión arterial; PEF, flujo espiratorio máximo.

Tomada de Sampson HA, Munoz-Furlong A, Campbell RL, *et al*. Second symposium on the definition and management of anaphylaxis: summary report-Second National Institute of Allergy and Infectious Disease/Food Allergy and Anaphylaxis Network symposium. *J Allergy Clin Immunol*. 2006; 117:391, con autorización.

intenso y espectacular, el diagnóstico de la anafilaxia suele ser fácilmente aparente, en especial en un ambiente médico donde se administran fármacos y preparados para diagnóstico. El inicio rápido de manifestaciones cutáneas con afección respiratoria concomitante, por lo general, lleva a un diagnóstico rápido y la intervención terapéutica. A menos que ocurra choque, la ausencia de signos y síntomas cutáneos arroja dudas sobre el diagnóstico de anafilaxia. Por lo tanto, deben considerarse otros, que incluyen arritmia cardiaca, infarto miocárdico, otros tipos de choque (hemorrágico, cardiogénico, por endotoxinas), la urticaria por frío intenso, el angioedema hereditario acompañado por exantema, la aspiración de alimento o un cuerpo extraño, la reacción a la insulina, una embolia pulmonar, una convulsión, una reacción vasovagal (vasodepresora), la hiperventilación, la sensación de globo faríngeo y la alergia ficticia-un ataque de pánico no orgánico, la anafilaxia ficticia con estridor de Munchausen, el síndrome de disfunción de cuerdas vocales, la forma somática indiferenciada de la anafilaxia y aquella por prevaricación. El de máxima frecuencia es el colapso vasodepresor después de una inyección o un estímulo doloroso, que se manifiesta con hipotensión, palidez, debilidad, diaforesis, náusea y, en ocasiones, vómito. El dato característico de bradicardia, por lo general, la diferencia de la anafilaxia; sin embargo, se ha comunicado bradicardia relativa en la anafilaxia por piquete de insecto (148). En el colapso por vasodepresores no hay prurito o cianosis. No se presenta dificultad respiratoria y los síntomas casi siempre se revierten de inmediato con la adopción del decúbito y la elevación de las extremidades pélvicas. El angioedema hereditario o la deficiencia del inhibidor C1 adquirida deben considerarse cuando el edema laríngeo se acompaña de dolor abdominal significativo, afección que suele tener un inicio más lento y no hay urticaria o hipotensión. A menudo hay un antecedente familiar de reacciones similares; es digna de mención una resistencia relativa a la epinefrina.

La escombroidosis y la saurinosis pueden simular la anafilaxia; la primera se debe a la histamina y la última a sustancias químicas similares, saurina y ácido cis-urocánico, que son productos de desecho bacterianos del pescado en descomposición. El rubor puede también deberse al síndrome carcinoide, la menopausia, la cloropropamida, el alcohol, el carcinoma medular de tiroides, la epilepsia autonómica, tumores secretores del polipéptido vasointestinal e IA (25, 149). La producción endógena excesiva de histamina puede simular la anafilaxia por mastocitosis sistémica, urticaria pigmentaria, leucemia basofílica, leucemia promielocítica aguda tratada con tretinoína y la rotura de un quiste hidatídico. Otros simuladores diversos de la anafilaxia incluyen al feocromocitoma paradójico, los síndromes del hombre rojo (por vancomicina) y escape capilar (5, 25, 84, 149).

Los pacientes con estridor de Munchausen deben distraerse de su aducción de cuerdas vocales por maniobras como pedirles que tosan. Si se realiza, la tos es precedida por una auscultación inspiratoria sin estridor, en especial sobre el cuello; tampoco hay signos cutáneos. En el síndrome de disfunción de las cuerdas vocales, los pacientes con su aducción involuntaria pueden detectarse por videolaringoscopia durante las crisis y la ausencia de signos cutáneos (149, 150). Cuando se sospecha una afección que simula la anafilaxia, se sugieren las siguientes pruebas de laboratorio y estudios de imagen: mastocitosis/afecciones de activación de las células cebadas (MCAD, por sus siglas en inglés); triptasa sérica basal, metabolitos urinarios de histamina en 24 h, PGD_2 urinaria, mutación del gen *816V* en sangre; estudio de médula ósea; síndrome carcinoide; serotonina sérica, cromogranina A sérica, ácido hidroxiindolacético 5 urinario; estudios de imagen especiales: tumor polipeptídico vasointestinal; hormona polipeptídica vasointestinal, sustancia P, urocinasa A, pancreastatina; estudios de imagen especiales: feocromocitoma paradójico; catecolaminas urinarias en 24 h, catecoles séricos, metanefrina libre en plasma, y estudios de imagen especiales.

Un antecedente de exposición reciente a un antígeno y la sospecha clínica son los recursos de diagnóstico más importantes para determinar que la anafilaxia está en proceso o ya ocurrió. Después de iniciar el tratamiento y confirmar la estabilidad del paciente, hágase un interrogatorio detallado de la alergia. Además, es imperativo obtener las circunstancias que rodean al suceso. Este se debe iniciar con la hora, el lugar y la estación del año del suceso, la secuencia de las manifestaciones y los datos físicos detectados por el paciente y el o los individuos que lo acompañaban en el momento del suceso. Un gran esfuerzo debe hacerse por confirmar estos datos con testigos, personal médico, fotografías y expedientes médicos. Asimismo, actúese en retroceso respecto al momento de la exposición al alimento, los fármacos (de prescripción, de venta libre, ilícitos, alcohol, de herbolaria, remedios naturales y transferidos/ocultos/intencionales), piquetes, actividades, procedimientos diagnósticos/quirúrgicos, enfermedades recientes/concomitantes y cualquier antecedente de anafilaxia ante alérgenos conocidos. Los antecedentes de la actividad, además de la ingestión de alimentos, deben incluir la comida seguida por ejercicio y medicamento(s) o antes; se pueden demostrar anticuerpos IgE *in vivo* por pruebas de punción cutánea (SPT, por sus siglas en inglés). La PT puede ser útil para predecir la hipersensibilidad anafiláctica a muchos antígenos y confirmar la causa de anafilaxia con correlación clínica; debe tenerse precaución empezando con antígenos muy diluidos. En este caso, ha habido anafilaxia después de SPT con penicilina y extractos de insectos, aeroalérgenos y alimentos. Si la causa fue obvia y la crisis grave, las SPT pueden ofrecer más daño que beneficio. Las pruebas de IgE séricas específicas, cuando indicadas, pueden hacerse cuando se sospecha de alimentos, venenos y fármacos, y es particularmente útil en aquellos pacientes o médicos que pudiesen temer a las pruebas cutáneas, o cuando hay una afección cutánea amplia. La ausencia de anticuerpos IgE específicos puede justificar un reto con alimentos orales, en forma gradual bajo cuidadosa observación. Las pruebas de anticuerpos IgE séricos específicos pueden ser similarmente útiles en el suero posterior a la muerte para identificar alérgenos en las porciones no ingeridas de los alimentos consumidos poco antes del suceso anafiláctico. Posterior a una anafilaxia fatal, los procedimientos de necropsia pueden ser útiles para verificar y tomar especímenes de todos los materiales presentes dentro de las cavidades gástrica o intestinal en los sujetos con sospecha del diagnóstico de alergia o su conocimiento, ante alimentos o fármacos; deben tomarse especímenes de sangre, bilis y orina para la identificación, al igual que los nombres o la dosis de los fármacos ingeridos. Cuando se sospecha anafilaxia por piquetes de especies de insectos himenópteros u otros, pudiese ser útil revisar la piel y las mucosas con más cuidado si hay la probabilidad de un piquete. Cuando se encuentra este, un entomólogo puede ayudar a identificar el tipo de insecto causal. Cuando ocurre la muerte por anafilaxia sin intervención médica o testigos, la ubicación del suceso puede ayudar a discernir la causa: el lugar, el sitio de trabajo, el campo, una granja o el bosque. Los alimentos también deben revisarse con atención, así como los objetos en el escenario y cerca del cuerpo, además de las ropas del sujeto. Las prendas de color brillante y los perfumes pueden sugerir un piquete de insecto. Todos los colorantes biológicos o inorgánicos y sus rastros deben observarse y ser objeto de toma de especímenes; debe entrevistarse a los padres, parientes u otros testigos; deben tomarse en cuenta el lugar, el mes, la estación del año y la presencia de insectos (uno o más, vivos o muertos) en el escenario. Además, deberá prestarse atención especial cuando la indagación en un escenario implica a un cadáver de un cuidador de abejas. A veces ocurre la muerte fuera de un hospital, durante el transporte médico o al ingresar. Todos los expedientes médicos disponibles deben revisarse acerca de afecciones clínicas, fármacos administrados y procedimientos terapéuticos; se debe entrevistar al personal médico y otros testigos (151). Quizá sea de utilidad un estudio de la triptasa sérica, en particular en el periodo temprano que sigue a la muerte, pero no debería confiarse en él como el único criterio para el diagnóstico, por las limitaciones antes enumeradas. La utilidad de la cuantificación de la IgE sérica total como confirmatoria es limitada, por la variación dentro de la población atópica y los incrementos descritos en el contexto de traumatismos, septicemia y otras afecciones no tópicas. Los análisis de IgE específicos pueden proveer

información útil, en particular si el alérgeno causal se conoce o sospecha, y si se dispone de un extracto del alérgeno específico en el comercio. Si se sospecha una anafilaxia fatal por alimentos, puede ser de utilidad un análisis de IgE específica *in vitro* del contenido del vómito o los residuos como fuente útil del antígeno. Los grupos de antígenos candidatos pueden también proveer información correlacionada clínicamente útil (120).

Otras técnicas *in vitro* que se han explorado incluyen la secreción de histamina por los basófilos de los individuos hipersensibles a un reto de antígeno y la capacidad del suero de un paciente de sensibilizar de manera pasiva tejidos normales, como los leucocitos, ante la secreción subsiguiente de mediadores inducida por antígenos (17). La única prueba actualmente disponible y confiable de los productos que alteran el metabolismo del ácido araquidónico, como el ácido acetilsalicílico y otros AINE, así como otros no mediados por IgE de que se sospecha, son: el reto oral cuidadosamente graduado con observación clínica estrecha y la determinación de la función pulmonar, la permeabilidad nasal y los signos vitales, después del consentimiento informado del paciente. Las sustancias que pueden causar la liberación directa de histamina de las células cebadas y los basófilos se identifican *in vitro* con el uso de leucocitos humanos lavados o por pruebas cutáneas *in vivo*, y hacerlo en ausencia de anticuerpos IgG o IgE (1, 2).

La prueba de activación de los basófilos (BAT, por sus siglas en inglés) es un análisis por flujocitometría donde se mide la expresión de los marcadores de activación en la superficie de los basófilos, después de su estimulación con un alérgeno. La BAT se ha validado en afecciones mediadas por IgE, incluidas alergias alimentarias, hipersensibilidad a venenos y alergias al polen. El uso de la BAT como recurso diagnóstico en los pacientes con anafilaxia por un fármaco que pone en riesgo la vida, donde no se dispone de provocación por este, puede beneficiarlos, especialmente con la determinación simultánea de CD63 y CD203c (152-154).

■ FACTORES QUE AUMENTAN LA GRAVEDAD DE LA ANAFILAXIA O INTERFIEREN CON EL TRATAMIENTO

En la actualidad existen muchos factores que aumentan la gravedad de la anafilaxia o interfieren con su tratamiento (tabla 14-3). La inyección intravenosa rápida en solución de un alérgeno a un paciente con una afección cardiaca previa puede aumentar su riesgo de anafilaxia grave. El tratamiento concomitante con fármacos antagonistas adrenérgicos β o la presencia de asma exacerban las respuestas de las vías aéreas en la anafilaxia, impiden la respuesta a la epinefrina e inhiben los esfuerzos de reanimación (155, 156). El uso de epinefrina en los pacientes con uso de antagonistas adrenérgicos β puede inducir en teoría efectos adrenérgicos α sin oposición, con hipertensión

TABLA 14-3 FACTORES QUE INTENSIFICAN LA ANAFILAXIA O INTERFIEREN CON EL TRATAMIENTO

Presencia de asma, un paciente con asma y tratamiento insuficiente, o la inmunoterapia
Atopia
Mastocitosis
Enfermedad cardiovascular, en especial con la inyección rápida de un alérgeno
Probable enfermedad renal y pulmonar crónica

Edad: ancianos, lactantes, adolescentes ("conducta de riesgo")

Tratamiento concomitante con:

- Fármacos antagonistas adrenérgicos β
- Inhibidores de la enzima convertidora de angiotensina (ECA-I), ECA-I + antagonista adrenérgico β
- Bloqueadores del receptor de angiotensina
- Inhibidores de la bomba de protones
- Inhibidores de la monoaminooxidasa (MAO)
- Antidepresivos tricíclicos
- Alcohol

Retraso de la administración de epinefrina, o su dosis inadecuada

Enfermedad psiquiátrica

grave resultante; aunque es más probable que el choque profundo sea causado por una anafilaxia grave. Los individuos que reciben antagonistas adrenérgicos β por vía oral o tópica pueden experimentar anafilaxia grave, vinculada con bradicardia paradójica, hipotensión intensa y broncoespasmo importante. Los antagonistas adrenérgicos β deberían usarse con precaución, y de preferencia evitarlos, en los pacientes que reciben IT y aquellos con IA, anafilaxia inducida por el ejercicio (EIA, por sus siglas en inglés) y EIA dependiente de alimentos/fármacos. También, puede ocurrir dificultad para revertir la anafilaxia, en parte por cardiopatía subyacente, para la que se han administrado antagonistas adrenérgicos β. Ambos, los antagonistas β1 y β2, pueden inhibir al receptor adrenérgico β (155). La mayoría de los pacientes que reciben antagonistas adrenérgicos β, por lo general no presentan bloqueo completo y no debería evitarse en ellos la epinefrina.

El aumento de la permeabilidad vascular durante la anafilaxia puede causar desviación de 50% del fluido intravascular hacia el espacio extravascular en 10 min, cambio del volumen sanguíneo eficaz que activa al sistema renina-angiotensina-aldosterona, y una secreción compensatoria de angiotensina II y catecolaminas como respuesta. Los bloqueadores del receptor de angiotensina (ARB) e iECA pueden prevenir o inhibir esta respuesta, y de manera separada causan edema lingual o faríngeo que pone en riesgo la vida (85, 157, 158). Una revisión de la base de datos alemana de la anafilaxia y de un modelo murino sugirió que el uso combinado de bloqueadores β e iECA aumenta significativamente el riesgo de anafilaxia grave (26). Los iECA pueden (hay pruebas en contra) ser un factor de riesgo y aumentar la incidencia y la gravedad de la anafilaxia ante piquetes de especies de himenópteros

y la IT con veneno (159-163). Los inhibidores de la oxidasa de monoaminas pueden aumentar los riesgos de la epinefrina por interferencia con su degradación (11).

Los inhibidores de la bomba de protones (PPI, por sus siglas en inglés) se han vinculado con la anafilaxia inducida por fármacos en los pacientes hospitalizados, tal vez por interferencia con la digestión y la prolongación de la exposición a proteínas alergénicas durante el tránsito gástrico (164).

Con mayor frecuencia pueden ocurrir reacciones sistémicas en los pacientes con asma subtratado, que reciben IT. Aunque no es una práctica profesional estándar, se ha recomendado hacer cuantificaciones de FEV_1 antes de la IT, con evitación de las inyecciones si resulta ≤ 70% del volumen predicho (165).

■ CAUSAS DE ANAFILAXIA

Como causa de anafilaxia en los seres humanos se ha informado de muchas sustancias, y cualquiera que pueda activar a las células cebadas o los basófilos tiene el potencial de desencadenar la anafilaxia. Los antígenos se subdividen en proteínas, polisacáridos y haptenos. Un hapteno es un compuesto orgánico de bajo peso molecular (o uno de sus metabolitos), que se torna antigénico cuando forma un enlace estable con una proteína hospedera. Respecto a la penicilina, tanto el hapteno original como sus productos de transformación no enzimáticos pueden formar enlaces con las proteínas del hospedero para constituir un antígeno. En los pacientes con anafilaxia por cetuximab se ha mostrado que la IgE específica para el carbohidrato galactosa α-1,3-galactosa, expresado en la línea celular, origina este producto biológico (12). La

IgE específica para la galactosa α-1,3-galactosa también se vincula con la anafilaxia tardía ante la carne roja de animales que portan este oligosacárido (166).

La vía de exposición a la sustancia que causa anafilaxia humana puede ser oral, parenteral, tópica o inhalatoria. Un ejemplo de sustancia que puede producir anafilaxia por cualesquiera de estas cuatro vías de ingreso es la penicilina. Las causas más frecuentes de anafilaxia son alimentos, medicamentos, piquetes de insectos e inyecciones de alérgenos o IT. Los fármacos pueden causar anafilaxia, mediada y no por IgE. La exposición previa al fármaco se requiere para la formación de IgE; sin embargo, puede ocurrir anafilaxia inducida por fármacos sin presencia de IgE en la primera exposición; es frecuente la IA, que contribuye con casi 33% de los casos de anafilaxia (3, 5, 167, 168). En la tabla 14-1 se enlistan algunas de las causas comunes y los mecanismos de la anafilaxia. Los siguientes párrafos incluyen una revisión de varias causas importantes e interesantes de anafilaxia.

Anafilaxia relacionada con fármacos, productos para el diagnóstico y biológicos, y la quimioterapia

Los fármacos, los antineoplásicos y los productos biológicos, incluidos los anticuerpos monoclonales (MoAb), son las causas más frecuentes de anafilaxia en los ambientes de atención sanitaria. La anafilaxia por medicamentos es, con máxima frecuencia, mediada por IgE; sin embargo, así como también participan otros mecanismos sin IgE y no inmunológicos (169); se presentan anticuerpos IgE específicos por la sensibilización previa al fármaco o por un compuesto con reacción cruzada. Los compuestos de bajo peso molecular pueden unirse a proteínas transportadoras, séricas o hísticas, y convertirse en un antígeno multivalente. Los metabolitos del fármaco original se unen de manera covalente con las proteínas del hospedero e inducen la producción de anticuerpos IgE, lo que limita el conocimiento de los metabolitos y determinantes alergénicos importantes para las pruebas cutáneas y análisis *in vitro*. La clase más común de fármacos que causan anafilaxia es la de antibióticos, principalmente los β lactámicos. La penicilina es la causa más frecuente de anafilaxia inducida por fármacos. Las cefalosporinas comparten con la penicilina un anillo β lactámico común y también son causa frecuente de anafilaxia. La reactividad cruzada entre penicilina y cefalosporinas varía de 3 a 18% en los pacientes con alergia previa a la penicilina (168). Los cálculos de las reacciones alérgicas a penicilina no fatales varían entre 0.7 y 10%, y se calcula una frecuencia de 0.002% de reacciones fatales, o de una muerte por 7.5 millones de inyecciones y uno de cada 50000 a 100000 ciclos de penicilina (170). La penicilina se degrada en dos productos principales reactivos intermedios, denominados "determinantes antigénicos mayor y menor". El determinante mayor, bencilpeniciloilpolilisina, está disponible en

el comercio como Pre-Pen (AllerQuest LLC) para pruebas cutáneas. En universidades seleccionadas se preparan determinantes menores para las pruebas cutáneas; también se puede usar penicilina G como subrogado de los alérgenos determinantes menores. La sensibilidad a un determinante menor en algunos pacientes se vincula con una anafilaxia más grave. Los antecedentes son malos índices de predicción del riesgo de una alergia real a la penicilina, con 90% de los pacientes con antecedente de alergia a la penicilina que presenta pruebas cutáneas negativas, con tolerancia del fármaco (171). El valor predictivo positivo de la prueba cutánea para la penicilina es de 97 a 99%.

Solo un pequeño porcentaje de pacientes con antecedente de alergia a la penicilina y una prueba cutánea, ambos positivos, presenta sucesos alérgicos adversos cuando se le administra una cefalosporina. Asimismo, han ocurrido muertes por anafilaxia en individuos alérgicos a la penicilina que no fueron objeto de pruebas cutáneas ni recibieron un antibiótico cefalosporínico. Los pacientes con un antecedente de alergia a la penicilina y pruebas cutáneas negativas para las determinantes mayores y menores de este antibiótico, no están en mayor riesgo y pueden recibir cefalosporinas, aunque, por lo general, se hacen retos cautelosos en forma gradual. Los antibióticos monobactámicos, como el aztreonamo, no tienen reacción cruzada con la penicilina u otros β lactámicos, excepto por la ceftazidima. Estudios de pruebas cutáneas sugieren reactividad cruzada entre los carbapenemos y la penicilina, que requieren hacer pruebas cutáneas para este último antibiótico antes de considerar la administración de carbapenemos. Sin embargo, la tasa de reacciones clínicas en pacientes positivos en las pruebas cutáneas de penicilina es mucho menor que la prevista, lo que sugiere una baja tasa de reactividad cruzada. No deberían hacerse pruebas cutáneas de penicilina a los pacientes con alergia a la penicilina no mediada por IgE, como el síndrome de Stevens-Johnson o la necrólisis epidérmica tóxica, porque el antibiótico está casi contraindicado de manera estricta. La anafilaxia a un antibiótico no β lactámico es menos frecuente. Las pruebas cutáneas con uso de una concentración no irritante del fármaco original pueden dar información útil en ocasiones; sin embargo, su valor predictivo positivo es incierto, lo que por desgracia limita el diagnóstico a los antecedentes del paciente (172, 173).

El ácido acetil salicílico y otros AINE constituyen la segunda causa más frecuente de la anafilaxia inducida por fármacos, que se cree un proceso específico, porque los pacientes toleran otros AINE (174); se desconoce la causa sin la detección de IgE específica del fármaco por pruebas cutáneas e *in vitro*, y se sospecha una alteración del metabolismo del ácido araquidónico. Al administrar AINE no selectivos se recomienda precaución; por lo general, los antagonistas de COX-2 se toleran.

La anafilaxia se ha hecho más frecuente con los antineoplásicos, que suelen incluir derivados de platino, taxanos, doxorrubicina, asparaginasa y epipodofilotoxinas. Con la variedad creciente de los cánceres se están usando más los derivados de platino durante periodos prolongados, y el número de exposiciones es un factor de riesgo de anafilaxia. Los de uso más frecuente incluyen carboplatino, cisplatino y oxaliplatino (175-177). Las pruebas cutáneas de algunos de los antineoplásicos pueden ser útiles para determinar si hay hipersensibilidad y con qué dosis proceder si se requiere desensibilización. Las reacciones anafilactoides relacionadas con la administración de ciertos productos se presentan en 30% de los pacientes en primera instancia, que pueden requerir la "desensibilización", premedicación y disminución de la velocidad de inyección para futuras aplicaciones. El vehículo solvente en el que se formulan los fármacos puede causar anafilaxia, como sucede con el uso del aceite de ricino polietoxilado (Cremophor EL®) junto con el paclitaxel. Los componentes diferentes al producto farmacológico que se pretende usar pueden ser los de máxima importancia, por ejemplo, heparina contaminada con sulfato de condroitina sobresulfatado (18, 178-185).

Por modificadores biológicos y anticuerpos monoclonales ocurre anafilaxia, ambos en proceso de introducción al mercado farmacológico con frecuencia creciente. Este reciente surgimiento no ha permitido un cálculo de la incidencia de anafilaxia. El uso de omalizumab (anti-IgE), un anticuerpo murino humanizado recombinante, es terapéutico para el asma grave alérgica y la urticaria crónica. La tasa de anafilaxia por omalizumab se calcula entre 0.09 y $\leq$ 0.2%. En 48 casos de 39 510 individuos expuestos a omalizumab ocurrió anafilaxia, según cálculos. Después de cualquier dosis se puede presentar anafilaxia, incluso cuando se toleró bien una previa. La anafilaxia se presentó después de la primera dosis en 40% de los casos y posterior a la administración repetida en 56%. Algunos pacientes experimentaron anafilaxia después de 2 años de tratamiento crónico y en 71% de los casos se presentó en las primeras 2 h, con su inicio diferido entre las 2 y > 24 h después de la inyección. La anafilaxia inducida por omalizumab, en general, es tardía, con un progreso prolongado de los síntomas, lo que ha llevado a la recomendación de que los pacientes se mantengan en observación durante 2 h después de las primeras tres inyecciones y 30 min después de las subsiguientes, con su administración en instalaciones donde se cuente con personal y equipo apropiados para tratar la anafilaxia, y disponibilidad de epinefrina autoinyectable por el paciente. Ante muchos otros productos biológicos se ha comunicado anafilaxia y los pacientes se pueden desensibilizar con éxito, si es necesario, después. Los productos biológicos tienen un peso molecular mayor, en comparación con otros preparados, que son haptenos, y se ha mostrado que las reacciones en pruebas cutáneas son positivas en la mayoría de los pacientes con reacciones alérgicas al rituximab, infliximab y trastuzumab, que se

sometieron a desensibilización. Deberían considerarse las pruebas cutáneas en la valoración de los pacientes con anafilaxia, ante los productos biológicos, en preparación para tratar con la desensibilización o una inducción de tolerancia. Los pacientes con resultados negativos de las pruebas cutáneas pueden, no obstante, tener reacciones durante la desensibilización y los intentos por inducir tolerancia (12, 13, 186-196).

Las reacciones a los anticuerpos monoclonales también se producen ante su administración en solución, como resultado de la liberación de citocinas o la generación de complejos inmunes, que se presentan con la primera o segunda exposiciones, se encuentran con más frecuencia con los anticuerpos monoclonales murinos y se caracterizan por rigidez, fiebre, dolor articular e hipotensión, en los casos graves. Debido a que los anticuerpos monoclonales humanos y quiméricos humanizados se sometieron a procedimientos de ingeniería genética con menos potencial inmunogénico, la frecuencia de tales reacciones disminuyó (197).

Por otro lado, se calcula que los RCM causan una muerte en cada 75 000 pacientes expuestos. La frecuencia total de sucesos adversos es de 5 a 8%; ocurren reacciones moderadas que requieren tratamiento en 1% de los pacientes que recibe RCM. Las reacciones que ponen en riesgo la vida se presentan con una frecuencia < 0.1%, relacionadas con RCM de elevada osmolaridad, y disminuyen por 20% con RCM de baja osmolaridad. Los factores de riesgo para una reacción a RCM incluyen su antecedente (riesgo de 16 a 44%) o el de enfermedad cardiaca, asma, nefropatía crónica, uso de bloqueadores β, alergia a alimentos, fármacos, o por contacto, y el tratamiento con citocina IL-2. La alergia a los productos marinos o al yodo es un factor de riesgo de anafilaxia con los RCM. El pretratamiento para prevenir una reacción anafiláctica en un paciente que debe recibir RCM es con 50 mg de prednisona por vía oral, 13, 7 y 1 h antes de la administración de RCM, y 50 mg de difenhidramina por vía oral o intramuscular 1 h antes de su administración. Si el paciente requiere RCM de urgencia, adminístrense 200 mg de hidrocortisona por vía intravenosa y, después, cada 4 h hasta que se reciba el RCM, y 50 mg de difenhidramina una hora antes (198-206).

En resumen, los medicamentos desencadenan de manera potencial la anafilaxia por un mecanismo inmunológico dependiente de IgE (antibióticos β lactámicos), uno independiente (hierro dextrano de elevado peso molecular, infliximab) o la estimulación directa de las células cebadas (opioides). Los productos biológicos que inducen anafilaxia por un mecanismo dependiente de IgE incluyen a los anticuerpos monoclonales (cetuximab y omalizumab), los alérgenos usados en la IT y las vacunas (más a menudo por su excipiente proteínico, como la gelatina o el huevo, que el producto inmunizante real). Un medicamento puede ser codesencadenante de la anafilaxia, como los AINE y EIA. Los contaminantes en los medicamentos pueden inducir anafilaxia, como el sulfato de condroitina sobresulfatado en la heparina. El RCM desencadena en forma severa la anafilaxia por un mecanismo inmunológico dependiente de IgE o por activación del complemento (24, 183).

Piquetes y mordeduras de insectos

Los piquetes de insectos, se sabe bien, causan anafilaxia, pero tales reacciones son raras con los que muerden. Las más frecuentes ocurren por veneno de miembros del orden de himenópteros: chaquetas amarillas, avispones, abejas, avispas, hormigas de fuego y recolectoras; se señala con menor frecuencia a la saliva de insectos incluyendo los triatominos, besucones o asesinos, así como moscas, mosquitos, garrapatas y orugas. Las reacciones alérgicas sistémicas a los piquetes de insectos se presentan en 3.3% de la población (3% de adultos y 1% en niños) y ocurren aproximadamente 40 muertes anuales en Estados Unidos, según cálculos, por piquetes de especies del orden himenópteros, con una incidencia de 23 muertes por 150 millones de estas. En la National Office of Vital Statistics se calculó una tasa de mortalidad promedio de 0.28 por millón de personas por año por piquetes de esas especies. Los piquetes por hormigas de fuego también causan anafilaxia humana, en particular en el sur de Estados Unidos, con una tasa anual calculada de 0.6 a 16% y más de 80 muertes. Las víctimas tal vez no identifiquen con precisión al insecto específico, por lo que se necesita confirmar la hipersensibilidad por pruebas cutáneas con venenos purificados o extractos de cuerpo completo de dichas hormigas. Las pruebas *in vitro* para anticuerpos IgE específicos de un veneno se pueden usar para confirmar el antecedente clínico de hipersensibilidad a especies del orden himenópteros u hormigas de fuego. Las reacciones sistémicas no siempre son progresivamente más graves con cada piquete. Los niños con antecedente de anafilaxia moderada a grave ante piquetes que no recibieron veneno para IT, aún tienen una frecuencia de 32% de anafilaxia, ante los recientes. En adultos que tuvieron una reacción sistémica a los piquetes, en 30 a 65% de los casos su repetición causa otra reacción sistémica, dependiendo sobre todo de la gravedad de las reacciones previas, el grado de sensibilidad al veneno y la especie del insecto. Las reacciones graves a los piquetes de insectos, con confirmación mediante pruebas positivas séricas o cutáneas de IgE específica del veneno, justifican que el médico recomiende un extracto corporal total de hormiga de fuego o veneno de especies de himenópteros para la IT, como altamente eficaz. En suma, el paciente debería contar con epinefrina de autoinyección y practicar las medidas de evitación (207-212).

Alimentos

En Estados Unidos se calcula que ocurren 150 muertes por alergia a alimentos cada año. En aquellas relacionadas con alimentos, comunicadas por Bock, 87% de los sujetos tuvo antecedente de una reacción al alimento causal (213). Los alimentos son la principal causa de anafilaxia de los pacientes externos, que contribuye con 33 a 50% de las consultas por anafilaxia en el servicio de urgencias de Estados Unidos, Europa, Asia y Australia (214). Cualquier alimento puede causar anafilaxia, pero ciertos de ellos se vinculan más a menudo con reacciones graves. Los cacahuates, los frutos secos de árbol y los mariscos representan los desencadenantes alimentarios más frecuentes de anafilaxia en los niños y los adultos. Para los más pequeños, la leche de vaca y los huevos constituyen los desencadenantes más frecuentes. En ese grupo se comunicó que la leche de vaca contribuía con casi 13% de las anafilaxias fatales inducidas por alimentos. Aunque 75% de los niños con alergia a la leche de vaca toleran sus formas cocidas, y se ha visto que los que reaccionan ante la leche hervida presentan un mayor riesgo de anafilaxia grave y prolongada que requiere epinefrina (213, 215, 216). Durante la edad adulta la anafilaxia inducida por alimentos más frecuente es aquella por cacahuates, frutos secos de árbol, pescado y mariscos (217). Los factores alimentarios dentro de regiones geográficas particulares modifican la prevalencia de la alergia a alimentos. La alergia al cacahuate es la más frecuente en Estados Unidos respecto de alimentos, en tanto en Hong Kong lo son los productos pesqueros, y en Israel, el ajonjolí (45). Asimismo, hay otras variaciones geográficas en el alimento predominante que puede causar anafilaxia, que incluyen castañas, arroz, alforfón y garbanzos. El desencadenante alimentario puede no siempre ser obvio, como una contaminación cruzada intencional, mínima, u oculta, de un alimento o bocadillo. Otros desencadenantes potenciales pueden incluir alimentos modificados hormonal o genéticamente, los sustitutos, un ingrediente oculto, aditivos (especies, goma vegetal) o un colorante alimentario (carmín). El alérgeno α-gal, presente en res, puerco y cordero, puede desencadenar una anafilaxia de inicio tardío en los individuos con IgE previa contra galactosa-α-1,3 galactosa, sensibilizados por una mordedura anterior por una garrapata de estrella solitaria (24, 218, 219). La proteína de transferencia de lípidos (LTP, por sus siglas en inglés) es un panalérgeno que se encuentra en las plantas y es resistente al calor y la digestión por pepsina. La LTP se encuentra en muchos frutos y vegetales, algunos granos, así como cacahuates y frutos secos de árbol, y se ha señalado como causa frecuente de anafilaxia inducida por alimentos y EIA dependiente de alimentos (220-222).

La anafilaxia inducida por alimentos con frecuencia máxima se presenta en casa, con casi 20% de los casos en la escuela. En un estudio de Gran Bretaña de 202 muertes por anafilaxia, 45 (30%) correspondieron a la causada por alimentos. Más de 50% se atribuyó a frutos secos de árbol; 33% ocurrió en casa, 25% en restaurantes y 15% en el trabajo o la escuela. El inicio de la anafilaxia inducida por alimentos puede ocurrir en segundos a unas cuantas horas después de la ingestión; se puede presentar la muerte en 30 min (88, 223, 224).

La confirmación diagnóstica de la anafilaxia inducida por alimentos puede constituir un reto. En este sentido, ocurre ausencia de elevación de la triptasa sérica en la mayoría de los casos (77), lo que puede deberse a la mediación por basófilos, en contraposición a las células cebadas, así como a un inicio más lento o bifásico. La menor actividad o deficiencia de la acetilhidrolasa de PAF, la enzima que lo inactiva, se describió como factor de riesgo de anafilaxia grave y fatal por alimentos. Un mejor índice de la anafilaxia inducida por alimentos puede ser el grado de actividad de la acetilhidrolasa de PAF (PAF-AH, por sus siglas en inglés) y la carboxipeptidasa de células cebadas (77, 215). Si la causa de la anafilaxia no es aparente por los antecedentes del paciente (lista de ingredientes de un empaque/del fabricante/la receta/el cocinero), las pruebas cutáneas de IgE específicas con extractos de alimentos, o la revisión de los anticuerpos IgE séricos específicos de uno, pueden revelar al causal (225). La selección de alimentos para pruebas por punción cutánea o *in vitro* deben ser guiados por los antecedentes del paciente, dado que 60% de la población general presenta sensibilización a alimentos, y la mayoría no muestra anafilaxia. Las pruebas intradérmicas con alimentos están contraindicadas. No todos los preparados comerciales de alérgenos de alimentos están estandarizados, lo que con frecuencia requiere de SPT con alimentos frescos.

Las pruebas cutáneas con alimentos rara vez pueden causar anafilaxia, requieren el uso de soluciones diluidas, la técnica de punción cutánea, la presencia del médico y no necesariamente la aplicación de todos los alimentos de que se sospecha al unísono, con disponibilidad de medicamentos y equipo de urgencia. Las concentraciones de IgE específica de alimentos con valores predictivos > 95% del riesgo de reactividad clínica por anticuerpos contra IgE específicos de alimentos en los adultos se definieron como sigue: leche de vaca $\geq$ 15 kU/L, huevo $\geq$ 7 kU/L, cacahuates $\geq$ 14 kU/L, frutos secos $\geq$ 15 kU/L y pescados $\geq$ 20 kU/L; para los lactantes las concentraciones fueron: leche de vaca $\geq$ 5 kU/L y huevo $\geq$ 2 kU/L. La tasa de decremento en la concentración de la IgE específica de alimentos respecto al tiempo también tiene valor predictivo. No se recomiendan los grupos de pruebas de alérgenos alimentarios, porque pueden conllevar resultados falsos positivos y una restricción alimentaria innecesaria. Los retos de alimentos por vía oral son los de uso más frecuente para descartar aquellos señalados que tienen elevada improbabilidad de haber causado un suceso, o documentar tolerancia a un alimento previo que causó anafilaxia, pasados años de abstinencia, y la falta de sensibilización por pruebas de IgE. A veces se requiere el reto alimentario gradual por vía oral vigilado por el médico, en un ambiente con equipo de urgencia, para descartar la anafilaxia. Estos retos consumen mucho tiempo, no carecen de riesgo y deberían guiarse por parámetros de seguimiento de las cifras de IgE específicas y las SPT. En aquellos pacientes que toleran retos con esquemas comparativos doble ciego y con placebo con alimentos, sucede recurrencia de la alergia en 8% de aquellos que la presentan ante el cacahuate. Este riesgo puede elevarse cuando se evitan los cacahuates después de un reto negativo, lo que sugiere que se necesita su consumo regular para mantener la tolerancia. Otras modalidades de prueba están en proceso de estandarización, como los diagnósticos resueltos por su componente (CRD, por sus siglas en inglés), en los que se mide la IgE sérica contra epítopos de alérgenos específicos en el suero a través de un microarreglo automático y BAT, que implica a la flujocitometría para detectar la regulación ascendente de marcadores de superficie celular en los basófilos, como CD63, después de la estimulación *in vitro* por antígenos sanguíneos, que pueden también predecir la gravedad de las reacciones. La BAT pudiese ofrecer una forma de detectar pacientes que desarrollaron tolerancia a un alérgeno alimentario. Las pruebas de CRD en la anafilaxia inducida por alimentos, al igual que las cutáneas o la determinación de IgE específica sérica contra un alérgeno, permiten valorar solo la sensibilización y no la reactividad clínica (20, 40, 215, 226-230).

Anafilaxia por látex

Entre 1988 y 1992 se recibieron en la Food and Drug Administration de Estados Unidos más de 1 000 informes de anafilaxia por látex, 15 de ellos fatales (231). En los últimos 10 años se han hecho muchos esfuerzos para disminuir tanto la exposición al látex como su sensibilización, por disminución del contenido de proteína y evitación del uso de guantes con talco, con un notorio decremento resultante del número de reacciones en varios países (232). La hipersensibilidad al látex y los síntomas relacionados, como urticaria, prurito, asma y rinoconjuntivitis, han disminuido en los trabajadores de atención sanitaria por el uso de guantes sin talco bajos en proteínas, en lugar de los ricos en proteínas que lo contienen (233). La prevalencia de la alergia al látex depende de la población estudiada y va de 3 a 64%. La sensibilización al látex en la población general varía de 5.4 a 7.6%. El contacto repetido o la exposición prolongada a productos que contienen látex pueden dar como resultado reacciones adversas. Los pacientes con espina bífida o anomalías urogenitales son una subpoblación particular en riesgo, con una prevalencia mayor de 60% por intervenciones quirúrgicas múltiples en etapas tempranas de la vida, con exposición frecuente al látex resultante. De los trabajadores de atención sanitaria cerca de 10 a 20% están sensibilizados al látex. La exposición a los guantes que lo contienen es una causa frecuente de alergia ocupacional al látex, pero el contacto con otros tipos de artículos que lo incluyen, tanto en contextos médicos como fuera de ellos, puede también participar. Los trabajadores en la industria de fabricación del látex son otro subgrupo en riesgo (234). En la comunidad aún se informa de anafilaxia ocasional después de la exposición directa a guantes de látex, condones, raquetas con mango de goma, balones, plateas de juego con acojinamiento de látex, chupones y tetinas de biberón (24). También puede presentarse después de la ingestión de alimentos con reacción cruzada con el látex, el llamado síndrome de látex-fruto, como plátano, kiwi, papaya, aguacate, papa y tomate. Las moléculas vinculadas con CRD incluyen Hev b2, Hev b 5, Hev b 6.02, Hev b 7 y Hev b 13 (24, 230). Las personas rara vez reaccionan contra productos de goma con extrusión dura, como los neumáticos de automóvil (235). Los factores de riesgo para los trabajadores de atención sanitaria incluyen el antecedente personal de atopia, el uso frecuente de guantes de látex desechables y la dermatitis manual (236). Diferencias clínicas se han detectado entre la anafilaxia inducida por látex, quirúrgica y no. En ambos casos se pueden presentar manifestaciones cutáneas, respiratorias y cardiovasculares. El colapso cardiovascular es una manifestación de los procedimientos quirúrgicos, con mareo o síncope con más frecuencia. La detección de IgE por pruebas cutáneas es más sensible que la cuantificación de anticuerpos IgE séricos específicos contra el látex, que también son muy variables y sensibles (sensibilidad de 50 a 100%). No se dispone de reactivos para pruebas cutáneas de látex aprobados en Estados Unidos. Asimismo, se han hecho extractos a partir de látex en rama (savia) y de guantes de látex (contenido de alérgenos muy variable). También se han comunicado reacciones sistémicas ante las pruebas cutáneas de látex, por lo que debe tenerse cuidado cuando se realizan con extractos no caracterizados (237). La CRD puede ser útil donde no hay monosensibilización a determinados carbohidratos con reacción cruzada o a Hev b 8 (profilina) (*Hevea brasiliensis-Hev*), lo que sugiere una sensibilización no importante, en tanto los marcadores de alergia genuina, incluyendo la anafilaxia, son Hev b 1, Hev b 3, Hev b 5 y Hev b 6 (230). Cuando un paciente presenta un resultado positivo de la prueba de IgE específica para el látex con el antecedente de anafilaxia a este, debe etiquetarse al paciente y el expediente médico como con alergia al látex, sustancia que deben evitar y, cuando estén hospitalizados, se les proveerá un ambiente libre de látex. En la actualidad no hay curación para la alergia al látex y es necesario evitar los productos que lo contengan en los individuos afectados (234). Incluso puede presentarse una exposición inadvertida, lo que requiere que los pacientes cuenten siempre con un dispositivo de autoinyección de epinefrina consigo.

Anafilaxia durante la inmunoterapia

Las muertes por pruebas cutáneas e IT con alérgenos son raras, con 24 comunicadas (1:2.8 millones de inyecciones) por IT entre 1959 y 1984 (238). En otro estudio ocurrieron 17 muertes (1:2 millones de inyecciones) relacionadas con IT de 1985 a 1989 (239). En el año 2004, Bernstein y cols., identificaron 41 muertes por IT correspondientes a un periodo de 12 años (1990 a 2001), para un promedio de 3.4 reacciones IT fatales por año, con una tasa de mortalidad de 1 por 2.5 millones de inyecciones (240). Por este motivo se calcula que ocurre anafilaxia no fatal con una tasa de un suceso por millón de inyecciones y unas 2.5 veces mayor que la de la anafilaxia fatal (241). La anafilaxia fatal por IT se presenta con mayor frecuencia en los pacientes con asma grave o mal regulada, cuando se administra IT fuera de la oficina del alergólogo que la prescribió, durante su fase de aumento, en los pacientes con antecedente de reacción sistémica previa por IT, y ante errores en la dosificación y administración, o cuando se aplica durante una temporada de máximos alérgenos del paciente (238-242). La mortalidad por una prueba cutánea es en extremo rara, con seis fallecimientos comunicados por pruebas intradérmicas, y todos, excepto uno, por asma (238). De igual forma, se presentó un informe de muertes por pruebas percutáneas con 90 extractos de alimentos comerciales (240).

Anafilaxia perioperatoria

En los adultos ocurre anafilaxia perioperatoria, sobre todo después de la inducción de la anestesia, y puede ser inmunológica (por lo general, mediada por IgE y, a veces, por IgG) o no. La incidencia de reacciones anafilácticas durante la anestesia varía entre diversos países, con rangos de 1/1 250 a 1/18 600 por procedimiento. Si bien estas reacciones se presentan en un contexto bajo vigilancia, el resultado puede ser la muerte, incluso cuando la anafilaxia se detecta rápidamente y se trata de manera apropiada. El porcentaje de reacciones alérgicas mediadas por IgE es similar entre los países, con variación de 50 a 60%. También se informa de una variabilidad geográfica significativa en cuanto a los diferentes fármacos o sustancias involucrados. Los antibióticos probablemente sean la causa más común de anafilaxia perioperatoria en Estados Unidos (~ 50% de los casos), en tanto los bloqueadores neuromusculares son la más frecuente que se sospecha en Europa (~ 70% de los casos). Asimismo, se informa de reacciones que involucran antibióticos, colorantes o clorhexidina, con una frecuencia mayor y a veces creciente, en la mayoría de los grupos. Las reacciones al látex están disminuyendo rápido, como resultado de las políticas de prevención. Las diferencias regionales respaldan la necesidad de encuestas epidemiológicas repetidas en diferentes países (5 232). La incidencia de anafilaxia perioperatoria puede variar de 1:10 000 a 1:20 000 administraciones. La variabilidad comunicada en la incidencia tiene relación con la dificultad de identificar el número total de fármacos administrados y el reto de detectar las reacciones de hipersensibilidad perianestésicas. En general, se asocia un mayor riesgo con la anestesia general, en comparación con la local o raquídea (243, 244). Por lo general, ocurre anafilaxia perioperatoria en minutos, durante la inducción de la anestesia, y tiene vínculo principal con los fármacos administrados por vía intravenosa. Mientras más rápido ocurra la reacción inmediata después de la exposición al fármaco, mayor probabilidad de que ponga en riesgo la vida. Los NMBA y los antibióticos (principalmente los β lactámicos) son las principales causas. Rara vez se informa de anafilaxia ante fármacos sedantes-hipnóticos, opioides y anestésicos locales de tipo amida. También puede ocurrir anafilaxia durante la fase de mantenimiento de la anestesia o en el periodo de recuperación. Los colorantes (azul patentado V y su derivado isosulfán, y azul de metileno), los coloides (gelatinas fluidas modificadas, soluciones de almidón), los antisépticos (clorhexidina, yodopovidona), los RCM y la aprotinina (algunas gomas de fibrina contienen aprotinina), quizá participen (244-246).

Los NMBA son causa importante de anafilaxia durante la anestesia. El rocuronio y la succinilcolina son los de más frecuente informe (5, 101, 102, 247-252). El mecanismo puede ser mediado por IgE, seudoalérgico o por secreción directa de histamina por las células cebadas (5, 253). La detección de IgE de NMBA implica a los iones amonio sustituidos y explica la frecuencia de reactividad cruzada entre los diferentes NMBA. La reacción cruzada de todos los NMBA está en desuso y es más frecuente con los NMBA aminoesteroides que con los derivados bencilisoquinolínicos. La reactividad cruzada se presenta más a menudo entre vecuronio y pancuronio. La succinilcolina y el rocuronio conllevan un mayor riesgo de anafilaxia que el pancuronio y el cisatracurio. La anafilaxia con la primera exposición a NMBA sugiere la participación de factores ambientales en los pacientes con sensibilización cruzada en su contra. Una posible sensibilización probablemente resulte de la exposición previa a compuestos que contienen grupos de amonio terciario o cuaternario, como los cosméticos o desinfectantes. Las reacciones son más frecuentes en las mujeres, y se cree que la reacción cruzada de IgE específica con NMBA puede ocurrir con el compuesto de amonio que se encuentra en los productos de cuidado personal (5, 248). En un estudio realizado en estilistas del cabello se mostró un aumento significativo de la sensibilización de IgE contra NMBA y los compuestos con iones de amonio cuaternario (254). El plan de tratamiento para los pacientes que experimentaron una anafilaxia inducida por NMBA documentada y que la requieren para futuros procedimientos se basa exclusivamente en las pruebas cutáneas. La reacción cruzada de NMBA se identifica por pruebas cutáneas, y se usan aquellos con resultados negativos para las anestesias subsiguientes. Los patrones de reactividad cruzada entre NMBA varían de forma considerable y dependen de cada paciente. La identificación de IgE sérica provee una posible prueba de sensibilización a esta. Sin embargo, por sí misma no

confirma que el fármaco induzca una reacción inmediata y no es predictiva de la evolución clínica (249, 255-258).

Los antibióticos más comunes vinculados con la anafilaxia perioperatoria incluyen β lactámicos y vancomicina. La más alta reactividad cruzada ocurre entre la penicilina y las cefalosporinas de primera generación, con un aumento comunicado de la anafilaxia por el uso creciente de la profilaxis perioperatoria. Además, se comunicó anafilaxia mediada por IgE ante la vancomicina; sin embargo, lo más frecuente es el síndrome del hombre rojo inducido por vancomicina, a causa de la secreción directa de histamina por las células cebadas, que depende de la velocidad de su inyección en solución. También se ha comunicado anafilaxia mediada por IgE para las fluoroquinolonas, la rifampicina y la bacitracina. En las guías se recomienda que se realice la inyección en solución de antibióticos cuando el paciente está despierto, para valorar de mejor manera cualquier suceso alérgico indeseable en desarrollo (247, 253, 259-263).

Los hipnóticos, como los barbitúricos, en particular el tiopental, pueden causar anafilaxia. A la secreción directa de histamina y a los anticuerpos IgE específicos se ha señalado como mecanismo de acción. Estas reacciones son más frecuentes en las mujeres, pero ante el etomidato y la cetamina son raras. Asimismo, se comunicó que el propofol causa reacciones mediadas por IgE debido a sus dos grupos isopropilo, que actúan como epítopos antigénicos; sin embargo, la mayoría de las reacciones es secundaria a la liberación directa de histamina. No hay pruebas para respaldar la teoría de que los pacientes alérgicos al huevo y la soya presentan un mayor riesgo de anafilaxia al propofol (41, 247-249, 252, 253, 264-269). La alergia al diacepam intravenoso probablemente sea causada por el solvente propilenglicol, que es sensibilizante y puede encontrarse en otros medicamentos, cosméticos, vacunas y alimentos. También se ha propuesto a la IgE contra su metabolito como causa de reactividad cruzada con otras benzodiacepinas (248, 269).

Los narcóticos rara vez causan anafilaxia en el periodo perioperatorio, pues más comúnmente producen rubor, urticaria, prurito e hipotensión leve, que disminuyen al aminorar su velocidad de administración intravenosa. Si bien no se ha mostrado que el fentanilo estimule la secreción de histamina, hay informes de anafilaxia mediada por IgE ante morfina y fentanilo. Los narcóticos, con excepción del fentanilo, causan secreción directa de mediadores por las células cebadas (5, 248, 253, 270-273).

Los coloides o expansores del plasma, como los dextranos, el hidroxietilalmidón (HES, por sus siglas en inglés), la gelatina y la albúmina, son causa de anafilaxia, con tasas de 4% de todas las perioperatorias, de 0.008 a 0.08% para el dextrano y 0.08% para el HES. Por lo tanto, se desconoce la importancia clínica de los anticuerpos específicos de que se informa contra el dextrano y el HES. Además, se han detectado anticuerpos IgE específicos contra la gelatina contenida en muchos productos, como alimentos, vacunas, productos farmacéuticos y cosméticos, lo que potencialmente permite la sensibilización. Asimismo, se comunicó anafilaxia ante la albúmina; se desconoce el mecanismo (5, 248, 274-287).

Las reacciones a la transfusión de sangre pueden ser hemolíticas por activación del complemento o por anticuerpos anti-IgA en un paciente con deficiencia de IgA que los recibe en el paquete eritrocítico no lavado o sangre completa de un donador normal. Estos anticuerpos anti-IgA, por lo general, son IgG; algunos pueden ser un isotipo de IgE (288). Los hemostáticos protamina, aprotinina y trombina pueden causar anafilaxia, con identificación de anticuerpos IgG e IgE. La anafilaxia a los adhesivos hísticos de fibrina también ha sido motivo de informe. Por lo tanto, puede haber reactividad cruzada del pescado con la protamina (5, 289-292). En la sección de anafilaxia inducida por productos sanguíneos véase material adicional, más adelante.

Otros productos de que se informa causan anafilaxia perioperatoria incluyen AINE (posiblemente por IgE, o no), iECA (no mediada por IgE), anestésicos locales (rara, pruebas cutáneas negativas en 97%), clorhexidina (IgE), colorantes azules (posiblemente por IgE inducida por hapteno) y RCM (quizá por IgE, o no, inmediata y tardía). Los factores de riesgo para una reacción ante RCM incluyen una previa, el antecedente de enfermedad cardiaca, asma, nefropatía crónica, uso de bloqueadores β, alergias a alimentos o fármacos, por contacto y el tratamiento con citocina IL-2 (5, 248, 249, 270, 293-300).

Las reacciones de hipersensibilidad ante fármacos con más frecuencia señaladas en los pacientes con mastocitosis son: opioides, AINE y NMBA, y la anafilaxia perioperatoria puede ser la manifestación de presentación (169).

La anafilaxia perioperatoria requiere una valoración por el anestesiólogo junto con un alergólogo, para revisar cuidadosamente el expediente médico y de anestesia, que incluye la valoración prequirúrgica de los pacientes con anafilaxia perioperatoria previa conocida y la posoperatoria, con obtención de biomarcadores apropiados, como la triptasa sérica y la concentración de histamina plasmática, así como pruebas de punción cutánea y, si se considera apropiado, pruebas intracutáneas para los productos de que se sospecha de 4 a 6 sem después del suceso, retraso para asegurar que las células cebadas y los basófilos no sean refractarios a la activación. Mertes y cols., publicaron guías para pruebas cutáneas con concentraciones no irritantes de los NMBA de uso frecuente, hipnóticos, opioides, anestésicos locales, clorhexidina y azul de metileno. La identificación de IgE sérica provee una posible prueba de sensibilización a la IgE y, por sí misma, no confirma que el fármaco indujese la reacción inmediata. Además, se dispone de otras pruebas *in vitro*; no obstante, son menos sensibles y específicas en comparación con las pruebas cutáneas y no siempre están fácilmente disponibles, e incluyen la cuantificación de IgE sérica específica para los grupos terciario o cuaternario de NMBA, los antibióticos β lactámicos, la morfina, clorhexidina, protamina y el látex. La identificación de IgE sérica indica posible sensibilización a ella, pero, en sí, no constituye prueba de que el fármaco indujese la anafilaxia. El resultado siempre debe correlacionarse con los antecedentes clínicos (5, 242, 245, 247, 249, 253, 256-258, 301-308).

Componentes sanguíneos y líquido seminal

Las transfusiones de sangre inducen anafilaxia por varios mecanismos, que incluyen: reacciones citotóxicas por anticuerpos IgG o IgM, transfusión inadvertida de pequeñas cantidades de IgA a los pacientes con su deficiencia, y la transfusión pasiva de anticuerpos IgE de donadores alérgicos, que sensibilizan de manera transitoria a las células cebadas y basófilos de quien los recibe. Un cálculo indica que 25% de los donadores de sangre presenta anticuerpos IgE contra alérgenos comunes, y 33% de ellos, una concentración de IgE específica de alérgeno mayor de 10 kU/L. Un paciente receptor no atópico puede ser sensibilizado pasivamente por la transfusión de sangre de un donador que contiene titulaciones elevadas de IgE. Por el contrario, en raros casos, la transfusión de un alérgeno (p. ej., cacahuate) o fármaco al paciente receptor atópico causó anafilaxia plasmática (24, 309).

En casi 40% de los individuos con deficiencia selectiva de IgA hay anticuerpos IgA antihumanos. Muy rara vez ha habido informes de reacciones alérgicas que varían de urticaria leve a anafilaxia fatal, por lo general después de numerosas transfusiones. Estos anticuerpos suelen ser IgG, pero pudiesen constituir una forma de isotipo de IgE. Las reacciones se pueden prevenir con el uso de eritrocitos bien lavados o sangre de donadores con deficiencia de IgA (288).

Los agregados de proteínas séricas (complejos no inmunes), como albúmina y globulina γ humanas, y globulina de linfocitos equina antihumana, pueden causar anafilaxia. Estos complejos posiblemente activen al complemento, con secreción de mediadores bioactivos resultante. Como causas de anafilaxia se ha informado del concentrado del factor VIII y los crioprecipitados. Asimismo, se mostró un mecanismo mediado por IgE en un paciente con secreción leucocítica de histamina; resultados positivos de pruebas cutáneas contra el factor VIII, el factor IX y los crioprecipitados, y una prueba positiva de radioalergoadsorción (RAST, por sus siglas en inglés) contra el factor VIII. Un intento de pretratamiento con corticoesteroides y difenhidramina y el de desensibilización, no previnieron reacciones futuras. La incidencia de anafilaxia contra la globulina antilinfocitos de caballo es de casi 2%. Las pruebas cutáneas deben preceder al uso de tales preparados para identificar la presencia de anticuerpos IgE (310-312).

Los pacientes genéticamente deficientes en haptoglobina y que portan el anticuerpo en su contra, pueden reaccionar en oposición a la proteína en los productos sanguíneos, lo que sugiere la necesidad de identificarlos por genotipificación de la haptoglobina antes de la transfusión (128).

La anafilaxia por el líquido seminal humano con exposición en el coito rara vez se presenta, con más de 30 casos de que se informa desde el comunicado inicial en 1958; es mediada por IgE; los alérgenos son proteínas del líquido seminal de diferente peso molecular. También pueden transferirse alérgenos exógenos en el líquido seminal a una mujer, por la ingestión de alimentos o fármacos por el compañero masculino, a los que está sensibilizada. Para este propósito, se realizan pruebas cutáneas con plasma seminal humano completo en fresco, o sus fracciones, del compañero masculino. La concepción es posible a través de la inseminación artificial, con espermatozoides carentes de proteínas del plasma seminal (lavados). La IT con fracciones del plasma seminal del compañero masculino ha sido exitosa en las parejas que desean concebir. Además, el tratamiento incluye el reto intravaginal gradual con diluciones del fluido seminal completo. También puede evitarse la anafilaxia por la abstinencia, el uso regular de condones, así como la inseminación artificial para lograr un embarazo. La epinefrina autoinyectable debe tenerse disponible (5, 313, 314).

■ ANAFILAXIA INDUCIDA POR EL EJERCICIO Y LA CORRESPONDIENTE QUE DEPENDE DE ALIMENTOS

Con cualquier tipo de ejercicio puede ocurrir EIA, incluidos la carrera, el ciclismo y las variedades de resistencia, y puede producir un estado de choque, pérdida del estado de vigilia y ser potencialmente fatal. Asimismo, se ha descrito EIA en atletas de alto rendimiento e individuos con actividad leve ocasional. En general, se informa de EIA después del ejercicio submáximo, de una duración relativamente breve. Además, puede presentarse de manera independiente de la ingestión de alimentos o requerirla, ya sea antes o, menos a menudo, después, lo que se conoce como EIA dependiente de alimentos (FDEIA, por sus siglas en inglés). El cofactor aislado más importante es el alimento, con otros identificados que incluyen la exposición a temperaturas calientes o frías, el ciclo menstrual, las amalgamas odontológicas que contienen metal y la ingestión de fármacos, en especial AINE. Ocurre EIA En individuos de todas las edades y ambos sexos ocurre EIA, y es más frecuente en individuos atópicos, con una prevalencia calculada

de 0.048%. El trote es la actividad más frecuente; sin embargo, también se ha atribuido al caminar rápido, usar la bicicleta, en los deportes de raqueta, el esquí y los aerobios. Los síntomas pueden incluir calor, prurito, eritema, urticaria, angioedema, náusea, vómito, cólicos abdominales, diarrea, edema laríngeo, broncoespasmo, dificultad respiratoria y colapso vascular. Las muertes son raras. Los síntomas duran de 30 min a unas cuantas horas. La reacción, por lo general, se inicia durante o después de concluir el ejercicio, y puede presentarse solo cuando se hace este poco después de una comida o de la ingestión de un medicamento, en especial AINE o ácido acetil salicílico. Rara vez puede ocurrir EIA en un individuo atópico que se ejercita durante la temporada de polen abundante. A diferencia de la urticaria colinérgica, la EIA no corresponde a la elevación de la temperatura corporal central. No ocurre EIA con cada periodo de ejercicio, y el del mismo grado en cada ocasión puede no llevar a la anafilaxia. Por lo tanto, las pruebas de reto por ejercicio no reproducen de manera consistente los síntomas y no necesariamente son parte útil de la valoración. La disnea, con una sensación de asfixia, se presenta en 60% de los pacientes y hay pérdida del estado de vigilia en 30%. Alimentos específicos se han vinculado con la FDEIA, que incluyen trigo, varios vegetales, cereales, frutos secos, nueces, pescado, leche de vaca, res, puerco, pollo/pavo, caracoles y hongos, que se toleran sin ejercicio, y el ejercitarse sin comerlos no conlleva anafilaxia. Ochenta por ciento de los pacientes presenta síntomas en las 2 h siguientes a la comida, con frecuencia máxima 30 min después del inicio de la actividad física; sin embargo, hubo un caso 5 h después de una comida que contenía trigo (315-317).

El mecanismo de acción puede involucrar uno de IgE, con positividad en las pruebas cutáneas de alimentos y las de IgE específica de alimentos, en la mayoría de los pacientes. Como con la EIA, la fisiopatología y los mecanismos inmunológicos de la FDEIA siguen sin definirse; no obstante, la 5 gliadina ω (*Tri a 19*) es el componente vinculado con más frecuencia con la EIA dependiente del trigo (230, 315). La eficacia del tratamiento profiláctico con antagonistas H1 y H2 es inconstante, y puede no prevenir o disminuir la gravedad o intensidad de la crisis. Los pacientes con FDEIA deben evitar el ejercicio en el periodo posprandial inmediato (p. ej., 4 a 6 h) cuando se ingirió su desencadenante particular, alimento o comida, o el alimento junto con AINE/ácido acetil salicílico. Cada paciente debe reconocer su umbral de ejercicio único, así como las manifestaciones clínicas tempranas que requieren su cese rápido; el continuar el ejercicio puede empeorar el episodio. Los pacientes de FDEIA deben portar consigo dos dosis de epinefrina autoinyectable y ejercitarse con la compañía de un familiar, que sepa detectar los signos y síntomas de FDEIA, y que conozca las medidas urgentes de tratamiento (5, 315, 316, 318, 319).

■ ANAFILAXIA IDIOPÁTICA, EN AFECCIONES CLONALES Y DE ACTIVACIÓN DE LAS CÉLULAS CEBADAS

Bacal y cols., describieron por primera vez la IA en 1978, y hubo un informe subsiguiente en la década de 1990, de países europeos, incluidos España, Francia, Irlanda, Alemania y Brasil (320-322). La IA corresponde a un diagnóstico de exclusión de las causas y simuladores de la anafilaxia hasta ahora revisados. Patterson y cols., (323) calcularon en 1995 el número de casos de IA entre 20 592 y 47 024 en Estados Unidos. En varias series de pacientes de que se informó, de 24 a 59% de los casos de anafilaxia se clasificaron como IA, que tiene una mayor prevalencia en las mujeres, en comparación con los hombres, y es muy probable que presenten atopia (324). La IA ocurre tanto en la población pediátrica como en la adulta. Las manifestaciones clínicas de IA son las mismas que las de crisis de anafilaxia por causas conocidas. A pesar del uso temprano de autoinyecciones de epinefrina, los pacientes pueden continuar experimentando sucesos que ponen en riesgo la vida y quizás ocurran muertes.

La fisiopatología de la IA no se ha definido a pesar de numerosos estudios clínicos y experimentales. De manera notoria, Grammer y cols., utilizaron análisis por flujocitometría de marcadores de linfocitos para valorar las diferencias inmunológicas potenciales entre testigos normales y los pacientes de IA durante las remisiones y crisis agudas. En los pacientes de IA se demostró activación de los linfocitos en comparación con los sujetos normales. Los datos sugirieron que la IA es un fenómeno de activación inmunológica compatible con el patrón clínico establecido de una enfermedad con respuesta a los corticoesteroides (325).

En la tabla 14-4 se muestra la clasificación de la IA que se basa en la frecuencia de crisis y las manifestaciones clínicas. A las crisis frecuentes (F) se les define como la presencia de al menos dos en los dos meses precedentes, o al menos seis en el año previo. La categoría de IA es infrecuente (I) si no se cumplen los dos criterios antes mencionados. La IA generalizada (G) se caracteriza por la presencia de urticaria y/o angioedema, además de signos sistémicos, como los cardiovasculares, respiratorios o gastrointestinales. Los pacientes se clasifican como de IA con angioedema (IA-A), caracterizada por obstrucción significativa de vías aéreas altas debido a angioedema de la lengua, faringe o laringe, en ausencia de otros signos de anafilaxia sistémica; estos pacientes pueden también presentar urticaria. Si no es clara la categoría de IA y no puede clasificarse como IA-G o IA-A, se hace como IA-cuestionable (IA-Q), que se refiere a un paciente con posible IA que carece de manifestaciones objetivas documentadas y respuesta al tratamiento con prednisona. La variante IA (IA-V) describe a pacientes cuyos síntomas y datos clínicos difieren de la IA clásica. La somatización de IA indiferenciada (US-IA) se aplica a los pacientes que describen síntomas compatibles con IA y que carecen de afección orgánica o datos objetivos documentados, no tienen respuesta a los esquemas de tratamiento de IA y cumplen los criterios de DSM para una afección somatoforma peculiar. Los pacientes con US-IA presentan retos significativos de diagnóstico y tratamiento, relacionados con costos considerables de los cuidados sanitarios (326-328).

El tratamiento de la IA se individualiza con base en la categoría particular para el paciente, sus síntomas de presentación y datos de exploración física. Todos los pacientes de IA reciben instrucción para la detección y el tratamiento de una crisis aguda y se requiere que porten epinefrina autoinyectable (de preferencia dos cartuchos), 60 mg de prednisona y un antihistamínico H1 (p. ej., cetirizina). El tratamiento agudo de la IA se inicia ante los primeros signos y síntomas de anafilaxia. En un principio, el paciente debe autoinyectarse 0.3 mL de epinefrina (1:1 000) intramuscular en la porción alta de la cara lateral del muslo, e ingerir 60 mg de prednisona y un antihistamínico H1, como 10 mg de cetirizina. Otros antihistamínicos H1 son aceptables. La dosis de epinefrina es posible que se requiera su repetición en caso de una mala respuesta, en particular si el paciente recibe un bloqueador β, un ECA-I, o ambos. Asimismo, deberá buscar atención médica de urgencia dependiendo de la circunstancias, entrar en contacto con un médico para recibir recomendaciones, llamar al 911, o acudir a un departamento de urgencias, donde quizá requiera tratamiento intensivo adicional (véase la sección de Tratamiento y prevención de la anafilaxia, más adelante).

La IA es una afección con respuesta a los corticoesteroides y los pacientes con crisis frecuentes (IA-AF, IA-GF) requieren un antihistamínico H1 a diario y contar con un plan de tratamiento agudo/de urgencia de inmediato. Los pacientes con crisis frecuentes requieren tratamiento con prednisona para inducir su regulación y remisión. La dosis es de 40 a 60 mg una vez al día durante 1 sem, o hasta que se resuelvan los síntomas, junto con un antihistamínico H1 diario (p. ej., hidroxicina, 25 a 50 mg cada 8 h o 10 mg de cetirizina cada 12 h). Por lo tanto, pueden requerirse dosis mayores de prednisona en algunos pacientes a diario durante 1 a 2 sem para aliviar los síntomas, seguidas por un decremento lento en días alternos, de 5 mg cada 1 a 2 sem. Una vez que se disminuye en forma gradual con éxito la prednisona, se puede hacer lo propio con los antihistamínicos o discontinuarlos. Los pacientes que no pueden disminuir en forma gradual las dosis de prednisona se clasifican como con IA dependiente de corticoesteroides (CSD-IA, por sus siglas en inglés). Si la dosis de prednisona requerida para

TABLA 14-4 CLASIFICACIÓN DE LA ANAFILAXIA IDIOPÁTICA

ENFERMEDAD	SÍNTOMAS
IA generalizada infrecuente (IA-G-I)	Urticaria o angioedema con broncoespasmo, hipotensión, síncope o síntomas gastrointestinales, con o sin afección de las vías aéreas altas, con crisis infrecuentes (menos de seis en 1 año)
IA generalizada frecuente (IA-G-F)	Manifestaciones clínicas como las de IA-G-I con al menos dos crisis en los 2 meses precedentes, o cuando menos seis en el año previo
IA con angioedema infrecuente (IA-A-I)	Angioedema con afección de las vías respiratorias altas (laríngeas, faríngeas o linguales) sin otras manifestaciones sistémicas, tal vez haya urticaria, crisis infrecuentes (menos de seis en el año precedente)
IA con angioedema frecuente (IA-A-F)	Manifestaciones clínicas como en IA-A-I, con al menos seis crisis en el año precedente y por lo menos dos en los 2 meses previos
IA cuestionable (IA-Q)	Diagnóstico presuncional de IA para el que no tienen éxito los intentos repetidos de documentación de manifestaciones objetivas, sin respuesta a dosis apropiadas de prednisona y diagnóstico de IA que se torna incierto.
IA variante (IA-V)	Los síntomas y signos físicos de IA varían de la IA clásica; la IA-V puede clasificarse después como IA-Q o IA-descartada, IA-A o IA-G.
IA somatoforma indiferenciada (IA-US)	Los síntomas simulan los de la IA, no se descubren manifestaciones objetivas y no hay respuesta a los esquemas de tratamiento de la IA.

controlar la IA es de al menos 20 o 60 mg cada tercer día, se la clasifica como IA dependiente de corticoesteroides maligna (MCSD-IA, por sus siglas en inglés). En estos pacientes deben considerarse otros fármacos en un intento por disminuir gradualmente la prednisona, incluyendo, pero sin limitarse a, antihistamínicos H2, cromolina sódica oral, cetotifeno, montelukast y omalizumab. El cetotifeno, un estabilizante de las células cebadas no disponible en Estados Unidos, permitió la disminución gradual y eventual discontinuación de la prednisona en un grupo de cinco pacientes con IA grave o CSD-IA. También se notó que el omalizumab inducía la remisión en pacientes con IA recalcitrante ante otros tratamientos (326, 327, 329-333).

El pronóstico de la IA es, en general, favorable. En un estudio retrospectivo de 37 pacientes con IA, de 26 a 71 años, las crisis frecuentes de IA, definidas como más de cinco por año, se presentaron en 31%. En el seguimiento, 21 pacientes (60%) presentaron resolución de la IA y la frecuencia de anafilaxia disminuyó en nueve, aumentó en dos y en tres se mantuvo constante. Tres pacientes aún experimentaron crisis frecuentes y dos requirieron esteroides en forma crónica. Los pacientes con IA frecuente tratada solo con antihistamínicos, lograron la remisión o mejoría con la misma tasa que los que usaron esteroides en forma crónica (334). En estudios de la Northwestern University, la avasalladora mayoría de pacientes alcanzó una remisión (55, 335, 336). En un estudio por Alonso y cols., de valoración del riesgo de diferentes subtipos de anafilaxia, la recurrencia de la IA por alimentos y

ejercicio fue mayor, en comparación con otros subtipos, como aquella por medicamentos o piquetes de especies de himenópteros (337).

El cociente de casos de IA pediátrica y de adultos es de casi 1:20, motivo por el cual el diagnóstico de IA en los niños puede ser más tardío que en los adultos. Por fortuna, la respuesta al esquema previo para la IA (con ajuste de dosis para la población pediátrica) parece igual de exitosa, y el pronóstico tan favorable como en la mayoría de los adultos (335).

La anafilaxia es una manifestación frecuente de afecciones clonales de las células cebadas, en particular en pacientes con mastocitosis, sin lesiones cutáneas. La presencia de síntomas cardiovasculares, por ejemplo, hipotensión, después de una picadura por especies de himenópteros, o espontáneas en ausencia de manifestaciones cutáneas, como la urticaria, es característica y difiere del cuadro clínico de la anafilaxia en la población general sin mastocitosis. La MCAD simula la mastocitosis y puede causar anafilaxia, que se puede presentar en todos los subtipos de mastocitosis sistémica (SM, por sus siglas en inglés). La MCAD y la SM pueden ser causa de episodios que antes se consideraban secundarios a IA. La importancia de establecer el hecho de que SM y MCAD pueden ser causa potencial de IA yace en que las MCAD en ocasiones se alivian con inhibidores de la cinasa de tirosina (TKI, por sus siglas en inglés) y en el futuro pudiese desarrollarse una TKI para tratar la SM. Las elevaciones basales de la triptasa sérica, los metabolitos de histamina urinarios en 24 h y las de la histamina o PGD_2

plasmáticas sugieren estas afecciones. En pacientes con cifras disminuidas de triptasa sérica pueden presentarse SM y MCAD, respecto de la límite de 20 ng/mL típica. En una prueba de cribado para detectar la mutación de *816V KIT* se puede establecer un diagnóstico de mastocitosis en la mayoría de los casos, pero la forma más definitiva de hacerlo es mediante biopsia de médula ósea. Por lo tanto, cualquier paciente con crisis repetidas de anafilaxia de causa desconocida debe ser objeto de un análisis de triptasa sérica basal (en ausencia de síntomas), porque una cifra elevada sugeriría tal diagnóstico. En esos casos, debe considerarse una biopsia de médula ósea valorada por tinción inmunohistoquímica apropiada. Para ayudar a confirmar un diagnóstico de anafilaxia en estos tipos de pacientes, se les debería dar una carta u orden médica para obtener la cuantificación de triptasa sérica, histamina plasmática, metabolitos de histamina urinarios en 24 h y PGD_2 durante una crisis, en el departamento de urgencias (338-345) (tabla 14-5).

■ TRATAMIENTO Y PREVENCIÓN DE LA ANAFILAXIA

El tratamiento de la anafilaxia debe seguir los principios establecidos de la reanimación de urgencia. La anafilaxia tiene un cuadro clínico muy variable y el tratamiento debe individualizarse para las afecciones médicas subyacentes de un paciente particular, los medicamentos concomitantes, los síntomas y su intensidad. Por lo tanto, determínese si el paciente presenta factores de riesgo de anafilaxia grave y en potencia fatal, como la administración diferida de epinefrina, el asma, el antecedente de reacciones bifásicas o una enfermedad cardiovascular, y considérense para su tratamiento o la disposición. Las recomendaciones de tratamiento están sujetas al criterio de los médicos, y las variaciones en su secuencia y desempeño dependen de su juicio. La detección temprana seguida por el tratamiento rápido son de capital importancia, incluyendo su anotación precisa en el expediente para el registro adecuado de la evolución. Las instalaciones médicas deben contar con recursos y provisiones para tratar la anafilaxia, con

registro de las fechas de caducidad: epinefrina inyectable, soluciones intravenosas, agujas, cánulas y mascarillas para la administración de oxígeno, dispositivos de vías aéreas orales y estetoscopio-esfigmomanómetro, como recursos mínimos. Además, se requiere el abordaje delineado en la tabla 14-6 para contrarrestar los efectos de la secreción de mediadores, respaldar las funciones vitales y prevenir su aumento. En contextos de atención sanitaria donde se hacen pruebas cutáneas de alérgenos o de reto/provocación con alérgenos, o la IT específica de alérgenos, se administran inyecciones de anticuerpos anti-IgE o de vacunas, es importante desarrollar y ensayar los planes de tratamiento de la anafilaxia (en protocolos escritos personalizados), con el personal entrenado, y asegurar la disponibilidad de medicamentos esenciales, así como las provisiones y el equipo indispensables. La duración de la observación y vigilancia directas después de una crisis de anafilaxia debe individualizarse, con provisión de periodos más prolongados a aquellos pacientes con antecedentes de factores de riesgo de anafilaxia grave (p. ej., asma, reacciones bifásicas o anafilaxia prolongada), de al menos 4 a 8 h. Los pacientes en riesgo de anafilaxia deben recibir un plan de acción que los instruya acerca de cómo manejar un episodio de anafilaxia, incluida la autoadministración de epinefrina (5, 24, 346).

Ante el primer signo de anafilaxia, el paciente debe tratarse con epinefrina. A continuación se determinará si presenta disnea o hipotensión. La permeabilidad de las vías aéreas debe valorarse y si ha sufrido un paro cardiopulmonar se instituirá la reanimación cardiopulmonar básica. El uso de la cricotirotomía debe reservarse para situaciones de vida o muerte, donde la obstrucción por arriba de la faringe impide una ventilación adecuada. Si está presente un estado de choque o es inminente, el paciente no debería intentar sentarse o ponerse de pie, sino colocarse en posición supina (las embarazadas en decúbito lateral izquierdo), con elevación de las extremidades pélvicas, y administrar soluciones intravenosas (IV) (1 a 2 L de solución salina normal al 0.9% en inyección rápida, por ejemplo, 5 a 10 mL/kg en los primeros 5 min para un adulto y hasta 30 mL/kg en la primera hora en los niños,

---

TABLA 14-5 DIAGNÓSTICO DIFERENCIAL DE LA ANAFILAXIA IDIOPÁTICA

Angioedema hereditario y adquirido, mastocitosis sistémica, síndrome de activación de células cebadas, reacción vasovagal, carcinoide, feocromocitoma, tumores productores del péptido vasointestinal, carcinoma medular de tiroides, síndrome del hombre rojo, síndrome de escape capilar
Alérgenos ocultos (p. ej., alimentos, fármacos, látex, pólenes, complemento) y otras causas conocidas de anafilaxia
Ejercicio con o sin ingestión de alimentos/fármacos precedente
Síndromes de restaurante: escombroidosis, por glutamato monosódico, por la ingestión de alimentos ricos en histamina
Anafilaxia/estridor de Munchausen, anafilaxia por prevaricación e intencional, anafilaxia somatoforma idiopática, ataques de pánico, disfunción de las cuerdas vocales

TABLA 14-6 TRATAMIENTO DE LA ANAFILAXIA

Inmediato:

1. Epinefrina acuosa en dilución 1:1 000, 0.3-0.5 mL (0.01 mg/kg en los niños; máximo 0.3 mg) IM en el muslo. Puede repetirse cada 5-10 minutos, si es necesario. Para una presión arterial sistólica < 90 mm Hg en el adulto y < 50 mm Hg en los niños, eleve las extremidades inferiores (coloque a la embarazada en decúbito lateral izquierdo). Soluciones IV, 1-2 L de la salina normal al 0.9% a razón de 5-10 mL/kg en los primeros 5 min para un adulto y 30 mL/kg en la primera hora para un niño, con catéteres IV de gran calibre (14 a 16, de adulto). Epinefrina IV si hay hipotensión grave, colapso cardiovascular o un estado clínico grave terminal, que no responde a la epinefrina IM y la sustitución intensiva de soluciones IV (si no se dispone de acceso IV úsese el IO para restitución de líquidos y administración de epinefrina). Dosis IV de epinefrina: solución al 1:100 000 mediante bomba a una velocidad inicial de 2-10 µg/min, titulada en forma ascendente o descendente dependiendo de la respuesta clínica o los efectos secundarios. Considere vasopresores alternativos en el contexto de la hipotensión refractaria; por ejemplo, dopamina, norepinefrina o vasopresina, utilizando una segunda bomba de administración IV con vigilancia electrónica continua de la frecuencia y el ritmo cardiacos, la presión arterial y la saturación de oxígeno.

2. Administración de oxígeno a todos los pacientes que experimentan anafilaxia, en especial aquellos con síntomas respiratorios o cardiovasculares, o disminución de la saturación de oxígeno. Preparar el tratamiento de vía aérea, incluyendo la intubación, si es necesaria. Pueden usarse agonistas adrenérgicos β para tratar el broncoespasmo que no se revierte con epinefrina. Se administra un agonista β, como el albuterol, mediante un inhalador de dosis medida (dos a seis inhalaciones) o por nebulizador (2.5-5 mg en 3 mL de solución salina, con repetición según sea necesario).

3. Los pacientes con anafilaxia que no responde a los esfuerzos de reanimación tradicionales, deben considerarse candidatos de oxigenación por membrana extracorpórea, de preferencia antes de que se presente una acidosis sistémica irreversible.

4. Pacientes que toman antagonistas adrenérgicos β:

   a. Glucagón 1-5 mg (niños 20-30 µg/kg, 1 mg máximo) por vía IV lenta, y después, titulación a razón de 5-15 µg/min en solución, con precauciones respecto de la emesis.
   b. Atropina si hay bradicardia; 0.3-0.5 mg IM o IV cada 10 min, hasta un máximo de 2 mg.

5. Antihistamínicos H1 y H2 y corticoesteroides (no hay guía de consenso publicada) se consideran de segunda línea o tratamientos adyuvantes (alivio del prurito por urticaria con antihistamínicos):

   a. Difenhidramina IV lenta: 25-50 mg para adultos; 1 mg/kg hasta 50 mg máximo, en los niños. Ranitidina: 50 mg en adultos, 12.5-50 mg en los niños (1 mg/kg) IV durante 5-10 min.
   b. Metilprednisolona, 1-2 mg/kg/dosis, hasta 125 mg, o un corticoesteroide alternativo equivalente.

6. La duración de la observación y la vigilancia se individualiza con base en la gravedad y duración del suceso anafiláctico, la respuesta al tratamiento, el patrón de la anafilaxia previa, los trastornos comórbidos médicos, la confiabilidad del paciente y el acceso a la atención sanitaria. La anafilaxia moderada a grave debe ser objeto de observación durante 4-8 h. Los síntomas anafilácticos leves que ocurren en un contexto médico y que se resuelven rápido con el tratamiento, por lo general requerirán una observación más breve. Debe considerarse una vigilancia más prolongada, incluido el posible ingreso hospitalario, ante factores de riesgo de una anafilaxia más grave: antecedente de asma grave, ingestión de alérgenos, más de una dosis de epinefrina requerida, edema faríngeo presente y cuando se notan síntomas graves o prolongados (p. ej., sibilancias o hipotensión duraderas).

   Al darse de alta del servicio de atención sanitaria, los pacientes deben ser provistos de una prescripción de dos dispositivos de epinefrina de autoinyección y las instrucciones para su uso. Iníciese un plan de acción permanente para la anafilaxia desarrollado mediante la referencia del paciente a un alergólogo, que puede obtener antecedentes detallados, coordinar pruebas adicionales en forma externa y proveer asesoría de evitación de alérgenos adicional, así como un plan de acción específico. Se recomienda un plan estandarizado para la anafilaxia revisado por colegas (p. ej., www.foodallergy.org/document.doc?id=234, www.allergyasthmanetwork.org/outreach/publications/special- publications/anaphylaxis-guide-for-all/).

IM, intramuscular; IO, intraósea; IV, intravenosa; PO, por vía oral.

mediante catéteres IV de gran calibre (14 a 16, de adulto). La epinefrina es el fármaco aislado más importante para tratar la anafilaxia, y su retraso o fracaso de administración es más problemático que su institución terapéutica. No hay contraindicaciones absolutas del uso de epinefrina, incluidos pacientes con cardiopatía que experimentan una anafilaxia. No obstante, se han atribuido varias muertes por anafilaxia a la administración IV no juiciosa de epinefrina. En este sentido, adminístrese epinefrina acuosa en dilución 1:1 000, 0.3 a 0.5 mL (0.01 mg/kg en los niños, hasta un máximo de 0.3 mg) por vía intramuscular (IM) en la cara anterolateral del muslo cada 5 a 10 min, según sea necesario. De manera alternativa se puede administrar epinefrina por autoinyector, a través de la ropa, en la cara anterolateral del muslo. Asimismo, debería usarse epinefrina IV solo en aquellos pacientes con hipotensión grave-colapso cardiovascular o un estado clínico grave o terminal, que no responde a la epinefrina IM y la restitución intensiva de soluciones IV, incluidas las coloidales, de ser necesario. Rara vez será indispensable la administración IV de epinefrina en el contexto externo, y deberá usarse en uno vigilado, con bomba de inyección programable para titularla de manera apropiada. Sin embargo, si no hay respuesta a las inyecciones múltiples de epinefrina IM y la restitución de soluciones IV en combinación con un retraso de la respuesta de EMS, el transporte prolongado o el paro cardiopulmonar y la reanimación, entonces se puede requerir epinefrina IV. No hay esquema de dosis establecido para la epinefrina IV en la anafilaxia. Sin embargo, en un estudio prospectivo se mostró la eficacia de una solución 1:100 000 de epinefrina IV mediante bomba de inyección a una velocidad inicial de 2 a 10 µg/min, titulada en forma ascendente o descendente, dependiendo de la respuesta clínica o de los efectos secundarios. A pesar de la carencia de estudios comparativos para valorar la eficacia de los vasopresores alternativos en el contexto de la hipotensión refractaria, se ha sugerido el uso de dopamina, norepinefrina y vasopresina, con el requerimiento de una segunda bomba de inyección, de preferencia en un contexto hospitalario bajo vigilancia electrónica continua de la frecuencia y el ritmo cardiacos, la presión arterial y la saturación de oxígeno (5, 148, 347-350).

A cualquier paciente que muestre síntomas respiratorios o cardiovasculares debe administrarse oxígeno, o una saturación de oxígeno disminuida, y considerarse en todos los que experimentan anafilaxia, independientemente de su estado respiratorio. En este sentido, prepárese la atención de la vía aérea, incluyendo la intubación, si es necesario, ante algún dato sugerente de edema de vía aérea (p. ej., ronquera o estridor) o afección respiratoria vinculada. Asimismo, puede ocurrir asfixia por edema de vías aéreas altas o broncoespasmo. Para tratar el broncoespasmo que no se revierte con la epinefrina se usan agonistas β adrenérgicos. Además, se administra un agonista β, como el albuterol, por inhalador de dosis medida (dos a seis inhalaciones) o nebulizador (2.5 a 5 mg en 3 mL de solución salina, con repetición, según sea necesario). Los pacientes con anafilaxia que no responden a los esfuerzos de reanimación usuales deben considerarse candidatos de la oxigenación con membrana extracorpórea, de preferencia antes de que se presente una acidosis isquémica irreversible (346).

El uso de bloqueadores β, tanto por vía oral como oftálmica, se ha limitado a la anafilaxia refractaria desusadamente grave, con bradicardia paradójica, hipotensión intensa y broncoespasmo grave, relacionado en parte con una respuesta obstaculizada a la epinefrina administrada para tratar la anafilaxia. La epinefrina administrada a un paciente que toma un bloqueador β puede producir efectos adrenérgicos α y vagotónicos y reflejos sin oposición, que tal vez lleven a la hipertensión y el riesgo de hemorragia cerebral. En los pacientes que reciben bloqueadores β es probable no solo la mayor propensión al broncoespasmo, sino también a la disminución de contractilidad cardiaca, con perpetuación a la hipotensión y bradicardia. Si la epinefrina es ineficaz para tratar la anafilaxia en los pacientes que toman bloqueadores β, puede requerirse el uso de glucagón, que puede revertir el broncoespasmo refractario y la hipertensión durante la anafilaxia en ellos por activación directa de la ciclasa de adenilato, que evita el paso por el receptor adrenérgico β. La dosis recomendada de glucagón es de 1 a 5 mg (en los niños, de 20 a 30 µg/kg, con un máximo de 1 mg). Por lo tanto, se requiere la protección de la vía aérea por la posible emesis inducida por glucagón y la aspiración. Si no se dispone de un acceso IV fácil, obténgase el intraóseo (IO) para la restitución de líquidos y administración de epinefrina. Asimismo, se puede inyectar epinefrina por vía IO a una velocidad de 1 µg/min y titularse hasta un máximo de 10.0 µg/min, en adultos y adolescentes. Además, se recomienda una dosis de inicio de 0.1 µg/kg por min en los niños. No hay consenso en las guías de anafilaxia publicadas acerca del uso de antihistamínicos H1 y H2 o glucocorticoides para tratar la anafilaxia. Los antihistamínicos H1 y H2 no previenen o tratan la obstrucción de vías respiratorias altas o la hipotensión. Los antihistamínicos H2 (p. ej., cimetidina) pueden aumentar la hipotensión. Los antihistamínicos H1 alivian los síntomas (p. ej., prurito por urticaria). Aunque sedante, se dispone de la difenhidramina para su administración IV, cuya dosis es de 20 a 50 mg en adultos y 1 mg/kg, hasta un máximo de 50 mg, en los niños, con administración durante 10 a 15 min. El antihistamínico H1 oral preferido es la cetirizina, no sedante, con un inicio de acción equivalente o más rápido que la difenhidramina oral. También, se puede administrar el antihistamínico H2, ranitidina, por vía parenteral; la dosis es de 1 mg/kg para los adultos y 12.5 a 50 mg en los niños, por vía IM o inyección IV lenta en solución. Los corticoesteroides no tienen utilidad para el tratamiento agudo de la anafilaxia y los pacientes con resolución completa de los síntomas con epinefrina no requieren después la prescripción de aquellos o de antihistamínicos. Las aseveraciones de que los corticoesteroides producen disminución de la anafilaxia bifásica o prolongada no tienen respaldo de evidencias sólidas, y su uso y dosis se extrapolaron de las utilizadas para el asma aguda. Cuando administradas, las dosis oral e IV recomendadas son de 1 a 2 mg/kg/dosis, hasta 125 mg de metilprednisolona o un preparado equivalente. No se administren de manera sistemática antihistamínicos o corticoesteroides en lugar de epinefrina. No hay sustituto de la epinefrina para el tratamiento de la anafilaxia. La administración de antihistamínicos H1 o H2 y corticoesteroides debe considerarse un tratamiento adyuvante (5, 346).

La duración de la observación y vigilancia directas después de un episodio de anafilaxia se individualiza con base en la gravedad y la duración del suceso, la respuesta al tratamiento, el patrón de las reacciones anafilácticas previas, las afecciones médicas comórbidas, la confiabilidad del paciente y el acceso a la atención sanitaria. Los pacientes con anafilaxia moderada a grave deben mantenerse en observación durante un mínimo de 4 a 8 h. Los síntomas anafilácticos leves que ocurren en un contexto médico y que se resuelven rápidamente con el tratamiento, por lo general, requieren una observación más breve. Una observación más prolongada debe considerarse, incluyendo un posible ingreso hospitalario, ante factores de riesgo de una anafilaxia más grave: antecedente de asma grave, ingestión de alérgenos, si se requiere más de una dosis de epinefrina, la presencia de edema faríngeo y la detección de síntomas graves o prolongados (p. ej., sibilancias o hipotensión prolongadas).

Al darse de alta de la atención sanitaria, se provee a los pacientes una prescripción para epinefrina autoinyectable y se les instruye respecto de cuándo y cómo usarla. A los pacientes recomiéndeles surtir de inmediato esta prescripción, 23% pueden presentar una reacción bifásica, por lo general, en las 10 h que siguen a la resolución del suceso inicial. Dos dispositivos de autoinyección de epinefrina deben proveerse, porque hasta 30% de los pacientes que presenta anafilaxia requerirá más de una dosis. En Estados Unidos se dispone de dos dosis (0.15 y 0.30 mg). La dosis es de 0.30 mg para los adultos. En los niños, la dosis es de 0.01 mg/kg, hasta 0.30 mg como máximo. En este caso, es mejor administrar una dosis ligeramente mayor que la ideal, que una inferior a la recomendada (5, 346).

Campbell y cols., concluyeron que 8% de los pacientes requería una dosis adicional de epinefrina para el tratamiento inicial de una reacción anafiláctica, lo que respalda las guías actuales donde se recomienda que aquellos con anafilaxia lleven consigo dos dispositivos de autoinyección de epinefrina. Quienes tienen el antecedente de anafilaxia,

y se presentaron con diaforesis, rubor o disnea, tienen más probabilidad de requerir dosis múltiples de epinefrina. Los pacientes que requirieron más de una dosis de epinefrina tuvieron más probabilidad de ser hospitalizados, con el resultado de un mayor uso de los recursos de atención sanitaria (351).

El plan de acción inicial para tratar la anafilaxia debe empezar en el punto de atención, con cuidado permanente por un alergólogo, que trabaje en conjunción con el paciente, el médico de atención primaria, la familia, los miembros relacionados de un equipo clínico interdisciplinario y la escuela, cuando sea apropiado. El alergólogo puede obtener antecedentes detallados (ingestión de alimentos/fármacos en las 6 h previas al suceso, la actividad y hora del día, la estación del año, exposición al frío o calor, síntomas exactos y datos físicos detectados, el momento de la menstruación en las mujeres, los cuidados médicos y los tratamientos administrados, el antecedente de recurrencias y la revisión de pruebas/procedimientos de laboratorio) y coordinar pruebas externas adicionales, proveer asesoramiento de evitación de alérgenos adicional (lectura de etiquetas, información a los manejadores de alimentos, actualización de alergia a fármacos/alimentos/insectos/ejercicio/idiopática, en el expediente electrónico médico), tratamiento especial, como IT ante venenos, desensibilización de medicamentos/retos graduales/inducciones de tolerancia/recomendación de medicación alternativa/esquemas pretratamiento, cuando sea necesario recomendar el ejercicio con un compañero, desarrollar un plan de acción de urgencia detallado para futuras reacciones y proveer al paciente el acceso a joyería de identificación médica o una tarjeta para la cartera. Asimismo, se recomienda un plan de anafilaxia estándar que sea revisado por colegas y que haya sido desarrollado por grupos de respaldo legos, en conjunción con las organizaciones de alergia nacionales en Estados Unidos (p. ej., www.foodallergy.org/document.doc?id=234, www.allergyasthmanetwork. org/outreach/publications/special-publications/anaphylaxis-guide-for-all/). El plan de acción debería indicar, en un lenguaje simple, claro y con figuras, los signos y síntomas de anafilaxia, los desencadenantes conocidos del paciente, y el primero y único fármaco obligatorio a administrar (epinefrina), con exclusión de qué tan leves sean los síntomas. Las instrucciones adicionales por enlistar en orden son: llamar al 911 y, si es apropiado, notificar a la familia del paciente. En este sentido, debe dejarse a criterio del alergólogo si se requiere una lista o un plan de acción de administración de cualquier medicamento, además de la epinefrina (p. ej., antihistamínicos orales no sedantes o prednisona), quien puede decidir en forma individual para cada caso (5, 346).

■ REFERENCIAS

1. Simons FE, Ardusso LR, Dimov V, *et al.* World Allergy Organization anaphylaxis guidelines: 2013 update of the evidence base. *Int Arch Allergy Immunol.* 2013;162:193-204.

2. Sampson HA, Munoz-Furlong A, Campbell RL, *et al.* Second symposium on the definition and management of anaphylaxis: summary report—Second National Institute of Allergy and infectious Disease/Food Allergy and Anaphylaxis Network symposium. *J Allergy Clin Immunol.* 2006;117:391-397.

3. Yocum M, Butterfield J, Klein J, *et al.* Epidemiology of anaphylaxis in Olmsted County: a population-based study. *J Allergy Clin Immunol.* 1999;104:452-456.

4. Simon M, Mulla Z. A population-based epidemiologic analysis of deaths from anaphylaxis in Florida. *Allergy.* 2008;63:1007-1083.

5. Lieberman P, Nicklas, R, Randolph C, *et al.* Anaphylaxis: a practice parameter update 2015. *Ann Allergy Asthma Immunol.* 2015;115:341-384.

6. Lieberman p. Anaphylaxis. In: Atkinson F, Bochner B, Holgate S, *et al.*, eds. *Allergy: Principles and Practice.* 7th ed. New York: Mosby; 2009:1027-1051.

7. Simons FE. Anaphylaxis, killer allergy: long-term management in the community. *J Allergy Clin Immunol.* 2006;117:367-377.

8. Wasserman SI. The allergist in the new millennium. *J Allergy Clin Immunol.* 2000;105:3-8.

9. Portier P, Richet C. De l'action anaphylactique de certaines venins. *Compt Rend Soc Biol.* 1902;54:170-172.

10. Shafrir E. Pioneers in allergy and anaphylaxis. *Isr J Med Sci.* 1999;32:344.

11. James LP Jr, Austen KF. Fatal systemic anaphylaxis in man. *N Engl J Med.* 1964;270:597-603.

12. Chung CH, Mirakhur B, Chan E, *et al.* Cetuximab-induced anaphylaxis and IgE specific for galactose-α-1,3-galactose. *N Engl J Med.* 2008;358:1109-1117.

13. Cox L, Platts-Mills TAE, Finegold I. American Academy of Allergy, Asthma & Immunology/American College of Allergy, Asthma and Immunology Joint Task Force Report on omalizumab-associated anaphylaxis. *J Allergy Clin Immunol.* 2007;120(6):1373-1377.

14. Rudders SA, Arias SA, Camargo CA Jr. Trends in hospitalizations for food-induced anaphylaxis in US children, 2000–2009. *J Allergy Clin Immunol.* 2014;134(4):960-962.

15. Rudders SA, Banerji A, Vassallo MF, *et al.* Trends in pediatric emergency department visits for food-induced anaphylaxis. *J Allergy Clin Immunol.* 2010;126(2):385-388.

16. Singh A, Singh DK, Bhoria U. Infusion reactions associated with use of biologic medications in cancer therapy. *Oncocytology.* 2014;4:10-18.

17. Picard M, Castells MC. Re-visiting hypersensitivity reactions to taxanes: a comprehensive review. *Clin Rev Allergy Immunol.* 2015;49(2):177-191.

18. Banerji A, Lax T, Guyer A, *et al.* Management of hypersensitivity reactions to carboplatin and paclitaxel in an outpatient oncology infusion center: a 5-year review. *J Allergy Clin Immunol Pract.* 2014;2:428-433.

19. Simons FE. Anaphylaxis. *J Allergy Clin Immunol.* 2008; 121(2):S402-S407.

20. Simons FE, Frew AJ, Ansotegui JJ, *et al.* Risk assessment in anaphylaxis: current and future approaches. *J Allergy Clin Immunol.* 2007;120: S2-S24.

21. Simons FE, Ebisawa M, Sanchez-Borges M, *et al.* 2015 update of the evidence base: World Allergy Organization anaphylaxis guidelines. *World Allergy Organ J.* 2015;8:1-16.

22. Yu JE, Lin RY. The epidemiology of anaphylaxis. *Clin Rev Allergy Immunol.* 2015;10:1-9.

23. Alvarez-Twose I, Zanotti R, Gonzalez-de-Olano D, *et al.* Nonaggressive systemic mastocytosis (SM) without skin lesions associated with insect-induced anaphylaxis shows unique features versus other indolent SM. *J Allergy Clin Immunol.* 2014;133:520-528.

24. Simons FE. Anaphylaxis. *J Allergy Clin Immunol.* 2010; 125(2):S161-S181.

25. Lieberman P. Anaphylaxis. *Med Clin North Am.* 2006;90: 77-95.

26. Nassiri M, Babina M, Dolle S, *et al.* Ramipril and metoprolol intake aggravate human and murine anaphylaxis: evidence for direct mast cell priming. *J Allergy Clin Immunol.* 2015;135:491-499.

27. Tanno LK, Calderon MA, Goldberg BJ, *et al.* Categorization of allergic disorders in the new World Health Organization International Classification of Diseases. *Clin Transl Allergy.* 2014;4:42.

28. Tanno LK, Calderon MA, Goldberg BJ, *et al.* Constructing a classification of hypersensitivity/allergic diseases for ICD-11 by crowdsourcing the allergist community. *Allergy.* 2015;70:609-615.

29. Tejedor MA, Moro MM, Mugica Garcia MV. Epidemiology of anaphylaxis. *Clin Exp Allergy.* 2014;24:1027-1039.

30. Turner PJ, Gowland MH, Sharma V, *et al.* Increase in anaphylaxis-related hospitalizations but no increase in fatalities: an analysis of United Kingdom national anaphylaxis data. *J Allergy Clin Immunol.* 2015;135:956-963.

31. Tejedor Alonso MA, Moro Moro M, Mugica Garcia MV, *et al.* Incidence of anaphylaxis in the city of Alcorcon (Spain): a population-based study. *Clin Exp Allergy.* 2012;42:578-589.

32. Mullins RJ, Dear KB, Tang ML. Time trends in Australian hospital anaphylaxis admissions in 1998–1999 to 2011–2012. *J Allergy Clin Immunol.* 2015;136:367-375.

33. Jerschow E, Lin RY, Scaperotti MM, *et al.* Fatal anaphylaxis in the United States, 1999-2010: temporal patterns and demographic associations. *J Allergy Clin Immunol.* 2014;134:1318-1328.

34. Crespo JF, Pascual C, Burks AW, *et al.* Frequency of food allergy in a pediatric population from Spain. *Pediatr Allergy Immunol.* 1995;6:39-43.

35. Allen KJ, Koplin JJ. The epidemiology of IgE-mediated food allergy and anaphylaxis. *Immunol Allergy Clin North Am.* 2012;32:35-50.

36. Iikura Y, Imai Y, Imai T, *et al.* Frequency of immediate-type food allergy in children in Japan. *Int Arch Allergy Immunol.* 1999;118:251-252.

37. Dalal I, Binson I, Reifen R, *et al.* Food allergy is a matter of geography after all: sesame as a major cause of severe IgE-mediated food allergic reactions among infants and young children in Israel. *Allergy.* 2002;57:362-365.

38. Schafer T, Bohler, Ruhdorfer S, *et al.* Epidemiology of food allergy/food intolerance in adults: associations with other manifestations of allergy. *Allergy.* 2001;56:1172-1179.

39. Sicherer SH, Munoz-Furlong A, Sampson HA. Prevalence of peanut and tree nut allergy in the United States determined by means of a random digit dial telephone survey: a 5 year follow up study. *J Allergy Clin Immunol.* 2003;112:1203-1207.

40. Sampson HA. Update on food allergy. *J Allergy Clin Immunol.* 2004;113:805-819.

41. Zuberbier T, Edenharter G, Worm MR, *et al.* Prevalence of adverse reactions to food in Germany: a population study. *Allergy.* 2004;59:338-345.

42. Gupta RS, Springston EE, Warrier MR, *et al.* The prevalence, severity, and distribution of childhood food allergy in the United States. *Pediatrics.* 2011;128:e9-e17.

43. Gupta RS. Anaphylaxis in the young adult population, *Am J Med.* 2014;127(Suppl):S17-S24.

44. Brown AT, McKinnon D, Chu K. Emergency department anaphylaxis: a review of 142 patients in a single year. *J Allergy Clin Immunol.* 2001;108:861-866.

45. Smit DV, Cameron PA, Rainer TH. Anaphylaxis presentations to emergency department in Hong Kong: incidence and predictors of biphasic reactions. *J Emerg Med.* 2005;28:381-388.

46. Helbling A, Hurni T, Mueller UR, *et al.* Incidence of anaphylaxis with circulatory symptoms: a study over a 3-year period comprising 940,000 inhabitants of the Swiss Canton Bern. *Clin Exp Allergy.* 2004;34:285-290.

47. Tejedor Alonso MA, Moro Moro, M, Hernandez JE, *et al.* Incidence of anaphylaxis in hospitalized patients. *Arch Allergy Immunol.* 2011;156:212-220.

48. International Collaborative study of severe anaphylaxis. An epidemiologic study of severe anaphylactic and anaphylactoid reactions among hospital patients: methods and overall risks. *Epidemiology.* 1998;9:141-146.

49. Boston Collaborative Drug Surveillance Program. Drug-induced anaphylaxis. *JAMA.* 1973;224:613-615.

50. Weiler JM. Anaphylaxis in the general population: a frequent and occasionally fatal disorder that is under recognized. *J Allergy Clin Immunol.* 1999;104:271-273.

51. Porter J, Jick H. Drug-induced anaphylaxis, convulsions, deafness, and extrapyramidal symptoms. *Lancet.* 1977;309:587-588.

52. Weiss ME, Atkinson NF. Immediate hypersensitivity reactions to penicillin and related antibiotics. *Clin Allergy.* 1988;18:515-540.

53. Hunt KJ, Valentine MD, Sobotka AK, *et al.* A controlled trial of immunotherapy in insect hypersensitivity. *N Engl J Med.* 1978;299:157-161.

54. Wade JP, Liang MH, Sheffer AL. Exercise-induced anaphylaxis: epidemiological observations. *Prog Clin Biol Res.* 1989;297:175-182.

55. Ditto A, Harris K, Krasnick J, *et al.* Idiopathic anaphylaxis: a series of 335 cases. *Ann Allergy Asthma Immunol.* 1996;77:285-291.

56. Pumphrey RS. Lessons for management of anaphylaxis from a study of fatal reactions. *Clin Exp Allergy.* 2000;30:1144-1150.

57. Sampson HA, Munoz-Furlong A, Bock SA, *et al.* Symposium on the definition and management of anaphylaxis. *J Allergy Clin Immunol.* 2005;115(3):584-591.

58. Golden DB. Patterns of anaphylaxis: acute and late phase features of allergic reactions. *Novartis Found Symp.* 2004;257:101.

59. Kemp SF, Lockey RF, Wolf BL, *et al.* Anaphylaxis. A review of 266 cases. *Arch Intern Med.* 1995;11:1749-1754.

60. Yocum MW, Khan DA. Assessment of patients who have experienced anaphylaxis: a 3-year survey. *Mayo Clin Pro.* 1994;69:16-23.

61. Perez C, Tejedor MA, Hoz A, *et al.* Anaphylaxis: a descriptive study of 182 patients [abstract]. *J Allergy Clin Immunol.* 1995;95:368.

62. Lieberman P. Biphasic anaphylactic reactions. *Ann Allergy Asthma Immunol.* 2005;95:217-226.

63. Wiggins CA. Characteristics and etiology of 30 patients with anaphylaxis. *Immun Allergy Pract.* 1991;13:313-316.

64. Tejedor Alonso MA, Sastre DJ, Sanchez-Hernandez JJ, *et al.* Idiopathic anaphylaxis: a descriptive study of 81 patients in Spain. *Ann Allergy Asthma Immunol.* 2002;88:313-318.

65. Lieberman P. Unique clinical presentations of anaphylaxis. *Immunol Allergy Clin North Am.* 2001;21:813-827.

66. Cianferoni A, Novembre E, Mugnaini L, *et al.* Clinical features of acute anaphylaxis in patients admitted to a university hospital: an 11-year retrospective review. *Ann Allergy Asthma Immunol.* 2001;87:27-32.

67. Dibs SD, Baker MD. Anaphylaxis in children: a 5-year experience. *Pediatrics.* 1997;99:E7.

68. Viner J, Robinson S, Johnston D, *et al.* Anaphylaxis manifested by hypotension alone. *J Urol.* 1975;113:108–110.

69. Soreide E, Buxrud T, Harboe S. Severe anaphylactic reaction outside hospital: etiology, symptoms and treatment. *Acta Anaesthesiol Scand.* 1988;32:339-342.

70. Valabhji J, Robinson S, Johnston D, *et al.* Unexplained loss of consciousness: systemic mastocytosis. *J R Soc Med.* 2000;93:141-142.

71. Reid AC, Silver RB, Levi R. Renin: at the heart of the mast cell. *Immunol Rev.* 2007;217:123-140.

72. Brasher GW, Sanchez SA. Reversible electrocardiographic changes associated with wasp sting anaphylaxis. *JAMA.* 1974;229:1210-1215.

73. Mueller UR. Cardiovascular disease and anaphylaxis. *Curr Opin Allergy Clin Immunol.* 2007;7:337-341.

74. Salam AM, Albinari HA, Gehani AA, *et al.* Acute myocardial infarction in a professional diver after a jellyfish sting. *Mayo Clin Proc.* 2003;78:1557-1560.

75. Rankin KB, McGovern R, Winston ES, *et al. J Emerg Med.* 2012;43:630-633.

76. Murali MR, Uyeda JW, Tingpej B. Case records of the Massachusetts General Hospital. Case 2-2015. A 25-year-old man with abdominal pain, syncope, and hypotension. *N Engl J Med.* 2015;372(3):265-273.

77. Sampson HA, Mendelson LM, Rosen JP. Fatal and near fatal anaphylactic reactions to food in children and adolescents. *N Engl Med.* 1992;327:380-384.

78. Lieberman P. Anaphylactoid reactions to radiocontrast material. *Immunol Allergy Clin North Am.* 1992;12:649-658.

79. Douglas DM, Sukenick E, Andrade WP, *et al.* Biphasic systemic anaphylaxis: an inpatient and outpatient study. *J Allergy Clin Immunol.* 1994;93:977-985.

80. Tole JW, Lieberman P. Biphasic anaphylaxis: review of incidence, clinical predictors, and observation recommendations. *Immunol Allergy Clin North Am.* 2007;27:309-326.

81. Lee S, Sadosty AT, Campbell RL. Update on biphasic anaphylaxis. *Curr Opin Allergy Clin Immunol.* 2016;16(4):346-351.

82. Alqurashi W, Stiell I, Chan K, *et al.* Epidemiology and clinical predictors of biphasic reactions in children with anaphylaxis. *Ann Allergy Asthma Immunol.* 2015;115:217-223.

83. Choo KJ, Simons FE, Sheikh A. Glucocorticoids for the treatment of anaphylaxis. *Evid Based Child Health.* 2013;8:1276-1294.

84. Kemp SF, Lockey RF. Anaphylaxis: a review of causes and mechanisms. *J Allergy Clin Immunol.* 2002;110(3):341-348.

85. van der Linden PW, Struyvenberg A, Kraaijenhagen RJ, *et al.* Anaphylactic shock after insect-sting challenge in 138 persons with a previous insect-sting reaction. *Ann Intern Med.* 1993;118:161-168.

86. Pumphrey RS, Roberts IS. Postmortem findings after fatal anaphylactic reactions. *J Clin Pathol.* 2000;53:273-276.

87. Delage C, Irey NS. Anaphylactic deaths: a clinicopathologic study of 43 cases. *J Forensic Sci.* 1972;17:525-540.

88. Greenberger PA, Rotskoff BD, Lifschultz B. Fatal anaphylaxis: postmortem findings and associated comorbid diseases. *Ann Allergy Asthma Immunol.* 2007;98:252-257.

89. Perskvist N, Edston E. Differential accumulation of pulmonary and cardiac mast cell-subsets and eosinophils between fatal anaphylaxis and asthma death: a postmortem comparative study. *Forensic Sci Int.* 2007;169:43-49.

90. Low I, Stables S. Anaphylactic deaths in Auckland, New Zealand: a review of coronial autopsies from 1985 to 2005. *Pathology.* 2006;38(4):328-332.

91. Tang AW. A practical guide to anaphylaxis. *Am Fam Physician.* 2003;68:1325-1340.

92. Start RD, Cross SS. Pathological investigation of death following surgery, anesthesia, and medical procedures. *J Clin Pathol.* 1999;52(9):640-652.

93. Fisher MM. Clinical observations on the pathophysiology and treatment of anaphylactic cardiovascular collapse. *Anaesth Intensive Care.* 1986;14(1):17-21.

94. Triggiani M, Patella V, Staiano RI, *et al.* Allergy and the cardiovascular system. *Clin Exp Immunol.* 2008;153(Suppl):7-11.

95. Ridella M, Bagdure S, Nugent K, *et al.* Kounis syndrome following beta-lactam antibiotic use: review of literature. *Inflamm Allergy Drug Targets.* 2009;8:11-16.

96. Kounis NG, Zavras GM. Histamine-induced coronary artery spasm: the concept of allergic angina. *Br J Clin Pract.* 1991;45:121-128.

97. Kounis NG. Kounis syndrome: an update on epidemiology, pathogenesis, diagnosis and therapeutic management. *Clin Chem Lab Med.* 2016;54(10):1545-1559.

98. DeSousa RL, Short T, Warmin GR, *et al.* Anaphylaxis with associated fibrinolysis reversed with tranexamic acid and demonstrated by thromboelastography. *Anaesth Intensive Care.* 2004;32:580-587.

99. Metcalfe DD, Peavy RD, Gilfillan AM. Mechanisms of mast cell signaling in anaphylaxis. *J Allergy Clin Immunol.* 2009;124:639-646.

100. Ogawa Y, Grant JA. Mediators of anaphylaxis. *Immunol Allergy Clin N Am.* 2007;27:249-260.

101. McNeil BD, Pundir P, Meeker S, *et al.* Identification of a mast-cell-specific receptor crucial for pseudoallergic drug reactions. *Nature.* 2015;519:237-241.

102. Simons FE. Advances in H1-antihistamines. *N Engl J Med.* 2004;351:2203-2217.

103. Prussin C, Metcalfe DD. IgE, mast cells, basophils, and eosinophils. *J Allergy Clin Immunol.* 2006;117: S450-S456.

104. Jensen BM, Metcalfe DD, Gilfillan AM. Targeting kit activation: a potential therapeutic approach in the treatment of allergic inflammation. *Inflamm Allergy Drug Targets.* 2007;6:57-62.

105. Yokoi H, Meyers A, Matsumoto K, *et al.* Alteration and acquisition of Siglecs during in vitro maturation of CD34+ progenitors into human mast cells. *Allergy.* 2006;61:769-776.

106. Chrusch C, Sharma S, Unruh H, *et al.* Histamine H_3 receptor blockade improves cardiac function in canine anaphylaxis. *Am J Respir Crit Care Med.* 1999;160:142-149.

107. Kovanen PT, Kaartinen M, Paavonen T. Infiltrates of activated mast cells at the site of coronary atheromatous erosion or rupture in myocardial infarction. *Circulation.* 1995;92:1084-1088.

108. Stack MS, Johnson DA. Human mast cell tryptase activates single-chain urinary-type plasminogen activator (pro-urokinase). *J Biol Chem.* 1994;269:9416-9419.

109. Castells M. Mast cell mediators in allergic inflammation and mastocytosis. *Immunol Allergy Clin North Am.* 2006;26:465-485.

110. Cauwels A, Janssen B, Buys E, *et al.* Anaphylactic shock depends on P13K and eNOS-derived NO. *J Clin Invest.* 2006;116(8):2244-2251.

111. Rolla G, Nebiol F, Guida G, *et al.* Level of exhaled nitric oxide during human anaphylaxis. *Ann Allergy Asthma Immunol.* 2006;97:264-265.

112. Ogawa Y, Grant JA. Mediators of anaphylaxis. *Immunol Allergy Clin North Am.* 2007;27:249-260.

113. Gonzalez de Olano D, de la Hoz Caballer B, Nunez Lopez R, *et al.* Prevalence of allergy and anaphylactic symptoms in 210 adult and pediatric patients with mastocytosis in Spain: a study of the Spanish network on mastocytosis (REMA). *Clin Exp Allergy.* 2007;37:1547-1555.

114. Brockow K, Jofer C, Ring J. Anaphylaxis in patients with mastocytosis-a prospective study on prevalence, severity and trigger factors in 121 patients [abstract]. *J Allergy Clin Immunol.* 2006;117(Suppl):S307.

115. Akin C, Scott LM, Kocabus CN, *et al.* Demonstration of an aberrant mast-cell population with clonal markers in a subset of patients with "idiopathic" anaphylaxis. *Blood.* 2007;110:2331-2333.

116. Akin C, Metcalfe DD. Occult bone marrow mastocytosis presenting as recurrent systemic anaphylaxis in patients with systemic mastocytosis. *J Allergy Clin Immunol.* 2003;111(Suppl):S206.

117. Carter MC, Robyn JA, Bressler PB, *et al.* Omalizumab for the treatment of unprovoked anaphylaxis in patients with systemic mastocytosis. *J Allergy Clin Immunol.* 2007;119:1550-1551.

118. Brown JM, Wilson TM, Metcalfe DD. The mast cell and allergic disease: role in pathogenesis and implications for therapy. *Clin Exp Allergy.* 2008;38:4-18.

119. Lin RY, Schwartz LB, Curry A, *et al.* Histamine and tryptase levels in patients with acute allergic reactions: an emergency department-based study. *J Allergy Clin Immunol.* 2000;106:65-71.

120. Horn KD, Halsey JF, Zumwalt RE. Utilization of serum tryptase and immunoglobulin E assay in the postmortem diagnosis of anaphylaxis. *Am J Forensic Med Pathol.* 2004;25(1):37-43.

121. Edston E, Van Hage Hamstem M. Beta-tryptase measurement post-mortem in anaphylactic deaths and in controls. *Forensic Sci Int.* 1993;93(2–3):135-142.

122. Nishio H, Takai S, Miyazaki M, *et al.* Usefulness of serum mast cell-specific chymase levels for postmortem diagnosis of anaphylaxis. *Int J Legal Med.* 2005;119(6):331-334.

123. Stephan V, Zimmerman A, Kuhr J, *et al.* Determination of N-methylhistamine in urine as an indicator of histamine release in immediate allergic reactions. *J Allergy Clin Immunol.* 1990;86:862-868.

124. Watkins J, Wild G. Improved diagnosis of anaphylactoid reactions by measurement of serum tryptase and urinary methylhistamine. *Ann Fr Anesth Reanim.* 1993;2: 169-172.

125. Schwartz LB. Diagnostic value of tryptase in anaphylaxis and mastocytosis. *Immunol Allergy Clin N Am.* 2006;26:451-463.

126. Butterfield JH, Weiler CR. Prevention of mast cell activation disorder-associated clinical sequelae of excessive prostaglandin D (2) production. *Int Arch Allergy Immunol.* 2008;147:338-343.

127. Pravettoni V, Plantanida M, Primavesi L, *et al.* Basal platelet-activating factor acetylhydrolase: Prognostic marker of severe Hymenoptera venom anaphylaxis. *J Allergy Clin Immunol.* 2004;133:1218-1220.

128. Ko DH, Chang HE, Kim TS. A review of haptoglobin typing methods for disease association study and preventing anaphylactic transfusion reaction. *Biomed Res Int.* 2013;390630:1-6.

129. Gill P, Jindal NL, Jagdis A, *et al.* Platelets in the immune response: Revisiting platelet-activating factor in anaphylaxis. *J Allergy Clin Immunol.* 2015;135(6):1424-1432.

130. De Week AL, Sanz ML, Gamboa PM, *et al.* Diagnostic tests based on human basophils: more potentials and perspectives than pitfalls. II. Technical issues. *J Investig Allergol Clin Immunol.* 2008;18(3):143-155.

131. Ebo DG, Hagendorens MM, Bridts CH, *et al.* In vitro allergy diagnosis: should we follow the flow? *Clin Exp Allergy.* 2004;34(3):332-339.

132. Hamilton RG, Adkinson NF. In vitro assays for the diagnosis of IgE-mediated disorders. *J Allergy Clin Immunol.* 2004;114(2):213-225.

133. Sudheer PS, Hall JE, Read GF, *et al.* Flow cytometric investigation of peri-anesthetic anaphylaxis using CD63 and CD203c. *Anaesthesia.* 2005;60(3):251-256.

134. Vadas P, Gold M, Perelman B, *et al.* Platelet-activating factor, PAF-acetylhydrolase and severe anaphylaxis. *N Engl J Med.* 2008;358:28-35.

135. Cecchi R. Diagnosis of anaphylactic death in forensics: review and future perspectives. *Legal Medicine.* 2016;22:75-81.

136. Buckley MG, Variend S, Walls AF. Elevated serum concentrations of beta-tryptase, but not alpha-tryptase, in sudden infant death syndrome (SIDS). An investigation of anaphylactic mechanisms. *Clin Exp Allergy.* 2001;31:1696-1704.

137. Nishio H, Suzuki K. Serum tryptase levels in sudden infant death syndrome in forensic autopsy cases. *Forensic Sci Int.* 2004;139:57-60.

138. Mustafa FB, Ng FSP, Nguyen LHK, *et al.* Honeybee venom secretory phospholipase A2 induces leukotriene production but not histamine release from human basophils. *Clin Exp Immunol.* 2007;151:94-100.

139. Palmiere C, Comment L, Vilarino R, *et al.* Measurement of β-tryptase in postmortem serum in cardiac deaths. *J Forensic Leg Med.* 2014;23:12-18.

140. Unkrig S, Hagemeier L, Madea B. Postmortem diagnosis of assumed food anaphylaxis in an unexpected death. *J Immunol.* 2000;64:4271-4276.

141. Dettmeyer R, Schmidt F, Musshoff F, *et al.* Pulmonary edema in fatal heroin overdose: immunohistological investigation with IgE, collagen IV and laminin-no increase of defects of alveolar-capillary membranes. *Forensic Sci Int.* 2000;110:87-96.

142. Perskvist N, Soderberg C, van Hage M, *et al.* Pathogenic role of cardiac mast cell activation/degranulation, TNF-alpha, and cell death in acute drug related fatalities. *Vasc Health Risk Manag.* 2007;3:1053-1062.

143. Finechi V, Cecchi R, Centini F, *et al.* Immunohistochemical quantification of pulmonary mast-cells and postmortem blood dosages of tryptase and eosinophil cationic protein in 48 heroin-related deaths. *Forensic Sci Int.* 2001;120:189-194.

144. Holgate ST, Walters C, Walls AF, *et al.* The anaphylaxis hypothesis of sudden infant death syndrome (SIDS): mast cell degranulation in cot death revealed by elevated concentrations of tryptase in serum. *Clin Exp Allergy.* 1994;24:1115-1122.

145. Edston E. Accumulation of eosinophils, mast cells, and basophils in the spleen in anaphylactic deaths. *Forensic Sci Med Pathol.* 2013;9:496-500.

146. Trani N, Bonetti LR, Gualandri G, *et al.* Immediate anaphylactic death following antibiotics injection: splenic eosinophilia easily revealed by pagoda red stain. *Forensic Sci Int.* 2008;181:21-25.

147. Simons FE, Ardusso LR, Bilo MB, *et al.* International concensus on (ICON) anaphylaxis. *World Allergy Organ J.* 2014;7:9-31.

148. Brown SGA, Blackman KE, Stenleke V, *et al.* Insect sting anaphylaxis: prospective evaluation of treatment with intravenous adrenaline and volume resuscitation. *Emerg Med.* 2004;21:149-154.

149. Lieberman P. Distinguishing anaphylaxis from other serious disorders. *J Respir Dis.* 1995;16:411-420.

150. McGrath KG, Greenberger PA, Zeiss CR. Factitious allergic disease: multiple factitious illness and familial Munchausen's stridor. *Immunol Allergy Pract.* 1984;6:41-47.

151. Da Broi U, Moreschi C. Post-mortem diagnosis of anaphylaxis: a difficult task in forensic medicine. *Forensic Sci Int.* 2011;204:1-5.

152. Kim SY, Kim JH, Jang YS, *et al.* The basophil activation test is safe and useful for confirming drug-induced anaphylaxis. *Allergy Asthma Immunol Res.* 2016;8(6): 541-544.

153. Ebo DG, Sainte-Laudy J, Bridts CH, *et al.* Flow-assisted allergy diagnosis: current applications and future perspectives. *Allergy.* 2006;61:1028-1039.

154. Hoffman HJ, Santos AF, Mayorga C, *et al.* The clinical utility of basophil activation testing in diagnosis and monitoring of allergic disease. *Allergy.* 2015;70:1393-1405.

155. Muller UR, Haeberli G. Use of beta-blockers during immunotherapy for Hymenoptera venom allergy. *J Allergy Clin Immunol.* 2005;115:606-610.

156. Toogood JH. Risk of anaphylaxis in patients receiving beta-blocker drugs. *J Allergy Clin Immunol.* 1988;81:1-5.

157. Horan RF, Sheffer AL. Exercise-induced anaphylaxis. *Immunol Allergy Clin North Am.* 1992;12:559-570.

158. Kemp SF, Lieberman P. Inhibitors of angiotensin II: potential hazards for patients at risk for anaphylaxis? *Ann Allergy Asthma Immunol.* 1997;78:527-529.

159. Stoevesandt J, Hain J, Stolze I, *et al.* Angiotensin-converting enzyme inhibitors do not impair the safety of Hymenoptera venom immunotherapy build up phase. *Clin Exp Allergy.* 2014;44:747-755.

160. Caviglia AG, Passalacqua G, Senna G. Risk of severe anaphylaxis for patients with Hymenoptera venom allergy: are angiotensin-receptor blockers comparable to angioten-

sin-converting enzyme inhibitors? *J Allergy Clin Immunol.* 2010;125:1171.

161. Rueff F, Przybilla B, Bilo MB, *et al.* Predictors of severe anaphylactic reactions in patients with Hymenoptera venom allergy: importance of baseline serum tryptase—a study of the European Academy of Allergology and Clinical Immunology Interest Group on Insect Venom Hypersensitivity. *J Allergy Clin Immunol.* 2009;124:1047-1054.

162. Tunon-de-Lara JM, Villanueva P, Marcos M, *et al.* ACE inhibitors and anaphylactoid reactions during venom immunotherapy. *Lancet.* 1992;340:908.

163. Hermann K, von Tschirschnitz M, von Eshenbach CE, *et al.* Histamine, tryptase, angiotensin, angiotensin-converting-enzyme I and II in plasma of patients with Hymenoptera venom anaphylaxis. *Int Arch Allergy Immunol.* 1994;104:379-384.

164. Ramirez E, Cabanas R, Laserna LS, *et al.* Proton pump inhibitors are associated with hypersensitivity reactions to drugs in hospitalized patients: a nested case-control in a retrospective cohort study. *Clin Exp Allergy.* 2013;43(3):344-352.

165. Bousquet J, Hejjaeni A, Dhivert H, *et al.* Immunotherapy with a standardized *Dermatophagoides pteronyssinus* extract IV. Systemic reactions according to the immunotherapy schedule. *J Allergy Clin Immunol.* 1990;85:473-479.

166. Platts-Mills TA, Thomas AE. Anaphylaxis to the carbohydrate side chain Alpha-gal. *Immunol Allergy Clin North Am.* 2015;35:247-260.

167. Thompson RA, Bousquet J, Cohen SG, *et al.* Current status of allergen immunotherapy. Shortened version of a World Health Organization/International Union of Immunological Societies Working Group Report. *Lancet.* 1989;1:259.

168. Apter AJ, Kinman JL, Bilker WB, *et al.* Is there cross-reactivity between penicillins and cephalosporins? *Am J Med.* 2006;119:354.

169. Kuruvilla M, Khan DA. Anaphylaxis to drugs. *Immunol Allergy Clin North Am.* 2015;35:303-319.

170. Idsoe O, Guthe T, Willcox RR, *et al.* Nature and extent of penicillin side-reactions, with particular reference to fatalities from anaphylactic shock. *Bull WHO.* 1968; 38:159-188.

171. Sogn DD, Evans R, Sheppard GM, *et al.* Results of the National Institute of Allergy and Infectious Diseases collaborative clinical trial to test the predictive value of skin testing with major and minor penicillin derivatives in hospitalized adults. *Arch Intern Med.* 1992;152:1025-1032.

172. Bernstein IL, Gruchalla RS, Lee RE, *et al.* Disease management of drug hypersensitivity: a practice parameter. *Ann Allergy Asthma Immunol.* 1999;83:665-700.

173. Saxon A, Hassner A, Swabb EA, *et al.* Lack of cross-reactivity with penicillin in humans. *J Allergy Clin Immunol.* 1988;82:213-217.

174. Stevenson DD. Aspirin and NSAID sensitivity. *Immunol Allergy Clin North Am.* 2004;24:491-505.

175. Cristaudo A, Sera F, Severino V, *et al.* Occupational hypersensitivity to metal salts, including platinum, in the secondary industry. *Allergy.* 2005;60:159-164.

176. Markman M, Kennedy A, Webster K, *et al.* Clinical features of hypersensitivity reactions to carboplatin. *J Clin Oncol.* 1999;17:1141.

177. Navo M, Kunthur A, Badell ML, *et al.* Evaluation of the incidence of carboplatin hypersensitivity reactions in cancer patients. *Gynecol Oncol.* 2006;103:608-613.

178. Markman M, Zanotti K, Peterson G, *et al.* Expanded experience with an intradermal skin test to predict for the presence or absence of carboplatin hypersensitivity. *J Clin Oncol.* 2003;21:4611-4614.

179. Patil SU, Long AA, Ling M, *et al.* A protocol for risk stratification of patients with carboplatin-induced hypersensitivity reactions. *J Allergy Clin Immunol.* 2012;129:443-447.

180. Rowinsky EK, Donehower RC. Paclitaxel (taxol). *N Engl J Med.* 1995;332:1004-1014.

181. Castells MC, Tennant NM, Sloane DE, *et al.* Hypersensitivity reactions to chemotherapy: outcomes and safety of rapid desensitization in 413 cases. *J Allergy Clin Immunol.* 2008;122:574-580.

182. Szebeni J, Muggia FM, Alving CR. Complement activation by cremophor EL as a possible contributor to hypersensitivity to paclitaxel: an in vitro study. *J Natl Cancer Inst.* 1998;90:300-306.

183. Kishimoto TK, Viswanathan K, Ganguly T, *et al.* Contaminated heparin associated with adverse clinical events and activation of the contact system. *N Engl J Med.* 2008;358:2457-2467.

184. Bennett CL, Adegboro OS, Calhoun EA, *et al.* Beyond the black box: drug-and device-associated hypersensitivity events. *Drug Healthc Patient Saf.* 2010;3:1-5.

185. Choi J, Hartnett P, Fulcher DA. Carboplatin desensitization. *Ann Allergy Asthma Immunol.* 2004;93:137-141.

186. Limb SL, Starke PR, Lee CE, *et al.* Delayed onset and protracted progression of anaphylaxis after omalizumab administration in patients with asthma. *J Allergy Clin Immunol.* 2007;120(6):1378-1381.

187. Galvao VR, Castells MC. Hypersensitivity to biological agents-updated diagnosis, management, and treatment. *J Allergy Clin Immunol Pract.* 2015;3:175-186.

188. Cox L, Lieberman P, Wallace D, *et al.* American Academy of Allergy, Asthma & Immunology/American College of Allergy, Asthma & Immunology Omalizumab-Associated Anaphylaxis Joint Task Force follow-up report. *J Allergy Clin Immunol.* 2011;128:210-212.

189. Commins SP, Satinover SM, Hosen J, *et al.* Delayed anaphylaxis, angioedema, or urticaria after consumption of red meat in patients with IgE antibodies specific for galactose-alpha-1-3-galactose. *J Allergy Clin Immunol.* 2009;123:426-433.

190. Georgitis JW, Browning MC, Steiner D, *et al.* Anaphylaxis and desensitization to the murine monoclonal antibody used for renal graft rejection. *Ann Allergy.* 1991;66:343-347.

191. Jerath MR, Kwan M, Kannarkat M, *et al.* A desensitization protocol for the mAb cetuximab. *J Allergy Clin Immunol.* 2009;123:260-261.

192. Dreyfus DH, Randolph CC. Characterization of an anaphylactoid reaction to omalizumab. *Ann Allergy Asthma Immunol.* 2006;96:624-627.

193. Owens G, Petrov A. Successful desensitization of three patients with hypersensitivity reactions to omalizumab. *Curr Drug Saf.* 2011;6:339-342.

194. Camacho-Halili M, George R, Gottesman M, *et al.* An approach to natalizumab hypersensitivity: a case series of induction of tolerance. *Mult Scler.* 2011;17:250-253.

195. Quercia O, Emiliani F, Foschi FG, *et al.* Adalimumab desensitization after anaphylactic reaction. *Ann Allergy Asthma Immunol.* 2011;106:547-548.

196. Brennan PJ, Rodriguez Bouza T, Hsu FI, *et al.* Hypersensitivity reactions to mAbs: 105 desensitizations in 23 patients,

from evaluation to treatment. *J Allergy Clin Immunol.* 2009;124:1259-1266.

197. Vultaggio A, Castells MC. Hypersensitivity reactions to biologic agents. *Immunol Allergy Clin N Am.* 2014;34:615-632.

198. Shehadi WH, Toniolo G. Adverse reactions to contrast media: a report from the committee on Safety of Contrast Media of the International Society of Radiology. *Radiology.* 1980;137:299-302.

199. Katayama H, Yamaguchi K, Kozuka T, *et al.* Adverse reactions to ionic and nonionic contrast media. A report from the Japanese Committee on the Safety of Contrast Media. *Radiology.* 1990;175:621-628.

200. Bettmann MA. Ionic versus nonionic contrast agents for intravenous use: are all the answers in? *Radiology.* 1990;175:616-618.

201. Lieberman P. Anaphylactoid reactions to radiocontrast material. *Clin Rev Allergy.* 1999;9:319-338.

202. Bush WH, Swanson DP. Acute reactions to intravascular contrast media: types, risk factors, recognition, and specific treatment. *Am J Roentgenol.* 1991;157:1153-1161.

203. Lang DM, Alpern MB, Visintainer PF, *et al.* Increased risk for anaphylactoid reaction from contrast media in patients on beta-adrenergic blockers or with asthma. *Ann Intern Med.* 1991;115:270-276.

204. Lang DM, Alpern MB, Visintainer, *et al.* Elevated risk of anaphylactoid reactions from radiocontrast media is associated with both beta-blocker exposure and cardiovascular disorders. *Arch Intern Med.* 1993;153:2033-2040.

205. Beaty AD, Lieberman PL, Slavin RG. Seafood allergy and radiocontrast media: are physicians propagating a myth? *Am J Med.* 2008;121:158.e1-158.e4.

206. Greenberger PA, Halwig JM, Patterson R, *et al.* Emergency administration of radiocontrast media in high-risk patients. *J Allergy Clin Immunol.* 1986;77:630-634.

207. Bilo BM, Bonifazi F. Epidemiology of insect-venom anaphylaxis. *Curr Opin Allergy Clin Immunol.* 2008;8:330-337.

208. Golden DBK. Epidemiology of allergy to insect venoms and stings. *Allergy Proc.* 1989;10:103-107.

209. Golden DBK. Anaphylaxis to insect stings. *Immunol Allergy Clin N Am.* 2015;35:287-302.

210. Stafford CT. Hypersensitivity to fire ant venom. *Ann Allergy Asthma Immunol.* 1996;77:87-95.

211. Kemp SF, deShazo RD, Moffit JE, *et al.* Expanding habitat of the imported fire ant (*Solenopsis invecta*): a public health concern. *J Allergy Clin Immunol.* 2000;105:683-691.

212. Duplantier JE, Freeman TM, Bahna SL, *et al.* Successful rush immunotherapy for anaphylaxis to imported fire ants. *J Allergy Clin Immunol.* 1998;101:855-856.

213. Bock SA, Munoz-Furlong A, Sampson HA. Further fatalities caused by anaphylactic reactions to food 2001-2006. *J Allergy Clin Immunol.* 2007;119:1016-1018.

214. Wang J, Sampson HA. Food anaphylaxis. *Clin Exp Allergy.* 2007;37(5):651-660.

215. Fishbein AB, Makhija MM, Pongracic JA. Anaphylaxis to food. Immunol *Allergy Clin N Am.* 2015;35:231-245.

216. Nowak-Wegrzyn A, Bloom KA, Sicherer SH, *et al.* Tolerance to extensively heated milk in children with cow's milk allergy. *J Allergy Clin Immunol.* 2008;122:342-347.

217. Burks W, Bannon GA, Sicherer S, *et al.* Peanut-induced anaphylactic reactions. *Int Arch Allergy Immunol.* 1999;119: 165-172.

218. Kennedy JL, Stallings AP, Platts-Mills TA, *et al.* Galactose-alpha-1,3-galactose and delayed anaphylaxis, angio-edema, and urticaria in children. *Pediatrics.* 2013;131: e1545-e1552.

219. Berg EA, Platts-Mills TA, Commins SP. Drug allergens and food-the cetuximab and galactose-alpha-1,3-galactose story. *Ann Allergy Asthma Immunol.* 2014;112:97-101.

220. Asero R, Pravettoni V. Anaphylaxis to plant-foods and pollen allergens in patients with lipid transfer protein syndrome. *Curr Opin Allergy Clin Immunol.* 2013;13:379-385.

221. Asero R, Antonicelli L, Arena A, *et al.* Causes of food-induced anaphylaxis in Italian adults: a multi-centre study. *Int Arch Allergy Immunol.* 2009;150:271-277.

222. Romano A, Scala E, Rumi G, *et al.* Lipid transfer proteins: the most frequent sensitizer in Italian subjects with food-dependent exercise-induced anaphylaxis. *Clin Exp Allergy.* 2012;42:1643-1653.

223. Lee JM, Greenes DS. Biphasic anaphylactic reactions in pediatrics. *Pediatrics.* 2000;106:762-766.

224. Pumphrey R. Anaphylaxis: can we tell who is at risk of a fatal reaction? *Curr Opin Allergy Clin Immunol.* 2004;4:285-290.

225. Stricker WE, Anorve-Lopez E, Reed CE. Food skin testing in patients with idiopathic anaphylaxis. *J Allergy Clin Immunol.* 1986;77:516-519.

226. Sicherer SH, Sampson HA. Food allergy. *J Allergy Clin Immunol.* 2006;117:S470-S475.

227. Ford LS, Bloom KA, Nowak-Wegrzyn AH, *et al.* Basophil reactivity, wheal size, and immunoglobulin levels distinguish degrees of cow's milk tolerance. *J Allergy Clin Immunol.* 2013;131:180.e1-3-186.e1-3.

228. Santos AF, Douiri A, Becares N, *et al.* Basophil activation test discriminates between allergy and tolerance in peanut-sensitized children. *J Allergy Clin Immunol.* 2014;134:645-652.

229. Patil SU, Shreffler WG. BATing above average: basophil activation testing for peanut allergy. *J Allergy Clin Immunol.* 2014;134:653-654.

230. Cardona V, Ansotegui IJ. Component-resolved diagnosis in anaphylaxis. *Curr Opin Allergy Clin Immunol.* 2016;16:244-249.

231. Nicklas RA, Bernstein IL, Li JT, *et al.* The diagnosis and management of anaphylaxis. *J Allergy Clin Immunol.* 1998;101(Suppl):S465-S497.

232. Mertes PM, Volcheck GW, Garvey LH, *et al.* Epidemiology of perioperative anaphylaxis. *Allergy Anesth.* 2016;45:758-767.

233. Hepner DL, Castells MC. Latex allergy: an update. *Anesth Analg.* 2003;96:1219-1229.

234. Kahn SL, Podjasek JO, Dimitropoulos VA, *et al.* Natural rubber latex allergy. *Dis Mon.* 2016;62:5-17.

235. Sussman GL, Beezhold DH, Krup VP. Allergens and natural rubber proteins. *J Allergy Clin Immunol.* 2002;110: S33-S39.

236. Slater J. Latex allergies. *Ann Allergy.* 1993;70:1-2.

237. Polen GE Jr, Slater JE. Latex allergy. *J Allergy Clin Immunol.* 2000;105:1054-1062.

238. Lockey RF, Benedict IM, Turkeltaub PC, *et al.* Fatalities from immunotherapy (IT) and skin testing (ST). *J Allergy Clin Immunol.* 1987;79:660-677.

239. Reid MJ, Lockey RF, Turkeltaub PC, *et al.* Survey of fatalities from skin testing and immunotherapy 1985-1989. *J Allergy Clin Immunol.* 1993;92:6-15.

240. Bernstein DI, Wanner M, Borish L, *et al.* Twelve-year survey of fatal reactions to allergen injections and skin testing: 1990-2001. *J Allergy Clin Immunol.* 2004;113(6):1129-1136.

241. Amin HS, Liss GM, Bernstein DI. Evaluation of near-fatal reactions to allergen immunotherapy injections. *J Allergy Clin Immunol*. 2006;117:169-175.

242. Rezvani M, Bernstein DI. Anaphylactic reactions during immunotherapy. *Immunol Allergy Clin N Am*. 2007;27:295-307.

243. Hartman JM, Lieberman P. Perioperative anaphylaxis. *J Allergy Clin Immunol Pract*. 2015;3(1):142-143.

244. Dewachter P, Mouton-Faivre C, Hepner DL. Perioperative anaphylaxis: what should be known? *Curr Allergy Asthma Rep*. 2015;15:1-10.

245. Dewachter P, Mouton-Faivre C, Emala CW. Anaphylaxis and anesthesia: controversies and new insights. *Anesthesiology*. 2009;111:1141-1150.

246. Kannan JA, Bernstein JA. Perioperative anaphylaxis. *Immunol Allergy Clin N Am*. 2015;35:321-334.

247. Mertes PM, Malinovsky JM, Jouffroy L, et al. Reducing the risk of anaphylaxis during anesthesia: 2011 updated guidelines for clinical practice. *J Investig Allergol Clin Immunol*. 2011;21:442-453.

248. Caffarelli C, Stringari G, Pajno GB, et al. Perioperative allergy: risk factors. *Int J Immunopathol Pharmacol*. 2011;24: S27-S34.

249. Dewachter P, Mouton-Faivre C, Castells MC, et al. Anesthesia in the patient with multiple drug allergies: are all allergies the same? *Curr Opin Anaesthesiol*. 2011;24:32-325.

250. Tamayo E, Rodriguez-Ceron G, Gomez-Herreras JI, et al. Prick test evaluation to anaesthetics in patients attending a general allergy clinic. *Eur J Anaesthesiol*. 2006;23:1031-1036.

251. Dong SW, Mertes PM, Petitpain N, et al. Hypersensitivity reactions during anesthesia. Results from the ninth French survey (2005–2007). *Minerva Anestesiol*. 2012;78:868-878.

252. Karila C, Brunet-Langot D, Labbez F, et al. Anaphylaxis during anesthesia: results of a 12-year survey at a French pediatric center. *Allergy*. 2005;60:828-834.

253. Galvao VR, Giavina-Bianchi P, Castells M. Perioperative anaphylaxis. *Curr Allergy*. 2014;14:452-456.

254. Dong S, Acouetey DS, Gueant-Rodriguez RM, et al. Prevalence of IgE against neuromuscular blocking agents in hairdressers and bakers. *Clin Exp Allergy*. 2013;43:1256-1262.

255. Ebo DG, Fisher MM, Hagendorens MM, et al. Anaphylaxis during anaesthesia: diagnostic approach. *Allergy*. 2007;62:471-487.

256. Harper NJ, Dixon T, Dugue P, et al. Suspected anaphylactic reactions associated with anaesthesia. *Anaesthesia*. 2009;64:199-211.

257. French Society of Anesthesiology and Intensive Care Medicine. Reducing the risk of anaphylaxis during anaesthesia. Short text. *Ann Fr Anesth Reanim*. 2011;30:212-222.

258. Kroigaard M, Garvey LH, Gillberg L, et al. Scandinavian Clinical Practice Guidelines on the diagnosis, management and follow-up of anaphylaxis during anaesthesia. *Acta Anaesthesiol Scand*. 2007;51:655-670.

259. Michavila Gomez AV, Belver Gonzalez MT, Alvarez NC, et al. Perioperative anaphylactic reactions: review and procedure protocol in pediatrics. *Allergol Immunopathol*. 2015;43:203-214.

260. Aranda A, Mayorga C, Ariza A, et al. In vitro evaluation of IgE-mediated hypersensitivity reactions to quinolones. *Allergy*. 2011;66:247-254.

261. Kim DH, Choi YH, Kim HS, et al. A case of serum sickness-like reaction and anaphylaxis-induced simultaneously by rifampin. *Allergy Asthma Immunol Res*. 2014;6:183-185.

262. Fenniche S, Maalej S, Fekih L, et al. Manifestations of rifampicin-induced hypersensitivity. *Presse Med*. 2003;32:1167-1169.

263. Sharif S, Goldberg B. Detection of IgE antibodies to bacitracin using a commercially available streptavidin-linked solid phase in a patient with anaphylaxis to triple antibiotic ointment. *Ann Allergy Asthma Immunol*. 2007;98:563-556.

264. Dolovich J, Evans S, Rosenbloom D, et al. Anaphylaxis due to thiopental sodium anesthesia. *Can Med Assoc J*. 1980;123:292-294.

265. Chung DC. Anaphylaxis to thiopentone: a case report. *Can Anaesth Soc J*. 1976;23:319-322.

266. Harle DG, Baldo BA, Smal MA, et al. Detection of thiopentone-reactive IgE antibodies following anaphylactoid reactions during anaesthesia. *Clin Allergy*. 1986;16:493-498.

267. Birnbaum J, Porri F, Pradal M, et al. Allergy during anaesthesia. *Clin Exp Allergy*. 1994;24:915-921.

268. Watkins J. Etomidate: an 'immunologically safe' anaesthetic agent. *Anaesthesia*. 1983;38(Suppl):34-38.

269. Wilson KC, Reardon C, Farber HW. Propylene glycol toxicity in a patient receiving intravenous diazepam. *N Engl J Med*. 2000;343:815.

270. Peroni DG, Sansotta N, Bernardini R, et al. Perioperative anaphylaxis: epidemiology. *Int J Immunopathol Pharmacol*. 2011;24:S21-S26.

271. Tomar GS, Tiwari AK, Chawla S, et al. Anaphylaxis to Fentanyl citrate. *J Emerg Trauma Shock*. 2012;5:257-261.

272. Belso N, Kui R, Szegesdi I, et al. Propofol and fentanyl induced perioperative anaphylaxis. *Br J Anaesth*. 2011;106:283-284.

273. Dewachter P, Lefebvre D, Kalaboka S, et al. An anaphylactic reaction to transdermal delivered fentanyl. *Acta Anaesthesiol Scand*. 2009;53:1092-1093.

274. Ring J, Messmer K. Incidence and severity of anaphylactoid reactions to colloid volume substitutes. *Lancet*. 1977;1:466-469.

275. Ring J. Anaphylactoid reactions to intravenous solutions used for volume substitution. *Clin Rev Allergy*. 1991;9:397-414.

276. Sakaguchi M, Kaneda H, Inouye S. A case of anaphylaxis to gelatin included in erythropoietin products. *J Allergy Clin Immunol*. 1999;103:349-350.

277. Bothner U, Georgieff M, Vogt NH. Assessment of the safety and tolerance of 6% hydroxyethyl starch (200/0.5) solution: a randomized, controlled epidemiology study. *Anesth Analg*. 1998;86:850-855.

278. Kim HJ, Kim SY, Oh MJ, et al. Anaphylaxis induced by hydroxyethyl starch during general anesthesia: a case report. *Korean J Anesthesiol*. 2012;63:260-262.

279. Grundmann U, Heinzmann A, Schwering L, et al. Diagnostic approach identifying hydroxyl starch (HES) triggering a severe anaphylactic reaction during anesthesia in a 15-year-old boy. *Klin Padiatr*. 2010;222:469–470.

280. Zinderman CE, Landow L, Wise RP. Anaphylactoid reactions to Dextran 40 and 70: reports to the United States Food and Drug Administration, 1969 to 2004. *J Vasc Surg*. 2006;43:1004-1009.

281. Hernandez, de Rojas F, Martinez Escribano C, et al. Fatal dextran-induced allergic anaphylaxis. *Allergy*. 2002;57:862.

282. Dieterich HJ, Kraft D, Sirti C, et al. Hydroxethyl starch antibodies in humans: incidence and clinical relevance. Anesth Analg. 1998;86:1123-1126.

283. Kreimeier U, Christ F, Kraft D, et al. Anaphylaxis to hydroxyethyl-starch-reactive antibodies. Lancet. 1995;346:49-50.

284. Luhmann SJ, Sucato DJ, Bacharier L, et al. Intraoperative anaphylaxis secondary to intraosseous gelatin administration. J Pediatr Orthop. 2013;33:258-260.

285. Khoriaty E, McClain CD, Permaul P, et al. Intraoperative anaphylaxis induced by the gelatin component of thrombin-soaked Gelfoam in a pediatric patient. Ann Allergy Asthma Immunol. 2012;108:209-210.

286. Komericki P, Grims RH, Aberer W, et al. Near-fatal anaphylaxis caused by human serum albumin in fibrinogen and erythrocyte concentrations. Anaesthesia. 2014;69:176-178.

287. Laxenaire MC, Charpentier C, Feldman L. Anaphylactoid reactions to colloid plasma substitutes incidence risk factors, mechanisms: a French multicenter prospective study. Ann Fr Anesh Reanim. 1994;13:301-310.

288. Martinez-Sanz R, Marsal L, De La Llana R, et al. Anaphylactic reaction associated with anti-IgA antibodies. Description of one case successfully treated by means of extracorporeal circulation. J Cardiovasc Surg. 1990;31:247-248.

289. Knape JT, Schuller JL, de Haan P, et al. An anaphylactic reaction to protamine in a patient allergic to fish. Anesthesiology. 1981;55:324-325.

290. Prieto Garcia A, Villanueva A, Lain S, et al. Fatal intraoperative anaphylaxis after aprotinin administration. J Investig Allergol Clin Immunol. 2008;18:136.

291. Wai Y, Tsui V, Peng Z, et al. Anaphylaxis from topical bovine thrombin (Thrombostat) during haemodialysis and evaluation of sensitization among a dialysis population. Clin Exp Allergy. 2003;33:1730-1734.

292. Schievink WI, Georganos SA, Maya MM, et al. Anaphylactic reactions to fibrin sealant injection for spontaneous spinal CSF leaks. Neurology. 2008;70:885-887.

293. Jurakic Toncic R, Marinovic B, Lipozencic J. Nonallergic hypersensitivity to nonsteroidal anti-inflammatory drugs, angiotensin-converting enzyme inhibitors, radiocontrast media, local anesthetics, volume substitutes and medications used in general anesthesia. Acta Dermatovenerol Croat. 2009;17:54-69.

294. Faria E, Rodrigues-Cernadas J, Gaspar A, et al. Drug-induced anaphylaxis survey in Portuguese Allergy Departments. J Investig Allergol Clin Immunol. 2014;24:40-48.

295. Bhole MV, Manson AL, Seneviratne SL, et al. IgE-mediated allergy to local anaesthetics: separating fact from perception: a UK perspective. Br J Anaesth. 2012;108:902-911.

296. McClimon B, Rank M, Li J. The predictive value of skin testing in the diagnosis of local anesthetic allergy. Allergy Asthma Proc. 2011;32:95-98.

297. Brockow K. Immediate and delayed reactions to radiocontrast media: is there an allergic mechanism? Immunol Allergy Clin North Am. 2009;29:453-468.

298. Kim MH, Lee SY, Lee SE, et al. Anaphylaxis to iodinated contrast media: clinical characteristics related with development of anaphylactic shock. Plos One. 2014;9:e100154.

299. Kim SH, Jo EJ, Kim MY, et al. Clinical value of radiocontrast media skin tests as a prescreening and diagnostic tool in hypersensitivity reactions. Ann Allergy Asthma Immunol. 2013;110:258-262.

300. Brockow K, Romano A, Aberer W, et al. Skin testing in patients with hypersensitivity reactions to iodinated contrast media: a European multicenter study. Allergy. 2009;64:234-241.

301. Caimmi S, Caimmi D, Bernardini R, et al. Perioperative anaphylaxis: epidemiology. Int J Immunopathol Pharmacol. 2011;24:S21-S26.

302. Liccardi G, Lobefalo G, Di Florio E, et al. Strategies for the prevention of asthmatic, anaphylactic and anaphylactoid reactions during the administration of anesthetics and/or contrast media. J Investig Allergol Clin Immunol. 2008;18:1-11.

303. Tirumalasetty J, Grammer LC. Asthma, surgery, and general anesthesia: a review. J Asthma. 2006;43:251-254.

304. Gueant JL, Mata E, Monin B, et al. Evaluation of a new reactive solid phase for radioimmunoassay of serum specific IgE against muscle relaxant drugs. Allergy. 1991;46:452-458.

305. Guilloux L, Ricard-Blum S, Ville G, et al. A new radioimmunoassay using a commercially available solid support for the detection of IgE antibodies against muscle relaxants. J Allergy Clin Immunol. 1992;90:153-159.

306. Fisher MM, Baldo BA. Immunoassays in the diagnosis of anaphylaxis to neuromuscular blocking drugs: the value of morphine for the detection of IgE antibodies in allergic subjects. Anaesth Intensive Care. 2000;28:167-170.

307. Laroche D, Chollet-Martin S, Leturgie P, et al. Evaluation of a new diagnostic test for immunoglobulin E sensitization to neuromuscular blocking agents. Anesthesiology. 2011;114:91-97.

308. Accetta Pedersen DJ, Klancnik M, Elms N, et al. Analysis of available diagnostic tests for latex sensitization in an at-risk population. Ann Allergy Asthma Immunol. 2012;108:94-97.

309. Johansson SGO, Nopp A, Florvaag E, et al. High prevalence of IgE antibodies among blood donors in Sweden and Norway. Allergy. 2005;60:1312-1315.

310. Ring J, Seifert J, Lob G, et al. Allergic reactions to horse globulin therapy and their prevention by induction of immunologic tolerance. Allergol Immunopathol. 1974;2:93-121.

311. Burman D, Hodson AK, Wood CBS, et al. Acute anaphylaxis, pulmonary edema and intravascular hemolysis due to cryoprecipitate. Arch Dis Child. 1973;48:483-485.

312. Helmer RE, Alperin JR, Yunginger JW, et al. Anaphylactic reactions following infusion of factor VIII in a patient with classic hemophilia. Am J Med. 1980;69:953-957.

313. Bernstein JA, Sugumaran R, Bernstein DI, et al. Prevalence of human seminal plasma hypersensitivity among symptomatic women. Ann Allergy Asthma Immunol. 1997;78:54-58.

314. Iwahashi K, Miyasaki T, Kuji N, et al. Successful pregnancy in a woman with human seminal plasma allergy: a case report. J Reprod Med. 1999;44:391-393.

315. Ansley L, Bonini M, Delgado L, et al. Pathophysiological mechanisms of exercise-induced anaphylaxis: an EAACI position statement. Allergy. 2015;70:1212-1221.

316. Pravettoni V, Incorvaia C. Diagnosis of exercise-induced anaphylaxis: current insights. J Asthma Allergy. 2016; 9:191-198.

317. Aihara Y, Takahashi Y, Kotoyori T, et al. Frequency of food-dependent, exercise-induced anaphylaxis in Japanese junior-high-school students. J Allergy Clin Immunol. 2001;108:1035-1039.

318. Harada S, Horikawa T, Ashida M, *et al*. Aspirin enhances the induction of type 1 allergic symptoms when combined with food and exercise in patients with food–dependent exercise-induced anaphylaxis. *Br J Dermatol*. 2001;145:336-339.

319. Aihara M, Miyazawa M, Osuna H, *et al*. Food-dependent exercise-induced anaphylaxis: influence of concurrent aspirin administration on skin testing and provocation. *Br J Dermatol*. 2002;146:466-472.

320. Bacal E, Patterson R, Zeiss CR. Evaluation of severe (anaphylactic) reactions. *Clin Allergy*. 1978;8:295-304.

321. Patterson R. *Idiopathic Anaphylaxis*. Providence (RI): Oceanside Publications, Inc; 1997.

322. Lieberman PL. Idiopathic anaphylaxis. *Allergy Asthma Proc*. 2013;35:17-23.

323. Patterson R, Hogan M, Yarnold P, *et al*. Idiopathic anaphylaxis. *Arch Intern Med*. 1995;155:869-871.

324. Fenny N, Grammer LC. Idiopathic anaphylaxis. *Immunol Allergy Clin N Am*. 2015;35:349-362.

325. Grammer LC, Shaughnessy MA, Harris KE, *et al*. Lymphocyte subsets and activation markers in patients with acute episodes of idiopathic anaphylaxis. *Ann Allergy Asthma Immunol*. 2000;85:368-371.

326. Greenberger PA. Idiopathic anaphylaxis. *Immunol Allergy Clin N Am*. 2007;27:273-293.

327. Choy C, Patterson R, Patterson DR, *et al*. Undifferentiated somatoform idiopathic anaphylaxis: nonorganic symptoms mimicking idiopathic anaphylaxis. *J Allergy Clin Immunol*. 1995;96:893-900.

328. Tejedor R, Dominguez S, Sanchez-Hernandez J, *et al*. Clinical and functional differences among patients with idiopathic anaphylaxis. *J Investig Allergol Clin Immunol*. 2004;14(3):177-186.

329. Patterson R, Stoloff RF, Greenberger PA, *et al*. Algorithms for the diagnosis and management of idiopathic anaphylaxis. *Ann Allergy*. 1993;71:40-44.

330. Patterson R, Fitzsimons EJ, Choy C, *et al*. Malignant and corticosteroid-dependent idiopathic anaphylaxis: successful responses to ketotifen. *Ann Allergy Asthma Immunol*. 1997;79:138-144.

331. Jones JD, Marney SR, Fahrenholz JM. Idiopathic anaphylaxis successfully treated with omalizumab. *Ann Allergy Asthma Immunol*. 2008;101:550-551.

332. Lee J. Successful prevention of recurrent anaphylactic events with anti-immunoglobulin E therapy. *Asia Pac Allergy*. 2014;4:126-128.

333. Wong S, Yarnold PR, Yango C, *et al*. Outcome of prophylactic therapy for idiopathic anaphylaxis. *Ann Intern Med*. 1991;114(2):133-136.

334. Khan DA, Yocum MW. Clinical course of idiopathic anaphylaxis. *Ann Allergy*. 1994;73:370-374.

335. Ditto AM, Krasnick J, Greenberger PA, *et al*. Pediatric idiopathic anaphylaxis: experience with 22 patients. *J Allergy Clin Immunol*. 1997;100:320-326.

336. Sonin L, Grammer LC, Greenberger PA, *et al*. Idiopathic anaphylaxis: a clinical summary. *Ann Intern Med*. 1983;99:634-635.

337. Alonso T, Garcia M, Hernandez J. Recurrence of anaphylaxis in a Spanish series. *J Investig Allergol Clin Immunol*. 2013;23(6):383-391.

338. Sperr WR, Jordan JH, Fiegl M, *et al*. Serum tryptase levels in patients with mastocytosis: correlation with mast cell burden and implication for defining the category of disease. *Int Arch Allergy Immunol*. 2002;128:136-141.

339. Schwartz LB. Clinical utility of tryptase levels in systemic mastocytosis and associated hematologic disorders. *Leuk Res*. 2001;25:553-562.

340. Worobec AS. Treatment of systemic mast cell disorders. *Hematol Oncol Clin N Am*. 2000;14:659-687.

341. Lim KH, Pardanani A, Butterfield JH, *et al*. Cytoreductive therapy in 108 adults with systemic mastocytosis: outcome analysis and response prediction during treatment with interferon-alpha, hydroxyurea, imatinib mesylate or 2-chlorodeoxyadenosine. *Am J Hematol*. 2009;84:790-794.

342. Boyce JA. Mast cells: beyond IgE. *J Allergy Clin Immunol*. 2003;111:24-33.

343. Garcia-Montero AC, Jara-Acevedo M, Teodosio C, *et al*. KIT mutation in mast cells and other bone marrow haematopoietic cell lineages in systemic mast cell disorders. A prospective study of the Spanish Network on Mastocytosis (REMA) in a series of 113 patients. *Blood*. 2006;108:66-72.

344. Orfao A, Garcia-Montero AC, Sanchez L, *et al*. Recent advances in the understanding of mastocytosis: the role of KIT mutations. *Br J Haematol*. 2007;138:12-30.

345. Longley BJ, Reguera MJ, Ma Y. Classes of c-KIT activating mutations: proposed mechanisms of action and implications for disease classification and therapy. *Leuk Res*. 2001;25:571-576.

346. Campbell RL, Li James TC, Nicklas RA, *et al*. Emergency department diagnosis and treatment of anaphylaxis: a practice parameter. *Ann Allergy Asthma Immunol*. 2014;113:599-608.

347. Field JM, Hazinski MF, Sayre MR, *et al*. Part 1: executive summary: 2010 American Heart Association guidelines for cardiopulmonary resuscitation and emergency cardiovascular care. *Circulation*. 2010;122(Suppl 3):S640-S656.

348. Boon JM, Abrahams PH, Meiring JH. Cricothyroidotomy: a clinical anatomy review. *Clin Anat*. 2004;17:478-486.

349. Schummer W, Schummer C, Wippermann J, *et al*. Anaphylactic shock: is vasopressin the drug of choice? *Anesthesiology*. 2004;101:1025-1027.

350. Schummer C, Wirsing M, Schummer W. The pivotal role of vasopressin in refractory anaphylactic shock. *Anesth Analg*. 2008;107:620-624.

351. Campbell RL, Bashore CJ, Lee S, *et al*. Predictors of repeat epinephrine administration for emergency department patients with anaphylaxis. *J Allergy Clin Immunol Pract*. 2015;3:576-584.

CAPÍTULO 15

Alergia a picaduras de insectos

THEODORE M. FREEMAN

■ INTRODUCCIÓN

Como para casi todo diagnóstico en medicina, la historia clínica es de importancia capital cuando se trata de alergias a insectos. Si bien el interrogatorio pudiese ser directo, a menudo conlleva incertidumbre considerable ante los piquetes de insectos. Los criterios de diagnóstico para la anafilaxia son claros, pero los piquetes de insectos a menudo producen ansiedad considerable. ¿Es la sensación de una catástrofe inminente un síntoma de anafilaxia, o de ansiedad? ¿Se debe la disnea a un broncoespasmo, o a hiperventilación? ¿Se durmió el paciente porque tomó un antihistamínico o porque presentaba hipotensión? Rara vez hay información disponible que aclare, como los registros de salas de urgencias o un testigo que estaba con el paciente, y el médico tiene que utilizar su criterio clínico para tomar una decisión. En general, el autor sigue un esquema muy conservador y considera cualquier signo o síntoma de anafilaxia que pudiese llevar al diagnóstico, solo como tal.

La identificación del insecto involucrado suele ser igual de incierta. El paciente, por lo general, está bastante seguro de su identificación, pero, de hecho, a menudo identifica erróneamente al himenóptero (1). La consideración de las circunstancias en un suceso de picadura de insecto puede a veces sugerir una especie particular de himenóptero volador (véase más adelante), pero hay una incertidumbre tan considerable en la mayoría de los casos, que lleva a la recomendación de pruebas para todos los himenópteros voladores (2). Las hormigas coloradas o de fuego son una excepción a esta regla, ya que son mucho más pequeñas que otros himenópteros, las obreras no tienen alas y, por lo general, se desarrolla una pústula estéril distintiva en el sitio de la picadura en 24 h; el médico puede, por lo general, lograr bastante acierto diagnóstico cuando esa fue la causa.

Estudios excelentes respaldan el tratamiento profiláctico definitivo para la hipersensibilidad por un piquete de insecto, pero mientras la investigación se encuentra activa se ve imposibilitada por el pequeño número de pacientes, que lleva a una preocupación más incierta respecto de muchos aspectos, por ejemplo, ¿cómo interpretar las pruebas de diagnóstico? ¿Por cuánto tiempo se debe usar la inmunoterapia contra un veneno (VIT, por sus siglas en inglés)?, y ¿qué cofactores son de importancia en esos pacientes? En este capítulo se revisa cuál es el estado de la práctica profesional en la actualidad.

■ LOS INSECTOS

Solo hay unos cuantos insectos, todos pertenecientes al orden de himenópteros, de importancia clínica en Estados Unidos, e incluyen a la abeja mielera europea (HB, por sus siglas en inglés), *Apis mellifera*, la abeja mielera africanizada (AHB, por sus siglas en inglés), *Apis mellifera scutellata*, el abejorro (BB, por sus siglas en inglés), diversas especies del género *Bombus*, la avispa (W, por sus siglas en inglés), diferentes especies del género *Polistes*, la avispa chaqueta amarilla (YJ, por sus siglas en inglés), especies del género *Vespula*, avispones cariblanco y amarillo (BFH y YH, por sus siglas en inglés), especies del género *Dolichovespula*, el avispón (H, por sus siglas en inglés), *Vespa crabro*, y las hormigas coloradas o de fuego (FA, por sus siglas en inglés) (*Slenopsis invicta* y *Slenopsis richteri*). Estas últimas especies a menudo se llaman "importadas" porque son nativas de Sudamérica y no de Norteamérica. La hormiga de fuego nativa puede picar, pero mucho menos frecuentemente que las importadas. Algunos de los himenópteros tienen localizaciones geográficas más restringidas. Sobre todo se encuentran AHB en el sur (fig. 15-1), y los avispones predominan en el tercio este de Estados Unidos. Las hormigas de fuego se encuentran sobre todo en la costa sureste del Golfo de México, pero se han diseminado tan lejos al norte como Tennessee, y al oeste, hasta el sur de California (fig. 15-2).

Algunas otras especies son muy agresivas, como YJ y AHB, casi todas en o cerca de sus nidos o enjambres. Unas cuantas pican solo cuando son provocadas de forma importante, por ejemplo, HB y BB.

Además, se domesticaron HB y BB, y son útiles para mejorar la polinización en la agricultura. Las HB suelen encontrarse en enjambres hechos por el hombre, en tanto el BB se ha utilizado en los invernaderos de Europa (3). En casi todos los casos necesitan ser atrapadas entre la ropa y la piel, o entre la piel y el piso, para que piquen. El escenario usual puede ser el de caminar sin zapatos en un prado de flores y pararse en una. Puesto que las HB tienen un aguijón barbado que se queda atrapado en la piel después de picar, evisceran su saco de veneno y el

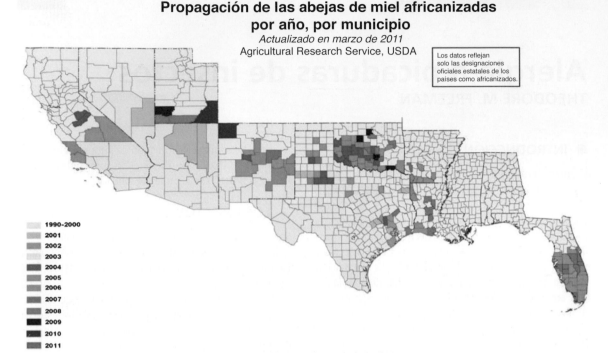

Propagación de las abejas de miel africanizadas por año, por municipio
Actualizado en marzo de 2011
Agricultural Research Service, USDA

Los datos reflejan solo las designaciones oficiales estatales de los países como africanizados.

1990-2000
2001
2002
2003
2004
2005
2006
2007
2008
2009
2010
2011

■ **FIGURA 15-1** Propagación de las abejas de miel africanizadas por año, por municipio.

aparato para picar, cuando se alejan volando, lo que las mata, pero ayuda a su identificación. Las HB se cruzan con especies africanas para fortalecerlas, con AHB resultantes, que son todavía más fuertes y mucho más agresivas ante cualquier amenaza que perciban, pues forman un enjambre y persiguen a los intrusos por kilómetros.

Las YJ estructuran nidos con niveles múltiples, completamente cerrados y una pared, de papel. Además, construyen nidos dentro de orificios previos, como madrigueras viejas y oquedades en los árboles. Asimismo, son carroñeras, muy agresivas y, a menudo, se encuentran cerca de cualquier fuente potencial de alimento. Un escenario típico para la picadura por estos insectos puede ser el de un día de campo donde se sirve alimento, o cerca de un bote de basura abierto. Cuando los pacientes bebieron de una lata abierta donde se había introducido antes una YJ han ocurrido casos de piquetes bucofaríngeos. En ocasiones también dejan su aguijón después de picar; pero su presencia después de la picadura no es signo definitivo de una HB.

Los BFH y YH forman nidos, como las YJ, pero su localización preferida es colgando de la rama de un árbol o arbusto. El suceso típico de picadura aquí ocurre al acercarse mucho, por accidente a un nido, mientras se trabaja, camina o juega (p. ej., golf), cerca de árboles o arbustos.

Las avispas construyen nidos de un solo nivel con el frente abierto que cuelga por una columna de estructuras construidas por los seres humanos, como los alerones de las cocheras. Una picadura típica de avispa suele ocurrir cerca de casa.

Más bien que construir un nido de papel, como la mayoría de los otros himenópteros, las hormigas excavan uno fuera del piso. Los FA no son la excepción; si excavan en suelo húmedo arcilloso, un montículo puede alcanzar 30 cm de alto y una circunferencia de más de 60 cm, pero en un suelo arenoso seco puede ser por completo plano. Como las hormigas de fuego no denudan las zonas alrededor de sus nidos y les gusta construir sobre un piso sin alteraciones, como los campos de cultivo y el borde de las banquetas o caminos, las personas que viven en zonas endémicas a menudo están expuestas a su mordedura. Si se maltratan los montículos, cientos de miles de hormigas responderán y un suceso típico para la FA es accidental, para después encontrarse con múltiples piquetes de hormigas (colgando sobre sus mandíbulas). Cada hormiga puede picar en múltiples ocasiones, con un arco de piquetes resultante, que al día siguiente se desarrolla hasta formar un arco de pústulas estériles.

■ REACCIONES

Las reacciones usuales después de la picadura de un insecto implican una pequeña zona de edema (de 1 a 2 cm) con un punto central y eritema circundante, que suele resolverse en unas cuantas horas. Como se mencionó antes para las FA, se desarrolla una pústula estéril casi 24 h después. La abertura de estas pústulas

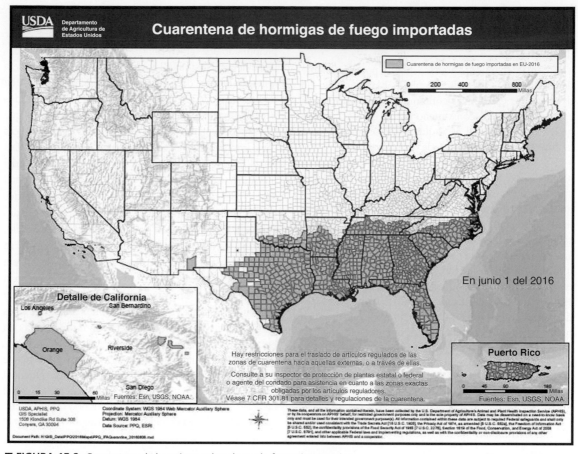

■ **FIGURA 15-2** Cuarentena de hormigas coloradas o de fuego importadas.

estériles conlleva una mayor probabilidad de infección y, en consecuencia, se recomienda no abrirlas. Si se hace accidentalmente, el sitio de picadura por FA debe mantenerse limpio con agua y jabón.

Algunas veces, después de un piquete de un himenóptero, el edema en el sitio continúa progresando durante 2 a 3 días, y puede alcanzar 10 cm o más de diámetro, antes de empezar a involucionar, y quizá requiera una semana más para resolverse por completo. A estas se les llama reacciones locales grandes (LLR, por sus siglas en inglés), que no son signos de infección y no requieren antibióticos.

Por otro lado, pueden ocurrir reacciones sistémicas que no cumplan con los criterios de la anafilaxia, como es el caso con la reacción cutánea generalizada (p. ej., prurito, urticaria o angioedema, que no se presentan en el sitio de la picadura).

De máxima preocupación es la anafilaxia, que se diagnostica cuando están presentes signos o síntomas que involucran al menos dos de los siguientes cuatro órganos, aparatos y sistemas, o cuando se documenta hipotensión después de una picadura. Los sistemas orgánicos involucrados pueden incluir la piel (rubor, ronchas, angioedema, prurito), el pulmón (disnea, sibilancias, rigidez torácica, tos), el tubo digestivo [GI/genitourinario (GU)], causar

cólicos abdominales o pélvicos (náusea, vómito, diarrea), o afectar el aparato cardiovascular (taquicardia, disritmias, hipotensión, síncope). Los criterios de diagnóstico de la anafilaxia también incluyen un descenso aislado de la presión arterial (30 mm Hg en un adulto) después de la exposición conocida a un insecto que previamente causó anafilaxia. El inicio de la anafilaxia puede ocurrir muy rápido (minutos) después de un piquete de insecto en un paciente sensibilizado. El avance desde el inicio de los síntomas hasta aquellos graves que ponen en riesgo la vida, puede ocurrir también en minutos. Asimismo se pueden presentar reacciones anafilácticas bifásicas, con recurrencia de los síntomas varias horas después de que se eliminaron los iniciales. En Estados Unidos los cálculos van de 30 a 50 muertes por año, como resultado de la anafilaxia después de piquetes de insectos (2, 4). En la necropsia, los pacientes que mueren por anafilaxia por piquetes de insectos suelen encontrarse con edema y producción de moco importantes en las vías respiratorias, que causan obstrucción, pero en ocasiones no se ubica nada específico que sugiera una disritmia cardiaca con hipotensión como causa de la muerte (5, 6). Esta última circunstancia llevó a la sugerencia de que las muertes adicionales no observadas, atribuidas a causas cardiovasculares, pudiesen en realidad ser resultado de piquetes de insecto, lo que lleva a la proposición de que quizá ocurran más muertes por piquetes de himenópteros que aquellas claramente documentadas.

El envenenamiento masivo puede potencialmente llevar a una muerte cardiovascular por la acción directa de proteínas vasoactivas contenidas en el veneno. Los estudios realizados con veneno de HB en roedores sugieren una dosis letal 50 (aquella que se calcula causa la muerte de al menos 50% de los sujetos) de 41.6 mg/kg (7). Al extrapolar esto a un sujeto humano de 50 kg y reconociendo que una picadura promedio de HB conlleva aproximadamente 50 µg de proteína venenosa, significa que se requerirían miles de piquetes para que resultase letal. Asimismo, se ha propuesto que de nueve a 19 piquetes por abeja mielera/kg (de peso del paciente) en el contexto de una reacción inicial grave pueden ser indicación para plasmaféresis o exsanguinotransfusión, con el fin de prevenir síntomas tóxicos adicionales (8). En este sentido, hay informes de muchos casos de reacciones desusadas después de piquetes de insectos, que incluyen neuropatías, nefropatías y reacciones hematológicas, similares a las de la enfermedad del suero (9, 10). Los mecanismos de estas reacciones en el contexto de un envenenamiento masivo pudiesen ser de mediación por complejos inmunes, o a menudo se relacionan con dosis mucho más pequeñas en los informes de casos, por lo que siguen siendo especulativos.

■ PRUEBAS DE IgE ESPECÍFICAS

Para que ocurra anafilaxia, un paciente tiene que haber preformado una IgE específica contra al menos un componente del veneno (tabla 15-1). Por lo tanto, si se considera la inmunoterapia, debe demostrarse la IgE específica, lo que tradicionalmente se logró por los mismos métodos usados para las pruebas de alérgenos aéreos o ambientales, y que son pruebas cutáneas *in vivo* o *in vitro*, con uso de técnicas como la inmunofluorescencia o la activación de basófilos. Los venenos de especies del orden himenóptera, excepto FA, del que solo hay disponible en el comercio un extracto corporal total (WBE, por sus siglas en inglés), están estandarizados para el contenido proteínico y la presencia de actividades enzimáticas (fosfolipasa o hialuronidasa). A pesar de ello, ninguna técnica se considera "estándar ideal", ya que se puede demostrar la IgE específica por otra cuando la primera fue negativa en hasta 20% de los casos (11). De hecho, a pesar de resultados negativos de ambos métodos, aún hay pacientes ocasionales que pueden sufrir anafilaxia después de un piquete (11), lo que sugiere que no se cuenta con pruebas perfectamente sensibles todavía (véase más adelante).

Para la carencia de IgE específica en estos pacientes se han propuesto varias causas posibles, incluyendo que aquel sometido a pruebas cutáneas después de un piquete reciente tal vez se encuentre en un periodo refractario y que el veneno usado pudiese haber perdido antígenos importantes durante

TABLA 15-1 COMPONENTES DEL VENENO DE ESPECIES DEL ORDEN HIMENÓPTERA

Fosfolipasa A2	Api m 1, Bom t 1
Fosfolipasa A1	Ves v 1, Dol m 1, Vesp c 1, Sol i 1
Hialuronidasa	Api m 2, Ves v 2, Dol m 2, Pol a 2
Antígeno 5	Ves v 5, Dol m 5, Pola a 5, Vesp c 5, Sol i 3
Dipeptidilpeptidasa IV	Ves v 3, Api m 5
Vitelogenina	Api m 12, Ves v 6
Fosfatasa ácida	Api m 3
Melitina	Api m 4
Inhibidor de proteasa	Api m 6
Proteasa de serina CUB	Api m 7
Esterasa de carboxilo	Api m 8
Carboxipeptidasa de serina	Api m 9
Icarapina	Api m 10
MRUP8 y 9	Api m 11

Api m, *Apis mellifera*; Bom t, *Bombus terrestris*; Dol m, *Dolichovespula maculate*; MRJP, proteínas principales de la jalea real; Pol a, *Polistes annularis*; Sol i, *Solenopsis invicta*; Ves v, *Vespula vulgaris*; Vesp c, *Vespa crabro*.

Modificada de Danneels EL, Vaerenbergh MV, de Graaf DC. Hymenoptera venoms: toxicity, components, stability and standardization. En: Freeman TM, Tracy JM, eds. *Stinging Insect Allergy: A Clinician's Guide*. Switzerland: Springer International Publishing; 2017:48-50.

su extracción o preparación. Lo primero afectaría solo a las pruebas *in vivo*, en tanto lo último, a ambas, *in vivo* e *in vitro*. Otra posible causa de resultados negativos para una IgE específica es la enfermedad por activación de células cebadas (MCAD, por sus siglas en inglés) (12). Si la prueba es negativa real en un paciente con antecedentes convincentes de anafilaxia después de un piquete, debería ordenarse la cuantificación de triptasa sérica, y si esta resulta elevada, entonces está indicado un estudio adicional de MCAD. A las pruebas cutáneas se les considera como técnicas ideales, ya que revelan más estrechamente la fisiopatología de la anafilaxia, pero tanto estas como las técnicas *in vitro* son aceptables para demostrar una IgE específica. En general, las pruebas cutáneas se realizan con concentraciones progresivas del antígeno, para asegurar la presencia de anticuerpos y disminuir al mínimo el riesgo de reacción en su contra. Primero se hacen las pruebas por punción cutánea con 1 a 100 µg/mL del preparado de veneno (WBE de concentración completa para FA) y, después, las intradérmicas, con tres a cuatro diluciones 1:10 hasta 1 µg/mL (10 µg/mL), y se han eliminado por diálisis las proteínas irritantes pequeñas (13), o 1:100 de WBE de concentración completa (por lo general 1:10 de peso/volumen) (peso/volumen para FA) (2). Las pruebas se interrumpen cuando se obtiene una respuesta positiva. Los criterios definitivos para la especificidad de una prueba cutánea siguen siendo tema de discusión. En los protocolos de investigación iniciales y los insertos del empaque se sugiere el requerimiento de una induración de 5 a 10 mm con 11 a 20 mm de eritema para llamar positiva a una prueba de inmunidad, pero la mayoría de los médicos parece estar satisfecho con una induración de 3 a 5 mm mayor que la del testigo negativo, con eritema circundante (2). Cualquier paciente que no pueda generar una respuesta positiva a un testigo positivo debe ser objeto del empleo de una técnica *in vitro*.

Ya que a menudo es difícil determinar qué especie del orden himenóptera en realidad causó la reacción (véanse párrafos previos), por lo general se llevan cabo pruebas con todos los venenos de himenópteros voladores, lo que con frecuencia hace que el paciente tenga una respuesta positiva a más de uno. En teoría, esto pudiese ocurrir por reactividad cruzada entre los venenos (tabla 15-1), o corresponder a que un paciente presente una o más hipersensibilidades, o por una reactividad cruzada de las cadenas laterales de carbohidratos de las proteínas del veneno. Como la selección entre esas opciones requiere el uso de técnicas sistemáticamente no disponibles para la mayoría de los médicos, la recomendación general ha sido considerar a todas las positivas como reales para hacer juicios terapéuticos. La capacidad de estudiar los componentes del veneno o las proteínas recombinantes que contiene, que no cuentan con cadenas laterales de carbohidratos, puede permitir el refinamiento de esta recomendación una vez que estén disponibles en el futuro (14-17).

Por tal motivo, se han propuesto pruebas de los componentes del veneno para posiblemente mejorar la precisión, pero los estudios hasta ahora no han mostrado que mejoren la sensibilidad, en comparación con uno completo (18-23). Sin embargo, como se mencionó antes, un motivo para que las pruebas del veneno no sean positivas en todos los pacientes que han tenido reacción a especies de himenópteros, pudiese ser que algunos componentes del veneno total quizá se perdieren durante su extracción o preparación. Como el aumentar el número de componentes estudiados incrementa la sensibilidad de la prueba (21, 24), si se muestra que los preparados de veneno actuales son deficitarios respecto de ciertos antígenos, entonces la producción artificial de esos componentes y su adición a los preparados del veneno usados hoy para las pruebas, pudiesen en realidad mejorar la sensibilidad de las actuales.

Por otra parte, se ha estudiado la secreción de histamina por los basófilos en los pacientes con hipersensibilidad al veneno; pudiese mostrar equivalencia con las pruebas intradérmicas para detectar IgE específica (25), pero técnicamente constituye un reto y no está disponible en el comercio en la actualidad. También se ha usado para determinar si la VIT es eficaz (26-30) y claramente se trata de un método más seguro que único para valorar la eficacia, que es el reto por picadura. En consecuencia, puede ser una adición útil al armamentario de estudio en el futuro, cuando esté disponible en el comercio.

■ ABORDAJE TERAPÉUTICO

Puesto que la reacción usual es autolimitada y no requiere tratamiento, por lo general las compresas frías, los antiinflamatorios no esteroideos y los antihistamínicos pueden disminuir al mínimo los síntomas.

Para las LLR se pueden usar las mismas modalidades y, por supuesto, continuarse hasta que las úlceras se resuelvan. En ocasiones se usan esteroides orales para los síntomas más graves o aquellos relacionados con una morbilidad mayor, como la afección visual por edema de los párpados o la incapacidad de caminar por edema de los pies. No están indicados los antibióticos para tratar las LLR.

El tratamiento de las reacciones cutáneas sistémicas, por ejemplo, ronchas o angioedema generalizados, es con antihistamínicos. Si se diagnostica anafilaxia, entonces la terapéutica es con epinefrina intramuscular. Los esteroides sistémicos no modifican la respuesta aguda y no se ha mostrado que prevengan una bifásica, por lo que no están indicados.

Los antihistamínicos H_1 pueden ayudar con los síntomas cutáneos y los adrenérgicos β son útiles para los pulmonares. En caso de una anafilaxia previa conocida ante piquetes de insecto, se puede considerar el uso de epinefrina tan pronto como aparezca cualquier síntoma, incluso si solo es cutáneo.

El riesgo que conllevan los piquetes futuros es función del resultado de los previos (tabla 15-2). El disminuir al mínimo dicho riesgo implica evitar los piquetes, prepararse para el caso en que ocurran y la profilaxis para disminuir el riesgo de reacciones futuras.

El evitar piquetes futuros por insectos implica una alerta situacional. Estos pacientes deben prestar atención a su ambiente. Los nidos de avispas de los alrededores de la casa se eliminarán por alguien que no sea hipersensible, de manera sistemática. Los pacientes sensibles a especies del orden himenóptera deberán evitar la cercanía de alimentos abiertos. Las zonas de acumulación de basura, los días de campo y las reuniones en exteriores, donde hay presencia de alimento, son todas posibles atractivos para los himenópteros voladores. En particular, los pacientes nunca deben beber de latas abiertas cuando no sea visible el interior. Aquellos hipersensibles a especies de himenópteros nunca deben caminar descalzos en exteriores, y en las zonas endémicas de hormigas de fuego usarán zapatos y tobilleras. Antes de sentarse en el piso se debe revisar si hay montículos o rastros de FA, así como HB y BB serpenteantes. Los jardineros en zonas de FA endémicas deben usar también guantes de trabajo.

Cualquier persona en riesgo de una anafilaxia recurrente debe llevar consigo autoinyectores de epinefrina. La valoración del riesgo implica considerar muchos factores (tabla 15-3), que incluyen la gravedad de la reacción previa (véase más adelante), la probabilidad de exposición (trabajo o distracción en exteriores), las afecciones médicas que lo aumentan (véase más adelante) y la preocupación que tiene el paciente por un suceso potencial. Cuando parezca bastante preocupado, se le debería prescribir al paciente un autoinyector de epinefrina, incluso si la conclusión del proveedor de atención sanitaria es que tiene bajo riesgo. Además de revisar el uso del autoinyector prescrito, los médicos deben instruir a los pacientes al respecto, para el caso en que después tengan que utilizarlo, y acudir con posterioridad a instalaciones de atención de urgencia, porque el efecto de la epinefrina es breve (de 30 a 45 min) y la anafilaxia quizá persista durante horas. Cualquier persona que cuente con un autoinyector debe ser instruida también para obtener y usar joyería de alerta médica, de modo que si se encuentra inconsciente en exteriores, se considere un diagnóstico de picadura por especies de himenópteros y se le trate.

La inmunoterapia es muy eficaz para la profilaxis de futuros piquetes. El riesgo de anafilaxia con el antecedente de una reacción sistémica a la picadura de especies de himenópteros se encuentra en el rango de 50 a 75%. Mientras más grave la reacción, mayor probabilidad de que se presente una de tipo sistémico después de un piquete en el futuro (tabla 15-2). La inmunoterapia disminuye el riesgo de piquetes futuros hasta 2 a 3% (31, 32) y en la siguiente sección se abordarán sus aspectos técnicos.

■ INMUNOTERAPIA

No se ha definido por completo el mecanismo de acción de la inmunoterapia y así como en aquella solo para aeroalérgenos, se nota un ascenso y después un descenso de la IgE específica (33). También se desarrollan anticuerpos IgG específicos y pueden transferirse de manera pasiva para bloquear los síntomas de los piquetes (34), y las cifras más altas de IgG bloqueadores parecen correlacionarse con la protección (35), pero requieren meses para su desarrollo. Los estudios de VIT acelerada muestran protección antes del desarrollo de los anticuerpos bloqueadores. En un estudio de pacientes con VIT acelerada se mostró un decremento de IL-4 e IL-5, y un aumento de la producción de interferón-γ (36). Si bien otros estudios de VIT acelerada y convencional mostraron un cambio de respuesta de linfocitos TH2 a TH1 (37), estos respaldan la comprensión del mecanismo de acción de la inmunoterapia, pero no son definitivos.

La selección de pacientes a quienes debe aplicarse inmunoterapia requiere cumplir con dos criterios. En primer término, el paciente tiene que haber sufrido anafilaxia y, en segundo, contar con IgE específica para especies de himenópteros. Este último criterio es absoluto. El primero

TABLA 15-2 RIESGO DE REACCIONES (Rx) FUTURAS A LOS PIQUETES CON BASE EN LA GRAVEDAD DE LAS REACCIONES PREVIAS

Rx EN PIQUETES PREVIOS	PROBABILIDAD DE Rx SISTÉMICA FUTURA	
	CUALQUIERA (%)	GRAVE (%)
Que ponen en riesgo la vida	50-75	30
Sistémicas moderadas	30-50	10
Solo cutáneas		
En niños	1-10	< 3
En adultos	10-20	< 5
Locales grandes	5-10	2

TABLA 15-3 ASOCIACIONES DE LOS FACTORES DE RIESGO

Mayor riesgo de reacción en los niños con ST

    Menores de 1 año

    Con AD activa

Riesgo aumentado de reacción fatal con ST

    El no hacer pruebas cutáneas antes de la ID

Mayor riesgo de reacciones a ST

    Asma

    Sexo femenino

Reacciones adversas durante la VIT

    Aumentan con HB y W

    Estructurar un mayor mantenimiento

    < AIT

    Para FA aumentada con el antecedente de una reacción ST o LLR después de WBE

    Puede aumentarse con el aceleramiento

    Puede disminuir con el superaceleramiento

    MCAD

    BST aumentada

    Bloqueadores β/ECAi

        Sin aumento de la frecuencia

        Probablemente más difícil de tratar

Aumentan las reacciones graves o fatales a los piquetes

    BST aumentada

    Inicio breve (< 5 min)

    Edad avanzada (> 40 años)

    Ausencia de urticaria/angioedema

    Sexo masculino

    Afección cardiovascular comórbida

    Sitio de la picadura en la cabeza o el cuello

    Abeja

    Mastocitosis sistémica indolente

El sangrar por piquetes múltiples o frecuentes

ECAi, Inhibidor de la enzima convertidora de angiotensina; AD, dermatitis atópica; AIT, inmunoterapia de alérgenos; BST, triptasa sérica basal; HB, abeja mielera; ID, intradérmica; LLR, reacción local grande; MCAD, enfermedad de activación de células cebadas; ST, prueba cutánea; VIT, inmunoterapia con veneno; W, avispa; WBE, extracto de cuerpo total.

Desarrollada a partir de Perkins JB, Yates AB. Pathologic findings in hymenoptera sting fatalities. En: Freeman TM, Tracy JM, eds. *Stinging Insect Allergy: A Clinician's Guide*. Switzerland: Springer International Publishing; 2017:103-104; y Pesek R, Lockey RF. Adverse reactions to skin testing and immunotherapy with hymenoptera venoms and whole body extracts. En: Freeman TM, Tracy JM, eds. *Stinging Insect Allergy: A Clinician's Guide*. Switzerland: Springer International Publishing; 2017:136.

es un tema por tratar, ya que hay personas que pudiesen beneficiarse de la inmunoterapia y que no sufrieron antes anafilaxia (tabla 15-4). Los pacientes con reacciones cutáneas pueden expresar solo ansiedad considerable por piquetes futuros y quizá se les ofrezca inmunoterapia si se cuenta con la IgE específica. Los datos muestran que tanto el tamaño como la duración de las LLR pueden disminuirse por la inmunoterapia en los pacientes con IgE específica (38, 39).

TABLA 15-4 CUÁNDO OFRECER INMUNOTERAPIA SI SE CUENTA CON LA IgE ESPECÍFICA

Anafilaxia después de un piquete	Siempre
Reacción cutánea sistémica después de un piquete	Cuando la ansiedad del paciente es alta
Reacciones locales grandes	Recurrencias frecuentes
MCAD	Después de hablar del riesgo/beneficio

MCAD, enfermedad de activación de las células cebadas.

En consecuencia, en los pacientes que experimentan estas reacciones a menudo se puede considerar la VIT. Asimismo, se sabe que los pacientes de MCAD son una población de muy alto riesgo de reacciones graves después de piquetes de insectos (40). También estos pacientes presentan reacciones iniciales graves a los piquetes de especies de himenópteros y la inmunoterapia parece segura (41); se pudiese hablar de la posibilidad de revisar una IgE específica y ofrecerse inmunoterapia a aquellos con MCAD si hay riesgo significativo de piquetes en el futuro.

Las opciones para la selección de venenos son directas. En este caso existe HB de 100 µg/mL; W de 100 µg/mL; YJ de 100 µg/mL; YH de 100 µg/mL; BFH de 100 µg/mL; de véspidos mixtos (MV), una mezcla de YJ, BFH y YH de 300 µg/mL, y FA, única (*S. invicta*) 1:10 peso/vol, y mixta (*S. invicta* y *S. richteri*) 1:10 peso/vol. Cualquiera de los venenos clínicamente importantes se selecciona para los que el paciente presente IgE demostrable. Siempre que el paciente necesite dos o tres de los componentes (YJ, YH, BFH) se utiliza MV. Para AHB se usa HB. Puesto que *S. richteri* se encuentra solo en una pequeña región del norte de Alabama y Mississippi que bordea a ambas, suelen usarse componentes únicos, aunque también es buena la variedad mixta.

Por ejemplo, existen múltiples esquemas disponibles para la provisión de inmunoterapia. La dosis de mantenimiento pretende que la VIT alcance 100 mg (o 300 mg para MV). La dosis de mantenimiento de FA es de 0.5 mL de la concentración completa (una dilución 1:10 de la solución madre, que es una de 1:10). Esquemas múltiples se han publicado (tabla 15-5). Por lo general, la dosis se inicia con varias concentraciones registradas por debajo de la de mantenimiento de 0.05 mL pretendida. La dosis se aumenta con cada inyección de una a dos veces por semana. Las opciones incluyen acumular dosis de los frascos ámpula iniciales en una consulta, con provisión de inmunoterapia cada media hora; se acelera cuando se administran dosis más frecuentes con el fin de alcanzar la de mantenimiento en unas semanas, y son ultrarrápidas cuando se alcanza la dosis de inmunoterapia en días, después de su inicio; puede haber mayor riesgo de reacciones con las dosis más frecuentes (42). Sin embargo, en varios estudios se sugieren tasas de reacción comparables (32, 43).

Una vez que se alcanza la dosis de mantenimiento, suele ampliarse el intervalo a una vez por mes. Después, una vez cada 2 meses, en el segundo año. Los estudios han mostrado que un intervalo de 3 meses mantiene la protección, en tanto uno de 6 meses, no (2).

Las reacciones que se presentan durante la inmunoterapia pueden ser resultado de esta o de otro piquete. Quizás ocurran reacciones durante la estructuración de la dosis de mantenimiento o una vez que se alcanza. El abordaje sugerido depende de ambas condiciones. Si el paciente presenta un piquete en el campo, que da como resultado anafilaxia durante la estructuración de la dosis, la primera pregunta a formular es la siguiente: ¿es la manifestación máxima la misma que cuando recibió el piquete antes, o no? Si el paciente ya tiene el tratamiento correcto, es necesario continuar el protocolo para alcanzar la dosis de mantenimiento. De lo contrario o si se está inseguro, repítanse las pruebas, según se indique, para ver qué venenos es necesario añadir. Si el paciente presenta una reacción a una dosis de inmunoterapia durante la estructuración, debería manejarse como cualquier otra reacción de inmunoterapia, con excepción de que, en general, no se consideraría interrumpir la VIT, ya que el cociente de beneficio-riesgo es mucho mayor para VIT que para la inmunoterapia sistemática de alérgenos. Si el paciente presenta un piquete en el campo por la misma especie de insecto que llevó a la anafilaxia, mientras se encuentra con dosis de mantenimiento, o una reacción a la VIT cuando se está tratando con la dosis de mantenimiento, se sugiere que esta "fracasó" en la provisión de protección con la dosis de mantenimiento recomendada. En cualquier caso, debe aumentarse la dosis de mantenimiento, ya que se ha mostrado que esto, en un momento dado, brinda protección (44).

Además, existe una diversidad de factores que se considera influyen en el riesgo de reacciones durante la VIT. En primer lugar, la HB IT parece conllevar una mayor tasa de fracasos que otras VIT (8). Los medicamentos antihipertensivos, en especial bloqueadores β e inhibidores de la enzima convertidora de angiotensina, se han vinculado claramente con reacciones clave en los pacientes que sufren un piquete de insecto (40, 45). No obstante, varios estudios recientes sugieren que ningún hipertensivo tiene mucho impacto una vez que los pacientes se encuentran bajo inmunoterapia (46-48). Los bloqueadores β aun aumentan la dificultad del tratamiento de la anafilaxia si se presenta y, por lo tanto, están relativamente contraindicados en los pacientes

TABLA 15-5 ESQUEMAS DE DOSIS CRECIENTES REPRESENTATIVAS

PARA ESPECIES VOLADORAS DEL ORDEN HIMENÓPTERA

PARA HORMIGAS DE FUEGO

CONVENCIONAL (61)			A INTERVALOS DE 30 MIN EN RACIMO (62)			ACELERADO (63)			CONVENCIONAL (64)			A INTERVALOS DE 30 MIN EN EL ACELERADO (65)		
Semana	µG/mL	Vol (mL)	Semana	µG/mL	Vol (mL)	Día	µG/mL	Vol (mL)	Semana	PESO/VOL	Vol (mL)	Día	PESO/VOL	Vol (mL)
1	1.0	0.05	1	0.01	0.1	1	0.1	0.1	1	1:100000	0.05	1	1:100000	0.3
2	1.0	0.1		0.1	0.1		1	0.1	2	1:100000	0.15		1:10000	0.1
3	1.0	0.2		1.0	0.1		10	0.1	3	1:100000	0.25		1:10000	0.3
4	1.0	0.4	2	1.0	0.1		100	0.1	4	1:100000	0.5		1:1000	0.05
5	10	0.05		1.0	0.5		100	0.2	5	1:10000	0.05		1:1000	0.15
6	10	0.1	3	10	0.1		100	0.4	6	1:10000	0.1		1:1000	0.3
7	10	0.2		10	0.1		100	0.8	7	1:10000	0.2		1:100a	0.05
8	10	0.4		10	0.5	2	100	1.0	8	1:10000	0.3		1:100a	0.1
9	100	0.05		10	1.0				9	1:10000	0.4		1:100a	0.2
10	100	0.1	4	100	0.1				10	1:10000	0.5	8	1:100a	0.3
11	100	0.2		100	0.2				11	1:1000	0.05		1:100	0.5
12	100	0.4	5	100	0.2				12	1:1000	0.1			
13	100	0.6		100	0.3				13	1:1000	0.2	Dosis con 60 min de intervalo[a]		
14	100	0.8	6	100	0.3				14	1:1000	0.3			
15	100	1.0		100	0.3				15	1:1000	0.4			
			7	100	0.4				16	1:1000	0.5			
				100	0.4				17	1:100	0.05			
			8	100	0.5				18	1:100	0.07			
				100	0.5				19	1:100	0.1			
			9	100	1.0				20	1:100	0.15			
									21	1:100	0.2			
									22	1:100	0.25			
									23	1:100	0.4			
									24	1:100	0.5			

[a] El tiempo entre la dosis necesita ser de 60 min.

Modificada de White K. Clinical aspects of hymenoptera allergy: IgE response, stings and immunotherapy. En: Freeman TM, Tracy JM, eds. *Stinging Insect Allergy: A Clinician's Guide.* Switzerland: Springer International Publishing; 2017:77-78.

que necesitan VIT. Aquellos con triptasa sérica elevada parecen tener un mayor riesgo de reacciones, y de la de tipo grave, a los piquetes en el campo y ante la VIT (12). Si un paciente ha sufrido una reacción muy grave ante un piquete en el campo o una dosis de inmunoterapia, debe ordenarse la cuantificación de triptasa sérica.

Si bien es fácil decir cuándo fracasó la VIT (una reacción sistémica contra el mismo insecto mientras se recibe) es mucho más difícil predecir cuándo es totalmente eficaz. Estudios pequeños centrados en la secreción de histamina por los basófilos que muestran correlación con los retos por piquetes, sugieren que pudiese ser posible vigilar el tratamiento en el futuro con esta técnica (27, 29). Una pérdida completa de IgE específica tiene un claro vínculo con el menor riesgo de reacción, pero si se discontinua la inmunoterapia, hay una tendencia para la recurrencia de la IgE específica. El riesgo total en varios años parece ser mayor que el de la población general, aunque no tan alto como en alguien que apenas presentó una reacción sistémica (49). La única forma de asegurar que la VIT fue eficaz es hacer un reto por piquete o buscar uno en el campo. Por desgracia, incluso los retos con piquetes no son perfectos, como sugiere la historia natural de que casi la mitad de los piquetes de insectos en pacientes con antecedente conocido la IgE específica, no da como resultado reacción alguna, y los retos con piquetes conllevan temas considerables de logística y seguridad propios (50). En la actualidad no hay una forma definitiva de vigilar el tratamiento.

En varios estudios se sugirió que es razonable interrumpir la VIT pasados de 3 a 5 años (49, 51-53). A pesar de la recurrencia de las reacciones en casi 16.2% de los pacientes 10 años después de interrumpir la VIT (49), es razonable detenerla en quienes perdieron su IgE específica. Tal vez una pregunta más útil sea: ¿cuándo debería continuarse la VIT? Los pacientes que han establecido por sí mismos que tienen un mayor riesgo, deberían continuarla, y se incluyen aquellos con una reacción inicial grave (que puso en riesgo la vida) o los que tuvieron reacciones a la inmunoterapia, ya sea después de una dosis de VIT o de un piquete en el campo. Quienes pueden estar en mayor riesgo de una reacción grave cuando no reciben inmunoterapia, como aquellos tratados con bloqueadores adrenérgicos β o inhibidores de la enzima convertidora de angiotensina, y los que padecen mastocitosis sistémica indolente o tienen una triptasa sérica basal elevada, deberían también considerarse para el tratamiento por toda la vida. Los individuos cuya ocupación aumenta el riesgo de exposición a los piquetes, como los cuidadores de abejas y los bomberos, pudiesen también considerar su continuación.

■ PREGUNTAS RESTANTES

Muchas interrogantes por responder siguen surgiendo acerca de la hipersensibilidad a especies del orden himenóptera. Los parámetros de práctica más actuales sugieren que aún hay una variedad de preguntas sin respuesta, Las cuales incluyen determinar una prueba para IgE específica que sea tanto más sensible como específica que las actuales. Las mejoras recientes en las pruebas in vitro han disminuido el valor que se puede determinar de 0.34 a 0.10 kU/L. Si bien pudiese ser de esperar que esto aumente la sensibilidad, quizá haya una pérdida subsecuente de especificidad que la haga una prueba peor y, en la actualidad, no hay datos en ningún sentido. Las pruebas de componentes y los análisis de secreción de histamina por los basófilos pueden llevar a mejores resultados en el futuro, pero solo si los estudios adicionales refinan la técnica (véanse líneas previas).

Las pruebas cutáneas pudiesen beneficiarse de estudios adicionales para revisar si la diversidad de valores usada para determinar una respuesta positiva en realidad tiene algún significado clínico. Por ejemplo, ¿se tornan positivas todas las pruebas cutáneas llamadas positivas con 0.001 µg/mL o 3 mm de roncha y eritema mayor que el testigo con histamina, con 1.0 µg/mL y 5 a 10 mm de roncha y 10 a 20 mm de eritema, o ¿hay alguna diferencia en los resultados de los pacientes llamados positivos por criterios diferentes? ¿Mejoraría la sensibilidad el llevar a pico los extractos con componentes adicionales del veneno o la adición de especies a los extractos actualmente disponibles (54, 55)?

¿Cuál es el riesgo de los pacientes que sufrieron una reacción sistémica en el pasado distante? Los autores hoy día recomiendan la VIT si esos pacientes aún tienen IgE específica, pero no hay datos que especifiquen cuál es su riesgo. Asimismo, se sabe que sin la exposición a un antígeno determinado, la IgE específica disminuye con el transcurso del tiempo. También se sabe que en zonas endémicas muchas personas desarrollarán IgE específica ante piquetes de FA sin el antecedente de una reacción sistémica. Por lo que se pudiese preguntar: después de un periodo especificado (digamos 20 años) y una IgE específica baja, digamos de 0.34 kU/L, o una prueba cutánea positiva solo con 1.0 µg/mL, ¿cuál es el riesgo de una reacción sistémica? Si resulta apenas ligeramente mayor que el de la población general, ¿aún debería ofrecerse VIT?

En algunos estudios se sugirió que la inmunoterapia sublingual pudiese disminuir el riesgo de piquetes futuros (38, 39). ¿Qué tanto tiempo persisten los efectos de la inmunoterapia sublingual?

Los pacientes con mastocitosis indolente y cifras muy altas de IgE específica no parecen tener el mismo riesgo de reactivación ante piquetes de especies del orden himenóptera que aquellos con cifras menores (56), lo que sugiere que puede haber productos de la célula cebada que pudiesen ser protectores de los pacientes con hipersensibilidad a especies del orden himenóptera. ¿Pudiese la acetilhidrolasa del factor activador de plaquetas, que se sabe produce regulación descendente de la anafilaxia, ser uno de tales productos? (57).

A pesar de la recomendación de los autores de que los pacientes puedan recibir bloqueadores adrenérgicos β con su VIT, ya que el beneficio es mayor que el riesgo potencial de anafilaxia por el tratamiento (2), aún tienen preocupaciones acerca del uso de bloqueadores adrenérgicos β y la inmunoterapia, especialmente si se requiere usar epinefrina. ¿Disminuye estos riesgos por el uso de bloqueadores selectivos β_1? ¿Sería seguro evitar los bloqueadores adrenérgicos β durante 24 h antes de una dosis de inmunoterapia?

En este sentido, existen pruebas de que el uso de omalizumab puede disminuir la probabilidad de reacciones cuando se administra inmunoterapia, incluso en un paciente con mastocitosis sistémica indolente (58-60). Además, se requieren estudios bien diseñados para confirmar su utilidad y determinar, una vez que se alcanza la dosis de mantenimiento de VIT, cuánto tiempo se necesita continuar.

■ RESUMEN

La VIT para los pacientes con hipersensibilidad a especies del orden himenóptera voladores o WB para FA es una profilaxis en extremo eficaz. Por fortuna, esta no es una causa en extremo común de muerte o incluso de morbilidad preocupante frecuente. Incluso aunque los análisis sugieren que millones de individuos están en riesgo (2), la mayoría de los estudios valora solo a un puñado de unos cuantos cientos de pacientes, lo que por desgracia impide colectar los datos que se requieren para responder las muchas preguntas que persisten.

■ REFERENCIAS

1. Baker TW, Forester JP, Johnson ML, et al. The HIT study: Hymenoptera Identification Test—how accurate are people at identifying stinging insects? Ann Allergy Asthma Immunol. 2014;113:267-270.

2. Golden DBK, Demain, J, Freeman T, et al. Stinging insect hypersensitivity: a practice parameter update 2016. Ann Allergy Asthma Immun. 2017;118:28-54.

3. De Groot H. Allergy to Bumblebees. Curr Opin Allergy Clin Immunol. 2006;6:294-297.

4. Jerschow E, Lin RY, Scaperotti MM, et al. Fatal anaphylaxis in the United States, 1999–2010: temporal patterns and demographic associations. J Allergy Clin Immunol. 2014;134:1318-1328.

5. Perkins JB, Yates AB. Pathologic findings in hymenoptera sting fatalities. In: Freeman TM, Tracy JM, eds. Stinging Insect Allergy: A Clinician's Guide. Switzerland: Springer International Publishing; 2017:101-108.

6. Greenberger PA, Rotskoff BD, Lifschultz B. Fatal Anaphylaxis: postmortem findings and assoc comorbid diseases. Ann Allergy Asthma Immunol. 2007;98:252-257.

7. Danneels EL, Vaerenbergh MV, de Graaf DC. Hymenoptera venoms: toxicity, components, stability and standardization. In: Freeman TM, Tracy JM, eds. Stinging Insect Allergy: A Clinician's Guide. Switzerland: Springer International Publishing; 2017:43-70.

8. McKenna W, Brown T. Unique aspects of bee allergy and reactions. In: Freeman TM, Tracy JM, eds. Stinging Insect Allergy: A Clinician's Guide. Switzerland: Springer International Publishing; 2017:43-70.

9. Reisman RE. Unusual reactions to insect stings. Curr Opin Allergy Clin Immunol. 2005;5:355-358.

10. White K. Clinical aspects of hymenoptera allergy: IgE response, stings and immunotherapy. In: Freeman TM, Tracy JM, eds. Stinging Insect Allergy: A Clinician's Guide. Switzerland: Springer International Publishing; 2017:71-84.

11. Golden DBK, Tracy JM, Freeman TM, et al. Negative venom skin test results in patients with histories of systemic reaction to a sting. J Allergy Clin Immunol. 2003;112:495-498.

12. Bonadonna P, Perebellini O, Passalacqua G, et al. Clonal mast cell disorders in patients with systemic reactions to hymenoptera stings and increased serum tryptase levels. J Allergy Clin Immunol. 2009;123:680-686.

13. Golden DBK, Kelly D, Hamilton RG, et al. Dialyzed venom skin tests for identifying yellow jack-allergic patients not detected using standard venom. Ann Allergy Asthma Immunol. 2009;102:47-50.

14. Eberlein B, Krischan L, Darsow U, et al. Double positivity to bee and wasp venom: improved diagnostic procedure by recombinant allergen-based IgE testing and basophil activation test including data about cross-reactive carbohydrate determinants. J Allergy Clin Immunol. 2012;130:155-161.

15. Mitterman I, Zidarn M, Silar M, et al. Recombinant allergen based IgE testing to distinguish bee and wasp allergy. J Allergy Clin Immunol. 2010;125:1300-1307.

16. Muller UR, Schmid-Grendelmeier P, Hausmann O, et al. IgE to recombinant allergens Api m 1, Ves v 1, and Ves v 5 distinguish double sensitization from cross reaction in venom allergy. Allergy. 2012;67:1069-1073.

17. Sturm GJ, Hemmer W, Hawranek T, et al. Detection of IgE to recombinant Api m 1 and rVes v 5 is valuable but not sufficient to distinguish bee from wasp venom allergy. J Allergy Clin Immunol. 2011;128:247, 248.

18. Monsalve RI, Vega A, Marques L, et al. Component-resolved diagnosis of vespid venom-allergic individuals: phospholipases and antigen 5s are necessary to identify Vespula or Polistes sensitization. Allergy. 2012;67:528-536.

19. Hofmann SC, Pfender N, Weskesser S, et al. Added value of IgE detection to rApi m 1 and r Ves v 5 in patients with Hymenoptera venom allergy. J Allergy Clin Immunol. 2011;127:265-267.

20. Korosec P, Valenta R, Mitterman I, et al. Low sensitivity of commercially available rApi m 1 for diagnosis of honeybee venom allergy. J Allergy Clin Immunol. 2011;128:671-673.

21. Muller UR, Johansen N, Petersen AB, et al. Hymenoptera venom allergy: analysis of double positivity to honey bee and Vespula venom by estimation of IgE antibodies to species-specific major allergens Api m1 and Ves v5. Allergy. 2009;64:543-548.

22. Korosec P, Valenta R, Mitterman I, et al. High sensitivity of CAP-FEIA rVes v 5 and rVes v 1 for diagnosis of Vespula venom allergy. J Allergy Clin Immunol. 2012;129:1406-1408.

23. Cifuentes L, Vosseler S, Blank S, et al. Identification of Hymenoptera venom-allergic patients with negative specific IgE to venom extract by using recombinant allergens. J Allergy Clin Immunol. 2014;133:909-910.

24. Rafei-Shamsabadi D, Muller S, Pfutzner W, et al. Recombinant allergens rarely allow identification of Hymenoptera venom-allergic patients with negative specific IgE to whole venom preparations. J Allergy Clin Immunol. 2014;134:493, 494.

25. Vos B, Kohler J, Muller S, *et al.* Spiking venom with rVes v 5 improves sensitivity of IgE detection in patients with allergy to Vespula venom. *J Allergy Clin Immunol.* 2013;131:1225-1227.

26. Korosec P, Erzen R, Silar M, *et al.* Basophil responsiveness in patients with insect sting allergies and negative venom-specific immunoglobulin E and skin prick test results. *Clin Exp Allergy.* 2009;39:1730-1737.

27. Kucera P, Cvackova M, Hulikova K, *et al.* Basophil activation can predict clinical sensitivity in patients after venom immunotherapy. *J Investig Allergol Immunol.* 2010;20:110-116.

28. Kosnik M, Silar M, Bajrovic N, *et al.* High sensitivity of basophils predicts side effects in venom immunotherapy. *Allergy.* 2005;60:1401-1406.

29. Peternelj A, Silar M, Erzen R, *et al.* Basophil sensitivity in patients not responding to venom immunotherapy. *Int Arch Allergy Immunol.* 2008;146:248-254.

30. Zitnik SE, Vesel T, Avcin T, *et al.* Monitoring honeybee venom immunotherapy in children with the basophil activation test. *Pediatr Allergy Immunol.* 2012;23:166-172.

31. Boyle RJ, Elremeli M, Hockenhull J, *et al.* Venom immunotherapy for preventing allergic reactions to insect stings. *Cochrane Database Syst Rev.* 2012;10:CD008838.

32. Tankersley MS, Walker RL, Butler WK, *et al.* Safety and efficacy of an imported fire ant rush immunotherapy protocol with and without prophylactic treatment. *J Allergy Clin Immunol.* 2002;109:556-562.

33. Graft DF. Treatment of hymenoptera reactions: acute and prophylactic. In: Freeman TM, Tracy JM, eds. *Stinging Insect Allergy: A Clinician's Guide.* Switzerland: Springer International Publishing; 2017:109-124.

34. Lessoff MH, Soboka AK, Lichtenstein LM. Effects of passive antibody in bee venom anaphylaxis. *Johns Hopkins Med J.* 1978;142:1-7.

35. Golden DBK, Lawrence ID, Hamilton RH, *et al.* Clinical correlation of the venom-specific IgG antibody level during maintenance venom immunotherapy. *J Allergy Clin Immunol.* 1992;90:386-393.

36. Jutel M, Pichler WJ, Skrbic D, *et al.* Bee venom immunotherapy results in decrease of IL-4 and IL-5 and increase of IFN-gamma secretion in specific allergen-stimulated T cell cultures. *J Immunol.* 1995;154:4187-4194.

37. McHugh SM, Deighton J, Stewart AG, *et al.* Bee venom immunotherapy induces a shift in cytokine responses from a TH-2 to a TH-1 dominant pattern: comparison of rush and conventional immunotherapy. *Clin Exp Allergy.* 1995;25:828-838.

38. Severino MG, Cortellini G, Bonadonna P, *et al.* Sublingual immunotherapy for large local reactions caused by honeybee sting: a double-blind placebo-controlled trial. *J Allergy Clin Immunol.* 2008;122:44-48.

39. Golden DB, Kelly D, Hamilton RG, *et al.* Venom immunotherapy reduces large local reactions to insect stings. *J Allergy Clin Immunol.* 2009;123:1371-1375.

40. Rueff F, Pryzbilla B, Bilo MB, *et al.* Predictors of severe systemic anaphylactic reactions in patients with Hymenoptera venom allergy: importance of baseline serum tryptase-a study of the European Academy of Allergology and Clinical Immunology interest group on insect venom hypersensitivity. *J Allergy Clin Immunol.* 2009;124:1047-1054.

41. Bonadonna P, Gonzalez-de-Olano D, Zanotti R, *et al.* Venom Immunotherapy in patients with conal mast cell disorders: efficacy, safety, and practical considerations. *J Allergy Clin Immunol Pract.* 2013:1:474-478.

42. Brown SG, Wiese MD, van Eeden P, *et al.* Ultrarush versus semirush initiation of insect venom immunotherapy: a randomized controlled trial. *J Allergy Clin Immunol.* 2012;130:162-168.

43. Pesek R, Lockey RF. Adverse reactions to skin testing and immunotherapy with hymenoptera venoms and whole body extracts. In: Freeman TM, Tracy JM, eds. *Stinging Insect Allergy: A Clinician's Guide.* Switzerland: Springer International Publishing; 2017:125-140.

44. Rueff F, Wenderoth A, Pryzbilla B. Patients still reacting to a sting challenge while receiving conventional Hymenoptera venom immunotherapy are protected by increased venom doses. *J Allergy Clin Immunol.* 2001;108:1027-1032.

45. Ober AI, MacLean JA, Hannaway PJ. Life threatening anaphylaxis to venom immunotherapy in a patient taking an angiotensis-converting enzyme inhibitor. *J Allergy Clin Immunol.* 2003;112;1008, 1009.

46. Muller UR, Haeberli G. Use of beta-blockers during immunotherapy for hymenoptera venom allergy. *J Allergy Clin Immunol.* 2005;115:606-610.

47. Stoevesandt J, Hain J, Kerstan A, *et al.* Over- and underestimated parameters in severe Hyemnoptera venom-induced anaphylaxis: cardiovascular medication and absence of urticarial/angioedema. *J Allergy Clin Immunol.* 2012;130:698-704.

48. White KM, England RW. Safety of angiotensin-converting enzyme inhibitors while receiving venom immunotherapy. *Ann Allergy Asthma Immunol.* 2008;101:426-430.

49. Golden DBK, Kagey-Sobotka A, Lichtenstein LM. Survey of patients after discontinuing venom immunotherapy. *J Allergy Clin Immunol.* 2000;105:385-390.

50. Freeman TM. Challenge sting: to bee or not to bee. *Ann Allergy Asthma Immunol.* 2011;107:538, 539.

51. Lerch E, MullerU. Long-term protection after stopping venom immunotherapy: results of re-stings in 200 patients. *J Allergy Clin Immunol.* 1998;101:606-612.

52. Forester JP, Johnson TL, Arora R, *et al.* Systemic reaction rates to field stings among imported fire ant-sensitive patients receiving >3 years of immunotherapy versus <3 years of immunotherapy. *Allergy Asthma Proc.* 2007;28:485-488.

53. Hafner T, DuBuske L, Kosnik M. Long-term efficacy of venom immunotherapy. *Ann Allergy Asthma Immunol.* 2008;100:162-165.

54. Kohler J, Blank S, Muller S, *et al.* Component resolution reveals additional major allergens in patients with honeybee venom allergy. *J Allergy Clin Immunol.* 2014;133:1383-1389.

55. Tracy JM. Insect allergy—unanswered questions. In: Freeman TM, Tracy JM, eds. *Stinging Insect Allergy: A Clinician's Guide.* Switzerland: Springer International Publishing; 2017:307-312.

56. van Anrooij B, van der Veer E, de Monchy JG, *et al.* Higher mast cell load decreases the risk of Hymenoptera venom-induced anaphylaxis in patients with mastocytosis. *J Allergy Clin Immunol.* 2013;132:125-130.

57. Vadas P, Gold M, Perelman B, *et al.* Platelet-activating factor, PAF acetylhdrolase, and sever anaphylaxis. *N Eng J Med.* 2008;358:28-35.

58. daSilva EN, Randall KL. Omalizumab mitigates anaphylaxis during ultra-rush honey bee venom immunotherapy in monoclonal mast cell activation syndrome. *J Allergy Clin Immunol Prac.* 2013;1:687, 688.

59. Galera C, Soohun N, Zankar N, *et al*. Severe anaphylaxis to bee venom immunotherapy: efficacy of pretreatment with omalizumab. *J Investig Allergol Clin Immunol*. 2009;19:225-229.

60. Kontou-Fili K. High omalizumab dose controls recurrent reactions to venom immunotherapy in indolent systemic mastocytosis. *Allergy*. 2008;63:376-378.

61. Instructions and Dosage Schedule for Allergenic Extracts Hymenoptera Venom Products [package insert]. Spokane Washington, In Jubilant HollisterStier; 2011.

62. Allergenic Extracts Hymenoptera venom/venom protein [package insert]. Horsholm, Denmark In ALK-Abello A/S: 2014.

63. Brehler R, Wolf H, Kutting B, *et al*. Safety of a two-day ultrarush insect venom immunotherapy protocol in comparison with protocols of longer duration and involving a larger number of injections. *J Allergy Clin Immunol*. 2000;105:1231-1235.

64. Golden DB, Moffitt J, Nicklas RA, *et al*. Stinging insect hypersensitivity: a practice parameter update 2011. *J Allergy Clin Immunol*. 2011;127:852-854.

65. Dietrich JJ, Moore LM, Nguyen SN, *et al*. Imported fire ant hypersensitivity: a 1-day rush immunotherapy schedule without premedication. *Ann Allergy Asthma Immunol*. 2009;103:535, 536.

Eritema multiforme, síndrome de Stevens-Johnson y necrólisis epidérmica tóxica

ANJU T. PETERS Y NEILL T. PETERS

El eritema multiforme (EM), el síndrome de Stevens-Johnson (SJS, por sus siglas en inglés) y la necrólisis epidérmica tóxica (TEN, por sus siglas en inglés) son afecciones de mediación inmunológica, con frecuencia máxima por hipersensibilidad a fármacos o infecciones. Es bien aceptado que SJS y TEN representan una intensidad diversa del mismo espectro de enfermedad, donde la última es la forma más grave, en tanto se considera a la EM como una entidad clínica separada (1, 2). No hay definición o clasificación uniformemente aceptada de estas afecciones y no hay un discernimiento exacto de su base inmunológica.

■ ANTECEDENTES HISTÓRICOS

El de eritema multiforme es una denominación inicialmente atribuida a Ferdinand von Hebra, que en 1866 escribió acerca del "eritema multiforme exudativo", un exantema cutáneo único con múltiples etapas de evolución de las lesiones (3). von Hebra describió al EM como un síndrome cutáneo leve con lesiones acrales simétricas que se resolvían sin secuelas y tenían una tendencia a las recidivas. En 1922 Stevens y Johnson describieron una erupción generalizada en dos niñas, caracterizada por fiebre, estomatitis erosiva y afección ocular grave (4), que después recibió su nombre como síndrome. Thomas propuso en 1950 que la forma más leve del EM de von Hebra se llamase "EM menor" y la erupción cutánea más grave, el SJS, "EM mayor" (5). De acuerdo con Thomas la fiebre y la afección ocular grave eran los principales puntos de distinción entre los dos tipos. La denominación "necrólisis epidérmica tóxica" se presentó en 1956 por Lyell para describir a los pacientes con necrosis epidérmica extensa que asemejaba la piel escaldada (6); ocasionalmente se conoce como síndrome de Lyell.

En 1993 en una conferencia de consenso internacional se intentó clasificar al EM grave, el SJS y la TEN con base en las lesiones cutáneas y la extensión del desprendimiento de la epidermis (7). Con uso de un atlas ilustrado para esclarecer el diagnóstico de las afecciones ampollosas agudas graves atribuidas a fármacos y microorganismos infecciosos, los investigadores definieron al EM ampolloso, SJS, SJS-TEN ampollosos, como superpuestos, y la TEN (tabla 16-1). Considerando que el SJS y la TEN son raros, ha sido difícil crear un estándar de atención de aceptación universal para el tratamiento de los pacientes que las padecen. No obstante, se han propuesto varios conceptos acerca del EM, el SJS y la TEN, y su tratamiento.

■ ERITEMA MULTIFORME

El EM, en la forma clásica de von Hebra, es una erupción simétrica cutánea con predilección por las extremidades. La lesión primaria característica es una "diana" constituida por tres zonas (8) (figs. 16-1 a 16-3). En el centro presenta un disco rodeado por un anillo pálido elevado, que a su vez muestra una zona de eritema circundante. La afección de las mucosas se presenta en la mayoría de los casos de EM; sin embargo, suele estar limitada a la oral u ocular y, por lo general, no es grave (9, 10). El EM a menudo se vincula con infecciones por el virus del herpes simple (VHS) y es consecutivo a un brote de esta infección por 1 a 3 sem (11, 12). La erupción es autolimitada, dura de 1 a 4 sem y requiere solo tratamiento sintomático. El EM inducido por VHS puede ser recurrente y, en tales casos, se pueden prevenir las recidivas con el tratamiento antiherpético de supresión (13, 14). También se han descrito variantes más graves de EM y con frecuencia son causadas por infecciones, que incluyen VHS y *Mycoplasma pneumoniae* (2, 15). Los fármacos pueden causar un pequeño porcentaje de los casos de EM (16, 17). La discontinuación del medicamento involucrado y el tratamiento de sostén dan como resultado la resolución completa de la erupción cutánea en estos casos. Los ciclos breves

TABLA 16-1 CLASIFICACIÓN DEL ERITEMA MULTIFORME, EL SÍNDROME DE STEVENS-JOHNSON Y LA NECRÓLISIS EPIDÉRMICA TÓXICA

	LESIONES CUTÁNEAS	EXTENSIÓN DEL DESPRENDIMIENTO CUTÁNEO (%)
Eritema multiforme ampolloso	Dianas típicas o atípicas elevadas	< 10
SJS	Máculas eritematosas o purpúricas, o dianas atípicas planas	< 10
Superposición de SJS/TEN	Máculas purpúricas o dianas atípicas planas	10-30
TEN con manchas	Máculas purpúricas o dianas atípicas planas	> 30
TEN sin manchas	Desprendimiento de grandes hojas de epidermis sin diana alguna	> 10

SJS, Síndrome de Steven-Johnson; TEN necrólisis epidérmica tóxica.

Adaptada de Bastuji-Garin S, Rzany B, Stern RS, *et al.* Clinical classification of cases of toxic epidermal necrolysis, Stevens-Johnson syndrome, and erythema multiforme. *Arch Dermatol.* 1993;129:92-96.

de corticoesteroides orales se han usado en protocolos terapéuticos con beneficio, sin efectos secundarios significativos (15). En algunos casos de EM no se pudo encontrar causa obvia (16).

■ SÍNDROME DE STEVENS-JOHNSON Y NECRÓLISIS EPIDÉRMICA TÓXICA

El SJS y la TEN son erupciones mucocutáneas graves con ampollas, que se presentan en dos o más superficies mucosas, con o sin afección visceral (figs. 16-4 y 16-6). Ambas son raras, con una incidencia de 1.89 casos/millón de habitantes/año (18). Con base en el análisis de un espécimen de pacientes hospitalizados nacional en Estados Unidos del 2009 al 2012, con aproximadamente 20% de estratificación representativa de todas las hospitalizaciones, la incidencia media calculada de SJS, SJS/TEN y TEN fue de 9.2, 1.6 y 1.9/millón de adultos/año, en ese orden (19). De acuerdo con ese estudio, la edad promedio fue de 57.6 ± 0.4, 55.8 ± 0.9 y 59.2

± 0.7 años de los pacientes con SJS, SJS/TEN y TEN, respectivamente. La mayoría de los casos de SJS/TEN se atribuye a exposiciones farmacológicas (16, 18, 20-24) (tabla 16-2). También se sabe que las infecciones, especialmente por *M. pneumoniae*, producen SJS (25, 26). Las vacunas y las infecciones virales, como aquellas por varicela zóster, también se señalan como causa de SJS en los informes (27-29). La mortalidad por SJS comunicada es < 10% y la relacionada con TEN, de 30%. Ambas conllevan morbilidad significativa y se vinculan con complicaciones a largo plazo (30, 31). La mayoría de las muertes se atribuye a septicemia (32, 33). Además de la mortalidad vinculada con la hospitalización aguda, los pacientes con SJS y TEN tienen un mayor riesgo de mortalidad en el año, con una tasa de 34% descrita un año después, y supervivencia total de 65% a los 5 años, de acuerdo con un estudio (34, 35).

La erupción suele iniciarse de 7 a 28 días después del principio de la administración del fármaco. La reexposición de un individuo sensibilizado al fármaco que

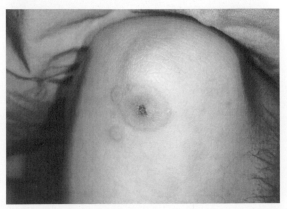

■ FIGURA 16-1 Lesión en diana característica del eritema multiforme. (Cortesía de Dana Sachs, MD.)

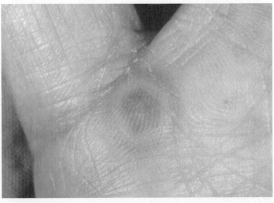

■ FIGURA 16-2 Lesión en diana. (Cortesía de Dana Sachs, MD.)

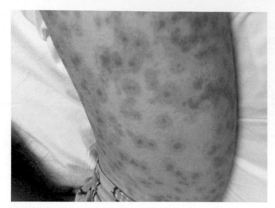

■ **FIGURA 16-3** Lesiones en diana.

antes indujo SJS/ TEN puede causar una recurrencia aguda de la erupción en 1 a 2 días (36). A menudo están presentes síntomas constitucionales, como fiebre o malestar general, y pueden ocurrir con algunos semejantes a los de una infección de vías respiratorias altas, que suelen preceder la erupción cutánea (32), que por lo común se inicia en la cara y la parte alta del tronco y se extiende rápidamente; las lesiones individuales incluyen dianas planas atípicas con centros bulbosos y máculas purpúricas oscuras (fig. 16-6) (7). También pueden formarse ampollas flácidas. En > 90% de los

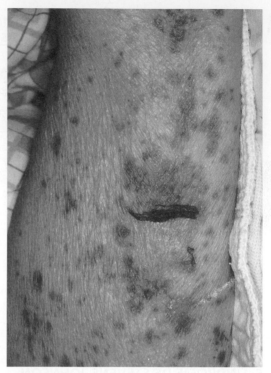

■ **FIGURA 16-5** Síndrome de Stevens-Johnson. El mismo paciente que el de la figura 16-4.

pacientes, SJF y TEN afectan extensamente la mucosa. Asimismo, pueden afectarse todas las mucosas, oral, ocular, genitourinaria, respiratoria y digestiva y, por lo tanto, se requiere una valoración apropiada (25, 37, 38). Casi 69 a 81% de los pacientes presentan manifestaciones oculares que van de conjuntivitis leve a alteraciones corneales (9, 39). Las lesiones cutáneas pueden ser dolorosas y la epidermis quizá se desprenda en hojas grandes. Un desprendimiento de la epidermis de

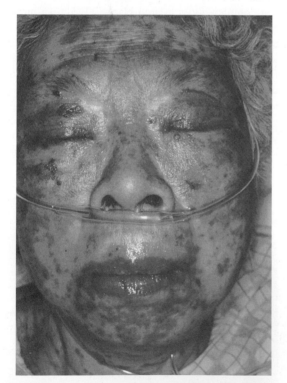

■ **FIGURA 16-4** Síndrome de Stevens-Johnson secundario a trimetoprim- sulfametoxazol.

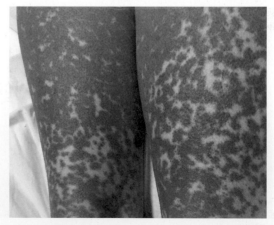

■ **FIGURA 16-6** Máculas purpúricas clásicas del síndrome de Stevens-Johnson.

TABLA 16-2 MEDICAMENTOS QUE SUELEN VINCULARSE CON EL SÍNDROME DE STEVENS-JOHNSON Y LA NECRÓLISIS EPIDÉRMICA TÓXICA

Nevirapina	Alopurinol	Oxicamo
Lamotrigina	Fenitoína	Antiinflamatorios no esteroides
Sulfonamidas	Fenobarbital	Penicilina
Carbamacepina	Clormezanona	Cefalosporinas
Fluoroquinolonas	Ácido valproico	Paracetamol

Datos de las referencias 16, 18, 21, 22 y 24.

hasta 10% de la superficie corporal total (TBSA) se clasifica como SJS, de 10 a 30% como la superposición de SJS/TEN, y el mayor de 30%, como TEN (7). El signo de Nikolsky, que se caracteriza por el desprendimiento de la piel superficial con el frote, está presente en las zonas afectadas por TEN.

Las manifestaciones mucocutáneas de SJS y TEN son distintivas y reconocibles por los médicos conocedores de estas afecciones. Las consideraciones del diagnóstico diferencial incluyen el síndrome de piel escaldada por estafilococos, el síndrome de reacción farmacológica con eosinofilia y síntomas sistémicos (DRESS, por sus siglas en inglés), la enfermedad grave aguda de injerto contra hospedero, la pustulosis exantematosa generalizada aguda (AGEP, por sus siglas en inglés) y el pénfigo paraneoplásico. La biopsia de piel para estudios de histopatología e inmunofluorescencia directa permite confirmar el diagnóstico de SJS/TEN y descartar otras consideraciones. Las imágenes de histopatología de EM, SJS y TEN se superponen. Las principales características son la dermatitis de interfaz baja con queratinocitos apoptósicos e infiltrados linfohistiocíticos superficiales (40, 41). Las tres afecciones pueden incluir vesiculación; no obstante, solo la TEN presenta necrosis de grosor completo de los queratinocitos epidérmicos.

Tratamiento

El ingreso hospitalario de los pacientes que presentan SJS/TEN es necesario. La extensión de la afección de piel y mucosas y los datos de laboratorio en servicios de urgencia necesitan valorarse. La extensión del desprendimiento epidérmico se considera un factor tanto de pronóstico como de guía para el tratamiento (30). Si hay más de 10% de la TBSA de desprendimiento epidérmico, el paciente presenta superposición de SJS/TEN o TEN y requiere tratamiento diferente (véase, más adelante, el tratamiento de la TEN). Los estudios por laboratorio deben incluir un recuento hematológico completo con diferencial, electrolitos séricos, pruebas de función hepática y análisis de orina. El posible

fármaco precipitante debe ser identificado y discontinuarse de inmediato. Si un paciente recibe múltiples medicamentos, todos aquellos no indispensables deben discontinuarse. Asimismo, hay informes de que la discontinuación temprana del fármaco etiológico mejora la supervivencia en pacientes con SJS y TEN (42). También debe obtenerse una interconsulta oftalmológica lo más pronto posible en todos los pacientes con afección ocular. La valoración diagnóstica adicional es dictada por el estado del paciente y quizá se requieran otros especialistas para su tratamiento, dependiendo de los órganos afectados por SJS/TEN. Los dermatólogos o cirujanos plásticos son los mejores especialistas encargados del tratamiento de las lesiones cutáneas vinculadas con SJS/TEN. La SCORe de la necrólisis epidérmica tóxica (SCORTEN, por sus siglas en inglés), una calificación de la intensidad de la enfermedad específica, TEN, hace uso de variables independientes para predecir la mortalidad de los pacientes con SJS/TEN (tabla 16-3) (43). Otros estudios también confirmaron que se puede aplicar la SCORTEN para predecir la mortalidad de SJS/TEN (44, 45).

Además de los cuidados de sostén y el retiro de la causa precipitante potencial, puede ser de beneficio el uso temprano de corticoesteroides sistémicos en el SJS. Para los casos leves puede ser suficiente la prednisona oral a dosis de 1 mg/kg/día (15, 36). La dosis de los corticoesteroides debe disminuirse en forma gradual conforme se resuelve la erupción. Tal vez se presente una exacerbación del exantema si se retiran los corticoesteroides muy rápido. Asimismo, se informa del beneficio de la administración de metilprednisolona intravenosa a dosis de 500 a 1 000 mg diarios, en un pequeño grupo de casos de cuatro pacientes de SJS y uno con TEN (46). El uso de corticoesteroides sistémicos para el SJS sigue siendo controvertido, con algunos grupos que informan de beneficio, en tanto otros sugieren un mayor riesgo de complicaciones (38, 47-51). En un grupo de pacientes con SJS se observó recuperación completa en todos aquellos con diagnóstico temprano y en quienes se eliminó la causa precipitante con uso

TABLA 16-3 SISTEMA DE CALIFICACIÓN SCORTEN, CON BASE EN LAS PRIMERAS 24 H SIGUIENTES AL INGRESO HOSPITALARIO

Edad > 40 años
Antecedente de cáncer
Frecuencia cardiaca > 120/min
Nitrógeno ureico sanguíneo > 27 mg/dL
Bicarbonato sérico < 20 mEq/L
Glucosa sérica > 252 mg/dL
Desprendimiento epidérmico > 10% de la superficie corporal en el día 1

Puede predecirse la mortalidad por la calificación total: 0-1 puntos = 3.2%; 2 puntos = 12.1%; 3 puntos = 35.3%; 4 puntos = 58.3%; > 5 puntos = 90%.

Adaptada de Bastuji-Garin S, Rouchard N, Bertocchi M, *et al.* SCORTEN: a severity of illness score for toxic epidermal necrolysis. *J Invest Dermatol.* 2000;114:149-153.

de corticoesteroides con rapidez y en dosis adecuadas (36-38, 52). De 1 067 pacientes, tres murieron; sin embargo, sus decesos no fueron atribuibles a SJS o al tratamiento con corticoesteroides (36-38).

En general, se evita el tratamiento con corticoesteroides sistémicos en la TEN, y no mostró ser de beneficio para los pacientes (53). En un grupo de pacientes sin testigos con SJS, superposición de SJS/TEN y TEN, se sugirió una menor mortalidad con el tratamiento en pulsos de dexametasona; sin embargo, se basó en un pequeño estudio de 12 pacientes (51). El tratamiento de la TEN es de sostén. Los pacientes afectados requieren la corrección intensiva de líquidos y electrolitos, cuidados locales de la piel y precauciones meticulosas ante las infecciones, que se logran mejor en una unidad de atención de quemados (53, 54).

La inmunoglobulina intravenosa (IVIG, por sus siglas en inglés) se ha usado para tratar SJS y TEN, con éxito variable. En algunos grupos se mostró disminución del tiempo de curación, así como mejor supervivencia (55-57). En otros, sin embargo, se sugirió que no había beneficio de la IVIG y tal vez sí una mayor mortalidad (58-60). En fecha reciente se informó que la ciclosporina mejora los resultados de SJS/TEN en términos de disminución de la mortalidad predicha y aumento de la epitelización cutánea (61-63). En pequeños grupos de estudio retrospectivos, la ciclosporina fue mejor que los corticoesteroides sistémicos y la restitución de IgG intravenosa (62, 63), resultados que se basan en pequeños grupos de pacientes, y en la actualidad no se acepta universalmente el tratamiento con ciclosporina de SJS/TEN.

Las secuelas a largo plazo de SJS y TEN pueden llevar a una morbilidad significativa. La enfermedad ocular crónica es una de las complicaciones más frecuentes a largo plazo relacionadas, y los pacientes necesitan vigilancia respecto de las complicaciones oculares, que van desde sequedad, triquiasis crónica o recurrente, defectos del epitelio corneal, cicatrización y ulceración corneales, e incluso ceguera (64). Las complicaciones a largo plazo pueden también involucrar a otros órganos, aparatos y sistemas, como la piel, los pulmones y los órganos genitourinarios (65-67). Por lo tanto, es importante señalar que los pacientes con SJS y TEN pueden requerir atención multidisciplinaria a largo plazo.

Patogenia

La base inmunológica exacta de SJS y TEN se desconoce, pero se cree que se presenta por respuestas mediadas por células. Además se piensa que los linfocitos T CD8⁺, predominantes en la epidermis de los exantemas ampollosos, SJS y TEN, median la destrucción de los queratinocitos (68-71). La perforina, un péptido citoplásmico localizado en los linfocitos T citotóxicos, se detectó en la dermis de pacientes con SJS (72), puede dañar las membranas de las células blanco y, por lo tanto, facilitar el ingreso de otros gránulos, como las granzimas, hacia las células blanco. Dichos gránulos se sabe que desencadenan una serie de reacciones que culmina con la apoptosis (73). Los especímenes histopatológicos de pacientes con SJS y TEN muestran apoptosis (72, 74).

Otro mecanismo involucrado en la apoptosis de los queratinocitos en el SJS y la TEN implica interacciones del ligando Fas-Fas. En los estudios se identificaron altas concentraciones del ligando Fas soluble en el suero de pacientes de SJS/TEN (55, 56, 75). Además de linfocitos T, se han señalado a linfocitos citolíticos naturales, células dendríticas y macrófagos en la destrucción de queratinocitos característica de SJS/TEN (71, 76, 77). Los leucocitos mononucleares activan a los linfocitos T y también median la destrucción de los queratinocitos por secreción de citocinas, como el factor α de necrosis tumoral (78).

Para las reacciones farmacológicas graves se han descrito vínculos genéticos, con asociación sólida entre los alelos del antígeno leucocitario humano (HLA, por sus siglas en inglés) y la susceptibilidad a SJS/TEN. En los estudios iniciales se identificó un vínculo con HLA-B*15:02 y SJS/TEN, inducido por carbamacepina en poblaciones asiáticas (79). En el estudio se mostró que HLA-B*15:02 es específico de la activación de los linfocitos T citotóxicos inducida por carbamacepina. Desde entonces hay informes de asociaciones de HLA-B*15:02 y otras de HLA para fármacos, que incluyen alopurinol, lamotrigina, oxcarbacepina y fenitoína (80-82).

■ CONCLUSIÓN

Las de SJS y TEN son reacciones cutáneas graves, con frecuencia máxima causadas por medicamentos. La detección temprana del fármaco causal y su retiro, disminuyen el riesgo de muerte. A los pacientes debe etiquetarse como alérgicos a la sustancia causal potencial y recomendárseles evitarla estrictamente en el futuro. El tratamiento multidisciplinario de los pacientes con SJS y TEN es importante para mejorar los resultados clínicos y, al mismo tiempo, disminuir la morbilidad y la mortalidad a largo plazo.

■ REFERENCIAS

1. Roujeau JC. Stevens-Johnson syndrome and toxic epidermal necrolysis are severity variants of the same disease which differs from erythema multiforme. *J Dermatol.* 1997;24(11):726-729.
2. Auquier-Dunant A, Mockenhaupt M, Naldi L, *et al.* Correlations between clinical patterns and causes of erythema multiforme majus, Stevens-Johnson syndrome, and toxic epidermal necrolysis: results of an international prospective study. *Arch Dermatol.* 2002;138(8):1019-1024.
3. von Hebra F. *On diseases of the Skin Including the Exanthemata.* Vol. 1. Fogge CH, trans. London, UK: New Sydenham Society; 1866:235-289.
4. Stevens AM, Johnson FC. A new eruptive fever associated with stomatitis and ophthalmia. *Am J Dis Child.* 1992:24:526-533.
5. Thomas BA. The so-called Stevens-Johnson syndrome. *BMJ.* 1950;1(4667):1393-1397.
6. Lyell A. Toxic epidermal necrolysis: an eruption resembling scalding of the skin. *Br J Dermatol.* 1956;68(11):355-361.
7. Bastuji-Garin S, Rzany B, Stern RS, *et al.* Clinical classification of cases of toxic epidermal necrolysis, Stevens-Johnson syndrome, and erythema multiforme. *Arch Dermatol.* 1993;129(1):92-96.
8. Huff JC, Weston WL, Tonnesen MG. Erythema multiforme: a critical review of characteristics, diagnostic criteria, and causes. *J Am Acad Dermatol.* 1983;8(6):763-775.
9. Chang YS, Huang FC, Tseng SH, *et al.* Erythema multiforme, Stevens-Johnson syndrome, and toxic epidermal necrolysis: acute ocular manifestations, causes, and management. *Cornea.* 2007;26(2):123-129.
10. Schofield JK, Tatnall FM, Leigh IM. Recurrent erythema multiforme: clinical features and treatment in a large series of patients. *Br J Dermatol.* 1993;128(5):542-545.
11. Anderson NP. Erythema multiforme: is releationship to herpes simplex. *Arch Dermatol.* 1945;5:10-16.
12. Shelley WB. Herpes simplex virus as a cause of erythema multiforme. *JAMA.* 1967;201:153-156.
13. Tatnall FM, Schofield JK, Leigh IM. A double-blind, placebo-controlled trial of continuous acyclovir therapy in recurrent erythema multiforme. *Br J Dermatol.* 1995;132(2):267-270.
14. Kerob D, Assier-Bonnet H, Esnault-Gelly P, *et al.* Recurrent erythema multiforme unresponsive to acyclovir prophylaxis and responsive to valacyclovir continuous therapy. *Arch Dermatol.* 1998;134(7):876-877.
15. Lam NS, Yang YH, Wang LC, *et al.* Clinical characteristics of childhood erythema multiforme, Stevens-Johnson syndrome and toxic epidermal necrolysis in Taiwanese children. *J Microbiol Immunol Infect.* 2004;37(6):366-370.
16. Assier H, Bastuji-Garin S, Revuz J, *et al.* Erythema multiforme with mucous membrane involvement and Stevens-Johnson syndrome are clinically different disorders with distinct causes. *Arch Dermatol.* 1995;131(5):539-543.
17. Howland WW, Golitz LE, Weston WL, *et al.* Erythema multiforme: clinical, histopathologic, and immunologic study. *J Am Acad Dermatol.* 1984;10(3):438-446.
18. Rzany B, Mockenhaupt M, Baur S, *et al.* Epidemiology of erythema exsudativum multiforme majus, Stevens-Johnson syndrome, and toxic epidermal necrolysis in Germany (1990–1992): structure and results of a population-based registry. *J Clin Epidemiol.* 1996;49(7):769-773.
19. Silverberg JI, Hsu D, Brieva J. Reply to: Validation of database search strategies for the epidemiological study of pemphigus and pemphigoid: reply from the authors. *Br J Dermatol.* 2016;174(3):697.
20. Roujeau JC, Stern RS. Severe adverse cutaneous reactions to drugs. *N Engl J Med.* 1994;331(19):1272-1285.
21. Roujeau JC, Kelly JP, Naldi L, *et al.* Medication use and the risk of Stevens-Johnson syndrome or toxic epidermal necrolysis. *N Engl J Med.* 1995;333(24):1600-1607.
22. Mockenhaupt M, Viboud C, Dunant A, *et al.* Stevens-Johnson syndrome and toxic epidermal necrolysis: assessment of medication risks with emphasis on recently marketed drugs. The EuroSCAR-study. *J Invest Dermatol.* 2008;128(1):35-44.
23. Schwartz RA, McDonough PH, Lee BW. Toxic epidermal necrolysis: Part I. Introduction, history, classification, clinical features, systemic manifestations, etiology, and immunopathogenesis. *J Am Acad Dermatol.* 2013;69(2):173 e1–e13; quiz 185-186.
24. Sassolas B, Haddad C, Mockenhaupt M, *et al.* ALDEN, an algorithm for assessment of drug causality in Stevens-Johnson Syndrome and toxic epidermal necrolysis: comparison with case-control analysis. *Clin Pharmacol Ther.* 2010;88(1):60-68.
25. Tay YK, Huff JC, Weston WL. Mycoplasma pneumoniae infection is associated with Stevens-Johnson syndrome, not erythema multiforme (von Hebra). *J Am Acad Dermatol.* 1996;35(5 Pt 1):757-760.
26. Leaute-Labreze C, Lamireau T, Chawki D, *et al.* Diagnosis, classification, and management of erythema multiforme and Stevens-Johnson syndrome. *Arch Dis Child.* 2000;83(4):347-352.

27. Ball R, Ball LK, Wise RP, *et al.* Stevens-Johnson syndrome and toxic epidermal necrolysis after vaccination: reports to the vaccine adverse event reporting system. *Pediatr Infect Dis J.* 2001;20(2):219-223.

28. Chopra A, Drage LA, Hanson EM, *et al.* Stevens-Johnson syndrome after immunization with smallpox, anthrax, and tetanus vaccines. *Mayo Clin Proc.* 2004;79(9):1193-1196.

29. Bay A, Akdeniz N, Calka O, *et al.* Primary varicella infection associated with stevens-johnson syndrome in a Turkish child. *J Dermatol.* 2005;32(9):745-750.

30. Revuz J, Penso D, Roujeau JC, *et al.* Toxic epidermal necrolysis. Clinical findings and prognosis factors in 87 patients. *Arch Dermatol.* 1987;123(9):1160-1165.

31. Roujeau JC, Guillaume JC, Fabre JP, *et al.* Toxic epidermal necrolysis (Lyell syndrome). Incidence and drug etiology in France, 1981–1985. *Arch Dermatol.* 1990;126(1):37-42.

32. Ruiz-Maldonado R. Acute disseminated epidermal necrosis types 1, 2, and 3: study of sixty cases. *J Am Acad Dermatol.* 1985;13(4):623-635.

33. Schopf E, Stühmer A, Rzany B, *et al.* Toxic epidermal necrolysis and Stevens-Johnson syndrome. An epidemiologic study from West Germany. *Arch Dermatol.* 1991;127(6):839-842.

34. Sekula P, Dunant A, Mockenhaupt M, *et al.* Comprehensive survival analysis of a cohort of patients with Stevens-Johnson syndrome and toxic epidermal necrolysis. *J Invest Dermatol.* 2013;133(5):1197-1204.

35. Oplatek A, Brown K, Sen S, *et al.* Long-term follow-up of patients treated for toxic epidermal necrolysis. *J Burn Care Res.* 2006;27(1):26-33.

36. Tripathi A, Ditto AM, Grammer LC, *et al.* Corticosteroid therapy in an additional 13 cases of Stevens-Johnson syndrome: a total series of 67 cases. *Allergy Asthma Proc.* 2000;21(2):101-105.

37. Patterson R, Dykewicz MS, Gonzalzles A, *et al.* Erythema multiforme and Stevens-Johnson syndrome. Descriptive and therapeutic controversy. *Chest.* 1990;98(2):331-336.

38. Patterson R, Miller M, Kaplan M, *et al.* Effectiveness of early therapy with corticosteroids in Stevens-Johnson syndrome: experience with 41 cases and a hypothesis regarding pathogenesis. *Ann Allergy.* 1994;73(1):27-34.

39. Power WJ, Ghoraishi M, Merayo-Lloves J, *et al.* Analysis of the acute ophthalmic manifestations of the erythema multiforme/Stevens-Johnson syndrome/toxic epidermal necrolysis disease spectrum. *Ophthalmology.* 1995;102(11):1669-1676.

40. Rzany B, Hering O, Mockenhaupt M, *et al.* Histopathological and epidemiological characteristics of patients with erythema exudativum multiforme major, Stevens-Johnson syndrome and toxic epidermal necrolysis. *Br J Dermatol.* 1996;135(1):6-11.

41. Schwartz RA, McDonough PH, Lee BW. Toxic epidermal necrolysis: Part II. Prognosis, sequelae, diagnosis, differential diagnosis, prevention, and treatment. *J Am Acad Dermatol.* 2013;69(2):187 e1–e16; quiz 203-204.

42. Garcia-Doval I, LeCleach L, Bocquet H, *et al.* Toxic epidermal necrolysis and Stevens-Johnson syndrome: does early withdrawal of causative drugs decrease the risk of death? *Arch Dermatol.* 2000;136(3):323-327.

43. Bastuji-Garin S, Fouchard N, Bertocchi M, *et al.* SCORTEN: a severity-of-illness score for toxic epidermal necrolysis. *J Invest Dermatol.* 2000;115(2):149-153.

44. Trent JT, Kirsner RS, Romanelli P, *et al.* Use of SCORTEN to accurately predict mortality in patients with toxic epidermal necrolysis in the United States. *Arch Dermatol.* 2004;140(7):890-892.

45. Cartotto R, Mayich M, Nickerson D, *et al.* SCORTEN accurately predicts mortality among toxic epidermal necrolysis patients treated in a burn center. *J Burn Care Res.* 2008;29(1):141-146.

46. Araki Y, Sotozono C, Inatomi T, *et al.* Successful treatment of Stevens-Johnson syndrome with steroid pulse therapy at disease onset. *Am J Ophthalmol.* 2009;147(6):1004-1011, 1011 e1.

47. Rasmussen JE. Erythema multiforme in children. Response to treatment with systemic corticosteroids. *Br J Dermatol.* 1976;95(2):181-186.

48. Nethercott JR, Choi BC. Erythema multiforme (Stevens-Johnson syndrome)—chart review of 123 hospitalized patients. *Dermatologica.* 1985;171(6):383-396.

49. Kakourou T, Klontza D, Soteropoulou F, *et al.* Corticosteroid treatment of erythema multiforme major (Stevens-Johnson syndrome) in children. *Eur J Pediatr.* 1997;156(2):90-93.

50. Schneck J, Fagot JP, Sekula P, *et al.* Effects of treatments on the mortality of Stevens-Johnson syndrome and toxic epidermal necrolysis: a retrospective study on patients included in the prospective EuroSCAR Study. *J Am Acad Dermatol.* 2008;58(1):33-40.

51. Kardaun SH, Jonkman MF. Dexamethasone pulse therapy for Stevens-Johnson syndrome/toxic epidermal necrolysis. *Acta Derm Venereol.* 2007;87(2):144-148.

52. Cheriyan S, Rosa RM, Patterson R. Stevens-Johnson syndrome presenting as intravenous line sepsis. *Allergy Proc.* 1995;16(2):85-87.

53. Palmieri TL, Greenhalgh DG, Saffle JR, *et al.* A multicenter review of toxic epidermal necrolysis treated in U.S. burn centers at the end of the twentieth century. *J Burn Care Rehabil.* 2002;23(2):87-96.

54. Mahar PD, Wasiak J, Hii B, *et al.* A systematic review of the management and outcome of toxic epidermal necrolysis treated in burns centres. *Burns.* 2014;40(7):1245-1254.

55. Viard I, Wehrli P, Bullani R, *et al.* Inhibition of toxic epidermal necrolysis by blockade of CD95 with human intravenous immunoglobulin. *Science.* 1998;282(5388):490-493.

56. Prins C, Kerdel FA, Padilla RS, *et al.* Treatment of toxic epidermal necrolysis with high-dose intravenous immunoglobulins: multicenter retrospective analysis of 48 consecutive cases. *Arch Dermatol.* 2003;139(1):26-32.

57. Trent JT, Kirsner RS, Romanelli P, *et al.* Analysis of intravenous immunoglobulin for the treatment of toxic epidermal necrolysis using SCORTEN: the University of Miami Experience. *Arch Dermatol.* 2003;139(1):39-43.

58. Bachot N, Revuz J, Roujeau JC. Intravenous immunoglobulin treatment for Stevens-Johnson syndrome and toxic epidermal necrolysis: a prospective noncomparative study showing no benefit on mortality or progression. *Arch Dermatol.* 2003;139(1):33-36.

59. Huang YC, Li YC, Chen TJ. The efficacy of intravenous immunoglobulin for the treatment of toxic epidermal necrolysis: a systematic review and meta-analysis. *Br J Dermatol.* 2012;167(2):424-432.

60. Firoz BF, Henning JS, Zarzabal LA, *et al.* Toxic epidermal necrolysis: five years of treatment experience from a burn unit. *J Am Acad Dermatol.* 2012;67(4):630-635.

61. Valeyrie-Allanore L, Wolkenstein P, Brochard L, et al. Open trial of ciclosporin treatment for Stevens-Johnson syndrome and toxic epidermal necrolysis. Br J Dermatol. 2010;163(4):847-853.

62. Singh GK, Chatterjee M, Verma R. Cyclosporine in Stevens Johnson syndrome and toxic epidermal necrolysis and retrospective comparison with systemic corticosteroid. Indian J Dermatol Venereol Leprol. 2013;79(5):686-692.

63. Kirchhof MG, Miliszewski MA, Sikora S, et al. Retrospective review of Stevens-Johnson syndrome/toxic epidermal necrolysis treatment comparing intravenous immunoglobulin with cyclosporine. J Am Acad Dermatol. 2014;71(5):941-947.

64. Saeed HN, Chodosh J. Ocular manifestations of Stevens-Johnson syndrome and their management. Curr Opin Ophthalmol. 2016;27(6):522-529.

65. Virant FS, Redding GJ, Novack AH. Multiple pulmonary complications in a patient with Stevens-Johnson syndrome. Clin Pediatr (Phila). 1984;23(7):412-414.

66. Kamada N, Kinoshita K, Togawa Y, et al. Chronic pulmonary complications associated with toxic epidermal necrolysis: report of a severe case with anti-Ro/SS-A and a review of the published work. J Dermatol. 2006;33(9):616-622.

67. Meneux E, Paniel BJ, Pouget F, et al. Vulvovaginal sequelae in toxic epidermal necrolysis. J Reprod Med. 1997;42(3):153-156.

68. Hertl M, Bohlen H, Jugert F, et al. Predominance of epidermal CD8+ T lymphocytes in bullous cutaneous reactions caused by beta-lactam antibiotics. J Invest Dermatol. 1993;101(6):794-799.

69. Nassif A, Bensussan A, Dorothée G, et al. Drug specific cytotoxic T-cells in the skin lesions of a patient with toxic epidermal necrolysis. J Invest Dermatol. 2002;118(4):728-733.

70. Nassif A, Bensussan A, Boumsell L, et al. Toxic epidermal necrolysis: effector cells are drug-specific cytotoxic T cells. J Allergy Clin Immunol. 2004;114(5):1209-1215.

71. Caproni M, Torchia D, Schincaglia E, et al. The CD40/CD40 ligand system is expressed in the cutaneous lesions of erythema multiforme and Stevens-Johnson syndrome/toxic epidermal necrolysis spectrum. Br J Dermatol. 2006;154(2):319-324.

72. Inachi S, Mizutani H, Shimizu M. Epidermal apoptotic cell death in erythema multiforme and Stevens-Johnson syndrome. Contribution of perforin-positive cell infiltration. Arch Dermatol. 1997;133(7):845-849.

73. Cohen JJ, Duke RC, Fadok VA, et al. Apoptosis and programmed cell death in immunity. Annu Rev Immunol. 1992;10:267-293.

74. Paul C, Wolkenstein P, Adle H, et al. Apoptosis as a mechanism of keratinocyte death in toxic epidermal necrolysis. Br J Dermatol. 1996;134(4):710-714.

75. Tohyama M, Shirakata Y, Sayama K, et al. A marked increase in serum soluble Fas ligand in drug-induced hypersensitivity syndrome. Br J Dermatol. 2008;159(4):981-984.

76. Schlapbach C, Zawodniak A, Irla N, et al. NKp46+ cells express granulysin in multiple cutaneous adverse drug reactions. Allergy. 2011;66(11):1469-1476.

77. Tohyama M, Watanabe H, Murakami S, et al. Possible involvement of CD14+ CD16+ monocyte lineage cells in the epidermal damage of Stevens-Johnson syndrome and toxic epidermal necrolysis. Br J Dermatol. 2012;166(2):322-330.

78. Paquet P, Nikkels A, Arrese JE, et al. Macrophages and tumor necrosis factor alpha in toxic epidermal necrolysis. Arch Dermatol. 1994;130(5):605-608.

79. Chung WH, Hung SI, Hong HS, et al. Medical genetics: a marker for Stevens-Johnson syndrome. Nature. 2004;428(6982):486.

80. Somkrua R, Eickman EE, Saokaew S, et al. Association of HLA-B*5801 allele and allopurinol-induced Stevens Johnson syndrome and toxic epidermal necrolysis: a systematic review and meta-analysis. BMC Med Genet. 2011;12:118.

81. Cheung YK, Cheng SH, Chan EJ, et al. HLA-B alleles associated with severe cutaneous reactions to antiepileptic drugs in Han Chinese. Epilepsia. 2013;54(7):1307-1314.

82. Hung SI, Chung WH, Liu ZS, et al. Common risk allele in aromatic antiepileptic-drug induced Stevens-Johnson syndrome and toxic epidermal necrolysis in Han Chinese. Pharmacogenomics. 2010;11(3):349-356.

Alergia a fármacos

PARTE A

Introducción, epidemiología, clasificación de las reacciones adversas, bases inmunoquímicas, factores de riesgo, valoración de la sospecha de alergia a fármacos y consideraciones del tratamiento de los pacientes

ANNE M. DITTO

En la quinta edición de este libro, el tema de la alergia a fármacos se revisó en forma extensa (1). Aunque en la sexta y séptima ediciones se incluyeron repasos razonablemente amplios del tema (2), en la edición actual se hizo un esfuerzo por centrarse más agudamente en la información clínica aplicable. En otros sitios se publicó una revisión incluso más concisa y práctica (3). También se recomiendan otras revisiones de la alergia a fármacos (4). Es más, si bien se hacen recomendaciones específicas acerca de retos farmacológicos y protocolos de desensibilización, es recomendable, de ser posible, que aquellos médicos inexpertos en tales temas consulten a quienes regularmente valoran y tratan pacientes con problemas de hipersensibilidad.

■ EPIDEMIOLOGÍA

Una consecuencia del rápido desarrollo de nuevos fármacos para el diagnóstico y tratamiento de las enfermedades humanas es que ha habido una incidencia creciente de reacciones adversas a estos, que pueden producir morbilidad adicional y, en ocasiones, mortalidad. Su aparición vulnera el básico principio de la práctica médica de primero no dañar (sobre todo, no dañar). En este aspecto es un hecho aleccionador que las reacciones farmacológicas adversas sean causa de las enfermedades más yatrógenas, lo que debería servir a los médicos para recordar no elegir fármacos potentes y, a menudo innecesarios, para tratar enfermedades sin

consecuencias. Muchos pacientes han llegado a esperar tratamientos farmacológicos para los síntomas más triviales. Por otro lado, un médico no debería privar a un paciente del medicamento necesario por temor a una reacción. Por fortuna, la mayoría de las reacciones adversas no es de gravedad, pero suele ser imposible predecirla en el paciente o para el fármaco, de forma individual.

A una *reacción adversa a fármacos* (ADR, por sus siglas en inglés) se le puede definir como una respuesta indeseada y no pretendida que ocurre a dosis apropiadas, administradas para beneficio terapéutico, diagnóstico o profiláctico del paciente. La reacción debería aparecer en un tiempo razonable después de la administración del fármaco. Esta definición excluye el fracaso terapéutico que el paciente pudiese percibir como ADR. Asimismo, a un *fármaco* se le puede definir como cualquier sustancia usada en el diagnóstico, la terapéutica y la profilaxia de las enfermedades.

Aunque se desconoce la incidencia exacta de las ADR, se dispone de algunos cálculos de su magnitud. Las estimaciones comunicadas de la incidencia de ADR que llevan a la hospitalización varían y esto se ve complicado por la inconstancia de las definiciones usadas, los métodos utilizados para colectar y analizar los datos, y algunos estudios donde se mide la prevalencia, en tanto otros se dedican a la incidencia. En un reciente estudio basado en una amplia búsqueda de publicaciones se determinó qué porcentaje de los ingresos hospitalarios era resultado de una ADR (5). Los autores informaron que en los países desarrollados, 6.3% de los ingresos hospitalarios se deben a ADR, en tanto lo hacen 5.5% en los países en desarrollo (5). Un metaanálisis de 33 estudios prospectivos de 1966 a 1996 en Estados Unidos mostró una incidencia de 3.1 a 6.2% de los ingresos hospitalarios que se debía a ADR (6). Otros estudios de diversos países, incluidos Suiza, Australia y Alemania, mostraron que las ADR eran motivo de 2 a 6.1% de los ingresos hospitalarios (7-11). Hasta 15 a 30% de los pacientes hospitalizados por motivos médicos experimentan una ADR (12).

Las reacciones adversas cutáneas graves a los fármacos (SCAR, por sus siglas en inglés), que incluyen al síndrome de Stevens-Johnson (SJS, por sus siglas en inglés), la necrólisis epidérmica tóxica (TEN, por sus siglas en inglés) y el síndrome de hipersensibilidad inducido por fármacos (DIHS, por sus siglas en inglés)/la reacción farmacológica con eosinofilia y síntomas sistémicos (DRESS, por sus siglas en inglés), se presentan en casi 2% de los pacientes hospitalizados (13). La incidencia de SJS/TEN varía de dos a siete casos/millón/año (14) y el riesgo de muerte lo hace de 5 a 10% en el SJS, hasta 50% en la TEN (15). Las muertes atribuidas a fármacos se presentan en 0.01% de los pacientes quirúrgicos y 0.14 a 0.17% de los hospitalizados por motivos médicos (7, 10). La mayoría de tales muertes ocurrió en pacientes con un proceso de enfermedad terminal (16); en un estudio de ADR e ingresos hospitalarios de Australia, aquellos por ADR aumentaron con la edad (10). La mayoría de las muertes fue causada por un pequeño número de fármacos que se sabe, por su naturaleza, que son bastante tóxicos: anticoagulantes, opioides e inmunosupresores (13).

La información acerca de ADR en los pacientes externos es escasa en comparación, porque la mayoría no se comunica a las compañías farmacéuticas y los registros nacionales apropiados en Estados Unidos. Tales encuestas se complican por el problema de diferenciar entre signos y síntomas atribuibles a la enfermedad natural y los relacionados con su tratamiento. Las ADR pueden simular virtualmente toda enfermedad, incluyendo la que se está tratando. El reto de vigilar las ADR se complica más por la prescripción de fármacos múltiples y el uso frecuente de los de venta libre. A pesar de estas limitaciones, tal vigilancia permitió identificar el exantema cutáneo inducido por fármacos que a menudo sigue al tratamiento con ampicilina.

Aunque la mayor parte de la información de seguridad farmacológica se obtiene de estudios clínicos antes de la aprobación de un fármaco, los estudios de premercadeo son de alcances estrechos y, por lo tanto, no pueden descubrir ADR en todas las poblaciones de pacientes. Los efectos adversos que ocurren con el transcurso del tiempo, o que son menos frecuentes de 1 en 1 000, como la hipersensibilidad a fármacos, no se detectarán hasta que se usen en grandes números de pacientes después de su aprobación (17).

Por lo tanto, es indispensable la vigilancia posmercadeo para el descubrimiento de efectos adversos inesperados de los fármacos. Sin embargo, se calcula que solo 1% de las ADR se comunica voluntariamente a las compañías farmacéuticas y la US Food and Drug Administration (FDA) (18). En un intento por asegurar la colección oportuna de ADR, la FDA presentó un programa de informe de productos médicos simplificado en 1993, el MedWatch (19). Aunque la FDA tenía un sistema de informe de ADR antes de MedWatch, era peligroso usarlo y, de manera comprensible, desalentó la participación de los profesionales sanitarios. Con el uso de MedWatch, el individuo que informa no tiene que probar de manera absoluta una asociación entre el fármaco y la reacción adversa. Cuando comunicada, la información se vuelve parte de una gran base de datos y se puede investigar de manera adicional. Además, se dispone de un formato simple de autoabordaje de una página y se puede enviar por correo, fax o electrónicamente (http://www.fda.gov/medwatch). El sitio de internet también tiene una lista electrónica donde se pueden firmar y recibir informes de seguridad directamente por correo electrónico. En la tabla 17A-1 se resume cómo informar de ADR a MedWatch. El informe voluntario llevó a la visualización de que las arritmias ventriculares, como la taquicardia en entorchado, pueden presentarse cuando se administra terfenadina junto con eritromicina o ketoconazol (20).

La *mayoría de las ADR no tiene una base alérgica*. A continuación, una descripción que se centra en aquellas reacciones que son, o posiblemente pudiesen ser, mediadas por mecanismos inmunes.

Las reacciones alérgicas farmacológicas contribuyen con 6 a 10% de las ADR detectadas; se ha sugerido que

---

TABLA 17A-1 INFORME DE LAS REACCIONES ADVERSAS A MEDWATCH

Por correo electrónico
- Use el formato 3 500 de MedWatch con porte pagado

Por teléfono
- Llamar al 1-800-FDA-1088 para hacer la notificación por teléfono, recibir copias del formato 3 500 o una de la *FDA Desk Guide for Adverse Event and Product Problem Reporting*
- Marcar 1-800-FDA-0178 para un informe por fax
- Marcar 1-800-FDA-7967 para un suceso adverso vacunal Vaccine Adverse Event Reporting System (VAERS) para un formato para vacunas

Por internet
- http://www.fda.gov/medwatch

FDA, Food and Drug Administration.

el riesgo de reacción alérgica es de casi 1 a 3% para la mayoría de los fármacos; se calcula que casi 5% de los adultos puede ser alérgico a uno o más fármacos. Sin embargo, hasta 15% cree que se les ha etiquetado incorrectamente, o que lo han hecho ellos mismos, como alérgicos a uno o más fármacos y, por lo tanto, pueden negarse al tratamiento con un medicamento esencial. En ocasiones quizá sea imperativo establecer la presencia o ausencia de alergia a un fármaco, cuando su uso es necesario y no hay alternativas seguras. Si bien muchos pacientes con el antecedente de una reacción a un fármaco pudiesen con seguridad recibirlo de nuevo, el resultado pudiese ser grave si el paciente es realmente alérgico. Por lo tanto, se debe valorar con cuidado una sospecha de hipersensibilidad a un fármaco.

■ CLASIFICACIÓN DE LAS REACCIONES ADVERSAS A FÁRMACOS

Antes de proceder con un análisis detallado de la hipersensibilidad a los fármacos, es apropiado pretender ponerlo en perspectiva con otras ADR. Los médicos deberían analizar cuidadosamente las ADR para determinar su naturaleza, porque ello influirá en su uso futuro. Por ejemplo, un efecto secundario inducido por un fármaco puede corregirse simplemente al disminuir la dosis. Por otro lado, una reacción alérgica a un fármaco puede significar que no se puede usar, o que pudiese requerir consideraciones especiales antes de su administración futura.

Las ADR pueden dividirse en dos grupos principales (a) *reacciones adversas predecibles,* también llamadas de tipo A, que son (i) a menudo dependientes de la dosis, (ii) relacionadas con acciones farmacológicas conocidas del preparado, (iii) ocurren en un paciente normal desde otros puntos de vista y (iv) contribuyen con al menos 80% de los efectos farmacológicos adversos, y (b) *reacciones adversas impredecibles*, también llamadas de tipo B, que son (i), por lo general, independientes de la dosis, (ii) y no relacionados con las acciones farmacológicas del preparado y (iii) a menudo sí con la capacidad de respuesta inmune del individuo o, en ocasiones, con diferencias genéticas en los pacientes susceptibles.

No se incluyen en esta clasificación aquellas reacciones no relacionadas con el fármaco, sino que son atribuibles a sucesos vinculados con su administración y durante esta. Tales sucesos a menudo se atribuyen erróneamente al fármaco y se niega de manera inapropiada al paciente ese agente en el futuro. En particular, después de la administración parenteral de un fármaco, pueden aparecer *reacciones psicofisiológicas* en forma de histeria, hiperventilación o respuesta vasovagal. Algunas de estas reacciones quizá sean manifestaciones de afecciones psiquiátricas subyacentes (21). Incluso se han visualizado síntomas anafilactoides en pacientes que recibieron un placebo

(22). Otro grupo de signos y síntomas se considera una *reacción coincidental*, resultado de la enfermedad en tratamiento, y que se puede atribuir de manera incorrecta al fármaco, por ejemplo, la aparición de exantemas virales o incluso la urticaria durante el tratamiento con un antibiótico. Si bien puede ser difícil caracterizar una reacción farmacológica particular, en la tabla 17A-2 se incluye una clasificación útil, seguida por una descripción breve de cada una.

Sobredosis: toxicidad

Los efectos tóxicos de un fármaco tienen relación directa con su concentración sistémica o local en el cuerpo. Tales efectos suelen ser predecibles con base en la experimentación en animales y es de esperar que en cualquier paciente en quien se rebasó la concentración umbral. Cada fármaco tiende a presentar sus propios efectos tóxicos característicos. La sobredosis puede ser resultado de un exceso, tomado en forma accidental o deliberada. Además, puede deberse a la acumulación, como resultado de alguna anomalía del paciente, que interfiere con su metabolismo y excreción normales. La toxicidad de la morfina aumenta en presencia de hepatopatía (incapacidad para eliminar la toxicidad del fármaco) o mixedema (depresión de la tasa metabólica). La toxicidad del cloranfenicol en los lactantes es producto de la inmadurez del sistema de conjugación de glucurónidos, que permite que se acumule en una concentración tóxica. En presencia de insuficiencia renal, los fármacos, normalmente excretados por esta vía, como los aminoglucósidos, se pueden acumular y producir reacciones tóxicas.

TABLA 17A-2 CLASIFICACIÓN DE LAS REACCIONES ADVERSAS A FÁRMACOS

REACCIONES ADVERSAS PREDECIBLES QUE OCURREN EN LOS SUJETOS NORMALES (DE TIPO A)

Sobredosis: toxicidad

Efectos colaterales
- De expresión inmediata
- De expresión diferida

Efectos secundarios o indirectos
- Relacionados con el fármaco
- Vinculados con la enfermedad

Interacciones farmacológicas

REACCIONES ADVERSAS IMPREDECIBLES QUE OCURREN EN LOS PACIENTES SUSCEPTIBLES (DE TIPO B)

Intolerancia

De idiosincrasia

Alérgica (de hipersensibilidad)

Seudoalérgica

Efectos colaterales

Los efectos colaterales son las ADR más frecuentes, terapéuticamente indeseables, pero a menudo inevitables, que ocurren a las dosis usuales prescritas del fármaco. Con frecuencia tienen acciones farmacológicas varias y solo una pudiese corresponder al efecto terapéutico deseado. Las otras se pueden considerar efectos colaterales. Los antihistamínicos de primera generación, por lo general, causan efectos adversos en el sistema nervioso central, como la sedación. Los colaterales anticolinérgicos incluyen boca seca, visión borrosa y retención urinaria.

Otros efectos colaterales pueden ser de expresión diferida e incluyen teratogenicidad y carcinogenicidad. El metotrexato, que se ha usado en algunos pacientes con asma dependiente de esteroides, es teratógeno y no debería usarse durante el embarazo. Los inmunosupresores pueden alterar la inmunidad del hospedero y predisponer al paciente a un cáncer (23).

Efectos secundarios o indirectos

Los efectos secundarios son indirectos, pero no inevitables, consecuencia de la acción farmacológica principal. Estos se pueden interpretar como la aparición de otra enfermedad que ocurre de manera natural, más bien que vincularse con la administración del fármaco. Algunos parecen deberse al fármaco, lo que crea una alteración ecológica y permite la proliferación de microorganismos. En presencia de exposición a antimicrobianos (notoriamente ampicilina, clindamicina o cefalosporina), *Clostridium difficile* puede proliferar en el tubo digestivo, en un ambiente donde hay menor competencia bacteriana. Las toxinas que produce este microorganismo causan la colitis seudomembranosa (24).

Los antimicrobianos se pueden vincular con otro grupo de reacciones que tal vez simulen la hipersensibilidad, pero parecen relacionadas con la enfermedad. El fenómeno de *Jarisch-Herxheimer* implica la aparición de fiebre, calosfríos, cefalea, exantema, edema, linfadenopatía y, a menudo, una exacerbación de las lesiones cutáneas previas. En este sentido, se cree que la reacción es resultado de la secreción de antígenos o endotoxinas microbianos, o ambos (25), lo que por lo general sigue al tratamiento de la sífilis y la leptospirosis con penicilina, pero que también se ha notado durante el tratamiento de infecciones parasitarias y micóticas. Con el tratamiento continuo, la reacción desaparece, lo que confirma que no se trata de una respuesta alérgica. Por desgracia, el tratamiento a menudo se discontinúa y se culpa al fármaco de la reacción. Otro ejemplo pudiese incluir la elevada incidencia de exantemas en los pacientes con infección por virus de Epstein-Barr tratada con ampicilina.

Interacciones farmacológicas

En general, las interacciones se consideran una modificación del efecto de un fármaco por la administración previa o concomitante de otro. Por fortuna, las interacciones farmacológicas de consecuencias clínicas mayores son relativamente raras (26). También es importante recordar que no todas las interacciones farmacológicas son lesivas y que algunas se pueden utilizar para el beneficio clínico.

Un aumento en el número de fármacos que se toman de manera simultánea aumenta la probabilidad de una interacción farmacológica adversa. Cuando se informa de una interacción, el paciente está tomando en promedio entre cuatro y ocho fármacos. Por lo tanto, los pacientes de edad avanzada constituyen el mayor grupo de riesgo, porque a menudo reciben una polifarmacia. El peligro de una interacción también aumenta cuando varios médicos tratan a un paciente, cada uno por una afección diferente. La responsabilidad del médico es determinar qué otros medicamentos toma el paciente, incluso aquellos de venta libre.

Varios fármacos de prescripción amplia usados para tratar la rinitis y el asma alérgicas interactuaron de forma significativa con otros. Los antihistamínicos de segunda generación, terfenadina y astemizol, que son fragmentados por enzimas oxidasas de función mixta del citocromo P-450 y, en combinación con fármacos que inhiben dicho sistema, como los antimicóticos imidazólicos, ketoconazol e itraconazol, o los macrólidos, eritromicina y claritromicina, dieron como resultado concentraciones mayores de antihistamínicos, lo que causó el potencial de prolongación del intervalo QT, y a veces la producción de taquicardia en entorchado u otras arritmias cardiacas graves (19). Estos antihistamínicos ya no están disponibles en Estados Unidos. Si bien la concentración plasmática de la loratadina aumentó con la administración concomitante de ketoconazol, esto no causó prolongación del intervalo QT ni el riesgo de taquicardia en entorchado (27).

En línea se dispone de varios programas de interacción farmacológica, incluyendo los organizados por WebMD y Medscape, con precisión variable, que puede mejorar con el uso de más de uno. Muchos expedientes médicos electrónicos (EMR, por sus siglas en inglés) muestran alertas no sólo para alergias, sino también cuando se toman medicamentos con posibles interacciones. Sin embargo, esto se limita a los medicamentos prescritos o registrados en el EMR. Una revisión excelente de las interacciones adversas de fármacos se puede encontrar en una publicación de Hansten y Horn en hojas sueltas (28).

Intolerancia

La intolerancia es un efecto característico de un fármaco que aumenta en cantidad y a menudo se produce por una pequeña dosis inusual. La mayoría de los pacientes presenta acúfenos después de ingerir grandes dosis de salicilatos y quinina, pero pocos los experimentan después de una dosis promedio aislada o una menor que la usual. Este efecto indeseado puede estar determinado genéticamente y parece ser función de quien recibe el fármaco, o pudiese presentarse en individuos ubicados en los extremos de las curvas de dosis-respuesta, respecto de los efectos farmacológicos.

En contraste con la intolerancia, que implica un efecto farmacológico en proporción mayor que se presenta en los individuos susceptibles, las *reacciones idiosincráticas y alérgicas* son en su mayoría aberrantes e inexplicables en términos de la farmacología normal, cuando se usaron las dosis terapéuticas usuales.

Reacciones de idiosincrasia

El término *idiosincrasia* es usado para describir una respuesta cualitativa anormal e inesperada a un fármaco, que difiere de sus acciones farmacológicas y, por lo tanto, parece de hipersensibilidad. Sin embargo, esta reacción no involucra un mecanismo alérgico comprobado o siquiera de sospecha.

Un ejemplo familiar de una reacción idiosincrática es el de la anemia hemolítica que ocurre, por lo general, en poblaciones africanas y mediterráneas y en 10 a 13% de los varones afroestadounidenses (ligada al sexo) expuestos a fármacos oxidantes o sus metabolitos. Casi 25% de las mujeres afroestadounidenses corresponde a portadoras y un quinto de ellas presenta una expresión suficientemente grave de la deficiencia para tener importancia clínica. Una forma más grave de la deficiencia ocurre en estadounidenses blancos, sobre todo los de origen mediterráneo. Los eritrocitos de tales individuos carecen de la enzima deshidrogenasa de glucosa 6 fosfato (G6PD, por sus siglas en inglés), indispensable para el metabolismo aerobio de la glucosa y, en consecuencia, de la integridad celular (29). Aunque las visualizaciones originales de este fenómeno se presentaron en individuos susceptibles que recibían primaquina, se conocen más de 50 fármacos que inducen hemólisis en los pacientes con deficiencia de G6PD. En clínica, las tres clases de fármacos de máxima importancia en términos de su potencial hemolítico son las sulfonamidas, los nitrofuranos y los análogos hidrosolubles de la vitamina K. Si se sospecha deficiencia de G6PD, el simple cribado depende de la oxidación de la hemoglobina, la reducción de un colorante o la generación de fluorescencia, como pruebas de respaldo. El estudio de la deficiencia genética de G6PD y otros defectos génicos que llevan a una ADR se denomina *farmacogenética* (30).

Reacciones alérgicas

Las reacciones alérgicas a los fármacos ocurren solo en un pequeño número de individuos, son impredecibles y cuantitativamente anormales, y no tienen relación con la acción farmacológica. A diferencia de la idiosincrasia, las reacciones alérgicas a los fármacos son resultado de una respuesta inmunológica después de la exposición al mismo o a una sustancia relacionada por inmunoquímica, que da como resultado la formación de anticuerpos específicos, sensibiliza a los linfocitos T, o ambas cosas. De manera ideal, la denominación *alergia* o *hipersensibilidad a un fármaco* debe restringirse a aquellas comprobadas o, más a menudo, supuestas como resultado de un mecanismo inmune.

El establecimiento de un mecanismo de alergia debe basarse en la demostración de anticuerpos específicos, linfocitos sensibilizados, o ambos, lo que a menudo no es posible por las muchas reacciones atribuidas a la alergia farmacológica. El diagnóstico suele basarse en las observaciones clínicas y, en casos seleccionados, en la reexposición al fármaco de que se sospecha bajo circunstancias reguladas. Incluso en ausencia de pruebas inmunológicas directas, a menudo se sospecha de una reacción farmacológica alérgica cuando están presentes ciertos criterios clínicos y de laboratorio, como se sugiere en la tabla 17A-3. Claro que ninguno es confiable en absoluto (31).

Las reacciones inmediatas, que se presentan en minutos, suelen incluir manifestaciones de anafilaxia. Las reacciones aceleradas, que ocurren después de 1 h a 3 días, con frecuencia se manifiestan por urticaria y angioedema, y, en ocasiones, otros exantemas, en especial aquellos acompañados de fiebre. Las reacciones diferidas o tardías no aparecen hasta pasados 3 días o más del inicio del tratamiento farmacológico y suelen incluir un grupo diverso de exantemas, fiebre por fármacos y reacciones similares a la enfermedad del suero, y, menos a menudo, reacciones hematológicas, pulmonares, hepáticas y renales, de vasculitis, y una afección que simula al lupus eritematoso.

Puesto que los criterios clínicos a menudo son inadecuados, son de desear las pruebas inmunológicas específicas. Hasta que esto se logre, la relación puede cuando mucho considerarse solo presuncional. Con pocas excepciones, no se dispone de pruebas seguras y confiables *in vivo*, o predecibles, simples y rápidas *in vitro*, para el diagnóstico absoluto de la alergia farmacológica. La prueba más concluyente es la de readministración cauta del fármaco de sospecha, pero, por lo general, no se justifica el riesgo.

Reacciones seudoalérgicas

Por *seudoalergia* se hace referencia a una reacción generalizada inmediata que implica la secreción de

---

TABLA 17A-3 CRITERIOS CLÍNICOS DE LAS REACCIONES ALÉRGICAS A LOS FÁRMACOS

1. Ocurren reacciones alérgicas en solo un pequeño porcentaje de pacientes que recibe el fármaco y no se pueden predecir a partir de estudios en animales.
2. Las manifestaciones clínicas visualizadas no se parecen a las acciones farmacológicas conocidas.
3. En ausencia de exposición previa al fármaco, rara vez ocurren síntomas alérgicos antes de 1 sem de tratamiento continuo. Después de la sensibilización, incluso por años, la reacción se puede desarrollar rápidamente ante la reexposición. Como regla, los fármacos usados con impunidad durante varios meses o más, rara vez son el motivo principal. Esta relación temporal a menudo es la información más vital para determinar cuál de muchos fármacos tomados requiere considerarse con máxima seriedad como la causa de una reacción de hipersensibilidad farmacológica de que se sospecha.
4. La reacción puede simular otras reacciones alérgicas establecidas, como anafilaxia, urticaria, asma, y las de tipo enfermedad del suero. Sin embargo, una variedad de exantemas cutáneos (en particular), la fiebre, los infiltrados pulmonares con eosinofilia, la hepatitis, la AIN y el síndrome lúpico, se han atribuido a la hipersensibilidad a los fármacos.
5. La reacción puede repetirse con dosis pequeñas del fármaco de que se sospecha, u otros que poseen estructuras químicas similares, o presentan reacción cruzada.
6. La eosinofilia puede ser sugerente, cuando presente.
7. Rara vez se identifican anticuerpos específicos del fármaco o linfocitos T que reaccionen contra el de sospecha o un metabolito importante.
8. Como con las ADR, en general, la reacción suele desaparecer en varios días, una vez discontinuado el fármaco.

ADR, reacción farmacológica adversa; AIN, nefritis intersticial aguda.

mediadores por las células cebadas, mediante un mecanismo independiente de la inmunoglobulina E (IgE). Aunque las manifestaciones clínicas a menudo simulan sucesos mediados por IgE (anafilaxia), el inicial no involucra una interacción entre el fármaco o sus metabolitos y anticuerpos IgE específicos. En fecha reciente se identificó un receptor que se encarga de muchas reacciones seudoalérgicas: el X2 acoplado a la proteína G relacionado con MAS (MRGPRX2, por sus siglas en inglés) (32). Una diferencia es que estas reacciones se pueden presentar en pacientes sin exposición previa a tales sustancias.

Los péptidos catiónicos como la ciprofloxacina, el icatibant y la D-tubocurarina se unen a MRGPRX2, y causan la secreción de mediadores por las células cebadas, con urticaria, angioedema o incluso un cuadro clínico semejante a la anafilaxia resultante. Asimismo, se sabe que las defensinas humanas β y los neuropéptidos, como la sustancia P, activan a las células cebadas a través del MRGPRX2. En general, se pueden prevenir las reacciones seudoalérgicas por el tratamiento previo con corticoesteroides y antihistamínicos, según se señala para los medios de contraste radiográficos (RCM) (33). Las reacciones alérgicas mediadas por IgE, sin embargo, no.

Resumen

La clasificación de las ADR aquí presentada debe considerarse tentativa. En ocasiones es imposible ubicar una reacción particular a un fármaco bajo uno de estos encabezados. Sin embargo, debe desalentarse la práctica común de etiquetar a cualquier ADR como "alérgica".

■ BASES INMUNOQUÍMICAS DE LA ALERGIA FARMACOLÓGICA

Fármacos como inmunógenos

El potencial alergénico de los fármacos depende en gran parte de sus propiedades químicas. Los aumentos en el tamaño y la complejidad de las moléculas tienen relación con una mayor capacidad de despertar una respuesta inmunológica. Por ello, los fármacos de elevado peso molecular, como los antisueros heterólogos y las proteínas recombinantes (p. ej., infliximab y etanercept), estreptocinasa, L-asparaginasa e insulina, son antígenos completos que pueden inducir respuestas inmunológicas y despertar reacciones de hipersensibilidad. La inmunogenicidad es débil o nula cuando las sustancias tienen un peso molecular menor de 4 000 Da (34).

La mayoría de los fármacos corresponde a sustancias químicas orgánicas simples de bajo peso molecular, por lo general menores de 1 000 Da, que para que se tornen inmunogénicas deben unirse a un portador macromolecular, a menudo por enlaces covalentes, para el procesamiento eficaz del fármaco o su metabolito. La sustancia química simple (hapteno), no inmunogénica por sí misma, se torna inmunogénica en presencia de la macromolécula portadora y, entonces, dicta la especificidad de la respuesta.

Los antibióticos β lactámicos son muy reactivos con las proteínas y pueden constituirse de manera directa en haptenos para con las macromoléculas acarreadoras. Sin embargo, la mayoría de los fármacos no es suficientemente reactivo para formar un complejo inmunogénico estable. Sin embargo, es posible que los haptenos derivados de la mayoría de los fármacos sean *metabolitos reactivos* del compuesto original, que entonces se unen a las macromoléculas portadoras para tornarse inmunogénicos. Este requerimiento de procesamiento metabólico puede ayudar a explicar la baja incidencia de la alergia a los fármacos, la predisposición de ciertos de ellos a causar sensibilización porque son susceptibles de la formación de metabolitos muy reactivos, y la incapacidad de las pruebas cutáneas y otras de tipo inmune con el fármaco no alterado, para predecir o identificar la reacción como de naturaleza alérgica.

Otro modelo que describe la inmunogenicidad de los compuestos de bajo peso molecular es el interactivo farmacológico (p-i, por sus siglas en inglés), en el que fármacos no reactivos forman enlaces no covalentes con receptores del complejo principal de histocompatibilidad (MHC, por sus siglas en inglés) y estimulan directamente a los linfocitos T (35, 36). Un tercer modelo propuesto por Matzinger es el de daño, que establece que una célula presentadora de antígeno se activa cuando recibe "señales de peligro" desde otras células dañadas o bajo estrés, y forman entonces las moléculas coestimuladoras y citocinas necesarias que propagan y determinan la respuesta inmunogénica (37, 38). Otros mecanismos propuestos incluyen "el repertorio de peptídico alterado", en el que el fármaco se une a un repertorio peptídico propio y altera su conformación, que entonces se presenta al antígeno leucocitario humano (HLA, por sus siglas en inglés) y al receptor de linfocitos T (TCR, por sus siglas en inglés), y despierta su respuesta específica del fármaco. El modelo de "repertorio de TCR alterado" es uno en el cual el fármaco se une a este, altera su conformación y permite que se una al complejo peptídico de HLA propio y despierte una respuesta inmunológica. Otro mecanismo propuesto es el que se refiere de forma específica para SJS/TEN, donde la granulisina tiene participación significativa con citotoxicidad y daño, así como la posible de los retinoides, que se cree se liberan del hígado durante la lesión inicial por el fármaco, con un tipo de hipervitaminosis A resultante.

La alergia a la penicilina ha recibido la máxima atención como modelo de formación de haptenos de fármacos (39). Por desgracia, no se han identificado haptenos de fármacos importantes para la mayoría de las reacciones alérgicas a estos. Los estudios de IgE e IgG humanas contra las sulfonamidas establecieron que la determinante sulfonamidoil N^4 es la principal de tipo hapténico de las sulfonamidas (40).

Asimismo, debe señalarse que un antígeno debe contar con múltiples sitios de combinación (ser multivalente) para despertar reacciones de hipersensibilidad. Este requerimiento permite el puenteo de moléculas de anticuerpos IgE e IgG o los receptores de antígenos sobre los linfocitos. En este sentido, se requiere la combinación del fármaco libre o su metabolito (hapteno) con un acarreador macromolecular para formar un conjugado hapteno multivalente-acarreador, iniciar una respuesta autoinmune y despertar una reacción de hipersensibilidad. El ligando univalente (fármaco libre o su metabolito), en gran exceso, puede inhibir la respuesta, por competencia con los conjugados multivalentes para los mismos receptores. Por lo tanto, la concentración relativa de cada uno determinará la frecuencia, gravedad y velocidad de las reacciones farmacológicas alérgicas. Además, el retiro de los haptenos de las moléculas de transporte por las enzimas plasmáticas (deshaptenación) influirá en la probabilidad de tales reacciones (41). Finalmente, algunos fármacos de bajo peso molecular, como los derivados amonio cuaternario de los relajantes musculares y los aminoglucósidos, presentan suficiente distancia entre las determinantes para actuar como antígenos bivalentes, sin requerir su conjugación con un acarreador (42).

Respuesta inmunológica a los fármacos

Los fármacos a menudo inducen una respuesta inmunológica, pero solo un pequeño número de pacientes en realidad experimenta reacciones de hipersensibilidad clínica. Por ejemplo, la mayoría de los pacientes expuestos a penicilina e insulina desarrollan anticuerpos demostrables; sin embargo, en casi todos los casos estos no dan como resultado reacciones alérgicas o disminución de la eficacia del fármaco.

Mecanismos de la inmunopatología inducida por los fármacos

Una respuesta inmunológica a cualquier antígeno puede ser muy diversa y las reacciones correspondientes, bastante complejas. Los fármacos no son la excepción y se han vinculado con todas las reacciones inmunológicas propuestas por Coombs y Gell (43), y modificadas después por Janeway (44) y Kay (45); es posible que más de un mecanismo pueda contribuir a una reacción particular, pero a menudo predomina una. La tabla 17A-4 corresponde a un intento por proveer un repaso de la inmunopatología de las reacciones alérgicas a los fármacos, con base en la clasificación original de Coombs y Gell.

La penicilina sola se ha vinculado con muchas de estas reacciones. La anafilaxia y la urticaria después de su administración son ejemplos de reacciones de tipo I. La anemia hemolítica vinculada con un tratamiento de penicilina a dosis alta es una reacción de tipo II. Una reacción similar a la enfermedad del suero, ahora con máxima frecuencia vinculada con el tratamiento con penicilina, es una de tipo III. Finalmente, la dermatitis por contacto que ocurría cuando se usaba penicilina tópica es ejemplo de una reacción de tipo IV.

■ FACTORES DE RIESGO DE ALERGIA A LOS FÁRMACOS

Varios factores que pueden influir en la inducción de respuestas inmunológicas específicas a los fármacos y la activación de reacciones clínicas en su contra se han identificado (46, 47) (tabla 17A-5).

TABLA 17A-4 INMUNOPATOLOGÍA DE LAS REACCIONES ALÉRGICAS A LOS FÁRMACOS

CLASIFICACIÓN	REACCIONES INMUNOLÓGICAS	CUADRO CLÍNICO
Tipo I	IGR mediada por células cebadas • IgE dependiente (anafiláctica) • IgE independiente (seudoalérgica o anafilactoide)	Anafilaxia, urticaria, angioe-dema, asma, rinitis
Tipo IIa	Citotóxicas mediadas por anticuerpos IgG e IgM A menudo participa el complemento	Leucocitopenias inmunes Alguna inflamación de órganos
Tipo III	Mediadas por complejos inmunes Con participación del complemento	Enfermedad del suero, vasculitis
Tipo IVa$_1$	Mediadas por linfocitos T (CD4 y T$_H$1), citocinas de tipo 1 (incluyen el modelo de haptenos, el de p-i, de alteración de TCR o del repertorio peptídico)	Dermatitis por contacto Algunos exantemas

IgE, inmunoglobulina E; IgM, inmunoglobulina M; IGR, reacciones generalizadas inmediatas; p-i, modelo farmacológico interactivo; TCR, receptor de linfocitos T.

Adaptada de Kay AB. Concepts of allergy and hypersensitivity. En: Kay AB, ed. *Allergy and Allergic Diseases*. Oxford, UK: Blackwell Science, 1997:23.

Factores relacionados con los fármacos y el tratamiento

Naturaleza del fármaco

Los fármacos macromoleculares, como los antisueros heterólogos y la insulina, son antígenos complejos y presentan potencial de sensibilización de un paciente. Como se señaló, la mayoría de los fármacos presenta pesos moleculares menores de 1 000 Da y no son inmunogénicos en sí. La inmunogenicidad es determinada por el potencial del fármaco o, más a menudo, por uno de sus metabolitos, para formar conjugados con proteínas acarreadoras.

Los antibióticos β lactámicos, el ácido acetilsalicílico y los fármacos antiinflamatorios no esteroideos (AINE), así como las sulfonamidas, contribuyen con 80% de las reacciones alérgicas o seudoalérgicas.

Exposición al fármaco

En general, se considera a la aplicación cutánea de un fármaco, asociada con el máximo riesgo de sensibilizar a los pacientes (47). De hecho, ya no se usan de forma tópica penicilina, sulfonamidas y antihistamínicos por dicho potencial. El efecto adyuvante de algunos preparados intramusculares puede aumentar el riesgo de sensibilización; por ejemplo, la incidencia de reacciones a la penicilina benzatínica es más alta que la de otros preparados del antibiótico. La vía intravenosa (IV) puede ser la de menor probabilidad de sensibilizar a los pacientes.

Una vez que se sensibiliza a un paciente, la diferencia en las velocidades de reacción entre la administración oral y parenteral de un fármaco posiblemente tenga relación con la correspondiente de esta. La anafilaxia es menos frecuente después de la administración oral de un fármaco, si bien han ocurrido reacciones graves. Respecto de otras reacciones farmacológicas alérgicas, las pruebas que respaldan su administración oral son menos claras.

La dosis y duración del tratamiento parecen afectar el desarrollo de una respuesta inmunológica específica del fármaco. En el lupus eritematoso inducido por fármacos (DIL, por sus siglas en inglés), la dosis y duración del tratamiento con hidralacina son factores importantes. Después de administrar concentraciones altas y sostenidas del fármaco como terapéutica ocurre anemia hemolítica inducida por penicilina.

Por otro lado, existen pruebas actuales de que la frecuencia de la administración de fármacos modifica la probabilidad de sensibilización (48). Así, es más probable que los ciclos frecuentes de tratamiento despierten una reacción alérgica, que uno interrumpido. Mientras más prolongados los intervalos entre los tratamientos, menor probabilidad de que haya una reacción alérgica.

Factores relacionados con el paciente

Edad y sexo

En este aspecto, hay una impresión general de que los niños tienen menos probabilidad que los adultos de sensibilizarse a los fármacos. Sin embargo, ocurren reacciones farmacológicas alérgicas graves en los pequeños. Entonces, puede surgir alguna confusión porque el exantema relacionado con una enfermedad viral en los niños se puede atribuir de manera incorrecta a la administración de un antibiótico como tratamiento; se informa que las mujeres presentan una mayor incidencia de ADR que los hombres (49, 50).

Factores genéticos

Reacciones alérgicas a los fármacos ocurren solo en un porcentaje pequeño de los individuos tratados con alguno en particular. En este caso, es posible que muchos

TABLA 17A-5 FACTORES DE RIESGO DE ALERGIA A LOS FÁRMACOS

FACTORES RELACIONADOS CON LOS FÁRMACOS Y EL TRATAMIENTO

Naturaleza del fármaco
  Reactividad inmunológica
  Reactividad no inmunológica

Exposición al fármaco
  Vía de administración
  Dosis, duración y frecuencia del tratamiento

FACTORES RELACIONADOS CON EL PACIENTE

Edad y sexo

Factores genéticos
  Participación de la atopia
  Estado de acetilación
  Tipo de antígeno leucocitario humano/
    polimorfismo de un solo nucleótido
  Alergia familiar a fármacos

Reacciones farmacológicas previas
  Persistencia de la respuesta inmunológica al
    fármaco
  Sensibilización cruzada
  Síndrome de alergia a fármacos múltiples

Enfermedad médica concomitante

Asma
Fibrosis quística
  Nefropatía crónica
  Enfermedad cardiovascular
Infección viral de Epstein-Barr
Pacientes infectados por el virus de la
  inmunodeficiencia humana
  Infección por el virus del herpes 6
  humano (VHH6)
  Infección por virus Coxsackie A6

Tratamiento médico concomitante

Agentes bloqueadores del receptor adrenérgico β

Esta no es una lista exhaustiva. Por ejemplo, con el uso creciente de los productos biológicos se reconocen ADR cada vez más a menudo, algunas con patrones específicos y de pretratamiento/tratamiento, que permiten la continuación del fármaco. Para los productos biológicos, por favor refiérase a la sección 17.C.

factores, tanto genéticos como ambientales, participen en la determinación de qué individuos en una población aleatoria grande desarrollarán una reacción alérgica a un fármaco determinado.

Los pacientes con antecedente de rinitis alérgica, asma o dermatitis atópica (*constitución atópica*) no tienen mayor riesgo de sensibilización a los fármacos, en comparación con la población general (47). No obstante, parece que los pacientes atópicos presentan una mayor probabilidad de desarrollar reacciones seudoalérgicas, en especial a RCM (51).

La tasa de metabolismo de un fármaco puede influir en la prevalencia de la sensibilización. Los individuos que genéticamente son *acetiladores lentos*, tienen más probabilidad de desarrollar DIL asociado con la administración de hidralacina o procainamida (52, 53) y las reacciones adversas a las sulfonamidas pueden ser más intensas en ellos (54).

A genes *HLA* específicos se ha vinculado con el riesgo de alergia farmacológica. La susceptibilidad a la nefropatía inducida por fármacos en los pacientes con artritis reumatoide tratados con sales de oro o penicilamina, tiene relación con los fenotipos HLA-DRw3 y HLA-B8, respectivamente (55). Además, se han vinculado genes HLA específicos con el lupus eritematoso inducido por hidralacina, la agranulocitosis inducida por levamisol y la TEN inducida por sulfonamidas (56). En una población china Han, los estudios mostraron un fuerte vínculo entre el SJS inducido por carbamazepina y el gen HLA-B*1502 (57), además de un fuerte vínculo entre HLA-B*5801 y las reacciones farmacológicas cutáneas graves (SJS y TEN) por alopurinol (58). Asimismo, se mostró una asociación entre el gen HLA-B*5701 y la hipersensibilidad al abacavir, un potente inhibidor de la transcriptasa inversa en una población con infección por VIH en el occidente de Australia (59), lo que se ha confirmado en varios estudios comparativos (60-62); sin embargo, esta asociación no se encontró en poblaciones afroamericanas (61). El riesgo genético puede contribuir no solo a la intensidad de la reacción, sino también a la afección de órganos. El gen HLA-A02:06 se relaciona con SJS/TEN y las complicaciones oculares graves (SOC, por sus siglas en inglés) asociadas con la medicación para el resfrío en poblaciones coreanas y japonesas, no así en las hindúes o brasileñas, en quienes las SOC del SJS inducido por tal medicación se relacionó con el gen HLA-B44:03 (63, 64). Además, los estudios de asociación amplia con el genoma (GWAS, por sus siglas en inglés) m°straron que los polimorfismos de un solo nucleótido (SNP, por sus siglas en inglés) en el gen *IKZF1* se asociaban de manera significativa con la enfermedad en las poblaciones japonesas, coreanas e hindúes, con una tendencia encontrada en la brasileña (65). También se identificaron SNP relacionados con otros fármacos en GWAS, como la SCAR asociada con fenitoína. Estas son variantes del CYP2C vinculadas con el metabolismo de los fármacos y se cree que aumentan la toxicidad al disminuir su depuración (66), lo que es posible porque se ha mostrado que las mayores dosis o alteraciones en la depuración aumentan el riesgo de toxicidad, como se observa con la lamotrigina, que llevó a cambios en la prescripción, que se inicia con dosis bajas y aumenta de manera paulatina (67).

En poblaciones con un alto riesgo de ADR grave, las pruebas genéticas han mostrado beneficio. Antes de prescribirse abacavir, se estudiaron las pruebas de HLA-B57:01 y se mostró que disminuye la frecuencia de la hipersensibilidad asociada con el abacavir en Australia, Gran Bretaña y Francia (68, 68a, 68b); se mostró su eficacia en cuanto a costo en Gran Bretaña, España y otros países (69); se ha visto también que el cribado genético preventivo es eficaz para prevenir las SCAR relacionadas con la carbamazepina en individuos asiáticos con el alelo HLA-B1502 (70) y en aquellos con HLA-B5801, las inducidas por el alopurinol. De hecho, en el Departamento de Agricultura de Estados Unidos se recomienda el cribado para HLA-B1502 en individuos con ancestros asiáticos, antes de administrarles carbamazepina (70) y en algunos hospitales se incorporan alertas en el EMR que prevengan de su vínculo genético con la hipersensibilidad (71). Conforme los costos del cribado genético continúan declinando y se encuentran cada vez más vínculos genéticos, esta podría ser la forma más eficaz en cuanto a costo de identificar a pacientes en riesgo, lo que disminuiría la morbilidad significativa y la mortalidad. En la tabla 17A-6 se incluye una lista de algunos vínculos genéticos conocidos.

Además, hay informes de la posibilidad de *alergia farmacológica familiar* (56). Entre adolescentes cuyos padres sufrieron una reacción alérgica a los antibióticos, 25.6% experimentó una reacción alérgica a un antimicrobiano, en tanto solo 1.7% reaccionó cuando sus padres toleraron antibióticos sin reacción alérgica alguna.

Reacciones farmacológicas previas

Sin duda, el factor de riesgo más importante es el antecedente de una reacción de hipersensibilidad a un fármaco, considerado para requerir tratamiento, o uno que pudiese ser similar desde el punto de vista inmunoquímico. Sin embargo, la hipersensibilidad a un fármaco puede no persistir de manera indefinida. Está bien establecido que después de una reacción alérgica a la penicilina, la vida media de anticuerpos IgE contra el derivado peniciloil en suero va de 55 días a un tiempo indeterminado, con intervalos prolongados que rebasan los 2 000 días (47). Diez años después de una reacción de tipo inmediato a la penicilina, solo aproximadamente 20% de los individuos tiene aún un resultado positivo en las pruebas cutáneas.

Entre los fármacos puede haber *sensibilización cruzada*, cuya probabilidad entre los diversos grupos de sulfonamidas (antibacterianos, sulfonilureas y diuréticos) es un tema que aún no se resuelve. En este sentido, hay pocas pruebas en las publicaciones médicas en respaldo de que la sensibilización cruzada sea un problema significativo. Los pacientes que mostraron antes hipersensibilidad a un fármaco parecen tener una mayor tendencia a desarrollarla ante uno nuevo. Los pacientes con alergia a la penicilina tienen un riesgo casi 10 veces mayor de una reacción alérgica contra antimicrobianos no β lactámicos. Las reacciones no se restringieron a la hipersensibilidad de tipo inmediato. Cincuenta y siete por ciento de los pacientes reaccionó a las sulfonamidas. Con excepción de los aminoglucósidos, las tasas de reacción fueron mucho mayores de lo esperado en todas las otras clases de antibióticos,

incluida la eritromicina. Entre los niños con hipersensibilidad múltiple a antibióticos por sus antecedentes, 26% presentó positividad en las pruebas cutáneas para la penicilina. Estas observaciones sugieren que tales pacientes son proclives a reaccionar ante fármacos que forman haptenos usados durante una infección, posiblemente por señales de "peligro" inducidas por esta. Tales pacientes presentan, obviamente, problemas difíciles de tratamiento clínico.

Enfermedades médicas concomitantes

Aunque la atopia no predispone al desarrollo de hipersensibilidad a fármacos mediada por IgE, parece ser un factor de riesgo para las reacciones más graves una vez que ocurre sensibilización, en especial en los pacientes con asma (46, 47). Los niños con fibrosis quística tienen más probabilidad de experimentar reacciones farmacológicas alérgicas, en especial durante la desensibilización al fármaco. En particular, presentan una alta incidencia de hipersensibilidad a la piperacilina y se ha mostrado que tienen haptenos múltiples en la albúmina circulante así como en linfocitos T específicos del antígeno (72). En un estudio basado en la población de Taiwán, la nefropatía crónica (CKD, por sus siglas en inglés) y la enfermedad cardiovascular (CVD, por sus siglas en inglés) se vincularon con un mayor riesgo de hipersensibilidad a alopurinol, al igual que la edad mayor de 60 años en el momento del uso inicial, en individuos del sexo femenino y con dosis mayores de 100 mg/día (73). La mortalidad también aumentó en presencia de CKD, CVD y edad avanzada. La depuración del metabolito del fármaco, oxipurinol, también se notó disminuida en los pacientes con CKD, y este pudiese ser uno de los mecanismos por el que la CKD e incluso la edad avanzada y la dosis pueden contribuir a un mayor riesgo (74).

La inmunodeficiencia se relaciona con una mayor frecuencia de ADR, muchos que pueden parecer de naturaleza alérgica. Los pacientes con inmunosupresión pueden presentar deficiencia de linfocitos T reguladores de la síntesis de anticuerpos IgE.

La infección está vinculada con un aumento de la hipersensibilidad a fármacos mediada por los linfocitos T.

Los exantemas después de la administración de ampicilina se presentan más a menudo durante la infección viral de Epstein-Barr (100% de los niños y 70% de los adultos) y en los pacientes con leucemia linfática (68). La activación de virus del herpes 6 humano (HHV6, por sus siglas en inglés) se relaciona con la DRESS inducida por carbamazepina (75), también conocido como síndrome de hipersensibilidad inducida por fármacos (DIHS). De esta manera es interesante que las afecciones cutáneas idiosincráticas que semejan ADR, vistas ante la exposición ocupacional al tricloroetileno, también mostraron asociación con el HHV6 (76). En un reciente estudio se mostró que los pacientes infectados por una nueva variante de virus *Coxsackie A6* se presentaron con manifestaciones clinicopatológicas similares al SJS (77). Las

TABLA 17A-6 VÍNCULOS DE LAS ADR CON LOS GENES DEL HLA Y EL GRUPO ÉTNICO

GRUPO ÉTNICO	FÁRMACO	GEN DEL HLA	REACCIÓN
Australiano	Abacavir	B*57:01	Hipersensibilidad
	Nevirapina	DRB1*01:01	MPE/DIHS
Cambodiano	Abacavir	B*57:01	Hipersensibilidad
Europeo	Abacavir	B*57:01	Hipersensibilidad
	Alopurinol	B*58:01	SJS/TEN/DIHS
	Carbamazepina	A*31:01	MPE/DIHS
	Oxicamo	B*73, A*2, B*12	TEN
	Sulfametoxazol	B*38	SJS/TEN
	Sulfonamida	A29, B12, DR7	TEN
Francés	Nevirapina	DRB1*01:01	MPE/DIHS
Chino Han	Alopurinol	B*58:01	SJS/TEN/DIHS
	Carbamazepina	B*15:02	SJS/TEN
		B*15:11	SJS/TEN
		A*31:01	MPE/DIHS
	Dapsona	B*13:01	DIHS
	Oxcarbacepina	B*15:02	SJS/TEN
	Fenitoína	B*15:02	SJS/TEN
Hindú	Carbamazepina	B*15:02	SJS/TEN
Japonés	Alopurinol	B*58:01	SJS/TEN/DIHS
	Carbamazepina	B*15:11	SJS/TEN
		B*59:01	SJS/TEN
		A*31:01	SJS/TEN/DIHS
	Metazolamida	B*59:01	SJS/TEN
		CW*01:02	SJS/TEN
Coreano	Alopurinol	B*58:01	SJS/TEN/DIHS
	Carbamazepina	B*15:11	SJS/TEN
		A*31:01	MPE/DIHS
	Metazolamida	B*59:01	SJS/TEN
		CW*01:02	SJS/TEN
Malasio	Carbamazepina	B*15:02	SJS/TEN
Norteamericano	Abacavir	B*57:01	Hipersensibilidad
Sardo	Nevirapina	B*14:02	Hipersensibilidad
		Cw*08:01	
		Cw*08:02	
Tailandés	Abacavir	B*57:01	Hipersensibilidad
	Alopurinol	B*58:01	SJS/TEN/DIHS
	Carbamazepina	B*15:02	SJS/TEN
	Nevirapina	B*35:05	DIHS/MPE
	Fenitoína	B*15:02	SJS/TEN
Otro	Estatinas	DRB1*11:01	Miopatía autoinmuno-lógica
	Clozapina	DQB1	
	Flucloxacilina	B*57:01	Agranulocitosis
	Lumiracoxib	DRB1*15:01	Hepatotoxicidad
	Co-amoxiclav		Lesión hepática

ADR, reacción farmacológica adversa; DIHS, síndrome de hipersensibilidad inducida por fármacos; HLA, antígeno leucocitario humano; MPE, exantema maculopapular; SJS, síndrome de Stevens-Johnson; TEN, necrólisis epidérmica tóxica.

ADR, en particular de hipersensibilidad, se presentan con una frecuencia mucho mayor en los pacientes infectados por el virus de la inmunodeficiencia humana (VIH) que en los seronegativos. En un estudio retrospectivo de comparación de la neumonía por *Pneumocystis carinni* en pacientes con el síndrome de inmunodeficiencia adquirida (sida) y una neumonía similar en aquellos con otras afecciones inmunosupresoras subyacentes, se informó de reacciones adversas al trimetoprim-sulfametoxazol (TMP-SMX, por sus siglas en inglés) en 65% de los primeros, en comparación con

12% de los últimos, lo que sugiere que la anomalía puede deberse a la infección por VIH. El fenotipo de acetilación lenta constituye un factor de riesgo para reaccionar a TMP-SMX en los pacientes VIH negativos, pero no para aquellos positivos. También se ha vinculado a TMP-SMX con reacciones de exantema, fiebre y alteraciones hematológicas, y, con menor frecuencia, con otras más graves, como SJS, TEN y las anafilácticas. Además, la pentamidina, los esquemas antituberculosos que contienen isoniacida y rifampicina, la amoxicilina-clavulanato y la clindamicina se han vinculado con una mayor incidencia de ADR, algunas que pueden involucrar un mecanismo alérgico. También parece que el progreso de la enfermedad por VIH hasta una etapa más avanzada confiere un mayor riesgo de reacciones de hipersensibilidad; se cree que los virus pueden impulsar las ADR a través de su similitud molecular, de manera muy parecida a inducir una enfermedad autoinmune. Además, se ha visto la expansión de los linfocitos T citotóxicos específicos de virus en los pacientes con reacciones de hipersensibilidad a fármacos (78).

Tratamiento médico concomitante

Algunos medicamentos pueden modificar el riesgo y la gravedad de la reacción a los fármacos. Los pacientes tratados con agentes bloqueadores adrenérgicos β, incluso con la solución oftálmica de maleato de timolol, pueden ser más susceptibles y mostrarse más refractarios al tratamiento de la anafilaxia inducida por fármacos, con requerimiento mayor de reanimación con soluciones y posiblemente más epinefrina para contrarrestar el bloqueo β.

■ CLASIFICACIÓN CLÍNICA DE LAS REACCIONES ALÉRGICAS A LOS FÁRMACOS

Una clasificación útil se basa principalmente en el cuadro clínico o las manifestaciones de tales reacciones. La presunción de alergias se basa en los criterios clínicos citados antes (tabla 17A-3). En la tabla 17A-7 se provee un repaso de una clasificación clínica basada en los sistemas orgánicos afectados, a saber afección multisistémica generalizada, y las respuestas predominantemente específicas de órgano.

Lo que sigue es una breve descripción de cada una de estas entidades clínicas, incluyendo una lista de los fármacos involucrados con más frecuencia, de los que aparecen listas detalladas en revisiones periódicas de las publicaciones (79).

Afección generalizada multisistémica

Reacciones generalizadas inmediatas

Las reacciones sistémicas agudas están entre las más urgentes de los sucesos relacionados con fármacos. Greenberger utilizó el término *reacciones generalizadas inmediatas* para recalcar el hecho de que muchas no son mediadas por IgE. La denominación de *anafilaxia*

TABLA 17A-7 CLASIFICACIONES CLÍNICAS DE LAS REACCIONES ALÉRGICAS A LOS FÁRMACOS

AFECCIÓN GENERALIZADA MULTISISTÉMICA

Reacciones generalizadas inmediatas
 Anafilaxia (reacciones mediadas por IgE)
 Reacciones anafilactoides (independientes de IgE)

Enfermedad del suero y reacciones similares

Fiebre por fármacos

Autoinmunidad inducida por fármacos
 Reacciones que simulan el lupus eritematoso sistémico
 Otras reacciones

Vasculitis de hipersensibilidad

REACCIONES PREDOMINANTEMENTE ESPECÍFICAS DE ÓRGANO

Manifestaciones dermatológicas[a]

Manifestaciones pulmonares
 Asma
 Infiltrados pulmonares con eosinofilia
 Neumonía y fibrosis
 Edema pulmonar no cardiógeno

Manifestaciones hematológicas
 Eosinofilia
 Leucocitopenias autoinmunes inducidas por fármacos
  Trombocitopenia
  Anemia hemolítica
  Agranulocitosis

Manifestaciones hepáticas
 Colestasia
 Daño hepatocelular
 Patrón mixto

Manifestaciones renales
 Glomerulonefritis
 Síndrome nefrótico
 Nefritis intersticial aguda

Manifestaciones del sistema linfático
 Seudolinfoma
 Síndrome similar al de mononucleosis infecciosa

Manifestaciones cardiacas

Manifestaciones neurológicas

[a] Se incluye un listado separado de las manifestaciones dermatológicas en esa sección (tabla 17A-8).

IgE, inmunoglobulina E.

---

inducida por fármacos debería reservarse para una reacción sistémica que se comprueba es mediada por IgE. Las *reacciones anafilactoides* inducidas por fármacos son clínicamente indistinguibles de las de anafilaxia, pero se presentan por mecanismos independientes de IgE. Ambas finalmente dan como resultado la secreción de potentes mediadores vasoactivos e inflamatorios por las células cebadas y los basófilos.

En un grupo de 32 812 pacientes bajo vigilancia continua, tales reacciones se presentaron en 12 (0.04%) y hubo dos muertes. Debido a que la anafilaxia tiene más probabilidad de comunicarse cuando se presenta una muerte, su prevalencia quizá se subestime. La anafilaxia inducida por fármacos no parece conferir mayor riesgo de tales reacciones generalizadas a los alérgenos de otras fuentes (80).

La mayoría de las reacciones ocurre en 30 min y puede presentarse la muerte en minutos. En un estudio retrospectivo de Pumphrey en Gran Bretaña, de indagación de las muertes vinculadas con anafilaxia, más de la mitad de las reacciones mortales fueron yatrógenas, la mayoría por medicamentos IV y trascurrieron 5 min o menos desde el momento de su administración hasta el del paro cardiorrespiratorio (81). La anafilaxia ocurre con máxima frecuencia después de la administración parenteral, pero también después de la exposición oral, percutánea y respiratoria. Los síntomas suelen ceder rápidamente con el tratamiento apropiado, pero quizá duren 24 h o más y recurran varias horas después de la resolución aparente de la reacción. Como regla, la gravedad de cada reacción disminuye conforme aumenta el tiempo entre la exposición al fármaco y el inicio de los síntomas. La muerte suele deberse al colapso cardiovascular o la obstrucción respiratoria, en especial la laríngea, o por edema de vías aéreas altas. Aunque la mayoría de las reacciones no termina en la muerte, debe tenerse en mente su potencial y el médico a cargo responderá de inmediato con el tratamiento apropiado.

En la tabla 17A-8 se resumen los fármacos vinculados con más frecuencia a las reacciones generalizadas inmediatas. En algunas circunstancias, aquellos, como los anestésicos generales y la vancomicina, que son principalmente liberadores directos de mediadores por las células cebadas, pueden producir una reacción mediada por IgE (42, 82). Esta diferenciación tiene importancia clínica, porque pueden prevenirse o modificarse las reacciones independientes de IgE por el tratamiento previo con corticoesteroides y antihistamínicos, en tanto es menos probable tal protección ante reacciones mediadas por IgE inducidas por fármacos. En esta última circunstancia, cuando se requiere el fármaco desde el punto de vista médico, una opción es la desensibilización.

Los antibióticos β lactámicos, el más notorio la penicilina, son con mucho las causas más frecuentes de anafilaxia inducida por fármacos. Por lo tanto, todas las reacciones anafilácticas a β lactámicos son mediadas por IgE. Asimismo, ocurren reacciones generalizadas inmediatas a otros antibióticos, pero son relativamente raras. Además, se han comunicado reacciones anafilactoides después de la administración de ciprofloxacina o norfloxacina (83); que, como se señaló antes, es posible que se deban a la unión de MRGPRX2 (32).

TABLA 17A-8 FÁRMACOS INVOLUCRADOS EN LAS REACCIONES GENERALIZADAS INMEDIATAS

ANAFILAXIA (MEDIADA POR IGE)

Antibióticos β lactámicos
Extractos de alérgenos
Antisueros heterólogos
Insulina
Vacunas (que incluyen huevo en su preparación)
Estreptocinasa
Quimopapaína
L-asparaginasa
Cisplatino
Carboplatino
Látex[a]

ANAFILACTOIDES (INDEPENDIENTES DE IGE)

Ante material de contraste radiológico
Al ácido acetil salicílico
A los fármacos antiinflamatorios no esteroides
Al dextrano y el hierro dextrano
A los fármacos anestésicos
   De inducción[b]
   Relajantes musculares[b]
Protamina[b]
Vancomicina[b]
Ciprofloxacina
Taxanos (p. ej., paclitaxel)
Epipodofilotoxinas (p. ej., etopósido, tenipósido)

[a] No un fármaco *en sí*, pero a menudo una consideración importante en el contexto médico.
[b] Algunas reacciones pueden ser mediadas por anticuerpos IgE.

IgE, inmunoglobulina E.

Los antineoplásicos se han vinculado con reacciones de hipersensibilidad, con frecuencia máxima generalizadas inmediatas de tipo I (84). La L-asparaginasa conlleva el máximo riesgo de tales reacciones. Además, ocurren reacciones anafilácticas graves con dificultad respiratoria e hipotensión en casi 10% de los pacientes tratados. En este sentido, es posible que la mayoría de tales reacciones sean mediadas por IgE. Sin embargo, las pruebas cutáneas parece que carecen de utilidad en la predicción de una reacción, porque arrojan tanto resultados falsos positivos como falsos negativos. Por lo tanto, se debe estar preparado para tratar la anafilaxia con cada dosis. Para quienes reaccionan ante la L-asparaginasa derivada de *Escherichia coli*, pueden ser sustitutos clínicamente eficaces de una derivada de *Erwinia chyoanthermia* (una planta patógena) o una asparaginasa modificada (pegaspargasa). El cisplatino y el carboplatino ocupan un segundo lugar, solo después de la L- asparaginasa en la producción de tales reacciones. Las pruebas cutáneas con estos preparados parecen tener valor predictivo y la desensibilización tiene éxito cuando se requieren dichos fármacos desde el punto de vista médico (85). El uso inicial de paclitaxel y otros taxanos para tratar el cáncer ovárico y mamario se vinculó con un riesgo de 10% de reacciones anafilactoides. Sin embargo, con la premedicación y la prolongación del tiempo de administración, el riesgo disminuye de manera significativa (86). Todos los otros fármacos antitumorales, excepto la altretamina, las nitrosoureas y la dactinomicina, en ocasiones se han vinculado con reacciones de hipersensibilidad (84), algunas que parecen mediadas por IgE, pero la mayoría, con máxima probabilidad, independientes.

Reacciones anafilácticas y anafilactoides ocurren durante el periodo perioperatorio y han recibido atención creciente. La valoración y detección de estas reacciones se complica por el uso de múltiples medicamentos y el hecho de que los pacientes a menudo se encuentran inconscientes y vestidos quirúrgicamente, lo que pudiese enmascarar los signos y síntomas tempranos de una reacción generalizada inmediata (87). Durante la anestesia, la única manifestación visualizada puede ser el colapso cardiovascular (88) o la obstrucción de la vía aérea. Tal vez se note la cianosis resultante de la desaturación de oxígeno. En un breve estudio multicéntrico se señaló que 70% de los casos fue causado por relajantes musculares y 12% por el látex (89). Otros agentes, como los fármacos de inducción anestésica IV, los expansores de volumen plasmático (dextrano), los analgésicos opioides y los antibióticos, también requieren consideración (31). Con el uso creciente de las operaciones quirúrgicas con derivación cardiopulmonar, aumentó la incidencia de reacciones inmediatas que ponen en riesgo la vida inducidas por protamina (90). Además, existen descripciones de la anafilaxia ante dispositivos esterilizados con óxido de etileno; por lo tanto, pudiesen en gran medida causarla tales dispositivos usados durante la anestesia (91).

Las semillas de plantas del género *Psyllium* constituyen un ingrediente activo de varios laxantes de volumen y se les ha atribuido el asma después de su inhalación, y la anafilaxia después de su ingestión, en particular en los sujetos atópicos (92). Las reacciones anafilactoides después del uso de fluoresceína IV pueden modificarse por el tratamiento previo con corticoesteroides y antihistamínicos (93). De los pacientes con reacción al hierro dextrano, 0.6% presentó una reacción anafilactoide que puso en riesgo la vida (94). La sangre y sus productos, a través de la activación del complemento y la producción de anafilatoxinas, pueden también causar tales reacciones. Las reacciones adversas a los anticuerpos monoclonales incluyen manifestaciones generalizadas inmediatas, pero no se ha definido el mecanismo (95). La mayoría parece no ser mediada por IgE (96) y se han establecido protocolos que incluyen la rápida desensibilización para tratarlas (97, 98).

Si se revisan las publicaciones médicas, se encontrará que virtualmente todos los fármacos, incluidos los corticoesteroides, la tetraciclina, la cromolina, la eritromicina y la cimetidina, se han señalado como causa de esas reacciones generalizadas inmediatas. Sin embargo, tales informes infrecuentes no deberían ser motivo para evitar medicamentos esenciales.

Enfermedad del suero y reacciones similares

La *enfermedad del suero* es resultado de la administración de antisueros heterólogos (a menudo equinos) y el equivalente humano de la enfermedad sérica mediada por complejos inmunes en los animales de experimentación (99). Una enfermedad similar a la del suero se atribuyó a varios fármacos no proteínicos, en gran medida a los antibióticos β lactámicos. Estas reacciones suelen ser autolimitadas, con una evolución favorable, pero quizá se requieran bloqueadores H_1 y prednisona para tratarlas.

Con los procedimientos de inmunización eficaces, el tratamiento antimicrobiano y la disponibilidad de antitoxinas humanas, la incidencia de la enfermedad del suero ha declinado. En la actualidad, aún se usan anticuerpos heterólogos para contrarrestar venenos potentes como los de víbora, arañas viuda negra y parda reclusa, toxinas como las del botulismo y la gangrena gaseosa, así como para tratar la difteria y la rabia. Los antisueros equino y de conejo, usados con globulinas antilinfocitos o antitimocitos y con anticuerpos monoclonales, para la inmunorregulación y el tratamiento del cáncer, pueden causar enfermedad del suero (100), que también se ha comunicado en los pacientes que reciben estreptocinasa (101).

A los antibióticos β lactámicos se les considera como las causas no séricas más frecuentes de reacciones similares a la enfermedad del suero (102), pero en una revisión de las publicaciones no hubo respaldo para esta aseveración (103). De hecho, tales reacciones parecen ser bastante infrecuentes, con una incidencia de 1.8 por 100 000 prescripciones de cefaclor, y 1 por 10 millones de amoxicilina y cefalexina (104). Otros fármacos en ocasiones señalados incluyen ciprofloxacina, metronidazol, estreptomicina, sulfonamidas, alopurinol, carbamazepina, hidantoínas, metimazol, fenilbutazona, propranolol y tiouracilo. En este sentido, debería señalarse que los criterios para el diagnóstico pueden no ser uniformes para cada fármaco.

El inicio de la enfermedad del suero ocurre, por lo general, de 6 a 21 días después de la administración de la sustancia causal. El periodo de latencia refleja el tiempo requerido para la producción de anticuerpos. El inicio de los síntomas coincide con la aparición de complejos inmunes. Entre los individuos antes inmunizados, la reacción puede empezar 2 a 4 días después de la administración del fármaco causal. Las manifestaciones incluyen fiebre y malestar general, exantemas, manifestaciones articulares y linfadenopatía.

No hay datos de laboratorio específicos para el diagnóstico de la enfermedad del suero o reacciones similares. Las anomalías de laboratorio pueden ser útiles, cuando presentes. La velocidad de eritrosedimentación quizá esté elevada, si bien a veces se encuentra normal o baja (102). Tal vez haya una leucopenia o leucocitosis transitoria durante la fase aguda (79, 105). En ocasiones hay plasmacitosis; de hecho, la enfermedad del suero es una de las pocas enfermedades en las que pueden encontrarse células plasmáticas en la sangre periférica (106). El análisis de orina quizá revele una leve proteinuria, cilindros hialinos, hemoglobinuria y hematuria microscópica. No obstante, es rara la retención de productos nitrogenados. Las transaminasas y la creatinina sérica pueden elevarse de manera transitoria (100).

Las concentraciones séricas de C3, C4 y del complemento hemolítico total están disminuidas, lo que aporta algunas pruebas de que está activo un mecanismo de complejos inmunes, y pudiesen rápidamente retornar a lo normal. Se han demostrado complejos inmunes y una concentración plasmática alta de las anafilatoxinas, C3a y C5a (107).

El pronóstico para la recuperación completa es excelente. Los síntomas pueden ser leves, con duración de solo unos cuantos días, o bastante graves, con persistencia durante varias semanas o más.

Los antihistamínicos alivian la urticaria. Si los síntomas son intensos, están indicados los corticoesteroides (p. ej., prednisona, 40 mg/día durante 1 sem, con disminución gradual a continuación). Sin embargo, los corticoesteroides no previenen la enfermedad del suero como se detecta en los pacientes que reciben globulina antitimocitos (100). Para antisueros extraños se hacen pruebas cutáneas de manera sistemática, para evitar la anafilaxia con su uso futuro.

Fiebre por fármacos

La fiebre es una reacción de hipersensibilidad a los fármacos bien conocida y con frecuencia se sospecha un mecanismo inmune. La fiebre puede ser la única manifestación de hipersensibilidad farmacológica y particularmente una circunstancia clínica compleja en la que el paciente está siendo tratado por una infección.

La intensidad de la temperatura no identifica a la fiebre por fármacos y no parece haber ningún patrón típico de esta entidad clínica. Aunque se ha insistido en una disparidad entre la respuesta febril registrada y el bienestar relativo del paciente, es claro que puede estar bastante enfermo con fiebre elevada y calosfríos agitantes. La fiebre por fármacos puede ser la única manifestación de una alergia farmacológica, pero con frecuencia se presenta con otros signos de hipersensibilidad, como exantema, elevación de enzimas hepáticas y eosinofilia. Los estudios de laboratorio suelen revelar leucocitosis con desviación a la izquierda, lo que simula un proceso infeccioso. Quizá se presente una eosinofilia leve. En la mayor parte de los casos están presentes una velocidad de eritrosedimentación elevada y anomalías de las pruebas de función hepática.

La manifestación más constante de la fiebre por fármacos es su defervescencia rápida, por lo general pasadas 48 a 72 h después de eliminar al fármaco causal. La readministración subsiguiente del fármaco produce fiebre y, en ocasiones, escalofríos, en materia de horas.

En general, el diagnóstico de fiebre por fármacos es de exclusión, después de eliminar otras causas potenciales de la reacción febril. La rápida detección de la fiebre por fármacos es indispensable. Si no se detecta, los pacientes pueden someterse a múltiples procedimientos de diagnóstico y un tratamiento inapropiado. De mayor preocupación es la posibilidad de que la reacción se haga más generalizada, con daño hístico resultante. Las necropsias de pacientes que murieron durante una fiebre por fármacos muestran arteritis y necrosis focal en muchos órganos, como pulmón e hígado, y el miocardio.

Autoinmunidad inducida por fármacos

Lupus eritematoso sistémico inducido por fármacos

El lupus eritematoso sistémico inducido por fármacos (DIL) es la enfermedad autoinmune más conocida de ese origen, en parte porque el lupus eritematoso sistémico (LES) sigue siendo el prototipo de la autoinmunidad. Al DIL se le denomina *autoinmune* por su vínculo con el desarrollo de anticuerpos antinucleares (ANA). Sin embargo, esos mismos autoanticuerpos se encuentran con frecuencia en ausencia de una enfermedad franca. Asimismo, hay una revisión excelente de la autoinmunidad inducida por fármacos en otra publicación (108), así como una revisión amplia de los medicamentos involucrados (109).

Hay pruebas convincentes de que el DIL apareció por primera vez en 1953, después de la introducción de la hidralacina para el tratamiento de la hipertensión (110), aunque se describió por primera vez en 1945 en asociación con la sulfadiazina (111). El lupus eritematoso sistémico inducido por procainamida fue motivo del primer informe en 1962 y hoy es la causa más frecuente de DIL en Estados Unidos (112). Estos fármacos también han sido los mejor estudiados. Otros para los que ha habido pruebas definitivas de su asociación incluyen isoniacida, clorpromacina, metildopa, quinidina y minociclina. Un grupo adicional de los probablemente vinculados con el síndrome incluye a muchos anticonvulsivos, bloqueadores β, antitiroideos, penicilamina, sulfasalacina y litio. También ha habido informes de casos de DIL vinculado con anticuerpos monoclonales como infliximab y etanercept (113, 114), y se describió un DIL negativo para ANA y positivo para antihistonas con el lisinopril (115). Además, existen informes de casos que vinculan a las estatinas, como la lovastatina, la fluvastatina y la atorvastatina, con el DIL, pero con diversidad de las manifestaciones clínicas, incluyendo neumonía y alteraciones cutáneas (116).

No se conoce con precisión la incidencia de DIL. En una encuesta reciente de pacientes con lupus eritematoso sistémico de la práctica privada, 3% presentó DIL (117). La incidencia calculada es de 15 000 a 20 000 casos por año (118). En contraste con el LES, los pacientes con DIL tienden a ser de mayor edad, con afección equivalente de hombres y mujeres (119). Aquellos con LES idiopático no parecen en mayor riesgo por los fármacos involucrados en el DIL (120). Los siguientes son factores de riesgo identificados del desarrollo del DIL: HLA-DR4 (121), HLA-DR*0301 (122), el ser aceptadores lentos (123) y el alelo con mutación completa para la fracción C4 del complemento (124).

De manera aguda pueden aparecer fiebre, malestar general, artralgias, mialgias, pleuresía y discreta disminución de peso en un paciente que recibe un fármaco de los señalados. Las manifestaciones pleuropericárdicas, como pleuresía, derrames pleurales, infiltrados pulmonares, pericarditis y derrames pericárdicos, se presentan más a menudo en aquellos que toman procainamida. A diferencia del LES idiopático, el exantema malar en mariposa clásico, las lesiones discoides, las úlceras de la mucosa, el fenómeno de Raynaud, la alopecia y la afección renal y del sistema nervioso central, son desusados en el DIL. Asimismo, hay informes ocasionales de glomerulonefritis en paciente con lupus inducido por hidralacina. Como regla, el DIL es una enfermedad más leve que el LES idiopático. Puesto que muchas manifestaciones clínicas son inespecíficas, es indispensable la presencia de ANA (patrón homogéneo) o de anticuerpos antihistonas, para hacer el diagnóstico de la enfermedad inducida por fármacos.

Por lo general, no aparecen síntomas clínicos durante muchos meses después de la institución del tratamiento farmacológico. Las manifestaciones clínicas del DIL suelen desaparecer en días a semanas después de discontinuar el fármaco causal. En un paciente ocasional, los síntomas pueden persistir o recurrir durante varios meses, antes de desaparecer. Los ANA a menudo desaparecen en unas cuantas semanas a meses, pero pueden persistir durante 1 año o más. Los síntomas leves se pueden tratar con AINE; la forma más grave de la enfermedad quizá requiera tratamiento con corticoides.

Si no se dispone de un fármaco alternativo satisfactorio y el tratamiento es indispensable, se puede administrar simultáneamente la dosis eficaz mínima del fármaco y la de corticoesteroides con precaución y bajo observación cuidadosa. Respecto a la procainamida, se previene el DIL administrando N-acetilprocainamida, el principal metabolito acetilado de la procainamida. De hecho, ocurrió remisión del lupus eritematoso inducido por procainamida cuando se cambió a los pacientes al tratamiento con N-acetilprocainamida (125, 126). Finalmente, no hay datos que sugieran que la presencia

de ANA requiera discontinuar el fármaco en un paciente asintomático. La baja probabilidad de síntomas clínicos en quienes presentan una reacción serológica, y el hecho de que suelen conservarse los órganos principales en el DIL, respaldan esta recomendación (127).

Otras afecciones autoinmunes inducidas por fármacos

Además del DIL, se ha vinculado a la D-penicilamina con otros síndromes autoinmunes, como la miastenia grave, la polimiositis y la dermatomiositis, el pénfigo y el penfigoide, la glomerulonefritis membranosa, el síndrome de Goodpasture y las leucocitopenias inmunes (128). Asimismo, se sugirió que la unión a las membranas celulares de la penicilamina como un hapteno pudiese inducir una reacción autóloga a linfocitos T, la proliferación de linfocitos B, autoanticuerpos y alteraciones autoinmunes (129).

Vasculitis por hipersensibilidad

La vasculitis es una afección que se caracteriza por inflamación y necrosis de los vasos sanguíneos. Los órganos, aparatos o sistemas con un rico aporte de vasos sanguíneos son los más a menudo involucrados. Por lo tanto, la piel con frecuencia se afecta en los síndromes de vasculitis. En el grupo de vasculitis necrosantes sistémicas (poliarteritis nudosa, granulomatosis eosinofílica con polivasculitis) y las vasculitis granulomatosas (con polivasculitis, la granulomatosis linfomatoide, la arteritis de células gigantes), la afección cutánea no es tan frecuente como manifestación de presentación, como en las vasculitis por hipersensibilidad (VHS). Además, los fármacos no parecen participar en los síndromes de vasculitis, necrosante sistémico y granulomatoso.

Los fármacos parecen causar o tener relación con un número significativo de casos de VHS (130), que pueden ocurrir a cualquier edad, pero cuya edad promedio de inicio es en la quinta década de la vida (131). El paciente de mayor edad tiene más probabilidad de estar tomando medicamentos que se han relacionado con este síndrome, por ejemplo, diuréticos y fármacos cardiacos. Otros productos con frecuencia involucrados incluyen penicilina, sulfonamidas, tiouracilos, hidantoínas, yoduros y alopurinol. La administración de alopurinol, en particular en relación con afección renal y tratamiento concomitante con tiacidas, ha producido un síndrome de vasculitis manifiesto con fiebre, malestar general, exantema, lesión hepatocelular, insuficiencia renal, leucocitosis y eosinofilia. La tasa de mortalidad alcanza 25% (132). No obstante, en muchos casos de VHS no se identifica jamás la causa. Por fortuna, los casos idiopáticos tienden a ser autolimitados.

La manifestación clínica más frecuente de la VHS es la púrpura palpable y la piel puede ser el único sitio donde se detecta vasculitis. Las lesiones se presentan en brotes recurrentes de diferente tamaño y número, y suelen distribuirse con un patrón simétrico en las extremidades inferiores y la región sacra. Fiebre, malestar general, mialgias y anorexia pueden acompañar la aparición de las lesiones cutáneas. Por lo general solo ocurre afección cutánea en la VHS inducida por fármacos, pero en ocasiones también artralgias o artritis, dolor abdominal y hemorragia gastrointestinal, infiltrados pulmonares y neuropatía periférica.

El diagnóstico de VHS se establece por biopsia cutánea de una lesión que muestra un infiltrado neutrofílico característico de la pared del vaso sanguíneo que culmina con necrosis, leucocitoclasia (polvo nuclear o fragmentación de los núcleos), cambios fibrinoides y extravasación de eritrocitos, una inflamación que involucra a pequeños vasos sanguíneos, de manera predominante vénulas poscapilares. Los estudios recientes indican que a menudo se encuentran en la vasculitis inducida por fármacos, los anticuerpos citoplásmicos antinucleares multiespecíficos (ANCA, por sus siglas en inglés) (ANCA positivos para varios antígenos de neutrófilos), que se distingue de los ANCA contra solo un antígeno neutrofílico, como se ve en la vasculitis idiopática y puede servir para diferenciar entre las dos (133).

Cuando un paciente acude con púrpura palpable e inició un fármaco dentro de los pocos meses previos, debe considerarse interrumpir su administración. En general, el pronóstico de la VHS es excelente y la eliminación del fármaco causal, si existe, suele ser suficiente terapéutica. Para una minoría de pacientes con lesiones persistentes o afección significativa de otros órganos, aparatos y sistemas, están indicados los corticoesteroides.

Reacciones predominantemente específicas de órganos

Manifestaciones dermatológicas

Las erupciones cutáneas son las manifestaciones más frecuentes de ADR y se presentan en 2 a 3% de los pacientes hospitalizados (134). El medicamento causal pudiese identificarse en la mayoría de los casos y en un estudio se confirmó por retos farmacológicos en 62% de los pacientes (135). Los fármacos a menudo señalados incluyen antibióticos β lactámicos, en especial ampicilina y amoxicilina, sulfonamidas (en especial TMP-SMX), AINE, anticonvulsivos y depresores del sistema nervioso central (136).

Las erupciones farmacológicas son, con frecuencia máxima, de naturaleza exantematosa o morbiliforme. La mayoría corresponde a una intensidad leve a moderada y a menudo desaparece en unos cuantos días, sin riesgo para la vida o la salud subsiguientes. Mucho menos frecuentes son las SCAR, que incluyen SJS, TEN y la lesión hepática inducida por fármacos (DILI, por sus siglas en inglés)/DRESS, reacciones que, si bien raras, son causa de morbilidad significativa y muertes. Como

se señaló antes, algunas poblaciones pueden estar en mayor riesgo de SCAR por ciertos medicamentos, con base en su genotipo HLA. Las manifestaciones típicas de una erupción inducida por fármacos incluyen su inicio agudo en 1 a 2 sem después de la exposición (la DILI/DRESS con frecuencia mayor es diferida, con aparición de 4 a 6 sem después del inicio del medicamento), distribución simétrica, predominio de afección del tronco, coloración brillante y prurito. Las manifestaciones que sugieren que una reacción es grave incluyen la presencia de urticaria, ampollas, afección de mucosas, edema facial, ulceraciones, púrpura palpable, fiebre, linfadenopatía y eosinofilia (137), cuya presencia suele requerir el retiro rápido del fármaco causal.

En la tabla 17A-9 se provee una lista de las erupciones cutáneas reconocibles, con frecuencia inducidas por fármacos, supuestamente con una base inmunológica.

Erupciones exantematosas o morbiliformes

Las erupciones exantematosas o morbiliformes son las más frecuentes inducidas por fármacos, y puede ser difícil diferenciarlas de los exantemas virales. De manera predominante pueden ser eritematosas, maculopapulares o morbiliformes (similares al sarampión), y a menudo se inician en el tronco y en zonas de presión, por ejemplo, la

---

TABLA 17A-9 MANIFESTACIONES CUTÁNEAS INDUCIDAS POR FÁRMACOS

DE MÁXIMA FRECUENCIA

Erupciones exantematosas o morbiliformes
Urticaria y angioedema
Dermatitis por contacto[a]
    Dermatitis por contacto eccematosa alérgica
    Dermatitis "de tipo por contacto" exantematosa sistémica

MENOS FRECUENTES

Erupciones fijas ante fármacos
Erupciones similares al eritema multiforme
    Síndrome de Stevens-Johnson (SJS)
Dermatitis exfoliativa generalizada
Fotosensibilidad

INFRECUENTES

Erupciones purpúricas
SCAR-necrólisis epidérmica tóxica (síndrome de Lyell), SJS y lesión hepática inducida por fármacos/reacción farmacológica con eosinofilia y síntomas sistémicos (DILI/DRESS)
Eritema nudoso
Pustulosis exantematosa generalizada aguda

[a] La dermatitis por contacto aún se enlista entre las tres principales, pero hay datos de que este problema puede estar disminuyendo con la evitación a propósito de los sensibilizantes tópicos.

espalda de los pacientes confinados a una cama. El prurito es variable o mínimo. En ocasiones puede ser un síntoma temprano que precede al desarrollo de manifestaciones cutáneas. Las sales de oro y las sulfonamidas se han vinculado con prurito como manifestación aislada, que rara vez progresa hasta la exfoliación manifiesta, si bien es posible (138). Por lo general, esta erupción inducida por fármacos aparece en 1 sem o casi, después de la institución del tratamiento. A diferencia de la naturaleza, en general benigna, de esta ADR, un conjunto de exantema y fiebre similares, y a menudo hepatitis, artralgias, linfadenopatía y eosinofilia, se denominó *síndrome de hipersensibilidad inducida* por fármacos (DIHS) (137), ahora conocido como exantema farmacológico con eosinofilia y síntomas sistémicos (DRESS) (139); presenta un inicio relativamente tardío (de 2 a 6 sem después del principio del tratamiento, evoluciona lentamente y puede ser difícil de distinguir de la vasculitis inducida por fármacos. Las causas más frecuentes del DRESS son anticonvulsivos, sulfonamidas y alopurinol, si bien se ha informado de otros fármacos, como los antituberculosos (140). La recuperación suele ser completa, pero el exantema y la hepatitis quizá persistan durante semanas.

Urticaria y angioedema

La urticaria, con o sin angioedema, es la segunda erupción más frecuente inducida por fármacos, y puede presentarse sola o ser parte de una reacción generalizada inmediata, como la anafilaxia o la enfermedad del suero. A menudo se sospecha un mecanismo alérgico mediado por IgE, pero puede ser resultado de una reacción seudoalérgica. En un estudio se informó que los antibióticos β lactámicos (por un mecanismo alérgico) contribuían con 33% y los AINE (por un mecanismo seudoalérgico) con otro 33%, de las reacciones de urticaria inducidas por fármacos (141).

Con frecuencia la urticaria aparece poco después del inicio de la farmacoterapia, pero su presencia puede retrasarse durante días a semanas. Por lo general, las lesiones de urticaria individuales persisten durante mucho más que 24 h, pero pueden continuar apareciendo nuevas en zonas diferentes del cuerpo durante 1 a 2 sem. Si las lesiones individuales duran más de 24 h o si el exantema persiste durante mucho más tiempo que 2 sem, debe considerarse la probabilidad de otro diagnóstico, como el de vasculitis por urticaria. Además, debe tenerse en mente una etiología farmacológica en cualquier paciente con urticaria crónica, que se define como aquella que dura más de 6 sem.

El angioedema se vincula con frecuencia máxima con la urticaria, pero puede presentarse solo. Los inhibidores de la enzima convertidora de angiotensina (ECA) son causa de la mayoría de los casos de angioedema que requiere hospitalización (142); se calcula que el riesgo de angioedema es de entre 0.1 y 0.2% en los pacientes que reciben dicho tratamiento (143). Aquellos con angioedema idiopático están en un mayor riesgo de angioedema inducido por inhibidores de la ECA, como los afroestadounidenses y las mujeres; por lo tanto, debe tenerse precaución en el tratamiento de esos grupos (144, 145). El angioedema, por lo general, afecta la cara y los tejidos bucofaríngeos y puede dar como resultado una obstrucción aguda de las vías aéreas que requiere intervención de urgencia. La mayoría de los episodios se presenta dentro de la primera semana del tratamiento o casi, pero hay informes ocasionales de angioedema que ocurre años después de iniciar el tratamiento (146). El mecanismo del angioedema es probablemente de potenciación de la producción de bradicinina por el inhibidor de ECA (147) porque hay informes de que el icatibant constituye un tratamiento exitoso (148). Asimismo, se informa que el angioedema también ocurre con los bloqueadores del receptor de angiotensina II (ARB, por sus siglas en inglés) (149). Puesto que el tratamiento con epinefrina, antihistamínicos y corticoesteroides puede ser ineficaz, el médico debe estar al tanto del potencial de afección de la vía aérea y la posible necesidad de medidas de intervención temprana en esta y del tratamiento con icatibant (148). Cuando el angioedema es secundario al uso de cualquiera de estos fármacos, debe evitarse el tratamiento con un inhibidor de la ECA. Los ARB pueden ser una buena alternativa; se informa de angioedema con ellos, aunque su incidencia es mucho menor (149).

Dermatitis alérgica por contacto

Esta afección es producida por medicamentos o componentes de su sistema de administración aplicados tópicamente a la piel, y un ejemplo es la reacción inmunológica de tipo IV mediada por células (tablas 17-4 y 17-9). Después de la sensibilización tópica se puede despertar una dermatitis por contacto por la aplicación subsiguiente. La aparición de la reacción cutánea y el diagnóstico por pruebas de parche es similar al de la dermatitis por contacto alérgica de otras causas. El diagnóstico debe sospecharse cuando la afección para la que se aplica el preparado tópico, como el eccema, no mejora, o empeora. Los pacientes con mayor riesgo de dermatitis por contacto alérgico incluyen aquellos con dermatitis por estasis, úlceras de las piernas, dermatitis perianal y eccema de manos (150). Las causas frecuentes incluyen neomicina, benzocaína y etilendiamina. En este sentido, son sensibilizantes menos comunes los ésteres de parabeno, el timerosal, los antihistamínicos, la bacitracina y, rara vez, los protectores solares y los corticoesteroides tópicos (151).

La neomicina es el antibiótico tópico más ampliamente usado y se ha convertido en el más sensibilizante de todos los antibacterianos. Otros aminoglucósidos (p. ej., estreptomicina, kanamicina, gentamicina, tobramicina, amikacina y netilmicina) pueden presentar una reacción cruzada con la neomicina, pero es variable (152). Los pacientes alérgicos a la neomicina pueden presentar una dermatitis sistémica "del tipo de contacto" cuando están expuestos a algunos de estos fármacos por vía sistémica. Muchos pacientes con alergia a la neomicina también reaccionan ante la bacitracina. Además de la neomicina, otros antibióticos tópicos que son sensibilizantes frecuentes incluyen penicilina, sulfonamidas, cloranfenicol e hidroxiquinolonas, motivo por el que rara vez se prescriben en Estados Unidos.

La benzocaína, un derivado del ácido paraaminobenzoico (PABA, por sus siglas en inglés) es el anestésico tópico que con más frecuencia se ha vinculado con la dermatitis alérgica por contacto; se encuentra en muchos preparados de venta libre, como protectores solares y remedios para la intoxicación por hiedra venenosa, analgésicos tópicos, trociscos faríngeos y preparados para las hemorroides. En algunos pacientes sensibles a la benzocaína puede haber reactividad cruzada con otros anestésicos locales basados en ésteres del PABA, como procaína, butacaína y tetracaína. Para este propósito son alternativas adecuadas los anestésicos locales basados en una estructura amídica, como lidocaína, mepivacaína y bupivacaína. Tales individuos pueden también reaccionar ante otros compuestos paraaminados, como algunos colorantes del cabello (parafenilendiamina), protectores solares que contienen PABA, colorantes anilínicos y sulfonamidas.

La etilendiamina, un estabilizante usado en algunas cremas combinadas de antibióticos, corticoesteroides y nistatina, es un sensibilizante frecuente. Una vez sensibilizado tópicamente a la etilendiamina, un paciente puede experimentar una dermatitis amplia después de la administración sistémica de medicamentos que la contienen, como aminofilina, hidroxicina y tripelenamina (153); sin embargo, esto no es frecuente.

Entre los sensibilizadores tópicos menos frecuentes, los ésteres de parabeno, usados como conservadores en las cremas de corticoesteroides tópicos, se creían de importancia; sin embargo, en un estudio reciente no se respaldó tal aseveración (154). Como antiséptico se usa timerosal tópicamente y también como conservador. En un estudio, 7.5% de los pacientes presentó positividad en una prueba de parche con este material, no todos alérgicos al mercurio; muchos reaccionan con la fracción tiosalicílica de la molécula. Asimismo, se han atribuido reacciones locales e incluso sistémicas al timerosal usado como conservador en algunas vacunas (155). Sin embargo, si el antecedente de alergia de un paciente al timerosal es solo de sensibilización tópica, se pueden considerar las pruebas cutáneas contra la vacuna seguidas por dosificación cauta de la prueba. La administración sistémica de antihistamínicos, rara vez, si acaso, se vincula con alguna reacción alérgica; sin embargo, los antihistamínicos tópicos son sensibilizantes potenciales y deberá evitarse su uso. Muchos ejemplos de dermatitis alérgica por contacto, atribuidos a los corticoesteroides tópicos, se deben al vehículo, no al esteroide en sí. Las pruebas en parche con la máxima concentración del ungüento esteroideo pueden ayudar a identificar si este o el vehículo constituyen la causa. Ya se ha dirigido alguna atención a la dermatitis del tipo por contacto, eccematosa o sistémica.

En resumen, los médicos deben intentar adoptar o disminuir al mínimo el uso de los sensibilizantes frecuentes, como neomicina y benzocaína, en el tratamiento de los pacientes con dermatosis crónica como la dermatitis por estasis y el eccema de las manos. En otras publicaciones se encuentra una revisión más amplia de la dermatitis por contacto alérgica inducida por fármacos (156), así como en el capítulo 30.

Erupciones farmacológicas fijas

Estas afecciones, en contraste con la mayoría de otras dermatosis inducidas por fármacos, se consideran patognomónicas de la hipersensibilidad al fármaco. Los hombres se afectan con más frecuencia que las mujeres y las edades más usuales son de 20 a 40 años (157, 158), si bien los niños pueden también afectarse (159, 160). El término *fijas* se refiere al hecho de que estas lesiones tienden a recurrir en los mismos sitios cada vez que se administra el fármaco específico. En ocasiones la dermatitis se puede activar con sustancias antigénicamente relacionadas o incluso no relacionadas.

La lesión característica está bien delineada, redonda u oval, con variación de dimensiones de unos cuantos milímetros hasta 25 a 30 cm. De inicio aparece edema, seguido por eritema, y después, oscurecimiento, hasta convertirse en una lesión elevada densa de color rojo púrpura intenso. En ocasiones las lesiones son eccematosas, urticariformes, vesiculoampollosas, hemorrágicas o nodulares, más frecuentes en los labios y genitales, pero pudiesen presentarse en cualquier otro sitio de la piel o de las membranas mucosas (161, 162). Por lo general, hay una lesión solitaria, pero pueden aparecer en más número y desarrollarse adicionales, con la administración subsiguiente del fármaco. La duración desde la reexposición al fármaco hasta el inicio de los síntomas es de 30 min a 8 h (media de 2.1 h). Las lesiones suelen resolverse en 2 a 3 sem después de interrumpir el fármaco, con descamación transitoria residual e hiperpigmentación.

El mecanismo se desconoce, pero la imagen histopatológica es compatible con una destrucción de las células epidérmicas mediada por linfocitos T, con daño resultante de los queratinocitos (163). Los estudios señalan una posible participación de linfocitos T CD8[+] por infiltración, que media la apoptosis de queratinocitos por un mecanismo de ligando Fas-Fas (164). Los fármacos con frecuencia señalados incluyen fenolftaleína, barbitúricos, sulfonamidas, tetraciclinas y AINE, si bien se ha involucrado a muchos fármacos, como antimicóticos, antiepilépticos, narcóticos y muchos antibióticos (165). Los fármacos más a menudo involucrados varían dependiendo del país, su disponibilidad y patrón de uso (166, 167). Además, algunos autores creen que la localización de las lesiones puede ser específica del fármaco (168).

Por lo general, no se requiere tratamiento después de interrumpir el fármaco causal, debido a que la mayoría de las erupciones fijas por fármacos son leves y no se vinculan con síntomas significativos. Los corticoesteroides pueden disminuir la gravedad de la reacción, sin cambiar la evolución de la dermatitis (159).

Pustulosis exantematosa generalizada aguda

La pustulosis exantematosa generalizada aguda (AGEP, por sus siglas en inglés) es una erupción súbita de numerosas pústulas pequeñas (menos de 5 mm) estériles, en su mayor parte no foliculares, en conjunción con fiebre mayor de 38 °C y un recuento periférico de neutrófilos mayor de $7 \times 10^3/\mu L$. Las pústulas son subcorneales o intraepidérmicas y aparecen sobre una base eritematosa, edematosa y, con máxima frecuencia, afectan al tronco, las extremidades superiores y los pliegues cutáneos principales, como cuello, axila e ingle. La insuficiencia renal transitoria y la hipocalcemia no son raras (169). La AGEP puede distinguirse histopatológicamente de la psoriasis pustulosa y la necrosis de queratinocitos focal, las vasculitis, la eosinofilia perivascular, así como el edema de la dermis, que se visualizan en la biopsia (170, 171). La AGEP es rara y durante años se clasificó como psoriasis pustulosa, y en 1968 se creyó por primera vez que era una entidad clínica separada (172), por lo que se caracterizó mejor en 1980 (173). A diferencia de la psoriasis pustulosa, la AGEP es causada con máxima frecuencia por hipersensibilidad a fármacos, de los que se involucran con más frecuencia son los antibióticos, en partículas las aminopenicilinas y el diltiazem (174); es autolimitada, con erupciones cutáneas que se presentan poco después de administrar el medicamento por primera vez (menos de 2 días), seguida por la descamación superficial y la resolución espontánea en menos de 15 días (171). La AGEP es un proceso inflamatorio predominantemente neutrofílico, donde se han encontrado linfocitos T específicos del fármaco participantes (175, 176).

Erupciones similares al eritema multiforme

Una clasificación útil se sugirió para el síndrome heterogéneo del eritema multiforme (177) y se encuentran detalles adicionales en el capítulo 16. A menudo es una enfermedad cutánea benigna, con o sin afección mínima de las membranas mucosas, y se ha denominado *eritema multiforme menor* (EM menor). Una reacción cutánea más grave, con afección notoria de las membranas mucosas (al menos dos superficies) y síntomas constitucionales se denomina *eritema multiforme mayor* (EM mayor). El SJS se ha convertido en sinónimo de EM mayor. Además, algunos autores consideraron que la TEN representaba la forma más grave de este proceso patológico, si bien otros creen que debería considerarse una entidad clínica separada.

El EM menor es una enfermedad cutánea autolimitada caracterizada por el inicio súbito de erupciones eritematosas simétricas en el dorso de las manos y los pies, y las caras extensoras de los antebrazos y las piernas; por lo común se afectan las palmas de las manos y plantas de los pies. Las lesiones rara vez afectan el cuero cabelludo o la cara, y la afección troncal suele ser escasa. El exantema es mínimamente doloroso o pruriginoso; se trata de una afección relativamente frecuente en adultos jóvenes de 20 a 40 años y, a menudo, de naturaleza recurrente. La afección de membranas mucosas suelen limitarse a la cavidad oral. Por lo general, se inicia como pápulas rojas o edematosas que pueden simular urticaria. Algunas lesiones desarrollan zonas concéntricas de cambio de color que producen lesiones "en diana" o "iris". El exantema suele resolverse en 2 a 4 sem y deja alguna hiperpigmentación residual posinflamatoria, pero sin cicatrización o atrofia. Los síntomas constitucionales son mínimos o están ausentes. En este sentido se cree que la causa más frecuente es una infección de herpes simple y se ha usado aciclovir oral para prevenir las recurrencias del EM menor (178).

La mayor parte de los casos de eritema multiforme inducido por fármacos da lugar a manifestaciones más graves que lo clasifican como EM mayor o SJS, una forma erosiva ampollosa que puede causar pérdida de la piel de hasta 10% de la superficie corporal total (TBSA, por sus siglas en inglés) y a menudo es precedida por síntomas constitucionales de fiebre alta, cefalea y malestar general. Las afecciones de las superficies mucosas son manifestaciones prominentes y constantes. La afección cutánea es más extensa que en el EM menor y con frecuencia hay una más notoria de afectación troncal. Las lesiones dolorosas de las membranas mucosas bucofaríngeas pueden interferir con la nutrición. El borde bermellón de los labios se denuda y presenta costras serosanguinolentas, una manifestación común de este síndrome. Ochenta y cinco por ciento de los pacientes desarrolla lesiones conjuntivales, que van de hiperemia hasta la formación extensa de seudomembranas. Las complicaciones oculares graves incluyen el desarrollo de queratitis seca, erosiones corneales, uveítis e incluso perforación bulbar. En casi 10% de los pacientes ocurre alteración visual permanente. Asimismo, es menos frecuente la afección de las membranas mucosas de las narinas, la unión anorrectal, la región vulvovaginal y el meato uretral. El epitelio del árbol traqueobronquial y el esófago se puede afectar y causar la formación de estenosis. El EM mayor tiene una evolución más prolongada, pero la mayoría de los casos se resuelve en 6 sem (177). La tasa de mortalidad alcanza 10% en los pacientes con afección extensa. La septicemia es una causa importante de muerte. La afección visceral quizás incluya al hígado, el riñón o el pulmón.

La patogenia de esta afección es incierta; sin embargo, los datos histopatológicos son similares a los de la enfermedad de injerto contra hospedero y sugieren un mecanismo inmune. El depósito de C3, IgM y fibrina se encuentra en los vasos sanguíneos superiores de la dermis (179). La regulación ascendente de la molécula de adhesión intercelular I, que facilita el reclutamiento de células inflamatorias, se encontró en la epidermis de pacientes con eritema multiforme (180). No obstante, a diferencia de la vasculitis cutánea mediada por complejos inmunes, en la que el infiltrado celular es sobre todo de leucocitos polimorfonucleares, hay un infiltrado de células mononucleares (sobre todo linfocitos) alrededor de los vasos sanguíneos dérmicos superiores (181, 182). Además, están presentes linfocitos activados, principalmente CD8$^+$, y hay pruebas crecientes de que se encargan de la destrucción de los queratinocitos (182-185). También se ha comunicado y está establecida la participación de los linfocitos T en la apoptosis epidérmica de los pacientes con SJS y TEN (182-186). Asimismo, es posible que un fármaco o su metabolito se unan a la superficie celular, después de lo cual el paciente desarrolla reactividad de linfocitos dirigidos contra el complejo fármaco-célula.

También es posible que intervenga la susceptibilidad genética. En una población china Han se encontró HLA-B*5801 con fuerte vínculo con el desarrollo de SJS y TEN ante el alopurinol (58) y HLA-B*1502 con el de SJS ante la carbamazepina (57). Otros estudios han mostrado una posible susceptibilidad a la afección ocular por HLA-Bw44 (parte de HLA-B12) y HLA-oq81*0601 (187).

Los fármacos son la causa más frecuente de SJS, que contribuyen con al menos la mitad de los casos (137) y los de máxima frecuencia vinculados con este síndrome y también con la TEN, incluye a las sulfonamidas (en especial TMP-SMX), los anticonvulsivos (de manera notoria la carbamazepina), barbitúricos, fenilbutazona, piroxicam, alopurinol y aminopenicilinas. También ha habido reacciones ocasionales al uso de cefalosporinas, fluoroquinolonas, vancomicina (188), fármacos contra la tuberculosis y AINE, así como informes de los inhibidores de la bomba de protones (PPI, por sus siglas en inglés) como causa de SJS (189, 190). Por lo general, los síntomas inician en 1 a 3 sem después del principio del tratamiento.

Aunque hay algún desacuerdo con base en un grupo de 67 pacientes, debería implementarse el tratamiento temprano del SJS con corticoesteroides a dosis alta (de inicio 160 a 240 mg de metilprednisolona al día) (191, 192). Los corticoesteroides aceleraron la recuperación, no produjeron efectos secundarios importantes y se relacionaron con una supervivencia de 100% y la recuperación completa sin complicaciones residuales significativas. Esta recomendación no se aplica al tratamiento de la TEN. Los retos con fármacos para establecer si un paciente puede tolerar con seguridad a un fármaco después de que se sospecha una reacción no deben considerarse ante aquellas adversas graves, como SJS, TEN y la dermatitis exfoliativa.

Dermatitis exfoliativa generalizada

La dermatitis exfoliativa es una enfermedad cutánea grave y que potencialmente pone en riesgo la vida, caracterizada por eritema y descamación extensa en la que la piel superficial se desprende virtualmente de todo el cuerpo, e incluso se pierden pelo y uñas. A menudo son notorios fiebre, escalofrío y malestar general, y hay una gran pérdida de líquido extrarrenal. Con frecuencia ocurre infección secundaria y en ocasiones se desarrolla una glomerulonefritis. La muerte se presenta con frecuencia máxima en pacientes ancianos o debilitados. Las pruebas de laboratorio y la biopsia cutánea son útiles solo para descartar otras causas, como la psoriasis o el linfoma cutáneo. Por lo tanto, son indispensables los corticoesteroides sistémicos a dosis alta y la atención cuidadosa a la restitución de líquidos y electrolitos.

La dermatitis exfoliativa puede ocurrir como complicación de una afección cutánea previa (p. ej., psoriasis, dermatitis seborreica, dermatitis atópica y dermatitis por contacto); en relación con linfomas, leucemias y otros cánceres internos, o como reacción a fármacos. En ocasiones no hay una causa predisponente evidente. La erupción inducida por fármacos puede aparecer de manera abrupta o seguir a una lesión aparentemente benigna, de erupción exantematosa por fármacos. El proceso puede continuar durante semanas a meses después de retirar al fármaco causal.

A muchos fármacos se ha señalado en el desarrollo de la dermatitis exfoliativa, pero aquellos con frecuencia máxima son sulfonamidas, penicilinas, barbitúricos, carbamazepina, fenitoína, fenilbutazona, alopurinol y las sales de oro (193). No se ha identificado mecanismo inmune alguno. El diagnóstico se basa en los datos clínicos, la presencia de eritema seguido por descamación y el uso de fármacos compatibles con esta reacción cutánea. La evolución suele ser favorable si se identifica el fármaco causal y se discontinúa, con inicio de corticoesteroides. Sin embargo, en un estudio antiguo se informó de una tasa de mortalidad de 40%, lo que hace recordar la gravedad potencial de la enfermedad (194).

Fotosensibilidad

Las reacciones de fotosensibilidad se producen por la interacción de un fármaco presente en la piel y la energía luminosa. El fármaco se puede administrar por vía tópica, oral o parenteral. Si bien suele requerirse el espectro directo de la luz solar (ultravioleta de 2 800 a 4 500 nm, o 280 a 450 mm), y la luz filtrada o artificial puede originar reacciones. Los afroestadounidenses tienen una menor incidencia de fotosensibilidad a los fármacos, presumiblemente por su mayor protección por la melanina. La erupción se limita a las zonas expuestas a la luz, como la cara, la región en V del cuello, los antebrazos y el dorso de las manos. Con frecuencia se respeta una región triangular del cuello por su cobertura por la mandíbula. También se respetan las regiones intranasales y el surco del mentón. Aunque es usual la afección simétrica, una distribución unilateral puede ser resultado de actividades como mantener el brazo fuera de la ventana cuando se conduce un automóvil.

Como fenómeno no inmunológico fototóxico puede presentarse fotosensibilidad y, menos a menudo, como reacción inmunológica fotoalérgica. En la tabla 17A-10 se incluyen los datos diferenciales. Las reacciones fototóxicas no son inmunológicas y se presentan en un número significativo de pacientes con la primera exposición cuando hay la luz o la concentración del fármaco adecuadas. El fármaco absorbe la luz y su energía oxidativa se transfiere a los tejidos, lo que causa daño. El espectro de absorción luminosa es específico de cada fármaco. En la clínica, la reacción simula a la presencia de una quemadura solar exagerada, pocas horas después de la exposición. En ocasiones se presenta vesiculación y la hiperpigmentación en la zona persiste. La mayoría de las reacciones fototóxicas se previene si se filtra la luz a través de un vidrio ordinario de ventana. La tetraciclina, las fluoroquinolonas y la amiodarona son algunos de los muchos productos involucrados en las reacciones fototóxicas (195).

Las reacciones fotoalérgicas, en contraste, por lo general inician con una fase eccematosa y simulan más estrechamente la dermatitis por contacto. Aquí, la energía radiante supuestamente altera el fármaco para formar metabolitos reactivos, que se combinan con las proteínas cutáneas para formar un antígeno completo, al que se dirige la respuesta inmunológica mediada por linfocitos T. Tales reacciones ocurren en solo un pequeño número de pacientes expuestos a la luz y el fármaco. El periodo de sensibilización puede ser de días a meses. La concentración del fármaco requerida para despertar la reacción puede ser muy pequeña y hay reactividad cruzada con sustancias relacionadas desde el punto de vista inmunoquímico; pueden presentarse brotes en zonas cubiertas respecto de la luz o sin exposición, y en sitios distantes antes expuestos. La reacción quizá recurra durante un periodo de días a meses después de la exposición a la luz, incluso sin administración adicional del fármaco. Como regla, participan las longitudes de onda ultravioleta más largas y el vidrio de la ventana no protege contra una reacción. La reacción fotoalérgica se puede detectar por una prueba positiva de fotoparche, que implica la aplicación del fármaco que se sospecha en una prueba ordinaria durante 24 h, seguida por la exposición a una fuente de luz. Los fármacos involucrados incluyen sulfonamidas (antibacterianos, hipoglucemiantes y diuréticos), fenotiacinas, AINE y griseofulvina (196).

Erupciones purpúricas

Como expresión única de la alergia a los fármacos pueden ocurrir erupciones purpúricas, o se pueden vincular con otras erupciones graves, de manera notoria el eritema

TABLA 17A-10 MANIFESTACIONES DIFERENCIALES DE LA FOTOSENSIBILIDAD

CARACTERÍSTICA	FOTOTÓXICAS	FOTOALÉRGICAS
Incidencia	Frecuente	Rara
Cuadro clínico	Como quemadura solar	Eccematoso
Posible reacción ante la primera exposición al fármaco	Sí	Requiere un periodo de sensibilización de días a meses
Inicio	4-8 h después de la exposición	12-24 h después de la exposición, una vez presente la hipersensibilidad
Alteración química del fármaco	No	Sí
Rango ultravioleta	2 800-3 100 nm	3 200-4 500 nm
Dosis del fármaco	Relacionada	Independiente de ella, una vez que está presente la hipersensibilización
Mecanismo inmune	Ninguno	Mediada por linfocitos T
Brotes en sitios distantes antes involucrados	No	Se pueden presentar
Recurrencia por la exposición a la luz ultravioleta sola	No	Puede presentarse en erupciones persistentes

multiforme. La púrpura causada por hipersensibilidad a un fármaco puede deberse a una trombocitopenia.

Una púrpura simple, no trombocitopénica, se ha descrito con el uso de sulfonamidas, barbitúricos, sales de oro, cabromal, yoduros, antihistamínicos y meprobamato. La fenilbutazona produjo ambas, púrpuras trombocitopénica y no. La erupción típica es simétrica y aparece alrededor de los pies y tobillos o en la parte inferior de las piernas, con diseminación ascendente posterior. La cara y el cuello por lo general no se afectan. Las erupciones están constituidas por máculas pequeñas bien definidas o parches de un color café rojizo. Las lesiones no se blanquean con la presión y, a menudo, son bastante pruriginosas. Con el transcurso del tiempo, la dermatitis se torna parda de manera exclusiva o con un tinte grisáceo, y la pigmentación puede persistir durante un periodo relativamente prolongado. El mecanismo de la púrpura simple se desconoce.

Una erupción purpúrica muy grave, a menudo vinculada con infección hemorrágica y necrosis, así como grandes esfacelos, se asocia con los anticoagulantes cumarínicos. Aunque originalmente se pensó que era un proceso de mediación inmunológica, hoy se cree que es resultado de un desequilibrio entre los factores procoagulantes y los fibrinolíticos (197, 198).

Necrólisis epidérmica tóxica

La necrólisis epidérmica tóxica (TEN, por sus siglas en inglés) (síndrome de Lyell) inducida por fármacos, es una afección fulminante letal en potencia, caracterizada por el inicio súbito de ampollas diseminadas en la piel, necrosis epidérmica extensa y exfoliación, que afecta más de 30% de la TBSA. El *síndrome de superposición* (199) corresponde a la denominación usada para 10 a 30% de pérdida asociada, con síntomas constitucionales graves. Asimismo, se ha sugerido que la TEN puede representar una manifestación extrema del EM mayor, pero esta aseveración ha sido refutada por otros autores que citan al inicio explosivo de las ampollas, de amplia diseminación, la ausencia de lesiones en diana, la necrosis peridérmica, sin infiltración de la dermis, y la escasez de depósitos inmunológicos en la piel de los pacientes con TEN (200).

Sin embargo, se ha asumido, en general, que la TEN es una enfermedad de mediación inmunológica, por su relación con la enfermedad de injerto contra hospedero, informes de la presencia de inmunorreactivos en la piel, anticuerpos antiepidérmicos dependientes del fármaco en algunos casos, y alteración de subgrupos de linfocitos en la sangre periférica y en el infiltrado inflamatorio (200). Además, se informó de una mayor expresión de HLA-B12 en los casos de TEN (56) y en la población china Han, y también de un fuerte vínculo de HLA-B*5801, SJS y TEN con el alopurinol (58). También se detectaron concentraciones

elevadas del ligando Fas soluble en el suero de pacientes con TEN (201). Pruebas recientes sugieren que la interacción Fas-FasL en los queratinocitos es causa de la apoptosis observada en la TEN. Concentraciones conservadas de Fas se encuentran en los queratinocitos, junto con un aumento en la de FasL unido en la piel lesionada de los pacientes con TEN. En este caso, se mostró que el FasL en los queratinocitos es citolítico en la TEN y se puede bloquear con anticuerpos que interfieren con la unión Fas-FasL (201-203). La TEN suele afectar a los adultos y no se debe confundir con el síndrome de piel escaldada por estafilococos en los niños, que se caracteriza por una toxina epidermolítica elaborada por los microorganismos, un plano de disociación alto en la epidermis y la respuesta al tratamiento antimicrobiano apropiado. Las manifestaciones de la TEN incluyen necrosis de queratinocitos y escisión de la capa basal, con pérdida de toda la epidermis (204). Además, se pueden afectar las mucosas de los aparatos respiratorio y digestivo.

Los pacientes presentan una enfermedad grave, con fiebre alta, astenia, dolor cutáneo y ansiedad. El eritema cutáneo notorio avanza durante 1 a 3 días hasta la formación de grandes ampollas, que se desprenden en capas y dejan zonas denudadas dolorosas. El desprendimiento de más de 30% de la epidermis es de esperar, en tanto el menor de 10% es compatible con el SJS (199) y el de 10 a 30% se considera un síndrome de superposición. Un signo positivo de Nikolsky (p. ej., desalojo de la epidermis por presión lateral) se encuentra en las zonas eritematosas. Las lesiones de mucosas, incluidas las erosiones dolorosas y costras, pueden presentarse en cualquier superficie. Las complicaciones de la TEN y las quemaduras térmicas extensas son similares. A diferencia del SJS, los corticoesteroides a dosis alta no brindan beneficio alguno (191, 192). La mortalidad se puede disminuir de una tasa total de 50% a menos de 30% por la transferencia temprana del paciente a un centro de atención de quemados (205). La inmunoglobulina intravenosa (IVIG) contiene anticuerpos contra Fas y, por lo tanto, puede bloquear la interacción Fas-FasL (201). A la fecha, la mayoría de los informes de casos de uso de IVIG para el tratamiento de TEN sugiere que pudiese ser de beneficio clínico (206, 207), en particular a una dosis mayor de 2 g/kg (208). Los fármacos más involucrados con mayor frecuencia en la TEN incluyen sulfonamidas (de 20 a 28%; en especial TMP-SMX), alopurinol (6 a 20%), barbitúricos (6%), carbamazepina (5%), fenitoína (18%) y AINE (en especial la oxifenbutazona, 18%; el piroxicamo, el isoxicamo y la fenilbutazona, 8% cada uno) (209, 210).

Eritema nudoso

Las lesiones similares al eritema nudoso suelen ser bilaterales, simétricas, mal definidas, con aumento de temperatura y nódulos subcutáneos hipersensibles, que afectan las caras anteriores de las piernas (espinillas). Las lesiones suelen ser rojas o a veces simulan un hematoma, y pudiesen persistir de varios días a semanas. No se ulceran o supuran y suelen semejar contusiones conforme involucionan. Además, puede haber síntomas constitucionales leves de fiebre baja, malestar general, mialgia y artralgia. Las lesiones se presentan en asociación con infecciones estreptocócicas, tuberculosis, lepra, infecciones micóticas profundas, fiebre por rasguño de gato, linfogranuloma venéreo, sarcoidosis, colitis ulcerativa y otras enfermedades.

En cuanto a si los fármacos pueden causar eritema nudoso hay alguna discordancia. Debido a que la etiología de esta afección no está definida, su aparición simultánea con la administración de fármacos puede ser más coincidental que causal. Los fármacos más a menudo señalados incluyen sulfonamidas, bromuros y anticonceptivos orales. Otros, como la penicilina, los barbitúricos y los salicilatos, a menudo despiertan sospecha, pero rara vez se comprueba que sean causas de eritema nudoso. El tratamiento con corticoesteroides es eficaz, pero rara vez necesario después del retiro del fármaco causal.

Manifestaciones pulmonares

Asma bronquial

Los fármacos son causa frecuente de las exacerbaciones agudas del asma, que en ocasiones pueden ser graves o incluso fatales. El broncoespasmo inducido por fármacos se presenta con frecuencia máxima en los pacientes con asma conocida, pero pueden desenmascarar una enfermedad de vías aéreas reactiva subclínica; se presentan, como resultado de inhalación, la ingestión o administración parenteral de un fármaco. Si bien el asma puede ocurrir en la anafilaxia inducida por fármacos o las reacciones anafilactoides, el broncoespasmo suele no ser una manifestación prominente; el edema laríngeo es mucho más común, como el estado de choque (81).

La exposición aérea a fármacos durante la fabricación o su preparación en el hospital, o en casa, ha sido causa de asma. Los padres de niños con fibrosis quística desarrollaron asma después de la inhalación de un polvo de extracto pancreático en el proceso de preparación de la comida de sus hijos (211). La exposición ocupacional a algunas de estas sustancias ha causado asma en las enfermeras, por ejemplo, los laxantes de volumen que contienen especies de *P. psyllium* (212), y en los trabajadores farmacéuticos después de la exposición a diversos antibióticos (213). La espiramicina usada en los alimentos animales ha sido causa de asma en granjeros, propietarios de tiendas de mascotas y trabajadores con animales en laboratorios, que inhalan polvos de esos productos. Los AINE contribuyen

con más de 66% de las reacciones asmáticas inducidas por fármacos, donde el ácido acetilsalicílico ha sido causa de más de la mitad (214).

Ambos preparados, oral y oftálmico, que bloquean los receptores adrenérgicos β pueden inducir broncoespasmo en los individuos con asma o hiperreactividad bronquial subclínica, lo que pudiese ocurrir de inmediato con el inicio del tratamiento o, rara vez, varios meses o años después. Metoprolol, atenolol y labetalol conllevan una menor probabilidad de causar broncoespasmo que propranolol, nadolol y timolol (215). Al timolol se le ha vinculado con un broncoespasmo fatal en pacientes que usaron su preparado oftálmico para tratar el glaucoma. Algunos sujetos ocasionales sin asma desarrollaron broncoconstricción después del tratamiento con fármacos bloqueadores β (216). Por lo tanto, debe recordarse que estos bloqueadores aumentan la presencia y magnitud de las reacciones generalizadas inmediatas ante otros fármacos (75), dificultan la reanimación con epinefrina y llevan a una mayor pérdida de volumen.

Los inhibidores de la colinesterasa, como el ecotiofato en solución oftálmica, usado para tratar el glaucoma, y la neostigmina o piridostigmina, usadas para la miastenia grave, han sido causa de broncoespasmo. Por motivos obvios, la metacolina ya no se usa en el tratamiento del glaucoma.

Aunque los inhibidores de la ECA han sido objeto de informe de causa de broncoespasmo agudo o agravamiento del asma crónico (217), una tos estridente, a veces incapacitante, constituye un efecto secundario más probable, que pudiese confundirse con el asma y se presenta en 10 a 25% de los pacientes que los toman, por lo general, en las primeras 8 sem, si bien pudiesen desarrollarse durante días y quizá no aparezcan hasta durante un año (218). No es de beneficio cambiar de un fármaco a otro. La tos, por lo general, se resuelve en 1 o 2 sem después de discontinuar el medicamento; su persistencia durante más de 4 sem debería desencadenar una valoración diagnóstica más amplia. No se conoce el mecanismo de la tos inducida por un inhibidor de la ECA y pudiese evitarse con el uso de un ARB (219, 220). Como se mencionó antes, los inhibidores de la ECA pueden causar angioedema y quizá ser fuente de tos y disnea (221).

Los sulfitos y metabisulfitos provocan broncoespasmo en un subgrupo de pacientes con asma. La incidencia quizá sea baja, pero puede ser mayor en aquellos dependientes de esteroides (222), fármacos que se usan como conservadores para disminuir el deterioro de los alimentos por los microbios, como los inhibidores de la discoloración enzimática y no de los alimentos, y como los antioxidantes, que a menudo se encuentran en las soluciones de broncodilatadores. El mecanismo causal de las reacciones asmáticas inducidas por sulfitos puede ser resultado de la generación de dióxido de azufre a partir del ácido gástrico, que entonces se inhala. Sin embargo, los pacientes asmáticos con hipersensibilidad a los sulfitos no la presentan con mayor intensidad al dióxido de azufre inhalado que otros pacientes con asma (223). El diagnóstico de hipersensibilidad de los sulfitos se puede establecer con base en un reto con sulfitos, que no muestran reactividad cruzada con el ácido acetil salicílico (224). El broncoespasmo en estos pacientes se puede tratar con inhaladores de dosis medida o soluciones de broncodilatador nebulizado, que contienen cantidades mínimas de metabisulfitos. Si bien la epinefrina contiene sulfitos, su uso en una situación de urgencia, incluso en los pacientes con asma hipersensibles a los sulfitos, no debe desalentarse (223).

Infiltrados pulmonares con eosinofilia

Muy probable es que haya un mecanismo inmune que actúe en dos formas de lesión pulmonar aguda inducida por fármacos, a saber, la neumonía por hipersensibilidad y los infiltrados pulmonares relacionados con eosinofilia periférica. Al síndrome de eosinofilia periférica se le ha vinculado con el uso de varios fármacos, que incluyen sulfonamidas, penicilina, AINE, metotrexato, carbamazepina, nitrofurantoína, fenitoína, cromolín sódico, imipramina y L-triptófano (163). Aunque el principal síntoma es una tos no productiva, quizá se presenten cefalea, malestar general, fiebre, síntomas nasales, disnea y malestar torácico. La radiografía del tórax muestra infiltrados focales difusos o migratorios; suele estar presente la eosinofilia en sangre periférica. Las pruebas de función pulmonar revelan restricción, con disminución de la capacidad de difusión del dióxido de carbono. Una biopsia pulmonar muestra inflamación intersticial y alveolar, constituida por eosinófilos y leucocitos mononucleares. El resultado suele ser excelente, con rápida mejoría clínica ante el cese del fármaco y el tratamiento con corticoesteroides. Por lo general, se restablece la función pulmonar del paciente con poco daño residual.

La nitrofurantoína también puede inducir un síndrome agudo con eosinofilia periférica en casi 33% de los pacientes. No obstante, está reacción difiere de la de los infiltrados pulmonares inducidos por fármacos en el síndrome de eosinofilia periférica apenas descrito, dado que no hay eosinofilia hística y el cuadro clínico con frecuencia incluye la presencia de un derrame pleural (225). Las reacciones pulmonares adversas se presentan en menos de 1% de quienes toman el fármaco. Por lo general, el inicio de la reacción pulmonar aguda se presenta desde una cuantas horas hasta 7 a 10 días después del inicio del tratamiento. Los síntomas típicos incluyen fiebre, tos seca, disnea (en ocasiones sibilancias) y, menos a menudo, dolor torácico pleurítico. Una radiografía de tórax puede mostrar afección difusa o unilateral, con un proceso alveolar o intersticial que tiende a involucrar las bases pulmonares, y ocurre un derrame pleural pequeño, por lo general unilateral, en casi 33% de los pacientes. Con la excepción de DIL, la nitrofurantoína es de los únicos fármacos que produce un derrame pleural agudo. El conocimiento de esta reacción puede evitar la hospitalización innecesaria por sospecha de neumonía. Las reacciones agudas conllevan una tasa de mortalidad menor de 1%. Al retirar el fármaco se presenta la resolución de los datos radiográficos del tórax en 24 a 48 horas.

Aunque la reacción pulmonar aguda inducida por la nitrofurantoína rara vez es fatal, una reacción crónica, que es menos frecuente, conlleva una mayor tasa de mortalidad, de 8%. Tos y disnea se presentan de manera insidiosa después de 1 mes o, con frecuencia, con un tratamiento más prolongado. La reacción crónica simula una fibrosis pulmonar idiopática en la clínica, radiológicamente y desde el punto de vista histopatológico. Aunque algo controvertido, si no hay mejoría después de retirar el fármaco durante 6 sem deben administrarse 40 mg/día de prednisona y continuarse de 3 a 6 meses (225, 226).

De los antineoplásicos citotóxicos, el metotrexato es la causa más frecuente de una reacción pulmonar no citotóxica, donde hay eosinofilia en la sangre periférica, pero no en los tejidos (227). En años recientes este fármaco también se usó para tratar afecciones no malignas, como la psoriasis, la artritis reumatoide y el asma. Los síntomas suelen empezar en las 6 sem siguientes al inicio del tratamiento. Fiebre, malestar general, cefalea y calosfríos pueden enmascarar la presencia de una tos no productiva y disnea. En 40% de los casos hay eosinofilia. La radiografía de tórax muestra un proceso intersticial difuso y de 10 a 15% de los pacientes desarrolla una adenopatía hiliar o derrames pleurales. La recuperación suele ser rápida al retirar el metotrexato, pero pueden ocurrir muertes. La adición de corticoesteroides al tratamiento puede acelerar el tiempo de recuperación. Aunque se ha sugerido un mecanismo inmune, algunos pacientes que se recuperaron pueden reiniciar el metotrexato sin secuelas adversas. La bleomicina y la procarbazina, antineoplásicos, suelen vincularse con reacciones pulmonares citotóxicas y, en ocasiones, produjeron una reacción similar a la correspondiente al metotrexato.

Neumonía y fibrosis

La neumonía o fibrosis lentamente progresivas suelen vincularse con los antineoplásicos citotóxicos, como la bleomicina. Sin embargo, algunos fármacos, como la amiodarona, pueden producir un cuadro clínico similar a la neumonía por hipersensibilidad sin eosinofilia. En muchos casos, esta categoría de afección pulmonar inducida por fármacos suele ser dependiente de la dosis.

La amiodarona, un fármaco terapéutico importante para el tratamiento de muchas arritmias cardiacas que ponen en riesgo la vida, ha producido una reacción pulmonar adversa en casi 6% de los pacientes, con 5 a 10% de los casos que resultan fatales (228). Rara vez se presentan síntomas en un paciente que recibe menos de 400 mg/día durante un periodo menor a 2 meses. El cuadro clínico suele ser subagudo, con síntomas iniciales de tos no productiva, disnea y, en ocasiones, fiebre de poca monta. La radiografía de tórax revela un proceso intersticial o alveolar. Los estudios de función pulmonar muestran un patrón restrictivo con un defecto de difusión. La velocidad de eritrosedimentación está elevada, pero no hay eosinofilia. Los datos histopatológicos incluyen la acumulación intraalveolar de macrófagos espumosos, el engrosamiento de los tabiques y daño alveolar difuso ocasional (229). La amiodarona tiene la capacidad única de estimular la acumulación de fosfolípidos en muchas células, incluidos los neumocitos de tipo II y los macrófagos alveolares. No se sabe si estos cambios causan neumonía intersticial, porque los datos se presentan en la mayoría de los pacientes que reciben este fármaco sin reacción adversa pulmonar alguna. Aunque se ha sugerido un mecanismo inmune, sigue siendo especulativa la participación de la hipersensibilidad en la neumonía inducida por amiodarona (230). La mayoría de los pacientes se recupera por completo después del cese del tratamiento, si bien quizá se requiera la adición de corticoesteroides. Además, cuando se requiere el fármaco de manera absoluta para regular una arritmia cardiaca potencialmente fatal, los pacientes pueden continuar el tratamiento con la menor dosis posible cuando se administran de forma concomitante corticoesteroides (231).

La neumonía inducida por oro es de inicio subagudo y se presenta después de una duración media de 15 sem del tratamiento y una dosis acumulativa media de 582 mg (232). La disnea de ejercicio es el síntoma predominante, aunque también se presentan tos no productiva y fiebre. Los datos radiográficos incluyen infiltrados intersticiales alveolares, en tanto las pruebas de función pulmonar revelan datos compatibles con una afección pulmonar restrictiva. La eosinofilia en sangre periférica es rara. La linfocitosis intensa es el dato más frecuente en el líquido de lavado broncoalveolar. La afección suele ser reversible después de discontinuar las inyecciones de oro, pero quizá se requieran corticoesteroides para revertir el proceso. Si bien esta reacción pulmonar es rara, no debe confundirse con la enfermedad reumatoide pulmonar.

Las reacciones fibrosas crónicas inducidas por fármacos son probablemente de naturaleza no inmunológica, pero se desconoce su mecanismo exacto. Los antineoplásicos citotóxicos (azatioprina, sulfato de bleomicina, busulfán, clorambucilo, ciclofosfamida, hidroxiurea, melfalán, mitomicina, nitrosoureas y clorhidrato de procarbazina) pueden inducir afección pulmonar, que se manifiesta en clínica por la aparición de fiebre, tos no productiva y disnea progresiva de inicio gradual después del tratamiento durante 2 a 6 semanas o, raramente, años (233). En este sentido, es indispensable detectar esta complicación, porque tales reacciones pueden ser fatales y simular otras enfermedades, como las infecciones oportunistas. La radiografía de tórax revela un patrón intersticial o intraalveolar, en especial en las bases pulmonares. Una declinación en la capacidad de difusión del monóxido de carbono puede incluso preceder a los cambios en la radiografía de tórax. Los datos etiológicos tempranos frecuentes incluyen el daño a los neumocitos de tipo I, que son las células principales de revestimiento alveolar, así como atipia y proliferación de los neumocitos de tipo II. La infiltración del intersticio por células mononucleares puede presentarse tempranamente, seguida por fibrosis intersticial y alveolar, que quizá progresen hasta la formación de estructuras como panales. El pronóstico a menudo es malo y la respuesta a los corticoesteroides suele ser variable. Incluso los pacientes que responden al tratamiento pueden presentar anomalías residuales de la función pulmonar clínicamente significativas. Aunque se ha sospechado un mecanismo inmune en algunos casos (234), hoy se cree, en general, que estos fármacos inducen la formación de radicales tóxicos de oxígeno que producen la lesión pulmonar.

Edema pulmonar no cardiógeno

Otra reacción pulmonar aguda sin eosinofilia es el edema pulmonar no cardiógeno inducido por fármacos, que se desarrolla muy rápidamente y puede incluso presentarse con la primera dosis. La radiografía de tórax es similar a la causada por la insuficiencia cardiaca congestiva. La hidroclorotiacida es el único compuesto tiacídico vinculado con esta reacción (234). La mayoría de los fármacos vinculados con esta reacción son ilegales, incluidas cocaína, heroína y metadona (235, 236). Asimismo, puede ocurrir edema pulmonar no cardiógeno inducido por salicilatos cuando es mayor a 40 mg/dL su concentración sanguínea (237). En la mayoría de los casos, la reacción se resuelve con rapidez después de interrumpir el uso del fármaco. Sin embargo, algunos pacientes pueden seguir una evolución clínica de síndrome de dificultad respiratoria aguda, sobre todo con los antineoplásicos como mitomicina C o arabinósido de citocina (238) y, rara vez, se presentan 2 h después de la administración de RCM (239). El mecanismo se desconoce.

Manifestaciones hematológicas

De manera inequívoca mediante métodos *in vitro* se han mostrado muchos ejemplos de trombocitopenia y anemia hemolítica inducidas por fármacos, por mecanismos de mediación inmunológica. Menos certidumbre existe acerca de la agranulocitosis inducida por fármacos, reacción que suele aparecer sola, sin afección de otros órganos. El inicio suele ser abrupto y la recuperación es de esperar en 1 a 2 sem después de retirar el fármaco.

Eosinofilia

La eosinofilia puede presentarse como manifestación única de hipersensibilidad a ciertos fármacos (240). Con mayor frecuencia se vincula con otras manifestaciones de alergia a los fármacos. Su detección es útil porque puede dar datos precautorios tempranos de reacciones de hipersensibilidad que pudiesen producir daño hístico permanente o incluso la muerte. Sin embargo, la mayoría concuerda en que la eosinofilia sola no es suficiente motivo para discontinuar el tratamiento. De hecho, algunos fármacos, como la digital, regularmente producen eosinofilia y, sin embargo, son raras las reacciones de hipersensibilidad.

Los fármacos que pueden vincularse con eosinofilia en ausencia de afección clínica incluyen sales de oro, alopurinol, ácido aminosalicílico, ampicilina, antidepresivos tricíclicos, sulfato de capreomicina, carbamazepina, digital, fenitoína, sulfonamidas, vancomicina y estreptomicina. No parece haber una manifestación clínica o farmacológica común de estos medicamentos que contribuya a la eosinofilia. Aunque la incidencia de eosinofilia tal vez sea menor de 0.1% para la mayoría de los fármacos, las sales de oro se han vinculado con su forma notoria en hasta 47% de los pacientes con artritis reumatoide y puede constituir un signo temprano de reacción adversa (241). La eosinofilia inducida por fármacos no parece progresar hasta una forma crónica o el síndrome hipereosinofílico. No obstante, ante una cifra creciente de eosinófilos, la discontinuación del fármaco puede prevenir problemas adicionales.

Trombocitopenia

La trombocitopenia es una complicación bien reconocida de la farmacoterapia, cuyas manifestaciones clínicas usuales son petequias y equimosis amplias, y, en ocasiones, hemorragia digestiva, hemoptisis, hematuria y pérdida sanguínea vaginal. Por fortuna, la hemorragia intracraneal es rara. En ocasiones puede haber fiebre vinculada, calosfríos y artralgias. El estudio de la médula ósea muestra cifras normales o aumentadas de megacariocitos de aspecto normal. Con excepción de la trombocitopenia inmune inducida por oro, que pudiese continuar durante meses debido a la persistencia del antígeno en el sistema retículo-endotelial, es de esperar la recuperación en 2 sem, una vez retirado el fármaco (242). Las muertes son relativamente infrecuentes. La readministración del fármaco, incluso en dosis diminutas, puede producir una recrudescencia abrupta de la trombocitopenia grave, a menudo en unas cuantas horas.

Si bien se ha informado de muchos fármacos como causa de trombocitopenia inmune, los más frecuentes hoy en la práctica clínica son quinidina, sulfonamidas (antibacterianas, sulfonilureas y diuréticos tiacídicos), sales de oro y heparina.

Sin embargo, se cree que el mecanismo de la trombocitopenia inducida por fármacos es del tipo de "testigo inocente". Shulman sugirió la formación de complejos inmunogénicos fármaco-proteína plasmática, contra los que se forman anticuerpos; este complejo anticuerpo-fármaco reacciona entonces con las plaquetas (el testigo inocente) e inicia así la activación del complemento con su destrucción posterior (243). Algunos estudios indican que los anticuerpos contra la quinidina reaccionan con una glucoproteína de la membrana plaquetaria en relación con el fármaco (244). Los pacientes con HLA-DR3 parecen con mayor riesgo de trombocitopenia inducida por el oro.

Debido a que la heparina ha tenido un uso clínico más amplio, la incidencia de la trombocitopenia que induce es de casi 5% (245). Algunos de los pacientes desarrollan simultáneamente complicaciones tromboembólicas agudas. Asimismo, se ha mostrado un anticuerpo IgE dependiente de heparina en el suero de estos pacientes. La heparina se puede sustituir con un producto heparinoide de bajo peso molecular en los pacientes que antes desarrollaron trombocitopenia inducida por la primera (246).

El diagnóstico a menudo es presuncional, porque la cifra de plaquetas suele retornar a lo normal en 2 sem (durante más tiempo si se excreta lentamente el fármaco) después de discontinuar el tratamiento. En este caso hay muchas pruebas *in vitro* en algunos centros para demostrar anticuerpos plaquetarios relacionados con los fármacos. Una dosis de prueba del fármaco causal es probablemente el medio más confiable de diagnóstico, pero implica un riesgo significativo y rara vez se justifica. El tratamiento implica interrumpir el fármaco de sospecha y observar al paciente cuidadosamente en las siguientes semanas. Los corticoesteroides no abrevian la duración de la trombocitopenia, pero pueden acelerar la recuperación debido a su efecto protector capilar. No deben administrarse transfusiones de plaquetas, porque las transfundidas se destruyen con rapidez y pueden producir síntomas adicionales.

Anemia hemolítica

La anemia hemolítica inmune inducida por fármacos se presenta con tres mecanismos: (1) del tipo de complejos inmunes, (2) del tipo de haptenos o adsorción de fármacos y (3) de inducción inmune (108). Otro mecanismo implica una adsorción no inmune de las proteínas en la membrana del eritrocito, lo que da como resultado una prueba de Coombs positiva, pero rara vez causa anemia hemolítica. La anemia hemolítica después de la administración de un fármaco contribuye con 16 a 18% de las adquiridas.

El *mecanismo de complejos inmunes* contribuye a la mayoría de los casos de hemólisis inmune inducida por fármacos. El anticuerpo contra el fármaco se une a un complejo del medicamento y un antígeno específico de un grupo sanguíneo, por ejemplo, Kidd, Kell, Rh o Ii, sobre la membrana del eritrocito (247). Los fármacos involucrados incluyen quinidina, cloropropamida, nitrofurantoína, probenecid, rifampicina y estreptomicina. Digno de mención es que muchos de estos fármacos también se han vinculado con la trombocitopenia mediada por complejos inmunes. El anticuerpo sérico contra el fármaco a menudo es IgM y la prueba de Coombs directa, positiva.

La penicilina es el prototipo de un fármaco que induce anemia hemolítica por el *mecanismo de hapteno o de adsorción del* fármaco (248). La penicilina normalmente se une a las proteínas en la membrana del eritrocito, y en los pacientes que desarrollan anticuerpos contra el hapteno del fármaco sobre el eritrocito puede presentarse anemia hemolítica. En agudo contraste con la hemólisis mediada por complejos inmunes, la anemia inducida por penicilina ocurre solo con grandes dosis, de al menos 10 millones de unidades al día IV; suele presentarse anemia después de 1 sem de tratamiento, con mayor rapidez en los pacientes con anticuerpos previos contra la penicilina. El anticuerpo contra fármaco es de tipo IgG y los eritrocitos se eliminan por secuestro esplénico, independiente del complemento. Casi 3% de los pacientes que recibe tratamiento con penicilina a dosis alta desarrolla una prueba de Coombs positiva, pero algunos de ellos en realidad presentan anemia hemolítica, que suele abatirse con rapidez, pero pudiese persistir una hemolisis leve durante varias semanas. Otros fármacos en ocasiones relacionados con la hemólisis por este mecanismo incluyen cisplatino y tetraciclina.

La metildopa es la causa más frecuente de hemólisis inducida por fármacos *autoinmune*. Una prueba de Coombs positiva ocurre en 11 a 36% de los pacientes, dependiendo de la dosis del fármaco, después de 3 a 6 meses de tratamiento (249). Sin embargo, menos de 1% de los pacientes desarrolla anemia hemolítica. El autoanticuerpo IgG tiene especificidad para los antígenos relacionados con el complejo Rh. No se conoce bien el mecanismo de la producción de autoanticuerpos. La hemólisis suele ceder en 1 a 2 sem después de interrumpir el fármaco, pero la prueba de Coombs permanece positiva durante hasta 2 años. Estos anticuerpos inducidos por fármacos reaccionan con los eritrocitos normales. Puesto que en realidad un pequeño número de pacientes presenta hemólisis, no es suficiente motivo una prueba de Coombs positiva aislada para discontinuar el medicamento. Varios fármacos han inducido enfermedad hemolítica autoinmune, incluidos levodopa, ácido mefenámico, procainamida y tolmetina.

Un pequeño número de pacientes tratados con cefalotina presenta una prueba de Coombs positiva como resultado de la *adsorción inespecífica de proteínas plasmáticas* en la membrana de los eritrocitos. Esto no origina una anemia hemolítica, pero puede causar confusión en la serología del banco de sangre. Finalmente, otros fármacos se han vinculado con la enfermedad hemolítica, pero no se ha definido el mecanismo, e incluyen cloropromacina, eritromicina, ibuprofeno, isoniacida, mesantoína, ácido paraaminosalicílico, fenacetina, tiacidas y triamtereno.

Agranulocitosis

La mayoría de los casos de neutropenia inducida por fármacos se debe a la supresión de la médula ósea, pero puede también ser mediada por mecanismos inmunes (250). El proceso suele desarrollarse en 6 a 10 días después de la farmacoterapia inicial. La readministración del fármaco después de la recuperación puede causar un descenso hiperagudo de los granulocitos en 24 a 48 h. Los pacientes con frecuencia presentan fiebre alta, calosfríos, artralgias y postración grave. Los granulocitos desaparecen en materia de horas y esto puede persistir durante 5 a 10 días después de interrumpir el fármaco causal. La participación de las leucoaglutininas inducidas por el fármaco para la producción de la neutropenia se cuestionó porque tales anticuerpos también se encontraron en pacientes sin neutropenia. En este sentido, se desconoce el mecanismo inmune exacto por el que algunos fármacos inducen neutropenia (251). Aunque se ha señalado ocasionalmente a muchos fármacos, las sulfonamidas, la sulfasalacina, el propiltiouracilo, la quinidina, la procainamida, la fenitoína, las fenotiacinas, las penicilinas sintéticas, las cefalosporinas y las sales de oro son los de más frecuente informe al respecto. Después del retiro del fármaco, la recuperación es usual en 1 a 2 sem, aunque pudiese requerir muchas semanas o meses. El tratamiento incluye el uso de antibióticos y otras medidas de sostén. No es clara la utilidad de las transfusiones de leucocitos, pero parece que los factores de crecimiento hematopoyéticos sí la tienen (252).

Manifestaciones hepáticas

El hígado es en especial vulnerable a las lesiones inducidas por fármacos, porque se presentan concentraciones elevadas después de su ingestión, y también porque tiene participación importante en la biotransformación de los fármacos a metabolitos reactivos potencialmente tóxicos, que pueden inducir lesión tisular por su toxicidad inherente o tal vez con una base inmunológica (253). La lesión hepática inducida por fármacos puede simular una forma de enfermedad hepatobiliar aguda o crónica;

sin embargo, estas reacciones hepáticas se vinculan más comúnmente con una lesión aguda.

Los siguientes son algunos cálculos de la frecuencia de lesión hepática por fármacos (254):

- Mayor de 2%: ácido aminosalicílico, troleandomicina, dapsona y quenodesoxicolato
- De 1 a 2%: lovastatina, ciclosporina y dantroleno
- Uno por ciento: isoniacida y amiodarona
- De 0.5 a 1%: fenitoína, sulfonamidas y cloropromacina
- De 0.1 a 0.5%: sales de oro, salicilatos, metildopa, cloropropamida y estolato de eritromicina
- Menos de 0.01%: ketoconazol y esteroides anticonceptivos
- Menos de 0.001%: hidralacina y halotano
- Menos de 0.0001%: penicilina, enflurano y cimetidina

La DILI causada por la toxicidad intrínseca del fármaco o uno de sus metabolitos es cada vez menos frecuente, y a menudo predecible, porque con frecuencia se detecta en estudios de animales y durante fases tempranas de los estudios clínicos. Un ejemplo usual de un fármaco que produce tal hepatotoxicidad es el de paracetamol en dosis masivas (255), cuyo exceso se desvía dentro de la vía del citocromo P-450, con exceso resultante de la formación del metabolito reactivo, que se une a las proteínas subcelulares y, a su vez, lleva a la necrosis.

Aunque hay pocas pruebas directas de un mecanismo inmune (anticuerpos específicos de hepatocitos o linfocitos T sensibilizados) en la lesión hepática inducida por fármacos, tales reacciones a menudo se asocian con otras manifestaciones de hipersensibilidad. Asimismo, se sospecha la lesión atribuida a la hipersensibilidad cuando hay un periodo de sensibilización variable de 1 a 5 sem; cuando la lesión hepática se asocia con manifestaciones clínicas de hipersensibilidad, como ocurre con la DRESS; cuando las manifestaciones histopatológicas revelan un exudado inflamatorio rico en eosinófilos o la presencia de granulomas en el hígado; cuando está ausente el antígeno asociado con la hepatitis, y cuando hay una recurrencia rápida de la disfunción hepática después de la readministración de pequeñas dosis del fármaco de que se sospecha (por lo general no recomendada). Después del retiro del fármaco causal, se espera la recuperación, a menos que haya ocurrido daño celular irreversible. Tal lesión hepática puede tomar la forma de enfermedad colestática, lesión o necrosis hepatocelular, o un patrón mixto.

La colestasis inducida por fármacos se manifiesta con frecuencia máxima mediante ictericia, pero pueden ocurrir también fiebre, exantema y eosinofilia. La concentración de fosfatasa alcalina sérica suele elevarse de dos a 10 veces la cifra normal, en tanto las aminotransferasas séricas solo lo hacen de manera mínima; hay anticuerpos antimitocondriales ocasionales. La biopsia hepática revela colestasis, ligera infiltración periportal de mononucleares y eosinófilos, y mínima necrosis hepatocelular. Después del retiro del fármaco causal, la recuperación puede requerir varias semanas. Las reacciones persistentes pueden simular una cirrosis biliar primaria; sin embargo, no suele haber presencia de anticuerpos antimitocondriales. Los fármacos que con mayor frecuencia están implicados son las fenotiacinas (en particular, la cloropromacina), la sal estolato de eritromicina y, menos frecuente, la nitrofurantoína y las sulfonamidas (256).

La lesión hepatocelular inducida por fármacos simula a la hepatitis viral, pero conlleva una mayor tasa de morbilidad. De hecho, de 10 a 20% de los pacientes con insuficiencia hepática fulminante presentan lesión inducida por fármacos. Las aminotransferasas séricas aumentan y puede ocurrir ictericia, esta última vinculada con una mayor tasa de mortalidad. El aspecto histopatológico del hígado no es específico para la lesión inducida por fármacos, de los cuales los que con más frecuencia están relacionados con daño hepatocelular son halotano, isoniacida, fenitoína, metildopa, nitrofurantoína, alopurinol y las sulfonamidas. Ahora está claro que el daño por la isoniacida se debe a su metabolismo, con producción de un metabolito tóxico, la acetilhidracina (257).

Solo la lesión hepática inducida por halotano tiene un respaldo relativamente bueno respecto de un proceso de mediación inmunológica, sobre todo con base en el hallazgo de anticuerpos circulantes que reaccionan con el neoantígeno hepático inducido por el halotano en número significativo de pacientes con hepatitis por halotano (258). En Estados Unidos, el enflurano y el isoflurano han sustituido en gran parte al halotano (excepto en los niños), porque la incidencia de lesión hepática parece menor con su uso. Sin embargo, se han identificado anticuerpos de reacción cruzada en algunos pacientes (259).

La afección con patrón mixto denota ejemplos de hepatopatía inducida por fármaco que no se ajustan exactamente a la lesión hepatocelular o la colestasis aguda. Asimismo, puede haber anomalías moderadas de las aminotransferasas séricas y la concentración de fosfatasa alcalina, con ictericia variable. Entre los pacientes con lesión hepática inducida por la fenitoína, el patrón puede simular la mononucleosis infecciosa, con fiebre, linfadenopatía, hiperplasia, ganglios linfáticos y necrosis irregular. Los granulomas hepáticos con necrosis hepatocelular variable son un punto distintivo de la hepatitis inducida por quinidina (260). Otros fármacos vinculados con granulomas hepáticos son sulfonamidas, alopurinol, carbamazepina, metildopa y fenotiacinas.

La enfermedad hepática crónica inducida por fármacos es rara, pero también puede simular cualquier enfermedad hepatobiliar crónica. La hepatitis activa crónica inducida por fármacos se ha relacionado con metildopa, isoniacida y nitrofurantoína (261). Algunos de esos pacientes quizá desarrollen anticuerpos antinucleares y contra el músculo liso. Además, la lesión hepática crónica tal vez no mejore después de retirar el fármaco que la causó.

Manifestaciones renales

El riñón es en especial vulnerable a la toxicidad inducida por los fármacos, puesto que recibe, transporta y concentra dentro de su parénquima a una variedad de sustancias potencialmente tóxicas; puede ocurrir necrosis tubular después del choque anafiláctico inducido por fármacos o la inmunohemólisis. La nefropatía renal de tipo inmunológico inducida por fármacos es rara, pero en ocasiones se han atribuido glomerulonefritis, síndrome nefrótico y nefritis intersticial aguda (AIN, por sus siglas en inglés) a la hipersensibilidad ante fármacos.

La *glomerulitis* es una manifestación notoria de la enfermedad del suero experimental, pero rara vez de importancia clínica en reacciones similares por fármacos en los seres humanos. Con toda probabilidad se trata de un fenómeno transitorio por completo reversible, que cede totalmente una vez que se discontinúa el fármaco que lo causó. Aunque el LES espontáneo se relaciona con frecuencia con glomerulonefritis, en aquel inducido por fármacos rara vez se manifiesta afección renal significativa. Como regla, la afección cutánea es una manifestación prominente de la vasculitis inducida por fármacos, pero, en ocasiones, ocurre glomerulonefritis. La glomerulonefritis crónica se describió en un paciente con síndrome de Munchausen que repetidamente se inyectó la vacuna de DPT (262). Entre los adictos a la heroína hay una incidencia de 10% de glomerulonefritis crónica en la necropsia. Como sugerencia esto es posible que se deba al desarrollo de complejos inmunes resultantes de una respuesta inmunológica a los contaminantes que se agregan en el procesamiento "callejero" de la droga (263). A un caso del síndrome de Goodpasture (hemorragia pulmonar y glomerulonefritis progresiva) se le relacionó con el tratamiento de la enfermedad de Wilson con D-penicilamina, el primer caso comunicado de un fármaco señalado como partícipe en la etiología del síndrome (264).

El *síndrome nefrótico* inducido por fármacos se presenta principalmente por procesos inmunológicos que dan como resultado una glomerulonefritis membranosa, que se ha vinculado con mayor frecuencia con los metales pesados (en especial, las sales de oro), el captopril, la heroína, los AINE, la penicilamina y el probenecid, y menos frecuentemente con los anticonvulsivos (mesantoína, trimetadiona y parametadiona), las sulfonilureas,

el litio, la ampicilina, la rifampicina y el metimazol. Un mecanismo complejo inmune es probable que se encargue de esta nefropatía inducida por fármacos (265, 266). La proteinuria suele resolverse cuando se discontinúan estos fármacos.

La AIN que se cree causada por hipersensibilidad a fármacos, se detectó en presencia de muchos de ellos (267). Los de más frecuente informe incluyen los antibióticos β lactámicos (en especial la meticilina), AINE, rifampicina, derivados de sulfonamidas, captopril, alopurinol, metildopa, anticonvulsivos, cimetidina, ciprofloxacina y PPI. La AIN inducida por fármacos debe sospecharse cuando se asocia una insuficiencia renal aguda con fiebre, exantema, artralgias, eosinofilia, proteinuria leve, microhematuria y eosinofiluria, con inicio días a semanas después del inicio del tratamiento. No obstante, la tríada clásica de fiebre, exantema y eosinofilia no es tan frecuente, se presenta en solo 10 a 30% de los pacientes con diagnóstico de AIN (268). La AIN inducida por AINE suele presentarse en los pacientes de edad avanzada meses después del inicio del tratamiento y, a menudo, se vincula con proteinuria masiva e insuficiencia renal rápidamente progresiva (269). Por lo general, no se presentan fiebre y eosinofilia. Aunque la patogenia de esta nefropatía inducida por fármacos es incierta, se han documentado varios datos inmunológicos en la AIN inducida por meticilina (270), que incluyen la detección de grupos hapténicos peniciloil y depósito de inmunoglobulinas en las membranas basales glomerular y tubular, anticuerpos circulantes contra la membrana basal tubular y una reacción cutánea positiva tardía a la meticilina, además de la prueba de transformación de linfocitos positiva con meticilina. Además, los linfocitos que infiltran el intersticio renal son T citotóxicos. El pronóstico es excelente después de discontinuar el fármaco, con una recuperación completa esperada en 12 meses, después de la cual debe evitarse el fármaco o uno relacionado químicamente, porque ha habido varios casos de reactividad cruzada entre la meticilina y otros fármacos β lactámicos o entre diversos AINE.

Manifestaciones linfáticas sistémicas

La linfadenopatía es una manifestación común del síndrome de enfermedad del suero y puede estar presente en el LES inducido por fármacos. La linfadenopatía relacionada con el tratamiento prolongado con anticonvulsivos, notablemente la fenitoína, es una afección rara, pero bien establecida, que simula clínica e histopatológicamente a un linfoma maligno (271), y a menudo se conoce como seudolinfoma inducido por fármacos. La linfadenopatía cervical es la más frecuente, pero puede ser generalizada; son raras la hepatomegalia y la esplenomegalia. Otras manifestaciones incluyen fiebre, exantema morbiliforme o eritematoso, y eosinofilia (DRESS). Rara vez hay artritis e ictericia. la patogenia del síndrome se desconoce; sin embargo, la fenitoína puede inducir inmunosupresión, que después conduce a cánceres linforreticulares. La reacción suele desaparecer en varias semanas después de interrumpir la administración del fármaco y reaparece rápido con su readministración. Sin embargo, no todos los pacientes se recuperan después de retirar el fármaco y algunos desarrollan una enfermedad de Hodgkin y un linfoma (272). Un síndrome similar a la mononucleosis infecciosa se describió con el uso de fenitoína, ácido aminosalicílico y dapsona (273).

Manifestaciones cardiacas

Rara vez se identifica a la miocarditis por hipersensibilidad como entidad clínica. Si bien la biopsia endomiocárdica en ocasiones ha sugerido una miocarditis por hipersensibilidad, los casos comunicados suelen diagnosticarse en la necropsia (274). Asimismo, se ha señalado a muchos fármacos, pero los principales son sulfonamidas, metildopa, penicilina y sus derivados, y también se han relacionado con la vasculitis por hipersensibilidad. En la mayoría de aquellos pacientes con diagnóstico en la necropsia, su muerte fue súbita e inesperada, mientras se les daba tratamiento por una enfermedad no relacionada y no letal (275).

El diagnóstico debe considerarse cuando aparecen nuevos cambios electrocardiográficos en relación con una taquicardia inesperada, elevación leve de las enzimas cardiacas y cardiomegalia en un paciente con una reacción farmacológica alérgica, por lo general, con datos de eosinofilia (276). La confirmación por una biopsia de endomiocardio suele obtenerse, la cual muestra infiltrados intersticiales difusos ricos en eosinófilos.

Debido a que la necrosis celular es menos notoria que en otras formas de miocarditis, el daño cardiaco permanente es menor si se detecta la entidad clínica y se elimina el fármaco que la causa. La mayoría de los pacientes se recupera en unos cuantos días o pocas semanas. El tratamiento intensivo con corticoesteroides o inmunosupresores puede ser necesario si la miocarditis es grave y persistente. Los casos diagnosticados probablemente representen solo la punta del *iceberg*, entre muchos supuestamente autolimitados y no detectados. Esta reacción no debe confundirse con otros tipos de miocardiopatía eosinofílica crónica, que a menudo llevan al daño y la alteración de la función cardiacos permanentes.

Manifestaciones neurológicas

Una causa alérgica del daño del sistema nervioso central y periférico inducido por fármacos es desusada. La encefalomielitis posvacunal semeja a la correspondiente experimental en animales. También, se informó de una neuritis periférica en pacientes que recibían sales de oro, colchicina, nitrofurantoína y sulfonamidas; si bien tales reacciones no se han analizado lo suficiente para señalar un mecanismo inmune, se ha sugerido.

■ VALORACIÓN DE LOS PACIENTES CON SOSPECHA DE HIPERSENSIBILIDAD A FÁRMACOS

La investigación e identificación de un fármaco que causa una reacción alérgica de sospecha aún depende mucho de las pruebas circunstanciales y destrezas clínicas del médico. Por lo general, se carece de pruebas absolutas de que el fármaco sea la causa real, con pocas excepciones, y los métodos convencionales de diagnóstico de afecciones alérgicas o no están disponibles o son poco confiables o inseguros.

El conocimiento de los criterios clínicos (tabla 17A-3) y las manifestaciones clínicas atribuidas a la hipersensibilidad a fármacos es útil en su valoración. Ninguna manifestación es única para la alergia a fármacos, pero los médicos deben considerar esta afección muy tratable junto con otras posibilidades diagnósticas.

La complejidad y heterogeneidad de las respuestas inmunológicas inducidas por fármacos, la variedad de las pruebas inmunológicas necesarias para su detección y el hecho de que los antígenos farmacológicos importantes en la mayoría de los casos no se pueden preparar *in vitro*, sino más bien son resultado de complejas interacciones metabólicas que ocurren *in vivo*, han evitado en gran parte el desarrollo de pruebas de diagnóstico *in vivo* e *in vitro* aplicables en la clínica. En la tabla 17A-11 se provee un repaso de los abordajes útiles disponibles para valorar y diagnosticar las reacciones alérgicas a los fármacos.

Interrogatorio detallado

La consideración más importante en la valoración de los pacientes por una posible alergia farmacológica es la sospecha por el médico de que un signo o síntoma no explicado puede deberse a un fármaco que actualmente se administra. En el siguiente orden de importancia se encuentra la obtención del interrogatorio completo de todos los fármacos tomados de manera concomitante y dentro del último mes, más o menos, así como el antecedente de cualquier reacción farmacológica. Asimismo, es útil estar al tanto de aquellos fármacos con máxima frecuencia señalados en las reacciones alérgicas (tabla 17A-12).

Las manifestaciones clínicas de la reacción pueden sugerir una hipersensibilidad a fármacos, si bien los cambios morfológicos vinculados con la alergia a menudo son de naturaleza proteica y, por lo general, no específicos. En este caso, es obvio y útil saber si las manifestaciones

TABLA 17A-11 REPASO DE LOS MÉTODOS USADOS PARA VALORAR A LOS PACIENTES CON SOSPECHA DE HIPERSENSIBILIDAD A UN FÁRMACO

Interrogatorio detallado:[a] la base para el diagnóstico en la mayoría de los casos

Considerar la posibilidad

Concluir el interrogatorio de *todos* los fármacos ingeridos y cualquier reacción previa

Manifestaciones clínicas compatibles

Elegibilidad temporal[b]

Pruebas *In vivo*: indicadas clínicamente en algunos casos

Pruebas cutáneas para reacciones mediadas por IgE[a]

Pruebas de parche[a]

Pruebas de dosis de provocación crecientes[a]

Pruebas *In vitro*: rara vez útiles en la clínica

Anticuerpos IgE específicos del fármaco (RAST)

Anticuerpos IgG e IgM específicos del fármaco

Transformación de linfocitoblastos

Otros: secreción de mediadores, activación del complemento, detección de complejos inmunes

Retiro del fármaco de sospecha: prueba presuncional, si los síntomas desaparecen

Eliminar cualquier fármaco que no tenga indicación clara

Usar fármacos alternativos, si es posible

[a] Estos métodos son los clínicamente más disponibles y útiles en la valoración de las reacciones alérgicas a fármacos.
[b] Hay pocas excepciones, como el angioedema por inhibidores de la ECA, que puede presentarse en cualquier momento, y la lesión hepática inducida por lumiracoxib, que suele presentarse 100 días después del inicio del medicamento.

IgE, inmunoglobulina E; IgM, inmunoglobulina M; RAST, prueba de radioalergoadsorción.

TABLA 17A-12 FÁRMACOS FRECUENTEMENTE IMPLICADOS EN LAS REACCIONES ALÉRGICAS

Ácido acetilsalicílico y antiinflamatorios no esteroides	Medios de contraste radiológico
Antibióticos β lactámicos	Antihipertensivos (inhibidores de la enzima convertidora de angiotensina, metildopa)
Sulfonamidas (antibacterianas, hipoglucemiantes, diuréticas)	Fármacos contra arritmias (procainamida, quinidina)
Fármacos contra la tuberculosis (isoniacida, rifampicina)	Metales pesados (sales de oro)
Nitrofuranos	Antisueros (antitoxinas, anticuerpos monoclonales)[a]
Anticonvulsivos (hidantoína, carbamazepina, fenobarbital, lamotrigina)	Antisera (antitoxins, monoclonal antibodies)[a]
Anestésicos (relajantes musculares, tiopental)	Enzimas (L-asparaginasa, estreptocinasa, quimopapaína)[a]
Alopurinol	Vacunas (preparadas con huevo)[a]
Tranquilizantes antipsicóticos	Látex[a,b]
Cisplatino	Abacavir

[a] Antígenos completos.
[b] No un fármaco *en sí*, pero presente con frecuencia en un contexto médico.

de presentación han sido comunicadas antes, ya que se consideran como una reacción al fármaco.

Por lo tanto, debe establecerse la elegibilidad temporal del fármaco que se sospecha por el interrogatorio. A menos que el paciente haya sido sensibilizado antes al mismo fármaco o que ocurra una reacción cruzada, debería haber un intervalo entre el inicio del tratamiento y la reacción subsiguiente. Para la mayoría de los medicamentos este intervalo rara vez es menor de 1 sem, y las reacciones suelen aparecer en 1 mes, más o menos, después del inicio del tratamiento. Ya ha quedado en desuso que un fármaco tomado por periodos prolongados se considere como posible causa. Esta información ha probado ser especialmente útil para decidir qué fármaco es la probable causa cuando el paciente está tomando muchos; es útil hacer una gráfica que señale momentos en los que se agregan y discontinúan los fármacos junto con el momento de inicio de las manifestaciones clínicas. En los pacientes antes sensibilizados a un fármaco pueden ocurrir reacciones alérgicas en minutos u horas después de instituir el tratamiento.

Pruebas *in vivo*

Las pruebas *in vivo* para la hipersensibilidad a los fármacos involucran las cutáneas o la readministración cautelosa del que se sospecha, con dosis de estudio. Tal esquema puede estar clínicamente indicado en casos seleccionados.

Pruebas de roncha y eritema inmediatos

Las pruebas cutáneas por punción e intradérmicas para las reacciones a fármacos mediadas por IgE pueden ser muy útiles en algunas circunstancias clínicas; deben efectuarse en ausencia de medicamentos que interfieran con la respuesta de eritema y roncha, como los antihistamínicos y los antidepresivos tricíclicos, y deben hacerse pruebas positivas (histamina) y negativas (diluente) para comparación. Por seguridad, las pruebas de punción deben ser negativas antes de proceder con las intradérmicas. Una roncha sin eritema circundante es clínicamente insignificante (277).

Para los fármacos de alto peso molecular con múltiples determinantes antigénicos, como antisueros extraños, hormonas (p. ej., insulina), enzimas, vacunas que contienen huevo, anticuerpos monoclonales, otras proteínas recombinantes y látex, las pruebas cutáneas positivas inmediatas de roncha y eritema permiten identificar a los pacientes en riesgo de anafilaxia. Con fármacos de bajo peso molecular las pruebas cutáneas tienen utilidad en la valoración de las reacciones mediadas por IgE a los antibióticos β lactámicos y, en ocasiones, han sido útiles para la detección de anticuerpos IgE contra relajantes musculares, aminoglucósidos, SMX, cefalosporinas y monobactamos.

Asimismo, existen informes ocasionales de pruebas inmediatas de roncha y eritema ante otros fármacos señalados en reacciones generalizadas inmediatas, pero su significado es incierto. No obstante, esto no debería impedir el intento, como aquel con soluciones diluidas del fármaco de que se sospecha (278). En teoría es posible que un fármaco se pueda unir a acarreadores de elevado peso molecular en el sitio de la prueba cutánea, lo que permite el requerimiento de anticuerpos IgE con enlace cruzado para la liberación de mediadores por las células cebadas y la respuesta consecuente de eritema y roncha. Cuando se intentan tales pruebas con fármacos que no se han validado antes, deben también aplicarse a testigos normales para eliminar la posibilidad de respuestas falsas positivas. Una prueba cutánea positiva sugiere que el paciente está en riesgo de una reacción mediada por IgE; sin embargo, una reacción cutánea negativa no elimina tal posibilidad.

Pruebas de parche

Las pruebas de parche y fotoparche son útiles en casos de dermatitis por contacto ante medicamentos de aplicación tópica, incluso cuando la erupción fue provocada por la administración sistémica. En las reacciones fotoalérgicas, la prueba del parche puede tornarse positiva solo después de la exposición subsiguiente a una dosis de luz ultravioleta, que causa eritema (prueba de fotoparche). La utilidad de la prueba de parche como recurso diagnóstico en las reacciones farmacológicas sistémicas es indefinida. Sin embargo, algunos pacientes que desarrollaron exantemas maculopapulares o eccematosos después de la administración de carbamazepina, practolol y diacepam mostraron consistentemente resultados positivos de las pruebas de parche para esos fármacos (279).

Pruebas de provocación de dosificación creciente

El reto directo del paciente con una dosis de prueba de un fármaco (dosis de prueba de provocación) sigue siendo el único método de uso absoluto para establecer o descartar una relación de causa entre la mayoría de los fármacos de que se sospecha y las manifestaciones clínicas que producen. Bajo ciertas circunstancias es indispensable determinar si un paciente reacciona al fármaco, en especial si no hay sustitutos aceptables. No están justificadas las pruebas de provocación solo para satisfacer la curiosidad del paciente o el interés académico del médico. El procedimiento es potencialmente peligroso y desaconsejable sin la consulta apropiada y la experiencia considerable en el tratamiento de fenómenos de hipersensibilidad del médico. De hecho, en un grupo grande, los pacientes fueron objeto de una nueva provocación con un fármaco de sospecha de producir una reacción cutánea: en 86% recurrió, y el 11% correspondió a reacciones graves (135).

El principio de la dosis de prueba creciente, también conocido como *reto gradual*, es de administración de dosis suficientemente pequeñas que no causarían una reacción grave de inicio, y aumentarla por incrementos seguros (por lo general, al doble o por 10 tantos) en materia de horas o días, hasta alcanzar la dosis terapéutica (2). En general, la dosis de inicio es de 1% de la terapéutica; es decir 100 a 1 000 veces menor, si la reacción previa fue grave. Si la reacción previa fue aguda (p. ej., anafilaxia), se puede administrar las dosis crecientes a intervalos de 15 a 30 min, con terminación del procedimiento completo en 4 h o menos. Cuando la reacción previa fue diferida (p. ej., dermatitis morbiliforme), el intervalo entre dosis puede ser de 24 a 48 h y se requieren varias semanas o más para completar la prueba. Tales dosis de prueba lentas quizá no sean factibles en circunstancias de urgencia, como la necesidad de TMP-SMX en los pacientes con sida y neumonía por *P. carinii,* que pone en riesgo la vida. Si ocurre una reacción durante la dosis de prueba, debe tomarse la decisión de interrumpir el fármaco o intentar la desensibilización.

La dosificación de la prueba de provocación no debe confundirse con la desensibilización (3). Respecto a la dosis de prueba, la probabilidad de una reacción alérgica real es baja, pero el médico está preocupado por ella. Por lo tanto, es posible que muchos de esos pacientes pudiesen haber tolerado el fármaco sin riesgo significativo, pero por seguridad, tranquilidad y preocupaciones medicolegales, tal administración cauta tiene mérito. La desensibilización es el procedimiento empleado para administrar un fármaco a un paciente en quien se ha establecido de manera razonable una alergia real, específicamente mediada por IgE, de hipersensibilidad inmediata.

Antes de proceder con retos farmacológicos debe obtenerse el consentimiento informado y registrar la información en el expediente médico; es aconsejable explicar los riesgos de administrar el fármaco, así como los de evitarlo; es deseable la interconsulta de especialidad apropiada para subrayar la necesidad de un fármaco, si se dispone de ella; suele requerir su hospitalización, y debe estar disponible el equipo de urgencia para tratar la anafilaxia. El reto farmacológico se hace de inmediato antes del tratamiento, no semanas o meses antes. Además, no se recomienda el tratamiento profiláctico con antihistamínicos y corticoesteroides antes de los retos farmacológicos porque enmascara las reacciones más leves, y pueden presentarse con dosis menores, lo que conlleva un riesgo de una reacción más grave a dosis mayores. No debe considerarse la repetición de los retos farmacológicos cuando la reacción previa causó un EM mayor (SJS), TEN, dermatitis exfoliativa y leucocitopenias inmunes, inducidos por fármacos.

Pruebas *in vitro*

Las pruebas *in vitro* para detectar la hipersensibilidad a fármacos tienen la obvia ventaja de evitar los riesgos inminentes en los pacientes a quienes se realiza el procedimiento. Aunque la demostración de IgE específica del fármaco suele considerarse significativa, la presencia de otras clases de inmunoglobulinas específicas de fármacos o alergia mediada por células tienen mala correlación con la reacción adversa clínica. Asimismo, ocurren respuestas inmunológicas específicas de un fármaco con más frecuencia que las reacciones alérgicas clínicas a fármacos.

Anticuerpos inmunoglobulina E específicos del fármaco

La detección *in vitro* de anticuerpos IgE específicos del fármaco, en general, es menos sensible que las pruebas cutáneas con el que se sospecha. Además, este esquema, válido para las pruebas cutáneas con fármacos, se ve obstaculizado por la falta de información acerca de sus metabolitos importantes que son inmunogénicos.

Un radioinmunoanálisis de fase sólida fue validado, la prueba de radioalergoadsorción (RAST, por sus siglas en inglés), principalmente para la detención de anticuerpos IgE contra el principal determinante de la penicilina (peniciloil) y se correlaciona razonablemente bien con la pruebas cutáneas donde se usa la peniciloil polilisina. En consecuencia, sigue sin obtenerse una RAST para la hipersensibilidad al determinante menor de la penicilina. Además de contra la penicilina, se han detectado anticuerpos específicos IgE en el suero de pacientes que sufrieron reacciones inmediatas generalizadas ante otros antibióticos β lactámicos, SMX, TMP, aurotiomalato sódico, relajantes musculares, insulina, quimopapaína y látex (280). Cuando son positivas, estas pruebas pueden ser útiles para identificar a los pacientes en riesgo; si son negativas, no descartan la probabilidad.

Anticuerpos inmunoglobulina G y M específicos de fármacos

Con excepción de las leucocitopenias inmunes inducidas por fármacos, a menudo hay poca correlación entre la presencia de anticuerpos IgG e IgM específicos de fármacos y otras reacciones inmunopatológicas inducidas por fármacos. También se informa de la presencia de anticuerpos IgG contra la protamina en los pacientes con diabetes tratados con insulina protamina Hagedorn neutra (NPH), que aumenta el riesgo de reacciones generalizadas inmediatas al sulfato de protamina (281).

Las leucocitopenias inmunes inducidas por fármacos brindan la oportunidad de estudiar las células afectadas *in vitro*. Tales pruebas deben hacerse tan pronto como surja la sospecha, porque los anticuerpos pueden desaparecer con rapidez después de interrumpir el fármaco. Para la hemólisis inmune inducida por fármacos, una prueba de Coombs positiva es útil como procedimiento de detección, y puede ser seguida por pruebas de anticuerpos específicos de fármacos, si están disponibles.

Los anticuerpos antiplaquetarios se detectan mejor por la prueba de fijación del complemento y la liberación del factor 3 plaquetario. Las pruebas *in vitro* de agranulocitosis inmune inducida por fármacos, a menudo son desalentadores porque las leucoaglutininas desaparecen muy rápido y en ocasiones están presentes en afecciones neutropénicas, donde no participa fármaco alguno.

Transformación de linfocitoblastos

En algunos pacientes con alergia a fármacos se han sospechado reacciones mediadas por linfocitos T (de hipersensibilidad tardía). La blastogénesis de los linfocitos (prueba de transformación de linfocitos) se sugirió como de diagnóstico *in vitro* para tales reacciones, pues permite detectar la proliferación *in vitro* de los linfocitos del paciente en respuesta a fármacos (282). Una variante de este análisis mide la producción de citocinas por los linfocitos T, más bien que su proliferación (283). En este sentido, hay desacuerdo respecto de la utilidad de este procedimiento en el diagnóstico de la alergia a fármacos. Sin embargo, puesto que parecen conllevar una alta incidencia de resultados falsos negativos y positivos, estas pruebas tienen poca importancia clínica (284).

Otras pruebas

La determinación de la secreción de mediadores por las células cebadas durante la anafilaxia inducida por fármacos o las reacciones anafilactoides parece promisoria. La triptasa es una proteasa neutra que específicamente es liberada por las células cebadas y se mantiene el suero durante al menos 3 h después de la reacción (285); es una proteína relativamente estable, que puede medirse en especímenes de suero almacenados. Después de una reacción deben obtenerse varios especímenes de suero durante las primeras 8 a 12 h. El resultado positivo de una prueba de triptasa es útil, pero uno negativo no descarta una reacción generalizada inmediata.

Los análisis de activación del complemento y complejos inmunes son otras pruebas que pueden ser útiles en la valoración de las reacciones similares a la enfermedad del suero inducidas por fármacos. Asimismo, se ha detectado la presencia de inmunoglobulinas y complemento en la nefritis inmunológica inducida por fármacos, pero a menudo no se ha definido si el fármaco está presente en los complejos inmunes (286).

Retiro del fármaco de sospecha

Con antecedentes razonables que sugieran una alergia a fármacos y la falta usual de pruebas objetivas para respaldar el diagnóstico, la valoración clínica adicional implica el retiro del que se sospecha, seguido por la resolución rápida de la reacción, a menudo en unos cuantos días a semanas, la cual constituye una prueba presuncional de alergia al fármaco y suele ser suficiente para la mayoría de los propósitos clínicos.

Por lo general, los pacientes toman varios medicamentos y deben interrumpirse aquellos que no están indicados claramente. Respecto de los necesarios, debe hacerse el intento por cambiar a uno alternativo que no presente reacción cruzada. Después de que desaparece la reacción, se puede considerar el reinicio del tratamiento con el fármaco que con menor probabilidad haya causado el problema, si es de importancia suficiente. Sin embargo, puede haber riesgo de anafilaxia si se reinicia el fármaco causal después de la interrupción del tratamiento, por lo que esto debería considerarse antes.

Quizás haya circunstancias en las que sería lesivo discontinuar el fármaco cuando no hay uno alternativo adecuado disponible. El médico debe entonces considerar si la reacción farmacológica o la enfermedad constituyen un mayor riesgo. Si la reacción es leve y no parece de ser progresiva, quizá sea deseable tratarla de manera sintomática y continuar el tratamiento. Por ejemplo, en pacientes tratados con un antibiótico β lactámico, la aparición de urticaria puede tratarse con antihistamínicos o prednisona a dosis baja, contexto en el que no se ha presentado la anafilaxia (4). Sin embargo, la interrupción del tratamiento durante 24 a 48 h ha dado como resultado anafilaxia cuando se reinicia.

■ CONSIDERACIONES TERAPÉUTICAS DEL PACIENTE: TRATAMIENTO, PREVENCIÓN Y REINICIO DE LOS FÁRMACOS

Tratamiento de las reacciones alérgicas a los fármacos

Principios generales

El retiro del fármaco de que se sospecha es la maniobra diagnóstica más útil y, al mismo tiempo, el tratamiento ideal. Con frecuencia no se requiere terapéutica adicional y las manifestaciones clínicas a menudo desaparecen en unos cuantos días a semanas, sin morbilidad significativa. Si la reacción no es grave y hay más de un fármaco de sospecha, el retiro de uno a la vez puede aclarar la situación.

Quizás haya situaciones clínicas en las que es indispensable el uso continuo del fármaco de sospecha. Aquí, el riesgo de continuar el fármaco puede ser menor que el de no tratar la enfermedad subyacente, en particular si no se dispone de una alternativa adecuada. La observación cuidadosa del paciente para detectar cualquier avance de la reacción, por ejemplo, un exantema morbiliforme que se torna exfoliativo, y el uso de antihistamínicos y prednisona, pueden permitir concluir el ciclo recomendado de tratamiento. Algunos médicos pueden elegir tratar las reacciones más leves, pero esto no carece de riesgo y debería ser supervisado por aquellos con experiencia.

También hay circunstancias en las que aparece una manifestación, a menudo cutánea, durante el tratamiento, pero es resultado de la enfermedad básica, no del fármaco.

Tratamiento sintomático

El tratamiento farmacológico de las reacciones alérgicas a fármacos pretende aliviar las manifestaciones hasta que cedan. Para aquellas leves no suele requerirse tratamiento. Aquel de las reacciones más graves depende de la naturaleza de la erupción cutánea y el grado de afección sistémica.

La anafilaxia inducida por fármacos y las reacciones anafilactoides, urticaria, angioedema y asma se tratan en la forma descrita en otros capítulos de esta obra.

Para la mayoría de pacientes con enfermedad del suero inducida por fármacos o reacciones similares, el tratamiento con antihistamínicos y AINE es todo lo que se requiere. Las manifestaciones más graves necesitan tratamiento con prednisona, 40 a 60 mg diarios de inicio, con disminución gradual durante 7 a 10 días. En ocasiones se ha utilizado la plasmaféresis para retirar los reactivos inmunes.

El tratamiento del SJS incluye corticoesteroides a dosis alta (191, 192). Para los casos ambulatorios más leves se recomienda un mínimo de 80 mg de prednisona al día. Los casos graves requieren hospitalización y la administración de 60 mg de metilprednisolona IV cada 4 a 6 h hasta que las lesiones muestren mejoría. Los corticoesteroides deben entonces disminuirse de manera lenta durante 2 a 3 sem, porque el hacerlo prematuramente quizá dé como resultado una recurrencia de las lesiones (191, 192). En la TEN los corticoesteroides no suprimirán la afección cutánea grave y tales pacientes se tratan de manera más eficaz en una unidad de atención de quemados. La IVIG en dosis totales de 2 g/kg parece disminuir la mortalidad y el tiempo de recuperación (287, 288). La septicemia es la principal causa de muerte en los pacientes afectados.

Para otras reacciones inmunológicas inducidas por fármacos, como la fiebre por fármacos, DRESS, DIL y vasculitis, y las reacciones que involucran a elementos sanguíneos circulantes y órganos sólidos, los corticoesteroides aceleran la resolución de tales efectos farmacológicos adversos y pueden prevenir el daño irreparable e incluso las muertes.

Prevención de las reacciones alérgicas a los fármacos

Consideraciones de los fármacos

La mejor forma de disminuir la incidencia de reacciones alérgicas a los fármacos es prescribir sólo aquellos que son clínicamente indispensables. De las 30 muertes por anafilaxia por penicilina, solo en 12 pacientes había una indicación clara de su administración (289). En una encuesta de pacientes con el síndrome de hipersensibilidad al alopurinol se concluyó que el fármaco se administró correctamente en solo 14 de 72 casos y hubo 17 muertes (290). Además, con el uso de muchos fármacos cuando sería adecuado utilizar menos, se complica la identificación del fármaco que causa una reacción si es que se presenta. El uso de fármacos en Escocia es de casi la mitad que en Estados Unidos, y no es de sorprender que la incidencia de ADR sea considerablemente menor (291). La interrupción del tratamiento aumenta el riesgo de alergias y debería evitarse. El médico debe estar bien informado acerca de las reacciones adversas a los fármacos prescritos.

Consideraciones del paciente

Al paciente o una persona responsable de él debe cuestionarse cuidadosamente acerca de una reacción previa a cualquier fármaco, respecto del que se va a prescribir, y también se obtendrá información en cuanto a todos los otros fármacos antes ingeridos. Si se dispone del expediente médico del paciente, su revisión puede descubrir información indispensable acerca de reacciones farmacológicas previas. Por desgracia, los estudios han mostrado que muchos profesionales de atención sanitaria no hacen interrogatorios farmacológicos adecuados ni los documentan en el expediente médico, lo que no pareció relacionarse con la incapacidad del paciente de proveer información precisa (292). El no cumplir con estos simples procedimientos puede no solo dañar a los pacientes, sino también dar como resultado demandas significativas por negligencia médica (293).

Si bien el sobrediagnóstico puede ser un problema, en general se recomienda aceptar lo que el paciente cree o para lo que ha sido asesorado, sin necesidad de mayor documentación. Por fortuna hay alternativas: los fármacos sin reacción cruzada disponibles para la mayoría de las situaciones clínicas. No obstante, puede haber algunas en las que se pudiese elegir un fármaco alternativo cuando hay probabilidad de reactividad cruzada; por ejemplo, el seleccionar una cefalosporina en un paciente alérgico a la penicilina para evitar el uso de un fármaco más tóxico, como un aminoglucósido. En esta circunstancia deberán hacerse pruebas cutáneas para la penicilina al paciente y, si resultan positivas, se administrará un fármaco de reacción cruzada con un protocolo de desensibilización en un contexto vigilado. Aunque el riesgo de reactividad cruzada puede ser bajo, la reacción quizá sea grave (294).

Pruebas de detección disponibles

Para las reacciones generalizadas agudas, las pruebas cutáneas de eritema y ronchas inmediatas son índices sensibles para la detección de anticuerpos IgE específicos contra proteínas. Las pruebas cutáneas son obligadas antes de administrar antisueros extraños, para disminuir la probabilidad de anafilaxia.

Las pruebas cutáneas inmediatas de eritema y roncha se validaron con fármacos no proteínicos, hapténicos, para la penicilina, lo que permite la identificación de pacientes con antecedente de alergia que ya no están en riesgo significativo por readministrar la penicilina. Para otros fármacos hapténicos, tales pruebas permiten detectar anticuerpos IgE específicos del fármaco cuando son positivas a concentraciones que no dan como resultado reacciones falsas positivas en los sujetos normales. Sin embargo, las pruebas cutáneas con resultado negativo no eliminan la posibilidad de una hipersensibilidad alérgica significativa. Ninguna de las pruebas *in vitro* disponibles para la valoración de la hipersensibilidad farmacológica califica como procedimiento de cribado. Obviamente la simplicidad, la rapidez y la sensibilidad de las pruebas cutáneas las convierten en opciones lógicas para los fines clínicos.

Métodos de administración de fármacos

Si bien hay algún desacuerdo (47), la vía de administración oral es tal vez preferible a la parenteral, porque las reacciones alérgicas son menos frecuentes y, en general, menos graves; claramente, el uso tópico de fármacos conlleva un riesgo máximo de sensibilización. Para los fármacos que se administran por vía parenteral debería usarse una extremidad, de ser posible, para permitir la colocación de un torniquete si se presenta una reacción. Para este fin se requiere observación estrecha, porque en un estudio se notó que las reacciones más graves con medicamentos IV dieron como resultado el paro cardiopulmonar del paciente en menos de 5 min (81). Además, debe mantenerse a los pacientes bajo observación durante 30 min después de la administración parenteral de un fármaco. Si es probable que el paciente desarrolle una reacción vasovagal después de la inyección, debe administrarse el fármaco mientras está sentado o en decúbito.

La exposición prolongada a un fármaco aumenta la probabilidad de sensibilización. La frecuencia de uso de los fármacos aumenta la posibilidad de despertar una respuesta alérgica. El riesgo de una reacción parece ser mayor durante los primeros meses que siguen al ciclo de tratamiento precedente.

Seguimiento después de una reacción alérgica a un fármaco

La responsabilidad de un paciente que sufrió una ADR no termina con la discontinuación del fármaco y el tratamiento subsiguiente. Él o la persona responsable debe ser informado(a) de la reacción y asesorado(a) en cuanto a evitar la exposición futura al fármaco que se sospecha o cualquiera que pudiese tener reacción cruzada. También

es útil mencionar fármacos alternativos que pueden ser útiles en el futuro. Al paciente se instruirá acerca de la importancia de alertar a otros médicos tratantes en cuanto a los fármacos que está tomando y las ADR previas. En un estudio retrospectivo comparativo realizado por Apter y cols., se encontró que la prescripción repetida de penicilina a pacientes con reacciones previas es más frecuente de lo que se pensaba (295).

Todos los expedientes médicos deben mostrar notoriamente esta información en una ubicación manifiesta. El paciente debe portar una tarjeta (296) o usar una etiqueta de identificación o brazalete (MedicAlert Emblems, Turlock, CA) donde se señalen los fármacos a evitar, de ser posible.

Readministración de fármacos a los pacientes con una reacción previa

Si el paciente ha tenido una reacción alérgica previa, documentada o que se sospecha de un medicamento, y ahora requiere utilizarlo otra vez, el médico debe sopesar los riesgos y beneficios de su readministración, que puede considerarse en forma cauta cuando no hay alternativas aceptables disponibles o cuando estas conllevan efectos secundarios inaceptables, son claramente menos eficaces o necesitan un uso limitado por la resistencia (p. ej., el mayor uso de vancomicina que lleva a la aparición de enterococos resistentes). Los médicos especializados en las reacciones de hipersensibilidad desarrollaron varias estrategias terapéuticas que permiten a muchos pacientes recibir la farmacoterapia apropiada con seguridad o someterse a una valoración diagnóstica esencial (3). Tales procedimientos incluyen protocolos de premedicación, esquemas de desensibilización y de dosificación de prueba (fig. 17A-1).

Puesto que estos abordajes constituyen la reintroducción de un fármaco que antes se involucró en una reacción alérgica y que, por lo tanto, conlleva riesgo de una reacción potencialmente grave e incluso fatal, debe obtenerse una interconsulta con el especialista apropiado (p. ej., infectólogo) para recalcar lo indispensable del fármaco y su readministración subsiguiente. El expediente médico debe contener esta información por escrito, así como el consentimiento informado del paciente u otro individuo responsable, que incluirá una declaración de los riesgos potenciales del procedimiento, así como los que pudiesen ocurrir sin él. Además, en el contexto médico se deben proveer arreglos para el tratamiento de urgencia de una reacción aguda. Idealmente, los pacientes no deben estar recibiendo fármacos bloqueadores β (incluso la solución oftálmica de timolol) o sufrir asma, que cuando presente debe estar con una regulación óptima.

La desensibilización se hace mejor por un alergólogo experimentado; se requiere supervisión médica durante el procedimiento, que debe hacerse en una unidad de

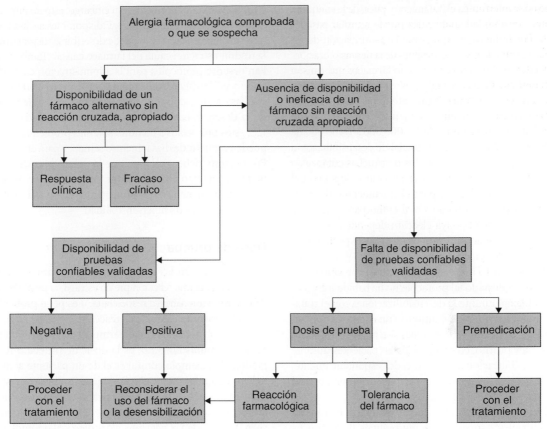

■ FIGURA 17A-1 Algoritmo de las pautas de readministración de un fármaco a un paciente con el antecedente de una reacción.

cuidados intensivos. Los pacientes a menudo presentan temor por el riesgo de estos procedimientos y los síntomas de ansiedad pueden dificultar su valoración. El médico debe decidir con rapidez si continuar el procedimiento o abandonarlo. En general, la presencia de síntomas sin datos objetivos sugiere que la reacción puede ser de naturaleza psicológica y debe continuarse el tratamiento.

Premedicación

La administración profiláctica de antihistamínicos y corticoesteroides solos o en combinación con agonistas adrenérgicos β ha sido eficaz para disminuir la incidencia de reacciones anafilactoides a RCM en los pacientes con su antecedente. Un esquema similar se ha usado para disminuir al mínimo la probabilidad de una reacción anafilactoide después de la administración de relajantes musculares IV, opiáceos, hierro dextrano y protamina (3, 297), así como los principales antineoplásicos (98). En este sentido, parece probable que los sucesos anafilactoides inducidos, y posiblemente otras situaciones en las que se desconocen los mecanismos de reacción, pueden ser susceptibles de medicación con tales esquemas

preterapéuticos. Los protocolos de premedicación mencionados son ineficaces en la anafilaxia mediada por IgE inducida por un fármaco bloqueador. Por ese motivo, no se recomienda el tratamiento profiláctico antes de la desensibilización o la dosis de prueba de fármacos (3). El tratamiento previo puede enmascarar una reacción leve que ocurre ante dosis bajas del fármaco y conllevar el riesgo de una reacción más grave a dosis mayores, que quizá sean más difíciles de tratar.

Desensibilización

La desensibilización implica la conversión de un estado altamente sensible a uno en el que el fármaco ahora se tolera, y se reserva para pacientes con el antecedente de una reacción generalizada inmediata mediada por IgE ante un fármaco, confirmada por pruebas cutáneas, cuando están disponibles (p. ej., prueba de punción para la PCN). De manera ideal, el término *desensibilización* debe reservarse para aquellas reacciones que tienen una base inmunológica establecida y la reacción cauta con el anticuerpo IgE o su eliminación, como propósito. Esto produce un estado temporal sin respuesta que dura en tanto no se interrumpa el tratamiento, pues, de lo contrario, la hipersensibilidad anafiláctica puede retornar pasadas 48 h. Por lo tanto, es apropiada la continuación de un fármaco, como la insulina, después de la desensibilización.

La desensibilización aguda con fármacos que causan reacciones mediadas por IgE implica su administración a dosis crecientes graduales durante horas (p. ej., penicilina) o días (p. ej., insulina), a menudo con el inicio con cantidades tan bajas como de 1/1 000 000 a 1/100 000 de la dosis terapéutica. La dosis inicial de desensibilización puede basarse en los resultados de pruebas cutáneas o la dosificación de prueba. Este proceso se logra con el fármaco que se requiere para el tratamiento. También se han usado las vías tanto oral como parenteral para la desensibilización, cuya elección depende del estado clínico, el fármaco administrado y la experiencia o preferencia del médico tratante. La dosis IV se duplica entonces cada 15 min, mientras se vigila con cuidado al paciente. Utilizando tal protocolo no ha habido informes de anafilaxia durante la desensibilización o con el tratamiento ininterrumpido continuo a una dosis menor. Sin embargo, se presentan reacciones sistémicas leves, como urticaria y prurito, en casi 33% de los pacientes durante la desensibilización y pueden ceder espontáneamente; por lo general, responden al tratamiento sintomático, el ajuste de las dosis, o ambos.

Este esquema también se ha usado con éxito para permitir el tratamiento con antibióticos β lactámicos de pacientes con antecedente de alergia a la penicilina y pruebas positivas para sus determinantes hapténicos mayores y menores, en pacientes con diabetes y alergia sistémica a la insulina y aquellos con pruebas cutáneas positivas para antisueros heterólogos. La desensibilización de estas reacciones mediadas por IgE hace a las células cebadas específicamente carentes de respuesta, a solo el antígeno farmacológico usado para la desensibilización. En muchos pacientes, la desensibilización exitosa se acompaña de un decremento notorio o la desaparición de la respuesta cutánea de eritema y roncha. Asimismo, se han comunicado cambios similares de las respuestas a las pruebas cutáneas después de la desensibilización exitosa a los aminoglucósidos y la vancomicina (298, 299), que es temporal; dentro de las 48 h que siguen a la discontinuación del fármaco, las pruebas cutáneas nuevamente resultan positivas. El paciente, entonces, está en riesgo de anafilaxia si se reinicia el fármaco.

Si bien la desensibilización, como se describió, se limita a reacciones mediadas por IgE, el término también se ha usado en un sentido más amplio para describir un estado de ausencia de respuesta a un fármaco que se acompaña de su exposición repetida y creciente, que pudiese incluir reacciones diferidas no mediadas por IgE. Esto también se aplica a los pacientes que han tenido reacciones innegables a estos fármacos anteriormente. Sin embargo, esto no implica la eliminación de anticuerpos IgE disponibles a través de una "anafilaxia regulada" y puede describirse mejor como la readministración cauta del fármaco causal. También se han descrito protocolos para la administración cauta de ácido acetil salicílico, sulfonamidas (en especial TMP-SMX y sulfasalacina), alopurinol (300) y otros (3). A diferencia de la desensibilización a las reacciones mediadas por IgE, estos protocolos a menudo son más problemáticos y pueden requerir de días o incluso semanas para concluir. Por lo tanto, debe recalcarse que la desensibilización es un procedimiento potencialmente peligroso, que es mejor que lo realicen médicos experimentados en el tratamiento de las reacciones de hipersensibilidad.

Dosis de prueba

En situaciones en las que se requiere un fármaco y el antecedente de una reacción previa es vaga, la posibilidad de una reacción alérgica real es baja, o es poco probable que el fármaco sea causa de tal reacción, el método usado para aclarar la situación y determinar con seguridad si se debe administrar o no, es la dosis de prueba o reto gradual. Un ejemplo común es el de un paciente al que se le recomendó evitar todas las "caínas" y ahora necesita usar un anestésico local. La alergia sistémica real a los anestésicos locales es muy rara. Las dosis de prueba proveen tranquilidad al paciente, al médico y al odontólogo de que se le puede administrar con seguridad el fármaco.

El principio de la dosis de prueba es seleccionar aquella del fármaco por debajo de la que potencialmente causaría una reacción grave, y entonces proceder con incrementos relativamente grandes para alcanzar hasta las dosis terapéuticas completas. Con el uso de esta técnica se puede determinar si una reacción ocurre antes de proceder a la siguiente dosis. Si se presenta una reacción, se puede tratar con facilidad. Si el fármaco es necesario, entonces quizá se considere un protocolo de desensibilización.

La dosis de inicio, su aumento gradual y el intervalo entre los retos dependen del fármaco y de la urgencia por alcanzar dosis terapéuticas. Para los fármacos orales, una dosis de inicio usual es 0.1 a 1.0 mg, que después avanza a 10, 50, 100 y, 200 mg. Para los fármacos parenterales, la dosis inicial es menor, por ejemplo, de 0.01 o 0.001 mg. Si la reacción de que se sospecha fue inmediata, es apropiado un intervalo de 30 min entre las dosis, y el procedimiento suele concluirse en 3 a 5 h o menos. Para las reacciones de inicio tardío, como la dermatitis, el intervalo de dosis puede ser tan prolongado como de 24 a 48 h, y el procedimiento requerir de 1 a 2 sem o más para concluir. Aunque hay siempre la posibilidad de una reacción grave, el riesgo de la dosis de prueba parece ser muy bajo (3).

■ REFERENCIAS

1. Deswarte RD. Drug allergy. In: Patterson R, Grammer LC, Greenberger PA, eds. *Allergic Diseases: Diagnosis and Management*. 4th ed. Phladelphia, PA: JB Lippincott; 1993:395.

2. Ditto AM, Greenberger PA, Grammer LC. Drug allergy. In: Grammer LC, Greenberger PA, eds. *Patterson's Allergic Diseases*. 5th ed. Philadelphia, PA: Lippincott, Williams & Wilkins; 1997:295.

3. Greenberger PA, Grammer LC, eds. *Drug Allergy and Protocols for Management of Drug Allergies*. 3rd ed. Providence, RI: Oceanside; 2003.

4. Celik GE, Pichler WJ, Adkinson NF. Drug allergy. In: Adkinson NF, Bochner BS, Burks AW, *et al.*, eds. *Middleton's Allergy: Principles and Practice*. Philadelphia, PA: Elsevier; 2014:1274-1295.

5. Angamo MT, Chalmers L, Curtain CM, *et al.* Adverse-drug-related hospitalisations in developed and developing countries: a review of prevalence and contributing factors. *Drug Saf.* 2016;39:847-857.

6. Lazarou J, Pomeranz BH, Corey PN. Incidence of adverse drug reactions in hospitalized patients: a meta-analysis of prospective studies. *JAMA.* 1998;279(15):1200-1205.

7. Fattinger K, Fattinger K, Roos M, *et al.* Epidemiology of drug exposure and adverse drug reactions in two swiss departments of internal medicine. *Br J Clin Pharmacol.* 2000;49(2):158-167.

8. Olivier P, Boulbés O, Tubery M, *et al.* Assessing the feasibility of using an adverse drug reaction preventability scale in clinical practice: a study in a French emergency department. *Drug Saf.* 2002;25(14):1035-1044.

9. Dormann H, Criegee-Rieck M, Neubert A, *et al.* Lack of awareness of community-acquired adverse drug reactions upon hospital admission: dimensions and consequences of a dilemma. *Drug Saf.* 2003;26(5):353-362.

10. Runciman WB, Roughead EE, Semple SJ, *et al.* Adverse drug events and medication errors in Australia. *Int J Qual Health Care.* 2003;15(Suppl 1):i49-i59.

11. Hardmeier B, Braunschweig S, Cavallaro M, *et al.* Adverse drug events caused by medication errors in medical inpatients. *Swiss Med Wkly.* 2004;134(45–46):664-670.

12. Jick H. Adverse drug reactions: the magnitude of the problem. *J Allergy Clin Immunol.* 1984;74(4 Pt 2):555-557.

13. Valeyrie-Allanore L, Sassolas B, Roujeau JC. Drug-induced skin, nail and hair disorders. *Drug Saf.* 2007;30(11):1011-1030.

14. Sassolas B, Haddad C, Mockenhaupt M, *et al.* ALDEN, an algorithm for assessment of drug causality in Stevens-Johnson Syndrome and toxic epidermal necrolysis: comparison with case-control analysis. *Clin Pharmacol Ther.* 2010;88(1):60-68.

15. Borchers AT, Lee JL, Naguwa SM, *et al.* Stevens–Johnson syndrome and toxic epidermal necrolysis. *Autoimmun Rev.* 2008;7(8):598-605.

16. Jick H. Drugs—remarkably nontoxic. *N Engl J Med.* 1974;291(16):824-828.

17. Spilker B. *Guide to Clinical Trials*. New York, NY: Raven; 1991.

18. Gershman JA, Fass AD. Medication safety and pharmacovigilance resources for the ambulatory care setting: enhancing patient safety. *Hosp Pharm.* 2014;49:363-368.

19. Kessler DA. Introducing MEDWatch. A new approach to reporting medication and device adverse effects and product problems. *JAMA.* 1993;269(21):2765-2768.

20. Honig PK, Wortham DC, Zamani K, *et al.* Terfenadine-ketoconazole interaction. Pharmacokinetic and electrocardiographic consequences. *JAMA.* 1993;269(12):1513-1518.

21. Schatz M, Patterson R, DeSwarte R. Nonorganic adverse reactions to aeroallergen immunotherapy. *J Allergy Clin Immunol.* 1976;58(1 Pt 2):198-203.

22. Wolf S. The pharmacology of placebos. *Pharmacol Rev.* 1959;11: 689-704.

23. Malat G, Culkin C. The ABCs of immunosuppression: a primer for primary care physicians. *Med Clin North Am.* 2016;100:505-518.

24. Kelly CP, Pothoulakis C, LaMont JT. *Clostridium difficile* colitis. *N Engl J Med.* 1994;330(4):257-262.

25. Gelfand JA, Elin RJ, Berry FW Jr, *et al.* Endotoxemia associated with the Jarisch-Herxheimer reaction. *N Engl J Med.* 1976;295(4):211-213.

26. McInnes GT, Brodie MJ. Drug interactions that matter. A critical reappraisal. *Drugs.* 1988;36(1):83-110.

27. Affrime MB, Lorber R, Danzig M, *et al.* Three month evaluation of electrocardiographic effects of loratadine in humans. *J Allergy Clin Immunol.* 1993;91(1 Pt 2):259.

28. Hansten PD, Horn JR. *The Top 100 Drug Interactions: A Guide to Patient Management*. Edmonds, WA: H & H Publications; 2008.

29. Beutler E. Glucose-6-phosphate dehydrogenase deficiency. *N Engl J Med.* 1991;324(3):169-174.

30. Luzzatto L, Seneca E. G6PD deficiency: a classic example of pharmacogenetics with ongoing clinical implications. *Br J Haematol.* 2014;164:469-480.

31. Joint Task Force on Practice Parameters. Drug allergy: an updated practice parameter. *Ann Allergy Asthma Immunol.* 2010;105:259-296.

32. McNeil BD, Pundir P, Meeker S, *et al.* Identification of a mast-cell-specific receptor crucial for pseudo-allergic drug reactions *Nature.* 2015;519:237-241.

33. Greenberger PA, Patterson R. The prevention of immediate generalized reactions to radiocontrast media in high-risk patients. *J Allergy Clin Immunol.* 1991;87(4):867-872.

34. deWeck AL. Pharmacologic and immunochemical mechanisms of drug hypersensitivity. *Immunol Allergy Clin North Am.* 1991;11:461-474.

35. Pichler WJ. Delayed drug hypersensitivity reactions. *Ann Intern Med.* 2003;139(8):683-693.

36. Pichler WJ. Pharmacological interaction of drugs with antigen-specific immune receptors: the p-i concept. *Curr Opin Allergy Clin Immunol.* 2002;2(4):301-305.

37. Matzinger P. Tolerance, danger, and the extended family. *Annu Rev Immunol.* 1994;12:991-1045.

38. Seguin B, Uetrecht J. The danger hypothesis applied to idiosyncratic drug reactions. *Curr Opin Allergy Clin Immunol.* 2003;3(4): 235-242.

39. Levine BB. Immunologic mechanisms of penicillin allergy. A haptenic model system for the study of allergic diseases of man. *N Engl J Med.* 1966;275(20):1115-1125.

40. Carrington DM, Earl HS, Sullivan TJ. Studies of human IgE to a sulfonamide determinant. *J Allergy Clin Immunol.* 1987;79(3):442-447.

41. Sullivan TJ. Dehaptenation of albumin substituted with benzylpenicillin G determinants. *J Allergy Clin Immunol.* 1988;81:222.

42. Didier A, Cador D, Bongrand P, *et al.* Role of the quaternary ammonium ion determinants in allergy to muscle relaxants. *J Allergy Clin Immunol.* 1987;79(4):578-584.

43. Coombs RRA, Gell PGH. Classification of allergic reactions responsible for clinical hypersensitivity and disease. In: Gell PGH, Coombs RRA, Lachman PJ, eds. *Clinical Aspects of Immunology.* 3rd ed. Oxford: Blackwell Scientific Publications; 1975.

44. Janeway CA, Travers P. Immune responses in the absence of infection. In: Janeway CA, Travers P, eds. *Immunobiology: The Immune System in Health and Disease.* 2nd ed. London: Garland Press; 1995.

45. Kay AB. Concepts of allergy and hypersensitivity. In: Kay AB, ed. *Allergy and Allergic Diseases.* Malden, MA: Blackwell Science; 1997.

46. Van Arsdel PP Jr. Classification and risk factors for drug allergy. *Immunol Allergy Clin North Am.* 1991;11:475-492.

47. Adkinson NF Jr. Risk factors for drug allergy. *J Allergy Clin Immunol.* 1984;74(4 Pt 2): 567-572.

48. Gomes ER, Demoly P. Epidemiology of hypersensitivity drug reactions. *Curr Opin Allergy Clin Immunol.* 2005;5(4):309-316.

49. Barranco P, Lopez-Serrano MC. General and epidemiological aspects of allergic drug reactions. *Clin Exp Allergy.* 1998;28(Suppl 4):61-62.

50. Haddi E, Charpin D, Tafforeau M, *et al.* Atopy and systemic reactions to drugs. *Allergy.* 1990;45(3):236-239.

51. Enright T, Chua-Lim A, Duda E, *et al.* The role of a documented allergic profile as a risk factor for radiographic contrast media reaction. *Ann Allergy.* 1989;62(4):302-305.

52. Perry HM Jr, Tan EM, Carmody S, *et al.* Relationship of acetyl transferase activity to antinuclear antibodies and toxic symptoms in hypertensive patients treated with hydralazine. *J Lab Clin Med.* 1970;76(1):114-125.

53. Woosley RL, Drayer DE, Reidenberg MM, *et al.* Effect of acetylator phenotype on the rate at which procainamide induces antinuclear antibodies and the lupus syndrome. *N Engl J Med.* 1978;298(21):1157-1159.

54. Rieder MJ, Uetrecht J, Shear NH, *et al.* Diagnosis of sulfonamide hypersensitivity reactions by in-vitro "rechallenge" with hydroxylamine metabolites. *Ann Intern Med.* 1989;110(4):286-289.

55. Wooley PH, Griffin J, Panayi GS, *et al.* HLA-DR antigens and toxic reaction to sodium aurothiomalate and D-penicillamine in patients with rheumatoid arthritis. *N Engl J Med.* 1980;303(6):300-302.

56. Roujeau JC, Huynh TN, Bracq C, *et al.* Genetic susceptibility to toxic epidermal necrolysis. *Arch Dermatol.* 1987;123(9):1171-1173.

57. Chung WH, Hung SI, Hong HS, *et al.* Medical genetics: a marker for Stevens–Johnson syndrome. *Nature.* 2004;428(6982):486.

58. Hung SI, Chung WH, Liou LB, *et al.* HLA-B*5801 allele as a genetic marker for severe cutaneous adverse reactions caused by allopurinol. *Proc Natl Acad Sci USA.* 2005;102(11):4134-4139.

59. Mallal S, Nolan D, Witt C, *et al.* Association between presence of HLA-B*5701, HLA-DR7, and HLA-DQ3 and hypersensitivity to HIV-1 reverse-transcriptase inhibitor abacavir. *Lancet.* 2002;359(9308):727-732.

60. Hetherington S, Hughes AR, Mosteller M, *et al.* Genetic variations in HLA-B region and hypersensitivity reactions to abacavir. *Lancet.* 2002;359(9312):1121-1122.

61. Hughes AR, Mosteller M, Bansal AT, *et al.* Association of genetic variations in HLA-B region with hypersensitivity to abacavir in some, but not all, populations. *Pharmacogenomics.* 2004;5(2):203-211.

62. Hughes DA, Vilar FJ, Ward CC, *et al.* Cost-effectiveness analysis of HLA B*5701 genotyping in preventing abacavir hypersensitivity. *Pharmacogenetics.* 2004;14(6):335-342.

63. Ueta M, Kannabiran C, Wakamatsu TH, *et al.* Trans-ethnic study confirmed independent associations of HLA-A*02:06 and HLA-B*44:03 with cold medicine-related Stevens–Johnson syndrome with severe ocular surface complications. *Sci Rep.* 2014;4:5981.

64. Ueta M, Kaniwa N, Sotozono C, *et al.* Independent strong association of HLA-A*02:06 and HLA-B*44:03 with cold medicine-related Stevens–Johnson syndrome with severe mucosal involvement. *Sci Rep.* 2014;4:4862.

65. Ueta M, Sawai H, Sotozono C, *et al.* IKZF1, a new susceptibility gene for cold medicine-related Stevens–Johnson syndrome/toxic epidermal necrolysis with severe mucosal involvement. *J Allergy Clin Immunol.* 2015;135(6):1538. e17-1545.e17.

66. Chung WH, Chang WC, Lee YS, *et al.* Genetic variants associated with phenytoin-related severe cutaneous adverse reactions. *JAMA.* 2014;312(5):525-534.

67. Sarris BM, Wong JG. Multisystem hypersensitivity reaction to lamotrigine. *Neurology.* 1999;53(6):1367.

68. Waters LJ, Mandalia S, Gazzard B, *et al.* Prospective HLA-B*5701 screening and abacavir hypersensitivity: a single centre experience. *AIDS.* 2007;21(18):2533-2534.

68a. Schackman BR, Scott CA, Walensky RP, *et al.* The cost-effectiveness of HLA-B*5701 genetic screening to guide initial antiretroviral therapy for HIV. *AIDS.* 2008;22(15): 2025-2033.

68b. Rauch A, Nolan D, Martin A, *et al.* Prospective genetic screening decreases the incidence of abacavir hypersensitivity reactions in the Western Australian HIV cohort study. *Clin Infect Dis.* 2006;43(1):99-102.

69. Nieves Calatrava D, Calle-Martín Ode L, Iribarren-Loyarte JA, *et al.* Cost-effectiveness analysis of HLA-B*5701 typing in the prevention of hypersensitivity to abacavir in HIV+ patients in Spain. *Enferm Infecc Microbiol Clin.* 2010;28(9):590-595.

70. Chen P, Lin JJ, Lu CS, *et al.* Carbamazepine-induced toxic effects and HLA-B*1502 screening in Taiwan. *N Engl J Med.* 2011;364(12):1126-1133.

71. Chung WH, Wang CW, Dao RL. Severe cutaneous adverse drug reactions. *J Dermatol.* 2016;43(7):758-766.

72. Whitaker P, Meng X, Lavergne SN, *et al.* Mass spectrometric characterization of circulating and functional antigens derived from piperacillin in patients with cystic fibrosis. *J Immunol.* 2011;187(1):200-211.

73. Yang CY, Chen CH, Deng ST, *et al.* Allopurinol use and risk of fatal hypersensitivity reactions: a nationwide population-based study in Taiwan. *JAMA Intern Med.* 2015;175(9):1550-1557.

74. Chung WH, Pan RY, Chu MT, *et al.* Oxypurinol-specific T cells possess preferential TCR clonotypes and express granulysin in allopurinol-induced severe cutaneous adverse reactions. *J Invest Dermatol.* 2015;135(9):2237-2248.

75. Watanabe T, Nakashima H, Ohmatsu H, *et al*. Detection of human herpesvirus-6 transcripts in carbamazepine-induced hypersensitivity syndrome by in situ hybridization. *J Dermatol Sci*. 2009;54(2):134-136.

76. Kamijima M, Wang H, Yamanoshita O, *et al*. Occupational trichloroethylene hypersensitivity syndrome: human herpesvirus 6 reactivation and rash phenotypes. *J Dermatol Sci*. 2013;72(3):218-224.

77. Chung WH, Shih SR, Chang CF, *et al*. Clinicopathologic analysis of coxsackievirus a6 new variant induced widespread mucocutaneous bullous reactions mimicking severe cutaneous adverse reactions. *J Infect Dis*. 2013;208(12):1968-1978.

78. Picard D, Janela B, Descamps V, *et al*. Drug reaction with eosinophilia and systemic symptoms (DRESS): a multiorgan antiviral T cell response. *Sci Transl Med*. 2010;2(46):46ra62.

79. Aronson JK. *Side Effects of Drugs, Annual 29*. Vol. 29. Amsterdam-Oxford: Elsevier; 2007.

80. Herrera AM, deShazo RD. Current concepts in anaphylaxis. *Immunol Allergy Clin North Am*. 1992;12:517.

81. Pumphrey RS. Fatal anaphylaxis in the UK, 1992-2001. *Novartis Found Symp*. 2004;257:116–128; discussion 128-132,157-160,276-285.

82. Weiss ME, Adkinson NF Jr, Hirshman CA. Evaluation of allergic drug reactions in the perioperative period. *Anesthesiology*. 1989;71(4):483-486.

83. Davis H, McGoodwin E, Reed TG. Anaphylactoid reactions reported after treatment with ciprofloxacin. *Ann Intern Med*. 1989;111(12):1041-1043.

84. Weiss RB. Hypersensitivity reactions. *Semin Oncol*. 1992; 19(5):458-477.

85. Windom HH, Mc Guire WP III, Hamilton RG, *et al*. Anaphylaxis to carboplatin—a new platinum chemotherapeutic agent. *J Allergy Clin Immunol*. 1992;90(4 Pt 1): 681-683.

86. Weiss RB, Donehower RC, Wiernik PH, *et al*. Hypersensitivity reactions from taxol. *J Clin Oncol*. 1990;8(7):1263-1268.

87. Weiss ME. Drug allergy. *Med Clin North Am*. 1992; 76(4):857-882.

88. Lenchner KI, Ditto AM. A 62-year-old woman with 3 episodes of anaphylaxis. *Ann Allergy Asthma Immunol*. 2005;95(1):14-18.

89. Laxenaire MC. Drugs and other agents involved in anaphylactic shock occurring during anaesthesia. A French multicenter epidemiological inquiry. *Ann Fr Anesth Reanim*. 1993;12(2):91-96.

90. Weiler JM, Gellhaus MA, Carte JG, *et al*. A prospective study of the risk of an immediate adverse reaction to protamine sulfate during cardiopulmonary bypass surgery. *J Allergy Clin Immunol*. 1990;85(4):713-719.

91. Grammer LC, Paterson BF, Roxe D, *et al*. IgE against ethylene oxide-altered human serum albumin in patients with anaphylactic reactions to dialysis. *J Allergy Clin Immunol*. 1985;76(3):511-514.

92. Seggev JS, Ohta K, Tipton WR. IgE mediated anaphylaxis due to a psyllium-containing drug. *Ann Allergy*. 1984;53(4):325-326.

93. Rohr AS, Pappano JE Jr. Prophylaxis against fluorescein-induced anaphylactoid reactions. *J Allergy Clin Immunol*. 1992;90(3 Pt 1):407-408.

94. Hamstra RD, Block MH, Schock *et al*. Intravenous iron dextran in clinical medicine. *JAMA*. 1980;243(17): 1726-1731.

95. Dykewicz MS, Rosen ST, O'Connell MM, *et al*. Plasma histamine but not anaphylatoxin levels correlate with generalized urticaria from infusions of anti-lymphocyte monoclonal antibodies. *J Lab Clin Med*. 1992;120(2):290-296.

96. Cheifetz A, Smedley M, Martin S, *et al*. The incidence and management of infusion reactions to infliximab: a large center experience. *Am J Gastroenterol*. 2003;98(6): 1315-1324.

97. Lenz HJ. Management and preparedness for infusion and hypersensitivity reactions. *Oncologist*. 2007;12(5): 601-609.

98. Castells MC, Tennant NM, Sloane DE, *et al*. Hypersensitivity reactions to chemotherapy: outcomes and safety of rapid desensitization in 413 cases. *J Allergy Clin Immunol*. 2008;122(3):574-580.

99. Dixon FJ, Vazquez JJ, Weigle WO, *et al*. Pathogenesis of serum sickness. *AMA Arch Pathol*. 1958;65(1):18-28.

100. Bielory L, Gascon P, Lawley TJ, *et al*. Human serum sickness: a prospective analysis of 35 patients treated with equine anti-thymocyte globulin for bone marrow failure. *Medicine (Baltimore)*. 1988;67(1):40-57.

101. Davidson JR, Bush RK, Grogan EW, *et al*. Immunology of a serum sickness/vasculitis reaction secondary to streptokinase used for acute myocardial infarction. *Clin Exp Rheumatol*. 1988;6(4):381-384.

102. Tatum AJ, Ditto AM, Patterson R. Severe serum sickness-like reaction to oral penicillin drugs: three case reports. *Ann Allergy Asthma Immunol*. 2001;86(3):330-334.

103. Erffmeyer JE. Serum sickness. *Ann Allergy*. 1986;56(2): 105-109.

104. Platt R, Dreis MW, Kennedy DL, *et al*. Serum sickness-like reactions to amoxicillin, cefaclor, cephalexin, and trimethoprim-sulfame-thoxazole. *J Infect Dis*. 1988;158(2):474-477.

105. Naguwa SM, Nelson BL. Human serum sickness. *Clin Rev Allergy*. 1985;3(1):117-126.

106. Barnett EV, Stone G, Swisher SN, *et al*. Serum sickness and plasmacytosis. a clinical, immunologic and hematologic analysis. *Am J Med*. 1963;35:113-122.

107. Lawley TJ, Bielory L, Gascon P, *et al*. A prospective clinical and immunologic analysis of patients with serum sickness. *N Engl J Med*. 1984;311(22):1407-1413.

108. Chang C, Gershwin ME. Drugs and autoimmunity- acontemporary review and mechanistic approach. *J Autoimmun* 2010;34:J266-J275.

109. Sarzi-Puttini P, Atzeni F, Iaccarino L, *et al*. Environment and systemic lupus erythematosus: an overview. *Autoimmunity*. 2005;38(7):465-472.

110. Morrow JD, Schroeder HA, Perry HM Jr. Studies on the control of hypertension by hyphex. II. Toxic reactions and side effects. *Circulation*. 1953;8(6):829-839.

111. Hoffman BJ. Sensitivity to sufadiazine resembling acute disseminated lupus erythematosus. *Arch Dermatol Syphilol*. 1945;51:190-192.

112. Ladd AT. Procainamide-induced lupus erythematosus. *N Engl J Med*. 1962;267:1357-1358.

113. Abunasser J, Forouhar FA, Metersky ML. Etanercept-induced lupus erythematosus presenting as a unilateral pleural effusion. *Chest*. 2008;134(4):850-853.

114. Benucci M, Nenci G, Cappelletti C, et al. Lupus like syndrome induced by treatment with anti TNF alpha (infliximab): report of three cases. Recenti Prog Med. 2008;99(7-8):363-366.

115. Carter JD, Valeriano-Marcet J, Kanik KS, et al. Antinuclear antibody-negative, drug-induced lupus caused by lisinopril. South Med J. 2001;94(11):1122-1123.

116. Graziadei IW, Obermoser GE, Sepp NT, et al. Drug-induced lupus-like syndrome associated with severe autoimmune hepatitis. Lupus. 2003;12(5):409-412.

117. Pistiner M, Wallace DJ, Nessim S, et al. Lupus erythematosus in the 1980s: a survey of 570 patients. Semin Arthritis Rheum. 1991;21(1):55-64.

118. Atzeni F, Marrazza MG, Sarzi-Puttini P, et al. Drug-induced lupus erythematosus. Reumatismo. 2003;55(3):147-154.

119. Kale SA. Drug-induced systemic lupus erythematosus. Differentiating it from the real thing. Postgrad Med. 1985;77(3):231-235,238-239,242.

120. Steinberg AD, Gourley MF, Klinman DM, et al. NIH conference. Systemic lupus erythematosus. Ann Intern Med. 1991;115(7):548-559.

121. Batchelor JR, Welsh KI, Tinoco RM, et al. Hydralazine-induced systemic lupus erythematosus: influence of HLA-DR and sex on susceptibility. Lancet. 1980;1(8178):1107-1109.

122. Gunnarsson I, Nordmark B, Hassan Bakri A, et al. Development of lupus-related side-effects in patients with early RA during sulphasalazine treatment-the role of IL-10 and HLA. Rheumatology (Oxford). 2000;39(8):886-893.

123. Mansilla-Tinoco R, Harland SJ, Ryan PJ, et al. Hydralazine, anti-nuclear antibodies, and the lupus syndrome. Br Med J (Clin Res Ed). 1982;284(6320):936-939.

124. Speirs C, Fielder AH, Chapel H, et al. Complement system protein C4 and susceptibility to hydralazine-induced systemic lupus erythematosus. Lancet. 1989;1(8644):922-924.

125. Lahita R, Kluger J, Drayer DE, et al. Antibodies to nuclear anti-gens in patients treated with procainamide or acetyl-procainamide. N Engl J Med. 1979;301(25):1382-1385.

126. Stec GP, Lertora JJ, Atkinson AJ Jr, et al. Remission of procainamide-induced lupus erythematosus with N-acetylprocainamide therapy. Ann Intern Med. 1979;90(5):799-801.

127. Blomgren SE, Condemi JJ, Bignall MC, et al. Antinuclear antibody induced by procainamide. A prospective study. N Engl J Med. 1969;281(2):64-66.

128. Finegold I. Oral desensitization to trimethoprim-sulfamethoxazole in a patient with AIDS. J Allergy Clin Immunol. 1985;75:137.

129. Gleichmann E, Pals ST, Rolink AG, et al. Graft-versus-host reactions: clues to the etiopathology of a spectrum of immunological disease. Immunol Today. 1984;5:324.

130. Fauci AS. Vasculitis. J Allergy Clin Immunol. 1983;72(3):211-223.

131. Hunder GG, Arend WP, Bloch DA, et al. The American College of Rheumatology 1990 criteria for the classification of vasculitis. Introduction. Arthritis Rheum. 1990;33(8):1065-1067.

132. Arellano F, Sacristan JA. Allopurinol hypersensitivity syndrome: a review. Ann Pharmacother. 1993;27(3):337-343.

133. Wiik A. Laboratory diagnostics in vasculitis patients. Isr Med Assoc J. 2001;3(4):275-277.

134. Bigby M, Jick S, Jick H, et al. Drug-induced cutaneous reactions. A report from the Boston Collaborative Drug Surveillance Program on 15,438 consecutive inpatients, 1975 to 1982. JAMA. 1986;256(24):3358-3363.

135. Kauppinen K. Rational performance of drug challenge in cutaneous hypersensitivity. Semin Dermatol. 1983;2:227-230.

136. Kauppinen K, Stubb S. Drug eruptions: causative agents and clinical types. A series of in-patients during a 10-year period. Acta Derm Venereol. 1984;64(4):320-324.

137. Roujeau JC, Stern RS. Severe adverse cutaneous reactions to drugs. N Engl J Med. 1994;331(19):1272-1285.

138. Levenson DE, Arndt KA, Stern RS. Cutaneous manifestations of adverse drug reactions. Immunol Allergy Clin North Am. 1991;11:493.

139. Bocquet H, Bagot M, Roujeau JC. Drug-induced pseudo-lymphoma and drug hypersensitivity syndrome (drug rash with eosinophilia and systemic symptoms: DRESS). Semin Cutan Med Surg. 1996;15(4):250-257.

140. Story RE, Ditto AM. A 32-year-old man with tuberculosis, fever, and rash. Ann Allergy Asthma Immunol. 2004;92(5):495-499.

141. Alanko K, Stubb S, Kauppinen K. Cutaneous drug reactions: clinical types and causative agents. A five-year survey of in-patients (1981–1985). Acta Derm Venereol. 1989;69(3):223-226.

142. Hedner T, Samuelsson O, Lunde H, et al. Angioedema in relation to treatment with angiotensin converting enzyme inhibitors. BMJ. 1992;304(6832):941-946.

143. Orfan N, Patterson R, Dykewicz MS. Severe angioedema related to ACE inhibitors in patients with a history of idiopathic angioedema. JAMA. 1990;264(10):1287-1289.

144. Miller DR, Oliveria SA, Berlowitz DR, et al. Angioedema incidence in US veterans initiating angiotensin-converting enzyme inhibitors. Hypertension. 2008;51(6):1624-1630.

145. Kostis JB, Kim HJ, Rusnak J, et al. Incidence and characteristics of angioedema associated with enalapril. Arch Intern Med. 2005;165(14):1637-1642.

146. Chin HL, Buchan DA. Severe angioedema after long-term use of an angiotensin-converting enzyme inhibitor. Ann Intern Med. 1990;112(4):312-313.

147. Anderson MW, deShazo RD. Studies of the mechanism of angiotensin-converting enzyme (ACE) inhibitor-associated angioedema: the effect of an ACE inhibitor on cutaneous responses to bradykinin, codeine, and histamine. J Allergy Clin Immunol. 1990;85(5):856-858.

148. Bas M, Greve J, Stelter K, et al. A randomized trial of icatibant in ACE-inhibitor-induced angioedema. N Engl J Med 2015;372:418-425.

149. Rupprecht R, Vente C, Grafe A, et al. Angioedema due to losartan. Allergy. 1999;54(1):81-82.

150. Angelini G, Vena GA, Meneghini CL. Allergic contact dermatitis to some medicaments. Contact Dermatitis. 1985;12(5):263-269.

151. Fonacier L, Bernstein DI, Pacheco K, et al. Contact dermatitis: a practice parameter update 2015. J Allergy Clin Immunol Pract. 2015;3:S1-S39.

152. Rudzki E, Zakrzewski Z, Rebandel P, et al. Cross reactions between aminoglycoside antibiotics. Contact Dermatitis. 1988;18(5):314-316.

153. Elias JA, Levinson AI. Hypersensitivity reactions to ethylenediamine in aminophylline. Am Rev Respir Dis. 1981;123(5):550-552.

154. Storrs FJ, Rosenthal LE, Adams RM, *et al*. Prevalence and relevance of allergic reactions in patients patch tested in North America—1984 to 1985. *J Am Acad Dermatol*. 1989;20(6):1038-1045.

155. Rietschel RL, Adams RM. Reactions to thimerosal in hepatitis B vaccines. *Dermatol Clin*. 1990;8(1):161-164.

156. Kostner L, Anzengruber F, Guillod C, *et al*. Allergic contact dermatitis. *Immunol Allergy Clin North Am*. 2017;37:141-152.

157. Shukla SR. Drugs causing fixed drug eruptions. *Dermatologica*. 1981;163(2):160-163.

158. Pandhi RK, Kumar AS, Satish DA, *et al*. Fixed drug eruptions on male genitalia: clinical and etiologic study. *Sex Transm Dis*. 1984;11(3):164-166.

159. Stubb S, Heikkila H, Kauppinen K. Cutaneous reactions to drugs: a series of in-patients during a five-year period. *Acta Derm Venereol*. 1994;74(4):289-291.

160. Sharma VK, Dhar S. Clinical pattern of cutaneous drug eruption among children and adolescents in North India. *Pediatr Dermatol*. 1995;12(2):178-183.

161. Cohen HA, Barzilai A, Matalon A, *et al*. Fixed drug eruption of the penis due to hydroxyzine hydrochloride. *Ann Pharmacother*. 1997;31(3):327-329.

162. Gruber F, Stasic A, Lenkovic M, *et al*. Postcoital fixed drug eruption in a man sensitive to trimethoprim-sulphamethoxazole. *Clin Exp Dermatol*. 1997;22(3):144-145.

163. Shiohara T. The interaction between keratinocytes and T cells—an overview of the role of adhesion molecules and the characterization of epidermal T cells. *J Dermatol*. 1992;19(11):726-730.

164. Choi HJ, Ku JK, Kim MY, *et al*. Possible role of Fas/Fas ligand-mediated apoptosis in the pathogenesis of fixed drug eruption. *Br J Dermatol*. 2006;154(3):419-425.

165. Sehgal VN, Srivastava G. Fixed drug eruption (FDE): changing scenario of incriminating drugs. *Int J Dermatol*. 2006;45(8):897-908.

166. Mahboob A, Haroon TS. Drugs causing fixed eruptions: a study of 450 cases. *Int J Dermatol*. 1998;37(11):833-838.

167. Lee AY. Topical provocation in 31 cases of fixed drug eruption: change of causative drugs in 10 years. *Contact Dermatitis*. 1998;38(5):258-260.

168. Thankappan TP, Zachariah J. Drug-specific clinical pattern in fixed drug eruptions. *Int J Dermatol*. 1991;30(12):867-870.

169. Roujeau JC, Bioulac-Sage P, Bourseau C, *et al*. Acute generalized exanthematous pustulosis. Analysis of 63 cases. *Arch Dermatol*. 1991;127(9):1333-1338.

170. Roujeau JC. Neutrophilic drug eruptions. *Clin Dermatol*. 2000;18(3):331-337.

171. Sidoroff A, Halevy S, Bavinck JN, *et al*. Acute generalized exanthematous pustulosis (AGEP)—a clinical reaction pattern. *J Cutan Pathol*. 2001;28(3):113-119.

172. Baker H, Ryan TJ. Generalized pustular psoriasis. A clinical and epidemiological study of 104 cases. *Br J Dermatol*. 1968;80(12):771-793.

173. Beylot C, Bioulac P, Doutre MS. Acute generalized exanthematic pustuloses (four cases) (author's transl). *Ann Dermatol Venereol*. 1980;107(1-2):37-48.

174. Roujeau JC. Clinical heterogeneity of drug hypersensitivity. *Toxicology*. 2005;209(2):123-129.

175. Feldmeyer L, Heidemeyer K, Yawalkar N. Acute generalized exanthematous pustulosis: pathogenesis, genetic background, clinical variants and therapy. *Int J Mol Sci*. 2016;17:E1214-E1223.

176. Schmid S, Kuechler PC, Britschgi M, *et al*. Acute generalized exanthematous pustulosis: role of cytotoxic T cells in pustule formation. *Am J Pathol*. 2002;161(6):2079-2086.

177. Huff JC, Weston WL, Tonnesen MG. Erythema multiforme: a critical review of characteristics, diagnostic criteria, and causes. *J Am Acad Dermatol*. 1983;8(6):763-775.

178. Brice SL, Krzemien D, Weston WL, *et al*. Detection of herpes simplex virus DNA in cutaneous lesions of erythema multiforme. *J Invest Dermatol*. 1989;93(1):183-187.

179. Finan MC, Schroeter AL. Cutaneous immunofluorescence study of erythema multiforme: correlation with light microscopic patterns and etiologic agents. *J Am Acad Dermatol*. 1984;10(3):497-506.

180. Shiohara T, Chiba M, Tanaka Y, *et al*. Drug-induced, photosensitive, erythema multiforme-like eruption: possible role for cell adhesion molecules in a flare induced by Rhus dermatitis. *J Am Acad Dermatol*. 1990;22(4):647-650.

181. Tonnesen MG, Harrist TJ, Wintroub BU, *et al*. Erythema multiforme: microvascular damage and infiltration of lymphocytes and basophils. *J Invest Dermatol*. 1983;80(4):282-286.

182. Margolis RJ, Tonnesen MG, Harrist TJ, *et al*. Lymphocyte subsets and Langerhans cells/indeterminate cells in erythema multiforme. *J Invest Dermatol*. 1983;81(5):403-406.

183. Heng MC, Allen SG. Efficacy of cyclophosphamide in toxic epidermal necrolysis. Clinical and pathophysiologic aspects. *J Am Acad Dermatol*. 1991;25(5 Pt 1):778-786.

184. Miyauchi H, Hosokawa H, Akaeda T, *et al*. T-cell subsets in drug-induced toxic epidermal necrolysis. Possible pathogenic mechanism induced by CD8-positive T cells. *Arch Dermatol*. 1991;127(6):851-855.

185. Hertl M, Bohlen H, Jugert F, *et al*. Predominance of epidermal CD8+ T lymphocytes in bullous cutaneous reactions caused by beta-lactam antibiotics. *J Invest Dermatol*. 1993;101(6):794-799.

186. Correia O, Delgado L, Ramos JP, *et al*. Cutaneous T-cell recruitment in toxic epidermal necrolysis. Further evidence of CD8+ lymphocyte involvement. *Arch Dermatol*. 1993;129(4):466-468.

187. Power WJ, Saidman SL, Zhang DS, *et al*. HLA typing in patients with ocular manifestations of Stevens–Johnson syndrome. *Ophthalmology*. 1996;103(9):1406-1409.

188. Cheriyan S, Rosa RM, Patterson R. Stevens-Johnson syndrome presenting as intravenous line sepsis. *Allergy Proc*. 1995;16(2):85-87.

189. Mockenhaupt M, Viboud C, Dunant A, *et al*. Stevens-Johnson syndrome and toxic epidermal necrolysis: assessment of medication risks with emphasis on recently marketed drugs. The EuroSCAR-study. *J Invest Dermatol*. 2008;128(1):35-44.

190. Severino G, Chillotti C, De Lisa R, *et al*. Adverse reactions during imatinib and lansoprazole treatment in gastrointestinal stromal tumors. *Ann Pharmacother*. 2005;39(1):162-164.

191. Cheriyan S, Patterson R, Greenberger PA, *et al*. The outcome of Stevens-Johnson syndrome treated with corticosteroids. *Allergy Proc*. 1995;16(4):151-155.

192. Tripathi A, Ditto AM, Grammer LC, *et al.* Corticosteroid therapy in an additional 13 cases of Stevens-Johnson syndrome: a total series of 67 cases. *Allergy Asthma Proc.* 2000;21(2):101-105.

193. Adam JE. Exofoliative dermatitis. *Can Med Assoc J.* 1968;99(13):660-666.

194. Nicolis GD, Helwig EB. Exfoliative dermatitis. A clinicopathologic study of 135 cases. *Arch Dermatol.* 1973;108(6):788-797.

195. Bigby M, Stern RS, Arndt KA. Allergic cutaneous reactions to drugs. *Prim Care.* 1989;16(3):713-727.

196. Epstein JH, Wintroub BU. Photosensitivity due to drugs. *Drugs.* 1985;30(1):42-57.

197. Nalbandian RM, Mader IJ, Barrett JL, *et al.* Petechiae, ecchymoses, and necrosis of skin induced by coumarin congeners: rare, occasionally lethal complication of anticoagulant therapy. *JAMA.* 1965;192:603-608.

198. Bauer KA. Coumarin-induced skin necrosis. *Arch Dermatol.* 1993;129(6):766-768.

199. Bastuji-Garin S, Rzany B, Stern RS, *et al.* Clinical classification of cases of toxic epidermal necrolysis, Stevens-Johnson syndrome, and erythema multiforme. *Arch Dermatol.* 1993;129(1):92-96.

200. Goldstein SM, Wintroub BW, Elias PM, *et al.* Toxic epidermal necrolysis. Unmuddying the waters. *Arch Dermatol.* 1987;123(9):1153-1156.

201. Viard I, Wehrli P, Bullani R, *et al.* Inhibition of toxic epidermal necrolysis by blockade of CD95 with human intravenous immunoglobulin. *Science.* 1998;282(5388):490-493.

202. Nassif A, Bensussan A, Boumsell L, *et al.* Toxic epidermal necrolysis: effector cells are drug-specific cytotoxic T cells. *J Allergy Clin Immunol.* 2004;114(5):1209-1215.

203. Ito K, Hara H, Okada T, *et al.* Toxic epidermal necrolysis treated with low-dose intravenous immunoglobulin: immunohistochemical study of Fas and Fas-ligand expression. *Clin Exp Dermatol.* 2004;29(6):679-680.

204. Amon RB, Dimond RL. Toxic epidermal necrolysis. Rapid differentiation between staphylococcal- and drug-induced disease. *Arch Dermatol.* 1975;111(11):1433-1437.

205. Heimbach DM, Engrav LH, Marvin JA, *et al.* Toxic epidermal necrolysis. A step forward in treatment. *JAMA.* 1987;257(16):2171-2175.

206. Mittmann N, Chan B, Knowles S, *et al.* Intravenous immunoglobulin use in patients with toxic epidermal necrolysis and Stevens–Johnson syndrome. *Am J Clin Dermatol.* 2006;7(6):359-368.

207. Khalili B, Bahna SL. Pathogenesis and recent therapeutic trends in Stevens-Johnson syndrome and toxic epidermal necrolysis. *Ann Allergy Asthma Immunol.* 2006;97(3):272-280; quiz 281-283,320.

208. French LE, Trent JT, Kerdel FA. Use of intravenous immunoglobulin in toxic epidermal necrolysis and Stevens-Johnson syndrome: our current understanding. *Int Immunopharmacol.* 2006;6(4):543-549.

209. Guillaume JC, Roujeau JC, Revuz J, *et al.* The culprit drugs in 87 cases of toxic epidermal necrolysis (Lyell's syndrome). *Arch Dermatol.* 1987;123(9):1166-1170.

210. Dodiuk-Gad RP, Chung WH, Valeyrie-Allanore L, *et al.* Stevens-Johnson syndrome and toxic epidermal necrolysis: an update. *Am J Clin Dermatol.* 2015;16:475-493.

211. Twarog FJ, Weinstein SF, Khaw KT, *et al.* Hypersensitivity to pancreatic extracts in parents of patients with cystic fibrosis. *J Allergy Clin Immunol.* 1977;59(1):35-40.

212. Pozner LH, Mandarano C, Zitt MJ, *et al.* Recurrent bronchospasm in a nurse. *Ann Allergy.* 1986;56(1):14-15, 44-47.

213. Coutts II, Dally MB, Taylor AJ, *et al.* Asthma in workers manufacturing cephalosporins. *Br Med J (Clin Res Ed).* 1981;283(6297):950.

214. Hunt LW, Rosenow EC III. Asthma-producing drugs. *Ann Allergy.* 1992;68(6):453-462.

215. Meeker DP, Wiedemann HP. Drug-induced bronchospasm. *Clin Chest Med.* 1990;11(1):163-175.

216. Fraley DS, Bruns FJ, Segel DP, *et al.* Propranolol-related bronchospasm in patients without history of asthma. *South Med J.* 1980;73:238-240.

217. Lunde H, Hedner T, Samuelsson O, *et al.* Dyspnoea, asthma, and bronchospasm in relation to treatment with angiotensin converting enzyme inhibitors. *BMJ.* 1994;308:18-21.

218. Simon SR, Black HR, Moser M, *et al.* Cough and ACE inhibitors. *Arch Intern Med.* 1992;152:1698-1700.

219. Pylypchuk GB. ACE inhibitor- versus angiotensin II blocker–induced cough and angioedema. *Ann Pharmacother.* 1998;32(10):1060-1066.

220. Lacourciere Y, Lefebvre J, Nakhle G, *et al.* Association between cough and angiotensin converting enzyme inhibitors versus angiotensin II antagonists: the design of a prospective, controlled study. *J Hypertens Suppl.* 1994;12:S49-S53.

221. Israili ZH, Hall WD. Cough and angioneurotic edema associated with angiotensin-converting enzyme inhibitor therapy. A review of the literature and pathophysiology. *Ann Intern Med.* 1992;117(3):234-242.

222. Bush RK, Taylor SL, Holden K, *et al.* Prevalence of sensitivity to sulfiting agents in asthmatic patients. *Am J Med.* 1986;81:816-820.

223. Goldfarb G, Simon RA. Provocation of sulfite sensitive asthma. *J Allergy Clin Immunol.* 1984;73:135.

224. Simon RA, Stevenson DD. Lack of cross sensitivity between aspirin and sulfite in sensitive asthmatics. *J Allergy Clin Immunol.* 1987;79:257.

225. Holmberg L, Boman G, Böttiger LE, *et al.* Adverse reactions to nitrofurantoin. Analysis of 921 reports. *Am J Med.* 1980;69(5):733-738.

226. Pisani RJ, Rosenow EC III. Drug-induced pulmonary disease. In: Simmons DH, Tierney DF, eds. *Current Pulmonology.* St. Louis: Mosby–Year Book; 1992:311.

227. Sostman HD, Matthay RA, Putman CE, *et al.* Methotrexate-induced pneumonitis. *Medicine (Baltimore).* 1976;55:371-388.

228. Martin WJ II, Rosenow EC III. Amiodarone pulmonary toxicity. Recognition and pathogenesis (Part I). *Chest.* 1988;93(5):1067-1075.

229. Kennedy JI Jr. Clinical aspects of amiodarone pulmonary toxicity. *Clin Chest Med.* 1990;11(1):119-129.

230. Manicardi V, Bernini G, Bossini P, *et al.* Low-dose amiodarone-induced pneumonitis: evidence of an immunologic pathogenetic mechanism. *Am J Med.* 1989;86(1):134-135.

231. Kennedy JI, Myers JL, Plumb VJ, *et al.* Amiodarone pulmonary toxicity. Clinical, radiologic, and pathologic correlations. *Arch Intern Med.* 1987;147:50-55.

232. Evans RB, Ettensohn DB, Fawaz-Estrup F, *et al.* Gold lung: recent developments in pathogenesis, diagnosis, and therapy. *Semin Arthritis Rheum.* 1987;16:196-205.

233. Cooper JA Jr, White DA, Matthay RA. Drug-induced pulmonary disease. Part 1: cytotoxic drugs. *Am Rev Respir Dis.* 1986;133(2):321-340.

234. Holoye PY, Luna MA, MacKay B, *et al.* Bleomycin hypersensitivity pneumonitis. *Ann Intern Med.* 1978;88: 47-49.

235. Kline JN, Hirasuna JD. Pulmonary edema after free-base cocaine smoking—not due to an adulterant. *Chest.* 1990;97(4):1009-1010.

236. Brashear RE. Effects of heroin, morphine, methadone, and propoxyphene on the lung. *Semin Respir Med.* 1980; 2:59.

237. Heffner JE, Sahn SA. Salicylate-induced pulmonary edema. Clinical features and prognosis. *Ann Intern Med.* 1981;95(4):405-409.

238. Andersson BS, Luna MA, Yee C, *et al.* Fatal pulmonary failure complicating high-dose cytosine arabinoside therapy in acute leukemia. *Cancer.* 1990;65:1079-1084.

239. Ramesh S, Reisman RE. Noncardiogenic pulmonary edema due to radiocontrast media. *Ann Allergy Asthma Immunol.* 1995;75(4):308-310.

240. Spry CJ. Eosinophilia and allergic reactions to drugs. *Clin Haematol.* 1980;9(3):521-534.

241. Davis P, Hughes GR. Significance of eosinophilia during gold therapy. *Arthritis Rheum.* 1974;17(6):964-968.

242. Stafford BT, Crosby WH. Late onset of gold-induced thrombocytopenia. With a practical note on the injections of dimercaprol. *JAMA.* 1978;239(1):50-51.

243. Shulman NR. A Mechanism of cell destruction in individuals sensitized to foreign antigens and its implications in auto-immunity. Combined clinical staff conference at the National Institutes of Health. *Ann Intern Med.* 1964;60:506-521.

244. Stricker RB, Shuman MA. Quinidine purpura: evidence that glycoprotein V is a target platelet antigen. *Blood.* 1986;67(5):1377-1381.

245. Chong BH. Heparin-induced thrombocytopenia. *Blood Rev.* 1988;2(2):108-114.

246. Chong BH, Ismail F, Cade J, *et al.* Heparin-induced thrombocytopenia: studies with a new low molecular weight heparinoid, Org 10172. *Blood.* 1989;73:1592-1596.

247. Salama A, Mueller-Eckhardt C. On the mechanisms of sensitization and attachment of antibodies to RBC in drug-induced immune hemolytic anemia. *Blood.* 1987;69(4):1006-1010.

248. Swanson MA, Chanmougan D, Schwartz RS. Immunohemolytic anemia due to antipenicillin antibodies. Report of a case. *N Engl J Med.* 1966;274(4):178-181.

249. Worlledge SM, Carstairs KC, Dacie JV. Autoimmune haemolytic anaemia associated with alpha-methyldopa therapy. *Lancet.* 1966;2(7455):135-139.

250. Johnston A, Uetrecht J. Current understanding of the mechanisms of idiosyncratic drug-induced agranulocytosis. *Expert Opin Drug Metab Toxicol.* 2015;11:243-257.

251. Kaufman DW, Kelly JP, Jurgelon JM, *et al.* Drugs in the aetiology of agranulocytosis and aplastic anaemia. *Eur J Haematol Suppl.* 1996;60:23-30.

252. Andres E, Maloisel F. Idiosyncratic drug-induced agranulocytosis or acute neutropenia. *Curr Opin Hematol.* 200;15(1):15-21.

253. Mosedale W, Watkins PB. Drug-induced liver injury: advances in understanding will inform management. *Clin Pharmacol Ther.* 2017;101:469-480.

254. Lewis JH, Zimmerman HJ. Drug-induced liver disease. *Med Clin North Am.* 1989;73(4):775-792.

255. Black M. Acetaminophen hepatotoxicity. *Annu Rev Med.* 1984;35:577-593.

256. Zimmerman HJ, Lewis JH. Drug-induced cholestasis. *Med Toxicol.* 1987;2(2):112-160.

257. Mitchell JR, Zimmerman HJ, Ishak KG, *et al.* Isoniazid liver injury: clinical spectrum, pathology, and probable pathogenesis. *Ann Intern Med.* 1976;84:181-192.

258. Kenna JG, Neuberger J, Williams R. Evidence for expression in human liver of halothane-induced neoantigens recognized by antibodies in sera from patients with halothane hepatitis. *Hepatology.* 1988;8(6):1635-1641.

259. Christ DD, Kenna JG, Kammerer W, *et al.* Enflurane metabolism produces covalently bound liver adducts recognized by antibodies from patients with halothane hepatitis. *Anesthesiology.* 1988;69:833-838.

260. Knobler H, Levij IS, Gavish D, *et al.* Quinidine-induced hepatitis. A common and reversible hypersensitivity reaction. *Arch Intern Med.* 1986;146:526-528.

261. Zimmerman HJ. Drug-induced chronic hepatic disease. *Med Clin North Am.* 1979;63(3):567-582.

262. Boulton-Jones JM, Sissons JG, Naish PF, *et al.* Self-induced glomerulonephritis. *Br Med J.* 1974;3(5927):387-390.

263. Treser G, Cherubin C, Longergan ET, *et al.* Renal lesions in narcotic addicts. *Am J Med.* 1974;57:687-694.

264. Sternlieb I, Bennett B, Scheinberg IH. D-penicillamine induced Goodpasture's syndrome in Wilson's disease. *Ann Intern Med.* 1975;82(5):673-676.

265. Silverberg DS, Kidd EG, Shnitka TK, *et al.* Gold nephropathy. A clinical and pathologic study. *Arthritis Rheum.* 1970;13(6):812-825.

266. Case DB, Atlas SA, Mouradian JA, *et al.* Proteinuria during long-term captopril therapy. *JAMA.* 1980;244: 346-349.

267. Perazella MA, Luciano RL. Review of select causes of drug-induced AKI. *Expert Rev Clin Pharmacol.* 2015;8:367-371.

268. Baker RJ, Pusey CD. The changing profile of acute tubulointerstitial nephritis. *Nephrol Dial Transplant.* 2004;19(1):8-11.

269. Porile JL, Bakris GL, Garella S. Acute interstitial nephritis with glomerulopathy due to nonsteroidal anti-inflammatory agents: a review of its clinical spectrum and effects of steroid therapy. *J Clin Pharmacol.* 1990;30(5): 468-475.

270. Galpin JE, Shinaberger JH, Stanley TM, *et al.* Acute interstitial nephritis due to methicillin. *Am J Med.* 1978;65:756-765.

271. Charlesworth EN. Phenytoin-induced pseudolymphoma syndrome: an immunologic study. *Arch Dermatol.* 1977;113(4):477-480.

272. McCarthy LJ, Aguilar JC, Ransburg R. Fatal benign phenytoin lymphadenopathy. *Arch Intern Med.* 1979;139(3): 367-368.

273. Tomecki KJ, Catalano CJ. Dapsone hypersensitivity. The sulfone syndrome revisited. *Arch Dermatol.* 1981;117(1):38-39.

274. Fenoglio JJ Jr, McAllister HA Jr, Mullick FG. Drug related myocarditis. I. Hypersensitivity myocarditis. *Hum Pathol.* 1981;12(10):900-907.

275. Taliercio CP, Olney BA, Lie JT. Myocarditis related to drug hypersensitivity. *Mayo Clin Proc.* 1985;60(7):463-468.

276. Kounis NG, Zavras GM, Soufras GD, et al. Hypersensitivity myocarditis. Ann Allergy. 1989;62:71-74.

277. Ten RM, Klein JS, Frigas E. Allergy skin testing. Mayo Clin Proc. 1995;70(8): 783-784.

278. Adkinson NF. Diagnosis of immunologic drug reactions. N Engl Rev Allergy Proc. 1984;5:104.

279. Calkin JM, Maibach HI. Delayed hypersensitivity drug reactions diagnosed by patch testing. Contact Dermatitis. 1993;29(5):223-233.

280. Baldo BA, Harle DG. Drug allergenic determinants. Monogr Allergy. 1990;28:11-51.

281. Weiss ME, Nyhan D, Peng ZK, et al. Association of protamine IgE and IgG antibodies with life-threatening reactions to intravenous protamine. N Engl J Med. 1989;320:886-892.

282. Dobozy A, Hunyadi J, Kenderessy AS, et al. Lymphocyte transformation test in detection of drug hypersensitivity. Clin Exp Dermatol. 1981;6:367-372.

283. Livni E, Halevy S, Stahl B, et al. The appearance of macrophage migration-inhibition factor in drug reactions. J Allergy Clin Immunol. 1987;80:843-849.

284. Kalish RS, LaPorte A, Wood JA, et al. Sulfonamide-reactive lymphocytes detected at very low frequency in the peripheral blood of patients with drug-induced eruptions. J Allergy Clin Immunol. 1994;94:465-472.

285. Schwartz LB. Tryptase, a mediator of human mast cells. J Allergy Clin Immunol. 1990;86(4 Pt 2):594-598.

286. Appel GB. A decade of penicillin related acute interstitial nephritis—more questions than answers. Clin Nephrol. 1980;13(4):151-154.

287. French LE. Toxic epidermal necrolysis and Stevens Johnson syndrome: our current understanding. Allergol Int. 2006;55(1):9-16.

288. Mittmann N, Chan BC, Knowles S, et al. IVIG for the treatment of toxic epidermal necrolysis. Skin Therapy Lett. 2007;12:7-9.

289. Rosenthal A. Followup study of fatal penicillin reactions. JAMA. 1959;167:118.

290. Singer JZ, Wallace SL. The allopurinol hypersensitivity syndrome. Unnecessary morbidity and mortality. Arthritis Rheum. 1986;29(1):82-87.

291. Lawson DH, Jick H. Drug prescribing in hospitals: an international comparison. Am J Public Health. 1976;66(7): 644-648.

292. Pau AK, Morgan JE, Terlingo A. Drug allergy documentation by physicians, nurses, and medical students. Am J Hosp Pharm. 1989;46(3):570-573.

293. Kuehm SL, Doyle MJ. Medication errors: 1977 to 1988. Experience in medical malpractice claims. N J Med. 1990;87(1):27-34.

294. Blanca M, Fernandez J, Miranda A, et al. Cross-reactivity between penicillins and cephalosporins: clinical and immunologic studies. J Allergy Clin Immunol. 1989;83:381-385.

295. Apter AJ, Kinman JL, Bilker WB, et al. Represcription of penicillin after allergic-like events. J Allergy Clin Immunol. 2004;113:764-770.

296. Hannaford PC. Adverse drug reaction cards carried by patients. Br Med J (Clin Res Ed). 1986;292(6528): 1109-1112.

297. Altman LC, Petersen PE. Successful prevention of an anaphylactoid reaction to iron dextran. Ann Intern Med. 1988;109(4):346-347.

298. Chandler MJ, Ong RC, Grammer LC, et al. Detection, characterization, and desensitization of IgE to streptomycin. J Allergy Clin Immunol. 1992;89:178.

299. Anne S, Middleton E Jr, Reisman RE. Vancomycin anaphylaxis and successful desensitization. Ann Allergy. 1994;73(5):402-404.

300. Webster E, Panush RS. Allopurinol hypersensitivity in a patient with severe, chronic, tophaceous gout. Arthritis Rheum. 1985;28(6): 707-709.

PARTE B
Reacciones alérgicas a fármacos individuales: de bajo peso molecular

PAUL A. GREENBERGER

El abordaje descrito en esta parte del capítulo se usó con éxito para permitir el tratamiento con ambos, antibióticos β lactámicos de alto y bajo peso moleculares, en los pacientes con antecedente de alergia a la penicilina y resultados positivos de pruebas para sus determinantes hapténicas mayor o menor; pacientes con diabetes y alergia a la insulina sistémica, y antisuero heterólogo en pacientes con resultados positivos de pruebas cutáneas. La desensibilización (inducción de tolerancia de fármacos o pruebas de provocación) a estas reacciones mediadas por inmunoglobulina E (IgE) deja a las células cebadas específicamente sin respuesta al único antígeno farmacológico usado para la desensibilización. En muchos pacientes se logra la desensibilización exitosa por un decremento notorio o la desaparición transitoria de la respuesta cutánea de eritema y roncha. En este sentido, se ha informado de cambios similares en las respuestas a las pruebas cutáneas después de la desensibilización exitosa de la vancomicina (1), los aminoglucósidos (2) y el carboplatino (3).

La denominación *desensibilización* se usó en su sentido más amplio para describir un estado de ausencia de respuesta que se logró por la exposición repetida y creciente a un fármaco (4-8). A semejanza de la desensibilización aguda para las reacciones mediadas por IgE, estos pacientes presentaron anteriormente reacciones innegables a ese fármaco. Durante la desensibilización, las reacciones positivas inmediatas a la prueba cutánea se convierten temporalmente a negativas por la administración del medicamento señalado. Asimismo, se recomendó la denominación más amplia de *inducción de tolerancia a los fármacos*, en lugar de la desensibilización, en el año 2010, en los parámetros de práctica profesional para la alergia a los fármacos en Estados Unidos, de

manera que es aplicable a procesos inmunes mediados por IgE, no mediados por IgE, farmacológicos y de mecanismos desconocidos (4). En un consenso internacional del año 2014 se sugirió usar las de *prueba(s) de provocación con fármacos* (5), también conocidas como *dosificación(es) de prueba* o *reto gradual con* fármacos (6). Para fines de registro, el único término con un código de terminología actual del procedimiento es el de desensibilización. También se han descrito protocolos para la administración cautelosa de ácido acetilsalicílico (4, 9-11), sulfonamidas (en especial trimetoprim–sulfametoxazol [TMP-SMX, por sus siglas en inglés] y sulfasalacina) (4, 12-15), alopurinol (4, 16, 17), tobramicina (18, 19), antivirales y antirretrovirales (13, 20-23). A diferencia de la desensibilización real a las reacciones mediadas por IgE, estos protocolos a menudo son más problemáticos y quizá requieran horas o días para concluirse (13). Finalmente, se debería recordar que la *inducción de tolerancia farmacológica* (4) o las *pruebas de provocación con fármacos* (6), así como las desensibilizaciones reales, son procedimientos potencialmente peligrosos que es mejor que los realicen médicos experimentados en el tratamiento de las reacciones de hipersensibilidad (4-6). Las enfermeras u otros profesionales de atención sanitaria con un sólido entrenamiento pueden participar en la vigilancia de los pacientes durante los retos farmacológicos.

■ INDUCCIÓN DE TOLERANCIA FARMACOLÓGICA/PRUEBAS DE PROVOCACIÓN

En situaciones en las que se necesita un fármaco y los antecedentes de una reacción en su contra son vagos, y la posibilidad de alergia real es baja o es poco probable que el fármaco la origine, el reto de dosificación gradual o de prueba (6, 13) son métodos usados para aclarar la situación y determinar si se puede administrar con seguridad. Un ejemplo común es el de un paciente al que se recomendó evitar todas las "-caínas" y ahora requiere el uso de un anestésico local. En esencia, no se escucha nada acerca de una alergia sistémica real a los anestésicos locales. Los proveedores de pruebas de provocación con fármacos deberían alentar al paciente, el médico u odontólogo, en el sentido de que estos fármacos se pueden administrar con seguridad. De manera alternativa, cuando las pruebas de provocación con fármacos producen síntomas, como un cierre instantáneo de la faringe, sin datos objetivos, ayudan a confirmar el grado de ansiedad involucrado sin demostrar una alergia real.

El principio de las pruebas de provocación con fármacos (retos graduales) es seleccionar una dosis por debajo de la que potencialmente se causaría una reacción grave, y después proceder con dosis crecientes hasta alcanzar las terapéuticas. Con el uso de esta técnica se puede determinar si ocurrió una reacción antes de proceder a la siguiente dosis. Si se presenta una reacción, se puede tratar con facilidad. Si es necesario el fármaco, puede entonces seguirse un protocolo de desensibilización, contexto en el que se puede provocar una *anafilaxia regulada*.

La dosis de inicio, los incrementos y el intervalo entre retos dependen del fármaco y de la urgencia por alcanzar dosis terapéuticas (13). Para los fármacos orales, una dosis de inicio usual es de 0.1 o 1.0 mg, y después se avanza a 10, 50, 100 y 200 mg (13). Para los fármacos parenterales, la dosis inicial es menor, por ejemplo, de 0.01 o 0.001 mg. Cuando la reacción de que se sospecha que fue inmediata, es apropiado un intervalo de 20 a 30 min entre las dosis y el procedimiento suele concluirse en 3 a 5 h o menos. Para las reacciones de inicio tardío, como las dermatitis sin ampollas o exfoliación, el intervalo de dosis puede ser tan prolongado como de 24 a 48 h, con requerimiento de 1 a 2 sem o más para los mismos protocolos. Aunque siempre existe la posibilidad de una reacción anafiláctica grave, el riesgo de la dosis de provocación parece ser muy bajo. No obstante, las pruebas de provocación creciente en los pacientes con el antecedente de una reacción ampollosa a un medicamento o una del tipo de enfermedad del suero (urticaria intensa y artralgia) (24) tendría que considerarse en unos cuantos (13, 21).

■ CONSIDERACIONES ESPECIALES DE LAS REACCIONES ALÉRGICAS COMPROBADAS, O LAS QUE SE SOSPECHAN, ANTE FÁRMACOS INDIVIDUALES

En esta sección se revisan las recomendaciones específicas que corresponden a fármacos importantes de uso frecuente en la práctica clínica. Para cada uno, se provee

información basal importante. En la tabla 17B-1 se resumen las estrategias útiles para la administración de fármacos, una vez que se verificó su indicación.

Penicilinas y otros antibióticos β lactámicos

Antecedentes

La hipersensibilidad a antibióticos β lactámicos merece consideración especial por su importancia médica. La penicilina se ha estudiado ampliamente y se convirtió en el prototipo para el estudio de las reacciones alérgicas a fármacos. Hasta 10% de los pacientes hospitalizados manifiesta un antecedente de alergia a la penicilina. En un estudio de 1 893 pacientes adultos consecutivos que habían sido objeto de la prescripción escrita de un agente antimicrobiano mientras estaban hospitalizados, 470 (25%) informaron de alergia al menos a uno (25) y, en total, 295 (15.6%) enlistaron a la penicilina (25). Una revisión manual de los expedientes reveló que apenas 32% de estos especificaba los detalles de una reacción alérgica. De manera similar, de 453 pacientes en un servicio médico, 160 tenían enlistada la alergia a antibióticos, incluyendo 55 para penicilinas simples, ocho para aminopenicilinas y nueve para penicilinas contra estafilococos (26), datos que se traducen en 72 de 453 (15.9%) de los hospitalizados por motivos médicos que presentaron una señal de alergia a la penicilina (26). A algunos pacientes se les ha atribuido con falsedad una alergia a la penicilina y esto les impide el uso de este fármaco notoriamente atóxico. Los motivos para esta discrepancia son un diagnóstico previo incorrecto o la naturaleza, con frecuencia evanescente, de la alergia a la penicilina. Después de una reacción alérgica aguda hay una declinación dependiente del tiempo en la tasa de positividad de las pruebas cutáneas con penicilina. En el primer año, de 90 a 100% de los pacientes conserva la sensibilidad después de una reacción alérgica convincente, pero ese porcentaje desciende hasta casi 30% a los 10 años (27); pudiese ser todavía menor en términos de estudios transversales de diferentes periodos. Por ejemplo, si es confirmada por pruebas cutáneas con determinantes mayores y menores, la alergia actual a la penicilina está presente en solo 18% de los sujetos que aseguran presentarla (28), dato que indica que casi uno de cada cinco, con algún antecedente de alergia a la penicilina, en la actualidad la padece. Algunos pacientes, no obstante, conservan anticuerpos IgE específicos contra la penicilina durante 30 a 40 años, por lo que es muy deseable predecir cuáles están en riesgo de una reacción al fármaco. Asimismo, es importante reconocer que aquellos con alergia y sensibilización actual a la penicilina, de acuerdo con las pruebas cutáneas, pudiesen no presentar un antecedente "portentoso" de choque anafiláctico, urticaria, angioedema, sibilancias agudas, etc. En una revisión de las publicaciones, de 1 063 pacientes

TABLA 17B-1 EJEMPLOS DE TÉCNICAS ÚTILES PARA LA VALORACIÓN DE FÁRMACOS SELECCIONADOS U OTRAS SUSTANCIAS, Y ESTRATEGIAS TERAPÉUTICAS

FÁRMACOS U OTRAS SUSTANCIAS	PRUEBAS CUTÁNEAS ÚTILES	PREMEDICACIÓN ÚTIL	DOSIS DE PRUEBA INDICADA	DESENSIBILIZACIÓN, CUANDO ES ESENCIAL	COMENTARIOS ADICIONALES
Reacciones generalizadas inmediatas (mediadas por IgE)					
Antibióticos β lactámicos	√		Véanse comentarios	√	Pruébese la dosis en ausencia de penicilina
					Úsense MDM o pruebas cutáneas validadas de una cefalosporina
Insulina	√			√	Úsese la insulina con menor reactividad, de acuerdo con las pruebas cutáneas de desensibilización
Suero inmunológico	√			√	Es riesgoso en pacientes atópicos alérgicos a la caspa de caballo
Vacunas que contienen huevo	√			√	Pueden ser innecesarias para la aplicación de MMR
Toxoide tetánico	√			√	Si las concentraciones séricas de antitoxina son adecuadas, no se requiere desensibilización
Látex	Véanse comentarios				No se dispone de prueba cutánea estandarizada alguna
					La evitación es el único tratamiento eficaz
Protamina		Véanse comentarios			No hay estudios para validar la premedicación
Estreptocinasa	√				Sucedánea de la urocinasa o el activador del plasminógeno hístico
Quimopapaína	√				Considerar una laminectomía
Reacciones generalizadas inmediatas (independientes de la IgE)					
Ácido acetilsalicílico y antiinflamatorios no esteroides		√	Véanse comentarios		Se usa el término *desensibilización*, aunque la reacción no sea mediada por IgE
Medios de contraste	√				También útiles para estudios no vasculares. Los de osmolaridad baja constituyen una mejor opción
Analgésicos opioides		√			La pentazocaína o el fentanilo son menos activos respecto de la secreción de histamina
Antineoplásicos	√				Han sido de utilidad su inyección lenta y la premedicación
Con un mecanismo supuesto de alergia, indefinido					
Sulfonamidas		√	Véanse comentarios		Se usa a menudo el término *desensibilización*, pero la reacción suele ser independiente de la IgE
Anestésicos locales		√			Son raras las reacciones sistémicas reales
					Su propósito primario es la tranquilidad del paciente.

(continúa)

TABLA 17B-1 EJEMPLOS DE TÉCNICAS ÚTILES PARA LA VALORACIÓN DE FÁRMACOS SELECCIONADOS U OTRAS SUSTANCIAS, Y ESTRATEGIAS TERAPÉUTICAS (*CONTINUACIÓN*)

FÁRMACOS U OTRAS SUSTANCIAS	PRUEBAS CUTÁNEAS ÚTILES	PREMEDICACIÓN ÚTIL	DOSIS DE PRUEBA INDICADA	DESENSIBILIZACIÓN, CUANDO ES ESENCIAL	COMENTARIOS ADICIONALES
Anticonvulsivos			√		Un procedimiento potencialmente peligroso
Otros fármacos o sustancias rara vez señalados			√		Buscar una interconsulta con un alergólogo experimentado

MDM, mezcla de determinantes menores; MMR, inmunoglobulina E de sarampión, parotiditis epidémica, rubéola.

Adaptada de Demoly P, Adkinson NF, Brockow K, *et al.* International Consensus on drug allergy. *Allergy.* 2014; 69:420-437.

con resultado positivo en las pruebas cutáneas de penicilina, 347 (33%) tenían antecedentes vagos de alergia al fármaco (29), y muy bien pudiesen haber percibido su nivel de riesgo como disminuido al mínimo.

La prevalencia total de la alergia a β lactámicos se calcula que va de tan alto como 2% por ciclo de tratamiento (30) hasta 1.1 a 1.5% (31), y tan baja como de 0.05% (32). También se ha informado de anafilaxia de 1:5000 a 1:10000 (4) hasta una cifra tan baja como 1:100000 (32). Para la comparación histórica, desde la década de 1960 se informó de anafilaxia inducida por penicilina en casi 0.01 a 0.05% (1 por 5000 a 10000) de los ciclos de tratamiento de pacientes, con resultado fatal en 0.0015 a 0.002% (una muerte por 50000 a 100000 ciclos de tratamiento) (33). Las manifestaciones más frecuentes de alergia a la penicilina son cutáneas, notoriamente erupciones morbiliformes y urticariformes; la más grave es la anafilaxia.

Un antecedente de atopia (rinitis alérgica, asma y dermatitis atópica) no predispone a un individuo al desarrollo de hipersensibilidad a la penicilina, pero una vez sensibilizado se encuentra en mayor riesgo de reacciones de anafilaxia grave o fatal (34). La anafilaxia que ocurre en pacientes con asma puede dar como resultado una insuficiencia respiratoria aguda grave. Sin embargo, a partir de una revisión de los valorados en una clínica de inmunología-alergia académica, 33% de aquellos pacientes con alergia autocomunicada de urticaria crónica a la penicilina, en comparación con 12.4% de los de la clínica sin esta (35). Finalmente, los pacientes con atopia y alergia a "mohos" de especies de *Penicillium* pueden recibir penicilina, a menos que sean específicamente alérgicos a ellas.

Los pacientes con antecedente de una reacción a la penicilina tienen un riesgo cuatro a seis veces mayor de reacciones posteriores a la administración de antibióticos β lactámicos (36), pero no necesariamente tan altas como para los carbapenemes (p. ej., imipenem y meropenem) (37, 38). Entre los pacientes con alergia a penicilina, el resultado positivo de pruebas cutáneas, la administración de antibióticos β lactámicos no modificados (la inyección usual de la dosis terapéutica) causa reacciones agudas en casi 66% (39). Si se administra de manera creciente, la incidencia de reacciones agudas es mucho menor (4, 6) por la inducción de tolerancia (desensibilización). Con seguridad se pueden realizar pruebas de provocación con fármacos con imipenem y meropenem en los pacientes con antecedentes de alergia a la penicilina y reacciones cutáneas positivas inmediatas a esta o uno de sus determinantes, cuando las pruebas cutáneas con imipenem no causan reacción y la primera dosis del antibiótico es 0.01% de la dosis objetivo (37, 38).

Aunque este capítulo se centra en la valoración y las estrategias para tratar las reacciones mediadas por IgE, este grupo de fármacos también se ha vinculado con otros sucesos inmunes adversos independientes de IgE, que se señalan aquí brevemente y se han revisado en forma extensa en otras publicaciones (4, 5). Las *reacciones inmediatas* se presentan en la primera hora que se sigue a la administración de un fármaco β lactámico, son mediadas por IgE y pueden constituir una amenaza grave para la vida. Asimismo, se desarrollan *reacciones aceleradas* de 1 a 72 h después de la administración del fármaco; son mediadas por IgE; suelen presentarse con urticaria y angioedema, y rara vez ponen en riesgo la vida. Las *reacciones diferidas o tardías* ocurren pasados 3 días, son independientes de IgE y suelen presentarse como erupciones cutáneas morbiliformes benignas. Tal vez se presenten dermatitis exfoliativa y síndrome de Stevens-Johnson. Las reacciones tardías incluyen a las de tipo enfermedad del suero (24) y fiebre por fármacos (40-42). Las reacciones tardías desusadas son: las leucocitopenias inmunes, la nefritis intersticial aguda, los infiltrados pulmonares con eosinofilia, las vasculitis con hipersensibilidad y la reacción farmacológica con eosinofilia y síntomas sistémicos (DRESS, por sus siglas en inglés).

En general, los sucesos adversos antes descritos son comunes a todos los antibióticos β lactámicos, como las penicilinas naturales (penicilinas G y V), aquellas resistentes a la penicilinasa (meticilina, nafcilina, oxacilina y dicloxacilina), las aminopenicilinas (ampicilina, amoxicilina y bicampicilina) y las penicilinas de espectro ampliado (carbenicilina, ticarcilina, mezlocilina, azlocilina y piperacilina). Las reacciones de hipersensibilidad son menos con las cefalosporinas (4, 5, 31, 32, 36, 43-47) y los carbapenemes (37, 38). Nótese que esta declaración se basa en estadísticas de la media grupal; el paciente individual destinado a experimentar anafilaxia por la administración de antibióticos constituye un "golpe directo". Los datos para los carbapenemes incluyeron retos crecientes, como iniciar con 1/100 y después 1/10, de la dosis objetivo del imipenem (37).

Los antibióticos β lactámicos individuales se han vinculado más a menudo con ciertos tipos de reacciones. Por ejemplo, el tratamiento con ampicilina y amoxicilina se relaciona con una mayor incidencia (casi 10%) de exantema maculopapular no pruriginoso que las otras penicilinas (casi 2%) (48). La erupción suele aparecer después de al menos 1 sem de tratamiento, inicialmente en rodillas y codos, y después, con diseminación simétrica hasta cubrir todo el cuerpo (49). Si el paciente presenta mononucleosis infecciosa o infección por virus de Epstein-Barr, la incidencia se acerca a 90%. La incidencia de una reacción cutánea aumenta en los pacientes con infección por VIH/sida y citomegalovirus, leucemia linfática crónica, linfoma no hodgkiniano, el lupus eritematoso sistémico e hiperuricemia (48, 49). Este exantema no parece ser de naturaleza alérgica, pero si hay un componente de urticaria, pudiese representar una alergia real a la penicilina mediada por IgE y la repetición del reto pudiese causar una reacción alérgica generalizada, inmediata, grave.

Las cefalosporinas producen reacciones similares a las descritas para las penicilinas. Las más frecuentes incluyen una erupción cutánea maculopapular o morbiliforme, fiebre por fármacos y una prueba de Coombs positiva (la hemólisis clínica es desusada). Las reacciones menos comunes son: la urticaria, las similares a la enfermedad del suero (en especial con cefaclor en los niños) (50-54) y la anafilaxia (54-59). Las leucocitopenias inducidas por fármacos y la nefritis intersticial aguda son raras. En comparación con las cefalosporinas de primera generación (p. ej., cefalotina, cefazolina, cefalexina,[1] cefadroxil,[*] cefaclor[*]) y las de segunda generación (p. ej., cefamandol, cefuroxima, cefuroxima acetilada[*]), las de tercera generación (p. ej., cefotaxima, ceftizoxima, ceftriaxona, ceftazidima, cefixima[*]) conllevan una menor incidencia de reacción alérgica de hipersensibilidad generalizada inmediata, supuestamente mediada por IgE (44). De manera inesperada, hubo un número sorprendente de sucesos adversos no mediados por IgE ante una

cefalosporina más nueva (de quinta generación), la ceftarolina (60, 61).

Está bien establecido algún grado de reactividad causada (o sensibilidad independiente a porciones del anillo no β lactámico) entre las diferentes clases de antibióticos β lactámicos (59). Debido a que las penicilinas semisintéticas contienen el mismo núcleo de ácido 6-aminopenicilánico que la penicilina G natural, no es de sorprender que haya alergenicidad cruzada entre estos fármacos, si bien de varios grados. Asimismo, se han identificado individuos con reacción a la ampicilina y amoxicilina, pero no a la penicilina (62-64). Es decir, se supone que esto se vincula con una hipersensibilidad a las cadenas laterales, que diferencian al antibiótico del compuesto original. La incidencia y la importancia clínica de estas reacciones específicas de la cadena lateral siguen sin conocerse. Sin embargo, en este momento, si un paciente informa del antecedente de alergia a la penicilina, es prudente asumir que lo es a todos sus tipos (4, 5, 13). Debido a que 9 a 25% de los pacientes que reciben antibióticos informan de alergia a la penicilina (25, 31, 65), sigue siendo significativo el impacto de la alergia a la penicilina.

Las cefalosporinas comparten un anillo β lactámico común con la penicilina, pero cuentan con un anillo de seis miembros de dihidrotiacina, en lugar del anillo tiazolidina de cinco miembros de su molécula. Poco después de la introducción de las cefalosporinas al uso clínico se informó de reacciones alérgicas, incluida la anafilaxia, y surgió la pregunta de la reactividad cruzada entre estas y las penicilinas. Los datos sugieren que el grado no es tan alto (43-47, 66). También se ha informado de reactividad cruzada significativa *in vitro* e *in vivo* de las cefalosporinas de primera generación (5 a 16.5%) con la penicilina (66, 67). En la actualidad, debido a que declinó la prevalencia de la alergia a la penicilina, la reactividad cruzada entre la penicilina y las cefalosporinas (en especial de la segunda y tercera generaciones) está más cerca de 1 a 3% (47, 68). En una revisión de las publicaciones de pacientes con antecedente de alergia a la penicilina en quienes se efectuó un reto con cefalosporinas, se revelaron reacciones alérgicas en 8.1%, con resultado positivo de la prueba cutánea de determinantes de penicilina, en comparación con 1.9% en los que fue negativa (69). En una revisión se sugirió que los pacientes con alergia a la penicilina identificados por los antecedentes o pruebas cutáneas previas positivas no están en mayor riesgo, en comparación con la población general, y pudiesen tratarse con seguridad con cefalosporinas (45). No obstante, se recomienda la administración cauta de cefalosporinas a los pacientes con alergia a la penicilina (de preferencia después de pruebas cutáneas), en especial cuando el antecedente es de urticaria aguda, exantema pruriginoso, disnea aguda, cefalea ligera u otra reacción anafiláctica (4, 5, 13). Por desgracia, en un

---

[*] Agentes orales.

informe de seis pacientes con alergia a la penicilina, tres experimentaron reacciones fatales ante la primera dosis de una cefalosporina (57).

En ocasiones se informó de alergia primaria a las cefalosporinas, incluida la anafilaxia, en ambos pacientes, alérgicos y no, a la penicilina, y puede ser fatal (57). La mayoría de los investigadores estudió la tolerancia a las cefalosporinas en pacientes con alergia a la penicilina, pero se dispone de poca información acerca de la tolerancia de antibióticos β lactámicos en sus pacientes con alergia primaria a las cefalosporinas. Tales estudios se ven limitados por las determinantes de cefalosporinas confiables para pruebas cutáneas. Parece que los antibióticos dirigidos contra las cadenas laterales únicas, más bien que la estructura anular común, son más importantes en la respuesta inmunológica (44, 66, 67, 70), lo que explicaría la baja reactividad cruzada entre las diversas cefalosporinas, que comparten el mismo núcleo, pero tienen cadenas laterales diferentes (44, 47, 70). Además, pudiese ayudar a explicar la baja reactividad cruzada entre cefalosporinas y penicilinas, que comparten el mismo anillo β lactámico en el núcleo, pero tienen diferentes cadenas laterales. Hasta que los reactivos de pruebas cutáneas de cefalosporinas se pongan a disposición, es mejor evitar el uso de β lactámicos en los pacientes alérgicos a las cefalosporinas; si es indispensable, se recomiendan las pruebas de provocación graduales con fármaco. Aunque las pruebas cutáneas con la cefalosporina original no se han usado ampliamente, los informes de pruebas cutáneas correspondientes (2 mg/mL prueba de punción con y después intradérmica de 0.02 mL) muestran un elevado valor predictivo negativo (71).

Los carbapenemes (imipenem, meropenem y ertapenem), los monobactámicos (aztreonam), y carbacefem (loracarbef), son tres clases de antibióticos que poseen estructuras de anillo β lactámico. Una reactividad cruzada significativa *in vitro* existe entre la penicilina y el imipenem y meropenem, con base en la estructura y el uso de determinantes específicos del imipenem, por ejemplo (72). No se hicieron retos graduales, pero 47% de los sujetos con alergia a la penicilina presentó reacciones de prueba cutánea positivas a determinantes del imipenem (72). En la prueba de punción en un paciente que experimentó choque y paro cardiaco por el fármaco se mostró reactividad cutánea inmediata al imipenem (1 mg/mL) (73). No obstante, hay mucho menos reactividad cruzada clínica real que la prevista entre penicilina y los carbapenemes, en especial cuando estos últimos se administran por pruebas de provocación (4, 5, 13, 37, 38). El aztreonam es el antibiótico monobactámico prototipo, con muy débil reacción cruzada en el paciente con alergia a la penicilina y que se puede administrar con seguridad a la mayoría de los alérgicos a otros antibióticos β lactámicos (74). Los anticuerpos generados son específicos

de la cadena lateral, más bien que del anillo β lactámico. No obstante, debería señalarse que la ceftazidima, una cefalosporina de tercera generación, comparte una cadena lateral idéntica a la del aztreonam. No usar ceftazidima puede ser prudente en los raros sujetos alérgicos al aztreonam (4). El loracarbef, un carbacefem, semeja estructuralmente al cefaclor, pero se desconoce su grado de reactividad cruzada con las penicilinas y las cefalosporinas. Además, el ácido clavulánico es también un antibiótico β lactámico con actividad antibacteriana débil, pero potente inhibidor de la lactamasa-β, y en combinación con amoxicilina aumenta su actividad antimicrobiana. En este sentido, hay informes de reacciones alérgicas al ácido clavulánico, sin alergia a la amoxicilina (75, 76).

Pruebas de diagnóstico

Si bien es indispensable obtener y registrar los antecedentes de alergia a la penicilina, no se puede confiar por completo en esa información del paciente para predecir si es alérgico. Lo referido puede ser impreciso, ya que la urticaria crónica coincidental (35), la anafilaxia (76) y los exantemas (76) pudiesen haber sido base del autoinforme de alergia a fármacos, y algunos pierden su reactividad con el transcurso del tiempo (27, 76). Por ejemplo, en la valoración de pacientes con alergia a la penicilina, aquellos con resultados positivos de pruebas cutáneas/de provocación con el fármaco presentaron una media de tiempo desde la reacción índice de 1.5 años, en comparación con 20 años en quienes ya no los presentaron (76). De manera alternativa, desestimar la reacción alérgica o un fracaso rotundo en la obtención de esta información o el no ingresarla en el expediente médico dieron como resultado muertes de pacientes con el antecedente de hipersensibilidad a β lactámicos después de la administración de esos fármacos (77). Para ayudar a aclarar esta situación, cuando el fármaco es indispensable, las pruebas cutáneas con penicilina han sido útiles para identificar pacientes en riesgo de anafilaxia y otras reacciones más leves mediadas por IgE (4, 5, 13). Cuando es apropiado, si no están disponibles o no fueron validados los reactivos de las pruebas cruzadas, se recomienda la inducción de tolerancia del fármaco/pruebas de provocación con el antibiótico β lactámico deseado (4, 5, 13).

La bencilpenicilina (BP) tiene un peso molecular de 300 y se transforma (no degrada) en gran parte (casi 95%), en una fracción de la molécula hapteno peniciloil, producto que se conoce como determinante mayor y se conjugó con poli-D-lisina para formar la polilisina de peniciloil (PPL, por sus siglas en inglés), disponible en el comercio como Pre-Pen (fabricada por Allerquest, Plainville, CT y comercializada por Alk-Abello) para pruebas cutáneas. Otros productos de transformación de la penicilina, incluyendo la BP, constituyen 5% o menos de la administrada, y colectivamente reciben el nombre de *mezcla determinante menor* (MDM). Solo en nombre son menores, pero causan algunas reacciones anafilácticas a la penicilina. No se dispone de MDM estandarizada en el comercio para pruebas cutáneas y sigue siendo una necesidad no cumplida. Por lo tanto, se ha usado una solución de BP (10 000 unidades/mL) para fines de pruebas cutáneas. Aquellas con ambas, PPL y BP (como única determinante menor), deberían permitir detectar 85 a 88% de los pacientes con reacción potencial (13, 28). En el parámetro de práctica profesional del 2010 de Drug Allergy (Alergia a fármacos) se declaró: "las pruebas cutáneas con el determinante mayor y penicilina G únicamente (sin peniciloato o peniloato) pueden pasar por alto a 20% de los pacientes alérgicos, pero los datos al respecto son controvertidos" (4). Casi todos los pacientes (99%) con resultados negativos de las pruebas cutáneas de PPL y MDM, incluyendo BP, se pueden tratar con seguridad con penicilina (21, 28). Si no se usa PPL, pero sí MDM, se pasarían por alto de 34 a 60% de los pacientes con resultados positivos de las pruebas cutáneas (21); así, el determinante mayor permite identificar a un porcentaje significativo de ellos y su uso mejora la seguridad durante las pruebas y la desensibilización. Con la PPL y MDM, el valor predictivo negativo de las pruebas cutáneas con determinantes mayores y menores es tan alto como de 99% (21, 28), en comparación con casi 40 a 66% con solo MDM (21).

En general, las pruebas cutáneas con los reactivos derivados de BP, PPL y MDM también son predictivas de reacciones a otros antibióticos β lactámicos (21); sin embargo, hay pacientes ocasionales con reacciones a ampicilina, amoxicilina y cadenas laterales de cefalosporinas que tal vez no se detecten por pruebas cruzadas (62-64). Aunque se recomendaron las pruebas cutáneas con el antibiótico β lactámico de selección terapéutica para detectar pacientes adicionales con reacción potencial, no se han estandarizado los reactivos cutáneos preparados a partir de otras penicilinas, cefalosporinas, imipenem y aztreonam, y los resultados no fueron validados. Una prueba cutánea positiva con uso de estos materiales sugiere el potencial de una reacción mediada por IgE, pero una negativa no elimina esta preocupación. La incidencia de tales reacciones a otros antibióticos β lactámicos cuando las pruebas cutáneas son negativas a reactivos determinantes mayores y menores de la penicilina, probablemente sea baja (21). Algunos MDM no son tan sensibles como otros, y han llevado a confusión acerca de la necesidad de detectar la IgE específica de la cadena lateral.

En la práctica profesional, las pruebas cutáneas de la penicilina para valorar el riesgo potencial o actual de una reacción mediada por IgE deberían reservarse para los pacientes con antecedente sugerente de alergia a la penicilina, cuando es indispensable la administración del fármaco o cuando la confusión respecto de tal alergia interfiere con la selección del antibiótico óptimo. Tales pruebas carecen de utilidad en la predicción de la aparición de reacciones no mediadas por IgE y están relativamente contraindicadas cuando la reacción previa fue un síndrome de Stevens-Johnson, necrólisis epidérmica tóxica (TEN, por sus siglas en inglés) o dermatitis exfoliativa. Antes se recomendaban las pruebas cutáneas electivas de penicilina, seguidas por un reto oral y un ciclo subsiguiente de 10 días de tratamiento con esta o amoxicilina, en sujetos con pruebas cutáneas negativas, en particular los niños con antecedente que sugiere alergia a la penicilina (78), y se esperaba que tal procedimiento eliminase la necesidad de hacer dichas pruebas cuando el niño se encontraba enfermo y en necesidad de tratamiento con penicilina. Con el uso de este abordaje, el riesgo de sensibilización fue de casi 1%. En un pequeño estudio de 19 pacientes, 16% de los adultos con antecedentes positivos de alergia a la penicilina, pero pruebas cutáneas negativas, que la recibían como tratamiento intravenoso, se tornó positivo en las pruebas cutáneas, de 1 a 12 meses después de concluirlo (79). En otro estudio, ninguno de 33 adultos con antecedentes positivos de alergia a la penicilina y resultados negativos de las pruebas cutáneas presentaba datos de reacciones mediadas por IgE, lo que sugiere la pérdida persistente de anticuerpos IgE antipenicilina (80). En este grupo de 568 pacientes con alergia a la penicilina y pruebas cutáneas negativas, solo uno de 33, a quienes se estudió después del ciclo terapéutico inicial que dio como resultado una reacción, se tornó positivo para la prueba cutánea (80). Estos datos sugieren que las reacciones no son siempre mediadas por IgE y que la resensibilización parece ser muy baja. Los datos totales respaldan el uso de pruebas cutáneas de penicilina en el tratamiento de los pacientes con antecedente de alergia a la penicilina, independiente de la gravedad de la reacción previa. La prueba cutánea de penicilina es rápida y el riesgo de una reacción grave es mínimo, cuando se realiza por personal competente en el uso de las concentraciones recomendadas del fármaco y la conclusión de las pruebas por punción cutánea antes de intentar las intradérmicas. Las pruebas deben concluirse poco antes de la administración del fármaco. Sin embargo, en ausencia de reactivos de pruebas cutáneas para penicilina disponibles en el comercio, la única opción es identificar a los pacientes con mayor riesgo que la población general y hacer pruebas de provocación con precaución.

En la tabla 17B-2 se resumen los reactivos usados para las pruebas cutáneas de antibióticos β lactámicos y las concentraciones iniciales recomendadas, adecuadamente sensibles, pero con un bajo riesgo de provocar una reacción irritante sistémica o inespecífica. En los pacientes con antecedente de una reacción a la penicilina

TABLA 17B-2 PRUEBAS CUTÁNEAS DE ANTIBIÓTICOS β LACTÁMICOS

REACTIVOS DE PRUEBAS CUTÁNEAS	VÍA DE ADMINISTRACIÓN DEL FÁRMACO DE PRUEBA	CONCENTRACIÓN DE LA PRUEBA CUTÁNEA	VOLUMEN	DOSIS
Peniciloil-polilisina[a] (Pre-Pen) (6×10^{-5} M)	Punción Intradérmica	Completa Completa	1 gota 0.02 mL	
Penicilina G[a] potásica (recién preparada)	Punción Intradérmica (son opcionales las diluciones seriadas por 10 tantos)[d]	10 000 U/mL 10 000 U/mL	1 gota 0.02 mL	200 unidades
Mezcla de determinantes menores de penicilina[b] (10^{-2} M)	Punción Intradérmica (son opcionales las diluciones seriadas por 10 tantos)[d]	Completa Completa	1 gota 0.01-0.02 mL	
Cefalosporinas y otras penicilinas[c]	Punción Intradérmica (son opcionales las diluciones seriadas por 10 tantos)[d]	3 mg/mL 3 mg/mL	1 gota 0.02 mL	60 μg
Aztreonam[c]	Punción intradérmica (son opcionales las diluciones seriadas por 10 tantos)[d]	3 mg/mL 3 mg/mL	1 gota 0.02 mL	60 μg
Imipenem[c]	Punción intradérmica (son opcionales las diluciones seriadas por 10 tantos)[d]	1 mg/mL 1 mg/mL	1 gota 0.02 mL	20 μg
Testigo positivo con histamina (histatrol)	Punción Intradérmica	1 mg/mL 0.1 mg/mL	1 gota 0.02 mL	
Regulación negativa con solución salina o diluyente	Punción Intradérmica	NA NA	1 gota 0.02 mL	

[a] Validado con pruebas.
[b] Validado con pruebas; reactivos no disponibles (excepto en algunos centros médicos).
[c] Pruebas no validadas. Los resultados negativos no descartan la probabilidad de una reacción.
[d] Puede ser prudente hacer pruebas cutáneas seriadas cuando la reacción previa fue de naturaleza anafiláctica.

que puso en riesgo la vida, puede ser aconsejable diluir los reactivos de prueba 100 tantos para el análisis inicial. Las pruebas de punción cutánea se hacen a través de una gota del reactivo colocada en la cara volar del antebrazo y su visualización durante 15 a 20 minutos. Una reacción significativa es un roncha de 4 mm o mayor, que, en el testigo, con eritema circundante. Cuando resulta negativa, procédase con las pruebas cutáneas intradérmicas. Con el uso de una jeringa de tuberculina o para alergias, inyéctense 0.01 a 0.02 mL del reactivo, suficientes para elevar una vesícula de 2 a 3 mm sobre la superficie volar del antebrazo. Después de 15 a 20 min, una prueba positiva produce una roncha de 4 mm o mayor, con eritema circundante. Si los resultados son equívocos o difíciles de interpretar, deben repetirse las pruebas. No obstante, debería notarse que hay algún desacuerdo respecto de lo que constituye una prueba positiva aceptable. Una roncha de 4 mm con eritema circundante es positiva; una de 4 mm o mayor sin edema es "indeterminada" y suele no ser representativa de anticuerpos IgE antipenicilina; se requiere precaución durante el reto con dosis de prueba.

Puesto que la penicilina MDM no está disponible en el comercio en Estados Unidos y no se han estandarizado

las pruebas cutáneas con otros antibióticos β lactámicos, o no se obtienen resultados cuando son validadas, se recomienda la provocación con el fármaco en los pacientes con antecedente de alergia a la penicilina. El cómo se aborde este procedimiento depende de la gravedad de la reacción previa, el grado de ansiedad del paciente y la experiencia del médico tratante o profesional de atención de la salud. Después de documentar la necesidad del fármaco, obténgase consentimiento, por informe verbal o escrito, e iníciese la preparación para tratar la anafilaxia por prueba de provocación gradual con un fármaco, que puede iniciarse con la presencia de un médico en constante auxilio; se administran 0.001 mg (equivalente a 1.8 unidades de BP) del antibiótico β lactámico terapéutico por la vía deseada (oral, intravenosa). Al paciente se mantiene en observación en cuanto a signos de prurito, rubor, urticaria, disnea e hipotensión. En ausencia de estos signos se administran dosis subsiguientes a intervalos de 15 min, como se describe en la tabla 17B-3. Si se presenta una reacción durante este procedimiento, se trata con epinefrina intramuscular y antihistamínicos; se revalorará la necesidad del fármaco y se considerará la desensibilización real, si es indispensable. Este es más

TABLA 17B-3 ESQUEMA DE DOSIS DE PRUEBA SUGERIDO PARA LOS ANTIBIÓTICOS β LACTÁMICOS

DOSIS (mg)[a]	DOSIS (unidades)[a]
0.001	1
0.005	10
0.01	20
0.05	100
0.10	200
0.50	800
1	1 600
10	16 000
50	80 000
100	160 000
200	320 000

Se puede administrar la dosis completa.

[a] 400 000 unidades de penicilina G potásica es casi equivalente a 250 mg de otros antibióticos β lactámicos (1 mg = 1.8 unidades).

bien un esquema de dosis de prueba conservador. Los médicos más experimentados eligen abreviar este procedimiento; se hizo una sugerencia de dosis de prueba con 1/100 de la dosis terapéutica (1/1 000, si la reacción previa fue grave), y entonces se aumentó hacia la dosis terapéutica completa si no había datos de urticaria, rubor, sibilancias o hipotensión (13).

Debido a que hay un pequeño riesgo vinculado con las pruebas cutáneas y su dosificación, aquellas *in vitro* tienen un atractivo obvio. En principio, los inmunoanálisis de fase sólida, como la prueba de radioalergoadsorción (RAST, por sus siglas en inglés), que ya no se usa, se desarrolló el análisis de inmunoadsorción enzimática para detectar anticuerpos IgE séricos contra la determinante mayor, peniciloil. La RAST o inmunoanálisis fluorescente, en general, tiene correlación con las pruebas cutáneas para PPL. Los inmunoanálisis fluorescentes para las cefalosporinas y otros antimicrobianos han sido motivo de informe, pero las pruebas *in vitro* tienen una utilidad clínica de limitada a nula.

Tratamiento de los pacientes con antecedentes de alergia a la penicilina

El tratamiento preferible de los pacientes con antecedentes de alergia a la penicilina u otro antibiótico β lactámico, es el uso de un antibiótico que sea igual de eficaz sin reacción cruzada. En la mayor parte de las circunstancias hay sustitutos adecuados disponibles y

es de utilidad la interconsulta con un experto en infectología. El aztreonam, un antibiótico β lactámico monocíclico, no presenta reacción cruzada con las penicilinas o cefalosporinas en la clínica y se puede administrar a los pacientes con antecedente de reacción anafiláctica a la penicilina (4).

Si los fármacos alternativos fracasan o si hay resistencia conocida a un antibiótico de los microorganismos patógenos de que se sospecha, deberían hacerse pruebas cutáneas y de provocación con el antibiótico β lactámico ideal. Si las pruebas cutáneas resultan positivas, si el paciente reacciona a las dosis de prueba o si no se hacen tales estudios se recomienda la administración del antibiótico β lactámico con el uso de un sistema de provocación con fármaco (4-6, 13). Con una dosis subanafiláctica se inicia, de modo que, si se presenta anafilaxia, se pueda contrarrestar. Por ejemplo, no sería de esperar que las dosis menores de 1 mg produjeran anafilaxia.

Algunas infecciones en las que este sistema se hace necesario incluyen a las causadas por enterococos, los abscesos cerebrales, la meningitis bacteriana, la septicemia por estafilococos, las causadas por especies de *Neisseria* o *Pseudomonas*, *Listeria*, endocarditis, osteomielitis, neurosífilis y sífilis en las embarazadas. De hecho, está indicada la desensibilización a la penicilina en las embarazadas con sífilis, que muestran hipersensibilidad inmediata al fármaco (13). Además, en la actualidad no hay datos para respaldar el uso de alternativas de la penicilina durante el embarazo para tratar la neurosífilis primaria, secundaria o latente temprana, y todas las etapas de la sífilis en los pacientes con infección por VIH/sida (13). Con una dosis objetivo de 2 400 000 unidades de penicilina benzatínica G, la dosis de inicio es de 0.1 unidad subcutánea, seguida por 1, 10, 100, 1 000, 10 000 y 100 000 unidades. A continuación, se administran 200 000 unidades intramusculares, seguidas por 2 100 000 unidades por la misma vía (13). Con este protocolo se administran 2 400 000 unidades en la dosis inicial (13). Después, asumiendo que el tratamiento inicial se toleró sin manifestaciones de alergia, se administran 2 400 000 unidades de BP en 1 sem, sin pruebas cutáneas o de provocación farmacológica adicionales.

Otro escenario involucra a un paciente que se presenta con antecedente convincente de alergia a la penicilina y el médico no cuenta con pruebas cutáneas disponibles o dominio de las pruebas con BP, Pre-Pen o MDM. Por lo tanto, se recomiendan las pruebas farmacológicas de provocación, como se definieron antes. Si ocurre una reacción ante cualquier dosis de prueba, debe revalorarse la necesidad del fármaco. Si es esencial, debe considerarse un protocolo de desensibilización real (prueba de provocación farmacológica). Un escenario más desusado es el del paciente con antecedente positivo y pruebas cutáneas de penicilina disponibles, que está en riesgo significativo de anafilaxia, pero de quien se puede aclarar el grado de riesgo actual por la presencia o ausencia de resultados positivos inmediatos de las pruebas cutáneas para los determinantes de la penicilina. Los protocolos de las pruebas de provocación farmacológica (desensibilización) disminuyen de manera significativa el riesgo de anafilaxia en los pacientes con positividad de las cutáneas, en tanto la inyección deliberada de un antibiótico β lactámico a la dosis usual pudiese causar una reacción anafiláctica grave o fatal.

Aunque estos retos de provocación farmacológica se pueden realizar en instalaciones externas, algunas desensibilizaciones reales a antibióticos β lactámicos deben hacerse en un contexto vigilado o una unidad de cuidados intensivos. Asimismo, se recomienda obtener el consentimiento informado (verbal o escrito). Los pacientes con asma o insuficiencia cardiaca congestiva deben encontrarse con una regulación óptima. No se recomienda la premedicación con antihistamínicos y corticoesteroides porque tales medicamentos no han probado eficacia para suprimir la anafilaxia y pudiesen enmascarar las manifestaciones alérgicas leves que quizá resulten de una modificación del protocolo de desensibilización. Igualmente, se cree que la detección temprana del rubor y las lesiones de urticaria limitadas durante la desensibilización (o el reto gradual con fármacos) debería alertar al médico de las pruebas de activación de las células cebadas y los riesgos involucrados. La supresión del rubor o la urticaria limitada pudiesen dar como resultado una reacción alérgica subsiguiente más grave.

Antes del inicio de la desensibilización real se registran los signos vitales basales, se establece una vena permeable y se valora el estado clínico del paciente. Algunos autores recomiendan un electrocardiograma y una espirometría basales, así como la vigilancia electrocardiográfica continua, dependiendo de las afecciones comórbidas del paciente. Durante la desensibilización real se registran los signos vitales y el estado clínico del paciente antes de cada dosis y a intervalos de 10 a 20 min después. Un médico debe estar bajo estrecha vigilancia durante todo el procedimiento, de manera que se reviertan rápidamente las reacciones inesperadas, como la hipotensión.

La desensibilización se ha logrado exitosamente utilizando las vías de administración oral o intravenosa (4, 81-83); se favorece a la desensibilización oral por algunos autores que piensan que el riesgo de una reacción grave es menor. La vía intravenosa se elige por otros, incluyendo al autor de este capítulo, que prefiere la regulación absoluta de la concentración del fármaco usado y su velocidad de administración. Por desgracia, no hay un esquema por completo estandarizado y no hay estudios comparativos directos entre los protocolos de desensibilización por las vías oral y parenteral.

Independientemente del método elegido para la desensibilización, Los principios básicos son similares, independientemente del método elegido para la desensibilización. La dosis inicial suele ser de 1/10 000 de la terapéutica. La desensibilización oral puede iniciarse con la dosis que se tolera durante la prueba oral. La desensibilización intravenosa debe iniciarse con 1/10 o 1/100 (si la reacción previa fue grave) de la dosis que produjo un resultado positivo de la prueba cutánea o respuesta a la dosis de prueba intravenosa. A continuación, suele duplicarse la dosis a intervalos de 7 a 15 min hasta alcanzar la terapéutica completa, por lo general en 4 a 5 h. En las tablas que se presentan enseguida se muestran protocolos representativos para la desensibilización intravenosa (tabla 17B-4) y oral (tabla 17B-5).

En la tabla 17B-4 se delinea un protocolo de desensibilización intravenosa para la penicilina G potásica o cualquier otro antibiótico β lactámico (13). La dosis por administrar se coloca en un pequeño volumen de solución glucosada al 5% en agua para su administración por llave de tres vías, con el sitio intravenoso ya establecido; se administra lentamente al principio; después más rápidamente si no hay signos precautorios, como prurito o rubor. Si aparecen síntomas durante el procedimiento, se disminuye la administración en su velocidad o se interrumpe y se trata al paciente en forma adecuada con uso de otro sitio intravenoso, si es necesario. Después de que desparecen los síntomas se aumenta lentamente la velocidad del flujo de nuevo. Una vez que el paciente ha recibido y tolerado 800 000 unidades de penicilina G u 800 mg de cualquier otro antibiótico β lactámico, se puede administrar la dosis terapéutica completa y continuar el tratamiento sin interrupción.

En la tabla 17B-5 se provee un protocolo para la desensibilización oral de antibióticos β lactámicos. Si el paciente no puede tomar medicamentos por vía oral, se le puede administrar por una sonda de alimentación. Las reacciones leves durante la desensibilización, como prurito, urticaria fugaz, rinitis leve o sibilancias, requieren repetir la dosis hasta que se tolere. Si se presenta una reacción más intensa, como hipotensión, edema laríngeo o asma grave, la siguiente dosis debe disminuirse al menos al 33% de la que provocó la reacción y mantenerse hasta que el paciente se estabilice. Si no se dispone de una forma oral del agente β lactámico deseado, debe considerarse la desensibilización intravenosa. Una vez que se desensibiliza al paciente, no debe interrumpirse el tratamiento. De manera independiente de la vía seleccionada para la desensibilización, son de esperar las reacciones leves, por lo general, exantemas pruriginosos en casi 0 a 30% de los pacientes, durante y después del procedimiento. Tales reacciones suelen ceder con el tratamiento continuo, pero quizá se requiera el sintomático.

Después de la desensibilización exitosa, algunos individuos pueden tener necesidad predecible de exposición futura a antibióticos β lactámicos. Los pacientes con fibrosis quística, neutropenia crónica o exposición

TABLA 17B-4 PROTOCOLO PARA LA DESENSIBILIZACIÓN INTRAVENOSA A ANTIBIÓTICOS β LACTÁMICOS

CONCENTRACIÓN DEL β LACTÁMICO (mg/mL)	CONCENTRACIÓN DE LA PENICILINA G (unidades/mL)	NÚM. DE DOSIS[a]	CANTIDAD ADMINISTRADA (mL)	DOSIS ADMINISTRADA (mg/unidades)
0.1	160	1	0.10	0.01/16
		2	0.20	0.02/32
		3	0.40	0.04/64
		4	0.80	0.08/128
1	1600	5	0.15	0.15/240
		6	0.30	0.30/480
		7	0.60	0.06/960
		8	1.00	1/1600
10	16000	9	0.20	2/3200
		10	0.40	4/6400
		11	0.80	8/12800
100	160000	12	0.15	15/24000
		13	0.30	30/48000
		14	0.60	60/96000
		15	1.00	100/160000
1000	1600000	16	0.20	200/320000
		17	0.40	400/640000
		18	0.80	800/1280000

Obsérvese al paciente durante 30 min, adminístrese la dosis terapéutica completa por vía intravenosa.

[a] Se duplica casi la dosis cada 7 a 15 min.

Adaptada de Adkinson NF Jr. Drug allergy. En: Middleton EJ, Reed CE, Ellis EF, *et al.*, eds. *Allergy: Principles and Practice.* 5th ed. St. Louis: CV Mosby; 1998:1212-1224.

ocupacional a estos fármacos pueden beneficiarse del tratamiento crónico con penicilina cada 12 h por vía oral para mantener el estado de desensibilización entre los ciclos de tratamiento parenteral de dosis alta (83). No obstante, algunos investigadores están preocupados por la capacidad de mantener el cumplimiento al 100% por los pacientes de fibrosis quística en un contexto externo y, por lo tanto, prefieren hacer la desensibilización intravenosa cada vez que se requiera tratamiento con un antibiótico β lactámico (84).

En resumen, los antibióticos β lactámicos pueden administrarse por pruebas de provocación farmacológica (4, 5, 13) (inducción de tolerancia) con relativamente poco riesgo en la mayoría de pacientes con antecedente de alergia a ellos y una reacción positiva a las pruebas cutáneas (13). Una vez que se desensibilice exitosamente al paciente es aconsejable el tratamiento ininterrumpido hasta concluirse. Cualquier lapso en el tratamiento mayor de 12 h puede permitir que la hipersensibilidad retorne. Las reacciones leves durante y después de la prueba de provocación farmacológica no son indicación para discontinuar el tratamiento. Muchas de tales reacciones se resuelven espontáneamente, pero pueden requerir tratamiento sintomático.

En los pacientes con desensibilización exitosa y antecedente positivo de alergia a β lactámicos y una respuesta positiva en las pruebas cutáneas o las de provocación farmacológica, se puede repetir este mismo esquema antes de un ciclo futuro de tratamiento. En este sentido, parece haber poco riesgo de resensibilización después de un ciclo de tratamiento sin contratiempos en los pacientes con antecedentes positivos y resultados negativos de las pruebas cutáneas, o después de una dosis de prueba sin contratiempos (80). Durante las pruebas de provocación farmacológica que incluyeron desensibilización real, debe estarse preparado para la anafilaxia y su tratamiento. En ausencia de pruebas cutáneas, que ayudan a colocar al paciente de alto riesgo (cuando es positivo) y muy bajo riesgo (cuando es negativo), aquellos con alergia a la penicilina a menudo son objeto de pruebas de provocación farmacológica, en contraposición a una desensibilización real. No

TABLA 17B-5 PROTOCOLO PARA LA DESENSIBILIZACIÓN POR VÍA ORAL CON ANTIBIÓTICOS β LACTÁMICOS

CONCENTRACIÓN DEL β LACTÁMICO (mg/mL)[a]	NÚM. DE DOSIS[b]	CANTIDAD ADMINISTRADA[c] (mL)	DOSIS ADMINISTRADA (mg)
0.5	1	0.10	0.05
	2	0.20	0.10
	3	0.40	0.20
	4	0.80	0.40
	5	1.60	0.80
	6	3.20	1.60
	7	6.40	3.20
5	8	1.20	6
	9	2.40	12
	10	4.80	24
50	11	1.00	50
	12	2.00	100
	13	4.00	200
	14	8.00	400

Obsérvese al paciente durante 30 min, adminístrese la dosis terapéutica completa por la vía elegida.

[a] Diluciones preparadas a partir del jarabe del antibiótico, 250 mg/5 mL.
[b] La dosis casi se duplica cada 15 min.
[c] La cantidad de fármaco se administra en 30 mL de agua o una bebida con sabor.

Adaptada de Sullivan TJ. Drug Allergy. En: Middleton EJ, Reed CE, Ellis EF, *et al.*, eds. *Allergy: Principles and Practice*. 4th ed. St. Louis: CV Mosby; 1993:1726.

obstante, cuando se inicia la administración sin contar con los resultados de las pruebas cutáneas, el riesgo se basa en los antecedentes y las infecciones comórbidas del paciente, incluido un asma ineficazmente regulado o una septicemia, en contraposición con datos más precisos, como la presencia o ausencia de anticuerpos IgE contra la penicilina (BP, Pre-Pen o MDD).

Antimicrobianos no β lactámicos

Las reacciones alérgicas a los antimicrobianos no β lactámicos, con frecuencia máxima erupciones cutáneas, son causas frecuentes de morbilidad y, rara vez, de mortalidad. La anafilaxia a estos agentes es un suceso raro. La incidencia total calculada de una reacción de tipo de hipersensibilidad a los fármacos no β lactámicos es de casi 1 a 3%. Algunos antimicrobianos, sin embargo, como TMP-SMX, producen reacciones más a menudo, en contraste con otros, como la tetraciclina, que tienen mucha menor probabilidad de hacerlo.

A diferencia de los antimicrobianos β lactámicos, otros antibióticos no han sido bien estudiados y también incluyen una amplia variedad de sustancias químicas. La investigación se ha visto obstaculizada por la carencia de información acerca de la inmunoquímica de la mayoría de estos fármacos y, por lo tanto, la no disponibilidad

de pruebas de inmunodiagnóstico comprobadas para ayudar al médico y otros profesionales de la atención sanitaria. Aunque se han descrito pruebas cutáneas con el fármaco libre y algunas *in vitro* para las sulfonamidas, los aminoglucósidos y la vancomicina, no hay informes de grandes grupos para validar su utilidad clínica. El uso de los datos de farmacogenómica de manera prospectiva permitirá una "medicina personalizada" más precisa y dará como resultado menos reacciones adversas.

A pesar de estos inconvenientes, cuando tales fármacos, notoriamente TMP-SMX son necesarios desde el punto de vista médico, se han desarrollado protocolos para administrarlos (6, 13, 16). Con excepción de las sulfonamidas y, en ocasiones, otros antimicrobianos no β lactámicos, no suele requerirse su administración urgente. Las dosis de prueba lentas y cautelosas constituyen, por lo general, un método seguro y eficaz para determinar si el fármaco se tolera ahora. Un ejemplo es el de TMP-SMX, del que se puede usar la suspensión que contiene 40 mg de TMP y 200 mg de SMX por 5 mL (4, 13, 85). La primera dosis es con 0.1 mg por vía oral de la correspondiente de SMX y, con un intervalo de 30 a 60 min, administrar 1, 10 y 50 mg; si no hay reacción, al día siguiente se pueden administrar 100 y 200 mg. En ocasiones, en particular ante infecciones que ponen en riesgo la vida, particularmente por especies de *Pneumocystis* o *Toxoplasma* en los pacientes con infección por VIH/sida, se puede requerir un esquema de dosificación de cada 4 horas. Puesto que la mayoría de las reacciones a los antimicrobianos no β lactámicos es no anafiláctica (independiente de IgE), rara vez está indicada la desensibilización y puede ser muy peligrosa, como se describe más adelante. Ante TMP-SMX suelen ocurrir erupciones cutáneas en los días 7 a 12 del tratamiento en los pacientes con infección por VIH/sida (4).

Sulfonamidas

Antecedentes

El estímulo para la atención continua de los pacientes con hipersensibilidad a sulfonamidas y TMP se debe a su utilidad en el tratamiento de una amplia variedad de infecciones por bacterias grampositivas y gramnegativas, y su importancia en el tratamiento agudo o empírico de las complicaciones infecciosas en los pacientes con infección por VIH/sida o inmunosupresión. En aquellos infectados por VIH y habitantes de países pobres, se puede usar la combinación TMP-SMX como profilaxis y tratamiento primario de la neumonía por especies de *Pneumocystis* para infecciones por *Toxoplasma gondii* y como tratamiento de la gastroenteritis por *Isospora belli*. La combinación de sulfadiazina y pirimetamina está disponible para tratar las coriorretinitis y encefalitis por toxoplasmosis en los pacientes VIH positivos. La sulfasalacina se puede usar en el tratamiento de la enfermedad inflamatoria intestinal, que es un profármaco del ácido 5-aminosalicílico (5-ASA) y su molécula portadora, balsalacida, un profármaco de la mesalamina, y la olsalacina, otro fármaco derivado de la mesalacina.

La reacción más frecuente atribuida a la hipersensibilidad a las sulfonamidas es un exantema generalizado, por lo general de naturaleza maculopapular, que se desarrolla de 7 a 12 días después de iniciar el tratamiento; puede haber fiebre asociada. En ocasiones hay urticaria, pero la anafilaxia es un suceso raro. La combinación TMP-SMX se ha vinculado con urticaria aguda u otra reacción inmediata. Aunque con frecuencia se consideran por el SMX, la anafilaxia y las reacciones alérgicas se han atribuido al TMP (86-89). Además de reacciones cutáneas graves, como el síndrome de Stevens-Johnson y TEN, se pueden presentar con TMP-SMX (4, 5, 13) (véase Cap. 16). En ocasiones pueden presentarse reacciones hematológicas, de manera notoria trombocitopenia y neutropenia, reacciones similares a la enfermedad del suero, así como las complicaciones hepáticas y renales.

Pruebas de diagnóstico

No hay pruebas *in vivo* o *in vitro* disponibles para valorar la presencia de alergia a las sulfonamidas. Sin embargo, existen pruebas de que algunas de esas reacciones son mediadas por un anticuerpo IgE dirigido contra el metabolito inmunogénico N^4-sulfonamidoil (89). Además, los estudios con uso de fragmentos N^4-sulfonamidoil, adheridos a un portador de politirosina como reactivo de prueba cutánea, han sido motivo de informe, pero se requieren estudios adicionales para valorar su utilidad clínica (90). La mayoría de las reacciones a las sulfonamidas no es mediada por IgE (4, 5, 91-94). Una noción es que la mayoría de las reacciones adversas ocurre a causa de metabolitos de la hidroxilamina, que induce reacciones citotóxicas *in vitro* en los linfocitos de la sangre periférica de los pacientes con hipersensibilidad a las sulfonamidas (95-98). La farmacogenética explica algunas reacciones adversas, porque hay amplias variaciones en la acetilación; por ejemplo, los individuos aceadores lentos experimentan más reacciones adversas. La enzima *N*-acetiltransferasa 2 de arilamina presenta múltiples polimorfismos que contribuyen a las variaciones en su estado de acetilación (99). De 45 a 70% del SMX se acetila a *N*-acetilsulfametoxazol, con poca oxidación hasta hidroxilamina (98, 100), que se convierte en nitrosulfametoxazol y puede originar efectos citotóxicos (91-93, 98, 100). Además, se cree que las reservas bajas de glutatión facilitan la lesión celular por la imposibilidad de limitar los efectos reactivos de los metabolitos nitrogenados (98, 100).

La confirmación clínica de una reacción a las sulfonamidas se hace por pruebas de provocación farmacológica (4, 5, 13, 94), que es motivo de preocupación, particularmente cuando se trata a los pacientes con infección por VIH/sida mediante TMP-SMX y también con el uso de la sulfasalacina u otros profármacos para el tratamiento de la enfermedad inflamatoria intestinal.

Tratamiento de las reacciones a las sulfonamidas en pacientes con infección por VIH/sida

Los pacientes con infección por VIH/sida están en un mayor riesgo de reacciones de hipersensibilidad a ciertos fármacos (4, 5, 13, 85-88, 100). El ejemplo mejor conocido de un fármaco que las produce es el de la combinación TMP-SMX. Antes de la era del tratamiento antirretroviral muy activo (HAART, por sus siglas en inglés) y en regiones del mundo donde se usa ampliamente TMP-SMX, son dignos de mención los siguientes datos: ocurren erupciones cutáneas por TMP-SMX en 3.4% de los pacientes hospitalizados por motivos médicos y en 29 a 65% de aquellos con infección por VIH/sida, que se tratan con este fármaco por la potencial infección por *P. pneumoniae* (93). La frecuencia de las reacciones ante TMP-SMX se ha comunicado también como de 5% en sujetos VIH negativos y hasta de 60% en los positivos (4, 94). Asimismo, se informó de reacciones adversas a TMP-SMX como más probables cuando la cifra de linfocitos CD4 es mayor de 20×10^6 células/L, el cociente CD4/CD8 es menor de 0.10 y el estado de acetilación es lento (100). La patogenia de estas reacciones es multifactorial (100). Por lo tanto, se reconoce que la fracción

SMX es la causa de la mayoría de las reacciones cutáneas, si bien el TMP puede serlo de la urticaria aguda o la anafilaxia (86-88).

Con un antecedente razonable o definitivo de una reacción previa, el abordaje preferido es el uso de fármacos alternativos. La pentamidina es una alternativa mucho menos deseable y también se relaciona con reacciones adversas graves, como la pancreatitis. También se ha documentado el estado hiperalérgico reconocido de los pacientes con infección por VIH/sida respecto de las reacciones a medicamentos de varias modalidades de HAART, como mevirapina y atazanavir (100). La readministración cuidadosa de medicamentos antivirales se torna en una consideración importante. Algunos protocolos de HAART implican un reto farmacológico gradual durante 36 h a 5 días, en contraposición con la repetición de un reto a dosis completa.

Cuando está indicada la combinación de TMP-SMX se inicia un esquema gradual de SMX con la administración de 1/100 de la dosis completa en el día 1, 1/10 en los días 2, 3/10 en el día 3 y la dosis completa en el día 4 (4, 5, 13, 21). Con el requerimiento de varios días para concluir las reacciones tardías pueden hacerse evidentes. Cuando se requiere una administración más urgente, se administra la combinación de TMP-SMX por vía intravenosa a dosis de 0.8, 7.2, 40, 80, 400 y 680 mg (con base en el componente SMX) a intervalos de 20 min (94). Las pruebas de provocación farmacológica (desensibilización) se llevan a cabo con la suspensión pediátrica de TMP-SMX (5 mL contienen 40 mg de TMP y 200 mg de SMX) (6). La primera dosis es de 0.05 mL (0.01 de una disminuida de adulto). Los ciclos de prueba de dosificación orales son más prolongados, como de 10 a 26 días (95, 96). Las reacciones tardías se pueden tratar con 30 a 50 mg de prednisona al día y antihistamínicos, para permitir concluir el ciclo del tratamiento de la PJP. En un estudio, cuando la imagen era de un exantema solo o acompañado de fiebre, un ciclo oral de 5 días tuvo éxito en 14 de 17 pacientes (97).

La dosis de prueba de la pentamidina intravenosa se ha utilizado con éxito cuando hay antecedente de una reacción previa al fármaco. En este caso, se prepara una solución madre que contiene 200 mg de pentamidina en 250 mL de glucosa en agua (0.8 mg/mL). Con inicio de una dilución 1:10 000 de esta solución, se administran 2 mL por vía intravenosa en 2 min, y con intervalos de 15 min también, 2 mL de una solución 1:1 000, 2 mL de una 1:100 y 2 mL de una 1:10. Después, se inyectan 250 mL de la solución a concentración completa durante 2 h. Con el uso de un esquema de dosis de prueba rápido con pentamidina en aerosol se comunicó el tratamiento exitoso en aquellos pacientes con reacciones adversas a su administración sistémica (101).

Por otra parte, existen informes de reacciones similares a la anafilaxia en los pacientes con reacción cutánea previa inducida por TMP-SMX. Asimismo, se describió la desensibilización oral con TMP-SMX, de inicio con 0.00001 mg (componente SMX) y avance hasta el tratamiento de dosis completa en 7 h, procedimiento que rara vez está indicado y es peligroso.

Cuando se indica TMP-SMX a los pacientes con infección por VIH/sida que han presentado una reacción previa a esta combinación, el reto oral graduado, como aquel durante 36 h a 5 días, seguido por su administración diaria, ha sido eficaz, pero puede reiniciar un exantema. En tales casos se utiliza prednisona para disminuir al mínimo el exantema y continuar TMP-SMX. Respecto a las lesiones ampollosas, está contraindicada la continuación de TMP-SMX.

La sulfadiazina, junto con la pirimetamina, está indicada para el tratamiento de la toxoplasmosis en los pacientes con infección por VIH/sida. Entre aquellos que reaccionan a la sulfadiazina, la clindamicina y la pirimetamina son alternativas menos satisfactorias para el tratamiento de la encefalitis o la coriorretinitis por *T. gondii*. Si los estudios fracasan se puede lograr la dosificación de prueba rápida con sulfadiazina, mediante el uso de 1, 10, 100, 500, 1 000 y 1 500 mg a intervalos de 4 h (102). Las reacciones cutáneas diferidas se pueden tratar con prednisona, en un esfuerzo por concluir el ciclo del tratamiento recomendado.

Un antecedente del síndrome de Stevens-Johnson constituye casi siempre una contraindicación absoluta de la dosificación de prueba o la desensibilización con TMP-SMX (6, 13, 94, 102). Sin embargo, a veces no se conoce con certidumbre el medicamento exacto o la infección que causa el síndrome de Stevens-Johnson. En este sentido, se sabe que se pueden hacer pruebas de provocación farmacológica cuidadosas después de obtener el consentimiento. Un abordaje exitoso se describió en dos pacientes con síndrome de Stevens-Johnson previo, cuando fueron tratados con un protocolo de 8 días con TMP-SMX, de inicio con 1 mL de una dilución 1:1 000 000 en suspensión (103). Solo en circunstancias extremas debería realizarse tal procedimiento.

Tratamiento de las reacciones a la sulfasalacina en los pacientes con enfermedad inflamatoria intestinal

El componente terapéutico activo de la sulfasalacina es el 5-ASA, que se vincula por un enlace azo de la sulfapiridina. Después de su ingesta oral, la sulfasalacina se envía intacta al colon, donde las bacterias fragmentan el enlace azo para liberar 5-ASA, que actúa en forma tópica sobre la mucosa inflamada (se puede administrar el 5-ASA como supositorio para la proctitis ulcerativa). El componente de sulfapiridina se absorbe a la circulación sistémica y contribuye con la mayoría de los efectos adversos atribuidos a la sulfasalacina. El fármaco se usó para la colitis ulcerativa activa leve o moderada para el mantenimiento de la remisión de la colitis ulcerativa inactiva y en algunos pacientes con enfermedad de Crohn. Los preparados de 5-ASA orales (p. ej., olsalacina, mesalamina y el profármaco balsalacida) son ideales por sus mejores características de efectos secundarios y una eficacia terapéutica equivalente, en comparación con la sulfasalacina (104). Estos medicamentos también tienen utilidad en la enfermedad de Crohn y posiblemente como quimioprotectores contra el cáncer colorrectal (104).

Para el paciente ocasional con posible alergia farmacológica, que requiere sulfasalacina, se publicó un esquema de avance gradual lento de la dosis, que se inicia con suspensiones diluidas (105) del fármaco (disuelto en jarabe simple), como se muestra en la tabla 17B-6 (105). Si aparece un exantema o fiebre, la dosis se puede disminuir, y después, hacerla avanzar más lentamente, un abordaje ineficaz para la toxicidad no alérgica (cefalea, náusea, vómito y dolor abdominal) que no debería considerarse en los pacientes que tuvieron reacciones graves, como el síndrome de Stevens-Johnson, la TEN, la agranulocitosis o la alveolitis fibrosante. La mayoría de los pacientes pudo alcanzar dosis terapéuticas, si bien algunos requirieron varios intentos.

Con los preparados de aminosalicilatos y los enemas de corticoesteroides (budesonida), el uso de otros fármacos inmunosupresores o inmunorreguladores, el

TABLA 17B-6 DOSIFICACIÓN DE PRUEBA DE LA SULFASALACINA[a]

DÍA	DOSIS (mg)
1	1
2	2
3	4
4	8
5-11	10
12	20
13	40
14	80
15-21	100
22	200
23	400
24	800
25-31	1 000
32 y posteriores	2 000

[a]Los pacientes tuvieron un fracaso con los agentes antiinflamatorios más recientes.

Adaptada de Purdy BH, Philips DM, Summers RW. Desensitization for sulfasalazine rash. *Ann Intern Med.* 1984; 100:512.

tratamiento médico de la enfermedad inflamatoria continuará mejorando y, en consecuencia, la necesidad de sulfasalacina debería continuar hasta disminuir.

Otros antimicrobianos

Aminoglucósidos

A pesar de la introducción de nuevos antimicrobianos, menos tóxicos, los aminoglucósidos continúan siendo útiles, con múltiples indicaciones; tienen una toxicidad intrínseca considerable, a saber, renal y auditiva.

Las reacciones del tipo de hipersensibilidad a los aminoglucósidos son infrecuentes y menores, por lo general, que adquieren la forma de exantemas benignos o fiebre inducida por fármacos. Las reacciones anafilácticas son raras, pero se han comunicado después de la administración de tobramicina y estreptomicina. La tobramicina intravenosa causó insuficiencia respiratoria aguda que requirió intubación. Ya se logró la desensibilización exitosa de la tobramicina (18, 106, 107), la colistina (108) y la estreptomicina (2). En los informes de casos, ocurrió desensibilización a la tobramicina con su administración por nebulizador (18) y a la colistina (8, 16, 24, 32, 40 y 80 mg cada 30 min, hasta alcanzar el objetivo de 80 mg) (108).

Vancomicina

Este fármaco constituye un tratamiento importante para las infecciones graves en pacientes con reacciones de hipersensibilidad a los β lactámicos o en quienes se sospecha o sabe hay resistencia bacteriana.

Excepto por los síndromes del "hombre rojo" o "cuello rojo", las reacciones adversas a la vancomicina son relativamente raras. El primero se caracteriza por prurito y eritema o rubor que afectan la cara, el cuello y la parte superior del tronco, en ocasiones acompañados de hipotensión y que se ha atribuido a la secreción no inmunológica de histamina (109), complicación que puede disminuirse al mínimo por la administración de vancomicina, 1 000 mg durante al menos un periodo de 1 a 2 h. De otra manera, 1 000 mg de vancomicina administrados durante 30 min o menos causarán secreción de histamina por las células cebadas (109). Cuando un paciente presenta prurito por insuficiencia renal crónica o una afección dermatológica se recomienda la administración más lenta (durante 5 h) de 500 mg o 1 g (110) en solución. Además, puede ser de protección el tratamiento previo con antihistamínicos (p. ej., cetiricina).

Asimismo, hay informes de que la vancomicina causa el síndrome de Stevens-Johnson/TEN (111-113), dermatitis exfoliativa (113-115) o ampollosa por IgA (113), y DRESS (113). Cuando la dermatitis exfoliativa ha correspondido a una eritrodermia generalizada con descamación, deben evitarse las pruebas de provocación farmacológica en la mayoría de los pacientes, excepto en las circunstancias más demandantes. El síndrome de Stevens-Johnson asociado con vancomicina debe diferenciarse de la dermatosis ampollosa lineal por IgA (112); hay informes de nefritis intersticial aguda por vancomicina (113).

Fluoroquinolonas

Las fluoroquinolonas son antimicrobianos valiosos con un amplio rango de actividad contra ambos, microorganismos gramnegativos y grampositivos. De exantemas cutáneos y prurito se informa en menos de 1% de los pacientes que los reciben y puede ocurrir fototoxicidad. Rara vez se presenta inflamación o rotura del tendón de Aquiles. Reacciones anafilactoides se describieron después de la dosis inicial de fluoroquinolonas o en los primeros 3 días de tratamiento (32, 116-120). La reactividad cruzada dentro de la familia de las fluoroquinolonas resultó elevada, de 43%, en siete pacientes (120) y de 27.3% (nueve de 33 pacientes) (119). Si están indicadas las pruebas de provocación farmacológica es aconsejable iniciarlas con 0.1 o 0.01 de la dosis objetivo (13).

Tetraciclinas

Las tetraciclinas (incluida la semisintética minociclina y dicloxacilina) son antibióticos bacteriostáticos con amplio espectro de actividad antimicrobiana. Además, comparten una estructura anular común, pero con diferentes cadenas laterales y, rara vez, son causa de exantemas morbiliformes, urticaria y anafilaxia (121-123). Doxiciclina y demeclociclina pueden producir una dermatitis fototóxica de leve a grave, pero la minociclina no; se presenta fotosensibilidad con todas las tetraciclinas.

Cloranfenicol

Con la disponibilidad de numerosos fármacos alternativos y la preocupación por su toxicidad, este fármaco se usa rara vez. En pacientes con meningitis bacteriana y el antecedente de hipersensibilidad grave a los β lactámicos, el cloranfenicol constituye una alternativa después de la dosis de prueba con ceftriaxona. Para el tratamiento de las infecciones por rickettsias en niños pequeños o embarazadas, en quienes están contraindicadas las tetraciclinas, se ha utilizado el cloranfenicol.

La aplasia de la médula ósea es su efecto tóxico más grave, que se cree idiosincrático y se presenta en uno de 40 000 casos, con tendencia a afectar a pacientes sometidos al tratamiento prolongado, en particular si se administró el fármaco en múltiples ocasiones, lo que pudiese sugerir un mecanismo inmune, pero esto no se ha definido. Rara vez se presentan un exantema cutáneo, fiebre y eosinofilia. Asimismo, hay informes de anafilaxia (124, 125), incluso con la aplicación tópica oftalmológica (125).

Macrólidos

La eritromicina es uno de los antibióticos más antiguos y rara vez se prescribe. Sus efectos colaterales incluyen náusea y vómito. Las reacciones del tipo de hipersensibilidad son desusadas y constan, por lo general, de exantemas cutáneos benignos, fiebre, eosinofilia o urticaria aguda y angioedema. Además, se ha comunicado la anafilaxia a la eritromicina oral, con 500 mg (126). Rara vez se presenta hepatitis colestásica, con frecuencia máxima en relación con el estolato de eritromicina. En este sentido, es de esperar la recuperación al interrumpir el fármaco, si bien pudiese requerir 1 mes, más o menos, para su resolución.

Los macrólidos ampliamente prescritos, azitromicina y claritromicina, son mejor tolerados y menos tóxicos. Desde luego, hay informes de anafilaxia fatal por claritromicina (127) y no fatal por telitromicina (128) y azitromicina (129). Algunos casos de insuficiencia hepática han limitado el uso de la telitromicina, un macrólido bactericida. La hepatitis colestásica fue motivo de informe con estos tres macrólidos (130-132) y no se recomienda cambiar de uno a otro, porque se asume que la hepatopatía es un efecto de clase (130).

Clindamicina

El fármaco es activo contra la mayoría de los anaerobios, cocos grampositivos y ciertos protozoarios. La principal preocupación con el uso de la clindamicina es la colitis seudomembranosa por *Clostridium difficile*. En este caso ocurrieron reacciones adversas a la clindamicina en menos de 1% de los pacientes hospitalizados (133). Urticaria, fiebre por fármacos, eosinofilia y eritema multiforme han sido motivo de informes ocasionales. El choque anafiláctico es en extremo raro (134, 135).

Metronidazol

El metronidazol es útil contra la mayoría de los anaerobios, ciertos protozoarios (*Trichomonas vaginalis*) y *Helicobacter pylori*. Las reacciones adversas más frecuentes son gastrointestinales. Las de hipersensibilidad, incluidas urticaria, prurito y exantema eritematoso, han sido motivo de informe, al igual que la anafilaxia (136, 137). En este sentido, se ha documentado un caso de desensibilización oral exitosa en un paciente, después de lo que pareció ser un suceso anafiláctico (138).

Antimicóticos

Las reacciones alérgicas a la anfotericina B son bastante raras. En un informe se describió a un paciente con anafilaxia inducida por anfotericina B (139), en quien se hizo un reto intravenoso con anfotericina mediante un protocolo del tipo de la desensibilización. Quizá ocurra estridor agudo durante la prueba con anfotericina B y que requiera epinefrina racémica (140). La anfotericina liposómica no necesariamente es más segura que la anfotericina B, en términos de efectos nefrotóxicos. Las reacciones anafilácticas han sido motivo de informe en pacientes que recibieron preparados liposómicos (141-144), incluida una muerte (143). En una serie de 141 niños tratados, dos (1.4%) presentaron reacciones anafilácticas (144). Otros efectos adversos incluyen la elevación de las enzimas hepáticas, el aumento de la creatinina sérica y el consumo de electrolitos (hipomagnesemia e hipopotasemia) (144).

Las reacciones del tipo de hipersensibilidad, las más notorias exantema y prurito, se presentan con los derivados azólicos. Un caso de choque anafiláctico por ketoconazol en el cuarto día de administración fue motivo de informe, con una concentración de 35 ng/mL de triptasa (145). El itraconazol se ha vinculado con un exantema maculopapular generalizado y, rara vez, con anafilaxia (146); hay una descripción de la desensibilización oral exitosa al itraconazol en un paciente con coccidioidomicosis localizada (147). Rara vez se presentan urticaria (posaconazol) (148) y angioedema (voriconazol) (149). En conjunto, los efectos adversos de los derivados azólicos (itraconazol, ketoconazol, voriconazol y posaconazol) incluyen la probabilidad de interacciones farmacológicas (potenciación de efectos), hepatotoxicidad y cambios visuales (150).

La clase de antimicóticos de las equinocandinas (caspofungina y micafungina) puede causar rubor, prurito y urticaria asociados con su inyección en solución (151), otros exantemas o anafilaxia (152). Las reacciones relacionadas con la administración de caspofungina en solución se atribuyeron a su inhibición de la fragmentación de la histamina por bloqueo de la actividad de la N-metiltransferasa (151).

Antivirales

Las reacciones de hipersensibilidad a los fármacos de HAART son muy frecuentes en los pacientes infectados por VIH (100). Asimismo, hay un informe de un paciente con desensibilización exitosa a la zidovudina, utilizando un protocolo que requirió 37 días (153), y uno más breve, de 10 (154). Una desensibilización durante 7 horas tuvo éxito en un paciente con alergia al efavirenz (155), quien había presentado con 600 mg un exantema maculopapular generalizado pruriginoso. La inducción real de tolerancia del fármaco (prueba de provocación farmacológica de sensibilización) se inició con 1:20 000 de la dosis objetivo (155).

Además, se informó de un paciente con reacciones cutáneas de tipo alérgico a ambos, aciclovir y famciclovir, y un reto graduado exitoso con aciclovir. La dosis de inicio fue de 2 mg, con duplicación seriada hasta alcanzar 200 mg (156). A un paciente se le describió con urticaria generalizada reproducible por valaciclovir con tolerancia del aciclovir (157). Desde luego, es digno de mención que hay un informe de un beneficio muy exitoso del valaciclovir que se administró para el herpes genital a un paciente y pareció desencadenar en brote de urticaria colinérgica (158).

Los inhibidores de la neuraminidasa, oseltamivir, laninamivir, peramivir y zanamivir, inhabilitan a los virus de la influenza A y B, y rara vez causan exantemas o eritema (159). En este sentido, puede ocurrir una broncoconstricción que pone en riesgo la vida con el zanamivir. Los pacientes con asma deberían recibir zanamivir con precaución (160), si acaso. Los inhibidores del conducto proteínico M2, amantadina y rimantadina, se consideran bastante seguros (161).

Además, existen informes de edema agudo lingual y faríngeo con urticaria, estridor e hipotensión con el uso de otro antiviral, la lamivudina (162). También se han comunicado erupciones ictiosiformes y exantemas de tipo urticaria (163).

Fármacos contra la tuberculosis

Muchas de las manifestaciones de hipersensibilidad por fármacos contra la tuberculosis suelen aparecer de 3 a 7 sem después de iniciar el tratamiento. Los signos más frecuentes son fiebre y exantema, y la primera puede estar presente en forma aislada durante 1 sem o más antes de que aparezcan otras manifestaciones. El exantema cutáneo suele ser morbiliforme, pero pudiese ser de tipo urticaria, purpúrico o, rara vez, exfoliativo. Las manifestaciones menos frecuentes incluyen un síndrome similar al lupus eritematoso (en especial con la isoniacida). Rara vez se ha vinculado a la anafilaxia con estreptomicina, etambutol, rifampicina (164) y moxifloxacina (164).

Un esquema común es el de discontinuar todos los fármacos (por lo general, isoniacida, rifampicina, pirazinamida, moxifloxacina) y permitir que desaparezca la reacción (por lo general, un exantema). Después, se reinicia cada fármaco como dosis de prueba para identificar al que causó el proceso, y enseguida se le sustituirá por otro fármaco. Otro esquema ha sido el de supresión de la reacción con una dosis inicial de 40 a 80 mg de prednisona al día, mientras se mantiene el tratamiento antituberculoso, lo que ha dado como resultado una eliminación rápida de la reacción de hipersensibilidad y, con una quimioterapia adecuada, los esteroides no parecen afectar la evolución de la tuberculosis de manera desfavorable. Después de tomar prednisona durante varias semanas se puede discontinuar el preparado corticoesteroide y la reacción quizá no reaparezca.

Las reacciones farmacológicas adversas a menudo son atribuibles a isoniacida, rifampicina, etambutol y moxifloxacina, porque tales medicamentos pueden causar reacciones de hipersensibilidad graves (165, 166). Además, hay información de un caso de DRESS con la estreptomicina (166).

Síndrome de intolerancia de fármacos múltiples (alergia)

Los pacientes que presentaron reacción a cualquier antimicrobiano tienen un riesgo hasta 10 veces mayor de una reacción alérgica ante otro (167). El síndrome de intolerancia de múltiples fármacos se caracteriza por el informe de reacciones alérgicas a medicamentos de tres clases estructurales diversas (168). El médico debería estar al tanto de esta probabilidad y preparado para detectarla e instituir el tratamiento apropiado. De manera alternativa, los pacientes con neurodermatitis crónica (prurigo nodular), urticaria idiopática crónica o esporádica, dermografismo, altos grados de ansiedad o quienes "se consideran alérgicos a todos los fármacos conocidos" pueden confundir el prurito o la urticaria idiopática con el nuevo inicio de hipersensibilidad a un fármaco (61). Las pruebas de provocación farmacológica pueden ser informativas para determinar el grado actual de riesgo. Sin embargo, es útil la supresión empírica del prurito y el exantema basales con la dosificación ascendente de antihistamínicos H_1 antes de la administración de los medicamentos de que se sospecha.

Ácido acetilsalicílico y otros fármacos antiinflamatorios no esteroides

Antecedentes

El ácido acetilsalicílico (ASA, por sus siglas en inglés) y los fármacos antiinflamatorios no esteroides (AINE), no selectivos, se ubican en un segundo o tercer lugar respecto de los antibióticos β lactámicos como origen de reacciones farmacológicas "de tipo alérgico". A estos medicamentos son reacciones impredecibles (a) la broncoconstricción aguda en algunos pacientes con pólipos nasales y asma persistente (enfermedad respiratoria exacerbada por ácido acetilsalicílico [AERD, por sus siglas en inglés]), antes conocido como síndrome de Samter o de la tríada del ácido acetilsalicílico; (b) una exacerbación de la urticaria de entre 20 y 30% en los pacientes con urticaria idiopática o angioedema; (c) reacciones anafilácticas con amenaza vital, y (d) urticaria o angioedema agudos (169). Cuando se hace un reto, la reacción a menudo se presenta con menos de 100 mg de ácido acetilsalicílico en las 3 h que siguen a su ingestión (170). Durante el reto con ácido acetilsalicílico, entre 66 y 97% de los pacientes con AERD presentará respuestas positivas (170). En individuos desde otros puntos de vista normales han ocurrido reacciones anafilácticas y de urticaria en minutos, después de la ingestión de una dosis completa de ASA o un AINE no selectivo. En algunos pacientes es un AINE aislado particular el que causa la reacción (169). Aunque se ha recomendado el ASA para tratar la mastocitosis sistémica indolente, hay un subgrupo de pacientes con esta afección que experimenta urticaria aguda/angioedema o reacciones anafilácticas

después de la ingestión de ASA y AINE no selectivos. El ácido acetilsalicílico y los AINE no selectivos pueden ser cofactores para la anafilaxia inducida por el ejercicio dependiente de alimentos, el angioedema por inhibidores de la enzima convertidora de angiotensina (ECA) y la anafilaxia oral por ácaros (171, 172).

El paciente típico de AERD es un adulto con asma persistente y rinosinusitis crónica, a menudo con pólipos nasales. El inicio del asma puede haber ocurrido en la infancia. En otras palabras, tales pacientes han presentado un asma persistente establecido durante años, antes de la primera crisis clave de una reacción respiratoria inducida por ASA en la edad adulta. Las reacciones suelen presentarse en las 2 h que siguen a la ingestión de ASA o un AINE no selectivo y pudiesen ser bastante graves y, rara vez, fatales. La reacción quizá se vincule con una congestión nasal intensa, rinorrea e inyección ocular.

En la actualidad, una de las hipótesis más atractiva para explicar estas reacciones respiratorias inducidas por ASA y AINE surge de la observación de la farmacología, pues ambos comparten la propiedad de inhibir la generación de productos de la ciclooxigenasa-1, como la prostaglandina E_2, lo que así permite la síntesis de productos de la lipooxigenasa, el más notorio, leucotrieno D_4 (LTD_4), que causa broncoconstricción aguda y aumenta la permeabilidad vascular. Para respaldar esta aseveración se mostró que el inhibidor de la lipooxigenasa, zileutón, bloquea la declinación en el volumen exhalatorio forzado en 1 s (FEV_1, por sus siglas en inglés) después de la ingestión de ASA en los pacientes asmáticos sensibles al fármaco (173). Además, después del reto con ácido acetilsalicílico hay una decuplicación de la concentración de LTE_4 en la orina, que refleja una mayor síntesis de LTD_4 (174). Además, los pacientes con asma sensible al ASA presentan hiperrespuesta al LTE_4 administrada durante la provocación bronquial; de hecho, son hipersensibles por un factor de 13 tantos, en comparación con quienes toleran ASA y sufren asma (170, 174). Los fármacos que bloquean a la ciclooxigenasa-1 disminuyen la producción de prostaglandina E_2, originalmente reconocida como broncodilatadora. Sin embargo, tiene un efecto crítico de "frenado" de la generación de leucotrienos, por inhibición de la 5-lipooxigenasa y la proteína de acción 5-lipooxigenasa (170). Así, los AINE no selectivos disminuyen la producción de esta prostaglandina crítica "de frenado".

Los antagonistas selectivos de la ciclooxigenasa-2, celecoxib y refecoxib, se toleraron sin contratiempos por casi todos los pacientes intolerantes del ácido acetilsalicílico con asma a la fecha (4, 5, 13, 169, 170, 175, 176). No parecen necesarias las pruebas de reto en un contexto supervisado.

Un subgrupo de pacientes con *urticaria crónica idiopática (espontánea) o angioedema* experimenta una exacerbación de la urticaria después de ingerir ASA o AINE no selectivos (177). Con el uso de técnicas de reto apropiadas su prevalencia es de entre 20 y 30% (169). Entonces, es mucho más probable que ocurra una reacción cuando la urticaria está activa en el momento del reto (177). La evitación de estos fármacos elimina las exacerbaciones agudas de la urticaria después de su ingestión y parece tener poco efecto sobre la urticaria idiopática crónica en proceso. Algunos pacientes experimentan exantemas de inicio tardío (> 24 h) por los AINE no selectivos (176).

La prevalencia de las *reacciones anafilácticas* (antes llamadas *anafilactoides*) se desconoce después de la ingestión de ambos, ASA o AINE. De manera característica, tales pacientes parecen ser normales y reaccionar solo a un AINE o al ASA (169, 176). La reactividad cruzada es rara dentro de la clase completa de inhibidores de la ciclooxigenasa-1 en estos pacientes. Además, algunas de tales reacciones se presentan después de dos o más exposiciones al mismo AINE (169, 176), lo que sugiere la posibilidad de una respuesta mediada por IgE, pero no se ha demostrado alguna específica para ASA o un AINE. En ocasiones puede presentarse urticaria o angioedema en forma aislada después de ingestión de ASA o un AINE no selectivo en los pacientes sin urticaria crónica en proceso. Asimismo, es aconsejable que eviten todos los AINE no selectivos (y el ácido acetil salicílico), a menos que se haya demostrado que un AINE no selectivo específico es la única causa de la urticaria, anafilaxia o el angioedema (13).

Pruebas de diagnóstico

Por lo general, se puede establecer el diagnóstico por los antecedentes y no requiere pruebas confirmatorias. En ocasiones hay circunstancias en las que el diagnóstico no está bien definido o se requiere confirmar. Las pruebas cutáneas no tienen utilidad para el diagnóstico de hipersensibilidad a ASA o AINE. Además, en la actualidad no hay pruebas *in vitro* disponibles, confiables para la detección de hipersensibilidad a ASA. La única prueba de diagnóstico definitiva es la de su dosificación (4, 5, 13, 169, 170, 176).

Entre los pacientes con asma, la dosis de prueba con ASA o AINE no selectivos puede provocar una reacción respiratoria aguda grave y debería intentarse solo por médicos experimentados capaces de tratar el asma aguda grave en un contexto clínico apropiado. A la disposición deberán tenerse albuterol nebulizado o epinefrina intramuscular. El asma debe estar óptimamente regulada antes de iniciar la dosis de prueba y debe considerarse el posible riesgo elevado de este procedimiento en relación con su beneficio potencial. El FEV_1 debe ser de al menos 60% del predicho y el estado respiratorio del paciente, estable. En otras publicaciones se puede encontrar una descripción detallada de un protocolo de dosis de prueba de 3 días (10). Una dosis de inicio típica de ASA es de 3 mg, que progresa a 30, 60, 100, 150, 325 y 650 mg a intervalos de 3 h, si no hay reacción (10). Si se presenta una

reacción, se suspenden los retos subsiguientes con ASA y se trata vigorosamente al paciente. Un esquema más breve es el de inicio con ketorolaco intranasal como sigue: preparar el ketorolaco (60 mg/2 mL) mezclado con 2.75 mL de solución salina sin conservadores, en una unidad de nebulización nasal vacía (178). En el día 1 se inicia con una nebulización en cada narina; si no hay declinación del FEV_1 o esta es menor de 15%, se administran dos nebulizaciones en cada narina en 30 min, y después, cuatro en 30 min, y pasados otros 30 min, seis. Al paciente hay que tenerlo en observación durante 60 min respecto de signos respiratorios y una declinación de 15% del FEV_1. Si ninguno se presenta o si hay una disminución < 15% del FEV_1, adminístrense 60 mg de ácido acetil salicílico; espérense 90 min, y después adminístrense otros 60 mg. Al paciente manténgalo en observación durante 3 días. En el día 2 iníciese con 150 mg, téngase al paciente en observación por 3 h, y después adminístrense 325 mg; manténgase al paciente en observación durante 3 h más (178). Una declinación del flujo inspiratorio máximo nasal > 25% también es compatible con un resultado positivo del reto.

Después de una reacción respiratoria inducida por ASA hay un periodo refractario de 2 a 5 días, durante el cual el paciente puede tolerarlo, así como otros AINE no selectivos (179). Aunque actualmente no se dispone en Estados Unidos, se ha usado la combinación de ASA-lisina para el reto inhalatorio de verificación en los pacientes con asma sensibles al ASA en Europa (180). Considerando las dificultades potenciales con la dosificación de prueba y el hecho de que se pueden evitar el ASA y otros AINE no selectivos, tales retos de diagnóstico deberían reservarse para los pacientes con sospecha de hipersensibilidad a ASA o AINE no selectivos, que ahora requieren estos fármacos para el tratamiento de afecciones crónicas.

Para los pacientes con sospecha de cardiopatía coronaria o arteriopatía carotidea o su presencia comprobada y crisis intermitentes de urticaria idiopática crónica (espontánea), se pueden hacer pruebas de provocación farmacológica en un contexto externo. Para aquellos con lesiones urticariformes en proceso, debe continuarse el tratamiento de la afección para evitar resultados falsos positivos. Si la urticaria es intermitente, la prueba de dosis se puede hacer durante una remisión. Un abordaje es el de inicio con 10 mg como reto. Si no se presentan urticaria o síntomas en los primeros 30 min, adminístrense entonces 30 y 41 mg a intervalos de 30 min. En este punto se observa al paciente durante 90 min y, si no ha ocurrido manifestación objetiva de urticaria o angioedema (o broncoconstricción), se le puede enviar a casa. Si la dosis objetivo es de 81 mg diarios, se continúa. De otra manera, la dosis de ácido acetil salicílico puede ser de 81 mg en el día 2, 162 mg en el día 3, 243 mg en el día 4 y 325 mg en el día 5, y así de forma sucesiva. Si el paciente presenta urticaria es difícil su "tratamiento" o desensibilización completos. Dependiendo de lo esencial del ácido acetilsalicílico para el tratamiento, se tomará la decisión de si debe intentarse o no tal desensibilización.

Las dosis de prueba para las reacciones anafilácticas rara vez están indicadas y pueden ser peligrosas. Sin embargo, como se señaló antes, las reacciones anafilácticas se limitan usualmente al ASA o un AINE único no selectivo. Por lo tanto, la dosis de prueba con otro AINE puede mostrar su seguridad para usarse en el tratamiento de una afección médica. Cuando es indispensable la administración de ASA, son alternativas inaceptables otros AINE, como los inhibidores de plaquetas. Por ese motivo se usa el protocolo antes sugerido durante el reto de estudio oral de ASA para alcanzar una dosis de 81 mg al final.

Tratamiento de los pacientes hipersensibles al ácido acetilsalicílico y otros antiinflamatorios no esteroides

Una vez que se desarrolla hipersensibilidad a ASA y otros AINE, puede durar años. Por lo tanto, es crítica su evitación estricta. Los pacientes deben estar atentos a la variedad de preparados sin prescripción usualmente disponibles que contienen ASA o AINE no selectivos, como los remedios para "el resfrío", la cefalea y los analgésicos. Todos los AINE no selectivos que inhiben a la vía de la ciclooxigenasa-1 presentan reacción cruzada de diversos grados con el ASA, causa de reacciones respiratorias en los pacientes asmáticos sensibles al ASA y del desencadenamiento de reacciones urticariformes en aquellos con urticaria idiopática crónica que reaccionan ante el ASA. En la tabla 17B-7 se presenta una lista actual de AINE que tienen reacción cruzada con el ASA.

Entre los pacientes hipersensibles al ASA, el paracetamol suele recomendarse como alternativa y casi siempre se tolera sin contratiempos. Sin embargo, se informó que las dosis altas de paracetamol, como de 1 000 mg, provocan broncoconstricción aguda (disminución en el FEV_1) en casi 33% de los pacientes con asma hipersensibles al ASA (181). En general, las reacciones respiratorias inducidas por el paracetamol son mucho más leves y de duración más breve que las inducidas por ASA. Cuando el asma se encuentra estable, se pueden intentar, si es necesario, dosis de prueba de paracetamol, iniciando con 325 mg. Si no se presenta reacción después de 2 a 3 h se administran 650 mg y pasadas 3 h más, si no ha habido reacción adversa, se pueden administrar 1 000 mg de paracetamol (181). El salsalato es también un inhibidor débil de la ciclooxigenasa, con informe de disminución del FEV_1 en hasta 20% de los pacientes con asma hipersensibles al ASA cuando se les administran 2 000 mg (182). El salsalato y el trisalicilato magnésico de colina no tienen efecto sobre la ciclooxigenasa-1 *in vitro* y no causan broncoconstricción aguda en los pacientes con asma

TABLA 17B-7 INHIBIDORES DE LA CICLOOXIGENASA-1, SÓLIDOS, DÉBILES Y NULOS
INHIBIDORES SÓLIDOS DE LA CICLOOXIGENASA-1
Diclofenaco (Voltaren, Arthrotec, Cataflam)
Diflunisal (Dolobid)
Etodolaco (Lodine)
Fenoprofeno (Nalfon)
Flubiprofeno (Ansaid)
Ibuprofeno (Motrin, Advil, Nuprin, Haltran, Medipren)
Indometacina (Indocin)
Cetoprofeno (Orudis, Oruvail)
Ketorolaco (Toradol)
Meclofenamato (Meclomen)
Ácido mefenámico (Ponstel)
Meloxicam (Mobic)
Nabumetona (Relafen)
Naproxeno (Naprosyn, Anaprox, Aleve, Naprelan)
Oxaprocina (Daypro)
Piroxicam (Feldene)
Sulindaco (Clinoril)
Tolmetina (Tolectin)
INHIBIDORES DÉBILES DE LA CICLOOXIGENASA-1 (ALTERNATIVAS INICIALES ADECUADAS)
Paracetamol (Tylenol, Datril, Excedrin, Midol, Percogesic)
Salsalato (Disalcid)
INHIBIDORES NULOS DE LA CICLOOXIGENASA-1
Trisalicilato magnésico de colina (Trilisate)
Celecoxib (Celebrex)
Hidroxicloroquina (Plaquenil)

hipersensibles al ASA a las dosis recomendadas. Si bien hubo un informe de una reacción de broncoconstricción ante el succinato sódico de hidrocortisona (Solu-Cortef) en uno de 45 pacientes con asma hipersensibles al ASA (183), este suceso parece en extremo raro. Además, la tartrazina (colorante azul FD&C) no tiene reacción cruzada con el ASA en los pacientes hipersensibles a este o inducen reacciones respiratorias agudas, como se creyó alguna vez (170).

Un problema práctico es el de qué recomendar sobre la administración a los pacientes con asma históricamente no hipersensibles al ASA, respecto de su uso y el de otros AINE no selectivos. Un esquema debe advertir a tales pacientes acerca del potencial de esa reacción, en particular si presentan pólipos nasales y dependen de la prednisona. Una baja incidencia de hipersensibilidad al ASA existe en la mayoría de aquellos con asma y estudios de tomografía computada normales de los senos paranasales, y quienes presentan datos claros de asma mediada por IgE. El tratamiento con ASA u otros AINE no selectivos puede ser necesario desde el punto de vista médico en algunos pacientes con AERD, como el de una artritis reumatoide u osteoartritis, o para inhibir la agregación plaquetaria por cardiopatía coronaria o afección carotídea. La inducción de tolerancia farmacológica (prueba de provocación) es idéntica al reto oral gradual con ASA o el intranasal con ketorolaco para fines de diagnóstico, excepto que la administración de ASA continúa después de una reacción respiratoria positiva. La dosis de ASA que causó la reacción se vuelve a administrar después de que el paciente se recupera. Si no ocurre mayor reacción, la dosis se aumenta gradualmente a intervalos de 3 h hasta que se presenta otra reacción o el paciente puede tolerar 650 mg de ASA sin presentarla. Una vez desensibilizado con éxito, concluye la desensibilización cruzada entre ASA y todos los demás AINE no selectivos. Este estado se puede mantener de manera indefinida si el paciente toma al menos una dosis de ASA diaria; si lo interrumpe, persiste durante solo 2 a 5 días.

Asimismo, se recomendó la desensibilización del ASA seguida por administración terapéutica a largo plazo para las AERD, incluyendo la rinosinusitis crónica (10, 184). Tal tratamiento dio como resultado una mejora de la rinosinusitis, con prevención de la nueva formación de pólipos nasales y una mejor olfación, además permitió una disminución significativa de la necesidad de corticoesteroides sistémicos o inhalados. No obstante, como los otros tratamientos del asma, la desensibilización al ASA no induce una remisión de su forma persistente. La dosis objetivo es de 650 mg dos veces al día y puede causar gastritis o hemorragia digestiva. No obstante, los pacientes quizá se beneficien si pueden tolerar a largo plazo el ácido acetil salicílico a esta dosis (170, 184).

A diferencia de las AERD, la urticaria sensible a ASA y el angioedema no parecen responder a la desensibilización tan consistentemente (177). La desensibilización al ácido acetil salicílico se ha empleado para prevenir la síntesis de prostaglandina D_2, derivada de las células cebadas, un producto de la ciclooxigenasa-1 que se cree es en gran parte causa de reacciones sistémicas en los pacientes con mastocitosis sistémica indolente que, de hecho, han experimentado reacciones anafilácticas después de la ingestión de ASA o AINE no selectivos.

Paracetamol

En contraste con el raro paciente de AERD que desarrolla una disminución de 25 a 33% del FEV_1 con un reto de 1 000 mg de paracetamol (181), se ha informado de reacciones anafilácticas reales al fármaco (185-188). Las dosis de provocación necesarias para inducir un estado de choque se describieron como de 125, 191 y 300 mg (185-187). Además, se mostraron concentraciones plasmáticas o urinarias elevadas de histamina (185, 187). Estos pacientes no eran hipersensibles al ASA y tuvieron reacciones anafilácticas, en comparación con el desusado de AERD que presenta una respuesta broncoconstrictiva moderada ante 1 000 mg de paracetamol.

En otro estudio se informó de hipersensibilidad concomitante al paracetamol y al ácido acetil salicílico en una niña de 13 años con asma (189), que experimentó urticaria aguda, angioedema y disnea 10 min después de ingerir 650 mg del primer fármaco. El ácido acetil salicílico a dosis de 325 mg y la indometacina a 300 mg causaron urticaria aguda (189). Tal hipersensibilidad debe ser en exceso rara. Para fines prácticos, los pacientes con AERD pueden usar paracetamol a las dosis recomendadas (500 a 650 mg), sin prueba de estudio inicial alguna.

Medios de contraste radiográfico

Antecedentes

Los medios de contraste radiográficos (RCM, por sus siglas en inglés) son soluciones transparentes y no deberían llamarse "colorantes". Reacciones generalizadas inmediatas no fatales (con frecuencia máxima urticaria) ocurren en 2 a 3% de los pacientes que reciben RCM convencionales de alta osmolaridad iónica, y en menos de 0.5% de los que reciben los de menor osmolaridad. En un gran estudio prospectivo se informó de reacciones graves con riesgo vital (a menudo anafilácticas) en 0.22% de los pacientes que recibieron medios de osmolaridad alta, en comparación con solo 0.04% de aquellos que recibieron preparados de menor osmolaridad (190). Por este motivo es que los RCM de menor osmolaridad causan significativamente menos reacciones adversas (191-194) pero pueden presentarse algunas graves o fatales (195, 196). De hecho, el riesgo de una reacción fatal puede ser el mismo con cualquier clase de RCM y se calcula de 0.9 casos por 100 000 administraciones (191). Con todos los tipos de RCM han ocurrido muertes (57, 191). El volumen inyectado en las reacciones fatales puede ser menor de 10 mL en algunos casos (191).

La prevalencia total de las reacciones contra los medios de contraste a base de gadolinio, no yodados, para la resonancia magnética, es de casi 0.1%, con base en 204 reacciones adversas en un estudio de 194 400 administraciones intravenosas (197). No hubo muertes y solo se presentó un caso de choque anafiláctico (197). Otros dos casos de eritema difuso con hipotensión se encontraron, que pudiesen parecer compatibles con una anafilaxia. Las reacciones de tipo alérgico ocurren con menos frecuencia, de las que se informa constituyen de casi 0.07% (1:1 451 inyecciones) (198, 199) a 0.15% (1:667 inyecciones) (200). En otro caso se informó de reacciones sistémicas graves ante estos productos en 1:19 588 inyecciones (198). El tratamiento previo con prednisona o difenhidramina no siempre previene las reacciones a los medios de contraste basados en gadolinio (197, 198), pero la experiencia es limitada.

Claro que hay pacientes con mayor riesgo de una reacción generalizada inmediata (anafiláctica) a los RCM yodados. El más obvio e importante factor de riesgo es el antecedente de una reacción a estas sustancias. La tasa exacta de reacciones se desconoce, pero con los RCM iónicos hiperosmolares varía entre 17 y 60% (194). La administración de productos no iónicos con osmolaridad más baja en tales pacientes disminuye el riesgo hasta de 4 a 5.5% (201, 202). La coronariopatía grave, la angina inestable, la edad avanzada, el sexo femenino y la recepción de grandes volúmenes de medios de contraste son también factores de riesgo (191). Los individuos atópicos y los pacientes con asma parecen ser más susceptibles a las reacciones anafilácticas ante los RCM (190, 191, 203). No obstante, hay algún desacuerdo acerca del riesgo de una reacción anafiláctica a los RCM en los pacientes que reciben agentes bloqueadores adrenérgicos β (204, 205). No se encontró un mayor riesgo en cuanto a la frecuencia o gravedad en un estudio prospectivo (204); sin embargo, las reacciones pueden ser más graves y con menor respuesta al tratamiento en aquellos pacientes con afección cardiaca, en quienes el uso de RCM de menor osmolaridad y probablemente el tratamiento previo con antihistamínicos y corticoesteroides (que se describe más adelante) pueden ser aconsejables. Los datos de que los pacientes que han reaccionado ante las soluciones de limpieza tópicas yodadas y los yoduros, y aquellos alérgicos a los mariscos, tienen un riesgo ligeramente mayor de reacciones ante RCM, con base en el uso de aquellos con mayor osmolaridad y más antiguos (206). En instalaciones donde la administración de RCM de menor osmolaridad es una práctica estándar, los pacientes con antecedente de alergia a los mariscos o "el yodo" no tienen que ser objeto de pretratamiento (191, 207, 208), a menos, en opinión del autor, que se perciba un elevado grado de ansiedad en el paciente acerca del procedimiento que no se pueda abatir durante la explicación.

Por lo general, la mayoría de las reacciones anafilácticas a RCM yodados se inicia después de 1 a 3 min de su administración intravascular, muy rara vez pasados 20 min. Náusea, emesis y rubor son las más frecuentes y pueden ser secundarias a la estimulación vagal. Tales reacciones deben distinguirse de las anafilácticas, que incluyen prurito, urticaria, angioedema, broncoespasmo, hipotensión y síncope. La urticaria es la reacción más frecuente. La mayoría de estas reacciones es autolimitada y responde con rapidez a la administración de epinefrina y antihistamínicos. No obstante, no debe ignorarse el potencial de un resultado fatal y debe disponerse del personal entrenado para detectar y tratar la hipotensión y el paro cardiaco o respiratorio. El inicio súbito de una convulsión tonicoclónica generalizada posiblemente refleje una hipoperfusión encefálica y no epilepsia. Las reacciones de tipo tardío se inician de 30 a 60 min y hasta 1 sem después, con frecuencia aparecen exantemas maculopapulares o urticaria (191).

El mecanismo de las reacciones anafilácticas agudas inducidas por RCM sigue sin definirse por completo. Las reacciones no son claramente mediadas por IgE, pero implican la secreción de histamina por las células cebadas y los basófilos, triptasa y otros mediadores por las primeras, y la generación de bradicinina por activación del factor de coagulación XII y la generación de óxido nítrico (NO) por la activación de la L-arginina (191). El complemento se puede activar incluso en ausencia de manifestaciones clínicas (191).

Pruebas de diagnóstico

No hay pruebas *in vivo* o *in vitro* para identificar reacciones potenciales a los RCM (191). Reacciones graves y fatales han ocurrido después de una dosis de prueba intravenosa de 1 a 2 mL. También han ocurrido reacciones graves después de una dosis de prueba negativa. Ya se abandonó la dosificación de prueba gradual.

Como se señaló antes, un antecedente de reacción a un RCM es la información más valiosa que se requiere para valorar el riesgo de una reacción repetida (191, 194).

Tratamiento de los pacientes con mayor riesgo de una reacción repetida a un medio de contraste radiográfico

Entre los pacientes con antecedente de reacción a un RCM yodado, la incidencia y gravedad de reacciones subsiguientes se ha disminuido mediante el uso de esquemas pretratamiento de corticoesteroides, antihistamínicos H_1 y fármacos adrenérgicos, así como con el empleo de RCM de menor osmolaridad en comparación con aquellos en los que es elevada. Con el uso de los RCM antiguos, de mayor osmolaridad, el tratamiento previo con prednisona y difenhidramina disminuyó la prevalencia de repetición de las reacciones hasta casi 10%, en tanto la adición de efedrina a este esquema la disminuyó todavía más, hasta 5% (209). La adición de RCM de menor osmolaridad al esquema de prednisona-difenhidramina disminuyó aún más la incidencia de reacciones repetidas, hasta 0.5% (194). La mayoría de las reacciones repetidas tendió a ser bastante leve.

En los siguientes párrafos se resume un esquema útil que se puede recomendar cuando los pacientes con antecedente de reacción anafiláctica asociada con un RCM yodado requieren un estudio repetido (191, 194):

1. Documentar en el expediente médico la necesidad del procedimiento, y que los alternativos no son satisfactorios.
2. Documentar en el expediente que el paciente o una persona responsable de él comprende la necesidad de la prueba y que el esquema pretratamiento no puede prevenir todas las reacciones adversas.

3. Recomendar el uso de RCM de menor osmolaridad, si están disponibles.
4. Medicamentos para el tratamiento previo (191, 194):
   A. Prednisona, 50 mg por vía oral, 13, 7 y 1 h antes del procedimiento con RCM.
   B. Difenhidramina, 50 mg intramusculares o por vía oral, 1 h antes del procedimiento con RCM.
   C. Albuterol, 4 mg por vía oral, 1 h antes del procedimiento de RCM (evítese si el paciente presenta angina inestable, arritmia cardiaca u otros riesgos cardiológicos).
5. Asegure la disponibilidad del tratamiento urgente y proceda al estudio con RCM.

Puede haber situaciones en las que los pacientes de alto riesgo requieran un estudio de urgencia con un RCM. Se recomienda el siguiente protocolo de urgencia (194, 210):

1. Administrar hidrocortisona, 200 mg por vía intravenosa, o metilprednisolona 40 mg por vía intravenosa, de inmediato y cada 3 h, hasta que se concluya el estudio.
2. Administrar difenhidramina 50 mg intramusculares, inmediatamente o 1 h antes del procedimiento.
3. Administrar albuterol, 4 mg por vía oral, inmediatamente o 1 h antes del procedimiento (opcional).

Debido a que se requieren varias horas para que los corticoesteroides alcancen la eficacia, es mejor evitar administrar RCM de urgencia, a menos que sea absolutamente necesario. En el expediente médico debe anotarse que no habido tiempo para el pretratamiento convencional y que se tiene experiencia limitada con tales programas abreviados.

También es importante estar al tanto de las reacciones anafilácticas a RCM que pueden ocurrir cuando se administran por vías no vasculares, por ejemplo, en pielografías retrógradas, histerosalpingografías, mielografías y artrografías. Quienes tuvieron reacción previa, en donde se usaron esos procedimientos, deben recibir el pretratamiento, como se describió antes.

Finalmente, debe señalarse que los protocolos previos al tratamiento son útiles solo para la prevención de las reacciones anafilácticas, pero no para otros tipos de reacciones que ponen en riesgo la vida, como la taquicardia o fibrilación ventriculares, el síndrome de insuficiencia respiratoria del adulto o el edema pulmonar no cardiógeno.

Los pacientes con asma deben ser objeto de estabilización de su estado respiratorio bajo circunstancias ideales. De manera similar, se emplearán hidratación con soluciones isotónicas, y tal vez acetilcisteína, para prevenir la insuficiencia renal aguda o el aumento de la creatinina sérica (191).

No hay datos suficientes acerca de la eficacia de estos esquemas previos al tratamiento o en pacientes con antecedente de una reacción alérgica a materiales basados en gadolinio (191). No hay reacción cruzada entre los quelatos con base en gadolinio y los RCM yodados (191). En este caso, es recomendación del autor administrar el tratamiento previo, como se señaló antes, con consentimiento del paciente.

Anestésicos locales

Antecedentes

Los pacientes que experimentan reacciones adversas de casi cualquier tipo después de una inyección de un anestésico local pueden recibir la información errónea de que son alérgicos a esos fármacos y nunca deberían recibir "-caínas" en el futuro. A tales pacientes se les puede negar el beneficio de la atención odontológica o un procedimiento quirúrgico. Alguno puede experimentar un paro respiratorio o cardiaco después de recibir un anestésico local con epinefrina, inyectado para cuidados odontológicos sistemáticos. La posible explicación es una isquemia cardiaca aguda por absorción rápida de la epinefrina 1:100 000 en las venas sublinguales. El paciente puede entonces desarrollar un edema pulmonar "rápido" no cardiógeno aparente. Tales pacientes no están en realidad reaccionando al anestésico local.

Con mayor frecuencia, los efectos adversos corresponden a una reacción vasovagal, reacciones tóxicas, reacciones histéricas o, como se señaló, efectos relacionados con la epinefrina. La dermatitis alérgica por contacto es la reacción inmunológica más frecuente a los anestésicos locales. En ocasiones se describen manifestaciones clínicas sugerentes de reacciones anafilácticas, pero la mayoría de los grupos comunicados ha mostrado que tales reacciones ocurren rara vez, si acaso (211-213). En un estudio se notaron reacciones reproducibles con la articaína y la lidocaína (213).

Como se muestra en la tabla 17B-8, los anestésicos locales se pueden clasificar como ésteres del ácido benzoico (grupo I) u otros (grupo II). Con base en la dermatitis por contacto por anestésicos locales y estudios con pruebas de parche, los ésteres del ácido benzoico a menudo tienen reacción cruzada entre sí, pero no con otros en el grupo II. Además, los fármacos del grupo II no tienen reacción cruzada entre sí y parecen menos sensibilizantes.

En otras ocasiones se ha sugerido que los sulfitos y parabenos, que se usan como conservadores en los anestésicos locales, pueden ser causa de reacciones de tipo alérgico. Sin embargo, tales reacciones son muy raras como para ser motivo de informe (214). Cuando se ha confrontado con esta remota posibilidad, el abordaje pragmático es evitar los preparados que los contienen. Por otro lado, los productos que contienen látex, como los guantes y recipientes de hule, pudiesen haberse usado

TABLA 17B-8 CLASIFICACIÓN DE LOS ANESTÉSICOS LOCALES

ÉSTERES DEL ÁCIDO BENZOICO (GRUPO I)

Benzocaína[a]
Picrato de butamben (Butesin)[a]
Cloroprocaína (Nesacaine)
Cocaína[a]
Procaína (Novocain)
Proparacaína[a]
Tetracaína (Pontocaine)

ESTRUCTURAS AMÍDICAS O DIVERSAS (GRUPO II)

Bupivacaína (Marcaine, Sensorcaine)[b]
Dibucan (Nupercaine)[b]
Diclonina (Dyclone)[a]
Etiodocaína (Duranest)[b]
Levobupivacaína (Chirocaine)[b]
Lidocaína (Xylocaine)[b]
Mepivacaína (Carbocaine, Polocaine)[b]
Pramoxina (Tronothane)[a]
Prilocaína (Citanest)[b]
Roprivacaína (Naropin)[b]

[a] Agentes tópicos principalmente.
[b] Con estructura amídica.

en el ejercicio profesional odontológico y quirúrgico. Reacciones locales o sistémicas ocurren en los pacientes sensibles al látex y tal probabilidad debe considerarse en el diagnóstico diferencial de las reacciones adversas atribuidas a los anestésicos locales.

Pruebas de diagnóstico

Las pruebas cutáneas iniciales como parte de un protocolo de dosis de estudio constituyen el abordaje preferido. Las pruebas por punción suelen resultar negativas. A menudo se encuentran resultados positivos de las pruebas cutáneas intradérmicas en los testigos sanos desde otros puntos de vista y no tienen relación con el resultado de las dosis de prueba (13, 211-213). La pruebas *in vitro* no son aplicables.

Tratamiento de los pacientes con antecedente de reacción a los anestésicos locales

Si se conoce al agente anestésico local que causó la reacción previa, debe seleccionarse una diferente para su administración y la tranquilidad del paciente. Por ejemplo, si el fármaco es un éster, se puede elegir una amida. Si es una amida, se puede usar otra. No obstante, si se señaló como causa a la lidocaína, puede ser factible el estudio con esta para fines prácticos.

El uso de difenhidramina pudiese proveer la anestesia razonable requerida para la sutura, pero claramente es inadecuado para la anestesia dental.

Por desgracia, con frecuencia se desconoce el anestésico local y los detalles clínicos de la reacción previa suelen ser vagos, no estar disponibles o tener un significado incierto. Por ese motivo, el siguiente protocolo ha sido eficaz para identificar al anestésico local que el paciente tolerará (10):

1. Obténgase el consentimiento verbal.
2. Determínese el anestésico local a usar por el odontólogo o médico. No debe contener epinefrina. Suele estar disponible en ampolletas.
3. Con un intervalo de 15 min:
   A. Hacer una prueba de punción cutánea con el anestésico local no diluido.
   B. Si el resultado es negativo, inyectar 0.1 mL de una dilución 1:100 del fármaco por vía subcutánea en una extremidad.
   C. Si no hay reacción local, inyéctese 0.1 mL de una dilución 1:10 del anestésico local por vía subcutánea.
   D. Si no hay reacción local, inyéctese 0.1 mL de un anestésico local no diluido.
   E. Si no hay reacción local, inyecte 1 mL y, después, 2 mL del anestésico local, sin diluir.
4. Siguiendo este procedimiento, se provee al paciente una carta que indica que recibió 3 mL del anestésico local respectivo sin reacción y que no tiene mayor riesgo que el de la población general de una reacción alérgica subsecuente.
5. Tal dosificación de prueba debe realizarse por individuos con entrenamiento y experiencia en dichas pruebas y también en el tratamiento de las reacciones anafilácticas.

El esquema debe concluirse antes del procedimiento previsto y, en algunos casos, se puede realizar para descartar la "alergia" al anestésico local. A la fecha, el autor no conoce paciente alguno con dosificación de prueba negativa que reaccionase después del uso de un anestésico local para un procedimiento, con la excepción de las reacciones histéricas. El éxito de este esquema tiene sin duda relación con la rareza extrema de las reacciones alérgicas reales a los anestésicos locales. Sin embargo, cuando menos, el protocolo sirve para permitir el alivio de alguna o toda la ansiedad de los pacientes y los odontólogos y médicos que los refieren, y, como máximo, puede permitir identificar con seguridad que un paciente inusual realmente está en riesgo de una reacción alérgica a la administración subsiguiente de un anestésico local.

Inhibidores de la enzima convertidora de angiotensina y antagonistas del receptor de angiotensina II

Los inhibidores de la ECA son eficaces para tratar pacientes con disfunción sistólica ventricular izquierda o insuficiencia cardiaca congestiva, como prevención secundaria en aquellos que experimentaron un infarto miocárdico, en los que sufren diabetes y como antihipertensivos. También existen informes de que los inhibidores de la ECA causaron una tos no productiva en 1 a 39% de los pacientes, la cual cedió en unos cuantos días, y en menos de 4 sem en algunos casos (215). La tos puede durar incluso 3 meses (215). Si hay un motivo avasallador para reinstituir el tratamiento con un inhibidor de la ECA, se puede realizar su readministración (215). De manera alternativa, los bloqueadores del receptor de angiotensina no causan esa tos no productiva (215).

En otros pacientes se ha detectado angioedema por inhibidores de la ECA, tal vez con una incidencia de 0.1 a 0.3% (172, 216). El angioedema puede causar inflamación masiva de la lengua o faringe, de modo que se requiere intubación. El angioedema vinculado con la ECA tiene predilección por la lengua, la faringe y la cara, en contraposición al tubo digestivo, o como disfagia aislada (172). Por otra parte, se comunicó que las primeras crisis ocurrieron en las 4 sem iniciales de uso del inhibidor de la ECA en 22% de los pacientes y 77% después, con una duración media total hasta el momento de su presentación de 11 meses (217, 218). En otro estudio, la media de tiempo fue de 19 meses, con un rango de 3 días a 6.3 años (219). En ocasiones, el inicio ocurre después de 10 años (172). Los afroamericanos y las personas de origen chino parecen en mayor riesgo de sufrir angioedema por los inhibidores de la ECA (172, 215, 216, 219, 220). Debido a que siete de nueve pacientes en un grupo estaban usando ácido acetilsalicílico, se emitió la hipótesis de que este pudiese ser un cofactor en el angioedema por inhibidores de la ECA (216). Los AINE no selectivos pueden también ser cofactores (172). Durante estas reacciones no se consume complemento.

Además, hay informes de que los inhibidores de la ECA inducen reacciones anafilácticas durante la hemodiálisis, en especial cuando la membrana es de poliacrilonitrilo, pero no con las de cuprofán o polisulfona (221-223).

Los inhibidores de la ECA tienen tres sustratos: bradicinina, sustancia P y angiotensina I. El mecanismo del angioedema agudo se considera que es atribuible a la producción de bradicinina en exceso por aquellos inhibidores de la ECA que bloquean la generación de angiotensina II a partir de angiotensina I, y también inhiben la inactivación de la bradicinina y la sustancia P. También se cree que la acumulación de bradicinina causa tos y angioedema y contribuye a las reacciones anafilácticas, al producir vasodilatación a través de su receptor B_2. En las principales vías de degradación de bradicinina se utiliza la ECA (bradicininasa) y la aminopeptidasa P. Los inhibidores de la ECA disminuyen el metabolismo de la aminopeptidasa P (172, 224, 225). Para la degradación de bradicinina en des-Arg-bradicinina a través de la acción

de la carboxipeptidasa N hay una vía menor (172). Las diferencias genéticas en los pacientes reactivos parecen explicar algunos episodios (224). Por lo tanto, sigue por determinarse si la comprensión actual es la explicación correcta del tema, porque también ocurre angioedema agudo por bloqueadores del receptor de la angiotensina II (225, 226) y, al menos en los pacientes hipertensos, uno de ellos, el losartán, aumentó la concentración de bradicinina, de manera comparable a las cifras que ocurrieron con el inhibidor de la ECA, captopril (227). Asimismo, han ocurrido reacciones al losartán entre 1 día y 16 meses después de iniciar tratamiento (228). Algunos pacientes nunca han recibido un inhibidor de la ECA. Los bloqueadores del receptor de angiotensina II no están contraindicados en los pacientes que experimentaron angioedema por un inhibidor de la ECA, pero se justifica la alerta del médico respecto de potenciales episodios futuros (172, 226).

Los fármacos que aumentan la probabilidad de angioedema por un inhibidor de la ECA incluyen al inhibidor de la dipeptidilpeptidasa-4, vildagliptina, porque bloquea la degradación de la sustancia P y la actividad de bradicininasa de la dipeptidilpeptidasa-4 (229). El riesgo absoluto de angioedema es muy pequeño (229). Los fármacos inmunosupresores que inhiben el objetivo de la rapamicina en los mamíferos pueden también llevar al angioedema por inhibición de la ECA (226).

En los pacientes con anafilaxia idiopática, angioedema hereditario o deficiencia del inhibidor de la esterasa C1 adquirida, están contraindicados los inhibidores de la ECA (y antagonistas adrenérgicos β) al menos en forma relativa, hasta que mejore la comprensión de estas reacciones.

El tratamiento del angioedema con icatibant, el antagonista competitivo del receptor B_2 de la bradicinina, vinculado con un inhibidor de la ECA, ha sido objeto de informes de eficacia (230) e ineficacia (231). Con el tratamiento con icatibant del angioedema por un bloqueador del receptor de angiotensina, la recuperación se presentó en 5 a 7 h, en comparación con 27 a 52 h en los pacientes tratados con prednisolona/clemastina, y 24 a 54 h en los no tratados (225).

Opiáceos

Los opiáceos tienen su base histórica en la década de 1800, con relación al opio (232). Los receptores opioides se identifican como μ, δ, κ y de nociceptina/orfanina FQ (232). Las acciones clásicas de los opioides son mediadas por la estimulación del receptor μ, que causa analgesia, disminución del tiempo de tránsito gastrointestinal, contracción del esfínter de Oddi, depresión respiratoria, disminución de la tos y constricción pupilar. La analgesia es producto de la activación de los receptores μ, δ y κ. Sin embargo, los receptores μ están presentes en los nervios ascendentes de la vía espinal y en el encéfalo, en tanto los receptores κ solo en los nervios espinales. La morfina activa los receptores μ y κ, en tanto el fentanilo actúa sobre los receptores μ, δ y κ.

Por otro lado, es probable al máximo que morfina y codeína activen a las células cebadas y causen rubor o urticaria agudos. La morfina intravenosa pudiese causar síntomas compatibles con una reacción anafiláctica. La meperidina, el tramadol y el fentanilo son desencadenantes ineficaces de las células cebadas. La meperidina ha perdido favorecedores, por incrementos y caídas agudos en sus concentraciones séricas; si bien puede causar diaforesis, es poco probable que produzca urticaria.

Los pacientes pueden haber confundido los efectos de opioides con los de hipersensibilidad, pero cuando hay antecedente de urticaria inducida por codeína o morfina se pueden seleccionar fármacos narcóticos alternativos, si se requieren. Por ejemplo, se puede administrar fentanilo intravenoso o transdérmico. También pueden usarse dosis menores de preparados de morfina de acción prolongada. Si se hiciese necesario un reto con morfina, se sugiere el siguiente abordaje, a intervalos de 15 min: 0.1 mg subcutáneos, después, 0.5 mg y, finalmente, 1 mg (13). Si se requiere, la dosis se puede aumentar a 2 mg y después 4 mg, después dehaber determinado cualquier síntoma y la necesidad de analgesia.

Quimioterapia para las neoplasias

Muchos antineoplásicos causan supresión de la médula ósea u otros efectos adversos particulares, incluidas las erupciones cutáneas graves. En este aspecto, pueden ocurrir neumopatía intersticial, infiltrados o fibrosis pulmonares con el uso de bleomicina, metotrexato, ciclofosfamida, busulfán, carmustina; derivados de platino (cisplatino y oxaliplatino); docetaxel; paclitaxel, y el ácido retinoico todo trans, como ejemplos (4, 13, 233-236), este último, que se ha vinculado con la secreción de histamina derivada de basófilos, causa broncoconstricción aguda cuando es administrada a pacientes con leucemia promielocítica aguda. ¡Los promielocitos son semejantes a los basófilos! Síndromes de escape capilar ocurren con la interleucina-2, el arabinósido de citosina, la combinación de mitomicina con vinblastina, vincristina y otros antineoplásicos. L-asparaginasa, docetaxel y paclitaxel pueden causar reacciones de tipo anafiláctico (13). El estabilizante, cremofor El, es como el polisorbato 80 y puede constituir la explicación para las reacciones (13). La premedicación con corticoesteroides y antihistamínicos puede disminuir el número de reacciones al paclitaxel (13) y algunos otros antineoplásicos. Cuando hay sensibilización por la producción de anticuerpos IgE, está indicada la desensibilización (237).

En algunos pacientes puede ser de utilidad disminuir la velocidad de administración.

Anafilaxia con diversos antineoplásicos ha ocurrido, pero por fortuna es rara. Los derivados del platino, cisplatino y carboplatino, pueden tener reacción cruzada y son sensibilizantes potentes, que pueden causar reacciones de tipo anafiláctico (238-240). Debido a que muchas de estas reacciones son mediadas por IgE, no es de esperar que el tratamiento previo y con prednisona-difenhidramina tenga éxito. Si cualquiera de estos fármacos en realidad es indispensable y el paciente está de acuerdo, se pueden hacer pruebas cutáneas por punción de 0.1 mg/mL, y con una concentración de 0.001, 0.01 y 0.1 mg/mL para su administración intradérmica (239). La desensibilización debería empezar con 0.01 mg o menos, dependiendo de los resultados de las pruebas cutáneas. En algunos casos, la desensibilización se logrará exitosamente, pero no en todos. De hecho, tan poco como 3.5 mg de cisplatino han causado anafilaxia (239). El médico debe estar alerta con disponibilidad de epinefrina, como se describe para los protocolos de desensibilización (4, 5, 13, 237).

Los taxanos provienen del tejo común, el paclitaxel de la corteza y el docetaxel de las espinas (237). La premedicación con el corticoesteroide, dexametasona, se recomienda en la noche previa, y antihistamínicos H_1 más H_2 de 30 a 60 min después de su administración en solución (237). La desensibilización de moléculas más grandes, incluyendo a los anticuerpos monoclonales, se revisa en el capítulo 17C.

Anticonvulsivos

El síndrome de hipersensibilidad a anticonvulsivos es raro, pero, por lo general, se inicia en los 2 meses que siguen al principio del uso de fenitoína, carbamazepina, fenobarbital, lamotrigina y otros anticonvulsivos (241-251). En unos cuantos casos, el inicio ocurre en el tercer mes de tratamiento. Las reacciones constan de fiebre, pápulas eritematosas notorias, que pueden formar ampollas o presentar necrosis por vasculitis y descamarse. Otros datos incluyen linfadenopatía hipersensible, hepatomegalia y ulceraciones orales. La denominación *síndrome de hipersensibilidad* a los anticonvulsivos se conoce clínicamente como DRESS. El autor considera que tales pacientes cuentan con suficientes criterios para el diagnóstico del síndrome de Stevens-Johnson, pero reconoce a DRESS como una entidad propia. De hecho, en un grupo de pacientes con el síndrome de Stevens-Johnson se identificaron todos, fenitoína, carbamazepina, ácido valproico, lamotrigina y fenobarbital, entre los principales. Los datos de laboratorio vinculados pueden incluir linfocitos atípicos, eosinofilia, aumento de la creatinina sérica y anomalías de las pruebas de función hepática. En algunos pacientes puede ocurrir leucopenia. La eosinofilia pulmonar con insuficiencia respiratoria ha sido motivo de informe. De manera inicial se sugirió la denominación de *síndrome de hipersensibilidad a los anticonvulsivos* por la combinación de fiebre, exantema pruriginoso intenso y linfadenopatía vinculada con afección de órganos, aparatos y sistemas múltiples (252), pero ahora se prefiere el de DRESS. Algunos casos son familiares (247). La carbamazepina es más probable que cause un DRESS o el síndrome de Stevens-Johnson, con base en los genotipos HLA-B (HLA-B*1502), principalmente en individuos del sureste asiático (244, 245), hallazgo que no ha sido confirmado en los caucásicos (246). También se ha vinculado a HLA-A*31:01 con exantemas relacionados con la carbamazepina en personas europeas y japonesas (253). Debido a las estructuras y el mecanismo compartidos, se cree que cuando un paciente desarrolla un DRESS a la fenitoína o la carbamazepina, no debe volver a administrarse ninguno de esos medicamentos o el fenobarbital. Cuando el diagnóstico no ha sido claro y ocurre un error, incluso una sola dosis adicional de fenitoína o carbamazepina puede dar lugar a un DRESS o un síndrome de Stevens-Johnson en un paciente susceptible. Sin embargo, no se contraindica automáticamente el fenobarbital en los pacientes alérgicos a la fenitoína o la carbamazepina (247). Los retos deben llevarse a cabo en casos excepcionales y con dosis muy pequeñas. Sin embargo, cuando el exantema no fue necesariamente parte del síndrome de DRESS, a menudo se prescriben anticonvulsivos alternativos. La tasa de reactividad cruzada se ha comunicado como sigue: exantema ante la fenitoína señalado como aquel contra la carbamazepina en 42%, el fenobarbital en 19.5% y lamotrigina en 18.9%; exantema a la carbamazepina señala a uno ante la fenitoína en 57.6%, al fenobarbital en 26.7% y a lamotrigina en 20% (250).

El mecanismo se puede relacionar con una desintoxicación inadecuada por la hidrolasa de epóxido de los metabolitos de la fenitoína y la carbamazepina generados por los microsomas hepáticos (241, 242, 247, 248, 251). Los parientes de los pacientes afectados que no son epilépticos y no están expuestos a la fenitoína pueden presentar datos de retraso de su metabolismo (247). Asimismo, se cree que los metabolitos causan apoptosis o la formación de neoantígenos con el síndrome de hipersensibilidad clínica (241, 243, 247). Los linfocitos T_H1, T_H2 y T_H17 CD4$^+$ sensibilizados, los CD8$^+$ y la presencia del receptor cutáneo buscador, CLA, y la hipersensibilidad inmunológica de tipo IV c han sido motivo de informe como hallazgos en exantemas o ampollas cutáneos (244, 246). Los polimorfismos genéticos predisponen a los individuos del sureste asiático positivos para HLA-B*1502 al síndrome de Stevens-Johnson secundario a carbamazepina, y aquellos HLA-B*5701 al síndrome de Stevens-Johnson inducido por carbamazepina/TEN (244, 245). Como se mencionó, este genotipo no se ha reproducido en algunas personas de raza blanca (246). Cualquiera que sea el mecanismo deberían administrarse corticoesteroides sistémicos y discontinuarse los anticonvulsivos (13) (véase cap. 16).

Por tal motivo deberían seleccionarse anticonvulsivos alternativos, de ser necesario, como ácido valproico, divalproato sódico, fenobarbital, benzodiacepinas, gabapentina y topiramato. El ácido valproico y el divalproato sódico son hepatotóxicos, por lo que se recomienda precaución en los pacientes con afección hepática. Una interconsulta apropiada a neurología es aconsejable por la elevada frecuencia de reacciones cutáneas (250).

Relajantes musculares

Los bloqueadores neuromusculares se clasifican como despolarizantes (succinilcolina) y no (atracurio, vecuronio y pancuronio). Los últimos actúan como antagonistas reversibles del receptor de acetilcolina. Las reacciones anafilácticas agudas se presentan con hipotensión de inicio súbito, estado de choque o broncoconstricción aguda, con dificultad ventilatoria por anestesia. Quizá sean necesarias la intubación urgente y la reanimación cardiopulmonar; puede o no informarse de urticaria generalizada, pero se percibe rubor y angioedema faciales. La concentración de triptasa sérica puede estar elevada, como dato de activación de las células cebadas. Los fármacos bloqueadores neuromusculares causan una reacción mediada por IgE o inducen la activación de células cebadas independiente de anticuerpos IgE. Las mejoras en la síntesis han dado como resultado fármacos con poca capacidad de activar a las células cebadas. En algunos casos, la inyección muy rápida del fármaco causa una reacción inmediata, en tanto su administración durante 30 a 60 s, no. La incidencia de reacciones anafilácticas durante la anestesia general puede estar en el rango de casi 1:5 000 a 1:25 000 (4, 254-256). Hasta 5% de las reacciones ocurre con la exposición inicial al anestésico, pero pudiese explicarse por la presencia de iones de amonio terciarios y cuaternarios en cosméticos, desinfectantes, alimentos y otros medicamentos.

Los bloqueadores neuromusculares no despolarizantes presentan grupos de amonio terciario y cuaternario que se consideran sitios antigénicos para la IgE. Con base en los resultados de pruebas cutáneas ocurre reactividad cruzada, que se inician con las de punción, seguidas por las intradérmicas (4, 5, 13, 254, 257-259). Los bloqueadores neuromusculares deben diluirse (13, 254,

257-259). Para las pruebas por punción (epicutáneas), las diluciones deben ser las siguientes:

Pancuronio	1 mg/mL
Succinilcolina	20 mg/mL
Vecuronio	1 mg/mL

Para las pruebas intradérmicas, las diluciones se inician como sigue:

Pancuronio	0.002 mg/mL	0.02 mg/mL	0.2 mg/mL
Succinilcolina	0.001 mg/mL	0.01 mg/mL	0.1 mg/mL
Vecuronio	0.004 mg/mL	0.04 mg/mL	0.4 mg/mL

Si la prueba de punción cutánea resulta negativa, iníciese con la dilución más débil para las pruebas intradérmicas. Si la primera prueba cutánea intradérmica resulta negativa, continúese en forma gradual hasta que se use la de máxima concentración. Si esta también resulta negativa, se puede considerar la administración del fármaco. Los bloqueadores señalados incluyen vecuronio, pancuronio, atracurio, cisatracurio, rocuronio, D-tubocurarina y succinilcolina. Las pruebas cutáneas permitirán identificar a los fármacos con reacción cruzada, pero algunos pacientes presentan reactividad cutánea inmediata a uno solo. Las pruebas cutáneas negativas ayudan a identificar aquellos fármacos que se pueden administrar con seguridad.

El diagnóstico diferencial de la anafilaxia transoperatoria puede ser amplio (4, 5, 13, 254, 255, 256, 260-262). Algunos ejemplos incluyen alergia no detectada al látex, el antibiótico de frecuente administración empírica, cefazolina (254), y rara vez, el fentanilo (211) y la protamina. Otros fármacos, como benzodiacepinas, tiopental, propofol, e incluso la clorhexidina, rara vez resultan la causa (259, 260, 262). El hipnótico cetamina, con acciones estimulantes simpáticas causó edema pulmonar grave agudo en un niño de 8 años (261). Después de sobrevivir a la anafilaxia transoperatoria se identifica a un muy inusual paciente, hasta entonces no diagnosticado, con mastocitosis sistémica indolente (262).

Inhibidores de la bomba de protones/antagonistas del receptor de histamina$_2$

Los inhibidores de la bomba de protones y los antagonistas del receptor de histamina$_2$ suelen ser tolerados sin problema, excepto por los pacientes que experimentan diarrea u otros efectos colaterales gastrointestinales. En otro estudio hay informes de anafilaxia con el omeprazol (263-266), así como pruebas de provocación farmacológica exitosas de dosis acumulativas de 32 mg de omeprazol en 5.6 h (265). Reactividad cruzada se ha mostrado entre omeprazol y lansoprazol por pruebas cutáneas (263). También hay informes de eritrodermia grave, eritema multiforme e incluso TEN, por los inhibidores de la bomba de protones (267).

El síndrome de Stevens-Johnson se describió con la ranitidina (268). En un paciente, las lesiones objetivo, úlceras sublinguales y conjuntivitis se iniciaron 1 día después del uso de un comprimido de ranitidina (268). Los antecedentes eran de una exposición 2 años antes, sin contratiempos durante 1 mes de tratamiento, y "erupciones cutáneas pruriginosas" en antebrazos y piernas 1 año antes. El caso de este paciente resalta el punto de que un solo comprimido de un medicamento puede inducir el síndrome de Stevens-Johnson cuando está sensibilizado (véase cap. 16).

Tratamiento antiplaquetario

El tratamiento contra las plaquetas está indicado en los pacientes con el síndrome coronario agudo, arteriopatía coronaria que pudiese requerir angioplastia o injerto de derivación de arterias coronarias, y aquellos que fueron objeto de la inserción de endoprótesis de la generación más reciente (269). El tratamiento antiplaquetario doble consta de ácido acetilsalicílico más un fármaco antiplaquetario. A menudo, los pacientes se tratan durante 3 a 12 meses o más (269). Los fármacos antiplaquetarios de administración frecuente incluyen clopidogrel, prasugrel y ticagrelor (269). Sin distribución ya en Estados Unidos, la ticlopidina causaba efectos adversos reconocidos, que incluían neutropenia y púrpura trombocitopénica. El clopidogrel disminuyó la incidencia de tales efectos adversos, pero puede causar prurito, exantema, angioedema o anafilaxia. A menudo, el exantema pruriginoso por clopidogrel se inicia en los 3 días iniciales y hasta 1 mes del tratamiento; puede ser necesario realizar la desensibilización. Los abordajes incluyen un protocolo de 0.005, 0.010, 0.020, 0.040, 0.080, 0.160, 0.30, 0.60, 1.20, 2.50, 5.0, 10, 20 y 40 mg (270-272). De manera alternativa puede ser posible iniciar con 0.30 mg y continuar cada 30 min, con una dosis acumulada objetivo de 75 mg. Dependiendo del exantema, que puede ocurrir durante la desensibilización, quizá se requieran prednisona y antihistamínicos. En algunos casos, la desensibilización no es posible porque la erupción cutánea no permite continuar la administración del clopidogrel.

■ REFERENCIAS

1. Anné S, Middleton E Jr, Reisman RE. Vancomycin anaphylaxis and successful desensitization. *Ann Allergy*. 1994;73:402-404.
2. Chandler MJ, Ong RC, Grammer LC, *et al*. Detection, characterization, and desensitization of IgE to streptomycin. *J Allergy Clin Immunol*. 1992;89:178.

3. Lee C-W, Matulonis UA, Castells MC. Carboplatin hypersensitivity: a 6-h 12-step protocol effective in 35 desensitizations in patients with gynecologic malignancies and mast cell/IgE-mediated reactions. *Gynecol Oncol.* 2004;95:370-376.

4. Joint Task Force on Practice Parameters; American Academy of Allergy, Asthma and Immunology; American College of Allergy, Asthma and Immunology; Joint Council of Allergy, Asthma and Immunology. Drug allergy: an updated practice parameter. *Ann Allergy Asthma Immunol.* 2010;105:259-273.

5. Demoly P, Adkinson NF, Brockow K, *et al.* International Consensus on drug allergy. *Allergy.* 2014;69:420-437.

6. Greenberger PA. Desensitization and test-dosing for the drug-allergic patient. *Ann Allergy Asthma Immunol.* 2000;85:250-251.

7. Castells MC, Tennant NM, Sloanne DE, *et al.* Hypersensitivity reactions to chemotherapy: outcomes and safety of rapid desensitization in 413 cases. *J Allergy Clin Immunol.* 2008;122:574-580.

8. Adkinson FA Jr. Desensitization for drug hypersensitivity. *J Allergy Clin Immunol.* 2008;122:581-582.

9. Macy E, Bernstein JA, Castells MC, *et al.* Aspirin challenge and desensitization for aspirin-exacerbated respiratory disease: a practice paper. *Ann Allergy Asthma Immunol.* 2007;98:172-174.

10. Williams AN, Simon RA, Woessner KM, *et al.* The relationship between historical aspirin-induced asthma and severity of asthma induced during oral aspirin challenges. *J Allergy Clin Immunol.* 2007;120:273-277.

11. Woessner KM. Update on aspirin-exacerbated respiratory disease. *Curr Allergy Asthma Rep.* 2017;17(1):2. doi: 10.1007/s11882-017-0673-6.

12. Lin D, Li WK, Rieder MJ. Cotrimoxazole for prophylaxis or treatment of opportunistic infections of HIV/AIDS in patients with previous history of hypersensitivity to cotrimoxazole. *Cochrane Database Syst Rev.* 2007;(2):CD005646.

13. Grammer LC, Greenberger PA. *Drug Allergy and Protocols for Management of Drug Allergies.* 3rd ed. Providence, RI: Oceanside Pubs; 2003:1-42.

14. Stelzle RC, Squire EN. Oral desensitization to 5-aminosalicylic acid medications. *Ann Allergy Asthma Immunol.* 1999;83:23-24.

15. Pyle RC, Butterfield JH, Volcheck GW, *et al.* Successful outpatient graded administration of trimethoprim-sulfamethoxazole in patients without HIV and with a history of sulfonamide adverse drug reaction. *J Allergy Clin Immunol Pract.* 2014;2:52-58.

16. Schumacher MJ, Copeland JG. Intravenous desensitization to allopurinol in a heart transplant patient with gout. *Ann Allergy Asthma Immunol.* 2004;92:374-376.

17. Soares J, Caiado J, Lopes A, *et al.* Allopurinol desensitization: a fast or slow protocol? *J Investig Allergol Clin Immunol.* 2015;25:295-297.

18. Spigarelli MG, Hurwitz ME, Nasr SZ. Hypersensitivity to inhaled TOBI following reaction to gentamicin. *Ped Pulmonol.* 2002;33:311-314.

19. Whitaker P, Shaw N, Gooi J, *et al.* Rapid desensitization for non-immediate reactions in patients with cystic fibrosis. *J Cyst Fibros.* 2011;10:282-285.

20. Shahar E, Moar C, Pollack S. Successful desensitization of enfuvirtide-induced skin hypersensitivity reaction. *AIDS.* 2005;19:451-452.

21. Greenberger PA. 8. Drug allergy. *J Allergy Clin Immunol.* 2006;117 (2 Suppl Mini Primer):S464-S470.

22. Snape SE, Finch RG, Venkatesan P. Aciclovir desensitisation and rechallenge. *BMJ Case Rep.* 2011;2011: pii: bcr1020103392. doi:10.1136/bcr.10.2010.3392.

23. Lorber M, Haddad S. Hypersensitivity and desensitization to darunavir in a case of HIV infection with triple-class drug resistance: case description and review of the literature. *J Int Assoc Provid AIDS Care.* 2013;12:378-379.

24. Jerath Tatum A, Ditto AM, Patterson R. Severe serum sickness-like reaction to oral penicillin drugs: three case reports. *Ann Allergy Asthma Immunol.* 2001;86:330-334.

25. Lee CE, Zembower TR, Fotis MA, *et al.* The incidence of antimicrobial allergies in hospitalized patients: implications regarding prescribing patterns and emerging bacterial resistance. *Arch Intern Med.* 2000;160:2819-2899.

26. Trubiano JA, Pai Mangalore R, Baey YW, *et al.* Old but not forgotten: Antibiotic allergies in General Medicine (the AGM Study). *Med J Aust.* 2016;204(7):273.

27. Sullivan TJ, Wedner HJ, Shatz GS, *et al.* Skin testing to detect penicillin allergy. *J Allergy Clin Immunol.* 1981;68:171-180.

28. Sogn D, Evans R III, Shepherd GM, *et al.* Results of the National Institute of Allergy and Infectious Diseases collaborative clinical trial to test the predictive value of skin testing with major and minor penicillin derivatives in hospitalized adults. *Arch Intern Med.* 1992;15:1025-1032.

29. Solensky R, Earl HS, Gruchalla RS. Penicillin allergy: prevalence of vague history in skin test-positive patients. *Ann Allergy Asthma Immunol.* 2000;85:195-199.

30. Shepherd GM. Allergy to β-Lactam antibiotics. *Immunol Allergy Clin North Am.* 1991;11:611.

31. Macy E, Poon K-Y T. Self-reported antibiotic allergy incidence and prevalence: age and sex effects. *Am J Med.* 2009;122(8):778.e1–778.e7.doi:10.1016/j.amjmed.2009.01.034.

32. Johannes CB, Ziyadeh N, Seeger JD, *et al.* Incidence of allergic reactions associated with antibacterial use in a large, managed care organization. *Drug Saf.* 2007;30:705-713.

33. Idsoe O, Guthe T, Willcox RR, *et al.* Nature and extent of penicillin side-reactions with particular reference to fatalities from anaphylactic shock. *Bull WHO.* 1968;38:159.

34. Weiss ME, Adkinson NF Jr. Immediate hypersensitivity reactions to penicillin and related antibiotics. *Clin Allergy.* 1988;18:515.

35. Silverman S, Localio R, Apter AJ. Association between chronic urticaria and self-reported penicillin allergy. *Ann Allergy Asthma Immunol.* 2016;116:317-320.

36. Apter AJ, Kinman JL, Bilker WB, *et al.* Is there cross-reactivity between penicillins and cephalosporins? *Am J Med.* 2006;119:354.e11–354.e20.

37. Romano A, Viola M, Gueant-Rodriquez R-M, *et al.* Imipenem in patients with immediate hypersensitivity to penicillins. *N Engl J Med.* 2006;354:2835-2837.

38. Romano A, Viola M, Gueant-Rodriquez R-M, *et al.* Brief communication: tolerability of meropenem in patients with IgE-mediated hypersensitivity to penicillins. *Ann Intern Med.* 2007;146:266-269.

39. Levine BB, Zolov DM. Prediction of penicillin allergy by immunologic tests. *J Allergy.* 1969;43:231-244.

40. Mackowiak PA, LeMaistre CF. Drug fever: a critical appraisal of conventional concepts. An analysis of 51 episodes in two Dallas hospitals and 97 episodes reported in the English literature. *Ann Intern Med.* 1987;106: 728-733.

41. Roush MK, Nelson KM. Understanding drug-induced febrile reactions. *Am Pharm.* 1993;NS33:39-42.

42. Yang CH, Chen YY. A case of olanzapine-induced fever. *Psychopharmacol Bull.* 2017;47:45-47.

43. Fonacier L, Hirschberg R, Gerson S. Adverse drug reactions to a cephalosporins in hospitalized patients with a history of penicillin allergy. *Allergy Asthma.* 2005;26: 135-141.

44. Kelkar PS, Li JT-C. Cephalosporin allergy. *N Engl J Med.* 2001;345:804-809.

45. Annè S, Reisman RE. Risk of administering cephalosporin antibiotics to patients with histories of penicillin allergy. *Ann Allergy Asthma Immunol.* 1995;74:167-170.

46. Macy E. Penicillin and beta-lactam allergy: epidemiology and diagnosis. *Curr Allergy Asthma Rep.* 2014;14(11):476. doi:10.1007/s11882-014-0476-y.

47. Macy E, Contreras R. Adverse reactions associated with oral and parenteral use of cephalosporins: a retrospective population-based analysis. *J Allergy Clin Immunol.* 2015;135:745-752.

48. Gonzalez-Delgado P, Blanes M, Soriano V, et al. Erythema multiforme to amoxicillin with concurrent infection by Epstein–Barr virus. *Allergol Immunopathol (Madr).* 2006;34:76-78.

49. Jappe U. Amoxicillin-induced exanthema in patients with infectious mononucleosis: allergy or transient immunostimulation? *Allergy.* 2007;62:1474-1475.

50. Hernandez-Salazar A, Rosales SP, Rangel-Frausto S, et al. Epidemiology of adverse cutaneous drug reactions. A prospective study in hospitalized patients. *Arch Med Res.* 2006;37:899-902.

51. Platt R, Dreis MW, Kennedy DL, et al. Serum sickness-like reactions to amoxicillin, cefaclor, cephalexin, and trimethoprim-sulfamethoxazole. *J Infect Dis.* 1988;158:474.

52. Joubert GI, Hadad K, Matsui D, et al. Selection of treatment of cefaclor-associated urticarial, serum sickness-like reactions and erythema multiforme by emergency pediatricians: lack of a uniform standard of care. *Can J Clin Pharmacol.* 1999;6:197-201.

53. Isaacs D. Serum sickness-like reaction to cefaclor. *J Paediatr Child Health.* 2001;37:298-299.

54. Romano A, Gaeta F, Valluzzi RL, et al. Diagnosing hypersensitivity reactions to cephalosporins in children. *Pediatrics.* 2008;122:521-527.

55. Grouhi M, Hummel D, Roifman CM. Anaphylactic reaction to oral cefaclor in a child. *Pediatrics.* 1999;103:e50.

56. Shrestha D, Dhakal AK, Shakya H, et al. A report of near fatal ceftriaxone induced anaphylaxis in a child with review of literature. *Nepal Med Coll J.* 2013;15:84-86.

57. Pumphrey RS, Roberts IS. Postmortem findings after fatal anaphylactic reactions. *J Clin Pathol.* 2000;53:273-276.

58. Tayman C, Mete E, Bayrak O, et al. Unexpected cefazolin anaphylaxis in a 5-month-old girl. *Pediatr Emerg Care.* 2008;24:344-345.

59. Hasdenteufel F, Luyasu S, Renaudin J-M, et al. Anaphylactic shock associated with cefuroxime axetil: structure-activity relationships. *Ann Pharmacother.* 2007;41:1069-1072.

60. Blumenthal KG, Kuhlen JL Jr, Weil AA, et al. Adverse drug reactions associated with ceftaroline use: a 2-center retrospective cohort. *J Allergy Clin Immunol Pract.* 2016;4:740-746.

61. Greenberger PA. Immune-mediated and adverse drug reactions during treatment with the fifth generation cephalosporin, ceftaroline: drug allergy matters. *J Allergy Clin Immunol Pract.* 2016;4:747-748.

62. Silviu-Dan F, McPhillips S, Warrington RJ. The frequency of skin test reactions to side-chain penicillin determinants. *J Allergy Clin Immunol.* 1993;91:694-701.

63. Gonzalez J, Miranda A, Martin A, et al. Sensitivity to amoxycillin with good tolerance to penicillin. *J Allergy Clin Immunol.* 1988;81:222.

64. Fernandez T, Torres MJ, R-Pena R, et al. Decrease of selective immunoglobulin E response to amoxicillin despite repeated administration of benzylpenicillin and penicillin V. *Clin Exp Allergy.* 2005;35:1645-1650.

65. Albin S, Agarwal S. Prevalence and characteristics of reported penicillin allergy in an urban outpatient adult population. *Allergy Asthma Proc.* 2014;35:489-494.

66. Blanca M, Fernandez J, Miranda A, et al. Cross-reactivity between penicillins and cephalosporins: clinical and immunological studies. *J Allergy Clin Immunol.* 1989;83:381-385.

67. Petz L. Immunologic cross-reactivity between penicillins and cephalosporins: a review. *J Infect Dis.* 1978;137:574.

68. Park M, Markus P, Matesic D, et al. Safety and effectiveness of a preoperative allergy clinic in decreasing vancomycin use in patients with a history of penicillin allergy. *Ann Allergy Asthma Immunol.* 2006;97:681-687.

69. Lin RY. A perspective on penicillin allergy. *Arch Intern Med.* 1992:152:930-937.

70. Antunez C, Blanca-Lopez N, Torres MJ, et al. Immediate allergic reactions to cephalosporins: evaluation of cross-reactivity with a panel of penicillins and cephalosporins. *J Allergy Clin Immunol.* 2006;117:404-410.

71. Romano A, Gueart-Rodriguez RM, Viola M, et al. Cross-reactivity and tolerability of cephalosporins in patients with immediate hypersensitivity to penicillins. *Ann Intern Med.* 2004;141:16-22.

72. Saxon A, Adelman DC, Patel A, et al. Imipenem cross-reactivity with penicillin in humans. *J Allergy Clin Immunol.* 1988;82:213-217.

73. Chen Z, Baur X, Kutscha-Lissberg F, et al. IgE-mediated anaphylactic reaction to imipenem. *Allergy.* 2000;55:92-99.

74. Sodhi M, Axtell SS, Callahan J, et al. Is it safe to use carbapenems in patients with a history of allergy to penicillin? *J Antimicrob Chemother.* 2004;54:1155-1157.

75. Fernandez-Rivas M, Carral CP, Cuevas M, et al. Selective allergic reactions to clavulanic acid. *J Allergy Clin Immunol.* 1995;95:748-750.

76. Meng J, Thursfield D, Lukawska JJ. Allergy test outcomes in patients self-reported as having penicillin allergy: two-year experience. *Ann Allergy Asthma Immunol.* 2016;117:273-279.

77. Greenberger PA. Fatal and near-fatal anaphylaxis: factors that can worsen or contribute to fatal outcomes. *Immunol Allergy Clin North Am.* 2015;35:375-386.

78. Mendelson LM, Ressler C, Rosen JP, *et al.* Routine elective penicillin allergy skin testing in children and adolescents: study of sensitization. *J Allergy Clin Immunol.* 1984;73:76-81.

79. Parker PJ, Parrinello JT, Condemi JJ, *et al.* Penicillin resensitization among hospitalized patients. *J Allergy Clin Immunol.* 1991;88:213-217.

80. Bittner A, Greenberger PA. Incidence of resensitization after tolerating penicillin treatment in penicillin-allergic patients. *Allergy Asthma Proc.* 2004;25:161-164.

81. Sullivan T, Yecies L, Shatz G, *et al.* Desensitization of patients allergic to penicillin using orally administered β-lactam antibiotics. *J Allergy Clin Immunol.* 1982;69:275-282.

82. Borish L, Tamir R, Rosenwasser L. Intravenous desensitization to beta-lactam antibiotics. *J Allergy Clin Immunol.* 1987;80:314-319.

83. Stark BJ, Earl HS, Gross GN, *et al.* Acute and chronic desensitization of penicillin-allergic patients using oral penicillin. *J Allergy Clin Immunol.* 1987;79:523-532.

84. Brown LA, Goldberg ND, Shearer WT. Long-term ticarcillin desensitization by the continuous oral administration of penicillin. *J Allergy Clin Immunol.* 1982;69:51.

85. Demoly P, Messaad D, Sahla H, *et al.* Six-hour trimethoprim-sulfamethoxazole-graded challenge in HIV-infected patients. *J Allergy Clin Immunol.* 1998;102:1033-1036.

86. Nordstrand IA. Anaphylaxis to trimethoprim: an under-appreciated risk in acute medical care. *Emerg Med Australas.* 2004;16:82-85.

87. Bijl AM, Van Der Klauw MM, Van Vliet AC, *et al.* Anaphylactic reactions associated with trimethoprim. *Clin Exp Allergy.* 1998;28:510-512.

88. Cabañas R, Caballero MT, Veta A, *et al.* Anaphylaxis to trimethoprim. *J Allergy Clin Immunol.* 1996;97:137-138.

89. Carrington DM, Earl HS, Sullivan TJ. Studies of human IgE to a sulfonamide determinant. *J Allergy Clin Immunol.* 1987;79:442-447.

90. Gruchalla RS, Sullivan TJ. Detection of human IgE to sulfamethoxazole by skin testing with sulfamethoxazoyl-poly-L-tyrosine. *J Allergy Clin Immunol.* 1991;88:784-792.

91. Shear NH, Spielberg SP, Grant DM, *et al.* Differences in metabolism of sulfonamides predisposing to idiosyncratic toxicity. *Ann Intern Med.* 1986;105:179-184.

92. Rieder MJ, Vetrecht J, Shear NH, *et al.* Diagnosis of sulfonamide hypersensitivity reactions by in vitro "rechallenge" with hydroxylamine metabolites. *Ann Intern Med.* 1989;110:286-289.

93. Carr A, Tindall B, Penny R, *et al.* In vitro cytotoxicity as a marker of hypersensitivity to sulphamethoxazole in patients with HIV. *Clin Exp Immunol.* 1993;94:21.

94. Greenberger PA, Patterson R. Management of drug allergy in patients with acquired immunodeficiency syndrome. *J Allergy Clin Immunol.* 1987;79:484-488.

95. Absar N, Daneshvar H, Beall G. Desensitization to trimethoprim/sulfamethoxazole in HIV-infected patients. *J Allergy Clin Immunol.* 1994;93:1001-1005.

96. White MV, Haddad ZH, Brunner E, *et al.* Desensitization to trimethoprim-sulfamethoxazole in patients with acquired immunodeficiency syndrome and Pneumocystis carinii pneumonia. *Ann Allergy.* 1989;62:177-179.

97. Yoshizawa S, Yasuoka A, Kikuchi Y, *et al.* A 5-day course of oral desensitization to trimethoprim/sulfamethoxazole (T/S) is successful in patients with human immunodeficiency virus type-1 infection who were previously intolerant to T/S but had no sulfamethoxazole-specific IgE. *Ann Allergy Asthma Immunol.* 2000;85:241-244.

98. Neuman MG, Malkiewicz IM, Phillips EJ, *et al.* Monitoring adverse drug reactions to sulfonamide antibiotics in human immunodeficiency virus-infected individuals. *Ther Drug Monit.* 2002;24:728-736.

99. Garcia-Martin E. Interethnic and intraethnic variability of NAT2 single nucleotide polymorphisms. *Curr Drug Metab.* 2008;9:87-97.

100. Davis CM, Shearer WT. Diagnosis and management of HIV drug hypersensitivity. *J Allergy Clin Immunol.* 2008;121:826-832.

101. Baum CG, Sonnabend JA, O'Sullivan M. Prophylaxis of AIDS-related *Pneumocystis carinii* pneumonia with aerosolized pentamidine in a patient with hypersensitivity to systemic pentamidine. *J Allergy Clin Immunol.* 1992;90:268-289.

102. Boxer MB, Dykewicz MS, Patterson R, *et al.* The management of patients with sulfonamide allergy. *N Engl Reg Allergy Proc.* 1988;9:219-223.

103. Douglas R, Spelman D, Czarny D, *et al.* Successful desensitization of two patients who previously developed Stevens-Johnson syndrome while receiving trimethoprim-sulfamethoxazole. *Clin Infect Dis.* 1997;25:1480.

104. van Bodegraven AA, Mulder CJ. Indications for 5-aminosalicylate in inflammatory bowel disease: is the body of evidence complete? *World J Gastroenterol.* 2006;12:6115-6123.

105. Purdy BH, Philips DM, Summers RW. Desensitization for sulfasalazine rash. *Ann Intern Med.* 1984;100:512-514.

106. Earl HS, Sullivan TJ. Acute desensitization of a patient with cystic fibrosis allergic to both B-lactam and aminoglycoside antibiotics. *J Allergy Clin Immunol.* 1987;79:477-483.

107. Schretlen-Doherty JS, Troutman WG. Tobramycin-induced hypersensitivity reaction. *Ann Pharmacother.* 1995;29:704-706.

108. Domínguez-Ortega J, Manteiga E, Abad-Schilling C, *et al.* Induced tolerance to nebulized colistin after severe reaction to the drug. *J Investig Allergol Clin Immunol.* 2007;17:59-61.

109. Polk RE, Healy DP, Schwartz LB, *et al.* Vancomycin and the red man syndrome: pharmacodynamics of histamine release. *J Infect Dis.* 1988;157:502-507.

110. Lin RY. Desensitization in the management of vancomycin hypersensitivity. *Arch Intern Med.* 1990;150:2197-2198.

111. Alexander II, Greenberger PA. Vancomycin-induced Stevens-Johnson syndrome. *Allergy Asthma Proc.* 1996;17:75-78.

112. Jones DH, Todd M, Craig TJ. Early diagnosis is key in vancomycin-induced linear IgA bullous dermatosis and Stevens-Johnson syndrome. *J Am Osteopath Assoc.* 2004;104:157-163.

113. Minhas JS, Wickner PG, Long AA, *et al.* Immune-mediated reactions to vancomycin: a systematic case review and analysis. *Ann Allergy Asthma Immunol.* 2016;116:544-553.

114. Forrence EA, Goldman MP. Vancomycin-associated exfoliative dermatitis. *DICP Ann Pharmacother.* 1990;24:369-371.

115. Richards Al, Cleland H. Exfoliative dermatitis, fever and acute renal failure in a 60% burns patient. *Burns.* 2005;31:1056-1060.

116. Davis H, McGoodwin E, Reed TG. Anaphylactoid reactions reported after treatment with ciprofloxacin. *Ann Intern Med.* 1989;111:1041-1043.

117. Smythe MA, Cappelletty DM. Anaphylactoid reaction to levofloxacin. *Pharmacotherapy.* 2000;20:1520-1523.

118. Sachs B, Riegel S, Seebeck J, et al. Fluoroquinolone-associated anaphylaxis in spontaneous adverse drug reaction reports in Germany: differences in reporting rates between individual fluoroquinolones and occurrence after first-ever use. *Drug Saf.* 2006;29:1087-1100.

119. Messaad D, Sahla H, Benahmed S, et al. Drug provocation tests in patients with a history suggesting an immediate drug hypersensitivity reaction. *Ann Intern Med.* 2004;140:1001-1006.

120. Mawhirt SL, Fonacier LS, Calixte R, et al. Skin testing and drug challenge outcomes in antibiotic-allergic patients with immediate-type hypersensitivity. *Ann Allergy Asthma Immunol.* 2017;118:73-79.

121. Ogita A, Takada K, Kawana S. Case of anaphylaxis due to tetracycline hydrochloride. *J Dermatol.* 2011;38:597-599.

122. Jang JW, Bae YJ, Kim YG, et al. A case of anaphylaxis to oral minocycline. *J Korean Med Sci.* 2010;25:1231-1233.

123. Fernando SL, Hudson BJ. Rapid desensitization to doxycycline. *Ann Allergy Asthma Immunol.* 2013;111:73-74.

124. Palchick BA, Fink EA, McEntire JE, et al. Anaphylaxis due to chloramphenicol. *Am J Med Sci.* 1984;288:43.

125. Liphshitz I, Loewenstein A. Anaphylactic reaction following application of chloramphenicol eye ointment. *Br J Ophthalmol.* 1991;75:64.

126. Jorro G, Morales C, Brasó JV, et al. Anaphylaxis to erythromycin. *Ann Allergy Asthma Immunol.* 1996;77:456-458.

127. Radheshi E, Reggiani Bonetti L, Confortini A, et al. Postmortem diagnosis of anaphylaxis in presence of decompositional changes. *J Forensic Leg Med.* 2016;38:97-100.

128. Bottenberg MM, Wall GC, Hicklin GA. Apparent anaphylactoid reaction after treatment with a single dose of telithromycin. *Ann Allergy Asthma Immunol.* 2007;98:89-91.

129. Mori F, Pecorari L, Pantano S, et al. Azithromycin anaphylaxis in children. *Int J Immunopathol Pharmacol.* 2014;27:121-126.

130. Stine JG, Chalasani N. Chronic liver injury induced by drugs: a systematic review. *Liver Int.* 2015;35:2343-2353.

131. Yeu WW, Chau CH, Lee J, et al. Cholestatic hepatitis in a patient who received clarithromycin therapy for a M. chelonae lung infection. *Clin Infect Dis.* 1994;18:1025.

132. Giannattasio A, D'Ambrosi M, Volpicelli M. Steroid therapy for a case of severe drug-induced cholestasis. *Ann Pharmacother.* 2006;40:1196-1199.

133. Mazur N, Greenberger PA, Regalado J. Clindamycin hypersensitivity appears to be rare. *Ann Allergy Asthma Immunol.* 1999;82:443-445.

134. Chiou CS, Lin SM, Lin SP, et al. Clindamycin-induced anaphylactic shock during general anesthesia. *J Chin Med Assoc.* 2006;69:549-551.

135. Bulloch MN, Baccas JT, Arnold S. Clindamycin-induced hypersensitivity reaction. *Infection.* 2016;44:357-359.

136. Asensio Sanchez T, Davila I, Moreno E, et al. Anaphylaxis due to metronidazole with positive skin prick test. *J Investig Allergol Clin Immunol.* 2008;18:138-139.

137. Gendelman SR, Pien LC, Gutta RC, et al. Modified oral metronidazole desensitization protocol. *Allergy Rhinol (Providence).* 2014;5:66-69.

138. Kurohara ML, Kwong FK, Lebherz TB, et al. Metronidazole hypersensitivity and oral desensitization. *J Allergy Clin Immunol.* 1991;88:279-280.

139. Kemp SF, Lockey RF. Amphotericin B: emergency challenge in a neutropenic, asthmatic patient with fungal sepsis. *J Allergy Clin Immunol.* 1995;96:425-427.

140. Lowery MM, Greenberger PA. Amphotericin-induced stridor: a review of stridor, amphotericin preparations, and their immunoregulatory effects. *Ann Allergy Asthma Immunol.* 2003;91:460-466.

141. Vaidya SJ, Seydel C, Patel SR, et al. Anaphylactic reaction to liposomal amphotericin B. *Ann Pharmacother.* 2002;36:1480-1481.

142. Kauffman CA, Wiseman SW. Anaphylaxis upon switching lipid-containing amphotericin B formulations. *Clin Infect Dis.* 1998;26:1237-1238.

143. Schneider P, Klein RM, Dietze L, et al. Anaphylactic reaction to liposomal amphotericin (Ambisome). *Br J Haematol.* 1998;102:1107-1111.

144. Kolve H, Ahlke E, Fegeler W, et al. Safety, tolerance and outcome of treatment with liposomal amphotericin B in paediatric patients with cancer or undergoing haematopoietic stem cell transplantation. *J Antimicrob Chemother.* 2009;64:383-387.

145. Liu PY, Lee CH, Lin LJ, et al. Refractory anaphylactic shock associated with ketoconazole treatment. *Ann Pharmacother.* 2005;39:547-550.

146. Chen J, Song X, Yang P, et al. Appearance of anaphylactic shock after long-term intravenous itraconazole treatment. *Ann Pharmacother.* 2009;43:537-541.

147. Bittleman DB, Stapleton J, Casale TB. Report of successful desensitization to itraconazole. *J Allergy Clin Immunol.* 1994;94:270-271.

148. Greenberg RN, Mullane K, van Burik JA, et al. Posaconazole as salvage therapy for zygomycosis. *Antimicrob Agents Chemother.* 2006;50:126-133.

149. Gençer S, Ozer S, Demirhan G, et al. Angio-oedema as an unusual tolerable side effect of voriconazole therapy. *J Med Microbiol.* 2008;57:1028-1031.

150. Kauffman CA. Clinical efficacy of new antifungal agents. *Curr Opin Microbiol.* 2006;9:483-488.

151. Patel S, Alangaden GJ, Lum LG, et al. Immediate cross-hypersensitivity between micafungin and caspofungin: a case report. *J Oncol Pharm Pract.* 2009;15:187-189.

152. Jeong SH, Kim DY, Jang JH, et al. Efficacy and safety of micafungin versus intravenous itraconazole as empirical antifungal therapy for febrile neutropenic patients with hematological malignancies: a randomized, controlled, prospective, multicenter study. *Ann Hematol.* 2016;95:337-344.

153. Carr A, Penny R, Cooper DA. Allergy and desensitization to zidovudine in patients with acquired immunodeficiency syndrome (AIDS). *J Allergy Clin Immunol.* 1993;91:683-685.

154. Duque S, de la Puente J, Rodríguez F. Zidovudine-related erythroderma and successful desensitization: a case report. *J Allergy Clin Immunol.* 1996;98:234-235.

155. Khalili H, Farasatinasab M, Hajiabdolbaghi M. Efavirenz severe hypersensitivity reaction: case report and rapid desensitization protocol development. *Ann Pharmacother.* 2012;46(5):e12. doi:10.1345/aph.1Q773.

156. Kawsar M, Parkin JM, Forster G. Graded challenge in an aciclovir allergic patient. *Sex Transm Infect.* 2001;77:204-205.

157. Singh SK, Prabhu A, Kumar A. Valacyclovir-induced urticaria without acyclovir hypersensitivity. *Indian J Dermatol Venereol Leprol*. 2015;81:611-612.

158. Khunda A, Kawsar M, Parkin JM. Successful use of valciclovir in a case of recurrent urticaria associated with genital herpes. *Sex Transm Infect*. 2002;78:468.

159. Kaji M, Fukuda T, Tanaka M, *et al*. A side effect of neuraminidase inhibitor in a patient with liver cirrhosis. *J Infect Chemother*. 2005;11:41-43.

160. Williamson JC, Pegram PS. Neuraminidase inhibitors in patients with underlying airways disease. *Am J Resp Med*. 2002;1:85-90.

161. Ison MG. Clinical use of approved influenza antivirals: therapy and prophylaxis. *Influenza Other Respir Viruses*. 2013;7(Suppl 1):7-13.

162. Kainer MA, Mijch A. Anaphylactoid reaction, angioedema and urticaria associated with lamivudine. *Lancet*. 1996;348:1519.

163. Kaptanoglu AF, Kutluay L. Ichthyosiform eruption associated with lamivudine in a patient with chronic hepatitis-B infection. *Int J Clin Pract*. 2005;59:1237-1238.

164. Benken ST, Nyenhuis SM, Dunne S. Sequential rapid oral desensitization to rifampin and moxifloxacin for the treatment of active mycobacterium tuberculosis. *J Allergy Clin Immunol Pract*. 2017;5:195-197.

165. Wurtz RM, Abrams D, Becker S, *et al*. Anaphylactoid drug reactions due to ciprofloxacin and rifampicin in HIV-infected patients. *Lancet*. 1989;1:955-956.

166. Hmouda H, Laouani-Kechrid C, Nejib Karoui M, *et al*. A rare case of streptomycin-induced toxic epidermal necrolysis in a patient with tuberculosis: a therapeutic dilemma. *Ann Pharmacother*. 2005;39:165-168.

167. Moseley EK, Sullivan TJ. Allergic reactions to antimicrobial drugs in patients with a history of prior drug allergy. *J Allergy Clin Immunol*. 1991;87:226.

168. Schiavino D, Nucera E, Roncallo C, *et al*. Multiple drug intolerance syndrome: clinical findings and usefulness of challenge tests. *Ann Allergy Asthma Immunol*. 2007; 99:136-142.

169. Gollapudi RR, Teirstein PS, Stevenson DD, *et al*. Aspirin sensitivity: implications for patients with coronary artery disease. *JAMA*. 2004;292:3017-3023.

170. Stevenson DD, Szczeklik A. Clinical and pathologic perspectives on aspirin sensitivity and asthma. *J Allergy Clin Immunol*. 2006;118:773-786.

171. Sánchez-Borges M, Caballero-Fonseca F, Capriles-Hulett A. Cofactors and comorbidities in patients with aspirin/NSAID hypersensitivity. *Allergol Immunopathol (Madr)*. 2016; pii: S0301-0546(16)30121-5.

172. Malde B, Regalado J, Greenberger PA. Investigation of angioedema associated with the use of angiotensin-converting enzyme inhibitors and angiotensin receptor blockers. *Ann Allergy Asthma Immunol*. 2007;98:57-63.

173. Israel E, Fischer AR, Rosenberg MA, *et al*. The pivotal role of 5-lipoxygenase products in the reaction of aspirin-sensitive asthmatics to aspirin. *Am Rev Respir Dis*. 1993;148:1447-1451.

174. Christie PE, Tagari P, Ford Hutchinson AW, *et al*. Urinary LTE4 concentrations increase after aspirin challenge in aspirin-sensitive asthmatic subjects. *Am Rev Respir Dis*. 1991;143:1025-1029.

175. Dahlen B, Szczeklik A, Murray JJ. Celecoxib in patients with asthma and aspirin intolerance. *N Engl J Med*. 2001;344:142.

176. Kowalski ML, Makowska JS. Seven steps to the diagnosis of NSAIDs hypersensitivity: how to apply a new classification in real practice? *Allergy Asthma Immunol Res*. 2015;7:312-320.

177. Mathison DA, Lumry WR, Stevenson DD, *et al*. Aspirin in chronic urticaria and/or angioedema: studies of sensitivity and desensitization. *J Allergy Clin Immunol*. 1982;69:135.

178. Lee RU, Stevenson DD. Aspirin-exacerbated respiratory risease: evaluation and management. *Allergy Asthma Immunol Res*. 2011;3:3-10.

179. Pleskow WW, Stevenson DD, Mathison DA, *et al*. Aspirin desensitization in aspirin-sensitive asthmatic patients: clinical manifestations and characterization of the refractory period. *J Allergy Clin Immunol*. 1982;69:11-19.

180. Makowska JS, Grzegoczyk J, Bienkiewicz B, *et al*. Systemic responses after bronchial aspirin challenge in sensitive patients with asthma. *J Allergy Clin Immunol*. 2008;121:348-354.

181. Settipane RA, Schrank PJ, Simon RA, *et al*. Prevalence of cross-reactivity with acetaminophen in aspirin-sensitive asthmatic subjects. *J Allergy Clin Immunol*. 1995;96:480-485.

182. Stevenson DD, Hougham AJ, Schrank PJ, *et al*. Salsalate cross-sensitivity in aspirin-sensitive asthmatic patients. *J Allergy Clin Immunol*. 1990;86:749-758.

183. Feigenbaum BA, Stevenson DD, Simon RA. Hydrocortisone sodium succinate does not cross-react with aspirin in aspirin-sensitive patients with asthma. *J Allergy Clin Immunol*. 1995;96:545-548.

184. Ibrahim C, Singh K, Tsai G, *et al*. A retrospective study of the clinical benefit from acetylsalicylic acid desensitization in patients with nasal polyposis and asthma. *Allergy Asthma Clin Immunol*. 2014;10(1):64. doi:10.1186/s13223-014-0064-7.

185. Van Diem L, Grilliat JP. Anaphylactic shock induced by paracetamol. *Eur J Clin Pharmacol*. 1990;38:389-390.

186. Vidal C, Pérez-Carral C, González-Quintela A. Paracetamol (acetaminophen) hypersensitivity. *Ann Allergy Asthma Immunol*. 1997;79:320-321.

187. Doan T, Greenberger PA. Nearly fatal episodes of hypotension, flushing, and dyspnea in a 47-year-old woman. *Ann Allergy*. 1993;70:439-444.

188. Gowrinath K, Balachandran C. Anaphylactic reaction due to paracetamol. *J Indian Med Assoc*. 2004;102:223-226.

189. Schwarz N, Ham Pong A. Acetaminophen anaphylaxis with aspirin and sodium salicylate sensitivity: a case report. *Ann Allergy Asthma Immunol*. 1996;77:473-474.

190. Katayama H, Yamaguchi K, Kozuka T, *et al*. Adverse reactions to ionic and nonionic contrast media: a report from the Japanese Committee on the safety of contrast media. *Radiology*. 1990;175:621-628.

191. ACR Committee on Drugs and Contrast Media. *ACR Manual on Contrast Media. Version 10.2*. Reston, VA: American College of Radiology;v2016:1-124.

192. Palmer FJ. The RACR survey of intravenous contrast media reactions: final report. *Aust Radiol*. 1988;32:426-428.

193. Neugut AI, Ghatak AT, Miller RL. Anaphylaxis in the United States: an investigation into its epidemiology. *Arch Intern Med*. 2001;161:15-21.

194. Greenberger PA, Patterson R. The prevention of immediate generalized reactions to radiocontrast media in high-risk patients. *J Allergy Clin Immunol*. 1991;87:867-872.

195. Caro JJ, Trindale E, McGregor M. The risk of death and of severe nonfatal reactions with high-versus low-osmolality

contrast media: a meta-analysis. *AJR Am J Roentgenol.* 1991;156:825-832.

196. Spring DB, Bettman MA, Barkan HE. Deaths related to iodinated contrast media reported spontaneously to the U.S. Food and Drug Administration 1978-1994: effect of the availability of low-osmolality contrast media. *Radiology.* 1997;204:333-337.

197. Aran S, Shaqdan KW, Abujudeh HH. Adverse allergic reactions to linear ionic gadolinium-based contrast agents: experience with 194, 400 injections. *Clin Radiol.* 2015;70:466-475.

198. Dillman JR, Ellis JH, Cohan RH, *et al.* Allergic-like breakthrough reactions to gadolinium contrast agents after corticosteroid and antihistamine premedication. *AJR Am J Roentgenol.* 2008;190:187-190.

199. Dillman JR, Ellis JH, Cohan RH, *et al.* Frequency and severity of acute allergic-like reactions to gadolinium-containing i.v. contrast media in children and adults. *AJR Am J Roentgenol.* 2007;189:153-158.

200. Davenport MS, Dillman JR, Cohan RH, *et al.* Effect of abrupt substitution of gadobenate dimeglumine for gadopentetate dimeglumine on rate of allergic-like reactions. *Radiology.* 2013;266:773-782.

201. Siegle RL, Halvosen R, Dillon J, *et al.* The use of iohexol in patients with previous reactions to ionic contrast material. *Invest Radiol.* 1991;26:411-416.

202. Schrott KM, Behrends B, Clauss W, *et al.* Iohexol in excretory urography: results of the drug monitoring programs. *Fortschr Med.* 1986;104:153-156.

203. Enright T, Chua-Lim A, Duda E, *et al.* The role of a documented allergic profile as a risk factor for radiographic contrast media reactions. *Ann Allergy.* 1989;62:302-305.

204. Greenberger PA, Meyers SN, Kramer BL, *et al.* Effects of beta-adrenergic and calcium antagonists on the development of anaphylactoid reactions from radiographic contrast media during cardiac angiography. *J Allergy Clin Immunol.* 1987;80:698-702.

205. Lang DM, Alpern MB, Visintainer PF, *et al.* Increased risk for anaphylactoid reaction from contrast media in patients on B-adrenergic blockers or with asthma. *Ann Intern Med.* 1991;115:270-276.

206. Witten DM, Hirsch FD, Hartman GW. Acute reactions to urographic contrast medium: incidence, clinical characteristics and relationship to history of hypersensitivity states. *AJR Am J Roentgenol.* 1973;119:832-840.

207. Huang SW. Seafood and iodine: an analysis of a medical myth. *Allergy Asthma Proc.* 2005;26:468-469.

208. Beaty AD, Lieberman PL, Slavin RG. Seafood allergy and radiocontrast media: are physicians propagating a myth? *Am J Med.* 2008;121:158.e1-158.e4.

209. Greenberger PA, Patterson R, Tapio CM. Prophylaxis against repeated radiocontrast media reactions in 857 cases. *Arch Intern Med.* 1985;145:2197-2200.

210. Greenberger PA, Halwig JM, Patterson R. Emergency administration of radiocontrast media in high-risk patients. *J Allergy Clin Immunol.* 1986;77:630-634.

211. deShazo RD, Nelson HS. An approach to the patient with a history of local anesthetic hypersensitivity: experience with 90 patients. *J Allergy Clin Immunol.* 1979;63:387-394.

212. Incaudo G, Schatz M, Patterson R, *et al.* Administration of local anesthetics to patients with a history of a prior reaction. *J Allergy Clin Immunol.* 1978;61:339-345.

213. Gall H, Kaufmann R, Kalveram CM. Adverse reactions to local anesthetics: analysis of 197 cases. *J Allergy Clin Immunol.* 1996;97:933-937.

214. Schwartz HJ, Sher TH. Bisulfite sensitivity manifesting as allergy to local dental anesthesia. *J Allergy Clin Immunol.* 1985;75:525-527.

215. Dicpinigaitis PV. Angiotensin-converting enzyme inhibitor-induced cough: ACCP evidence-based clinical practice guidelines. *Chest.* 2006;129:169S-173S.

216. ONTARGET Investigators, Yusuf S, Teo KK, *et al.* Telmisartan, ramipril, or both in patients at high risk for vascular events. *N Engl J Med.* 2008;358:1547-1559.

217. Brown NJ, Snowden M, Griffin MR. Recurrent angiotensin-converting enzyme inhibitor-associated angioedema. *JAMA.* 1997;278:232-233.

218. Brown NJ, Ray WA, Snowden M, *et al.* Black Americans have an increased rate of angiotensin converting enzyme inhibitor associated angioedema. *Clin Pharmacol Ther.* 1996;60:8-13.

219. Abbosh J, Anderson JA, Levine AB, *et al.* Antiotensin converting enzyme inhibitor-induced angioedema more prevalent in transplant patients. *Ann Allergy Asthma Immunol.* 1999;82:473-476.

220. Woo KS, Nicholls MG. High prevalence of persistent cough with angiotensin converting enzyme inhibitors in Chinese. *Br J Clin Pharmacol.* 1995;40:141-44.

221. Tielemans C, Madhoun P, Lenaers M, *et al.* Anaphylactoid reactions during hemodialysis on AN69 membranes in patients receiving ACE inhibitors. *Kidney Int.* 1990; 38:982-984.

222. Alvarez-Lara MA, Martin-Malo A, Espinosa M, *et al.* ACE inhibitors and anaphylactoid reactions to high-flux membrane dialysis [Letter]. *Lancet.* 1991;337:370.

223. Tielemans C, Vanherweghem JL, Blumberg A, *et al.* ACE inhibitors and anaphylactoid reactions to high-flux membrane dialysis [Letter]. *Lancet.* 1991;337:370-371.

224. Molinaro G, Duan QL, Chagnon M, *et al.* Kinin-dependent hypersensitivity reactions in hemodialysis: metabolic and genetic factors. *Kidney Int.* 2006;70:1823-1831.

225. Strassen U, Bas M, Hoffmann TK, *et al.* Treatment of angiotensin receptor blocker-induced angioedema: a case series. *Laryngoscope.* 2015;125:1619-1623.

226. Faisant C, Armengol G, Bouillet L, *et al.* Angioedema triggered by medication blocking the renin/angiotensin system: retrospective study using the French national pharmacovigilance database. *J Clin Immunol.* 2016;36:95-102.

227. Campbell DJ, Krum H, Esler MD. Losartan increases bradykinin levels in hypertensive humans. *Circulation.* 2005;111:315-320.

228. van Rijnsoever EW, Kwee-Zuiderwijk WJM, Feenstra J. Angioneurotic edema attributed to the use of losartan. *Arch Intern Med.* 1998;158:2063-2065.

229. Brown NJ, Byiers S, Carr D, *et al.* Dipeptidyl peptidase-IV inhibitor use associated with increased risk of ACE inhibitor-associated angioedema. *Hypertension.* 2009;54:516-523.

230. Baş M, Greve J, Stelter K, *et al.* A randomized trial of icatibant in ACE-inhibitor-induced angioedema. *N Engl J Med.* 2015;372:418-425.

231. Straka BT, Ramirez CE, Byrd JB, *et al.* Effect of bradykinin receptor antagonism on ACE inhibitor-associated angioedema. *J Allergy Clin Immunol.* 2016: pii: S0091-6749(16)31376-8. doi:10.1016/j.jaci.2016.09.051.

232. Gutstein HB, Akil H. Opioid analgesics. In: Brunton LL, Lazo JS, Parker KL, eds. *Goodman & Gilman's The Pharmacologic Basis of Therapeutics*. 11th ed. New York, NY: McGraw-Hill; 2006:Chapter 21. Accessed online November 24, 2008.

233. Mundt P, Mochmann HC, Ebhardt H, *et al*. Pulmonary fibrosis after chemotherapy with oxaliplatin and 5-fluorouracil for colorectal cancer. *Oncology*. 2007;73:270-272.

234. Reed WL, Mortimer JE, Picus J. Severe interstitial pneumonitis associated with docetaxel administration. *Cancer*. 2002;94:847-853.

235. Zitnik RJ. Drug-induced lung disease: cancer chemotherapy agents. *J Resp Dis*. 1995;16:855-865.

236. Sas-Korczyńska B, Łuczyńska E, Kamzol W, *et al*. Analysis of risk factors for pulmonary complications in patients with limited-stage small cell lung cancer: a single-centre retrospective study. *Strahlenther Onkol*. 2017;193:141-149.

237. Picard M, Matulonis UA, Castells M. Chemotherapy hypersensitivity reactions in ovarian cancer. *J Natl Compr Canc Netw*. 2014;12:389-402.

238. Shlebak AA, Clark PI, Green JA. Hypersensitivity and cross-reactivity to cisplatin and analogues. *Cancer Chemother Pharmacol*. 1995;35:349-351.

239. Goldberg A, Altaras MM, Mekori YA, *et al*. Anaphylaxis to cisplatin: diagnosis and value of pretreatment in prevention of recurrent allergic reactions. *Ann Allergy*. 1994;73:271-272.

240. Vermorken JB, Mesia R, Rivera F, *et al*. Platinum-based chemotherapy plus cetuximab in head and neck cancer. *N Engl J Med*. 2008;359:1116-1127.

241. Bohan KH, Mansuri TF, Wilson NM. Anticonvulsant hypersensitivity syndrome: implications for pharmaceutical care. *Pharmacotherapy*. 2007;27:1425-1439.

242. Mansur AT, Pekcan Yascar S, Gotay F. Anticonvulsant hypersensitivity syndrome: clinical and laboratory features. *Int J Dermatol*. 2008;47:1184-1189.

243. Krivoy N, Taer M, Neuman MG. Antiepileptic drug-induced hypersensitivity syndrome reactions. *Curr Drug Saf*. 2006;1:289-299.

244. Chung WH, Hung SI, Chen YI. Human leukocyte antigens and drug hypersensitivity. *Curr Opin Allergy Clin Immunol*. 2007;7:317-323.

245. Yang C-W, Hung S-L, Juo CG, *et al*. HLA-B*1502-bound peptides: implications for the pathogenesis of carbamazepine-induced Stevens-Johnson syndrome. *J Allergy Clin Immunol*. 2007;120:870-877.

246. Alfirevic A, Jorgensen AL, Williamson PR, *et al*. HLA-B locus in Caucasian patients with carbamazepine hypersensitivity. *Pharmacogenomics*. 2006;7:813-816.

247. Gennis MA, Vemuri R, Burns EA, *et al*. Familial occurrence of hypersensitivity to phenytoin. *Am J Med*. 1991;91: 631-634.

248. Gonzalez FJ, Carvajal MJ, del Pozo V, *et al*. Erythema multiforme to phenobarbital: involvement of eosinophils and T cells expressing the skin homing receptor. *J Allergy Clin Immunol*. 1997;100:135-137.

249. Chopra S, Levell NJ, Cowley G, *et al*. Systemic corticosteroids in the phenytoin hypersensitivity syndrome. *Br J Dermatol*. 1996;134:1109-1112.

250. Hirsch LJ, Arif H, Nahm EA, *et al*. Cross-sensitivity of skin rashes with antiepileptic drug use. *Neurology*. 2008;71:1527-1534.

251. Błaszczyk B, Lasoń W, Czuczwar SJ. Antiepileptic drugs and adverse skin reactions: an update. *Pharmacol Rep*. 2015;67:426-434.

252. Vittorio CC, Muglia JJ. Anticonvulsant hypersensitivity syndrome. *Arch Intern Med*. 1995;155:2285-2290.

253. Aoki M, Hosono N, Takata S, *et al*. New pharmacogenetic test for detecting an HLA-A*31: 01 allele using the InvaderPlus assay. *Pharmacogenet Genom*. 2012;22: 441-446.

254. Culp JA, Palis RI, Castells MC, *et al*. Perioperative anaphylaxis in a 44-year old man. *Allergy Asthma Proc*. 2007;28:602-605.

255. Greenberger PA. Intraoperative and procedure-related anaphylaxis. *J Allergy Clin Immunol Pract*. 2015;3: 106-107.

256. Mertes PM, Alla F, Tréchot P, *et al*. Groupe d'Etudes des Réactions Anaphylactoïdes Peranesthésiques. Anaphylaxis during anesthesia in France: an 8-year national survey. *J Allergy Clin Immunol*. 2011;128:366-373.

257. Mertes PM, Laxenaire MC, Lienhart A, *et al*. Reducing the risk of anaphylaxis during anesthesia during anesthesia: guidelines for clinic practice. *J Investig Allergol Clin Immunol*. 2005;15:91-101.

258. Matthey P, Wang P, Finegan BA, *et al*. Rocuronium anaphylaxis and multiple neuromuscular blocking drug sensitivities. *Can J Anesth*. 2000;47:890-893.

259. Chong YY, Caballero MR, Lukawska J, *et al*. Anaphylaxis during general anaesthesia: one-year survey from a British allergy clinic. *Singapore Med J*. 2008;49:483-487.

260. Harboe T, Guttormsen AB, Irgens A, *et al*. Anaphylaxis during anesthesia in Norway. *Anesthesiology*. 2005;102: 897-903.

261. Kant Pandey C, Mathur N, Singh N, *et al*. Fulminant pulmonary edema after intramuscular ketamine. *Can J Anesth*. 2000;47:894-896.

262. Freundlich RE, Duggal NM, Housey M, *et al*. Intraoperative medications associated with hemodynamically significant anaphylaxis. *J Clin Anesth*. 2016;35:415-423.

263. Galindo PA, Borja J, Feo F, *et al*. Anaphylaxis to omeprazole. *Ann Allergy Asthma Immunol*. 1999;82:52-54.

264. Lamtha SC, Allam RN, Karthak C, *et al*. Anaphylactic reaction to omeprazole. *Trop Gastroenterol*. 2015;36: 136-137.

265. Confino-Cohen R, Goldberg A. Anaphylaxis to omeprazole: diagnosis and desensitization protocol. *Ann Allergy Asthma Immunol*. 2006;96:33-36.

266. Mota I, Gaspar A, Chambel M, *et al*. Anaphylaxis induced by proton pump inhibitors. *J Allergy Clin Immunol Pract*. 2006;4:535-536.

267. Cochayne SE, Glet RJ, Gawkrodger DJ, *et al*. Severe erythrodermic reactions to the proton pump inhibitors omeprazole and lansoprazole. *Brit J Dermatol*. 1999;141:173-174.

268. Lin C-C, Wu J-C, Huang D-F, *et al*. Ranitidine-related Stevens-Johnson syndrome in patients with severe liver diseases: a report of two cases. *J Gastro Hepatol*. 2001;16:481-483.

269. Bittl JA, Baber U, Bradley SM, *et al*. Duration of dual antiplatelet therapy: a systematic review for the 2016 ACC/AHA guideline focused update on duration of dual antiplatelet therapy in patients with coronary artery disease: a report of the American College of

Cardiology/American Heart Association task force on clinical practice guidelines. *J Am Coll Cardiol*. 2016;68: 1116-1139.

270. Owen Ph, Garner J, Hergott L, *et al*. Clopidogrel desensitization: case report and review of published protocols. *Pharmacotherapy*. 2008;28:259-270.

271. Oppedijk B, Odekerken DAM, van der Wildt JJ, *et al*. Rapid oral desensitization procedure in clopidogrel hypersensitivity. *Neth Heart J*. 2008;16:21-23.

272. Camara MG, Almeda FQ. Clopidogrel (Plavix) desensitization: a case series. *Cathet Cardiovasc Intervent*. 2005;65:525-527.

PARTE C

Reacciones inmunológicas ante productos terapéuticos de elevado peso molecular

LESLIE C. GRAMMER

Existe un número creciente de productos terapéuticos proteínicos, los cuales incluyen anticuerpos monoclonales humanizados, como el omalizumab, y proteínas recombinantes humanas, como el interferón α (IFN-α) (1). Los productos terapéuticos proteínicos, ya sea de origen humano o no, mayores de 3 a 5 kDa, pueden ser detectados por el sistema inmunológico humano y causar sensibilización y reacciones de hipersensibilidad. Puesto que estas proteínas son antígenos completos, se pueden usar como reactivos de pruebas cutáneas o en análisis *in vitro*. Las hormonas proteínicas no humanas, como la insulina y la hormona adrenocorticotrópica porcinas son causas bien reconocidas de reacciones de hipersensibilidad. Las globulinas antitimocitos (ATG, por sus siglas en inglés) derivadas de fuentes equinas o de conejo, así como los antisueros equinos contra la rabia o la toxina botulínica, han sido motivo de informe como causa de hipersensibilidad inmediata de tipo 1, y también de hipersensibilidad de tipo III por complejos inmunes. Las enzimas proteínicas no humanas, como la quimopapaína y la estreptocinasa, han sido motivo de informe como causa de anafilaxia y otras reacciones de hipersensibilidad más leves (2). Las reacciones de hipersensibilidad, como la fiebre aftosa, han sido motivo de informe con los anticuerpos monoclonales, como el brentuximab (3).

Las proteínas recombinantes humanas tienen menos probabilidad que las no humanas de dar lugar a reacciones de hipersensibilidad, pero se presentan. Los factores que influyen en la inmunogenicidad de las proteínas incluyen la frecuencia y duración del tratamiento, la vía de administración y la constitución genética del paciente. Una posible explicación de esta circunstancia, al parecer algo inesperada, es que las reacciones de hipersensibilidad son causadas por la detección de una alteración en la estructura terciaria o cuaternaria por los linfocitos B. La secuencia primaria de los aminoácidos reconocida por los linfocitos T es una copia exacta de la proteína humana de producción endógena y, por lo tanto, no inicia procesos inmunes, como la hipersensibilidad.

■ INSULINA

Antecedentes

La insulina fue la primera proteína recombinante humana de la que se informó de reacciones de hipersensibilidad y, por lo tanto, puede servir como modelo de las reacciones de hipersensibilidad contra productos de elevado peso molecular. La incidencia exacta de la alergia a la insulina se desconoce; sin embargo, parece estar declinando (2). El uso creciente de insulina obtenida por ADN recombinante humano (ADNr) puede en parte ser la causa. Sin embargo, debería señalarse que la insulina por ADNr se ha vinculado con reacciones alérgicas graves. Los pacientes con alergia sistémica a la insulina de origen animal han mostrado reactividad cutánea contra la insulina humana por ADNr (4). En la mayoría de los pacientes aparecen anticuerpos antiinsulina dirigidos contra una determinante presente en todas las insulinas disponibles en el comercio (5).

Aunque casi 40% de los pacientes que recibe insulina porcina desarrolló una reactividad de pruebas cutáneas clínicamente insignificante contra la insulina, se desconoce la prevalencia de dicha reactividad en quienes reciben insulina humana por ADNr. La resistencia inmunológica a la insulina se debe a que los anticuerpos antiinsulina de tipo inmunoglobulina G (IgG) pueden ser consecutivos a la alergia a la insulina mediada por IgE (4) o presentarse simultáneamente. Las reacciones alérgicas más frecuentes de importancia clínica inmunológica contra la insulina son locales y sistémicas, así como de resistencia a la insulina.

Las reacciones alérgicas locales son frecuentes; por lo general aparecen en las primeras 1 a 4 sem del tratamiento; constan de eritema leve, induración, ardor y prurito en el sitio de la inyección; se han descrito reacciones inmediatas, tardías y bifásicas mediadas por IgE. Aunque la mayoría de las reacciones alérgicas locales desaparece en 3 a 4 sem con la administración continua de insulina, pueden persistir y quizá preceder a una reacción sistémica. La discontinuación de la insulina por una reacción local puede aumentar el riesgo de una reacción alérgica sistémica cuando se reinicia su uso. El tratamiento de las reacciones locales, en ocasiones indicado, implica la administración de antihistamínicos, según se requiera, en algunos casos, y quizá sea útil cambiar a un preparado diferente.

Las reacciones alérgicas sistémicas a la insulina son mediadas por IgE y se caracterizan por urticaria, angioedema, broncoespasmo e hipotensión, y son raras (6). Con frecuencia máxima estos pacientes tienen el antecedente de interrupción del tratamiento con insulina. Reacciones sistémicas con máxima frecuencia ocurren en las 2 semanas que siguen al reinicio del tratamiento con insulina o, a menudo, son precedidas por el desarrollo de una reacción local progresivamente mayor; es de frecuencia máxima que se presente una lesión urticariforme grande en el sitio de inyección de la insulina. La mayoría de los productos biológicos no se administra de manera continua, lo que tal vez sea un factor que contribuya a la relativamente alta frecuencia de reacciones de hipersensibilidad.

La resistencia inmunológica a la insulina es todavía más rara que la alergia y tiene relación con el desarrollo de anticuerpos IgG contra la hormona, con titulación y afinidad suficientes para inactivar grandes cantidades de insulina de administración exógena, por lo general mayores de 200 U diarias. Cuando se descartan causas no inmunológicas de la resistencia a la insulina, como obesidad, infección y endocrinopatías, el tratamiento implica el uso de corticoesteroides; por ejemplo, 60 a 100 mg de prednisona al día, que es eficaz en la mayoría de los pacientes y es de esperar una mejoría en las primeras 2 sem del tratamiento. La dosis de prednisona se disminuye gradualmente una vez que ocurrió una respuesta, pero muchos pacientes quizá requieran dosis pequeñas, como de 15 mg, en días alternos, durante hasta 6 a 12 meses (5).

Tratamiento de los pacientes con alergia sistémica a la insulina

Después de una reacción alérgica sistémica a la insulina y suponiendo que se necesita el tratamiento con la hormona, no debería discontinuarse si la última dosis se administró en las 24 h previas. La siguiente dosis debería disminuirse de casi un tercio a un décimo de la que produjo la reacción, dependiendo de la gravedad de la inicial. Después, se puede aumentar lentamente por dos a cinco unidades de insulina/inyección, hasta alcanzar una dosis terapéutica (2). Otro esquema es de inyección subcutánea muy lenta de insulina en solución (7).

Si han transcurrido más de 24 h desde la reacción alérgica sistémica a la insulina, debe intentarse con precaución la desensibilización, cuando esté indicada absolutamente la hormona. Además, puede seleccionarse la insulina menos alergénica por pruebas cutáneas entre aquellas disponibles en el comercio. En la tabla 17C-1 se provee un esquema representativo de la desensibilización de la insulina (5). Cuando no hay urgencia, es apropiada la desensibilización lenta durante varios días. El esquema puede requerir modificaciones si se presentan reacciones locales o sistémicas importantes. Además de estar preparado para tratar la anafilaxia, el médico debe estarlo para tratar la hipoglucemia, que pudiese complicar la administración de las dosis frecuentes de insulina

TABLA 17C-1 ESQUEMA DE DESENSIBILIZACIÓN DE LA INSULINA

DÍA	HORA[a]	INSULINA (U)	VÍA DE ADMINISTRACIÓN[b]
1	7:30 a.m.	0.00001[c]	Intradérmica
	12:00 mediodía	0.0001	Intradérmica
	4:30 p.m.	0.001	Intradérmica
2	7:30 a.m.	0.01	Intradérmica
	12:00 mediodía	0.1	Intradérmica
	4:30 p.m.	1.0	Intradérmica
3	7:30 a.m.	2.0	Subcutánea
	12:00 mediodía	4.0	Subcutánea
	4:30 p.m.	8.0	Subcutánea
4	7:30 a.m.	12.0	Subcutánea
	12:00 mediodía	16.0	Subcutánea
5	7:30 a.m.	20.0[d]	Subcutánea
6	7:30 a.m.	25.0[d]	Subcutánea

[a] Aumente 5 U/día hasta alcanzar la concentración terapéutica; en presencia de cetoacidosis se pueden administrar dosis cada 15 a 30 min.
[b] Algunos médicos prefieren administrar todas las dosis por vía subcutánea.
[c] Días 1 a 4: insulina simple.
[d] Días 5 y 6: insulina Hagedorn protamina neutra (NPH) o lenta.

requeridas para la desensibilización. Una desensibilización más rápida se puede requerir si hay cetoacidosis. El esquema sugerido en la tabla 17C-1 se usa, pero las dosis se administran a intervalos de 15 a 30 min.

■ ESTREPTOCINASA Y OTRAS ENZIMAS

En un estudio se informa de una variedad de enzimas que causan reacciones inmediatas mediadas por IgE; la utilidad predictiva de las pruebas cutáneas ha sido especialmente alta, según informes, con la quimopapaína que rara vez se usa y la estreptocinasa, útil para el tratamiento trombolítico en contextos de bajos recursos porque es eficaz en cuanto a costo (8, 9). Sin embargo, tales pruebas no eliminan la posibilidad de una reacción tardía, como la enfermedad del suero. En la actualidad se puede hacer el tratamiento trombolítico con el activador de plasminógeno tisular recombinante (tPA, por sus siglas en inglés), que muy rara vez se ha vinculado con urticaria aguda, angioedema o anafilaxia; se informa del uso previo de inhibidores de la enzima convertidora de angiotensina como factores de riesgo del angioedema que se presenta con tPA (10).

La L-asparaginasa es un tratamiento importante para ciertos tipos de leucemia. Aquellos pacientes alérgicos a productos derivados de *Escherichia coli* a menudo toleran el tratamiento con asparaginasa de *Erwinia chrysanthemi* (11). Dos enzimas recombinantes humanas no se han vinculado con reacciones alérgicas. En estudios grandes con dornasa α (12) y uno pequeño con agalsidasa α (13) no se informó de hipersensibilidad significativa.

■ LÁTEX

El látex se usa para la fabricación de diversos productos médicos, como sondas uretrales y guantes; se trata de la savia lechosa natural que se obtiene del árbol del hule, *Hevea brasiliensis*. Asimismo, hay informes de alergia al látex como causa de dermatitis por contacto de tipo IV y de reacciones mediadas por IgE durante procedimientos que implican su exposición. Por fortuna, la incidencia de las reacciones de hipersensibilidad está declinando (14). Ahora es más probable que la anafilaxia transoperatoria sea causada por bloqueadores neuromusculares o antibióticos que por el látex (15).

Desde 1979, cuando se informó del primer caso de urticaria por contacto inducida por hule, se han descrito muchas reacciones de hipersensibilidad mediada por IgE, cuyos ejemplos incluyen urticaria por contacto, rinitis, asma y anafilaxia. La urticaria por contacto es la manifestación temprana más frecuente de alergia al hule mediada por IgE, en particular en trabajadores de atención sanitaria hipersensibles al látex, que informan de urticaria por contacto que afecta sus manos. Estos síntomas a menudo se atribuyen de manera incorrecta al polvo de los guantes o al lavado frecuente de las manos. La inhalación de partículas de almidón cubiertas con látex de los guantes empolvados ha provocado rinitis y asma en las personas hipersensibles al látex. Muchos de esos individuos son atópicos, con antecedente de rinitis causada por pólenes y asma, por ácaros del polvo y caspa de animales (16). Estas reacciones se han presentado en ambos, trabajadores de atención sanitaria y personas empleadas en fábricas de productos de hule (17).

En la actualidad, el diagnóstico de alergia al látex se basa principalmente en los antecedentes clínicos. A los pacientes se les deberá cuestionar en cuanto a si alguna vez notaron eritema, prurito, urticaria y angioedema después del contacto con productos de hule. Las crisis no explicadas de urticaria y anafilaxia deben ser objeto de escrutinio. Además, el interrogatorio laboral puede descubrir una exposición ocupacional potencial al látex. En algunos pacientes la dermatitis por contacto puede preceder en las reacciones mediadas por IgE. Las pruebas *in vitro* e *in vivo* de la presencia de anticuerpos IgE inducida por látex tiene valor limitado. Las pruebas de punción cutánea (SPT, por sus siglas en inglés) con uso de reactivos comerciales de látex se han usado ampliamente en Europa y Canadá. En Estados Unidos no hay extractos estandarizados de látex con licencia para su uso diagnóstico. Una vez que se establece el diagnóstico de alergia al látex, su evitación es el único tratamiento eficaz. El látex de hule natural es ubicuo y su evitación puede constituir un reto. Por lo tanto, son medidas de protección adicionales para los individuos con alergia conocida al látex: usar un brazalete de alerta médica, contar con epinefrina autoinyectable disponible y mantener una provisión de guantes sin látex para las urgencias. Puesto que ha habido vínculo entre la alergia al látex y aquella a ciertos alimentos, deberá indagarse en los pacientes sensibles al látex acerca de reacciones contra plátanos, aguacate, kiwi, nueces y fruta de la pasión, y recomendarles precauciones cuando las ingieren.

La prevención de la alergia al látex es la meta. Cuando en la clínica Mayo se cambió al uso guantes sin polvo, bajos en látex, la incidencia de sensibilidad a este último disminuyó de manera significativa (18). El doctor Baur y cols., informaron de la disminución de los aeroalérgenos al látex después de retirar los guantes empolvados con este en su hospital; en otros estudios para abordar esta estrategia también se informó de disminución de la sensibilización al látex.

■ PRODUCTOS SANGUÍNEOS

Las transfusiones de productos sanguíneos (p. ej., eritrocitos, leucocitos, plaquetas, plasma fresco congelado) pueden despertar reacciones graves en 1% de los casos (19); ocurre choque anafiláctico en 1:20 000 a

1:50 000 individuos. En este sentido, es probable que existan cuatro mecanismos diferentes que causan reacciones anafilácticas transfusionales: mediadas por IgE contra proteínas extrañas, por IgE contra el conjugado hapteno-proteína propia, la activación del complemento con generación de anafilotoxinas y la directa de las células cebadas. Las manifestaciones más frecuentes de las reacciones transfusionales son disnea, fiebre, hipotensión y urticaria (20).

Debido a que puede haber anticuerpos IgE o IgG contra IgA preexistentes, se ha recomendado que los pacientes con deficiencia de IgA reciban preparados de donadores con tal deficiencia; sin embargo, solo una escasa minoría de las reacciones anafilácticas transfusionales tiene relación con IgE, o incluso IgG, contra IgA. La mayoría de los pacientes con deficiencia de IgA puede recibir productos sanguíneos sin presentar anafilaxia en ausencia de tratamiento previo. En este sentido, existe un aspecto práctico de asegurar componentes sanguíneos suficientes para los pacientes con deficiencia de IgA si se va a reforzar una política estricta. Aunque se ha sugerido que el tratamiento previo con corticoesteroides y antihistamínicos puede ser de utilidad en algunos casos, quizá se presenten reacciones graves y deberá estar al momento disponible la epinefrina para su tratamiento.

■ TRATAMIENTO CON INMUNOSUERO: HETERÓLOGO Y HUMANO

Antecedentes

Las dos principales reacciones alérgicas que pueden seguir a la inyección de un antisuero heterólogo son anafilaxia y enfermedad del suero. La primera es la más frecuente, pero con gran probabilidad de presentarse en los pacientes atópicos, con anticuerpos IgE contra la caspa del animal correspondiente, la más común, de caballo. Por ese motivo, tales individuos pueden reaccionar después de la primera inyección de antisuero. La enfermedad del suero es más frecuente y tiene relación con la dosis.

Los procedimientos actuales de inmunización y la disponibilidad de inmunoglobulina sérica humana (ISG, por sus siglas en inglés) y preparados de inmunoglobulina sérica específica (SISG, por sus siglas en inglés) han disminuido la necesidad de antisueros heterólogos. Sin embargo, aún pueden requerirse antitoxinas equinas para el tratamiento de las mordeduras de serpiente (coralillo y crotalinas) y por la araña viuda negra, la difteria y el botulismo (21, 22). Al respecto, se han usado preparados de globulinas antilinfocitos y ATG en caballos y conejos para producir inmunosupresión para los trasplantes y tratar la anemia aplásica. Donde estén disponibles y sean apropiados, los preparados de ISG y SISG humanas deberían usarse de preferencia respecto de los antisueros de origen animal. Aunque infrecuente, ha ocurrido anafilaxia ante la administración de preparados de ISG humana, que cuando se trata de intramusculares contienen agregados de IgG de peso molecular elevado biológicamente funcionales y pueden activar al complemento sérico para producir anafilotoxinas. También ha ocurrido anafilaxia después de la administración de ISG humana, tanto por vía intramuscular como intravenosa (IV) en los pacientes con deficiencia de IgA, que pueden producir anticuerpos IgE e IgG contra IgA.

Pruebas antes de la administración de antisueros heterólogos

Antes de administrar antisueros heterólogos deben hacerse pruebas cutáneas, según se indique en el inserto del empaque, para determinar si hay presencia de anticuerpos IgE y así predecir la probabilidad de anafilaxia. En la mayoría de esos insertos se sugieren procedimientos. De lo contrario, las SPT con uso de antisuero diluido 1:10 con solución salina normal, se preparan testigos con histamina y solución salina. Si resultan negativas después de 15 min, se concluyen las pruebas cutáneas intradérmicas con uso de 0.02 mL de una dilución de 1:100 del antisuero y la solución salina testigo. Si los antecedentes sugieren una reacción previa o si el paciente muestra síntomas de atopia después de la exposición al animal correspondiente, iníciense pruebas intradérmicas con uso de 0.02 mL de una dilución 1:1 000. El resultado negativo de una prueba cutánea descarta virtualmente una sensibilidad anafiláctica significativa, pero algunos autores recomendarían administrar una dosis de prueba de 0.5 mL de antisuero no diluido por vía intravenosa antes de proceder con la sugerida. Si bien en la mayoría de los estudios se informa de un valor predictivo bueno de las pruebas cutáneas, en otros no (23). Este esquema, debe recordarse, no descarta la posibilidad de una reacción tardía, de manera notoria enfermedad del suero de 8 a 12 días después.

Desensibilización

Cuando no hay alternativa del uso de antisueros heterólogos, la desensibilización ha tenido éxito. El procedimiento es peligroso y puede ser más difícil de lograr en los pacientes alérgicos a la caspa del animal correspondiente; hay varios protocolos recomendados para la desensibilización. En un inserto del empaque a menudo se recomienda al menos uno de ellos. Además, debe establecerse una vena permeable en ambos brazos para la inyección de soluciones. Un esquema conservador se inicia con la administración subcutánea de 0.1 mL de una dilución 1:100 en una extremidad, donde se puede colocar un torniquete proximal, si se requiere. La dosis se duplica cada 15 min. Si se presenta una reacción, se trata y se reinicia la desensibilización con uso de un décimo y hasta la mitad de la dosis que la provocó.

Después de alcanzar 1 mL del antisuero sin dilución, se puede administrar el resto por inyección IV lenta.

En ocasiones se puede requerir la administración más rápida del antisuero, en cuyo caso también se establecen venas permeables en ambos brazos, una para administrar el antisuero y la otra para el tratamiento de las complicaciones; iníciese una administración lenta del antisuero en solución a través de una de las vías intravenosas. Si no hay reacción pasados 15 min, se puede aumentar la velocidad de inyección. Si se presenta una reacción, se detiene la inyección del antisuero y se trata apropiadamente. Una vez aliviada la reacción, se restablece la inyección en forma lenta. La mayoría de los pacientes puede recibir de 80 a 100 mL en 4 h. Si no hay reacción, es posible administrar esa cantidad en la primera hora. También se ha informado de otros esquemas de desensibilización al suero equino (24). Después de la desensibilización exitosa es posible que se desarrolle la enfermedad del suero entre 8 y 12 días; si la dosis de antisuero rebasa 100 mL, virtualmente todos los pacientes experimentan algún grado de enfermedad del suero. El tratamiento con corticoesteroides es eficaz, el pronóstico excelente y las complicaciones a largo plazo son raras.

Con frecuencia se administra inmunoglobulina a los pacientes con deficiencias inmunológicas humorales. Las reacciones adversas son frecuentes, pero, en general, no graves. La mayoría se puede prevenir o tratar disminuyendo la velocidad de inyección o utilizando medicamentos, como los antiinflamatorios no esteroideos, antihistamínicos o corticoesteroides (25). La deficiencia de IgA aumenta el riesgo de algunas reacciones adversas, pero no es una contraindicación. La inmunoglobulina subcutánea se absorbe más lentamente y se asocia con menos sucesos adversos que cuando la administración es IV. Otras inmunoglobulinas humanas, incluidas ISG, SISG y concentrados de plasma, en general, son bien tolerados (26). Sin embargo, hay informes de reacciones graves, incluida la anafilaxia (27).

■ PREPARADOS BIOLÓGICOS

Como se revisó ampliamente en el capítulo 1, el sistema inmunológico humano es regulado por una diversidad de proteínas, que incluyen citocinas, quimiocinas, hormonas y factores estimulantes de colonias (CSF, por sus siglas en inglés). Muchas de esas proteínas y sus receptores correspondientes han sido objeto de secuenciación y clonación. En muchos casos se produjeron con fines terapéuticos proteínas recombinantes humanas, anticuerpos contra las proteínas o sus receptores; se espera que estos nuevos recursos de tratamiento influyan favorablemente en las enfermedades caracterizadas por neoplasias o inflamación inapropiada. A estas proteínas se les ha llamado de manera colectiva "modificadores de la respuesta biológica", "productos biológicos" o, simplemente, "biológicos".

Puesto que los productos biológicos son proteínas, pueden inducir reacciones de hipersensibilidad y otras respuestas inmunológicas. Asimismo, hay investigación de la farmacogenómica y de biomarcadores que predice los efectos adversos de los productos biológicos (28, 29). Por ejemplo, algunos polimorfismos genéticos en el receptor Fcγ pueden regular la respuesta inmunológica a algunos productos biológicos (30). Para clasificar los sucesos adversos como resultantes de productos biológicos, Pichler y Campi propusieron una rúbrica de cinco categorías para las reacciones, tanto inmunológicas como las que no lo son (31).Además, se informa de otros sistemas de clasificación (32, 33). En la clasificación de Pichler-Campi, las reacciones de tipo α dan como resultado la secreción masiva de citocinas, la a veces llamada "tormenta de citocinas" o síndrome de secreción de citocinas; un ejemplo sería el síndrome de escape capilar grave e incluso fatal, que puede presentarse con la administración de un anticuerpo monoclonal contra CD3, un marcador ubicuo de la superficie de los linfocitos T. Las reacciones de tipo β son de hipersensibilidad, propósito medular de este capítulo, la mayoría mediada por IgE, IgG o linfocitos T.

Las reacciones de tipo γ dan como resultado un desequilibrio inmunológico, ya sea de inmunodeficiencia o autoinmunidad; por ejemplo, los factores contra el de necrosis tumoral (anti-TNF, por sus siglas en inglés) pueden alterar lo suficiente el sistema inmunológico para predisponer a infecciones como la tuberculosis, y también quizá resulten en la generación de anticuerpos antinucleares, que en ocasiones inducen un lupus eritematoso clínicamente aparente. Las reacciones de tipo δ se deben a la reactividad cruzada. Por ejemplo, el receptor del factor del crecimiento epidérmico (EGFR, por sus siglas en inglés) se expresa en muchos tipos de carcinomas y también se encuentra en la piel normal. Aunque los anticuerpos anti-EGFR disminuyen el tamaño del carcinoma, también son causa frecuente de una erupción acneiforme, que se cree es producto de su acción sobre los receptores cutáneos normales. Finalmente, las reacciones de tipo ε se presentan cuando una molécula determinada se encuentra en forma inesperada participando en una función fisiológica diferente. Por ejemplo, cuando se administran inhibidores de CD4, causan trombosis en un número significativo de pacientes. Después se descubrió que CD4 y CD40L se encuentran presentes en las plaquetas.

Otro suceso adverso que se presenta con los productos biológicos que no se incluye en la clasificación de Pichler-Campi es el desarrollo de anticuerpos neutralizantes. Tal vez en una clasificación futura se puede hacer referencia a ellos como una reacción de tipo ζ. A veces el efecto secundario es simplemente que el producto biológico ya no es eficaz, como ocurre cuando se desarrollan anticuerpos contra INF y los pacientes tratados por hepatitis C presentan recaídas. Por desgracia, si los anticuerpos tienen reactividad cruzada notoria con las proteínas endógenas, se pueden presentar reacciones graves, como se ha comunicado en los tratados con eritropoyetina cuyo desarrollo de anticuerpos dio como resultado una aplasia grave de eritrocitos causada por la neutralización de su propia eritropoyetina de producción endógena.

Dependiendo de la gravedad de la reacción y la necesidad del producto biológico, hay varios protocolos de dosis gradual que se publicaron para la readministración de uno después de una reacción de tipos α o β (33, 34). En general, los protocolos se inician con un centésimo de la concentración biológica y un décimo de la velocidad objetivos; si se tolera la dosis, se duplica cada 15 min. Algunos de esos protocolos se han etiquetado como de "desensibilización", pero tal vez no necesariamente sea el mecanismo en función.

Anticuerpos monoclonales

En los estudios clínicos con anticuerpos monoclonales se informa de sus usos potenciales como recursos de diagnóstico y tratamiento de las enfermedades malignas, la inflamatoria intestinal y varias afecciones autoinmunes. Sin embargo, diversos efectos adversos pueden dificultar su administración. Los anticuerpos monoclonales incluyen sufijos que indican si son de origen murino (-omab), quiméricos (iximab), humanizados (-zumab) o por completo humanos (-umab). Las reacciones de hipersensibilidad tienen más probabilidad de presentarse con las proteínas de origen murino y, la menor, con productos por completo humanizados. Las reacciones de hipersensibilidad pueden incluir fiebre, escalofrío, rigidez, diaforesis, malestar general, prurito, urticaria, náusea, disnea e hipotensión. Aunque rara, también se ha informado de anafilaxia (33). Los anticuerpos monoclonales pueden, además, presentar reacción cruzada con tejidos normales, con diversos efectos adversos resultantes dependiendo del tejido afectado (35). Por ejemplo, hay informes tanto de neuropatía como de encefalopatía.

En un estudio se informó que un anticuerpo monoclonal anti-CD20, rituximab, se toleró bien por los pacientes con linfoma no hodgkiniano (36). Sin embargo, en un estudio de aquellos con una enfermedad diferente, se informó que se presentó leucemia linfocítica crónica, el síndrome de secreción de citocinas, un tipo de reacción α, en varios pacientes después de recibir rituximab (37). Las concentraciones elevadas de citocinas se relacionaron con síntomas clínicos que incluyeron fiebre, escalofrío, náusea, vómito disnea e hipotensión. La gravedad y frecuencia de estos sucesos se relacionó con el número de células tumorales circulantes en el momento basal.

El TNF es una citocina clave en la inflamación de una diversidad de enfermedades que incluyen la inflamatoria intestinal, psoriasis y artritis reumatoide. Los antagonistas del TNF incluyen infliximab, adalimumab y etanercept. Asimismo, se han publicado informes de reacciones

significativas de tipo γ tanto de inmunodeficiencia como de autoinmunidad respecto de estos productos (33). Además, también hay informes tanto de anafilaxia mediada por IgE como de reacciones de hipersensibilidad de tipo β de enfermedad del suero mediadas por IgG.

Por lo tanto, se mostró utilidad de los anticuerpos policlonales antidigoxina de oveja cuando eran administrados a pacientes con sobredosis de digoxina. Por desgracia, hay informes de reacciones de hipersensibilidad significativas que incluyen anafilaxia grave (38). También se comunicó de anticuerpos monoclonales contra CD3 como causa del síndrome de reacciones de tipo α de secreción de citocinas; los pacientes pueden volverse resistentes al tratamiento como resultado del desarrollo de anticuerpos neutralizantes (39).

Como se mencionó antes, los antagonistas del EGFR se vinculan con reacciones significativas de tipo δ y, al mismo tiempo, muestran actividad contra carcinomas hasta entonces difíciles de tratar, como los de pulmón, colon y páncreas. Los productos incluyen erlotiniba, cetuximab y panitumumab. Asimismo, se desarrolló un esquema gradual por un consenso internacional para caracterizar y tratar estas reacciones inmunológicas adversas (40). Debido a que se identifican nuevos productos biológicos con potencial terapéutico promisorio y reacciones adversas menos importantes, será clave contar con alergólogos-inmunólogos involucrados en el desarrollo de estrategias para caracterizar y tratar las reacciones adversas a los productos biológicos clínicamente eficaces (33).

No se ha estudiado bien la epidemiología de las reacciones adversas a los anticuerpos monoclonales. En un informe coreano del año 2016, 19% de la población total de estudio de 7 569 pacientes mostró sospecha de reacciones de hipersensibilidad (41).

Proteínas recombinantes humanas

CSF recombinantes de macrófagos y granulocitos humanos (GM-CSF) se usan para acelerar la recuperación mieloide después de un trasplante de médula ósea o de quimioterapia de dosis alta. En un paciente con prurito, urticaria y angioedema después de la administración de GM-CSF se informó de resultados positivos de pruebas por punción con 100 y 250 μg/mL, y de anafilaxia en las publicaciones (42). También hay informes de reacciones localizadas y erupciones maculopapulares generalizadas, cuya inmunopatogenia no ha sido bien caracterizada. El GM-CSF también cuenta con informes de inducción de anticuerpos que neutralizan su actividad biológica, lo que así compromete su eficacia terapéutica (43).

Las reacciones de hipersensibilidad, incluida la anafilaxia, han sido motivo de informe con la eritropoyetina y también se señaló a anticuerpos neutralizantes. En un paciente, el desarrollo de anticuerpos en realidad se vinculó con aplasia eritrocítica, que se resolvió cuando se discontinuó la eritropoyetina y declinaron las titulaciones de anticuerpos (44). También se informó de un método serológico rápido para detectar anticuerpos contra la eritropoyetina humana recombinante como recurso para el diagnóstico de la resistencia a la eritropoyetina. Además, debería considerarse la producción de anticuerpos contra eritropoyetina en la valoración de pacientes cuya anemia se torna refractaria a su uso terapéutico.

El interferón α recombinante (rIFN-α, por sus siglas en inglés) ha sido motivo de informe de tratamiento útil en pacientes con mastocitosis, leucemia mielógena crónica (CML, por sus siglas en inglés) y la enfermedad granulomatosa crónica (CGD, por sus siglas en inglés). En algunos de esos pacientes se informó del desarrollo de anticuerpos contra rIFN-α (45). La prevalencia varía de 1.2 a 20.2%, dependiendo del preparado. En algunos estudios el desarrollo de anticuerpos se vinculó con la recaída de la enfermedad y se supone que el anticuerpo estaba inactivando al rIFN-α. En el tratamiento de pacientes con CML, los anticuerpos neutralizantes también se vincularon con las recaídas. Asimismo, hay informes de que los epítopos reconocidos por los anticuerpos neutralizantes se localizan en el dominio N-terminal del rIFN-α (46).

Por otro lado, hay informes de tratamiento exitoso y eficaz de la CGD con rIFN-α. Sin embargo, se comunicó el hallazgo de anticuerpos neutralizantes de IFN de alta avidez en la inmunoglobulina humana preparada en laboratorio. En un paciente que recibió rIFN-α para la mastocitosis sistémica se informó de anticuerpos anti-IFN. El cese del tratamiento con rIFN-α causó una declinación de la titulación de anticuerpos (47).

Otras proteínas recombinantes

La hirudina es un inhibidor de la trombina que se encuentra en las glándulas salivales de las sanguijuelas. En un estudio de uso de hirudina recombinante como anticoagulante se informó de una reacción de hipersensibilidad mediada por IgE (48). Aunque el tPA en general no es causa de reacciones de hipersensibilidad, se informó de un caso de anafilaxia relacionada temporalmente con su administración (49); se detectaron anticuerpos IgE dirigidos contra tPA en el suero. En los pacientes con fibrosis quística tratados con ADNasa recombinante, unos cuantos desarrollaron anticuerpos, pero no habido informes de anafilaxia u otras reacciones de hipersensibilidad significativas (50). En los pacientes tratados con un anticuerpo monoclonal humanizado contra IgE (omalizumab) se desarrollaron efectos adversos, incluida la probabilidad de anafilaxia, que pudiese ser tardía (33).

Otro tema de estudio es el de anticuerpos monoclonales biosimilares, actualmente bioequivalentes al anticuerpo monoclonal de referencia; ha habido dos informes que muestran seguridad e inmunogenicidad similares del infliximab biosimilar (51) y el CSF de granulocitos (52).

■ NANOMATERIALES

Los productos nanomedicinales (NMP, por sus siglas en inglés), como los liposomas o los conjugados de polímeros, pueden dirigirse a tejidos específicos. Casi siempre, los NMP, en un momento dado, se desplazan hacia el sistema inmunológico a través de fagocitosis (53). Asimismo, se ha informado de efectos inmunológicos adversos, que incluyen hipersensibilidad, inmunosupresión y activación inmunológica (53, 54). El propósito de la investigación en proceso es diseñar NMP con mínimos efectos inmunológicos.

■ VACUNAS

Como se revisó en los parámetros de ejercicio del año 2012 (55), una diversidad de reacciones adversas puede resultar de la administración de vacunas: artralgias por la vacuna de la rubéola, fiebre por la tosferina y fiebre con exantema por el sarampión. Un segundo riesgo de inmunización es la posibilidad de reacciones a los componentes de la vacuna, como huevo, gelatina, látex y neomicina. Otro riesgo que se presenta, por ejemplo, con la exposición frecuente al toxoide tetánico, es el desarrollo de anticuerpos IgE, con anafilaxia o urticaria resultantes. Además, ha habido informes de afecciones dermatológicas vinculadas con las vacunas, que incluyen el liquen plano y el síndrome de Sweet (56). También se informó de la exacerbación de síntomas atópicos (57). En un informe australiano del año 2015, la anafilaxia por vacuna fue rara, se presentó con una tasa de casi uno en 1 000 000. En la mayor parte de los casos se administró epinefrina y no se presentaron secuelas permanentes (58).

El Vaccine Adverse Event Reporting System (Sistema de informe de sucesos adversos de las vacunas [VAERS] en Estados Unidos) debería recibir la notificación de todos los sucesos vacunales graves. En casos en que la reacción previa fue grave, puede ser de utilidad determinar la concentración de IgG para precisar si hay aún protección inmunológica, lo que evita la necesidad de dosis subsiguientes (55).

Toxoide tetánico

Aunque son comunes las reacciones menores, como el edema local después de la vacunación por toxoide tetánico o de difteria-tétanos, son raras las reacciones mediadas por IgE reales. Varios informes de casos se han publicado, pero en las encuestas se calcula que el riesgo de una reacción sistémica es muy pequeño, de 0.00001% (59). Puesto que el toxoide diftérico no está disponible como producto único, es imposible separar la incidencia real de reacciones vinculadas con difteria y las causadas por el toxoide tetánico.

Cuando parece necesario administrar toxoide tetánico a un paciente con el antecedente de una reacción adversa, se puede hacer un reto cutáneo gradual. Un método se inicia con una SPT con toxoide no diluido. Si resulta negativa, se inyectan, por vía intradérmica a intervalos de 15 min, 0.02 mL de diluciones sucesivas del toxoide 1:1 000 y 1:100. Si la prueba de punción cutánea resulta positiva, iníciese con diluciones 1:10 000. Posteriormente se administran, de manera simultánea, 0.02 y 0.20 mL de una dilución 1:10, lo que puede ser seguido por la administración subcutánea de 0.05, 0.10, 0.15 y 0.20 mL de un toxoide de concentración completa. Algunos autores preferirían esperar 24 h después de administrar la dosis de 0.10 mL para detectar la reactividad tardía; posteriormente, se puede administrar un material de concentración completa para una dosis total final de 0.50 mL.

Rubéola y tosferina

En el Institute of Medicine se analizaron los efectos adversos de las vacunas de rubéola y tosferina (60). Con las vacunas celulares de esta última son frecuentes las reacciones en el sitio de su aplicación, al igual que la fiebre. Asimismo, se presentan convulsiones en una de cada 1 750 inyecciones, al igual que el "síndrome de colapso", crisis hipotónicas y de hiperrespuesta. Las reacciones son mucho menos comunes con las vacunas acelulares, que se usan con mayor frecuencia en las regiones de elevados recursos. La vacunación contra la rubéola causa artritis y artralgias en un porcentaje significativo de mujeres adultas y adolescentes. La incidencia de artralgias en los niños es muy baja.

Sarampión, parotiditis epidémica, rubéola

Puesto que los virus vivos atenuados que se usan en la vacuna de sarampión, parotiditis epidémica y rubéola (MMR, por sus siglas en inglés) proliferan en fibroblastos cultivados en embriones de pollo, surgió la preocupación en cuanto su administración a los niños alérgicos al huevo. En Advisory Committee on Immunization Practices ya no se recomiendan las pruebas cutáneas o las dosis de prueba en los sujetos alérgicos al huevo que recibirán la MMR (61). En este caso debería señalarse que se describieron reacciones de hipersensibilidad a la vacuna MMR en niños que toleran huevos; hay informes que indican que esas reacciones se deben a otro componente, la gelatina (62). Además de causar anafilaxia en los pacientes que recibieron MMR, hay informes de anafilaxia por gelatina en pacientes que recibieron otras vacunas, como la de encefalitis japonesa (63).

Vacunas de la influenza y de la fiebre amarilla en pacientes alérgicos al huevo

Las reacciones alérgicas a la vacuna de la influenza son raras y se puede administrar con seguridad a las personas que toleran huevos por ingestión, incluso si muestran una prueba cutánea positiva para la proteína del huevo (64). También se ha comunicado la anafilaxia ante la vacuna de la influenza, con una tasa de 0.024:100 000.

Los viajeros a regiones endémicas pueden requerir inmunización con la vacuna de fiebre amarilla. De aquellas vacunas a base de huevo, la de la fiebre amarilla contiene casi todas sus proteínas y también gelatina. En un revisión de 5 236 820 se calcula que el riesgo de anafilaxia fue de casi uno en 131 000 (65). En los Centers for Disease Control and Prevention (CDC) se enlista a la hipersensibilidad al huevo como uno de los motivos por los que un individuo no debería recibir la vacuna de la fiebre amarilla. En este sentido, se sugiere que el individuo obtenga una carta de exención de un cónsul o un oficial de embajada (66). En los pacientes con antecedente de alergia al huevo, las pruebas cutáneas con la vacuna apropiada constituyen un método confiable para identificar aquellos en riesgo. Para esto, se hace una prueba por punción cutánea con una dilución 1:10 de la vacuna en solución salina normal y una testigo de salina normal. Si el resultado es negativo o equívoco, se hace una prueba cutánea intradérmica con 0.02 mL de una dilución 1:100 de la vacuna y una testigo de solución salina normal. Si el resultado es negativo, se puede administrar la vacuna de manera sistemática.

Después de una prueba cutánea positiva a la vacuna, si se considera indispensable, adminístrense 0.05 mL de una dilución 1:100 por vía intramuscular y, a intervalos de 15 a 20 min, 0.05 mL de una dilución 1:10, 0.05 mL de una vacuna no diluida, seguidos por 0.10, 0.15 y 0.20 mL de vacuna no diluida para una dosis total de 0.50 mL. Con el uso de este procedimiento, los pacientes desarrollan titulaciones adecuadas de anticuerpos de protección.

Otras vacunas

En un estudio hay informes tanto de las vacunas de tifoidea como de la paratifoidea como causa de anafilaxia (67). En un informe de 14 249 marinos que recibieron la vacuna de encefalitis japonesa, la tasa de reacción fue de 0.00267% (68), principalmente de urticaria, angioedema y prurito. En un estudio de 1 198 751 individuos que recibieron la vacuna contra meningococos se informó de una tasa de anafilaxia de 0.1 en 100 000, un suceso muy raro (69). Puesto que la vacuna de la varicela contiene neomicina, los individuos con hipersensibilidad a este antibiótico estarían en un riesgo potencial de una reacción alérgica (70). Asimismo, hay informes de casos de crisis anafilácticas después de la aplicación de la vacuna de hepatitis B (71). Además, pueden ocurrir reacciones de hipersensibilidad por una diversidad de componentes de la vacuna (55).

Para la información más actual sobre reacciones adversas a las vacunas es muy útil el sitio de internet de los CDC (72), al igual que los parámetros de práctica profesional del año 2012 (55). Además, si ocurre un suceso adverso después de que un paciente recibe la vacuna, los CDC establecieron un VAERS que permite el informe por fax, correo electrónico o en línea (73).

■ REFERENCIAS

1. Henrickson SE, Ruffner MA, Kwan M. Unintended imnmunological consequences of biologic therapy. *Curr Allergy Asthma Rep.* 2016;19:46-58.

2. Grammer LC, Patterson R. Proteins: chymopapain and insulin. *J Allergy Clin Immunol.* 1984;74:635-640.

3. Rehman JU, Kelta M, AlBeirouti B, *et al.* Brentuximab-induced hand-foot syndrome in a Hodgkin lymphoma patient. *Ann Hematol.* 2016;95:509.

4. Grammer LC, Metzger B, Patterson R. Cutaneous allergy to human (recombinant DNA) insulin. *JAMA.* 1984;251:1459.

5. Matheu V, Perez E, Hernandez M, *et al.* Insulin allergy and resistance successfully treated by desensitization with Aspart insulin. *Clin Mol Allergy.* 2005;3:16-21.

6. Fineberg SE, Kawabata TT, Finco-Kent D, *et al.* Immunological responses to exogenous insulin. *Endocr Rev.* 2007; 28:625-652.

7. Castera V, Dutour-Meyer A, Koeppel M, *et al.* Systemic allergy to human insulin and its rapid and long acting analogs: successful treatment by continuous subcutaneous insulin lispro infusion. *Diabetes Metab.* 2005;31:391-400.

8. Brockow K, Romano A. Skin tests in the diagnosis of drug hypersensitivity reactions. *Curr Pharm Des.* 2008;14: 2778-2791.

9. Kunamneni A, Durvasula R. Streptokinase–a drug for thrombolytic therapy: a patent review. *Recent Adv Cardiovasc Drug Discov.* 2014;9:106-121.

10. Hurford R, Rezvani S, Kreimei M, *et al.* Incidence, predictors and clinical characteristics of orolingual angio-oedema complicating thrombolysis with tissue plasminogen activator for ischaemic stroke. *J Neurol Neurosurg Psychiatry.* 2015;86:520-523.

11. Egler RA, Ahuja SP, Matloub Y. L-Asparaginase in the treatment of patients with acute lymphoblastic leukemia. *J Pharmacol Pharmacother.* 2016;7:62-71.

12. Yang C, Chilvers M, Nolan SJ. Dornase alfa for cystic fibrosis. *Cochrane Database Sys Rev.* 2016;4:4-114.

13. Goker-Alpan O, Longo N, McDonald M, *et al.* An open label clinical trial of agalsidase alfa enzyme replacement therapy in children with Fabry disease who are naive to enzyme replacement therapy. *Dovepress.* 2016;10:1771-1781.

14. Blaaberg MS, Andersen KE, Bindslev-Jensen C, *et al.* Decrease in the rate of sensitization and clinical allergy to natural rubber latex. *Contact Dermatitis.* 2015;73:21-28.

15. Volcheck GW, Mertes PM. Local and general anesthetics immediate hypersensitivity reactions. *Immunol Allergy Clin N Am.* 2014;34:525-546.

16. Suneja T, Belsito DV. Occupational dermatoses in health care workers evaluated for suspected allergic contact dermatitis. *Contact Dermatitis.* 2008;58:285-290.

17. Sussman GL, Beezhold DH, Kurup VP. Allergens and natural rubber proteins. *J Allergy Clin Immunol.* 2002;110: S33-S39.

18. Hunt LW, Fransway AF, Reed CE, *et al.* An epidemic of occupational allergy to latex involving health care workers. *J Occup Environ Med.* 1995;37:1204-1209.

19. Hendrickson JE, Roubinian NH, Chowdhury D, *et al.* Incidence of transfusion reactions: a multicenter study utilizing systematic active surveillance and expert adjudication. *Transfusion.* 2016;56:2587-2596.

20. Savage WJ. Transfusion reactions. *Hematol Oncol Clin North Am.* 2016;30:619-634.

21. Gutierrez JM, Leon G, Lomonte B, *et al.* Antivenoms for snakebite envenomings. *Inflamm Allergy Drug Targets.* 2011;10:369-380.

22. Mcarty CL, Angelo K, Beer KD, *et al.* Large outbreak of botulism associated with church potluck. *MMWR.* 2015;64:822-829.

23. Thiansookon A, Rojnuckarin P. Low incidence of early reactions to horse-derived F(ab')(2) antivenom for snakebites in Thailand. *Acta Trop.* 2008;105:203-205.

24. Wolanin SA, Demain JG, Meier EA. Successful desensitization of a patient with aplastic anemia to antithymocyte globulin. *Allergy Rhinol.* 2015;6:e64-e67.

25. Berger M. Adverse effects of IgG therapy. *J Allergy Clin Immunol Pract.* 2013;1:558-602.

26. Austin SK, Kavakli K, Norton M, et al; FX Investigators Group. Efficacy, safety and pharmocogenetics of a new high-purity factor X concentrate in subjects with hereditary factor X deficiency. *Haemophilia.* 2016;22:419-425.

27. Bulbul A, Karadaq A, Koklu E, *et al.* Anaphylactic shock due to hepatitis B immunoglobulin in a newborn. *J Matern Fetal Neonatal Med.* 2010;23:1257-1259.

28. Schuck RN, Grillo JA. Pharmacogenomic Biomarkers: an FDA perspective on utilization in biologic product labeling. *AAPS J.* 2016;18:573-577.

29. Legehar A, Xhaard H, Ghemtio L. IDAAPM: integrated database of ADMET and adverse effects of predictive modeling based on FDA approved drug data. *J Cheminform.* 2016;8:33-39.

30. Mellor JD, Brown MP, Irving HR, *et al.* A critical review of the role of Fc gamma receptor polymorphisms in the response to monoclonal antibodies in cancer. *J Hematol Oncol.* 2013;6:1-6.

31. Pichler WJ, Campi P. Adverse side effects to biologic agents. In: Pichler WJ, ed. *Drug Hypersensitivity.* Basel: Karger; 2007:160-174.

32. Liu S, Kurzrock R. Understanding toxicities of targeted agents: implications for anti-tumor activity and management. *Sem Oncol.* 2015;42:863-875.

33. Khan DA. Hypersensitivity and immunologic reactions to biologics: opportunities for the allergist. *Ann Allergy Asthma Immunol.* 2016;117:115-120.

34. Bonamichi-Santos R, Castells M. Diagnosis and management of drug hypersensitivity and anaphylaxis in cancer and chronic inflammatory diseases. *Clinic Rev Allerg Immunol.* 2016.

35. Klastersky J. Adverse effects of the humanized antibodies used as cancer therapeutics. *Curr Opin Oncol.* 2006;18: 316-320.

36. Tsai D, Moore H, Hardy C, *et al.* Rituximab (anti-CD20 monoclonal antibody) therapy for progressive intermediate-grade non-Hodgkin's lymphoma after high-dose therapy and

autologous peripheral stem cell transplantation. *Bone Marrow Transplant.* 1999;24:521-526.

37. Winkler U, Jensen M, Manzke O, *et al.* Cytokine-release syndrome in patients with B-cell chronic lymphocytic leukemia and high lymphocyte counts after treatment with an anti-CD20 monoclonal antibody (rituximab, IDEC-C2B8). *Blood.* 1999;94:2217-2224.

38. Ball WJ Jr, Kasturi R, Dey P, *et al.* Isolation and characterization of human monoclonal antibodies to digoxin. *J Immunol.* 1999;163:2291-2298.

39. Bisikirska BC, Herold KC. Use of Anti-CD3 monoclonal antibody to induce immune regulation in Type 1 Diabetes. *Ann NY Acad Sci.* 2004;1037:1-9.

40. Lynch TJ, Kim ES, Eaby B, *et al.* Epidermal growth factor receptor inhibitor-associated cutaneous toxicities: an evolving paradigm in clinical management. *Oncologist.* 2007;12:610-621.

41. Sim DW, Park KH, Park HJ, *et al.* Clinical characteristics of adverse events associated with therapeutic monoclonal antibodies in Korea. *Pharmacoepidemiol Drug Saf.* 2016;25:1279-1286.

42. Stone HD Jr, DiPiro C, Davis PC, *et al.* Hypersensitivity reactions to *Escherichia coli*-derived polyethylene glycolated-asparaginase associated with subsequent immediate skin test reactivity to *E. coli*-derived granulocyte colony-stimulating factor. *J Allergy Clin Immunol.* 1998;101:429-431.

43. Wadhwa M, Skog AL, Bird C, *et al.* Immunogenicity of granulocyte-macrophage colony-stimulating factor (GM-CSF) products in patients undergoing combination therapy with GM-CSF. *Clin Cancer Res.* 1999;5:1353-1361.

44. Cournoyer D, Toffelmire EB, Wells GA, *et al.* Anti-erythropoietin antibody-mediated pure red cell aplasia after treatment with recombinant erythropoietin products: recommendations for minimization of risk. *J Am Soc Nephrol.* 2004;15:2728-2734.

45. Freedman MS, Pachner AR. Neutralizing antibodies to biological therapies: a "touch of gray" vs a "black and white" story. *Neurology.* 2007;69(14):1386-1387.

46. Nolte KU, Gunther G, von Wussow P. Epitopes recognized by neutralizing therapy-induced human anti-interferon-alpha antibodies are localized within the N-terminal functional domain of recombinant interferon-alpha 2. *Eur J Immunol.* 1996;26:2155-2159.

47. Prummer O, Fiehn C, Gallati H. Anti-interferon-γ antibodies in a patient undergoing interferon-γ treatment for systemic mastocytosis. *J Interferon Cytokine Res.* 1996;16: 519-522.

48. Bircher AJ, Czendlik CH, Messmer SL, *et al.* Acute urticaria caused by subcutaneous recombinant hirudin: evidence for an IgE-mediated hypersensitivity reaction. *J Allergy Clin Immunol.* 1996;98:994-996.

49. Rudolf J, Grond M, Prince WS, *et al.* Evidence of anaphylaxis after alteplase infusion. *Stroke.* 1999;30:1142-1143.

50. Eisenberg JD, Aitken ML, Dorkin HL, *et al.* Safety of repeated intermittent courses of aerosolized recombinant human deoxyribonuclease in patients with cystic fibrosis. *J Pediatr.* 1997;131:118-124.

51. Lambert J, Wyand M, Lassen C, *et al.* Bioavailability, safety and immunogenicity of biosimilar infliximab (BOW015) compared to reference infliximab. *Int J Clin Pharmacol Ther.* 2016;54:315-322.

52. Severson CC. The role of biosimilar GCSF Zarzio for progenitor cell mobilization and the treatment of therapy-induced neutropenia in adult hematopoietic stem cell transplantation. *Can Oncol Nurs J.* 2015;25:443-454.

53. Giannakou C, Park MV, de Jong WH, *et al.* A comparison of immunotoxic effects of nanomedicinal products with regulatory immunotoxicity testing requirements. *Int J Nanomedicine.* 2016;11:2935-2952.

54. Szebeni J, Storm G. Complement activation as a bioequivalence issue relevant to the development of generic liposomes and other nanoparticulate drugs. *Biochem Biophys Res Commun.* 2015;468:433-451.

55. Kelso JM, Greenhawt MJ, Li JT. Adverse reactions to vaccines practice parameter 2012 update. *J Allergy Clin Immunol.* 2012;130:25-43.

56. Rosenblatt AE, Stein SL. Cutaneous reactions to vaccinations. *Clin Dermatol.* 2015;33:327-333.

57. Barbaud A, Deschildre A, Waton J, *et al.* Hypersensitivity and vaccines: an update *Eur J Dermatol.* 2013;23:135-141.

58. Cheng DR, Perrett KP, Choo S, *et al.* Pediatric anaphylactic adverse events following immunization in Victoria Australia from 2007 to 2013. *Vaccine.* 2015;33:1602-1607.

59. Mansfield LE, Ting S, Rawls DO, *et al.* Systemic reactions during cutaneous testing for tetanus toxoid hypersensitivity. *Ann Allergy.* 1986;57:135-137.

60. James JM, Burks AW, Roberson PK, *et al.* Safe administration of the measles vaccine to children allergic to eggs. *N Engl J Med.* 1995;332:1262-1266.

61. Advisory Committee on Immunization Practices, Update regarding administration of combination MMRV vaccine. *MMWR.* 2008;57:258-260.

62. Sakaguchi M, Hori H, Ebihara T, *et al.* Reactivity of the immunoglobulin E in bovine gelatin-sensitive children to gelatins from various animals. *Immunology.* 1999;96:286-290.

63. Sakaguchi M, Yoshida M, Kuroda W, *et al.* Systemic immediate-type reactions to gelatin included in Japanese encephalitis vaccines. *Vaccine.* 1997;15:121-122.

64. Greenhawt MJ, Li JT. Administering influenza vaccine to egg allergic recipients: a focused practice parameter update. *Ann Allergy Asthma Immunol.* 2011;106:11-16.

65. Kelso JM, Mootrey GT, Tsai TF. Anaphylaxis from yellow fever vaccine. *J Allergy Clin Immunol.* 1999;103:698-701.

66. Kletz MR, Holland CL, Mendelson JS, *et al.* Administration of egg-derived vaccines in patients with history of egg sensitivity. *Ann Allergy.* 1990;64:527-529.

67. Kelleher PC, Kelley LR, Rickman LS. Anaphylactoid reaction after typhoid vaccination. *Am J Med.* 1990;89:822-824.

68. Berg SW, Mitchell BS, Hanson RK, *et al.* Systemic reactions in U.S. Marine Corps personnel who received Japanese encephalitis vaccine. *Clin Infect Dis.* 1997;24:265-266.

69. Yergeau A, Alain L, Pless R, *et al.* Adverse events temporally associated with meningococcal vaccines. *CMAJ.* 1996;154:503-507.

70. Ventura A. Varicella vaccination guidelines for adolescents and adults. *Am Fam Physician.* 1997;55:1220-1224.

71. Bohlke K, Davis RL, Marcy SM, *et al.* Risk of anaphylaxis after vaccination of children and adolescents. *Pediatrics.* 2003;112:815-820.

72. Centers for Disease Control and Prevention. http://www.cdc.gov/vaccines. Accessed July 29, 2017.

73. Vaccine Adverse Events Reporting System. http://www.vaers.hhs.gov/reportable.htm. Accessed July 29, 2017.

CAPÍTULO 18

Alergias alimentarias

EDWIN KIM Y WESLEY BURKS

■ INTRODUCCIÓN

Los síntomas relacionados con la ingestión de alimentos son frecuentes y a menudo referidos como causados por alergia. Estas reacciones adversas a los alimentos se presentan por una variedad de mecanismos y pueden causar cuadros clínicos variables. En un intento por estandarizar la nomenclatura en las publicaciones científicas, en los National Institutes of Health se definieron como indeseadas las reacciones adversas a su ingestión o la de sus aditivos (1), y se subdividen adicionalmente en alergia e intolerancia de alimentos. Por alergia se hace referencia a cualquier reacción adversa causada por un mecanismo inmune en relación con los alimentos. Las alergias pueden ser de mediación inmunológica por inmunoglobulina E (IgE) o no, y son temas de este capítulo. En contraste, la intolerancia de alimentos se refiere a una reacción adversa causada por un mecanismo no inmune. Por ejemplo, puede ocurrir intolerancia de alimentos por sus propiedades farmacológicas (p. ej., cafeína), por su contenido de sustancias tóxicas (p. ej., histamina en la intoxicación por peces, o escombroidosis, y la de alimentos por bacterias), la de aquellos que exacerban el reflujo (menta, productos muy especiados o ácidos) o deficiencias metabólicas (de lactasa, e insuficiencia pancreática) (tabla 18-1).

En este capítulo se resumen varios temas clave relacionados con la alergia a alimentos, que incluyen epidemiología, inmunidad de la mucosa y su desarrollo, alérgenos alimentarios comunes y el cuadro clínico de las reacciones alimentarias, mediadas y no por IgE. Otros temas que se revisan incluyen el diagnóstico y tratamiento de la alergia alimentaria, su historia natural, y estimulantes desarrollos recientes para su prevención y tratamiento.

■ EPIDEMIOLOGÍA

La incidencia y prevalencia reales de alergia a alimentos han sido difíciles de determinar con precisión. Estudios epidemiológicos recientes sugieren que casi 15 millones

TABLA 18-1 ALERGIA A LOS ALIMENTOS: DIAGNÓSTICO DIFERENCIAL

1. Afecciones gastrointestinales
   - Anomalías estructurales
   - Deficiencias enzimáticas
   - Fibrosis quística
2. Contaminantes y aditivos
   - Saborizantes, colorantes, conservadores, contaminantes
   - Microorganismos infecciosos
   - Afecciones relacionadas a productos pesqueros
3. Contaminantes farmacológicos
   - Cafeína, histamina, tiramina
4. Reacciones psicológicas
   - Bulimia, anorexia, ficticias

de estadounidenses son afectados por alergias alimentarias y que los niños lo son más que los adultos (2). En Europa, en un estudio con uso de una encuesta telefónica aleatoria y un cuestionario estandarizado se informó de una medida aproximada de la prevalencia de alergia alimentaria de 3.75%, con el grupo de edad más afectado el de 2 a 3 años (3). Además, los estudios han sugerido un aumento significativo en la prevalencia de la alergia a alimentos en los últimos 20 años, en forma paralela al aumento del asma y otras enfermedades atópicas (4).

Por desgracia, la prevalencia total de la alergia a alimentos tradicionalmente se ha sobrevalorado. En una investigación, 28% de las madres percibió que sus hijos habían tenido al menos una reacción adversa a los alimentos (5), pero sólo de 8 a 33% de ellos presentó reacciones confirmadas ante retos alimentarios con un esquema doble ciego, con placebo y testigos (DBPCFC, por sus siglas en inglés). Un estudio de un grupo de nacimientos de la isla de Wright (GB) mostró una incidencia acumulativa de alergia alimentaria comunicada por los padres de 25.8% (intervalo de confianza al 95% [IC], de 23.1 a 28.7%) a los 12 meses; sin embargo, se encontró de 4% la incidencia acumulativa de alergias a alimentos con base en retos abiertos (IC al 95%, de 2.9 a 5.5%) (6). Para los 3 años, 33.7% de las familias del grupo informó de una alergia alimentaria, en comparación con la incidencia real, basada en retos con alimentos y un buen interrogatorio clínico, de 5 a 6% (7). En un metaanálisis reciente se revisó la prevalencia de alergias a alimentos de acuerdo con el método utilizado (8). La prevalencia de alergias alimentarias por autoinforme fue muy alta, de 3 a 35% para cualquier alimento. La heterogeneidad de la prevalencia de alergias alimentarias pudiese haber sido resultado de diferencias en el diseño o la metodología del estudio, o entre las poblaciones.

En los últimos años, en investigaciones específicas, se revisó la tasa de prevalencia de alergias a alimentos específicos, como cacahuates y pescado, que, por lo general, pueden ser graves, de toda la vida, y en potencia fatales. En primer lugar, en Estados Unidos y Gran Bretaña las tasas de prevalencia de alergia al cacahuate en los escolares rebasa 1% (9). En segundo lugar, hay informes de alergias a pescado diagnosticadas por un médico, o convincentes, de 2.3% en la población general, o casi 6.6 millones de estadounidenses (10).

La epidemiología de la alergia alimentaria puede ciertamente verse influida por los antecedentes de atopia del paciente (tabla 18-2). Por ejemplo, la prevalencia de alergia alimentaria parecer ser de casi 30% en los niños con dermatitis atópica refractaria, moderada/grave (11). En una investigación australiana se determinó el riesgo relativo de un lactante con dermatitis atópica de presentar alergia alimentaria mediada por IgE de 5.9% para el grupo más intensamente afectado (12).

■ INMUNIDAD Y FISIOPATOLOGÍA DE LA MUCOSA

Inmunidad de mucosas

La principal función del tubo digestivo es procesar los alimentos ingeridos hasta una forma que se pueda absorber y utilizar para obtener energía y respaldar la proliferación celular, proceso que requiere que el sistema inmunológico intestinal sea capaz de discriminar entre las proteínas extrañas dañinas y las innocuas (13). Ambos mecanismos, inmunológicos y no, ayudan a bloquear el ingreso al interior del cuerpo de los antígenos extraños lesivos (bacterias, virus, parásitos y proteínas de alimentos), lo que así forma la "inmunidad de mucosas" gastrointestinal. La inmadurez del desarrollo de estos mecanismos en los lactantes disminuye la eficacia de su inmunidad de mucosas y posiblemente tenga participación importante en la mayor prevalencia de infecciones gastrointestinales y alergia alimentaria en los primeros años de la vida. Las relativas bajas concentraciones de S-IgA (secretora) en el intestino del lactante y las cantidades parcialmente grandes de proteínas ingeridas, constituyen una carga significativa para el sistema inmunológico inmaduro asociado con el intestino (GALT, por sus siglas en inglés).

El GALT debe montar una respuesta significativa contra sustancias extrañas potencialmente lesivas y microorganismos patógenos, pero mantenerse sin hacerlo ante enormes cantidades de antígenos de los nutrimentos y casi 10^{14} microorganismos comensales que forman la flora del intestino normal. El GALT está constituido por cuatro compartimentos linfáticos diferentes: (a) las placas de Peyer y el apéndice (agregado de folículos linfáticos en la mucosa intestinal), (b) los linfocitos y las células plasmáticas de la lámina propia, (c) los linfocitos intraepiteliales interdigitados con enterocitos y (d) los ganglios linfáticos mesentéricos (13).

La S-IgA, una forma dimérica de IgA que se encuentra en las secreciones intestinales, no activa al complemento o se une a receptores Fc y, por lo tanto, no induce respuestas

TABLA 18-2 PREVALENCIA DE LA ALERGIA ALIMENTARIA EN AFECCIONES ESPECÍFICAS

AFECCIÓN	PREVALENCIA DE LA ALERGIA ALIMENTARIA
Anafilaxia	35%
Dermatitis atópica	37% en los niños (rara en los adultos)
Urticaria	De 20% en casos agudos (rara en los crónicos)
Asma	De 5-6% en los niños con asma
Síndrome de alergia oral	De 25-75% en presencia de alergia al polen
Rinitis crónica	Rara

inflamatorias. Los anticuerpos S-IgA se dirigen contra moléculas de la superficie bacteriana o viral, y pueden prevenir su unión al epitelio o facilitar su aglutinación, con complejos resultantes que se atrapan en la inmunidad de mucosas y se expulsan en las heces (14). A pesar de la evolución de este sistema de barrera bien desarrollado, casi 2% de los antígenos alimentarios ingeridos se absorbe y transporta en el cuerpo en una forma "inmunológicamente" intacta, incluso a través del intestino maduro (15).

Inducción de la tolerancia oral

Los antígenos alimentarios intactos penetran el tubo digestivo e ingresan a la circulación en ambos, los niños y adultos normales (16, 17). Sin embargo, estas proteínas íntegras suelen ser malos inmunógenos y normalmente no causan síntomas clínicos, fenómeno que se denomina *tolerancia oral* y se define como una ausencia de respuesta del sistema inmunológico ante antígenos específicos inducida por su ingestión previa (13). Además, se cree que una interacción entre la flora intestinal natural y los mecanismos inmunes se encarga del desarrollo de la tolerancia oral. La flora intestinal comensal reside en el tubo digestivo desde las 24 h que siguen al nacimiento, con una concentración que se ha calculado entre 10^{12} y 10^{14} bacterias por gramo de tejido del colon (18). El impacto de la flora intestinal sobre la tolerancia oral es respaldado por el dato de que los ratones criados en ambientes estériles después del nacimiento no pueden desarrollar tolerancia a la ovoalbúmina administrada por vía oral (19). La no respuesta de los linfocitos T a las proteínas alimentarias ingeridas puede ser resultado de tres mecanismos: inducción de linfocitos T reguladores, deleción clonal o anergia de linfocitos T.

Respuesta inmunológica normal ante los antígenos ingeridos

La presentación de antígenos alimentarios por las células encargadas, como la de otros antígenos, lleva a una respuesta inmunológica de desarrollo de anticuerpos. Como resultado, suelen encontrarse concentraciones bajas de anticuerpos específicos séricos IgG, IgM e IgA en los individuos normales (20). En general, mientras más pequeño el lactante cuando se introduce un antígeno alimentario, más pronunciada la respuesta de anticuerpos (21). Por ejemplo, después de la introducción de la leche de vaca surgen anticuerpos IgG específicos contra la proteína de la leche en el suero que aumentan durante el primer mes, alcanzan concentraciones máximas después de varios meses y posteriormente suelen declinar, aunque continúe ingiriéndose (22). Los individuos con diversas infecciones gastrointestinales inflamatorias (p. ej., enfermedad celiaca o la intestinal inflamatoria, alergia a alimentos) con frecuencia presentan concentraciones altas de anticuerpos IgG e IgM específicos de alimentos. Por tal motivo, es importante comprender que la sola presencia de estos anticuerpos no indica que el paciente sea alérgico a esos alimentos (23). Por el contrario, las concentraciones mayores de estos anticuerpos alimentarios no específicos IgE parece ser secundaria al aumento de la permeabilidad gastrointestinal ante los antígenos alimentarios, y simplemente reflejan su ingestión.

■ ALÉRGENOS ALIMENTARIOS

La sensibilización a los alérgenos alimentarios se presenta de forma primordial después de la exposición directa en el tubo digestivo o es posible que sea a través de la piel. Este método de sensibilización se conoce como alergia alimentaria "tradicional" o de clase 1. La sensibilización a los alérgenos de alimentos también puede presentarse luego de la exposición a los inhalatorios relacionados, pero diferentes, lo que se denomina alergia alimentaria de clase 2 (24). Los principales alérgenos alimentarios identificados en la alergia de clase 1 son glucoproteínas hidrosolubles, con pesos moleculares que van de 10 a 70 kD y se mantienen estables ante el tratamiento con calor, ácido y proteasas (25) (tabla 18-3). Por el contrario, no hay propiedades fisicoquímicas consistentes comunes a los alérgenos alimentarios de clase 2, que son homólogos de los del polen y causan el síndrome de alergia alimentaria al polen (PFAS, por sus siglas en inglés), también llamado síndrome de alergia oral. La mayoría de estas proteínas vegetales, por lo general, es bastante termolábil y difícil de extraer. Varios alérgenos de clases 1 y 2 alimentarios se han identificado, clonado, secuenciado y expresado como proteínas recombinantes. Muchos de los alérgenos vegetales de clase 2 relacionados son homólogos de proteínas

---

TABLA 18-3 CARACTERÍSTICAS DE LOS ALÉRGENOS ALIMENTARIOS

1. Proteínas (carbohidratos, no grasas)
   - Glucoproteínas de 10-70 kD
   - Termorresistentes y estables en ácido

2. Principales alimentos alergénicos (> 85% de las alergias)
   - Niños: leche de vaca, huevos, cacahuates, soya y trigo
   - Adultos: cacahuates, frutos secos, mariscos y pescados

3. A un solo alimento > muchas alergias alimentarias

4. Caracterización de epítopos en proceso
   - Epítopos lineales frente a los conformacionales
   - Epítopos de linfocitos B contra los de linfocitos T

relacionadas (PR) con microorganismos patógenos que se expresan por la planta en respuesta a infecciones u otros factores de estrés, o comprometen las proteínas de almacenamiento de semillas, profilinas, peroxidasas o inhibidores de la proteasa comunes para muchas plantas (26). A continuación, se revisan ejemplos de los alérgenos de las clases 1 y 2.

Leche de vaca

La alergia a la leche de vaca es la alimentaria más frecuente en los niños pequeños con mediación de la IgE, que afecta a 2.5% de los menores de 2 años (1). La leche de vaca contiene al menos 20 componentes proteínicos que también pueden llevar a la producción de anticuerpos en los seres humanos (27). Las fracciones proteínicas de la leche se subdividen en caseínas y proteínas del lactosuero (76 y 86%, respectivamente) con pruebas que muestran que las primeras constituyen la fracción más alergénica (28), que se precipitan de la leche descremada por ácido a pH de 4.6 y están formadas por cuatro básicas (α_{s1}, α_{s2}, β y κ, que constituyen 32, 10, 28 y 10% de las proteínas totales de la leche, en ese orden). La fracción del lactosuero incluye lactoglobulina β, lactalbúmina α, inmunoglobulinas y albúmina sérica bovina, y cantidades diminutas de diversas proteínas (p. ej., lactoferrina, transferrina, lipasas, esterasas). El calor intenso puede destruir varias de las proteínas del lactosuero. Sin embargo, la pasteurización sistemática no es suficiente para desnaturalizar estas proteínas y, paradójicamente, se ha informado que aumenta la alergenicidad de algunas, como la lactoglobulina β (29). Por otro lado, se localizaron epítopos secuenciales (lineales) alergénicos (IgE) en las caseínas, así como en la lactoglobulina β y lactalbúmina α, y pueden tener correlación con la persistencia de la alergia a la leche de vaca (30-32).

Las técnicas inmunológicas de cuantificación de IgE han mostrado reactividad cruzada entre las proteínas de la leche de vaca, cabra y oveja, debido a su elevado grado de homología. Los estudios por reto oral en los niños con alergia a la leche de vaca indicaron que al menos 90% de ellos reaccionará contra la leche de cabra (33). Es interesante que casi 10% de los niños con alergia a la leche reaccionen ante la carne de res, con un número ligeramente mayor que reacciona a la poco asada (34).

Huevos de gallina

La alergia alimentaria a los huevos es otra reacción de mediación por IgE en los niños. En este aspecto, se ha mostrado que la clara de huevo es alergénica con mayor intensidad que la yema y contiene 23 glucoproteínas diferentes, de las que se identificó a la ovomucoide, ovoalbúmina y ovotransferrina como alérgenos mayores (35, 36). Si bien la ovoalbúmina constituye la mayor parte de las proteínas de la clara de huevo, se mostró que la ovomucoide (*Gal d I*) es el alérgeno predominante (37), constituida por 186 aminoácidos dispuestos en tres dominios seriados, una estructura terciaria establecida y seis sitios de unión de IgE secuenciales (lineales). Los retos de alimentos orales bajo estudios cegados (OFC, por sus siglas en inglés) con clara, a la que se retiró la ovomucoide, han mostrado que esta es la causa de la reactividad clínica en la vasta mayoría de los niños alérgicos al huevo (38); es interesante que parece que la mayoría puede ingerir pequeñas cantidades de proteínas del huevo en productos ampliamente cocinados (horneados) (p. ej., panes, pastelillos y galletas) (39) y se emitió la hipótesis de que los mecanismos de esa tolerancia incluyen la destrucción de epítopos conformacionales termolábiles y un efecto de la matriz del alimento, con menor disponibilidad resultante de la proteína para el sistema inmunológico (40).

Cacahuate

El cacahuate, miembro de la familia de las leguminosas, se convirtió en uno de los alérgenos alimentarios más frecuentes en las sociedades industrializadas, donde los datos recientes sugieren una prevalencia mayor de 1% en algunos países (1). Por tradición se clasificó a las proteínas del cacahuate como albúminas (hidrosolubles) y globulinas (solubles en solución salina), estas últimas se subdividen en las fracciones araquina y conaraquina (36). A tres proteínas con pesos moleculares de 63.5 kD (*Ara h 1*) (41), 17 kD (*Ara h 2*) (42) y 64 kD (*Ara h 3*) (43) se les identificó como alérgenos mayores. El *Ara h 1* pertenece a la familia de vicilinas, proteínas de almacenamiento de semillas; *Ara h 2* es miembro de la familia de conglutininas, proteínas de almacenamiento (44), y *Ara h 3*, de la familia de glicinina, de proteínas de almacenamiento (43). También se identificó a las *Ara h 4-8* (45). La *Ara h 5* es una profilina, en tanto la *Ara h 4* parece ser una isoforma de *Ara h 3*, y las *Ara h 6* y 7 parecen isoformas de **Ara h 2**. La **Ara h 8** es miembro de la familia de PR-10 relacionada con la patogenia y participa principalmente en el PFAS, como se describe más adelante (46). En contraste con la leche de vaca y el huevo, la cocción y el procesamiento estándares no afectan la alergenicidad de la proteína del cacahuate; sin embargo, se cree que los grados significativos de calentamiento, presurización y refinamiento involucrados en la fabricación del aceite de cacahuate causan concentraciones mínimas de la proteína intacta, lo que es respaldado por un estudio donde se encontró que el aceite de cacahuate refinado resultó seguro en 60 individuos alérgicos, en tanto se notó que los aceites presurizados (o extruidos) conservaban algo de su alergenicidad (47).

Frutos secos

Las alergias a los frutos secos afectan a casi 0.6% de los estadounidenses (48). En un registro nacional de los individuos alérgicos a los cacahuates y frutos secos, las nueces fueron los arbóreos de provocación de la mayoría de las reacciones alérgicas (34%), seguidas por anacardos (20%), almendras (15%), pecanas (9%) y pistaches (7%). Las avellanas, las nueces de Brasil, los piñones y las macadamias contribuyen con menos de 5% de todas las alergias a frutos secos. Las pruebas cutáneas revelaron extensa reactividad cruzada inmunológica entre los frutos secos; sin embargo, muy pocos pacientes han sido objeto de reto sistemático por los diversos frutos secos para determinar la extensión real de la reactividad clínica cruzada. En las encuestas se sugirió que hasta 35 a 50% de los pacientes con alergia al cacahuate podían también ser reactivos al menos a un fruto seco (49, 50). Si bien no necesariamente se recomienda la evitación empírica de todos los frutos secos en los pacientes con alergia al cacahuate, estaría justificada la consulta con un alergólogo respecto de la introducción de frutos secos.

Proteínas de las semillas

En otro estudio se encontraron pruebas contundentes de que la alergia a la semilla de ajonjolí se está convirtiendo en un serio problema de salud pública en muchos países del mundo (51, 52). La alergia al ajonjolí se localizó principalmente en poblaciones donde se consume ampliamente, como Israel, Asia, Australia e Italia; sin embargo, cada vez se le detecta más en Gran Bretaña y Estados Unidos (52-54). La alergia al ajonjolí a menudo se vincula con anafilaxia sistémica, similar a la de las alergias al cacahuate y frutos secos (55) y rara vez se deja atrás a la primera.

Frijol de soya

El frijol de soya es otro miembro de la familia de las leguminosas que provoca un número significativo de reacciones de hipersensibilidad, de forma predominante en lactantes y niños pequeños. Puesto que los frijoles de soya constituyen una fuente barata de proteína de alta calidad, se usan en muchos alimentos comerciales. Cerca de 10% de las proteínas de semillas son albúminas hidrosolubles y el resto, globulinas solubles en solución salina. Cuatro fracciones proteínicas principales por ultracentrifugación se han separado: la 2S (contenida en la fracción del suero), 7S (50% con glicinina β), 11S (glicinina) y 15S (glicinina agregada). Varias proteínas de la soya se han aislado y caracterizado, en particular una similar a la tiolproteasa de 34-kD (*Gli m Bd 30K*). Asimismo, es interesante que los epítopos alergénicos de la cadena ácida de glicinina G1 sean homólogas de los epítopos de unión a IgE en el cacahuate, *Ara h 3* (56). A semejanza del aceite de cacahuate muy refinado, no se ha visto que el correspondiente de soya provoque reacciones clínicas en los individuos alérgicos (57).

Trigo

El trigo (salvado) y otros cereales de grano comparten diversas proteínas homólogas y están involucrados en las reacciones alérgicas alimentarias de los niños. También se ha sugerido que las fracciones globulinas y glutenina son las principales de tipo alergénico en las reacciones mediadas por anticuerpos, mientras que las gliadinas se señalan como partícipes en la enfermedad celiaca y las albúminas en el asma de panadero (58). En estudios más recientes se sugirió que la fracción hidroinsoluble, gliadina, también puede ser importante para la reactividad clínica al trigo, en especial en casos de anafilaxia inducida por el ejercicio en relación con alimentos (59-61). Por otra parte, se visualizó la unión inespecífica a fracciones de lectina de cada grano y hay informes de una extensa reactividad cruzada inmunológica entre los cereales, que se corroboró con pruebas de punción cutánea. Además, se ha señalado a las homologías de proteínas alergénicas en los pólenes de pastos; en un gran número de pruebas cutáneas positivas clínicamente irrelevantes contra el trigo, y otros granos de cereal.

Pescado

El consumo de pescado constituye una de las causas más frecuentes de alergia alimentaria en los adultos y una causa común también en los niños (8, 62). El principal alérgeno en el bacalao, *Gad c 1*, es una parvalbúmina que se aisló de la fracción miógena de la carne blanca, termoestable y resistente a la digestión proteolítica, con un peso molecular de 12 kD, un punto isoeléctrico de 4.75, constituida por 113 aminoácidos (63). Ya se definió la estructura tridimensional del *Gad c 1* y se mostró dispuesto en tres dominios, dos que unen el calcio (64). La(s) fracción(es) de la proteína del pescado que causa(n) síntomas clínicos en algunos pacientes puede(n) ser más susceptible(s) a la manipulación (p. ej., calentamiento, liofilización) porque se han comunicado reacciones durante la alimentación abierta de pescado fresco en casi 20% de quienes con DBPCFC negativos utilizan pescado liofilizado (65). Además, se encontró que la mayoría de los pacientes alérgicos al salmón fresco o el atún cocinados podían ingerirlos enlatados sin dificultad, lo que indica que la preparación llevó a la destrucción de los principales alérgenos. Asimismo, es digno de mención que a diferencia de otros alérgenos alimentarios comunes se hayan comunicado reacciones alérgicas después de la exposición a alérgenos de pescado en el aire, emitidos durante su cocimiento (64).

Mariscos

Los alérgenos de mariscos se consideran causa importante de reacciones alérgicas a los alimentos, que afectan hasta 2.3% de la población adulta estadounidense (8). Este grupo consta de una amplia variedad de moluscos (caracoles, mejillones, ostiones, escalopes, almejas, calamares y pulpos) y crustáceos (cangrejos, langostas, langostinos y camarones). Los alérgenos de camarón han sido los más ampliamente estudiados. La tropomiosina, una proteína que se encuentra tanto en los músculos como en otros sitios, se identificó como el principal alérgeno de los camarones (66). Entre los crustáceos por pruebas cutáneas y análisis de IgE *in vitro* (67) se mostró reactividad cruzada considerable. En particular, las tropomiosinas de los invertebrados son altamente homólogas y tienden a ser alergénicas, como se ha visto en los crustáceos (p. ej., camarón, cangrejo, cigala y langosta), arácnidos (ácaros del polvo casero), insectos (cucarachas) y moluscos (caracoles y calamares) (68). Por otro lado, las tropomiosinas de los vertebrados, por lo común, no se han vinculado con alergias.

Proteínas relacionadas con la patogenia

Las PR con la patogenia se ha mostrado que abarcan un gran número de los alérgenos de clase 2 que se encuentran en diversos vegetales y frutos (tabla 18-4) (24, 69, 70), inducidas cuando la planta es dañada o se expone a cierto estrés ambiental, como sequía y calor. Las PR se han clasificado en 14 familias, si bien seis constituyen la mayoría de las proteínas vegetales con reactividad cruzada. Dos familias de quitinasas similares al alérgeno del látex, *Hev b 6.02*, se identificaron como alérgenos en diversos vegetales: las proteínas de tipo PR-3 se encuentran en la nuez y el aguacate (*Pers a 1*), en tanto las proteínas de tipo PR-4 son inducidas por daños a la planta y se encuentran en el tomate y la papa (proteínas *Win 1* y *Win 2*). Asimismo, se identificaron proteínas similares a la taumatina de tipo PR-5, como de reacción cruzada en manzanas (*Mal d 2*) y cerezas (*Pru av 2*). Las proteínas de tipo PR-10 son homólogas del principal alérgeno del polen de abedul, *Bet v 1*, y son una causa importante de PFAS. Estas proteínas contribuyen a la reacción cruzada entre el polen de abedul y los frutos de especies del género rosácea: manzana (*Mal d 1*), cereza (*Pru av 1*), melocotón (*Pru ar 1*), pera (*Pyr c 1*) o vegetales de especies del género apiaceas: zanahoria (*Dau c 1*), apio (*Api g 1*), perejil (*pcPR 1 y 2*) y avellana (*Cor a 1*). También se ha visualizado reactividad cruzada con el cacahuate (*Ara h 8*) (46). Las proteínas de transferencia de lípidos (LTP, por sus siglas en inglés) o las de tipo PR-14 forman una familia de las de tipo 9 kD distribuidas ampliamente en el reino vegetal. En especies del género *Prunoideae* se identificaron LTP como proteínas alergénicas mayores, como el melocotón (*Pru p 1* en la cáscara y *Pru p 3* en la pulpa), manzana (*Mal d 3*), chabacano, ciruelo y cerezas. También se encontró que *Gly m 1*, un alérgeno importante en el frijol de soya, era una LTP.

Profilina

La profilina es una proteína de unión de actina que se identificó por primera vez en el polen de abedul (*Bet v 2*) y hoy se reconoce como una proteína alergénica en varios frutos y vegetales (24). Las profilinas son causa del PFAS por manzana (*Mal d 4*), pera (*Pyr c 4*), cereza (*Pru av 4*), apio (*Api g 4*) y papa, en los pacientes con alergia al polen de abedul, y también del síndrome de apio-artemisa-especia. Además, se han identificado profilinas en el tomate (*Lyc e 1*), el cacahuate (*Ara h 5*) y el frijol de soya (*Gli m 3*), pero queda por establecerse si estas proteínas causan reacciones alérgicas.

TABLA 18-4 PROTEÍNAS RELACIONADAS CON LA PATOGENIA

GRUPO	CLASE DE PROTEÍNA	FUENTE DEL ALÉRGENO/ALÉRGENO
PR-2	Glucanasas β-1, 3	Frutos y vegetales
PR-3	Quitinasas de clase 1	Aguacate (*Pers a 1*), nuez y plátano
PR-4	Quitinasas	Tomate, papa (proteína *Win 1* y *Win 2*), nabo y baya del sauco
PR-5	Similares a la taumatina	Cereza (*Pru av 2*), manzana (*Mal d 2*), pimiento morrón
PR-10	Homólogos de *Bet v 1*	Manzana (*Mal d 1*), cereza (*Pru av 1*), pera (*Pyr c 1*), apio (*Api g 1*), zanahoria (*Dau c 1*), papa, melocotón (*Pru ar 1*), perejil, avellano (*Cor a 1*)
PR-14	Proteínas de transferencia de lípidos	Cáscara de melocotón (*Pru p 1*), pulpa de melocotón (*Pru p 3*), manzana (*Mal d 3*), cereza (*Pru av 3*), chabacano, ciruelo, almendra, frijol de soya (*Gly m 1*), cebada

PR, proteína relacionada con patógenos.

■ REACCIONES ALIMENTARIAS MEDIADAS POR INMUNOGLOBULINA E

Las respuestas inmunológicas mediadas por anticuerpos IgE específicos para alérgenos alimentarios son las más ampliamente reconocidas como mecanismos de síntomas de las alergias inducidas por alimentos (1). Los pacientes atópicos producen anticuerpos IgE contra epítopos específicos en el alérgeno alimentario y se unen a receptores de alta afinidad de IgE en los basófilos y las células cebadas de los tejidos del cuerpo. Cuando el antígeno se une a múltiples anticuerpos IgE adyacentes sobre una célula cebada o un basófilo, estas células se activan, desgranulan y liberan mediadores presintetizados, como la histamina, y otros *recién* formados, como leucotrienos y prostaglandinas, que se encargan de la reacción alérgica inmediata y sus síntomas clínicos. Los mediadores derivados de células cebadas también pueden causar la mayor expresión de moléculas de adhesión en las células endoteliales para eosinófilos, monocitos y linfocitos, que se reclutan hacia la región y se encargan de la respuesta alérgica de fase tardía, que es promovida por la secreción de diversas citocinas y mediadores inflamatorios. En la siguiente sección se revisan las manifestaciones clínicas específicas de las reacciones alimentarias mediadas por IgE.

Manifestaciones cutáneas

Las manifestaciones cutáneas son las más frecuentes de la alergia alimentaria en la clínica (71). En forma aislada o como parte de una reacción sistémica pueden presentarse con signos y síntomas de otros órganos, aparatos y sistemas, como el tubo digestivo y el aparato respiratorio (72). Estas manifestaciones cutáneas van de la urticaria aguda o el angioedema a la dermatitis pruriginosa morbiliforme. En aproximadamente 12% de los retos con alimentos se puede producir urticaria y, en total, la incidencia de urticaria aguda derivada de alimentos es de casi 1 a 2% (72). No obstante, es importante señalar que la urticaria crónica que dura más de 6 sem casi nunca es causada por alergia alimentaria (73). También se ha comunicado dermatitis por contacto ante diversos alimentos (74). La dermatitis por contacto alérgica real puede avanzar hasta una reacción sistémica; por lo tanto, es importante un estudio diagnóstico exhaustivo para descartar la participación del sistema inmunológico.

En los niños con dermatitis atópica se confirmaron alergias a alimentos por DBPCFC en casi 33% (75, 76). En un estudio de 210 niños valorados y con seguimiento para determinar una relación entre la alergia a alimentos y las exacerbaciones de su dermatitis atópica, 62% presentó una reacción al menos a uno de ellos. Una de las reacciones que ocurrieron en las 2 h siguientes a DBPCFC, 75% correspondió a las cutáneas (77). Las manifestaciones dermatológicas involucraron de manera predominante eritema y prurito, que llevó al rascado y la exacerbación de la dermatitis atópica. Sampson y Broadbent informaron de un aumento en la capacidad de liberación de histamina de los pacientes con dermatitis atópica que ingirieron de forma repetida un alérgeno alimentario conocido (78), lo que es posible que se haya debido a la estimulación de leucocitos mononucleares para secretar factores de liberación de histamina, algunos de los cuales interactúan con moléculas de IgE unidas a la superficie de los basófilos.

Manifestaciones gastrointestinales

Los síntomas del aparato digestivo son la segunda manifestación observada con más frecuencia en la alergia alimentaria. Los cuadros clínicos incluyen náusea, vómito, diarrea, así como dolor abdominal y cólicos. Como con las manifestaciones cutáneas, los síntomas gastrointestinales pueden presentarse solos, o en combinación con los de otros órganos, aparatos y sistemas. Asimismo, hay pruebas considerables de que muchos de estos síntomas dan como resultado la activación de las células cebadas (79). Las gastroenteropatías eosinofílicas alérgicas representan una clase diferente de alergia alimentaria de mediación inmunológica, y posiblemente involucren una combinación de mecanismos mediados y no por IgE; la afección gastrointestinal eosinofílica se trata en el capítulo 40.

Manifestaciones respiratorias

Las manifestaciones respiratorias no son tan frecuentes en la alergia a alimentos, como los síntomas cutáneos o gastrointestinales, pero siguen siendo de importancia crítica porque incluyen algunos aspectos de la alergia a alimentos que ponen en riesgo la vida (71, 80, 81). Las manifestaciones respiratorias pueden incluir síntomas benignos, como estornudos, rinorrea y prurito ocular, ótico y palatino. Sin embargo, también incluyen broncoespasmo y edema laríngeo, que potencialmente ponen en riesgo la vida. Los síntomas aislados de las vías aéreas como manifestación de alergia alimentaria son raros, pero cuando están presentes pueden relacionarse con malos resultados (82). Los síntomas respiratorios aparecen más a menudo como parte de una reacción sistémica más amplia. También se informó de sibilancias, rigidez faríngea y congestión nasal en 42 y 56% de quienes respondieron, como parte de sus reacciones iniciales a los cacahuates y los frutos secos, respectivamente (54), y la presencia de asma fue un factor de riesgo para que estos pacientes presentasen reacciones más graves (33 frente a 21%; P < 0.0001). Además, los síntomas respiratorios, incluida la disnea y la rigidez faríngea, se comunicaron por más de 50% de los pacientes con alergia al pescado o los mariscos en una encuesta de publicación reciente (8).

Asma inducido por los alérgenos de alimentos

Como se describió antes, los síntomas que suelen combinarse con el asma, como tos, sibilancias y disnea, pueden presentarse como parte de una reacción alérgica sistémica. Sin embargo, también se estudió la asociación de alérgenos alimentarios con la exacerbación del asma, independientemente de las reacciones alérgicas sistémicas (83-85). Los pacientes con alergia alimentaria y asma, en general, fueron más jóvenes y tenían antecedentes médicos de dermatitis atópica. Asimismo, se encontró que la alergia a la leche de vaca y el huevo de gallina, en particular, inducían exacerbaciones del asma en los niños, en especial aquellos con dermatitis atópica (86-88).

Hiperrespuesta de las vías aéreas inducida por alergia alimentaria

En un estudio se emitió la hipótesis de que la ingestión crónica de un alimento al que el paciente es alérgico pudiese causar una mayor hiperreactividad de las vías aéreas, a pesar de la ausencia de síntomas agudos después de su ingestión (89). Además, se documentaron incrementos significativos en la hiperreactividad por el reto de inhalación de metacolina varias horas después de retos alimentarios positivos en los pacientes que experimentaron síntomas torácicos adversos durante estos últimos. Tal investigación sugirió que las reacciones alérgicas inducidas por alimentos pueden aumentar la reactividad de las vías aéreas en un subgrupo de pacientes con asma moderada a grave. Sin embargo, este dato ha sido controvertido, porque diferentes investigadores concluyeron que la alergia a alimentos era una causa poco probable de aumento de la reactividad de las vías aéreas en los adultos (90).

Asma ocupacional por alérgenos alimentarios

Respecto del asma ocupacional ha habido varios informes publicados después de la inhalación de alérgenos alimentarios importantes, que con máxima probabilidad son resultado de reacciones mediadas por IgE posterior a la inhalación de antígenos en aerosol, por lo general, en un contexto ocupacional. Si bien los síntomas resultantes son los mismos que los respiratorios que se presentan con los aeroalérgenos (p. ej., asma y rinoconjuntivitis), el asma es la manifestación más notoria. Los pacientes, por lo general, presentan anticuerpos IgE contra el alimento, según se demuestra por pruebas cutáneas o inmunoanálisis.

Un tipo particular de asma ocupacional, llamado de panadero, es causado por la exposición laboral al polvo de granos de cereal en el aire, que da como resultado un asma crónico (91). Un porcentaje significativo de los panaderos desarrolla asma ocupacional y bronquitis obstructiva crónica. Además, hubo un resultado positivo a la prueba de metacolina en 33% de los panaderos con un estado atópico, en comparación con 6.1% (P < 0.01) en los no atópicos (92). El asma ocupacional se trata con mayor detalle en el capítulo 25.

Anafilaxia

Los alimentos son la causa más frecuente de anafilaxia en los pacientes externos, pero se desconoce la prevalencia de la anafilaxia inducida por alimentos, una urgencia médica subdetectada y subtratada (93-95). Los alérgenos de alimentos contribuyen con 30% de los casos fatales de anafilaxia; 33% de ellos se presenta en casa, 25% en restaurantes y 15% en la escuela o el trabajo. Las reacciones a los cacahuates y frutos secos contribuyeron con 94% de las muertes (93). Los alimentos que con más frecuencia se señalan como causa de anafilaxia inducida por alimentos incluyen cacahuates, frutos secos, pescado y mariscos. En fecha más reciente se identificó la alergia a las semillas de ajonjolí como causa de anafilaxia inducida por alimentos (55).

Los síntomas de la anafilaxia inducida por alimentos pueden variar ampliamente, pero a menudo incluyen prurito bucofaríngeo, angioedema (p. ej., edema laríngeo), estridor, tos, disnea, sibilancias y disfonía. En una encuesta de seis reacciones anafilácticas fatales y cerca de siete, después de la ingestión de alimentos todos los pacientes presentaron síntomas de asma y respiratorios como parte de su cuadro clínico (71). Como se describió antes, los alimentos que causaron estas reacciones graves fueron cacahuates, frutos secos, huevos de gallina y leche de vaca. En otro informe se resumieron reacciones alérgicas agudas a los cacahuates o frutos secos en 122 niños atópicos. En el grupo, 52% presentó síntomas de vías respiratorias bajas como parte de sus reacciones totales, lo que respalda la participación clave de los síntomas respiratorios en la anafilaxia (50).

En resumen, la presencia de asma y una lista corta de alérgenos alimentarios comunes constituyen factores de riesgo significativos para los casos graves, e incluso fatales, de anafilaxia inducida por alimentos (90). Los temas comunes vinculados con la anafilaxia fatal por alimentos incluyen: (a) reacciones por la ingestión de cacahuates o frutos secos, (b) adolescencia o edad adulta temprana, (c) el antecedente conocido de asma y, tal vez de máxima importancia, (d) el no administrar con rapidez epinefrina. Los síntomas cutáneos son muy frecuentes y se presentan en más de 90% de los casos (93, 96, 97); sin embargo, los respiratorios son los de más fuerte vínculo con las reacciones alérgicas graves y la anafilaxia.

Anafilaxia inducida por el ejercicio relacionada con alimentos

Aunque la anafilaxia es una consecuencia bien descrita de alergia alimentaria, la participación potencial del ejercicio en la anafilaxia relacionada con alimentos es menos clara. La anafilaxia inducida tan sólo por el ejercicio es un síndrome único, caracterizado por aumento de la temperatura corporal, eritema y prurito generalizados, que pueden progresar hasta la anafilaxia fulminante, e incluye urticaria confluente, edema laríngeo, broncoespasmo, síntomas gastrointestinales, hipotensión e incluso colapso vascular (98). Un subgrupo de estos pacientes presenta síntomas sólo si realiza ejercicio entre 2 y 6 h alrededor de la ingestión de alimentos (99), una afección denominada anafilaxia inducida por el ejercicio en relación con alimentos. Con ejercicio o alimento solos no hay anafilaxia; sin embargo, es la combinación de ambos lo que lleva a la aparición de síntomas (99, 100). Para algunos pacientes, esta anafilaxia inducida por el ejercicio en relación con alimentos puede ocurrir con cualquiera de estos, seguido por ejercicio (99, 100). Otros pacientes presentan anafilaxia inducida por el ejercicio vinculada sólo con la ingestión de alimentos específicos, como el trigo (101), el apio (99) o los mariscos (94, 102). Ambos, los deportes aerobios alto y bajo y las actividades físicas, se han vinculado con la anafilaxia inducida por el ejercicio relacionada con alimentos. Los informes de muertes han sido escasos y se restringen a los pacientes adultos que presentan pruebas cutáneas positivas a los alimentos, lo que confirma la presencia de IgE específica y, sin embargo, no presentan reacciones alérgicas a menos que la ingestión sea seguida o precedida por un ejercicio vigoroso (99, 102). Todas las crisis de anafilaxia inducidas por el ejercicio en relación con alimentos se previenen por la evitación de la ingestión alimentaria de 4 a 6 h antes o después del ejercicio (100). Como otras formas de anafilaxia, esta se cree mediada por la desgranulación de células cebadas (98) pero no se ha definido la participación del ejercicio y hay teorías que sugieren como posibles mecanismos la mayor permeabilidad intestinal a los alérgenos alimentarios, el aumento de la osmolaridad intestinal que estimula la desgranulación de las células cebadas y la redistribución del riego sanguíneo que permite el transporte del alérgeno hasta las células efectoras, (101). Otros aspectos de la anafilaxia se cubren con mayor detalle en el capítulo 14.

Síndrome de alergia al polen de alimentos u oral

Como se describió antes, ciertos pacientes pueden desarrollar sensibilización a los alérgenos de los alimentos como consecuencia de la exposición a los correspondientes inhalatorios por sus vías respiratorias, lo que se denomina alergia alimentaria de clase 2. Los pacientes alérgicos a ciertos pólenes aéreos pueden mostrar reacciones adversas al ingerir alimentos derivados de la planta, como resultado de estructuras con reactividad cruzada con IgE compartidas por el polen y las fuentes de alérgenos alimentarios. Esta entidad clínica, formalmente conocida como síndrome de alergia oral, recibió el nuevo nombre de síndrome de alergia al polen de alimentos (PFAS, por sus siglas en inglés), que se considera una forma de urticaria por contacto con síntomas resultantes de la interacción del alérgeno alimentario con la mucosa oral (103, 104). Los síntomas incluyen prurito con o sin angioedema de labios, lengua, paladar y la parte posterior de la bucofaringe. Además, se informa de sensibilidades compartidas a los alérgenos entre ambrosia y la familia de las calabazas (sandía, melón, melón verde, calabacitas y pepinos) y plátanos (105). El PFAS se describió con la ingestión de manzanas (106), zanahorias, nabos, apio (109), avellanas, papas (107, 108) y kiwi (110) en pacientes sensibles al polen principal del abedul, *Bet v 1*. De manera similar, la ingestión de manzanas, frutos secos, albaricoques, naranjas, peras, cerezas, hinojo, tomates y zanahorias se vinculó con síntomas del PFAS en pacientes alérgicos a los pólenes arbóreos y de gramíneas (111). Por lo general, los síntomas de PFAS se resuelven con rapidez sin tratamiento y rara vez involucran a otros órganos objetivo. Sin embargo, ciertas asociaciones, como entre el apio tuberoso (apio nabo) y el polen de abedul, cuentan con informes de que causan síntomas sistémicos graves en algunos pacientes con alergia al polen (109), que se pueden explicar por la presencia de ambas, proteínas termolábiles y termoestables (112).

■ ALERGIA ALIMENTARIA NO MEDIADA POR LA INMUNOGLOBULINA E

Síndrome de enterocolitis inducida por proteínas alimentarias

El síndrome de enterocolitis inducida por proteínas alimentarias (FPIES) es una enfermedad inflamatoria del tubo digestivo no mediada por IgE. Ocurre FPIES, por lo general, en lactantes de 4 a 6 meses y es en extremo raro en los amamantados (113-115). Los desencadenantes alimentarios más frecuentes del FPIES son la leche de vaca y la soya; en consecuencia, el inicio de los síntomas a menudo se correlaciona con la introducción de un preparado lácteo en los primeros meses de la vida. Aunque menos frecuentes, los alimentos sólidos también pueden ser desencadenantes, de los que el arroz es el de informe más común (116). Los síntomas constan de vómito profuso y diarrea en 2 a 3 h después de ingerir la proteína alimentaria causal, lo que puede llevar a una deshidratación intensa y letargo. Con la exposición crónica, se pueden presentar retraso del crecimiento e hipoalbuminemia. El retiro del alimento causal resuelve los síntomas clínicos. Puesto que se trata de una alergia alimentaria no mediada por IgE, las pruebas cutáneas y la cuantificación de IgE específica de un alimento en suero no son útiles y sería de esperar que resultasen negativas. Por el contrario, el diagnóstico se hace principalmente por la historia clínica y los síntomas, por lo que se reservan los OFC para casos equívocos. El tratamiento de los pacientes con FPIES consta de hidratación intravenosa vigorosa y la eliminación de la proteína alimentaria causal. La resolución del cuadro clínico, por lo general, se presenta a los 3 años.

Proctocolitis inducida por proteínas de los alimentos

La proctocolitis inducida por proteínas de los alimentos, formalmente conocida como proctocolitis alérgica, es otra enfermedad inflamatoria no mediada por IgE que afecta principalmente al colon distal; suele presentarse en las primeras 8 sem de la vida, con manifestaciones clínicas que implican heces sueltas con estrías sanguíneas, con o sin diarrea, en un lactante de aspecto saludable desde otros puntos de vista (117). En contraste con FPIES, ocurre proctocolitis inducida por proteínas de los alimentos, por lo general, en los lactantes amamantados (p. ej., hasta 60%), así como en aquellos que reciben leche de vaca o un preparado a partir de soya. También se ha observado que la leche de vaca es el desencadenante alimentario más frecuente (118). Como con el FPIES, el diagnóstico se hace mediante la historia clínica y las cuantificaciones de IgE específica suelen resultar negativas. El diagnóstico diferencial incluye fisuras anales, infecciones gastrointestinales, enterocolitis necrosante e invaginación intestinal. El tratamiento consta de la eliminación de la proteína causal, el uso de preparados con hidrolizados de caseína y, en raros casos, la utilización de preparados con base en aminoácidos. Los síntomas clínicos, por lo general, se resuelven al cumplir un año.

Enfermedad celiaca

La enfermedad celiaca es una alergia alimentaria no mediada por IgE que se caracteriza por la lesión de la mucosa del intestino delgado y absorción deficiente de nutrimentos en sujetos genéticamente susceptibles en respuesta a la ingestión de granos que contienen gluten en los alimentos, en especial trigo, cebada y centeno (119, 120); se reconocen como importantes en la patogenia de la enfermedad celiaca a las respuestas inmunológicas ante los epítopos clave de gliadina. Asimismo, hay una sólida asociación de los antígenos leucocitarios humanos (HLA, por sus siglas en inglés) con las moléculas de HLA-DQ2 y HLA-DQ8, pero los factores de riesgo de HLA-DQ humanos no explican toda la susceptibilidad genética a la intolerancia del gluten (121). Las lesiones del intestino delgado son contiguas y con frecuencia máxima afectan sólo la mucosa, respecto de la submucosa, la muscular y la serosa (122). Un dato endoscópico clásico de la enfermedad celiaca es la atrofia o el aplanamiento de las vellosidades intestinales (123). Además, hay hipercelularidad de la lámina propia, con predominio de linfocitos y células plasmáticas (122, 123), así como de las células productoras de IgA (124).

Además de las lesiones clásicas intestinales suele haber marcadores serológicos presentes en esta enfermedad; hay anticuerpos IgA contra la reticulina y el endomisio del músculo liso (125). En otro informe se señala la presencia de IgA contra el endomisio y la transglutaminasa hística contenida dentro del endomisio, anticuerpos que son sensibles y específicos para la valoración de la enfermedad celiaca (126, 127). Por otro lado, se ha visto que los anticuerpos antigliadina tienen un mal valor predictivo positivo (128).

Los síntomas clínicos de la enfermedad celiaca son los de la absorción deficiente y su gravedad se relaciona directamente con la extensión del intestino afectado. Los pacientes presentan diarrea acuosa profusa, pero también puede haber manifestaciones extraintestinales, como disminución de peso, crecimiento deficiente, glositis y osteopenia, que reflejan la grave absorción deficiente (129). En este sentido, es interesante que cada vez haya un mayor número de individuos con informe de enfermedad celiaca atípica o asintomática (120, 130).

Dermatitis herpetiforme

La dermatitis herpetiforme es una manifestación cutánea de sensibilidad al gluten, que a menudo se relaciona con la enfermedad celiaca. También en ocasiones se vincula con otras afecciones autoinmunes y hay informes de su relación con un mayor riesgo de afecciones linfoproliferativas (131, 132), Lo cual ocurre con frecuencia máxima en niños de 2 a 7 años. El exantema es una erupción eritematosa pleomórfica pruriginosa que afecta de manera predominante a las rodillas, los codos, los hombros, las nalgas y el cuero cabelludo; se respetan las membranas mucosas. Las lesiones pueden ser de urticaria, papulares, vesiculares o ampollosas (133). Si bien a menudo están presentes los datos endoscópicos de enfermedad celiaca, la mayoría de los pacientes con dermatitis herpetiforme no muestra sus síntomas clínicos. Las lesiones responden a la eliminación del gluten, pero a menudo consumen un tiempo considerable para alcanzar una remisión completa (134). Como resultado, las sulfonas que, por lo general, alivian los síntomas de prurito en 24 h (133), son también parte integral del tratamiento de la mayoría de los pacientes.

■ DIAGNÓSTICO

El abordaje diagnóstico de las reacciones alimentarias adversas se inicia con el interrogatorio y la exploración física, y si están indicados, estudios de laboratorio. La utilidad de la historia clínica depende en gran parte de la referencia de síntomas por el paciente y la capacidad del médico de diferenciar entre las afecciones provocadas por hipersensibilidad a los alimentos y otras causas. Por desgracia, suele ser difícil obtener información precisa y en varios grupos se mostró que menos de 50% de la alergia alimentaria de que se informa pudo verificarse por DBPCFC. La información requerida para establecer que ocurrió una reacción alérgica a los alimentos y estructurar un reto cegado apropiado para confirmar la reacción, de ser necesario, incluyen los siguientes: (a) el alimento que supuestamente provocó la reacción; (b) la cantidad ingerida; (c) el tiempo transcurrido entre la ingestión y la aparición de síntomas; (d) el que se hayan desarrollado síntomas similares en otras ocasiones cuando se ingirió el alimento,; (e) si son necesarios otros factores (p. ej., ejercicio), y (f) cuánto tiempo ha transcurrido desde la última reacción al alimento. Aunque cualquier alimento puede causar una reacción alérgica, unos cuantos contribuyen con casi 90% de las reacciones: en los adultos, cacahuates, frutos secos, pescado y mariscos; en los niños pequeños, huevos, leche, cacahuates, soya y trigo (pescado en los países escandinavos). En las afecciones crónicas (p. ej., dermatitis atópica, asma, urticaria crónica), el interrogatorio a menudo es un índice no confiable del alérgeno causal.

Diarios de alimentos

Con frecuencia se revisan los diarios de alimentos como adyuvantes del interrogatorio. En contraposición al interrogatorio médico, proveen información en una forma prospectiva y no dependen tanto de la memoria del paciente. A los pacientes se les instruye para llevar un registro cronológico de todos los alimentos ingeridos durante un periodo específico. Por desgracia, sólo en ocasiones este método permite detectar un vínculo no reconocido antes entre un alimento y los síntomas de un paciente.

Dietas de eliminación

Con frecuencia se utilizan dietas de eliminación, tanto para el diagnóstico como para el tratamiento de las reacciones adversas a los alimentos. Una vez que se sospecha de ciertos alimentos como causa de afecciones alérgicas, se omiten por completo de la dieta. El éxito de estas dietas depende de la identificación del o los alérgenos correctos, la capacidad del paciente de mantener una dieta por completo carente de todas las formas de alérgenos causales y asumir que otros factores no provocan síntomas similares durante el periodo de estudio. Además, debe hacerse una dieta de eliminación durante 1 a 2 sem ante afecciones que se sospecha son mediadas por IgE, y para enterocolitis y colitis inducidas por alimentos. Quizá sea necesario ampliar las dietas durante hasta 12 semanas en otras afecciones gastrointestinales después de las biopsias apropiadas. Si no se presenta mejoría clara, es menos probable que participe una alergia alimentaria. Sin embargo, en las alergias alimentarias inmunológicas mixtas, como la dermatitis atópica y el asma crónica, otros factores precipitantes pueden dificultar la discriminación de los efectos del alérgeno alimentario respecto de otros factores de provocación. En general, las dietas de eliminación solas, rara vez permiten el diagnóstico de una alergia alimentaria.

Pruebas de punción cutánea

Las pruebas de punción cutánea son reproducibles (135) y con frecuencia se utilizan para detectar pacientes con alergias a alimentos mediadas por IgE. Extractos de alimentos glicerinados (1:10 o 1:20) se estudian junto con testigos positivos (histamina) y negativos (solución salina) apropiados. Los criterios establecidos por Bock y May (136) hace 40 años siguen siendo estándares para interpretar las pruebas cutáneas por punción ante cualquier alérgeno alimentario que produzca una roncha al menos 3 mm mayor que la del testigo con resultado negativo, para considerarse positiva.

Cuando se interpretan las pruebas de punción cutánea es importante tener en mente primero que un resultado positivo muestra la presencia de IgE específica del alérgeno y, en segundo lugar, que la IgE es necesaria pero no suficiente para una reacción alérgica alimentaria mediada por ella. En consecuencia, un resultado positivo de una prueba de punción cutánea debe interpretarse como índice de la *probabilidad* de que el paciente presente una reactividad sintomática al alimento específico, en tanto los resultados negativos descartan con mayor confianza la posibilidad de reacciones mediadas por IgE (valor predictivo negativo > 95%) si se utilizan extractos alimentarios de buena calidad (136-140).

A esta declaración general hay excepciones: (a) los extractos comerciales de uso frecuente en las pruebas pueden potencialmente carecer del alérgeno importante, en especial con los menos frecuentes (141), o cuentan con el alérgeno pero en una forma no íntegra, debido a la labilidad del que causa el proceso (111); (b) los niños menores de 2 años pueden presentar menos reactividad cruzada, con resultado negativo o un tamaño pequeño de la roncha, a pesar de los antecedentes sólidos que sugieren una alergia alimentaria mediada por IgE (142).

El resultado positivo de una prueba cutánea sólo muestra la presencia de IgE específica del alérgeno, pero no necesariamente alergia clínica. Los investigadores han estado interesados en determinar las cifras predictivas con base en el diámetro medio de la roncha. En estudios recientes se informó que, para el diagnóstico de alergia a la leche de vaca, al huevo y los cacahuates, las pruebas cutáneas que inducen diámetros medios de roncha mayores de 8 mm tienen correlación con un valor predictivo positivo mayor de 95% para la reactividad clínica (143-145).

Las pruebas cutáneas intradérmicas son más sensibles que las de punción cutánea para detectar la IgE específica, pero mucho menos en comparación con DBPCFC (136). Ningún paciente con resultado positivo de una prueba intradérmica de un alimento y una concomitante de punción cutánea negativa ha mostrado positividad para DBPCFC. Además de su mal valor predictivo positivo, las pruebas intradérmicas pueden aumentar significativamente el riesgo de inducir una reacción sistémica, en comparación con las de punción cutánea y, por lo tanto, no se recomiendan.

Prueba de parche

La prueba de parche (APT, por sus siglas en inglés) es un medio de estudio de las reacciones de hipersensibilidad de tipo tardío y se ha considerado para el diagnóstico de la alergia alimentaria no mediada por IgE (146-149). En un estudio reciente de niños con dermatitis atópica, los investigadores concluyeron que la prueba de parche añadía poco beneficio diagnóstico, en comparación con las estándar (150). Varios estudios de APT para la identificación de desencadenantes alimentarios de la esofagitis eosinofílica sugirieron una participación potencial (151-153); sin embargo, se requiere mayor estudio antes de poder recomendar su uso regular.

Pruebas de inmunoglobulinas E específicas de alérgenos *in vitro*

Las pruebas de IgE específicas de alérgenos *in vitro* (incluida la de radioalergoadsorción [RAST, por sus siglas en inglés]; la de enzimoinmunoanálisis de adsorción; la FEIA del sistema CAP y la UniCAP [Phadia; Uppsala, Suecia]; Magic Lite; ALK-Abello, Dinamarca) se utilizan para cuantificar las alergias alimentarias mediadas por IgE séricas. Aunque, en general, se consideran ligeramente menos sensibles que las cutáneas, en un estudio de comparación de Phadebas RAST con DBPCFC se encontraron pruebas de punción cutánea y RAST con sensibilidad y especificidad similares en los resultados de retos de alimentos, cuando la calificación de Phadebas era de 3 o mayor y se consideraba positiva (137). En los últimos 10 años se mostró que el uso de la cuantificación de anticuerpos IgE específicos de alimentos (CAP System FEIA o UniCAP) era predictivo de la alergia alimentaria mediada por IgE sintomática (154, 155) (tabla 18-5). Las concentraciones de IgE específicas de alimentos que rebasan cifras de diagnóstico establecidas como puntos limítrofes indican que el paciente tiene más de 95% de probabilidad de experimentar una reacción alérgica si ingiere el alimento determinado. Además, se puede vigilar la concentración de IgE y si no desciende hasta menos de 2 kU_A/L, para huevos, leche o cacahuates, se deben repetir las pruebas en el paciente para determinar si ha "superado" su alergia alimentaria (155-157).

En fecha reciente se puso a la disposición en el comercio la capacidad de cuantificar la IgE específica contra alérgenos individuales en ciertos alimentos, que se conoce como diagnóstico resuelto por el componente (CRD, por sus siglas en inglés). Los estudios han mostrado valores predictivos de CRD para el diagnóstico de ciertas alergias alimentarias, como aquellas al cacahuate y al huevo (158, 159). Sin embargo, no se ha mostrado que la CRD se desempeñe mejor que los extractos alimentarios actualmente disponibles para recomendar su uso regular (160).

TABLA 18-5 UTILIDAD DIAGNÓSTICA DE LOS ANTICUERPOS IgE ESPECÍFICOS DE ALIMENTOS PARA PREDECIR UN RESULTADO POSITIVO DE UN RETO ALIMENTARIO

Leche de vaca	
IgE ≥ 15:	VPP de 95%
IgE ≥ 5:	VPP de 95% (en menores de 2 años)
Huevo	
IgE ≥ 7:	VPP de 95%
IgE ≥ 2:	VPP de 95% (en menores de 2 años)
Cacahuates	
IgE ≥ 14:	VPP de 95%
Frutos secos	
IgE ≥ 15:	VPP de 95%
Pescado	
IgE ≥ 20:	VPP de 95%

IgE, inmunoglobulina E; VPP, valor predictivo positivo.

Retos con alimentos orales

A DBPCFC se le ha etiquetado como el "estándar ideal" para el diagnóstico de alergias alimentarias; cuenta con regulación de la variabilidad de las afecciones crónicas, como la urticaria, y otros factores precipitantes, como los psicógenos (161). Muchos investigadores utilizaron DBPCFC con éxito en niños y adultos para revisar una diversidad de manifestaciones relacionadas con alimentos (162-165). Sin embargo, el tiempo requerido para realizar tanto un reto de sospecha de un alimento como de un placebo, la dificultad en muchos casos de hallar un placebo apropiado y la necesidad de un tercero para mantener el estudio ciego hacen a DBPCFC impráctico para su uso clínico cotidiano. Como resultado, los retos alimentarios abiertos o, en ocasiones, con un esquema de un solo ciego, se usan con mucho mayor frecuencia en contextos clínicos donde se reserva en su mayor parte a DBPCFC para los estudios de investigación.

La selección de los alimentos a estudiar en DBPCFC se basa en los antecedentes del paciente y, por lo general, los resultados de pruebas cutáneas o de IgE específicas *in vitro*. Antes de realizar un OFC es necesario tomar en cuenta varios factores, como eliminar los alimentos de sospecha durante 7 a 14 días antes del reto y por un periodo mayor en algunas afecciones gastrointestinales no mediadas por IgE. Los antihistamínicos deben discontinuarse durante un tiempo suficiente para establecer un resultado normal de las pruebas de histamina, por lo general 2 a 3 días para los antihistamínicos H_1 de primera generación y de 5 a 7 días para los de la segunda. En algunos pacientes con asma pueden requerirse dosis breves de corticoesteroides para asegurar una reserva pulmonar adecuada (volumen espiratorio forzado en 1 s [FEV_1, por sus siglas en inglés] > 70% del predicho) antes del OFC.

El reto con alimentos se aplica de inicio en ayuno con una dosis que tenga poca probabilidad de provocar síntomas (166). En las publicaciones se han sugerido muchos esquemas de dosificación diferentes, pero hablando en general, las dosis se aumentan de manera gradual, con administración alrededor de cada 15 min en un periodo de 90 min. Un grupo conjunto de expertos en el año 2012, constituido por sociedades académicas de alergia estadounidenses y europeas, buscó abordar la variación en los protocolos con la emisión de guías de consenso conocidas como PRACTALL (167). Un OFC de acuerdo con las guías de PRACTALL incluye las siguientes dosis: 3, 10, 30, 100, 300, 1 000 y 3 000 mg de proteína en los alimentos. Una vez que el paciente toleró todo el alimento liofilizado, en general, se descarta la reactividad clínica. Si se hace un reto con un alimento en una forma que no sea aquella en que, por lo general, se ingiere, debe confirmarse un resultado negativo por una administración abierta del alimento en la forma en que suele ingerirse para descartar la posibilidad de un resultado falso negativo por alteración del alérgeno.

La duración de la observación después del OFC suele depender del tipo de reacción que se sospecha, por ejemplo, en general, de 2 h para las reacciones mediadas por IgE y de 4 a 8 h para la enterocolitis inducida por leche, y 3 a 4 días para la gastroenteritis eosinofílica alérgica. Los resultados de estudios cegados para signos y síntomas objetivo, rara vez son equívocos, pero se pueden hacer más objetivos al vigilar una diversidad de parámetros de laboratorio, como la histamina plasmática, pruebas de función pulmonar y resistencia de vías aéreas nasales; la triptasa β sérica rara vez muestra aumento después de reacciones alérgicas a los alimentos (71, 168).

En las alergias alimentarias no mediadas por IgE (p. ej., enterocolitis inducida por proteínas alimentarias), los retos de alérgenos pueden requerir hasta 0.15 a 0.3 g de alimento/kg de peso corporal, administrados en una o dos dosis (169, 170). En otras afecciones no mediadas por IgE (esofagitis eosinofílica o gastroenteritis alérgica), el paciente puede requerir varias tomas de alimento durante un periodo de 1 a 3 días para que aparezcan síntomas. En la mayoría de las afecciones mediadas por IgE, a menudo pueden realizarse pruebas de reto con más alimentos cada 1 a 2 días, mientras que, con afecciones no mediadas por IgE, con frecuencia los retos de nuevos alimentos deben tener al menos de 3 a 5 días de intervalo.

Por otra parte, debe hacerse un OFC en un contexto de clínica u hospital, especialmente si se sospecha una reacción mediada por IgE, o una enterocolitis inducida por proteínas de los alimentos, y sólo cuando se tiene disponibilidad inmediata de personal entrenado y equipo para tratar la anafilaxia sistémica (162, 171). Los pacientes con antecedentes de anafilaxia que puso en riesgo la vida deben ser objeto de reto sólo cuando no se puede determinar de manera concluyente el antígeno causal por interrogatorio y pruebas de laboratorio, o se cree que el paciente ha "rebasado" su propia sensibilidad. La valoración de muchas de las llamadas reacciones tardías (p. ej., la mayoría de las alergias gastrointestinales con IgE negativa) se puede realizar con seguridad en el consultorio de un médico, excepto tal vez por FPIES, donde, en general, se requiere el acceso intravenoso por el riesgo de hipotensión.

Esquema práctico de diagnóstico de la alergia a alimentos

El diagnóstico de la alergia a alimentos sigue siendo un ejercicio clínico dependiente, de manera primordial, de un interrogatorio cuidadoso. Para la alergia inmunológica a alimentos mediada por IgE y mixta se pueden usar pruebas cutáneas selectivas y la cuantificación *in vitro* de IgE específicas de alimentos para confirmar el diagnóstico al establecer su presencia (156). Cuando el interrogatorio es menos claro o en el caso de alergia alimentaria no mediada por IgE, una dieta con exclusión dirigida puede ayudar a determinar si hay un vínculo entre el alimento y los síntomas del paciente. Por desgracia, las dietas de eliminación no permiten comprobar la causalidad y, por lo tanto, no suelen resultar diagnósticas. Finalmente, un OFC con sus riesgos inherentes quizá sea necesario para hacer el diagnóstico.

En la actualidad no hay estudios con testigos que respalden la utilidad diagnóstica de la concentración de anticuerpos IgG_4 o la IgG específica de un alimento, complejos antígeno-anticuerpo alimentarios, datos de activación de linfocitos (captación de ^3H, producción de IL-2 o del factor inhibitorio de leucocitos) o la provocación sublingual o intracutánea.

■ TRATAMIENTO

Una vez que se establece el diagnóstico de alergia alimentaria, el único tratamiento comprobado sigue siendo la *eliminación* del alérgeno causal. En el caso de una alergia alimentaria mediada por IgE, la evitación se acopla con el fácil acceso a la epinefrina de autoinyección para el tratamiento de las reacciones alérgicas. A los pacientes y sus familiares debe instruirse acerca de cómo evitar la ingestión accidental de alérgenos alimentarios y reconocer los síntomas tempranos de una reacción alérgica, en particular de aquella que puede señalar el inicio de una reacción anafiláctica. Los pacientes deben aprender a leer las etiquetas de ingredientes de todos los alimentos en cuanto a la presencia de alérgenos alimentarios específicos, familiarizarse con situaciones donde es probable una contaminación cruzada y evitar situaciones de alto riesgo, como en cafeterías, neverías, y dulces y postres no etiquetados (172). Numerosos recursos se han creado para la lectura de etiquetas por los pacientes y la Ley de etiquetado de alérgenos alimentarios y protección del consumidor promulgada en el año 2004 (Food Allergen Labeling and Consumer Protection Act), que ayudan a la identificación de ingredientes de alérgenos alimentarios; sin embargo, continúan ocurriendo ingestiones accidentales y reacciones (173).

Los pacientes con múltiples alergias alimentarias, en especial los niños, están en riesgo de deficiencias nutricionales resultantes de sus alimentaciones restringidas. De ser posible, es importante utilizar los servicios de un nutriólogo para la instrucción del paciente y la familia. Su ayuda en el tratamiento de la alimentación del paciente es en extremo importante para asegurar que haya una ingestión nutricional adecuada, no obstante, la dieta restringida.

Al paciente debe proveerse un plan de tratamiento de urgencia que indique los síntomas que lo requieren, con un antihistamínico oral (preferentemente difenhidramina o cetirizina líquidas), epinefrina autoinyectable, o ambos. Asimismo, se dispone fácilmente de plantillas de planes para el tratamiento de urgencia de la anafilaxia en los sitios de internet de asociaciones de defensa de pacientes y académicas de alergología. El uso del autoinyector de epinefrina debe demostrarse al paciente (y los proveedores de atención sanitaria) con revisión periódica de la técnica. En toda consulta al médico debe recordarse a los pacientes la importancia de contar con sus medicamentos de urgencia consigo en todo momento y revisar las fechas de caducidad de sus autoinyectores. También debe instruírseles para buscar su valoración en un servicio de urgencias o los de urgencia por contacto después del uso de epinefrina, porque hay un riesgo de casi 20% de aparición de síntomas alérgicos después de la mejora inicial, con o sin tratamiento (la llamada *anafilaxia bifásica*).

De vez en cuando hay informes de casos del uso de inmunoterapia para la alergia a los alimentos en las publicaciones médicas (174, 175), pero en los últimos 10 años el interés por la inmunoterapia alimentaria ha aumentado de manera significativa. La inmunoterapia subcutánea tradicional se intentó para la alergia a los cacahuates y, a pesar de alguna sugerencia de mejoría clínica, el número significativo de sucesos adversos vinculados con la dosificación desalentó una mayor indagación de esta modalidad (176, 177).

En su lugar, se ha dirigido la atención principalmente a los alimentos ingeridos, en un tratamiento denominado de inmunoterapia oral (OIT, por sus siglas en inglés). En varios estudios abiertos y cegados de alergia a la leche de vaca, al huevo y los cacahuates se mostró la capacidad de la OIT de inducir la desensibilización, definida como un aumento en la cantidad umbral del alimento requerida para inducir una reacción clínica mientras se está en tratamiento activo (178-181). Los cambios inmunológicos concomitantes en esos estudios sugirieron una regulación de la respuesta inmunológica y el potencial de que fuese duradera. A la fecha no se ha mostrado que la OIT induzca una tolerancia inmunológica real; sin embargo, el efecto de la desensibilización puede durar un tiempo prolongado, aunque finito, después de discontinuar el tratamiento, un efecto llamado ausencia de respuesta sostenida (179, 182). Por desgracia, estos resultados promisorios se han visto templados por preocupaciones acerca de los riesgos del tratamiento, de máxima importancia, el desarrollo potencial de esofagitis eosinofílica (183).

En fecha reciente se investigaron modalidades alternativas de inmunoterapia que incluyen la sublingual y la epicutánea, que proveen un método más fácil de administración y potencialmente mayor seguridad, debido a las menores dosis que suelen utilizarse. Los primeros estudios sugirieron la capacidad de inducir la desensibilización, pero el efecto quizá sea menos sólido que con la OIT (184, 185). Mayor investigación se requiere para comprender la magnitud y duración del efecto de desensibilización, el potencial de tolerancia y, de importancia máxima, el riesgo, antes de poder recomendar cualquiera de estos tratamientos para la práctica clínica.

Otro abordaje que se ha investigado de la alergia alimentaria es el de uso de anticuerpos contra la IgE, como la monoterapia para tratar la alergia al cacahuate, que tuvieron resultados inconcluyentes. Sin embargo, aquellos del uso del tratamiento contra IgE en combinación con OIT sugirieron seguridad y eficacia a corto plazo mayores respecto de la OIT sola (186, 187). Finalmente, el tratamiento de la alergia alimentaria puede involucrar combinaciones de los métodos terapéuticos disponibles en potencia ajustados para el paciente individual.

■ PREVENCIÓN

Durante muchos años se ha debatido acerca de la utilidad de la manipulación alimentaria para prevenir la enfermedad atópica en lactantes de padres con alergias (188). La introducción diferida de los alimentos altamente alergénicos se recomendó en fecha reciente como el esquema más seguro que pudiese también potencialmente prevenir el desarrollo de alergias (189). En una consideración adicional de estas guías en el año 2008 se concluyó que había pruebas insuficientes para respaldar la introducción diferida de ciertos alimentos, lo que llevó al retiro de tales recomendaciones de las guías de alimentación pediátrica generales (188).

En contraste directo con estas guías previas, en un estudio epidemiológico interesante se sugirió que la introducción temprana, no así la diferida, de ciertos alimentos, pudiese proveer un efecto protector contra el desarrollo de alergias. Los niños judíos habitantes de Gran Bretaña e Israel se compararon respecto de sus conductas de introducción del cacahuate y las tasas subsiguientes de alergia. Tasas significativamente mayores de alergia al cacahuate se encontraron en los niños que vivían en Gran Bretaña. Debido a que los grupos tenían antecedentes genéticos similares, se pensó que la diferencia primaria entre ellos fue la introducción sistemática del cacahuate durante la lactancia temprana en Israel, a diferencia de la tardía, usual en Gran Bretaña (190).

El estudio Learning Early About Peanut Allergy (Aprendizaje temprano acerca de la alergia al cacahuate) se diseñó para indagar de manera prospectiva este dato y se mostró una tasa significativamente menor de alergia al cacahuate en los niños de alto riesgo que lo iniciaron en etapas tempranas de la lactancia y mantuvieron la cantidad usada hasta los 5 años (191). Asimismo, se mostró que este efecto protector persistía incluso al discontinuar la cantidad de cacahuates durante un año (192). Aunque se ha cuestionado la probabilidad de generalización de estos resultados por algunos autores, los resultados parteaguas dejan poca justificación para la introducción tardía del cacahuate en la alimentación y, por el contrario, respaldan la temprana, y potencialmente, de otros productos muy alergénicos.

■ HISTORIA NATURAL

La vasta mayoría de las alergias alimentarias en los niños se pierde con el transcurso del tiempo, si bien la de ciertos alimentos tienden a persistir, como las de cacahuates, frutos secos, pescado y mariscos (82, 193-198). Por lo tanto, es digno de mención que incluso después del desarrollo de tolerancia clínica persistió la presencia de IgE por pruebas cutáneas o RAST en las alergias a alimentos así mediadas (199-201). Para la alergia al huevo, la mayoría de los casos se resuelve en unos cuantos años (202, 203); sin embargo, los pacientes con una concentración de IgE específica del huevo mayor de 50 kU/L parecen con menor probabilidad de desarrollar tolerancia al alimento (204).

La alergia a la leche de vaca afecta a 2.5% de los niños menores de 2 años (205, 206). El potencial de persistencia de la alergia a la leche de vaca, junto con el efecto de las concentraciones de IgE específicas de esta sobre el pronóstico, debería tomarse en consideración cuando se asesora a las familias acerca de la evolución clínica esperada (207). La alergia a la leche de vaca no mediada por IgE suele ser una afección infantil transitoria, que casi siempre se supera, pero debe tratarse con cuidado debido a que los retos quizá sean peligrosos. La alergia a la leche de vaca mediada por IgE puede persistir hasta en 20% de los niños. Por otro lado, se ha considerado que aquellos con hipersensibilidad a la leche de vaca o al huevo mediada por IgE, quienes se hicieron tolerantes, presentaron anticuerpos contra epítopos conformacionales, en tanto aquellos con hipersensibilidad persistente reaccionaron principalmente a los epítopos lineales (37).

Las alergias a cacahuates y frutos secos afectan a casi 0.5 -1.3% de los niños y pueden estar aumentando con el transcurso del tiempo (48, 197, 208). En este sentido, es probable que se trate de una afección de toda la vida para la mayoría de los pacientes si bien 20 a 25% supera la alergia al cacahuate (197, 209-211) y hasta 9% la de frutos secos arbóreos (193). Además, se mostró que una IgE específica del cacahuate de 2 kU/L tenía correlación con la probabilidad de 50% de superar un OFC (156, 197) y, por lo tanto, aquellas concentraciones menores de 2 kU/L sugerirían una tendencia a la resolución de la alergia. Los epítopos de IgE inmunodominantes de los principales alérgenos del cacahuate, *Ara h 1* (reconocido por > 90% de los individuos con alergia al cacahuate) y *Ara h 2*, son lineales (212, 213) y pueden explicar la persistencia de tal alergia. Rara vez recurre la alergia alimentaria una vez que se resolvió; sin embargo, se ha documentado tal circunstancia en casos desusados con los cacahuates y los frutos secos (214).

■ RESUMEN

La alergia a los alimentos es un problema médico frecuente que se presenta particularmente en las etapas tempranas de la vida. Muchas de las alergias alimentarias comunes son superadas en los primeros años de vida. La ingestión de alimentos en un individuo con alergia puede rápidamente provocar síntomas cutáneos, respiratorios y gastrointestinales, y en un subgrupo de ellos se puede presentar la anafilaxia. La investigación reciente ha continuado caracterizando las diversas afecciones de hipersensibilidad a los alimentos, pero la comprensión de los mecanismos inmunopatológicos básicos sigue siendo incompleta. La investigación reciente sugirió que la alergia a los alimentos es probable que pueda prevenirse por una dieta. Para quienes siguen desarrollando alergia a los alimentos, el futuro parece brillante, porque continúan estudiándose nuevas formas terapéuticas y parece haber algunas aprobadas en el horizonte.

■ REFERENCIAS

1. Boyce JA, Assa'ad A, Burks AW, *et al.* Guidelines for the diagnosis and management of food allergy in the United States: report of the NIAID-sponsored expert panel. *J Allergy Clin Immunol.* 2010;126(6 Suppl):S1-S58.
2. U.S. Census Bureau. State and County QuickFacts. 2010. quickfacts.census.gov/qfd/states/00000.html. Accessed October 1, 2016.
3. Steinke M, Fiocchi A, Kirchlechner V, *et al.* Perceived food allergy in children in 10 European nations. A randomised telephone survey. *Int Arch Allergy Immunol.* 2007;143(4):290-295.

4. Jackson K, Howie LD, Akinbami LJ. Trends in allergic conditions among children: United States, 1997-2011. *NCHS Brief*. 2013. http://www.cdc.gov/nchs/products/databriefs/db121.htm.

5. Bock SA. Prospective appraisal of complaints of adverse reactions to foods in children during the first 3 years of life. *Pediatrics*. 1987;79(5):683-688.

6. Venter C, Pereira B, Grundy J, *et al*. Incidence of parentally reported and clinically diagnosed food hypersensitivity in the first year of life. *J Allergy Clin Immunol*. 2006;117(5):1118-1124.

7. Venter C, Pereira B, Voigt K, *et al*. Prevalence and cumulative incidence of food hypersensitivity in the first 3 years of life. *Allergy*. 2008;63(3):354-359.

8. Rona RJ, Keil T, Summers C, *et al*. The prevalence of food allergy: a meta-analysis. *J Allergy Clin Immunol*. 2007;120(3):638-646.

9. Sicherer SH, Sampson HA. Peanut allergy: emerging concepts and approaches for an apparent epidemic. *J Allergy Clin Immunol*. 2007;120(3):491-503.

10. Sicherer SH, Munoz-Furlong A, Sampson HA. Prevalence of seafood allergy in the United States determined by a random telephone survey. *J Allergy Clin Immunol*. 2004;114(1):159-165.

11. Eigenmann PA, Sicherer SH, Borkowski TA, *et al*. Prevalence of IgE-mediated food allergy among children with atopic dermatitis. *Pediatrics*. 1998;101(3):E8.

12. Hill DJ, Hosking CS. Food allergy and atopic dermatitis in infancy: an epidemiologic study. *Pediatr Allergy Immunol*. 2004; 15(5):421-427.

13. Chehade M, Mayer L. Oral tolerance and its relation to food hypersensitivities. *J Allergy Clin Immunol*. 2005;115(1):3-12.

14. Mestecky J, McGhee JR, Elson C. Intestinal IgA system. *Immunol Allergy Clin North Am*. 1988;8:349-368.

15. Husby S, Foged N, Host A, *et al*. Passage of dietary antigens into the blood of children with coeliac disease. Quantification and size distribution of absorbed antigens. *Gut*. 1987;28(9):1062-1072.

16. Wilson SJ, Walzer M. Absorption of undigested proteins in human beings, IV. Absorption of unaltered egg protein in infants. *Am J Dis Child*. 1935;50:49-54.

17. Gray I, Walzer. Studies in mucous membrane hypersensitiveness. III. The allergic reaction of the passively sensitized rectal mucous membrane. *Am J Digest Dis*. 1938;4:707-711.

18. Mayer L. Mucosal immunity. *Pediatrics*. 2003;111(6 Pt 3):1595-1600.

19. Sudo N, Sawamura S, Tanaka K, *et al*. The requirement of intestinal bacterial flora for the development of an IgE production system fully susceptible to oral tolerance induction. *J Immunol*. 1997;159(4): 1739-1745.

20. Johansson SG, Dannaeus A, Lilja G. The relevance of anti-food antibodies for the diagnosis of food allergy. *Ann Allergy*. 1984;53(6 Pt 2):665-672.

21. Savilhati E, Salmenpera L, Tainio V, *et al*. Prolonged exclusive breast-feeding results in low serum concentration of immunoglobulin G, A, and M. *Acta Paediatr Scand*. 1987;76:1-6.

22. Kletter B, Gery I, Freier S, *et al*. Immune responses of normal infants to cow milk. I. Antibody type and kinetics of production. *Int Arch Allergy Appl Immunol*. 1971; 40(4-5):656-666.

23. May CD, Remigio L, Feldman J, *et al*. A study of serum antibodies to isolated milk proteins and ovalbumin in infants and children. *Clin Allergy*. 1977;7(6):583-595.

24. Breiteneder H, Radauer C. A classification of plant food allergens. *J Allergy Clin Immunol*. 2004;113(5):821-830.

25. Sampson HA. Food allergy. Part 1: immunopathogenesis and clinical disorders. *J Allergy Clin Immunol*. 1999;103(5 Pt 1):717-728.

26. Vadas P, Wai Y, Burks W, *et al*. Detection of peanut allergens in breast milk of lactating women. *JAMA*. 2001;285(13):1746-1748.

27. Wal JM. Cow's milk allergens. *Allergy*. 1998;53(11):1013-1022.

28. Sicherer SH, Sampson HA. Cow's milk protein-specific IgE concentrations in two age groups of milk-allergic children and in children achieving clinical tolerance. *Clin Exp Allergy*. 1999;29(4):507-512.

29. Bleumink E, Young E. Identification of the atopic allergen in cow's milk. *Int Arch Allergy Appl Immunol*. 1968;34(6):521-543.

30. Chatchatee P, Jarvinen KM, Bardina L, *et al*. Identification of IgE and IgG binding epitopes on beta- and kappa-casein in cow's milk allergic patients. *Clin Exp Allergy*. 2001;31(8):1256-1262.

31. Jarvinen KM, Beyer K, Vila L, *et al*. B-cell epitopes as a screening instrument for persistent cow's milk allergy. *J Allergy Clin Immunol*. 2002;110(2):293-297.

32. Vila L, Beyer K, Jarvinen KM, *et al*. Role of conformational and linear epitopes in the achievement of tolerance in cow's milk allergy. *Clin Exp Allergy*. 2001;31(10):1599-1606.

33. Bellioni-Businco B, Paganelli R, Lucenti P, *et al*. Allergenicity of goat's milk in children with cow's milk allergy. *J Allergy Clin Immunol*. 1999;103(6):1191-1194.

34. Werfel SJ, Cooke SK, Sampson HA. Clinical reactivity to beef in children allergic to cow's milk. *J Allergy Clin Immunol*. 1997;99(3):293-300.

35. Aabin B, Poulsen LK, Ebbehoj K, *et al*. Identification of IgE-binding egg white proteins: comparison of results obtained by different methods. *Int Arch Allergy Immunol*. 1996;109(1):50-57.

36. Sampson HA. Legumes, eggs, and milk. *Allergy*. 1998;53(46 Suppl):38-43.

37. Cooke SK, Sampson HA. Allergenic properties of ovomucoid in man. *J Immunol*. 1997;159(4):2026-2032.

38. Urisu A, Ando H, Morita Y, *et al*. Allergenic activity of heated and ovomucoid-depleted egg white. *J Allergy Clin Immunol*. 1997;100(2):171-176.

39. Lemon-Mulé H, Sampson HA, Sicherer SH, *et al*. Immunologic changes in children with egg allergy ingesting extensively heated egg. *J Allergy Clin Immunol*. 2008;122(5):977.e1-983.e1.

40. Nowak-Wegrzyn A, Fiocchi A. Rare, medium, or well done? The effect of heating and food matrix on food protein allergenicity. *Curr Opin Allergy Clin Immunol*. 2009;9(3):234-237.

41. Burks AW, Williams LW, Helm RM, *et al*. Identification of a major peanut allergen, Ara h I, in patients with atopic dermatitis and positive peanut challenges. *J Allergy Clin Immunol*. 1991;88(2):172-179.

42. Burks AW, Williams LW, Connaughton C, *et al*. Identification and characterization of a second major peanut allergen, Ara h II, with use of the sera of patients with

atopic dermatitis and positive peanut challenge. *J Allergy Clin Immunol.* 1992;90(6 Pt 1):962-969.

43. Rabjohn P, West C, Helm E, *et al.* A third major peanut allergen identified by soy-adsorbed serum IgE from peanut sensitive individuals. *J Allergy Clin Immun.* 1998;101:S240.

44. Glaspole IN, de Leon MP, Rolland JM, *et al.* Characterization of the T-cell epitopes of a major peanut allergen, Ara h 2. *Allergy.* 2005;60(1):35-40.

45. Kleber-Janke T, Crameri R, Scheurer S, *et al.* Patient-tailored cloning of allergens by phage display: peanut (Arachis hypogaea) profilin, a food allergen derived from a rare mRNA. *J Chromatogr B Biomed Sci Appl.* 2001;756(1-2):295-305.

46. Mittag D, Akkerdaas J, Ballmer-Weber BK, *et al.* Ara h 8, a Bet v 1-homologous allergen from peanut, is a major allergen in patients with combined birch pollen and peanut allergy. *J Allergy Clin Immunol.* 2004;114(6):1410-1417.

47. Hourihane JO, Bedwani SJ, Dean TP, *et al.* Randomised, double blind, crossover challenge study of allergenicity of peanut oils in subjects allergic to peanuts. *BMJ.* 1997;314(7087):1084-1088.

48. Sicherer SH, Munoz-Furlong A, Sampson HA. Prevalence of peanut and tree nut allergy in the United States determined by means of a random digit dial telephone survey: a 5-year follow-up study. *J Allergy Clin Immunol.* 2003;112(6):1203-1207.

49. Hourihane JO, Kilburn SA, Dean P, *et al.* Clinical characteristics of peanut allergy. *Clin Exp Allergy.* 1997;27(6):634-639.

50. Sicherer SH, Burks AW, Sampson HA. Clinical features of acute allergic reactions to peanut and tree nuts in children. *Pediatrics.* 1998;102(1):e6.

51. Derby CJ, Gowland MH, Hourihane JO. Sesame allergy in Britain: a questionnaire survey of members of the Anaphylaxis Campaign. *Pediatr Allergy Immunol.* 2005;16(2):171-175.

52. Gangur V, Kelly C, Navuluri L. Sesame allergy: a growing food allergy of global proportions? *Ann Allergy Asthma Immunol.* 2005;95(1):4-11.

53. Green TD, LaBelle VS, Steele PH, *et al.* Clinical characteristics of peanut-allergic children: recent changes. *Pediatrics.* 2007;120(6):1304-1310.

54. Sicherer SH, Furlong TJ, Munoz-Furlong A, *et al.* A voluntary registry for peanut and tree nut allergy: characteristics of the first 5149 registrants. *J Allergy Clin Immunol.* 2001;108(1):128-132.

55. Navuluri L, Parvataneni S, Hassan H, *et al.* Allergic and anaphylactic response to sesame seeds in mice: identification of Ses i 3 and basic subunit of 11s globulins as allergens. *Int Arch Allergy Immunol.* 2006;140(3):270-276.

56. Beardslee TA, Zeece MG, Sarath G, *et al.* Soybean glycinin G1 acidic chain shares IgE epitopes with peanut allergen Ara h 3. *Int Arch Allergy Immunol.* 2000;123(4):299-307.

57. Bush RK, Taylor SL, Nordlee JA, *et al.* Soybean oil is not allergenic to soybean-sensitive individuals. *J Allergy Clin Immunol.* 1985;76(2 Pt 1):242-245.

58. Sutton R, Hill DJ, Baldo BA, *et al.* Immunoglobulin E antibodies to ingested cereal flour components: studies with sera from subjects with asthma and eczema. *Clin Allergy.* 1982;12(1):63-74.

59. Palosuo K, Varjonen E, Kekki OM, *et al.* Wheat omega-5 gliadin is a major allergen in children with immediate allergy to ingested wheat. *J Allergy Clin Immunol.* 2001;108(4):634-638.

60. Palosuo K, Varjonen E, Nurkkala J, *et al.* Transglutaminase-mediated cross-linking of a peptic fraction of omega-5 gliadin enhances IgE reactivity in wheat-dependent, exercise-induced anaphylaxis. *J Allergy Clin Immunol.* 2003;111(6):1386-1392.

61. Sandiford CP, Tatham AS, Fido R, *et al.* Identification of the major water/salt insoluble wheat proteins involved in cereal hypersensitivity. *Clin Exp Allergy.* 1997;27(10):1120-1129.

62. O'Neil C, Helbling AA, Lehrer SB. Allergic reactions to fish. *Clin Rev Allergy.* 1993;11(2):183-200.

63. Van Do T, Elsayed S, Florvaag E, *et al.* Allergy to fish parvalbumins: studies on the cross-reactivity of allergens from 9 commonly consumed fish. *J Allergy Clin Immunol.* 2005;116(6):1314-1320.

64. Elsayed S, Apold J. Immunochemical analysis of cod fish allergen M: locations of the immunoglobulin binding sites as demonstrated by the native and synthetic peptides. *Allergy.* 1983;38(7):449-459.

65. Bernhisel-Broadbent J, Scanlon SM, Sampson HA. Fish hypersensitivity. I. In vitro and oral challenge results in fish-allergic patients. *J Allergy Clin Immunol.* 1992;89(3):730-737.

66. Reese G, Ayuso R, Carle T, *et al.* IgE-binding epitopes of shrimp tropomyosin, the major allergen Pen a 1. *Int Arch Allergy Immunol.* 1999;118(2-4):300-301.

67. Waring NP, Daul CB, deShazo RD, *et al.* Hypersensitivity reactions to ingested crustacea: clinical evaluation and diagnostic studies in shrimp-sensitive individuals. *J Allergy Clin Immunol.* 1985;76(3):440-445.

68. Reese G, Ayuso R, Lehrer SB. Tropomyosin: an invertebrate panallergen. *Int Arch Allergy Immunol.* 1999;119(4):247-258.

69. Ebner C, Hoffmann-Sommergruber K, Breiteneder H. Plant food allergens homologous to pathogenesis-related proteins. *Allergy.* 2001;56 (Suppl 67):43-44.

70. Breiteneder H, Clare Mills EN. Plant food allergens—structural and functional aspects of allergenicity. *Biotechnol Adv.* 2005;23(6):395-399.

71. Sampson HA, Mendelson L, Rosen JP. Fatal and near-fatal anaphylactic reactions to food in children and adolescents. *N Engl J Med.* 1992;327(6):380-384.

72. Bruijnzeel-Koomen C, Ortolani C, Aas K, *et al.* Adverse reactions to food. European Academy of Allergology and Clinical Immunology Subcommittee. *Allergy.* 1995;50(8):623-635.

73. Greaves M. Chronic urticaria. *J Allergy Clin Immunol.* 2000;105(4):664-672.

74. Chan EF, Mowad C. Contact dermatitis to foods and spices. *Am J Contact Dermat.* 1998;9(2):71-79.

75. Burks AW, James JM, Hiegel A, *et al.* Atopic dermatitis and food hypersensitivity reactions. *J Pediatr.* 1998;132(1):132-136.

76. Burks AW, Mallory SB, Williams LW, *et al.* Atopic dermatitis: clinical relevance of food hypersensitivity reactions. *J Pediatr.* 1988;113(3):447-451.

77. Sampson HA. Food hypersensitivity and atopic dermatitis. *Allergy Proc.* 1991;12(5):327-331.

78. Sampson HA, Broadbent KR, Bernhisel-Broadbent J. Spontaneous release of histamine from basophils and histamine-releasing factor in patients with atopic dermatitis and food hypersensitivity. *N Engl J Med.* 1989;321(4):228-232.

79. Stenton GR, Vliagoftis H, Befus AD. Role of intestinal mast cells in modulating gastrointestinal pathophysiology. *Ann Allergy Asthma Immunol.* 1998;81(1):1-11.

80. Fishbein AB, Makhija MM, Pongracic JA. Anaphylaxis to foods. *Immunol Allergy Clin North Am.* 2015;35:231-246.

81. Yunginger JW, Sweeney KG, Sturner WQ, *et al.* Fatal food-induced anaphylaxis. *JAMA.* 1988;260(10):1450-1452.

82. Bock SA, Atkins FM. Patterns of food hypersensitivity during sixteen years of double-blind, placebo-controlled food challenges. *J Pediatr.* 1990;117(4):561-567.

83. Onorato J, Merland N, Terral C, *et al.* Placebo-controlled double-blind food challenge in asthma. *J Allergy Clin Immunol.* 1986;78(6):1139-1146.

84. Novembre E, de Martino M, Vierucci A. Foods and respiratory allergy. *J Allergy Clin Immunol.* 1988;81(5 Pt 2):1059-1065.

85. Oehling A, Baena Cagnani CE. Food allergy and child asthma. *Allergol Immunopathol (Madr).* 1980;8(1):7-14.

86. Businco L, Falconieri P, Giampietro P, *et al.* Food allergy and asthma. *Pediatr Pulmonol.* Suppl. 1995;11:59-60.

87. Yazicioglu M, Baspinar I, Ones U, *et al.* Egg and milk allergy in asthmatic children: assessment by immu-lite allergy food panel, skin-prick tests and double-blind placebo-controlled food challenges. *Allergol Immunopathol (Madr).* 1999;27(6):287-293.

88. Hill DJ, Firer MA, Shelton MJ, *et al.* Manifestations of milk allergy in infancy: clinical and immunologic findings. *J Pediatr.* 1986;109(2):270-276.

89. James JM, Eigenmann PA, Eggleston PA, *et al.* Airway reactivity changes in asthmatic patients undergoing blinded food challenges. *Am J Respir Crit Care Med.* 1996;153(2):597-603.

90. Zwetchkenbaum JF, Skufca R, Nelson HS. An examination of food hypersensitivity as a cause of increased bronchial responsiveness to inhaled methacholine. *J Allergy Clin Immunol.* 1991;88(3 Pt 1):360-364.

91. Baur X, Posch A. Characterized allergens causing bakers' asthma. *Allergy.* 1998;53(6):562-566.

92. Pavlovic M, Spasojevic M, Tasic Z, *et al.* Bronchial hyper-activity in bakers and its relation to atopy and skin reac-tivity. *Sci Total Environ.* 2001;270(1-3):71-75.

93. Wang J, Sampson HA. Food anaphylaxis. *Clin Exp Allergy.* 2007;37(5):651-660.

94. Feldweg AM. Exercise-induced anaphylaxis. *Immunol Allergy Clin North Am.* 2015;35:261-276.

95. Roberts G. Anaphylaxis to foods. *Pediatr Allergy Immunol.* 2007;18(6):543-548.

96. Webb LM, Lieberman P. Anaphylaxis: a review of 601 cases. *Ann Allergy Asthma Immunol.* 2006;97(1):39-43.

97. Cianferoni A, Novembre E, Mugnaini L, *et al.* Clinical features of acute anaphylaxis in patients admitted to a uni-versity hospital: an 11-year retrospective review (1985–1996). *Ann Allergy Asthma Immunol.* 2001;87(1):27-32.

98. Sheffer AL, Tong AK, Murphy GF, *et al.* Exercise-induced anaphylaxis: a serious form of physical allergy associat-ed with mast cell degranulation. *J Allergy Clin Immunol.* 1985;75(4):479-484.

99. Kidd JM III, Cohen SH, Sosman AJ, *et al.* Food-dependent exercise-induced anaphylaxis. *J Allergy Clin Immunol.* 1983;71(4):407-411.

100. Novey HS, Fairshter RD, Salness K, *et al.* Postprandial exercise-induced anaphylaxis. *J Allergy Clin Immunol.* 1983;71(5):498-504.

101. Scherf KA, Brockow K, Biedermann T, *et al.* Wheat-dependent exercise-induced anaphylaxis. *Clin Exp Allergy.* 2016;46(1):10-20.

102. Maulitz RM, Pratt DS, Schocket AL. Exercise-induced anaphylactic reaction to shellfish. *J Allergy Clin Immunol.* 1979;63(6):433-434.

103. Egger M, Mutschlechner S, Wopfner N, *et al.* Pollen-food syndromes associated with weed pollinosis: an update from the molecular point of view. *Allergy.* 2006;61(4):461-476.

104. Mari A, Ballmer-Weber BK, Vieths S. The oral allergy syn-drome: improved diagnostic and treatment methods. *Curr Opin Allergy Clin Immunol.* 2005;5(3):267-273.

105. Enberg RN, Leickly FE, McCullough J, *et al.* Watermelon and ragweed share allergens. *J Allergy Clin Immunol.* 1987;79(6):867-875.

106. Lahti A, Bjorksten F, Hannuksela M. Allergy to birch pol-len and apple, and cross-reactivity of the allergens studied with the RAST. *Allergy.* 1980;35(4):297-300.

107. Andersen KE, Lowenstein H. An investigation of the possi-ble immunological relationship between allergen extracts from birch pollen, hazelnut, potato and apple. *Contact Dermatitis.* 1978;4(2):73-79.

108. Halmepuro L, Lowenstein H. Immunological investigation of possible structural similarities between pollen antigens and antigens in apple, carrot and celery tuber. *Allergy.* 1985;40(4):264-272.

109. Ballmer-Weber BK, Vieths S, Luttkopf D, *et al.* Celery allergy confirmed by double-blind, placebo-controlled food challenge: a clinical study in 32 subjects with a history of adverse reactions to celery root. *J Allergy Clin Immunol.* 2000;106(2):373-378.

110. Gall H, Kalveram KJ, Forck G, *et al.* Kiwi fruit allergy: a new birch pollen-associated food allergy. *J Allergy Clin Immunol.* 1994;94(1):70-76.

111. Ortolani C, Ispano M, Pastorello EA, *et al.* Comparison of results of skin-prick tests (with fresh foods and commercial food extracts) and RAST in 100 patients with oral allergy syndrome. *J Allergy Clin Immunol.* 1989;83(3):683-690.

112. Jankiewicz A, Aulepp H, Baltes W, *et al.* Allergic sensiti-zation to native and heated celery root in pollen-sensitive patients investigated by skin test and IgE binding. *Int Arch Allergy Immunol.* 1996;111(3):268-278.

113. Sicherer SH. Food protein-induced enterocolitis syn-drome: case presentations and management lessons. *J Allergy Clin Immunol.* 2005;115(1):149-156.

114. Monti G, Castagno E, Liguori SA, *et al.* Food protein-induced enterocolitis syndrome by cow's milk pro-teins passed through breast milk. *J Allergy Clin Immunol.* 2011;127(3):679-680.

115. Nomura I, Morita H, Hosokawa S, *et al.* Four dis-tinct subtypes of non-IgE-mediated gastrointestinal food allergies in neonates and infants, distinguished by their initial symptoms. *J Allergy Clin Immunol.* 2011;127(3):685.e1-8-688.e1-8.

116. Mehr S, Kakakios A, Frith K, *et al.* Food protein-induced enterocolitis syndrome: 16-year experience. *Pediatrics.* 2009;123(3):e459-e464.

117. Xanthakos SA, Schwimmer JB, Melin-Aldana H, *et al.* Prevalence and outcome of allergic colitis in healthy infants with rectal bleeding: a prospective cohort study. *J Pediatr Gastroenterol Nutr.* 2005;41(1):16-22.

118. Lake AM. Food-induced eosinophilic proctocolitis. *J Pediatr Gastroenterol Nutr.* 2000;30 Suppl:S58-S60.

119. Kagnoff MF. Celiac disease: pathogenesis of a model immunogenetic disease. *J Clin Invest.* 2007;117(1):41-49.

120. Craig D, Robins G, Howdle PD. Advances in celiac disease. *Curr Opin Gastroenterol.* 2007;23(2):142-148.

121. Torres MI, Lopez Casado MA, Rios A. New aspects in celiac disease. *World J Gastroenterol.* 2007;13(8):1156-1161.

122. Rubin CE, Brandborg LL, Phelps PC, *et al.* Studies of celiac disease. I. The apparent identical and specific nature of the duodenal and proximal jejunal lesion in celiac disease and idiopathic sprue. *Gastroenterology.* 1960;38:28-49.

123. Yardley JH, Bayless TM, Norton JH, *et al.* Celiac disease. A study of the jejunal epithelium before and after a gluten-free diet. *N Engl J Med.* 1962;267:1173-1179.

124. Baklien K, Brandtzaeg P, Fausa O. Immunoglobulins in jejunal mucosa and serum from patients with adult coeliac disease. *Scand J Gastroenterol.* 1977;12(2):149-159.

125. Kumar V, Lerner A, Valeski JE, *et al.* Endomysial antibodies in the diagnosis of celiac disease and the effect of gluten on antibody titers. *Immunol Invest.* 1989;18(1-4):533-544.

126. Levine A, Bujanover Y, Reif S, *et al.* Comparison of assays for antiendomysial and anti-transglutaminase antibodies for diagnosis of pediatric celiac disease. *Isr Med Assoc J.* 2000;2(2):122-125.

127. Sugai E, Selvaggio G, Vazquez H, *et al.* Tissue transglutaminase antibodies in celiac disease: assessment of a commercial kit. *Am J Gastroenterol.* 2000;95(9):2318-2322.

128. Corrao G, Corazza GR, Andreani ML, *et al.* Serological screening of coeliac disease: choosing the optimal procedure according to various prevalence values. *Gut.* 1994;35:771-775.

129. Escudero-Hernandez C, Pena AS, Bernardo D. Immunogenetic pathogenesis of celiac disease and non-celiac gluten sensitivity. *Curr Gastroenterol Rep.* 2016; 18:36-47.

130. NIH. *NIH Consensus Development Conference on Celiac Disease.* 21(1), 1-22, 2004.

131. Alonso-Llamazares J, Gibson LE, Rogers RS III. Clinical, pathologic, and immunopathologic features of dermatitis herpetiformis: review of the Mayo Clinic experience. *Int J Dermatol.* 2007;46(9):910-919.

132. Hall RP. The pathogenesis of dermatitis herpetiformis: recent advances. *J Am Acad Dermatol.* 1987;16(6):1129-1144.

133. Katz SI, Hall RP, III, Lawley TJ, *et al.* Dermatitis herpetiformis: the skin and the gut. *Ann Intern Med.* 1980;93(6):857-874.

134. Ermacora E, Prampolini L, Tribbia G, *et al.* Long-term follow-up of dermatitis herpetiformis in children. *J Am Acad Dermatol.* 1986;15:24-30.

135. Taudorf E, Malling HJ, Laursen LC, *et al.* Reproducibility of histamine skin-prick test. Inter- and intravariation using histamine dihydrochloride 1, 5, and 10 mg/ml. *Allergy.* 1985;40(5):344-349.

136. Bock SA, Lee WY, Remigio L, *et al.* Appraisal of skin tests with food extracts for diagnosis of food hypersensitivity. *Clin Allergy.* 1978;8(6):559-564.

137. Sampson HA, Albergo R. Comparison of results of skin tests, RAST, and double-blind, placebo-controlled food challenges in children with atopic dermatitis. *J Allergy Clin Immunol.* 1984;74(1):26-33.

138. Sampson HA. Comparative study of commercial food antigen extracts for the diagnosis of food hypersensitivity. *J Allergy Clin Immunol.* 1988;82(5 Pt 1):718-726.

139. Atkins FM, Steinberg SS, Metcalfe DD. Evaluation of immediate adverse reactions to foods in adult patients. I. Correlation of demographic, laboratory, and skin-prick test data with response to controlled oral food challenge. *J Allergy Clin Immunol.* 1985;75(3):348-355.

140. Sampson HA. Role of immediate food hypersensitivity in the pathogenesis of atopic dermatitis. *J Allergy Clin Immunol.* 1983;71(5):473-480.

141. Rosen JP, Selcow JE, Mendelson LM, *et al.* Skin testing with natural foods in patients suspected of having food allergies: is it a necessity? *J Allergy Clin Immunol.* 1994;93(6):1068-1070.

142. Menardo JL, Bousquet J, Rodiere M, *et al.* Skin test reactivity in infancy. *J Allergy Clin Immunol.* 1985;75(6):646-651.

143. Sporik R, Hill DJ, Hosking CS. Specificity of allergen skin testing in predicting positive open food challenges to milk, egg and peanut in children. *Clin Exp Allergy.* 2000;30(11):1540-1546.

144. Hill DJ, Hosking CS, Reyes-Benito LV. Reducing the need for food allergen challenges in young children: a comparison of in vitro with in vivo tests. *Clin Exp Allergy.* 2001;31(7):1031-1035.

145. Heine RG, Laske N, Hill DJ. The diagnosis and management of egg allergy. *Curr Allergy Asthma Rep.* 2006;6(2):145-152.

146. De Boissieu D, Waguet JC, Dupont C. The atopy patch tests for detection of cow's milk allergy with digestive symptoms. *J Pediatr.* 2003;142(2):203-205.

147. Niggemann B, Reibel S, Wahn U. The atopy patch test (APT)—a useful tool for the diagnosis of food allergy in children with atopic dermatitis. *Allergy.* 2000;55(3):281-285.

148. Turjanmaa K. "Atopy patch tests" in the diagnosis of delayed food hypersensitivity. *Allerg Immunol (Paris).* 2002;34(3):95-97.

149. Spergel JM, Andrews T, Brown-Whitehorn TF, *et al.* Treatment of eosinophilic esophagitis with specific food elimination diet directed by a combination of skin-prick and patch tests. *Ann Allergy Asthma Immunol.* 2005;95(4):336-343.

150. Mehl A, Rolinck-Werninghaus C, Staden U, *et al.* The atopy patch test in the diagnostic workup of suspected food-related symptoms in children. *J Allergy Clin Immunol.* 2006;118(4):923-929.

151. Spergel JM, Brown-Whitehorn T, Beausoleil JL, *et al.* Predictive values for skin prick test and atopy patch test for eosinophilic esophagitis. *J Allergy Clin Immunol.* 2007;119:509.

152. Spergel JM, Beausoleil JL, Mascarenhas M, *et al.* The use of skin prick tests and patch tests to identify causative foods in eosinophilic esophagitis. *J Allergy Clin Immunol.* 2002;109:363.

153. Spergel JM, Brown-Whitehorn TF, Cianferoni A, *et al.* Identification of causative foods in children with eosinophilic esophagitis treated with an elimination diet. *J Allergy Clin Immunol.* 2012;130:461.

154. Sampson HA, Ho DG. Relationship between food-specific IgE concentrations and the risk of positive food challenges in children and adolescents. *J Allergy Clin Immunol.* 1997;100(4):444-451.

155. Sampson HA. Utility of food-specific IgE concentrations in predicting symptomatic food allergy. *J Allergy Clin Immunol.* 2001;107(5):891-896.

156. Perry TT, Matsui EC, Kay Conover-Walker M, *et al.* The relationship of allergen-specific IgE levels and oral food challenge outcome. *J Allergy Clin Immunol.* 2004;114(1):144-149.

157. Perry TT, Matsui EC, Connover-Walker MK, *et al.* The relationship of allergen-specific IgE levels and oral food challenge outcome. *J Allergy Clin Immun.* 2004;114(1):127-130.

158. Keet CA, Johnson K, Savage JH, *et al.* Evaluation of Ara h2 IgE thresholds in the diagnosis of peanut allergy in a clinical population. *J Allergy Clin Immunol Pract.* 2013;1:101.

159. Ando H, Moverare R, Kondo Y, *et al.* Utility of ovomucoid-specific IgE concentrations in predicting symptomatic egg allergy. *J Allergy Clin Immunol.* 2008;122:583-588.

160. Sicherer SH, Wood RA. Advances in diagnosing peanut allergy. *J Allergy Clin Immunol Pract.* 2013;1:1.

161. Sampson HA. Food allergy. Part 2: diagnosis and management. *J Allergy Clin Immunol.* 1999;103(6):981-989.

162. Bock SA, Sampson HA, Atkins FM, *et al.* Double-blind, placebo-controlled food challenge (DBPCFC) as an office procedure: a manual. *J Allergy Clin Immunol.* 1988;82(6):986-997.

163. Noone S, Assa'ad. The oral food challenge procedure In: Sicherer SH, ed. *Food Allergy: Practical Diagnosis and Management.* Boca Raton: CRC Press Taylor & Francis group; 2014:151-164.

164. Hansen TK, Bindslev-Jensen C. Codfish allergy in adults. Identification and diagnosis. *Allergy.* 1992;47(6):610-617.

165. Norgaard A, Bindslev-Jensen C. Egg and milk allergy in adults. Diagnosis and characterization. *Allergy.* 1992;47(5):503-509.

166. Sicherer SH, Morrow EH, Sampson HA. Dose-response in double-blind, placebo-controlled oral food challenges in children with atopic dermatitis. *J Allergy Clin Immunol.* 2000;105(3):582-586.

167. Sampson HA, Gerth van Wijk R, Bindslev-Jensen C, *et al.* Standardizing double-blind, placebo-controlled oral food challenges: American Academy of Allergy, Asthma & Immunology-European Academy of Allergy and Clinical Immunology PRACTALL consensus report. *J Allergy Clin Immunol.* 2012;130(6):1260-1274.

168. Schwartz LB, Yunginger JW, Miller J, *et al.* Time course of appearance and disappearance of human mast cell tryptase in the circulation after anaphylaxis. *J Clin Invest.* 1989;83(5):1551-1555.

169. Sicherer SH, Eigenmann PA, Sampson HA. Clinical features of food protein-induced enterocolitis syndrome. *J Pediatr.* 1998;133(2):214-219.

170. Powell GK. Food protein-induced enterocolitis of infancy: differential diagnosis and management. *Compr Ther.* 1986;12(2):28-37.

171. Executive Committee AAA&I. Personnel and equipment to treat systemic reactions caused by immunotherapy with allergic extracts. *J Allergy Clin Immunol.* 1986;77:271-273.

172. Barnes Koerner C, Sampson H. In: Metcalfe D, Sampson H, Simon R, eds. *Food Allergy: Adverse Reactions to Foods and Food Additives.* Boston: Blackwell Scientific Publications; 1996:461-484.

173. Fleischer DM, Perry TT, Atkins D, *et al.* Allergic reactions to foods in preschool-aged children in a prospective observational food allergy study. *Pediatrics.* 2012;130(1):e25-e32.

174. Patriarca C, Romano A, Venuti A, *et al.* Oral specific hypo-sensitization in the management of patients allergic to food. *Allergol Immunopathol (Madr).* 1984;12(4):275-281.

175. Patriarca G, Schiavino D, Nucera E, *et al.* Food allergy in children: results of a standardized protocol for oral desen-sitization. *Hepatogastroenterology.* 1998;45(19):52-58.

176. Oppenheimer JJ, Nelson HS, Bock SA, *et al.* Treatment of peanut allergy with rush immunotherapy. *J Allergy Clin Immunol.* 1992;90(2):256-262.

177. Nelson HS, Lahr J, Rule R, *et al.* Treatment of anaphylactic sensitivity to peanuts by immunotherapy with injections of aqueous peanut extract. *J Allergy Clin Immunol.* 1997;99(6 Pt 1):744-751.

178. Skripak JM, Nash SD, Rowley H, *et al.* A randomized, double-blind, placebo-controlled study of milk oral immunotherapy for cow's milk allergy. *J Allergy Clin Immunol.* 2008;122(6):1154-1160.

179. Burks AW, Jones SM, Wood RA, *et al.* Oral immunotherapy for treatment of egg allergy in children. *N Engl J Med.* 2012;367(3):233-243.

180. Blumchen K, Ulbricht H, Staden U, *et al.* Oral peanut immunotherapy in children with peanut anaphylaxis. *J Allergy Clin Immunol.* 2010;126(1):83.e1-91.e1.

181. Varshney P, Jones SM, Scurlock AM, *et al.* A randomized controlled study of peanut oral immunotherapy: clinical desensitization and modulation of the allergic response. *J Allergy Clin Immunol.* 2011;127(3):654-660.

182. Vickery BP, Scurlock AM, Kulis M, *et al.* Sustained unresponsiveness to peanut in subjects who have completed peanut oral immunotherapy. *J Allergy Clin Immunol.* 2014;133(2):468-475.

183. Lucendo AJ, Arias A, Tenias JM. Relation between eosinophilic esophagitis and oral immunotherapy for food allergy: a systematic review with meta-analysis. *Ann Allergy Asthma Immunol.* 2014;113(6):624-629.

184. Burks AW, Wood RA, Jones SM, *et al.* Sublingual immunotherapy for peanut allergy: long-term follow-up of a randomized multicenter trial. *J Allergy Clin Immunol.* 2015;135(5):1240.e1-3-1248.e1-3.

185. Jones SM, Agbotounou WK, Fleischer DM, *et al.* Safety of epicutaneous immunotherapy for the treatment of peanut allergy: a phase 1 study using the Viaskin patch. *J Allergy Clin Immunol.* 2016;137(4):1258.e1-10-1261.e1-10.

186. Nadeau KC, Schneider LC, Hoyte L, *et al.* Rapid oral desensitization in combination with omalizumab therapy in patients with cow's milk allergy. *J Allergy Clin Immunol.* 2011;127(6):1622-1624.

187. MacGinnitie AJ, Rachid R, Gragg H, *et al.* Omalizumab facilitates rapid oral desensitization for peanut allergy. *J Allergy Clin Immunol.* 2016. pii: S0091-6749(16)30898-3.

188. Greer FR, Sicherer SH, Burks AW. Effects of early nutritional interventions on the development of atopic disease in infants and children: the role of maternal dietary restriction, breastfeeding, timing of introduction of complementary foods, and hydrolyzed formulas. *Pediatrics.* 2008;121(1):183-191.

189. American Academy of Pediatrics. Committee on Nutrition. Hypoallergenic infant formulas. *Pediatrics.* 2000;106(2 Pt 1):346-349.

190. Du Toit G, Katz Y, Sasieni P, *et al*. Early consumption of peanuts in infancy is associated with a low prevalence of peanut allergy. *J Allergy Clin Immunol*. 2008;122(5):984-991.

191. Du Toit G, Roberts G, Sayre PH, *et al*. Randomized trial of peanut consumption in infants at risk for peanut allergy. *N Engl J Med*. 2015;372(9):803-813.

192. Du Toit G, Sayre PH, Roberts G, *et al*. Effect of avoidance on peanut allergy after early peanut consumption. *N Engl J Med*. 2016;374(15):1435-1443.

193. Fleischer DM, Conover-Walker MK, Matsui EC, *et al*. The natural history of tree nut allergy. *J Allergy Clin Immunol*. 2005;116(5):1087-1093.

194. Sampson HA, Scanlon SM. Natural history of food hypersensitivity in children with atopic dermatitis. *J Pediatr*. 1989;115(1):23-27.

195. Pastorello EA, Stocchi L, Pravettoni V, *et al*. Role of the elimination diet in adults with food allergy. *J Allergy Clin Immunol*. 1989;84(4 Pt 1):475-483.

196. Hourihane JO, Roberts SA, Warner JO. Resolution of peanut allergy: case-control study. *BMJ*. 1998;316(7140):1271-1275.

197. Skolnick HS, Conover-Walker MK, Koerner CB, *et al*. The natural history of peanut allergy. *J Allergy Clin Immunol*. 2001;107(2):367-374.

198. Businco L, Benincori N, Cantani A, *et al*. Chronic diarrhea due to cow's milk allergy. A 4- to 10-year follow-up study. *Ann Allergy*. 1985;55(6):844-847.

199. Bock SA. The natural history of adverse reactions to foods. *N Engl Reg Allergy Proc*. 1986;7(6):504-510.

200. Bock SA. Natural history of severe reactions to foods in young children. *J Pediatr*. 1985;107(5):676-680.

201. Hill DJ, Firer MA, Ball G, *et al*. Natural history of cows' milk allergy in children: immunological outcome over 2 years. *Clin Exp Allergy*. 1993;23(2):124-131.

202. Eggesbo M, Botten G, Halvorsen R, *et al*. The prevalence of allergy to egg: a population-based study in young children. *Allergy*. 2001;56(5):403-411.

203. Ford RP, Taylor B. Natural history of egg hypersensitivity. *Arch Dis Child*. 1982;57(9):649-652.

204. Savage JH, Matsui EC, Skripak JM, *et al*. The natural history of egg allergy. *J Allergy Clin Immunol*. 2007;120(6):1413-1417.

205. Host A. Frequency of cow's milk allergy in childhood. *Ann Allergy Asthma Immunol*. 2002;89(6 Suppl 1):33-7.

206. Host A, Halken S. A prospective study of cow milk allergy in Danish infants during the first 3 years of life. Clinical course in relation to clinical and immunological type of hypersensitivity reaction. *Allergy*. 1990;45(8):587-596.

207. Skripak JM, Matsui EC, Mudd K, *et al*. The natural history of IgE-mediated cow's milk allergy. *J Allergy Clin Immunol*. 2007;120(5):1172-1177.

208. Sicherer SH, Munoz-Furlong A, Burks AW, *et al*. Prevalence of peanut and tree nut allergy in the US determined by a random digit dial telephone survey. *J Allergy Clin Immunol*. 1999;103(4):559-562.

209. Fleischer DM, Conover-Walker MK, Christie L, *et al*. The natural progression of peanut allergy: resolution and the possibility of recurrence. *J Allergy Clin Immunol*. 2003;112(1):183-189.

210. Bock SA, Atkins FM. The natural history of peanut allergy. *J Allergy Clin Immunol*. 1989;83(5):900-904.

211. Fleischer DM. The natural history of peanut and tree nut allergy. *Curr Allergy Asthma Rep*. 2007;7(3):175-181.

212. Burks AW, Shin D, Cockrell G, *et al*. Mapping and mutational analysis of the IgE-binding epitopes on Ara h 1, a legume vicilin protein and a major allergen in peanut hypersensitivity. *Eur J Biochem*. 1997;245(2):334-339.

213. Stanley JS, King N, Burks AW, *et al*. Identification and mutational analysis of the immunodominant IgE binding epitopes of the major peanut allergen Ara h 2. *Arch Biochem Biophys*. 1997;342(2):244-253.

214. Fleischer DM, Conover-Walker MK, Christie L, *et al*. Peanut allergy: recurrence and its management. *J Allergy Clin Immunol*. 2004;114(5):1195-1201.

Asma

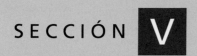

CAPÍTULO 19

Asma

PAUL A. GREENBERGER Y WHITNEY W. STEVENS

■ RESEÑA

El asma es una enfermedad caracterizada por la hiperrespuesta de los bronquios a diversos estímulos, la inflamación de las vías aéreas y cambios en su resistencia, en los volúmenes pulmonares y las tasas de flujo inspiratorio y espiratorio, con el resultado de síntomas de tos, sibilancias, disnea y dificultad respiratoria. En este sentido existe una amplia variedad de la resistencia al flujo de aire en la espiración (y la inspiración), con incrementos notorios transitorios en ciertos volúmenes pulmonares, como el residual (RV, por sus siglas en inglés), el de capacidad funcional residual (FRC, por sus siglas en inglés) y el de capacidad pulmonar total. En el año 1991, un grupo de expertos de los National Institutes of Health (NIH) sugirió que el asma era una enfermedad caracterizada por: (a) obstrucción reversible, parcial o completa; (b) inflamación, y (c) hiperrespuesta (1), de las vías aéreas. En 1997, en el Informe 2 del grupo se describió el asma como sigue:

> El asma es una afección inflamatoria crónica de las vías aéreas en la que muchas células y sus elementos participan, en particular, las cebadas, los eosinófilos, linfocitos T, macrófagos, neutrófilos y las epiteliales. En los individuos susceptibles, esta inflamación causa

crisis recurrentes de sibilancias, dificultad respiratoria, rigidez torácica y tos, en particular por la noche y temprano en la mañana. Las crisis suelen vincularse con obstrucción amplia, pero variable, del flujo de aire, que a menudo es reversible, ya sea de manera espontánea o por la terapéutica. La inflamación también causa un aumento vinculado en la hiperrespuesta bronquial que se presenta ante una variedad de estímulos. La reversibilidad de la limitación del flujo de aire puede ser incompleta en algunos pacientes con asma (2).

En el Informe 3 del grupo de expertos de los NIH del año 2007 se confirmó esta definición de trabajo (3). En el año 2016, en la Iniciativa Global para el Asma se propuso la siguiente definición:

> El asma es, por lo general, una enfermedad heterogénea, caracterizada por la inflamación crónica de las vías aéreas. Se define por el antecedente de síntomas respiratorios, como sibilancias, dificultad respiratoria, rigidez de tórax y tos, que varían respecto al tiempo y en intensidad, junto con una limitación variable del flujo de aire espiratorio (4).

El asma, que se puede considerar intermitente o persistente, se ha descrito o caracterizado mediante otras designaciones, que incluyen las de bronquitis alérgica, bronquitis asmática, asma alérgica, asma atópica, asma no alérgica, enfermedad reactiva de las vías aéreas, asma equivalente a la tos (5-7) y asma cardiaca (8-10). Una característica central del asma desde el punto de vista fisiológico es la hiperrespuesta bronquial a los estímulos, como la histamina o la metacolina. En el cribado de la población, tal hiperrespuesta inespecífica se ha comunicado como sensible, pero no específica. Sin embargo, se requiere precaución porque en un estudio de 150 adolescentes cerca de los 18 años con el diagnóstico de asma, que se transfirieron de la atención pediátrica a la de adulto, 29% no presentaba hiperrespuesta bronquial (11).

El asma es considerada por la mayoría de los pacientes, una afección obstructiva reversible de las vías aéreas, en comparación con la enfermedad pulmonar obstructiva crónica (EPOC). Muchos de quienes sufren asma experimentan periodos sin síntomas durante días, semanas, meses o años entre las crisis, en tanto los síntomas crónicos y la disnea fija caracterizan a la EPOC. Cuando ha habido síntomas de tos, sibilancias y disnea a diario se puede presentar ausencia de respuesta a un broncodilatador. Sin embargo, el tratamiento antiinflamatorio eficaz, como aquel con un ciclo de prednisona o corticoesteroide inhalado (ICS, por sus siglas en inglés)/agonista adrenérgico β de acción prolongada, con o sin un antagonista del receptor de leucotrienos o un inhibidor de la biosíntesis o antagonista muscarínico, aminora los síntomas y eleva la calidad de vida, junto con un mejoramiento del estado funcional pulmonar. El síndrome de superposición de asma-EPOC se puede sospechar cuando hay antecedente de asma y tabaquismo de cigarrillos y una respuesta intensa de broncodilatación al albuterol (para un volumen espiratorio forzado en 1 s [FEV_1] ≥ 15% y ≥ 400 mL) con datos de obstrucción (FEV_1/capacidad vital forzada [FVC] < 0.70) (12).

En muchos pacientes con asma se puede demostrar broncoconstricción mediada por la inmunoglobulina E (IgE), pero no todos los casos son "alérgicos". Asimismo, se cree que aproximadamente 80% de los pacientes con asma persistente presenta su forma alérgica. En el Inner-City Asthma Study de niños de 5 a 11 años, 94% reaccionó al menos a un alérgeno (13). Además, hay algunas pruebas de anticuerpos IgE contra el virus sincicial respiratorio (VSR) (14) y el paragripal (15); sin embargo, no todos los estudios son compatibles con esta explicación mecánica de un asma mediado por una IgE antiviral. De forma, alternativa, la infección por el VSR respalda la polarización T_H2 de la respuesta inmunológica, con producción disminuida de interferón γ antiviral (IFNγ), y la infección por rinovirus causa aumento de la interleucina 33 (IL-33), esta última T_H2 en respaldo de la inflamación (16). Una menor generación de IFN antivirales hay cuando se activa el receptor de alta afinidad por IgE (FcεRI) por el alérgeno en células dendríticas plasmacitoides (17). En otras palabras, la activación del FcεRI de IgE por el alérgeno puede disminuir la generación de IFN antivirales por el sistema inmunológico innato. Una analogía clínica de esta observación proviene de un estudio donde se administró omalizumab durante 4 meses para prevenir las exacerbaciones estacionales del asma. Quienes respondieron bien al omalizumab se caracterizaron por incrementos sólidos en el IFNα *in vitro* a partir de células mononucleares de sangre periférica durante la exposición a rinovirus (18). Además, los rinovirus pueden aumentar la actividad de los basófilos (19).

La heredabilidad (fracción del asma que se puede atribuir a la genética; es decir, susceptibilidad genética) es de 0.54, con base en 71 estudios de gemelos (20). Además, hay pruebas de que la heredabilidad del asma está aumentando con el transcurso del tiempo (21, 22). En los gemelos monocigotos hay una correlación más fuerte entre la edad y el inicio del asma en el primero cuando se compara con el segundo (menos tiempo de espera), y con la secuencia en los gemelos dicigotos. Un mayor grado de concordancia de la gravedad del asma existe en los gemelos monocigotos que en los dicigotos (21).

El súbito inicio de disnea con sibilancias que se presencia 3 h después de la ingestión de ácido acetil salicílico u otro fármaco antiinflamatorio no esteroide (AINE) no selectivo (23), no es una reacción mediada por IgE, pero representa alteraciones del metabolismo del ácido araquidónico, como el bloqueo de la vía de la ciclooxigenasa, con su derivación hacia la vía de la lipooxigenasa, cuyos potentes productos, como el leucotrieno D_4 (LTD_4), causan broncoconstricción en los pacientes sensibles al ácido acetil salicílico y los AINE (23-26). Los pacientes con enfermedad respiratoria exacerbada por el ácido acetil salicílico presentan una condición "de clonación al interior" en la que hay aumento de la sintetasa de LTC_4 en las mucosas bronquial y nasal, y elevación de la concentración de LTE_4, un metabolito de LTD_4, incluso en el suceso basal (23, 26). La concentración de LTE_4 aumenta de manera significativa después de la ingestión de ácido acetil salicílico o un AINE por los pacientes susceptibles (23, 25).

Muchos pacientes con asma pueden presentar síntomas precipitados por desencadenantes inespecíficos no mediados por IgE, como el aire frío, los contaminantes del aire, que incluyen al ozono (27), partículas finas (< 2.5 µm de diámetro) (28), el monóxido de carbono (28), la humedad aumentada (29), el ejercicio, el llanto o la risa. El estrés psicológico, como el de la afección de estrés postraumático (30, 31), el atestiguar actos de violencia u otras experiencias domésticas adversas (32) y el abuso sexual o físico (33), también se vinculan con el asma. Las concentraciones bajas maternas de 25-hidroxivitamina D en sangre del cordón umbilical se vinculan con el asma (34).

■ FACTORES GENÉTICOS Y AMBIENTALES

Los factores genéticos y ambientales son importantes de manera individual, en términos del desarrollo de asma, pero las interacciones gen-ambiente son funcionales (35). La heredabilidad del asma, por lo general, varía de 30 a 87% (20). En un estudio de 4 910 gemelos de 4 años, la herencia contribuyó con 68% y el ambiente compartido con 13% (36). Los factores ambientales no compartidos contribuyeron con 19% (36). Los autores concluyeron que "el ambiente de crianza, la alimentación familiar y los contaminantes del aire, parecen tener una participación menor" (36). El contar con uno o ambos padres con antecedente de asma aumenta el riesgo para los niños de padecerla (37). En algunos estudios, el riesgo de un niño de presentar asma es mayor cuando hay el antecedente materno positivo, en comparación con el paterno (38). No obstante, se han señalado riesgos similares (37). No siempre ocurre que tener ambos padres con asma aumente la prevalencia de su forma infantil. En estudios de gemelos, la concordancia para el asma en los monocigotos criados juntos se encontró similar a la de los que se criaron separados (37). Estos datos respaldan un efecto genético sólido sobre el desarrollo del asma. Ambos factores deberían considerarse como contribuyentes, y la producción de IgE específica ante un alérgeno parece modificada por las exposiciones alérgicas ambientales y locales en el sujeto con susceptibilidad genética.

La expresión génica puede modificarse por las influencias ambientales, que incluyen infecciones virales, la denominada epigenética, donde se altera la transcripción, con el resultado de una diferencia en los fenotipos (35). En la tabla 19-1 se presentan algunos ejemplos de *loci* y genes candidatos para el asma (35). Los polimorfismos de un solo nucleótido (SNP, por sus siglas en inglés) se han vinculado con el asma (35), y es probable que se identifiquen más. Sin embargo, el riesgo atribuible para cada SNP es pequeño. Cuando se explora desde la perspectiva de las interacciones gen-ambiente se han tenido resultados persuasivos en los niños en riesgo (padre con alergia o asma), que expresan genotipos específicos y, después, experimentan infecciones por rinovirus humanos (40). Con una variante de SNP en el *locus* 17q21, constituida por un TT homocigoto en rs7216389, hubo un cociente de probabilidades de 26.1 para el desarrollo del asma, en comparación con 2.3 con el genotipo TT solo, o de 5.2 para la enfermedad con sibilancias (40). Así, en los niños en riesgo, la infección por rinovirus humanos (pero no por VSR) puede llevar al asma infantil (40).

El inicio del asma infantil temprana se ha vinculado con el tabaquismo *in utero* (41), de origen materno o paterno, efectos aditivos combinados del tabaquismo materno y paterno, y de dosis-respuesta del tabaquismo de los padres sobre el asma (42). Para el desarrollo de un asma grave en los niños, también se ha identificado el tabaquismo de cigarrillos de los abuelos (43). No obstante,

TABLA 19-1 EJEMPLOS DE *LOCI* Y GENES VINCULADOS CON EL ASMA

LOCUS	GEN
17q12	GSDMB (Gastermina B)
2q12.1	IL1RL1 (receptor 1 similar a IL-1)
22q12.3	IL2RB
6p21.3	HLA-DQB1
17q21.1	GSDMA (Gastermina A)
5q22.1	TSLP (linfopoyetina del estroma tímico)
15q22.33	SMAD3 (miembro 3 de la familia de SMAD)
7q22.3	CDHR3
9p24.1	IL-33
5q31.1	RAD50

Debido a que el cociente de probabilidades en cada *locus* suele ser ≤ 1.2, los efectos combinados de varios de estos *locus* son pequeños (si se intenta asignar un riesgo atribuible).

Adaptada de Bonnelykke K, Ober C. Leveraging gene–environment interactions and endotypes for asthma gene discovery. *J Allergy Clin Immunol*. 2016;137:667-679.

una vez que se inicia el asma, hay pruebas de mayores síntomas respiratorios infantiles por el tabaquismo pasivo y déficits añadidos en la función pulmonar cuando ha habido tabaquismo intrauterino (44).

Los factores ambientales, específicamente las infecciones virales, se han vinculado con el desarrollo de anticuerpos IgE. Para la perspectiva histórica, en el año 1979, en un estudio prospectivo de lactantes de alto riesgo cuyos padres presentaban ambos enfermedades alérgicas, Frick y cols. (45) demostraron el desarrollo de una IgE sérica antialérgeno de manera contemporánea, en relación con anticuerpos antivirales crecientes (VSR, citomegalovirus y paragripales). En el año 2010, ya se contaba con informes de que la respuesta de citocinas a la infección viral puede aumentar el número de sitios de Fcε RI disponibles en los monocitos y las células dendríticas de la mucosa de las vías aéreas, de modo que habría una mayor presentación de antígenos/alérgenos (46). Además, las células obtenidas del esputo de los niños que experimentan exacerbaciones del asma muestran disminución de la generación de IFN tipo I y respuestas T_H1 (47). La laringotraqueobronquitis viral en la infancia temprana prácticamente se ha vinculado con el desarrollo posterior de asma, al igual que las infecciones por rinovirus, VSR, coronavirus, gripales, paragripales, y metaneumovirales (48). Estos datos ilustran algunas de las interacciones entre los antecedentes familiares, la sensibilización alérgica, las infecciones respiratorias y las respuestas inmunológicas innatas o su falta, ante una infección viral, sobre el desarrollo del asma.

Las exposiciones a alérgenos intramuros o ácaros del polvo casero, gatos (algunos estudios), roedores, mohos y cucarachas se han vinculado con el desarrollo de asma infantil (49,50).

Los niños que recibieron vacunas con microorganismos vivos para sarampión, parotiditis epidémica, rubéola, encefalitis por garrapatas y el bacilo de Calmette-Guérin (BCG) tuvieron un menor riesgo de presentar asma, en comparación con quienes no (49V).

Las influencias ambientales o remediables no solo pueden predisponer al desarrollo del asma, sino también vincularse con su menor riesgo (49). En particular, en un estudio de una cohorte de nacimientos hasta los 20 años en Alemania, los factores vinculados con el asma incluyeron tener padres afectados por la enfermedad, rinitis alérgica o eccema, iniciar la atención en guarderías *entre* los 1.5 y los 3 años, el tener una madre que fumó durante el embarazo (25 cigarrillos/día o más) y el haber nacido en una familia dentro del rango económico inferior (de acuerdo con el ingreso neto de los padres o abuelos) (49). Un menor riesgo de asma se encontró cuando los niños se habían vacunado con preparados de microorganismos vivos, como se mencionó, cuando no

se habían expuesto al tabaco *in utero* y en aquellos que empezaron a acudir a guarderías antes de los 1.5 años o después de los 3 años (49). Las siguientes variables no se vincularon con un mayor riesgo de asma: mascotas en casa, la presencia de hermanos mayores no gemelos, el haber sido amamantados y el tabaquismo pasivo (49).

La noción de la "hipótesis de la higiene" es aquella en la cual hay efectos benéficos de los microbios presentes en casa que no causan infección reconocible o enfermedad (51). Estos ambientes caseros "protectores" (con elevadas concentraciones de lipopolisacáridos) incluyen establos y granjas lecheras que son parte del hogar de la familia, construido con forma de L, con la casa y el granero unidos. La ausencia de tales exposiciones permitiría el asma o la atopia. Algunos factores de protección específicos se identificaron e incluyen las granjas porcinas a pequeña escala (< 10 cerdos/granja) pero no las de ovejas, el consumo de leche bronca y el ambiente del niño con heno y estancia en cobertizos de animales (52). Acerca de la "hipótesis de la higiene" y el desarrollo de asma o atopia persiste alguna controversia, pero los ambientes ricos en microbios parecen ser protectores contra su aparición al modificar las citocinas predominantes generadas por linfocitos CD4+ y las interacciones con la inmunidad innata y sus receptores similares a Toll (TLR, por sus siglas en inglés) (52). Un proceso que favorece al asma incluye la generación del subgrupo de linfocitos T_H2 o auxiliares, que es medular para la producción de IgE, en contraposición con el de T_H1, que disminuiría el patrón "atópico" y contribuiría a la respuesta de hipersensibilidad clásica de tipo tardío (tipo IVa_1). En un estudio de 867 niños de Japón que recibieron la inmunización por BCG después del nacimiento y a los 6 y 12 años, se estudió la presencia de una induración en las pruebas de tuberculosis cutáneas en relación con la emergencia de atopia (asma, rinitis y dermatitis atópica) (53). Para los 12 años, 58% de los niños había desarrollado respuestas positivas (induración ≥ 10 mm) a la prueba de tuberculina y 36% informó de síntomas atópicos (53). Los síntomas de asma y atopia tuvieron asociación negativa con las respuestas positivas a la tuberculina, y la presencia de su reactividad se vinculó con la remisión del asma para los 6 o 12 años (53). Los datos hicieron surgir la probabilidad de que la respuesta de T_H1 producida por la inmunización con BCG diese como resultado un aumento de las citocinas T_H1, IFNγ e IL-12, y disminuciones de la incidencia de asma, con tal vez la inducción de remisiones de atopia. Además, hubo menores cantidades de citocinas T_H2 IL-4, IL-13 e IL-10, en comparación con quienes no respondieron al BCG, que presentaron mayor atopia y asma. De forma alternativa, estos datos pudiesen interpretarse como que los niños tal vez se tornaron atópicos porque tenían una capacidad disminuida de desarrollo de linfocitos T_H1 de memoria después de la inmunización con BCG o, por analogía, una menor respuesta a la vacuna del sarampión (54). Estos estudios y el vínculo entre las infecciones por VSR, rinovirus y el asma infantil sugieren que el vínculo clínico pudiese ser el predominio de citocinas T_H1 y respuestas inmunológicas innatas de protección, estas últimas quizás específicas, como para TLR 5 en las personas expuestas a cerdos y TLR 6 y 8 para las que trabajan en el ensilado (52).

En una comparación de dos poblaciones de agricultura estadounidenses en quienes contrastaban las prácticas, la prevalencia de asma (y la sensibilización alérgica asociada) fue de cuatro a seis tantos menor en los individuos amish (norte de Indiana) en comparación con los niños huteritas (de Dakota del Sur) (55). Los primeros utilizan caballos para el trabajo de campo y el transporte, en tanto los huteritas viven en grandes granjas industrializadas. La endotoxina del polvo casero fue 6.8 veces mayor en las casas amish (55). Los monocitos de los niños amish expresaban cifras menores de moléculas relacionadas con el antígeno D o los leucocitarios humanos, y los de transcripción similar a inmunoglobulinas (ILT)3 (55). De manera similar, había menos eosinófilos en sangre periférica y cifras mayores de neutrófilos en los niños amish. Uno de los genes con regulación ascendente fue el TNFAIP3, que limita la actividad de las vías inflamatorias y conducen al factor nuclear κB (NF-κB, por sus siglas en inglés) (55). Los datos son compatibles con el ambiente microbiano de protección en los amish ("hipótesis de la higiene") o, por la causa inversa, la susceptibilidad al asma pudiese ser atribuible a los niños que presentan respuestas inmunológicas innatas débiles ante los microbios ambientales.

Los efectos de la contaminación aérea intra y extramuros sobre el desarrollo temprano del asma o el agravamiento del ya establecido son muy importantes (50, 56). Los efectos de la contaminación del aire por ozono y partículas pequeñas se han vinculado con hospitalizaciones por asma aguda grave (57).

■ COMPLEJIDAD DEL ASMA

La causa del asma sigue sin conocerse, si bien se considera una enfermedad inflamatoria muy compleja y heterogénea. Algunos datos histopatológicos importantes incluyen la pérdida del epitelio bronquial en parches, por lo general vinculada con el infiltrado de eosinófilos (58-61), el neutrofílico (61), el linfocítico (58, 59), la desgranulación de células cebadas (58-60), la contracción e hipertrofia de los músculos lisos bronquiales, el edema de la mucosa bronquial y el aumento del riego sanguíneo (62), la hiperplasia de las glándulas bronquiales, la hipersecreción de moco bronquial espeso y el engrosamiento de la membrana basal (58, 59, 63). Por la estimulación

o lesión de las células epiteliales de las vías aéreas puede ocurrir síntesis de colágena (64). Una célula clave es el miofibroblasto, híbrida del fibroblasto y el músculo liso, como origen. Estas células producen colágena de tipos I y III (64). Asimismo, se encontró que las células epiteliales obtenidas durante el lavado broncoalveolar (BAL, por sus siglas en inglés) de pacientes con asma son mucho menos viables que en los sujetos sin asma (65). No obstante, las células epiteliales de los pacientes con asma produjeron mucho más fibronectina (a) una glucoproteína involucrada en la lesión, la proliferación y la quimiotaxis celulares, y (b) el ácido 15-hidroxieicosa-tetraenoico, un metabolito del ácido araquidónico (65). La mayor actividad metabólica de las células epiteliales parece contribuir al daño y remodelado de las vías aéreas; hay "fibrosis" subepitelial, constituida por colágena de tipos I, II y V, que contribuye al engrosamiento de la membrana basal en el asma.

Cuando se obtuvieron especímenes de biopsia bronquial de 14 pacientes que sufrían asma de un año de duración o menos, se encontró un aumento en el número de células cebadas, eosinófilos, linfocitos y macrófagos en el epitelio (66). Por debajo de la lámina propia había eosinófilos, linfocitos, macrófagos y células plasmáticas presentes, lo que sugiere que los pacientes con asma leve que no habían recibido tratamiento antiinflamatorio presentaron un infiltrado celular notorio en la mucosa bronquial (66); se sabe que el tratamiento con ICS disminuye el número de eosinófilos y células cebadas en la mucosa.

El epitelio bronquial humano de los pacientes con asma expresa el ligando Fas (Fas L, por sus siglas en inglés) y el Fas en los eosinófilos y linfocitos T (67). La activación de Fas por Fas L induce la apoptosis. Los especímenes de biopsia de los pacientes que no habían recibido ICS presentaron cifras reducidas de eosinófilos apoptósicos y una menor expresión de Fas L y *Bcl-2*, que ayudan a regular la apoptosis. Por el contrario, los pacientes tratados con ICS tuvieron menos eosinófilos y cifras aumentadas de sus formas en proceso de apoptosis (67). En un estudio del BAL de 12 pacientes con diagnóstico reciente de asma sin tratamiento se encontró disminución de la expresión del ARN mensajero (ARNm) para ambos, Fas y su receptor (CD95), en los linfocitos T CD3$^+$ (68). Estos datos son compatibles con un infiltrado persistente de células inflamatorias, que caracteriza al asma y ofrece la posibilidad de un tratamiento antiinflamatorio dirigido.

Algunas características fisiológicas del asma incluyen la hiperrespuesta bronquial a los estímulos, como histamina (69), metacolina (70) o LTD$_4$ (71), y una mejora de al menos 12% en el FEV$_1$ después de la inhalación de un agonista adrenérgico β$_2$, a menos que el paciente esté experimentando un asma aguda grave (crisis asmática) o presente obstrucción grave de la vía aérea tratada de manera ineficaz; hay grandes cambios en la distensibilidad pulmonar, dependiendo de la gravedad de la enfermedad.

En un ámbito celular, durante las crisis agudas de asma hay un número mayor de eosinófilos activados o hipodensos (72-74), y eosinófilos hiperadhesivos, en el sentido de mayor unión a las moléculas de adhesión celular vascular (VCAM, por sus siglas en inglés) y de adhesión intercelular (74). Los productos de los eosinófilos, como la proteína básica mayor (MBP, por sus siglas en inglés), se pueden identificar en el esputo (73) y se presentan en zonas donde se denudó el epitelio bronquial. También se identificó la proteína catiónica de eosinófilos (ECP, por sus siglas en inglés) en zonas de epitelio bronquial denudado. También se ha comunicado a la ECP como incluso más citotóxica que la MBP. Las células cebadas en la luz bronquial y en la submucosa se activan y se liberan sus múltiples productos, ya sea preformados o recién sintetizados. Las células cebadas se encuentran en estrecha proximidad al músculo liso. De hecho, se ha sugerido que las infiltra el músculo liso y causan una "miositis de células cebadas" (75, 76). Los macrófagos, linfocitos y células epiteliales participan también, y cuando se dañan estas últimas disminuye la producción de PGE_2 protectora. El epitelio es activo desde el punto de vista inmunológico, porque puede producir moléculas efectoras y citocinas "anterógradas", que incluyen IL-25, IL-33 y la linfopoyetina del estroma tímico (TSLP, por sus siglas en inglés), que respaldan o inician la polarización de los linfocitos T_H2 (77). El sostenimiento de la contribución biológica de la TSLP, cuando se administran anticuerpos en su contra a los sujetos de investigación, disminuyen las respuestas bronquiales temprana y tardía ante un alérgeno inhalado (77).

Las pruebas respaldan anomalías neuroinmunes en el asma, como la falta de broncodilatación no adrenérgica o colinérgica (NANC, por sus siglas en inglés), el péptido intestinal vasoactivo (VIP, por sus siglas en inglés) en cortes de pulmón de pacientes con asma y la disminución de la concentración de VIP durante sus exacerbaciones agudas (78, 79). Además, hay un aumento de la concentración de autoanticuerpos IgG que catalizan la hidrólisis de VIP en las mujeres cuyo asma se tornó más difícil de regular durante el embarazo (78). Asimismo, hay informes de la concentración de sustancia P en el esputo inducido notoriamente elevada en comparación con las cifras en testigos (80). Las concentraciones de taquicinina y neurocinina A están elevadas en el BAL de pacientes con asma, en comparación con los normales (81), y se detectó el péptido relacionado con el gen de calcitonina, potente vasodilatador, durante reacciones asmáticas tardías (82).

El radical libre, óxido nítrico, es detectable en el aire exhalado de los pacientes con asma, aumenta durante las exacerbaciones y su concentración se incrementa más después de un reto con alérgenos; es un marcador de los linfocitos T_H2 o el asma persistente de tipo 2. Los ICS, como la fluticasona, dan como resultado una disminución de casi 60% de la fracción de óxido nítrico exhalado (FeNO, por sus siglas en inglés) en 6 sem. Por otro lado, se emitió la hipótesis de que el tratamiento del asma pudiese mejorar con el uso del biomarcador FeNO. No obstante, cuando en el tratamiento del asma se comparó el uso de las pautas del National Asthma Education and Prevention Program Expert Panel (NAEPP), combinadas con la cuantificación de NO y solas, no hubo diferencia significativa en la regulación del padecimiento (83). Un radical libre generado a partir del ácido araquidónico, 8-isoprostano, aumenta en el asma y refleja el estrés oxidativo en proceso (84, 85). Mayores cantidades en el aire exhalado se encuentran de forma progresiva conforme aumenta la intensidad del asma de leve a grave o durante las exacerbaciones (84, 85).

Además de las manifestaciones antes mencionadas del asma, esta enfermedad es heterogénea en sus cuadros clínicos (fenotipos) y la respuesta al tratamiento farmacológico. Los pacientes varían en sus respuestas a los agonistas adrenérgicos β_2 (86), ICS (87), antagonistas de leucotrienos (88), corticoesteroides orales (89), teofilina (90) y antagonistas muscarínicos de acción prolongada (LAMA, por sus siglas en inglés) (91).

Esos datos muestran algunas, pero no todas, las complejidades del asma, que hace decenios se consideraba una afección psicológica, que no es el caso; sin embargo, la carga del asma como enfermedad crónica, especialmente cuando el paciente experimentó hospitalizaciones o consultas al servicio de urgencias, conlleva incertidumbres acerca de la falta de confianza en la seguridad personal, o si es testigo o víctima de la violencia puede causar alteraciones psicológicas o estilos de enfrentamiento anormales que coexisten con el asma (92-94).

■ PREVALENCIA Y SIGNIFICADO

La prevalencia actual del asma en Estados Unidos es de 24 millones de personas o 7.7% de la población del año 2014, constituida por 6.3 millones de niños y 17.7 millones de adultos (95). El asma actual, considerada por grupos de edad, está presente en 4.3% de los niños de 0 a 4 años, 10.5% de los 5 a 14 años y 9.1% de los de 15 a 19 años (95). La prevalencia actual del asma en niños menores de 18 años es de 10.1%, en comparación con 9% en las niñas. No obstante, la tendencia se invierte porque el asma actual está presente en 5.1% de los hombres (de 18 años o más) en comparación con 9.6% de las mujeres de una edad similar (95). El asma es mucho más prevalente en los latinos de Puerto Rico (de 18 años o menores, 23.5%; en los mayores de 18 años, 13.3%) en comparación con los mexicano-estadounidenses (menores de 18 años, 7.1%; mayores de 18 años, 4.9%) y los afroamericanos no latinos (menores de 18 años, 13.4%; mayores de 18 años, 8.7%) y latinos no caucásicos (menores de 18 años, 7.6%; mayores de 18 años, 7.6%) (95). Por estado socioeconómico, la prevalencia del asma actual es de 10.4% si la familia se encuentra debajo de 100% del nivel de pobreza federal, en comparación con 6.3% si los ingresos familiares son de al menos 450% en el mismo nivel.

También se encontró una tasa desproporcionada de altas hospitalarias por asma (con base en datos del 2010) porque para los caucásicos la tasa es de 8.7 por 10 000, en comparación con 29.9 en los negros (95). La tasa de hospitalizaciones por asma con base en la población se mantuvo sin cambios durante el periodo de 1980 al 2004 (96) a pesar de los enormes incrementos en el conocimiento de la enfermedad. Estos datos se han expresado de manera diferente en los últimos 10 años, pero se mantienen iguales respecto a la población.

Las muertes por asma en Estados Unidos en el año 2014 fueron 3 651 (187 niños y 3 464 adultos (–mayores de 18 años) (95) y aumentaron de 0.8 por 100 000 habitantes en 1977, a 2.0 en 1989, y eran todavía de 2.0 en 1997 (97). Para el año 2014, la tasa había declinado a 1.1 por 100 000 habitantes. Por raza, era de 0.9 por 100 000 para los blancos no latinos, 2.54 por 100 000 para los afroamericanos no latinos y 0.8 por 100 000 para los latinos (95).

En la World Allergy Organization (WAO) (Organización Mundial de la Alergia) se calculó que 300 millones de personas en el mundo sufren asma, de las que más de la mitad se encuentra en países en desarrollo y hay 250 000 muertes prematuras por asma (98). Para el año 2015, la WAO calculó que 400 millones de personas sufrían asma. Muchos pacientes con asma viven en países con escasos recursos y tienen gobiernos que proveen albuterol, pero no medicamentos para regular, como los ICS. Además, hay una amplia variación de los síntomas de asma por autoinforme, bastante bajos en Rusia, Georgia e Indonesia, y altos en Gran Bretaña, Australia y Nueva Zelanda (98).

Los síntomas respiratorios intermitentes se pueden presentar durante años antes de que se haga el diagnóstico real de asma en los pacientes, en especial aquellos mayores de 40 años. El diagnóstico de asma tiene más probabilidad de hacerse en mujeres y no fumadores, en tanto los hombres quizá se etiqueten como con bronquitis crónica, cuando de hecho no tienen producción prolongada de esputo durante 3 meses cada año en 2 años consecutivos. El asma pudiese tener su inicio en la población geriátrica y con frecuencia se encuentran incumplimiento con los medicamentos y polifarmacia (99). El asma puede empezar durante y después de una infección de las vías respiratorias altas y el diagnóstico

retrasarse o pasarse por alto. El tratamiento puede ser más complejo por la presencia de afecciones comórbidas y de la cognición ("sobrecarga geriátrica").

La morbilidad del asma puede ser enorme desde la perspectiva personal y familiar, así como en el aspecto social. El número de días de ausencia escolar por asma es excesivo al igual que el ausentismo o el presentismo (asistencia al trabajo, pero sin producción completa). Cuando los niños están enfermos por asma, el padre puede perder el trabajo y el niño no asiste a la escuela. En Estados Unidos, las crisis de asma son frecuentes porque 48% de los niños/adolescentes menores de 18 años informó de una en el año anterior. De manera similar, 43.6% de los adultos presentó una crisis aguda (95).

El asma puede tener relación con el trabajo. Hasta el año 2013 se calculaba que de 5 a 10% de los adultos que trabajan en Estados Unidos presentaba asma, causada o agravada por una exposición ocupacional (100). La terminología incluye "al asma de nuevo inicio", que consta de asma ocupacional (*de novo*, relacionado con la exposición laboral) o exacerbado por el trabajo (asma previo o actual que empeora por desencadenantes de tipo laboral (100). Los trabajadores de atención sanitaria tienen un mayor riesgo de sufrir asma de nuevo inicio por la exposición a productos de limpieza y desinfección, medicamentos en aerosol y alérgenos (100).

Un dato inquietante se comunicó en un estudio de pacientes con asma realizado en la región de Detroit. Los pacientes de afroamericanos recibieron o surtieron menos prescripciones de ICS y tuvieron menos probabilidad de ser enviados a un especialista en asma, que los caucásicos en el contexto de la atención administrada donde se hizo el estudio (101). Todos los pacientes en ese estudio se incluyeron en la misma organización voluminosa de mantenimiento de la salud; por lo tanto, los factores, como el tipo de seguro y el acceso a los medicamentos, no explicarían la diferencia en la atención de los afroamericanos en comparación con los caucásicos.

Los costos del asma incluyen los directos de los medicamentos, del tratamiento en servicios de urgencia, de las hospitalizaciones, los honorarios de médicos u otros profesionales sanitarios, y las pruebas de laboratorio, además de los indirectos por el tiempo laboral perdido (ausentismo) y la menor producción del trabajador (presentismo); se ha calculado que sufrir asma tiene relación con un costo adicional de 3 259 dólares/año (102). El costo total del asma en Estados Unidos en el año 2009 fue de 56 000 millones de dólares (directos y por pérdida de productividad), con base en 13.2 millones de personas que lo padecían (102). Los costos totales actuales deben ser cerca del doble de esa cifra, porque la prevalencia de la enfermedad en Estados Unidos es casi de 25 millones. En el contexto de la atención administrada, el costo/paciente con asma grave no regulado fue de

2 325 dólares frente a 1 056 de otros pacientes con asma (103). Algunos se han etiquetado como los "pacientes con asma de 100 000 dólares" por las hospitalizaciones repetidas y consultas a servicios de urgencias (104). Los costos emocionales del asma son grandes para quien lo sufre y para la familia, cuando el tratamiento es ineficaz o el paciente se rehúsa a cumplir las recomendaciones médicas adecuadas.

La muerte de un miembro de la familia o amigo por asma constituye un choque emocional; la persona puede ser joven, y la crisis fatal quizá no se previó por otros o incluso por la víctima. Con la comprensión y el tratamiento actuales del asma debe tenerse en mente que casi todas las muertes deberían ser evitables y la enfermedad no constituir su causa. Más de la mitad de las muertes por asma se presentan fuera del hospital, observación que ha llevado a algunos médicos a concluir que deberían mejorar los servicios médicos de urgencia, o incluso que todo paciente con asma contase con la prescripción de un inhalador de dosis medida de albuterol (MDI, por sus siglas en inglés) o de epinefrina para autoadministración. No se puede poner en duda tal argumento acerca de los servicios de urgencia, pero es aconsejable que el médico o el profesional de atención sanitaria que atiende al paciente con asma cuente con un plan de urgencia (plan de acción) disponible para él o la familia, de manera que no se trate el padecimiento con una orientación respecto de una crisis, sino más bien en forma preventiva. Además, un programa de instrucción o de recomendaciones para un paciente puede permitirle identificar lo que debería hacer cuando su medicamento no resulta eficaz, como un cambio en el grado de alivio o ante una exacerbación. En países con escasos recursos, tal vez no se disponga de ICS. En aquellos países ricos en recursos, los costos de los medicamentos pueden ser prohibitivos para los pacientes.

■ ANATOMÍA Y FISIOLOGÍA

La función medular de los pulmones es el intercambio de gases, con transporte del oxígeno a la corriente sanguínea y el retiro del dióxido de carbono. El pulmón es un órgano inmunológico con propiedades endocrinas y de metabolismo de fármacos, que modifican la respiración. El pulmón está constituido por una red de capilares que pasan cerca y a través de las paredes de los alveolos y las vías aéreas intrapulmonares progresivamente mayores, incluidos los alveolos membranosos (vías aéreas no cartilaginosas de 1 mm de diámetro o menores), los bronquios cartilaginosos más grandes y las vías respiratorias. El aire inspirado debe alcanzar la red alveolar de intercambio de gases. Las primeras 16 divisiones de las vías aéreas del pulmón se consideran zona de conducción, en tanto las subsiguientes, de 17 a 23 divisiones,

son transicionales y respiratorias. La zona de conducción consta de tráquea, bronquios, bronquiolos y bronquiolos terminales, y produce lo que se mide como resistencia de las vías aéreas. Los bronquiolos terminales, como regla, tienen un diámetro tan pequeño como de 0.5 mm y los bronquiolos respiratorios, conductos y sacos alveolares constituyen las zonas transicional y respiratoria, y son los sitios del intercambio de gases (105).

Las estructuras de bronquios y tráquea son similares, con anillos cartilaginosos que rodean por completo a los bronquios hasta que ingresan a los pulmones, punto en el que son sustituidos por placas cartilaginosas. Cuando los bronquiolos tienen casi 1 mm de diámetro, ya no cuentan con placas de cartílago. El músculo liso rodea a los bronquios y está presente hasta el final de los bronquiolos respiratorios.

La membrana mucosa que reviste a la tráquea y los bronquios está constituida por un epitelio cilíndrico ciliado seudoestratificado. Las células caliciformes son epiteliales, secretoras de mucina, y están presentes en las vías aéreas hasta su desaparición en el ámbito de los bronquiolos terminales, donde el epitelio se torna cúbico con algunos cilios, células de Clara (secretoras) y las caliciformes hasta el nivel de los bronquiolos respiratorios, donde el epitelio se convierte al tipo alveolar. El moco consta de una fase de gel superficial constituida por glucoproteínas y la de sol, constituida por fluido isotónico en contacto con las células de la membrana mucosa. Los cilios se desplazan en la fase sol en ubicación proximal para ayudar a retirar el material luminal (detritos, células y moco) por la "escalera mecánica de moco" ciliar. Otras células, como las cebadas, los macrófagos alveolares, los leucocitos polimorfonucleares, los linfocitos, los eosinófilos y las células de músculo liso de las vías aéreas, contribuyen a las alteraciones patológicas pulmonares en diferentes formas; puede pensarse de las células epiteliales como en un estado constante de "lesión" y que no pueden ser "reparadas" por completo; hay una pérdida de células del epitelio cilíndrico y uniones estrechas, y la permeabilidad aumenta. No obstante, se ha mostrado que las células epiteliales de los bronquios primarios de los pacientes con asma permiten la replicación cuantiosa de los rinovirus *in vitro*, en tanto las de sujetos testigos normales son resistentes a la infección, como resultado de la rápida inducción de apoptosis y del IFNβ en las células normales, mientras tal respuesta era deficitaria en las células de los pacientes con asma. Estos estudios se ampliaron a una familia de tres proteínas relacionadas, los IFNγ 1 a 3, cuya producción también era deficiente *in vitro* y en relación con la intensidad de la exacerbación del asma *in vivo* (106, 107). Los rinovirus inducen una respuesta del hospedero, que incluye IL-25, IL-33 y TSLP, derivados del epitelio, que estimulan a los linfocitos T y las células ILC-2 para la producción de IL-4, IL-5 e

IL-13, compatible con una respuesta de linfocitos T_H2 (de tipo 2) (107).

La pared bronquial está constituida por mucosa, lámina propia, músculo liso, submucosa, glándulas de la submucosa y placas cartilaginosas. Las glándulas producen un material mucoso o seroso, dependiendo de su tipo funcional. Células cebadas se pueden identificar en la luz bronquial o entre la membrana basal y el epitelio. Las células de músculo liso y glándulas de la mucosa están "microlocalizadas" (108); se han aislado células cebadas de especímenes de BAL, pero en cifras bajas. La heterogeneidad de las células cebadas se reconoció con base en su contenido y propiedades funcionales. En breve, las células cebadas de la mucosa no se identifican en un espécimen fijo con formol, pero sí las correspondientes del tejido conectivo. Las primeras están presentes en el pulmón y contienen triptasa, pero no quimasa (109). Las células cebadas participan en el remodelado de la vía aérea porque activan a los fibroblastos (109, 110) y se infiltran en las células de músculo liso con las que interactúan (109, 110), lo que causa una "miositis de células cebadas". La triptasa derivada de las células cebadas es un mitógeno para las células epiteliales y estimula la síntesis de colágena (109). Las células cebadas de la mucosa son estimuladas por IL-3, IL-4 e IL-9 (un factor de crecimiento para las células cebadas) (109). Las células cebadas submucosas (del tejido conectivo) están presentes en las vías aéreas grandes y pequeñas, y se cree que participan en la fibrogénesis localizada (109), e interactúan con el factor de citoblastos (ligando c-kit) y las células del músculo liso (109). Además de la generación de histamina por las células cebadas, prostaglandina D_2 (PGD_2), LTD_4 y triptasa, secretan IL-4, que produce regulación ascendente de las VCAM en las superficies endoteliales vasculares. El ingreso de los eosinófilos a los tejidos es facilitado por las VCAM. La IL-4 también favorece el cambio de isotipo dentro del núcleo para originar la producción de anticuerpos IgE. Las células cebadas tienen muchos efectos, desde la secreción de mediadores y producción de citocinas hasta la actividad fibrogénica. Sus interacciones con células del músculo liso son interesantes en el contexto de la "miositis" inducida (109).

De los pacientes con asma se han aislado neutrófilos del esputo inducido con solución salina al 3.5% en un nebulizador ultrasónico (111, 112). Su número aumentó en aquellos con asma grave (53%) en comparación con los de las formas moderada (49%) y leve (35%). El esputo de individuos no atópicos ni asmáticos contaba con 28% de neutrófilos (111). La concentración de IL-8, que es quimioatrayente de neutrófilos y una citocina angiogénica, y la de mieloperoxidasa, estaban aumentadas en el esputo de los pacientes con asma moderada y grave (111). Asimismo, se identificaron neutrófilos en algunos

(113), no en todos (114), los de muerte súbita por asma (en menos de 3 h).

Los macrófagos sirven como células antimicrobianas y proinflamatorias y son auxiliares para la presentación de antígenos; están presentes en pacientes con asma, pero en mayor número en aquellos con bronquitis crónica. También se han detectado macrófagos durante ambas respuestas bronquiales a los alérgenos, temprana y tardía. Estas células son metabólicamente activas porque pueden generar prostaglandinas, leucotrienos, citocinas proinflamatorias, quimiocinas, radicales libres y secretagogos de moco.

En este sentido, es de esperar un mayor número de eosinófilos en los especímenes de biopsia bronquial y esputo de muchos pacientes con asma. Además, se calcula que, por cada eosinófilo en sangre periférica, hay de 100 a 1 000 en los tejidos. Los pacientes con asma leve presentan eosinófilos en los especímenes de biopsia bronquial y se pueden encontrar en cortes histopatológicos después de la muerte (113, 114). Los eosinófilos producen MBP, ECP, neurotoxina derivada, peroxidasa eosinofílica, radicales libres, leucotrienos y citocinas de tipo T_H2. Los eosinófilos son células proinflamatorias que participan en la patogenia del remodelado de las vías aéreas en los pacientes con asma persistente.

Las células epiteliales se descaman, especialmente en los pacientes con asma grave, pero incluso en aquellos con su forma leve. A pesar de constituir una barrera física, el epitelio respiratorio forma una unión estrecha y tiene además propiedades antimicrobianas y regulatorias. Hay un vasto número de funciones e interacciones de las células epiteliales (115, 117). Por ejemplo, una de sus muchas acciones es producir endopeptidasa neutra, que degrada la sustancia P. La pérdida de epitelio funcional pudiese llevar a la potenciación de los efectos de este neuropéptido. De manera similar, las células epiteliales generan factores relajantes del músculo liso, que pudiesen disminuir en cantidad conforme se denuda el epitelio. El fluido de las células epiteliales obtenido durante BAL se analizó en cuanto a una gelatinasa, de la familia de las metaloproteinasas de la matriz (MMP, por sus siglas en inglés) (118); se encontró que los pacientes con asma bajo ventilación mecánica presentaban elevadas cantidades de la gelatinasa de 92-kDa, en comparación con aquellos con asma leve y los no asmáticos bajo ventilación (118). Esta enzima puede dañar la colágena y la elastina, así como la región de la lámina basal subepitelial (118). Una mayor permeabilidad pudiese ocurrir por la descamación de células epiteliales y alteraciones de las colágenas de tipos IV y V, presentes en esta región de membrana basal (118). En este estudio, los pacientes bajo ventilación mecánica presentaron cifras mayores de eosinófilos y neutrófilos, en comparación con los no ventilados con asma leve (118). No hubo diferencia en el número de células epiteliales en el BAL entre pacientes con asma leve y aquellos con asma ventilados mecánicamente, pero ambos grupos presentaron el doble del porcentaje que los sujetos no asmáticos, lo que recalca que ocurre denudación de células epiteliales en el asma leve, así como en el grave. La MMP-9, que es una gelatinasa y colagenasa de tipo IV, está aumentada en condensados del aire exhalado, en asociación con la gravedad del asma y testigos no atópicos, por comparación (119). No obstante, el inhibidor hístico de las metaloproteinasas (TIMP-1, por sus siglas en inglés) no difirió de acuerdo con la gravedad del asma o con los testigos (119). Así, en el asma, hay datos de MMP no neutralizada, que facilita la destrucción de la colágena y elastina como parte del proceso de remodelado.

Respecto de los fenotipos de asma que incluyen, de manera predominante, al eosinofílico, neutrofílico, el mixto eosinofílico/neutrofílico y el paucigranulocítico queda mucho por aclarar (120).

Inervación

El sistema nervioso y diversos grupos musculares participan en la respiración. Los nervios parasimpáticos eferentes (vagales) inervan las células de músculo liso y las glándulas bronquiales. El nervio vago también provee la inervación aferente de tres tipos de respuestas sensoriales. El reflejo irritativo (de tos) es de rápida adaptación y se origina en la tráquea y los bronquios principales. La distensión pulmonar o la lenta adaptación de aferentes también se localizan en la tráquea y los bronquios principales, en tanto las fibras C se ubican en las vías aéreas pequeñas y las paredes alveolares. Estimulación aferente ocurre a través del cuerpo carotídeo (sensor de la tensión de oxígeno) y los quimiorreceptores del sistema nervioso en el bulbo raquídeo (sensación de hipercapnia).

Las respuestas respiratorias eferentes incluyen la inervación por el sistema nervioso toracocervical de los músculos respiratorios. Por fortuna, no todos los músculos respiratorios son indispensables para la función en caso de una lesión de médula espinal. Además de la inervación parasimpática eferente de las células del músculo liso y las glándulas bronquiales, otra fuente de estimulación eferente es a través de los nervios sensoriales epiteliales NANC, cuya estimulación por la destrucción de las células epiteliales, que ocurre en el asma, pueden desencadenar la liberación de agonistas broncoespásticos, como la sustancia P y las neurocininas (A y B), a través de un reflejo axonal antidrómico. El nuevo transmisor NANC de broncodilatación, VIP, puede oponerse a los efectos de otros agonistas de la broncoconstricción, como la sustancia P. El óxido nítrico es un mediador del sistema NANC y pudiese contrarrestar algo de la broncoconstricción inducida por histamina y bradicinina (121). La ausencia de VIP pudiese contribuir a la broncoconstricción.

Las células de músculo liso participan en el reflejo de inflado de Hering-Breuer, en el que la inspiración que lleva la expansión pulmonar produce broncodilatación. Este reflejo se describió en animales y seres humanos. Su importancia clínica en las enfermedades respiratorias humanas puede ser mínima. Por ejemplo, cuando un paciente con asma experimenta broncoconstricción al inhalar metacolina o histamina, hay una mayor resistencia de las vías aéreas durante la inspiración profunda (122). En contraste, los pacientes sin asma y aquellos con rinitis muestran broncodilatación y disminución de la resistencia de la vía aérea a la capacidad pulmonar total. Durante un procedimiento de reto bronquial en un paciente con rinitis, si este realiza una maniobra de capacidad vital forzada (FVC, por sus siglas en inglés) por inhalación hasta la capacidad pulmonar total después de inhalar el agonista broncoconstrictor en cuestión, la *broncodilatación* resultante puede enmascarar cualquier obstrucción de vías aéreas presente. Para obviar esta posibilidad, la maniobra de exhalación forzada inicial debe ser un esfuerzo parcial del volumen de flujo, no uno máximo, que requiere la mayor inhalación. Desde otros puntos de vista, la dosis de agonista necesaria para alcanzar finalmente una declinación de 20% en FEV_1 será mayor.

■ CAMBIOS FISIOPATOLÓGICOS EN EL ASMA

Desde una perspectiva fisiopatológica, los cambios que se presentan en el asma son múltiples, diversos y complejos. Además, algunas de las anomalías, como la hiperrespuesta bronquial y la obstrucción de los bronquios por moco, pueden estar presentes cuando los pacientes no muestran síntomas. Las principales anomalías fisiopatológicas en el asma son: (a) una contracción amplia del músculo; (b) hipersecreción de moco; (c) edema de mucosa y submucosa; (d) hiperrespuesta bronquial, y (e) inflamación y remodelado de las vías aéreas. El concepto de "remodelado de las vías aéreas" incluye inflamación, hipersecreción de moco, fibrosis subepitelial, hipertrofia del músculo liso de las vías aéreas y angiogénesis (3, 4). La obstrucción del flujo de aire durante la exhalación e inhalación da como resultado una mayor limitación de la primera. Asimismo, se han detectado hipertrofia e incluso hiperplasia de músculo liso en el asma; ocurre contracción del músculo liso en los bronquios grandes o pequeños.

El reto bronquial de los pacientes con asma por inhalación de histamina mostró dos respuestas anormales, en comparación con individuos sin asma. En primer término, los pacientes con asma presentan una mayor *sensibilidad* a la histamina (o metacolina) porque suele requerirse una dosis menor de lo normal del agonista para producir una declinación de 20% en el FEV_1. En segundo lugar, la respuesta *máxima* al agonista en el asma aumenta respecto de la que se presenta en sujetos sin asma o rinitis. De hecho, la respuesta de broncoconstricción máxima (disminución del FEV_1) que se presenta en el sujeto sin asma o rinitis, si acaso, alcanza una meseta más allá de la cual los aumentos adicionales del agonista no producen mayor broncoconstricción. En contraste, si es posible (y seguro), administrar a un paciente con asma cantidades crecientes de un agonista como la histamina, o la metacolina, ocurrirá aumento de la broncoconstricción. En un análisis de 146 pacientes con asma leve que se habían sometido a un reto de provocación bronquial con histamina se identificaron dos patrones (123). El primero fue de declinación de FEV_1 y FEV_1/FVC sin cambios en la FVC en el momento de la dosificación de histamina, que causó una declinación de 20% en el FEV_1 (PC_{20}). El segundo patrón, detectado en el momento de la respuesta de PC_{20}, incluyó disminuciones de FVC y FEV_1, pero no de FEV_1/FVC; se concluyó que estos últimos individuos experimentaron una broncoconstricción excesiva (123). Los autores identificaron una conexión clínica en la que hubo correlación moderada entre la declinación porcentual de FVC en el PC_{20} y la necesidad de prescripciones de corticoesteroides orales de los pacientes (pero no de agonistas adrenérgicos β_2) (123). En los pacientes que desarrollan un FVC y FEV_1 declinantes después del reto de broncoprovocación, hay un incremento concomitante en RV, que es lesivo si continúa. En el resumen de estos datos, la facilidad de broncoconstricción (PC_{20}) es un parámetro, pero su extensión (descenso en FVC), cuando el paciente alcanzó PC_{20}, se correlacionó con la necesidad de corticoesteroides orales.

La hipersecreción de moco bronquial puede ser limitada o extensa en los pacientes con asma. Los estudios de necropsia de pacientes que murieron por asma después de presentar síntomas durante días o semanas revelan clásicamente un taponamiento extenso de las vías respiratorias por moco. Las vías aéreas grandes y pequeñas se encuentran llenas de moco viscoso, tan espeso que se deben cortar los tapones para su estudio (124). Reid (124) describió este patrón como compatible con la sofocación por moco endobronquial. Otros pacientes presentan cantidades leves de moco, lo que sugiere que la crisis de asma fatal se presentó tal vez de manera súbita (en horas) y que la obstrucción bronquial grave por contracción del músculo liso contribuyó al fallecimiento. Una ausencia virtual de taponamiento mucoso, la llamada *asma asfíctica* súbita o *de vías aéreas vacías*, ha sido motivo de informe (125).

En este sentido, se puede identificar descamación del epitelio bronquial en un estudio histopatológico (126, 127), o cuando un paciente expectora cúmulos de células epiteliales descamadas (cuerpos de creola). El moco bronquial contiene eosinófilos, que se pueden visualizar en el esputo expectorado. Los cristales de Charcot-Leyden (de lisofosfolipasa) se derivan de los eosinófilos y aparecen como hexágonos dipiramidales o espículas en el esputo. Los tapones de moco viscoso, cuando expectorados, pueden formar un cilindro en el bronquio y se denominan espirales de Curschmann.

En el asma clínicamente activa, la hipersecreción de moco disminuye o se elimina después del tratamiento con corticoesteroides sistémicos e ICS. El moco de los pacientes con asma contiene glucoproteínas y oligosacáridos, fuertemente unidos, en comparación con el de pacientes con bronquitis crónica (128). Las características viscoelásticas del moco bronquial de los pacientes con asma tienen relación con la presencia de glucoproteínas formadoras de gel, MUC5B y MUC5AC (129). Una o ambas glucoproteínas se pueden identificar con la tinción de los tapones mucosos de pacientes que mueren por asma (129). La IL-13 *in vitro* es un potente estímulo para la producción de MUC5AC (129).

La mucosa bronquial se encuentra edematosa, al igual que la submucosa, y ambas están infiltradas por células cebadas, eosinófilos activados y linfocitos T_H2 $CD4^+$ (3, 4). La presencia de neutrófilos puede ser manifestación de asma grave persistente (3, 4, 120). Ambos, los macrófagos y el epitelio, amplifican las respuestas inflamatorias del asma (3, 4), y se presentan la dilatación venosa, el escape de plasma y la proliferación de nuevos vasos sanguíneos, junto con el infiltrado celular y la producción de moco tenaz (3, 4, 127). Además de su presencia en células cebadas, basófilos, eosinófilos, células dendríticas (monocitos y macrófagos) y plaquetas se identificó inmunoglobulina E (IgE) en las glándulas, el epitelio y la membrana basal bronquiales.

El mecanismo de la hiperrespuesta bronquial en el asma se desconoce, pero tal vez sea una anomalía medular desde el punto de vista fisiológico. Asimismo, se presenta en los pacientes con asma ante agonistas como histamina, metacolina, manitol, LTD_4, alérgenos, el factor activador de plaquetas (PAF, por sus siglas en inglés), la PGD_2 (respuesta breve) y el monofosfato de adenosina. La hiperrespuesta bronquial es sensible para el asma si se considera que se requiere una dosis máxima de metacolina de 8 mg/mL para causar una declinación de 20% en el FEV_1. Los pacientes con asma sintomática activa, a menudo experimentan tal declinación del FEV_1 con dosis de metacolina de 2 mg/mL o menor. Sin embargo, la hiperrespuesta bronquial no es específica del asma,

TABLA 19-2 AFECCIONES QUE PUEDEN CAUSAR HIPERRESPUESTA BRONQUIAL EN LOS PACIENTES

1. Después de una infección viral de vías respiratorias altas durante 6 sem en individuos sin asma
2. En ausencia de cambios del FEV_1 en los pacientes con asma
3. En la bronquitis crónica
4. En la insuficiencia ventricular izquierda
5. En la rinitis alérgica en ausencia de asma
6. En sujetos en apariencia normales
7. En sujetos expuestos a irritantes
8. En fumadores
9. En algunos lactantes normales
10. En parientes de primer grado de los pacientes con asma
11. En la sarcoidosis
12. En pacientes con cuadriplejia o paraplejia alta (lesiones de T1-T6)

FEV_1, volumen exhalatorio forzado en 1 s.

porque se presenta en aquellos con otras enfermedades (tabla 19-2).

La hiperrespuesta bronquial se mide fisiológicamente por la disminución de la velocidad de flujo espiratorio, del FEV_1 o de la conductancia específica. No obstante, consta de broncoconstricción, hipersecreción e hiperemia (edema de mucosa). En este caso, ha sido más fácil medir el calibre de las vías aéreas por cambios en el FEV_1 que aquellos en la secreción de las glándulas bronquiales, por infiltración celular o vasos sanguíneos (dilatación y aumento de la permeabilidad), que también contribuyen a la hiperrespuesta y causan obstrucción de las vías aéreas. De hecho, tiene que haber un "medidor de la inflamación" para el asma. La capacidad de respuesta bronquial detectada después del reto con histamina o metacolina permite medir la sensibilidad bronquial o facilidad de broncoconstricción (123). Como se señaló, un dato adicional en algunos pacientes con asma es el de broncoconstricción excesiva, que se puede atribuir a aumentos vinculados del RV y, posiblemente, un deterioro clínico más rápido (123).

A menudo, al abrir el tórax en un paciente que murió por una crisis asmática, los pulmones se encuentran hiperdistendidos y no se colapsan (fig. 19-1). También hay taponamiento por moco y obstrucción de los bronquios y bronquiolos. En algunos casos se identifican factores de complicación, como atelectasia o neumonía aguda. En el estudio histopatológico hay una pérdida del epitelio bronquial en parches, con descamación y denudación de la mucosa. Además, se encuentran eosinófilos en zonas de epitelio ausente, y la tinción inmunológica revela datos de MBP eosinófila en los sitios de descamación del epitelio bronquial. Asimismo, se encuentran eosinófilos activados (EG2-positivos) en la mucosa, submucosa y el tejido conectivo. Otros datos histopatológicos incluyen

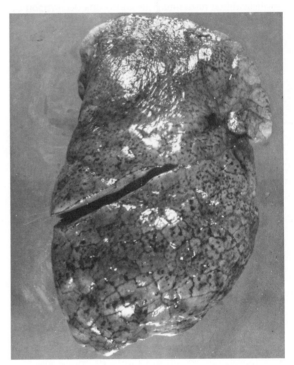

■ **FIGURA 19-1** Pulmón distendido de un paciente que murió por asma grave aguda (crisis asmática).

hiperplasia de las glándulas mucosas y edema de la mucosa bronquiales, hipertrofia del músculo liso y engrosamiento de la membrana basal (fig. 19-2). Esto último ocurre por el proceso de remodelado de los depósitos de colágena (tipos I, III y IV), Ig e infiltrados celulares, como prueba de inflamación. Los tapones de moco, por lo general, contienen eosinófilos y son muy tenaces. En ocasiones, el epitelio bronquial está denudado, pero los estudios histopatológicos no permiten identificar eosinófilos. En

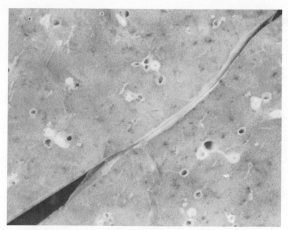

■ **FIGURA 19-2** Vista de acercamiento del parénquima pulmonar de un paciente con asma grave aguda. Los bronquios se encuentran dilatados y engrosados.

algunos casos se han visualizado neutrófilos (113). De manera similar, muchos estudios de necropsia revelan el patrón clásico de taponamiento mucoso de bronquios grandes y más pequeños, y bronquiolos, que lleva a la sofocación o asfixia por moco, como suceso terminal del asma, y en algunos se encuentran bronquios vacíos (113, 114, 124, 127). En tales casos se identificaron eosinófilos en las vías respiratorias o en las membranas basales, pero no hay una explicación mecánica macroscópica análoga a la de sofocación por moco. Un tercer patrón morfológico de los pacientes que mueren por asma es el de taponamiento leve a moderado por moco, sin sofocación aparente consiguiente.

Algunos pacientes que fallecen por asma presentan datos de necrosis en banda de contracción miocárdica, que es diferente de la necrosis miocárdica vinculada con un infarto. En el asma hay bandas de contracción de músculo liso miocárdico necrótico y, curiosamente, se cree que las células mueren en contracción tetánica, mientras que, en los casos de infarto miocárdico fatal, lo hacen relajadas. (Debe tenerse en mente que algunos pacientes con asma mueren súbitamente por otras causas, como el abuso de sustancias) (114).

En los pacientes que experimentan un asma aguda grave pero no mueren, es de esperar que cuando se presentan con un FEV_1 de 50% del valor predicho hay un incremento de 10 tantos en el trabajo muscular inspiratorio. La presión pleural se hace más negativa, por lo que ocurre inspiración y pueden aplicar suficiente tracción radial sobre las vías aéreas para mantener su permeabilidad. El aire puede ingresar más fácilmente que ser expulsado, lo que da como resultado una ventilación de volúmenes pulmonares progresivamente mayores. El RV aumenta varios tantos y la FRC se expande también.

Las velocidades de flujo espiratorio disminuyen en las vías aéreas grandes y pequeñas. El hiperinflado pulmonar no se distribuye de manera homogénea y algunas zonas presentan un cociente alto o bajo de ventilación-perfusión (V/Q, por sus siglas en inglés). En total, la hipoxemia resultante del asma grave aguda se presenta por disminución del V/Q, no por derivación sanguínea. El hiperinflado pulmonar también da lugar a una "presión dinámica positiva exhalatoria terminal" porque el paciente intenta mantener el calibre de las vías aéreas aplicándoles alguna presión positiva endógena.

No hay pruebas de debilidad de la pared torácica (músculos inspiratorios) en los pacientes con asma. Sin embargo, algunos que recibieron ciclos prolongados de prednisona a diario o cada 12 h, o que se mantuvieron bajo ventilación mecánica con relajantes musculares y corticoesteroides, pueden presentar fatiga de los músculos respiratorios.

Después del tratamiento exitoso de una crisis de asma grave aguda, los aumentos en los volúmenes pulmonares pueden mantenerse durante 6 sem. Los cambios ocurren principalmente en el RV y la FRC. Las vías aéreas pequeñas pueden permanecer obstruidas durante semanas o meses; algunos pacientes no recuperan la normalidad. Al mismo tiempo, es de esperar que el paciente no tenga percepción de disnea en la semana que sigue al tratamiento del asma grave aguda, a pesar de aumentos continuos del RV y disminución del calibre de las vías aéreas pequeñas. Asimismo, se ha mostrado esta divergencia entre la detección de síntomas en el asma y las mediciones fisiológicas en pacientes ambulatorios que no presentan asma grave agudo (crisis asmática) (130). Cuando se estudiaron los pacientes con un FEV_1 porcentual de 60%, 31% sobreestimó y 17% subestimó el grado de obstrucción de las vías aéreas (130). Algunos pacientes comunicaron menos síntomas a pesar de ninguna mejoría del FEV_1 o de la velocidad de flujo exhalatorio máximo (PEFR, por sus siglas en inglés). La disminución del gas atrapado en el pulmón puede dar como resultado un alivio de los síntomas, incluso sin mejoría de las velocidades de flujo exhalatorio.

La fisiopatología del asma incluye una percepción alterada o deficiente de los síntomas en algunos pacientes y, durante el tratamiento, el aumento de la percepción de síntomas en otros (131-133). También puede haber una mala sensibilidad o discriminación (detección de mejoría o empeoramiento). La disnea se clasifica en aquella por (a) dificultad inspiratoria, (b) rigidez de tórax, (c) inspiración no satisfecha o (d) trabajo (134, 135). En la tabla 19-3 se presentan los factores que modifican la percepción de la disnea en el asma. Conforme empeora la exacerbación del asma, la disminución de la capacidad inspiratoria se relaciona con un aumento de la FRC (hiperinflado) y disnea creciente (134, 135).

TABLA 19-3 FACTORES QUE AFECTAN LA PERCEPCIÓN DE LA DISNEA EN EL ASMA

1. Edad
2. Sexo
3. Adaptación temporal a la obstrucción de las vías aéreas
4. Gravedad del asma
5. Grado de declinación del FEV_1[a]
6. Personalidad (ansiedad alta o baja, etc.)
7. Aspectos psicológicos
8. Medicamentos
9. Afecciones pulmonares, cardiacas o neurológicas, concomitantes
10. Obesidad

[a] Para los pacientes con disnea leve y una disminución de 20% del FEV_1, esta sería mucho más notoria con una declinación de 50% del FEV_1. Algunos pacientes "malos perceptores" no detectan la disnea cuando el FEV_1 disminuyó por 50%. FEV_1, volumen exhalatorio forzado en 1 segundo.

■ REGULACIÓN DEL TONO DE LA VÍA AÉREA

La permeabilidad de los bronquios y bronquiolos es función de múltiples factores. En este sentido, existe el fundamento de que la pérdida de distensibilidad de las vías aéreas disminuye las presiones de retracción elástica (136). La permeabilidad broncomotora se afecta por la liberación de mediadores por las células cebadas, el sistema nervioso autónomo, el sistema nervioso NANC, sustancias humorales circulantes, el epitelio respiratorio, las células de músculo liso, y por la infiltración celular y las secreciones glandulares (tabla 19-4). Incluso esta lista es sobresimplificada porque el asma debe considerarse una afección muy compleja en términos de calibre y tono de las vías aéreas.

La liberación de mediadores causada por activación de las células cebadas da como resultado una contracción aguda y tardía del músculo liso bronquial, infiltración celular y producción de moco. La estimulación nerviosa autonómica contribuye por estimulación vagal. El neurotransmisor de los nervios parasimpáticos posganglionares es la acetilcolina, la cual causa contracción del músculo liso. La norepinefrina es el neurotransmisor de los nervios simpáticos posganglionares. Sin embargo, parece haber poca relajación del músculo liso significativa, si acaso, por la estimulación de los nervios simpáticos posganglionares. La epinefrina de administración exógena puede producir relajación del músculo liso, para la que la epinefrina endógena circulante al parecer no interviene. Los nervios sensoriales en el epitelio respiratorio se estimulan e impulsan la secreción de neuropéptidos por el hospedero, que pudiesen resultar broncoconstrictores o broncodilatadores potentes. El epitelio respiratorio puede contener factores de relajación bronquial que dejan de estar disponibles cuando el epitelio se denuda. En la tabla 19-4 se enlistan algunos mediadores químicos derivados de células cebadas, así como citocinas y neuropéptidos que pudiesen contribuir a la patogenia del asma.

Aunque se ha dirigido mucha atención a la comprensión de la contribución de IgE y la activación de las células cebadas para el asma, puede ocurrir desencadenamiento o regulación real de alguna inflamación alérgica por otras células de los pulmones de los pacientes. En los macrófagos, eosinófilos, monocitos, linfocitos B y plaquetas hay receptores IgE de baja afinidad (Fcε RII), que al igual que las células cebadas en la mucosa o la luz bronquial se pueden activar en ausencia del asma clásica mediada por IgE.

Los especímenes de biopsia bronquial de los pacientes con asma muestran células cebadas en diferentes etapas de activación en la mucosa, con o sin síntomas. En el asma puede ocurrir hiperliberación de células cebadas porque las correspondientes broncoalveolares recuperadas durante el lavado bronquial contienen y liberan grandes cantidades de histamina cuando son estimuladas por alérgenos o anticuerpos anti-IgE in vitro.

Los eosinófilos contribuyen a los efectos proinflamatorios por la secreción de productos celulares lesivos, como la MBP, que pueden causar denudación del epitelio bronquial, exponer nervios sensoriales y llevar a la contracción del músculo liso. Los eosinófilos causan quimiotaxis de eosinófilos y neutrófilos, que origina una retroalimentación positiva en términos de la producción de leucotrienos y PAF por los eosinófilos atraídos y los recientemente activados. Esto último se puede demostrar por marcadores de la activación, como EG2, y disminución de la densidad por centrifugación, los llamados eosinófilos hipodensos.

En un ámbito celular, la regulación del tono de las vías aéreas tiene influencia incluso de factores más fundamentales, que incluyen IL-1, IL-2, IL-3, IL-4, IL-6, IL-10, IL-12, IL-16, IFNγ, entre otros, que influyen en el desarrollo y la proliferación de los linfocitos. IL-3 e IL-5 son factores de crecimiento de eosinófilos. La IL-8, detectada en el epitelio bronquial, se une a la IgA secretora y sirve como quimioatrayente de eosinófilos, que genera PAF y LTC_4. La IL-8 también es una potente sustancia quimiotáctica de neutrófilos.

TABLA 19-4 MEDIADORES Y CITOCINAS DE CÉLULAS CEBADAS SELECCIONADOS Y SUS ACCIONES PROPUESTAS EN EL ASMA

MEDIADOR	PREFOR-MADA(O)	DE RECIENTE SÍNTESIS	ACCIONES
Histamina	+		Contracción del músculo liso (a través de H_1 y del nervio vago); aumento de la permeabilidad vascular; vasodilatadora; producción de moco (H_2)
Triptasa	+		Degrada al polipéptido intestinal vasoactivo, fragmenta al cininógeno para formar bradicinina, fracción C3 del complemento
Factor quimiotáctico de eosinófilos	+		Quimioatrayente de eosinófilos
Factor quimiotáctico de neutrófilos	+		Quimioatrayente de neutrófilos
Peroxidasa	+		Inactiva a los leucotrienos
Bradicinina		+	Contracción del músculo liso
Leucotrieno D_4 (generado a partir del leucotrieno C_4)		+	Contracción del músculo liso; aumenta la permeabilidad vascular y la secreción de moco
Prostaglandinas D_2, $F_{2\alpha}$		+	Contracción del músculo liso; aumenta la permeabilidad vascular, secreción de moco
Factor activador de plaquetas		+	Contracción del músculo liso; aumenta la permeabilidad vascular, quimioatrayente de neutrófilos y eosinófilos; aglutina plaquetas; sensibiliza las vías aéreas a los agonistas
Leucotrieno B_4		+	Quimioatrayente de neutrófilos y eosinófilos
Interleucina-3 (IL-3)		+	Factor de crecimiento y quimioatrayente de los eosinófilos, proliferación de citoblastos y de células cebadas
IL-5		+	Factor de crecimiento y quimioatrayente de eosinófilos
Factor estimulante de colonias de macrófagos-granulocitos		+	Factor de crecimiento y quimioatrayente de eosinófilos
IL-1		+	Producción de citocinas; diferenciación y proliferación de linfocitos B
IL-2		+	Proliferación de linfocitos T
IL-4		+	Proliferación de linfocitos B; cambio de clase de inmunoglobulina M (IgM) a la IgE; aumenta la VCAM en el endotelio. Favorece al tipo T_H2 de los linfocitos $CD4^+$
Factor α de necrosis tumoral		+	Activación de macrófagos con aumento de las moléculas del complejo de histocompatibilidad principal (MHC) (mayor presentación de antígenos)
Interferón γ		+	Aumento de las moléculas del MHC en los macrófagos, antiviral
IL-9	+		Crecimiento y supervivencia de células cebadas y linfocitos T $CD4^+$; producción de moco
IL-25	+		Respalda la polarización de la respuesta de linfocitos T_H2; producción de IL-8
IL-33	+		Respalda la polarización de las respuestas de linfocitos T_H2
TSLP	+		Respalda la polarización de las respuestas de linfocitos T_H2; activa a las células de Langerhans de la epidermis

TSLP, linfopoyetina del estroma del timo; VCAM, molécula de adhesión de células vasculares.

Durante una crisis aguda de asma hay un aumento del esfuerzo inspiratorio, que aplica mayor tracción radial a las vías aéreas. Los pacientes con asma tienen gran capacidad para generar un aumento de la presión inspiratoria. Por desgracia, los pacientes que experimentaron crisis casi fatales de asma presentan obstaculización de la percepción de disnea (137) y alteración de las respuestas ventilatorias a la hipoxia (138). Por lo tanto, conforme empeora la obstrucción de las vías aéreas, aumenta el aire atrapado en el pulmón. El paciente respira con mayores volúmenes pulmonares y de manera más ineficaz, solo para mantener una capacidad vital eficaz; después, conforme la crisis se intensifica, la FVC disminuirá de manera que se acerque a la respiración con el volumen de ventilación pulmonar; son de esperar acidosis respiratoria, insuficiencia o paro respiratorios.

Cuando se dividió a los pacientes con asma en positivos para eosinófilos (y macrófagos) y negativos para eosinófilos, con base en los resultados de la biopsia bronquial (139), se identificaron diferencias fisiológicas. Ambos subgrupos de pacientes eran dependientes de la prednisona (promedio, 28 mg diarios) y habían sufrido asma durante casi 20 años (139). Las mediciones del RV fueron de casi 200% el valor predicho, y el porcentaje de FEV_1 de 56% pronosticado en los pacientes positivos para eosinófilos y 42% del predicho en los negativos (139). El cociente de la FVC para hacer más *lenta* la capacidad vital fue de 88%, lo que indica mayor capacidad de colapso de las vías aéreas en los pacientes positivos para eosinófilos, en comparación con 97% de los negativos. Tal vez los primeros que presentaban porcentajes de FEV_1 algo mayores tuvieron más pérdida de la retracción elástica en sus pulmones, por lo que sus vías aéreas se colapsaron con más facilidad (139). En las valoraciones por biopsia, el engrosamiento bajo la membrana basal fue mayor en los pacientes con predominio de eosinófilos que en los que resultaron negativos. Estos datos se vincularon con los pacientes con predominio de eosinófilos y asma grave que presentaron un mayor número de linfocitos $CD3^+$ y eosinófilos activados ($EG2^+$) en los especímenes de biopsia, y una cantidad aumentada de triptasa β en el BAL. La inflamación y los productos celulares es probable que participen en la regulación o perturbación del tono de la vía aérea y las investigaciones continuas de los muchos aspectos de la inflamación alérgica deberían ayudar a aclarar este difícil tema.

■ REPASO CLÍNICO

Manifestaciones clínicas

El asma causa tos, sibilancias, disnea, producción de esputo y dificultad respiratoria. Los síntomas varían de un paciente a otro y dentro del individuo, dependiendo de la actividad del asma. Algunos experimentan tos leve no productiva después del ejercicio o la exposición al aire frío, o a olores, como ejemplo de la broncoconstricción leve transitoria. La combinación de tos y sibilancias con la disnea es frecuente en los pacientes con una crisis súbita de moderada a grave (como pudiese ocurrir en las 3 h que siguen a la ingestión de ácido acetil salicílico en uno intolerante). Los síntomas del asma pueden ser esporádicos y a menudo se presentan con predominio nocturno. Algunos pacientes con asma acuden con una tos no productiva persistente como principal síntoma (4, 6). Por lo general, la tos ocurrió en el día y puede despertar al paciente por la noche. Las crisis repetitivas de tos por el asma son refractarias al tratamiento con expectorantes, antibióticos, antitusivos y opioides. Quizá respondan a un agonista adrenérgico $β_2$ inhalado; de lo contrario, los ICS o su combinación pueden brindar mejoría. En ocasiones se necesitan corticoesteroides orales para detener la tos, y son muy útiles como recurso diagnóstico y terapéutico (4, 6). Los estudios de la fisiología pulmonar suelen revelar obstrucción de las vías aéreas grandes, como se ilustra por la disminución del FEV_1 con conservación del flujo espiratorio forzado, la fase exhalatoria media ($FEV_{25-75\%}$) o la función de las vías aéreas pequeñas, todas las cuales pueden disminuir en los pacientes con esta variante de asma con tos. Por el contrario, algunos acuden con disnea aislada como manifestación de asma. Otros presentan obstrucción de vías aéreas pequeñas con conservación de la función de las mayores. La detección de las formas variantes de asma recalca que no todos los pacientes con la enfermedad presentan sibilancias detectables a la auscultación. Los antecedentes médicos son importantes, como el intento diagnóstico-terapéutico con medicamentos para el asma. Las anomalías de la fisiología pulmonar, como una disminución del FEV_1 que responde al tratamiento, o la capacidad de hiperrespuesta bronquial a la metacolina (PC_{20} < 8 mg/mL), pueden proveer datos de respaldo adicionales.

Durante una crisis moderadamente grave de asma aguda o en la regulada de manera ineficaz a plazo más largo, los pacientes, por lo general, producen un esputo transparente, amarillo o verde, que puede ser viscoso y contiene eosinófilos que respaldan el diagnóstico. Si se cuantifica, la concentración de óxido nítrico exhalado estará elevada. Debido a que los leucocitos polimorfonucleares o eosinófilos pueden causar discoloración del esputo, es inapropiado considerar tal esputo como prueba de una infección bacteriana secundaria. Los pacientes con asma no alérgica también producen un esputo cargado de eosinófilos. Un paciente ocasional con asma acude con síncope de tos, paro respiratorio que se percibe como anafilaxia, dolor de tórax, neumomediastino, neumotórax, o con síntomas de bronquitis crónica o bronquiectasias.

La exploración física puede constar de ausencia de tos o sibilancias si el paciente presenta asma persistente estable o si no había una crisis reciente de asma intermitente. Los pacientes con asma variable, ciertamente, pueden no presentar sibilancias u otros datos en respaldo del diagnóstico. Por lo general, hay sibilancias en otros y se pueden vincular con menores velocidades de flujo espiratorio. Un número más pequeño de pacientes siempre presenta sibilancias en incluso la respiración a volumen de ventilación pulmonar, no solo con una maniobra de espiración forzada, y quizá no informen de síntomas, o pudiesen o no mostrar obstrucción del flujo de aire espiratorio cuando se miden FVC y FEV_1. La exploración física debe interpretarse en vista de los síntomas clínicos del paciente y las pruebas complementarias, como la radiografía de tórax o las pruebas de función pulmonar; puede haber una carencia sorprendente de correlación en algunos pacientes ambulatorios entre los síntomas y datos objetivos del asma (de exploración física y las cifras de espirometría). (Los intentos de uso de un biomarcador como el FeNO han sido (140) y no (141) útiles como marcadores no invasivos prospectivos para ayudar al tratamiento de los pacientes con asma. De manera similar, los estudios respaldaron y no, el uso seriado de la determinación de eosinófilos en el esputo.)

Un dato físico adicional en los pacientes con asma es la tos repetitiva durante la inspiración. Aunque no específica del asma, con frecuencia está presente en aquellos inestables. En los normales, la inspiración máxima a la capacidad pulmonar total da como resultado una menor resistencia de las vías aéreas, en tanto que aquellos con asma presentan mayor resistencia con una inspiración máxima. En los pacientes se pueden precipitar espasmos de tos que desde otros puntos de vista quizá no muestren sibilancias auscultables. Este dato es transitorio y no se presenta después del tratamiento eficaz. El paciente con una crisis muy grave de asma puede presentar pulso paradójico y usar los músculos accesorios de la respiración. Tales datos se correlacionan con un FEV_1 menor de 1 L y el atrapamiento de aire que se manifiesta por aumento de FRC y RV. El paciente con enfermedad más crítica presenta volúmenes de ventilación pulmonar notoriamente disminuidos y sus esfuerzos ventilatorios máximos no son mucho mayores que aquellos durante la respiración al volumen de ventilación pulmonar. Un tórax silente con ausencia o disminución importante de los ruidos respiratorios indica una posible hipoventilación alveolar (PCO_2 arterial normal o elevada) e hipoxemia. Tales pacientes pueden requerir intubación o, en la mayoría de los casos, el ingreso a una unidad de cuidados intensivos. En este caso es posible que esté presente en ellos una gran dificultad para hablar más de media oración antes de requerir otra inspiración. El asma persistente se puede presentar en los pacientes con enfermedad por reflujo gastroesofágico (ERGE) concomitante, rinosinusitis, rinitis alérgica o no, o una infección respiratoria alta, todos los cuales pueden causar una tos problemática y empeorar el asma presente.

Estudios radiográficos y de laboratorio

En casi 90% de los pacientes, la radiografía de tórax se considera dentro de límites normales (142). La anomalía más encontrada con más frecuencia es el hiperinflado. El diafragma se aplana, y puede haber un aumento en el diámetro anteroposterior y el espacio aéreo retroesternal. La radiografía de tórax está indicada porque es necesario descartar otras afecciones que simulan el asma y excluir complicaciones. La insuficiencia cardiaca congestiva (CHF, por sus siglas en inglés), la EPOC, la neumonía, la sarcoidosis y las neoplasias son solo algunas otras explicaciones de la disnea aguda con sibilancias, que pudiesen simular o coexistir con el asma. Las complicaciones del asma incluyen a la atelectasia como resultado de la obstrucción por moco de los bronquios, la impactación mucoide de los bronquios (a menudo índice de aspergilosis broncopulmonar alérgica [ABPA, por sus siglas en inglés]), el neumomediastino y el neumotórax. La atelectasia a menudo afecta al lóbulo medio pulmonar, que pudiese colapsarse. La presencia de neumomediastino o neumotórax puede conllevar enfisema subcutáneo, relacionado con la crepitación al palpar el cuello, las regiones supraclaviculares o la cara (fig. 19-3). El dolor agudo en el cuello o los hombros debería considerarse clave de la presencia de un neumomediastino en el asma aguda grave (crisis asmática).

Los datos anormales en la tomografía computarizada (TC) de los senos paranasales pueden ser frecuentes

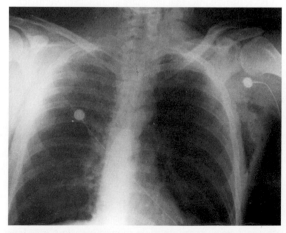

■ **FIGURA 19-3** Vista anteroposterior del tórax de una mujer de 41 años que muestra hiperinflado bilateral, con neumomediastino y enfisema subcutáneo.

dependiendo del paciente explorado. Algunos pueden incluir niveles hidroaéreos, índice de infección; engrosamiento mucoperióstico, compatible con una infección actual o previa, y opacificación de un seno paranasal o la presencia de pólipos nasales (véanse caps. 10 y 12). Asimismo, se han realizado estudios de investigación clínica de los pacientes con enfermedad aguda por asma con gammagrafías de V/Q, procedimientos que no están indicados en la mayoría de los casos, y en aquellos con hipoxemia notoria pueden ser lesivos, porque las macroesferas de albúmina marcadas con tecnecio inyectadas para el barrido de perfusión pueden disminuir la Po_2 arterial. No obstante, la ventilación de los pulmones no es equivalente (142). Las gammagrafías de perfusión revelan anomalías, de manera que pudiese haber o no inequivalencias coincidentes de V/Q. En algunos pacientes el índice V/Q en las porciones superiores de los pulmones declinó respecto de su valor, desde otros puntos de vista alto (142). La explicación para tal hallazgo es una mayor perfusión de los lóbulos superiores, supuestamente por disminución de la resistencia relacionada con los lóbulos inferiores, que reciben la mayor parte del riego sanguíneo pulmonar. Pocas pruebas existen de derivación (142). Por este motivo, es digno de mención que incluso el reto de broncoprovocación con alérgeno produce incrementos de 20% en el índice V/Q, con datos asociados de atrapamiento de gases.

Las embolias pulmonares, por lo general, no complican las crisis de asma aguda, pero cuando se sospechan, el estudio por TC espiral del pulmón puede proveer datos característicos.

En la valoración del paciente con disnea sibilante grave aguda en el departamento de urgencias puede ser invaluable la cuantificación de Po_2, Pco_2 y pH arteriales. Si bien la hipoxemia es un dato frecuente y esperado que se identifica por la determinación de oximetría de pulso, la Pco_2 provee información sobre la eficacia de ventilación alveolar, que no se valora si se determina solo la saturación de oxígeno. La Pco_2 debería disminuir inicialmente durante la etapa de hiperventilación del asma aguda. Una Pco_2 normal o elevada es dato de hipoventilación alveolar y puede vincularse con la necesidad subsiguiente de intubación para tratar de prevenir un resultado fatal.

Las determinaciones de la función pulmonar pueden ayudar a establecer el estado del paciente. Sin embargo, tales mediciones deben correlacionarse con la exploración física. En el departamento de urgencias o en el contexto ambulatorio, muchos médicos determinan los valores de la velocidad de flujo espiratorio con PEFR o FEV_1 por espirometría, pruebas que dependen del esfuerzo, y los pacientes con síntomas agudos pueden no ser capaces de realizar las maniobras de manera satisfactoria. Este dato pudiese ser secundario a una obstrucción grave o la incapacidad o el no deseo del paciente de realizar las maniobras de forma apropiada. Cuando se hacen de manera correcta, las determinaciones de espirometría pueden ser de utilidad clínica significativa en la valoración del estado del paciente. Por ejemplo, como regla, aquellos que acuden con determinaciones de espirometría de 20 a 25% del valor predicho deberán recibir de inmediato cuidados intensivos. Las mediciones frecuentes de la PEFR o el FEV_1 en los pacientes ambulatorios pueden establecer el rango de cifras basales para el día y la noche. Las declinaciones de más de 20%, respecto de los registros bajos usuales o las amplias variaciones de la PEFR (como a partir de una mejor de 400 a 300 L/min), pueden alertar al paciente de la necesidad de una farmacoterapia más intensiva. No obstante, tales mediciones pueden resultar insensibles en algunos. Las cifras de fisiología pulmonar como la PEFR y el FEV_1 han mostrado utilidad en los estudios de investigación clínica, como en la demostración de un aumento de 12% en la velocidad de flujo exhalatorio después del uso de un broncodilatador. Tal respuesta (incluido un aumento de 200 mL del FEV_1) cumple con los criterios de una reacción al broncodilatador (3). De manera similar, en las pruebas de hiperrespuesta bronquial, una declinación de 20% en el FEV_1 constituye un objetivo durante la administración creciente de metacolina o histamina.

Algunos pacientes se pueden beneficiar de la cuantificación diaria de la PEFR en casa (1-4). Por desgracia, algunos no continúan midiendo su PEFR o pueden inventar los resultados. Otros manipulan los parámetros de espirometría para lograr un caso legal convincente de asma ocupacional. Por lo tanto, el médico debe correlacionar los valores obtenidos en los estudios de fisiología pulmonar con la valoración clínica. Un conjunto completo de pruebas de función pulmonar debe obtenerse en otras circunstancias, como en la valoración del grado de reversibilidad o no de la obstrucción en los pacientes con el antecedente de tabaquismo cuantioso. La capacidad de difusión del monóxido de carbono (DLCO, por sus siglas en inglés) está *disminuida* en el paciente con EPOC, pero *normal o elevada* en aquel con asma. Tales pruebas deben obtenerse después de 2 a 4 sem de tratamiento intensivo para determinar qué grado de reversibilidad existe. En los pacientes agudamente enfermos con asma puede disminuir la DLCO. Por lo tanto, su utilidad en la diferenciación entre EPOC y asma se verá obstaculizada si se elige un momento equivocado para hacer esta prueba. Las asas de flujo-volumen mostrarán obstrucción intratorácica en los pacientes con asma (1-4) o extratorácica en aquellos con disfunción de las cuerdas vocales (VCD, por sus siglas en inglés) (143, 144) (fig. 19-4).

Un recuento hematológico completo debe hacerse en el servicio de urgencias. En primer lugar, la hemoglobina y el hematocrito señalan el estado respecto a la anemia, que se vincula con hipoxemia y puede afectar el aporte

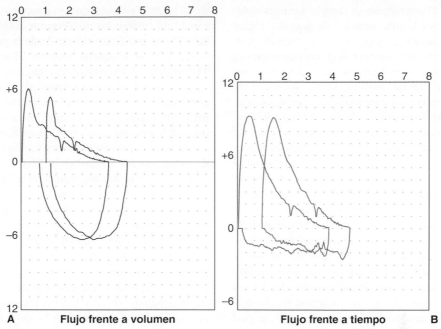

■ FIGURA 19-4 A: un hombre de 46 años de edad con asma persistente desde la infancia. Había estado recibiendo 60 mg diarios de prednisona durante 6 sem, dos descargas de salmeterol cada 12 h y 800 μg de budesonida cada 12 h. Presentó sibilancias espiratorias leves a la exploración. El patrón es el de la obstrucción intratorácica por asma. La capacidad vital forzada (FVC) resultó de 3.6 L (72%) y el volumen espiratorio en 1 s (FEV_1) fue de 2.3 L (62%). El porcentaje de FEV_1 fue de 64%. El flujo exhalatorio forzado, en la fase media (FEF25-75%) fue de 1.36 L/s (36%). El asa de inspiración no se modificó. **B:** un hombre de 47 años con asma de inicio en el adulto y sinusitis intermitente, rinitis no alérgica y enfermedad por reflujo gastroesofágico, cuya medicación incluyó 35 mg de prednisona en días alternos, 800 μg de budesonida dos veces al día, dos descargas de salmeterol al día, 40 mg diarios de omeprazol; 60 mg de fexofenadina cada 12 h y triamcinolona por nebulizado nasal. Presentaba sibilancias leves exhalatorias terminales y ronquera, sin estridor. La FVC resultó de 3.9 L (78%), el FEV_1 fue de 2.9 L (77%) y el porcentaje de FEV_1 fue de 74%. El $FEF_{25-75\%}$ fue de 2 L/s (56%). El asa inspiratoria está truncada, algo compatible con la disfunción de las cuerdas vocales.

de oxígeno a los tejidos. Por el contrario, un hematocrito elevado es compatible con la hemoconcentración, como ocurre por deshidratación o policitemia. Esto último no ocurre en el asma en ausencia de otras afecciones. La cifra de leucocitos puede estar elevada por infección o por los corticoesteroides sistémicos, cuyo mecanismo incluye la "desmarginación" (su separación de la pared vascular) y la liberación de la médula ósea. En ausencia de corticoesteroides sistémicos previos, el paciente con la forma aguda de asma, alérgica o no, a menudo presenta eosinofilia en sangre. Para la mejor precisión se requiere un recuento absoluto de eosinófilos, que en ausencia de la administración de corticoesteroides sistémicos puede ser útil si el paciente será candidato de tratamiento inmunorregulador (mepolizumab o reslizumab). La presencia de eosinófilos en los pacientes que reciben corticoesteroides sistémicos a largo plazo debería sugerir el no apego, o probablemente afecciones raras, como la granulomatosis eosinofílica con ABPA o la neumonía eosinofílica crónica. Por lo general, la eosinofilia que se encuentra en el asma aguda no rebasa 10 a 20% de la diferencial. Algunos pacientes

con ambas, asma y dermatitis atópica, presentan cifras persistentemente elevadas de eosinófilos, en ausencia del síndrome de hipereosinofilia u otras afecciones. Las cifras mucho más altas deben sugerir un diagnóstico alternativo (véase cap. 35).

El estudio del esputo muestra eosinófilos, solos o junto con leucocitos polimorfonucleares (asma con bronquitis purulenta o neumonía bacteriana), o neutrófilos. En el asma leve no se produce esputo. En los enfermos muy graves con asma, el esputo es espeso, tenaz y amarillo o verde, donde se identifica la MBP de eosinófilos. El citoplasma de los eosinófilos presenta hexágonos dipiramidales que se pueden identificar y se denominan cristales de Charcot-Leyden, que contienen lisofosfolipasa. Los espirales de Curschmann son hebras de moco amarillas o transparentes, que corresponden a residuos o cilindros, moldeados a partir de los bronquios pequeños. También pueden identificarse células epiteliales bronquiales expectoradas, ciliadas y no, lo que recalca la pérdida del epitelio bronquial en parches durante el asma.

Además, puede haber anomalías de electrolitos séricos y deben preverse en el paciente que acude al departamento de urgencias. El uso reciente de corticoesteroides orales puede disminuir la concentración de potasio (al igual que los agonistas adrenérgicos β_2) y causar una alcalosis metabólica, y pueden aumentar la glucosa sanguínea en algunos pacientes, al igual que la administración sistémica de agonistas β_2. En este sentido, ocurren aumentos del péptido natriurético auricular o de la hormona antidiurética en el asma aguda o EPOC (145). En clínica, pocos pacientes presentan mayores declinaciones del sodio sérico. Debido a que se administrarán soluciones intravenosas, es necesario determinar el estado actual de los electrolitos y las cifras de química sérica. Después del uso prolongado de corticoesteroides a dosis alta se presentan hipomagnesemia o hipofosfatemia.

Rara vez puede creerse que un paciente menor de 30 años presenta asma, cuando una afección subyacente es la deficiencia de α_1 antitripsina. Aquellos con disnea sibilante con mayor frecuencia presentan asma y fibrosis quística. La determinación de cloruros en sudor debería aumentar notoriamente en esos pacientes, prueba que, realizada de forma apropiada, es indispensable, al igual que el desempeño adecuado de análisis genéticos y de la función pancreática.

En el tratamiento del paciente externo con asma es útil la determinación de la presencia o ausencia de IgE antialérgeno. Durante decenios, las pruebas cutáneas para la reactividad inmediata han sido las más sensibles y específicas. Algunos médicos prefieren hacer pruebas *in vitro*. No se puede insistir demasiado en la necesidad de testigos de alta calidad, tanto para las pruebas cutáneas como para las *in vitro*. El médico experimentado debería usar cualquier método de demostración de IgE contra alérgenos, más bien que un sustituto de la narrativa del antecedente de asma. Más pacientes presentan reactividad cutánea inmediata o una IgE detectable *in vitro*, más bien que asma, que se correlaciona con la exposición al alérgeno específico.

Complicaciones

Las complicaciones del asma incluyen la muerte, efectos adversos de la hipoxemia o la insuficiencia respiratoria sobre otros órganos, aparatos y sistemas, el retardo del crecimiento en los niños, neumotórax o neumomediastino, fracturas costales por tos intensa, síndrome tusígeno y efectos adversos de los medicamentos, o las modalidades terapéuticas usadas para tratarla. Algunos pacientes desarrollan anomalías psicológicas por la carga de una enfermedad crónica como el asma, que tratada ineficazmente en los niños puede dar lugar a anomalías de la pared del tórax, como "el tórax de pichón", por hiperinflado sostenido. Además, la tasa anual de declinación del FEV_1 aumenta; por ejemplo, pudiese ser de 38 mL/año en aquellos con asma, en comparación con 22 mL/año en los no afectados (146). La pérdida del FEV_1 se puede considerar desde la perspectiva de las exacerbaciones agudas: ninguna, 13.6 mL/año; una, 41.3 mL/año, o dos o más, 58.3 mL/año (147).

En general, el asma a largo plazo no da como resultado una enfermedad pulmonar obstructiva irreversible grave. Sin embargo, tales pacientes con inicio del asma en la infancia sufren disminución del crecimiento pulmonar sin recuperación con el avance del tiempo, o uno normal en la infancia/adolescencia, pero empiezan de manera prematura la disminución del FEV_1 a principios de la tercera década de la vida (148). Sin embargo, unos cuantos pacientes con asma a largo plazo presentan su forma "aparentemente irreversible" en ausencia de tabaquismo de cigarrillos, enfermedad de antitripsina α_1 u otra causa obvia (149). Por lo general, estos pacientes sufren asma de inicio en la infancia y dependen de los corticoesteroides orales. El tratamiento intensivo con ICS y corticoesteroides orales no logra un FEV_1 normal de 80% del valor predicho, porque la media resultó de 57% (149). En contraste con los pocos pacientes con asma irreversible, aquellos con otras formas del padecimiento no se convierten en "discapacitados respiratorios", como pudiese suceder con la EPOC. No obstante, los estudios de fisiología pulmonar no revelan el retorno de los parámetros a los rangos normales esperados. Los pacientes con asma no presentan deficiencia de antiproteasas que se pueda medir y tampoco anomalías ampollosas en las radiografías. La TC muestra atrapamiento de gases, en especial durante la exhalación y cuando una pared bronquial engruesa por un aumento de la masa de músculo liso, tejido elástico y colágena. Algunos pacientes con asma presentan datos de dilatación bronquial en la TC de alta resolución (150), pero hay pocas zonas de afección en contraste con las de ABPA (véase el cap. 24).

En los pacientes que se presentan con asma grave aguda pueden ocurrir neumomediastino o neumotórax. En este sentido, es frecuente el dolor de hombro, cuello y tórax, y se pueden detectar crepitaciones en la fosa supraclavicular o el cuello. La rotura de los alveolos distales causa división del aire proximal a través de los haces broncovasculares. El aire entonces puede viajar hacia arriba, dentro del mediastino, hasta las zonas supraclavicular o cervical. En ocasiones, el aire diseca la cara o la zona subcutánea sobre el tórax. Además, está indicado el tratamiento del asma del paciente con corticoesteroides sistémicos para disminuir la probabilidad de hiperinflado y continuación del escape de aire. A menos que el neumotórax sea muy grande, es eficaz el tratamiento conservador. De otra manera, se requiere toracotomía con la colocación de una sonda.

Las muertes por asma son innecesarias, porque no se trata de una enfermedad inexorablemente fatal. Ocurren decesos, no obstante, y se han sugerido muchos factores como explicación (1-4, 151, 152). Si bien algunos fallecimientos por asma son inevitables a pesar de la atención médica apropiada, un alto porcentaje se debería considerar prevenible. Los supervivientes de sucesos importantes del asma, como insuficiencia o paro respiratorios, aquellos con neumomediastino o neumotórax en dos ocasiones y quienes presentan crisis asmáticas repetidas a pesar de los corticoesteroides orales, sufren un asma potencialmente fatal y están en mayor riesgo de morir que otros pacientes afectados por la enfermedad (152). Por el NAEPP se hace referencia a pacientes de alto riesgo de asma casi fatal (1-3).

El asma no regulada puede llevar al taponamiento mucoso múltiple de las vías aéreas y el franco colapso de un lóbulo o todo un segmento pulmonar. El lóbulo medio se puede colapsar, en especial en los niños. Las impactaciones mucoides repetidas deberían hacer pensar en la posibilidad de ABPA o fibrosis quística.

El síncope de tos o la cianosis vinculada se presentan en los pacientes cuyo estado respiratorio se deterioró y en quienes hay asma grave aguda o la necesidad de tratamiento de urgencia. En el contexto de una obstrucción grave de las vías aéreas por asma, durante la inspiración la presión intratorácica es negativa porque el paciente debe generarla a una cifra muy alta para aplicar tracción radial a los bronquios en un intento por mantener su permeabilidad. Durante la exhalación, el paciente debe superar una resistencia importante de las vías aéreas y el colapso prematuro. Los aumentos de la presión intratorácica durante la exhalación con la tos intensa, en comparación con la presión intraabdominal, causan una declinación en el retorno venoso a la aurícula derecha. También puede haber un aumento del riego sanguíneo al pulmón durante una inspiración breve, pero que se acompaña por taponamiento en la vasculatura pulmonar por la presión inspiratoria negativa tan elevada. También habrá disminución del riego sanguíneo del ventrículo izquierdo con decremento temporal del gasto cardiaco y el riego sanguíneo cerebral.

Cuando hay una declinación mayor de 10 mm Hg en la presión arterial sistólica durante la inspiración ocurre pulso paradójico y se asocia con obstrucción grave de las vías aéreas e hiperinflado pulmonar (153). Los datos electrocardiográficos más frecuentes durante el asma aguda son de taquicardia sinusal, seguida por desviación del eje a la derecha, rotación en el sentido de las manecillas del reloj, R prominente en la derivación V_1 y S en la derivación V_5, así como ondas P agudas altas compatibles con cardiopatía pulmonar.

El retardo lineal o la menor velocidad del crecimiento pueden ocurrir por un asma regulada de manera ineficaz y potencialmente como complicación de los ICS a dosis alta. La administración de corticoesteroides orales está indicada para prevenir las hospitalizaciones repetidas y las crisis frecuentes de disnea con sibilancias. Los niños con frecuencia responden con un brote de crecimiento. La prednisona en días alternos y las dosis recomendadas de ICS no producen retardo del crecimiento, en especial cuando la dosis de la primera es de 30 mg o menos. Incluso las dosis altas en los niños se pueden tolerar de forma razonable, así como se previenen los episodios de asma grave aguda. En contraste, los corticoesteroides de depósito administrados cada 2 a 3 sem a dosis alta pueden causar retardo del crecimiento. A pesar de su eficacia en el asma, tal administración causa supresión del eje hipotálamo-hipófisis-suprarrenal (HPA, por sus siglas en inglés).

El uso de corticoesteroides de depósito debe considerarse solo en los niños con la afección más recalcitrante (o adultos) en términos del tratamiento del asma. El desempeño ineficaz de los padres o el mal cumplimiento de las instrucciones suelen acompañar a tales casos, donde es imposible la administración de prednisona e ICS de manera confiable. La denominación de *asma maligna potencialmente fatal* se ha sugerido para tales pacientes, en esencia imposibles de tratar de acuerdo con las pautas basadas en las guías terapéuticas (154). Incluso cuando se administró una sola inyección intramuscular de triamcinolona a los niños y adolescentes con asma grave, las respuestas pueden ser sorprendentemente variables. Casi 43% de los pacientes manifestó disminución de los síntomas de asma y 54% presentó mejoría de la función pulmonar (155). La fracción de óxido nítrico exhalado disminuyó por 52% y los eosinófilos en esputo lo hicieron por 54% (155).

El uso excesivo de agonistas adrenérgicos β_2 de acción breve (más de ocho inhalaciones/día y, en especial, 16) es un factor de riesgo de crisis más graves de asma y muertes (156). En este sentido, ha habido controversia en cuanto al uso de agonistas adrenérgicos β_2 de acción prolongada con horario, pero los datos no respaldan la presencia de efectos lesivos (157, 158) cuando son utilizados *en combinación* con ICS.

Factores psicológicos

El asma evolucionó desde una afección considerada principalmente psicológica, a una reconocida como extremadamente compleja y de causa desconocida. El estrés psicológico puede causar disminución leve de la velocidad del flujo espiratorio, como ocurre cuando se presencia una película aterradora. La risa y el llanto o un trastorno emocional franco, como la discusión con un miembro de la familia, pueden causar sibilancias. El diagnóstico de asma es más frecuente en personas que han sido víctimas o testigos de un traumatismo. Algunos pacientes requieren medicamentos antiinflamatorios para suprimir las sibilancias. Por lo general, si el paciente se encuentra con un estado respiratorio basal estable, no ocurre asma grave aguda. No obstante, los episodios fatales por asma se han vinculado con el informe de un grado elevado de estrés emocional.

El paciente con asma puede desarrollar estrategias que actúen con la carga de asma como una enfermedad crónica, perjudicial y potencialmente fatal. Asimismo, se ha reconocido a una variedad de patrones de conducta, que incluyen: (a) negación de la enfermedad, con complacencia o negación absoluta de síntomas, pensamientos ilusorios, rechazo de alertar al médico tratante en cuanto un cambio importante de los síntomas respiratorios o medicamentos que personalmente disminuyeron; (b) el uso del asma para obtener ganancias secundarias obvias, como no asistir al trabajo o la escuela u obtener compensaciones; (c) el desarrollo de patrones compulsivos o manipuladores de la conducta que restringen excesivamente el estilo de vida del paciente y los miembros de la familia, y (d) el recurrir al curanderismo. Algunos pacientes muestran una conducta de odio hacia los médicos y el personal de su consultorio. La atención psiquiátrica puede ser de utilidad en algunos casos (véase cap. 43), pero los pacientes quizá se rehúsen al envío apropiado a psiquiatría. El uso de dispositivos de vigilancia de la PEFR puede ser engañoso, porque los pacientes generan o informan de parámetros en verdad imprecisos. De manera obvia, en contraste con las teorías que implican que la disnea con sibilancias en los pacientes con asma es principalmente psicológica, el médico debe decidir cuánto de los síntomas y signos del paciente provienen del asma y cuándo pudiesen ser psicológicos como resultado de esa enfermedad. De hecho, un psicólogo, psiquiatra o una trabajadora social pueden ayudar a identificar qué pudiese perder el paciente si se controlasen mejor los síntomas de asma.

Problemas importantes del tratamiento ocurren cuando los pacientes con asma también sufren esquizofrenia, conducta delirante, neurosis, depresión o afección bipolar. Asimismo, se reconoce a los intentos suicidas por el cese injustificado de la prednisona o la sobredosis de teofilina. Las crisis repetidas de asma grave aguda que pone en riesgo la vida son difíciles de evitar en el contexto de las afecciones psiquiátricas importantes sin tratamiento (véase cap. 43). La presencia de la afección de estrés postraumática y una situación de violencia y abuso, o una enfermedad psiquiátrica grave, pueden dificultar o hacer imposible alcanzar los objetivos de regulación del asma, de acuerdo con las guías nacionales o internacionales.

La presencia de asma ficticia indica una alteración psiquiátrica significativa (159). De inicio, debe establecerse la confianza entre el paciente y el médico. Su envío abrupto a un psiquiatra puede dar como resultado un intento de suicidio no previsto. La atención psiquiátrica puede ser de utilidad si el paciente desea participar en su tratamiento. Los estilos de enfrentamiento anormales (93), como el hacerse ilusiones en lugar de participar activamente, alteran la calidad de vida e interfieren con la regulación óptima del asma.

■ CLASIFICACIÓN

En la tabla 19-5 se enlistan algunos tipos descriptivos del asma, con énfasis en su etiología. Sin embargo, es útil clasificar el tipo de asma, porque el programa de tratamiento varía dependiendo del tipo presente. Algunos pacientes presentan más de un tipo de asma. En el informe 3 de NAEPP se sugiere valorar los signos y síntomas del asma en relación con la espirometría (3).

TABLA 19-5 CLASIFICACIÓN CLÍNICA DEL ASMA

Asma alérgica
Asma no alérgica
Asma potencialmente (casi) fatal
Asma maligna potencialmente fatal
Asma por intolerancia del ácido acetilsalicílico
Asma ocupacional
Asma inducida por el ejercicio
Asma variante
Asma ficticia
Disfunción de las cuerdas vocales y asma
Concomitancia de asma y EPOC (superposición)
Asma irreversible

EPOC, enfermedad pulmonar obstructiva crónica.

TABLA 19-6 SISTEMA DE CLASIFICACIÓN DEL ASMA DEL PROGRAMA NACIONAL DE INSTRUCCIÓN Y PREVENCIÓN DE ESTADOS UNIDOS: INFORME DEL GRUPO DE EXPERTOS 3

DESIGNACIÓN	SÍNTOMAS/USO DE AGONISTAS ADRENÉRGICOS β_2	DESPERTARES NOCTURNOS	FUNCIÓN PULMONAR
Intermitente	2 días o menos por sem (sin contar la profilaxis de la broncoconstricción inducida por el ejercicio)	Dos veces o menos al mes	$FEV_1 > 80\%$; FEV_1/FVC normal; FEV_1 normal entre exacerbaciones
Persistente (leve)	2 días o más a la sem, pero no a diario/2 días o más a la sem, pero no a diario, o más de una vez en 1 día determinado	Tres a cuatro veces al mes	$FEV_1 > 80\%$; FEV_1/FVC normal
Persistente (moderada)	Síntomas/uso, diarios	Más de una noche/sem, pero no cotidianamente	$FEV_1 > 60\%$ pero $< 80\%$ Disminución de FEV_1/FVC por 5%
Persistente (grave)	Durante el día/varias veces al día	A menudo, siete veces/sem	$FEV_1 < 60\%$ Disminución de FEV_1/FVC mayor de 5%

La gravedad aumenta si no se cumple uno de tres parámetros para una determinada. Por ejemplo, los síntomas 2 días a la semana y despertares nocturnos tres veces al mes con FEV_1 de 70% significan un asma moderada persistente.

FEV_1, volumen espiratorio forzado en 1 s; FVC, capacidad vital forzada.

MEDICAMENTOS INICIALES/ALTERNATIVOS RECOMENDADOS CON BASE EN LA GRAVEDAD DEL ASMA

DESIGNACIÓN	INICIAL	ALTERNATIVAS
Intermitente	Agonista adrenérgico β_2 de acción breve prn	
Leve	Corticoesteroide inhalado a dosis baja	Cromolín, nedocromilo, antagonista del receptor de leucotrienos, teofilina
Moderada	Corticoesteroide inhalado a dosis baja más agonista adrenérgico β_2 de acción prolongada o corticoesteroide inhalado de dosis intermedia	Corticoesteroide inhalado de dosis baja + antagonista del receptor de leucotrienos, inhibidor de la biosíntesis de leucotrienos o teofilina
Grave	Corticoesteroide de dosis intermedia[a] + agonista adrenérgico β_2 de acción prolongada	Corticoesteroide inhalado a dosis intermedia o alta[a] + antagonista del receptor de leucotrienos, inhibidor de la biosíntesis de leucotrienos, teofilina y tener en mente el uso de omalizumab, mepolizumab o reslizumab

Para el asma intermitente o el persistente leve, moderado y grave se recomiendan los componentes de la instrucción del paciente, la regulación del ambiente y el tratamiento de las afecciones comórbidas.

Para pacientes con asma alérgica persistente leve, moderada o grave debe considerarse la inmunoterapia de alérgenos.

[a] Puede requerir un ciclo inicial de corticoesteroides orales para estabilizarse.

Modificada del National Heart, Lung, and Blood Institute. *Expert Panel Report 3: Guidelines for the Diagnosis and Management of Asthma.* Bethesda MD: National Heart, Lung and Blood Institute, National Institutes of Health, U. S. Department of Health and Human Services; 2007. http://www.nhlbi.nih.gov/guidelines/asthma/asthgdln.htm.

La gravedad del asma se clasifica como intermitente (casi todo el tiempo, implica asma leve) o persistente (leve, moderada o grave). En la tabla 19-6 se presenta una versión de este sistema de clasificación. Por lo tanto, puede ser útil determinar qué pacientes presentan "asma alérgica persistente moderada" y usar juntas las clasificaciones de las tablas 19-5 y 19-6, cuando sea aplicable.

El asma en los niños puede clasificarse por la edad de inicio y la persistencia de las sibilancias (véase cap. 20). Las designaciones incluyen "de sibilancias tempranas transitorias" (ante enfermedades de vías respiratorias bajas, antes de los 3 años), pero no después, y "sibilancias de inicio tardío" (las que se inician a los 6 años o después), y "sibilancias persistentes" (aquellas en presencia de enfermedades respiratorias bajas, antes de los 6 años y a los 6 años) (160, 161).

En los adultos, otro esquema es el de agrupar a los pacientes con asma en conjuntos con base en variables preespecificadas, que incluyen la cifra inducida de eosinófilos en esputo (162). Por ejemplo, algunos pacientes se clasifican como con "enfermedad concordante", porque hay paridad entre los síntomas y la inflamación eosinofílica, en tanto otros tienen "síntomas discordantes" (exceso de síntomas con poca eosinofilia del esputo, que pudiesen caracterizar a aquellos con obesidad o hipervigilantes) o "inflamación discordante" (con pocos síntomas, pero con cifras elevadas de eosinofilia en esputo) (162).

Un abordaje sutil es el de uso de endotipos o distintos subtipos de asma, en contraposición con los fenotipos o las características observadas (alérgica o no) (163). Los endotipos implican una fisiopatología particular y los ejemplos incluyen ABPA, enfermedad respiratoria exacerbada por el ácido acetilsalicílico, la forma grave de inicio tardío, el asma neutrofílico y el índice predictivo positivo del asma en los niños (163). Un paciente cuyo asma se puede clasificar como de un endotipo, también presentará características observables (fenotipos) del asma, como obesidad, buen apego al tratamiento y sujetos malos perceptores.

Asma alérgica

El asma alérgica es causada por la inhalación de un alérgeno que interactúa con la IgE presente en receptores de alta afinidad (Fcε RI) en las células cebadas de la mucosa bronquial. Veinticuatro horas después del reto de broncoprovocación con alérgeno, la médula ósea muestra una cifra aumentada de blastocitos eosinofílicos/basofílicos y células dendríticas clásicas (inmunógenas, presentadoras de antígeno) (164, 165), todas que se han identificado tanto en quienes tienen respuesta temprana como en quienes presentan la doble (164). Los citoblastos inflamatorios y dendríticos pueden poblar las vías aéreas bronquiales y la mucosa nasal (165).

A menudo ocurre asma alérgica de los 2 a 4 años y después de los 60 años, y se ha identificado en la población geriátrica (166, 167). El uso de la denominación *asma alérgica* implica que hay una relación temporal entre los síntomas respiratorios (reactividad clínica) y la exposición a alérgenos, y que se pueden demostrar o sospechar anticuerpos IgE antialérgenos. Casi 75 a 90% de los pacientes con asma persistente tienen reactividad clínica o al menos una sensibilización alérgica, dependiendo del estudio.

Pueden aparecer síntomas respiratorios en minutos o 1 hora después de la exposición al alérgeno; sin embargo, tal vez no sean obvios cuando es interrumpida. Los alérgenos comunes vinculados con el asma mediado por IgE incluyen pólenes, como los arbóreos, de pastos y malezas; esporas de hongos; ácaros del polvo; caspa de animales, y, en algunos contextos, orina de animales o excretas de cucaracha. El asma laboral mediado por IgE se considera en la categoría de asma ocupacional. El tamaño de las partículas del alérgeno debe ser menor de 10 μ para penetrar a las porciones más profundas del pulmón, porque las de mayor dimensión, como el polen de ambrosia (19 μ) se impactan en la bucofaringe. Sin embargo, se han descrito partículas de ambrosia menores de una micra "o de dimensiones por debajo de las del polen", que pudiesen alcanzar las vías aéreas más pequeñas (168). Las partículas menores de 1 μ, sin embargo, quizá no se retengan en las vías aéreas. Las esporas de hongos, como las de especies de *Aspergillus*, tienen 2 a 3 μ de diámetro y la del alérgeno principal de gato (*Fel d 1*) tiene actividad con dimensiones desde 0.4 hasta más de 9 micras (169), se encuentra en la saliva, las glándulas sebáceas y la piel, y puede estar presente en el aire intramuros o en la ropa, y en los salones de clase o en casas donde no hay gatos (169).

No debe menospreciarse la gravedad potencial del asma alérgica, porque experimentalmente, después de una respuesta bronquial temprana inducida por un antígeno, se puede demostrar la hiperrespuesta bronquial a un agonista, como la metacolina o la histamina, y precede a una respuesta tardía (por 3 a 11 h) (170). Además, el asma relacionada con hongos (mohos) puede originar la necesidad de farmacoterapia intensiva contra el asma incluyendo ICS, además de prednisona en días alternos en algunos pacientes. La exposición a *Aspergillus alternata*, un aeroalérgeno micótico principal, se consideró factor de riesgo importante de paros respiratorios en 11 pacientes con asma (171). El riesgo de muerte por asma es mayor en los días con cifras superiores a 1 000 esporas de mohos/mm^3 (172). Los ácaros del polvo y la caspa de animales son desencadenantes importantes del asma alérgica. Los alérgenos de cucaracha (heces, saliva y partes desprendidas de su cuerpo) y en orina de ratón son otros alérgenos intramuros que se pueden vincular con la sensibilización alérgica y el asma grave (173, 174).

El diagnóstico de asma alérgica debe sospecharse cuando los síntomas y signos se correlacionan estrechamente con los patrones locales de polinosis y recolección de esporas de hongos. Por ejemplo, en el medio oeste alto de Estados Unidos, después de una dura nevada a fines de noviembre, que disminuye (pero sin eliminar por completo) la recolección de esporas de hongos del aire de exteriores, los pacientes que sufren asma relacionada con mohos notan una disminución de los síntomas y del requerimiento de medicación. Cuando hay síntomas de asma perennes, sus causas potenciales incluyen caspa de animales, ácaros del polvo, excretas de cucaracha, orina de ratones y, dependiendo de las condiciones locales, esporas y pólenes de hongos. El alérgeno de cucaracha (*Bla g 1*) es una causa importante de asma en los edificios infestados, por lo general, en zonas de bajo nivel socioeconómico. Las concentraciones altas de proteínas de orina de ratón (*Mus d 1*) intramuros se identificaron con la obtención volumétrica de especímenes y los anticuerpos monoclonales dirigidos a proteínas específicas sugeridas como alérgenos intramuros adicionales. El médico debe correlacionar los síntomas con la exposición a alérgenos, respaldar el diagnóstico por la demostración de anticuerpos IgE en su contra e instituir medidas, cuando sea aplicable, para aminorar la exposición (50). Los pacientes con asma alérgica posiblemente presenten rinitis alérgica, que cuando no aliviada se vincula con un asma menos regulado (175). Por lo tanto, se recomienda tratar las vías respiratorias altas y bajas (176).

Algunas recomendaciones se han hecho para la regulación ambiental (1-4, 50); hay datos en respaldo del programa de regulación ambiental basado en multicomponentes caseros (13). En un estudio del asma en los niños de zonas urbanas, donde 94% presentaba al menos una prueba cutánea positiva contra un alérgeno intramuros, las intervenciones incluyeron consultas caseras para instrucción; la creación de un plan de acción; cubiertas impermeables a alérgenos para los colchones, bases de cama de muelles y almohadas, y una aspiradora con filtro de partículas de alta eficacia del aire (HEPA, por sus siglas en inglés) (13). Si había mohos, hipersensibilidad a animales o tabaquismo pasivo, se utilizaban filtros de aire HEPA. Para la exposición y sensibilización a las cucarachas se obtuvieron servicios profesionales contra plagas. En este sentido, se encontró una disminución de 20% en los síntomas y días de sibilancias con medidas de regulación ambiental intensivas, tan alta como se había comunicado en los estudios de ICS (13). Los efectos benéficos de la regulación ambiental ayudan a respaldar la noción de que el asma alérgica se exacerba por los alérgenos intramuros.

La detección de un alérgeno mayor de gato, *Fel d 1*, en hogares o escuelas que nunca se supo tuviesen exposición a ese animal, es compatible con su transporte con base en tales premisas y la sensibilidad de los inmunoanálisis para dicho alérgeno. El retiro de un animal de la casa y la cubierta eficaz de almohadas y colchones son intervenciones que se sabe disminuyen la concentración de alérgenos hasta cifras por debajo de la que hace que muchos pacientes no tengan síntomas clínicos de asma. Una vez que se retira un gato de casa y se limpia esta, hay informes de que se requieren de 20 a 24 sem para que la concentración de alérgenos de gato disminuya hasta la que se encuentra en aquellos hogares sin ese tipo de animal (177). En unos cuantos hogares hubo persistencia de concentraciones altas de *Fel d 1* durante ese periodo, donde se identificaron fuentes residuales de caspa de gato (177).

Aunque la ingestión de alimentos puede causar anafilaxia, el asma persistente no se explica por reacciones mediadas por IgE en su contra. Asimismo, se sabe que la exposición a la producción de alimentos, como ocurre a los panaderos (178), manejadores de huevos de gallina, productores de sabores y los trabajadores expuestos a gomas vegetales, frutos secos, tés (179) o enzimas (180), produce asma ocupacional mediada por anticuerpos IgE.

Asma no alérgica

En el asma no alérgica no hay reacciones de vías aéreas mediadas por IgE contra alérgenos comunes. El asma no alérgica se presenta en cualquier rango de edad, al igual que la alérgica; pero el primer tipo, en general, tiene más probabilidad de presentarse en sujetos menores de 4 años o mayores de 60 años. Las crisis de asma no alérgica son desencadenadas por la inflamación continua o por infecciones altas de vías respiratorias, olores o contaminación del aire, rinosinusitis purulenta o exacerbaciones de la rinosinusitis crónica (CRS, por sus siglas en inglés). La mayoría de los pacientes no muestra datos de anticuerpos IgE contra alérgenos comunes. Los jóvenes "con sibilancias tempranas transitorias" tienen una probabilidad de casi 70% de no presentar asma entre los 9 y 11 años (160, 181).

En otros pacientes, las pruebas cutáneas o las de alérgenos *in vitro* resultan positivas, pero a pesar de la presencia de anticuerpos IgE no hay relación temporal entre la exposición y los síntomas. A menudo, pero no de manera exclusiva, el inicio del asma se presenta en el contexto de una infección viral de vías respiratorias altas, que se han vinculado con la secreción de mediadores y la descamación del epitelio bronquial que pueden llevar a una inflamación continua y síntomas de asma. Los virus de frecuente recuperación que se vinculan con un asma que empeora incluyen picornavirus (rinovirus), coronavirus, RSV, virus paragripales y gripales, y adenovirus. Además, se puede identificar CRS en algunos pacientes con asma, al igual que pólipos nasales, con o sin intolerancia del ácido acetilsalicílico (enfermedad respiratoria exacerbada por el ácido acetilsalicílico). La contaminación del aire intramuros (3, 4) por compuestos orgánicos volátiles, formaldehído, hornos de madera y tabaquismo de cigarrillos, pueden contribuir al asma de cualquier tipo, incluida la no alérgica. Por lo tanto, es importante considerar la ocupación o las exposiciones relacionadas con pasatiempos que pudiesen, de hecho, ser mediados por IgE en los pacientes con asma no alérgica.

La teoría de los linfocitos T_H2 ("hipótesis de la higiene") del asma fue respaldada en parte por un estudio donde se encontró que la protección contra el padecimiento en desarrollo en los niños de 6 a 13 años se vinculaba con la asistencia a guarderías durante los primeros 6 meses de vida o con contar con dos o más hermanos no gemelos de mayor edad en casa (182). Los niños "protegidos" presentaban una incidencia de 5% de asma a los 13 años, en comparación con la de 10% de quienes no habían acudido a una guardería, o tenían uno o ningún hermano no gemelo (182). Sin embargo, es digno de mención que, para los 2 años, los niños finalmente protegidos presentaron una prevalencia de 24% de sibilancias, en comparación con 17% en los no protegidos. En conjunto, la exposición frecuente a otros niños en la infancia temprana, que posiblemente se vincula con más infecciones virales, pudiese causar un predominio de linfocitos T_H1, en contraposición a los T_H2, o aquellos CD4$^+$ con características de alergia.

No está indicada la inmunoterapia de alérgenos y no será de beneficio en los pacientes con asma no alérgica a pesar de la presencia de anticuerpos IgE contra alérgenos.

Asma potencialmente (casi) fatal

La denominación de *asma potencialmente (casi) fatal* describe a un paciente de alto riesgo de morir por asma (152, 154). La serie inicial de pacientes con este tipo de asma presentó uno o más de los siguientes criterios: (a) acidosis respiratoria o insuficiencia por asma, (b) intubación endotraqueal por asma, (c) dos o más crisis de asma grave aguda, a pesar del uso de corticoesteroides orales y otros medicamentos específicos para la enfermedad, o (d) dos o más crisis de neumomediastino o neumotórax por asma. Otros factores se han vinculado con un resultado potencialmente fatal por el asma y estos criterios quizá no identifiquen a todos los de alto riesgo (2, 3). El resumen del NAEPP enlista algunos factores adicionales vinculados con exacerbaciones o muertes que incluyeron obstrucción persistente grave del flujo de aire, obstrucción aguda grave del flujo de aire y el que el paciente se atemorizó por su asma (3). Los médicos que atienden al paciente de alto riesgo deben estar al tanto del potencial de muerte y luchar por prevenir ese resultado (152, 154). El paciente imposible de tratar que presenta asma grave e incumplimiento con el plan terapéutico se conoce como con asma maligna potencialmente fatal (154).

Enfermedad respiratoria exacerbada por el ácido acetilsalicílico (asma inducida por el ácido acetilsalicílico)

Los pacientes seleccionados con asma, a menudo no alérgica, presentan respuestas agudas de broncoconstricción ante el ácido acetilsalicílico o AINE no selectivos, que inhiben a la ciclooxigenasa 1 (23-26, 183-189). El inicio de los síntomas de broncoconstricción aguda después de la ingestión de tales fármacos puede ocurrir en minutos (como después de masticar el producto Aspergum) y hasta pasado un periodo de 3 h (187, 189). Algunos médicos aceptan que una respuesta respiratoria puede ocurrir de 8 a 12 h después de recibir ácido acetilsalicílico o un AINE por ingestión; sin embargo, parece más apropiado un intervalo más breve, como

de hasta 3 h. En el asma persistente, las variaciones en las velocidades de flujo exhalatorio se presentan con frecuencia, de modo que confirmar que el ácido acetilsalicílico produce una reacción a las 8 h requiere una valoración cuidadosa. Las reacciones más graves se presentan en minutos y hasta 2 h después de la ingestión. Con la indometacina, los retos por vía oral con 1 o 5 mg han causado respuestas agudas, al igual que los comprimidos de ácido acetilsalicílico que se colocan en la lengua para tratar la faringitis. Además, existe reacción cruzada, de manera que ciertos AINE no selectivos que inhiben a la ciclooxigenasa 1 (ibuprofeno, indometacina, ácidos flufenámico y mefenámico) tienen una mayor probabilidad de inducir respuestas de broncoespasmo en los sujetos sensibles al ácido acetilsalicílico que otros AINE. Puesto que han ocurrido muertes en sujetos sensibles al ácido acetilsalicílico con asma, deberán llevarse a cabo retos solo con la explicación apropiada al paciente y la necesidad obvia del procedimiento (como la presencia de artritis reumatoide o arteriopatía coronaria) realizado por médicos experimentados. Con frecuencia, los pacientes sensibles al ácido acetilsalicílico se pueden desensibilizar después de que experimentan respuestas tempranas de broncoespasmo (183, 185, 187). La administración regular subsiguiente de ácido acetilsalicílico no causa respuestas agudas de broncoespasmo.

Desde la perspectiva histórica, la denominación *enfermedad respiratoria exacerbada por el ácido acetilsalicílico* (187, 188) sustituyó aquella de *tríada del ácido acetilsalicílico o de Samter* (189) y se refiere a pacientes con asma, intolerantes del ácido acetilsalicílico, que también padecen pólipos nasales crónicos y CRS. El inicio del asma suele preceder a la detección de intolerancia del ácido acetilsalicílico por años. Casi 33 a 66% de los pacientes presentan reactividad cutánea inmediata a los alérgenos comunes. En una ocasión se informó que la tartrazina (amarillo núm, 5 de FD&C) fue motivo de informe por producir reacciones broncoespásticas inmediatas en 5% de los pacientes con la tríada del ácido acetilsalicílico. Como resultado, hay informes contrarios en estudios doble ciego de la tartrazina, donde ninguno de los pacientes respondió al reto o la evitación subsiguiente (190).

Los fármacos que producen tales respuestas respiratorias inmediatas comparten la capacidad de inhibir a la enzima ciclooxigenasa 1, que se sabe fragmenta al ácido araquidónico en PGD_2, $PGF_{2\alpha}$ y tromboxanos. Por su estructura, estos fármacos son diferentes, pero tienen un efecto común. Los datos sugieren que el bloqueo de la ciclooxigenasa 1 desvía al ácido araquidónico lejos de la producción de PGE_2, con pérdida de sus "efectos de frenado" de la vía de la lipooxigenasa, lo que da lugar a una sobreproducción de LTC_4 y LTD_4 sin restricción (23-26, 186, 187), este último un potente agonista broncoconstrictor. Los pacientes con enfermedad respiratoria exacerbada por el ácido acetilsalicílico presentan concentraciones basales mayores de $PGF_{2\alpha}$ y de LTE_4 urinaria (25) que aquellos con asma que toleran el ácido acetilsalicílico. Después de la ingestión de ácido acetilsalicílico, los pacientes intolerantes presentan un aumento notorio de LTE_4 urinario, en comparación con los que sí lo toleran (25). Asimismo, se obtuvieron especímenes de biopsia bronquial de pacientes con asma intolerantes y tolerantes del ácido acetilsalicílico, y hubo muchas más células (principalmente eosinófilos activados, pero también cebadas y macrófagos) que expresaron la sintetasa de LTC_4 en los intolerantes (26). Este dato crítico respalda los resultados de LTE_4 urinaria que son marcadores del LTD_4 broncoconstrictor que requiere de la sintetasa de LTC_4 para su generación. En otras palabras, estos datos respaldan un estado de "activación" en contraposición a uno de "inactivación". Después de la ingestión de ácido acetilsalicílico o AINE no selectivos se ha mostrado que hay una declinación en la PGE_2 protectora, cuyo principal efecto es "frenar" la síntesis de la 5-lipooxigenasa (5-LO) y la proteína activadora de la 5-lipooxigenasa (FLAP, por sus siglas en inglés) (187). La inhibición disminuida o ausente de estas dos enzimas clave en la vía de la lipooxigenasa, permite la generación excesiva de LTC_4 en el momento basal y después de la ingestión de ácido acetilsalicílico o AINE no selectivos. La sobreexpresión de la sintetasa de LTC_4 principalmente por los eosinófilos da como resultado un aumento notorio en el LTD_4 después de que se ingiere ácido acetilsalicílico o un inhibidor no selectivo de la ciclooxigenasa. En las biopsias bronquiales no se ha identificado tinción diferencial para la ciclooxigenasa-1, ciclooxigenasa-2, 5-LO, hidrolasa de LTA_4 o FLAP, en los pacientes intolerantes del ácido acetilsalicílico, en contraposición a los tolerantes (191). Los efectos de la producción excesiva de LTD_4 parecen amplificarse por el aumento del número de sus receptores, específicamente el cisteinilleucotrieno de tipo 1, en comparación con el cisteinil leucotrieno de tipo 2 (192, 193). Además, hay cuatro receptores de prostaglandina E (prostainodes E 1-4, designados EP); sin embargo, el EP2 está disminuido en la mucosa bronquial y nasal en los pacientes con enfermedad respiratoria exacerbada por el ácido acetilsalicílico (194). La estimulación de EP-2 da como resultado la producción del monofosfato cíclico de adenosina (AMP, por sus siglas en inglés) que causa broncodilatación. Esta respuesta de protección disminuye en la enfermedad respiratoria exacerbada por el ácido acetilsalicílico (194).

También ocurre activación de células cebadas después de los retos con ácido acetilsalicílico. Incluso hay aumentos de la histamina (y LTC4) en el líquido de lavado bronquial y nasal después de los retos con ácido acetilsalicílico (195). En algunos pacientes ocurre un aumento de la triptasa y la PGD_2, un potente broncoconstrictor, vasodilatador y quimioatrayente de eosinófilos (196). Desde la perspectiva práctica, los inhibidores selectivos de la ciclooxigenasa-2 se toleran con seguridad en virtualmente todos los pacientes intolerantes del ácido acetilsalicílico (186, 187).

Asma ocupacional

En este caso, se calcula que ocurre en 5 a 10% de los pacientes con asma su forma ocupacional (100), cuya prevalencia específica en la industria puede ser todavía mayor (p. ej., 15.8% en los procesadores del cangrejo de las nieves en Canadá) (197). El asma ocupacional puede o no ser mediado por IgE. En el primer caso, los datos longitudinales respaldan un tiempo de sensibilización seguido por el desarrollo de hiperrespuesta bronquial, y después, broncoconstricción (197). Luego del retiro de la exposición en el sitio laboral se registró la secuencia inversa. En ese momento los factores asociados con el asma persistente incluyeron la presencia de síntomas durante más de 1 año, contar con pruebas de función pulmonar anormales y tomar medicamentos para el asma. Malo y cols., (198) documentaron que la espirometría y la hiperrespuesta bronquial en pacientes que ya no trabajaban con cangrejos de las nieves alcanzaron una meseta de mejoría a los 2 años del cese de la exposición laboral. En los trabajadores con asma ocupacional atribuible a enzimas detergentes, como proteasas, amilasa y celulasas, muchos continuaron informando de síntomas respiratorios 3 años después de su retiro del sitio laboral (véase cap. 25). Al asma ocupacional se reconoció entre los profesionales de atención sanitaria (de 4.2% en los médicos a 7.3% en las enfermeras) (100, 199). Algunos de los casos se considera que son de origen irritativo, en contraposición al alérgico. La valoración de los pacientes con posible asma ocupacional se trata con mayor detalle en el capítulo 25. Algunos trabajadores presentan respuestas bronquiales dobles o irritantes tempranas, tardías, como ocurre ante el anhídrido trimelítico, que se usa en la industria del plástico como sustancia de curado en la fabricación de resinas epóxicas.

El diagnóstico diferencial del asma ocupacional es complejo, e incluye la exposición a irritantes, humo, gases tóxicos, a metales, insecticidas, sustancias químicas orgánicas y polvos, organismos infecciosos y sustancias químicas ocupacionales. Además, se debe diferenciar entre el asma ocupacional de trabajadores expuestos que coincidentemente presentan asma de inicio en el adulto, no afectados por la exposición laboral. Algunos trabajadores tienen exposición a sustancias químicas y un síndrome de compensación, pero no asma objetiva, a pesar de los síntomas y una mala respuesta usual a los medicamentos. La neurosis relacionada con el trabajo se debe descartar, con fijación en un empleador, así como un síndrome de disfunción reactiva de las vías aéreas que ocurre después de la exposición accidental a un irritante químico o gas tóxico (200). El estado atópico y el tabaquismo no predicen qué trabajadores se enfermarán ante sustancias químicas de menor peso molecular. El estado atópico y el tabaquismo fueron factores de predicción del asma ocupacional mediada por IgE ante sustancias químicas de peso molecular elevado. Por ejemplo, los trabajadores del cedro rojo occidental presentan hiperrespuesta bronquial durante las épocas de exposición, con disminución fuera de ellas.

La complejidad del diagnóstico del asma ocupacional no puede subestimarse en algunos trabajadores. Los síntomas respiratorios quizá se intensifiquen cuando alguno retorna de vacaciones, pero pueden no ser espectaculares cuando el deterioro ocurre durante días sucesivos en el trabajo. En los pacientes con asma previa, los humos en el trabajo pueden causar que se agrave el padecimiento, sin haber sido la causa inicial.

Las medidas de evitación y el tratamiento farmacológico temporal pueden ser suficientes para ayudar a confirmar un diagnóstico en algunos casos. El reinicio de la exposición debería producir obstrucción bronquial objetiva y cambios clínicos. El médico debe estar al tanto de que los trabajadores quizá presenten resultados en determinaciones seriadas de PEFR que coinciden con los valores anormales esperados durante el trabajo o poco después. Dichas cifras deben valorarse de manera crítica, porque son dependientes del esfuerzo y pueden manipularse. La demostración de anticuerpos IgE o IgG contra el alérgeno señalado en el sitio laboral, o contra una sustancia química unida a una proteína acarreadora, han sido útiles para respaldar el diagnóstico de asma ocupacional por anhídrido trimelítico e incluso en uso prospectivo para identificar trabajadores en riesgo de asma ocupacional (201). Tales análisis no suelen estar disponibles, pero tienen utilidad discriminatoria cuando son realizados de manera apropiada.

En un reto de provocación bronquial, si se considera necesario, es preferible hacer que el trabajador realice una tarea relacionada con su ocupación habitual, que lo expone a una concentración usual de las sustancias químicas del sitio laboral. Quizá sea necesario el estudio ciego posterior, así como retos sucesivos. La PC_{20} ante la histamina puede disminuir después de un reto sin contratiempos, pero al siguiente día, cuando el empleado se expone nuevamente al producto señalado, quizá se presente una declinación de 30% del FEV_1 que confirme el diagnóstico.

Asma inducida por el ejercicio/broncoconstricción

El asma inducida por el ejercicio ocurre en respuesta a una afección aislada en los pacientes con asma intermitente o la incapacidad de concluir un programa de actividad física en aquellos sintomáticos con asma persistente, cuya regulación permite la participación exitosa en un grado razonable de ejercicio. En los pacientes con asma intermitente, cuyos únicos síntomas pudiesen desencadenarse

por el ejercicio, el patrón de la broncoconstricción es el siguiente: durante el ejercicio inicial, el FEV_1 aumenta en forma ligera (casi 5%), no cambia o disminuye ligeramente, pero sin que se presenten síntomas. Esto es seguido por declinaciones del FEV_1 y el inicio de síntomas de 5 a 15 min después del cese del ejercicio. La declinación del FEV_1 es de al menos 10% (202, 203). La hiperrespuesta de las vías aéreas está presente en los pacientes con asma y hay un aumento del FeNO (204). La denominación *broncoconstricción inducida por el ejercicio* (EIB) se refiere al cierre de la vía aérea que ocurre solo con la actividad física, en especial frecuente en los atletas de alto rendimiento. No todos ellos presentan bronquios con hiperrespuesta cuando se les aplica un reto con histamina o metacolina como agonistas directos; algunos reaccionan solo ante agonistas indirectos, como el manitol, o la solución salina hipertónica (4.5%), hallazgo que ha llevado a la noción de que puede haber lesión de la vía aérea en atletas de alto rendimiento, en contraposición con su inflamación, que caracteriza al asma.

El asma inducida por el ejercicio con una declinación de FEV_1 de al menos 10% resultante, se asocia con la inspiración de aire frío o seco. En general, las mayores declinaciones en la espirometría y la presencia de síntomas respiratorios son directamente proporcionales al grado de hiperventilación e inversamente proporcionales a la temperatura y humedad del aire inspirado. El mecanismo de la broncoconstricción se considera relacionado con un aumento en la osmolaridad del fluido periciliar, que acompaña al acondicionamiento necesario del aire inspirado (202, 205). También se ha considerado que la pérdida de agua puede aumentar la osmolaridad del fluido periciliar hasta más de 900 mOsm, de manera que ocurre broncoconstricción (205). Otra explicación es que el recalentamiento de las vías aéreas después del ejercicio causa aumento del riego sanguíneo de la mucosa bronquial, como posible explicación mecánica (206). Sin embargo, ha sido difícil obtener pruebas del recalentado. En clínica, se ha reconocido que en los corredores extramuros que inhalan aire seco, frío, este es un estímulo mayor para el asma que el nadar o correr intramuros, donde se respira aire humidificado a mayor temperatura. En este sentido, se ha argüido que la hiperventilación del ejercicio causa una pérdida de calor por la vía aérea, que es seguida por enfriamiento de la mucosa bronquial. Además, hay mayores declinaciones del FEV_1 durante el ejercicio, cuando están presentes concentraciones mayores de eosinófilos en el esputo inducido, un dato que respalda el vínculo entre la inflamación eosinofílica y el asma inducida por el ejercicio.

En cualquier forma de asma persistente puede ocurrir EIB, pero también prevenirse por completo o en un mayor grado por el tratamiento farmacológico. En la prevención de crisis aisladas de EIB, los medicamentos, como los agonistas adrenérgicos β de acción breve inhalados durante 10 a 15 min antes del ejercicio, a menudo prevén los síntomas significativos asociados. Los agonistas adrenérgicos β_2 de acción prolongada son también broncoprotectores, pero no se recomiendan como tratamiento aislado. La inhalación de cromolín es eficaz, como en menor grado lo son los antagonistas muscarínicos de acción breve y la teofilina. Los agonistas del receptor de leucotrienos tienen un efecto positivo, aunque más leve, de protección, y esto sugiere que el LTD_4 participa en la EIB. Los antihistamínicos H_1 proveen broncoprotección a algunos sujetos. Para aquellos con asma persistente, la mejoría total en el estado respiratorio por las medidas de evitación y la farmacoterapia regular puede disminuir al mínimo los síntomas del ejercicio. El tratamiento previo con agonistas adrenérgicos β_2 de acción breve o prolongada, aunado al del asma, puede permitir que los pacientes participen en actividades de ejercicio con éxito, a pesar de su afección. Los ICS ayudan a modificar el grado de declinación del FEV_1 por el ejercicio.

El diagnóstico diferencial de la EIB incluye un colapso dinámico inesperado de los bronquios durante el ejercicio extenuante. El diagnóstico se confirma por estudio de TC de los bronquios, que muestra estenosis excesiva, y por broncoscopia (207).

Asma variante

La mayoría de los pacientes con asma informa de síntomas de tos, rigidez de tórax y disnea, y el médico puede auscultar sibilancias o roncus (estertores secos) por exploración. Por *asma variante* se hace referencia a aquella con síntomas principales de tos paroxística y repetitiva o disnea, en ausencia de sibilancias (6). La tos a menudo se presenta después de una infección de vías respiratorias altas, del ejercicio o la exposición a olores, pintura fresca o alérgenos. No suele producirse esputo y la tos se presenta con predominio nocturno. Los antitusivos, expectorantes, antibióticos y corticoesteroides intranasales no suprimen la tos. La exploración de tórax no detecta sibilancias o roncus. McFadden (208) documentó aumento de la resistencia de vías aéreas grandes, disminución moderada a intensa del FEV_1 (media, 53%) y respuesta a los broncodilatadores. El RV medio fue de 152%, compatible con el atrapamiento de aire. Además, los pacientes con disnea de ejercicio como primera manifestación del asma, presentaron una cifra de FEV_1 todavía dentro de límites normales, pero un RV de 236% (208) y no un aumento importante en la resistencia de las vías aéreas. Ambos fenotipos conllevan una disminución de la velocidad de flujo de las vías aéreas pequeñas. Las sibilancias se pueden inducir después del ejercicio o de realizar una maniobra de FVC en algunos pacientes.

El tratamiento farmacológico quizá tenga éxito en la supresión de las crisis de tos o la percepción de disnea. Cuando han sido inhalados, los agonistas adrenérgicos β_2 no han resultado eficaces; la mejor forma de suprimir los síntomas es con un ICS por vía oral. Si se usa un inhalador que produce tos, un ciclo de 5 a 7 días de corticoesteroides orales a menudo la detiene (6, 7). En ocasiones se requieren ciclos todavía mayores de corticoesteroides orales y el tratamiento del asma.

Asma ficticia

Esta enfermedad conlleva problemas de diagnóstico y tratamiento, que a menudo requieren abordajes terapéuticos multidisciplinarios (159, 209). El diagnóstico puede no sospecharse de inicio por los antecedentes del paciente, los síntomas de desencadenamiento, la exploración e incluso los parámetros fisiológicos pulmonares anormales, pudiesen parecer compatibles con el asma. No obstante, tal vez no haya respuesta al tratamiento apropiado o, de hecho, ocurra un empeoramiento del asma a pesar de lo que se consideraría una atención eficaz. Algunos pacientes pueden aducir sus cuerdas vocales durante la inspiración, y durante la exhalación emitir un sonido ronco que simula el asma. Otros pudiesen presentar paroxismos de tos repetitivos o "tos de foca" y episodios de recuperación. Varios pacientes con asma ficticia son médicos, enfermeras o personal paramédico, con un grado desusado de conocimientos clínicos. La enfermedad psiquiátrica puede ser grave y, sin embargo, los pacientes parecer apropiados en una entrevista determinada. Las crisis de asma ficticia no se presentan durante el sueño y el médico experimentado puede distraer a quien la padece y causar temporalmente una ausencia de sibilancias o tos. Los procedimientos invasivos pueden vincularse con reacciones de conversión o incluso "paros respiratorios", por detención voluntaria de la ventilación.

Disfunción de las cuerdas vocales y asma

La disfunción de cuerdas vocales (VCD, por sus siglas en inglés) (llamada también *discinesia laríngea*) puede coexistir con el asma (143, 144, 210-212) (fig. 19-4B). En un grupo de 95 pacientes con VCD, 53 presentaban asma. El grado de prescripción de medicamentos puede ser muy alto en los pacientes con VC con o sin asma (143). De gran preocupación es el uso prolongado de corticoesteroides orales para la disnea que, de hecho, se debe a VCD y no al asma. Los pacientes con VCD y asma pueden o no tener discernimiento de la VCD. A algunos pacientes se les puede instruir por un terapeuta de lenguaje para evitar la aducción de las cuerdas vocales durante la inspiración. En particular, pueden aprender la ventilación abdominal en lugar de la torácica durante la inspiración. El diagnóstico se sospecha cuando se nota un asa inspiratoria trunca en una de flujo-volumen, cuando la visualización directa de la laringe identifica aducción de las cuerdas vocales a la inspiración, durante la exploración por TC del cuello (143, 144, 210-212) o por exploración al lado de la cama. En el último caso, el paciente puede presentar un diagnóstico de asma y hospitalizarse. Aunque hay síntomas, el paciente presenta sibilancias limitadas o un tórax sin mayor manifestación, gases sanguíneos u oximetría de pulso relativamente normales y el no desear emitir la vocal "e" durante más de 3 s. Además, en cuanto se insiste que hagan un esfuerzo inspiratorio grande, no lo logran. En la serie de 95 pacientes, muchos eran proveedores de atención sanitaria y mujeres con obesidad (143); 15 de 40 presentaban ERGE (37.5%) con VCD y asma, en comparación con 11 de 33 (33%) con VCD sin asma (143). En conjunto, 95 pacientes (38%) tenían antecedente de abuso, físico, sexual o emocional (143). Por lo tanto, debería sospecharse VCD en los pacientes con asma grave difícil de aliviar (por lo general, dependiente de corticoesteroides), cuyos síntomas o requerimientos médicos no concuerdan con los datos de espirometría o gases sanguíneos arteriales relativamente normales, y en quienes presentan ronquera prolongada con disnea, sibilancias o tos, con o sin asma.

Asma y enfermedad pulmonar obstructiva crónica coexistentes

Por lo general, en el contexto del tabaquismo de cigarrillos a largo plazo (al menos 30 a 40 cajetillas por año), el asma puede coexistir con la EPOC. De manera notoria, el paciente con asma o EPOC no debería fumar. A aquellos con asma y EPOC se pueden administrar múltiples medicamentos para disminuir al mínimo sus signos y síntomas. Sin embargo, algo de la disnea será fija y no transitoria por la EPOC subyacente. El componente de asma puede ser significativo, tal vez de 25 a 50% al inicio. Sin embargo, con la continuación del tabaquismo, el componente reversible, con uso de agonistas adrenérgicos β_2, corticoesteroides orales e ICS, en combinación con agonistas adrenérgicos β_2 de acción prolongada/ICS, teofilina, tiotropio y antagonistas de leucotrienos, disminuye o se torna inexistente. En ese momento se debe usar la menor cantidad de medicamentos posible. Cuando no hay beneficios de los corticoesteroides orales, es aconsejable disminuirlos en forma gradual y discontinuarlos.

De inicio, como después de la hospitalización por asma, el paciente con EPOC concomitante puede beneficiarse de un ciclo de 2 a 4 sem de corticoesteroides orales. En este caso, debería hacerse el esfuerzo por identificar el máximo grado de reversibilidad, incluso cuando el asma es un componente leve de la EPOC. La falta de respuesta al broncodilatador o la eosinofilia de sangre periférica no impiden una respuesta a un ciclo de 2 sem de prednisona.

La atención a largo plazo de pacientes con asma y EPOC coexistentes puede ser exitosa, con mejoramiento de la calidad de vida y disminución o eliminación de las sibilancias discapacitantes. Una combinación de ICS y agonistas adrenérgicos β_2 de acción prolongada puede mejorar la evolución del paciente (213, 214). Sin embargo, en un momento dado, los pacientes pueden sucumbir ante una EPOC de etapa terminal o una insuficiencia cardiaca concomitante.

El síndrome de superposición de asma-EPOC se refiere a pacientes cuya respuesta al albuterol es bastante prolongada (para un $FEV_1 \geq 15\%$ y $\geq$ a 400 mL) a pesar de los datos de obstrucción de las vías aéreas ($FEV_1/FVC < 0.70$) (12). Sin embargo, persiste la controversia acerca de cuáles criterios son los más útiles para el diagnóstico (215).

■ ESTÍMULOS PRECIPITANTES NO ANTIGÉNICOS

La hiperrespuesta de los bronquios en los pacientes con asma se manifiesta clínicamente por las reacciones a diversos desencadenantes no antigénicos. Algunos desencadenantes aéreos incluyen olores, como el del humo del cigarrillo, de pintura fresca, de cocina, perfumes, colonias, insecticidas y productos de limpieza casera (216). Además, el dióxido de azufre, el ozono, el dióxido de nitrógeno, el monóxido de carbono y otros productos de combustión, tanto intramuros como extramuros, pueden desencadenar signos y síntomas de asma. Las consultas a departamentos de urgencia por asma en adultos en la ciudad de Nueva York alcanzaron un máximo 2 días después del aumento de la concentración de ozono en el aire ambiental (217). El efecto fue más pronunciado en quienes habían fumado más de 14 cajetillas al año de cigarrillos (217). No hubo efecto del ozono en los adultos no fumadores o con un hábito leve (< 13 cajetillas por año). En este estudio, la mayoría de los pacientes presentaba asma grave persistente, sin efecto de la humedad relativa en las consultas al departamento de urgencias. Estos datos respaldan un efecto del ozono en los pacientes con asma grave fumadores de cigarrillos. No se encontraron efectos adversos del ozono en fumadores leves o abstemios. En este sentido, es claro que la contaminación del aire por gases oxidantes (ozono, dióxido de nitrógeno y dióxido de azufre) se vincula con consultas al departamento de urgencias por asma y sibilancias (218); Es posible que ocurra broncoconstricción por irritantes. El tratamiento eficaz de los pacientes con asma puede permitirles tolerar la mayoría de las exposiciones inadvertidas, con pocos efectos problemáticos. También se ha mostrado que las partículas de diésel del escape de los automóviles estimulan aumentos de anticuerpos específicos

IgE contra el alérgeno y una mayor producción de IL-4 e IL-13. Además, estas partículas pudiesen incluir cambio de isotipo, de anticuerpos IgM a IgE, en los linfocitos B (219). Los efectos de salud pública de las partículas del escape de vehículos diésel pueden ser muy grandes, tanto para el surgimiento de respuestas a alérgenos (219), cuando se estima la combinación con los datos de que los niños que viven más cerca de carreteras con tráfico elevado requieren más consultas a urgencias por asma (220-221).

La ERGE ha sido un desencadenante reconocido de las crisis de asma (3, 4, 222-224) y cuando es franca con aspiración intensa hacia los bronquios, se ha vinculado con tos crónica, sibilancias episódicas, roncus e incluso cianosis. El reflujo de ácido gástrico a la porción baja del esófago puede precipitar síntomas de asma o tos sin una aspiración franca, tal vez por microaspiración o por un reflejo vagal esofagobronquial. Mientras que los pacientes con asma y ERGE a quienes se administró ácido por vía esofágica mostraron aumento en la resistencia de las vías respiratorias y decremento de la PEFR; aquellos con asma sin ERGE pueden también presentarlos. Una crisis aguda de asma o EPOC puede causar aumento de la presión negativa intratorácica, que quizás incremente el reflujo. Las afecciones comórbidas de asma y ERGE siguen siendo muy pertinentes, porque hay pruebas de ERGE obtenidas con el uso de sondas de pH en 30 a 65% de los veteranos estadounidenses (222).

El tratamiento médico de la ERGE, como evitar las comidas durante 3 h antes de acostarse, la disminución de peso, el cese del tabaquismo de cigarrillos, la discontinuación de los fármacos que disminuyen el tono del esfínter gastroesofágico (teofilina), los cambios de la alimentación y el levantar la cabecera de la cama 15 cm y dormir en decúbito lateral izquierdo, pueden ser de utilidad. Asimismo, hay opiniones de consenso de expertos de que la elevación de la cabecera de la cama y el dormir en decúbito lateral izquierdo pueden ayudar a disminuir los síntomas de reflujo (223). La farmacoterapia con inhibidores de la bomba de protones (PPI, por sus siglas en inglés) es aconsejable durante 3 meses, y entonces debería hacerse una valoración respecto de continuar el tratamiento. Algunos pacientes se beneficiarán de los PPI cada 12 h (tomados 30 min antes del desayuno y la comida) y un antagonista del receptor de histamina2 al acostarse. La intervención quirúrgica en ocasiones está indicada para los pacientes en quienes fracasa el tratamiento médico (de 3 meses). Los abordajes que han tenido éxito en grados variables son los de funduplicación laparoscópica u operaciones abiertas en los pacientes con grandes hernias hiatales, estenosis o intervenciones quirúrgicas previas. El reflujo no ácido o débilmente alcalino también contribuye a la tos y puede estar presente cuando ha habido una respuesta inadecuada al tratamiento cada 12 h con PPI, con o sin un antagonista del receptor de histamina2 (224). No obstante,

debería señalarse que no se ha encontrado que sea eficaz el tratamiento empírico con PPI, administrado por un asma poco controlada, en ausencia de reflujo (225).

Algunos pacientes con asma presentan un "reflujo atípico", que se considera una descripción preferible a la de enfermedad por reflujo supraesofágico (SERD, por sus siglas en inglés) o reflujo laringofaríngeo (LPR, por sus siglas en inglés), caracterizada por ronquera, carraspera, sensación de globo y tos persistente. Otros pacientes presentan enfermedad por reflujo no erosiva (NERD, por sus siglas en inglés), en cuyo caso la exploración por endoscopia revela poco o ningún signo de reflujo y hay determinaciones esofágicas de pH normales, a pesar de los síntomas compatibles con ERGE.

La CRS (véase cap. 27) y las exacerbaciones agudas de rinosinusitis pueden causar asma grave aguda o sus exacerbaciones. Los pacientes con asma intermitente pueden experimentar una exacerbación en el contexto de la rinosinusitis aguda, la infección de vías respiratorias altas o la neumonía adquirida en la comunidad. La inmunodeficiencia variable común o la deficiencia específica de anticuerpos (véase cap. 4) se puede diagnosticar en el paciente con una causa infecciosa por una exacerbación del asma o CRS y asma persistente.

A la CHF izquierda se le ha vinculado con las exacerbaciones del asma. Asimismo, se detectó hiperrespuesta bronquial en pacientes no asmáticos que desarrollaron insuficiencia ventricular izquierda. Cuando los pacientes con asma desarrollan CHF, en ocasiones pueden presentarse crisis súbitas de disnea con sibilancias, en ausencia de distensión de venas del cuello o edema periférico, que respaldarían un diagnóstico de insuficiencia ventricular izquierda. La diferenciación del edema pulmonar y el asma aguda puede ser difícil en pacientes de cardiología frágiles con asma o sus variantes persistentes, moderada o grave, EPOC e insuficiencia ventricular izquierda. El péptido natriurético de tipo B o la troponina pueden estar elevados en el contexto de la insuficiencia ventricular izquierda (226). La ecocardiografía transtorácica, en el contexto de urgencia, puede mostrar datos de CHF (226). La embolia pulmonar aguda se presenta como exacerbación del asma, disnea aguda en un paciente con asma o una exacerbación de la CHF en uno con asma persistente.

■ DIAGNÓSTICO DIFERENCIAL DE SIBILANCIAS, DISNEA Y TOS

Hay muchas causas de sibilancias, disnea y tos, individuales y colectivas. Un listado parcial es el siguiente:

I. Afecciones o enfermedades de frecuente presencia
   A. Asma
   B. Infección de vías respiratorias altas
      1. Bronquiolitis

2. Laringotraqueobronquitis
3. Infecciones virales (p. ej., por VSR, rino-virus, virus de influenza y parainfluenza, metaneumovirus, etc.)
4. Bronquitis aguda y crónica
5. Neumonía aguda no adquirida en el hospital (comunitaria)
6. Bronquiectasias
7. Rinosinusitis

C. CHF
1. Insuficiencia ventricular izquierda
2. Estenosis mitral
3. Cardiopatía congénita

D. EPOC
E. Síndrome de hiperventilación
F. Infarto o embolia pulmonar
G. Fibrosis quística
H. VCD
I. Laringotraqueomalacia
J. Displasia broncopulmonar
K. Anillos vasculares
L. ERGE

II. Afecciones menos frecuentes
A. Tuberculosis
B. Neumonía por hipersensibilidad (aviaria o por microorganismos, p. ej., hongos y bacterias)
C. Inhalación de gases, olores o polvos irritantes
D. Obstrucción física de las vías aéreas altas
1. Neoplasias (benignas o malignas)
2. Cuerpos extraños
3. Angioedema laríngeo o faríngeo agudo
4. Estenosis bronquial
   a. Posintubación
   b. Granulomatosa
   c. Posquemadura
E. Enfermedad pulmonar intersticial
F. Neumonía por *Pneumocystis carinii*
G. Sarcoidosis
H. Broncomalacia

III. Afecciones no frecuentes
A. Enfermedad pulmonar restrictiva
B. EGPA (síndrome de Churg-Strauss)
C. Crecimiento mediastínico
D. Difteria
E. Tumor carcinoide de los bronquios principales
F. Timoma
G. Fístula traqueoesofágica
H. ABPA
I. Deficiencia de antitripsina α_1
J. Tos, sibilancias o estridor ficticios
K. Colapso dinámico de las vías aéreas

■ TRATAMIENTO

Como en otras enfermedades crónicas, los objetivos básicos del tratamiento del asma son aliviar significativamente los síntomas y prevenir las alteraciones físicas y psicológicas (3, 4), lo que con frecuencia máxima se logra con una combinación de estrategias farmacológicas y no, dirigidas en parte por la agudeza, gravedad y clasificación de la enfermedad subyacente (tablas 19-5 a 19-7). El objetivo final del tratamiento del asma es que los pacientes puedan llevar vidas funcionales normales con poca o ninguna alteración durante el ejercicio o el sueño. De manera adicional, debería conservarse la función pulmonar para evitar pérdidas excesivas del FEV_1. Los objetivos prácticos del tratamiento del asma se miden mejor por la evitación de muertes, hospitalizaciones y ausentismo/presentismo, escolar o laboral. Cuando se selecciona un tratamiento particular del asma, es importante considerar factores que impacten en el cumplimiento por el paciente, incluidos los efectos colaterales y el costo. Finalmente, deben crearse planes terapéuticos individualizados porque los pacientes pueden tener respuestas clínicas variables al mismo método de tratamiento. En el Informe 3 del NAEPP se sugiere

TABLA 19-7 OBJETIVOS DEL TRATAMIENTO DEL ASMA

Evitar muertes

Llevar al máximo la regulación del asma

Evitar hospitalizaciones, consultas al departamento de urgencias y las no programadas

Evitar/disminuir el asma nocturna

Evitar/disminuir las limitaciones de actividades, el ausentismo/presentismo laboral/escolar

Llevar al máximo el estado respiratorio y la función pulmonar. Usar los medicamentos apropiados

Preparar un plan de acción para las exacerbaciones (conocido por el paciente)

considerar tres dimensiones: la gravedad, la regulación y la capacidad de respuesta (facilidad de tratamiento) (3).

Principios

El asma es una enfermedad compleja. Su esquema terapéutico es multifactorial y consta de la determinación de la clasificación clínica (tabla 19-5), la correspondiente funcional (tabla 19-6), la necesidad de medidas de evitación, el tratamiento farmacológico y, cuando indicada, la inmunoterapia de alérgenos y los tratamientos de inmunobiología (tablas 19-7 a 19-9). Cuando los síntomas del asma persisten a pesar del tratamiento médico amplio, deben también considerarse diagnósticos médicos y afecciones alternativas.

El tratamiento farmacológico del asma consta de las medidas terapéuticas para disminuir la inflamación y revertir el edema de la mucosa bronquial, el broncoespasmo, la hipersecreción del moco y el desequilibro de V/Q, que se logra dirigiéndose a una variedad de mecanismos celulares y moleculares importantes en la patogenia del asma, incluidos la contracción del músculo liso, el remodelado hístico, el reclutamiento de leucocitos y la liberación de mediadores de inflamación. En la actualidad hay siete clases principales de medicamentos usados para tratar el asma, desde las exacerbaciones agudas hasta los síntomas crónicos. Algunos de estos recursos terapéuticos se han usado durante más de medio siglo, en tanto otros se aprobaron apenas en el último año. Además, en la actualidad se están diseñando numerosos productos novedosos o se encuentran en estudios clínicos.

Tratamiento farmacológico

Corticoesteroides

Los glucocorticoesteroides son una clase de hormonas esteroideas producidas en forma natural en la corteza suprarrenal e importantes para regular la inflamación, el metabolismo de la glucosa y muchos otros procesos fisiológicos críticos (véase cap. 35). Los corticoesteroides sintéticos son los más eficaces para el tratamiento del asma y están disponibles en presentaciones orales, subcutáneas, intravenosas y tópicas. Los glucocorticoesteroides actúan por unión a su receptor citoplásmico, el receptor de glucocorticoesteroides. Una vez hecha la unión, el complejo hormona-receptor se transloca al núcleo de la célula para inducir una diversidad de respuestas antiinflamatorias a través de: (1) la regulación ascendente de diversos genes antiinflamatorios, (2) la regulación descendente de genes proinflamatorios, (3) la represión de la proteína NF-κB proinflamatoria y (4) la desestabilización y disminución de diversos ARNm (véase tabla 19-11). A partir de estos mecanismos, los glucocorticoesteroides tienen una participación amplia en la supresión de la inflamación, en parte por disminución del número y la activación de células inflamatorias (p. ej., eosinófilos, basófilos, células cebadas), así como la disminución del escape microvascular y el remodelado de tejidos de músculo liso.

Corticoesteroides parenterales

Los corticoesteroides parenterales a menudo no solo se usan en el tratamiento de las exacerbaciones agudas del asma,

---

TABLA 19-8 RECOMENDACIONES PARA EL ASMA AGUDA

EN EL DEPARTAMENTO DE URGENCIAS

1. Establecer la gravedad:
   - ¿No puede hablar con una oración completa?
   - ¿Usa músculos accesorios?
   - ¿Presenta cianosis?
   - ¿Frecuencia cardiaca de 120 latidos/min o mayor?
   - ¿No se puede hacer espirometría o el flujo máximo es menor de 200 L/min?
   - ¿Hay uso excesivo de agonistas adrenérgicos β_2?
   - ¿Síntomas nocturnos notorios?
2. Enviar a casa al paciente después del tratamiento de urgencia con un ciclo breve de corticoesteroides orales. Programar los cuidados de seguimiento.

EN EL CONSULTORIO

1. ¿Necesita el paciente hospitalización o tratamiento de urgencia?
2. Puede ser suficiente una combinación de agonista adrenérgico β_2 regular y corticoesteroide inhalado. De otra manera, agréguese un ciclo breve de un corticoesteroide oral.
3. Verificar la técnica con el inhalador.
4. Programar los cuidados de seguimiento.
5. Considerar el envío a un alergólogo-inmunólogo.

TABLA 19-9 RECOMENDACIONES PARA EL ASMA PERSISTENTE

1. Considerar las limitaciones de los agonistas adrenérgicos β_2 inhalados, los corticoesteroides inhalados, los antagonistas muscarínicos, el cromolín, los antagonistas e inhibidores de la biosíntesis del receptor de leucotrienos, y la teofilina.
2. Revisar y mejorar la técnica con el inhalador, incluso en los pacientes que usan dispositivos espaciadores.
3. Revalorar al paciente después del tratamiento inicial y cambiarlo si no se ha logrado una mejora satisfactoria.
4. Recalcar el tratamiento antiinflamatorio en contraposición a los agonistas adrenérgicos β_2 con horario (y posiblemente teofilina).
5. Abordar los factores alérgicos en casa, la escuela y el sitio laboral. Considerar el envío a un alergólogo-inmunólogo.
6. Descartar ABPA.
7. Muchos pacientes se tratan exitosamente con corticoesteroides inhalados, con o sin agonistas adrenérgicos β_2.
8. Evitar esquemas de medicamentos en exceso demandantes.
9. Tomar las medidas para las urgencias o el deterioro del estado respiratorio por involucramiento del paciente o la familia, de ser posible.
10. Usar corticoesteroides orales tempranamente para disminuir los síntomas del asma en un paciente que se ha deteriorado después de una infección de vías respiratorias altas más bien que como "último recurso".
11. Identificar pacientes con asma potencialmente (casi) fatal.
12. Abordar las afecciones comórbidas o los fenotipos (ERGE, rinosinusitis, rinitis alérgica, depresión, ansiedad, falta de apego, apnea obstructiva del sueño, deficiencia específica de antibióticos, inmunodeficiencia variable común, etc.).

ABPA, aspergilosis broncopulmonar alérgica; ERGE, enfermedad por reflujo gastroesofágico.

sino que también se pueden utilizar como tratamiento en la enfermedad persistente grave, como se analiza a continuación. Estos fármacos incluyen *dexametasona* (Decadron), *hidrocortisona* (Cortef), *metilprednisolona* (Solumedrol), *prednisona* y *prednisolona* (Orapred). Una de las principales diferencias entre los glucocorticoesteroides es su potencia relativa. La dexametasona es casi 25 veces más potente, la metilprednisolona 5 y la prednisona 4, respecto de la hidrocortisona. La eficacia clínica de un fármaco específico respecto a otro en el tratamiento del asma no se ha valorado directamente en estudios rigurosos independientes.

Corticoesteroides inhalados

Los corticoesteroides inhalados (ICS, por sus siglas en inglés) son el tratamiento ideal recomendado para pacientes con asma persistente leve o moderada y grave, con confirmación de los beneficios terapéuticos por muchos investigadores (3, 4) (véanse caps. 22 y 35, y tabla 19-6). Como con los glucocorticoesteroides parenterales, hay varios inhalatorios de los cuales escoger: *dipropionato de beclometasona* (Qvar), *budesonida* (Pulmicort), *ciclesonida* (Alvesco), *flunisolida* (Aerobid, Aerospan), *propionato de fluticasona* (Flovent), *furoato de fluticasona* (Arnuity), *mometasona* (Asmanex), y *acetónido de triamcinolona* (Azmacort). La dosis recomendada se basa en la gravedad del asma y varía para diferentes fármacos. Si bien la mayoría de los compuestos de ICS está disponible en su estado activo, la ciclesonida es un profármaco que se hidroliza hasta su metabolito

farmacológicamente activo, la desciclesonida, en la mucosa nasal y los pulmones.

Otro factor que diferencia a los glucocorticoides inhalados es el tipo de dispositivo de administración; se dispone de budesonida y mometasona en inhaladores de polvo seco, que se activan por la ventilación. En contraste, el dipropionato de beclometasona, la ciclesonida, la flunisolida y el acetónido de triamcinolona están disponibles como MDI, que corresponden a aerosoles presurizados. La fluticasona actualmente está disponible en ambas formas farmacéuticas. La capacidad del paciente para usar de forma correcta un dispositivo particular deberá ser una consideración importante cuando se prescriban glucocorticoesteroides inhalatorios.

Glucocorticoesteroides y tratamiento del asma persistente

La administración crónica (con horario) de ICS se relaciona con un mayor alivio del asma (227, 228). Además, esto permite evitar el ausentismo laboral y escolar, las sibilancias incapacitantes y las crisis de asma aguda grave o insuficiencia respiratoria en los pacientes con asma grave persistente. Aunque es posible utilizar ICS, según se requiera, en quienes realmente presentan asma leve persistente (141), se prescribe de manera más sistemática para tratamiento diario (228). En un estudio temprano de pacientes con reciente diagnóstico de asma leve se consideró a la budesonida, a razón de 600 µg cada 12 h, como superior al agonista β_2 inhalado, terbutalina, 375 µg cada 12 h (229). Se trató A los pacientes se les trató durante 2 años con esta dosis moderadamente alta de budesonida y, después, con 400 µg/día o placebo (230). No es de sorprender que los pacientes que recibieron budesonida tuviesen un mejor alivio del asma (FEV_1, flujo máximo y capacidad de respuesta bronquial) que los testigos que recibieron placebo (230). Sin embargo, en otro estudio no hubo relación de dosis-respuesta entre el uso de ICS y la evitación de hospitalizaciones por asma (231). En consecuencia, deben usarse dosis eficaces, pero con un efecto de dosis-respuesta plano las dosis mayores de ICS pueden producir poco beneficio adicional, con aumento de los efectos colaterales indeseados.

Como con otros medicamentos, hay una variabilidad significativa en la respuesta a ICS. Algunos pacientes presentan mejoras mayores de 15% en FEV_1, en tanto otros tienen malas respuestas (menos de 5% de mejoría en el FEV_1) (232). En un estudio de pacientes con asma leve y en los que no se usó la reversibilidad del broncodilatador como criterio de inclusión, la respuesta a ICS durante 6 semanas se dividió entre quienes respondieron (54%) y los que no lo hicieron (46%) (87). En aquellos con la mejor respuesta, el FEV_1 mejoró por lo tanto como 60% y los autores sugirieron una buena respuesta a corto plazo a los ICS, que pudiese predecir un alivio a largo plazo del asma (87, 233). Por desgracia, el ICS administrado a niños en edad de caminar de alto riesgo y mayorcitos no se ha vinculado con la prevención o supresión de la aparición del asma (234-236).

Algunos pacientes con asma grave persistente no pueden aliviarse eficazmente con ICS y, por lo tanto, quizás esté justificado el uso de corticoesteroides orales, que se pueden vincular con efectos secundarios más significativos y su uso debería ser juicioso, teniendo en mente utilizarlos cuando estén indicados, lo que puede dar como resultado morbilidad no justificada y mortalidad. Si aún se requieren corticoesteroides después de 3 sem de su uso diario para el asma grave, debe considerarse la prednisona en días alternos para disminuir al mínimo la aparición de efectos colaterales adversos. La dosis diaria total de un corticoesteroide de acción breve (prednisona, prednisolona y metilprednisolona) debe tomarse por la mañana cada 48 h, en tanto se alivia adecuadamente la obstrucción de las vías aéreas subyacente, con evitación de las dosis divididas en los pacientes ambulatorios estables. En un esquema de administración en días alternos, la mayoría de los pacientes obtuvo alivio adecuado de los síntomas, con poco deterioro de la función pulmonar, si acaso (237).

Glucocorticoesteroides y exacerbaciones del asma aguda

En algunos pacientes adultos cuyo asma es aliviado con 200 a 400 µg de budesonida o un corticoesteroide equivalente,

la duplicación de la dosis puede ser adecuada durante una exacerbación leve. Con mayor frecuencia, no obstante, la duplicación de la dosis de ICS tal vez no sea de beneficio cuando el paciente ya está recibiendo la recomendada (238). La cuadruplicación de ICS se ha estudiado, pero el resultado no alcanzó significación estadística (239). En consecuencia, en los pacientes con asma persistente de moderada a grave durante las exacerbaciones, con frecuencia se indican corticoesteroides orales. Incluso los pacientes con asma intermitente o leve persistente pueden requerir un ciclo breve de corticoesteroides orales durante una exacerbación aguda.

Los corticoesteroides orales pueden prevenir las visitas al consultorio o al departamento de urgencias de los pacientes agudamente enfermos que responden a los agonistas adrenérgicos β_2 y no requieren hospitalización. Un esquema de dosis de prednisona de 30 a 60 mg todas las mañanas durante 5 a 7 días suele ser eficaz en los adultos, y en los niños se requieren 1 a 2 mg/kg de prednisona con esta última dosis en los primeros días. Para el tratamiento en el departamento de urgencias suelen prescribirse corticoesteroides parenterales, con una dosis mínima de 80 mg/día de metilprednisolona tan eficaz como las mayores (240). Las pruebas objetivas de mejoría de las velocidades de flujo y FEV_1 en los pacientes con exacerbaciones agudas del asma grave requieren casi 12 h de tratamiento (241). Sin embargo, en algunos se pueden presentar efectos benéficos a las 6 h (242).

En el departamento de urgencias se mostró que la administración de corticoesteroides sistémicos en la primera hora del cuadro clínico disminuía significativamente el número de hospitalizaciones (243). De manera adicional, la administración a corto plazo de corticoesteroides en pacientes externos disminuye la incidencia de nuevas consultas a instalaciones médicas de urgencia (244, 245). En un estudio en el que todos los pacientes recibieron 50 mg de prednisona al día durante los primeros siete siguientes al tratamiento en el departamento de urgencias por una exacerbación del asma, el uso de budesonida a dosis alta (1 600 µg diarios) dio como resultado una disminución de casi 50% en las recaídas (12.8 frente a 24.5%) durante un periodo de seguimiento de 21 días (246). Así, además de los corticoesteroides sistémicos, parecen ser de beneficio las dosis altas y frecuentes de ICS para el tratamiento en el departamento de urgencias por exacerbaciones del asma (247).

Los corticoesteroides constituyen un tratamiento indispensable en el asma que pone en riesgo la vida, pero debido a su inicio de acción diferido no pueden sustituir a otras medidas de urgencia necesarias, incluidos los agonistas adrenérgicos β_2, las vías aéreas permeables y el oxígeno. Los pacientes que aún presentan sibilancias después del tratamiento inicial de urgencia con agonistas adrenérgicos β_2 se encuentran con un asma aguda grave (crisis asmática) y deberían recibir corticoesteroides sistémicos. Los pacientes que requieren hospitalizarse por exacerbaciones del asma, deberían recibir corticoesteroides sistémicos de inmediato, sin intentar determinar si serían suficientes los agonistas adrenérgicos β_2 continuos (y posiblemente el bromuro de ipratropio o la teofilina).

Para la crisis asmática suelen administrarse corticoesteroides intravenosos. Las de hidrocortisona (400 mg/día), prednisona (100 mg/día), metilprednisolona (80 mg/día) y dexametasona (12 mg/día) son las mínimas eficaces y, a menudo, tanto como las mayores (240). La crisis asmática se puede tratar con corticoesteroides orales si el acceso es difícil o si hay escasez de medicamentos parenterales. La dosis mínima equivalente para los adultos es de 100 mg/día de prednisona.

Para el asma maligna potencialmente fatal, la metilprednisolona intramuscular puede ser una consideración a corto plazo, disponible en preparados de 20, 40 y 80 mg/mL para inyección en el glúteo mayor. Una alternativa es el acetónido de triamcinolona a razón de 10 o 40 mg/mL y para los adultos, que pueden considerarse no apegados o confiables, se administra una dosis de 40 a 120 mg para tratar de prevenir una hospitalización o la posible muerte por asma. Se evitará su administración regular, a menos que no haya otra alternativa.

Glucocorticoesteroides como recurso de diagnóstico

Además de su importancia terapéutica, los corticoesteroides pueden ser útiles como recursos de diagnóstico (6). A menudo es útil documentar el grado de reversibilidad de los signos y síntomas del paciente para establecer si un proceso subyacente básico es reversible, como en el asma, o en su lugar, una enfermedad obstructiva irreversible de las vías aéreas. Las dosis terapéuticas de corticoesteroides durante 7 a 14 días deberían disminuir en forma significativa la obstrucción de la vía aérea del asma, en la mayoría de los pacientes, pero originaría muy poca o ninguna regresión en la mayor parte de aquellos con bronquitis crónica o enfisema. La dosis terapéutica inicial de prednisona en los niños es de 1 a 2 mg/kg/día y de 40 a 80 mg/día en los adultos.

Características de los efectos secundarios y su tratamiento

A pesar de sus claros beneficios terapéuticos, los corticoesteroides no carecen de riesgo. No obstante, hay muchos efectos secundarios potenciales que pueden aparecer, dependiendo de la parte del cuerpo o la vía de administración, la dosis usada y la duración del tratamiento. Los esteroides tópicos (además del más débil, la hidrocortisona) aplicados en la piel pueden con el transcurso del tiempo causar su atrofia, adelgazamiento y estrías. En contraste, no se ha visualizado atrofia de la mucosa bronquial en los pacientes que utilizaron ICS a las dosis recomendadas incluso durante decenios. Otros sucesos adversos vinculados con el uso de esteroides sistémicos incluyen alteraciones del ánimo, diabetes mellitus, síndrome de Cushing, hipertensión, cataratas, atrofia muscular y osteopenia u osteoporosis.

Las medidas para prevenir o corregir las anomalías en el metabolismo mineral óseo inducidas por los corticoesteroides orales o los ICS a dosis alta requieren de pacientes cooperadores y médicos expertos. El tratamiento de restitución de estrógenos/progestágenos ha mostrado utilidad en la prevención de la pérdida ósea y las fracturas en las mujeres en la posmenopausia, pero sus riesgos incluyen enfermedad cardiovascular y cáncer mamario (248); deberían administrarse solo si en realidad están indicados. Las exploraciones ginecológicas regulares son necesarias. La prevención de la osteopenia es de importancia capital y debe iniciarse pronto, porque la masa ósea aumenta hasta cerca de los 25 a 45 años (o antes) y, después, declina con el transcurso del tiempo. El ejercicio, el estilo de vida sedentario, el tabaquismo de cigarrillos, el consumo excesivo de alcohol y el abuso de la tiroxina en las personas eutiroideas, o tal vez en pacientes con hipotiroidismo, son algunos factores por considerar en términos de la salud ósea. Asimismo, es recomendable la ingestión adecuada de calcio de 1 200 mg o más en las mujeres (1 000 mg en los hombres) y de vitamina D, 800 UI en ellas. Los bisfosfonatos a menudo están indicados en los pacientes con osteopenia. Aquellos con osteopenia establecida o fracturas por osteoporosis quizá requieran la combinación de los medicamentos de diferentes categorías, que incluyen bisfosfonatos, calcitonina, hormona paratiroidea (teriparatida), fluoruros, reguladores selectivos del receptor de estrógenos (raloxifeno), vitamina D y complementos de calcio.

Un efecto secundario y potencialmente grave de los corticoesteroides es la supresión del eje HPA, que causa alteración de su capacidad de tolerar el estrés y, por ese motivo, los pacientes deben recibirlos en dosis mayores durante situaciones de ansiedad, como una intervención quirúrgica, una enfermedad infecciosa e incluso la exacerbación del asma. Este grado de supresión, no obstante, es variable de un paciente a otro. El tiempo requerido para un retorno a la actividad normal del eje HPA después de la discontinuación de los corticoesteroides orales varía y es impredecible. En un raro paciente, la incapacidad del eje HPA de responder al estrés puede continuar durante hasta un año, pasado el cese del tratamiento; en otros, la reactividad normal del eje HPA puede persistir después de que toman corticoesteroides durante tanto como 10 años.

Si bien no suelen observarse efectos secundarios mayores en los pacientes que reciben menos de 20 mg de prednisona al día (administrada como dosis única matutina), sigue siendo importante que se usen los corticoesteroides durante el tiempo más breve posible y a la menor dosis necesaria para lograr el objetivo clínico. Un ciclo de 3 a 7 días de prednisona a dosis terapéutica puede ser suficiente para revertir una crisis aguda ocasional de asma, que no responde adecuadamente a las formas comunes de tratamiento, como ICS y los agonistas adrenérgicos β_2. Si se requieren corticoesteroides orales durante periodos más prolongados, su discontinuación abrupta puede ser seguida por el retorno de los síntomas agudos. Hasta que se eliminen significativamente los signos y síntomas del asma, debe administrarse prednisona, o su equivalente, a una dosis constante durante las primeras 1 o 2 sem. En un pequeño grupo de pacientes que discontinuaron abruptamente los corticoesteroides después de su uso prolongado se presentó el síndrome de abstinencia, constituido por malestar general, labilidad emocional, mialgias y fiebre leve.

Si los pacientes dependen crónicamente de los corticoesteroides orales para el tratamiento de la enfermedad, el médico debe intentar cambiar a un esquema en días alternos. Un error común es tratar de lograr esta conversión muy rápido. Si un paciente ha estado recibiendo dosis divididas de prednisona a diario, el primer paso debería ser establecer la regulación del asma grave con una sola dosis matutina. Una vez que el paciente se encuentra estable, puede ser adecuada la triplicación de la dosis diaria en días alternos para aliviar la enfermedad, periodo de cambio crítico en el que es indispensable la supervisión estrecha. Algunos no toleran el tratamiento con esteroides en días alternos, incluso con dosis muy grandes de prednisona, y deben tratarse con esteroides a diario mediante una sola dosis matutina de prednisona. La vida media de la prednisolona es de casi 200 min en pacientes que requieren prednisona a diario, o en días alternos, y otros parámetros farmacocinéticos son similares (249).

Agonistas del receptor adrenérgico β_2

Los receptores adrenérgicos son importantes y están acoplados con la proteína G para regular una diversidad de procesos fisiológicos, que incluyen el gasto cardiaco y el tono del músculo liso. El receptor adrenérgico β_2 es en particular importante en el asma, porque se expresa intensamente en los bronquios y al activarse induce broncodilatación. Los fármacos adrenérgicos que poseen actividad estimulante adrenérgica β_2 son de máxima eficacia para el tratamiento del asma y desde el decenio de 1940 se han desarrollado numerosas variantes de agonistas β_2 (tabla 19-10). Por su unión al receptor adrenérgico β_2, estos agonistas pueden causar un aumento del monofosfato cíclico de adenosina intracelular (AMPc), que a su vez activa a la cinasa de proteína A

para interactuar con varios mediadores anterógrados e inducir la relajación del músculo liso (figura 19-5). Aunque no considerados "antiinflamatorios", los agonistas adrenérgicos β_2 también aumentan el funcionamiento de los cilios en las células epiteliales, disminuyen la permeabilidad microvascular y facilitan la translocación del receptor de glucocorticoesteroides del citoplasma al núcleo de la célula (250).

Sin embargo, hay varias propiedades farmacológicas importantes por considerar cuando se selecciona un agonista adrenérgico β_2. Tales medicamentos pueden ser agonistas completos (p. ej., que producen una respuesta máxima) o parciales (p. ej., con una respuesta menor a la máxima). La eficacia de un agonista adrenérgico β_2 determinado depende del tipo y densidad de los receptores adrenérgicos β_2 presentes en un órgano o tejido determinado. Además, los agonistas adrenérgicos β_2 presentan afinidades de unión variables con otros receptores adrenérgicos, incluido el β_1, selectividad en especial importante, porque la activación del receptor adrenérgico β_1 puede llevar a una mayor contractilidad y frecuencia cardiacas. Finalmente, los agonistas adrenérgicos β_2 también presentan tasas variables de inicio y duración de sus efectos clínicos.

Agonistas adrenérgicos β_2 de acción breve

Los agonistas β_2 de acción breve (SABA, por sus siglas en inglés), como se define por su inicio rápido (5 a 10 min) y duración de acción corta (6 h), siguen siendo el principal recurso terapéutico ante la broncoconstricción aguda, y como estrategia de prevención para proteger contra aquella inducida por el ejercicio y otros desencadenantes, como la metacolina. Sin embargo, los SABA no deben usarse como tratamiento de mantenimiento regular. No obstante, en un estudio de 16 sem y 255 pacientes con asma leve, el albuterol "según fuese necesario" y "con horario" produjo grados similares de broncodilatación y alivio de los síntomas, sin señales de seguridad (251). En un estudio más prolongado doble ciego con testigos y placebo de 89 pacientes con asma de 24 sem de duración, solo 30% de los pacientes informó de una mejora del asma mientras tomaba un SABA con horario, en comparación con 70% cuando lo usaron según fuese necesario solo para el alivio de los síntomas (252).

No obstante, hay preocupación de que el uso con horario de los agonistas adrenérgicos β_2 de acción breve pudiese potenciar una respuesta alérgica. La utilización regular del albuterol se vinculó con ambos, un aumento en la reactividad de la vía aérea a los alérgenos y la disminución en los efectos protectores observados después de la broncoconstricción aguda que indujeron (253). En otro estudio de 11 pacientes con asma alérgica, quienes recibieron 200 µg de albuterol por MDI cuatro veces al

TABLA 19-10 AGONISTAS ADRENÉRGICOS β_2 PARA EL ASMA

NOMBRE	PRESENTACIÓN DE LA ENTIDAD ÚNICA
Albuterol	Suspensión de 90 μg para inhalación, Proair HFA Suspensión de 90 μg para inhalación, Proventil HFA Suspensión de 90 μg para inhalación, Ventolin HFA Solución para inhalación al 0.083%, 0.5% Solución para inhalación al 0.21%, 0.42%, Accuneb 2 mg/5 mL en jarabe, Ventolin Comprimidos de 4 y 8 mg de liberación prolongada, voSpire ER
Salmeterol	Suspensión para inhalación de 21 μg, Serevent De 50 μg, Serevent Diskus
Levalbuterol	Solución de inhalación pediátrica de 0.31 mg/3 mL, Xopenex Solución de inhalación de 0.63 mg/3 mL, 1.25 mg/3 mL, 1.25 mg/0.5 mL, Xopenex Suspensión para inhalación de 45 μg, Xopenex HFA
Metaproterenol	Aerosol inhalatorio de 0.65 mg, Alupent Aerosol inhalatorio de metaproterenol al 0.4%, 0.6% Jarabe de 10 mg/5 mL, Alupent Comprimidos de 10 y 20 mg de albuterol
Terbutalina	Solución inyectable de terbutalina de 1 mg/mL Comprimidos de 2.5 y 5 mg de terbutalina
Formoterol	Polvo para inhalación en aerosol de 12 μg, Foradil Solución para nebulización de 20 μg / 2 mL, Perforomist
Fenoterol	Solución de inhalación de 0.25 mg/mL, 0.625 mg/mL, Berotec Aerosol inhalatorio de 100 μg, Berotec Comprimidos de 2.5 mg, Berotec
	Combinaciones
Albuterol/bromuro de ipratropio	Suspensión inhalatoria, Combivent Solución para nebulización, Duoneb
Fluticasona/salmeterol	Polvo para inhalación de 100/50, 250/50, 500/50 μg, Advair Diskus Suspensión para inhalación de 45/21, 115/21, 230/21 μg, Advair HFA
Budesonida/formoterol	Aerosol inhalatorio de 80/4/5, 160/4.5 mg, Symbicort
Mometasona/formoterol	Aerosol inhalatorio 100/5; 200/5 μg, Dulera
Furoato de fluticasona/valenterol	Polvo seco 100/25 μg, Breo

día durante 1 sem presentaron una disminución más significativa del FEV_1 (23.1%) en la fase tardía de la respuesta a alérgenos, después del reto de broncoprovocación, que los testigos que recibieron placebo (13.2%) (254). La conclusión fue que el uso regular programado del albuterol pudiese causar inflamación continua de la vía aérea, aunque siguen siendo controvertidos muchos de los efectos clínicos respecto de la regulación del asma y su tratamiento.

El *albuterol* (o salbutamol) es el principal SABA, agonista parcial del receptor adrenérgico β_2 disponible en MDI (ProAir HFA, Proventil HFA, Ventolin HFA), inhaladores de polvo seco (ProAir RespiClic) y solución inhalatoria para nebulizadores (AccuNeb). Si bien el albuterol se encuentra disponible como comprimido de liberación prolongada (VoSpire ER), la administración por vía oral de agonistas adrenérgicos β_2 no es la preferida para tratar el asma. El efecto secundario más frecuente visualizado con el albuterol incluye nerviosismo, temblor y palpitaciones y taquicardia.

La administración de albuterol por inhalador o nebulizador provee una broncodilatación comparable, si bien se requieren dosis mayores de albuterol durante la nebulización por la ineficacia del dispositivo para proveerla (255). En los adultos con asma aguda, McFadden y cols., (256) encontraron que tres dosis de 2.5 mg de albuterol cada 30 min por nebulización eran comparables a dos tratamientos de 5 mg por aerosol con 40 min de intervalo.

Otra opción terapéutica para el asma aguda es la de nebulización continua con solución de albuterol, para lo

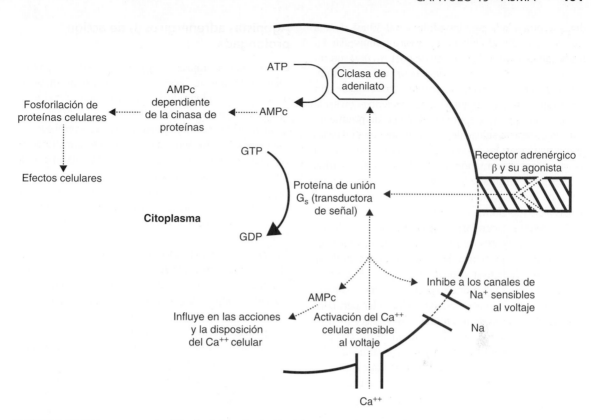

FIGURA 19-5 Un esquema simplificado de la estimulación del receptor adrenérgico β_2 por un agonista que causa un cambio conformacional en la proteína GS reguladora de la unión del nucleótido guanina. Hay un aumento de la actividad de la trifosfatasa de guanosina (GTPasa) y, después, una secuencia de señal transducida que da como resultado la activación de la ciclasa de adenilato, que aumenta la concentración del monofosfato cíclico de adenosina (AMPc). La proteína regulatoria GS acopla al receptor adrenérgico β_2 con la ciclasa de adenilato y los conductos del calcio. La G_s interactúa con los conductos de sodio y los inhibe.

que se preparan 7.7 mL del fármaco al 0.5% en 100 mL de solución salina y se inyectan mediante bomba a razón de 14 a 26 mL/h, con provisión concomitante de oxígeno al 100%. De forma alternativa, se pueden nebulizar 15 mg de albuterol en 60 mL de solución salina normal durante 2 h (257). Sin embargo, los estudios no han mostrado mejores resultados con el albuterol nebulizado continuo, en comparación con su administración repetida o por nebulización continua con adición de 2 a 15 mg de bromuro de ipratropio, un anticolinérgico (257). Para los niños mayores de 12 años y adultos con crisis de asma aguda, las recomendaciones del NAEPP incluyen dos a cuatro inhalaciones de un MDI cada 20 min hasta en tres ocasiones (3).

El *levalbuterol* es el enantiómero (R) del albuterol y recibió aprobación de la Food and Drug Administration (FDA) en 1999 para el tratamiento del broncoespasmo en pacientes de 4 años y mayores. En Estados Unidos se comercia como Xopenex y está disponible como MDI o solución nebulizada. Las dosis pediátrica y de adulto son de 0.31 y 0.63 a 1.25 mg, respectivamente, y se pueden administrar cada 4 a 6 h. El levalbuterol es casi cuatro veces más potente que el albuterol, pues 0.63 mg del primero proveen una broncodilatación comparable con la obtenida con 2.5 mg del último (258). Para los pacientes que presentan temblores y palpitaciones con el albuterol, el levalbuterol es una alternativa útil, pero la broncodilatación máxima es similar a la alcanzada con el primero.

Antiguos SABA alguna vez usados para el asma

Además de albuterol y levalbuterol, otros SABA incluyen *Pirbuterol* (Maxair) y *Metaproterenol* (Alupent). Sin embargo, estos últimos dos se retiraron del mercado estadounidense en los años 2013 y 2010, respectivamente. Actualmente, no se dispone de *terbutalina* en aerosol (Bricanyl) en Estados Unidos

La *epinefrina* activa directamente a ambos, los receptores adrenérgicos α y β, y tiene un potente efecto broncodilatador. Si bien usada con frecuencia máxima para el tratamiento de la anafilaxia, la epinefrina se utilizó ampliamente en el pasado para tratar el asma aguda. La dosis recomendada para los adultos es 0.30 mL de una solución 1:1 000, administrada por vía intramuscular. En los lactantes y niños la dosis es de 0.01 mL/kg, con un máximo de 0.25 mL; se puede repetir en 15 a 30 min, si es necesario. La epinefrina intramuscular puede aún tener algún sitio para tratar a ciertos pacientes con asma grave aguda que no responden al albuterol, porque no pueden inspirar lo suficiente, o en aquellos con sibilancias graves agudas en las que no se ha definido si aquel con asma está experimentando una anafilaxia. La epinefrina racémica nebulizada también es eficaz, pero no se usa a menos que el paciente presente obstrucción de vías aéreas altas (epiglotitis o estridor).

Los efectos secundarios de la epinefrina incluyen agitación, temblores, taquicardia y palpitaciones. La hipertensión en presencia de asma aguda a menudo se resuelve con la administración de epinefrina, lo que ocurre por disminución del broncoespasmo y como resultado de un decremento en la resistencia vascular periférica por la estimulación de receptores adrenérgicos β_2 en el músculo liso. La epinefrina debe administrarse con precaución a los pacientes con enfermedad cardiovascular e hipertensión, pero no se considerará contraindicada cuando la broncoconstricción es significativa si no se está usando albuterol. El efecto broncodilatador máximo de la epinefrina por vía intramuscular es casi equivalente al de los agonistas adrenérgicos β_2 inhalados y, en ocasiones, en el paciente con obstrucción grave rebasa a lo que se puede obtener con el tratamiento por aerosol. Si bien la epinefrina es un fármaco antiguo, su metabolismo es expedito, eficaz y rápido.

La *efedrina* también estimula tanto a receptores adrenérgicos α como β, pero es menos potente que el albuterol y la epinefrina; tiene un inicio acción ~ 1 h, con un efecto máximo entre las 2 y 3 h. La efedrina es obsoleta para el tratamiento del asma, pero se usó durante decenios porque era eficaz administrada por vía oral y poseía una duración de acción prolongada (de 3 a 6 h). Además, está disponible sin prescripción (25 a 50 mg) para el asma y como estimulante.

En resumen, los agonistas adrenérgicos β_2 de acción breve se recomiendan actualmente como tratamiento de rescate de las exacerbaciones del asma aguda y no para usarse a diario con horario, al menos en la mayoría de los pacientes. Estos medicamentos, cuando se usan de forma apropiada, pueden también brindar protección contra la EIB. En pacientes con un asma no regulada a pesar del uso de un SABA está indicado un tratamiento creciente y en el caso del asma persistente moderada a grave, el uso de una combinación de ICS y un agonista adrenérgico β_2 de acción prolongada puede estar indicado. En países con escasos recursos o en pacientes de países con recursos suficientes que no pueden sufragar los medicamentos, por desgracia la monoterapia es con albuterol.

Agonistas adrenérgicos β_2 de acción prolongada

Como el nombre implica, los agonistas β_2 de acción prolongada (LABA, por sus siglas en inglés) tienen una duración de acción más prolongada de su efecto broncodilatador (de 12 a 24 h) y pueden inhibir tanto las fases temprana como la tardía de la respuesta respiratoria a un reto con alérgenos. Estos medicamentos se recomiendan para su administración concomitante con un ICS, que se debe a los resultados de un gran estudio doble ciego con testigos y placebo de revisión del uso de LABA, en comparación con placebo, como adyuvante en los pacientes con asma. Este estudio mostró una asociación pequeña pero significativa entre el uso de LABA y el mayor riesgo de muertes relacionadas con el asma (cociente de probabilidades: 4.37), en particular en sujetos afroestadounidenses (259). Las limitaciones importantes de este estudio incluyeron dificultades para la inclusión de pacientes, falta de seguimiento personal en una clínica médica y la carencia de un método por el que se refuerce el cumplimiento con el medicamento. Además, los pacientes recibieron inhaladores individuales (de salmeterol y fluticasona) pero no de salmeterol/fluticasona, o no usaron un ICS para el asma persistente de moderada a grave.

Dados estos datos, se hizo un metaanálisis posterior donde se encontraron cocientes de probabilidades de muerte relacionada con el asma de 2.7 y 7.3 cuando se prescribía LABA, con o sin un ICS, respectivamente (260). Adicionalmente, no se comunicaron muertes en 22 600 pacientes a quienes se prescribió la combinación de ICS/LABA por inhalador, o un inhalador de solo corticoesteroides (260). En el año 2016, en otro gran estudio multicéntrico, doble ciego prospectivo de 11 679 pacientes con asma, no se informó de un riesgo significativamente aumentado de sucesos relacionados con el asma grave en los pacientes que recibían una combinación de corticoesteroide/LABA por inhalador, frente a un corticoesteroide solo (261). Además, en este estudio se encontró que aquellos pacientes que recibían una combinación de ICS/LABA presentaban exacerbaciones del asma mucho menores que aquellos que recibían ICS solos (261).

El *salmeterol* es un agonista parcial del receptor adrenérgico β_2, con inicio de acción en 20 min y en la práctica 50 veces más potente que el albuterol, aunque provee una broncodilatación máxima similar. El salmeterol actualmente se encuentra en el mercado de Estados Unidos como Serevent y está indicado para el tratamiento del asma y la prevención del broncoespasmo inducido por el ejercicio en pacientes de 4 años y mayores. Con mayor frecuencia el salmeterol se prescribe en combinación con el ICS-fluticasona, y se encuentra en el mercado como Advair. La dosis recomendada de salmeterol es de 50 µg cada 12 horas.

El *formoterol* es un agonista adrenérgico β_2 completo, con rápido inicio de acción de 5 min; tiene un efecto broncodilatador máximo, similar al de salmeterol o albuterol, administrados cada 6 h. Hasta el año 2016, el formoterol estaba disponible como monoterapia en inhalador, Foradil, pero desde entonces se retiró del mercado. Sin embargo, este LABA se encuentra en combinación con el ICS, mometasona o budesonida, y se comercializa como Dulera o Symbicort, respectivamente. La dosis recomendada de formoterol es de 9 a 10 µg cada 12 h. Aunque no aprobado en Estados Unidos como medicamento para el alivio, se usa la combinación budesonida/formoterol en otros países, tanto para el tratamiento agudo como el de mantenimiento (262-264). La forma nebulizada de formoterol, Perforomist, no tiene aprobación actual para el tratamiento del asma.

El uso de un LABA no impide el de un SABA. Las respuestas del FEV_1 al albuterol se conservaron durante 6 h a pesar del uso regular de salmeterol (265). Tales pacientes deberían recibir tratamiento con ICS, pero incluso en su ausencia en este estudio no hubo una respuesta menor a dosis sucesivas de albuterol (o taquifilaxia) (265). Así, los pacientes con asma persistente moderada o grave pueden requerir un LABA con horario y albuterol intermitente, u otro SABA, para su enfermedad.

En resumen, los datos respaldan el uso de agonistas adrenérgicos β_2 e ICS de acción prolongada con horario regular para el asma persistente moderada y grave (266, 267). En los pacientes cuyo asma no se resuelve bien con ICS de dosis baja, se ha mostrado en los estudios que la combinación de ICS más un agonista adrenérgico β_2 de acción prolongada cada 12 h provee una mejor regulación del asma, que tan solo aumentar la dosis del corticoesteroide (268). Conforme mejoran los pacientes, es posible que se puedan usar menos agonistas adrenérgicos β_2 o ninguno. De manera alternativa, tal vez no sea posible una regulación completa a pesar de la combinación de ICS/LABA y se deben considerar medios terapéuticos adicionales.

Agonistas β_2 de acción ultraprolongada

Los agonistas β_2 de acción ultraprolongada (ULABA, por sus siglas en inglés) representan la clase más nueva de agonistas del receptor adrenérgico β_2 de medicamentos más lipofílicos que los previos y, por lo tanto, con mayor duración de acción (24 h). A semejanza de LABA, no se recomienda la monoterapia con ULABA para el asma, pero algunos seleccionados (p. ej., indacaterol y olodaterol) tienen aprobación para el de mantenimiento solo en la EPOC.

El *vilanterol* es un agonista parcial del receptor adrenérgico β_2 con inicio rápido de acción en 5 min, mayor potencia que el albuterol y el salmeterol, pero comparable con la del formoterol (269, 270). El vilanterol está disponible en combinación con furoato de fluticasona y se encuentra en el mercado estadounidense como Breo, medicamento indicado para el tratamiento del asma en pacientes de 18 años y mayores, que se administra por una inhalación diaria (de 25 µg).

En resumen, un ULABA en combinación con ICS provee otra opción terapéutica para pacientes con asma persistente moderada a grave. Si bien este medicamento combinado puede mejorar significativamente el FEV_1 en los pacientes con asma, en comparación con un placebo, sigue sin definirse si es más eficaz que los ICS combinados y otros LABA (271).

Polimorfismos genéticos y el receptor adrenérgico β_2

Como en la mayoría de las observaciones clínicas, hay variabilidad significativa en las respuestas de los pacientes a los agonistas adrenérgicos β_2, lo que ha llevado a estudios de SNP en las posiciones 16 y 27 del gen que codifica al receptor adrenérgico β_2 (localizado en el cromosoma 5q31). La mayoría de los pacientes con asma leve presenta el genotipo glicina/glicina en la posición de aminoácido 16 del receptor adrenérgico β_2 y presenta una mejor respuesta al tratamiento con agonistas adrenérgicos β_2 que los que tienen el genotipo arginina/arginina (272, 273), dato que no se ha repetido en grandes estudios de los tratados con salmeterol solo, o las combinaciones de formoterol/budesonida o salmeterol/fluticasona (274, 275). Por lo tanto, aunque hay diferencias en la respuesta a los agonistas adrenérgicos β_2 de acción breve, se necesitan investigaciones adicionales para comprender las diferencias terapéuticas y cómo proveer una farmacoterapia "personalizada".

Efectos adversos del tratamiento a través del receptor adrenérgico β_2

El alivio inmediato con los agonistas adrenérgicos β_2 de acción breve los ha vuelto ampliamente aceptables para pacientes y médicos. Por desgracia, algunos pacientes desarrollan una relación casi adictiva con sus inhaladores, lo que da como resultado un uso excesivo y el riesgo de arritmias cardiacas y muerte (276). Los médicos, otros proveedores de atención sanitaria y los farmacéuticos requieren estar al tanto del abuso potencial de MDI, inhaladores de polvo seco o nebulizadores por los pacientes, y el potencial "enmascaramiento" de una enfermedad subyacente en proceso de deterioro. No se pueden recomendar los surtidos repetidos ilimitados o sin supervisión de las prescripciones, porque cuando el asma está empeorando, el autotratamiento por el paciente puede dar lugar a su muerte.

Conforme una crisis de asma progresa y se usa el tratamiento continuo con agonistas adrenérgicos β_2, en ausencia de corticoesteroides inhalados u orales, puede desarrollarse una hipoxemia arterial, retención de dióxido de carbono y acidosis, no detectadas por el paciente. Aunque se producen mejoras subjetiva y objetiva de la obstrucción de las vías aéreas con los agonistas adrenérgicos β_2 de acción breve inhalados, la hipoxemia vinculada con el asma no mejora y pudiese aumentar. Este fenómeno es resultado del aumento del ya existente desequilibrio V/Q por aireación creciente de aquellos alveolos ya sobreventilados, en relación con su perfusión, o por el restablecimiento de la ventilación de alveolos no perfundidos. La hipoxemia resultante suele ser insignificante en clínica, a menos que la P_{O_2} inicial se encuentre en la porción declive de la curva de disociación de oxígeno-hemoglobina (p. ej., menos de 60 mm Hg). En el asma aguda moderadamente grave se debe administrar oxígeno para corregir la hipoxemia.

Otra preocupación con los agonistas adrenérgicos β_2 inhalados es la respuesta paradójica ocasional de aumento de la obstrucción bronquial. Ante una exacerbación de los síntomas asmáticos, estos pacientes pueden abusar del tratamiento inhalatorio por disminución de la respuesta a las inhalaciones previas. En este sentido, se inicia un ciclo de obstrucción creciente con el uso cada vez mayor del aerosol, patrón que puede progresar hasta el asma aguda grave o el paro respiratorio-cardiaco. Los pacientes identificados como con uso excesivo de la inhalación de agonistas adrenérgicos β_2 o nebulizadores, deberá concluir con este tratamiento o ser objeto de una vigilancia más intensiva. El médico debería iniciar un ciclo corto de prednisona para regular la broncoconstricción subyacente y la inflamación de las vías aéreas. Una preocupación de salud pública siguen siendo las muertes por asma que ocurren en pacientes con asma persistente que confían en los agonistas adrenérgicos β_2 de acción corta o larga, en ausencia de ICS u otro tratamiento de regulación.

Antagonistas muscarínicos

Los receptores muscarínicos están acoplados a la proteína G, que une acetilcolina y tiene una participación importante en la respuesta del sistema nervioso parasimpático. Asimismo, hay cinco receptores muscarínicos diferentes, de los que M_1, M_2 y M_3 son los subtipos más frecuentes que se encuentran en las vías respiratorias. Los receptores M_1 y M_3 están presentes en el músculo liso de las vías aéreas y, al activarse, causan broncoconstricción. En contraste, las señales a través de los receptores M_2 en el músculo liso de las vías aéreas pueden inhibir la secreción de acetilcolina y, por lo tanto, aminorar la broncoconstricción de mediación colinérgica. Así, el fármaco anticolinérgico óptimo utilizado para el tratamiento del asma tendría una alta afinidad por los receptores M_1 y M_3 (para bloquear la broncoconstricción), pero poca por el receptor M_2 (para promover su actividad inhibitoria). Además de las afinidades diversas de los receptores, los anticolinérgicos pueden diferir por la velocidad de inicio y la duración de su efecto clínico.

Antagonistas muscarínicos de acción breve

El *bromuro de ipratropio* (Atrovent) es un antagonista no selectivo de los receptores M_1, M_2 y M_3, con una duración de efecto de aproximadamente 2 a 4 h. Sin embargo, no se recomienda como monoterapia para el asma aguda, ya que tiene un inicio de acción más lento y un efecto clínico menor que los agonistas adrenérgicos β_2. Además, en un gran metaanálisis no se encontró beneficio clínico significativo cuando se usó un anticolinérgico solo o en combinación con un agonista adrenérgico β_2 para tratar el asma crónica (277). En contraste, otros estudios señalaron que el uso de un anticolinérgico junto con un agonista adrenérgico β_2 mejoraba la función pulmonar y disminuía las hospitalizaciones durante las exacerbaciones agudas del asma (278, 279). Hoy en día está disponible la combinación doble de bromuro de ipratropio más albuterol en un MDI (Combivent) y un preparado nebulizado (Duoneb).

Antagonistas muscarínicos de acción prolongada

El *bromuro de tiotropio* (Spiriva, Spiriva Respimat) es un antagonista del receptor muscarínico de más alta afinidad que el bromuro de ipratropio. Si bien se une de forma equivalente a ambos receptores, M_2 y M_3, el tiotropio tiene una tasa mucho más lenta de disociación del M_3 y, por lo tanto, de prolongación de sus efectos de broncoprotección. Este medicamento actualmente está indicado en pacientes de 12 años y mayores con una dosis recomendada de 2.5 μg una vez al día.

En un gran estudio aleatorio de tres vertientes, cruzado, doble ciego, se comparó el efecto aditivo del tiotropio con el de LABA, así como el de duplicación de la dosis de corticoesteroides en pacientes con asma persistente moderada, no regulada, que recibían glucocorticoesteroides inhalados (280). En este estudio se encontró que los pacientes que recibieron tiotropio, además de su glucocorticoesteroide, presentaron una mejoría significativa de la función pulmonar y los síntomas en comparación con los pacientes que recibieron una mayor dosis de esteroides sola (280). En adición, hubo una mejoría no inferior en comparación con los pacientes que recibieron ambos un LABA y un glucocorticoide (280). En un metaanálisis más reciente se mostró que la adición de LAMA mejoraba la función pulmonar y disminuía la tasa de exacerbaciones del asma en pacientes que tomaban glucocorticoides inhalados sin LABA (280), así como una menor necesidad de esteroides orales de rescate en los pacientes que ya tomaban un LABA más ICS (281, 282).

Antagonistas e inhibidores de la biosíntesis de leucotrienos

Los cisteinil-leucotrienos se derivan del ácido araquidónico e incluyen al leucotrieno C_4 (LTC_4), el cual se convierte en LTD_4, que entonces se transforma en leucotrieno E_4 (LTE_4). Estos mediadores lipídicos, en particular LTC_4 y LTD_4, son inductores potentes de broncoconstricción y, por lo tanto, se cree que contribuyen a la patogenia del asma. Asimismo, hay tres receptores del cisteinil-leucotrieno, denominados, acertadamente, receptores -1 ($CistLT_1R$), -2 ($CistLT_2R$) y -3 ($CistLT_3R$) de cisteinil-leucotrieno. Cada leucotrieno tiene afinidad diferente por un receptor determinado, donde LTD_4 cuenta con la más alta para el $CisLT_1R$. LTD_4 y LTC_4 comparten una afinidad elevada similar por $CisLT_2R$, y el LTE_4 cuenta con la máxima afinidad por el más reciente descubierto, $CisLT_3R$ (283, 284). En la actualidad no hay antagonistas de $CistLT_2R$ o $CistLT_3R$ aprobados por la FDA.

Antagonistas de leucotrienos

El *montelukast* (Singulair) y el *zafirlukast* (Accolate) son ambos antagonistas del receptor $CisLT_1$, aprobados para la profilaxia y el tratamiento crónico del asma. El montelukast está indicado para pacientes de 12 meses y mayores, en tanto el zafirlukast para los de 5 años y mayores. Ambos antagonistas de leucotrienos pueden bloquear las declinaciones de FEV_1 por el ejercicio, el reto por alérgeno y la administración del ácido acetil salicílico, y sirven como medicamentos de regulación (285-291).

La administración de montelukast o zafirlukast a adultos con asma persistente leve a moderada dio lugar a una disminución de los síntomas y el aumento de FEV_1 por hasta de 13%, en comparación con la respuesta a un placebo, de 4.2% (88). Además, se informó de resultados comparables en niños de 6 a 14 años (88), datos que respaldan el concepto de que los leucotrienos contribuyen al tono de las vías aéreas. No obstante, hay alguna variabilidad de un paciente a otro en el grado de mejora del FEV_1 observado con montelukast. Cerca de 15% de los pacientes tratados con este medicamento nota una mejor broncodilatación por 18 a 25%, en tanto otros pacientes solo perciben una de 8 a 10% (88).

Los efectos de los antagonistas de leucotrienos para la regulación del asma pueden extenderse más allá de las respuestas a los broncodilatadores (88, 287). En un estudio, 10 mg de montelukast (o placebo) se añadieron a 200 μg de dipropionato de beclometasona cada 2 h en los adultos con asma regulado de manera incompleta. Esta combinación de montelukast e ICS se vinculó con notorio incremento del FEV_1, decremento de los síntomas del asma y disminución del número de exacerbaciones del padecimiento en comparación con pacientes tratados con placebo más ICS (291). Los antagonistas del receptor de leucotrienos pueden ayudar a algunos pacientes con asma persistente a disminuir su dosis de ICS.

Los antagonistas de leucotrienos, en general, son bien tolerados y eficaces (292). Sin embargo, en un análisis posmercadeo de estos medicamentos se informó de un aumento en las crisis neuropsiquiátricas, incluyendo cambios de ánimo, depresión, anomalías oníricas e ideas suicidas, en especial en los adolescentes y ancianos. Como resultado, se debe asesorar a los pacientes respecto de este posible riesgo pequeño y vigilarse estrechamente en cuanto a cualquier cambio de conducta.

Inhibidor de la síntesis de leucotrienos

El *zileutón* (Zyflo) es un inhibidor de la enzima 5-LO y bloquea la conversión anterógrada del ácido araquidónico en leucotrienos, por ~ 26 a 86% (293, 294). En un estudio de 12 sem con zileutón en pacientes con asma, el FEV_1 promedio mejoró por 20.8% con el tratamiento activo, en comparación con 12.7% con placebo (293). Además, en otro estudio, el uso de zileutón produjo broncodilatación (14.6 *vs.* 0% con el placebo) 60 min después de que se administró (294).

El zileutón actualmente está indicado para los pacientes con asma de 12 años y mayores. Asimismo, ocurrieron elevaciones reversibles de la aminotransferasa de alanina, hasta tres veces lo normal, en menos de 2.5% de los pacientes y 0.5% de los testigos (293, 294). Como resultado, se recomienda ordenar pruebas de función hepática mientras se toma este medicamento. Como con los antagonistas del receptor de leucotrienos, se han vinculado cambios de ánimo y complicaciones como neuropsiquiátricos con el zileutón, y los pacientes deben vigilarse apropiadamente.

Modificadores biológicos

Avances significativos ha habido en la definición de los mecanismos celulares y moleculares que contribuyen a la patogenia del asma. Como se mencionó en el capítulo 1, el asma alérgica se caracteriza por una respuesta inflamatoria de tipo 2 con IgE y las citocinas IL-4, IL-5 e IL-13, todas las cuales se considera tienen participación importante. Además de promover la inflamación, estos mediadores se han hecho cada vez más relevantes como objetivos terapéuticos para el diseño de fármacos. En este sentido, se emitió la hipótesis de que, si pudiese atenuarse la respuesta inflamatoria de tipo 2, mejorarían las tasas de síntomas y exacerbaciones del asma y en potencia se modificaría la historia natural de la enfermedad. En la actualidad hay tres inmunorreguladores aprobados por la FDA para el tratamiento del asma alérgica moderada a grave. Además, la seguridad y eficacia de otros modificadores biológicos que inducen a aquellos que tienen como objetivo la cadena α del receptor, IL-4 (295), IL-13

(296), IL-5 (297, 298) y TSLP (77, 299), actualmente están en proceso de valoración en estudios clínicos.

Anti-IgE

El *omalizumab* es un anticuerpo IgG1κ monoclonal humanizado que reconoce a la porción Fc de la IgE y al unirse forma un complejo con la IgE libre (o no unida) e impide que interactúe con su receptor FcεRI. En un análisis de un conjunto de más de 4 300 participantes en estudios clínicos con asma grave se mostró que el omalizumab disminuía de forma significativa la tasa de exacerbaciones del padecimiento y las consultas a ER, por 38 y 47%, respectivamente (300). Además, los pacientes tratados con omalizumab notaron una mejoría significativa en la calidad de vida y tuvieron más probabilidad de tolerar una disminución de los ICS diarios, que los testigos que recibieron placebo (301-303).

Los efectos clínicos observados con el omalizumab pueden ser secundarios a una diversidad de mecanismos. Al formar complejos, puede tanto disminuir la concentración sérica de la IgE libre (304) como regular en dirección descendente la expresión del receptor FcεRI en la superficie de las células cebadas, los basófilos y las células dendríticas (305-307). Además, el omalizumab se ha vinculado con un decremento del número de eosinófilos detectados en la sangre y el esputo (304). En conjunto, el omalizumab puede alterar la capacidad de la IgE de unirse al alérgeno, activar basófilos y células cebadas, y promover el desarrollo de una respuesta inflamatoria de tipo 2.

El omalizumab se encuentra en el mercado estadounidense como Xolair y está indicado para el tratamiento del asma persistente moderada a grave en pacientes de 6 años y mayores. Para calificar para el tratamiento, los pacientes deben tener al menos una prueba cutánea positiva o la confirmación de una IgE especifica *in vitro* contra un alérgeno perenne, y presentar síntomas de asma mal controlados con ICS. El medicamento se administra por vía subcutánea con la dosis (75 a 375 mg) y la frecuencia de administración (cada 2 a 4 sem) determinadas por el peso y la concentración de la IgE corporal previa al tratamiento del paciente. Debido a que el omalizumab causa aumento de la concentración sérica de IgE total (una medida de la IgE libre y unida) (308, 309), no se recomienda que se vigilen estas cifras durante el tratamiento (este punto se aplica a algunos, no a todos los análisis *in vitro*, para detectar la IgE total).

De manera importante, en análisis posmercadeo se encontró un mayor riesgo de anafilaxia en 0.2% de los pacientes que recibían omalizumab. Los síntomas aparecieron tan pronto como 90 min después de la administración de la primera dosis, y tan tarde como

1 año después de iniciar el tratamiento. Debido a estas observaciones, debería asesorarse adecuadamente a los pacientes, prescribírseles epinefrina autoinyectable y, después de recibir omalizumab, vigilancia estrecha durante 2 h después de las primeras tres inyecciones y 30 min después de las subsiguientes, en un contexto de atención sanitaria equipado para tratar las reacciones alérgicas graves (310). Finalmente, en un estudio observacional de grupos, no se encontró vínculo entre el omalizumab y un mayor riesgo de cáncer (311).

Anti-IL-5

El *mepolizumab* es un anticuerpo IgG1κ monoclonal, humanizado, que se une a la IL-5 soluble y le impide interactuar con su receptor y activarlo, una citocina crítica para la supervivencia, activación y proliferación de los eosinófilos. Asimismo, se ha mostrado que por antagonismo de los efectos de la IL-5, el mepolizumab disminuye la concentración de eosinófilos en la sangre periférica (312-314). En estudios de fase 3 aleatorios, doble ciego, comparativos, con placebo, de pacientes con asma, el mepolizumab se vinculó con una disminución significativa en las exacerbaciones clínicamente importantes del padecimiento, en relación con un placebo (312, 313). Sin embargo, las asociaciones significativas entre el uso del mepolizumab y la mejoría del FEV_1 o los síntomas del asma fueron variables (312, 313). En otro estudio hubo una probabilidad de disminuir la dosis de glucocorticoides orales 2.39 veces mayor (y por una media de 50%) en los pacientes con asma que recibían mepolizumab, en comparación con aquellos con placebo (315). De manera importante, a pesar de la disminución de los esteroides orales, los pacientes tratados con mepolizumab aún notaron una disminución relativa de 32% en la tasa anual de exacerbaciones (315). Los mecanismos por los que el mepolizumab ejerce sus efectos clínicos y una disminución de los eosinófilos que puede llevar a una declinación de las exacerbaciones del asma, siguen en proceso de investigación.

El mepolizumab se encuentra en el mercado con el nombre de Nucala en Estados Unidos y está indicado para el tratamiento del asma persistente grave en los pacientes de 12 años y mayores. Para calificar para el tratamiento, los pacientes deben presentar síntomas de asma regulados de manera inadecuada con ICS y un fenotipo eosinofílico asociado con su enfermedad. La cifra de eosinófilos en sangre periférica debe ser ≥ 150/μL en 6 sem o ≥ 300/μL, 1 año después de iniciar el tratamiento. El mepolizumab se administra por vía subcutánea a dosis de 100 mg cada 4 sem y no se basa en el peso corporal del paciente (o su concentración de IgE). A la fecha no ha habido informe de crisis de anafilaxia con mepolizumab, pero dos pacientes (en comparación con 0 de los testigos que recibieron un placebo) desarrollaron herpes zóster durante los estudios clínicos. La vacunación contra la varicela debería considerarse cuando sea adecuado desde el punto de vista médico, antes de iniciar el mepolizumab.

El *reslizumab* es un anticuerpo IgG4κ monoclonal humanizado, que, a semejanza del mepolizumab, se une a la IL-5 soluble y evita así que participe con su receptor y lo active. En estudios clínicos comparativos, doble ciego, con placebo, grandes, se mostró que en pacientes con asma persistente moderada a grave y afección no regulada hubo disminuciones significativas en las exacerbaciones del asma, así como mejoría de la función pulmonar y la calidad de vida con el reslizumab, en comparación con un placebo (316-318). No se puede valorar la eficacia clínica del reslizumab en comparación con el mepolizumab en la actualidad, dado que no ha habido estudios clínicos frontales directos.

El reslizumab se encuentra en el mercado con el nombre de Cinqair en Estados Unidos y está indicado para el tratamiento del asma persistente grave en pacientes de 18 años y mayores. Para calificar para el tratamiento, los pacientes deben presentar síntomas de asma aliviados de forma inadecuada con ICS y un fenotipo eosinofílico relacionado con la enfermedad. En este sentido, debe haber una cifra $\geq$ 400 eosinófilos/μL en sangre periférica en las 3 a 4 sem previas al inicio del tratamiento. El reslizumab se administra por vía intravenosa en un periodo de 20 a 50 min, a dosis de 3 mg/kg cada 4 sem. Además, se informó de anafilaxia en 0.3% de los pacientes que recibió reslizumab y se presentó tan pronto como durante la segunda administración en solución. Por ello, se recomienda asesorar a los pacientes apropiadamente, prescribirles epinefrina inyectable para su uso de urgencia y su vigilancia estrecha después de recibir reslizumab en un contexto de atención sanitaria equipado para tratar las reacciones alérgicas graves.

La *teofilina* (1,3-dimetilxantina) es una metilxantina que permanece como tratamiento de tercera opción para los pacientes ambulatorios hospitalizados con asma persistente moderada a grave. El uso limitado de este fármaco es secundario a su margen terapéutico estrecho, efectos secundarios importantes e interacciones significativas con numerosas clases de medicamentos (véase cap. 36). La acción farmacológica de máxima importancia de la teofilina es la broncodilatación, pero otras propiedades incluyen estimulación respiratoria central, efectos cardiacos inotrópicos y cronotrópicos, diuresis, relajación del músculo liso vascular, mejora de la actividad ciliar y disminución de la fatiga del diafragma.

Los mecanismos moleculares por los que la teofilina ejerce sus efectos clínicos siguen sin definirse. Asimismo, se han mostrado *in vitro* que aumenta la concentración de AMPc por inhibición de la fosfodiesterasa, la enzima que convierte el 3′ 5′-AMPc en 5′-AMP. Sin embargo, la inhibición de la fosfodiesterasa por la teofilina se acompañó de concentraciones que resultarían tóxicas *in vivo,* por lo que es poco probable que se le atribuya el mecanismo de acción del fármaco. Por fortuna, son posibles explicaciones alternativas de la broncodilatación inducida por el antagonismo del receptor de adenosina, la inhibición de la citocina proinflamatoria NF-κB y la inducción de la citocina IL-10 antiinflamatoria (319).

La broncodilatación óptima con la teofilina es función de la concentración sérica. La broncodilatación máxima suele lograrse con concentraciones entre 8 y 15 μg/mL; no obstante, algunos pacientes alcanzan una mejoría clínica adecuada con cifras de 5 μg/mL o todavía menores. La explicación de este fenómeno es que el efecto broncodilatador de la teofilina, según se mide por el porcentaje de aumento del FEV_1, tiene relación con el logaritmo de la concentración sérica (320, 321) y es muy dependiente. En este estudio la mejoría promedio del FEV_1 fue de 19.7%, con una concentración de 5 μg/mL de teofilina, de 30.9% con una de 10 μg/mL y de 42.2% con la de 20 μg/mL, cifras a las que ocurre tal mejoría de la función pulmonar en forma lineal con el logaritmo de la concentración de la teofilina. Sin embargo, con el uso de una escala aritmética en el eje de abscisas ocurre mejoría de la función pulmonar en una forma hiperbólica. Así, aunque se presente una mejoría continua con el aumento de la concentración sérica, aquel gradual con cada dosis mayor disminuye. Casi la mitad de la mejoría en el FEV_1 que es alcanzable con una concentración de teofilina de 20 μg/mL se logra con una de 5 μg/mL y con una concentración de 10 μg/mL se alcanza 75% de mejoría.

Desde la introducción de los glucocorticoesteroides inhalados, los LABA y los modificadores biológicos, la teofilina sigue siendo un medicamento alternativo de regulación para usarse en pacientes con asma persistente moderada a grave (3, 4). Cuando es añadida a ICS más combinaciones de agonistas adrenérgicos β_2, la teofilina no puede proveer beneficio adicional. Como resultado, sigue estando indicada solo en los pacientes problema con asma persistente grave, aquellos con fobia a los esteroides, los que presentan asma y EPOC, y tal vez aquellos que no pueden tolerar ICS/LABA.

Cromonas

Las cromonas son compuestos químicos diferentes con propiedades farmacológicas únicas, que se usan en el tratamiento de diversas enfermedades alérgicas. Estos compuestos estabilizan a las células cebadas, disminuyendo así la secreción de mediadores de inflamación, como la histamina. Las cromonas también actúan inhibiendo la producción de IgE y regulando los nervios sensoriales, esto último que se mostró disminuye la gravedad del prurito. Las cromonas actúan directamente sobre las superficies mucosas, pero tienen mínimo efecto en la piel. Estos medicamentos no se absorben de manera sistémica ni se degradan.

Las dos principales cromonas, *cromolín y nedocromil*, alguna vez estuvieron disponibles en inhaladores. Sin embargo, ambas se retiraron del mercado estadounidense antes del año 2014 por su contenido de clorofluorocarbonos. En la actualidad, el cromolín está disponible en presentaciones oral (Gastrocrom), nasal (NasalCrom) y oftálmica (Opticrom), en tanto el nedocromil lo está como solución oftálmica (Alocril). Si bien estas presentaciones están indicadas para la rinitis alérgica, conjuntivitis alérgica y mastocitosis, no se recomiendan para tratar el asma aguda o crónica.

Antes se mostró que la solución de cromolín sódico inhalado era eficaz para prevenir el broncoespasmo por alérgenos inhalados y el ejercicio, donde los pacientes del estudio informaron de disminución de 28 a 33% de los síntomas del asma después de su administración, en comparación con un placebo (322) (véase cap. 36). Sin embargo, en un análisis de Cochrane se encontró poca o ninguna mejoría respecto del placebo, como tratamiento de mantenimiento en los niños (323). Además, en el Childhood Asthma Management Program (Programa de tratamiento del asma infantil), el nedocromil y el cromolín (como con la budesonida) no parecieron proteger contra la pérdida de FEV_1/FVC en el asma leve a moderada (324). Sin embargo, el cromolín y el nedocromil han sido útiles para prevenir o disminuir al mínimo la EIB, cuando son inhalados durante hasta 2 h antes del ejercicio (325). La exposición previa al cromolín por inhalación puede ayudar a disminuir los síntomas desencadenados por caspa de animales, mohos, ambientes muy polvosos, olores y el ejercicio.

Consideraciones prácticas del tratamiento del asma

A pesar de los avances farmacológicos significativos en el tratamiento del asma, ninguna medicación provee beneficio notorio si se usa de manera inapropiada. Por ejemplo, es indispensable la técnica correcta con el inhalador para la provisión apropiada del medicamento. Si no se les instruye de manera adecuada, los pacientes quizá no exhalen por completo antes de activar su inhalador. Por otra parte, pueden inhalar muy rápido, hacer una inspiración submáxima con el cuello flexionado o no detener su ventilación durante 10 s después de una inspiración completa. Además de las técnicas inapropiadas

de ventilación, las dificultades para manipular el aparato (p. ej., olvidar agitar la lata antes de activarla, accionar el inhalador dos veces por una inhalación, olvidar retirar la tapa antes de la inhalación) también pueden impactar al aporte de fármaco y explicar las malas respuestas terapéuticas. Para resolver estas preocupaciones se recomienda a los clínicos revisar las técnicas de inhalación apropiadas en las consultas y hacer que el paciente en turno muestre el uso correcto.

Diversos dispositivos se han desarrollado en un esfuerzo por mejorar la dinámica de administración del aerosol por un inhalador presurizado (véase cap. 37). Con ello se intenta disminuir al mínimo el depósito de aerosol en la bucofaringe y aumentar su provisión a las vías aéreas. Ya que se necesita una inspiración más lenta, se puede distribuir más fármaco que con una rápida a las vías aéreas periféricas obstruidas, lo que favorece el depósito en las vías aéreas centrales a expensas de las periféricas. Además, estos dispositivos pueden ayudar a la sincronización eficaz de la inhalación con la activación del inhalador, que no se puede corregir.

Los nebulizadores impulsados por motor no dan como resultado mayor broncodilatación que la alcanzada con los presurizados de lata en aerosol de dosis medida. El aporte de fármaco por nebulizadores impulsados por motor se consideró más eficaz porque el paciente inhala una concentración relativamente grande. Por ejemplo, la dosis de albuterol añadida al nebulizador es de 5 mg, que es 56 veces la generada por el MDI (90 µg). Sin embargo, se mostró que tal vez solo 15 a 20% del fármaco en realidad se nebuliza durante la inspiración y apenas 10% de la dosis nebulizada alcanzará los bronquios. En conclusión, la dosis administrada al pulmón desde el nebulizador puede ser casi igual que la correspondiente por una lata de aerosol presurizado. Los nebulizadores pueden todavía proveer beneficio, especialmente porque no necesitan que el paciente aprenda una técnica de inhalación correcta, como se requiere para los inhaladores.

Los médicos y otros proveedores de atención sanitaria deben familiarizarse con el uso apropiado de los diferentes dispositivos disponibles para tratar el asma, y cuando sea apropiado considerar los espaciadores u otras unidades activadas por la ventilación para mejorar la administración del fármaco. Asimismo, es aconsejable revisar la técnica de inhalación de los pacientes en forma periódica, porque aún pueden tener errores técnicos. Además, otras barreras para el cumplimiento con el medicamento se deben abordar de una manera más personalizada (326). Los costos económicos, los factores sociales, el temor por los efectos secundarios, la intensidad del esquema de dosis y la percepción por el paciente de su enfermedad pueden tener participación importante en cómo (y cuándo) utilizar el tratamiento médico.

Fármacos por usar cautelosamente o evitar

No se recomienda la monoterapia para el asma leve, moderada o grave con agonistas adrenérgicos β_2 de acción prolongada (3) y no debería realizarse. Además, el uso de estos antagonistas puede aumentar o desencadenar las sibilancias en los pacientes con asma manifiesta y latente. Si se requiriesen antagonistas adrenérgicos β_2, selectivos o no, en un paciente con asma, se recomiendan los aumentos cautelosos de la dosis bajo supervisión estrecha. Ambos, los bloqueadores cardioselectivos (atenolol y metoprolol) y no selectivos (propranolol, carvedilol, lebatalol y timolol), se han vinculado con un mayor número de consultas al departamento de urgencias y hospitalizaciones de pacientes con asma (327). El broncoespasmo agudo se ha vinculado con la instilación de timolol para el glaucoma (328). También se describió broncoconstricción con el betaxolol conjuntival, un antagonista adrenérgico β_1 que tiene menos probabilidad de causar una declinación del FEV_1 que el timolol (329). En ocasiones, los parasimpaticomiméticos, como la pilocarpina, administrados en el saco conjuntival, pueden causar broncoespasmo. Asimismo, es recomendable asegurar que el paciente con asma persistente alcance primero una regulación adecuada del padecimiento, como con ICS o agonista adrenérgico β_2/ICS, u otros medicamentos, de manera que se disminuya al mínimo cualquier posible efecto de los fármacos oftálmicos necesarios.

A los inhibidores de la enzima convertidora de angiotensina (ECA, por sus siglas en inglés) se les ha relacionado con la tos y el asma (además del angioedema faríngeo o laríngeo), incluso después de la primera dosis (330, 331). La discontinuación del inhibidor de la ECA se vincula con la resolución de la tos durante varios días o hasta por 1 mes. Los inhibidores de ECA y los antagonistas del bloqueador del receptor de angiotensina no están contraindicados en los pacientes con asma en ausencia de reacciones adversas previas como tos o angioedema agudo.

Los analgésicos narcóticos, como morfina, oxicodona, hidromorfona y fentanilo, están al menos relativamente (o de manera absoluta) contraindicados durante las exacerbaciones del asma. Además, la morfina puede activar a las células cebadas para liberar histamina. De manera regular ocurren disminuciones nocturnas de la Po_2 en los sujetos normales y en pacientes con asma. El asma aguda grave (crisis asmática) es una contraindicación del uso de medicamentos soporíferos.

Los antidepresivos de las clases de inhibidores de la recaptación de serotonina o tricíclicos se pueden continuar junto con los medicamentos del asma. Los antidepresivos de la clase de inhibidores de monoamino oxidasa se pueden utilizar, pero no se recomiendan en un paciente que pudiese estar recibiendo epinefrina, porque tal vez presente una crisis hipertensiva grave.

Los fármacos que poseen propiedades anticolinesterasa pueden potenciar las sibilancias, debido a su efecto de impulso parasimpaticomimético causado por la inhibición del catabolismo de la acetilcolina. Estos fármacos representan el tratamiento farmacológico principal de la miastenia grave; si coexiste el asma, surge un problema terapéutico. Cuando se requieren medicamentos anticolinesterasa, quizá se necesiten dosis máximas de agonistas adrenérgicos β_2 e ICS. La adición de corticoesteroides orales puede estar indicada para una regulación más adecuada del asma, pero debe recordarse que en algunos pacientes los síntomas de miastenia grave pueden inicialmente empeorarse con tal adición (332).

Tratamiento no farmacológico

Evitar los alérgenos

Para aquellos pacientes con asma alérgica debe incluirse el tratamiento específico. En los adultos, los alérgenos inhalatorios son los causales más frecuentes. Muchos de los estudios, pero no todos, sugieren que hay una relación de dosis-respuesta entre la exposición al alérgeno y el desarrollo de asma. Además, hay sugerencias de que existen cifras umbral de exposición a alérgenos por debajo de las cuales es poco probable que se presente la sensibilización y, por lo tanto, el asma alérgica. Para un alérgeno importante de los ácaros del polvo, *Der p 1*, es de 2 µg/g y para el alérgeno principal de cucaracha, *Bla g 1*, es de una unidad/g de polvo.

Cuando un alérgeno es la causa principal (p. ej., caspa de animales) y se puede retirar del ambiente se logra el alivio sintomático, a menudo en 1 a 2 meses (o más adelante) si se hace una limpieza exhaustiva. La mayoría de los pacientes alérgicos, sin embargo, es sensible a más de un alérgeno y muchos no se pueden retirar por completo. Como resultado, se recomiendan ciertas estrategias para evitar alérgenos particulares.

Para disminuir los alérgenos del polvo casero se recomiendan ciertas regulaciones ambientales en el hogar (333). Las almohadas hipoalergénicas se prefieren y deben incluirse en fundas impermeables. Los muelles de resortes y colchones deben cubrirse de manera similar. La humedad relativa dentro de la casa debe ser de 35 a 50% para disminuir la proliferación de los ácaros del polvo. La ropa de cama debe lavarse a la semana en agua tibia. En algunas circunstancias es de beneficio la limpieza adicional o el retiro de las alfombras, porque son reservorios de alérgenos de ácaros del polvo. Para el paciente muy alérgico al polvo, los filtros apropiados (p. ej., filtros de aire de partículas de alta eficacia) o los hornos y aspiradoras, así como limpiadores del aire, se deben usar y mantener de manera apropiada. El uso de acaricidas para eliminar los ácaros del polvo, sin embargo, tiene eficacia limitada.

En los pacientes con síntomas perennes, en general, es aconsejable que las mascotas (p. ej., perros, gatos y aves) se retiren de la casa si hay síntomas de alergia por contacto o una prueba cutánea positiva.

Como se declaró antes en este capítulo, el antígeno de la caspa de gato (*Fel d* I) puede requerir meses para que su concentración disminuya por debajo de la umbral (< 8 μg *Fed d 1*/mg) de polvo una vez que se retire el gato del hogar (177). A menudo, los pacientes no retirarán a la mascota como se recomendó y, en su lugar, el médico y el paciente deben confiar en los tratamientos farmacológicos. El lavar a las mascotas cada semana puede disminuir, si bien de manera temporal, las concentraciones de alérgenos (334).

Otros aspectos pueden considerarse respecto a la regulación ambiental en casa. Los departamentos en planta baja son los que con mayor probabilidad presentan concentraciones altas de hongos aéreos y antígenos del polvo, debido a su mayor humedad. Los mohos visibles deben retirarse y, dependiendo de la gravedad del asma o la dificultad para lograr su regulación adecuada, debe hacerse la limpieza de los conductos de calefacción, ventilación y acondicionamiento del aire. Además, deben implementarse medidas para disminuir la exposición a la orina de roedor y a las cucarachas, y posiblemente requieran un esfuerzo continuo (13, 335).

La ingestión de alimentos en esencia nunca es causa de asma; una excepción es cuando se trata de la broncoconstricción grave aguda por anafilaxia. Los pacientes, sin embargo, pueden atribuir sus síntomas respiratorios al aspartame o al glutamato monosódico, si bien tales asociaciones no están justificadas. La exposición al dióxido de azufre por el metabisulfito de sodio o potasio (utilizado como antioxidante en los alimentos) puede causar síntomas respiratorios agudos en los pacientes con asma. Sin embargo, aquellos con asma estable que se tratan con antiinflamatorios no se verán afectados de forma significativa por el metabisulfito. No obstante, la contaminación del aire, incluidos el humo y la ceniza que viajó cientos de kilómetros desde su origen, puede causar empeoramiento del asma.

Inmunoterapia

Cuando la regulación ambiental es imposible o insuficiente para aliviar los síntomas en los pacientes con mono o polisensibilización y asma alérgica debe considerarse la inmunoterapia con alérgenos subcutáneos (véase cap. 13). Su eficacia en el asma para pólenes, ácaros del polvo y especies de *Cladosporium* (336, 337) se han documentado y la inmunoterapia de alérgenos debe considerarse en pacientes con asma persistente, que también reciben farmacoterapia (3) (tabla 19-6). Otros efectos, además de la inmunoterapia subcutánea con extractos de caspa de gato, no han sido impresionantes para la disminución de los síntomas cuando el gato permanece en el ambiente casero. Si bien algunos estudios han sugerido que la inmunoterapia sublingual (SLIT, por sus siglas en inglés) puede disminuir los síntomas del asma (338), actualmente no se recomienda como opción terapéutica para el padecimiento y se requieren estudios adicionales para investigar más a fondo su indicación.

Johnstone y Dutton (339), en un estudio prospectivo de 14 años de la inmunoterapia subcutánea de alérgenos para niños con asma, informaron que 72% del grupo con tratamiento estaba sin síntomas a los 16 años, en comparación con solo 22% del grupo con placebo. Esta publicación se hizo en el año 1968 y durante decenios se trató con un escepticismo saludable. En el año 2007 se informó de algunos datos similares nuevamente, donde los niños con rinitis que recibieron inmunoterapia de alérgeno, presentaban menos aparición de asma que aquellos que no lo recibieron (340).

Termoplastia bronquial

La termoplastia bronquial implica la administración de energía térmica dirigida de manera directa a las vías aéreas para eliminar músculo liso y, así, atenuar la broncoconstricción. El procedimiento se hizo por broncoscopia y se dividió en tres sesiones terapéuticas que, de forma específica, se dirigieron al lóbulo inferior derecho, después al inferior izquierdo y finalmente a ambos lóbulos superiores de los pulmones. Hoy en día está aprobada para el tratamiento del asma aguda persistente no regulada a pesar de ICS/LABA en pacientes de 18 años y mayores.

Durante el periodo de tratamiento por termoplastia bronquial ocurrió un empeoramiento transitorio de los síntomas de asma en algunos pacientes (341-343). Sin embargo, después de ese periodo se informó de resultados clínicos variables en los estudios. En un caso, la función pulmonar medida por el FEV_1 medio no fue de forma significativa diferente entre los pacientes de termoplastia bronquial y los testigos, pero los síntomas subjetivos de asma mejoraron con el tratamiento (342). En un segundo estudio no enceguecido, la termoplastia bronquial se vinculó con un aumento significativo del FEV_1 y disminución del uso de inhaladores de rescate (341). Finalmente, en un estudio doble ciego aleatorio comparativo, los pacientes que se sometieron a termoplastia bronquial o al uso de placebos notaron mejoría en los síntomas del asma, pero solo aquellos que recibieron el tratamiento activo comunicaron disminución significativa de las exacerbaciones del asma y las consultas a ER (344).

Con estos datos puede haber ciertos pacientes en quienes la termoplastia bronquial resultaría de beneficio. Sin embargo, no hay en la actualidad un biomarcador disponible para predecir quiénes serían los beneficiados. Además, los estudios previos excluyeron a los pacientes con FEV_1 menor de 50% o que tenían exacerbaciones frecuentes del asma y, por lo tanto, sigue sin conocerse la eficacia de la termoplastia bronquial en aquellos con asma grave o dependientes de los corticoesteroides. Después de 5 años, los pacientes objeto de termoplastia bronquial presentan función pulmonar estable, pero continúan informando de tasas menores de exacerbaciones de asma grave que antes del tratamiento (344), lo que sugiere que el método es bien tolerado después del periodo inicial, pero aún están indicados estudios de seguimiento adicionales a plazo más largo para vigilar cualquier efecto adverso.

■ DIAGNÓSTICO Y TRATAMIENTO DE LOS FENOTIPOS DEL ASMA

Asma no alérgica

El tratamiento del asma no alérgica implica principalmente el uso juicioso de los fármacos, así como las medidas de evitación; no están indicadas la inmunoterapia ni la inmunorregulación. En los siguientes tres párrafos se aborda también el asma alérgica.

Por fortuna, hay pruebas convincentes disponibles de que las infecciones de vías respiratorias altas inducidas por virus inician las exacerbaciones del asma. Asimismo, son importantes como causa para los niños de 0 a 5 años los rinovirus, VSR, virus paragripales; y en los niños mayores y adultos, los virus gripales, paragripales y rinovirus. La infección por adenovirus rara vez inicia una crisis de asma. Como resultado, se comprenderán o identificarán mejor los virus adicionales (metaneumovirus) relacionados con las crisis de asma.

Las infecciones por *Mycoplasma pneumoniae* pueden relacionarse con el asma de nuevo inicio (345) o posiblemente con exacerbaciones del ya establecido (346). En los pacientes con exacerbaciones agudas de asma y pruebas serológicas de infección por *M. pneumoniae* o especies de *Chlamydophila* (antes *Chlamydia*) *pneumoniae*, el macrólido, telitromicina, disminuyó los síntomas (40 *vs.* 27%), pero no mejoró significativamente las PEFR más allá que el placebo (78 *vs.* 67 L/min) (346). No obstante, queda por establecer si habrá indicación para los macrólidos en el tratamiento del asma; por ejemplo, si hay una actividad antiinflamatoria o antiinfecciosa, porque los datos han sido desalentadores respecto de la tos (347) y el asma (348).

La vacunación anual contra la influenza debe administrarse de acuerdo con las recomendaciones de los Centers for Disease Control and Prevention a los niños y adultos. El tratamiento de las infecciones bacterianas secundarias, como la bronquitis aguda (purulenta) y la rinosinusitis, es deseable. La vacuna de neumococos se puede administrar a los adultos mayores de 50 años con asma persistente, si bien la neumonía por neumococos es un suceso infrecuente.

Enfermedad respiratoria exacerbada por el ácido acetilsalicílico (asma con intolerancia al ácido acetilsalicílico)

El tratamiento de la enfermedad respiratoria exacerbada por el ácido acetilsalicílico (asma con intolerancia del ácido acetilsalicílico) incluye las medidas de evitación en los pacientes con desencadenantes del asma mediados por IgE, tratamiento antiinflamatorio y el de CRS. Asimismo, es importante evitar el ácido acetilsalicílico y los AINE no selectivos, que también podrían producir broncoconstricción aguda grave. A los pacientes se les debe informar que numerosos combinados de marca registrada contienen ácido acetilsalicílico y deben asegurarse de no tomar alguno. El paracetamol se puede usar como sustituto seguro del ácido acetilsalicílico en casi todos los pacientes, y otros salicilatos, como el de sodio, el trisalicilato de magnesio de colina o el salsalato, pueden tomarse con seguridad. Otros pacientes responden con urticaria, angioedema o anafilaxia. El mecanismo de la broncoconstricción aguda incluye el bloqueo de la ciclooxigenasa 1, la menor producción de PGE_2 y la generación de LTC_4 y LTD_4. Los pacientes con exacerbación de la enfermedad respiratoria por ácido acetilsalicílico presentan concentraciones urinarias basales aumentadas de LTE_4, un marcador de productos de 5-LO. Después de la ingestión de ácido acetilsalicílico hay un aumento todavía mayor en la concentración de LTE_4 urinaria, compatible con la síntesis del agonista potente, LTD_4. Aunque se puede pensar que la PGE_2 como un broncodilatador tiene una importante actividad de "frenado" de la producción de leucotrienos por efectos inhibitorios sobre 5-LO y FLAP. La PGE_2 también estabiliza a las células cebadas, pero su efecto protector disminuye también después de la ingestión de ácido acetilsalicílico. Los inhibidores de la ciclooxigenasa 2 se toleran sin contratiempos (349). Por otro lado, hay muy pocos pacientes que experimentan broncoconstricción aguda por ambos, antagonistas de las ciclooxigenasas 1 y 2.

En algunas circunstancias, las pruebas con dosis de provocación de ácido acetilsalicílico o AINE se pueden llevar a cabo para confirmar el diagnóstico o tratar una enfermedad respiratoria exacerbada por dicho ácido. Debido a que la dosis media de provocación con el ácido acetilsalicílico fue de 62 mg durante los retos orales (350), el médico o un profesional de atención sanitaria competente debe estar a cargo en todo momento, por la explosividad y gravedad de estas reacciones, principalmente cuando la dosis inicial es completa. El FEV_1 debe ser al menos de 70% antes del reto. Los parámetros de función pulmonar y los signos vitales deben determinarse de manera prospectiva, porque el paciente puede empezar de manera abrupta con sibilancias y descenso de FEV_1 por 30 a 40%. También, debería administrarse ácido acetil salicílico con duplicación seriada de la dosis, iniciando con 30 mg (puede ser aconsejable empezar con 3 a 10 mg en los pacientes. De hecho, la dosis de 3 mg pudiese servir como un placebo activo en los pacientes muy ansiosos) y se hace avanzar a 60, 100, 150, 325 y 650 mg cada 3 h si hay un decremento del FEV_1 menor de 20% con cada una. Si se administraron 650 mg de ácido acetil salicílico y no hay un decremento de 20% en el FEV_1, es poco probable que sea significativo para el estado del paciente. Cuando ocurre un decremento del FEV_1 de 20%, se repite la dosis de provocación cada 3 a 24 h hasta que no haya respuesta de broncoespasmo. A largo plazo puede haber beneficio para los pacientes que se someten a una "desensibilización del ácido acetil salicílico" exitosa, seguida por el tratamiento a diario con esa sustancia, considerando que algunos experimentarán gastritis o hemorragia gástrica.

Las tasas de conversión entre ácido acetil salicílico y AINE son las siguientes: ácido acetil salicílico 325 mg = 200 mg de ibuprofeno = 220 mg de naproxeno = 25 mg de indometacina (350). Además, se ha sugerido que, en este contexto, pudiese ser equivalente a 1 000 mg de paracetamol.

Antes se tenía la noción de que la intolerancia/hipersensibilidad a la tartrazina pudiese coexistir con la enfermedad respiratoria exacerbada por el ácido acetil salicílico. Sin embargo, este asunto parece inexistente. Si tuviese que hacerse un reto para descartar la intolerancia/hipersensibilidad a la tartrazina, iníciese con dosis de FD&C amarillo núm. 5, de 1, 5, 15 y 29 mg cada hora, con vigilancia del estado respiratorio y el FEV_1.

Asma casi fatal

El diagnóstico de asma casi fatal es útil, porque identifica a pacientes de alto riesgo que tienen más posibilidad de morir por asma (92, 152, 154). A pesar de la intervención intensiva, como la farmacoterapia temprana y cuantiosa, la evitación de alérgenos y la valoración psicológica, puede ocurrir un deceso. Para algunos pacientes tal vez no sea suficiente usar los parámetros de práctica profesional acostumbrados para prevenir su muerte. Los pacientes con asma en potencia (casi) fatal no presentan un estado inexorablemente mortal, porque puede haber estabilización y mejoría clínica si se tratan de forma eficaz y cumplen con las citas al consultorio y otras causas. Algunos factores del paciente pueden complicar la atención del asma casi fatal y dar como resultado el incumplimiento, e incluyen afecciones psicológicas o psiquiátricas (esquizofrenia, trastorno bipolar y alteraciones de la personalidad), una familia disfuncional caótica, la negación, la ira, la falta de discernimiento, la ignorancia y el abuso de los niños por sus parientes. En esta última circunstancia, algunos padres se rehúsan a permitir el uso de medicamentos indispensables, como la prednisona, en sus hijos, a pesar de crisis previas de paro respiratorio o asmáticas repetidas. Algunos factores relacionados con el médico o el proveedor de atención sanitaria que pueden contribuir al tratamiento ineficaz de los pacientes y potenciales fallecimientos incluyen (a) falta de apreciación de las limitaciones en la ineficacia de los agonistas adrenérgicos β_2, modificadores de leucotrienos, teofilina y sus combinaciones, en el asma cada vez más grave; (b) el temor a la prednisona; (c) el fracaso en el aumento de dosis de prednisona o su administración, cuando ocurren exacerbaciones del asma, como durante una infección de vías respiratorias altas; (d) la carencia de disponibilidad; (e) los esquemas en extremo demandantes, y (f) la comprensión limitada de la importancia de un tórax tranquilo a la auscultación, en los pacientes con disnea grave.

En los supervivientes de crisis de asma casi fatal, que se define como un paro respiratorio agudo, Pco_2 de al menos 50 mm Hg o alteración del grado de conciencia, se mostró la percepción obstaculizada de la disnea cuando se hospitalizó al paciente, pero estas anomalías se normalizaron o mejoraron de manera considerable. De manera similar, la respuesta ventilatoria a la inhalación de dióxido de carbono no fue diferente de la de otros pacientes con asma menos grave, o sujetos sin asma. Sin embargo, se han identificado respuestas respiratorias anormales a las disminuciones en el oxígeno inspirado. El grupo de pacientes con asma en potencia fatal no muestra anomalías fisiológicas resistentes que los identifiquen como con asma intrínsecamente precaria.

El asma en potencia fatal se puede tratar con ICS, agonistas adrenérgicos β_2 inhalados y, por lo general, prednisona en días alternos o, rara vez, a diario, en los pacientes que cumplen. Por lo tanto, es aconsejable instituir las zonas generales inespecíficas de atención discutidas antes. En contraste, en los pacientes con asma en potencia fatal maligno se pueden administrar los corticoesteroides de depósito (Depo-Medrol) después de documentarlo apropiadamente en el expediente e informar al paciente. Como para otros tipos de asma, la prevención de las muertes y el asma grave aguda (véase cap. 21) implica comprender la enfermedad, conocer al paciente, instituir un tratamiento gradual, pero eficaz, establecer la relación médico-paciente e insistir en el tratamiento temprano del asma que va creciendo en forma severa.

La vigilancia personal del flujo máximo no ayudará al paciente incumplido y no confiable. Un aparato personal de vigilancia del flujo máximo mejorará el asma si puede formalizar el tratamiento contra este en un paciente incumplido desde otros puntos de vista.

Algunos pacientes con asma muy grave presentarán resistencia a los esteroides, definida por un incremento menor de 12% en el FEV_1 después de 1 o 2 sem de administración de prednisona, 20 mg cada 12 h. Los pacientes sensibles a los esteroides presentan un aumento > 15% del FEV_1. Los mejores tratamientos para los pacientes resistentes a esteroides están en proceso de investigación, pero las dosis continuas moderadas a altas de prednisona a diario pueden causar más efectos secundarios que beneficio terapéutico.

Tratamiento de la crisis aguda de asma

En las crisis leves, el uso de agonistas adrenérgicos β_2 de acción breve inhalados (u orales, dependiendo de la edad) cada 4 a 6 h puede ser suficiente. Asimismo, se administran agonistas adrenérgicos β_2 inhalados por MDI, con o sin espaciador, dependiendo de la técnica del paciente, o por nebulizador. A los pacientes debe instruirse acerca de su uso apropiado y precaverlos contra el abuso. De forma alternativa, en aquellos con asma leve persistente, los ICS según sea necesario, pueden ser tratamiento suficiente.

En los pacientes con asma persistente moderada a grave es necesario continuar los ICS prescritos actuales y añadir un agonista adrenérgico β_2 o, dependiendo de la gravedad de la crisis y la facilidad de la regulación del asma, añadir un ciclo breve de corticoesteroides orales (p. ej., prednisona, 1 a 2 mg/kg en los niños y 40 a 60 mg en los adultos). Cuando los signos y síntomas de asma son refractarios a dos o tres tratamientos con agonistas adrenérgicos β_2 de acción breve inhalados o albuterol nebulizado, se está en presencia de un asma grave aguda, urgencia médica que requiere corticoesteroides y vigilancia intensiva. Su tratamiento se presenta en el capítulo 21 y la tabla 19-12. Para los pacientes que no están tan agudamente enfermos y pueden iniciar el tratamiento en casa, no se ha visto que la duplicación de la dosis de ICS respecto de aquella que logró la regulación terapéutica sea eficaz, si ya se está usando una razonable. La dosis de ICS puede ser posible cuadruplicarla y lograr el alivio de la crisis aguda, pero este tema sigue bajo investigación, ya que en un estudio se fracasó en el alcance del resultado primario (239).

Puesto que se ha mostrado taquifilaxia a los agonistas adrenérgicos β_2 de acción breve *in vivo* e *in vitro* en algunos estudios, se expresó preocupación de que la administración previa de un agonista adrenérgico β_2 pudiese abrogar la respuesta clínica al tratamiento de urgencia actual del asma. El fracaso de un paciente para alcanzar la mejoría sugiere un asma cada vez más grave (broncoconstricción, hiperinflado y taponamiento de las vías aéreas por moco, etc.), no la taquifilaxia de los agonistas adrenérgicos β_2 de acción corta. En los pacientes que usan regularmente salmeterol, pero para quienes se requiere tratamiento en el departamento de urgencias por asma, el albuterol nebulizado a dosis de 2.5 a 5.0 mg produjo una mejoría similar de la PEFR, en comparación con los que no habían estado usando salmeterol. No se alteraron las respuestas al albuterol.

Por otro lado, puede haber un beneficio leve de la combinación de bromuro de ipratropio con albuterol nebulizado (3, 4). Si bien el bromuro de ipratropio es seguro, su efecto broncodilatador es pequeño.

Tratamiento del asma persistente

El tratamiento del asma persistente se refiere a su regulación continua y amplia, que debería ajustarse para cada paciente. Las características del tratamiento general, como se describió antes, deben incluirse en este esquema; se tratan factores alérgicos significativos por regulación del ambiente en combinación con la inmunoterapia de alérgenos administrada de manera apropiada. Los tratamientos con inmunorreguladores deben considerarse para el asma persistente moderada y grave en los pacientes (tabla 19-6). En cada uno se valorarán los factores secundarios contribuyentes o las alteraciones comórbidas y se resolverán tanto como sea posible. Algunos de estos factores incluyen el cese del tabaquismo o del uso de fármacos ilícitos, el apego a los medicamentos, la técnica eficaz con el inhalador y el tratamiento de afecciones médicas concomitantes, como la rinitis alérgica o la rinosinusitis, ERGE (SERD o NERD), EPOC y CHF. La intolerancia del medicamento y las variaciones en las respuestas a la farmacoterapia deben identificarse.

Los pacientes con asma persistente requieren tratamiento antiinflamatorio [de preferencia ICS, pero son aceptables el cromolín, los antagonistas o inhibidores del receptor de leucotrienos y la teofilina, en algunas circunstancias (tabla 19-6) (3, 4)]. En los pacientes con asma intermitente, los agonistas adrenérgicos β_2 de acción corta inhalados usados solo en presencia de síntomas o antes puede ser suficiente. Un paciente con asma solo ante infecciones de vías respiratorias altas debe instruirse para iniciar ICS o un agonista adrenérgico β_2/ICS ante el primer signo de coriza. Para algunos pacientes puede ser útil la vigilancia seriada por PEFR o la exploración del esputo por un médico en busca de eosinófilos. Los niños o algunos adultos que presentan sibilancias solo ante infecciones respiratorias altas pueden requerir el uso de ICS (o ICS/agonista adrenérgico β_2 combinado)

TABLA 19-11 EFECTOS CLÍNICOS Y ANTIINFLAMATORIOS DE LOS CORTICOESTEROIDES EN EL ASMA

- Disminución de los síntomas (tos, sibilancias, disnea) del asma
- Mejoría de la velocidad de flujo espiratorio matutina y su variación durante el día
- Disminución de la necesidad de agonistas adrenérgicos β_2 en el asma persistente
- Aumento de la cantidad de receptores agonistas adrenérgicos β_2
- Prevención del deterioro que lleva al asma grave aguda (crisis asmática)
- Mejoría de la oxigenación y el tiempo transcurrido hasta el alta hospitalaria después del asma grave aguda (crisis asmática)
- Disminución de los reingresos al departamento de urgencias por recidivas después del tratamiento agudo
- Disminución de la producción de moco y la eosinofilia del esputo
- Disminución de la fracción de NO exhalado
- Regeneración del epitelio bronquial
- Aumento del cociente de células cilíndricas ciliadas respecto de las caliciformes en el epitelio bronquial
- Disminución leve de la hipersensibilidad bronquial inespecífica
- Aumento del número de nervios intraepiteliales
- Inhibición parcial de la respuesta de broncoconstricción tardía ante la provocación con un alérgeno en aerosol después de una dosis de corticoesteroides inhalados
- Inhibición parcial de las respuestas de broncoconstricción temprana y tardía a la provocación por alérgeno en aerosol después de 4 días de inhalación de corticoesteroides y la respuesta temprana posterior a 1 sem de prednisona
- Disminución del aislamiento de eosinófilos y células cebadas del líquido de lavado broncoalveolar
- Disminución de eosinófilos y células cebadas en el epitelio respiratorio y la lámina propia
- Disminución de la producción de aniones superóxido por los eosinófilos
- Disminución del número de linfocitos activados en el líquido de lavado broncoalveolar y la mucosa
- Disminución de la síntesis celular broncoalveolar *ex vivo* (macrófagos) de leucotrieno B_4 y tromboxano B_2
- Disminución de las células del lavado broncoalveolar que expresan ARNm para interleucina 4 (IL-4) e IL-5, con un aumento de las positivas para el interferón γ
- Activación del receptor de glucocorticoesteroides en el citoplasma que causa su translocación al núcleo
- Disminución de la actividad de acetiltransferasa de histonas que aminora del desenrollado de la cromatina (ADN-histona) y la transcripción
- Aumento de la desacetilación de histonas que causa represión de la transcripción en la expresión de los genes inflamatorios
- Aumento de la expresión del ARNm de FOXP3 en linfocitos T_{reg} CD4$^+$ CD25$^+$
- Disminución en la estabilidad de los transcritos de ARNm

como tratamiento con horario por la persistencia de anomalías de la función pulmonar silentes e inflamación de las vías respiratorias. Este punto requiere explicación clara para obtener suficiente regulación del asma. Como mínimo, los pacientes con asma persistente moderada o grave necesitan claramente ICS a diario con horario (3, 4) usado de manera apropiada (con o sin un dispositivo espaciador). En este caso, está indicado un plan de acción para el tratamiento regular o intensificado, en especial para momentos en que los síntomas no se alivian por los medicamentos que se están usando.

Si el paciente presenta asma dependiente de la prednisona con síntomas nocturnos, se puede lograr su alivio por aumento de la dosis matutina o el uso de ICS. Debido a la relación entre el asma alérgica grave por una mascota y la regulación incompleta del asma con la polifarmacia, es aconsejable revisar la recomendación de retiro del animal.

Un paciente tratado con sustancias diferentes a los corticoesteroides con horario, como agonistas adrenérgicos β_2, modificadores de leucotrienos, teofilina, bromuro de ipratropio, tiotropio o su combinación, puede presentar una exacerbación del asma, en quien los agonistas adrenérgicos β_2 adicionales quizá produzcan efectos adversos. Además, la teofilina puede causar toxicidad sin mejoría clínica. Los corticoesteroides orales a corto plazo o tal vez ICS, o ambos, constituyen el tratamiento más apropiado. Si se requiere usar corticoesteroides orales durante más tiempo o en ciclos más frecuentes, debe considerarse la combinación ICS/agonista adrenérgico β_2 o los corticoesteroides inhalados a dosis alta y prednisona en días alternos, después de que ocurra mejoría (tabla 19-11). Los pacientes deben ser objeto de una interconsulta a alergología-inmunología y recibir medicamentos antiinflamatorios apropiados.

Cuando el asma persistente no se regula de forma eficaz con ICS o una combinación de agonista adrenérgico β_2/ICS, se puede intentar el uso de otros medicamentos. Los antagonistas o los inhibidores de la biosíntesis del receptor de leucotrienos, el cromolín, la teofilina, el tiotropio o sus combinaciones se pueden usar en algunos pacientes. El cromolín se usa de manera profiláctica ante la exposición intermitente, pero inevitable, a los animales. Sin embargo, cuando es agregado a los ICS con horario puede o no ocurrir beneficio adicional con el cromolín. No obstante, se debe intentar un ciclo de 1 a 2 meses de cromolín, o un antagonista del receptor o un inhibidor de la biosíntesis de leucotrienos (véase cap. 36).

Debido a su frecuente recurrencia, en general, es aconsejable tener en mente el retiro quirúrgico de los pólipos nasales solo después del tratamiento local con corticoesteroides, acoplado con un buen tratamiento médico y de alergología-inmunología, si no ha habido eficacia para disminuir la obstrucción y las infecciones repetidas. También debe considerarse la intervención quirúrgica de los senos paranasales cuando el tratamiento más conservador (médico y de alergología-inmunología) tuvo poco o ningún éxito en la prevención de la sinusitis recurrente. Algunos pacientes con exacerbaciones recurrentes de CRS presentan inmunodeficiencia variable común, o una deficiencia de anticuerpos específicos (véase cap. 4). Asimismo, se hace el envío al cirujano, por lo general, cuando el paciente presenta cuatro crisis de rinosinusitis por año, o repetidas crisis de asma desencadenadas por rinosinusitis aguda, CRS resistente al tratamiento médico y en quienes se sospecha rinosinusitis micótica alérgica (véase cap. 12).

La ansiedad o depresión y otras afecciones psicológicas o psiquiátricas pueden agravar el asma y su presencia quizá requiera antidepresivos. Una valoración psicológica o psiquiátrica debe hacerse. Con frecuencia se asume por el público sin conocimiento, así como por algunos miembros de la profesión médica, que el asma es principalmente expresión de una alteración psicológica subyacente, actitud que de manera inapropiada ha evitado el tratamiento médico y de alergología-inmunología adecuada de unos cuantos pacientes. En la mayoría, los factores psiquiátricos son de poca o ninguna importancia como *causa* de la enfermedad. No obstante, los factores psicológicos pueden ser agravantes contribuyentes del asma, enfermedad crónica que también puede vincularse con alteración significativa de la actividad física y social. Estos factores en sí pueden llevar al desarrollo de disfunción psicológica con una menor calidad de vida. A menudo, cuando los síntomas de asma se alivian, ocurre una mejoría concomitante de la dinámica psicológica. Cuando coexisten esquizofrenia y asma dependiente de corticoesteroides, el médico· se puede frustrar por la fobia a la prednisona del paciente, los medicamentos o el incumplimiento con las consultas y el abuso de las instalaciones médicas de urgencia. La metilprednisolona o triamcinolona de depósito puede ser de beneficio o salvar la vida en los pacientes que cumplen con sus citas médicas.

La decisión de usar un medidor de flujo máximo debe tenerse en perspectiva. En los pacientes cumplidos, las determinaciones pueden ser un sistema de alerta temprana que lleva a la implementación del plan de acción. Si el paciente se encuentra bajo regulación eficaz del asma, de manera que la tolerancia del ejercicio es satisfactoria, no hay sibilancias nocturnas o son infrecuentes, no hay consultas al departamento de urgencias y los síntomas del asma son raros o leves, habrá poco beneficio del medidor del flujo máximo, que podría ayudar a recalcar el apego del paciente con las medidas contra el asma y sus medicamentos, cuya adición al esquema será de utilidad. Algunos pacientes envían sus diarios de flujo máximo compatibles con sus expectativas o percepciones del asma. Otros no entran en contacto con sus médicos o intensifican el tratamiento ante velocidades de flujo máximo de 30% de lo predicho, lo que nulifica cualquier utilidad para el paciente o el facultativo. Entre las mediciones de la PEFR y el FEV_1 puede haber discrepancias, con sobreestimación o subestimación resultante de este último.

Tratamiento del asma incoercible, difícil de resolver o refractaria

Por *asma incoercible* se hace referencia a la presencia de síntomas persistentes e incapacitantes, que se han vuelto carentes de respuesta al tratamiento usual, incluidas grandes dosis de corticoesteroides orales e ICS en dosis alta, casos que, por fortuna, son pocos. Sus requerimientos médicos y no, constantes, son cargas sociales y económicas muy pesadas para su familia. Además, estos pacientes pueden presentar manifestaciones cushingoides por la prednisona usada a diario. La mayoría de aquellos con asma incoercible no tiene deficiencia de antiproteasas. Algunos cumplen los criterios del asma resistente a esteroides, que quizá represente un proceso inflamatorio intenso con notorio edema de la mucosa bronquial, taponamiento mucoso de la vía aérea y disminución de la distensibilidad pulmonar, con vías aéreas más fácilmente colapsables. En casos de asma incoercible, puede ser de beneficio para el paciente una consulta en casa, así como para el médico u otro proveedor de atención sanitaria. Por ejemplo, el encontrar que un animal reside en la casa de un paciente con asma incoercible puede explicar el aparente fracaso de los ICS o corticoesteroides orales en dosis alta para mejorar el alivio del asma. Además, si el médico escucha a un perro que ladra cuando habla al paciente por teléfono, puede obtener la explicación de la dificultad para aliviar el asma. Por lo tanto, el asma incoercible no siempre es intratable.

Algunos casos de asma incoercible incluyen a pacientes con asma grave dependiente de corticoesteroides, en quienes no se han usado dosis adecuadas de corticoesteroides por evitación de parte del médico o del paciente. Después de iniciar dosis apropiadas de prednisona y aliviar el asma, muchos pacientes se pueden controlar con prednisona en días alternos o ICS, o con solo agonistas adrenérgicos β_2/ICS. Deberá hacerse un intento con antagonistas del receptor o inhibidores de la biosíntesis de leucotrienos. Otros pacientes requieren dosis moderadas o incluso altas de prednisona a diario para el alivio funcional. Por fortuna, este último grupo es pequeño. En ocasiones incluye pacientes con daño pulmonar grave por ABPA o con asma irreversible (149). Otros pueden presentar asma y EPOC con la mayor parte de su afección de este último tipo. La mejoría farmacológica del asma se puede lograr, pero el componente obstructivo irreversible quizá no se modifique de manera significativa. Todavía otros pacientes presentan VCD sin obstrucción concomitante del flujo exhalatorio.

En un intento por disminuir la dosis de prednisona en los pacientes con asma incoercible (grave, dependiente de corticoesteroides), algunos médicos recomendaron el uso de la metilprednisolona (Medrol) y el antibiótico macrólido, troleandomicina, en un esfuerzo por disminuir los requerimientos de prednisona. Si bien la dosis de prednisona puede disminuirse, la menor depuración de la metilprednisolona por el efecto de la troleandomicina en el hígado puede todavía causar una obesidad cushingoide o efectos secundarios de los corticoesteroides, que en ocasiones rebasan a los de la prednisona sola. Por lo tanto, se disminuyen la metilprednisolona y la troleandomicina conforme el paciente mejora, esquema que tiene poco que ofrecer. El fármaco antimicótico, itraconazol, también disminuye el metabolismo de la metilprednisolona. Por lo tanto, sigue sin definirse si el uso empírico de la claritromicina tiene alguna utilidad para el tratamiento del asma incoercible o muy intensa.

En este caso, se recomiendan las dosis altas de triamcinolona intramuscular y constituyen un tratamiento eficaz. Sin embargo, se vincularon con efectos adversos esperados, como facies cushingoide, acné, hiperglucemia, hirsutismo y mialgias. En los pacientes con asma grave que recibían dosis altas de dipropionato de beclometasona y corticoesteroides orales, pero aún presentaban eosinófilos elevados en el esputo, la triamcinolona intramuscular produjo disminución de los eosinófilos en el esputo y aumento del FEV_1, datos que cuestionan la noción de que los pacientes con asma grave y eosinofilia del esputo a pesar del tratamiento con corticoesteroides orales e ICS en realidad son refractarios a los primeros.

En los adultos se informó que el metotrexato (15 mg/sem) ahorraba esteroides en un grupo de pacientes cuya dosis diaria de prednisona disminuyó por 36.5% (351). En un estudio doble ciego comparativo con placebo durante un periodo más breve, de 13 sem, no se confirmó beneficio alguno del metotrexato, porque tanto los pacientes tratados con este como los que recibieron placebo presentaron disminución de la prednisona de casi 40% (352), un dato que es compatible con el efecto Hawthorne, de mejoría que ocurre simplemente como resultado de la observación del participante; en otras palabras, el ingreso a un estudio puede tener un efecto benéfico. El uso del metotrexato (y de fármacos como la azatioprina) sigue siendo experimental y no comprobado para el tratamiento del asma grave persistente. En el año 2016, un grupo de expertos internacional no recomendó la administración de metotrexato en el asma grave (353).

La ciclosporina también ha sido desalentadora y parece proveer solo efectos de ahorro de prednisona, que no son sostenibles después de discontinuarla (354). Asimismo, se ha descrito el tratamiento con oro para el asma, pero tiene relación con una toxicidad reconocida (355).

La concentración elevada del factor α de necrosis tumoral (TNFα), es posible disminuirla, ya que participa en la hiperreactividad de las vías aéreas, en el esputo de los pacientes con asma grave (356), observación que sugiere que antagonizar el TNFα pudiese ser de beneficio para el tratamiento del asma (357). En los pacientes con asma moderada persistente, el infliximab, un anticuerpo recombinante contra el TNFα soluble, produjo menor variabilidad de la PEFR, un número de exacerbaciones más bajo y una prolongación del intervalo hasta la presentación de otra (357). La participación del tratamiento contra TNFα en el asma grave o incoercible sigue siendo una probabilidad de estudio futuro. Omalizumab, mepolizumab, reslizumab y otros anticuerpos recombinantes (no aprobados aún por la FDA) pueden brindar beneficios en el asma grave persistente, pero queda por establecer qué tan eficaces serán para el asma difícil de tratar.

Los estudios con dapsona, hidroxicloroquina y gammaglobulina intravenosa (358, 359) no son convincentes para la terapéutica de casos difíciles de asma. También se investigó la lidocaína nebulizada (40 a 60 mg cuatro veces al día) en adultos (360) y niños (361), y aún no se establece su utilidad, pero se sabe que abrevia la supervivencia de los eosinófilos. Al paciente debe recomendarse no comer o beber durante 1 h después del tratamiento, por la disminución de los reflejos tusígeno y nauseoso. En aquellos dependientes de esteroides, un factor de confusión es la debilidad no detectada de los músculos respiratorios o esqueléticos. Si bien este dato puede ser resultado del uso de corticoesteroides y relajantes musculares intravenosos, pudiese también tener efectos residuales. Por lo tanto, debe hacerse todo intento por disminuir la dosis de prednisona y, en un momento dado, utilizarla en días alternos, de ser posible. Además, las dosis muy altas de ICS, como las mayores de 2 000 μg/día, pueden causar supresión suprarrenal o efectos adversos sobre la salud ósea y, sin embargo, no mejorar el asma.

Otro abordaje terapéutico para el asma moderada y grave es la termoplastia bronquial. En este aspecto, se espera que haya un beneficio clínico tangible por la disminución de la masa de músculo liso.

El asma es una afección crónica con fluctuaciones. En un estudio de la historia natural del asma grave persistente en pacientes que requirieron al menos 1 año de prednisona, además de otra farmacoterapia (agonistas adrenérgicos β_2, teofilina e ICS en dosis alta), medidas de evitación y posiblemente inmunoterapia, ocurrieron intervalos sin prednisona, que incluso duraron varios años antes de necesitarla de nuevo (362). Rara vez se presentaron mayores requerimientos de prednisona, si bien, por lo general, en los casos de asma grave persistente la dosis se mantuvo estable durante el transcurso del tiempo o mostró disminución. La conclusión es que en la valoración de tratamientos nuevos para el asma persistente moderada, grave o refractaria, se requieren periodos adecuados "de lavado" en sus estudios; de otra manera se puede dar crédito de forma inapropiada a un nuevo tratamiento.

La denominación *resistente a glucocorticoesteroides* se ha aplicado a pacientes con asma sin aumento de su FEV_1 por 12% después de la administración de 40 mg diarios de prednisona durante 1 sem (363). De manera experimental, se identificó la regulación descendente del receptor de glucocorticoesteroides en los linfocitos T, lo que sugiere que tales pacientes pudiesen presentar alteración de la *inhibición* de los linfocitos T activados en el asma. Por ejemplo, en las células de pacientes resistentes a los corticoesteroides, la dexametasona *in vitro* no *inhibió* la proliferación de linfocitos T ante el mitógeno fitohemaglutinina. La incubación con vitamina D también produjo poco efecto en los monocitos de los pacientes con resistencia a los esteroides, en contraposición a los que eran sensibles (363). La inflamación alérgica excesiva o lesiva caracteriza a esta forma de asma difícil de tratar.

Resumiendo, la descripción del asma incoercible, difícil de tratar o refractaria, es digno de mención para reconsiderar los diagnósticos diferenciales. Algunos pacientes presentan VCD no detectada y asma. Otros pueden interpretar erróneamente sus dosis y uso de prednisona.

■ ASMA GRAVE AGUDA (CRISIS ASMÁTICA)

Al asma grave aguda (crisis asmática) se le define como aquella que no responde al tratamiento de urgencia con agonistas adrenérgicos β_2 (véase cap. 21); se trata de una urgencia médica para la que es necesaria la detección y el tratamiento inmediatos, con el propósito de evitar un desenlace fatal. Para fines prácticos, se presenta el asma aguda grave en ausencia de respuesta significativa a dos tratamientos con agonistas adrenérgicos β_2: en aerosol o 1 h de albuterol nebulizado.

Varios factores han mostrado importancia para inducir el asma aguda grave y contribuir a la mortalidad. Aunque cerca de la mitad de los pacientes presenta una infección de vías respiratorias asociada, algunos han abusado de los agonistas adrenérgicos β_2 de acción breve antes de presentar refractariedad. En el paciente con asma y enfermedad respiratoria exacerbada por el ácido acetilsalicílico, su ingestión o la de inhibidores de la ciclooxigenasa 1 relacionados puede precipitar un asma aguda grave. La exposición a la caspa de animales (en especial la de gato) en el paciente muy atópico puede contribuir al desarrollo de asma grave aguda, en particular cuando se vincula con una infección de vías respiratorias altas. El retiro o una disminución muy rápida de los corticoesteroides orales o ICS pueden vincularse con la aparición de asma grave aguda. En muchas circunstancias tanto el paciente como el médico o proveedor de atención sanitaria no están al tanto de la gravedad del progreso de los síntomas y, a menudo, un tratamiento médico más intensivo o más temprano hubiese evitado la necesidad de consulta al departamento de urgencias u hospitalización. El uso inapropiado de medicamentos soporíficos para tratar el asma grave aguda ha contribuido al desarrollo de insuficiencia respiratoria.

El asma grave aguda requiere tratamiento inmediato con corticoesteroides a dosis alta por las vías parenteral u oral. Los pacientes con asma grave aguda deben hospitalizarse, porque así se cuenta con observación estrecha y tratamiento auxiliar por personal experimentado. Si ocurre insuficiencia respiratoria, el tratamiento óptimo a menudo implica los esfuerzos combinados del médico del departamento de urgencias, el especialista en cuidados críticos de enfermedades pulmonares o un anestesiólogo.

Los estudios de laboratorio iniciales deben incluir un recuento hematológico completo, tinción de Gram y cultivo del esputo, con determinación de la sensibilidad, radiografía de tórax, electrolitos séricos y química sanguínea; oximetría de pulso, y, tal vez, estudios de gases arteriales (tablas 19-12 y 19-13). Asimismo, puede ocurrir mejoría considerable durante el tratamiento del asma grave aguda sin mejorar PEFR, FEV_1 o FVC; una carencia aparente de mejoría en la espirometría se presenta incluso cuando está disminuyendo el hiperinflado del volumen pulmonar, en relación con una disminución del trabajo elástico de la ventilación.

La gravedad del asma aguda se organiza en cuatro etapas (tabla 19-13). La etapa I indica exclusivamente la presencia de obstrucción de las vías aéreas. Debido a la hiperventilación vinculada, la P_{CO_2} es baja y el pH, por lo tanto, ligeramente alcalino (alcalosis respiratoria). La P_{O_2} en la etapa I es normal. La espirometría muestra solo

TABLA 19-12 TRATAMIENTO INICIAL DEL ASMA GRAVE AGUDA

1. Corticoesteroides (administrar de inmediato en el consultorio o el departamento de urgencias). Metilprednisolona (Solu-Medrol), 0.5-1.0 mg/kg por vía intravenosa cada 6 h; o hidrocortisona (Solu-Cortef), 4 mg/kg por vía intravenosa cada 6 h; prednisona, 1 mg/kg por vía oral cada 6 h (el mínimo es de 80 mg de metilprednisolona o su equivalente/24 h).
2. Agonistas adrenérgicos β
   Elegir entre las opciones disponibles:
   a. Albuterol o levalbuterol en aerosol
      Repetir dos veces a intervalos de 20 min, y después, con una menor frecuencia. Se puede usar albuterol o levalbuterol por nebulización continua.
   b. Epinefrina, 0.01 mL/kg de una solución 1:1 000 por vía intramuscular, sin rebasar 0.3-0.4 mL en los adultos. Puede repetirse dos veces a intervalos de 20 min, y después, disminuir su frecuencia.
   c. Si un paciente no responde a (a), intentar (b).
3. Bromuro de ipratropio (se puede combinar con el albuterol)
4. Hospitalización
5. Estudios de laboratorio
   Recuento de leucocitos con diferencial
   Radiografía de tórax
   Oximetría de pulso o gases sanguíneos arteriales
   Electrolitos séricos y química sanguínea
   Tinción de Gram, cultivo y sensibilidad (en algunos casos) del esputo
   La espectrometría al lado de la cama puede ser útil, pero no indispensable
   Electrocardiografía (en algunos casos)
6. Oxigenoterapia: 2-3 L/min por cánula nasal (guiada de la mejor forma por la determinación de gases sanguíneos arteriales)
7. Corregir la deshidratación
8. Aminofilina (controvertida por el beneficio indefinido en muchos pacientes). Verifíquese la concentración de teofilina si su administración es crónica. Se desalienta su uso, porque se ha cuestionado su eficacia durante una urgencia.
9. Antibioticoterapia. Cuando indicada para la bronquitis o la exacerbación de una rinosinusitis.
10. Insuficiencia respiratoria aguda o inminente. Repítase el agonista adrenérgico β2; intubación endotraqueal con ventilación asistida o regulada.

TABLA 19-13 ESPIROMETRÍA Y GASES SANGUÍNEOS EN EL ASMA CON RELACIÓN A LA ETAPA DE GRAVEDAD

	FEV$_1$	CAPACIDAD VITAL	P$_{O_2}$ (NORMAL, 90-100 mm Hg)	P$_{CO_2}$ (NORMAL, 35-40 mm Hg)	pH (NORMAL, 7.35-7.43 mm Hg)
Etapa I (alcalosis respiratoria)	↓	Normal	Normal	↓	> 7.43
Etapa II (alcalosis respiratoria)	↓↓	↓	↓	↓↓	> 7.43
Etapa III	↓↓↓	↓↓	↓↓	35-40	7.35-7.43
Etapa IV (acidosis respiratoria)	↓↓↓↓	↓↓↓	↓↓↓	↑↑↑	< 7.35

FEV$_1$, volumen exhalatorio forzado en 1 s; ↑ aumento; ↓ disminución.

una disminución del FEV$_1$ con capacidad vital normal. Conforme progresan los síntomas, aumenta la obstrucción de las vías aéreas, disminuye la distensibilidad y ocurre atrapamiento de aire e hiperinflado. Como resultado de estos últimos cambios, la FRC aumenta y la capacidad vital disminuye. En la etapa II hay un desequilibrio de V/Q con hipoxemia, cambios que, sin embargo, no son suficientes para alterar la ventilación alveolar neta. Por lo tanto, aunque la P$_{O_2}$ está disminuida, la P$_{CO_2}$ se mantiene baja y persiste un pH de alcalosis. Con la gravedad progresiva, la ventilación alveolar neta disminuye y hay un periodo transicional (etapa III) en el que la P_{CO_2} aumenta y el pH disminuye, por lo que ahora ambas cifras parecen normales. Cuando el estudio de gases sanguíneos muestra hipoxemia en presencia de una P_{CO_2} y un pH normales, son indispensables la supervisión estrecha y las determinaciones frecuentes de pH y P_{CO_2} para valorar lo adecuado del tratamiento y la posible progresión de la insuficiencia respiratoria, caracterizada por hipoxemia y elevación de la P_{CO_2} (etapa IV). La observación clínica sola es inadecuada para determinar la intensidad del asma grave aguda.

Los pacientes que experimentan una sola crisis de asma grave aguda pueden tener mayor riesgo de crisis futuras o muerte por asma. Asimismo, es importante considerar qué factores contribuyeron a la crisis aguda y qué medidas se pueden tomar para prevenir consultas futuras al departamento de urgencias, hospitalizaciones o la muerte por asma. Una "conferencia de alta" virtual, realizada durante la interconsulta de alergología-inmunología o con el especialista en asma, por ejemplo, debería centrarse en la prevención de crisis futuras que requieran tratamiento de urgencia.

Tratamiento

Si bien muchos pacientes con asma grave aguda manifiestan signos de inquietud y ansiedad, está contraindicado el uso de ansiolíticos. La incapacidad de lograr una ventilación adecuada puede causar que el paciente parezca en extremo ansioso, y es posible que se encuentre en las etapas III o IV (tabla 19-13) con un probable requerimiento de intubación de urgencia. Algunos con asma aguda grave se encuentran deshidratados. La hiperventilación y el aumento del trabajo respiratorio causan pérdida de agua por los pulmones y la piel.

En los pacientes con afección del aparato cardiovascular debe evitarse la sobrecarga de sodio y agua. Debido a que se usa una dosis alta de corticoesteroides parenterales, deben incluirse complementos adecuados de potasio en el tratamiento intravenoso. En algunos adultos está indicado administrar 80 mEq de cloruro de potasio en 24 h (sin rebasar 20 mEq/h). Las determinaciones frecuentes de electrolitos séricos proveen la mejor guía para continuar el tratamiento. Las dosis altas de albuterol pueden causar disminución leve del potasio y el magnesio séricos.

Ya no se considera la administración de aminofilina. Sin embargo, cuando se usa, debe administrarse por vía intravenosa mediante inyección constante en solución, y estar pendiente de su concentración sérica e interacciones farmacológicas.

Debido a que casi todos los pacientes presentan hipoxemia, se requiere tratamiento con oxígeno. De manera ideal, las determinaciones de gases sanguíneos deberían guiar la terapéutica, para la que es suficiente una P_{O_2} de 60 mm Hg o ligeramente mayor, lo que a menudo se puede lograr con velocidades de flujo bajas, de 2 a 3 L/min por cánula nasal. También pueden usarse mascarillas de ventilación calibradas para proveer oxígeno al 24, 28 y 35%. La necesidad de mayores concentraciones de oxígeno para mantener una P_{O_2} de 60 mm Hg, por lo general significa la presencia de secreciones traqueobronquiales espesas o desequilibrio de V/Q. Además, los agonistas adrenérgicos β_2 pueden causar de inicio un decremento leve de la P_{O_2} por el aumento del riego sanguíneo pulmonar hacia alveolos con mala ventilación, lo que así aumenta el desequilibrio V/Q. El oxígeno ayuda a proteger contra este efecto. Asimismo, se evita que, en pacientes con asma complicado por EPOC, puede haber hipercapnia crónica y la hipoxemia sigue siendo el único estímulo respiratorio. La oxigenoterapia durante un proceso respiratorio agudo en estos pacientes puede impulsar el avance hacia la insuficiencia respiratoria. Por lo tanto, son importantes la observación clínica estrecha y la vigilancia frecuente de los gases sanguíneos arteriales para prevenir esta complicación.

Ante datos de infección (p. ej., esputo purulento que contiene leucocitos polimorfonucleares, fiebre, rinosinusitis aguda o imágenes radiográficas de neumonía) se deben administrar antibióticos. En algunos casos puede presentarse la infección en ausencia de estos datos sugerentes; por el contrario, los eosinófilos quizás originen un esputo que parece purulento, pero no contiene bacterias o neutrófilos. Así, no deberían prescribirse antibióticos de manera sistemática. Los resultados del cultivo de esputo deben dictar el cambio de antibiótico. Si hay rinosinusitis, se pueden administrar otros antibióticos, como amoxicilina-clavulanato, azitromicina, claritromicina o trimetoprim-sulfametoxazol.

Las dosis grandes de corticoesteroides son indispensables de inmediato en el asma grave aguda, con un mínimo de 80 mg/día de metilprednisolona en adolescentes y adultos (240). Ante la mejoría del paciente se puede cambiar a dosis orales de prednisona de 60 a 80 mg/día en un adulto y 2 mg/kg día en los niños. No hay beneficio adicional de las dosis de 1 000 mg/día de metilprednisolona. El asma aguda grave es posible tratar sin administrar corticoesteroides intravenosos. Por ejemplo, cuando se compararon 2 mg/kg de prednisona cada 12 h en los niños, con 1 mg/kg de metilprednisolona cuatro veces al día por vía intravenosa, se encontró eficacia equivalente respecto de la duración de la estancia hospitalaria y los parámetros respiratorios (364). Para los adultos se pueden administrar 60 mg de prednisona de inmediato y cada 6 h. En este caso, deben ordenarse químicas sanguíneas que incluyan glucosa y potasio. Rara vez disminuirá el magnesio en los pacientes ambulatorios y puede contribuir a la disfunción de los músculos respiratorios, pero debería considerarse en algunas circunstancias, en especial después de la ventilación mecánica.

Para la disnea aguda se administran agonistas adrenérgicos β_2 nebulizados en aerosol cada 4 h o de manera continua (un tratamiento que no produce resultados mejores); sin embargo, se puede ver poco o ningún efecto en las primeras 24 h. En las tablas 19-8, 19-12, 19-13 y el capítulo 21 se resume el tratamiento del asma grave aguda. Por lo tanto, sigue sin haber una utilidad definida del magnesio (a menos que el paciente presente hipomagnesemia) o el heliox.

■ INSUFICIENCIA RESPIRATORIA

La mayoría de los pacientes con asma grave aguda responde de manera favorable al tratamiento antes y en el capítulo 21 descrito. En aquellos que continúan deteriorándose deben incluirse otras medidas intensivas para prevenir la insuficiencia respiratoria, que se puede definir como una P_{CO_2} mayor de 50 mm Hg o una P_{O_2} menor de 50 mm Hg; las características importantes del tratamiento en esta etapa incluyen las medidas para mantener una ventilación alveolar adecuada y proteger de alteraciones acidobásicas graves que pudiesen surgir.

Los signos de insuficiencia respiratoria inminente son resultado de los efectos combinados de hipercapnia, hipoxia y acidosis. En la clínica, por fatiga, incapacidad de hablar y cansancio, la excursión del tórax disminuye y la auscultación puede mostrar ruidos respiratorios disminuidos, porque hay un menor flujo de aire. Debido al estupor acompañante, el paciente parecería estar luchando menos por respirar, manifestaciones que pueden dar la falsa impresión de mejoría. Los signos y síntomas de hipoxia incluyen inquietud, confusión o delirio, y cianosis central, que se presenta cuando la saturación arterial es menor de 70% y la P_{O_2} arterial menor de 40 mm Hg. La hipercapnia se vincula con cefalea o mareo, confusión, inconsciencia, asterixis, miosis, papiledema, hipertensión y diaforesis. Otros signos de peligro en el paciente con asma aguda grave incluyen la presencia de pulso paradójico, retracciones inspiratorias notorias, incapacidad de hablar con oraciones completas y arritmias cardiacas, que pueden llevar al paro cardiaco. Asimismo, se ha sugerido que las retracciones son equivalentes al pulso paradójico y, ciertamente, más fáciles de detectar.

El dolor torácico agudo es compatible con la isquemia o el infarto miocárdicos, el infarto pulmonar (las embolias suelen causar disnea sin dolor de la pared torácica) o fracturas costales. Cuando hay enfisema subcutáneo, el dolor del tórax sugiere neumomediastino o neumotórax. La acidosis y la hipoxemia contribuyen a la vasoconstricción en los pulmones, con hipertensión pulmonar resultante y tensión ventricular derecha. La acidosis es principalmente de origen respiratorio, pero con una hipoxemia grave se altera el metabolismo aerobio y hay acumulación de los ácidos pirúvico y láctico (productos terminales del metabolismo anaerobio), que dan como resultado una acidosis metabólica agregada. La presencia de estos signos y síntomas asociada con el desarrollo de acidosis e hipercapnia suele indicar la institución de la ventilación mecánica.

Los pacientes que sobreviven a una crisis de asma aguda grave y requirieron ventilación mecánica deben considerarse con un asma en potencia (casi) fatal (92, 152, 154). También deben hacerse intentos por identificar los motivos de la crisis de asma aguda grave. Algunos ejemplos incluyen: asma alérgica por exposición a animales, como gatos, perros, jerbos o cricetos; mohos (hongos); infecciones de vías respiratorias altas; rinosinusitis aguda; el incumplimiento de las recomendaciones para el paciente externo; el subtratamiento ambulatorio (el no recibir un ciclo breve de prednisona cuando se inició el deterioro); el uso de ácido acetil salicílico o un inhibidor de la ciclooxigenasa-1 en las 3 horas previas al inicio de los síntomas de asma grave, o el abuso de sustancias, como cocaína o heroína (114, 365, 366). Algunos pacientes presentan crisis graves no previstas, pero deben ser objeto de valoración por un especialista en alergología-inmunología o en el asma, y recibir una farmacoterapia más intensiva. No obstante, puede ocurrir insuficiencia respiratoria aguda, al parecer sin explicación aparente y quizá fatal. Además, no todos los pacientes con insuficiencia respiratoria aguda informan de síntomas moderados a graves persistentes de asma. Aunque algunos de ellos son malos perceptores de la disnea, con disminución del FEV_1 y, sin embargo, no se visualizan como con más que síntomas leves (persistentes).

■ PREPARACIÓN DEL PACIENTE CON ASMA PARA INTERVENCIÓN QUIRÚRGICA

Para operaciones electivas, el paciente con asma idealmente debería valorarse de 1 a 3 sem antes como ambulatorio, de manera que se pudiese instituir el tratamiento para asegurar un estado broncopulmonar óptimo. Si se trata de uno dependiente de corticoesteroides con asma, auméntese la dosis de prednisona en lugar de confiar en el mayor uso de agonistas adrenérgicos β_2 o ICS para asegurar una regulación completa del asma. Si el paciente recibe ICS con horario, se recomienda un ciclo breve (de 4 a 5 días) de prednisona (20 a 40 mg/día) antes de la intervención quirúrgica para llevar al máximo la función pulmonar (367). Además, deben ordenarse pruebas de función pulmonar, al menos FVC y FEV_1. La principal necesidad de los corticoesteroides orales, sin embargo, es la de prevención del asma transoperatorio o posoperatorio, más bien que de una crisis suprarrenal.

En este sentido, se iniciará hidrocortisona, 100 mg por vía intravenosa, antes de la intervención quirúrgica y se continuará cada 8 h hasta que el paciente pueda tolerar los medicamentos orales o inhalados (367, 368). Con frecuencia, solo se requiere una dosis de hidrocortisona. Si no se presenta asma en el posoperatorio, se discontinúa la dosis de hidrocortisona. Las dosis de prednisona e hidrocortisona necesarias para la regulación del asma no aumentan las complicaciones posoperatorias, como la infección o dehiscencia de la herida quirúrgica (367, 368).

En los pacientes con asma debe alcanzarse un estado respiratorio óptimo antes de la intervención quirúrgica. La temperatura fría en las salas de anestesia preoperatoria puede precipitar un asma aguda. La manipulación de las vías aéreas altas (p. ej., aspiración, vía aérea bucofaríngea) puede causar broncoconstricción durante la sedación o anestesia con el paciente consciente.

Después de la intervención quirúrgica se debe valorar al paciente con cuidado. Para esto, se instituyen agonistas adrenérgicos β_2, ejercicios de ventilación profunda, hidratación adecuada y tos suave, para evitar la acumulación de secreciones y atelectasia. El uso de anestesia epidural o raquídea no necesariamente es más seguro que el de anestesia general.

■ COMPLICACIONES DEL ASMA

Aunque raros, se pueden presentar neumotórax, neumomediastino y enfisema subcutáneo durante una crisis de asma grave, complicaciones que se cree resultan de la rotura de alveolos periféricos sobredistendidos. El aire que escapa, se dirige después por las hojas broncovasculares y las diseca del parénquima pulmonar. A menudo la cantidad de aire es mínima y no se requiere inserción de un tubo al tórax. Cuando se presentan síntomas de tensión grave, quizá se requiera la inserción de un tubo de tórax con un sello de agua para el neumotórax. La traqueostomía puede requerirse para las complicaciones de tensión intensa del neumomediastino. Una manifestación frecuente de estas afecciones es el dolor de tórax; no es de esperar con el asma no complicado y su presencia sugiere la posibilidad de extravasación de aire. A la auscultación cardiaca, hay un ruido crujiente, sincrónico, con el latido cardiaco en un paciente con neumomediastino (signo de Hamman).

Asimismo, pueden presentarse zonas mínimas de atelectasia en el asma. La atelectasia del lóbulo medio es una complicación frecuente del asma en los niños, a menudo reversible con el uso de prednisona o corticoesteroides parenterales y agonistas adrenérgicos β_2; es resultado del taponamiento mucoso y edema del bronquio lobar medio. Cuando la atelectasia no responde al tratamiento previo en unos días, está indicada la broncoscopia, tanto por motivos terapéuticos como de diagnóstico. En ocasiones, los niños pueden desarrollar atelectasia en otros lóbulos o en todo el pulmón; se deben descartar la ABPA (véase cap. 24) y la fibrosis quística en estos pacientes, como en cualquiera con asma.

Las fracturas costales y costocondritis se pueden presentar como resultado de la tos durante las crisis de asma. En unos cuantos pacientes, la tos intensa por asma puede causar un síncope secundario. En las mujeres, la tos intensa da como resultado incontinencia urinaria. Hombres o mujeres pueden experimentar incontinencia fecal en casos raros.

La bronquitis crónica y el enfisema centrolobulillar no son complicaciones del asma, se presentan con la destrucción irreversible del tejido pulmonar, en tanto el asma es al menos una afección inflamatoria parcial a completamente reversible. En algunos pacientes pueden coexistir el asma y el enfisema o la bronquitis crónica. La identificación de bronquiectasias en un paciente con asma debe hacer surgir la posibilidad de ABPA, fibrosis quística no diagnosticada, inmunodeficiencia variable común o una deficiencia de anticuerpos específicos. La hipoxemia por asma no regulada se relaciona con efectos adversos en otros órganos, como la isquemia o el infarto miocárdicos.

Como se señaló, puede haber pérdida excesiva de FEV_1 con el trascurso del tiempo en los pacientes adultos con asma, o disminución del crecimiento pulmonar en la infancia, con o sin pérdida adicional de FEV_1 en la adolescencia o la edad adulta temprana (148). Algunos pacientes presentan un cociente de FEV_1/FVC menor de 70% en el tercer decenio de la vida (148). Algunos adultos con asma prolongada, por lo general con inicio en la infancia, se pueden clasificar como con "asma irreversible" (149). No presentan EPOC, ABPA, fibrosis quística, asma ocupacional u otra neumopatía y su concentración de α_1 antitripsina no disminuye. La TC de alta resolución de los pulmones no muestra fibrosis u otros signos. La mayoría de estos pacientes no presenta asma resistente a esteroides, porque tienen una respuesta mayor de 12% de broncodilatación pasada 1 sem (o 2) de uso de prednisona a diario. Sin embargo, su FEV_1 final después de la prednisona y otra farmacoterapia se encuentra notoriamente alterado, con un porcentaje medio de 57 (149).

El tratamiento del asma puede ayudar a evitar la pérdida excesiva del FEV_1 y conservar la función pulmonar (369-371) en los pacientes con asma leve a grave. Por ejemplo, en un estudio durante un periodo de 10 años en adultos, el grupo de no fumadores que recibía tratamiento con ICS tuvo una pérdida de FEV_1 de 22.8 mL/año, en comparación con 46.1 mL/año en aquellos que no usaban ICS (369); hay ventajas del inicio del tratamiento con ICS dentro de los primeros 2 años del diagnóstico de asma (370). En los niños ocurre pérdida de la función pulmonar en los primeros 3 años de vida y puede persistir (148, 160, 371). En un estudio de adolescentes de 16 años, que se habían valorado desde el nacimiento, con el antecedente de sibilancias transitorias por infecciones de vías respiratorias bajas en los tres primeros años de vida o sibilancias persistentes (antes de los 3 años y a los 6), había una pérdida del FEV_1 de 75 a 87 mL, respectivamente, en comparación con 23 mL en aquellos con sibilancias de inicio tardío (a los 6 años, pero no antes) (160). Estos datos respaldan el de que los pacientes con sibilancias transitorias y aquellos con la forma persistente a los 6 años, *ya* presentan disminución en la función pulmonar que persiste, en tanto el inicio del asma de los 6 años en adelante no causa pérdida excesiva del FEV_1 a los 16 años (160).

Las complicaciones del tratamiento del asma incluyen efectos adversos por tratamientos como ICS y corticoesteroides orales, como la posibilidad de pérdida ósea (osteopenia), osteoporosis o incluso fracturas. Las complicaciones de los agonistas adrenérgicos β_2 de acción prolongada han sido motivo de controversia, pero sus beneficios cuando han sido combinados con ICS son mucho mayores que los riesgos.

■ MORTALIDAD

La muerte por asma se presenta, por lo general, como resultado de su forma grave aguda, que progresa hasta la insuficiencia respiratoria, o, de manera súbita e inesperada, por broncoconstricción grave e hipoxia, tal vez con una arritmia cardiaca terminal o el taponamiento por moco que lleva a la asfixia. El aumento en la tasa de mortalidad por asma que se presentó en el decenio de 1980 en Estados Unidos pareció estabilizarse para el año 1996 y alcanzó un máximo de más de 5 000 casos/año antes de declinar a 4 055 en el año 2003 y 3 651 en el año 2014 (95). El uso de dosis repetidas de aerosoles de adrenérgicos β_2 ha sido motivo de sospecha como factor contribuyente en algunos de estos decesos, interpretación que por sí sola es poco probable que sea satisfactoria, porque la calidad de la atención, o su carencia, en los días previos (o semanas) al desenlace fatal, era insuficiente o mal guiada. En algunos casos la muerte al parecer era inevitable.

La confianza indebida en los agonistas adrenérgicos β_2 por pacientes y médicos puede contribuir a las muertes de aquellos con exacerbaciones graves del asma, porque no administra el tratamiento indispensable con corticoesteroides. Para propósitos históricos, el aumento súbito de muertes en la década de 1980 en Nueva Zelanda, asociado con la disponibilidad de inhaladores de albuterol sin prescripción y guía médica, se considera posiblemente análogo de la epidemia previa del decenio de 1960, con agonistas adrenérgicos β_2 de acción breve potentes. Además, se comunicaron muertes excesivas vinculadas con el agonista adrenérgico β_2 potente de acción prolongada, fenoterol. Esta observación llevó a la recomendación de que en el asma persistente se deben usar ICS en conjunción con los agonistas adrenérgicos β_2.

Algunos factores que se han señalado como contribuyentes a las muertes por asma incluyen el uso de sedación en el hospital, el abuso de fármacos ilícitos y sustancias fuera del hospital (365, 366), el no utilizar dosis adecuadas de corticoesteroides orales, la toxicidad de la teofilina, el uso excesivo de agonistas adrenérgicos β_2, el no apego a las instrucciones del médico u otro proveedor de atención sanitaria, el no iniciar los corticoesteroides orales ante las exacerbaciones del asma y el tratamiento externo ineficaz (no lo suficientemente intensivo) del asma. Un ejemplo de este último fenómeno es el de uso de ICS o agonistas adrenérgicos β_2, que no sustituyen a los corticoesteroides orales administrados en forma aguda, conforme se intensifica la crisis de asma. Aunque hay datos en respaldo del producto combinado como tratamiento de alivio y mantenimiento (262-264), no se tiene la certeza de que este esquema sea de utilidad para los pacientes que experimentan una crisis grave y en potencia fatal de asma. Los pacientes de alto riesgo incluyen a aquellos con la forma moderada o grave persistente de asma y crisis frecuentes de hospitalización o de uso crónico de corticoesteroides orales, deformidades del tórax como aquel en quilla, sibilancias significativas entre las exacerbaciones del asma o anomalías gruesas de la función pulmonar, cuando sin síntomas (malos detectores), y quienes antes requirieron ventilación mecánica durante la insuficiencia respiratoria, como aquellos con un asma en potencia (casi) fatal. Después de un episodio de intubación por asma, hasta 10% de los pacientes puede sucumbir por su enfermedad (92, 152, 154). Debido a la disminución de la FRC y la menor capacidad para aplicar tracción radial negativa sobre los bronquios durante el asma aguda, los pacientes con enfermedad pulmonar restrictiva subyacente toleran mal los episodios de asma aguda grave.

■ CONSIDERACIONES FUTURAS

Los resultados del asma mejorarán por el perfeccionamiento continuo del tratamiento, la implementación de los avances, la mejora del sistema de atención sanitaria y la estabilidad de la familia y el vecindario. En un tratamiento curativo específico puede pensarse solo cuando se comprendan los mecanismos de fisiopatología básicos. Entonces, se pueden diseñar modalidades terapéuticas de manera racional para revertir la patogenia subyacente.

Muchos pacientes con asma persistente se pueden tratar con éxito mediante ICS y el uso intermitente, pero no excesivo, de los agonistas adrenérgicos β_2. Los tratamientos antiinflamatorios adicionales (de alivio) incluyen cromolín, nedocromil (cuando se encuentra disponible), antagonistas de LTD_4 o inhibidores de su biosíntesis, antagonistas muscarínicos y teofilina. Ninguno de los medicamentos puede sustituir a la prednisona en los pacientes con asma dependiente de corticoesteroides orales. Los productos de inmunobiología, como omalizumab, reslizumab y mepolizumab, están disponibles en Estados Unidos y algunos otros países. No son una opción en naciones con recursos limitados. Por desgracia, no se dispone de ICS en ellos o para algunos pacientes en países con recursos suficientes, como Estados Unidos. Asimismo, se pueden valorar los tratamientos futuros por su capacidad de (a) disminuir los síntomas, (b) permitir el retiro de la prednisona o ICS, (c) conservar la función pulmonar o limitar la pérdida del FEV_1 y (d) permitir una mejor calidad de vida sin efectos adversos inaceptables. Los médicos y profesionales de atención sanitaria que atienden pacientes con asma deben considerar los desencadenantes alérgicos en todos los pacientes con asma persistente, porque alrededor de 80 a 90% presenta anticuerpos IgE de acuerdo con pruebas cutáneas o *in vitro*. El tratamiento mediante la vacuna subcutánea de alérgenos (inmunoterapia), en especial de aquellos arbóreos, de pastos, ambrosia y ácaros del polvo, sigue siendo eficaz como tratamiento de inmunorregulación. Algunos pacientes responden a la inyección de mohos (hongos). La utilidad de las formas sublingual u otras de inmunoterapia para el asma deberá aclararse con el transcurso del tiempo. La correspondiente de cualquier esquema de prevención del asma sigue siendo una consideración importante en los niños con rinitis alérgica.

Además, hay un cúmulo creciente de objetivos en el sistema inmunológico pulmonar, que se pueden valorar para beneficio clínico (véase cap. 38).

Los principios fundamentales del tratamiento del asma incluyen (a) prevenir la muerte, la discapacidad y el ausentismo/presentismo, escolar o laboral; (b) tratar de disminuir al mínimo o contrarrestar los efectos del remodelado de las vías aéreas y la inflamación alérgica, la activación de células cebadas, la contracción del músculo liso y las anomalías fisiológicas pulmonares, y (c) el uso eficaz de medicamentos de una forma tan segura como sea posible. En este sentido, se espera que las modalidades terapéuticas continúen mejorando y que las más específicas, ya sean farmacológicas, de inmunoterapia de alérgenos, dirigidas de manera inmunológica o con

otros esquemas innovadores, sean de utilidad para los pacientes. Por lo tanto, se espera poder sacar ventaja de los patrones de farmacogenómica para proveer una "medicina personalizada óptima" a los pacientes con asma y afecciones alérgicas-inmunológicas.

■ REFERENCIAS

1. National Institutes of Health, National Heart, Lung, and Blood Institute, Expert Panel Report, National Asthma Education Program, Executive Summary. *Guidelines for the Diagnosis and Management of Asthma.* Bethesda, MD: Public Health Service, U.S. Department of Health and Human Services; 1991. NIH Publication 91-3042A.

2. National Heart, Lung, and Blood Institute, Expert Panel Report 2. *Guidelines for the Diagnosis and Management of Asthma.* Bethesda, MD: U.S. Department of Health and Human Services; 1997. NIH publication 97-4051.

3. National Heart, Lung, and Blood Institute, National Asthma Education and Prevention Program. Expert Panel Report 3. *Guidelines for the Diagnosis and Management of Asthma.* Full report 2007. Bethesda, MD: U.S. Department of Health and Human Services; 2007. NIH publication 07-0451.

4. Global Initiative for Asthma. Global Strategy for Asthma Management and Prevention, 2016. www.ginasthma.org. Accessed September 12, 2017.

5. Matsuoka H, Niimi A, Matsumoto H, *et al.* Inflammatory subtypes in cough-variant asthma: Association with maintenance doses of inhaled corticosteroids. *Chest.* 2010;138:1418-1425.

6. Cheriyan S, Greenberger PA, Patterson R. Outcome of cough variant asthma treated with inhaled steroids. *Ann Allergy.* 1994;73:478-480.

7. Dicpinigaitis PV. Chronic cough due to asthma: ACCP evidence-based clinical practice guidelines. *Chest.* 2006;129:75S-79S.

8. Quesenberry PJ. Cardiac asthma: a fresh look at an old wheeze. *N Engl J Med.* 1989;320:1346-1348.

9. Khosroshahi HE, Ozkan EA. Evaluation of the left and right ventricular systolic and diastolic function in asthmatic children. *BMC Cardiovasc Disord.* 2016;16:145.

10. Vriz O, Brosolo G, Martina S, *et al.* In-hospital and long-term mortality in Takotsubo cardiomyopathy: a community hospital experience. *J Community Hosp Intern Med Perspect.* 2016;6(3):31082.

11. Bergstrom S-E, Sundell K, Hedlin G. Adolescents with asthma: consequences of transition from paediatric to adult healthcare. *Respir Med.* 2010;104:180-187.

12. Soler-Cataluna JJ, Cosio B, Izquierdo JL, *et al.* Consensus document on the overlap phenotype COPD-asthma in COPD [in English, Spanish]. *Arch Bronconeumol.* 2012;48:331-337.

13. Morgan WJ, Crain EF, Gruchalla RS, *et al.* Results of a home-based environmental intervention among urban children with asthma. *N Engl J Med.* 2004;351:1068-1080.

14. Smith-Norowitz TA, Mandal M, Joks R, *et al.* IgE anti-respiratory syncytial virus antibodies detected in serum of pediatric patients with asthma. *Hum Immunol.* 2015;76:519-524.

15. Welliver RC, Wong DT, Middleton E Jr, *et al.* Role of parainfluenza virus-specific IgE in pathogenesis of croup and wheezing subsequent to infection. *J Pediatr.* 1982;101:889-896.

16. Jackson DJ, Gern JE, Lemanske RF. The contributions of allergic sensitization and respiratory pathogens to asthma inception. *J Allergy Clin Immunol.* 2016;137:659-665.

17. Durrani SR, Montville DJ, Pratt AS, *et al.* Innate immune responses to rhinovirus are reduced by the high-affinity IgE receptor in allergic asthmatic children. *J Allergy Clin Immunol.* 2012;130:489-495.

18. Teach SJ, Gill MA, Togias A, *et al.* Preseasonal treatment with either omalizumab or an inhaled corticosteroid boost to prevent fall asthma exacerbations. *J Allergy Clin Immunol.* 2015;136:1476-1485.

19. Agrawal R, Wisniewski J, Yu MD, *et al.* Infection with human rhinovirus 16 promotes enhanced IgE responsiveness in basophils of atopic asthmatics. *Clin Exp Allergy.* 2014;44:1266-1273.

20. Polderman TJ, Benyamin B, de Leeuw CA, *et al.* Meta-analysis of the heritability of human traits based on fifty years of twin studies. *Nat Genet.* 2015;47:702-709.

21. Thomsen SF. The contribution of twin studies to the understanding of the aetiology of asthma and atopic diseases. *Eur Clin Respir J.* 2015;2:27803.

22. Thomsen SF, van der Sluis S, Kyvik KO, *et al.* Increase in the heritability of asthma from 1994 to 2003 among adolescent twins. *Respir Med.* 2011;105:1147-1152.

23. Parker AM, Ayars AG, Altman MC, *et al.* Lipid mediators in aspirin-exacerbated respiratory disease. *Immunol Allergy Clin North Am.* 2016;36:749-763.

24. Israel E, Fischer AR, Rosenberg MA, *et al.* The pivotal role of 5-lipoxygenase products in the reaction of aspirin-sensitive asthmatic subjects to aspirin. *Am Rev Respir Dis.* 1993;148: 1447-1451.

25. Nasser SM, Patel M, Bell GS, *et al.* The effect of aspirin desensitization on urinary leukotriene E4 concentrations in aspirin-sensitive asthma. *Am J Respir Crit Care Med.* 1995;151:1326-1330.

26. Cowburn AS, Sladek K, Soja J, *et al.* Overexpression of leukotriene C4 synthase in bronchial biopsies from patients with aspirin-intolerant asthma. *J Clin Invest.* 1998;101:834-846.

27. Schmool JL, Kinnee E, Sheffield PE, *et al.* Spatio-temporal ozone variation in a case-crossover analysis of childhood asthma hospital visits in New York City. *Environ Res.* 2016; 147:108-114.

28. Evans KA, Halterman JS, Hopke PK, *et al.* Increased ultrafine particles and carbon monoxide concentrations are associated with asthma exacerbation among urban children. *Environ Res.* 2014;129:11-19.

29. Mireku N, Wang Y, Ager J, *et al.* Changes in weather and the effects on pediatric asthma exacerbations. *Ann Allergy Asthma Immunol.* 2009;103:220-224.

30. Goodwin RD, Fischer ME, Goldberg J. A twin study of post-traumatic stress disorder symptoms and asthma. *Am J Respir Crit Care Med.* 2007;176:983-987.

31. de la Hoz RE, Jeon Y, Miller GE, *et al.* Post-traumatic stress disorder, bronchodilator response, and incident asthma in World Trade Center rescue and recovery workers. *Am J Resp Crit Care Med.* 2016;194:1383-1391.

32. Wing R, Gjelsvik A, Nocera M, *et al.* Association between adverse childhood experiences in the home and pediatric asthma. *Ann Allergy Asthma Immunol.* 2015;114:379-384.

33. Bhan N, Glymour MM, Kawachi I, *et al.* Childhood adversity and asthma prevalence: evidence from 10 US states (2009-2011). *BMJ Open Respir Res.* 2014;1(1):e000016.

34. Feng H, Xun P, Pike K, *et al.* In utero exposure to 25-hydroxyvitamin D and risk of childhood asthma, wheeze, and respiratory tract infections: a meta-analysis of birth cohort studies. *J Allergy Clin Immunol.* 2017;139:1508-1517.

35. Bonnelykke K, Ober C. Leveraging gene-environment interactions and endotypes for asthma gene discovery. *J Allergy Clin Immunol.* 2016;137:667-679.

36. Koeppen-Schomerus G, Stevenson J, Plomin R. Genes and environment in asthma: a study of 4 year old twins. *Arch Dis Child.* 2001;85:398-400.

37. Bjerg A, Hedman L, Perzanowski MS, *et al.* Family history of asthma and atopy: in-depth analyses of the impact of asthma and wheeze in 7- and 8-year old children. *Pediatrics.* 2007;120:741-748.

38. Xu R, DeMauro SB, Feng R. The impact of parental history on children's risk of asthma: a study based on the National Health and Nutrition Examination Survey-III. *J Asthma Allergy.* 2015;8:51-61.

39. Harris JR, Magnus P, Samuelson SO, *et al.* No evidence for effects of family environment on asthma: a retrospective study of Norwegian twins. *Am J Respir Crit Care Med.* 1997;156:43-49.

40. Caliskan M, Bochkov YA, Kreiner-Moller E, *et al.* Rhinovirus wheezing illness and genetic risk of childhood-onset asthma. *N Engl J Med.* 2013;368:1398-1407.

41. McEvoy T, Spindel ER. Pulmonary effects of maternal smoking on the fetus and child: effects on lung development, respiratory morbidities, and life long lung health. *Paediatr Resp Rev.* 2017;21:27-33.

42. Mitchell EA, Beasley R, Keil U, *et al.* The association between tobacco and the risk of asthma, rhinoconjunctivitis and eczema in children and adolescents: analyses from Phase Three of the ISAAC programme. *Thorax.* 2012;67:941-949.

43. Ratageri VH, Kabra SK, Dwivedi SN, *et al.* Factors associated with severe asthma. *Indian Pediatr.* 2000;37:1072-1082.

44. Butz AM, Matsui EC, Breysse P, *et al.* A randomized trial of air cleaners and a health coach to improve indoor air quality for inner-city children with asthma and secondhand smoke exposure. *Arch Pediatr Adolesc Med.* 2011;165:741-748.

45. Frick OL, German DF, Mills J. Development of allergy in children. I. Association with virus infections. *J Allergy Clin Immunol.* 1979;63:228-241.

46. Sly PD, Kusel M, Holt PG. Do early-life viral infections cause asthma? *J Allergy Clin Immunol.* 2010;125:1202-1205.

47. Martinez FD. Early-life origins of chronic obstructive pulmonary disease. *N Engl J Med.* 2016;375:871-878.

48. Busse WW, Lemanske RF Jr, Gern JE. Role of viral respiratory infections in asthma and asthma exacerbations. *Lancet.* 2010;376:826-834.

49. Grabenhenrich LB, Gough H, Reich A, *et al.* Early-life determinants of asthma from birth to age 20 years: a German birth cohort study. *J Allergy Clin Immunol.* 2014;133:979-988.

50. Matsui EC, Abramson SL, Sandel MT. AAP section on allergy and immunology AAP council on environmental health. Indoor environmental control practices and asthma management. *Pediatrics.* 2016;138(5):e20162589.

51. Holbreich M, Genuneit J, Weber J, *et al.* Amish children living in northern Indiana have a very low prevalence of allergic sensitization. *J Allergy Clin Immunol.* 2012;129:1671-1673.

52. Ege MJ, Frei R, Bieli C, *et al.* Not all farming environments protect against the development of asthma and wheeze in children. *J Allergy Clin Immunol.* 2007;119:1140-1147.

53. Shirakawa T, Enomoto T, Shimazu S, *et al.* The inverse association between tuberculin responses and atopic disorder. *Science.* 1997;275:77-79.

54. Shaheen SO, Aaby P, Hall AJ, *et al*. Measles and atopy in Guinea-Bissau. *Lancet*. 1996;347:1792-1796.

55. Stein MM, Hrusch CL, Gozdz J, *et al*. Innate immunity and asthma risk in Amish and Hutterite farm children. *N Engl J Med*. 2016;375:411-421.

56. Rice MB, Rifas-Shiman SL, Litonjua AA, *et al*. Lifetime exposure to ambient pollution and lung function in children. *Am J Respir Crit Care Med*. 2016;193:881-888.

57. Tatum AJ, Shapiro GG. The effects of outdoor air pollution and tobacco smoke on asthma. *Immunol Allergy Clin North Am*. 2005;25:15-30.

58. Persson C. Primary lysis of eosinophils in severe desquamative asthma. *Clin Exp Allergy*. 2014;44:173-183.

59. Gleich GJ, Motojima S, Frigas E, *et al*. The eosinophilic leukocyte and the pathology of fatal bronchial asthma: evidence for pathologic heterogeneity. *J Allergy Clin Immunol*. 1987;80:412-415.

60. Sverrild A, Bergqvist A, Baines KJ, *et al*. Airway responsiveness to mannitol in asthma is associated with chymase-positive mast cells and eosinophilic airway inflammation. *Clin Exp Allergy*. 2016;46:288-297.

61. Shaw DE, Berry MA, Hargadon B, *et al*. Association between neutrophilic airway inflammation and airflow limitation in adults with asthma. *Chest*. 2007;132:1871-1875.

62. Johansson MW, Kruger SJ, Schiebler ML, *et al*. Markers of vascular perturbation correlate with airway structural change in asthma. *Am J Respir Crit Care Med*. 2013;188:167-178.

63. Wang D, Luo J, Du W, *et al*. A morphologic study of the airway structure abnormalities in patients with asthma by high-resolution computed tomography. *J Thorac Dis*. 2016;8:2697-2708.

64. Morishima Y, Nomura A, Uchida Y, *et al*. Triggering the induction of myofibroblast and fibrogenesis by airway epithelial shedding. *Am J Respir Cell Mol Biol*. 2001;24:1-11.

65. Campbell AM, Chanez P, Bignola AM, *et al*. Functional characteristics of bronchial epithelium obtained by brushing from asthmatic and normal subjects. *Am Rev Respir Dis*. 1993;147:529-534.

66. Laitinin LA, Laitinin A, Haahtela A. Airway mucosal inflammation even in patients with newly diagnosed asthma. *Am Rev Respir Dis*. 1993;147:697-704.

67. Druilhe A, Wallaert B, Tsicopoulos A, *et al*. Apoptosis, proliferation, and expression of Bcl-2, Fas, and Fas ligand in bronchial biopsies from asthmatics. *Am J Respir Cell Mol Biol*. 1998;19:747-757.

68. Spinozzi F, Fizzotti M, Agea E, *et al*. Defective expression of Fas messenger RNA and Fas receptor on pulmonary T cells from patients with asthma. *Ann Intern Med*. 1998;128:363-369.

69. Brannan JD, Lougheed MD. Airway hyperresponsiveness in asthma: mechanisms, clinical significance, and treatment. *Front Physiol*. 2012;3:460.

70. Cookson WO, Musk AW, Ryan G. Associations between asthma history, atopy and non-specific bronchial responsiveness in young adults. *Clin Allergy*. 1986;16:425-432.

71. Smith LJ, Greenberger PA, Patterson R, *et al*. The effect of inhaled leukotriene D$_4$ in humans. *Am Rev Respir Dis*. 1985;131:368-372.

72. Frick WE, Sedgwick JB, Busse WW. The appearance of hypodense eosinophils in antigen-dependent late phase asthma. *Am Rev Respir Dis*. 1989;139:1401-1406.

73. Frigas E, Loegering DA, Solley GO, *et al*. Elevated levels of eosinophil granule major basic protein in the sputum of patients with bronchial asthma. *Mayo Clin Proc*. 1981;56:345-353.

74. Barthel SR, Jarjour NM, Mosher DF, *et al*. Dissection of the hyperadhesive phenotype of airway eosinophils in asthma. *Am J Respir Cell Mol Biol*. 2006;35:378-386.

75. Bradding P, Walls AF, Holgate ST. The role of the mast cell in the pathophysiology of asthma. *J Allergy Clin Immunol*. 2006;117:1277-1284.

76. Wardlaw AJ, Brightling CE, Green R, *et al*. New insights into the relationship between airway inflammation and asthma. *Clin Sci (Lond)*. 2002;103:201-211.

77. Gauvreau GM, O'Byrne PM, Boulet LP, *et al*. Effects of an anti-TSLP antibody on allergen-induced asthmatic responses. *N Engl J Med*. 2014;370:2102-2110.

78. Olopade CO, Yu J, Abubacher J, *et al*. Catalytic hydrolysis of VIP in pregnant women with asthma. *J Asthma*. 2006;43:429-437.

79. Cardell LO, Uddman R, Edvinsson L. Low plasma concentrations of VIP and elevated levels of other neuropeptides during exacerbations of asthma. *Eur Respir J*. 1994;7:2169-2173.

80. Tomaki M, Ichinose N, Miura M, *et al*. Elevated substance P content in induced sputum from patients with asthma and patients with chronic bronchitis. *Am J Respir Crit Care Med*. 1995;151:613-617.

81. Heaney LG, Cross LJM, McGarvey LP, *et al*. Neurokinin A is the predominant tachykinin in human bronchoalveolar lavage fluid in normal and asthmatic subjects. *Thorax*. 1998;53:357-362.

82. Kay AB, Ali FR, Heaney LG, *et al*. Calcitonin gene-related peptide induced late asthmatic reactions in atopics. *Allergy*. 2007;62:495-503.

83. Szefler SJ, Mitchell H, Sorkness CA, *et al*. Management of asthma based on exhaled nitric oxide in addition to guideline-based treatment for inner-city adolescents and young adults: a randomized controlled trial. *Lancet*. 2008;372:1065-1072.

84. Montuschi P, Corradi M, Ciabattoni G, *et al*. Increased 8-isoprostane, a marker of oxidative stress, in exhaled condensate of asthma patients. *Am J Respir Crit Care Med*. 1999;160:216-220.

85. Keskin O, Balaban S, Keskin M, *et al*. Relationship between exhaled leukotriene and 8-isoprostane levels and asthma severity, asthma control level, and asthma control test score. *Allergol Immunopathol (Madr)*. 2014;42:191-197.

86. Hawkins GA, Weiss ST, Bleecker ER. Clinical consequences of ADRbeta2 polymorphisms. *Pharmacogenomics*. 2008;9:349-358.

87. Martin RJ, Szefler SJ, King TS, *et al*. The Predicting Response to Inhaled Corticosteroid Efficacy (PRICE) trial. *J Allergy Clin Immunol*. 2007;119:73-80.

88. Klotsman M, York TP, Pillai SG, *et al*. Pharmacogenetics of the 5-lipoxygenase biosynthetic pathway and variable clinical response to montelukast. *Pharmacogenet Genomics*. 2007;17:189-196.

89. Golena E, Hauk PJ, Hall CF, *et al*. Corticosteroid-resistant asthma is associated with classical antimicrobial activation of airway macrophages. *J Allergy Clin Immunol*. 2008;122:550-559.

90. Billing B, Dahlqvist R, Hörnblad Y, *et al*. Theophylline in maintenance treatment of chronic asthma: concentration-dependent additional effect to beta 2-agonist therapy. *Eur J Respir Dis*. 1987;70:35-43.

91. Kerstjens HA, Moroni-Zentgraf P, Tashkin DP, *et al*. Tiotropium improves lung function, exacerbation rate, and asthma control, independent of baseline characteristics including age, degree of airway obstruction, and allergic status. Respir Med. 2016;117:198-206.

92. Walker CL, Greenberger PA, Patterson R. Potentially fatal asthma. Ann Allergy. 1990;64:487-493.

93. Adams RJ, Wilson D, Smith BJ, *et al*. Impact of coping and socioeconomic factors on quality of life in adults with asthma. Respirology. 2004;9:87-95.

94. McCormick SP, Nezu CM, Nezu AM, *et al*. Coping and social problem solving correlates of asthma control and quality of life. Chron Respir Dis. 2014;11:15-21.

95. Centers for Disease Control and Prevention. Most recent asthma data. https://www.cdc.gov/asthma/most_recent_data.htm. Accessed December 01, 2016.

96. Moorman JE, Rudd RA, Johnson CA, *et al*. National surveillance for asthma—United States, 1980–2004. *MMWR Surveill Summ*. 2007;56(SS08):1-14;18-54.

97. Sly RM. Decreases in asthma mortality in the United States. Ann Allergy Asthma Immunol. 2000;85:121-127.

98. Pawankar R, Canonica GW, Holgate ST, *et al*. WAO World Allergy Organization White Book: Update 2013. http://www.worldallergy.org/UserFiles/file/WhiteBook2-2013-v8.pdf. Accessed September 12, 2017.

99. Skloot GS, Busse PJ, Braman SS, *et al*. An Official American Thoracic Society Workshop Report: evaluation and management of asthma in the elderly. *Ann Am Thorac Soc*. 2016;13:2064-2077.

100. Dodd KE, Mazurek JM. Asthma among employed adults, by industry and occupation—21 states 2013. Centers for Disease Control and Prevention. http://www.cdc.gov/mmwr/volumes/65/wr/mm6547a1.htm?s_cid=mm6547a1_w. Accessed September 12, 2017.

101. Zoratti EM, Havstad S, Rodriguez J, *et al*. Health service use by African Americans and Caucasians with asthma in a managed care setting. *Am J Respir Crit Care Med*. 1998;158:371-377.

102. Barnett SB, Nurmagambetov TA. Costs of asthma in the United States: 2002-2007. *J Allergy Clin Immunol*. 2011;127:145-152.

103. Zeiger RS, Schatz M, Dalal AA, *et al*. Utilization and costs of severe uncontrolled asthma in a managed-care setting. *J Allergy Clin Immunol Pract*. 2016;4:120-129.

104. Greenberger PA. Preventing the emergence of the $100,000 asthmatic. *Medscape Respir Care*. 1998;2(1).Available at: http://www.medscape.com/viewarticle/408723.

105. Saetta M, Di Stefano A, Rosina C, *et al*. Quantitative structural analysis of peripheral airways and arteries in sudden fatal asthma. *Am Rev Respir Dis*. 1991;143:138-134.

106. Ritchie AI, Jackson DJ, Edwards MR, *et al*. Airway epithelial orchestration of innate immune function in response to virus infection: a focus on asthma. *Ann Am Thorac Soc*. 2016;13:S55-S63.

107. Johnston SL. Innate immunity in the pathogenesis of virus induced asthma exacerbations. *Proc Am Thorac Soc*. 2007;4:267-270.

108. Woodman L, Sutcliffe A, Kaur D, *et al*. Chemokine concentrations and mast cell chemotactic activity in BAL fluid in patients with eosinophilic bronchitis and asthma, and in normal control subjects. *Chest*. 2006;130:371-378.

109. Holgate ST. Pathogenesis of asthma. *Clin Exper Allergy*. 2008;38:872-897.

110. Bousquet J, Jeffery PK, Busse WW, *et al*. Asthma: from bronchoconstriction to airways inflammation and remodeling. *Am J Respir Crit Care Med*. 2000;161:1720-1745.

111. Jatakanon A, Uasuf C, Maziak W, *et al*. Neutrophilic inflammation in severe persistent asthma. *Am J Respir Crit Care Med*. 1999;160:1532-1539.

112. Fajt ML, Wenzel SE. Asthma phenotypes and the use of biologic medications in asthma and allergic disease: the next steps toward personalized care. *J Allergy Clin Immunol*. 2015;135:299-310.

113. Sur S, Crotty TB, Kephart GM, *et al*. Sudden-onset fatal asthma: a distinct clinical entity with few eosinophils and relatively more neutrophils in the airway submucosa? *Am Rev Respir Dis*. 1993;148:713-719.

114. Tatum AM, Greenberger PA, Mileusnic D, *et al*. Clinical, pathologic, and toxicologic findings in asthma deaths in Cook County, Illinois. *Allergy Asthma Proc*. 2001;22:285-291.

115. Schleimer RP, Kato A, Kern R, *et al*. Epithelium: at the interface of innate and adaptive immune responses. *J Allergy Clin Immunol*. 2007;120:1279-1284.

116. Pham DL, Ban GY, Kim SH, *et al*. Neutrophil autophagy and extracellular DNA traps contribute to airway inflammation in severe asthma. *Clin Exp Allergy*. 2017;47(1):57-70.

117. Yaghi A, Dolovich MB. Airway epithelial cell cilia and obstructive lung disease. *Cells*. 2016;5(4):pii: E40.

118. Lemjabbar H, Gosset P, Lamblin C, *et al*. Contribution of 92 kDa gelatinase/type IV collagenase in bronchial inflammation during status asthmaticus. *Am J Respir Crit Care Med*. 1999;159:298-307.

119. Karakoc GB, Yukselen A, Yilmaz M, *et al*. Exhaled breath condensate MMP-9 level and its relationship with asthma severity and interleukin-4/10 levels in children. *Ann Allergy Asthma Immunol*. 2012;108:300-304.

120. Moore WC, Hastie AT, Li X, *et al*. Sputum neutrophil counts are associated with more severe asthma phenotypes using cluster analysis. *J Allergy Clin Immunol*. 2014;133:1557-1563.

121. Di Maria GU, Spicuzza L, Mistretta A, *et al*. Role of endogenous nitric oxide in asthma. *Allergy*. 2000;55(Suppl 61):31-35.

122. Burns GP, Gibson GJ. Airway hyperresponsiveness in asthma: not just a problem of smooth muscle relaxation with inspiration. *Am J Respir Crit Care Med*. 1998;158:203-206.

123. Gibbons WJ, Sharma A, Lougheed D, *et al*. Detection of excessive bronchoconstriction in asthma. *Am J Respir Crit Care Med*. 1996;153:582-589.

124. Reid LM. The presence or absence of bronchial mucus in fatal asthma. *J Allergy Clin Immunol*. 1987;80:415-416.

125. Robin ED, Lewiston N. Unexpected, unexplained sudden death in young asthmatic subjects. *Chest*. 1989;96:790-793.

126. Hamid QA, Minshall EM. Molecular pathology of allergic disease I. Lower airway disease. *J Allergy Clin Immunol*. 2000;105:20-36.

127. Poon AH, Hamid QA. Severe asthma: have we made progress? *Ann Am Thorac Soc*. 2016;13(Suppl 1):S68-S77.

128. Jeffery PK. Differences and similarities between chronic obstructive pulmonary disease and asthma. *Clin Exp Allergy*. 1999;29(Suppl 2):14-26.

129. Bonser LR, Zlock L, Finkbeiner W, *et al*. Epithelial tethering of MUC5AC-rich mucus impairs mucociliary transport in asthma. *J Clin Invest*. 2016;126(6):2367-2371.

130. Teeter JG, Bleecker ER. Relationship between airway obstruction and respiratory symptoms in adult asthmatics. *Chest.* 1998;113:272-277.

131. Still L, Dolen WK. The perception of asthma severity in children. *Curr Allergy Asthma Rep.* 2016;16:50.

132. Carpio C, Villasante C, Galera R, *et al.* Systemic inflammation and higher perception of dyspnea mimicking asthma in obese subjects. *J Allergy Clin Immunol.* 2016;137: 718-726.

133. Phipatanakul W, Mauger DT, Sorkness RL, *et al.* Effects of age and disease severity on systemic corticosteroid responses in asthma. *Am J Respir Crit Care Med.* 2017;195(11):1439-1448.

134. Lougheed MD. Variability in asthma: symptom perception, care, and outcomes. *Can J Physiol Pharmacol.* 2007;85:149-154.

135. Lougheed MD, Fisher T, O'Donnell DE. Dynamic hyperinflation during bronchoconstriction in asthma: implications for symptom perception. *Chest.* 2006;130:1072-1081.

136. Brown NJ, Salome CM, Berend N, *et al.* Airways distensibility in adults with asthma and healthy adults, measured by forced oscillation technique. *Am J Respir Crit Care Med.* 2007;176:129-137.

137. Barreiro E, Gea J, Sanjuás C, *et al.* Dyspnoea at rest and at the end of different exercises in patients with near-fatal asthma. *Eur Respir J.* 2004;24:219-225.

138. Banzett RB, Dempsey JA, O'Donnell DE, *et al.* Symptom perception and respiratory sensation in asthma. *Am J Respir Crit Care Med.* 2000;162:1178-1182.

139. Wenzel SE, Schwartz LB, Langmack EL, *et al.* Evidence that severe asthma can be divided pathologically into two inflammatory subtypes with distinct physiologic and clinical characteristics. *Am J Respir Crit Care Med.* 1999;160:1001-1008.

140. Smith AD, Cowan JO, Brasset KP, *et al.* Use of exhaled nitric oxide measurements to guide treatment in chronic asthma. *N Engl J Med.* 2005;352:2163-2173.

141. Boushey HA, Sorkness CA, King TS, *et al.* Daily versus as-needed corticosteroids for mild persistent asthma. *N Engl J Med.* 2005;352:1519-1528.

142. Parameswaran K, Knight AC, Keaney NP, *et al.* Ventilation and perfusion lung scintigraphy of allergen-induced airway responses in atopic asthmatic subjects. *Can Respir J.* 2007;14:285-291.

143. Newman KB, Mason UG III, Schmaling KB. Clinical features of vocal cord dysfunction. *Am J Respir Crit Care Med.* 1995;152:1382-1386.

144. Beckman DB, Greenberger DA. Diagnostic dilemma. Vocal cord dysfunction. *Am J Med.* 2001;101:731-741.

145. Iikura Y, Odajima Y, Akazawa A, *et al.* Antidiuretic hormone in acute asthma in children: effects of medication on serum levels and clinical course. *Allergy Proc.* 1989;10:197-201.

146. Lange P, Perner J, Vestbo J, *et al.* A 15-year follow-up study of ventilatory function in adults with asthma. *N Engl J Med.* 1998;339:1194-1200.

147. Matsunaga K, Hirano T, Oka A, *et al.* Progression of irreversible airflow limitation in asthma: correlation with severe exacerbations. *J Allergy Clin Immunol Pract.* 2015;3: 759-764.

148. McGeachie MJ, Yates KP, Zhou X, *et al.* Patterns of Growth and Decline in Lung Function in Persistent Childhood Asthma. *N Engl J Med.* 2016;374:1842-1852.

149. Backman KS, Greenberger PA, Patterson RP. Airways obstruction in patients with long-term asthma consistent with 'irreversible asthma.' *Chest.* 1997;112:1234-1240.

150. Takemura M, Niimi A, Minakuchi M, *et al.* Bronchial dilatation in asthma: relation to clinical and sputum indices. *Chest.* 2004;125:1352-1358.

151. Anderson HR, Ayres JG, Sturdy PM, *et al.* Bronchodilator treatment and deaths from asthma: case-control study. *BMJ.* 2005;330:117.

152. Miller TP, Greenberger PA, Patterson R. The diagnosis of potentially fatal asthma in hospitalized adults: patient characteristics and increased severity of asthma. *Chest.* 1992;102:515-518.

153. Arnold DA, Gebretsadik T, Minton PA, *et al.* Clinical measures associated with FEV_1 in persons with asthma requiring hospital admission. *Am J Emerg Med.* 2007;25:425-429.

154. Lowenthal M, Patterson R, Greenberger PA, *et al.* Malignant potentially fatal asthma: achievement of remission and the application of an asthma severity index. *Allergy Proc.* 1993;14:333-339.

155. Bossley CJ, Fleming L, Ullmann N, *et al.* Assessment of corticosteroid response in pediatric patients with severe asthma by using a multidomain approach. *J Allergy Clin Immunol.* 2016;138:413-420.

156. Suissa S, Ernst P, Boivin J-F, *et al.* A cohort analysis of excess mortality in asthma and the use of inhaled B-agonists. *Am J Respir Crit Care Med.* 1994;149: 604-610.

157. Stempel DA, Szefler SJ, Pedersen S, *et al.* Safety of adding salmeterol to fluticasone propionate in children with asthma. *N Engl J Med.* 2016;375:840-849.

158. Peters SP, Bleecker ER, Canonica GW, *et al.* Serious asthma events with budesonide plus formoterol vs. budesonide alone. *N Engl J Med.* 2016;2016;375:850-860.

159. Poole CJ. Illness deception and work: incidence, manifestations and detection. *Occup Med (Lond).* 2010;60: 127-132.

160. Morgan WJ, Stern DA, Sherrill DL, *et al.* Outcome of asthma and wheezing in the first 6 years of life: follow-up through adolescence. *Am J Respir Crit Care Med.* 2005;172:1253-1258.

161. Amin P, Levin L, Epstein T, *et al.* Optimum predictors of childhood asthma: persistent wheeze or the Asthma Predictive Index? *J Allergy Clin Immunol Pract.* 2014;2: 709-715.

162. Haldar P, Pavord ID, Shaw DE, *et al.* Cluster analysis and clinical asthma phenotypes. *Am J Respir Crit Care Med.* 2008;178:218-224.

163. Lötvall J, Akdis CA, Bacharier LB, *et al.* Asthma endotypes: a new approach to classification of disease entities within the asthma syndrome. *J Allergy Clin Immunol.* 2011;127:355-360.

164. Wood LJ, Inman MD, Watson RM, *et al.* Changes in bone marrow inflammatory cell progenitors after inhaled allergen in asthmatic subjects. *Am J Respir Crit Care Med.* 1998;157:99-105.

165. El-Gammal A, Oliveria JP, Howie K, *et al.* Allergen-induced changes in bone marrow and airway dendritic cells in subjects with asthma. *Am J Respir Crit Care Med.* 2016;194;169-177.

166. Malik A, Saltoun CA, Yarnold PR, *et al.* Prevalence of obstructive airways disease in disadvantaged elderly of Chicago. *Allergy Asthma Proc.* 2004;25:169-173.

167. Skloot GS, Busse PJ, Braman SS, *et al*. An official American Thoracic Society workshop report: Evaluation and management of asthma in the elderly. *Am J Respir Crit Care Med*. 2016;194:169-177.

168. Bacsi A, Choudhury BK, Dharajiya N, *et al*. Subpollen particles: carriers of allergenic proteins and oxidases. *J Allergy Clin Immunol*. 2006;118:844-850.

169. Custovic A, Simpson A, Pahdi H, *et al*. Distribution, aerodynamic characteristics, and removal of the major cat allergen Fel d 1 in British homes. *Thorax*. 1998;53:33-38.

170. Cockcroft DW, Hargreave FE, O'Byrne PM, *et al*. Understanding allergic asthma from allergen inhalation tests. *Can Respir J*. 2007;14:414-418.

171. O'Hollaren MT, Yunginger JW, Offord KP, *et al*. Exposure to an aeroallergen as a possible precipitating factor in respiratory arrest in young patients with asthma. *N Engl J Med*. 1991;321:359-363.

172. Targonski PV, Persky VW, Ramekrishnan V. Effect of environmental molds on risk of death from asthma during the pollen season. *J Allergy Clin Immunol*. 1995;95:955-961.

173. Sheehan WJ, Phipatanakul W. Difficult-to-control asthma: epidemiology and its link with environmental factors. *Curr Opin Allergy Clin Immunol*. 2015;15:397-401.

174. Ahluwalia SK, Peng RD, Breysse PN, *et al*. Mouse allergen is the major allergen of public health relevance in Baltimore City. *J Allergy Clin Immunol*. 2013;132:830-835.

175. Sasaki M, Yoshida K, Adachi Y, *et al*. Factors associated with asthma control in children: findings from a national Web-based survey. *Pediatr Allergy Immunol*. 2014;25:804-809.

176. Greenberger PA. Will a nasal corticosteroid improve control for patients with step 3 or higher persistent asthma? *J Allergy Clin Immunol*. 2015;135:710-711.

177. Wood RA, Chapman MD, Atkinson NF Jr, *et al*. The effect of cat removal on allergen content in household-dust samples. *J Allergy Clin Immunol*. 1989;83:730-734.

178. Bittner C, Garrido MV, Harth V, *et al*. IgE reactivity, work related allergic symptoms, asthma severity, and quality of life in bakers with occupational asthma. *Adv Exp Med Biol*. 2016;921:51-60.

179. Zuskin E, Kanceljak B, Schacter EN, *et al*. Respiratory function and immunologic status in workers processing dried fruits and teas. *Ann Allergy Asthma Immunol*. 1996;77:417-422.

180. Cartier A. New causes of immunologic occupational asthma, 2012-2014. *Curr Opin Allergy Clin Immunol*. 2015;15:117-123.

181. De Sario M, Di Domenicantonio R, Corbo G, *et al*. Characteristics of early transient, persistent, and late onset wheezers at 9 to 11 years of age. *J Asthma*. 2006;43:633-638.

182. Ball TM, Castro-Rodriguez JA, Griffith KA, *et al*. Sibling, day-care attendance, and the risk of asthma and wheezing during childhood. *N Engl J Med*. 2000;343:538-543.

183. Tajudeen BA, Schwartz JS, Bosso JV. The role of aspirin desensitization in the management of aspirin-exacerbated respiratory disease. *Curr Opin Otolaryngol Head Neck Surg*. 2017;25(1):30-34.

184. Cahill KN, Boyce JA. Aspirin-exacerbated respiratory disease: mediators and mechanisms of a clinical disease. *J Allergy Clin Immunol*. 2017;139(3):764-766.

185. Zeiss CR, Lockey RF. Refractory period to aspirin in a patient with aspirin-induced asthma. *J Allergy Clin Immunol*. 1976;57:40-48.

186. Morales DR, Lipworth BJ, Guthrie B, *et al*. Safety risks for patients with aspirin-exacerbated respiratory disease after acute exposure to selective nonsteroidal anti-inflammatory drugs and COX-2 inhibitors: meta-analysis of controlled clinical trials. *J Allergy Clin Immunol*. 2014;134:40-45.

187. Walters KM, Woessner KM. An overview of nonsteroidal antiinflammatory drug reactions. *Immunol Allergy Clin North Am*. 2016;36:625-641.

188. Rajan JP, Wineinger NE, Stevenson DD, *et al*. Prevalence of aspirin-exacerbated respiratory disease among asthmatic patients: a meta-analysis of the literature. *J Allergy Clin Immunol*. 2015;135:676-681.

189. Samter M, Beers RF Jr. Intolerance to aspirin. Clinical studies and consideration of its pathogenesis. *Ann Intern Med*. 1968;68:975-983.

190. Tarlo SM, Broder I. Tartrazine and benzoate challenge and dietary avoidance in chronic asthma. *Clin Allergy*. 1982;12:303-312.

191. Szczeklik A, Sanak M, Nizankowska-Mogilnicka E, *et al*. Aspirin intolerance and the cyclooxygenase-leukotriene pathways. *Curr Opin Pulm Med*. 2004;10:51-56.

192. Corrigan C, Mallett K, Ying S, *et al*. Expression of the cysteinyl leukotriene receptors $cysLT_1$ and $cysLT_2$ in aspirin-sensitive and aspirin-tolerant chronic rhinosinusitis. *J Allergy Clin Immunol*. 2005;115:316-322.

193. Zhu J, Qiu Y-S, Figueroa DJ, *et al*. Localization and upregulation of cysteinyl leukotriene-1 receptor in asthmatic bronchial mucosa. *Am J Respir Crit Care Med*. 2005;33:531-540.

194. Machado-Carvalho L, Roca-Ferrer J, Picado C. Prostaglandin E2 receptors in asthma and in chronic rhinosinusitis/nasal polyps with and without aspirin hypersensitivity. *Respir Res*. 2014;15:100.

195. Szczelik A, Sladek K, Dworski R, *et al*. Bronchial aspirin challenge causes specific eicosanoid response in aspirin-sensitive asthmatics. *Am J Respir Crit Care Med*. 1996;154:1608-1614.

196. Bochenek G, Nagraba K, Nizankowska E, *et al*. A controlled study of $9\alpha,11\beta$-PGF2 (a prostaglandin D2 metabolite) in plasma and urine of patients with bronchial asthma and healthy controls after aspirin challenge. *J Allergy Clin Immunol*. 2003;111:743-749.

197. Gautrin D, Cartier A, Howse D, *et al*. Occupational asthma and allergy in snow crab processing in Newfoundland and Labrador. *Occup Environ Med*. 2010;67:17-23.

198. Malo JL, Cartier A, Ghezzo H, *et al*. Patterns of improvement in spirometry, bronchial hyperresponsiveness, and specific IgE antibody levels after cessation of exposure in occupational asthma caused by snow-crab processing. *Am Rev Respir Dis*. 1988;138:807-812.

199. Delclos GL, Gimeno D, Arif AA, *et al*. Occupational risk factors and asthma among health care professionals. *Am J Respir Crit Care Med*. 2007;175:667-675.

200. Brooks SM. Then and now: reactive airways dysfunction syndrome. *J Occup Environ Med*. 2016;58:636-637.

201. Grammer LC, Shaughnessy MA, Henderson J, *et al*. A clinical and immunologic study of workers with trimellitic-anhydride-induced immunologic lung disease after transfer to low exposure jobs. *Am Rev Respir Dis*. 1993;148:54-57.

202. Fitch KD, Sue-Chu M, Anderson SD, *et al*. Asthma and the elite athlete: summary of the International Olympic Committee's Consensus Conference, Lausanne,

Switzerland, January 22-24, 2008. *J Allergy Clin Immunol.* 2008;122:254-260.

203. Pasnick SD, Carlos WG III, Arunachalam A, *et al.* Exercise-induced bronchoconstriction. *Ann Am Thorac Soc.* 2014;11(10):1651-1652.

204. Kotaru C, Coreno A, Skowronski M, *et al.* Exhaled nitric oxide and thermally induced asthma. *Am J Respir Crit Care Med.* 2001;163:383-388.

205. Kippelen P, Anderson SD. Pathogenesis of exercise-induced bronchoconstriction. *Immunol Allergy Clin North Am.* 2013;33:299-312.

206. McFadden ER, Nelson JA, Skowronski ME, *et al.* Thermally induced asthma and airway drying. *Am J Respir Crit Care Med.* 1999;160:221-226.

207. Weinstein DJ, Hull JE, Ritchie BL, *et al.* Exercise-associated excessive dynamic air collapse in military personnel. *Ann Am Thorac Soc.* 2016;13:1476-1482.

208. McFadden ER Jr. Exertional dyspnea and cough as preludes to acute attacks of bronchial asthma. *N Engl J Med.* 1975;292:555-559.

209. Bernstein JA, Dykewicz MS, Histand P, *et al.* Potentially fatal asthma and syncope. A new variant of Munchausen's syndrome in sports medicine. *Chest.* 1991;99:763-765.

210. Kann K, Long B, Koyfman A. Clinical mimics: An emergency medicine-focused review of asthma mimics. *J Emerg Med.* 2017. pii: S0736-4679(17)30005-7. doi:10.1016/j.jemermed.2017.01.005.

211. Low K, Ruane L, Uddin N, *et al.* Abnormal vocal cord movement in patients with and without airway obstruction and asthma symptoms. *Clin Exp Allergy.* 2017;47(2):200-207.

212. Dunn NM, Katial RK, Hoyte FCL. Vocal cord dysfunction: a review. *Asthma Res Pract.* 2015;1:9.

213. Calverley PM, Anderson JA, Celli B, *et al.* Salmeterol and fluticasone propionate and survival in chronic obstructive pulmonary disease. *N Engl J Med.* 2007;356:775-789.

214. Nannini LJ, Poole P, Milan SJ, *et al.* Combined corticosteroid and long-acting beta$_2$-agonist in one inhaler versus placebo for chronic obstructive pulmonary disease. *Cochrane Database Syst Rev.* 2013;(11):CD003794. doi: 10.1002/14651858.CD003794.pub4.

215. Christenson SA. The reemergence of the Asthma-COPD Overlap Syndrome: Characterizing a syndrome in the precision medicine era. *Curr Allergy Asthma Rep.* 2016;16:81.

216. Mohammed F, Bootoor S, Panday A, *et al.* Predictors of repeat visits to the emergency room by asthmatic children in primary care. *J Natl Med Assoc.* 2006;98:1278-1285.

217. Cassino C, Ito K, Bader I, *et al.* Cigarette smoking and ozone-associated emergency department use for asthma by adults in New York City. *Am J Respir Crit Care Med.* 1999;159:1773-1779.

218. Xiao Q, Liu Y, Mulholland JA, *et al.* Pediatric emergency department visits and ambient Air pollution in the U.S. State of Georgia: a case-crossover study. *Environ Health.* 2016;15:115.

219. Fujieda S, Diaz-Sanchez D, Saxon A. Combined nasal challenge with diesel exhaust particles and allergen induces *in vivo* IgE isotope switching. *Am J Respir Cell Mol Biol.* 1998;19:507-512.

220. Sinclair AH, Melly S, Tolsma D, *et al.* Childhood asthma acute primary care visits, traffic, and traffic-related pollutants. *J Air Waste Manag Assoc.* 2014;64:561-567.

221. Li S, Batterman S, Wasilevich E, *et al.* Asthma exacerbation and proximity of residence to major roads: a population-based matched case-control study among the pediatric Medicaid population in Detroit, Michigan. *Environ Health.* 2011;10:34.

222. McCallister JW, Parsons JP, Mastronarde JG. The relationship between gastroesophageal reflux and asthma: an update. *Ther Adv Respir Dis.* 2011;5(2):143-150.

223. Kaltenback T, Crochett S, Gerson LB. Are lifestyle measures effective in patients with gastroesophageal reflux disease? An evidence-based approach. *Arch Intern Med.* 2006;166:965-971.

224. Naik RD, Vaezi MF. Extra-esophageal gastroesophageal reflux disease and asthma: understanding this interplay. *Expert Rev Gastroenterol Hepatol.* 2015;9:969-982.

225. Writing Committee for the American Lung Association Asthma Clinical Research Centers; Holbrook JT, Wise RA, *et al.* Lansoprazole for children with poorly controlled asthma: a randomized controlled trial. *JAMA.* 2012;307:373-381.

226. Chouihed T, Manzo-Silberman S, Peschanski N, *et al.* Management of suspected acute heart failure dyspnea in the emergency department: results from the French prospective multicenter DeFSSICA survey. *Scand J Trauma Resusc Emerg Med.* 2016;24(1):112.

227. Busse WW, Pedersen S, Pauwels RA, *et al.* The inhaled Steroid Treatment As Regular Therapy in Early Asthma (START) study 5-year follow-up: effectiveness of early intervention with budesonide in mild persistent asthma. *J Allergy Clin Immunol.* 2008;121:1167-1174.

228. Rodrigo GJ, Castro-Rodríguez JA. Daily vs. intermittent inhaled corticosteroids for recurrent wheezing and mild persistent asthma: a systematic review with meta-analysis. *Respir Med.* 2013;107:1133-1140.

229. Haahtela T, Jarvinen M, Kava T, *et al.* Comparison of a beta 2-agonist, terbutaline, with an inhaled corticosteroid, budesonide, in newly detected asthma. *N Engl J Med.* 1991;325:388-392.

230. Haahtela T, Jarvinen M, Kava T, *et al.* Effects of reducing or discontinuing inhaled budesonide in patients with mild asthma. *N Engl J Med.* 1994;331:700-705.

231. Donahue JG, Weiss ST, Livingston JM, *et al.* Inhaled steroids and the risk of hospitalization for asthma. *JAMA.* 1997;277:887-891.

232. Szefler SJ, Martin RJ, King TS, *et al.* Significant variability in response to inhaled corticosteroids for persistent asthma. *J Allergy Clin Immunol.* 2002;109:410-418.

233. Park HW, Dahlin A, Tse S, *et al.* Genetic predictors associated with improvement of asthma symptoms in response to inhaled corticosteroids. *J Allergy Clin Immunol.* 2014;133:664-669.

234. Bisgaard H, Hermansen MN, Loland L, *et al.* Intermittent inhaled corticosteroids in infants with episodic wheezing. *N Engl J Med.* 2006;354:1998-2005.

235. Guilbert TW, Morgan WJ, Zeiger RS, *et al.* Long-term inhaled corticosteroids in preschool children at high risk for asthma. *N Engl J Med.* 2006;354:1985-1997.

236. Murray CS, Woodcock A, Langley SJ, *et al.* Secondary prevention of asthma by the use of Inhaled Fluticasone propionate in Wheezy INfants (IFWIN): double-blind, randomised, controlled study. *Lancet.* 2006;368:754-762.

237. Falliers CJ, Chai H, Molk L, et al. Pulmonary and adrenal effects of alternate-day corticosteroid therapy. J Allergy Clin Immunol. 1972;49:156-166.

238. Harrison TW, Oborne J, Newton S, et al. Doubling the dose of inhaled corticosteroid to prevent asthma exacerbations: randomised controlled trial. Lancet. 2004;363: 271-275.

239. Oborne J, Mortimer K, Hubbard RB, et al. Quadrupling the dose of inhaled corticosteroid to prevent asthma exacerbations: a randomized, double-blind, placebo-controlled, parallel-group clinical trial. Am J Respir Crit Care Med. 2009;180:598-602.

240. Manser R, Reid D, Abramson M. Corticosteroids for acute severe asthma in hospitalised patients. Cochrane Database Syst Rev. 2001:CD001740. doi:10.1002/14651858. CD001740.

241. Fanta CH, Rossing TH, McFadden ER Jr. Glucocorticoids in acute asthma. A critical controlled trial. Am J Med. 1983;74:845-851.

242. Rodrigo G, Rodrigo C. Corticosteroids in the emergency department therapy of acute adult asthma: an evidence-based evaluation. Chest. 1999;116:285-295.

243. Rowe BH, Spooner C, Ducharme FM, et al. Early emergency department treatment of acute asthma with systemic corticosteroids. Cochrane Database Syst Rev. 2001:CD002178. doi:10.1002/14651858.CD002178.

244. Chapman KR, Verbeek PR, White JG, et al. Effect of a short course of prednisone in the prevention of early relapse after the emergency room treatment of acute asthma. N Engl J Med. 1991;324:788-794.

245. Fiel SB, Swartz MA, Glanz K, et al. Efficacy of short-term corticosteroid therapy in outpatient treatment of acute bronchial asthma. Am J Med. 1983;75:259-262.

246. Rowe BH, Bota GW, Fabris L, et al. Inhaled budesonide in addition to oral corticosteroids to prevent asthma relapse following discharge from the emergency department: a randomized controlled trial. JAMA. 1999;281:2119-2126.

247. Rodrigo GJ. Rapid effects of inhaled corticosteroids in acute asthma: an evidence-based evaluation. Chest. 2006;130:1301-1311.

248. Cauley JA, Robbins J, Chen Z, et al. Effects of estrogen plus progestin on risk of fracture and bone mineral density: the Women's Health Initiative randomized trial. JAMA. 2003;290:1729-1738.

249. Greenberger PA, Chow MJ, Atkinson AJ Jr, et al. Comparison of prednisolone kinetics in patients receiving daily or alternate-day prednisone for asthma. Clin Pharmacol Ther. 1986;39:163-168.

250. Usmani OS, Ito K, Maneechotesuwan K, et al. Glucocorticoid receptor nuclear translocation in airway cells after inhaled combination therapy. Am J Respir Crit Care Med. 2005;172:704-712.

251. Drazen JM, Israel E, Boushey HA, et al. Comparison of regularly scheduled with as-needed use of albuterol in mild asthma. Asthma Clinical Research Network. N Engl J Med. 1996;335:841-847.

252. Sears MR, Taylor DR, Print CG, et al. Regular inhaled beta-agonist treatment in bronchial asthma. Lancet. 1990;336:1391-1396.

253. Cockcroft DW, McParland CP, Britto SA, et al. Regular inhaled salbutamol and airway responsiveness to allergen. Lancet. 1993;342:833-837.

254. Cockcroft DW, O'Byrne PM, Swystun VA, et al. Regular use of inhaled albuterol and the allergen-induced late asthmatic response. J Allergy Clin Immunol. 1995;96:44-49.

255. Turner MO, Patel A, Ginsburg S, et al. Bronchodilator delivery in acute airflow obstruction. A meta-analysis. Arch Intern Med. 1997;157:1736-1744.

256. McFadden ER Jr, Strauss L, Hejal R, et al. Comparison of two dosage regimens of albuterol in acute asthma. Am J Med. 1998;105:12-17.

257. Salo D, Tuel M, Lavery RF, et al. A randomized, clinical trial comparing the efficacy of continuous nebulized albuterol (15 mg) versus continuous nebulized albuterol (15 mg) plus ipratropium bromide (2 mg) for the treatment of acute asthma. J Emerg Med. 2006;31:371-376.

258. Handley DA, Tinkelman D, Noonan M, et al. Dose-response evaluation of levalbuterol versus racemic albuterol in patients with asthma. J Asthma. 2000;37:319-327.

259. Nelson HS, Weiss ST, Bleecker ER, et al. The Salmeterol Multicenter Asthma Research Trial: a comparison of usual pharmacotherapy for asthma or usual pharmacotherapy plus salmeterol. Chest. 2006;129:15-26.

260. Weatherall M, Wijesinghe M, Perrin K, et al. Meta-analysis of the risk of mortality with salmeterol and the effect of concomitant inhaled corticosteroid therapy. Thorax. 2010;65:39-43.

261. Stempel DA, Raphiou IH, Kral KM, et al. Serious asthma events with fluticasone plus salmeterol versus fluticasone alone. N Engl J Med. 2016;374:1822-1830.

262. Kuna P, Peters MJ, Manjra AI, et al. Effect of budesonide/formoterol maintenance and reliever therapy on asthma exacerbations. Int J Clin Pract. 2007;61:725-736.

263. O'Byrne PM, Bisgaard H, Godard PP, et al. Budesonide/formoterol combination therapy as both maintenance and reliever medication in asthma. Am J Respir Crit Care Med. 2005;171:129-136.

264. Rabe KF, Pizzichini E, Stallberg B, et al. Budesonide/formoterol in a single inhaler for maintenance and relief in mild-to-moderate asthma: a randomized, double-blind trial. Chest. 2006;129:246-256.

265. Nelson HS, Berkowitz RB, Tinkelman DA, et al. Lack of subsensitivity to albuterol after treatment with salmeterol in patients with asthma. Am J Respir Crit Care Med. 1999;159:1556-1561.

266. Rogala B, Majak P, Glück J, Dębowski T. Asthma control in adult patients treated with a combination of inhaled corticosteroids and long-acting β2-agonists: a prospective observational study. Pol Arch Intern Med. 2017;127: 100-106.

267. Bateman E, Nelson H, Bousquet J, et al. Meta-analysis: effects of adding salmeterol to inhaled corticosteroids on serious asthma-related events. Ann Intern Med. 2008;149:33-42.

268. O'Byrne PM, Naya IP, Kallen A, et al. Increasing doses of inhaled corticosteroids compared to adding long-acting inhaled beta2-agonists in achieving asthma control. Chest. 2008;134:1192-1199.

269. Cazzola M, Page CP, Calzetta L, et al. Pharmacology and therapeutics of bronchodilators. Pharmacol Rev. 2012;64:450-504.

270. Cazzola M, Beeh KM, Price D, et al. Assessing the clinical value of fast onset and sustained duration of action of long-acting bronchodilators for COPD. Pulm Pharmacol Ther. 2015;31:68-78.

271. Dwan K, Milan SJ, Bax L, *et al*. Vilanterol and fluticasone furoate for asthma. *Cochrane Database Syst Rev*. 2016;9:CD010758.

272. Israel E, Chinchilli VM, Ford JG, *et al*. Use of regularly scheduled albuterol treatment in asthma: genotype-stratified, randomised, placebo-controlled cross-over trial. *Lancet*. 2004;364:1505-1512.

273. Israel E, Drazen JM, Liggett SB, *et al*. The effect of polymorphisms of the beta(2)-adrenergic receptor on the response to regular use of albuterol in asthma. *Am J Respir Crit Care Med*. 2000;162:75-80.

274. Bleecker ER, Yancey SW, Baitinger LA, *et al*. Salmeterol response is not affected by beta2-adrenergic receptor genotype in subjects with persistent asthma. *J Allergy Clin Immunol*. 2006;118:809-816.

275. Bleecker ER, Postma DS, Lawrance RM, *et al*. Effect of ADRB2 polymorphisms on response to longacting beta2-agonist therapy: a pharmacogenetic analysis of two randomised studies. *Lancet*. 2007;370:2118-2125.

276. Suissa S, Blais L, Ernst P. Patterns of increasing beta-agonist use and the risk of fatal or near-fatal asthma. *Eur Respir J*. 1994;7:1602-1609.

277. Westby M, Benson M, Gibson P. Anticholinergic agents for chronic asthma in adults. *Cochrane Database Syst Rev*. 2004:CD003269. doi:10.1002/14651858.CD003269.pub2.

278. Rodrigo G, Rodrigo C, Burschtin O. A meta-analysis of the effects of ipratropium bromide in adults with acute asthma. *Am J Med*. 1999;107:363-370.

279. Rodrigo GJ, Rodrigo C. The role of anticholinergics in acute asthma treatment: an evidence-based evaluation. *Chest*. 2002;121:1977-1987.

280. Peters SP, Kunselman SJ, Icitovic N, *et al*. Tiotropium bromide step-up therapy for adults with uncontrolled asthma. *N Engl J Med*. 2010;363:1715-1726.

281. Anderson DE, Kew KM, Boyter AC. Long-acting muscarinic antagonists (LAMA) added to inhaled corticosteroids (ICS) versus the same dose of ICS alone for adults with asthma. *Cochrane Database Syst Rev*. 2015:CD011397. doi:10.1002/14651858.CD011397.pub2.

282. Kew KM, Dahri K. Long-acting muscarinic antagonists (LAMA) added to combination long-acting beta2-agonists and inhaled corticosteroids (LABA/ICS) versus LABA/ICS for adults with asthma. *Cochrane Database Syst Rev*. 2016:CD011721. doi:10.1002/14651858.CD011721.pub2.

283. Fanning LB, Boyce JA. Lipid mediators and allergic diseases. *Ann Allergy Asthma Immunol*. 2013;111:155-162.

284. Kanaoka Y, Maekawa A, Austen KF. Identification of GPR99 protein as a potential third cysteinyl leukotriene receptor with a preference for leukotriene E4 ligand. *J Biol Chem*. 2013;288:10967-10972.

285. Edelman JM, Turpin JA, Bronsky EA, *et al*. Oral montelukast compared with inhaled salmeterol to prevent exercise-induced bronchoconstriction. A randomized, double-blind trial. Exercise Study Group. *Ann Intern Med*. 2000;132:97-104.

286. Leff JA, Busse WW, Pearlman D, *et al*. Montelukast, a leukotriene-receptor antagonist, for the treatment of mild asthma and exercise-induced bronchoconstriction. *N Engl J Med*. 1998;339:147-152.

287. Peters-Golden M, Henderson WR Jr. Leukotrienes. *N Engl J Med*. 2007;357:1841-1854.

288. Reiss TF, Chervinsky P, Dockhorn RJ, *et al*. Montelukast, a once-daily leukotriene receptor antagonist, in the treatment of chronic asthma: a multicenter, randomized, double-blind trial. Montelukast Clinical Research Study Group. *Arch Intern Med*. 1998;158:1213-1220.

289. Price D, Musgrave SD, Shepstone L, *et al*. Leukotriene antagonists as first-line or add-on asthma-controller therapy. *N Engl J Med*. 2011; 364:1695-1707.

290. McCracken JL, Veeranki SP, Ameredes BT, *et al*. Diagnosis and mangement of asthma in adults: a review. *JAMA*. 2017;318:279-290.

291. Zeiger RS, Bird SR, Kaplan MS, *et al*. Short-term and long-term asthma control in patients with mild persistent asthma receiving montelukast or fluticasone: a randomized controlled trial. *Am J Med*. 2005;118:649-657.

292. Laviolette M, Malmstrom K, Lu S, *et al*. Montelukast added to inhaled beclomethasone in treatment of asthma. Montelukast/Beclomethasone Additivity Group. *Am J Respir Crit Care Med*. 1999;160:1862-1868.

293. Nelson H, Kemp J, Berger W, *et al*. Efficacy of zileuton controlled-release tablets administered twice daily in the treatment of moderate persistent asthma: a 3-month randomized controlled study. *Ann Allergy Asthma Immunol*. 2007;99:178-184.

294. Israel E, Rubin P, Kemp JP, *et al*. The effect of inhibition of 5-lipoxygenase by zileuton in mild-to-moderate asthma. *Ann Intern Med*. 1993;119:1059-1066.

295. Wenzel S, Castro M, Corren J, *et al*. Dupilumab efficacy and safety in adults with uncontrolled persistent asthma despite use of medium-to-high-dose inhaled corticosteroids plus a long-acting beta2 agonist: a randomised double-blind placebo-controlled pivotal phase 2b dose-ranging trial. *Lancet*. 2016;388:31-44.

296. Hanania NA, Korenblat P, Chapman KR, *et al*. Efficacy and safety of lebrikizumab in patients with uncontrolled asthma (LAVOLTA I and LAVOLTA II): replicate, phase 3, randomised, double-blind, placebo-controlled trials. *Lancet Respir Med*. 2016;4(10):781-796.

297. Bleecker ER, FitzGerald JM, Chanez P, *et al*. Efficacy and safety of benralizumab for patients with severe asthma uncontrolled with high-dosage inhaled corticosteroids and long-acting beta2-agonists (SIROCCO): a randomised, multicentre, placebo-controlled phase 3 trial. *Lancet*. 2016;388(10056):2115-2127.

298. FitzGerald JM, Bleecker ER, Nair P, *et al*. Benralizumab, an anti-interleukin-5 receptor alpha monoclonal antibody, as add-on treatment for patients with severe, uncontrolled, eosinophilic asthma (CALIMA): a randomised, double-blind, placebo-controlled phase 3 trial. *Lancet*. 2016;388(10056):2128-2141.

299. Mitchell PD, El-Gammal AI, O'Byrne PM. Emerging monoclonal antibodies as targeted innovative therapeutic approaches to asthma. *Clin Pharmacol Ther*. 2016;99: 38-48.

300. Bousquet J, Cabrera P, Berkman N, *et al*. The effect of treatment with omalizumab, an anti-IgE antibody, on asthma exacerbations and emergency medical visits in patients with severe persistent asthma. *Allergy*. 2005;60:302-308.

301. Busse W, Corren J, Lanier BQ, *et al*. Omalizumab, anti-IgE recombinant humanized monoclonal antibody, for the treatment of severe allergic asthma. *J Allergy Clin Immunol*. 2001;108:184-190.

302. Soler M, Matz J, Townley R, *et al*. The anti-IgE antibody omalizumab reduces exacerbations and steroid requirement in allergic asthmatics. *Eur Respir J*. 2001;18: 254-261.

303. Milgrom H, Berger W, Nayak A, *et al*. Treatment of childhood asthma with anti-immunoglobulin E antibody (omalizumab). *Pediatrics*. 2001;108:E36.

304. Fahy JV, Fleming HE, Wong HH, *et al*. The effect of an anti-IgE monoclonal antibody on the early- and late-phase responses to allergen inhalation in asthmatic subjects. *Am J Respir Crit Care Med*. 1997;155:1828-1834.

305. Beck LA, Marcotte GV, MacGlashan D, *et al*. Omalizumab-induced reductions in mast cell Fce psilon RI expression and function. *J Allergy Clin Immunol*. 2004;114:527-530.

306. MacGlashan DW Jr, Bochner BS, Adelman DC, *et al*. Down-regulation of Fc(epsilon)RI expression on human basophils during in vivo treatment of atopic patients with anti-IgE antibody. *J Immunol*. 1997;158:1438-1445.

307. Prussin C, Griffith DT, Boesel KM, *et al*. Omalizumab treatment downregulates dendritic cell FcepsilonRI expression. *J Allergy Clin Immunol*. 2003;112:1147-1154.

308. Hamilton RG, Marcotte GV, Saini SS. Immunological methods for quantifying free and total serum IgE levels in allergy patients receiving omalizumab (Xolair) therapy. *J Immunol Methods*. 2005;303:81-91.

309. Hamilton RG. Accuracy of US Food and Drug Administration-cleared IgE antibody assays in the presence of anti-IgE (omalizumab). *J Allergy Clin Immunol*. 2006;117:759-766.

310. Cox L, Lieberman P, Wallace D, *et al*. American Academy of Allergy, Asthma & Immunology/American College of Allergy, Asthma & Immunology Omalizumab-Associated Anaphylaxis Joint Task Force follow-up report. *J Allergy Clin Immunol*. 2011;128:210-212.

311. Long A, Rahmaoui A, Rothman KJ, *et al*. Incidence of malignancy in patients with moderate-to-severe asthma treated with or without omalizumab. *J Allergy Clin Immunol*. 2014;134:560.e4-567.e4.

312. Pavord ID, Korn S, Howarth P, *et al*. Mepolizumab for severe eosinophilic asthma (DREAM): a multicentre, double-blind, placebo-controlled trial. *Lancet*. 2012;380: 651-659.

313. Ortega HG, Liu MC, Pavord ID, *et al*. Mepolizumab treatment in patients with severe eosinophilic asthma. *N Engl J Med*. 2014;371:1198-1207.

314. Nair P, Pizzichini MM, Kjarsgaard M, *et al*. Mepolizumab for prednisone-dependent asthma with sputum eosinophilia. *N Engl J Med*. 2009;360:985-993.

315. Bel EH, Wenzel SE, Thompson PJ, *et al*. Oral glucocorticoid-sparing effect of mepolizumab in eosinophilic asthma. *N Engl J Med*. 2014;371:1189-1197.

316. Castro M, Zangrilli J, Wechsler ME, *et al*. Reslizumab for inadequately controlled asthma with elevated blood eosinophil counts: results from two multicentre, parallel, double-blind, randomised, placebo-controlled, phase 3 trials. *Lancet Respir Med*. 2015;3:355-366.

317. Bjermer L, Lemiere C, Maspero J, *et al*. Reslizumab for inadequately controlled asthma with elevated blood eosinophil levels: a randomized Phase 3 study. *Chest*. 2016;150(4):789-798.

318. Corren J, Weinstein S, Janka L, *et al*. Phase 3 study of reslizumab in patients with poorly controlled asthma:

effects across a broad range of eosinophil counts. *Chest*. 2016;150(4):799-810.

319. Barnes PJ. Theophylline. *Am J Respir Crit Care Med*. 2013;188:901-906.

320. Mitenko PA, Ogilvie RI. Rational intravenous doses of theophylline. *N Engl J Med*. 1973;289:600-603.

321. Mitenko PA, Ogilvie RI. Pharmacokinetics of intravenous theophylline. *Clin Pharmacol Ther*. 1973;14:509-513.

322. Furukawa C, Atkinson D, Forster TJ, *et al*. Controlled trial of two formulations of cromolyn sodium in the treatment of asthmatic patients > or = 12 years of age. Intal Study Group. *Chest*. 1999;116:65-72.

323. van der Wouden JC, Uijen JH, Bernsen RM, *et al*. Inhaled sodium cromoglycate for asthma in children. *Cochrane Database Syst Rev*. 2008:CD002173. doi:10.1002/14651858.CD002173.pub2.

324. Strunk RC, Weiss ST, Yates KP, *et al*. Mild to moderate asthma affects lung growth in children and adolescents. *J Allergy Clin Immunol*. 2006;118:1040-1047.

325. Kelly K, Spooner CH, Rowe BH. Nedocromil sodium vs. sodium cromoglycate for preventing exercise-induced bronchoconstriction in asthmatics. *Cochrane Database Syst Rev*. 2000:CD002731. doi:10.1002/14651858.CD002731.

326. Vrijens B, Dima AL, Van Ganse E, *et al*. What we mean when we talk about adherence in respiratory medicine. *J Allergy Clin Immunol Pract*. 2016;4:802-812.

327. Brooks TW, Creekmore FM, Young DC, *et al*. Rates of hospitalizations and emergency department visits in patients with asthma and chronic obstructive pulmonary disease taking beta-blockers. *Pharmacotherapy*. 2007;27: 684-690.

328. Prakash UB, Rosenow EC III. Pulmonary complications from ophthalmic preparations. *Mayo Clin Proc*. 1990;65:521-529.

329. Dunn TL, Gerber MJ, Shen AS, *et al*. The effect of topical ophthalmic instillation of timolol and betaxolol on lung function in asthmatic subjects. *Am Rev Respir Dis*. 1986;133:264-268.

330. Dicpinigaitis PV. Angiotensin-converting enzyme inhibitor-induced cough: ACCP evidence-based clinical practice guidelines. *Chest*. 2006;129:169S-173S.

331. Lipworth BJ, McMurray JJ, Clark RA, *et al*. Development of persistent late onset asthma following treatment with captopril. *Eur Respir J*. 1989;2:586-588.

332. Adams SL, Mathews J, Grammer LC. Drugs that may exacerbate myasthenia gravis. *Ann Emerg Med*. 1984;13: 532-538.

333. Portnoy J, Miller JD, Williams PB, *et al*. Environmental assessment and exposure control of dust mites: a practice parameter. *Ann Allergy Asthma Immunol*. 2013;111: 465-507.

334. Portnoy J, Kennedy K, Sublett J, *et al*. Environmental assessment and exposure control: a practice parameter—furry animals. *Ann Allergy Asthma Immunol*. 2012;108:223. e1-223.e15.

335. Portnoy J, Chew GL, Phipatanakul W, *et al*. Environmental assessment and exposure reduction of cockroaches: a practice parameter. *J Allergy Clin Immunol*. 2013;132:802-8 e1-802-8 e25.

336. Abramson MJ, Puy RM, Weiner JM. Allergen immunotherapy for asthma. *Cochrane Database Syst Rev*. 2003:CD001186. doi:10.1002/14651858.CD001186.

337. Cox L, Nelson H, Lockey R, *et al*. Allergen immunotherapy: a practice parameter third update. *J Allergy Clin Immunol*. 2011;127:S1-S55.

338. Compalati E, Passalacqua G, Bonini M, *et al*. The efficacy of sublingual immunotherapy for house dust mites respiratory allergy: results of a GA2LEN meta-analysis. *Allergy*. 2009;64:1570-1579.

339. Johnstone DE, Dutton A. The value of hyposensitization therapy for bronchial asthma in children—a 14-year study. *Pediatrics*. 1968;42:793-802.

340. Jacobsen L, Niggemann B, Dreborg S, *et al*. Specific immunotherapy has long-term preventive effect of seasonal and perennial asthma: 10-year follow-up on the PAT study. *Allergy*. 2007;62:943-948.

341. Pavord ID, Cox G, Thomson NC, *et al*. Safety and efficacy of bronchial thermoplasty in symptomatic, severe asthma. *Am J Respir Crit Care Med*. 2007;176:1185-1191.

342. Cox G, Thomson NC, Rubin AS, *et al*. Asthma control during the year after bronchial thermoplasty. *N Engl J Med*. 2007;356:1327-1337.

343. Castro M, Rubin AS, Laviolette M, *et al*. Effectiveness and safety of bronchial thermoplasty in the treatment of severe asthma: a multicenter, randomized, double-blind, sham-controlled clinical trial. *Am J Respir Crit Care Med*. 2010;181:116-124.

344. Wechsler ME, Laviolette M, Rubin AS, *et al*. Bronchial thermoplasty: long-term safety and effectiveness in patients with severe persistent asthma. *J Allergy Clin Immunol*. 2013;132:1295-1302.

345. Ou CY, Tseng YF, Chiou YH, *et al*. The role of *Mycoplasma pneumoniae* in acute exacerbation of asthma in children. *Acta Paediatr Taiwan*. 2008;49:14-18.

346. Sutherland ER, Martin RJ. Asthma and atypical bacterial infection. *Chest*. 2007;132:1962-1966.

347. Hodgson D, Anderson J, Reynolds C, *et al*. The effects of azithromycin in treatment-resistant cough: a randomized, double-blind, placebo-controlled trial. *Chest*. 2016;149:1052-1060.

348. Wong EH, Porter JD, Edwards MR, *et al*. The role of macrolides in asthma: current evidence and future directions. *Lancet Respir Med*. 2014;2:657-670.

349. Celik G, Paşaoğlu G, Bavbek S, *et al*. Tolerability of selective cyclooxygenase inhibitor, celecoxib, in patients with analgesic intolerance. *J Asthma*. 2005;42:127-131.

350. Hope AP, Woessner KA, Simon RA, *et al*. Rational approach to aspirin dosing during oral challenges and desensitization of patients with aspirin-exacerbated respiratory disease. *J Allergy Clin Immunol*. 2009;123:406-410.

351. Mullarkey MF, Blumenstein BA, Andrade WP, *et al*. Methotrexate in the treatment of corticosteroid-dependent asthma. a double-blind crossover study. *N Engl J Med*. 1988;318:603-607.

352. Erzurum SC, Leff JA, Cochran JE. Lack of benefit of methotrexate in severe, steroid-dependent asthma. A double-blind, placebo-controlled study. *Ann Intern Med*. 1991;114:353-360.

353. Chung KF, Wenzel SE, Brozek JL, *et al*. International ERS/ATS guidelines on definition, evaluation and treatment of severe asthma. *Eur Respir*. 2014;43:343-373.

354. Evans DJ, Cullinan P, Geddes DM. Cyclosporine as an oral corticosteroid sparing agent in stable asthma. *Cochrane Database Syst Rev*. 2001;(2):CD002993. doi:10.1002/14651858. CD002993.

355. Muranaka M, Miyamoto T, Shida T, *et al*. Gold salt in the treatment of bronchial asthma—a double-blind study. *Ann Allergy*. 1978;40:132-137.

356. Li Y-F, Gauderman J, Avol A, *et al*. Associations of tumor necrosis factor G-308A with childhood asthma and wheezing. *Am J Respir Crit Care Med*. 2006;173:970-976.

357. Erin EM, Leaker BR, Nicholson GC, *et al*. The effects of monoclonal antibody directed against tumor necrosis factor-α in asthma. *Am J Respir Crit Care Med*. 2006;174: 753-762.

358. Salmun LM, Barlan I, Wolf HM, *et al*. Effect of intravenous immunoglobulin on steroid consumption in patients with severe asthma: a double-blind, placebo-controlled, randomized trial. *J Allergy Clin Immunol*. 1999;103: 810-815.

359. Landwehr LP, Jeppson JD, Katlan MG, *et al*. Benefits of high-dose IV immunoglobulin in patients with severe steroid-dependent asthma. *Chest*. 1998;114:1349-1356.

360. Hunt LW, Swedlund HA, Gleich GJ. Effect of nebulized lidocaine on severe glucocorticoid-dependent asthma. *Mayo Clin Proc*. 1996;71:361-368.

361. Decco ML, Neeno TA, Hunt LW, *et al*. Nebulized lidocaine in the treatment of severe asthma in children: a pilot study. *Ann Allergy Asthma Immunol*. 1999;82:29-32.

362. Dykewicz MS, Greenberger PA, Patterson R, *et al*. Natural history of asthma in patients requiring long-term systemic corticosteroids. *Arch Intern Med*. 1986;146:2369-2372.

363. Zhang Y, Leung DY, Goleva E. Anti-inflammatory and corticosteroid-enhancing actions of vitamin D in monocytes of patients with steroid-resistant and those with steroid-sensitive asthma. *J Allergy Clin Immunol*. 2014;133:1744-1752.

364. Becker JM, Arora A, Scarfone RJ, *et al*. Oral versus intravenous corticosteroids in children hospitalized with asthma. *J Allergy Clin Immunol*. 1999;103:586-590.

365. Levenson T, Greenberger PA, Donoghue ER, *et al*. Asthma deaths confounded by substance abuse: an assessment of fatal asthma. *Chest*. 1996;110:604-610.

366. Sabin BR, Greenberger PA. Chapter 13: Potentially (near) fatal asthma. *Allergy Asthma Proc*. 2012;33(Suppl 1): S44-S46.

367. Tirumalasetty J, Grammer LC. Asthma, surgery, and general anesthesia: a review. *J Asthma*. 2006;43:251-254.

368. Su FW, Beckman DB, Yarnold PA, *et al*. Low incidence of complications in asthmatic patients treated with preoperative corticosteroids. *Allergy Asthma Proc*. 2004;25: 327-333.

369. Lange P, Scharling H, Ulrik CS, *et al*. Inhaled corticosteroids and decline of lung function in community residents with asthma. *Thorax*. 2006;61:100-104.

370. O'Byrne PM, Pedersen S, Busse WW, *et al*. Effects of early intervention with inhaled budesonide on lung function in newly diagnosed asthma. *Chest*. 2006;129:1478-1485.

371. Weiss ST, McGeachie MJ. Decline in lung function in childhood asthma. *N Engl J Med*. 2016;375:7.

CAPÍTULO 20

El lactante y el niño en edad de caminar con asma

MARY B. HOGAN, SHENIZ MOONIE Y NEVIN W. WILSON

Las sibilancias recurrentes constituyen un problema común en lactantes y niños en edad de caminar y otros pequeños. Como un simple punto de inicio, este capítulo se dedica al asma en niños menores de 5 años con cuatro o más crisis de sibilancias, que mejoran con broncodilatadores o antiinflamatorios, y pueden o no vincularse con infecciones virales. En muchos de estos pequeños con asma, la alergia ambiental ya tiene una participación subapreciada. De manera lenta se presentan avances científicos para la identificación del asma en los niños pequeños. El propósito de este capítulo es revisar los más recientes factores conocidos importantes para el desarrollo del asma en lactantes y en niños muy pequeños. Además, se abordan las dificultades actuales de evaluación y tratamiento de las sibilancias en estos niños.

■ EPIDEMIOLOGÍA

La tasa de prevalencia del asma en lactantes y niños pequeños está aumentando, en particular en los países occidentalizados. Un aumento en las atopias, así como mejoras en el diagnóstico de la enfermedad, pueden ser factores contribuyentes (1). Los niños menores de 3 años presentan un riesgo mucho mayor de diagnosticarse con asma ahora, en comparación con años previos (2). Las tasas de ingreso al hospital y consultas al servicio de urgencias (SU) son las máximas en niños de 4 años y menores con asma, en comparación con los de mayor edad (3, 4). Aquellos menores de 24 meses tienen cuatro veces más probabilidad de ingresar al hospital que los adolescentes con asma (5). En Noruega, 75% de los niños hospitalizados por asma tienen menos de 4 años (6). Aunque el número de días de hospitalización está declinando en los niños mayores, en los lactantes no cambia (7). Asimismo, es más probable que los lactantes requieran asistencia en salas de urgencia por exacerbaciones del asma y presenten un riesgo más alto de insuficiencia respiratoria (8, 9). El uso de la sala de urgencias para el tratamiento es común en los lactantes de grupos minoritarios y sin seguro de salud, que tienen la carga más alta de la enfermedad e incurren en costos económicos directos crecientes (10). Las muertes actuales por asma en todos los grupos de edad han disminuido (11). En total, parece que las tasas de hospitalización están mejorando en los niños mayores, pero no ha habido progreso sustancial o mejora de la calidad de vida de los lactantes con asma (12). La calidad de vida cotidiana de los muy pequeños con asma también disminuyó, porque esos niños presentan alteraciones del sueño, limitaciones en su actividad y juego más cuantiosas que los de mayor edad (4).

■ HISTORIA NATURAL

Las sibilancias en los lactantes y niños pequeños se pueden dividir en tres fenotipos específicos: con sibilancias transitorias, con sibilancias no atópicas de inicio tardío y con sibilancias/asma atópicos persistentes (12). Los pacientes con sibilancias transitorias tempranas muestran síntomas principalmente en presencia de infecciones virales, no entre las crisis de infección, y ya no las presentan para el momento en que cumplen 6 años. Con frecuencia responden mal a los broncodilatadores y medicamentos de regulación del asma. Aquellos con sibilancias no atópicas de inicio tardío las presentarán con infecciones virales y también bajo otras circunstancias, como el ejercicio. Su prevalencia alcanza el máximo entre los 3 a 6 años, para después declinar en forma gradual y, con frecuencia, se tornan asintomáticos en etapas tempranas de la segunda década de la vida. En el tercer fenotipo, atópico, se combinan las sibilancias con datos de enfermedad mediada por inmunoglobulina E (IgE) y constituye el grupo con máxima probabilidad de mostrar sibilancias persistentes, de aumento gradual hasta que se convierte en la causa más frecuente de estas para los 6 años.

En este sentido, se notó que la edad inicial de diagnóstico del asma descendió de 4.7 a 2.6 años, como el dato más reciente (6), y se desarrolló un índice predictivo del asma (API, por sus siglas en inglés) (13) para pronosticar qué lactantes tenían más probabilidad de presentarla cuando eran de mayor edad. Después, se modificó para incluir criterios del niño con cuatro o más crisis de sibilancias y al menos una diagnosticada por un médico. Además, debe haber otros criterios mayores de los siguientes: antecedente de asma en los padres, dermatitis atópica diagnosticada por un médico o sensibilización alérgica al menos a un aeroalérgeno; o dos criterios menores, de sensibilización alérgica a la leche, el huevo o los cacahuates, sibilancias no relacionadas con resfríos y eosinofilia en sangre $\geq 4\%$ (14). En una repetición subsiguiente se desarrolló el API de la Universidad de Cincinnati (ucAPI) con base en un grupo de niños de 3 años de edad, que después fueron objeto del diagnóstico de asma a los 7 años, definido por pruebas positivas después del uso de un broncodilatador (volumen espiratorio forzado en 1 s con aumento $\geq 12\%$)/reto con metacolina (PC_{20} ≤ 4 mg/mL) o por la necesidad clínica de tratamiento diario con un fármaco regulador (15). Las sibilancias persistentes, definidas como asma diagnosticado por un médico, o dos o más crisis de sibilancias en los últimos 12 meses en ambas consultas, a los 2 y 3 años. En este estudio, el fenotipo de sibilancias persistentes o un ucAPI positivo, se vincularon con los criterios que cumplían con el diagnóstico de asma a los 7 años de edad. En la tabla 20-1 se muestran los componentes clave del ucAPI.

Ya sea el ucAPI o el API modificado (mAPI), son recursos aceptables para discernir lo apropiado de un diagnóstico de asma en un niño en edad de caminar que presenta sibilancias. La solidez del estudio de la University of Cincinnati se centró en criterios ligeramente diferentes, que pudiesen fácilmente usarse en la consulta inicial de un niño con sibilancias. El ucAPI presenta criterios menores investigables con pruebas de punción cutánea y sin un retraso requerido por la obtención de sangre para la identificación de eosinofilia, como en el mAPI. Además, el ucAPI se ha vinculado con el asma a los siete años. El mAPI tiene la ventaja de que la remisión del asma en el futuro se vincula con la desaparición de la eosinofilia $< 470/mm^3$ en sangre a los 6 años (15). Además, la presencia de eosinofilia se vinculó con la respuesta a corticoesteroides tópicos a los 6 años (16).

Además, un mAPI negativo en los primeros 3 años de la vida mostró predecir de manera precisa 95% de aquellos pacientes sin asma persistente entre los 6 y 13 años.

■ DESENCADENANTES DEL ASMA EN LOS LACTANTES

Los cuidados del lactante con asma se basan en la identificación correcta de la enfermedad respecto de otras afecciones que causan sibilancias. Sin embargo, es crítico identificar desencadenantes, como las alergias o el reflujo gastroesofágico (ERG), que causan exacerbaciones del asma. Una vez que se identifican los desencadenantes pertinentes, se puede administrar el tratamiento correcto, y finalmente, los correspondientes de la modificación de la enfermedad a largo plazo.

Inhalación pasiva del humo de cigarrillos

El tabaquismo de los padres es un desencadenante importante del asma infantil. El tabaquismo pasivo aumenta la capacidad de respuesta de la vía aérea en los lactantes normales de 4.5 sem (17). En conjunto, se calcula que hasta 13% del asma en los niños menores de 4 años es secundario al tabaquismo materno (18). En hogares con un estado socioeconómico menor, los niños de las madres que fuman 10 cigarrillos o más al día presentan un mayor riesgo de asma (19).

La exposición del feto al humo del cigarrillo durante el embarazo tiene relación con el asma infantil y puede tener una participación más importante en su presentación que la exposición posnatal. La exposición prenatal al humo del cigarrillo se vincula con parámetros alterados de la función pulmonar para el momento en el que el niño alcanza la edad escolar (20). De hecho, este decremento en la función pulmonar se nota poco después del nacimiento en lactantes al parecer normales. El aumento del riesgo de asma por el tabaquismo pasivo prenatal y posnatal se vincula con uno mayor en la edad adulta (21). El aspecto más desalentador de este problema de salud pública es

TABLA 20-1 ÍNDICE DE PREDICCIÓN DEL ASMA DE LA UNIVERSIDAD DE CINCINNATI (UcAPI)

1. Antecedente de dos o más crisis de sibilancias en los últimos 12 meses, en la consulta clínica a los 3 años.
2. Además, el niño debe cumplir con al menos uno de los siguientes criterios mayores, o al menos dos de los criterios menores enlistados a continuación:

CRITERIOS MAYORES	CRITERIOS MENORES
Antecedente de asma de los padres	Sensibilización alérgica a la leche o al huevo
Antecedente de dermatitis atópica	Sibilancias no relacionadas con resfríos
Sensibilización alérgica de al menos un aeroalérgeno	Rinitis alérgica diagnosticada por un médico

Adaptada de Amir P, Levin L, Epstein T, *et al*. Optimum predictors of childhood asthma, persistent wheeze or the asthma predictive index? *J Allergy Clin Immunol Pract*. 2014;2(6):709-715. doi:10.1016/jaip.2014.08.009.

que el tabaquismo materno durante el embarazo sea una causa por completo prevenible de asma.

Contaminación del aire extramuros

La contaminación del aire extramuros exacerba el asma. Los grados elevados de contaminación ambiental se vinculan con más consultas a SU, hospitalizaciones y gravedad del asma, en los niños afectados (22). Además, se informa de un aumento en el riesgo de hospitalización de los niños en Hong Kong por cada incremento de 10 µg del NO_2/m^3 (23). Los lactantes con asma también se ven afectados por la contaminación del aire extramuros; de hecho, el número de consultas relacionadas a SU fue el máximo en este grupo de edad (24).

Desencadenantes ambientales intramuros

La contaminación del aire intramuros es un desencadenante adicional importante del asma en este grupo de edad. La prevalencia de los síntomas del asma es máxima en los niños en cuyo hogar hay hornos de madera abiertos (25). Otros contaminantes del aire intramuros pueden aumentar los desencadenantes del asma en los lactantes, e incluyen el dióxido de nitrógeno producido por calentadores de espacios, estufas y hornos de gas en zonas inapropiadamente ventiladas (26). El uso frecuente de humidificadores se vincula con sibilancias más cuantiosas. Los hogares húmedos aumentan la probabilidad de un diagnóstico de asma en los lactantes y su tasa de hospitalizaciones (27). La sensibilización a los ratones, supuestamente por exposición intramuros, se ha vinculado con síntomas de asma y hospitalizaciones más numerosos en los niños muy pequeños con asma (28).

Obesidad

Los niños con obesidad y asma diagnosticadas a edad temprana tienen más probabilidad de presentar una tos más intensa, sibilancias, rigidez de tórax, síntomas nocturnos y una menor calidad de vida, que los que no presentan obesidad, y también se les diagnosticó asma a una edad temprana (29). La obesidad también contribuye a mayores costos de la atención sanitaria de los niños con asma, así como el mayor uso de los medicamentos para su regulación (30). Además, los niños con asma y obesidad experimentan más hospitalizaciones y consultas al SU por exacerbaciones, que aquellos con la enfermedad y un peso saludable (31). Parece que el aumento de peso excesivo de un lactante se vincula con un mayor riesgo de asma. Entre los lactantes pretérmino, aquellos con aumento de peso rápido tienen el riesgo más alto de presentar asma (32). En otro análisis de ocho grupos el nacimiento en Europa demostró que el incremento rápido en el índice de masa corporal (BMI, por sus siglas en inglés) en los primeros 2 años se relacionaba con un riesgo mayor de

asma, incluso con el ajuste para la edad gestacional (33). El amamantamiento se ha mostrado que disminuye el riesgo de presentar asma y obesidad (34).

Infecciones virales

En los lactantes, las enfermedades virales respiratorias constituyen un desencadenante importante del asma, y se informa de su participación en las crisis asmáticas de 86% de los hospitalizados (35). Los microorganismos virales predominantes son rinovirus, virus sincicial respiratorio (VSR) (36), adenovirus (37) y metaneumovirus (38), como causa de sibilancias en los niños que son llevados a un SU para su atención. De hecho, la presencia de asma se relacionó con un mayor riesgo de hospitalización durante la infección por VSR en los menores de 18 meses (39). Además, la adenovirosis es una causa frecuente de sibilancias en los niños hospitalizados (17%), como se mostró en un grupo de 2 371 (37). La media de edad de los pacientes con infección por adenovirus fue de 22 meses, en comparación con 9 meses para aquella por VSR. Se ha mostrado que de los niños con adenovirosis, 11% requirió una hospitalización mayor de siete días. Los metaneumovirus causan exacerbaciones febriles del asma en los niños en la temporada invernal. Aquellos que acuden con crisis asmática tuvieron hospitalizaciones prolongadas cuando fueron infectados por metaneumovirus (38). En los niños con asma menores de 3 años, Manoha y cols., (39) encontraron que los metaneumovirus y los rinovirus eran desencadenantes virales más significativos de exacerbaciones del asma que el VSR (39). Además, las infecciones pediátricas por picornavirus se relacionan con ingresos en crisis asmática a la unidad de cuidados intensivos pediátricos (40). Asimismo, se notó que la infección por citomegalovirus causa sibilancias, incluso en lactantes inmunocompetentes (41). Además, se ha visto que los enterovirus D68 causan sibilancias en los niños pequeños (42).

Alergias

Hasta una fecha reciente, las alergias no se consideraban un factor de riesgo de presentar sibilancias de los lactantes y niños muy pequeños. En 1970, Bernton y Brown (43) hicieron pruebas cutáneas a niños reactivos a los alérgenos de cucarachas y no encontraron alguno menor de 4 años con resultado positivo. En otros estudios tempranos también se sugirió que la alergia mediada por IgE no actúa como desencadenante del asma infantil (44). Dichos estudios constituyen las bases de la aseveración de que la alergia no es importante en el asma infantil.

Sensibilización atópica intramuros que afecta al asma en lactantes y niños en edad de caminar

La sensibilización alérgica ahora forma un criterio medular en los índices de predicción del asma. Hace poco se estudió la necesidad de la participación del alergólogo en la determinación de la sensibilización a aeroalérgenos, y el uso de las manifestaciones solas sin pruebas fue impreciso para predecir si el asma es alérgica o no en los niños (45). Es más, en la encuesta del 2005 y 2006 National Health and Nutrition Examination se reveló que la información sobre la sensibilización a IgE contra cucarachas, ratas y mohos se vinculó con un mayor riesgo de consulta al SU (46).

Cuando se investigan las fuentes de sensibilización a aeroalérgenos intramuros hay múltiples factores regionales relacionados con la edad. Delacourt y cols., (47) informaron que 25% de los lactantes con sibilancias recurrentes presentaba resultados positivos de pruebas cutáneas para ácaros del polvo o alérgenos de gato. La tasa de prevalencia de reactividad a un inhalante en la población general de 1 a 6 años fue de 11 y 30%, respectivamente (48). Wilson y cols., valoraron a 196 niños del ámbito rural menores de 3 años con diagnóstico de asma infantil respecto de alergia. Cuarenta y cinco por ciento de los sometidos a pruebas de alérgenos inhalatorios intramuros presentó al menos un resultado positivo de la prueba cutánea. De los 49 niños menores de 1 año, 28.5% tuvo un resultado positivo de pruebas cutáneas a las cucarachas y 10.2% a los ácaros del polvo. Los factores ambientales en los sistemas de enfriamiento caseros, como los de enfriadores por evaporación, se han vinculado con mayores tasas de sensibilización de los niños a los ácaros del polvo, en comparación con habitantes del desierto, que utilizan acondicionadores de aire centrales (50). Asimismo, hay alergia a ratones en 12% de los niños con asma (51). La sensibilización a los ratones, probablemente por exposición intramuros, se ha vinculado con mayores síntomas de asma y hospitalizaciones en niños muy pequeños con asma (52). La sensibilización a las cucarachas se vincula con crisis previas de sibilancias en los niños pequeños (53). Además, 30% de los niños asmáticos del ámbito rural pueden presentar sensibilización a los insectos voladores, mosca común, efímera, tricópteros, polillas y hormigas (54). Finalmente, también se mostró la utilidad de la identificación de la sensibilización intramuros a aeroalérgenos concomitante en el Childhood Asthma Management Program) (CAMP) (Programa de tratamiento del asma infantil), donde preescolares no atópicos con sibilancias presentaron asma remitente 4 años después de su ingreso al estudio (55, 56).

El caso de la sensibilización a aeroalérgenos del polen que afecta el asma en lactantes y niños en edad de caminar

Muchos pediatras se han rehusado a estudiar a todo niño pequeño y lactante respecto de alérgenos. Sin embargo, los estudios sugieren que la sensibilización a aeroalérgenos en los niños muy pequeños pudiese de hecho ocurrir a pesar de "la sabiduría popular". En un estudio de cohortes de nacimiento, los niños de 4 años sensibilizados a aeroalérgenos presentaron enfermedades alérgicas significativas, como el asma (52). Cuarenta y dos por ciento de los niños sensibilizados a gramíneas presentó asma. Además, la mayoría ya estaba sensibilizada a más de un alérgeno y este aumento de la sensibilización se vinculó con un mayor riesgo de asma. Ogershok y cols., (57) encontraron que si bien ningún niño menor de 12 meses presentaba sensibilización a aeroalérgenos, 29% de los de 12 a 24 meses con asma mostró sensibilización al polen (57). En este estudio, cifras equivalentes de niños de 3 años y otros en edad de caminar con asma estaban sensibilizados al polen, así como a alérgenos intramuros. En total, se detectó que 40% de los niños con asma entre 12 y 36 meses de edad estaba sensibilizado al polen. En otro estudio, hasta 52% de los niños menores de 3 años con asma presentaba sensibilización al polen (58). Esta sensibilización temprana al polen en lactantes con sibilancias predijo el asma subsiguiente hasta la adolescencia (59). En estudios del asma pediátrica se mostró que los niños tan pequeños como los preescolares presentan síntomas de asma, exacerbaciones e ingresos hospitalarios, relacionados con el polen (60).

■ VALORACIÓN DE LACTANTE CON SIBILANCIAS PERSISTENTES

Los lactantes y niños pequeños con crisis repetidas de sibilancias requieren un interrogatorio y una exploración física completos. La frecuencia de hospitalización y consultas al SU ayuda a precisar la gravedad del problema. La respuesta a los broncodilatadores o corticoesteroides inhalados de mantenimiento (ICS), o el uso de un API, pueden proveer claves en respaldo de un diagnóstico de asma. La tos persistente y las sibilancias vinculadas con desencadenantes diferentes a las infecciones virales, sugiere de manera intensa el asma. Un antecedente de sibilancias persistentes, en particular cuando no son vinculadas con una infección viral, como las crisis de sibilancias relacionadas con la exposición a mascotas, alimentos, alérgenos intramuros o extramuros, constituyen una indicación de pruebas cutáneas. Los lactantes con sibilancias persistentes que no responden a los glucocorticoesteroides inhalados o sistémicos, o los broncodilatadores, pudiesen requerir broncoscopia con un instrumento flexible, según se sugirió en las guías de práctica clínica del año 2016 de la American Thoracic Society (ATS) (61), si bien esta recomendación contó con pruebas de baja calidad. En la tabla 20-2 se enlistan los factores importantes para el interrogatorio del lactante que tose o presenta sibilancias. Durante el interrogatorio de antecedentes ambientales se debe recordar que muchos lactantes pasan un tiempo significativo en más de un hogar.

El diagnóstico diferencial de las sibilancias infantiles puede ser complejo (tabla 20-3). El asma en un niño menor de 1 año constituye un diagnóstico de exclusión, porque son más prevalentes los defectos congénitos en

TABLA 20-2 FACTORES IMPORTANTES EN EL INTERROGATORIO DEL LACTANTE CON SIBILANCIAS

ANTECEDENTES	ETIOLOGÍA POTENCIAL
Muerte súbita	Cuerpo extraño
Intubación al nacer	Estenosis subglótica, enfermedad pulmonar crónica de la prematuridad
Papilomatosis materna	Papiloma laríngeo
Aplicación de fórceps	Lesión de cuerdas vocales
Dificultad de alimentación, disfagia	Defecto cardiaco congénito Defecto neurogénico Esofagitis eosinofílica
Irritabilidad, regurgitación, tortícolis	Síndrome de Sandifer (reflujo gastroesofágico)
Neumonía recurrente	Aspiración Fístula traqueoesofágica Fibrosis quística Discinesia ciliar Inmunodeficiencia Infección por el virus de inmunodeficiencia humana
Cambios del preparado lácteo	Alergia a la leche o a la soya, ERGE
Episodio aislado	Tuberculosis Virosis sincicial respiratoria Adenovirosis Histoplasmosis Virosis paragripal Metaneumovirosis Especies de micoplasma Bocavirosis Enterovirosis D86
Eccema, urticaria	Enfermedades atópicas vinculadas con el asma
Infecciones graves o recurrentes	Inmunodeficiencias
Cuatro crisis o más recurrentes de sibilancias	Asma

ERGE, enfermedad por reflujo gastroesofágico.

ese grupo de edad. La talla y el peso deben compararse con las normas estándar para determinar el patrón de crecimiento. A la auscultación, la presencia de sibilancias inspiratorias puede indicar una obstrucción extratorácica. Las sibilancias por asma se presentan durante toda la fase de exhalación. De forma específica, el estridor exhalatorio que simula sibilancias no continuará hasta el final de la espiración. Los estertores o roncus pueden indicar atelectasia o neumonía. Los ruidos respiratorios no equivalentes sugieren hernia diafragmática o neumotórax.

Los lactantes menores de 1 año con sibilancias persistentes y los de mayor edad con antecedentes sugerentes deben ser valorados en cuanto a ERG, anomalías anatómicas y afecciones de alimentación. Una serie esofagogástrica alta realizada después de la consulta con un radiólogo proveerá información acerca de anomalías anatómicas, como hernia diafragmática, vólvulos gástricos, fístulas traqueoesofágicas y anillos vasculares, y quizá provea datos de ERG si se presenta durante la exploración. Las afecciones de alimentación pueden diagnosticarse con la deglución de bario modificada y las recientes guías de la ATS sugieren estudios de deglución por videofluoroscopia o la vigilancia del pH durante 24 h, que quizá sean útiles para discernir causas gastrointestinales de las sibilancias (61). La disfagia y la tos con la alimentación pueden indicar esofagitis eosinofílica, que requiere endoscopia alta para el diagnóstico. La recomendación de máxima importancia en la guía de la ATS del año 2016 es no realizar cambios de preparados lácteos en forma empírica (61). El estudio más útil y preciso para la valoración de la ERG en lactantes y niños pequeños es la vigilancia del pH esofágico durante 24 h. La broncoscopia puede también ser necesaria en busca de la presencia de un cuerpo extraño, aspiración, discinesia ciliar, o la valoración de una crisis infecciosa grave por un microorganismo. Una radiografía de tórax deberá hacerse la primera vez que un lactante presente una crisis aguda de sibilancias, lo que ayudará a la valoración de motivos

TABLA 20-3 DIAGNÓSTICO DIFERENCIAL DE LA TOS Y LAS SIBILANCIAS EN LACTANTES Y NIÑOS PEQUEÑOS

Afecciones congénitas

Fibrosis quística

Fístula traqueoesofágica

Discinesia ciliar primaria

Inmunodeficiencia

Drepanocitemia (síndrome de tórax agudo)

Hernia diafragmática

Neumopatía crónica de la prematuridad

Deficiencia de antitripsina α_1

Linfangiectasia pulmonar

Deficiencia de carnitina

Cardiopatías congénitas

Arteria coronaria izquierda aberrante

Insuficiencia cardiaca crónica

Afecciones de vías aéreas altas

Cuerpo extraño (también esofágico)

Laringotraqueomalacia

Disfunción/parálisis de cuerdas vocales, enfermedad de Charcot-Marie-Tooth, síndrome de Waardenburg

Membranas, papilomatosis, hendiduras, quistes, laríngeos

Estenosis subglótica o traqueal

Hemangioma

Parálisis laríngea, malformación de Chiari

Coristoma bigeminiano

Afecciones de vías aéreas bajas

Estenosis bronquial, cilindros

Cuerpo extraño

Neumonía por hipersensibilidad

Asma

Broncomalacia

Enfisema lobar, hemosiderosis

Infecciosas/posinfecciosas

Epiglotitis

Laringotraqueítis

Traqueítis

Bronquiolitis

Difteria, micobacteriosis atípica, tosferina

Clamidiasis

Pheumocistis jiroveci

Histoplasmosis, infección por protozoarios

Bronquiectasia

(continua)

TABLA 20-3 DIAGNÓSTICO DIFERENCIAL DE LA TOS Y LAS SIBILANCIAS EN LACTANTES Y NIÑOS PEQUEÑOS (*CONTINUACIÓN*)

Rinovirosis, sinusitis

Absceso retrofaríngeo

Bronqueolitis obliterante

Síndrome de compresión

Tuberculosis

Linfadenopatía

Anillo vascular

Honda pulmonar, malformaciones aórticas

Masas mediastínicas

Bocio congénito

Quiste en el conducto tirogloso

Teratoma

Síndrome de aspiración

Neurógeno

Otros

Síndrome de Munchausen, tos psicógena, abuso infantil

Neurofibroma

ERGE, vólvulo gástrico, esofagitis eosinofílica

Histiocitosis de células de Langerhans pulmonar

ERGE, enfermedad por reflujo gastroesofágico.

diferentes al asma. No se requieren radiografías repetidas para cada crisis subsiguiente de sibilancias por asma. De hecho, en un estudio reciente se mostró que la radiografía de tórax por exacerbación en un niño con asma en el SU no tuvo utilidad cuando la saturación de O_2 resultó > 92% o se encontraba afebril (62). Otras causas pulmonares de sibilancias deben investigarse, como una prueba de cloruros en sudor, para descartar la fibrosis quística en cualquier lactante menor de 1 año, o crisis repetidas de sibilancias o dificultad respiratoria. Las sibilancias vinculadas con un mayor número de infecciones graves o desusadas deberían llevar a la valoración de una deficiencia inmunológica. Quizá sea de beneficio usar una sonda nasal o la broncoscopia para la valoración de lactantes con inversión total de órganos, en busca de disgenesia ciliar primaria (63). Asimismo, se puede determinar una traqueomalacia por broncoscopia o tomografía computarizada de múltiple detección, como modalidad incruenta.

■ VALORACIÓN DE ALERGIAS Y OTRAS PRUEBAS

La alergia parece ser un desencadenante más significativo en lactantes y niños en edad de caminar que lo que antes se consideró. Las pruebas cutáneas con uso de la técnica de punción con alérgenos intramuros y extramuros importantes deben considerarse en lactantes y niños pequeños (≥ 1 año) con asma. De hecho, el antecedente de laringotraqueobronquitis recurrente (en particular cuando estacional) es una manifestación inespecífica de atopia y puede también sugerir la necesidad de una valoración de alergias (64). Entonces, pueden instituirse medidas de regulación ambiental apropiadas para quienes se encuentra que presentan datos de atopia. La identificación de la sensibilización a aeroalérgenos externos puede ayudar a determinar los aspectos de tratamiento concomitante de la alergia con el del asma, y el diseño y mantenimiento de un plan terapéutico que tome en cuenta la temporada de polinización máxima.

En niños de edad preescolar más grandes pudiese ser de utilidad la determinación de la concentración fraccional de óxido nítrico exhalado (FeNO) mediante tecnología de condensado respiratorio, en la valoración del asma en el consultorio. Por fortuna se han hecho estudios que muestran que los niños tan pequeños como de 3 a 4 años pueden realizar estas pruebas (65). Las cifras elevadas de FeNO en estos niños tienen buena correlación con los de mayor edad en el diagnóstico del asma y la identificación de su gravedad, así como la sensibilización a aeroalérgenos (66). De hecho, en un estudio de niños de 5 a 6 años, la FeNO puede ser un índice más sensible de hiperrespuesta bronquial que la espirometría tradicional (67).

TRATAMIENTO EXTERNO DEL LACTANTE O NIÑO EN EDAD DE CAMINAR CON ASMA

El tratamiento de los lactantes con asma es similar al de los mayorcitos, y consta de evitar los desencadenantes identificados de las sibilancias, usar regularmente un medicamento antiinflamatorio y un broncodilatador para alivio sintomático. Sin embargo, el tratamiento en este grupo etario conlleva ciertos retos. De manera inadecuada se han estudiado muchos medicamentos y sistemas de administración para el asma en esta población o hay datos conflictivos al respecto. La vigilancia de la eficacia del tratamiento en los lactantes es más difícil, por la falta de disponibilidad clínica de pruebas de función pulmonar. El cumplimiento con el tratamiento diario es difícil por la mala cooperación inherente de los niños de este grupo etario, así como el rechazo por los padres de que reciban medicamentos cuando están asintomáticos. Por fortuna, los medicamentos más recientes para tratar el asma en los lactantes prometen una mejor regulación de las sibilancias, con mayor seguridad y conveniencia. En la tabla 20-4 se incluye un resumen de los medicamentos actuales para tratar el asma en los lactantes.

En las guías del año 2007 del National Heart, Lung and Blood Institute (NHLBI) se recalca la necesidad de valoración de ambos, alteración y riesgo (68). La primera incluye tanto las limitaciones funcionales experimentadas por el paciente, como las exacerbaciones frecuentes o intensas. Las limitaciones funcionales en los lactantes pueden incluir tos/sibilancias/dificultad respiratoria durante el día, en la noche o al jugar; dificultades de alimentación o emesis posterior a la tos, o el uso de un agonista adrenérgico β de acción breve más de dos veces por semana durante más de 1 mes. Los posibles riesgos de la prevención incluyen un crecimiento pulmonar limitado por las exacerbaciones recurrentes del asma, o consultas a ED, hospitalizaciones y uso de glucocorticoesteroides orales. El grupo con mayor dificultad para determinar el medicamento de mantenimiento es el de lactantes con exacerbaciones graves, pero síntomas diarios no perceptibles entre las crisis. Las guías del NHBLI indican que los niños con cuatro crisis o más por año que duran más de un día y afectan el sueño son características positivas de riesgo de asma (API) y deberían ser objeto de tratamiento de regulación a largo o mediano plazo. Otros grupos de lactantes que requieren tratamiento de regulación a largo plazo incluyen aquellos con el antecedente de dos descargas orales de corticoesteroides para las exacerbaciones en 6 meses, o los que requieren tratamiento con un agonista adrenérgico β durante más de 2 días a la semana, con duración mayor de 1 mes. Si en cualquier punto no se observa una respuesta clínica notoria con los medicamentos específicos del asma, deben considerarse diagnósticos alternativos, sobre todo en los niños con retraso del crecimiento, inicio muy temprano en el periodo neonatal, vómito, acropaquia, sibilancias continuas que no responden al tratamiento de regulación, hipoxia no relacionada con una enfermedad viral y ningún vínculo con los síntomas en presencia de desencadenantes, como una infección viral de vías respiratorias altas (68).

Agonistas adrenérgicos β

Los agonistas adrenérgicos β son claramente eficaces para las sibilancias agudas en lactantes y niños pequeños con asma. Los efectos secundarios en estos medicamentos pueden incluir temblores, irritabilidad, afecciones del sueño y problemas conductuales. Con dosis mayores pueden también notarse taquicardia, agitación, hipopotasemia e hiperglucemia. Después se determinó que los lactantes presentan receptores adrenérgicos β funcionales y los estudios de aquellos con diagnóstico específico de asma sugieren que los agonistas adrenérgicos β disminuyen las sibilancias, además de mejorar las funciones pulmonares, (69), lo que se nota con ambos, los medicamentos nebulizados y los inhaladores de dosis medida con dispositivos de espaciado por mascarilla facial (70). Los lactantes con asma verdadera deberán recibir agonistas adrenérgicos β inhalados, según se necesite, para las sibilancias, durante las exacerbaciones agudas de la enfermedad.

Anticolinérgicos

El bromuro de ipratropio es un derivado isopropílico cuaternario de la atropina, disponible como solución para nebulizado. Un grupo de consenso del asma pediátrica sugirió que el ipratropio era útil como medicamento de segunda o tercera opción en las exacerbaciones del asma grave de lactantes. En un metaanálisis de estudios clínicos de ipratropio para tratar las sibilancias en niños menores de 2 años se concluyó que no hay suficientes pruebas para respaldar el uso sistemático del tratamiento anticolinérgico en los lactantes con sibilancias (71). En una declaración de consenso del NHLBI se señala que los datos sugieren que el ipratropio es de uso apropiado como tratamiento durante las exacerbaciones graves en los lactantes, cuando se percibe una eventual necesidad de ingreso a una unidad de cuidados intensivos (68). No se ha visto beneficio adicional del tratamiento con ipratropio durante el resto de la hospitalización.

Antagonistas de leucotrienos

Los leucotrienos son mediadores químicos muy potentes que producen broncoespasmo, eosinofilia, estimulan la secreción de moco y aumentan la permeabilidad vascular, todos aspectos críticos del asma. Los antagonistas de leucotrienos bloquean estos efectos inflamatorios. Hasta la fecha, estos medicamentos parecen tener buenas características de

TABLA 20-4 EJEMPLOS DE MEDICAMENTOS DE CONSULTORIO PARA EL TRATAMIENTO DEL ASMA INFANTIL

MEDICAMENTOS	DOSIS
Esteroides sistémicos en ciclo breve	
Prednisolona (5 mg/5 mL o 15 mg/5 mL)	1-2 mg/kg/día por vía oral; máximo 20 mg en menores de 2 años, 30 mg en los niños de 2-5 años
Acetato de metilprednisolona (40 mg/mL; 80 mg/mL)	7.5 mg/kg intramuscular $\times$ 1
Acetato de dexametasona	1.7 mg/kg intramuscular
De rescate[a]	
Frascos ámpula de albuterol[a] (0.63 mg/3 mL; 1.25 mg/3 mL; 2.5 mg/3 mL; 100 µg de albuterol por pMDI)	0.63 mg/3 mL-2.5 mg/3 mL de solución salina, o dos descargas cada 4-6 h según se requiera (se pueden administrar seis descargas por pMDI o 2.5 mg cada 20 min $\times$ tres dosis, o 0.15-0.3 mg/kg hasta 10 mg cada 1-4 h, según se requiera, o si se transfiere a la UCI, hasta 0.5 mg/kg/h por nebulización continua para las exacerbaciones agudas)
Levalbuterol (R-albuterol)[a] (0.63 mg/3 mL; 1.25 mg/3 mL)	0.63 mg/3 mL-1.25 mg/3 mL de solución salina cada 4-6 h según sea necesario (se puede dosificar a razón de 1.25 mg cada 20 min por tres dosis, y después, 0.075-0.15 mg/kg hasta 5 mg cada 1 a 4 h, según se requiera)
Ipratropio (250 µg por nebulizado, o dos descargas de 80 µg por pMDI) (ante una exacerbación grave con transferencia prevista a la UCI únicamente, no para usarse como tratamiento ideal)	0.25-0.5 mg cada 20 min $\times$ tres (se puede mezclar con albuterol en nebulizador)
De mantenimiento aprobados por la Food and Drug Administration	
Cromolina sódica	Una ampolleta de 20 mg/2 mL por nebulización 3-4 veces/día
Montelukast	4 mg por vía oral al día
Frascos ámpula de budesonida[a,b]	0.25, 0.5, 1.0 mg por nebulización al día
Fluticasona HFA (44, 110 o 220 µg/descarga) con cámara de contención antiestática con válvula y mascarilla[a,c]	*Dosis baja:* 88-176 µg/día *Dosis intermedia:* 176-352 µg/día *Dosis alta:* > 352 µg/día

[a] En las guías del 2007 del NHBLI se señala específicamente que es inadecuado insuflar con la técnica de administración por nebulizado en aerosol.
[b] En las guías del 2007 del NHBLI se señala específicamente que no es eficaz duplicar la dosis del esteroide inhalado durante las exacerbaciones.
[c] En las guías del 2007 del NHBLI se señala que el uso de HFA con espaciador y mascarilla facial puede disminuir la administración pulmonar por 50%.

DPI, inhalador de polvo seco; HFA, hidrofluoroalcano; UCI, unidad de cuidados intensivos; pMDI, inhalador de dosis medida.

seguridad y son bien tolerados (72). Asimismo, hay informes de que el montelukast disminuye las exacerbaciones del asma en niños de 10 meses a 5 años con la forma intermitente (73). En comparaciones frontales de los esteroides inhalados en niños con asma leve persistente, tanto el montelukast como los esteroides inhalados mejoraron los síntomas, pero aquellos pacientes con esteroides inhalados utilizaron menos corticoesteroides orales de rescate (74). El tratamiento del asma según las guías terapéuticas del NHLBI enlista a los ICS como el ideal preferido para el asma como resultado de esos estudios. En dichas guías se señala que el montelukast es un tratamiento alternativo o adicional para el asma persistente o más grave (68). Tales recomendaciones no reflejan que los padres de niños con asma leve perciben que el montelukast es en particular atractivo como medicamento de regulación a largo plazo, porque se puede administrar como comprimido de una vez al día, tiene características de seguridad relativamente altas y no es un corticoesteroide.

Corticoesteroides

Los corticoesteroides son potentes medicamentos antiinflamatorios con efectos intensos en el asma. Disminuyen los mediadores de inflamación, la producción de moco, el edema de la mucosa y aumentan la capacidad de respuesta a los adrenérgicos β. En clínica, los corticoesteroides mejoran la función pulmonar, disminuyen la hiperactividad de las vías aéreas y modifican la respuesta asmática de fase tardía. La eficacia de los esteroides para tratar el asma infantil real es bien conocida. Para las exacerbaciones agudas, los lactantes con asma tratados con esteroides tienen una necesidad de hospitalización, duración de estancia una vez hospitalizados y uso de medicamentos, significativamente menores (75, 76).

Los esteroides inhalados de mantenimiento proveen muchas de las propiedades antiinflamatorias benéficas de los corticoesteroides sin sus numerosos efectos secundarios indeseados. Los niños pequeños con asma grave tratados con corticoesteroides nebulizados por inhalación o mediante hidrofluoroalcanos (HFA) han disminuido notoriamente los síntomas y días de uso de corticoesteroides orales (77). Ya se mostró que los glucocorticoides inhalados mejoran las pruebas de función pulmonar, disminuyen el uso de agonistas β y alivian los síntomas en los niños más pequeños con asma (< 2 años) (78). Los esteroides inhalados, no obstante, no modifican la historia natural o fenotipo alguno del asma en el estudio CAMP (55). Los estudios de glucocorticoesteroides inhalados en dosis alta se hicieron en niños con cuantificaciones positivas del API, pero en la actualidad no se encuentran en las guías de NHLBI o de la iniciativa global para el asma (GINA) por estudios controvertidos.

Agonistas adrenérgicos β de acción prolongada

En las guías del NHLBI se indica ahora que un agonista adrenérgico β de acción prolongada (LABA) puede ser útil como fármaco de mantenimiento en una combinación de dosis fija con un esteroide inhalado para el asma difícil de regular, particularmente si el niño tiene 4 años o más. En conjunto, ha habido una tendencia decreciente del uso de LABA + ICS en los niños preescolares (79). En un estudio que incluyó lactantes se mostró que los ICS + LABA en dispositivos de dosis fija disminuyen el uso de tales esteroides y la necesidad de un agonista adrenérgico β de acción corta (> 6 viales/año) (80) en comparación con el medicamento en dos viales separados. La mayoría de los resultados favorece la combinación de dosis fija de uso de fármacos sobre la de aumento de los esteroides inhalados, como se sugiere en el paso 4 del tratamiento de niños mayores del NHLBI. Esta clase de medicamento aún no es recomendación estándar de las guías de NHLBI antes de los 4 años, por la falta de estudios que respalden su eficacia.

Evitación de alérgenos

Las medidas de evitación de ácaros del polvo se ha visto que tienen un efecto terapéutico leve en los lactantes, que posiblemente disminuya la prevalencia de asma en la estrategia de prevención diseñada para los de alto riesgo (81, 82). Las cifras disminuidas de alérgenos de cucaracha se han vinculado con el número decreciente de estos insectos por la utilización por mejores esfuerzos de erradicación (83). Sin embargo, no se ha informado en estudio alguno de mejores síntomas del asma en los lactantes en relación con las cifras menores de cucarachas en las habitaciones. Como resultado, se requieren más estudios para determinar las mejores opciones terapéuticas, incluida la evitación de alérgenos.

Vigilancia en cuanto a obesidad

Dada la importancia de la obesidad como factor de exacerbación de la gravedad del asma, parece razonable seguir las cartas de crecimiento de los pacientes con BMI ≥ 85%. Aquellos en riesgo particular pueden ser niños con ciclos repetitivos de esteroides orales (84). También se puede valorar el crecimiento longitudinal en los niños que reciben esteroides inhalados. La intervención alimentaria temprana con ayuda de pediatra y nutriólogo, y los cuidados máximos del asma para permitir el ejercicio, pueden ser estrategias útiles para prevenir el desarrollo de la obesidad en los lactantes en riesgo. Además, la promoción de la continuación del amamantamiento puede ayudar a la disminución del riesgo de obesidad.

Inmunoterapia de la alergia

A pesar del uso de esteroides inhalados se ha mostrado de forma convincente que ocurren resultados deletéreos potenciales del asma infantil. La participación aparentemente creciente de los aeroalérgenos en el progreso de las sibilancias de lactantes hasta el asma clínico a largo plazo sugirió que la inmunoterapia de alérgenos pudiese proveer un resultado de modificación de la enfermedad más permanente después de discontinuar el tratamiento. En los niños mayores de 3 años, un ciclo de 3 años de inmunoterapia subcutánea con extractos de alérgenos estandarizados mostró efectos clínicos a largo plazo, que incluyeron la prevención del desarrollo del asma en aquellos con rinoconjuntivitis alérgica (85), efecto clínico que se notó hasta 7 años después del tratamiento (84). Sin embargo, la inmunoterapia subcutánea en los niños muy pequeños es problemática, por su inmadurez e incapacidad de verbalizar y cooperar. La inmunoterapia sublingual pudiese ser mejor tolerada en los niños pequeños. Los datos muestran que en aquellos tan pequeños como de 3 años, la inmunoterapia sublingual con extractos estandarizados pudiese disminuir las calificaciones de síntomas y el uso de medicamentos de rescate en el asma alérgica, en comparación con un placebo (86). Estudios adicionales se requieren para determinar la utilidad de la inmunoterapia para la modificación de la historia natural del asma en los niños pequeños.

■ REFERENCIAS

1. Shamssain MH, Shamsian N. Prevalence and severity of asthma, rhinitis, and atopic eczema: the north east study. *Arch Dis Child.* 1999;81:313-317.

2. Radhakrishnan DK, Dell SD, Guttmann A, *et al.* Trends in the age of diagnosis of childhood asthma. *J Allergy Clin Immunol.* 2014;134:1057-1062.

3. Mehal JM, Holman RC, Steiner CA, *et al.* Epidemiology of asthma hospitalizations among American Indian and Alaska Native people and the general United States population. *Chest.* 2014;146:624-632.

4. Castro-Rodriguez JA, Custovic A, Ducharme FM. Treatment of asthma in young children: evidence-based recommendations. *Asthma Res Prac.* 2016;2:5. doi:10.1186/s40733-016-0020-z.

5. Goodman DC, Stukel TA, Chang CH. Trends in pediatric asthma hospitalization rates: regional and socioeconomic differences. *Pediatrics.* 1998;101:208-213.

6. Jónasson G, Lødrup Carlsen KC, Leegaard J, *et al.* Trends in hospital admissions for childhood asthma in Oslo Norway, 1980–1995. *Allergy.* 2000;55:232-239.

7. Wennergren G, Kristjansson S, Strannegård IL. Decrease in hospitalization for the treatment of asthma with increased use of anti-inflammatory treatment, despite an increase in prevalence of asthma. *J Allergy Clin Immunol.* 1996;97:742-748.

8. Schaubel D, Johansen H, Mao Y, *et al.* Risk of preschool asthma: incidence, hospitalization, recurrence, and readmission probability. *J Asthma.* 1996;33:97-103.

9. Camargo CA Jr, Rachelefsky G, Schatz M. Managing asthma exacerbations in the emergency department. *Proc Am Thorac Soc.* 2009;6:357-366.

10. Moonie S, Seggev J, Shan G, *et al.* Longitudinal trends in asthma health care utilization in Southern Nevada. *Ann Asthma Allergy Immunol.* 2015;114:63-76.

11. Asher I, Peárce N. Global burden of asthma among children. *Int J Tuberc Lung Dis.* 2014;18:1269-1278.

12. Martinez FD, Wright AL, Taussig LM, *et al.* Asthma and wheezing in the first six years of life. *N Engl J Med.* 1995;332:133-138.

13. Castro-Rodriguez JA, Holberg CJ, Wright AL, *et al.* A clinical index to define risk of asthma in young children with recurrent wheezing. *Am J Respir Crit Care Med.* 2000;25:1403-1406.

14. Guilbert TW, Morgan WJ, Zeiger RS, *et al.* Atopic characteristics of children with recurrent wheezing at high risk for the development of childhood asthma. *J Allergy Clin Immunol.* 2004;114:1282-1287.

15. Amin P, Levin L, Epstein T, *et al.* Optimum predictors of childhood asthma: persistent wheeze or the asthma predictive index? *J Allergy Clin Immunol Pract.* 2014;2(6):709-715.

16. Just J, Nicoloyanis N, Chauvin M, *et al.* Lack of eosinophilia can predict remission in wheezy infants? *Clin Exp Allergy.* 2008;38(5):767-773.

17. Young S, Le Souef PN, Geelhoed GC, *et al.* The influence of a family history of asthma and parental smoking on airway responsiveness in early infancy. *N Engl J Med.* 1991;324:1168-1173.

18. Lister SM, Jorm LR. Parental smoking and respiratory illness in Australian children aged 0-4 years: ABS 1989-90 National Health Survey results. *Aust N Z J Public Health.* 1998;22:781-786.

19. Martinez FD, Cline M, Burrows B. Increased incidence of asthma in children of smoking mothers. *Pediatrics.* 1992;89:21-26.

20. Gilliland FD, Berhane K, McConnell R, *et al.* Maternal smoking during pregnancy, environmental tobacco smoke exposure, and childhood lung function. *Thorax.* 2000;55:271-276.

21. Skorge TD, Eagan TM, Eide GE, *et al.* The adult incidence of asthma and respiratory symptoms by passive smoking in utero or in childhood. *Am J Respir Crit Care Med.* 2005;172:61-66.

22. Su HL, Chou MC, Lue KH. The relationship of air pollution to ED visits for asthma differ between children and adults. *Am J Emerg Med.* 2006;24:709-713.

23. Ko FW, Tam W, Wong TW, *et al.* Effects of air pollution on asthma hospitalization rates in different age groups in Hong Kong. *Clin Exp Allergy.* 2007;37:1312-1319.

24. Babin SM, Burkom HS, Holtry RS, *et al.* Pediatric patient asthma related emergency department visits and admissions in Washington, DC, from 2001–2004, and associations with air quality, socioeconomic status and age group. *Environ Health.* 2007;21:6-9.

25. Schei MA, Hessen JO, Smith KR, *et al.* Childhood asthma and indoor wood smoke from cooking in Guatemala. *J Expo Anal Environ Epidemiol.* 2004:14(Suppl 1):S110-S117.

26. Kanchongkittiphon W, Mendell MJ, Gaffin JM, *et al.* Indoor environmental exposures and exacerbations of asthma: an update to the 2000 review by the Institute of Medicine. *Environ Health Perspect.* 2015;123:6-20.

27. Pekkanen J, Hyvärinen A, Haverinen-Shaughnessy U, *et al.* Moisture damage and childhood asthma: a population-based incident case-control study. *Eur Respir J.* 2007;29: 509-515.

28. Centers for Disease Control and Prevention. Asthma: Common Asthma Triggers. 2010. Available at: http://www.cdc.gov/asthma/triggers.html.

29. Holguin F, Bleecker ER, Busse WW, *et al.* Obesity and asthma: an association modified by age of asthma onset. *J Allergy Clin Immunol.* 2011;127:1486-1493.

30. Jensen ME, Collins CE, Gibson PG, *et al.* The obesity phenotype in children with asthma. *Paediatr Respir Rev.* 2011;12:152-159.

31. Black MH, Zhou H, Takayangi M, *et al.* Increased asthma risk and asthma-related health care complications associated with childhood obesity. *Am J Epidemiol.* 2013;178:1120-1128.

32. Belfort MB, Cohen RT, Rhein LM, *et al.* Preterm infant growth and asthma at age 8 years. *Arch Dis Child Fetal Neonatal Ed.* 2016;101:F230-F234.

33. Rzehak P, Wijga AH, Keil T, *et al.* Body mass index trajectory classes and incident asthma in childhood: results from 8 European birth cohorts—a Global Allergy and Asthma European Network Initiative. *J Allergy Clin Immunol.* 2013;131:1528-1535.

34. Institute of Medicine. *Accelerating Progress in Obesity Prevention: Solving the Weight of the Nation.* Washington DC: National Academies Press; 2012. http://www.nap.edu/catalog/13275/accelerating-progress-in-obesity-prevention-solving-the-weight-of-the.

35. Freymuth F, Vabret A, Brouard J, *et al.* Detection of viral, *Chlamydia pneumoniae,* and *Mycoplasma pneumoniae* infections in exacerbations of asthma in children. *J Clin Virol.* 1999;13:131-139.

36. Rakes GP, Arruda E, Ingram JM, *et al*. Rhinovirus and respiratory syncytial virus in wheezing children requiring emergency care. IgE and eosinophil analyses. *Am J Respir Crit Care Med*. 1999;159:785-790.

37. Calvo C, Luz García-Garcia M, Sanchez-Dehesa R, *et al*. Eight year prospective study of adenoviruses infections in hospitalized children. Comparison with other respiratory viruses. *PLoS One*. 2015;10(7):e0132162. doi:10.1371/journal.pone.0132162.

38. Bosis S, Esposito S, Niesters HG, *et al*. Impact of human metapneumovirus in childhood: comparison with respiratory syncytial virus and influenza viruses. *J Med Virol*. 2005;75:101-104.

39. Manoha C, Espinosa S, Aho SL, *et al*. Epidemiological and clinical features of hMPV, RSV, and RVs infections in young children. *J Clin Virol*. 2007;28:221-226.

40. Fleming-Dutra KE, Simon HK, Fortenberry JD, *et al*. Association of respiratory picornaviruses with high acuity and severe illness in a pediatric health care system. *Hosp Pediatr*. 2015;5(8):432-438.

41. Cinel G, Pekcan S, Ozcelik U, *et al*. Cytomegalovirus infection in immunocompetent wheezy infants: the diagnostic value of CMV PCR in bronchoalveolar lavage fluid. *J Clin Pharm Ther*. 2014;39(4):399-401.

42. Poelman R, Schuffenecker I, Van Leer-Buter C, *et al*. European surveillance for enterovirus D68 during the emerging North-American outbreak in 2014. *J Clin Virol*. 2015;71:1-9.

43. Bernton HS, Brown H. Cockroach allergy: age of onset of skin reactivity. *Ann Allergy*. 1970;28:420-422.

44. Rowntree S, Cogswell JJ, Platts-Mills TAE, *et al*. Development of IgE and IgG antibodies to food and inhalant allergies in children at risk of allergic disease. *Arch Dis Child*. 1985;75:633-637.

45. Sinisgalli S, Collins MS, Schramm CM. Clinical features cannot distinguish allergic from non-allergic asthma in children. *J Asthma*. 2012;49(1):51-56.

46. Arroyave WD, Rabito FA, Carlson JC. The relationship between a specific IgE level and asthma outcomes: results from the 2005–2006 National Health and Nutrition Examination Survey. *J Allergy Clin Immunol Pract*. 2013;1(5):501-508.

47. Delacourt C, Labbe D, Vassault A, *et al*. Sensitization to inhalant allergens in wheezing infants is predictive of the development of infantile asthma. *Allergy*. 1994;49:843-847.

48. Kulig M, Bergmann R, Klettke U, *et al*. Natural course of sensitization to food and inhalant allergens during the first 6 years of life. *J Allergy Clin Immunol*. 1999;103:1173-1179.

49. Wilson NW, Robinson NP, Hogan MB. Cockroach and other inhalant allergies in infantile asthma. *Ann Allergy Asthma Immunol*. 1999;83:27-30.

50. Prasad C, Hogan MB, Peele K, *et al*. Effect of evaporative coolers on skin test reactivity to dust mites and molds in a desert environment. *Allergy Asthma Proc*. 2009:30(6):624-627.

51. Welch JE, Hogan MB, Wilson NW. Mouse allergy among asthmatic children from rural Appalachia. *Ann Allergy Asthma Immunol*. 2003;90:223-225.

52. Arshad SH, Tariq SM, Matthews S, *et al*. Sensitization to common allergens and its association with allergic disorders at age 4 years: a whole population birth cohort study. *Pediatrics*. 2001;108:E33.

53. De Vera MJ, Drapkin S, Moy JN. Association of recurrent wheezing with sensitivity to cockroach allergen in inner-city children. *Ann Allergy Asthma Immunol*. 2003;91:455-459.

54. Smith TS, Hogan MB, Welch JE, *et al*. Modern prevalence of insect sensitization in rural asthma and allergic rhinitis patients. *Allergy Asthma Proc*. 2005;26:356-360.

55. Covar RA, Strunk R, Zeiger RS, *et al*. Predictors of remitting, periodic and persistent Childhood Asthma. *J Allergy Clin Immunol*. 2010;125(2):359.e3-366.e3.

56. Bacharier LB, Phillips BR, Bloomberg GR, *et al*. Severe intermittent wheezing in preschool children: a distinct phenotype. *J Allergy Clin Immunol*. 2007;119(3):604-610.

57. Ogershok PR, Warner DJ, Hogan MB, *et al*. Prevalence of pollen sensitization in younger children who have asthma. *Allergy Asthma Proc*. 2007;28:654-658.

58. Emin O, Nermin G, Ulker O, *et al*. Skin sensitization to common allergens in Turkish wheezy children less than 3 years of age. *Asian Pac J Allergy Immunol*. 2004;22:97-101.

59. Piippo-Savolainen E, Remes S, Korppi M. Does early exposure or sensitization to inhalant allergens predict asthma in wheezing infants? A 20 year follow-up. *Allergy Asthma Proc*. 2007;28:454-461.

60. Vicendese D, Abramson MJ, Dharmage SC, *et al*. Trends in asthma readmissions among children and adolescents over time by age, gender and season. *J Asthma*. 2014;51(10):1055-1060.

61. Ren CL, Esther CR Jr, Debley J, *et al*. Official American Thoracic Society Clinical Practice Guidelines: diagnostic evaluation of infants with recurrent or persistent wheezing. *Am J Respir Crit Care Med*. 2016;194:356-373.

62. Narayanan S, Magruder T, Walley SC, *et al*. Relevance of chest radiography in pediatric inpatients with asthma. *J Asthma*. 2014;51(7):751-755.

63. Welch JE, Hogan MB, Wilson NW. Ten-year experience using a plastic, disposable curette for the diagnosis of primary ciliary dyskinesia. *Ann Allergy Asthma Immunol*. 2004:93(2):189-192.

64. Arslan Z, Cipe FE, Ozmen S, *et al*. Evaluation of allergic sensitization and gastroesophageal reflux disease in children with recurrent croup. *Pediatr Int*. 2009;51(5):661-665.

65. Sayão LB, de Britto MC, Burity E, *et al*. Exhaled nitric oxide as a diagnostic tool for wheezing in preschool children: a diagnostic accuracy study. *Respir Med*. 2016;113:15-21.

66. Beigleman A, Mauger DT, Phillips BR, *et al*. Effect of elevated exhaled nitric oxide levels on the risk of respiratory tract illness in preschool-aged children with moderate-to-severe intermittent wheezing. *Ann Allergy Asthma Immunol*. 2009;103(2):108-113.

67. Lee JW, Shim JY, Kwon JW, *et al*. Exhaled nitric oxide as a better diagnostic indicator for evaluating wheeze and airway hyperresponsiveness in preschool children. *J Asthma*. 2015;52(10):1054-1059.

68. National Heart, Lung, and Blood Institute, National Asthma Education and Prevention Program Expert Panel Report 3. Guidelines for the diagnosis and management of asthma. Full Report 2007, National Institutes of Health, 2007. Available at: https://www.nhlbi.nih.gov/files/docs/guidelines/asthma_qrg.pdf.

69. Prendiville A, Green S, Silverman M. Airway responsiveness in wheezy infants: evidence for functional beta adrenergic receptors. *Thorax*. 1987;42:100-104.

70. Bentur L, Canny GJ, Shields MD, *et al*. Controlled trial of nebulized albuterol in children younger than 2 years of age with acute asthma. *Pediatrics*. 1992;89:133-137.

71. Everard ML, Bara A, Kurian M. Anti-cholinergic drugs for wheeze in children under the age of two years. *Cochrane Database Syst Rev.* 2005;(3):CD001279.

72. Adelsberg J, Moy J, Wei LX, *et al.* Safety, tolerability and exploratory efficacy of montelukast in 6- to 24-month-old patients with asthma. *Curr Med Res Opin.* 2005;21:971-979.

73. Bisgaard H, Zielen S, Garcia-Garcia ML, *et al.* Montelukast reduces asthma exacerbations in 2- to 5-year-old children with intermittent asthma. *Am J Respir Crit Care Med.* 2005;171:315-322.

74. Szefler SJ, Carlsson LG, Uryniak T, *et al.* Budesonide inhalation suspension versus montelukast in children aged 2 to 4 years with mild persistent asthma. *J Allergy Clin Immunol Pract.* 2013;1(1):58-64.

75. Csonka P, Kaila M, Laippala P, *et al.* Oral prednisolone in the acute management of children age 6 to 35 months with viral respiratory infection-induced lower airway disease: a randomized, placebo-controlled trial. *J Pediatr.* 2003;143:725-730.

76. Delacourt C, Dutau G, Lefrancios G, *et al.* Comparison of the efficacy and safety of nebulized beclometasone dipropionate and budesonide in severe persistent childhood asthma. *Respir Med.* 2003;97(Suppl B):S27-S33.

77. Qaqundah PY, Sugerman RW, Ceruti E, *et al.* Efficacy and safety of fluticasone propionate hydrofluoroalkane inhalation aerosol in preschool-age children with asthma; a randomized, double-blind, placebo-controlled study. *J Pediatr.* 2006;149:663-670.

78. Teper AM, Kofman CD, Szulman GA, *et al.* Fluticasone improves pulmonary function in children under 2 years old with risk factors for asthma. *Am J Respir Crit Care Med.* 2005;171:587-590.

79. Soh JY, Ng B, Tan Z, *et al.* Ten-year prescription trends of asthma medications in the management of childhood wheeze. *Allergy Asthma Proc.* 2014;35(1):e1-e8.

80. Elkout H, McLay JS, Simpson CR, *et al.* A retrospective observational study comparing rescue medication use in children on combined versus separate long-acting beta-agonists and corticosteroids. *Arch Dis Child.* 2010;95(10):817-821.

81. Scott M, Roberts G, Kurukulaaratchy RJ, *et al.* Multifaceted allergen avoidance during infancy reduces asthma during childhood with the effect persisting until age 18 years. *Thorax.* 2012;67(12):1046-1051.

82. Huiyan W, Yuhe G, Juan W, *et al.* The importance of allergen avoidance in high risk infants and sensitized patients: a meta-analysis study. *Allergy Asthma Immunol Res.* 2014;6(6):525-534.

83. Sever ML, Arbes SJ, Gore JC, *et al.* Cockroach allergen reduction by cockroach control in low-income urban homes: a randomized control trial. *J Allergy Clin Immunol.* 2007;120:849-855.

84. Lucas JA, Moonie S, Olsen-Wilson K, *et al.* Asthma, allergy, and obesity: examining the relationship among Nevada children. *J Asthma.* 2016:1-6.

85. Jacobsen L, Niggemann B, Dreborg S, *et al.* Specific immunotherapy has long-term preventive effect of seasonal and perennial asthma: 10-year follow-up on the PAT study. *Allergy.* 2007;62(8):943-948.

86. Penagos M, Passalacqua G, Compalati E, *et al.* Meta-analysis of the efficacy of sublingual immunotherapy in the treatment of allergic asthma in pediatric patients, 3 to 18 years of age. *Chest.* 2008;133(3):599-609.

CAPÍTULO 21

Asma aguda grave

THOMAS CORBRIDGE Y SUSAN J. CORBRIDGE

■ INTRODUCCIÓN

Cada año en Estados Unidos, el asma aguda grave (ASA, por sus siglas en inglés) causa aproximadamente 2.0 millones de consultas a servicios de urgencias (SU), 480 000 hospitalizaciones y 3 400 muertes (1). Aunque la tasa de mortalidad por asma ha disminuido cada año desde el 2000, los afroamericanos y los adultos mayores con afecciones comórbidas siguen teniendo un riesgo particular (2-5). En la tabla 21-1 se enlistan los factores de riesgo adicionales para el asma fatal o casi.

El tratamiento de un paciente con asma agudamente enfermo implica estrategias dirigidas para mejorar la obstrucción de las vía aéreas y disminuir el trabajo ventilatorio. Para la mayoría de los pacientes son suficientes los agonistas β de acción breve (con o sin un anticolinérgico de acción breve) y un ciclo de corticoesteroides sistémicos. Los pacientes con insuficiencia respiratoria aguda requieren oxígeno complementario y respaldo de la ventilación por mascarilla o tubo endotraqueal (5-7). El apego a las guías del tratamiento con base en pruebas de los pacientes hospitalizados por asma ha mejorado en años recientes, si bien hay variabilidad sustancial entre los hospitales, y esto conlleva a mejores resultados (8). El tratamiento amplio de este grupo de pacientes incluye instrucción, vacunaciones, fármacos para la regulación y consultas de seguimiento con un especialista en asma.

■ FISIOPATOLOGÍA DE LA OBSTRUCCIÓN AGUDA DEL FLUJO DE AIRE

La velocidad con que se desarrolla el ASA varía (9). Una crisis súbita que lleva a la obstrucción grave en menos de 3 h se denomina asma asfíctica súbita, un tipo de proceso que representa una forma más pura de broncoespasmo mediado por el músculo liso y puede responder con rapidez a la broncodilatación (10, 11). Los

---

TABLA 21-1 FACTORES DE RIESGO DE UN ASMA FATAL O CASI

Consultas frecuentes al servicio de urgencias

Hospitalizaciones frecuentes

Ingreso a una unidad de cuidados intensivos

Intubación

Hipercapnia

Barotraumatismo

Enfermedad psiquiátrica

Incumplimiento del tratamiento médico

Abuso de drogas

Bajo estado socioeconómico

Acceso inadecuado a la atención médica

Regulación inadecuada del asma/uso de más de dos latas de agonista adrenérgico β_2 inhalado por mes

Mala percepción de la obstrucción de las vías aéreas por el paciente

Afecciones comórbidas, como la arteriopatía coronaria

Hipersensibilidad a especies de *Alternaria*

desencadenantes de las crisis súbitas incluyen medicamentos, como los antiinflamatorios no esteroides no selectivos y los bloqueadores β en los pacientes susceptibles, la exposición a alérgenos o irritantes, los sulfitos y la inhalación de drogas (12, 13). Las infecciones de vías respiratorias no son una causa común (14).

Con mayor frecuencia, las exacerbaciones evolucionan durante 24 h o más, con inflamación progresiva de la pared de las vías aéreas, acumulación de moco intraluminal y broncoespasmo. El moco, constituido por células epiteliales descamadas, eosinófilos, fibrina y otros componentes del suero que se han escapado a través del epitelio denudado de las vías aéreas, obstruye las vías aéreas grandes y pequeñas y predice una evolución más prolongada. Los pacientes con exacerbaciones de más lento inicio dan tiempo al médico para intervenir con corticoesteroides, una oportunidad que con mucha frecuencia se pasa por alto, y el resultado es la necesidad de servicios de urgencia. Los desencadenantes de exacerbaciones más lentas incluyen infecciones virales, exposiciones a alérgenos y a irritantes inespecíficos.

Aparte del tiempo, la obstrucción grave de las vía aéreas aumenta el trabajo ventilatorio e interfiere con el intercambio de gases. El mayor costo mecánico de la ventilación en estos pacientes se debe a mayores cantidades de trabajo de resistencia de las vías aéreas estenosadas y de elasticidad para el hiperinflado pulmonar. En tanto el broncoespasmo y la inflamación subyacen a la estenosis de la vías aéreas, el tiempo espiratorio inadecuado y la exhalación incompleta causan hiperinflado pulmonar. Un paciente con una frecuencia respiratoria entre 20 y 30 o más, cuenta con 1 o 2 s para la espiración, periodo inadecuado para exhalar volúmenes de ventilación pulmonar, en el contexto de la obstrucción del flujo de aire. El volumen de los pulmones aumenta y ocurre un volumen de ventilación pulmonar más alto (incluso cerca de la capacidad pulmonar total en los casos graves) cuando la distensibilidad de estos órganos es baja. Este hiperinflado dinámico del pulmón (DHI, por sus siglas en inglés) puede ser autolimitante, porque aumenta la presión de retracción elástica pulmonar y el diámetro de la vía aérea, para incrementar el flujo exhalatorio. Al final de la exhalación el vaciamiento incompleto del gas eleva el volumen y la presión alveolares, un estado que se conoce como presión positiva exhalatoria terminal propia (auto-PEEP). Para modificar el flujo inspiratorio, los pacientes deben ser capaces de contrarrestar la auto-PEEP, lo que se afecta de manera adversa por el DHI, que ubica al diafragma en una posición desfavorable para la generación de fuerza. La fatiga de los músculos respiratorios y la acidosis disminuyen más la fortaleza de los primeros (15). Al final, la combinación de tal disminución, la resistencia y las cargas elásticas fuera de orden puede causar insuficiencia hipercápnica y paro respiratorios.

La estenosis de la vía aérea disminuye más la ventilación (V) en relación con la perfusión (Q) en las unidades alveolocapilares, con hipoxemia resultante (16). El asma, por lo general, no da lugar a una fisiología de derivación intrapulmonar, que se define por un cociente V/Q de cero, en las unidades alveolocapilares. Causas frecuentes de derivación son: neumonía, edema, hemorragia alveolar y atelectasia pulmonares, que, cuando resultan significativas, los pacientes tienen dificultad para oxigenarse. El asma hace descender el cociente V/Q pero no hasta cero y, por lo tanto, los pacientes con asma suelen responder al oxígeno complementario, y la hipoxemia refractaria sugiere otros diagnósticos. Aunque hay una correlación burda entre la hipoxemia y la gravedad de la obstrucción del flujo de aire, puede ocurrir más rápido o resolverse más tarde la hipoxemia, que los parámetros de la obstrucción (p. ej., flujo máximo en la espirometría) (17).

Las complicaciones cardiovasculares del ASA incluyen una mayor disminución del volumen de ventilación pulmonar inspiratorio normal y la presión arterial, lo que se denomina *pulso paradójico* (PP). Los esfuerzos inspiratorios vigorosos que se requieren para contrarrestar la auto-PEEP disminuyen la presión intrapleural y aumentan el retorno sanguíneo al ventrículo derecho (RV), que se llena pronto durante la inspiración y desvía a la izquierda el tabique interventricular, con disfunción diastólica resultante del ventrículo izquierdo (LV) y su llenado incompleto. Las grandes presiones negativas pleurales alteran más el vaciamiento del LV por aumento de su poscarga (18) y rara vez estos efectos causan edema pulmonar. Durante la exhalación forzada, las presiones positivas pleural e intratorácica, disminuyen el retorno venoso al RV. Estos cambios en la presión pleural y los cíclicos en el retorno venoso subyacen a una PP amplia e indican una crisis grave. Sin embargo, la ausencia de PP amplia no asegura una crisis leve, porque esta disminuye en el paciente fatigado, incapaz de generar grandes variaciones de la presión pleural. Para complicar más las crisis graves se encuentra el potencial de DHI de aumentar la resistencia vascular pulmonar total, las presiones de arteria pulmonar, y causar tensión de las cavidades cardiacas derechas (19).

■ CUADRO CLÍNICO, DIAGNÓSTICO DIFERENCIAL Y VALORACIÓN DE LA GRAVEDAD

El análisis de múltiples factores, incluidos el interrogatorio, la exploración física, los parámetros de obstrucción del flujo de aire, la respuesta al tratamiento, los gases sanguíneos arteriales y la radiografía de tórax, es importante para la valoración y el tratamiento de los pacientes con afección aguda (20, 21).

Diagnóstico diferencial

La de "no todas las sibilancias corresponden al asma" es una expresión clínica que merece consideración durante la valoración inicial. Un antecedente amplio de tabaquismo sugiere la *enfermedad pulmonar obstructiva crónica* y una forma más fija de dificultad para el flujo de aire exhalatorio. La *insuficiencia cardiaca congestiva* se puede presentar con sibilancias (la llamada *asma cardiaca*), que responden a los broncodilatadores (22). La *isquemia del miocardio* debe considerarse en los pacientes con riesgo de arteriopatía coronaria, en particular aquellos que reciben epinefrina subcutánea o intramuscular, porque el ASA puede causar un desequilibrio entre el aporte y la demanda de oxígeno del miocardio (23). La *aspiración y la obstrucción por cuerpo extraño* en ocasiones simulan el asma, y deberán considerarse en los niños muy pequeños y los adultos mayores, en los pacientes con alteración del estado mental o enfermedad neuromuscular, y cuando los síntomas se presentan después de comer o de procedimientos odontológicos. Las sibilancias localizadas y, rara vez, el hiperinflado asimétrico, en la radiografía de tórax, son claves de una aspiración de cuerpo extraño. La *obstrucción de vías aéreas altas*, que incluye la disfunción de las cuerdas vocales (VCD, por sus siglas en inglés), se puede presentar con dificultad respiratoria y "sibilancias". En contraposición al asma, la obstrucción clásica de vías aéreas altas (extratorácica) aplana la porción inspiratoria del asa de flujo-volumen y se asocia con la prolongación de la inhalación y estridor. Otras claves de la presencia de VCD incluyen oxigenación normal, falta de respuesta a los broncodilatadores y presiones normales de vías aéreas después de la intubación (24). La respuesta significativa a la mezcla de helio-oxígeno (heliox) sugiere una obstrucción de vías aéreas altas, aunque se presenta en algunos pacientes con asma y no permite distinguir de manera confiable si es de las altas o bajas. La *estenosis traqueal* debe considerarse en los pacientes con antecedente de intubación, traumatismo o radiación de la faringe o el tórax, sarcoidosis, granulomatosis con polivasculitis, amiloidosis y tumores benignos o malignos. Si bien la neumonía viral y por micobacterias puede presentarse con sibilancias, la bacteriana es una causa rara. Con frecuencia se prescriben antibióticos a los pacientes con asma y solo una mayor producción de esputo, pero no se ha mostrado que mejoren el resultado (25, 26). Asimismo, se informa de *sibilancias* en la *embolia pulmonar* (27), que debe considerarse en un paciente con factores de riesgo de tromboembolia venosa, en particular en ausencia de un asma conocida.

Exploración física

El aspecto general del paciente (postura, lenguaje, posición y estado de alerta) provee una guía rápida respecto de la gravedad, la respuesta al tratamiento y la necesidad de intubación. Los pacientes que asumen la posición erecta presentan frecuencias cardiaca y respiratoria, PP mayores, y una presión parcial de oxígeno arterial (Pao_2, por sus siglas en inglés) y velocidad de flujo espiratorio máxima (PEFR, por sus siglas en inglés) significativamente menores, que los que no pueden yacer en decúbito supino (28). La diaforesis se vincula con una PEFR todavía menor. El uso de músculos accesorios indica una crisis grave, pero no siempre está presente (29). Un estado mental alterado y la bradicardia sugieren un paro cardiorrespiratorio inminente y son indicaciones de intubación (21).

Por lo tanto, debe hacerse inspección de la boca y el cuello en busca de datos de intervenciones quirúrgicas previas, cáncer y angioedema. La prolongación de la inspiración y el estridor sugieren una obstrucción de las vías aéreas altas. La desviación de la tráquea, los ruidos respiratorios asimétricos, el crujido mediastínico y el enfisema subcutáneo sugieren un barotraumatismo y la necesidad de una radiografía de tórax inmediata.

La auscultación del tórax, por lo general, revela una prolongación de la fase espiratoria y sibilancias, que son más pronunciadas durante la exhalación que en la inhalación. Sin embargo, las sibilancias no constituyen un índice confiable de la gravedad (30). Un tórax silente indica una disminución grave del intercambio de aire y posiblemente un paro respiratorio inminente (en estas circunstancias, el aumento de las sibilancias señala una mejoría). Las sibilancias o los estertores localizados pueden representar taponamientos por moco y atelectasias, pero deberían dar lugar a la consideración de neumonía, neumotórax, lesiones endobronquiales y cuerpos extraños.

La taquicardia es frecuente (31). La frecuencia cardiaca, en general, disminuye cuando mejoran los pacientes, pero puede mantenerse elevada a pesar de la mejoría clínica, por la acción de los agonistas adrenérgicos β_2. El ritmo cardiaco usual es la taquicardia sinusal, pero ocurren arritmias supraventriculares y ventriculares; la bradicardia es un signo ominoso (21).

Medición de la obstrucción del flujo de aire

La medición de la PEFR o del volumen de exhalación forzada en 1 s (FEV_1, por sus siglas en inglés) ayuda a valorar la gravedad de la obstrucción del flujo de aire. Otros parámetros son importantes porque el médico a menudo calcula la gravedad con errores distribuidos en forma equivalente entre la sobreestimación y la subestimación de la PEFR actual. Sin embargo, no debe medirse la PEFR en los pacientes gravemente enfermos, porque rara vez modifican el tratamiento y la maniobra requerida puede empeorar el broncoespasmo, incluso hasta el punto del paro respiratorio (32).

De acuerdo con el informe 3 del grupo de expertos de los National Institutes of Health, las crisis leves se caracterizan por una PEFR > 70% de la predicha o la mejor personal, las moderadas por aquella entre 40 y 69% y las graves por la menor de 40%, en tanto las crisis que ponen en riesgo la vida conllevan una PEFR < 25% (21). La determinación del cambio en la PEFR o el FEV_1 es un factor de predicción válido de la necesidad de hospitalización. En varios estudios se mostró que los cambios o el deterioro después de 30 a 60 min de tratamiento sin consecuencias predicen una evolución más grave y necesitan hospitalización, en tanto una respuesta sólida, por lo general, permite el alta del paciente (33).

Gases sanguíneos arteriales

Los gases sanguíneos arteriales documentan el grado de hipoxemia y permiten el análisis del estado acidobásico. En las etapas tempranas del ASA son frecuentes la hipoxemia leve y la alcalosis respiratoria. Conforme la gravedad de la obstrucción del flujo de aire aumenta, la $Paco_2$ por lo general también lo hace y, por lo tanto, la eucapnia y la hipercapnia son datos preocupantes. La hipercapnia sola no es indicación de intubación, porque estos pacientes pueden aún responder adecuadamente a la farmacoterapia y/o la ventilación mecánica no invasiva (NIV, por sus siglas en inglés) (34, 35). Por el contrario, la ausencia de hipercapnia no descarta una crisis que pone en riesgo la vida (36).

No se requiere determinar los gases sanguíneos arteriales en todos los pacientes, en especial quienes responden clínicamente al tratamiento inicial, y en un intento por limitar las complicaciones de la punción arterial, por lo general, se usan los gases sanguíneos venosos en los SU para detección de la hipercapnia arterial. Los datos sugieren que la hipercapnia arterial es en extremo poco probable cuando la Pco_2 venosa es ≤ 45 mm Hg (37).

Los pacientes con alcalosis respiratoria que dura días compensan mediante la pérdida de bicarbonato sérico, que puede manifestarse como una acidosis metabólica con brecha aniónica normal (que se conoce como acidosis metabólica poshipocápnica). La acidosis metabólica con una brecha aniónica elevada, por lo general, da como resultado una acidosis láctica secundaria al mayor trabajo ventilatorio, hipoxia tisular o alcalosis intracelular. La acidosis láctica indica una exacerbación grave y se presenta más a menudo en los hombres y los pacientes que reciben agonistas adrenérgicos β_2 parenterales (38).

No es necesaria la cuantificación de gases sanguíneos seriada para determinar la evolución clínica. En la mayoría de los casos los juicios válidos siguen a la exploración seriada, con atención a la postura del paciente, el uso de músculos accesorios, la diaforesis, la auscultación del tórax, la oximetría de pulso y la cuantificación de la PEFR. Los pacientes que se deterioran en estos ámbitos son candidatos de intubación, independientemente de la $Paco_2$. Por el contrario, la intubación no está indicada en los pacientes que mejoran por la valoración multifactorial, a pesar de la hipercapnia. La determinación seriada de los gases sanguíneos ayuda a guiar el tratamiento en los pacientes bajo ventilación mecánica.

Radiografía de tórax

En los casos clásicos de ASA rara vez se modifica el tratamiento por las radiografías de tórax (39). En un estudio de comunicación de anomalías radiográficas, en 33% de los casos la mayoría de los datos se atribuyó a manifestaciones comunes del asma, de engrosamiento de la pared de las vías aéreas y la presencia de moco intraluminal (40). Está indicada la radiografía de tórax en los pacientes con signos o síntomas localizados y cuando el diagnóstico está en duda. En los pacientes con ventilación mecánica, la radiografía de tórax confirma de manera adicional la posición apropiada del tubo endotraqueal y ayuda a descartar un barotrauma.

■ TRATAMIENTO EN EL SERVICIO DE URGENCIAS

Los pacientes con crisis leve a moderada que responden bien al tratamiento inicial se pueden considerar para darlos de alta. La observación en el SU durante al menos 60 min después del último tratamiento con un agonista adrenérgico β_2 asegura lo adecuado del alta (21). De manera invariable deben darse de alta con esteroides inhalados o sistémicos, así como instrucciones de medicación por escrito, un plan de acción por escrito para el asma y las instrucciones de seguimiento. Los pacientes que acuden con una exacerbación leve que se resuelve por completo después de usar broncodilatadores se pueden dar de alta con esteroides inhalados o la combinación de agonista adrenérgico β_2 de acción prolongada y esteroides inhalados, en particular si no estuvieron antes bajo tratamiento de regulación. Los pacientes con respuestas incompletas o crisis de mayor intensidad deben recibir un ciclo de esteroides intramusculares u orales. Cuando se considera la hospitalización, los proveedores de atención prehospitalaria deben ingresar al paciente cuando hay un ambiente casero riesgoso o el incumplimiento favorece el tratamiento bajo observación directa.

Los pacientes con crisis graves que no responden (o en realidad se deterioran) frente al tratamiento inicial con broncodilatador, deberían ser objeto de administración de esteroides sistémicos e ingreso al hospital. Las indicaciones para el ingreso a la unidad de cuidados intensivos incluyen paro respiratorio, hipercapnia progresiva, NIV y ventilación mecánica invasiva, alteración del estado mental, arritmias, lesión miocárdica y la necesidad de tratamientos frecuentes con broncodilatadores (21).

■ TRATAMIENTO FARMACOLÓGICO
Oxígeno

El oxígeno complementario debe instalarse por cánula nasal de bajo flujo o mascarilla para mantener saturaciones de oxígeno arterial mayores de 92% (> 94% en presencia de embarazo y cardiopatía isquémica). La oxigenación adecuada, por lo general, no es difícil de lograr con el complemento de bajo flujo y es importante la administración de oxígeno a los tejidos, incluyendo los músculos respiratorios activos, el corazón y el cerebro. El oxígeno complementario protege además contra la hipoxemia resultante de la vasodilatación pulmonar inducida por el agonista adrenérgico β_2 y aumenta el riego sanguíneo a las unidades con un cociente V/Q bajo (41).

Agonistas adrenérgicos β_2

Los agonistas adrenérgicos β_2 de acción breve constituyen el tratamiento primario de la broncoconstricción mediada por el músculo liso. Cerca de 66% de los pacientes con ASA responde de manera convincente a este tratamiento en el SU. El otro 33% requiere un tratamiento prolongado en el SU o el ingreso al hospital. En un estudio por Rodrigo y Rodrigo, 67% de los pacientes mejoró significativamente y se les dio de alta del SU después de recibir 2.4 mg de albuterol por inhalador de dosis medida (IDM) (42). La mitad de quienes respondieron en este estudio cumplió con los criterios de alta después de recibir 12 descargas (1.2 mg) de albuterol. De manera similar, Strauss y cols., notaron que 66% de los pacientes con asma aguda podían darse de alta después de tres dosis de 2.5 mg de albuterol por nebulización cada 20 min (43).

Aún no se ha establecido firmemente la dosis óptima de albuterol en el ASA. McFadden y cols., compararon dos tratamientos: de 5.0 mg de albuterol nebulizado durante 40 min y el esquema estándar de tres de 2.5 mg cada 20 min en 160 pacientes del SU (44). Aunque ambos esquemas fueron eficaces, el de 5.0 mg aumentó más rápido la función pulmonar y en un mayor grado que el tratamiento de dosis estándar. La estrategia de mayor dosis tuvo el resultado de pacientes que lograron criterios de alta más rápido y salieron del SU con PEFR más cercana a la normal y una tendencia hacia menos hospitalizaciones. Por otro lado, Emerman y cols., compararon los efectos de tres dosis de 2.5 o 7.5 mg de albuterol cada 20 min en 160 pacientes con afección aguda de asma y no encontraron diferencias en la espirometría o la frecuencia de ingresos hospitalarios (45).

Estos datos, en general, respaldan la recomendación estándar de administrar 2.5 mg de albuterol por nebulización cada 20 min durante la primera hora de tratamiento (p. ej., tres dosis) (21). Los IDM son también eficaces. Además, de cuatro a 12 descargas por IDM con un dispositivo espaciador logran el mismo grado de broncodilatación que un tratamiento con 2.5 mg de albuterol nebulizado (46). Los IDM con espaciadores son menos onerosos y más rápidos; los nebulizadores manuales requieren instrucciones, supervisión y coordinación menores.

Las dosis continuas o repetitivas de albuterol están indicadas hasta que haya una mejoría convincente o los efectos colaterales limiten su mayor administración (tabla 21-2) (47). Por fortuna, las dosis altas de agonistas adrenérgicos β_2 inhalados, en general, son bien toleradas. Temblor y taquicardia son frecuentes, pero es rara la morbilidad cardiovascular significativa (48). La respuesta clínica y los efectos colaterales informan adicionalmente del esquema de dosis después de la primera hora de tratamiento.

El albuterol racémico consta de cantidades equivalentes de sus formas R y S. El isómero R confiere efectos de broncodilatación, en tanto el S, es inerte o proinflamatorio, lo que comprueba el motivo para usar el isómero R solo. El isómero R de levalbuterol se compara favorablemente con el albuterol, pero no es mejor (49, 50).

Los agonistas adrenérgicos β_2 no están indicados para el tratamiento inicial de ASA, si bien el formoterol (que tiene un inicio agudo de acción) es seguro y eficaz en este contexto (51). Asimismo, se pueden iniciar o continuar los inhaladores combinados que contienen agonistas adrenérgicos β_2 de acción prolongada y corticoesteroides inhalados (ICS, por sus siglas en inglés) en los pacientes hospitalizados que reciben terapéutica de rescate y, por lo general, se requerirán para lograr una regulación adecuada en el contexto del paciente externo (52).

TABLA 21-2 FÁRMACOS USADOS DE MANERA FRECUENTE EN EL TRATAMIENTO INICIAL DEL ASMA AGUDA EN LOS ADULTOS

Albuterol	2.5 mg en 2.5 mL de solución salina normal por nebulización cada 20 min; tres veces durante la primera hora; de cuatro a ocho descargas por IDM con espaciador cada 20 min en tres ocasiones; en los pacientes intubados se titula respecto del efecto fisiológico y los colaterales
Bromuro de ipratropio	0.5 mg por nebulización cada 20 min tres veces, en combinación con albuterol, o cuatro a ocho descargas por IDM con espaciador cada 20 min, por tres dosis
Epinefrina	0.3 mL de una solución 1:1 000 por vía subcutánea cada 20 min, tres veces, según sea necesario
Corticoesteroides	Prednisona o metilprednisolona, 40-80 mg/día, en una o dos dosis divididas hasta que la PEFR alcanza 70% de la predicha o la mejor personal del paciente

IDM, inhalador de dosis medida; PEFR, velocidad máxima de flujo exhalatorio.

No hay ventaja de la administración parenteral de agonistas adrenérgicos β_2 en el tratamiento inicial del ASA, a menos que el paciente no pueda cumplir con el tratamiento inhalado (como aquel con alteración del estado mental y un paro cardiopulmonar inminente). Sin embargo, la falta de respuesta al tratamiento con agonista adrenérgico β_2 inhalado durante varias horas es indicación de epinefrina subcutánea o intramuscular que, en general, es bien tolerada (53, 54). No se recomiendan los agonistas β_2 adrenérgicos intravenosos (IV), con la posible excepción de los pacientes con paro cardiaco; son menos eficaces y más tóxicos que sus contrapartes inhaladas (55).

Bromuro de ipratropio

Las propiedades de broncodilatación del bromuro de ipratropio son leves, lo que impide su uso como agente único en el ASA. Sin embargo, los datos respaldan añadir ipratropio al albuterol en el tratamiento inicial de casos *graves* de ASA, en los que el tratamiento combinado disminuye el tiempo de estancia en el SU, los requerimientos de dosis de albuterol y las tasas de hospitalización (56-59). Los beneficios del tratamiento combinado no se extienden a los pacientes con exacerbaciones leves a moderadas (59-62). La recomendación actual es de mezclar 0.5 mg de bromuro de ipratropio con 2.5 mg de albuterol en el mismo nebulizador, y proveer tres descargas durante la primera hora a los pacientes con exacerbación grave (21). Además, se dispone de una estrategia similar por IDM con espaciador. Una vez que el paciente ingresa al hospital, no hay datos para respaldar el tratamiento combinado continuo y se puede usar albuterol solo según se requiera (63, 64).

Corticoesteroides

Los corticoesteroides sistémicos están indicados en los pacientes con ASA, excepto aquel que muestre poca utilidad comparado con los agonistas adrenérgicos β_2 solos inhalados. Los corticoesteroides alivian la inflamación por la promoción de una síntesis nueva de proteínas y sus efectos son diferidos, lo que recalca la importancia de su inicio temprano. Tal retraso puede explicar los resultados de estudios seleccionados que muestran que el uso de corticoesteroides en el SU no mejora la función pulmonar de manera aguda o disminuye las tasas de hospitalización (65). En otros estudios se mostró que los esteroides sistémicos iniciados en forma temprana disminuyen las tasas de hospitalización (66-68), aceleran la velocidad de recuperación y disminuyen la probabilidad de recaídas después del alta (69-72).

En este sentido, se han estudiado diferentes vías de administración y esquemas de dosificación (73-77) y continúa la controversia acerca de la estrategia óptima. Los esteroides orales son tan eficaces como los parenterales (77). Para los adultos hospitalizados, en el informe 3 del grupo de expertos de los National Institutes of Health, se recomiendan de 40 a 80 mg/día de prednisona, metilprednisolona o prednisolona, en una o dos dosis divididas, hasta que la PEFR alcance 70% de la predicha o la mejor personal para el paciente (21). Para aquellos externos, una estrategia común es la de uso de prednisona, 40 mg/día durante 5 a 10 días, con seguimiento temprano para vigilar la respuesta clínica y hacer óptimo el esquema de tratamiento externo (74). En fechas recientes se mostró que una sola dosis de 12 mg de dexametasona oral no era inferior a 60 mg/día de prednisona durante 5 días (75). De manera alterna, también se informó que una sola dosis de diacetato de triamcinolona de 40 mg por vía intramuscular era tan eficaz como 40 mg/día de prednisona durante 5 días (76).

No hay utilidad establecida para usar ICS de dosis alta en el asma aguda de los pacientes que reciben esteroides sistémicos (78). Sin embargo, los ICS tienen una función medular en el alcance de la regulación del asma del paciente externo, y aquellos con ASA dados de alta del SU o del hospital deberían continuar con un programa de tratamiento con base en ICS.

Teofilina y aminofilina

En conjunto, los datos no respaldan el uso de teofilina o aminofilina en el ASA. Nair y cols., (79) hicieron un metaanálisis de *revisión de Cochrane* y concluyeron que el uso de aminofilina IV no produce broncodilatación adicional en los adultos, en comparación con el tratamiento estándar de agonistas adrenérgicos β_2 inhalados de acción breve, y que la frecuencia de efectos adversos era mayor con la aminofilina. En el informe 3 del grupo de expertos de los National Institutes of Health no se recomienda usar teofilina para adultos o niños en el SU o en el contexto hospitalario (21).

En los pacientes que toman teofilina como externos se debe verificar su concentración sérica al arribar al servicio, antes de prescribir fármaco alguno adicional. Si la concentración sérica es terapéutica y no se han identificado efectos adversos, entonces se puede continuar la teofilina por vía oral o por administración continua en solución.

Sulfato de magnesio

En estudios prospectivos y metaanálisis se obtuvieron resultados controvertidos acerca de la eficacia del sulfato de magnesio ($MgSO_4$) en el ASA. Un reciente metaanálisis de la seguridad y eficacia del $MgSO_4$ IV en los adultos tratados en un SU por ASA mostró que una sola inyección de 1.2 a 2 g en solución IV de $MgSO_4$ durante 15 a 30 min disminuye los ingresos hospitalarios y mejora la función pulmonar en quienes que no habían respondido al oxígeno complementario, los agonistas β y los corticoesteroides IV (80). No hay utilidad establecida del $MgSO_4$ inhalado en el asma aguda (81).

Modificadores de leucotrieno

Datos limitados respaldan el uso de antagonistas del receptor de leucotrienos en el ASA. El estudio más alentador es uno aleatorio comparativo doble ciego de grupos paralelos por Camargo y cols., (82) en 201 pacientes con afección aguda de asma. Cuando añadido al tratamiento estándar, el montelukast IV (no disponible en Estados Unidos) mejoró el FEV_1 durante los primeros 20 min en comparación con un placebo; se notaron efectos en 10 min y tuvieron 2 h de duración. No hay beneficio de añadir el montelukast oral adicional al tratamiento convencional (83).

Heliox

El heliox consta de oxígeno al 20% y helio al 80% (también se dispone de combinaciones de 30:70%). Es decir, se trata de un gas de baja densidad que se puede administrar por mascarilla facial en un intento por disminuir el trabajo ventilatorio, o como gas portador del albuterol en nebulización. Rara vez los médicos experimentados utilizan heliox en pacientes intubados con exacerbaciones refractarias que ponen en riesgo la vida. Los datos han mostrado resultados mixtos pero desalentadores con heliox, y las diferencias metodológicas, los números pequeños de pacientes y el fracaso en la regulación de la obstrucción de vías aéreas altas han confundido los estudios (84-86). En conjunto, los datos no respaldan el uso sistemático de heliox en el ASA; sin embargo, es razonable considerarlo en casos graves (84, 87).

Antibióticos

El grupo de expertos multicitado de los NIH no recomienda los antibióticos para la mayoría de pacientes con asma aguda, a menos que sean necesarios para tratar afecciones comórbidas, como la neumonía o la sinusitis bacteriana (21). En el recién publicado estudio aleatorio de azitromicina para las exacerbaciones agudas del asma, esta no resultó mejor que el placebo en cuanto a síntomas, calidad de vida o función pulmonar (26). El principal motivo para el no reclutamiento en este estudio fue el estar recibiendo antibióticos en casi la mitad de los pacientes objeto de selección, lo que sugiere que los médicos no se apegan a las recomendaciones de las guías en muchos casos.

■ VENTILACIÓN MECÁNICA
Ventilación no invasiva a presión positiva

A pesar del uso creciente de la ventilación no invasiva (NIV, por sus siglas en inglés) en los pacientes con asma aguda tratados en SU y unidades de cuidados intensivos, se dispone de datos limitados para informar al respecto en este contexto. En un reciente metaanálisis del uso de NIV para el ASA se mostró menor fatiga, mejor intercambio de gases y disminución del riesgo de intubación (34), por lo que hoy la NIV es casi tan frecuente como la ventilación invasiva para el respaldo inicial por ventilador (88). La mortalidad por asma es menor en los pacientes que reciben NIV, en comparación con los que requirieron intubación, pero hay preocupación acerca de la mayor mortalidad en el pequeño subgrupo de pacientes en quienes fracasa la NIV y después requieren intubación. Esto pudiese parecer en parte debido a la detección tardía de la necesidad de intubación (88).

La NIV solo debe considerarse en pacientes alertas, cooperadores y hemodinámicamente estables; se debería usar solo por personal experimentado en un contexto altamente vigilado, que permita la identificación temprana de los pacientes en quienes fracasa. Los ajustes iniciales razonables son presión positiva de vía aérea inspiratoria (IPAP, por sus siglas en inglés) de 8 a 10 cm de H_2O y presión positiva de vía aérea exhalatoria (EPAP) de 0 a 5 cm de H_2O, administrados por mascarilla facial completa. Dependiendo de la respuesta clínica inicial del paciente, se puede aumentar la IPAP de 12 a 15 cm de H_2O, y la EPAP a 5 cm de H_2O, para disminuir la frecuencia respiratoria, el trabajo ventilatorio y la disnea.

Intubación

A pesar del uso óptimo de medicamentos y NIV, un pequeño porcentaje de pacientes con ASA requiere intubación por paro respiratorio o su inminencia (p. ej., cansancio extremo, tórax inmóvil, bradicardia o alteración del estado mental).

Hipotensión posintubación

El periodo posintubación puede ser un reto y debe tenerse considerable cuidado para estabilizar al paciente, con el uso experto de sedantes, broncodilatadores, soluciones y ajustes del ventilador. Una preocupación inmediata en el periodo posintubación es el riesgo potencial de hipotensión (89), que ocurre por varios motivos, incluidas sedación, pérdida de actividad simpática e hipovolemia por aumento de las pérdidas insensibles y disminución de la ingestión de fluidos por vía oral. La ventilación exagerada por bolsa Ambu o las frecuencias respiratorias inapropiadamente establecidas en el ventilador, también causan cifras peligrosas de DHI y presiones elevadas de las vías aéreas, lo que disminuye el retorno venoso al RV, disminuye el llenado del LV, el volumen sistólico y el gasto cardiaco. Cuando esto ocurre, un intento de hipopnea de 30 a 60 s (2 a 3 respiraciones/minuto) o la apnea en un paciente preoxigenado, es tanto diagnóstico como terapéutico (89). Esta maniobra prolonga el tiempo exhalatorio y desinfla el pulmón para mejorar la hemodinámica. El no realizar un intento de desinflado para mejorar la estabilidad hemodinámica hace obligatoria la consideración de un neumotórax a tensión y la toracostomía con tubo. La mejoría hemodinámica con el desinflado no descarta por completo el neumotórax a tensión, lo que requiere inspección cuidadosa de la radiografía de tórax posintubación

Ajustes iniciales del ventilador e hiperinflado dinámico

El tiempo exhalatorio, el volumen de ventilación pulmonar y la gravedad de la obstrucción del flujo del aire, determinan el grado de DHI (89). Puesto que la obstrucción del flujo de aire, en general, es refractaria en este subgrupo de pacientes, son claves el tiempo exhalatorio y el volumen de ventilación pulmonar variables, manipulables durante el tratamiento con ventilador. El tiempo de exhalación se determina por la ventilación minuto (frecuencia respiratoria × volumen de ventilación pulmonar) y la velocidad del flujo inspiratorio (90, 91). Cuando aumenta la ventilación minuto, el tiempo exhalatorio disminuye y la DHI aumenta. Para evitar cifras peligrosas de DHI, la ventilación minuto inicial no debería rebasar 7 a 8 L/min en un paciente de 70 kg de peso (92). Para este propósito, se recomienda una frecuencia respiratoria de 12 a 14/min y un volumen de ventilación pulmonar de 7 a 8 mL/kg.

Las tasas de flujo inspiratorio altas pueden prolongar más el tiempo de exhalación, pero en los pacientes que respiran por arriba de la frecuencia establecida del ventilador, el aumento de la velocidad de flujo inspiratorio puede incrementar la frecuencia respiratoria, lo que obliga a una vigilancia estrecha de los parámetros del inflado pulmonar (93). Durante la ventilación mecánica regulada por volumen (VCV, por sus siglas en inglés) los autores están a favor de una velocidad de flujo inspiratorio de 60 L/min, con el uso de un patrón de flujo cuadrado (p. ej., una velocidad de flujo constante). Una estrategia de deceleración del flujo, con un promedio > 40 L/min, es una alternativa aceptable en muchos pacientes y puede ser mejor tolerada.

No hay consenso en cuanto a qué modo de ventilador debería usarse en los pacientes con asma. En aquellos con parálisis, la ventilación intermitente obligatoria sincronizada y la regulada por la asistencia, son equivalentes. Más a menudo se usa la VCV que la ventilación regulada por presión (PCV, por sus siglas en inglés) pero teóricamente esta última puede dar una distribución más uniforme de la ventilación que la VCV. Por otro lado, el Vt administrado es más variable durante la PCV y se modifica por cambios en el grado de inflado pulmonar y la broncoconstricción.

No se recomienda la PEEP aplicada por ventilador en pacientes sedados y paralizados, porque pudiese aumentar el volumen pulmonar si se usa de manera excesiva (94). En los pacientes que respiran espontáneamente, las pequeñas cantidades de PEEP aplicada por el ventilador (p. ej., 5 cm de H_2O) disminuyen el trabajo inspiratorio de la ventilación por disminución del gradiente de presión requerido para contrarrestar la auto-PEEP con seguridad.

Valoración del inflado pulmonar

La determinación de la gravedad del DHI es medular para la valoración del riesgo y el ajuste del ventilador; se han propuesto numerosos métodos para medir el DHI. El volumen de inspiración terminal, denominado Vei, es determinado por la colección del gas exhalado a partir de la capacidad pulmonar total hasta la capacidad funcional residual durante 40 a 60 s de apnea en el paciente paralizado. Un Vei mayor de 20 mL/kg tiene relación con el barotraumatismo (92). De hecho, el Vei es el único parámetro del DHI que ha mostrado predecir el barotraumatismo (aunque pudiese subestimar el grado de atrapamiento de aire con espacios aéreos de vaciamiento muy lento). La limitación de este parámetro es que es impráctico en el ejercicio clínico y la mayoría de los médicos y terapeutas de la respiración no está familiarizada con la colección de gas exhalatorio.

Las medidas subrogadas del inflado pulmonar incluyen: la presión en meseta de una sola ventilación (Pplat) y la auto-PEEP. Las mediciones precisas de estas presiones requieren sincronía de paciente-ventilador y ausencia de esfuerzo por el primero. Incluso cuando son medidas con precisión, ninguna presión ha mostrado predecir complicaciones.

La Pplat es un cálculo de las presiones alveolares inspiratorias finales promedio, determinadas por la detención del flujo al final de la inspiración. La Pplat se afecta por todo el aparato respiratorio, incluyendo el tejido pulmonar y la pared del tórax; por lo tanto, puede haber variaciones significativas en el DHI de un paciente a otro a la misma presión. Por ejemplo, un paciente con obesidad posiblemente presente una Pplat más alta que uno delgado, para el mismo grado de DHI. La recomendación usual es de pretender un Pplat menor de 30 cm de H_2O.

La auto-PEEP es la presión alveolar promedio más baja alcanzada durante el ciclo respiratorio. Esta se obtiene por medición de la presión de abertura de la vía aérea durante una maniobra de detención inspiratoria final. En presencia de auto-PEEP, la presión de abertura de la vía aérea aumenta por la cantidad presente de auto-PEEP. La persistencia del flujo de gas exhalatorio al inicio de la inspiración (que se puede detectar por auscultación o vigilancia de los trazos de flujo), también sugiere una auto-PEEP, que puede subestimar la gravedad del DHI (95). Esto ocurre cuando la estenosis importante de las vías aéreas limita la comunicación entre los alveolos y la boca, de manera que durante una maniobra de detención final de la exhalación, la presión de abertura de las vías aéreas no aumenta. Sin datos de respaldo, una meta frecuente en la práctica clínica es buscar una auto-PEEP de menos de 15 cm de H_2O.

Ajustes del ventilador

Con las consideraciones previas en mente, los autores ofrecen el siguiente algoritmo para ajuste del ventilador, que se basa en la Pplat como parámetro de DHI y el pH arterial, como marcador de la ventilación. Si los ajustes iniciales del ventilador dan como resultado una Pplat de más de 30 cm de H_2O, debe disminuirse la frecuencia respiratoria hasta que se alcance este objetivo. Por este motivo, puede surgir hipercapnia, pero, por fortuna, en general es bien tolerada (96). La lesión cerebral anóxica y la disfunción miocárdica son contraindicaciones de la hipercapnia permisiva, porque esta produce vasodilatación cerebral, disminución de la contractilidad miocárdica y vasoconstricción pulmonar (97). Si la hipercapnia da como resultado un pH sanguíneo menor de 7.15 (y no se puede aumentar la frecuencia respiratoria por el límite de Pplat), los autores consideran la inyección lenta de bicarbonato de sodio, aunque esto no ha mostrado mejorar la evolución. Si la Pplat es menor de 30 cm de H_2O y el pH menor de 7.20, se puede aumentar con seguridad la frecuencia respiratoria hasta que la $Paco_2$ sea menor, y se eleve el pH arterial hasta que la Pplat se acerque a la presión umbral. Por lo general, los pacientes se pueden ventilar hasta un pH de más de 7.20 con un Pplat menor de 30 cm de H_2O, en particular conforme mejoran y se acercan a la extubación.

En este sentido, se desconoce si la estrategia previa mejora los resultados. En un estudio del barotraumatismo en pacientes con ventilación mecánica, volúmenes de ventilación pulmonar y presiones de vía aérea limitados se incluyeron 79 con asma; cinco de ellos presentaron barotraumatismo (98). No hay diferencias comunicadas en los volúmenes de ventilación pulmonar y las presiones de las vías aéreas, entre los pacientes con y sin barotraumatismo.

Sedación y parálisis

La sedación está indicada para mejorar la comodidad, seguridad y sincronía del paciente-ventilador, algo particularmente válido cuando la hipercapnia estimula el impulso respiratorio. Algunos pacientes (como aquellos en crisis de asma asfíctica súbita) pueden extubarse en horas. En ellos, el propofol es indicado porque puede titularse con rapidez a un grado más profundo de sedación y, no obstante, permitir el despertar rápido después de su discontinuación (99). El tiempo hasta el despertar es menos predecible con las benzodiacepinas, que aumentan el riesgo de delirio. Para proveer la mejor combinación de amnesia, sedación, analgesia y supresión del impulso ventilatorio, los autores, por lo general, añaden fentanilo al propofol. Asimismo, deberá considerarse evitar los sedantes y analgésicos en los pacientes tranquilos para evitar su acumulación (100).

La ketamina, un anestésico IV con propiedades sedantes, analgésicas y broncodilatadoras, en general, se reserva para los pacientes intubados con broncoespasmo grave que impide la ventilación mecánica segura (101). Debe usarse ketamina con precaución por sus efectos simpaticomiméticos y su asociación con el delirio.

La parálisis breve está indicada cuando no se puede lograr una ventilación mecánica segura y eficaz mediante sedantes y analgésicos. El cisatracurio es el fármaco preferido por su esencial carencia de efectos cardiovasculares, nula liberación de histamina y que no requiere de la función hepática y renal para su depuración. De manera intermitente se pueden administrar fármacos paralizantes, por carga o en forma continua en solución IV, en este último caso con requerimiento de un estimulador nervioso o de interrumpir el fármaco cada 4 a 6 h para evitar su acumulación y la parálisis prolongada. Los fármacos que producen parálisis se deben disminuir al mínimo, siempre que sea posible, por el mayor riesgo de trombosis venosa profunda, neumonía y miopatía (102).

Administración de broncodilatadores durante la ventilación mecánica

Muchas interrogantes persisten acerca de la administración óptima de broncodilatadores inhalados durante la ventilación mecánica. Manthous y cols., (103) compararon la eficacia del albuterol administrado por IDM a través de un simple adaptador inspiratorio (no espaciador) y la del albuterol nebulizado en pacientes bajo ventilación mecánica. Con el uso de un gradiente de presión de máximo a pausa, con un flujo inspiratorio constante, para medir la resistencia de las vías aéreas, no se encontró efecto alguno (ni colaterales) por la administración de 100 descargas (9.0 mg) de albuterol, en tanto la administración del mismo fármaco por nebulizador, para una dosis total de 2.5 mg, disminuyó la presión de resistencia al flujo inspiratorio por 18%. El aumento de la dosis por nebulización a un total de 7.5 mg disminuyó más la resistencia de las vías aéreas en la mayoría de los pacientes, pero causó efectos secundarios en la mitad. Cuando se usan IDM durante la ventilación mecánica, debe recurrirse a un espaciador en la rama inspiratoria del ventilador (104). En general, los nebulizadores deben colocarse cerca del ventilador y los humidificadores en línea, detenerse durante el tratamiento. El flujo inspiratorio debe disminuirse cerca de 40 L/min durante el tratamiento, para disminuir al mínimo la turbulencia, si bien esta estrategia tiene el potencial de empeorar el hiperinflado pulmonar y debe limitarse en cuanto a tiempo. La sincronía de paciente-ventilador es crucial para hacer óptima la administración del fármaco. En cualquier caso (IDM con espaciador o nebulizador), se requieren dosis mayores del fármaco. También debe titularse la dosis para alcanzar una disminución del gradiente de presión de las vías aéreas, de máximo a pausa. Si no hay una disminución mensurable en la resistencia de las vías aéreas, deberían considerarse otras causas de aumento de su resistencia, como una sonda endotraqueal con taponamiento.

Otras consideraciones

Rara vez, las estrategias previas no permiten estabilizar a un paciente ventilado y deberá considerarse el uso de otras estrategias. El halotano y el enflurano son broncodilatadores anestésicos generales que pueden disminuir las presiones de las vías aéreas y la $Paco_2$ (105) pero causan depresión miocárdica, vasodilatación arterial y arritmias, y sus beneficios no duran después de discontinuar el fármaco. El heliox administrado por el circuito del ventilador puede también disminuir la presión de las vías aéreas y la $Paco_2$ (106). Sin embargo, el uso seguro de heliox en los pacientes ventilados requiere experiencia institucional significativa y planeación cuidadosa. Los flujómetros del ventilador son dependientes de la densidad del gas y deben recalibrarse a una densidad baja, y deberá colocarse un espirómetro en el puerto de exhalación durante la administración de heliox para medir el volumen de ventilación pulmonar. Finalmente, el respaldo vital extracorpóreo es una opción viable en muchos centros para pacientes con ASA que pone en riesgo la vida, a pesar del tratamiento farmacológico y de ventilación óptimos.

Extubación

Aunque algunos pacientes con asma lábil responden al tratamiento en horas, lo más común es que requieran de 24 a 48 h de broncodilatador y tratamiento antiinflamatorio, antes de ser candidatos de extubación. Si bien los criterios de destete y extubación no han sido validados en el ASA, un esquema razonable es ofrecer un intento de ventilación espontánea a pacientes alertas o que fácilmente despiertan, y tienen (1) mínimos requerimientos de oxígeno, (2) normalización de su $Paco_2$, (3) requieren aspiración infrecuente y (4) son hemodinámicamente estables. Si la neumonía, la lesión cerebral anóxica o la debilidad muscular no han complicado la evolución del paciente, su avance a la ventilación espontánea deber ser rápido. Aquellos que completan con éxito un intento de respiración espontánea de 30 a 120 min, se pueden valorar para la extubación. Una prueba de escape por el manguito ayuda a valorar la permeabilidad de las vías aéreas altas en el momento de la extubación. Posteriormente, se recomienda la observación en la unidad de cuidados intensivos durante 12 a 24 h adicionales y la atención apropiada a los cambios para hacer óptima la regulación del paciente como externo y prevenir crisis futuras.

■ REFERENCIAS

1. Moorman JE, Akinbami LJ, Bailey CM, *et al.* National Surveillance of Asthma: United States, 2001-2010. National Center for Health Statistics. *Vital Health Stat 3.* 2012;(35):1-58.
2. Krishnan V, Diette GB, Rand CS, *et al.* Mortality in patients hospitalized for asthma exacerbations in the United States. *Am J Respir Crit Care Med.* 2006;174:633-638.
3. Getahun D, Demissie K, Rhoads GG. Recent trends in asthma hospitalization and mortality in the United States. *J Asthma.* 2005;42:373-378.
4. Dougherty RH, Fahy JV. Acute exacerbations of asthma: epidemiology, biology and the exacerbation-prone phenotype. *Clin Exp Allergy.* 2009;39:193-202.
5. Lugogo NL, Macintyre NR. Life-threatening asthma: pathophysiology and management. *Respir Care.* 2008;53(6):726-739.
6. Corbridge T, Hall JB. The assessment and management of status asthmaticus in adults. *Am J Respir Crit Care Med.* 1995;151:1296-1316.
7. McFadden ER Jr. Acute severe asthma: state of the art. *Am J Respir Crit Care Med.* 2003;168:740-759.
8. Hasegawa K, Tsugawa Y, Clark S, *et al.* Improving quality of acute asthma in US hospitals: changes between 1999-2000 and 2012-2013. *Chest.* 2016;150:112-122.
9. Barr RG, Woodruff PG, Clark S, *et al.* Sudden-onset asthma exacerbations: clinical features, response to therapy, and 2-week follow-up. Multicenter Airway Research Collaboration (MARC) investigators. *Eur Respir J.* 2000; 15;266-273.
10. Wasserfallen JB, Schaller MD, Feihl F, *et al.* Sudden asphyxic asthma: a distinct entity? *Am Rev Respir Dis.* 1990;142:108-111.
11. Sur S, Crotty TB, Kephart GM, *et al.* Sudden-onset fatal asthma: a distinct clinical entity with few eosinophils and relatively more neutrophils in the airway submucosa. *Am Rev Respir Dis.* 1993;148:713-729.
12. Cygan J, Trunsky M, Corbridge T. Inhaled heroin-induced status asthmaticus. *Chest.* 2000;117:272-275.
13. Levenson T, Greenberger PA, Donoghue ER, *et al.* Asthma deaths confounded by substance abuse: an assessment of fatal asthma. *Chest.* 1996;110:604-610.
14. Rodrigo G, Rodrigo C. Rapid-onset asthma attack: a prospective cohort study about characteristics and response to emergency department treatment. *Chest.* 2000;118:1547-1552.
15. Yanos J, Wood LDH, Davis K, *et al.* The effect of respiratory and lactic acidosis on diaphragm function. *Am Rev Respir Dis.* 1993;147:616-729.
16. Rodriguez-Roisin R, Ballester E, Roca J, *et al.* Mechanisms of hypoxemia in patients with status asthmaticus requiring mechanical ventilation. *Am Rev Respir Dis.* 1989;139:732-739.
17. Ferrer A, Roca J, Wagner PD, *et al.* Airway obstruction and ventilation–perfusion relationships in acute severe asthma. *Am Rev Respir Dis.* 1993;147:579-584.
18. Scharf S, Brown R, Saunders N, *et al.* Effects of normal and loaded spontaneous inspiration on cardiovascular function. *J Appl Physiol.* 1979;47:582-590.
19. Corbridge T, Hall JB. Pulmonary hypertension in status asthmaticus. In: Cosentino AM, Martin RJ, eds. *Cardiothoracic Interrelationships in Clinical Practice.* Armonk, NY: Futura; 1997:137-156.
20. Rodrigo G, Rodrigo C. Assessment of the patient with acute asthma in the emergency department: a factor analytic study. *Chest.* 1993;104:1325-1328.

21. National Heart, Lung and Blood Institute. *Expert Panel Report 3: Guidelines for the Diagnosis and Management of Asthma* (EPR-3 2007) (NIH Item No. 08-4051). Bethesda, MD: National Institutes of Health; 2007. http://www.nhlbi.nih.gov/guidelines/asthma/asthgdln.pdf.

22. Fishman AP. Cardiac asthma—a fresh look at an old wheeze. *N Engl J Med.* 1989;320:1346-1348.

23. Scharf S. Mechanical cardiopulmonary interactions with asthma. *Clin Rev Allergy.* 1985;3:487-500.

24. Baughman RP, Loudon RC. Stridor: differentiation from wheezing or upper airway noise. *Am Rev Respir Dis.* 1989;139:1407-1419.

25. Graham VAL, Knowles GK, Milton AF, et al. Routine antibiotics in hospital management of acute asthma. *Lancet.* 1982;1:418-420.

26. Johnston SL, Szigeti, M, Cross M. Azithromycin for acute exacerbations of asthma. The AZALEA Randomized Clinical Trial. *JAMA Intern Med.* 2016;176:1630-1637.

27. Hall JB, Wood LDH. Management of the critically ill asthmatic patient. *Med Clin North Am.* 1990;74:779-796.

28. Brenner BE, Abraham E, Simon RR. Position and diaphoresis in acute asthma. *Am J Med.* 1983;74:1005-1009.

29. Kelsen SG, Kelsen DP, Fleegler BF, et al. Emergency room assessment and treatment of patients with acute asthma. *Am J Med.* 1978;64:622-628.

30. Shim CS, Williams MH. Relationship of wheezing to the severity of obstruction in asthma. *Arch Intern Med.* 1983;143:890-892.

31. Josephson GW, Kennedy HL, MacKenzie EJ. Cardiac dysrhythmias during the treatment of acute asthma: a comparison of two treatment regimens by a double blind protocol. *Chest.* 1980;78:429-435.

32. Lemarchand P, Labrune S, Herer B, et al. Cardiorespiratory arrest following peak expiratory flow measurement during attack of asthma. *Chest.* 1991;100:1168-1169.

33. Rodrigo G, Rodrigo C. Early prediction of poor response in acute asthma patients in the emergency department. *Chest.* 1998;114:1016-1021.

34. Mountain RD, Sahn S. Clinical features and outcome in patients with acute asthma presenting with hypercapnia. *Am Rev Respir Dis.* 1988;138:535-539.

35. Pallin M, Naughton MT. Noninvasive ventilation in acute asthma. *J Crit Care.* 2014;29:586-593.

36. McFadden ER Jr, Lyons HA. Arterial-blood gas tension in asthma. *N Engl J Med.* 1968;278:1027-1032.

37. Kelly AM, Kerr D, Middleton P. Validation of venous PO_2 to screen for arterial hypercarbia in patients with chronic obstructive airways disease. *J Emerg Med.* 2005;28:377-379.

38. Mountain RD, Heffner JE, Brackett NC. Acid-base disturbances in acute asthma. *Chest.* 1990;98:651-655.

39. Sherman S, Skoney JA, Ravikrishnan KP. Routine chest radiographs in exacerbations of acute obstructive pulmonary disease. *Arch Intern Med.* 1989;149:2493-2496.

40. White CS, Cole RP, Lubetsky HW, et al. Acute asthma: admission chest radiography in hospitalized adult patients. *Chest.* 1991;100:14-16.

41. Ballester E, Reyes A, Roca J, et al. Ventilation–perfusion mismatching in acute severe asthma: effects of salbutamol and 100% oxygen. *Thorax.* 1989;44:258-267.

42. Rodrigo C, Rodrigo G. Therapeutic response patterns to high and cumulative doses of salbutamol in acute severe asthma. *Chest.* 1998;113:593-598.

43. Strauss L, Hejal R, Galan G, et al. Observations of the effects of aerosolized albuterol in acute asthma. *Am J Respir Crit Care Med.* 1997;155:454-458.

44. McFadden ER Jr, Strauss L, Hejal R, et al. Comparison of two dosage regimens of albuterol in acute asthma. *Am J Med.* 1998;105:12-17.

45. Emerman CL, Cydulka RK, McFadden ER. Comparison of 2.5 mg vs 7.5 mg of inhaled albuterol in the treatment of acute asthma. *Chest.* 1999;115:92-96.

46. Rodrigo C, Rodrigo G. Salbutamol treatment of acute severe asthma in the ED: MDI vs hand-held nebulizer. *Am J Med.* 1998;16:637-642.

47. Besbes-Ouanes L, Nouira S, Elatrous S, et al. Continuous versus intermittent nebulization of salbutamol in acute severe asthma: a randomized, controlled trial. *Ann Emerg Med.* 2000;36:198-203.

48. Newhouse MT, Chapman KR, McCallum AL, et al. Cardiovascular safety of high doses of inhaled fenoterol and albuterol in acute severe asthma. *Chest.* 1996;110:595-603.

49. Nowak R, Emerman C, Hanrahan JP, et al. A comparison of levalbuterol with racemic albuterol in the treatment of acute severe asthma exacerbations in adults. *Am J Emerg Med.* 2006;24:259-267.

50. Jat KR, Khaira H. Levalbuterol versus albuterol for acute asthma: a systematic review and meta-analyis. *Pulm Pharmacol Ther.* 2013;26:239-248.

51. Rodrigo GJ, Neffen H, Colodenco FD, et al. Formoterol for acute asthma in the emergency department: a systematic review with meta-analysis. *Ann Allergy Asthma Immunol* 2010;104:247-252.

52. Peters JI, Shelledy DC, Jones AP, et al. A randomized, placebo-controlled study to evaluate the role of salmeterol in the in-hospital management of asthma. *Chest.* 2000;118:313-320.

53. Appel D, Karpel JP, Sherman M. Epinephrine improves expiratory airflow rates in patients with asthma who do not respond to inhaled metaproterenol sulfate. *J Allergy Clin Immunol.* 1989;84:90.

54. Cydulka R, Davison R, Grammer L, et al. The use of epinephrine in the treatment of older adult asthmatics. *Ann Emerg Med.* 1990;17:322-326.

55. Salmeron S, Brochard L, Mal H, et al. Nebulized versus intravenous albuterol in hypercapnic acute asthma: a multicenter, double-blind, randomized study. *Am J Respir Crit Care Med.* 1994;149:1466-1470.

56. Zorc JJ, Pusic MV, Ogborn CJ, et al. Ipratropium bromide added to asthma treatment in the pediatric emergency department. *Pediatrics.* 1999;103:748-752.

57. Qureshi F, Pestian J, Davis P, et al. Effect of nebulized ipratropium on hospitalization rates of children with asthma. *N Engl J Med.* 1998;339:1030-1035.

58. Rodrigo GJ, Rodrigo C. First-line therapy for adult patients with acute severe asthma receiving a multiple-dose protocol of ipratropium bromide plus albuterol in the emergency department. *Am J Respir Crit Care Med.* 2000;161:1862-1868.

59. Stoodley RG, Aaron SD, Dales RE. The role of ipratropium bromide in the emergency management of acute asthma exacerbation: a meta-analysis of randomized clinical trials. *Ann Emerg Med.* 1999;34:8-18.

60. Weber EJ, Levitt A, Covington JK, et al. Effect of continuously nebulized ipratropium bromide plus albuterol on

emergency department length of stay and hospital admission rates in patients with acute bronchospasm. *Chest.* 1999;115:937-944.

61. Fitzgerald JM, Grunfeld A, Pare PD, *et al.*, and the Canadian Combivent Study Group. The clinical efficacy of combination nebulized anticholinergic and adrenergic bronchodilators vs nebulized adrenergic bronchodilator alone in acute asthma. *Chest.* 1997;111:311-315.

62. Ducharme FM, Davis GM. Randomized controlled trial of ipratropium bromide and frequent low doses of salbutamol in the management of mild and moderate acute pediatric asthma. *J Pediatr.* 1998;133:479-485.

63. Craven D, Kercsmar CM, Myers TR, *et al.* Ipratropium bromide plus nebulized albuterol for treatment of hospitalized children with acute asthma. *J Pediatr.* 2001;138:51-58.

64. Goggin N, Macarthur C, Parkin PC. Randomized trial of the addition of ipratropium bromide to albuterol and corticosteroid therapy in children hospitalized because of an acute asthma exacerbation. *Arch Pediatr Adolesc Med.* 2001;115:1329-1334.

65. Rodrigo G, Rodrigo C. Corticosteroids in the emergency department therapy of acute asthma: an evidence-based evaluation. *Chest.* 1999;116:285-295.

66. Rowe BH, Spooner C, Ducharme F, *et al.* Early emergency department treatment of acute asthma with systemic corticosteroids. *Cochrane Database Syst Rev.* 2001(1):CD002178. doi:10.1002/14651858.CD002178.

67. Littenberg B, Gluck EH. A controlled trial of methylprednisolone in the emergency treatment of acute asthma. *N Engl J Med.* 1986;314:150.

68. Lin RY, Pesola GR, Bakalchuk L, *et al.* Rapid improvement of peak flow in asthmatic patients treated with parenteral methylprednisolone in the emergency department: a randomized controlled study. *Ann Emerg Med.* 1999;33:487.

69. Connett GJ, Warde C, Wooler E, *et al.* Prednisolone and salbutamol in the hospital treatment of acute asthma. *Arch Dis Child.* 1994;70:170-173.

70. Scarfone RJ, Fuchs SM, Nager AL, *et al.* Controlled trial of oral prednisone in the emergency room treatment of children with acute asthma. *Pediatrics.* 1993;2:513-518.

71. Rowe BH, Spooner C, Ducharme F, *et al.* Corticosteroids for preventing relapse following acute exacerbations of asthma. *Cochrane Database Syst Rev.* 2007;(3):CD000195. doi:10.1002/14651858.CD000195.pub2.

72. Manser R, Reid D, Abramson MJ. Corticosteroids for acute severe asthma in hospitalised patients. *Cochrane Database Syst Rev.* 2001;(1):CD001740. doi:10.1002/14651858. CD001740.

73. Emerman CL, Cydulka RK. A randomized comparison of 100-mg vs 500-mg dose of methylprednisolone in the treatment of acute asthma. *Chest.* 1995;107:1559-1563.

74. Cydulka RK, Emerman CL. A pilot study of steroid therapy after emergency department treatment of acute asthma: is a taper needed? *J Emerg Med.* 1998;16:15-19.

75. Rehrer MW, Liu B, Rodriguez M, *et al.* A randomized controlled noninferiority trial of single dose oral dexamethasone versus 5 days of oral prednisone in acute adult asthma. *Ann Emerg Med.* 2016;68:608-613.

76. Schuckman H, DeJulius DP, Blanda M, *et al.* Comparison of intramuscular triamcinolone and oral prednisone in the outpatient treatment of acute asthma: a randomized controlled trial. *Ann Emerg Med.* 1998;31:333-338.

77. Engel T, Dirksen A, Frolund L. Methylprednisolone pulse therapy in acute severe asthma. A randomized, double-blind study. *Allergy.* 1990;45:224-230.

78. Guttman A, Afilalo M, Colacone A, *et al.* The effects of combined intravenous and inhaled steroids (beclomethasone dipropionate) for the emergency treatment of acute asthma. The Asthma ED Study Group. *Acad Emerg Med.* 1997;4:100-106.

79. Nair P, Milan SJ, Rowe BH. Addition of intravenous aminophylline to inhaled beta2-agonists in adults with acute asthma. *Cochrane Database Syst Rev.* 2012;(12):CD002742. doi:10.1002/14651858.CD002742.pub2.

80. Kew KM, Kirtchuk L, Michell CI. Intravenous magnesium sulfate for treating adults with acute asthma in the emergency department. *Cochrane Database Syst Rev.* 2014;(5):CD010909. doi:10.1002/14651858.CD010909.pub2.

81. Powell C, Dwan K, Milan SJ, *et al.* Inhaled magnesium sulfate in the treatment of acute asthma. *Cochrane Database Syst Rev.* 2012;(12):CD003898. doi:10.1002/14651858. CD003898.pub5.

82. Camargo CA Jr, Smithline HA, Malice MP, *et al.* A randomized controlled trial of intravenous montelukast in acute asthma. *Am J Resp Crit Care Med.* 2003;167:528-533.

83. Zubairi AB, Salahuddin N, Khawaja A, *et al.* A randomized, double-blind, placebo-controlled trial of oral montelukast in acute asthma exacerbation. *BMC Pulm Med.* 2013;13:20.

84. Rodrigo GJ, Pollack CV, Rodrigo C, *et al.* Heliox for non-intubated acute asthma patients. *Cochrane Database Syst Rev.* 2006;(4):CD002884. doi:10.1002/14651858. CD002884.pub2.

85. Rivera ML, Kim TY, Stewart GM, *et al.* Albuterol nebulized in heliox in the initial ED treatment of pediatric asthma: a blinded, randomized controlled trial. *Am J Emerg Med.* 2006;24:38-42.

86. Kim IK, Phrampus E, Venkataraman S, *et al.* Helium/oxygendriven albuterol nebulization in the treatment of children with moderate to severe asthma exacerbations: a randomized, controlled trial. *Pediatrics.* 2005;116(5):1127-1133.

87. Rodrigo GJ, Castro-Rodriguez JA. Heliox-driven β_2-agonists nebulization for children and adults with acute asthma: a systematic review with meta-analysis. *Ann Allergy Asthma Immunol.* 2014;112:29-34.

88. Stefan MS, Nathanson BH, Lagu T, *et al.* Outcomes of noninvasive and invasive ventilation in patients hospitalized with asthma exacerbation. *Ann Am Thorac Soc.* 2016;13:1096-1104.

89. Tuxen D, Hew M. Asthma and chronic obstructive pulmonary disease in the intensive care unit. *Anaesth Intensive Care Med.* 2016;10:514-519.

90. Tuxen DV, Lane S. The effects of ventilatory pattern on hyperinflation, airway pressures, and circulation in mechanical ventilation of patients with severe air-flow obstruction. *Am Rev Respir Dis.* 1987;136:872-879.

91. Tuxen DV, Williams TJ, Scheinkestel CD, *et al.* Use of a measurement of pulmonary hyperinflation to control the level of mechanical ventilation in patients with acute severe asthma. *Am Rev Respir Dis.* 1992;146:1136-1142.

92. Williams TJ, Tuxen DV, Scheinkestel CD, *et al.* Risk factors for morbidity in mechanically ventilated patients with acute severe asthma. *Am Rev Respir Dis.* 1992;146:607-615.

93. Laghi, R, Segal J, Choe WK, *et al.* Effect of imposed inflation time on respiratory frequency and hyperinflation in

patients with chronic obstructive pulmonary Disease. *Am J Respir Crit Care Med.* 2001;163:1365-1370.

94. Tuxen DV. Detrimental effects of positive end-expiratory pressure during controlled mechanical ventilation of patients with severe airflow obstruction. *Am Rev Respir Dis.* 1989;140:5-9.

95. Leatherman JW, Ravenscraft SA. Low measured auto-positive end-expiratory pressure during mechanical ventilation of patients with severe asthma: hidden auto-positive end-expiratory pressure. *Crit Care Med.* 1996;24:541-546.

96. Feihl F, Perret C. State of the art: permissive hypercapnia: how permissive should we be? *Am J Respir Crit Care Med.* 1994;150:1722-1737.

97. Tuxen DV. Permissive hypercapnic ventilation. *Am J Respir Crit Care Med.* 1994;150:870-874.

98. Anzueto Al, Frutos-Vivar F, Esteban A, *et al.* Incidence, risk factors and outcome of barotrauma in mechanically ventilated patients. *Intensive Care Med.* 2004;30:612-619.

99. Kress JP, O'Connor MF, Pohlman AS, *et al.* Sedation of critically ill patients during mechanical ventilation: a comparison of propofol and midazolam. *Am J Respir Crit Care Med.* 1996;153:1012-1018.

100. Kress JP, Pohleman A, O'Connor MF, *et al.* Daily interruption of sedative infusions in critically ill patients undergoing mechanical ventilation. *N Eng J Med.* 2000;342:1471-1477.

101. Sarma VJ. Use of ketamine in acute severe asthma. *Acta Anaesthesiol Scand.* 1992;36:106-107.

102. Behbehani NA, Al-Mane F, D'yachkova Y, *et al.* Myopathy following mechanical ventilation for acute severe asthma: the role of muscle relaxants and corticosteroids. *Chest.* 1999;115:1627-1631.

103. Manthous CA, Hall JB, Schmidt GA, *et al.* Metered-dose inhaler versus nebulized albuterol in mechanically ventilated patients. *Am Rev Respir Dis.* 1993;148:1567-1570.

104. Manthous CA, Hall JB. Update on using therapeutic aerosols in mechanically ventilated patients. *J Crit Illness.* 1996;11:457-468.

105. Saulnier FF, Durocher AV, Deturck RA, *et al.* Respiratory and hemodynamic effects of halothane in status asthmaticus. *Intensive Care Med.* 1990;16:104-107.

106. Gluck EH, Onorato DJ, Castriotta R. Helium-oxygen mixtures in intubated patients with status asthmaticus and respiratory acidosis. *Chest.* 1990;98:693-698.

CAPÍTULO 22

Estudios clínicos del asma

PEDRO C. AVILA

L os estudios clínicos son el estándar ideal para probar la eficacia de los nuevos métodos y esquemas terapéuticos para cualquier enfermedad. Dichos estudios permiten introducir, después de varios años de desarrollo preclínico, nuevos fármacos diseñados para interferir con la patogenia de las enfermedades. Los fármacos varían ampliamente desde moléculas de bajo peso molecular hasta grandes compuestos recombinantes, como los anticuerpos monoclonales. Una vez que se selecciona un fármaco candidato para su desarrollo, se somete a diversas pruebas de toxicología antes de que la Food and Drug Administration (FDA) lo apruebe para su investigación en los seres humanos. Bajo la supervisión de la FDA se lleva a cabo el desarrollo clínico durante estudios de fases I, II y III, para comprender la farmacocinética (PK, por sus siglas en inglés), la farmacodinámica (PD, por sus siglas en inglés) y la eficacia clínica del nuevo fármaco, respectivamente, en tanto se acumulan datos de seguridad. Varios fármacos para el asma se han desarrollado, dirigidos contra la inflamación de las vías aéreas y la relajación de su músculo liso. Conforme evoluciona el conocimiento de la patogenia del asma se están desarrollando nuevos fármacos para controlarla, pues afecta a 24 millones de estadounidenses y 334 millones de individuos en todo el mundo.

■ DESARROLLO FARMACOLÓGICO

Un fármaco se somete a varias fases de desarrollo, hasta que se envía al mercado (fig. 22-1) (1). En un inicio, los nuevos fármacos se desarrollan con base en el conocimiento de los procesos biológicos esenciales en la patogenia y los estudios en seres humanos y modelos animales, de las enfermedades. El abordaje para el desarrollo del fármaco es modelar un paso crítico de la vía en un sistema *in vitro* (p. ej., la respuesta biológica a un receptor de citocinas) y probar varios compuestos para identificar aquellos que afectan la vía. En la industria farmacéutica se cuenta con bibliotecas de miles de sustancias químicas naturales y sintéticas, péptidos, ácidos nucleicos y otras moléculas orgánicas, que se pueden detectar con sistemas de análisis de elevada producción para estudiar su actividad biológica. Otro esquema es el de diseño de nuevos compuestos con base en la cristalografía

de la estructura tridimensional de la molécula objetivo (p. ej., un receptor) y el diseño y síntesis por computadora de un fármaco, átomo por átomo, para crear una molécula tridimensional que interactúe con la objetivo (p. ej., alteración de la unión ligando-receptor). Estos fármacos bajo diseño se estudian entonces en sistemas biológicos en cuanto a sus actividades. El tercer abordaje es el uso de la biotecnología para producir moléculas recombinantes que actúan como agonistas (p. ej., una citocina) o antagonistas (p. ej., anticuerpos monoclonales, receptores solubles) en la vía objetivo. En el caso de los anticuerpos monoclonales, inicialmente se produjeron sistemas celulares de ratón, pero después los avances biotecnológicos permitieron la humanización de dichos anticuerpos por un cambio de secuencia de las proteínas de anticuerpos inmunoglobulina G murinos (IgG) a las de IgG humanas, excepto por los principales aminoácidos encargados de la unión al epítopo objetivo (10% de la secuencia de los aminoácidos murinos y 90% de los humanos). Esta humanización del anticuerpo disminuye al mínimo su inmunogenicidad, en tanto conserva la especificidad y actividad biológica (p. ej., omalizumab [anti-IgE] mepolizumab y reslizumab [anti-IL-5], lebrikizumab [anti-IL-13] y benralizumab [contra el receptor α de IL-5]) (2-4). En fecha más reciente, los sistemas de hibridoma de células humanas permitieron la producción directa de anticuerpos monoclonales por completo humanos para su uso terapéutico (p. ej., dupilumab [contra el receptor α de IL-4]) (4). Además de anticuerpos, la biotecnología permitió la producción de moléculas recombinantes humanas para el estudio del asma, como el receptor soluble de la interleucina 4 (IL) (5), el interferón γ (6), la IL-12 (7) y otros (4). Los abordajes más recientes para el desarrollo de tratamientos biológicos incluyen la modificación genética de los animales para producir moléculas humanas (p. ej., el hacer que las cabras secreten hormona de crecimiento humana en su leche), tratamientos basados en el ADN (8), vectores virales para la geneterapia humana, herramientas epigenéticas (p. ej., ARN pequeños de interferencia) (9), citoblastos (10) y tecnologías de edición del genoma (p. ej., uso de CRISPR/Cas9) (11). Por lo general, un fármaco se desarrolla junto con varias contrapartes químicamente similares; se estudian en sistemas biológicos *in vitro* y modelos animales de enfermedad

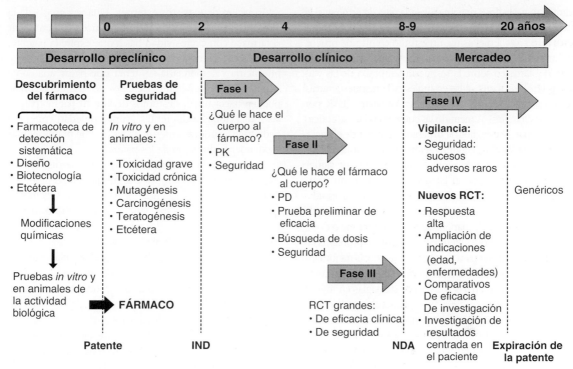

■ FIGURA 22-1 Fases del desarrollo de un fármaco. IND, aprobación de nuevo fármaco de investigación; NDA, aprobación de la solicitud de nuevo fármaco; PD, farmacodinámica; PK, fármaco; ECA, estudios clínicos aleatorios.

humana, respecto de sus actividades biológicas para, en un momento dado, identificar uno solo o unos cuantos para mayor desarrollo. Estos compuestos pueden ser objeto de modificaciones químicas para mejorar su aplicación clínica eventual con base en la comprensión amplia de las características químicas orgánicas necesarias para la resistencia a la digestión gastrointestinal y la absorción oral exitosa (biodisponibilidad), con el propósito de prolongar la vida media por alteración de su distribución y metabolismo, y para evitar la toxicidad. Después de pruebas *in vitro*, el fármaco se estudia en animales respecto de su disponibilidad y actividad, especificidad, reacción y toxicidad biológicas. Después de seleccionar un compuesto líder, la compañía farmacéutica solicita una patente para obtener los derechos exclusivos de su mercadeo durante 20 años. A continuación, el fármaco entra en la fase preclínica del desarrollo para establecer un esquema de seguridad amplio en sistemas animales estándar y de cultivo celular. Esta fase incluye experimentos *in vitro* y en animales para valorar el rango de dosis, la dosis letal 50 (aquella que elimina a 50% de los animales expuestos), las toxicidades aguda y crónica, la teratogénesis, la mutagénesis, la carcinogénesis, los efectos sobre el embarazo, etc. Durante esta fase, la compañía farmacéutica cambia impresiones con la FDA acerca de los datos de seguridad en animales, que se requerirán para cumplir con la aprobación, y trabaja estrechamente con la FDA para diseñar el primer estudio en seres humanos con el nuevo fármaco, con el propósito de valorar su PK. Este estudio se envía a la FDA como solicitud de investigación de nuevo fármaco (IND, por sus siglas en inglés). Solo después de la aprobación por la FDA, en la IND se puede empezar el primer estudio clínico con la fase clínica del desarrollo (estudios en seres humanos).

El desarrollo clínico de un fármaco para obtener la aprobación de la FDA para su mercadeo implica tres fases de estudios clínicos, todos diseñados por la compañía farmacéutica con intercambio de ideas continuo y supervisión por la FDA. En los estudios de fase I, el fármaco se administra a unos cuantos seres humanos (p. ej., $n = 10$) por primera vez, después de completar los estudios de seguridad preclínica. El principal propósito de los estudios de fase I es comprender la PK, determinar la máxima dosis tolerada, el tiempo transcurrido hasta alcanzar la concentración sérica máxima, la biodisponibilidad, la vida media, el metabolismo, la distribución de volumen y la vía de eliminación del fármaco. La valoración de seguridad inicial (efectos colaterales) y la cuantificación de biomarcadores de su actividad son propósitos secundarios.

Con base en la dosis que funcionó en estudios de animales y los datos de la PK en seres humanos, se diseñan estudios de fase II para valorar la PD, esto es, determinar si el fármaco causa los efectos biológicos esperados para la enfermedad humana a que se dirige. Dos tipos de estudios suelen hacerse en esta fase: de prueba preliminar de eficacia y de hallazgo de dosis. En los primeros, se valora el efecto biológico del fármaco sobre la enfermedad de interés en pequeños estudios clínicos aleatorios, donde suele administrarse la dosis máxima tolerada para determinar si el nuevo fármaco tiene la actividad biológica esperada en los seres humanos. En el asma, un estudio común de prueba preliminar de eficacia es el de valoración del efecto inhibitorio del fármaco sobre la respuesta temprana de las vías aéreas (EAR, por sus siglas en inglés) y la respuesta tardía de las vías aéreas a un reto con alérgeno inhalado (LAR, por sus siglas en inglés). A menudo las compañías farmacéuticas hacen un par de estudios de prueba preliminar de eficacia, que se consideran de "continuación" o "discontinuación", esto es, dependiendo de la presencia o ausencia de signos de actividad biológica, el fármaco avanzará o no hacia el desarrollo clínico adicional, respectivamente. En un estudio de hallazgo de dosis se distribuye a unos cuantos cientos de sujetos para recibir de manera aleatoria un placebo o dos o más esquemas de dosis diferentes del fármaco problema en un estilo doble ciego para determinar qué dosis mejora los resultados relacionados con la enfermedad (p. ej., volumen espiratorio forzado en 1 s [FEV_1, por sus siglas en inglés] en el asma). Los marcadores biológicos subrogados de la eficacia a menudo se usan para permitir que estos estudios sean breves y, por lo tanto, menos costosos. Tales resultados secundarios pueden incluir análisis en muestras de pacientes para determinar si el fármaco tuvo los efectos biológicos esperados en la vía objetivo. Por ejemplo, en los estudios de omalizumab se cuantificaron los anticuerpos neutralizantes anti-IgE, además de los resultados clínicos del asma, la concentración sérica de IgE libre como marcador subrogado de la eficacia del fármaco, que se logró cuando disminuía la concentración de IgE libre hasta cifras indetectables. Al final de los estudios de fase II, los investigadores saben la dosis que modifica resultados fisiológicos importantes de la enfermedad y cuentan con datos de seguridad adicionales en cientos de individuos. Esta información se usa entonces para planear y diseñar los estudios clínicos de fase III, de valoración de la eficacia clínica y obtención de datos de seguridad adicionales, para solicitar la aprobación de la FDA para comercializar el producto.

Los estudios de fase III son clínicos grandes, doble ciego, con grupo testigo y placebo, aleatorios, diseñados para determinar si el fármaco mejora los resultados clínicamente importantes seleccionados por la compañía farmacéutica y la FDA. Para el asma, algunos de los principales resultados de establecer la eficacia son: obstrucción de la vía aérea (pruebas de función pulmonar), síntomas, calidad de vida (QOL, por sus siglas en inglés) y frecuencia de las exacerbaciones (véase tabla 22-1). La FDA suele requerir más de un estudio de fase III que demuestre eficacia. Si los estudios de fase III son exitosos, la compañía farmacéutica envía a la FDA una solicitud del nuevo fármaco (NDA, por sus siglas en inglés) para obtener su aprobación de mercadeo, que contiene todos los datos disponibles del fármaco desde su desarrollo preclínico, así como los estudios clínicos de entre 3 000 y 5 000 pacientes. La FDA invierte en promedio 6 meses para la aprobación o su negación de una NDA (rango: de 3 meses a años) y puede buscar

información de expertos externos. Una vez aprobada la solicitud, la compañía farmacéutica puede comercializar el fármaco con exclusividad hasta que expire la patente, en cuyo momento otras compañías pueden empezar a producirla y comerciarla sin tener que pagar una cuota al poseedor de la patente. Después de su aprobación se pueden hacer nuevos estudios de fase III para expandir las indicaciones a diferentes grupos de edad (p. ej., el pediátrico) y nuevas enfermedades, lo que puede ayudar a extender la duración de las patentes.

Después de la aprobación por la FDA se diseñan los estudios de fase IV para vigilar la seguridad, con el propósito de identificar efectos secundarios graves y raros, como los que ocurren con una frecuencia de 1:10 000 o mayor. Los ejemplos de sucesos adversos raros descubiertos en esta fase incluyen toxicidad hepática por telitromicina, sucesos cardiovasculares por rofecoxib, leucoencefalopatía multifocal progresiva por el virus JC en quienes recibieron rituxan (anti-CD20), rotura tendinosa en los pacientes que toman quinolonas y, posiblemente, un mayor riesgo de asma relacionado con la muerte en los que toman broncodilatadores de acción prolongada, en particular afroestadounidenses que no utilizan corticoesteroides inhalados (ICS, por sus siglas en inglés). Además de los estudios de fase IV, estos raros sucesos graves pueden captarse a través del sistema de vigilancia por la FDA de los sucesos adversos de medicamentos llamada MedWatch (http:// www.fda.gov/safety/medwatch/default.htm), que permite a los profesionales de atención sanitaria comunicar sucesos adversos directamente a la FDA en línea. Los sucesos adversos graves raros relacionados con un fármaco llevan a "notas precautorias" de caja negra en el inserto del empaque del fármaco, limitaciones de las indicaciones aprobadas por la FDA con base en nuevas valoraciones del cociente de riesgo y beneficio, e incluso el retiro del fármaco del mercado.

El desarrollo costoso de nuevo fármaco es un negocio de riesgo. Asimismo, se calcula que el costo de llevar un medicamento al mercado puede alcanzar más de 1 500 millones de dólares. Muchos fármacos fracasan durante el desarrollo clínico y solo 30% de los que se envían al mercado recupera los costos de su desarrollo. Los nuevos fármacos pueden fracasar incluso después del mercadeo en estudios de fase IV, por sucesos adversos raros que ponen en riesgo la vida y llevan a restricciones del uso o el retiro del mercado. Aunque la patente protege el mercadeo de nuevos productos durante 20 años, suelen requerirse de 8 a 10 años para obtener la aprobación de la FDA de un fármaco, lo que lleva a 10 o menos años para que la compañía farmacéutica obtenga beneficios, que no solo cubran los gastos en que se incurrió para desarrollar el fármaco, sino para obtener fondos de investigación y desarrollo de nuevos fármacos, con el fin de mantener el negocio de las compañías farmacéuticas. Los fármacos con éxito pueden ser muy recompensadores, como la atorvastatina (Lipitor), con más de 12 000 millones de dólares de ventas anuales en 2005 a 2008, o el inhalador de fluticasona-salmeterol

TABLA 22-1 RESULTADOS DE LOS ESTUDIOS CLÍNICOS DEL ASMA

PARÁMETRO	PROCEDIMIENTO REQUERIDO	COMPONENTE DEL ASMA VALORADO
Reacción a alérgenos aéreos	Pruebas cutáneas de alergia o IgE sérica específica	Atopia o sensibilización a la IgE
FEV_1 o cociente FEV_1/FVC	Espirometría	Obstrucción de la vía aérea
FEV_1 posbroncodilatador	Espirometría antes y después de un broncodilatador de acción breve	Componente reversible del broncoespasmo
El mejor FEV_1 o cociente FEV_1/FVC alcanzable	Espirometría después del tratamiento máximo del asma durante 1 sem	Probablemente un parámetro del remodelado
Velocidad máxima de flujo espiratorio (PEFR)	Medidor de PEFR portátil	Vigilancia frecuente de la obstrucción de las vías aéreas
Concentración de provocación de la declinación del FEV_1 por 20% (PC_{20})	Reto con metacolina	Hiperrespuesta de las vías aéreas
Respuestas temprana y tardía de las vías aéreas a un alérgeno	Reto con alérgeno de inhalación pulmonar total	Respuesta a alérgenos mediada por IgE en las vías aéreas inferiores
Lavado del bronquio segmentario con reto por alérgeno	Broncoscopia	Inducción de inflamación por linfocitos Th2 en un segmento de las vías aéreas inferiores
Biopsia de la mucosa bronquial	Broncoscopia	Inflamación y remodelado de las vías aéreas
Eosinófilos en esputo	Inducción de esputo	Inflamación de las vías aéreas
Eosinófilos en sangre	Obtención de un espécimen de sangre	Inflamación de las vías aéreas
Fracción de óxido nítrico exhalada (FeNO)	Exhalación en un analizador de NO	Inflamación de las vías aéreas
Condensado respiratorio exhalado	Determinación de marcadores inflamatorios de moléculas pequeñas y pH	Inflamación de las vías aéreas
Diario de síntomas	Llenado de formatos de diario	Síntomas
Cuestionario de la calidad de vida con asma	Cuestionario completo	Impacto del asma sobre la vida propia (perspectiva del paciente)
Cuestionario de la regulación del asma	Cuestionario completo	Gravedad persistente del asma (perspectiva del médico)
Utilización en el asma	Cuestionario completo	Impacto del asma sobre las actividades escolares/laborales y sociales

FEV_1, volumen exhalatorio forzado en 1 s; FVC, capacidad vital forzada; IgE, inmunoglobulina E; NO, óxido nítrico.

(Advair) con casi 8 000 millones de dólares de ventas en el 2008 y más de 4 000 millones de dólares anuales del 2011 al 2013; el omalizumab (Xolair) con más de 1 000 millones de dólares anuales del 2011 al 2014 y más de 2 000 millones de dólares en el 2015, y el adalimumab (Humira) con 14 000 millones de dólares en el 2015.

■ ESTUDIOS POSMERCADEO

Después de la aprobación por la FDA para el mercadeo de un fármaco se pueden hacer estudios posmercadeo (de fase IV) con una diversidad de propósitos. Si preocupan los sucesos adversos, la FDA puede ordenar vigilancia

adicional de aquellos específicos. Por ejemplo, los estudios de seguridad de los inhaladores de agonistas β de acción prolongada (LABA, por sus siglas en inglés) (12) y el EXCELS, hasta ahora no han mostrado aumento del riesgo de cáncer en los pacientes que reciben omalizumab para tratar el asma (13), si bien puede aumentar el riesgo de sucesos tromboembólicos arteriales (14). También es probable que se diseñen estudios clínicos de fase IV para comparar la eficacia y seguridad del nuevo fármaco con las de los ya presentes, para determinar su mejor forma de uso y valorar su seguridad y eficacia en los niños, o en otras indicaciones por enfermedad. Además, los análisis de datos combinados de múltiples y nuevos estudios estratificados permiten identificar y validar de manera prospectiva los biomarcadores y las características clínicas que identifican a los sujetos de mejor respuesta a un fármaco, y permiten la atención personalizada de aquellos con asma (15-17).

Los estudios clínicos de fase IV antes mencionados son de eficacia, donde se incluyen pacientes cuidadosamente seleccionados son de eficacia, donde su vigilancia estrecha asegura un alto cumplimiento con el tratamiento y con frecuencia se miden diversos resultados. Otra categoría de los estudios posmercadeo es el de los de eficacia, donde se compara el desempeño de una terapéutica con el de un grupo testigo en el mundo real, por lo general, en clínicas de atención primaria. En estos estudios, los criterios de inclusión y exclusión son menos estrictos, se disminuyen al mínimo las consultas y se miden pocos resultados importantes en la clínica.

Otra categoría de estudios es la de investigación de resultados centrada en el paciente, donde se comparan intervenciones de niveles múltiples con tratamientos de eficacia conocida en la comunidad, en casa o en el sistema de atención sanitaria, para llevar a lo óptimo la implementación de guías terapéuticas. La intervención implica la instrucción de los pacientes, la familia, los médicos (p. ej., de atención primaria, de servicios de urgencias), así como de agencias comunitarias donde se pueden realizar visitas caseras para la instrucción sobre el tratamiento de la enfermedad en el hogar o la identificación y disminución de la exposición a potenciales factores de exacerbación ambiental en casa (18).

■ RESULTADOS DE LOS ESTUDIOS DEL ASMA

Los resultados determinados en los estudios del asma han evolucionado, conforme lo ha hecho el conocimiento de la patogenia de la enfermedad, el diseño del estudio clínico y la tecnología para cuantificar los biomarcadores. A principios de la década de 1900, las pruebas patológicas y clínicas ya indicaban que la patogenia del asma involucraba broncoconstricción, bronquitis eosinofílica, y exposición a los alérgenos naturales que desencadenan los síntomas del asma y de la fiebre del heno. El advenimiento de las pruebas de función pulmonar en las décadas de 1940 y 1950 llevaron a la demostración de la obstrucción reversible de las vías aéreas y su hiperrespuesta en los pacientes con asma. En la década de 1970, los retos con alérgenos por inhalación permitieron la observación experimental de las respuestas de broncoespasmo temprano y tardío de las vías aéreas relacionadas con la mayor eosinofilia sanguínea. En la década de 1980, las biopsias de la mucosa bronquial por broncoscopia revelaron inflamación crónica de las vías aéreas, incluso en los pacientes con enfermedad leve, que se caracteriza principalmente por bronquitis eosinofílica y aumento de los linfocitos T CD4$^+$. En la década de 1990 se describió el remodelado, que incluye modificaciones de las células estructurales residentes, como resultado de la inflamación crónica de las vías aéreas impulsada por leucocitos infiltrativos. El remodelado incluye la hiperplasia de células

caliciformes y del músculo liso, el depósito de colágena en la membrana reticular subepitelial, un aumento de la inervación y vasculatura, entre otros cambios (19). En la actualidad, la investigación continúa centrándose en los mecanismos de la inflamación, su heterogeneidad en las vías aéreas (endotipos del asma), la respuesta innata, las interacciones entre células residentes y leucocitos, y los cambios inflamatorios durante las exacerbaciones del asma, que son desencadenados principalmente por infecciones virales respiratorias.

El número y la variedad de los resultados clínicos medidos en estudios del asma se expandieron con base en la comprensión de la patogenia de la enfermedad de las vías aéreas, como se mencionó antes (20). Las pruebas de función pulmonar (21) precisan la fisiología de las vías aéreas, como la espirometría para medir el FEV$_1$ y valorar los cambios en los flujos de aire, una función del calibre de las vías aéreas. Los medidores portátiles del flujo espiratorio máximo (PEF, por sus siglas en inglés) permiten a los pacientes vigilar el flujo de las vías aéreas en casa. En fecha más reciente, los dispositivos electrónicos portátiles permiten medir y registrar PEF, FEV$_1$ y la capacidad vital forzada (FVC, por sus siglas en inglés) en 6 s, lo que expande mucho la capacidad de vigilar la variabilidad en la obstrucción de las vías aéreas, un punto de referencia del asma.

La **hiperrespuesta de las vías aéreas** a estímulos inespecíficos también se mide en los estudios del asma, porque es una característica importante de la enfermedad (22, 23) y puesto que se correlaciona con la inflamación de las vías aéreas. Por lo general, se mide como la concentración de metacolina o histamina que provoca una declinación de 20% en el FEV$_1$ (PC$_{20}$). Las vías aéreas de los individuos con asma presentan broncoconstricción excesiva al inhalarse metacolina o histamina, que actúan directamente sobre el músculo liso y causan su contracción. A la hiperactividad de las vías aéreas se define como una PC$_{20}$ < 8 mg/mL con estos dos fármacos de acción directa (24). El tratamiento con ICS mejora de manera simultánea tanto la hiperrespuesta como la inflamación de las vías aéreas. Menos a menudo se usan fármacos de acción indirecta para valorar la PC$_{20}$, que causan broncoconstricción indirecta por estimulación de la secreción de mediadores broncoespásticos por las células cebadas, incluidos histamina, cisteinil-leucotrienos y prostaglandina D$_2$, son ejemplos de fármacos de acción indirecta para valorar la capacidad de respuesta de la vía aérea, el ejercicio, la inhalación de adenosina o de estimulantes osmóticos, como el aire frío y seco, el agua destilada, la solución salina hipertónica o el manitol (25). La PC$_{20}$ con uso de fármacos de acción indirecta puede relacionarse más estrechamente con la inflamación de las vías aéreas que aquella con uso de agentes de acción directa (metacolina e histamina). También ocurre hiperrespuesta de las vías aéreas en afecciones médicas diferentes al asma, incluida la rinitis alérgica sin asma, hasta 6 sem después de infecciones virales respiratorias y en fumadores con enfermedad pulmonar obstructiva crónica (24) (véase tabla 19-3).

El percatarse de que la sensibilización a la IgE y la inhalación del alérgeno importante causa **EAR y LAR** reproducibles, llevó al desarrollo de un modelo de estudio del asma de prueba preliminar de eficacia ampliamente utilizado, donde los sujetos inhalan cantidades crecientes del alérgeno, al que reaccionan en las pruebas cutáneas de alergia, para determinar la concentración que causa una declinación de 20% en el FEV_1. Después, el sujeto recibe un placebo o tratamiento farmacológico durante un periodo, y retorna para un reto repetido utilizando el mismo alérgeno y la misma dosis que en el reto inicial, para determinar si el fármaco atenúa la respuesta de las vía aéreas al alérgeno. Debido a que EAR y LAR son muy reproducibles, se requieren solo 10 a 12 pacientes por grupo para valorar si un fármaco atenúa cualquier respuesta por 30% o más. Casi todos los fármacos actualmente disponibles para tratar el asma atenúan EAR o LAR, o ambas (2, 3, 26-41), lo que convierte a este modelo de estudio en uno de fase II común para determinar si un nuevo fármaco es útil para tratar el asma

(fig. 22-2). Aquellos que inhiben la activación de las células cebadas y la broncoconstricción deberían atenuar la EAR, en tanto los que inhiben la producción diferida de mediadores o el ingreso a las vías aéreas por la función de los leucocitos (p. ej., eosinófilos, células dendríticas y linfocitos) pueden inhibir la LAR. Este modelo de reto con alérgeno por inhalación que induce una declinación de 20% en el FEV_1, también aumenta la hiperrespuesta de las vías aéreas y la eosinofilia del esputo 24 h después del reto, lo que permite a los investigadores valorar los efectos de nuevos fármacos también respecto de estos resultados. La presencia de LAR parece ser impulsada por los linfocitos T, debido a que los estudios de inmunoterapia de péptidos revelaron reacciones aisladas de fase tardía a las inyecciones, sin reacciones agudas (42). Los péptidos son muy pequeños para su enlace cruzado con IgE y estimulan a las células cebadas, pero se unen a los antígenos leucocitarios humanos y estimulan a los linfocitos T. Las respuestas EAR y LAR en las vías aéreas bajas no son exclusivas de los pacientes con asma, ya

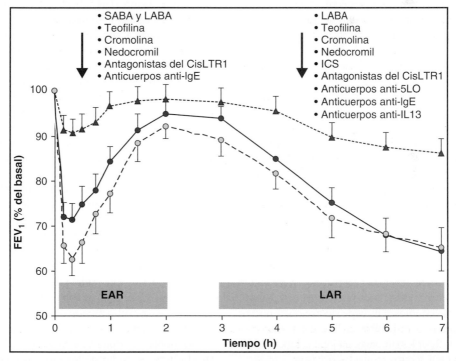

■ **FIGURA 22-2** Reto por alérgeno inhalatorio que causa una respuesta bifásica de la vía aérea en los pacientes con asma. La gráfica muestra cambios porcentuales en el FEV_1 medio y SEM respecto de la basal, 7 h después del reto. Los cambios son reproducibles entre los retos por inhalación realizados con 4 sem de antelación (líneas trazadas y continuas). Ocurre broncoconstricción en minutos y mejora en 2 h (EAR), en su mayor parte como consecuencia de la contracción del músculo liso. Posteriormente, pasadas de 3 a 8 h del reto, la broncoconstricción recurre como consecuencia del mayor ingreso de leucocitos, en particular eosinófilos, linfocitos Th2 y basófilos (LAR). Se enlistan los medicamentos que inhiben a las EAR y LAR (*línea superior*) cuando fueron administrados antes del reto. Los anticuerpos anti-IL5 (mepolizumab y reslizumab) no modifican la EAR o la LAR. No hay publicaciones de los efectos del dupilumab y de los antagonistas muscarínicos de acción prolongada (LAMA) sobre las respuestas de las vías aéreas a los alérgenos en los seres humanos. FEV_1, volumen exhalatorio forzado en 1 s; EAR, respuesta temprana de las vías aéreas; LAR, respuesta tardía de las vías aéreas; anti-CisLTR1, antagonistas del receptor 1 del cisteinil-leucotrieno (p. ej., montelukast, zafirlukast); anti-5LO, anticuerpos contra la 5-lipooxigenasa (p. ej., zileuton); anti-IgE, anticuerpos contra IgE (p. ej., omalizumab); ICS, corticoesteroides inhalados; LABA, broncodilatadores agonistas del receptor β_2 de acción prolongada (p. ej., salmeterol, formoterol); SABA, broncodilatadores agonistas del receptor β_2 de acción breve (p. ej., albuterol, terbutalina).

que también se pueden presentar en aquellos con rinitis alérgica no asmática después de resfriados por rinovirus (43), lo que hace surgir la hipótesis de que puede ocurrir un espectro del progreso de la enfermedad en las vías aéreas bajas, como la sensibilización a IgE, la hiperrespuesta bronquial, las EAR y LAR bronquiales al reto por alérgenos, y finalmente, un asma totalmente manifiesta.

Otro diseño común de prueba preliminar de eficacia usado en los estudios de fase II para valorar el desempeño de nuevos reguladores del asma, más bien que factores de alivio agudo del broncoespasmo, es el **modelo de retiro de corticoesteroides**, en el que los sujetos, con asma moderada a grave, ingresan a un periodo de inclusión con corticoesteroides inhalados más o menos orales que se titulan hasta la mínima dosis necesaria para aliviar los síntomas, en cuyo momento se distribuyen en forma aleatoria para recibir un placebo o el nuevo fármaco, como agregado del tratamiento. Después, pasado un periodo de tratamiento con corticoesteroides y el medicamento de estudio (ya sea un nuevo fármaco o un placebo), se disminuye en forma gradual el corticoesteroide para determinar si el nuevo fármaco es más eficaz que el placebo para mantener el asma regulada. En este tipo de estudio es necesario vigilar muy estrechamente a los pacientes y se requiere un plan de acción local para rescatarlos cuando se deteriora su padecimiento. El estudio de retiro de corticoesteroides es un modelo de pérdida de la regulación del asma causada por empeoramiento de la inflamación de las vías aéreas. No es un modelo para estudiar exacerbaciones del asma, porque las agudas son causadas por resfriados comunes en hasta 80% de los casos (44, 45). Entonces se presentan exacerbaciones cuando la inflamación inducida por virus se agrega a la crónica correspondiente impulsada por alérgenos. En los **estudios de valoración de las exacerbaciones del asma** se reclutan pacientes con intensificaciones del padecimiento en el año previo y se les vigila durante un periodo prolongado (p. ej., 12 meses) para identificar el deterioro de nuevas crisis de asma aguda que requieren un ciclo breve de tratamiento con corticoesteroides sistémicos. La tasa de exacerbaciones del asma se ha convertido cada vez más en un resultado primario en los estudios clínicos de valoración de nuevos fármacos, porque los disponibles en la actualidad son muy eficaces para aliviar los síntomas, mejorar la función de la vía aérea, la QOL y otros resultados del asma.

El reconocer que el asma es una enfermedad inflamatoria crónica de las vías aéreas llevó a la implementación de la determinación de **parámetros de inflamación** en los estudios clínicos (véase tabla 22-1) (46). La eosinofilia sanguínea es un índice para seleccionar pacientes con inflamación alérgica para tratamientos biológicos que se dirigen a los eosinófilos en la inflamación por linfocitos Th2. El lavado broncoalveolar y la biopsia de la mucosa bronquial permiten valorar de manera confiable infiltrados inflamatorios luminales e hísticos, pero necesitan de broncoscopia, lo que impide su uso en grandes estudios clínicos. En la década

de 1990 empezó a usarse la inducción de esputo con uso de solución salina hipertónica en estudios del asma, como técnica no invasiva para valorar la inflamación de vías aéreas bajas, pero sigue siendo un recurso de investigación. La eosinofilia del esputo ($>$ 2% de células no escamosas) es característica del asma alérgica, aumenta después del reto con alérgenos (47) y disminuye con el tratamiento, incluido el sistémico (48) o con ICS (49), antagonistas de leucotrienos (50) y los inmunorreguladores biológicos que se dirigen a mediadores de la inflamación alérgica (4), como IgE (omalizumab) (51-53), IL-5 (mepolizumab) (54-56) y reslizumab (57, 58), así como la subunidad α del receptor de IL-5 (benralizumab) (59, 60). Los productos biológicos dirigidos a IL-5 disminuyen los eosinófilos en sangre y esputo, y son eficaces en pacientes con asma y eosinofilia (61). Los anticuerpos contra IL-13 (p. ej., lebrikizumab y tralokinumab) pueden aumentar la cifra de eosinófilos sanguíneos (62) y han tenido una eficacia clínica leve en los estudios del asma (63, 64). Un anticuerpo contra el receptor α de IL-4 (dupilumab) puede también aumentar la eosinofilia en sangre y esputo (65), pero mejora los resultados del asma (66). Los estabilizantes de células cebadas (cromolina y nedocromil) mejoran los síntomas del asma y la función de las vías aéreas, pero sus efectos antiinflamatorios son leves e inconstantes, según se determina por las cifras de eosinófilos o sus productos en las vías aéreas y la sangre (67-70). Asimismo, es digno de mención que la eosinofilia del esputo no es patognomónica del asma y puede también presentarse en pacientes con bronquitis eosinofílica o neumonía eosinofílica crónicas. Además, se puede encontrar neutrofilia del esputo, no eosinofilia, en algunos pacientes con asma, en particular aquellos con la forma no atópica o más grave (71-73).

Debido al riesgo de broncoespasmo grave con el reto de inhalación de alérgeno, se desarrollaron otros modelos para los estudios de los efectos de los fármacos en la inflamación alérgica de las vías aéreas. En un modelo se inyecta el alérgeno a un segmento del árbol bronquial para inducir una inflamación alérgica localizada de las vías aéreas, el llamado **modelo de reto de alérgeno segmentario** (74); se inyecta una cantidad equivalente de solución salina en otro bronquio segmentario del pulmón contralateral como reto de referencia; se hacen entonces broncoscopias subsiguientes para colectar el líquido de lavado broncoalveolar de los mismos segmentos para valorar las respuestas inflamatorias locales, tempranas y tardías. Otro modelo para inducir la inflamación leve de las vías aéreas inferiores es el **reto con alérgeno por inhalación de dosis bajas repetidas** (75, 76), en el que los sujetos inhalan la dosis del alérgeno que se calcula cause una declinación de solo 5% en el FEV_1, con base en el reto de alérgenos basales. La misma dosis se inhala a diario durante 5 o más días para inducir eosinofilia de las vías aéreas, empeorar la hiperrespuesta y causar síntomas de asma de nulos a leves, lo que así reproduce muchas manifestaciones del asma, en tanto evita el riesgo de una broncoconstricción grave relacionada con retos de inhalación de alérgenos a dosis alta para inducir las EAR y LAR. Ambos, los modelos de reto con alérgenos de dosis baja y segmentarios, no se usan ampliamente por la necesidad de broncoscopia y su laboriosidad. La broncoscopia con biopsia de mucosa, sin embargo, se ha usado en estudios clínicos para valorar el efecto del tratamiento sobre la inflamación (51) y el remodelado de las vías aéreas (p. ej., depósito de colágena subepitelial (77, 78)).

Un abordaje para **medir el remodelado de las vías aéreas** de manera indirecta es el de administrar un ciclo leve de tratamiento máximo. Puesto que no es práctico hacer broncoscopia para una biopsia de mucosa con el propósito de medir histopatológicamente el remodelado en grandes estudios, los investigadores han usado un ciclo leve del tratamiento máximo para disminuir la inflamación y el broncoespasmo y determinar "el mejor FEV_1 alcanzable" (79). En este modelo de estudio, antes y después de una intervención, los pacientes se someten a 1 sem de uso de corticoesteroides orales, la dosis máxima de ICS-broncodilatador de acción prolongada (ICS + LAB) y un tratamiento de antagonistas de leucotrienos. Al final de la semana de tratamiento máximo del asma, se cuantifica el FEV_1 antes y después de la broncodilatación máxima por administración de un broncodilatador de acción breve (agonistas β_2 de acción breve [SABA]), y el alcanzable de la mejor manera se considera por algunos autores como parámetro del remodelado por el que se asume es un componente irreversible de la obstrucción de las vías aéreas después del tratamiento máximo para revertir del broncoespasmo y mejora cualquier componente reversible de la inflamación bronquial. Sin embargo, esta aseveración no ha sido validada por comparación del FEV_1 mejor alcanzable (o el cociente FEV_1/FVC) con los parámetros de biopsia bronquial del remodelado (p. ej., volumen de células caliciformes y glandulares, del músculo liso, y el engrosamiento de la membrana reticular subepitelial).

Además, se desarrollaron mediciones de los **parámetros de inflamación de las vías aéreas** en las décadas de 1990 y 2000, que incluyen al óxido nítrico fraccional exhalado (FeNO, por sus siglas en inglés) y al condensado exhalatorio de la ventilación (EBC, por sus siglas en inglés). El óxido nítrico (NO, por sus siglas en inglés) se puede medir como un gas en el aire exhalado, producto de la acción de la sintetasa de óxido nítrico (NOS, por sus siglas en inglés) sobre la L-arginina. En los pulmones, las NOS se encuentran en las células epiteliales y endoteliales de las vías aéreas, que expresan las primeras inducibles (es decir, iNOS o NOS_2) al ser estimuladas por varias vías inflamatorias, que incluyen interferones (por transducción de señal y el activador de la transcripción [STAT]-1), receptores similares a la proteína Toll (a través del factor nuclear κ B) e IL-4 (a través de STAT-6) que son activadas tanto por infecciones respiratorias como por la inflamación alérgica. El NO tiene varias funciones, incluidas la vasodilatación, la broncodilatación y la defensa innata por inducción de estrés nitrosativo mediante nitración,

nitrosación y nitrosilación de las moléculas. En este sentido, se han diseñado guías acerca de la determinación del FeNO porque varios factores pueden afectar su concentración, como la ingestión de alimentos, la contaminación con NO de las vías aéreas altas, el flujo de aire, y otras enfermedades, además del asma (80). Las cifras normales son de menos de 25 partes por mil millones (ppb) (o < 10 ppb en los niños menores de 12 años), y los pacientes con atopia no tratada y asma suelen presentar cifras mayores de 50 ppb (o mayores de 35 ppb en los niños). Las cifras intermedias no son índices del asma. Como con la eosinofilia del esputo, el FeNO se correlaciona con una enfermedad más grave, el grado de inflamación alérgica de las vías aéreas, y disminuye rápidamente por el tratamiento con ICS. El FeNO puede estar elevado en otras afecciones, como las infecciones virales respiratorias agudas, bronquiectasias, alveolitis, bronquitis crónica, las exacerbaciones de la fibrosis quística, en individuos atópicos (p. ej., con rinitis alérgica), en la tos crónica y la neumonía. El FeNO disminuye en la hipertensión sistémica o pulmonar, la insuficiencia cardiaca, en quienes fuman y después de la ingestión de cafeína. El FeNO puede ser útil, en particular en los pacientes atópicos con asma, para vigilar la necesidad de aumento del tratamiento con ICS o mejorar el cumplimiento del paciente (81), si bien esto aún es controvertido (82, 83).

Otro parámetro no invasivo de la inflamación de vías aéreas es el EBC, que se colecta al hacer al paciente respirar a través de un tubo frío, donde el vapor de agua del aire exhalado se condensa y acumula. También se han establecido guías para esta colección (84). El EBC contiene compuestos de bajo peso molecular, como los mediadores inflamatorios, que incluyen quimiocinas, citocinas (p. ej., IL-8, IL-6), prostaglandinas, tromboxanos, leucotrienos, 8-isoprostano y marcadores del estrés oxidativo y nitrosativo. También puede medirse el pH del EBC, que desciende durante las exacerbaciones del asma (85). En la actualidad, el análisis del EBC es un recurso de investigación, pero tiene el potencial futuro de ayudar al diagnóstico del asma, de sus exacerbaciones, del reflujo gastroesofágico (86) y en la vigilancia de la inflamación de las vías aéreas. Los siguientes son biomarcadores futuros potenciales que pudiesen tornarse útiles para seleccionar pacientes para el tratamiento y la vigilancia de su respuesta: los metabolitos en los líquidos corporales (suero, orina y EBC) (87) y los estudios de imagen de las vías aéreas pulmonares y los defectos de la ventilación (88). Además de nuevas mediciones para valorar la patogenia de la enfermedad se han desarrollado recursos novedosos para valorar la mejoría clínica en los estudios, a saber, la **calidad de vida** (QOL, por sus siglas en inglés) y los cuestionarios de regulación del asma centrados en el paciente que pretenden valorar cómo la intensidad de la enfermedad los altera desde su perspectiva (89). Dichos cuestionarios se desarrollan preguntando a los pacientes con la enfermedad de interés ¿cómo los afecta en términos de los síntomas más molestos, las limitaciones de las actividades cotidianas, específicamente por su causa, y las consecuencias emocionales de su gravedad. La QOL se resume en una calificación y la determinación de la diferencia mínima importante en la clínica. Asimismo, se han validado varios cuestionarios de QOL especialmente desarrollados para valorar el impacto del asma en la vida de los pacientes; esto es, los cambios en las calificaciones de QOL se correlacionaron bien con los de las variables de resultados del asma tradicionales (90, 91). Además, se han desarrollado varios instrumentos de QOL centrados en el paciente para el asma, las enfermedades respiratorias (92) y varias otras (93).

Otro tipo de recurso se desarrolló, el **cuestionario de alivio del asma**, para valorar la enfermedad desde la perspectiva del médico (94). A expertos en el asma se preguntó qué variables eran las más importantes para asegurar que la afección estaba bien regulada y con impacto mínimo en la vida del paciente. Unas cuantas variables consideradas de máxima importancia se incluyeron para valorar el alivio con base en la mayoría de los expertos en el recurso y se validaron en estudios. También hay unos cuantos recursos de regulación del asma validados, que suelen contener preguntas acerca de la frecuencia de los síntomas diurnos y nocturnos, la limitación de actividades por la enfermedad y el uso de broncodilatadores de rescate. Los recursos de QOL y de regulación del asma se conjuntaron en un diario de síntomas tradicionales, como parámetros de la gravedad clínica de la enfermedad en los estudios. Las variables adicionales usadas en los estudios clínicos son los días sin asma y las exacerbaciones. A un **día sin asma** se le define como aquel en que los síntomas del asma impactan en la vida del paciente y el uso mínimo o nulo de los medicamentos de rescate. Las **exacerbaciones del asma** se han definido como agravamientos de los síntomas vinculados con un empeoramiento moderado de la obstrucción de las vías aéreas, pero ahora se define con más frecuencia como un deterioro del asma, que requiere tratamiento con esteroides sistémicos o la consulta no programada al médico, una definición más importante en clínica y un suceso más raro (95). También se han desarrollado recursos para cuantificar la utilización de los servicios de atención sanitaria para el asma en los estudios (p. ej., consultas al servicio de urgencias, hospitalizaciones) (96).

En los estudios clínicos actuales se valoran varios resultados para asegurar que un fármaco o una intervención beneficia a los componentes principales del asma, como síntomas, obstrucción de las vías aéreas, hiperrespuesta e inflamación de las vías aéreas. Los síntomas se registran en un diario así como las valoraciones periódicas de QOL y el alivio del asma. La obstrucción de las vías aéreas se vigila dos veces al día por medición del PEF, y en las consultas del estudio por espirometría. La capacidad de hiperrespuesta de vías aéreas se regula por retos de inhalación de metacolina y la inflamación de la vía aérea con cuantificaciones del FeNO o los eosinófilos en el esputo. Ningún parámetro aislado permite valorar todos los componentes principales del asma. Asimismo, es alentador cuando en los estudios clínicos un tratamiento mejora de manera consistente todos estos parámetros.

■ ESTUDIOS CLÍNICOS DEL ASMA

Más de 10 000 estudios clínicos se han hecho para valorar el tratamiento de los pacientes con asma desde la década de 1960. En la tabla 22-2 se enlistan las fuentes de información de los estudios clínicos en proceso y de aquellos que concluyeron, publicados o no. En la tabla 22-3 se enlistan los resultados de los estudios clínicos importantes realizados en pacientes con asma. Estos y muchos otros se han ajustado a las recomendaciones de las guías de tratamiento del asma nacionales e internacionales (97, 98).

En los estudios clínicos del asma se han valorado muchos medicamentos para el tratamiento de la enfermedad durante el transcurso de los años. En algunos de los primeros estudios clínicos en pacientes con asma se valoró la eficacia de los broncodilatadores de acción breve inhalados (SABA y anticolinérgicos) (99, 100) y los corticoesteroides orales para el deterioro agudo del asma (101-103), que se han mantenido como principal recurso terapéutico para las exacerbaciones del padecimiento durante más de 40 años. La adición de un fármaco anticolinérgico inhalado puede disminuir los ingresos al servicio de urgencias de los niños (100), y una dosis alta de ICS disminuye el riesgo de recaídas de los síntomas de exacerbación en un mes (104).

Para el alivio del asma crónica se han desarrollado varios fármacos, incluidas las metilxantinas orales (p. ej., teofilina, aminofilina), la cromolina inhalada, los ICS, el nedocromil y LABA inhalados, los antagonistas de leucotrienos orales, los correspondientes del receptor muscarínico de acción prolongada inhalados (LAMA, por sus siglas en inglés) y los inmunorreguladores biológicos parenterales, como los anticuerpos contra la IgE, IL-5, el receptor α de IL-4 y el receptor de IL-5. El considerar que el asma es una enfermedad inflamatoria crónica de las vías aéreas (105) llevó al uso de ICS para el tratamiento de su forma crónica, que sigue siendo el más eficaz y aminora la mortalidad por el padecimiento (97, 106). Incluso para aquellos con asma leve, los ICS a diario son superiores a los SABA para disminuir los síntomas y mejorar la función pulmonar (107, 108). Además, en el estudio BAGS (Beta AGoniSt for mild asthma) (AGoniSta β para el asma leve) (109) se mostró que el uso regular de SABA cada 6 h no era superior al correspondiente según fuese necesario y, por lo tanto, se debe usar en esta última forma. El uso diario regular de SABA puede ser deletéreo para los pacientes con asma, homocigotos para el genotipo Arg/Arg del aminoácido 16 codificado por el gen del receptor β_2 adrenérgico (véase estudio BARGE en la tabla 22-3), un efecto no observado con los LABA (estudio LARGE, tabla 22-3).

TABLA 22-2 FUENTES DE INFORMACIÓN SOBRE LOS ESTUDIOS CLÍNICOS DEL ASMA

BASE DE DATOS	TIPOS DE ESTUDIOS	URL DE INTERNET
NCBI PubMed Europe PMC	Artículos publicados que describen estudios clínicos	https://www.ncbi.nlm.nih.gov/pubmed https://europepmc.org
Cochrane Library Clinical Evidence	Metaanálisis y revisiones sistemáticas de estudios del asma publicados y no	http://www.cochrane.org http://clinicalevidence.bmj.com
ClinicalTrials.gov European Union Clinical Trials Register	Registros de estudios clínicos guber- namentales y con respaldo privado, tanto concluidos como en proceso	https://www.clinicaltrials.gov https://www.clinicaltrialsregister.eu
FDA EMA	Agencias regulatorias que aprueban el mercadeo de los fármacos, se pue- den enviar documentos de registro de la industria por correo electrónico	https://www.fda.gov http://www.ema.europa.eu

EMA, European Medicines Agency; FDA, US Food and Drug Administration; NCBI, National Center for Biotechnology.

En numerosos estudios se mostró que añadir LABA es de mayor beneficio que aumentar ICS en los pacientes con asma no bien regulada con dosis bajas de ICS (estudio FACET, tabla 22-3). Los LABA alivian bien los síntomas, pero no tienen efecto antiinflamatorio significativo. En los pacientes bien regulados con ICS solos o con ICS + LABA no se pueden interrumpir los primeros, y a quienes cambian a monoterapia con LABA, porque su inflamación de vías aéreas empeora a pesar de un buen alivio de los síntomas, los pone en mayor riesgo de fracasos del trata- miento y exacerbaciones del asma, según se mostró en los estudios SOCS (Salmeterol Or CorticoSteroids) (110) y SLIC (SaLmeterol + Inhaled Corticoesteroids) (111). Para los pacientes con asma no regulada con ICS, el añadir LABA aumentó el alivio de los síntomas, en tanto aumentar ICS mejora la inflamación de las vías aéreas y disminuye el riesgo de exacerbaciones. Asimismo, es interesante que el aumento gradual de la dosis de ICS con LABA permita alcanzar una regulación completa en solo 43% de los pacientes con asma, como se muestra en el estudio GOAL (Gaining Optimal Asthma control) (112).

Los pacientes tienden a disminuir el uso de inhaladores de regulación una vez que se alivian bien los síntomas. En el estudio IMPACT (tabla 22-3) se mostró que los pacientes con asma leve persistente pueden mantenerse con buen alivio mediante el tratamiento con ICS, según sea necesario, en lugar de a diario. El tratamiento con preparados para el alivio se ha basado en broncodilata- dores de acción breve, porque su inicio de acción tarda 5 min, pero los síntomas pueden empeorar por la mayor inflamación de las vías aéreas que no se trata. Los estudios han mostrado repetidamente que la combinación de un inhalador para alivio, de ICS + SABA (o ICS + LABA), puede ser superior al tratamiento con productos para alivio con solo SABA (BEST, SMART [O'Byrne], TREXA

y BARGE (113), véase tabla 22-3). Este concepto pro- vocó preocupación acerca de la seguridad de los LABA, en particular después del estudio SMART (Salmeterol Multicenter Asthma Research Trial) (114), que mostró un aumento de 4.3 tantos en el riesgo de muerte de los pacientes que agregaron salmeterol al tratamiento del asma, en comparación con los que agregaron un placebo. El análisis posterior de los datos reveló que este efecto deletéreo se observó sobre todo en afroestadounidenses, en quienes no usaban un preparado de regulación de ICS y en aquellos sin un médico de atención primaria, lo que llevó a la hipótesis de que los resultados pudiesen haber sido impulsados por los pacientes que usaron salmeterol solo como tratamiento de regulación. Como resultado, la FDA ordenó estudios de seguridad de LABA en más de 50 000 pacientes, cuyos resultados iniciales han sido alentadores (estudios AUSTRI y VESTRI, tabla 22-3). El análisis posterior de los datos de los estudios clínicos mostró que los afroestadounidenses se benefician menos que los individuos de raza blanca de la adición de LABA al tratamiento con ICS (115, 116). Los LAMA constituyen un tratamiento adicional para los pacientes cuyo asma no se regula con ICS solos (estudio TALC) o con ICS + LABA (estudio PrimoTinA, véase tabla 22-3).

Los tratamientos biológicos con anticuerpos monoclo- nales proveen beneficio adicional a aquellos pacientes sin alivio completo con dosis altas de la combinación de ICS o ICS + LABA, en particular para disminuir el riesgo de exacerbaciones en aquellos con inflamación tipo Th2 de las vías aéreas. En la actualidad, los anticuerpos monoclonales aprobados por la FDA para uso en los pacientes con asma incluyen los anti-IgE (omalizumab) (52, 117), anti-IL-5 (mepolizumab (55, 56) y reslizu- mab (58). Resultados promisorios se han visto con el receptor α de IL-5 (benralizumab) (60, 118, 119) y

TABLA 22-3 ESTUDIOS CLÍNICOS IMPORTANTES EN LOS PACIENTES CON ASMA

ESTUDIO (REF.)	PROPÓSITO	POBLACIÓN	INTERVENCIÓN	RESULTADOS	CONCLUSIÓN
Pauwels et al. (129) FACET (Formoterol And Corticosteroids Establishing Therapy) 1997	Evaluar el efecto de añadir formoterol (For) a dosis bajas, y altas de budesonida (Bud).	N = 852, 18-72 años. • $FEV_1 \geq 50\%$. • Reversibilidad $\geq 15\%$ del FEV_1. • CS ≤ 1600 µg/día de un equivalente de Bud.	Distribución aleatoria en cuatro grupos: • Bud, 100 µg cada 12 h. • Bud, 100 µg + For, 12 µg cada 12 h. • Bud, 400 µg cada 12 h. • Bud, 400 µg + For, 12 µg cada 12 h. • Duración: 12 meses.	Añadir For mejoró el alivio de los síntomas, FEV_1 y AM PEF, más que la Bud cada 6 h. La dosis mayor de Bud protegió mejor contra las exacerbaciones que la de For.	La adición de LABA a los ICS alivia mejor los síntomas y mejora la obstrucción de la vía aérea que el aumento de ICS a cada 6 h. Los ICS previenen mejor las exacerbaciones.
Malmstrom et al. (130) 1999	Comparar la eficacia de ICS (Beclometasona [Bec]) con LTA (Montelukast [Mon]) en el asma.	N = 895, 15-85 años. • FEV_1, 50-85%.	Distribución aleatoria en tres grupos: • Pbo. • Mon, 10 mg diarios. • Bec, 200 µg cada 12 h. • Duración: 12 sem.	Bec > Mon > Pbo para mejorar los síntomas, FEV_1, QOL, y disminuir las exacerbaciones.	La Bec es superior a Mon, que es mejor que Pbo, para tratar el asma moderada a grave. Estudio parteaguas que muestra gran variabilidad en las respuestas individuales a los fármacos.
CAMP (131) (Childhood Asthma Management Program research group) 2000	Comparar la eficacia y seguridad a largo plazo del nedocromil (Ned) con ICS en el tratamiento del asma infantil.	N = 1041, 5-12 años. • Asma leve a moderada.	Distribución aleatoria a tres grupos: • Pbo, cada 12 h. • Ned, 8 mg cada 12 h. • Bud, 200 µg cada 12 h. Todos usaban albuterol (Alb) prn. • Duración: 4-6 años.	Sin cambio significativo en FEV_1 posbroncodilatador. Bud > Ned > Pbo en la provisión de mayores beneficios en los síntomas, la AHR, la tasa de exacerbaciones y el uso de Alb para rescate.	La Bud es superior a Ned, que es mejor que Pbo, para el tratamiento crónico del asma infantil. La Bud disminuyó el crecimiento por 1.1 cm, solo en el primer año.
Pauwels et al. (132) START (Inhaled Steroid Treatment as Regular Therapy in early asthma study) 2003	Determinar el beneficio a largo plazo del inicio temprano del tratamiento con ICS para el asma.	N = 7241, 5-66 años. • Asma diagnosticada en el año previo. • Reversibilidad de la obstrucción de la vía aérea. • $FEV_1 \geq 60\%$.	• Bud, 400 µg/día (200 si < 11 años) frente a Pbo. Duración: 3 años.	La Bud disminuyó el riesgo de exacerbaciones graves y aumentó ligeramente el FEV_1, posbroncodilatador, un 0.88%. Disminuyó el crecimiento en los niños por 1.3 cm.	La Bud disminuyó el riesgo de asma grave (necesidad de corticoesteroides sistémicos) y los síntomas, en los pacientes con inicio reciente de la afección.
Israel et al. (133) BARGE (Beta-Adrenergic Response by Genotype) 2004	Determinar si los pacientes con asma homocigota para arginina (Arg) o glicina (Gli) en el aminoácido 16 de B2AR responden diferente al Alb.	N = 76, 11-50 años. • $FEV_1 \geq 70\%$. • Necesidad diaria de tratamiento de rescate con Alb, pero < 56 descargas/sem. • Tratamiento con solo SABA.	Diseño cruzado: • 16 sem de Alb, 180 µg o Pbo c/6 h. Duración: 16 sem de cada fase de tratamiento. Eliminación de 8 sem de ipratropio (Ipra) prn.	Los pacientes con Arg/Arg mejoraron AMPEF, FEV_1, los síntomas y el uso de Ipra de rescate mientras recibían Alb. Los pacientes Gli/Gli mejoraron más con Alb que con Pbo.	Los pacientes homocigotos para Arg en el aminoácido 16 de B2AR tienen un peor asma cuando toman Alb en forma regular cada 6 h.

Estudio	Objetivo	Población	Diseño	Resultados	Conclusiones
Morgan et al. (134) 2004	Determinar si la evitación de un alérgeno ajustado de mejora el asma en la población pediátrica urbana.	N = 937, 5-11 años. • Prueba cutánea que muestra reacción a aeroalérgenos (polvo, rata, ratón, cucaracha, moho, mascotas).	Distribución aleatoria para intervención real o simulada, ajustada para disminuir la exposición a alérgenos y tabaco. Instrucción e implementación. Duración: 2 años.	La intervención real disminuyó exitosamente la cantidad de alérgenos en especímenes del polvo casero. También disminuyó los síntomas, los días escolares perdidos y las consultas al médico no programadas por asma.	Intervención ambiental ajustada para disminuir la exposición a alérgenos y tabaco de los niños con asma, mejora los síntomas y disminuye las exacerbaciones.
O'Byrne et al. (135). SMART (Symbicort MAintenance and Reliever Therapy) 2005	Determinar si Bud/For se pueden usar como medicamentos de mantenimiento y rescate en el asma.	N = 2 760, 4-80 años. • FEV_1 = 60-100%. • Con 200-1000 μg de ICS. • Reversibilidad ≥ 12%. • Con uso SABA prn casi a diario.	Aleatorizado en tres grupos: • Bud/For, 80/4.5 μg cada 12 h + Terbutalina (Ter) prn. • Bud, 320 μg cada 12 h + Ter prn. • Bud/For, 80/4.5 μg cada 12 h + prn. Duración: 2 años.	Bud/For cada 12 h + prn disminuyó el riesgo de exacerbación por 45% y los síntomas, y mejoró la función pulmonar, en comparación con los otros dos grupos.	Se pueden usar Bud/For como medicamentos tanto de mantenimiento como de rescate. Puesto que se trata de un LABA, de acción rápida, mejora la función pulmonar en 5 min.
Boushey et al. (79) IMPACT (IMProving Asthma Control Trial) 2005	Valorar los ICS a diario con prn para el asma persiste leve.	N = 225, 18-65 años. • FEV_1 ≥ 70%. • Reversibilidad ≥ 12% o PC_{20} < 16 mg/mL. • Asma leve persistente en la fase de inclusión.	Distribución aleatoria a tres grupos: • Pbo cada 12 h (Bud intermitente). • Bud, 200 μg cada 12 h. • Zafirlukast (Zaf) 20 mg cada 12 h. Todos los grupos: prn Bud, 800 μg cada 12 h durante 10-14 días, o prednisona durante 5 días si el asma empeoraba. Duración: 12 meses.	La Bud a diario mejoró el FEV_1 basal, los eosinófilos en esputo, la PC_{20} y el FeNO que los otros dos tratamientos. No difirieron QOL, síntomas y FEV_1 después de 1 sem de tratamiento máximo entre los grupos, lo que sugiere que no hay deterioro por el remodelado.	Puede ser posible tratar el asma persistente leve con ICS prn. Aunque los ICS intermitentes controlaron bien la QO y los síntomas, se desconoce su capacidad para prevenir las exacerbaciones graves y la muerte.
Guilbert et al. (136) PEAK (Prevention of Early Asthma in Kids) 2006	Determinar si los ICS previenen el asma en los niños pequeños de alto riesgo.	N = 285, 2-3 años. • Índice predictivo positivo de asma (≥ 4 crisis de sibilancias + marcadores de atopia).	Fluticasona (Flu) 88 μg o Pbo cada 12 h por 2 años; el año de seguimiento sin medicamento de estudio.	Durante los 2 años de tratamiento, la Flu mejoró los síntomas, disminuyó las exacerbaciones y la necesidad de medicamento de rescate en el tercer año, no hubo diferencias entre los grupos.	Dos años de ICS en los niños pequeños con alto riesgo de desarrollar asma no la previnieron. Pero los ICS aliviaron bien los síntomas mas similares al asma.

(continúa)

TABLA 22-3 ESTUDIOS CLÍNICOS IMPORTANTES EN LOS PACIENTES CON ASMA *(CONTINUACIÓN)*

ESTUDIO (REF.)	PROPÓSITO	POBLACIÓN	INTERVENCIÓN	RESULTADOS	CONCLUSIÓN
Papi *et al.* (137) BEST (BEclomethasone plus Salbutamol [albuterol] Treatment) 2007	Determinar si el tratamiento de rescate con la combinación de Alb + Bec es mejor que el Alb solo en el asma persistente leve.	N = 455, 18-65 años. • $FEV_1 \geq 75\%$. • Reversibilidad $\geq 12\%$ o $PC_{20} < 8$ mg/mL	Distribución aleatoria en cuatro grupos: • A: Pbo cada 12 h + Bec/Alb, 250/100 µg de rescate prn. • B: Pbo cada 12 h + Alb, 100 µg prn de rescate. • C: Bec, 250 µg c/12 h + Alb de rescate, 100 µg prn. • D: Bec/Alb, 250/100 µg c/12 h + Alb 100 µg prn. Duración: 6 meses.	La tasa de exacerbación fue menor en el grupo A que en el B, pero una semejante te en los grupos A, C y D. El grupo A recibió la más baja dosis de ICS acumulativa durante 6 meses. El grupo A fue consistentemente mejor, con mejoría de la función pulmonar, los síntomas y el uso del inhalador de rescate.	Los pacientes con asma persistente leve se pueden tratar con ICS/ABA prn guiados por los síntomas, en lugar del tratamiento diario con ICS.
Cox *et al.* (138) AIR (Asthma Intervention Research trial) 2007	Determinar el efecto de la termoplastia bronquial (BT) sobre la regulación del asma persistente, moderada o grave.	N = 112, 18-65 años. • Bec ≥ 200 µg + LABA, a diario. • FEV_1 60-85%. • $PC_{20} < 8$ mg/mL. • Alb prn ≤ 4 descargas/ día. • Empeora la regulación después de suspender el LABA.	Distribución aleatoria para: • Termoplastia bronquial. • Tratamiento médico continuo. Duración: 12 meses.	BT disminuida por 50% de pérdida de la regulación durante los periodos de interrupción de LABA de 2 sem a los 3, 6 y 12 meses, y mejor AMPEFR (~ 7.5%), AQLQ, ACQ, síntomas y necesidad de rescate con uso de SABA.	La BT realizada en tres sesiones de broncoscopia pueden mejorar la regulación de los pacientes con asma moderada a grave y AHR durante el tratamiento to decreciente. Tamaño de muestra pequeño para valorar el efecto sobre las exacerbaciones.
Sorkness *et al.* (139) PACT (Pediatric Asthma Controller Trial) 2007	Comparar tres esquemas de regulación para niños con asma de leve a moderada.	N = 285, 6-14 años. • $FEV_1 \geq 80\%$. • $PC_{20} < 12.5$ mg/mL.	Reguladores: Flu, 100 µg; Sal, 50 µg; Mon 5 mg/dosis. Distribución aleatoria en tres grupos: • Flu, c/12 h. • Flu/Sal, cada mañana, Sal, cada tarde. • Mon, cada tarde. Duración: 48 sem.	Flu y Flu/Sal lograron una mejor regulación del asma comparable que Mon. Flu mejoró al máximo la función pulmonar y FeNO.	Flu c/12 h y Flu/Sal con la mejor regulación del asma, pero Flu c/12 h mejoró la mayoría de los marcadores de inflamación de vías aéreas.
Peters *et al.* (140) LOCSS (Leukotriene or Corticosteroid or Corticosteroid-Salmeterol) 2007	Determinar si en los pacientes con asma bien regulada con ICS cada 12 h se puede disminuir la dosis a ICS + LABA o Mon una vez al día.	N = 500, ≥ 6 años. • Regulada con Flu, 100 µg cada 12 h. • $FEV_1 \geq 80\%$. • $PC_{20} < 12.5$ mg/mL.	Distribución aleatoria en tres grupos: • Continuación de Flu c/12 h. • Flu 100 µg + Sal 50 µg cada tarde. • Mon, 5 o 10 mg cada tarde. Duración: 16 sem.	Tasa de fracasos del tratamiento similar entre los grupos de Flu cada 12 h y Flu + Sal (20%), y la peor en el grupo de Mon (30%). Días sin asma similares entre los tres grupos.	La disminución de dosis de pacientes con asma bien regulada con ICS c/12 h a ICS + LABA por las tardes es mejor que con Mon por las tardes.

Estudio	Objetivo	Población	Diseño	Resultados
Bacharier et al. (141) AIMS (Acute Intervention Management Strategies trial) 2008	Comparar la eficacia de ICS episódicos frente a Mon para las sibilancias intermitentes en los niños.	$N = 238$, 1-5 años. • Sibilancias intermitentes moderadas a intensas ≥ 2 veces con RTI en el último año. • Crisis de sibilancias que requirieron atención urgente o tratamiento con corticoesteroides orales.	Distribución aleatoria en tres grupos de tratamiento episódico por RTI durante 7 días: • Nebulización de Bud, 1 mg cada 12 h. • Mon 4, mg. • Pbo. Todos los grupos podían usar Alb prn. Duración: 12 meses.	Los tres grupos tuvieron los mismos porcentajes de días sin crisis, uso de corticoesteroides orales, utilización de servicios de salud, QOL y crecimiento. Bud y Mon disminuyeron la ventilación problemática y la interferencia con las actividades.	En los preescolares, Bud o Mon intermitentes por RTI fueron eficaces para controlar la ventilación problemática y la interferencia con la actividad, en particular en los niños con índice predictivo de asma positivo (API).
Ducharme et al. (142) 2009	Determinar si la dosis alta inhalada de Flu y el inicio de RTI disminuyen la necesidad de corticoesteroides orales de rescate en los niños con sibilancias recurrentes.	$N = 129$, 1-6 años. • ≥ 3 crisis de sibilancias anteriormente desencadenadas por RTI. • Necesidad de corticoesteroides orales por sibilancias 2 veces en los 12 meses anteriores. • Se excluyeron los niños con rinitis alérgica.	• Distribución aleatoria en dos grupos tratamiento episódico por RTI durante 10 días: • Flu, 750 µg cada 12 h. • Pbo cada 12 h. Duración: 12 meses.	Se usaron corticoesteroides orales en 8% de RTI en el grupo de Flu contra 18% en el grupo de Pbo Los niños con Flu crecieron 0.3 cm y aumentaron 0.3 kg menos que los del grupo con Pbo	Flu a dosis alta preventivo al inicio de RTI aminora la necesidad de rescate oral con corticoesteroides en preescolares con sibilancias recurrentes, pero disminuye ligeramente la velocidad de crecimiento.
Wechsler et al. (143) LARGE (Long-Acting Beta Agonist Response by Genotype) 2009	Determinar si aquellos con el genotipo Arg/Arg en el aminoácido 16 del receptor adrenérgico β_2 (16-B2AR) responden en forma diferente a los LABA que aquellos con el genotipo Gli/Gli.	$N = 87$, ≥ 18 años. • FEV_1 ≥ 40%. • PC_{20} < 8 mg/mL sin ICS o ≤ 16 mg/mL con ICS. O reversibilidad del FEV_1 después de SABA ≥ 12%. • Genotipo Arg/Arg o Gli/Gli en 16-B2AR.	Todos los pacientes recibieron Bec, 240 µg cada 12 h e Ipra, prn, y se sometieron a un estudio cruzado con Sal, 50 µg o Pbo cada 12 h Duración: 18 sem/tratamiento. Eliminación de 8 sem.	En comparación con Pbo, el Sal aumentó AMPEFR por 5% en ambos grupos. El Sal disminuyó AHR en los pacientes con genotipo Gli/Gli, pero no en aquellos con genotipo Arg/Arg.	La adición de LABA a ICS de dosis intermedia mejoró la función pulmonar hasta el mismo grado en ambos genotipos de 16-B2AR. Sal mejoró la AHR solo en aquellos con genotipo Gli/Gli.
Lemanske et al. (115) BADGER (Best ADd-on therapy Giving Effective Responses) 2010	En niños con asma no regulada con dosis bajas de ICS, ¿cuál es el mejor paso de incremento: ICS 2.5 veces, añadir LABA o LTA?	$N = 182$, 6-17 años. • Asma no regulada con Flu, 100 µg cada 12 h. • FEV_1 ≥ 60%. • PC_{20} < 12.5 mg/mL o reversibilidad de 12% después de SABA.	De diseño aleatorio cruzado con tres periodos de tratamiento de 16 sem cada uno: • Flu, 250 µg cada 12 h (ICS, 2.5 veces). • Flu, 100 µg + Sal 50 µg cada 12 h (ICS + LABA). • Flu 100 µg + 5 o 10 mg de Mon a diario (ICS + LTA).	Resultado compuesto (exacerbación, días de alivio del asma, FEV_1) mejor con ICS + LABA. La peor regulación basal predijo una mayor respuesta a ICS + LABA. Los individuos de caucásicos respondieron mejor a ICS + LABA. Los afroamericanos lo hicieron mínimamente a ICS + LTA.	La adición de LABA es mejor que el aumento de ICS o la adición de LTA en los niños cuyo asma no se regula con ICS de dosis baja. Hay variabilidad racial en la respuesta a los fármacos.

(continúa)

TABLA 22-3 ESTUDIOS CLÍNICOS IMPORTANTES EN LOS PACIENTES CON ASMA (*CONTINUACIÓN*)

ESTUDIO (REF.)	PROPÓSITO	POBLACIÓN	INTERVENCIÓN	RESULTADOS	CONCLUSIÓN
Peters *et al.* (144) TALC (Tiotropium bromide as an Alternative to increased inhaled Corticosteroid) 2010	En pacientes con asma no regulada con ICS, la adición de Tio es superior a la duplicación de ICS y no inferior a añadir LABA.	$N = 210$, ≥ 18 años. • No regulada con Bec, 80 µg cada 12 h. • FEV_1 = 40-70%. • $PC_{20} < 12.5$ mg/mL o reversibilidad de 12% después de SABA.	Diseño cruzado aleatorio con tres periodos de tratamiento de 14 sem cada uno, y 2 sem de eliminación: • Duplicación de ICS. • Adición de LABA a Sal, 50 µg cada 12 h. • Adición de Tio, 18 µg cada mañana.	La adición de Tio fue superior al ICS doble respecto de la función pulmonar (PEF, FEV_1) y el alivio de los síntomas. La adición de LABA brindó beneficios similares a la de Tio.	Tio y ABA fueron alternativas de beneficio similar para añadir a pacientes cuyo asma no es bien regulado con ICS de dosis baja.
Busse *et al.* (145) ICATA (Inner-City Anti-IgE Therapy for Asthma) 2011	Valorar la eficacia del omalizumab (Oma) cuando es añadido al tratamiento con base en las guías.	$N = 419$, 6-20 años. • Asma diagnosticada por médico o síntomas durante más de 1 año. • Si solo con SABA: no bien regulada. • No bien regulada o con una exacerbación en el año previo.	Distribución aleatoria en dos grupos: • Oma (0.016 mg/kg/ 1 UI/ mL de IgE sérica) SC cada 2-4 sem. • Pbo. Añadido al tratamiento actual del asma. Duración: 60 sem.	En comparación con Pbo, el Oma disminuyó los días con síntomas de asma de 2 a 1.5/2 sem (disminución de 24.5%) y las exacerbaciones.	La adición de Oma disminuyó los síntomas y el máximo estacional de descenso de las exacerbaciones de asma.
Zeiger *et al.* (146) MIST (Maintenance and Intermittent Inhaled Corticosteroids in Wheezing Toddlers) 2011	Comparación de ICS diarios o intermitentes (prn para RTI) en preescolares con sibilancias recurrentes y en riesgo de sufrir asma.	$N = 278$, 1-4.5 años. • API modificada positiva. • ≥ 4 crisis de sibilancias en el año anterior. • 1-6 exacerbaciones que necesitaron corticoesteroides orales en el año anterior.	Distribución aleatoria en dos grupos: • Bud nebulizado, 1 mg cada 12 h prn para RTI durante 7 días. • Bud nebulizado, 0.5 mg cada tarde. Todos los sujetos podían usar Alb por nebulización prn cada 6 h. Duración: 1 año.	Los grupos de Bud a diario y prn tuvieron tasas similares de exacerbaciones, así como de intensidad de los síntomas, del tiempo hasta la primera exacerbación y de sucesos adversos. El grupo de Bud prn tuvo una dosis anual de ICS 70% menor.	Los preescolares con sibilancias recurrentes y en riesgo de presentar asma se pueden tratar con ICS prn para RTI, con menor exposición resultante a ICS.
Martinez *et al.* (147) TREXA (Beclomethasone as rescue treatment for children with mild persistent asthma) 2011	Para valorar la eficacia del rescate (prn) con ICS contra ICS a dosis baja diaria en los niños con asma persistente leve.	$N = 288$, 6-18 años. • Asma leve persistente durante ≥ 2 años. • Si con medicamento de regulación, un asma bien regulada. • Si no con medicamento de regulación, con asma no regulada o con 1-2 exacerbaciones en el año previo.	Aleatorio con cuatro grupos: • Bec cada 12 h más Bec prn + Alb (Combo). • Bec cada 12 h, más Alb prn (Bec c/12 h). • Pbo cada 12 h más Bec prn + Alb (Bec prn). • Pbo cada 12 h más Alb prn (Alb prn). Bec: 40 µg/dosis. Duración: 44 sem.	Las tasas de exacerbación fueron de 31, 28, 35 y 49%; y los fracasos del tratamiento de 5.6, 2.8, 8.5 y 23%, respectivamente. El Bec cada 12 h brindó los mejores resultados, pero similares a los del grupo combinado. Solo el combinado y el de Bec cada 12 h produjo una disminución de 1.1 cm en el crecimiento.	El asma leve persistente se trata mejor con Bec cada 12 h + Alb prn. Bec + Alb prn pueden constituir un paso eficaz de disminución para aquellos bien regulados con ICS a diario, y no hace más lento el crecimiento.

Calhoun et al. (148) BASALT (Best Adjustment Strategy for Asthma in the Long Term) 2012	Determinar si el ajuste de dosis de ICS con base en el FeNO, o los síntomas a diario, es superior a aquel por el médico informado por la guía para prevenir el fracaso del tratamiento en adultos con asma leve a moderada.	$N = 342$, ≥ 18 años • Asma leve a moderada. • Regulada con ICS de dosis baja, Bec, 80 μg cada 12 h. • FEV_1 ≥ 70%. • PC_{20} < 8 mg/mL o FEV_1 reversibilidad ≥ 12% de después de SABA.	Distribución en forma aleatoria a tres grupos para ajustar la dosis de ICS con base en: • Médico: ajuste cada 6 sem con base en las guías del asma. • Síntomas: Bec, 40 μg tomados con Alb de rescate prn. • FeNO: dosis de ICS ajustada cada 6 sem para mantener el FeNO de 22-35 ppb. Duración: 9 meses.	Sin diferencia en la tasa de fracasos del tratamiento: 22, 20 y 15%, respectivamente. Sin diferencias significativas entre el tratamiento de acuerdo con la guía frente a FeNO, o entre dicho tratamiento los síntomas.	Los tres modos de tratamiento provistos dieron resultados similares. Ni los ICS ajustados para síntomas o para FeNO fueron superiores a los ajustes con base en las guías por el médico.
Kerstjens et al. (149) PrimoTinA-asthma (Tiotropium for asthma poorly controlled on ICS + LABA) 2012	Revisar la eficacia del tiotropio (Tio) en pacientes con asma mal regulada con ICS + LABA.	$N = 912$, 1-4.5 años. • No regulado con ICS + LABA. • FEV_1 PostAlb ≤ 80%. • ≥ 1 exacerbación grave en los 12 meses previos.	Distribución aleatoria a dos grupos: • Tio, 5 μg diarios. • Pbo a diario. Duración: 48 sem.	El Tio aumentó el FEV_1 por al menos 85 mL, prolongó el tiempo hasta la primera exacerbación por 25%, y disminuyó el riesgo de exacerbaciones graves por 21%, en comparación con Pbo.	La adición de Tio en pacientes sin regulación con ICS + LABA brindó una mejoría leve en la función pulmonar y disminuyó las exacerbaciones graves.
Bacharier et al. (150) APRIL (Azithromycin for PRevention of Severe lower respiratory tract ILlnesses in Preschoolers) 2015	Valorar si la azitromicina tempranamente (Azi) por RTI disminuye el avance a RTI de pulmón, que requiere tratamiento con corticoesteroides orales en los preescolares con sibilancias recurrentes.	$N = 607$, 1-6 años. • 1-4 crisis de sibilancias con RTI que requirieron corticoesteroides orales en el año previo. • O uso de un medicamento de regulación durante ≤ 8 meses en el año anterior.	Distribución aleatoria en dos grupos: • Azi, 12 mg/kg/día durante 5 días. • Pbo. Alb por nebulización prn cada 6 h. Duración: 18 meses.	La Azi disminuyó por 36% el riesgo por RTI grave que requirió corticoesteroides orales (de 8 a 5%). Inducción de resistencia bacteriana a Azi, rara.	En preescolares con RTI bajas graves recurrentes, el uso temprano de Azi durante la RTI disminuyó la necesidad de tratamiento to con corticoesteroides orales.
Wechsler et al. (151) BELT (Blacks and Exacerbations on LABA versus Tiotropium) 2015	Comparar la eficacia y seguridad de Tio frente LABA añadido a ICS en adultos afroamericanos con asma.	$N = 1\,070$, 18-75 años. • Asma diagnosticada por un médico. • Con ICS + LABA, o con ICS con el asma no regulada. • FEV_1 ≥ 40%.	Distribución aleatoria en dos grupos: • Tio 18 μg a diario. • LABA (Sal, 50 μg o For, 9 μg) cada 12 h. Continuar ICS. Duración: 18 meses.	No hubo diferencias entre ICS + Tio contra ICS + LABA en el tiempo transcurrido hasta la primera exacerbación, la tasa de exacerbaciones, el FEV_1, ACQ y en pacientes con diferentes genotipos de B2AR.	La adición de Tio o ABA a ICS provee eficacia similar en los individuos afroamericanos con asma.

(continúa)

TABLA 22-3 ESTUDIOS CLÍNICOS IMPORTANTES EN LOS PACIENTES CON ASMA (*CONTINUACIÓN*)

ESTUDIO (REF.)	PROPÓSITO	POBLACIÓN	INTERVENCIÓN	RESULTADOS	CONCLUSIÓN
Sheehan et al. (152) AVICA (Acetaminophen versus Ibuprofen in Children with Asthma) 2016	Valorar si el paracetamol prn para fiebre o dolor produce peores resultados del asma, en comparación con el ibuprofeno prn en los preescolares con asma leve persistente.	N = 300, 1-5 años. • Asma leve persistente. • Con ICS a diario, prn, o con Mon. • Asma diagnosticada por un médico.	Aleatorio en dos grupos: • Paracetamol, 15 mg/kg prn cada 6 h por fiebre o dolor. • Ibuprofeno, 9.4 mg/kg prn cada 6 h para fiebre o dolor. Ambos correspondieron a jarabes con sabor a uva. Duración: 48 sem.	No hubo diferencias entre los grupos en el número de dosis tomadas, las tasas de exacerbación, los días de regulación del asma, el uso de inhalador de rescate, la utilización de consultas de atención sanitaria no programadas y sucesos adversos.	Entre los preescolares con asma no hubo diferencias en los resultados entre aquellos con paracetamol frente a los de ibuprofeno prn, para fiebre o dolor.
Stempel et al. (153) AUSTRI(Serious Asthma Events with Fluticasone plus Salmeterol versus Fluticasone Alone) 2016	Valorar el riesgo de ICS + LABA combinados y Flu + Sal frente a ICS. Flu solo en pacientes con asma moderada a grave.	N = 11 679 ≥ 12 años. • Asma moderada a grave durante más de 1 año diagnosticada por un médico. • Exacerbación grave en el año previo. • Bajo tratamiento de regulación diario.	Distribución aleatoria en dos grupos: • Flu 100, 250 o 500 µg cada 12 h. • Sal, 50 µg con Flu, 100, 250 o 500 µg cada 12 h. Dispositivo de inhalación Diskus. Duración: 26 sem.	La tasa de sucesos relacionados con el asma grave (muerte, intubación endotraqueal u hospitalización) fue similar en ambos grupos. Flu + Sal disminuyeron 21% la tasa de exacerbaciones graves del asma.	Flu + Sal no aumentaron el riesgo de un suceso relacionado con el asma grave y si disminuyeron la tasa de exacerbaciones graves del asma de 10 a 8%.
Stempel et al. (154) VESTRI (Safety of Adding Salmeterol to Fluticasone Propionate in Children with Asthma) 2016	Valorar el riesgo de la combinación de ICS + LABA y Flu + Sal frente a ICS Flu solo en niños con asma moderada a grave.	N = 6 208, 4-11 años. • Asma moderada a grave durante ≥ 1 año diagnosticada por un médico. • Exacerbación grave en el año previo. • Bajo tratamiento de regulación diario.	Distribución aleatoria en dos grupos: • Flu, 100 o 250 µg cada 12 h. • Sal, 50 µg con Flu, 100 o 250 µg cada 12 h. Dispositivo de inhalación Diskus. Duración: 26 sem.	La tasa de sucesos relacionados con el asma grave (muerte, intubación endotraqueal u hospitalización) fue similar en ambos grupos. Flu + Sal disminuyeron 14% la tasa de exacerbaciones graves del asma grave.	Flu + Sal no aumentaron el riesgo de un suceso relacionado con el asma grave, y si disminuyeron la tasa de exacerbaciones del asma grave de 10 a 8.5%. Sin diferencia en la tasa de crecimiento.

ACQ, cuestionario de regulación del asma; AHR, hiperrespuesta de las vías aéreas; AM, por la mañana; API, índice predictivo del asma (155); AQLQ, cuestionario de la calidad de vida con asma; B2AR, receptor adrenérgico β-2; genotipo B2AR, en el aminoácido 16, arginina (Arg) o glicina (Gli); bid, cada 12 h; BT, termoplastia bronquial; SU, servicio de urgencias; FeNO, óxido nítrico fraccional exhalado; FEV_1, volumen de exhalación forzada en 1 s; ICS, corticoesteroides inhalados; LABA, agonista $β_2$ de acción prolongada; LTA, antagonista de leucotrienos; neb, nebulización; OCS, corticoesteroide oral; Pbo, placebo; PC_{20}, concentración de metacolina que provoca un descenso de 20% en el FEV_1; PEFR, velocidad de flujo espiratorio máximo; q6wks, cada 6 semanas; qid, cada 6 h; QOL, calidad de vida; qAM, todas las mañanas; qPM, cada tarde; RTI, enfermedad de vías aéreas; SABA, agonista $β_2$ de acción breve; Sal, salmeterol; Tri, triamcinolona.

el receptor α anti-IL-4 (dupilumab) (66), en tanto los anticuerpos contra IL-13 [p. ej., lebrikizumab (63, 120) y tralokinumab (64)], fueron sorprendentemente desalentadores para el asma, a pesar de estudios clínicos exitosos previos (121, 122).

Los estudios clínicos del asma realizados hasta ahora han definido un tratamiento suficientemente eficaz para la mayoría de los pacientes. Como resultado, la investigación clínica se dirige ahora a los genotipos específicos del asma y la terapéutica de las exacerbaciones. Entre los fenotipos específicos se encuentran el asma refractaria (123), con pérdida acelerada de la función pulmonar (124), no atópica (125), los pacientes con patrones diferentes de características clínicas (grupos) (15, 126), y patrones diversos de inflamación de las vías aéreas (endotipos) (127), y con exacerbaciones frecuentes (128). También se requieren nuevos tratamientos para revertir el remodelado de las vías aéreas y tratar las exacerbaciones agudas del asma, que con frecuencia máxima se precipitan por resfriados comunes y causan los resultados más graves y costosos del asma, incluyendo consultas no programadas a los médicos, días laborales o escolares perdidos, consultas al servicio de urgencias, hospitalizaciones, intubaciones y muertes. Los estudios clínicos actuales ahora se dedican a investigar estos temas restantes del tratamiento del asma.

■ **REFERENCIAS**

1. Berkowitz BA. Development & regulation of drugs. In: Katzung BG, ed. *Basic & Clinical Pharmacology*. 10 ed. New York, NY: McGraw-Hill Companies; 2007:64-74.

2. Fahy JV, Fleming HE, Wong HH, *et al*. The effect of an anti-IgE monoclonal antibody on the early- and late-phase responses to allergen inhalation in asthmatic subjects. *Am J Respir Crit Care Med*. 1997;155(6):1828-1834.

3. Leckie MJ, ten Brinke A, Khan J, *et al*. Effects of an interleukin-5 blocking monoclonal antibody on eosinophils, airway hyper-responsiveness, and the late asthmatic response. *Lancet*. 2000;356(9248):2144-2148.

4. Darveaux J, Busse WW. Biologics in asthma—the next step toward personalized treatment. *J Allergy Clin Immunol Pract*. 2015;3(2):152–160; quiz 161.

5. Borish LC, Nelson HS, Corren J, *et al*. Efficacy of soluble IL-4 receptor for the treatment of adults with asthma. *J Allergy Clin Immunol*. 2001;107(6):963-970.

6. Boguniewicz M, Schneider LC, Milgrom H, *et al*. Treatment of steroid-dependent asthma with recombinant interferon-gamma. *Clin Exp Allergy*. 1993;23(9):785-790.

7. Bryan SA, O'Connor BJ, Matti S, *et al*. Effects of recombinant human interleukin-12 on eosinophils, airway hyper-responsiveness, and the late asthmatic response. *Lancet*. 2000;356(9248):2149-2153.

8. Krug N, Hohlfeld JM, Kirsten AM, *et al*. Allergen-induced asthmatic responses modified by a GATA3-specific DNAzyme. *N Engl J Med*. 2015;372(21):1987-1995.

9. Fitzgerald K, White S, Borodovsky A, *et al*. A Highly durable RNAi therapeutic inhibitor of PCSK9. *N Engl J Med*. 2017;376(1):41-51.

10. Daley GQ. Polar extremes in the clinical use of stem cells. *N Engl J Med*. 2017;376(11):1075-1077.

11. Mout R, Ray M, Lee YW, *et al*. In vivo delivery of CRISPR/Cas9 for therapeutic gene editing: progress and challenges. *Bioconjug Chem*. 2017;28:880-884.

12. Cates CJ, Wieland LS, Oleszczuk M, *et al*. Safety of regular formoterol or salmeterol in adults with asthma: an overview of Cochrane reviews. *Cochrane Database Syst Rev*. 2014(2):CD010314.

13. Long A, Rahmaoui A, Rothman KJ, *et al*. Incidence of malignancy in patients with moderate-to-severe asthma treated with or without omalizumab. *J Allergy Clin Immunol*. 2014;134(3):560.e4-567.e4.

14. Iribarren C, Rahmaoui A, Long AA, *et al*. Cardiovascular and cerebrovascular events among patients receiving omalizumab: Results from EXCELS, a prospective cohort study in moderate to severe asthma. *J Allergy Clin Immunol*. 2017;139:1489.e5-1495.e5.

15. Loza MJ, Adcock I, Auffray C, *et al*. Longitudinally stable, clinically defined clusters of patients with asthma independently identified in the ADEPT and U-BIOPRED asthma studies. *Ann Am Thorac Soc*. 2016;13 (Suppl 1): S102-S103.

16. Opina MT, Moore WC. Phenotype-driven therapeutics in severe asthma. *Curr Allergy Asthma Rep*. 2017;17(2):10.

17. Pijnenburg MW, Szefler S. Personalized medicine in children with asthma. *Paediatr Respir Rev*. 2015;16(2):101-107.

18. Anise A, Hasnain-Wynia R. Patient-centered outcomes research to improve asthma outcomes. *J Allergy Clin Immunol*. 2016;138(6):1503-1510.

19. Bosse Y, Pare PD, Seow CY. Airway wall remodeling in asthma: from the epithelial layer to the adventitia. *Curr Allergy Asthma Rep*. 2008;8(4):357-366.

20. Busse WW, Morgan WJ, Taggart V, *et al*. Asthma outcomes workshop: overview. *J Allergy Clin Immunol*. 2012;129(3 Suppl):S1-S8.

21. Tepper RS, Wise RS, Covar R, *et al*. Asthma outcomes: pulmonary physiology. *J Allergy Clin Immunol*. 2012;129(3 Suppl):S65-S87.

22. Rosi E, Ronchi MC, Grazzini M, *et al*. Sputum analysis, bronchial hyperresponsiveness, and airway function in asthma: results of a factor analysis. *J Allergy Clin Immunol*. 1999;103(2 Pt 1):232-237.

23. Oddera S, Silvestri M, Penna R, *et al*. Airway eosinophilic inflammation and bronchial hyperresponsiveness after allergen inhalation challenge in asthma. *Lung*. 1998;176(4):237-247.

24. Crapo RO, Casaburi R, Coates AL, *et al*. Guidelines for methacholine and exercise challenge testing-1999. This official statement of the American Thoracic Society was adopted by the ATS Board of Directors, July 1999. *Am J Respir Crit Care Med*. 2000;161(1):309-329.

25. Joos GF, O'Connor B, Anderson SD, *et al*. Indirect airway challenges. *Eur Respir J*. 2003;21(6):1050-1068.

26. Cockcroft DW, Murdock KY. Comparative effects of inhaled salbutamol, sodium cromoglycate, and beclomethasone dipropionate on allergen-induced early asthmatic responses, late asthmatic responses, and increased bronchial responsiveness to histamine. *J Allergy Clin Immunol*. 1987;79(5):734-740.

27. Hutson PA, Holgate ST, Church MK. The effect of cromolyn sodium and albuterol on early and late phase

bronchoconstriction and airway leukocyte infiltration after allergen challenge of nonanesthetized guinea pigs. *Am Rev Respir Dis.* 1988;138(5):1157-1163.

28. Siergiejko Z. The effect of salmeterol on specific and non-specific bronchial response in allergic asthma patients [in Polish]. *Pneumonol Alergol Pol.* 1998;66(9-10):440-449.

29. Duong M, Gauvreau G, Watson R, *et al.* The effects of inhaled budesonide and formoterol in combination and alone when given directly after allergen challenge. *J Allergy Clin Immunol.* 2007;119(2):322-327.

30. Palmqvist M, Balder B, Lowhagen O, *et al.* Late asthmatic reaction decreased after pretreatment with salbutamol and formoterol, a new long-acting beta 2-agonist. *J Allergy Clin Immunol.* 1992;89(4):844-849.

31. Pauwels R, Van Renterghem D, Van der Straeten M, *et al.* The effect of theophylline and enprofylline on allergen-induced bronchoconstriction. *J Allergy Clin Immunol.* 1985;76(4):583-590.

32. Crescioli S, Spinazzi A, Plebani M, *et al.* Theophylline inhibits early and late asthmatic reactions induced by allergens in asthmatic subjects. *Ann Allergy.* 1991;66(3):245-251.

33. Taylor IK, O'Shaughnessy KM, Choudry NB, *et al.* A comparative study in atopic subjects with asthma of the effects of salmeterol and salbutamol on allergen-induced bronchoconstriction, increase in airway reactivity, and increase in urinary leukotriene E4 excretion. *J Allergy Clin Immunol.* 1992;89(2):575-583.

34. Twentyman OP, Finnerty JP, Harris A, *et al.* Protection against allergen-induced asthma by salmeterol. *Lancet.* 1990;336(8727):1338-1342.

35. Diamant Z, Grootendorst DC, Veselic-Charvat M, *et al.* The effect of montelukast (MK-0476), a cysteinyl leukotriene receptor antagonist, on allergen-induced airway responses and sputum cell counts in asthma. *Clin Exp Allergy.* 1999;29(1):42-51.

36. Aalbers R, Kauffman HF, Groen H, *et al.* The effect of nedocromil sodium on the early and late reaction and allergen-induced bronchial hyperresponsiveness. *J Allergy Clin Immunol.* 1991;87(5):993-1001.

37. Howarth PH, Durham SR, Lee TH, *et al.* Influence of albuterol, cromolyn sodium and ipratropium bromide on the airway and circulating mediator responses to allergen bronchial provocation in asthma. *Am Rev Respir Dis.* 1985;132(5):986-992.

38. Hui KP, Taylor IK, Taylor GW, *et al.* Effect of a 5-lipoxygenase inhibitor on leukotriene generation and airway responses after allergen challenge in asthmatic patients. *Thorax.* 1991;46(3):184-189.

39. Roquet A, Dahlen B, Kumlin M, *et al.* Combined antagonism of leukotrienes and histamine produces predominant inhibition of allergen-induced early and late phase airway obstruction in asthmatics. *Am J Respir Crit Care Med.* 1997;155(6):1856-1863.

40. Egan RW, Athwal D, Bodmer MW, *et al.* Effect of Sch 55700, a humanized monoclonal antibody to human interleukin-5, on eosinophilic responses and bronchial hyperreactivity. *Arzneimittelforschung.* 1999;49(9):779-790.

41. Scheerens H, Arron JR, Zheng Y, *et al.* The effects of lebrikizumab in patients with mild asthma following whole lung allergen challenge. *Clin Exp Allergy.* 2014;44(1):38-46.

42. Haselden BM, Larche M, Meng Q, *et al.* Late asthmatic reactions provoked by intradermal injection of T-cell peptide epitopes are not associated with bronchial mucosal infiltration of eosinophils or T(H)2-type cells or with elevated concentrations of histamine or eicosanoids in bronchoalveolar fluid. *J Allergy Clin Immunol.* 2001;108(3):394-401.

43. Lemanske RF Jr, Dick EC, Swenson CA, *et al.* Rhinovirus upper respiratory infection increases airway hyperreactivity and late asthmatic reactions. *J Clin Invest.* 1989;83(1):1-10.

44. Nicholson KG, Kent J, Ireland DC. Respiratory viruses and exacerbations of asthma in adults. *BMJ.* 1993;307 (6910):982-986.

45. Johnston SL, Pattemore PK, Sanderson G, *et al.* Community study of role of viral infections in exacerbations of asthma in 9-11 year old children. *BMJ.* 1995;310(6989):1225-1229.

46. Szefler SJ, Wenzel S, Brown R, *et al.* Asthma outcomes: biomarkers. *J Allergy Clin Immunol.* 2012;129(3 Suppl):S9-S23.

47. Avila PC, Boushey HA, Wong H, *et al.* Effect of a single dose of the selectin inhibitor TBC1269 on early and late asthmatic responses. *Clin Exp Allergy.* 2004;34(1):77-84.

48. Claman DM, Boushey HA, Liu J, *et al.* Analysis of induced sputum to examine the effects of prednisone on airway inflammation in asthmatic subjects. *J Allergy Clin Immunol.* 1994;94(5):861-869.

49. van Rensen EL, Straathof KC, Veselic-Charvat MA, *et al.* Effect of inhaled steroids on airway hyperresponsiveness, sputum eosinophils, and exhaled nitric oxide levels in patients with asthma. *Thorax.* 1999;54(5):403-408.

50. Pizzichini E, Leff JA, Reiss TF, *et al.* Montelukast reduces airway eosinophilic inflammation in asthma: a randomized, controlled trial. *Eur Respir J.* 1999;14(1):12-18.

51. Djukanovic R, Wilson SJ, Kraft M, *et al.* Effects of treatment with anti-immunoglobulin E antibody omalizumab on airway inflammation in allergic asthma. *Am J Respir Crit Care Med.* 2004;170(6):583-593.

52. Milgrom H, Fick RB Jr, Su JQ, *et al.* Treatment of allergic asthma with monoclonal anti-IgE antibody. rhuMAb-E25 Study Group. *N Engl J Med.* 1999;341(26):1966-1973.

53. Avila PC. Does anti-IgE therapy help in asthma? Efficacy and controversies. *Annu Rev Med.* 2007;58:185-203.

54. Katz LE, Gleich GJ, Hartley BF, *et al.* Blood eosinophil count is a useful biomarker to identify patients with severe eosinophilic asthma. *Ann Am Thorac Soc.* 2014;11(4):531-536.

55. Bel EH, Wenzel SE, Thompson PJ, *et al.* Oral glucocorticoid-sparing effect of mepolizumab in eosinophilic asthma. *N Engl J Med.* 2014;371(13):1189-1197.

56. Ortega HG, Liu MC, Pavord ID, *et al.* Mepolizumab treatment in patients with severe eosinophilic asthma. *N Engl J Med.* 2014;371(13):1198-1207.

57. Castro M, Mathur S, Hargreave F, *et al.* Reslizumab for poorly controlled, eosinophilic asthma: a randomized, placebo-controlled study. *Am J Respir Crit Care Med.* 2011;184(10):1125-1132.

58. Castro M, Zangrilli J, Wechsler ME, *et al.* Reslizumab for inadequately controlled asthma with elevated blood eosinophil counts: results from two multicentre, parallel, double-blind, randomised, placebo-controlled, phase 3 trials. *Lancet Respir Med.* 2015;3(5):355-366.

59. Laviolette M, Gossage DL, Gauvreau G, *et al*. Effects of benralizumab on airway eosinophils in asthmatic patients with sputum eosinophilia. *J Allergy Clin Immunol*. 2013;132(5):1086.e5-1096.e5.

60. Castro M, Wenzel SE, Bleecker ER, *et al*. Benralizumab, an anti-interleukin 5 receptor alpha monoclonal antibody, versus placebo for uncontrolled eosinophilic asthma: a phase 2b randomised dose-ranging study. *Lancet Respir Med*. 2014;2(11):879-890.

61. Cabon Y, Molinari N, Marin G, *et al*. Comparison of anti-interleukin-5 therapies in patients with severe asthma: global and indirect meta-analyses of randomized placebo-controlled trials. *Clin Exp Allergy*. 2017;47(1):129-138.

62. Luo J, Liu D, Liu CT. The efficacy and safety of antiinterleukin 13, a monoclonal antibody, in adult patients with asthma: a systematic review and meta-analysis. *Medicine (Baltimore)*. 2016;95(6):e2556.

63. Hanania NA, Korenblat P, Chapman KR, *et al*. Efficacy and safety of lebrikizumab in patients with uncontrolled asthma (LAVOLTA I and LAVOLTA II): replicate, phase 3, randomised, double-blind, placebo-controlled trials. *Lancet Respir Med*. 2016;4(10):781-796.

64. Brightling CE, Chanez P, Leigh R, *et al*. Efficacy and safety of tralokinumab in patients with severe uncontrolled asthma: a randomised, double-blind, placebo-controlled, phase 2b trial. *Lancet Respir Med*. 2015;3(9):692-701.

65. Wenzel S, Ford L, Pearlman D, *et al*. Dupilumab in persistent asthma with elevated eosinophil levels. *N Engl J Med*. 2013;368(26):2455-2466.

66. Wenzel S, Castro M, Corren J, *et al*. Dupilumab efficacy and safety in adults with uncontrolled persistent asthma despite use of medium-to-high-dose inhaled corticosteroids plus a long-acting beta2 agonist: a randomised double-blind placebo-controlled pivotal phase 2b dose-ranging trial. *Lancet*. 2016;388(10039):31-44.

67. Devalia JL, Rusznak C, Abdelaziz MM, *et al*. Nedocromil sodium and airway inflammation in vivo and in vitro. *J Allergy Clin Immunol*. 1996;98(5 Pt 2):S51-S57; discussion S64-56.

68. Rytila P, Pelkonen AS, Metso T, *et al*. Induced sputum in children with newly diagnosed mild asthma: the effect of 6 months of treatment with budesonide or disodium cromoglycate. *Allergy*. 2004;59(8):839-844.

69. Stelmach I, Jerzynska J, Brzozowska A, *et al*. Double-blind, randomized, placebo-controlled trial of effect of nedocromil sodium on clinical and inflammatory parameters of asthma in children allergic to dust mite. *Allergy*. 2001;56(6):518-524.

70. Stelmach I, Majak P, Jerzynska J, *et al*. Comparative effect of triamcinolone, nedocromil and montelukast on asthma control in children: a randomized pragmatic study. *Pediatr Allergy Immunol*. 2004;15(4):359-364.

71. Jatakanon A, Uasuf C, Maziak W, *et al*. Neutrophilic inflammation in severe persistent asthma. *Am J Respir Crit Care Med*. 1999;160(5 Pt 1):1532-1539.

72. Woodruff PG, Khashayar R, Lazarus SC, *et al*. Relationship between airway inflammation, hyperresponsiveness, and obstruction in asthma. *J Allergy Clin Immunol*. 2001;108(5):753-758.

73. Green RH, Brightling CE, Woltmann G, *et al*. Analysis of induced sputum in adults with asthma: identification of subgroup with isolated sputum neutrophilia and poor response to inhaled corticosteroids. *Thorax*. 2002;57(10):875-879.

74. Liu MC, Proud D, Lichtenstein LM, *et al*. Effects of prednisone on the cellular responses and release of cytokines and mediators after segmental allergen challenge of asthmatic subjects. *J Allergy Clin Immunol*. 2001;108(1):29-38.

75. Sulakvelidze I, Inman MD, Rerecich T, *et al*. Increases in airway eosinophils and interleukin-5 with minimal bronchoconstriction during repeated low-dose allergen challenge in atopic asthmatics. *Eur Respir J*. 1998;11(4):821-827.

76. Dahlen B, Lantz AS, Ihre E, *et al*. Effect of formoterol with or without budesonide in repeated low-dose allergen challenge. *Eur Respir J*. 2009;33(4):747-753.

77. Hoshino M, Nakamura Y, Sim JJ, *et al*. Inhaled corticosteroid reduced lamina reticularis of the basement membrane by modulation of insulin-like growth factor (IGF)-I expression in bronchial asthma. *Clin Exp Allergy*. 1998;28(5):568-577.

78. Sont JK, Willems LN, Bel EH, *et al*. Clinical control and histopathologic outcome of asthma when using airway hyperresponsiveness as an additional guide to long-term treatment. The AMPUL Study Group. *Am J Respir Crit Care Med*. 1999;159(4 Pt 1):1043-1051.

79. Boushey HA, Sorkness CA, King TS, *et al*. Daily versus as-needed corticosteroids for mild persistent asthma. *N Engl J Med*. 2005;352(15):1519-1528.

80. Dweik RA, Boggs PB, Erzurum SC, *et al*. An official ATS clinical practice guideline: interpretation of exhaled nitric oxide levels (FENO) for clinical applications. *Am J Respir Crit Care Med*. 2011;184(5):602-615.

81. Smith AD, Cowan JO, Brassett KP, *et al*. Use of exhaled nitric oxide measurements to guide treatment in chronic asthma. *N Engl J Med*. 2005;352(21):2163-2173.

82. Szefler SJ, Mitchell H, Sorkness CA, *et al*. Management of asthma based on exhaled nitric oxide in addition to guideline-based treatment for inner-city adolescents and young adults: a randomised controlled trial. *Lancet*. 2008;372(9643):1065-1072.

83. Petsky HL, Cates CJ, Li AM, *et al*. Tailored interventions based on exhaled nitric oxide versus clinical symptoms for asthma in children and adults. *Cochrane Database Syst Rev*. 2008;(2):CD006340.

84. Horvath I, Hunt J, Barnes PJ, *et al*. Exhaled breath condensate: methodological recommendations and unresolved questions. *Eur Respir J*. 2005;26(3):523-548.

85. Hunt JF, Fang K, Malik R, *et al*. Endogenous airway acidification. Implications for asthma pathophysiology. *Am J Respir Crit Care Med*. 2000;161(3 Pt 1):694-699.

86. Shimizu Y, Dobashi K, Mori M. Exhaled breath marker in asthma patients with gastroesophageal reflux disease. *J Clin Biochem Nutr*. 2007;41(3):147-153.

87. Kelly RS, Dahlin A, McGeachie MJ, *et al*. Asthma metabolomics and the potential for integrative omics in research and the clinic. *Chest*. 2017;151(2):262-277.

88. Choi S, Hoffman EA, Wenzel SE, *et al*. Quantitative computed tomographic imaging-based clustering differentiates asthmatic subgroups with distinctive clinical phenotypes. *J Allergy Clin Immunol*. 2017.

89. Wilson SR, Rand CS, Cabana MD, *et al*. Asthma outcomes: quality of life. *J Allergy Clin Immunol*. 2012;129(3 Suppl):S88-S123.

90. Juniper EF, Buist AS, Cox FM, *et al*. Validation of a standardized version of the Asthma Quality of Life Questionnaire. *Chest*. 1999;115(5):1265-1270.

91. Juniper EF. Health-related quality of life in asthma. *Curr Opin Pulm Med*. 1999;5(2):105-110.

92. ATS. American Thoracic Society Quality of Life Resource. 2007. http://qol.thoracic.org/. Accessed March 28, 2017.

93. Gershon RC, Rothrock N, Hanrahan R, *et al*. The use of PROMIS and assessment center to deliver patient-reported outcome measures in clinical research. *J Appl Meas*. 2010;11(3):304-314.

94. Cloutier MM, Schatz M, Castro M, *et al*. Asthma outcomes: composite scores of asthma control. *J Allergy Clin Immunol*. 2012;129(3 Suppl):S24-S33.

95. Fuhlbrigge A, Peden D, Apter AJ, *et al*. Asthma outcomes: exacerbations. *J Allergy Clin Immunol*. 2012;129(3 Suppl):S34-S48.

96. Akinbami LJ, Sullivan SD, Campbell JD, *et al*. Asthma outcomes: healthcare utilization and costs. *J Allergy Clin Immunol*. 2012;129(3 Suppl):S49-S64.

97. National Heart, Lung, and Blood Institute, National Asthma Education and Prevention Program. Expert Panel Report 3. Guidelines for the Diagnosis and Management of Asthma. Full report 2007. Bethesda, MD: U.S. Department of Health and Human Services, 2007; NIH publication no.07-0451. Available at: https://www.nhlbi.nih.gov/health-pro/guidelines/current/asthma-guidelines. Accessed November 26, 2008.

98. Global Initiative for Asthma. GINA Report, Global Strategy for Asthma Management and Prevention. 2016. http://ginasthma.org/. Accessed March 15, 2017.

99. Walters EH, Walters J. Inhaled short acting beta2-agonist use in asthma: regular vs as needed treatment. *Cochrane Database Syst Rev*. 2000;(4):CD001285.

100. Plotnick LH, Ducharme FM. Combined inhaled anticholinergic agents and beta-2-agonists for initial treatment of acute asthma in children. *Cochrane Database Syst Rev*. 2000;(2):CD000060.

101. Manser R, Reid D, Abramson M. Corticosteroids for acute severe asthma in hospitalised patients. *Cochrane Database Syst Rev*. 2001(1):CD001740.

102. Rowe BH, Spooner C, Ducharme FM, *et al*. Early emergency department treatment of acute asthma with systemic corticosteroids. *Cochrane Database Syst Rev*. 2001;(1):CD002178.

103. Smith M, Iqbal S, Elliott TM, *et al*. Corticosteroids for hospitalised children with acute asthma. *Cochrane Database Syst Rev*. 2003(2):CD002886.

104. Rowe BH, Bota GW, Fabris L, *et al*. Inhaled budesonide in addition to oral corticosteroids to prevent asthma relapse following discharge from the emergency department: a randomized controlled trial. *JAMA*. 1999;281(22):2119-2126.

105. Barnes PJ. A new approach to the treatment of asthma. *N Engl J Med*. 1989;321(22):1517-1527.

106. Suissa S, Ernst P, Benayoun S, *et al*. Low-dose inhaled corticosteroids and the prevention of death from asthma. *N Engl J Med*. 2000;343(5):332-336.

107. Haahtela T, Jarvinen M, Kava T, *et al*. Comparison of a beta 2-agonist, terbutaline, with an inhaled corticosteroid, budesonide, in newly detected asthma. *N Engl J Med*. 1991;325(6):388-392.

108. Haahtela T, Jarvinen M, Kava T, *et al*. Effects of reducing or discontinuing inhaled budesonide in patients with mild asthma. *N Engl J Med*. 1994;331(11):700-705.

109. Drazen JM, Israel E, Boushey HA, *et al*. Comparison of regularly scheduled with as-needed use of albuterol in mild asthma. Asthma Clinical Research Network. *N Engl J Med*. 1996;335(12):841-847.

110. Lazarus SC, Boushey HA, Fahy JV, *et al*. Long-acting beta2-agonist monotherapy vs continued therapy with inhaled corticosteroids in patients with persistent asthma: a randomized controlled trial. *JAMA*. 2001;285(20):2583-2593.

111. Lemanske RF Jr, Sorkness CA, Mauger EA, *et al*. Inhaled corticosteroid reduction and elimination in patients with persistent asthma receiving salmeterol: a randomized controlled trial. *JAMA*. 2001;285(20):2594-2603.

112. Bateman ED, Boushey HA, Bousquet J, *et al*. Can guideline-defined asthma control be achieved? The Gaining Optimal Asthma ControL study. *Am J Respir Crit Care Med*. 2004;170(8):836-844.

113. Rabe KF, Atienza T, Magyar P, *et al*. Effect of budesonide in combination with formoterol for reliever therapy in asthma exacerbations: a randomised controlled, double-blind study. *Lancet*. 2006;368(9537):744-753.

114. Nelson HS, Weiss ST, Bleecker ER, *et al*. The Salmeterol Multicenter Asthma Research Trial: a comparison of usual pharmacotherapy for asthma or usual pharmacotherapy plus salmeterol. *Chest*. 2006;129(1):15-26.

115. Lemanske RF Jr, Mauger DT, Sorkness CA, *et al*. Step-up therapy for children with uncontrolled asthma receiving inhaled corticosteroids. *N Engl J Med*. 2010;362(11):975-985.

116. Wechsler ME, Castro M, Lehman E, *et al*. Impact of race on asthma treatment failures in the asthma clinical research network. *Am J Respir Crit Care Med*. 2011;184(11):1247-1253.

117. Hanania NA, Alpan O, Hamilos DL, *et al*. Omalizumab in severe allergic asthma inadequately controlled with standard therapy: a randomized trial. *Ann Intern Med*. 2011;154(9):573-582.

118. Bleecker ER, FitzGerald JM, Chanez P, *et al*. Efficacy and safety of benralizumab for patients with severe asthma uncontrolled with high-dosage inhaled corticosteroids and long-acting beta2-agonists (SIROCCO): a randomised, multicentre, placebo-controlled phase 3 trial. *Lancet*. 2016;388(10056):2115-2127.

119. FitzGerald JM, Bleecker ER, Nair P, *et al*. Benralizumab, an anti-interleukin-5 receptor alpha monoclonal antibody, as add-on treatment for patients with severe, uncontrolled, eosinophilic asthma (CALIMA): a randomised, double-blind, placebo-controlled phase 3 trial. *Lancet*. 2016;388(10056):2128-2141.

120. Hanania NA, Noonan M, Corren J, *et al*. Lebrikizumab in moderate-to-severe asthma: pooled data from two randomised placebo-controlled studies. *Thorax*. 2015;70(8):748-756.

121. Corren J, Lemanske RF, Hanania NA, *et al*. Lebrikizumab treatment in adults with asthma. *N Engl J Med*. 2011;365(12):1088-1098.

122. Piper E, Brightling C, Niven R, *et al*. A phase II placebo-controlled study of tralokinumab in moderate-to-severe asthma. *Eur Respir J*. 2013;41(2):330-338.

123. ATS. Proceedings of the ATS workshop on refractory asthma: current understanding, recommendations, and unanswered questions. American Thoracic Society. *Am J Respir Crit Care Med*. 2000;162(6):2341-2351.

124. Lange P, Parner J, Vestbo J, *et al*. A 15-year follow-up study of ventilatory function in adults with asthma. *N Engl J Med*. 1998;339(17):1194-1200.

125. Pillai P, Chan YC, Wu SY, *et al*. Omalizumab reduces bronchial mucosal IgE and improves lung function in non-atopic asthma. *Eur Respir J*. 2016;48(6):1593-1601.

126. Chung KF. Asthma phenotyping: a necessity for improved therapeutic precision and new targeted therapies. *J Intern Med*. 2016;279(2):192-204.

127. Ciprandi G, Tosca MA, Silvestri M, *et al*. Inflammatory biomarkers in asthma endotypes and consequent personalized therapy. *Expert Rev Clin Immunol*. 2017;13:715-721.

128. Kupczyk M, ten Brinke A, Sterk PJ, *et al*. Frequent exacerbators—a distinct phenotype of severe asthma. *Clin Exp Allergy*. 2014;44(2):212-221.

129. Pauwels RA, Lofdahl CG, Postma DS, *et al*. Effect of inhaled formoterol and budesonide on exacerbations of asthma. Formoterol and Corticosteroids Establishing Therapy (FACET) International Study Group. *N Engl J Med*. 1997;337(20):1405-1411.

130. Malmstrom K, Rodriguez-Gomez G, Guerra J, *et al*. Oral montelukast, inhaled beclomethasone, and placebo for chronic asthma. A randomized, controlled trial. Montelukast/Beclomethasone Study Group. *Ann Intern Med*. 1999;130(6):487-495.

131. CAMP. Long-term effects of budesonide or nedocromil in children with asthma. The Childhood Asthma Management Program Research Group. *N Engl J Med*. 2000;343(15):1054-1063.

132. Pauwels RA, Pedersen S, Busse WW, *et al*. Early intervention with budesonide in mild persistent asthma: a randomised, double-blind trial. *Lancet*. 2003;361(9363):1071-1076.

133. Israel E, Chinchilli VM, Ford JG, *et al*. Use of regularly scheduled albuterol treatment in asthma: genotype-stratified, randomised, placebo-controlled cross-over trial. *Lancet*. 2004;364(9444):1505-1512.

134. Morgan WJ, Crain EF, Gruchalla RS, *et al*. Results of a home-based environmental intervention among urban children with asthma. *N Engl J Med*. 2004;351(11):1068-1080.

135. O'Byrne PM, Bisgaard H, Godard PP, *et al*. Budesonide/formoterol combination therapy as both maintenance and reliever medication in asthma. *Am J Respir Crit Care Med*. 2005;171(2):129-136.

136. Guilbert TW, Morgan WJ, Zeiger RS, *et al*. Long-term inhaled corticosteroids in preschool children at high risk for asthma. *N Engl J Med*. 2006;354(19):1985-1997.

137. Papi A, Canonica GW, Maestrelli P, *et al*. Rescue use of beclomethasone and albuterol in a single inhaler for mild asthma. *N Engl J Med*. 2007;356(20):2040-2052.

138. Cox G, Thomson NC, Rubin AS, *et al*. Asthma control during the year after bronchial thermoplasty. *N Engl J Med*. 2007;356(13):1327-1337.

139. Sorkness CA, Lemanske RF Jr, Mauger DT, *et al*. Long-term comparison of 3 controller regimens for mild-moderate persistent childhood asthma: the Pediatric Asthma Controller Trial. *J Allergy Clin Immunol*. 2007;119(1):64-72.

140. Peters SP, Anthonisen N, Castro M, *et al*. Randomized comparison of strategies for reducing treatment in mild persistent asthma. *N Engl J Med*. 2007;356(20):2027-2039.

141. Bacharier LB, Phillips BR, Zeiger RS, *et al*. Episodic use of an inhaled corticosteroid or leukotriene receptor antagonist in preschool children with moderate-to-severe intermittent wheezing. *J Allergy Clin Immunol*. 2008;122(6):1127.e8-1135.e8.

142. Ducharme FM, Lemire C, Noya FJ, *et al*. Preemptive use of high-dose fluticasone for virus-induced wheezing in young children. *N Engl J Med*. 2009;360(4):339-353.

143. Wechsler ME, Kunselman SJ, Chinchilli VM, *et al*. Effect of beta2-adrenergic receptor polymorphism on response to longacting beta2 agonist in asthma (LARGE trial): a genotype-stratified, randomised, placebo-controlled, crossover trial. *Lancet*. 2009;374(9703):1754-1764.

144. Peters SP, Kunselman SJ, Icitovic N, *et al*. Tiotropium bromide step-up therapy for adults with uncontrolled asthma. *N Engl J Med*. 2010;363(18):1715-1726.

145. Busse WW, Morgan WJ, Gergen PJ, *et al*. Randomized trial of omalizumab (anti-IgE) for asthma in inner-city children. *N Engl J Med*. 2011;364(11):1005-1015.

146. Zeiger RS, Mauger D, Bacharier LB, *et al*. Daily or intermittent budesonide in preschool children with recurrent wheezing. *N Engl J Med*. 2011;365(21):1990-2001.

147. Martinez FD, Chinchilli VM, Morgan WJ, *et al*. Use of beclomethasone dipropionate as rescue treatment for children with mild persistent asthma (TREXA): a randomised, double-blind, placebo-controlled trial. *Lancet*. 2011;377(9766):650-657.

148. Calhoun WJ, Ameredes BT, King TS, *et al*. Comparison of physician-, biomarker-, and symptom-based strategies for adjustment of inhaled corticosteroid therapy in adults with asthma: the BASALT randomized controlled trial. *JAMA*. 2012;308(10):987-997.

149. Kerstjens HA, Engel M, Dahl R, *et al*. Tiotropium in asthma poorly controlled with standard combination therapy. *N Engl J Med*. 2012;367(13):1198-1207.

150. Bacharier LB, Guilbert TW, Mauger DT, *et al*. Early administration of azithromycin and prevention of severe lower respiratory tract illnesses in preschool children with a history of such illnesses: a randomized clinical trial. *JAMA*. 2015;314(19):2034-2044.

151. Wechsler ME, Yawn BP, Fuhlbrigge AL, *et al*. Anticholinergic vs long-acting beta-agonist in combination with inhaled corticosteroids in black adults with asthma: The BELT randomized clinical trial. *JAMA*. 2015;314(16):1720-1730.

152. Sheehan WJ, Mauger DT, Paul IM, *et al*. Acetaminophen versus ibuprofen in young children with mild persistent asthma. *N Engl J Med*. 2016;375(7):619-630.

153. Stempel DA, Raphiou IH, Kral KM, *et al*. Serious asthma events with fluticasone plus salmeterol versus fluticasone alone. *N Engl J Med*. 2016;374(19):1822-1830.

154. Stempel DA, Szefler SJ, Pedersen S, *et al*. Safety of adding salmeterol to fluticasone propionate in children with asthma. *N Engl J Med*. 2016;375(9):840-849.

155. Guilbert TW, Morgan WJ, Krawiec M, *et al*. The Prevention of Early Asthma in Kids study: design, rationale and methods for the Childhood Asthma Research and Education network. *Control Clin Trials*. 2004;25(3):286-310.

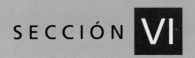
Otras neumopatías inmunológicas

CAPÍTULO 23

Neumonitis por hipersensibilidad[*]

KAREN S. HSU BLATMAN

La neumonitis por hipersensibilidad (HP, por sus siglas en inglés), también conocida como alveolitis alérgica extrínseca, es una afección pulmonar multifacética de mediación inmunológica con síntomas constitucionales asociados como resultado de la hipersensibilidad y posterior a la inhalación repetida de una variedad de polvos orgánicos; se caracteriza por inflamación de mediación diferente a la inmunoglobulina E (IgE) del intersticio pulmonar, las vías aéreas terminales y los alveolos. Este síndrome se presenta en ambos, individuos, atópicos y no, y puede tomar varias formas clínicas dependiendo de la duración, frecuencia e intensidad de la exposición a antígenos; la antigenicidad de la sustancia causal, la edad y capacidad de respuesta inmunológica del paciente. La mayoría de los casos se presenta en contextos ocupacionales y de agricultura. Sin embargo, también se relacionan con HP diversas actividades recreativas y medicamentos. A pesar de los muchos antígenos que se sabe causan HP, los datos clínicos, inmunológicos y fisiopatológicos, en general, son comparables.

◼ ALÉRGENOS Y NEUMONITIS POR HIPERSENSIBILIDAD

Ramazzini (1) detectó la HP en 1713 trabajadores de granos. Puesto que el estado de alerta respecto de esta enfermedad pulmonar ha aumentado, se han identificado nuevos antígenos involucrados y actualmente incluyen a más de 200 diferentes (2). Aunque se está aclarando la inmunofisiopatología de la enfermedad, continúa habiendo casos de HP en los que no se define el antígeno específico. Las principales exposiciones para el desarrollo de la HP son ocupacionales, de agricultura, y las relacionadas con actividades recreativas. Para alcanzar las vías aéreas terminales y los alveolos, las partículas de alérgenos deben ser menores de 3 a 5 micras. La diversidad de antígenos aéreos causales incluye a los microbianos, los productos de animales o plantas y las sustancias químicas de bajo peso molecular (tabla 23-1). Muchos de estos mismos antígenos, como los diisocianatos, las proteínas de mamíferos e insectos, y los serrines, pueden también inducir respuestas alérgicas mediadas por células cebadas/IgE, incluido el asma.

---

[*]Michael C. Zacharisen y Jordan N. Fink contribuyeron con anterioridad a este capítulo.

A las especies de *Actinomycetes* termofílicos se les reconoció como causa del pulmón de granjero en 1932 en Inglaterra (3), bacterias que proliferan a temperaturas de 70 °C y pueden encontrarse en alta concentración en pilas de compostaje o en silos donde se almacena forraje de animales, que se convierten en medios de cultivo para el microorganismo. Numerosos investigadores han descrito la identificación y el esclarecimiento de los antígenos causales (4, 5). La mayor alerta respecto de factores ambientales que favorecen las enfermedades y los

TABLA 23-1 ALGUNOS ANTÍGENOS EN LA NEUMONITIS POR HIPERSENSIBILIDAD

ANTÍGENOS	FUENTES	NOMBRE DE LA ENFERMEDAD
Bacterias		
Especies de Actynomicetes termofílicos (*Saccharopolyspora rectivirgula, Thermoactinomyces vulgaris*)	Heno enmohecido, compostaje, silaje, granos, caña de azúcar mohosa	Pulmón del granjero, pulmón del recolector de hongos, bagazosis
Bacilos, especies de *Klebsiella, Cytophaga*	Acondicionador de aire, humidificador	Neumonía por ventilación, pulmón del humidificador
Especies de *Pseudomonas, Acinetobacter*	Fluidos del trabajo con metales contaminados	Pulmón del operario de maquinaria
Bacillus subtilis	Polvo de enzimas	Pulmón del trabajador de enzimas/detergentes
Especies de *Mycobacterium*	Tina de baño, fluidos del trabajo con metales	Pulmón de la tina de baño caliente
Hongos		
Especies de *Aspergillus*	Malta mohosa de cerveza, estuco, composta, salsa de soya, contaminación casera	Pulmón del trabajador de la malta, estipatosis, pulmón de compostaje
Especies de *Alternaria, Pullaria*	Arce rojo mohoso, aserrín	Pulmón de los trabajadores de la madera, secuoiosis
Especies de *Cephalosporium*	Pisos o sótanos de madera mohosos, agua de alcantarilla	Pulmón del terminador de pisos
Especies de *Epicoccum, Rhodotorula*	Paredes de bodegas, baños y regaderas	
Especies de *Penicillium*	Queso mohoso, polvo de corcho, heno, aserrín, sazonadores de salami, compostaje	Pulmón de trabajadores/lavadores de queso, suberosis, pulmón de compostaje residencial
Especies de *Penicillium, Monocillium*	Musgo de la turba mohosa	Pulmón del procesador de turba mohosa
Cryptostroma corticale	Corteza de arce mohosa	Enfermedad por corteza de arce
Especies de *Trichosporum*	Casas mohosas en Japón	Neumonía veraniega
Especies de *Pleurotus, Hypsizigus, Lyphyllum, Pholiota; Cortinus shiitake,*	Cultivos de hongos intramuros	Pulmón del recolector/trabajador de hongos
Especies de *Candida*	Juncos mohosos	Pulmón del saxofonista
Especies de *Pezizia, Penicillium, Fusarium*	Mohos caseros	Pulmón de "El niño"
Especies de *Cladosporium*	Agua contaminada, mohos caseros	Pulmón del usuario de tina de baño caliente/sauna
Especies de *Rhizopus, Mucor*	Recortes de madera mohosos	Enfermedad del podador de árboles
Amebas		
Especies de *Naegleria, Acanthamoeba*	Humidificador/ventilador contaminado	Neumonía por ventilación
Proteínas animales		
Aviarias (pichón, pato, ganso, pavo, pollo, cisne, periquito, perico, tórtolos, lechuza, canario, faisán)	Excrementos, plumaje	Pulmón/enfermedad del criador de pájaros/pichones, enfermedad del colombófilo, enfermedad del periquero, pulmón del desplumador, fiebre del pato

TABLA 23-1 ALGUNOS ANTÍGENOS EN LA NEUMONITIS POR HIPERSENSIBILIDAD (*CONTINUACIÓN*)

ANTÍGENOS	FUENTES	NOMBRE DE LA ENFERMEDAD
Proteína de orina/suero de roedor	Orina o suero de rata o jerbo	Pulmón del trabajador de laboratorio, pulmón del cuidador de jerbos
Proteína de la concha de ostra perlada/ moluscos	Polvo de conchas	Pulmón de la concha de ostras/pulmón de sericultor
Polvo de la piel peluda de animal (p. ej., gato)	Pieles de animales con pelo	Pulmón del peletero
Insectos (gorgojo del trigo, gusano de seda)	*Sitophilus granarius*, larvas del gusano de seda	Enfermedad por el gorgojo del trigo
Fármacos/medicamentos		
Amiodarona, clorambucilo, clozapina, ciclosporina, oro, bloqueador β, sulfonamidas, nitrofurantoína, minociclina, procarbazina, leflunomida, metotrexato	Inhibidor de la reductasa de HMG-CoA, fluoxetina, roxitromicina, lenalidomida, loxoprofeno, mesalamina, sirolimus, tocainamida, trofosfamida, hidroxiurea, heroína por vía nasal, infliximab, rituximab	Neumonitis por hipersensibilidad inducida por fármacos
Sustancias químicas		
Isocianatos (TDI, HDI, MDI)	Catalizador de pintura/químico, barniz, laca, plastificante de espuma de poliuretano, fibras de spandex, elastómeros de poliuretano	Enfermedades del restaurador de tinas de baño y del restaurador de pinturas; pulmón del trabajador de plásticos, pulmón del trabajador de sustancias químicas
Anhídrido ftálico	Resina epóxica calentada, colorantes, insecticidas	Pulmón de la resina epóxica
Ftalato de dimetilo o estireno	Sustancias químicas usadas en la fabricación de yates	Pulmón del fabricante de yates
Metilmetacrilato	Fabricación de prótesis dentales	
Otros	Hojas de tabaco	Pulmón del cultivador de tabaco
	Insecticida	Pulmón de piretro
	Granos de café y polvo de hojas de té	Pulmón del trabajador del café, pulmón del cultivador de té
	Aserrín (de pino, de madera de cabreúva)	Pulmón del trabajador de la madera
	Extracto de harina de pescado	Pulmón del trabajador de la harina de pescado
	Cáscara de soya contenida en alimentos de veterinaria	

HDI, diisocianato de hexametileno; HMG-CoA, 3-hidroxi-3-metil-glutaril-coenzima A; MDI, diisocianato de difenilmetileno; TDI, diisocianato de tolueno.

cambios en las técnicas de agricultura han disminuido la incidencia de esta enfermedad (6).

Asimismo, se ha señalado a exposiciones tanto comerciales como residenciales a los materiales contaminados por mohos en diversos casos de HP, con nombres descriptivos de muchas de esas enfermedades, que reflejan la fuente de exposición. Por ejemplo, la neumonitis por ventilación, causada por unidades de calefacción o enfriamiento contaminadas, probablemente sea la forma más frecuente de HP relacionada con la construcción (7, 8). Este síndrome puede ocurrir como resultado de la inhalación de antígenos contenidos en aerosoles que se encuentran en los pequeños humidificadores ultrasónicos caseros y hasta en grandes unidades de manejo del aire industriales (9). Durante la última década se informó de enfermedades respiratorias relacionadas con la inhalación de fluidos que contienen bacterias gramnegativas por los trabajadores del metal (MWF, por sus siglas en inglés); este dato tiene consecuencias de gran alcance para la industria (10-12). Si bien la exposición fúngica es ubicua en exteriores, la correspondiente en interiores de ambientes dañados por el agua está menos bien caracterizada, pero en muchos informes de casos se incrimina a los hongos como la causa de la enfermedad, tanto en adultos como en niños (13). La participación de los fragmentos de hongos en el inicio de enfermedades humanas tiene aún que aclararse, pero provee un nuevo paradigma para la exposición (14). Los trabajadores que cultivan setas en instalaciones intramuros se identificaron como de otra ocupación con muchos individuos afectados (15, 16). Desde hace mucho tiempo se sabe que los criadores de pichones y de pájaros desarrollan HP por los antígenos inhalados en los excrementos aviarios secos y el plumaje (17, 18). También se identificó a una diversidad de pájaros exóticos, salvajes y domésticos como causa de la enfermedad del criador de pájaros, que incluyen periquitos, cacatúas, cisnes, gansos y pavos (19-21). La exposición a almohadas y edredones de plumas también es importante (22).

Debido a que se conocen nuevos casos de HP, pueden implementarse las medidas para identificar al antígeno y disminuir su exposición. Esta circunstancia así como los cambios en la exposición han dado como resultado algunas enfermedades de hipersensibilidad, como el pulmón de los manejadores de virus de la varicela y el pulmón de los consumidores de rapé (alérgenos porcinos y bovinos), los cuales son solo de interés histórico (23). Las exposiciones ocupacionales recién reconocidas incluyen la fabricación de cascos de yate donde se ha señalado la inhalación de humos de sustancias químicas calentadas en la laminación de la fibra de vidrio (24). La madera seca al horno intensamente contaminada por especies de *Paecilomyces* afectó a los trabajadores en la planta de procesamiento de pisos de madera dura (25). En este sentido, se informó que la inhalación del refrigerante HFC134a durante el retiro del vello corporal por láser desencadena síntomas de HP, con eosinofilia en la sangre periférica y el material de biopsia bronquial (26). Los casos de HP por instrumentos de viento contaminados por micobacterias u hongos también fueron motivo de publicación (27, 28).

Los medicamentos son también una causa importante de enfermedad pulmonar que simula la HP. Entre los identificados se encuentran nitrofurantoína, amiodarona, minociclina, roxitromicina, lenalidomida, nadolol y sulfasalazina (23-34). Además, hay informes de que la heroína intranasal también causa el síndrome (35). Puesto que cada vez es más frecuente el uso de productos biológicos, se ha comunicado neumonitis inducida por bloqueadores del factor α de necrosis tumoral (TNF-α, por sus siglas en inglés) (p. ej., infliximab y etanercept) (36, 37) y anticuerpos monoclonales, como el rituximab contra CD20 IgG$_1$ (38).

Ocurren síndromes específicos de HP en diferentes partes del mundo; por ejemplo, se usa esparto en la producción de cuerdas, esteras, pulpa de papel y escayolas en países del mediterráneo. Los individuos como los trabajadores del estuco han desarrollado HP por fibras de esparto contaminadas con polvo de *Aspergillus fumigatus* en sus ambientes laborales (39). Los trabajadores del este de Canadá empleados en plantas de procesamiento del musgo de la turba con frecuencia están expuestos a material seco suelto, que quizá contenga muchos microorganismos de los que se ha señalado a los mohos como causa de HP (40). La HP de tipo veraniego causada por especies de *Trichosporon* es un ejemplo importante de una enfermedad que no se encuentra en Estados Unidos, pero tiene máxima prevalencia en Japón (41). En el medio oeste de Estados Unidos, de 85 pacientes con HP detectados de 1997 al 2002, las causas más frecuentes tuvieron relación con aves (34%), pulmón de bañera caliente (21%), pulmón de granjero (11%), exposición a mohos caseros (9%) y antígenos no identificados (25%) (42). Hay controversia respecto de la clasificación del pulmón de bañera caliente como HP frente a la infección por micobacterias diferentes a las de la tuberculosis.

■ EPIDEMIOLOGÍA

La incidencia exacta de la HP se desconoce, pero se ha identificado en 2 a 8% de los granjeros (43) y en 6 a 21% de los criadores de palomas (44). De los 36 casos de HP crónica identificada por encuesta hospitalaria en Japón, las causas comunicadas fueron las de tipo veraniego (10 casos), otras relacionadas con el lugar (cinco casos), enfermedad de avicultores (siete casos), por isocianato (cinco casos), pulmón de granjero (cuatro casos) y cinco casos diversos (45). En Irlanda, conforme se revolucionaron los métodos de fabricación del heno en la década de 1980 y entre 1997 y el 2002 se observó una declinación notoria de la HP (46). En Gran Bretaña, no obstante, la incidencia total de HP es de uno a dos casos por millón de trabajadores por año. A partir de la revisión de casos de enero de 1996 a diciembre del 2015, la causa más frecuente de que se sospechó correspondió a MWF, con base en el agua contaminada (35%) para la HP ocupacional comunicada en Gran Bretaña, en comparación con la de granjeros (17%) y aves (11%). Las ocupaciones comunicadas como con vínculo con la HP debida a exposiciones aviarias incluyen granjas de aves de corral y la crianza doméstica de pájaros. Entre 1996 y el 2000 hubo solo un caso de contaminación de MWF comunicado (47). La mayoría de los casos comunicados de MWF-HP ocurrió en trabajadores que fabrican componentes para automóviles y aeroplanos. En Estados Unidos el "efecto del trabajador sano" y el alto recambio de empleados puede ser en parte causa de subinforme o subdetección de los casos de HP relacionados con el trabajo.

■ CRITERIOS DE DIAGNÓSTICO Y MANIFESTACIONES CLÍNICAS

Los criterios para el diagnóstico de HP constan de detectar las manifestaciones clínicas, con un interrogatorio en relación con la exposición, pruebas de laboratorio y de función pulmonar, así como radiográficas (fig. 23-1)

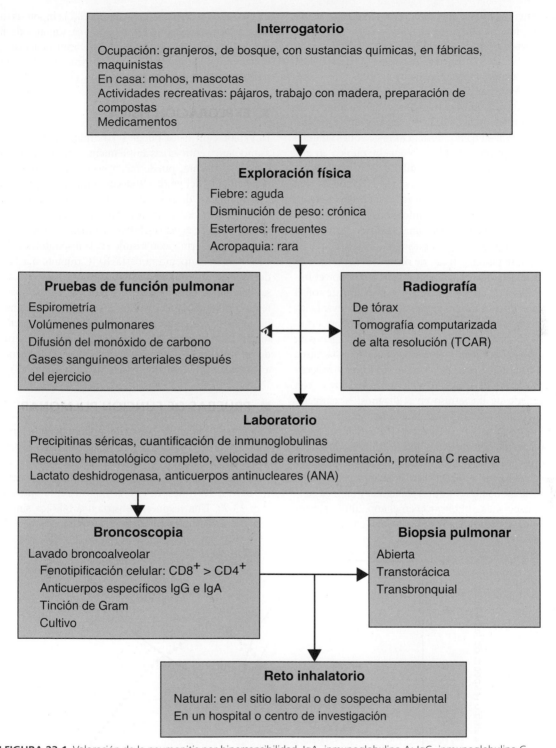

■ FIGURA 23-1 Valoración de la neumonitis por hipersensibilidad. IgA, inmunoglobulina A; IgG, inmunoglobulina G.

(48). Aunque no hay una prueba confirmatoria aislada de HP, ni siquiera la biopsia pulmonar, se identificaron seis factores de predicción significativos, que proveen un intervalo de confianza al 95% e incluyen (a) exposición a un alérgeno causal conocido; (b) anticuerpos precipitantes positivos contra el antígeno causal; (c) crisis recurrentes de síntomas; (d) estertores inspiratorios en la auscultación pulmonar; (e) síntomas que se presentan de 4 a 8 h después de la exposición y (f) disminución de peso (49). El cuadro clínico es consecutivo a la exposición repetida y puede variar de síntomas sistémicos y respiratorios súbitos y explosivos, hasta una evolución progresiva insidiosa de disnea, fatiga y disminución de peso. Con base en este cuadro clínico, la HP se dividió en formas aguda, subaguda y crónica (50).

El paciente con la forma aguda presenta tos no productiva, disnea, sudor, mialgias y malestar general, que se presentan de 4 a 12 h después de la exposición intensa al alérgeno causal. Las infecciones virales o bacterianas pueden simular este cuadro clínico, lo que conduce a tratamiento con antibióticos. Con la evitación del alérgeno, los síntomas se resuelven de manera espontánea en 18 a 24 h, con resolución completa en días, lo que contrasta con las infecciones virales. Con la exposición repetida, los síntomas recurren haciéndose más o menos intensos y progresivos. El paciente puede detectar este patrón y tratar de disminuir al mínimo su exposición. La forma crónica se caracteriza por el inicio insidioso de disnea que ocurre especialmente con el ejercicio. Otros síntomas incluyen tos productiva, fatiga y anorexia, con disminución de peso. La fiebre no es usual, a menos que haya una exposición a alérgenos en dosis alta agregada a los síntomas crónicos. Esta forma suele relacionarse con la exposición continua a concentraciones bajas de antígenos y no suele detectarse, con el resultado de un retraso en el diagnóstico correcto. Un antecedente de exposición al antígeno pudiese ser la única clave para el diagnóstico. La forma subaguda se caracteriza por síntomas intermedios respiratorios bajos progresivos respecto de la forma aguda y crónica. Las formas aguda y subaguda pueden superponerse en la clínica, así como las formas subaguda y crónica.

Lacasse y cols., publicaron en el año 2009 un estudio donde se pretendía dividir las formas en dos grupos, de HP aguda y crónica (51), y emitieron la hipótesis de que la forma subaguda puede ser una variante de la HP aguda. En ese estudio se visualizaron opacidades nodulares en la tomografía computarizada (TC) de alta resolución en ambos grupos (agudo y crónico).

■ EXPLORACIÓN FÍSICA

La exploración física puede ser normal en el paciente asintomático entre crisis ampliamente espaciadas de HP aguda. Asimismo, puede haber estertores finos secos, dependiendo del grado de afección pulmonar presente y el momento después de la exposición más reciente. Las sibilancias no constituyen un síntoma prominente. Un brote agudo de HP se vincula con un paciente de aspecto enfermo, con insuficiencia respiratoria y elevación de la temperatura hasta 40 °C durante 6 a 12 h después de la exposición al antígeno. En cuanto a causas diferentes de HP deben investigarse rápido exantemas, linfadenopatía o rinitis. Con la fibrosis extensa que ocurre en la forma crónica de la enfermedad predominan los estertores secos y la disminución de los ruidos respiratorios. Algunos pacientes con enfermedad en etapa terminal pueden presentar acropaquia (52).

■ PRUEBAS DE FUNCIÓN PULMONAR

La anomalía clásica de la función pulmonar en la forma aguda es la restricción, con disminución de la capacidad vital forzada (FVC, por sus siglas en inglés) y del volumen exhalatorio forzado en 1 s (FEV_1) que ocurre de 6 a 12 h después de la exposición al antígeno (fig. 23-2). Una respuesta obstructiva bifásica similar a la que se visualiza en las fases temprana y tardía del

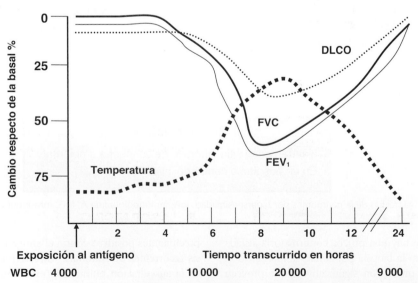

■ **FIGURA 23-2** Representación gráfica de los cambios en la neumonitis por hipersensibilidad aguda. DLCO, capacidad de difusión pulmonar del monóxido de carbono; FEV_1, volumen exhalatorio forzado en 1 s; FVC, capacidad vital forzada; WBC, leucocitos.

asma se detectó en pacientes que desarrollan asma ocupacional y HP como resultado de la sensibilización al mismo antígeno. La obstrucción de las vías aéreas periféricas determinada por disminución de FEV_1 o mediciones del flujo forzado de rango medio ($FEF_{25-75\%}$, por sus siglas en inglés) ha sido motivo de informes frecuentes. En este caso, suele detectarse una disminución de la transferencia de gases a través de la pared alveolar, determinada por la capacidad de difusión del monóxido de carbono (DL_{CO}, por sus siglas en inglés) de los pulmones, lo que contrasta con el asma, una enfermedad en la que, por lo general, aumenta la DLCO. Aunque se puede visualizar hipoxemia en reposo con daño pulmonar grave, aquella con el ejercicio es frecuente y se puede documentar por cuantificaciones pre y posejercicio de los gases arteriales. La capacidad de hiperrespuesta bronquial determinada por el reto con metacolina se presenta en la mayoría de los pacientes con HP y posiblemente sea causada por la respuesta inflamatoria de las vías aéreas. En la HP subaguda y crónica suele haber una combinación demostrable de obstrucción y restricción.

■ CARACTERÍSTICAS RADIOGRÁFICAS

Radiografías de tórax

Las anomalías radiográficas pueden ser transitorias o permanentes, dependiendo de la forma o etapa de la enfermedad. Cambios radiográficos transitorios ocurren principalmente en la forma aguda, con infiltrados intersticiales bilaterales periféricos en parches, y un patrón reticulonodular fino semejante al del edema pulmonar agudo (53), como se muestra en la figura 23-3. Asimismo, puede haber opacidades bilaterales en vidrio esmerilado en los campos pulmonares medios a inferiores, que son indistinguibles de otras afecciones pulmonares intersticiales. También puede presentarse

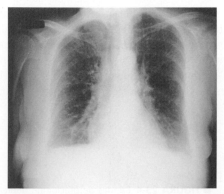

■ **FIGURA 23-3** Radiografía de tórax de un paciente con neumonitis por hipersensibilidad, que muestra infiltrados bilaterales en los lóbulos inferiores y un patrón reticulonodular.

linfadenopatía central, con cambios que suelen resolverse de manera espontánea al evitar el alérgeno o con el tratamiento con corticoesteroides. Entre los ataques agudos la radiografía de tórax suele ser normal.

En la forma subaguda se han visualizado infiltrados nodulares en parches o difusos, con opacidades bilaterales en vidrio esmerilado; nódulos centrobulillares pequeños mal definidos y zonas lobulares con disminución de la atenuación, vascularidad con la inspiración o atrapamiento de aire durante la exhalación (54).

En la forma crónica pueden visualizarse cambios fibróticos, con reticulación en parches o aleatoria, bronquiectasias por tracción y zonas de enfisema, sobre cambios agudos o subagudos, por lo general respecto de las bases pulmonares. Menos a menudo se encuentra una forma subpleural en panal de abejas (54). Cambios no característicos de la HP son: calcificaciones, cavitaciones, atelectasias, nódulos pulmonares solitarios, neumotórax y derrames pleurales.

Tomografía computarizada

La TC de tórax de alta resolución puede ser de utilidad cuando se visualizan cambios parenquimatosos vagos en las radiografías simples de tórax. Los datos incluyen opacificación en vidrio esmerilado y consolidación difusa sugerentes de enfermedad alveolar. Una TC normal de tórax no descarta una HP aguda, porque la sensibilidad de esta técnica puede ser de solo 55% (55). En la enfermedad subaguda se observan nódulos centrobulillares de 1 a 3 mm, mal definidos, con zonas agregadas de opacidad en vidrio esmerilado (56). Los datos de la forma crónica por TC son: formaciones en panal de abejas, fibrosis pulmonar y bronquiectasia por tracción. Las características de la TC que sugieren la HP son, de manera predominante, la afección de la porción media del pulmón, opacidades en vidrio esmerilado extensas y pequeños nódulos, a menudo en los compartimientos central y periférico. La utilidad de la resonancia magnética se ha visto limitada por artefactos de los movimientos respiratorios y cardiacos. De manera similar, la gammagrafía con galio y la tasa de depuración del epitelio alveolar con el uso de una marca con tecnecio son objeto de investigación para la detección temprana de inflamación o daño de la unidad alveolocapilar, respectivamente, en las enfermedades pulmonares infiltrativas, pero hay carencia de estudios, específicamente de la HP (57).

■ LABORATORIO

Los estudios sistemáticos de laboratorio suelen ser normales en el paciente asintomático. En la forma aguda son frecuentes la leucocitosis, con una cifra de 25 000 leucocitos/mm³ y desviación a la izquierda, una velocidad de eritrosedimentación elevada y disminución de

DLCO. La eosinofilia es rara. Las cifras de IgE sérica total son normales, a menos que el paciente presente enfermedad atópica concomitante (58). Las cuantificaciones de inmunoglobulinas son normales o en ocasiones puede elevarse la IgG sérica.

La manifestación inmunológica característica de la HP es la presencia de titulaciones altas de IgG precipitantes y otras clases de anticuerpos dirigidas contra el antígeno causal identificado en el suero de los pacientes afectados (59). Los anticuerpos precipitantes séricos detectados por la técnica de inmunodifusión en gel doble de Ouchterlony indican la exposición al antígeno pero no necesariamente una enfermedad (fig. 23-4). En los criadores de palomas, hasta 50% de los expuestos de manera similar pero asintomáticos puede presentar precipitinas detectables (60). Los estudios falsos negativos de precipitinas en grupo pudiesen deberse a la omisión del antígeno causal. Los análisis de inmunoadsorción (técnica de Elisa) y las técnicas de fijación del complemento para las cuantificaciones de anticuerpos pueden ser muy sensibles. Sin embargo, en un pequeño estudio con uso de un análisis enzimático indirecto de fase sólida, automático, con fluorometría, se mostró que era más sensible para detectar avicultores sintomáticos con el uso de una concentración de anticuerpos de 10 mg/L, en contraste con la formación de precipitinas, que detecta aquellas mayores de 40 mg/L. El análisis fue rápido y pudiese diferenciar entre criadores de palomas con inicio subagudo o insidioso de HP crónica aviaria (61). En comparación con la difusión doble, la electrosinéresis (electroforesis en hojas de acetato de celulosa) mostró utilidad para la detección de antígenos de mohos en pacientes con síntomas, pero solo si se seleccionaban los antígenos apropiados (62). Si estas pruebas resultan negativas a pesar de los antecedentes sugerentes, quizá se requieran pruebas adicionales con antígenos específicamente preparados a partir del ambiente de sospecha. La ausencia de precipitinas séricas no descarta la HP. El grupo sistemático de precipitinas puede incluir pruebas falsas negativas, incluso si se incluye el antígeno correcto. Dependiendo de la exposición, se puede obtener un espécimen de nebulizado aéreo, fluido, polvo o suelo de la fuente original, y cultivarse respecto de microorganismos contaminantes, material que entonces se puede usar como antígeno para reacciones de difusión en gel.

■ PRUEBAS CUTÁNEAS

En contraste con las enfermedades mediadas por células cebadas-IgE y el asma, no es útil la reacción inmediata de roncha y eritema cutánea ante los alérgenos, porque la inmunopatogenia de la HP no involucra a la IgE. Las pruebas cutáneas con antígenos que causan HP se han vinculado con reacciones cutáneas de inicio tardío que histológicamente semejan a las de tipo Arthus con vasculitis leve. En ocasiones, también se encontró necrosis. Cuando se diferencia el asma ocupacional mediado por células cebadas-IgE de las pruebas cutáneas de HP se puede llegar al diagnóstico. Tanto asma como HP pueden presentarse en el mismo individuo; en tal caso, quizá se presenten tanto reacciones inmediatas como tardías ante los antígenos usados en las pruebas cutáneas.

■ LAVADO BRONCOALVEOLAR

La interconsulta a neumología puede estar indicada para realizar broncoscopia y lavado broncoalveolar (BAL, por sus siglas en inglés) cuando otros estudios resultan normales o se toman en consideración otros diagnósticos, como tuberculosis, sarcoidosis pulmonar, proteinosis alveolar o fibrosis pulmonar idiopática. El líquido de lavado broncoalveolar (BALF, por sus siglas en inglés) es útil para el diagnóstico de HP, porque hay linfocitosis con preponderancia de linfocitos CD8$^+$ respecto de los CD4$^+$ (63), que parece caracterizarse por el fenotipo CD3$^+$/CD8$^+$/CD56$^+$/CD57$^+$/CD10$^-$. La concentración de estos marcadores fenotípicos en linfocitos T de BALF es mayor que en la sarcoidosis, la neumonía de organización criptogénica o testigos sanos (64). Además, las células cebadas (más de 1% de los leucocitos obtenidos), en asociación con linfocitosis en el BAL, pueden respaldar el diagnóstico de HP. Las células cebadas también ayudan a vigilar la exposición porque suelen aumentar cuando esta es aguda (65). Tal vez no siempre se muestre una cifra elevada de linfocitos en la forma crónica. En contraste con las formas subaguda y crónica de HP, en la aguda se observan aumentos de macrófagos alveolares. La linfocitosis con un cociente normal CD4/CD8 se correlacionó más con una forma de enfermedad intersticial más grave por TC de alta resolución (66). En fecha reciente se encontraron

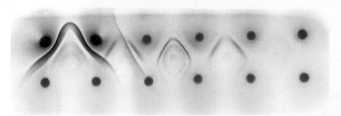

■ FIGURA 23-4 Bandas de precipitina detectadas por la técnica de inmunodifusión en gel doble de Ouchterlony.

cifras elevadas de albúmina en el BALF con uso de la determinación fluorométrica con cianina de eriocromo R en los pacientes con HP (67). Los cultivos de BALF pueden ayudar a descartar padecimientos infecciosos.

■ MANIFESTACIONES HISTOPATOLÓGICAS

Si se considera necesaria una biopsia, se recomienda la abierta, para obtener un espécimen hístico adecuado del pulmón. Los resultados de estudios de biopsias transbronquiales sugieren que el espécimen quizá no era adecuado. Los datos de la biopsia pulmonar dependen de la forma de la enfermedad y la extensión del daño del órgano. De manera específica, las células son macrófagos "espumosos", y presentan un notorio predominio de linfocitos, células plasmáticas y neutrófilos (68). La forma aguda presenta un infiltrado neutrofílico notorio en los alveolos y bronquiolos respiratorios con daño alveolar difuso. Los especímenes de la forma subaguda suelen revelar una tríada de bronquiolitis celular, neumonía linfocítica intersticial crónica en parches y granulomas alveolares pequeños y dispersos, no caseificantes (54) (fig. 23-5). Los granulomas difieren de los de la sarcoidosis pulmonar porque se visualizan más pequeños, dispersos en la fibrosis intersticial, con disposición laxa, mala forma y distribución lejos de los bronquiolos y vasos sanguíneos. Solo rara vez se ha mostrado inmunoglobulina o complemento en las biopsias pulmonares. En las etapas más avanzadas de la HP crónica son frecuentes la fibrosis intersticial con paredes bronquiolares engrosadas por colágena y alveolitis menos notoria. En el pulmón de avicultor crónico pueden visualizarse una neumonitis por hipersensibilidad inespecífica o los patrones de neumonitis por hipersensibilidad usuales (54), en comparación con los granjeros con enfisema crónico y HP (69).

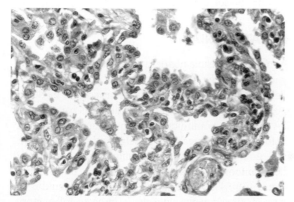

■ **FIGURA 23-5** Imagen de microscopia de luz de una biopsia de pulmón que revela un infiltrado linfocítico, con pequeños granulomas no caseificantes.

■ RETO INHALATORIO ESPECÍFICO

Aunque no se requiere el reto inhalatorio decidido para el diagnóstico, puede ser útil en circunstancias donde los antecedentes son convincentes pero se carece de otros datos y el diagnóstico no se ha definido. Por lo tanto, se puede hacer un reto de alérgeno en dos formas. Primero, el paciente quizá retorne a su sitio laboral o el ambiente de sospecha donde está presente el antígeno. En conjunción con las pruebas de función pulmonar y estudios de laboratorio, este esquema puede implicar al ambiente de sospecha, pero necesariamente identificará el alérgeno. En la valoración de estos individuos deben vigilarse los signos vitales (hipoxemia), incluida la temperatura (fiebre), espirometría (disminución de FVC), capacidad de difusión y la cifra de leucocitos con diferencial (neutrofilia periférica), antes de la exposición y a intervalos de hasta 12 h después.

También puede hacerse un reto de inhalación en el laboratorio de función pulmonar del hospital, bajo cuyas circunstancias deben vigilarse los signos vitales, incluida la temperatura, espirometría y recuento hematológico completo antes, durante y después de una exposición regulada al antígeno. Por desgracia, en general, no hay una concentración específica de alérgeno o preparados de este disponibles en el comercio para su uso. La concentración de antígeno utilizada se puede determinar mediante el uso de datos de toma de especímenes del aire, que refleja la exposición usual. También se puede utilizar un antígeno inespecífico como reto testigo. Esta prueba inhalatoria requiere observación cuidadosa por personal entrenado, porque pueden presentarse reacciones febriles sistémicas y respiratorias graves que requieren intervención con el uso de corticoesteroides.

■ DIAGNÓSTICO DIFERENCIAL

La HP debe considerarse en cualquier paciente con afección respiratoria aguda o crónica, con o sin síntomas sistémicos o neumonitis por hipersensibilidad (tabla 23-2). Como con otras afecciones respiratorias ocupacionales, se requiere un conocimiento detallado de los ambientes casero y laboral. La documentación de cambios de la función pulmonar con desviación cruzada se puede lograr en algunos individuos. También debe señalarse que la HP se limita al pulmón y no se ha descrito afección de tejidos extrapulmonares.

La forma aguda de HP suele confundirse con una neumonía típica adquirida en la comunidad. Un grupo de afecciones conocidas como síndrome orgánico de polvo tóxico (ODTS, por sus siglas en inglés) también se confunde a menudo con la HP (70). El ODTS se presenta en el contexto de la agricultura en individuos expuestos a granos, silaje y materiales porcinos, y principalmente afecta a grupos de jóvenes y aquellos sin

TABLA 23-2 CUADRO CLÍNICO DE LA NEUMONITIS POR HIPERSENSIBILIDAD

MANIFESTACIONES	AGUDAS	SUBAGUDAS	CRÓNICAS
Fiebre, calosfríos	+	–	–
Disnea	+	+	+
Tos	No productiva	Productiva	Productiva
Malestar general, mialgias	+	+	+
Disminución de peso	–	+	+
Estertores	Dibasales	Difusos	Difusos
Radiografía de tórax, TCAR	Infiltrados nodulares	Infiltrados nodulares	Fibrosis
PFT	Restrictivas	Mixtas	Mixtas
DLCO	Disminuida	Disminuida	Disminuida

DLCO, capacidad de difusión pulmonar del monóxido de carbono; PFT, pruebas de función pulmonar; TCAR, tomografía computarizada de alta resolución.

Adaptada de Grammer LC. Occupational allergic alveolitis. *Ann Allergy Asthma Immunol.* 1999; 83:602-606; con autorización.

sensibilización previa a las sustancias causales. En contraste con la HP se cree que el ODTS es causado por la inhalación de endotoxinas y otros productos flogísticos. Las enfermedades, como la fiebre del humidificador, pueden también presentarse en brotes y quizá se relacionen con la inhalación de endotoxinas de bacterias gramnegativas que contaminan los sistemas de ventilación y humidificación (71).

Hairi y cols., describen una serie de casos de inicio agudo o exacerbación de la HP, que incluyen la presencia de depósitos de fibrina intraalveolares en los pacientes, que simuló una neumonía en organización y fibrinosis aguda (AFOP, por sus siglas en inglés). Dados los datos de Hairi y cols., (72) debe incluirse la HP aguda en el diagnóstico diferencial de pacientes con capilaritis neutrofílica no explicada (72). Esos autores también respaldaron el hecho de que la HP debería considerarse en el diagnóstico diferencial de patrón histopatológico de la AFOP.

El diagnóstico diferencial de HP incluye bronquitis crónica, crisis recurrentes de gripe y fibrosis pulmonar idiopática. El "pulmón de bañera caliente" se refiere a una enfermedad pulmonar granulomatosa no caseificante por micobacterias diferentes a las de la tuberculosis (por lo general *Mycobacterium avium-intracellulare*), por la exposición a aerosoles del agua caliente de tinas o balnearios, regaderas y albercas intramuros (73). La patogenia inmunológica ha dado como resultado el tratamiento con corticoesteroides, aunque la mera abstinencia de los baños de tina caliente ha tenido éxito en algunos casos. Si bien la TC de tórax muestra datos similares a los de la HP, las manifestaciones histopatológicas son diferentes (74, 75). A semejanza del pulmón de bañera caliente, se ha señalado a las micobacterias diferentes a la de la tuberculosis (con frecuencia máxima, *Mycobacterium immunogenum*) con el MWF. Sin embargo, la detección de

M. inmunogenum en el MWF es difícil. A diferencia del pulmón de bañera caliente no se cultivan micobacterias a partir de BALF y recientemente se describió la cuantificación de antígenos de *M. inmunogenum* por análisis de inmunoadsorción (76).

La forma crónica de HP debe diferenciarse de muchas enfermedades pulmonares intersticiales crónicas, incluyendo la fibrosis pulmonar idiopática, la neumonía eosinofílica crónica, las afecciones vasculares de la colágena (dermatomiositis), el enfisema, la diseminación linfógena de un carcinoma, el sarcoide, la neumonitis intersticial descamativa y el síndrome de Hamman-Rich (tabla 23-3). Morell y cols., (77) encontraron que 43% de los pacientes del estudio que de inicio cumplían los criterios de la fibrosis pulmonar idiopática del año 2011, finalmente fueron objeto del diagnóstico de HP en un punto temporal posterior. Los datos extrapulmonares de hepato o esplenomegalia, linfadenopatía generalizada o local, sinusitis grave o miositis, no son compatibles con la HP.

■ PATOGENIA

Aunque los mecanismos de la inflamación son complejos y aún no se aclaran por completo, el complejo inmune de tipo III de Gell y Coombs, y las reacciones mediadas por células IV, son los mejores paradigmas para explicar los mecanismos inmunológicos que dan lugar a la HP. Asimismo, se han realizado muchos estudios y estructurado en modelos animales para dilucidar la complejidad de la enfermedad que induce la inflamación inmunológica (78-81). Por desgracia, los datos obtenidos no parecen directamente paralelos al proceso inflamatorio que se observa en las enfermedades humanas. Además, hay dificultad para valorar a los animales expuestos pero asintomáticos, como se puede hacer en los estudios de

TABLA 23-3 VALORACIÓN DE LAS AFECCIONES PULMONARES INTERSTICIALES CRÓNICAS EN EL DIAGNÓSTICO DIFERENCIAL DE LA NEUMONITIS POR HIPERSENSIBILIDAD CRÓNICA

ENFERMEDAD	ETIOLOGÍA	SANGRE	BAL	BIOPSIA PULMONAR	OTRAS
Sarcoidosis pulmonar	Desconocida	↑Concentración de la ECA, ↑IgG, ↑Calcio	Alveolitis por linfocitos CD4⁺	Granulomas difusos uniformes	Adenopatía hiliar, anergia en pruebas cutáneas, gammagrafía con galio
Bronquitis crónica	Por humo de tabaco	Normal	Aumento de PMN	Enfisema centrolobulillar	
Bisinosis	Por polvo de algodón, lino o cáñamo	Normal	Inflamación	NA	Obstrucción reversible
Histiocitosis, granuloma X/ eosinofílico	Se desconoce	Normal		Gránulos de Birbeck citoplásmicos	Neumotórax
Neumoconiosis en trabajadores del carbón	Polvo de coque	Normal		Enfisema focal "manchas de polvo"	
Proteinosis alveolar pulmonar	Se desconoce	Normal	El lavado con solución salina puede mejorar la función	Material alveolar con tinción de PAS sin cambios intersticiales	Material teñido con PAS en el esputo
Neumonía eosinofílica crónica	Se desconoce	Eosinofilia	Eosinofilia	Eosinófilos	
Deficiencia de antitripsina α₁	Deficiencia genética	Tipificación Pi-fenotipo ZZ	NA	Obstrucción de la pared alveolar	Enfisema panacinar
Síndrome del edificio enfermo	Irritantes	Normal	Normal	Normal	
Fibrosis pulmonar idiopática	Se desconoce	Normal	Linfocitos	Fibrosis	
Reacciones farmacológicas	Medicamentos	Eosinófilos	Eosinófilos, linfocitos, PMN	Variable	
Infección granulomatosa crónica	Tuberculosis	Normal	Cultivo positivo de AFB	Granulomas caseificantes	PPD positiva
Síndromes de polvos inorgánicos respiratorios	Beriliosis, silicosis	BeLPT	Alveolitis por linfocitos CD4⁺, BeLPT	Granulomas, depósitos nodulares de silicio	
Aspergilosis crónica	Especies de *Aspergillus*	Anticuerpos precipitantes, eosinofilia, aumento de IgE total y específica	Pocos eosinófilos en degeneración e hifas de hongos	Bronquiolitis exudativa, eosinofilia notoria, bronquiectasia sacular central	SPT positiva, cultivo de esputo positivo, asma

ECA, enzima convertidora de angiotensina; AFB, bacterias ácido-alcohol resistentes; BAL, lavado broncoalveolar; BeLPT, prueba de proliferación de linfocitos por berilio; IgE, inmunoglobulina E; IgG, inmunoglobulina G; NA, no disponible; PAS, tinción de ácido peryódico de Schiff; PMN, leucocitos polimorfonucleares; PPD, derivado proteínico purificado; SPT, prueba de punción cutánea.

seres humanos. Los modelos animales sugieren que la HP es facilitada por la sobreproducción de interferón γ (IFN-γ), una respuesta de tipo 1 de linfocitos T auxiliares (T_H1) (82), lo que es respaldado por datos de que la interleucina 10 (IL-10), una molécula supresora de linfocitos de T_H1, alivia la enfermedad.

Los estudios de seres humanos son más difíciles de realizar pues dependen de pacientes que ya experimentaron síntomas y, por lo tanto, no valoran realmente la evolución de la inflamación desde el principio. Las contribuciones relativas de la inmunidad celular frente a la humoral en la patogenia no están por completo definidas. Un informe del caso de un paciente con hipogammaglobulinemia y HP respalda la participación medular de la inmunidad celular en la enfermedad (83).

Los datos de estudio con frecuencia se basan en los de BAL, en comparación con los de biopsia o sangre periférica. Los datos sugieren que los elementos de máxima importancia en el proceso inflamatorio son la activación de macrófagos alveolares, los linfocitos CD8+ y los T$_H$1. En la figura 23-6 se muestra el mecanismo hipotético de la HP. Cuando se inhalan antígenos de 2 a 10 μ de diámetro, se fagocitan y procesan por macrófagos alveolares activados, fenómeno que se puede detectar por un aumento en el IL-2R de superficie (CD25). Los macrófagos activados secretan citocinas proinflamatorias, como IL-1 y TNF-α (84), lo que a su vez activa a las células endoteliales para aumentar las moléculas de adhesión por regulación ascendente de la molécula de tipo 1 de adhesión intracelular (ICAM-1, por sus siglas en inglés) y la selectina e (85).

Los antígenos pueden también combinarse con anticuerpos y formar complejos inmunes que activan de forma directa al complemento, con liberación de C3a y C5a, que promueven la quimiotaxis de neutrófilos. Estos liberan aniones superóxido, radicales hidroxilo y tóxicos de oxígeno, que contribuyen a la inflamación.

Los macrófagos alveolares presentan una interacción unida a linfocitos T CD8+ positivos regulatorios, a través del receptor de linfocitos T, en presencia de las moléculas coestimulatorias, B7 CD80 y CD86, en los macrófagos, que actúan como señales accesorias (86). En sujetos saludables, los macrófagos alveolares tienen una actividad supresora normal. En contraste, los macrófagos alveolares activados en la HP aumentan la capacidad de presentación de antígeno por la mayor expresión de CD80 y CD86, que así aumenta la alveolitis linfocítica. El tabaquismo puede proveer un efecto protector de la HP por disminución de la expresión de las moléculas coestimulatorias B7, en tanto las infecciones virales pudiesen aumentarla por incremento de la expresión de B7 (87). Los linfocitos T CD8+ del BALF secretan múltiples citocinas de tipo T$_H$1, que incluyen IL-2, IL-8, IL-12, IL-16 e INF-γ, que se asocian con un proceso inflamatorio intenso. En contraste directo con el asma, hay un desequilibrio de IL-10 e IL-12. Estimulada por el TNF-α, la IL-10 actúa normalmente para inhibir a ICAM-1 y la expresión de la molécula B7 con el fin de prevenir que

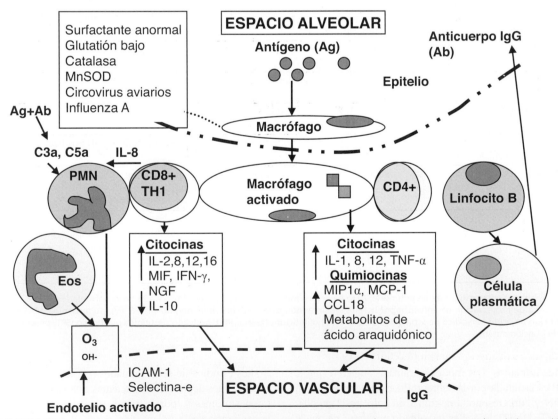

■ **FIGURA 23-6** Inmunopatogenia de la neumonitis por hipersensibilidad. IFN-γ, interferón γ; MCP, proteína 1 de quimioatracción de monocitos; MIF, factor inhibidor de macrófagos; MnSOD, superóxido dismutasa de manganeso; NGF, factor de crecimiento nervioso; PMN, leucocito polimorfonuclear; TNF-α, factor α de necrosis tumoral.

el macrófago alveolar interactúe con el linfocito T, evitando así su activación. En la HP hay una menor producción de IL-10 que lleva a la activación de macrófagos y la inflamación continua. Los polimorfismos genéticos de TNF-α, IL-10 y TGF-β, revisados por análisis de restricción de polimorfismos de longitud de fragmentos, no respaldan un vínculo entre la regulación genética de la producción de citocinas y la susceptibilidad a la enfermedad en 61 pacientes con HP, comparados con 101 testigos sanos (88).

Si bien la HP se clasificó como enfermedad de linfocitos Th1, estudios recientes respaldan la participación de leucocitos T_H17 que secretan IL-17 e IL-22 en la HP. Simonian y cols., (89) mostraron que la exposición crónica a la *Saccharopolyspora retivirgula* (como en el pulmón de granjero), los linfocitos T CD4$^+$ no se polarizan hacia T_H1 sino más bien a T_H17, con expresión diferencial de IL-17A e IL-22. Este estudio también respalda una participación de los linfocitos T_H17 en el desarrollo subsiguiente de fibrosis pulmonar. Joshi y cols., (90) mostraron que la deleción genética o la depleción de IL-17 por mediación de anticuerpos, daban como resultado una menor inflamación y la protección contra la HP.

Los linfocitos T del BALF de los pacientes con HP presentan concentraciones altas de IL-12R funcional, en comparación con los linfocitos T de sangre periférica. Cuando estimulados por la IL-12 recombinante, los linfocitos T pulmonares aumentaron de forma significativa la producción de IFN-γ (91). Los linfocitos T, junto con las células cebadas, pueden ambos producir el factor de crecimiento nervioso (NGF) y responder a él, citocina neurotrófica que no solo contribuye al desarrollo y la supervivencia de neuronas simpáticas y sensoriales, sino que se vincula con la tos, y se encontró en cifras más altas en los pacientes con asma y tiene correlación con la concentración de IgE. En los criadores de palomas asintomáticos, las concentraciones séricas de NGF fueron normales, pero aumentaron en paralelo con la CRP sérica como marcador de inflamación. Los estudios *in vitro* con uso de la producción inducida de NGF por mitógenos de los linfocitos fue mayor de lo normal (92).

Los linfocitos T citolíticos naturales son un subgrupo distinto de linfocitos T αβ y se caracterizan por la coexpresión de marcadores de superficie de ambos tipos celulares y la secreción de grandes cantidades de IL-4 e IFN-γ, que así regula la respuesta inmunológica innata y adaptativa por equilibrio de los linfocitos T_H1/T_H2. En los ratones estas células pueden atenuar la HP por supresión de los neutrófilos que producen IFN-γ (93).

La mayor expresión de la integrina $\alpha^E\beta_7$ en la superficie de los linfocitos T actúa como receptor buscador de la mucosa para la retención selectiva de linfocitos T en la mucosa del pulmón (94). Las quimiocinas IL-8 y la proteína 1 de quimioatracción de monocitos/quimiotáctica de monocitos y el factor activador están notoriamente aumentadas en el BALF, lo que sugiere participación en la acumulación de células como neutrófilos, linfocitos y monocitos/macrófagos dentro de los alveolos de los pacientes con HP (95). Metabolitos del ácido araquidónico se secretan por muchos tipos de células que, junto con enzimas hidrolíticas, contribuyen aún más a la inflamación.

El surfactante se encarga de la actividad regulatoria de los linfocitos pulmonares y los macrófagos alveolares. Los macrófagos alveolares de los pacientes con HP aumentan la proliferación de células mononucleares periféricas sanguíneas inducida por la fitohemaglutinina (PBMC, por sus siglas en inglés), en tanto los macrófagos alveolares normales suprimen tal proliferación. El surfactante de los individuos normales disminuye la proliferación de PBMC inducida por mitógenos, más intensamente que el surfactante de pacientes de HP en presencia de macrófagos alveolares (96). Por lo tanto, la alveolitis en la HP puede ser causada también en parte por una alteración del efecto inmunosupresor del surfactante.

Los virus, incluidos los de la influenza A, se detectaron por la reacción en cadena de polimerasa en las vías aéreas inferiores de pacientes con HP aguda. En modelos murinos experimentales con infección por el virus sincicial respiratorio, ambas respuestas inflamatorias, temprana y tardía, están aumentadas en la HP, y pueden detectarse circovirus aviarios en los linfocitos T de los órganos respiratorios de aves de vida libre y cautivas en todo el mundo. Esos virus pueden ser desencadenantes potenciales de la HP inducida por aves (97). Estudios adicionales se requieren para aclarar la naturaleza de esta relación entre la infección viral y la regulación de la respuesta inmunológica pulmonar (98, 99).

En estudios recientes también se ha vinculado al receptor similar a Toll (TLR, por sus siglas en inglés) con la HP. Los TLR se expresan en células de la respuesta inmunológica y reconocen a la mayoría de los antígenos. En la HP, cuando se activan TLR específicos, esto ocurre a través de una vía intracelular conocida como MyD88 para la secreción de muchas citocinas y mediadores proinflamatorios. Nance y cols., (100) demostraron que, en los ratones, la exposición a *S. rectivirgula* activa a MyD88 a través del TLR2 para iniciar una cascada de citocinas y quimiocinas con reclutamiento de neutrófilos resultante, lo que también se ha observado con las respuestas de hipersensibilidad inducidas por *M. avium*, a semejanza de la reacción que se encuentra en el pulmón de la bañera caliente (101).

■ TRATAMIENTO

Evitación

El elemento terapéutico más importante, como en cualquier enfermedad pulmonar alérgica, es la evitación del antígeno causal, que puede ocurrir en dos formas:

alejamiento del individuo respecto del antígeno o eliminación de la exposición en su ambiente individual. La reasignación del sitio laboral es un medio razonable para tratar a los empleados afectados. Si bien este abordaje directo es de recomendación simple, su cumplimiento por los pacientes puede ser más difícil. Por ejemplo, aquellos afectados por el pulmón de granjero quizá no puedan cambiar su actividad laboral. Los maquinistas con enfermedad pulmonar inducida por el MWF tal vez no puedan laborar en otras actividades. Los criadores de palomas con frecuencia continúan con exposiciones intermitentes. Si bien la eliminación del antígeno parece indispensable para una solución a largo plazo del problema, la exposición continua al antígeno tal vez no cause deterioro clínico en algunas personas (102). Ahora bien, dependiendo del origen del antígeno y de las condiciones circundantes a su generación se han propuesto varias medidas de higiene industrial. Por ejemplo, disminuir la humedad en los silos dio como resultado una declinación en la prevalencia e incidencia del pulmón de granjero. Otras medidas incluyen modificaciones en el manejo de las plantas, mayor automatización, mejor ventilación de escape y mascarillas faciales de protección para el personal. El diseño de nuevas instalaciones debería disminuir el agua estancada, susceptible de proliferación microbiana. La humedad de las instalaciones debe mantenerse por debajo de 60% y si alguna tiende a la humedad, deben evitarse las alfombras. El agua en sistemas de ventilación de acondicionamiento del aire no debe recircular. Con frecuencia se carece de análisis de la presencia de materiales en el ambiente, o se desconoce la concentración mínima para provocar síntomas o iniciar la sensibilización.

Tratamiento farmacológico

Acerca de los diversos tratamientos farmacológicos para la HP hay pocos datos. En las formas aguda y subaguda deben iniciarse corticoesteroides, porque esto ha sido motivo de informe de disminución de los síntomas y la inflamación detectable con mejoramiento de la función pulmonar. Por lo tanto, se recomiendan los corticoesteroides orales para la enfermedad aguda, con inicio a dosis de 40 a 80 mg de prednisona al día, hasta que se presente mejoría clínica y por laboratorio, para después disminuir en forma gradual de 5 a 10 mg cada tercer día durante 6 sem. Si bien no es necesario el tratamiento indefinido con corticoesteroides, se recomienda individualizarlo. Por desgracia, la evolución a largo plazo de los pacientes tratados con un ciclo de prednisona para el pulmón del granjero agudo no siempre ha sido de recuperación completa (103). Las consultas de seguimiento deben incluir estudios de la función pulmonar, no mediciones del flujo máximo, porque no son suficientemente

sensibles. Los corticoesteroides inhalados no son tan eficaces como los fármacos orales. Si hay cambios de enfermedad pulmonar obstructiva presentes, se puede intentar el tratamiento con broncodilatadores. No está comprobada la utilidad de los fármacos de ahorro de corticoesteroides para el tratamiento de la HP progresiva crónica. Aquellos que han mostrado potencial *in vitro* incluyen a la talidomida, porque aminora la secreción de IL-18, IL-8 y TNF-α por macrófagos alveolares en la enfermedad pulmonar intersticial. Sin embargo, sus efectos secundarios desfavorables limitan su uso actual (104). Garcia y cols., (105) mostraron un aumento significativo de los fibrocitos circulantes en los pacientes con HP, en comparación con individuos sanos. No obstante, los fármacos antifibrosos, como nintedanib, un inhibidor de la cinasa de tirosina oral con objetivo en varios receptores del factor de crecimiento, y la pirfenidona, un análogo de piridina oral que inhibe a las citocinas, como TNF-α y TGF-β, no se han estudiado en el paciente con HP crónica.

■ PREVENCIÓN Y DETECCIÓN

La presencia de enfermedad pulmonar ocupacional en un trabajador suele representar un suceso centinela. Como en otras enfermedades pulmonares ocupacionales, se recomienda una valoración sistemática e investigación del ambiente laboral y el grupo expuesto, aunque no ordenado por la ley o siempre realizado (106). La indagación de casos adicionales puede incluir una encuesta por cuestionario de detección, y a quienes tengan respuestas positivas, hacerles radiografías de tórax, cuantificación de precipitinas séricas y pruebas de función pulmonar. Encuestas por cuestionario se pueden usar para detectar casos adicionales de la enfermedad y comparar la frecuencia de los síntomas entre diferentes lugares de la misma planta. De ser posible, se revisará el número de trabajadores con incapacidad médica. Las preguntas de encuesta deben incluir datos de demografía, factores de riesgo y de protección en casa y en el sitio laboral, incluidos el uso de tabaco y la presencia de un humidificador o deshumidificador. Las encuestas de higiene industrial deben incluir la revisión de registros de mantenimiento del edificio, la inspección visual respecto de agua estancada, proliferación de mohos, azulejos del techo o alfombras manchadas, los patrones de drenaje del tejado, la medición de la temperatura y humedad, así como la cuantificación y el cultivo de microorganismos aéreos, del suelo o del agua. En 1998 en el National Institute for Occupational Safety and Health se publicaron los límites recomendados de exposición a los MWF (0.4 mg/m^3 como promedio ponderado temporal durante hasta 10 h) diseñados para prevenir las afecciones respiratorias (107). Por desgracia, las compañías tal vez no impongan este límite de exposición o provean programas de vigilancia médica específica para los empleados expuestos a mayores concentraciones. Los cambios en los procesos de agricultura, como la siega del heno, pueden disminuir las concentraciones microbiológicas, incluidas las de hongos (108).

PRONÓSTICO

En este sentido, ha habido estudios limitados respecto de los factores que determinan el pronóstico de la HP, y aquellos identificados con valor predictivo respecto de la probabilidad de recuperación de la enfermedad del criador de palomas y el pulmón del granjero incluyen la edad en el momento del diagnóstico, la duración de la exposición al antígeno después del inicio de los síntomas y los años totales de la exposición antes del diagnóstico. El efecto de otros factores, incluidas la naturaleza del alérgeno, en especial su potencial inflamatorio, la susceptibilidad del hospedero, la gravedad de la función pulmonar en el momento del diagnóstico y la forma de la enfermedad, no se ha aclarado por completo. Aunque la mayoría de los casos de enfermedad aguda presenta mejoría, aquellos pacientes con exposición continua siguen experimentando síntomas y presentan pruebas de función pulmonar y radiografías de tórax anormales. La tasa de mortalidad por HP va de 1 a 29% con las empresas de agricultura vinculadas estrechamente con la mortalidad. La enfermedad de pulmón del granjero contribuyó con 40% de todas las muertes por HP. En un estudio basado en la población de 26 estados con uso de datos del National Institute for Occupational Safety and Health (Instituto Nacional de Estados Unidos para la Seguridad y Salud Ocupacionales) se encontró que Wisconsin presenta la tasa más alta de mortalidad, de 1.04 por millón y que resultó creciente en el periodo de 1980 al 2002 (109). No se ha definido qué factores contribuyen a este aumento, lo que hace una prioridad al esfuerzo de la investigación y vigilancia epidemiológica adicional por implementar estrategias de prevención y regulación regionales. La presencia de fibrosis pulmonar es un factor de predicción importante de la mortalidad (110). Las muertes por la enfermedad del criador de palomas también han sido motivo de informe (111). Los datos de fibrosis en la biopsia pulmonar o la TC de alta resolución indican un mal pronóstico y el paciente puede morir en unos cuantos años después del diagnóstico (112).

CONCLUSIÓN

El diagnóstico de HP requiere un elevado índice de sospecha, porque el meollo principal del tratamiento es evitar el alérgeno causal, incluso si no se identifica uno específico. Asimismo, se requieren esfuerzos para evitar la afección recurrente y progresiva en individuos antes sensibilizados, y prevenir epidemias potenciales en contextos ocupacionales. Debido a que el diagnóstico es difícil y la valoración ocupacional compleja, es importante un abordaje en equipo que incluya esfuerzos por colaboración de alergólogos, neumólogos, médicos laborales, higienistas industriales y microbiólogos.

REFERENCIAS

1. Ramazzini B. *De Morbus Artificum Diatriba* (originally published 1713). Chicago: University of Chicago Press, 1940.
2. Mohr LC. Hypersensitivity pneumonitis. *Curr Opin Pulm Med.* 2004;10:401-411.
3. Campbell JM. Acute symptoms following work with hay. *BMJ.* 1932;2:1143-1144.
4. Dickie HA, Rankin J. Farmer's lung: an acute granulomatous interstitial pneumonitis occurring in agricultural workers. *JAMA.* 1958;167:1069-1076.
5. Emanuel DA, Wenzel FJ, Bowerman CI, et al. Farmer's lung: clinical, pathologic and immunologic study of twenty-four patients. *Am J Med.* 1964;37:392-401.
6. Ranalli G, Grazia L, Roggeri A. The influence of hay-packing techniques on the presence of *Saccharopolyspora rectivirgula. J Appl Microbiol.* 1999;87:359-365.
7. Fink JN, Banaszak EF, Thiede WH, et al. Interstitial pneumonitis due to hypersensitivity to an organism contaminating a heating system. *Ann Intern Med.* 1971;74:80-83.
8. Banaszak EF, Thiede WH, Fink JN. Hypersensitivity pneumonitis due to contamination of an air conditioner. *N Engl J Med.* 1970;283:271-276.
9. Volpe BT, Sulavik SB, Tran P, et al. Hypersensitivity pneumonitis associated with a portable home humidifier. *Conn Med.* 1991;55:571-573.
10. Bernstein D, Lummus Z, Santilli G, et al. Machine operator's lung, hypersensitivity pneumonitis disorder associated with exposure to metalworking fluid aerosols. *Chest.* 1995;108:636-641.
11. Fox J, Anderson H, Moen T, et al. Metal working fluid-associated hypersensitivity pneumonitis: an outbreak investigation and case-control study. *Am J Ind Med.* 1999;35: 58-67.
12. Dawkins P, Robertson A, Robertson W, et al. An outbreak of extrinsic alveolitis at a car engine plant. *Occup Med (Lond).* 2006;56:559-565.
13. Temprano J, Becker B, Hutcheson PS, et al. Hypersensitivity pneumonitis secondary to residential exposure to *Aureobasidium pullulans* in 2 siblings. *Ann Allergy Asthma Immunol.* 2007;99:562-566.
14. Green BJ, Tovey ER, Sercombe JK, et al. Airborne fungal fragments and allergenicity. *Med Mycol.* 2006;44:S245-S255.
15. Tsushima K, Furuya S, Yoshikawa S, et al. Therapeutic effects for hypersensitivity pneumonitis induced by Japanese mushroom (Bunashimeji). *Am J Ind Med.* 2006;49:826-835.
16. Hoy RF, Pretto JJ, van Gelderen D, et al. Mushroom worker's lung: organic dust exposure in the spawning shed. *Med J Aust.* 2007;186:472-474.
17. Reed CE, Sosman AJ, Barbee RA. Pigeon breeder's lung. *JAMA.* 1965;193:261-265.
18. Tebo T, Moore V, Fink JN. Antigens in pigeon breeder's disease. *Clin Allergy.* 1977;7:103-108.

19. Cunningham A, Fink JN, Schlueter D. Hypersensitivity pneumonitis due to doves. *Pediatrics.* 1976;58:436-442.

20. Saltoun CA, Harris KE, Mathisen TL, *et al.* Hypersensitivity pneumonitis resulting from community exposure to Canada goose droppings: when an external environmental antigen becomes an indoor environmental antigen. *Ann Allergy Asthma Immunol.* 2000;84:84-86.

21. Boyer RS, Klock LE, Schmidt CD, *et al.* Hypersensitivity lung disease in the turkey-raising industry. *Am Rev Respir Dis.* 1974;109:630-635.

22. Shaw J, Leonard C, Chaudhuri N. Feather bedding as a cause of hypersensitivity pneumonitis. *QJM.* 2017;110:233-234.

23. Mahon WE, Scott DJ, Ansell G, *et al.* Hypersensitivity to pituitary snuff with miliary shadowing in the lungs. *Thorax.* 1967;22:13-20.

24. Volkman KK, Merrick JG, Zacharisen MC. Yacht-maker's lung: a case of hypersensitivity pneumonitis in yacht manufacturing. *Wisc Med J.* 2006;105:47-50.

25. Veillette M, Cormier Y, Israël-Assayaq E, *et al.* Hypersensitivity pneumonitis in a hardwood processing plant related to heavy mold exposure. *J Occup Environ Hyg.* 2006; 3:301-307.

26. Ishiguro T, Yasui M, Nakade Y, *et al.* Extrinsic allergic alveolitis with eosinophil infiltration induced by 1,1,1,2-tetrafluoroethane (HFC-134a): a case report. *Intern Med.* 2007;46:1455-1457.

27. Metersky ML, Bean SB, Meyer JD, *et al.* Trombone player's lung: a probable new cause of hypersensitivity pneumonitis. *Chest.* 2010;138(3):724-726.

28. Metzer F, Haccuria A, Reboux G, *et al.* Hypersensitivity pneumonitis due to molds in a saxophone player. *Chest.* 2010;138(3):724-726.

29. Akoun GM, Cadranel JL, Blanchette G, *et al.* Bronchoalveolar lavage cell data in amiodarone associated pneumonitis. *Chest.* 1991;99:1177-1182.

30. Leino R, Liipo K, Ekfors T. Sulphasalazine-induced reversible hypersensitivity pneumonitis and fatal fibrosing alveolitis: report of two cases. *J Intern Med.* 1991;229: 553-556.

31. Guillon JM, Joly P, Autran B, *et al.* Minocycline-induced cell mediated hypersensitivity pneumonitis. *Ann Intern Med.* 1992;117:476-481.

32. Ridley MG, Wolfe CS, Mathews JA. Life threatening acute pneumonitis during low dose methotrexate treatment for rheumatoid arthritis: a case report and review of the literature. *Ann Rheum Dis.* 1988;47:784-788.

33. Thornburg A, Abonour R, Smith P, *et al.* Hypersensitivity pneumonitis-like syndrome associated with the use of lenalidomide. *Chest.* 2007;131:1572-1574.

34. Chew GY, Hawkins CA, Cherian M, *et al.* Roxithromycin induced hypersensitivity pneumonitis. *Pathology.* 2006;38: 475-477.

35. Suresh K, D'Ambrosio C, Einarsson O, *et al.* Hypersensitivity pneumonitis induced by intranasal heroin use. *Am J Med.* 1999;107:392-395.

36. Perez-Alvarez R, Perez-de-Lis M, Diaz-Lagares C, *et al.* Interstitial lung disease induced or exacerbated by TNF-targeted therapies: analysis of 122 cases. *Semin Arthritis Rheum.* 2011;41(2):256-264.

37. Roubille C, Haraoui B. Interstitial lung diseases induced or exacerbated by DMARDS and biologic agents in rheumatoid arthritis: a systematic literature review. *Semin Arthritis Rheum.* 2014;43(5):613-626.

38. Naqibullah M, Shaker SB, Bach KS, *et al.* Rituximab-induced interstitial lung disease: five case reports. *Eur Clin Respir J.* 2015;2. doi:10.3402/ecrj.v2.27178.

39. Quirce S, Hinojosa M, Blanco R, *et al. Aspergillus fumigatus* is the causative agent of hypersensitivity pneumonitis caused by esparto dust. *J Allergy Clin Immunol.* 1998;102: 147-148.

40. Cormier Y, Israil-Assayag E, Bedard G, *et al.* Hypersensitivity pneumonitis in peat moss processing plant workers. *Am J Respir Crit Care Med.* 1998;158:412-417.

41. Kawai T, Tamura M, Murao M. Summer type hypersensitivity pneumonitis: a unique disease in Japan. *Chest.* 1984;85:311-317.

42. Hanak V, Golbin JM, Ryu JH. Causes and presenting features in 85 consecutive patients with hypersensitivity pneumonitis. *Mayo Clin Proc.* 2007;82:812-816.

43. Madsen D, Kloch LE, Wenzel FJ, *et al.* The prevalence of farmer's lung in an agricultural population. *Am Rev Respir Dis.* 1976;113:171-174.

44. Lopez M, Salvaggio JE. Epidemiology of hypersensitivity pneumonitis/allergic alveolitis. *Monogr Allergy.* 1987; 21:70-86.

45. Yoshizawa Y, Ohtani Y, Hayakawa H, *et al.* Chronic hypersensitivity pneumonitis in Japan: a nationwide epidemiologic survey. *J Allergy Clin Immunol.* 1999;103:315-320.

46. Arya A, Roychoudhury K, Bredin C. Farmer's lung is now in decline. *Ir Med J.* 2006;99:203-205.

47. Barber CM, Wiggans RE, Carder M, *et al.* Epidemiology of occupational hypersensitivity pneumonitis; reports from the SWORD scheme in the UK from 1996 to 2015. *Occup Environ Med.* 2017;74(7):528-530.

48. Richerson HB, Berstein IL, Fink JN, *et al.* Guidelines for the clinical evaluation of hypersensitivity pneumonitis. *J Allergy Clin Immunol.* 1989;84:839-844.

49. Lacasse Y, Selman M, Costabel U, *et al.* Clinical diagnosis of hypersensitivity pneumonitis. *Am J Respir Crit Care Med.* 2003;168:952-958.

50. Fink JN, Sosman AJ, Barboriak JJ, *et al.* Pigeon breeder's disease: a clinical study of a hypersensitivity pneumonitis. *Ann Intern Med.* 1968;68:1205-1219.

51. Lacasse Y, Selman M, Costabel U, *et al.* HP Study Group. Classification of hypersensitivity pneumonitis: a hypothesis. *Int Arch Allergy Immunol.* 2009;149(2):161-166.

52. Sansores R, Salas J, Chapela R, *et al.* Clubbing in hypersensitivity pneumonitis. *Arch Intern Med.* 1990;150: 1849-1851.

53. Unger JD, Fink JN, Unger GF. Pigeon breeder's disease: roentgenographic lung findings in a hypersensitivity pneumonitis. *Radiology.* 1968;90:683-687.

54. Silva CI, Churg A, Muller NL. Hypersensitivity pneumonitis: spectrum of high-resolution CT and pathologic findings. *AJR Am J Roentgenol.* 2007;188:334-344.

55. Lynch DA, Rose CS, Way D, *et al.* Hypersensitivity pneumonitis: sensitivity of ARCT in a population based study. *AJR Am J Roentgenol.* 1992;159:469-472.

56. Buschman DL, Gamsu G, Waldron JA, *et al.* Chronic hypersensitivity pneumonitis: use of CT in diagnosis. *AJR Am J Roentgenol.* 1992;159:957-960.

57. Uh S, Lee SM, Kim HT, *et al.* The clearance rate of alveolar epithelium using 99mTc-DTPA in patients with diffuse infiltrative lung diseases. *Chest.* 1994;106:161-165.

58. Patterson R, Fink JN, Pruzansky JJ, *et al.* Serum immunoglobulin levels in pulmonary allergic aspergillosis and

certain other lung diseases, with special reference to immunoglobulin E. *Am J Med*. 1973;54:16-22.

59. Moore VL, Fink JN, Barboriak JJ, *et al*. Immunologic events in pigeon breeder's disease. *J Allergy Clin Immunol*. 1974:53:319-328.

60. Fink JN, Schlueter DP, Sosman AJ, *et al*. Clinical survey of pigeon breeder's. *Chest*. 1972;62:277-281.

61. McSharry C, Dye GM, Ismail T, *et al*. Quantifying serum antibody in bird fanciers' hypersensitivity pneumonitis. *BMC Pulm Med*. 2006;6:16.

62. Fenoglio CM, Reboux G, Sudre B, *et al*. Diagnostic value of serum precipitins to mould antigens in active hypersensitivity pneumonitis. *Eur Respir J*. 2007;29:706-712.

63. Leatherman JW, Michael AF, Schwartz BA, *et al*. Lung T-cells in hypersensitivity pneumonitis. *Ann Intern Med*. 1984;100:390-392.

64. Satake N, Nagai S, Kawatani A, *et al*. Density of phenotypic markers on BAL T-lymphocytes in hypersensitivity pneumonitis, pulmonary sarcoidosis and bronchiolitis obliterans with organizing pneumonia. *Eur Respir J*. 1993;6:477-482.

65. Semenzato G, Bjermer L, Costabel U, *et al*. Clinical guidelines and indications for bronchoalveolar lavage (BAL): extrinsic allergic alveolitis. *Eur Respir J*. 1990;3:945-946, 961-969.

66. Sterclova M, Vasakova M, Dutka J, *et al*. Extrinsic allergic alveolitis: comparative study of the bronchoalveolar lavage profiles and radiological presentation. *Postgrad Med J*. 2006;82:598-601.

67. Sato T, Saito Y, Chikuma M, *et al*. Fluorimetric determination of trace amounts of albumin in bronchoalveolar lavage fluid with eriochrome cyanine R. *Biol Pharm Bull*. 2007;30:1187-1190.

68. Kawanami O, Basset F, Barrios R, *et al*. Hypersensitivity pneumonitis in man. Light and electron microscope studies of 18 lung biopsies. *Am J Pathol*. 1983;110:275-289.

69. Lalancette M, Carrier G, Lavioleete M, *et al*. Farmer's lung. Long-term outcome and lack of predictive value of bronchoalveolar lavage fibrosing factors. *Am Rev Respir Dis*. 1993;148(1):216-221.

70. Parker JE, Petsonk LE, Weber SL. Hypersensitivity pneumonitis and organic dust toxic syndrome. *Immunol Allergy Clin North Am*. 1992;12:279-290.

71. Rylander R, Haglind P. Airborne endotoxins and humidifier disease. *Clin Allergy*. 1984;14:109-112.

72. Hariri LP, Mino-Kenudson M, Shea B, *et al*. Distinct histopathology of acute onset or abrupt exacerbation of hypersensitivity pneumonitis. *Hum Pathol*. 2012;43:660-668.

73. Lumb B, Stapledon R, Scroop A, *et al*. Investigation of spa pools associated with lung disorders causes by *Mycobacterium avium* complex in immunocompetent adults. *Appl Environ Microbiol*. 2004;70(8):4906-4910.

74. Sood A, Sreedhar R, Kulkarni P, *et al*. Hypersensitivity pneumonitis-like granulomatous lung disease with nontuberculous mycobacteria from exposure to hot water aerosols. *Environ Health Perspect*. 2007;115:262-266.

75. Hartman TE, Jensen E, Tazelaar H, *et al*. CT findings of granulomatous pneumonitis secondary to *Mycobacterium avium*-intracellulare inhalation: "hot tub lung." *AJR Am J Roentgenol*. 2007;188:1050-1053.

76. Roussel S, Rognon B, Barrera C, *et al*. Immuno-reactive proteins from Mycobacterium immunogenum useful for serodiagnosis of metalworking fluid hypersensitivity pneumonitis. *Int J Med Microbiol*. 2011;301(2):150-156.

77. Morell F, Villar A, Montero MA, *et al*. Chronic hypersensitivity pneumonitis in patients diagnosed with idiopathic pulmonary fibrosis: a prospective case-cohort study. *Lancet Respir Med*. 2013;1:685-694.

78. Fink JN, Hensley GT, Barboriak JJ. An animal model of hypersensitivity pneumonitis. *J Allergy*. 1970;46:156–161.

79. Moore VL, Hensley GT, Fink JN. An animal model of hypersensitivity pneumonitis in the rabbit. *J Clin Invest*. 1975;56:937-944.

80. Takizawa H, Ohta K, Horiuchi T, *et al*. Hypersensitivity pneumonitis in athymic nude mice. *Am Rev Respir Dis*. 1992;146:479-484.

81. Bice DE, Salvaggio J, Hoffman E. Passive transfer of experimental hypersensitivity pneumonitis with lymphoid cells in the rabbit. *J Allergy Clin Immunol*. 1976;58:250-262.

82. Denis M, Ghadirian E. Murine hypersensitivity pneumonitis: bidirectional role of interferon-gamma. *Clin Exp Allergy*. 1992;22:783-792.

83. Schkade PA, Routes JM. Hypersensitivity pneumonitis in a patient with hypogamma-globulinemia. *J Allergy Clin Immunol*. 1996;98:710-712.

84. Denis M. Interleukin-1 (IL-1) is an important cytokine in granulomatous alveolitis. *Cell Immunol*. 1994;157:70-80.

85. Pforte A, Schiessler A, Gais P, *et al*. Expression of the adhesion molecule ICAM-1 on alveolar macrophages and in serum in extrinsic allergic alveolitis. *Respiration*. 1993;60:221-226.

86. Israël-Assayag E, Dakhama A, Lavigne S, *et al*. Expression of costimulatory molecules on alveolar macrophages in hypersensitivity pneumonitis. *Am J Respir Crit Care Med*. 1999;159:1830-1834.

87. Blanchet MR, Israël-Assayag E, Cormier Y. Inhibitory effect of nicotine on experimental hypersensitivity pneumonitis: histopathological patterns and survival. *Respir Med*. 2009;103(4):508-515.

88. Kondoh K, Usui Y, Ohtani Y, *et al*. Proinflammatory and anti-inflammatory cytokine gene polymorphisms in hypersensitivity pneumonitis. *J Med Dent Sci*. 2006;53:75-83.

89. Simonian PL, Roark CL, Wehrmann F, *et al*. Th17-polarized immune response in a murine model of hypersensitivity pneumonitis and lung fibrosis. *J Immunol*. 2009; 182(1):657-665.

90. Joshi AD, Fong DJ, Oak SR, *et al*. Interleukin-17-mediated immunopathogenesis in experimental hypersensitivity pneumonitis. *Am J Respir Crit Care Med*. 2009;179(8):705-716.

91. Yamasaki H, Ando M, Brazer W, *et al*. Polarized type 1 cytokine profile in bronchoalveolar lavage T cells of patients with hypersensitivity pneumonitis. *J Immunol*. 1999;163:3516-3523.

92. McSharry CP, Fraser I, Chaudhuri R, *et al*. Nerve growth factor in serum and lymphocyte culture in pigeon fanciers' acute hypersensitivity pneumonitis. *Chest*. 2006;130:37-42.

93. Hwang SJ, Kim S, Park WS, *et al*. IL-4 secreting NKT cells prevent hypersensitivity pneumonitis by suppressing IFN-γ producing neutrophils. *J Immunol*. 2006; 177:5258-5268.

94. Lohmeyer J, Friedrich J, Grimminger F, *et al*. Expression of mucosa-related integrin $\alpha^E\beta_7$ on alveolar T cells in interstitial lung diseases. *Clin Exp Immunol*. 1999;116:340-346.

95. Sugiyama Y, Kasahara T, Mukaida N, *et al*. Chemokines in bronchoalveolar lavage fluid in summer-type hypersensitivity pneumonitis. *Eur Respir J*. 1995;8:1084-1090.

96. Israël-Assayag E, Cormier Y. Surfactant modifies the lymphoproliferative activity of macrophages in hypersensitivity pneumonitis. *Am J Physiol*. 1997;273:L1258-L1264.

97. Bougiouklis PA. Avian circoviruses of the genus Circovirus: a potential trigger in pigeon breeder's lung (PBL)/bird fancier's lung (BFL). *Med Hypotheses*. 2007;68:320-323.

98. Dakhama A, Hegele RG, Laflamme G, *et al*. Common respiratory viruses in lower airways of patients with acute hypersensitivity pneumonitis. *Am J Respir Crit Care Med*. 1999;159:1316-1322.

99. Gudmundsson G, Monick MM, Hunninghake GW. Viral infection modulates expression of hypersensitivity pneumonitis. *J Immunol*. 1999;162:7397-7401.

100. Nance SC, Yi AK, Re FC, *et al*. MyD88 is necessary for neutrophil recruitment in hypersensitivity pneumonitis. *J Leukoc Biol*. 2008;83:1207-1217.

101. Daito H, Kikuchi, Sakakibara T, *et al*. Mycobacterial hypersensitivity pneumonitis requires TLR9-MyD88 in lung CD11b+ CD11c+ cells. *Eur Respir J*. 2011;38(3):688-701.

102. Cuthbert OD, Gordon MF. Ten year follow-up of farmers with farmer's lung. *Br J Ind Med*. 1983;40:173-176.

103. Kokkarinen JI, Tukiainen HO, Terho EO. Effect of corticosteroid treatment on the recovery of pulmonary function in farmer's lung. *Am Rev Respir Dis*. 1992;145:3-5.

104. Ye Q, Chen B, Tong Z, *et al*. Thalidomide reduces IL-18, IL-8 and TNF-α release from alveolar macrophages in interstitial lung disease. *Eur Respir J*. 2006;28:824-831.

105. García de Alba C, Buendia-Roldán I, Salgado A, *et al*. *Am J Respir Crit Care Med*. 2015;191(4):427-436.

106. Weltermann BM, Hodgson M, Storey E, *et al*. Hypersensitivity pneumonitis: a sentinel event investigation in a wet building. *Am J Ind Med*. 1998;34:499-505.

107. Cohen H, White EM. Metalworking fluid mist occupational exposure limits: a discussion of alternative methods. *J Occup Environ Hyg*. 2006;3:501-507.

108. Reboux G, Reiman M, Roussel S, *et al*. Impact of agricultural practices on microbiology of hay, silage, and flour on Finnish and French farms. *Annal Agric Environ Med*. 2006;13:267-273.

109. Bang KM, Weissman DN, Pinheiro GA, *et al*. Twenty-three years of hypersensitivity pneumonitis mortality surveillance in the United States. *Am J Ind Med*. 2006;49: 997-1004.

110. Vourlekis JS, Schwarz MI, Cherniack RM, *et al*. The effect of pulmonary fibrosis on survival in patients with hypersensitivity pneumonitis. *Am J Med*. 2004;116: 662-668.

111. Greenberger PA, Pien LC, Patterson R, *et al*. End-stage lung and ultimately fatal disease in a bird fancier. *Am J Med*. 1989;86:119-122.

112. Pérez-Padilla R, Salas J, Chapela R, *et al*. Mortality in Mexican patients with chronic pigeon breeder's lung compared with those with usual interstitial pneumonia. *Am Rev Respir Dis*. 1993;148(1):49-53.

CAPÍTULO 24

Aspergilosis broncopulmonar alérgica

PAUL A. GREENBERGER

■ INTRODUCCIÓN

La aspergilosis broncopulmonar alérgica (ABPA) se caracteriza por reacciones inmunológicas ante los antígenos de *Aspergillus fumigatus* (*A. fumigatus*) presentes en el árbol bronquial y que producen infiltrados pulmonares, taponamiento por moco y bronquiectasia proximal. La ABPA se describió inicialmente en Inglaterra en 1952 en pacientes con asma y crisis recurrentes de fiebre, infiltrados en las radiografías, eosinofilia en sangre periférica y esputo, este último que contenía hifas de *A. fumigatus* (1). En 1968 se informó del primer adulto con ABPA en Estados Unidos (2) y el primer caso infantil se comunicó en 1970 (3). Desde entonces, la detección de ABPA en los niños (4-11), adultos (12-15), pacientes con asma dependientes de corticoesteroides (16-18) y enfermos con fibrosis quística (CF, por sus siglas en inglés) (19-32), así como aquellos con rinosinusitis micótica alérgica (33-37) e infección por VIH bien regulada (38), es resultado de la alerta creciente por médicos y profesionales de atención de la salud respecto de esta complicación del asma o CF. El diagnóstico se ha visto auxiliado por pruebas serológicas, como la inmunoglobulina E sérica total (IgE) (39, 40), anticuerpos IgE e IgG séricos contra *A. fumigatus* (14, 15, 41-44), anticuerpos precipitantes (45) y la familiaridad con la radiografía de tórax y la tomografía computarizada (TC) de alta resolución, incluido el moco con atenuación alta (46-53). Además, cuando el paciente acude con opacificación en una radiografía no explicada, que se cree corresponde a una neoplasia por neumonía posobstructiva, y la lesión desaparece con los esteroides sistémicos, dicha imagen puede llevar al diagnóstico de ABPA (54). Algunos pacientes atípicos al parecer no presentan antecedentes documentados de asma y acuden con infiltrados en la radiografía de tórax, colapso lobar, eosinófilos en sangre periférica y aumento de la concentración total de IgE (55, 56).

■ PREVALENCIA

La prevalencia de la ABPA en los pacientes con asma se ve afectada por el contexto clínico, la geografía, la localización y la agresividad de las pruebas de diagnóstico.

Åsimismo, se ha comunicado una prevalencia en clínicas de especialidad tan alta, como de 12.9% (57) y 15.8% (53) o mayor. En un estudio publicado en 1991 se calculó que la tasa de prevalencia era de 6% en 531 pacientes de Chicago del servicio de inmunología y alergia de la Northwestern University, con asma y reactividad cutánea inmediata ante una mezcla de especies de *Aspergillus* (58). En comparación, la prevalencia fue de 28% de pacientes similares en Cleveland (41). Estas cifras de elevada prevalencia se generaron a partir del contexto ambulatorio de la práctica profesional de alergólogos-inmunólogos, donde se inició la detección con una prueba cutánea donde se identificó a pacientes con asma positivos para especies de *Aspergillus*. Utilizando datos de la Northwestern University que se acumularon del año 2000 al 2010, la prevalencia fue de 4.8% en los pacientes valorados por cinco colegas del autor y 23.5% para los valorados por él (14). Las publicaciones sugieren que la prevalencia total de ABPA en los pacientes con asma persistente es de 1 a 2.5% (58, 59). La ABPA se identificó con una base internacional y debido a su potencial destructivo debe confirmarse o descartarse en todos los pacientes con asma persistente.

■ CARACTERÍSTICAS Y RESPUESTAS A LAS ESPECIES DE *ASPERGILLUS*

Las especies de *Aspergillus* son ubicuas, termotolerantes, aerobias y se pueden recuperar en forma perenne (60-62). Las esporas (conidias) miden de 2 a 3.5 µm y se pueden cultivar en tubos inclinados de agar de Sabouraud incubados a 37-40 °C. La proliferación a esta temperatura alta es una propiedad al parecer única de *A. fumigatus*. Las hifas de las especies de *Aspergillus* se pueden identificar en los tejidos por tinción con hematoxilina y eosina, pero se aprecia mejor su morfología con colorantes de metenamina argéntica o ácido periódico de Schiff. Las hifas son de 7 a 10 µm de diámetro, tabicadas y con una ramificación clásica a 45°. Las esporas de especies de *Aspergillus,* que a menudo son verdes, se inhalan del aire extramuros e intramuros y pueden alcanzar las vías aéreas terminales. Quizá proliferen como hifas a continuación. Las células epiteliales de las vías aéreas fagocitan las esporas (conidias) (63), pero son los macrófagos alveolares los que las ingieren y eliminan (63-65). Los leucocitos polimorfonucleares (PMN) no ingieren las hifas, pero se unen a ellas y las eliminan por daño de sus paredes celulares con un estallido oxidativo poderoso (63-66). Contra la aspergilosis invasiva ocurre protección por múltiples factores, pero la más crucial es la presencia de PMN funcionales suficientes, porque la neutropenia prolongada ($< 500/mm^3$) es un factor de riesgo. También es posible que la trombocitopenia sea importante, porque las plaquetas se unen a las hifas y se activan. Otros factores predisponentes incluyen el epitelio pulmonar lesionado (p. ej., por la quimioterapia, dado que las células epiteliales dañadas son susceptibles a las conidias), complemento local insuficiente para facilitar la opsonización y el estallido oxidativo por PMN, así como la inmunidad innata deprimida.

Las especies de *Aspergillus*, en particular *Aspergillus flavus* y *A. fumigatus*, producen metabolitos tóxicos, de los que el más ampliamente conocido es la aflatoxina. La cuantificación de aflatoxinas se usa para verificar que los alimentos, como los granos de café y de maíz, no estén contaminados. En un ámbito celular, un metabolito tóxico e inmunosupresor, la gliotoxina, inhibe la función de los cilios, la fagocitosis por macrófagos y la activación de los linfocitos (63-65). El *A. fumigatus* produce enzimas proteolíticas y toxinas ribosómicas (ARNasa) (61-68), que contribuyen al daño de la pared bronquial cuando las hifas de *A. fumigatus* se encuentran presentes en el moco bronquial. Las células epiteliales podrían ser dañadas por las proteasas de *A. fumigatus* que también disminuirían la función ciliar. Los factores de virulencia generados por *A. fumigatus* incluyen elastasa, fosfolipasa y fosfatasa ácida (67, 68). Puesto que las membranas celulares están constituidas por proteínas y lípidos, estas enzimas pudiesen destruirlas y permitir la proliferación de las esporas sin restricciones, con daño resultante de la pared bronquial (67, 68). Además, el surfactante consta aproximadamente de 80% de fosfolípidos, por lo que las fosfolipasas pudiesen interferir con el fluido de revestimiento normal y las respuestas inmunológicas contra las especies de *Aspergillus* (67). Pruebas experimentales en ratones sugieren una participación de protección de los linfocitos citolíticos naturales y los T citotóxicos (69).

Las células dendríticas pueden fagocitar tanto conidias como hifas, pero tienen respuestas opuestas para cada una. Después de la ingestión de conidias y a través del receptor 4 similar a Toll (TLR4) inician la producción de citocinas T_H1, factor α de necrosis tumoral (TNF-α), interleucina 1β (IL-1β), interferón γ (IFNγ) e IL-12, pero después de la ingestión de hifas y por interacción con el receptor TLR2 ocurre una producción de Treg y citocinas T_H2, respectivamente, IL-10 e IL-4, con concentraciones bajas de TNF-α (70). Como parte de la inmunidad innata, una de las moléculas protectoras "de tareas múltiples" que se une a los hongos es la pentraxina 3 larga (71), que facilita la opsonización de las conidias por los PMN y activa los procesos de TLR4/IL-1R y el complemento (71). Los ratones, deficientes en pentraxina 3, son muy susceptibles a la aspergilosis invasiva (71).

Por otro lado, se ha señalado a *A. flavus* y *A. fumigatus* en la aspergilosis aviaria, una preocupación económica importante para la industria de las aves de corral. Por ejemplo, puede ocurrir aspergilosis en pavipollos y causar 5 a 10% de mortalidad en las bandadas de producción (72). Las infecciones por especies de *Aspergillus* son causa de aborto y afectan a las glándulas mamarias en las ovejas, así como a los caballos (neumonía), el ganado vacuno (neumonía), los camellos (traqueobronquitis ulcerativa) y delfines (neumonías que incluyen una afección que simula la ABPA, con tos, disminución de peso e infiltrados pulmonares).

Aspergillus terreus se usa en la industria farmacéutica para la síntesis de la levostatina, fármaco para disminuir el colesterol. El *Aspergillus oryzae* es invaluable en la obtención de productos de soya y el *Aspergillus niger* es importante para la producción de ácido cítrico. Las especies de *Aspergillus* producen amilasa α celulasa y hemicelulasa de uso en la industria de la panadería. Puesto que estas enzimas se presentan en polvo, algunos trabajadores de panadería pueden desarrollar rinitis y asma mediadas por IgE (73, 74) (véase capítulo 25).

Especies del género *Aspergillus* pueden producir diferentes tipos de enfermedad, dependiendo del estado inmunológico del paciente. En los no atópicos, las hifas de especies de *Aspergillus* pueden proliferar en el pulmón dañado y causar una bola de hongos (aspergiloma). De manera morfológica, cualquier aspergiloma contiene miles de hifas de especies de *Aspergillus* enredadas en las cavidades pulmonares y pueden complicar la sarcoidosis, la tuberculosis, la histoplasmosis antigua, el carcinoma, la CF o ABPA (75). La neumonía por hipersensibilidad puede ser resultado de la inhalación de grandes números de esporas de *A. fumigatus* o *Aspergillus clavatus* por los trabajadores de la malta, que pueden producir la enfermedad pulmonar del granjero. Las especies de *Aspergillus* invaden tejidos del hospedero comprometido (inmunológicamente neutropénico y trombocitopénico), lo que causa septicemia y la muerte. Un raro paciente que al parecer es inmunocompetente puede desarrollar insuficiencia respiratoria aguda por neumonía bilateral "adquirida en la comunidad" debida a infecciones por *A. fumigatus*. Las especies de *Aspergillus* se han relacionado con el enfisema, la colonización de quistes, las reacciones supurativas pulmonares y la neumonía necrosante en otros pacientes (76, 77). En aquel atópico puede ocurrir asma inducido por esporas de *Aspergillus*, a través de procesos mediados por IgE en respuesta a su inhalación (78, 79). Casi 25% de los pacientes con asma persistente presenta reactividad cutánea inmediata ante *A. fumigatus* o una mezcla de especies de *Aspergillus*. Sin embargo, sigue sin definirse por qué algunos de ellos con asma desarrollan ABPA. La susceptibilidad genética incluye a HLA-DR2⁺, DRB*1501 y HLA-DQ2, así como la ganancia de los polimorfismos de función de IL-4 (80-82). En los pacientes inmunocompetentes, a menudo sin asma, se han identificado hifas de *Aspergillus* en impactaciones mucoides eosinofílicas de los senos paranasales, una afección que morfológicamente simula la impactación mucoide en los bronquios de la ABPA (37, 83, 84). Tal rinosinusitis alérgica por especies de *Aspergillus* puede presentarse en pacientes con ABPA (33, 34, 85) (véanse caps. 10 y 12).

En la actualidad hay más de 185 especies de *Aspergillus* y se sabe que, de numerosas variantes adicionales, alrededor de 40 causan enfermedad. Cuando se hace proliferar *A. fumigatus* en un medio de cultivo, el cambio de sus componentes y condiciones alteran las características de las cepas resultantes. Además, hay 25 alérgenos moleculares caracterizados aceptados de *A. fumigatus*, que se enlistan como *Asp f* 1-13, Asp f 15-18, 22, 23, 27-29, 34, Asp f glutatión-S-transferasa y Asp f 56 kD (véase cap. 6).

■ CRITERIOS DE DIAGNÓSTICO Y MANIFESTACIONES CLÍNICAS

Los criterios usados para el diagnóstico de la ABPA clásica constan de cinco esenciales y otros, que pudiesen o no estar presentes, dependiendo de la clasificación y etapa de la enfermedad. Los criterios mínimos indispensables son (a) asma, incluso sus variantes de tos o inducida por ejercicio; (b) bronquiectasia central (proximal); (c) aumento de la IgE sérica total ($\geq$ 417 kU/L o UI/mL, o 1 000 ng/mL); (d) reactividad cutánea inmediata ante *A. fumigatus*, y (e) aumento de la IgE sérica o anticuerpos IgG contra *A. fumigatus* (15, 39, 42, 45). La bronquiectasia central (proximal) en ausencia de su forma distal, como ocurre en la CF, en la enfermedad pulmonar obstructiva crónica es virtualmente patognomónica de ABPA. Tales pacientes están etiquetados como con ABPA-CB para la bronquiectasia central; a menudo están presentes otras características de la ABPA. Por ejemplo, los criterios de diagnóstico esperados (tabla 24-1) de ABPA-CB incluyen (a) asma; (b) reactividad cutánea inmediata ante *A. fumigatus*; (c) anticuerpos precipitantes contra *A. fumigatus*; (d) concentración sérica elevada de IgE total; (e) eosinofilia en sangre periférica ($\geq$ 1 000 eosinófilos/mm³); (f) antecedente de infiltrados radiográficos transitorios o fijos; (g) bronquiectasia pulmonar, y (h) elevación de la IgE y la IgG séricas contra *A. fumigatus* (15, 39, 86, 87). Estos criterios de diagnóstico pueden no ser aplicables a la ABPA-S (seropositiva) donde no se pueden detectar bronquiectasias en la tomografía de

tórax de alta resolución (13). Los pacientes que cumplen con todos los criterios de ABPA pero en quienes no hay bronquiectasia proximal presentan ABPA-S (13). Los criterios mínimos indispensables para el diagnóstico de ABPA-S incluyen (a) asma; (b) reactividad cutánea inmediata ante o presencia de IgE contra *A. fumigatus in vitro*; (c) elevación de la concentración sérica de IgE total, y (d) elevación de anticuerpos IgE e IgG séricos contra *A. fumigatus*, en comparación con el suero de pacientes con resultado positivo de la prueba cutánea y asma sin ABPA (13).

Otras manifestaciones de la ABPA pueden incluir cultivos positivos de esputo para *A. fumigatus* y un antecedente de expectoración de tapones pardos dorados que contienen sus hifas. Los pacientes con asma sin ABPA presentan resultados positivos de las pruebas cutáneas para *A. fumigatus*, eosinofilia en sangre periférica y el antecedente de infiltrados radiográficos (por atelectasia debida a la regulación inadecuada del asma). Las precipitinas de especies de *Aspergillus* no son diagnósticas de ABPA y los cultivos de esputo pueden resultar negativos para *A. fumigatus* o incluso no obtenibles, si el paciente presenta pocas bronquiectasias. En la ABPA-S no se pueden detectar bronquiectasias por la TC de alta resolución. Las mediciones serológicas han mostrado utilidad para el diagnóstico de la ABPA. Una elevación notoria de la concentración sérica total de IgE y de anticuerpos IgE e IgG contra *A. fumigatus* es de utilidad para hacer el diagnóstico (39, 43). Además, se mostró que ocurría una declinación en la concentración sérica total de IgE por al menos 35% pasadas 6 sem de instituir la prednisona en la ABPA (40).

La ABPA inicialmente debería sospecharse en todos los pacientes con asma que presentan reactividad cutánea inmediata ante *A. fumigatus* (14). La ausencia de un infiltrado radiográfico de tórax o los mucoides demostrables por TC no descarta la ABPA-CB. Asimismo, se ha descrito ABPA familiar en ocasiones, lo que enfatiza la necesidad del cribado de los miembros de la familia en cuanto a pruebas de ABPA si presentan asma. De forma clara, debe sospecharse ABPA en aquellos con el antecedente de infiltrados radiográficos, neumonía, taponamiento por moco y placas de tórax anormales, y en los que padecen rinosinusitis micótica alérgica. La gravedad creciente del asma sin otras causas pueden indicar una ABPA en evolución, pero en algunos pacientes se presenta tan solo con infiltrados pulmonares asintomáticos. La consolidación causada por ABPA en la radiografía de tórax, a menudo no se vincula con rigidez, calosfríos, una fiebre tan alta y el malestar general, como los de la neumonía bacteriana que produce el mismo grado de consolidación. El momento de inicio de la ABPA puede impedir la detección durante muchos años (88-90) o quizá haya un diagnóstico temprano antes de que se presenten infiltrados pulmonares

TABLA 24-1 CRITERIOS DE DIAGNÓSTICO PARA LA ASPERGILOSIS BRONCOPULMONAR ALÉRGICA

Asma
Infiltrados radiográficos del tórax
Reactividad cutánea inmediata ante especies de *Aspergillus*
Elevación de la concentración total de IgE sérica (> 417 kU/mL)
IgE contra Af sérica elevada o anticuerpos IgG contra Af
Anticuerpos precipitantes séricos contra Af
Bronquiectasia proximal
Eosinofilia en sangre periférica ($\geq$ 1 000/mm^3)
CRITERIOS ESENCIALES MÍNIMOS PARA LA ABPA-CB[a]
Asma
Reactividad cutánea inmediata ante especies de *Aspergillus*
Concentración de IgE total elevada
IgE contra Af sérica elevada o anticuerpos IgG contra Af
Bronquiectasia proximal

[a] Adecuados para el diagnóstico de ABPA en la fibrosis quística.

ABPA, aspergilosis broncopulmonar alérgica; Af, *Aspergillus fumigatus*; CB, bronquiectasia central; IgE, inmunoglobulina E.

radiográficos significativos (13). Debe considerarse la ABPA en el paciente de más de 40 años con bronquitis crónica, bronquiectasia idiopática o fibrosis intersticial. Un daño pulmonar adicional puede prevenirse mediante el tratamiento con prednisona de las exacerbaciones de ABPA. La dosis de prednisona necesaria para aliviar el asma persistente puede ser inadecuada para prevenir la aparición de ABPA, si bien la concentración de IgE sérica total quizás esté elevada solo de manera moderada por la supresión por prednisona.

Los pacientes con ABPA manifiestan múltiples afecciones alérgicas. Por ejemplo, solo uno de los 50 pacientes iniciales con diagnóstico y tratamiento en la Northwestern University Feinberg School of Medicine presentó reactividad cutánea aislada ante *A. fumigatus* (91). Otras afecciones atópicas (rinitis, urticaria, dermatitis atópica y alergia a fármacos) pueden presentarse en los pacientes con ABPA (91). La gravedad del asma varía de intermitente hasta levemente persistente y persistente grave dependiente de la prednisona. En ocasiones los pacientes niegan desarrollar sibilancias o disnea con la exposición a las hojas rastrilladas, el heno mohoso o los sótanos húmedos, pero se detectaron factores desencadenantes no inmunológicos, como aire frío, infección o cambios de clima. Los datos en estos pacientes recalcan que la ABPA puede estar presente en quienes parecen no padecer asma obvia mediada por IgE, quienes pueden

mostrar impactaciones mucoides y esputo tenaz, y reciben después el diagnóstico de ABPA.

Varios criterios diagnósticos varían dependiendo de la clasificación (ABPA-CB o ABPA-S) y la etapa de la ABPA. Además, el tratamiento con prednisona produce aclaramiento de los infiltrados radiográficos de tórax, declinación en la concentración sérica total de IgE, desaparición de anticuerpos precipitantes, eosinofilia en sangre periférica o esputo, y ausencia o disminución de la producción de esputo.

■ EXPLORACIÓN FÍSICA

La exploración física en la ABPA puede carecer por completo de datos positivos en el paciente asintomático, o tal vez se detecten estertores, respiración bronquial o sibilancias, dependiendo del grado y la calidad de la afección pulmonar presente. La exacerbación aguda de ABPA se puede vincular con una elevación de temperatura hasta 39.4 °C (si bien esto es lo más raro), malestar general, disnea, sibilancias y producción de esputo. En algunos casos de ABPA, la consolidación pulmonar extensa en la radiografía puede acompañarse de pocos o ningún síntoma clínico, en contraste con las manifestaciones usuales de un paciente con una neumonía bacteriana y el mismo grado de consolidación. Cuando ya ocurrió fibrosis pulmonar extensa por ABPA habrá estertores posteriores a la tos. La ABPA se ha vinculado con el colapso de un pulmón por una impactación mucoide y con un neumotórax espontáneo (88). La exploración física aporta datos de estos diagnósticos. Cuando los infiltrados de ABPA afectan la periferia del pulmón, puede ocurrir pleuritis y vincularse con la restricción del movimiento de la pared torácica a la inspiración y un frote de contacto pleural. Algunos pacientes con ABPA de etapa terminal (etapa V de fibrosis) presentan acropaquia y cianosis (89, 90), estos datos sugerirán también una CF concomitante.

■ RADIOLOGÍA

Los cambios radiográficos del tórax pueden ser transitorios o permanentes (figs. 24-1 a 24-6) (46, 47). Los transitorios, que pudiesen aclararse con o sin el tratamiento con corticoesteroides orales, parecen ser resultado de infiltrados parenquimatosos, impactaciones mucoides o secreciones en los bronquios dañados. Los datos no permanentes incluyen (a) infiltrados perihiliares que simulan adenopatías; (b) niveles hidroaéreos por dilatación de bronquios centrales, llenos de líquido y detritos; (c) consolidación masiva, unilateral o bilateral; (d) infiltrados radiográficos; (e) sombras en "pasta de dientes" resultado de la impactación mucoide en los bronquios dañados; (f) sombras de "dedo enguantado" de los bronquios, con oclusión distal, llenos de secreciones, y (g) sombras de "rieles de tranvía", que son dos líneas paralelas que se extienden fuera del hilio. El ancho de la zona entre las líneas es la de un bronquio normal a ese nivel (46). Las sombras de rieles de tranvía, que representan edema de la pared bronquial, pueden también visualizarse en el asma sin ABPA, en la CF y en la insuficiencia ventricular izquierda con elevación de la presión venosa pulmonar. Asimismo, se ha mostrado que los datos radiográficos permanentes relacionados con la bronquiectasia proximal se presentan en sitios de infiltrados previos, que a menudo corresponden a los lóbulos pulmonares superiores, pero no de manera exclusiva. Esto contrasta con la bronquiectasia posinfecciosa que se vincula con anomalías distales y bronquios proximales normales. Cuando ocurre daño pulmonar permanente en los grandes bronquios, se detectan sombras de líneas paralelas y anulares, que no cambian con los corticoesteroides orales. Las sombras de líneas paralelas corresponden a las de rieles de tranvía dilatadas, resultado de las bronquiectasias; la zona entre las líneas es más ancha que la de un bronquio normal. Estas sombras radiolúcidas se creen permanentes,

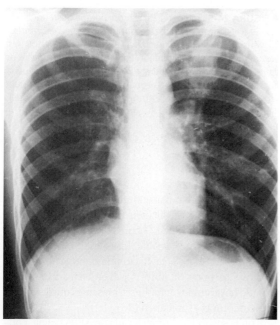

■ **FIGURA 24-1** Un niño de 11 años con aspergilosis broncopulmonar alérgica bastante avanzada. La radiografía de tórax al presentarse al médico muestra consolidación homogénea masiva del lóbulo superior izquierdo. (Reimpresa de Mintzer RA, Rogers LF, Kruglick GD, *et al*. The spectrum of radiologic findings in allergic bronchopulmonary aspergillosis. *Radiology*. 1978; 127:301, con autorización.)

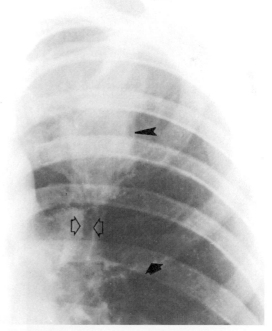

■ **FIGURA 24-2** Imagen con aumento del lóbulo superior izquierdo que muestra consolidación homogénea masiva (*punta de flecha estrecha negra*), líneas paralelas (*puntas de flecha anchas transparentes*) y sombras anulares (*punta de flecha ancha negra*). (Reimpresa de Mintzer RA, Rogers LF, Kruglick GD, *et al*. The spectrum of radiologic findings in allergic bronchopulmonary aspergillosis. *Radiology*. 1978; 127:301, con autorización.)

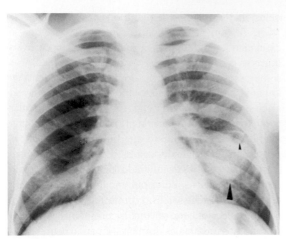

■ **FIGURA 24-3** Un hombre de 31 años de edad con aspergilosis broncopulmonar alérgica muy avanzada. Radiografía de tórax al acudir al médico. Nótese la consolidación broncopulmonar homogénea (*punta de flecha grande*) y un nivel hidroaéreo (*punta de flecha pequeña*). (Reimpresa de Mintzer RA, Rogers LF, Kruglick GD, *et al*. The spectrum of radiologic findings in allergic bronchopulmonary aspergillosis. *Radiology*. 1978; 127:301, con autorización.)

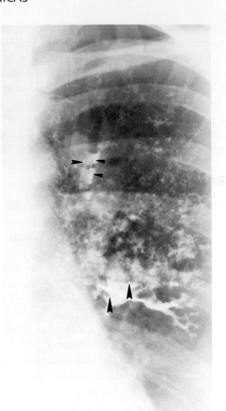

■ **FIGURA 24-5** Radiografías de broncografía posteriores a la tos. Se notan niveles hidroaéreos (*puntas de flecha grandes*) en varios bronquios con ectasia, parcialmente llenos. Un bronquio en el lóbulo superior izquierdo está lleno después del esfuerzo por tos, lo que confirma que una porción de la densidad observada en esta zona es, de hecho, un bronquio proximal con ectasia lleno (*puntas de flecha pequeñas*). (Reimpresa de Mintzer RA, Rogers LF, Kruglick GD, *et al*. The spectrum of radiologic findings in allergic bronchopulmonary aspergillosis. *Radiology*. 1978; 127:301, con autorización.)

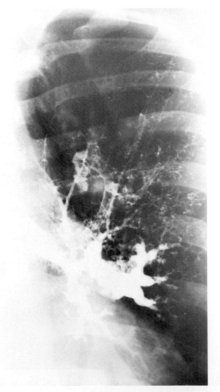

■ **FIGURA 24-4** Broncografía que muestra la bronquiectasia proximal clásica, con vías aéreas periféricas normales en una mujer de 25 años de edad con aspergilosis broncopulmonar alérgica. (Reimpresa de Mintzer RA, Rogers LF, Kruglick GD, *et al*. The spectrum of radiologic findings in allergic bronchopulmonary aspergillosis. *Radiology*. 1978; 127:301, con autorización.)

representantes de la dilatación bronquial. Las sombras anulares de 1 a 2 cm de diámetro son bronquios dilatados en vistas *frontales*. Puede ocurrir fibrosis pulmonar y posiblemente sea irreversible. En este sentido, son datos tardíos de la ABPA, la cavitación, la contracción de los lóbulos superiores, la fibrosis y el enfisema localizado. Cuando hay cambios ampollosos presentes quizás ocurra un neumotórax espontáneo (88).

Con la sospecha clínica elevada de ABPA (asma, concentración sérica total alta de IgE, reactividad cutánea inmediata contra *A. fumigatus*) y una radiografía de tórax negativa se puede mostrar bronquiectasia central por TC de alta resolución (48, 50, 51, 53), exploración que debería hacerse como prueba radiológica inicial después de la de tórax (figs. 24-7 a 24-9). Si los resultados son

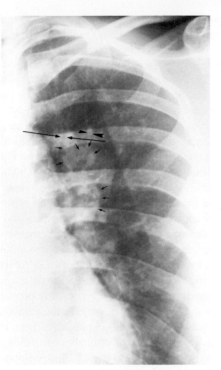

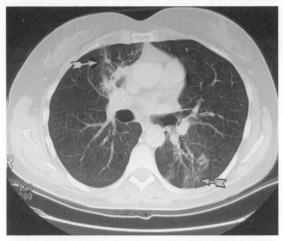

■ **FIGURA 24-7** Tomografía computarizada de una mujer de 42 años de edad, que muestra infiltrados de los lóbulos superior derecho e inferior izquierdo, este último que no se nota en las radiografías posteroanteriores y laterales. Hay bronquiolos dilatados en zonas de infiltrados (*flechas*).

■ **FIGURA 24-6** Vista con aumento de la porción superior izquierda del pulmón del paciente de las figuras 24-4 y 24-5, que muestra líneas paralelas (*flechas largas*) y sombras en pasta de dientes (*puntas de flecha*). También se visualizan infiltrados perihiliares (adenopatía seudohiliar) y una sombra en dedo enguantado (*flechas pequeñas*). (Reimpresa de Mintzer RA, Rogers LF, Kruglick GD, *et al*. The spectrum of radiologic findings in allergic bronchopulmonary aspergillosis. *Radiology*. 1978; 127:301, con autorización.)

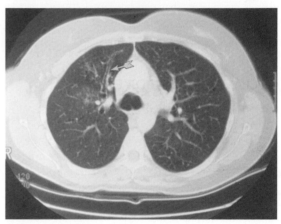

■ **FIGURA 24-8** Bronquios dilatados vistos desde una orientación axial longitudinal (*flecha*), compatibles con bronquiectasias (mismo paciente que en la fig. 24-7).

normales, deben repetirse los estudios en 1 o 2 años, respecto de casos de pacientes con elevada sospecha.

La TC de alta resolución con uso de cortes de 1.5 mm tiene utilidad comprobada en la detección de bronquiectasias de la ABPA (48-53). Los cortes delgados se obtienen cada 1 a 2 cm, desde el ápice pulmonar hasta el diafragma. El uso de estudios de TC de alta resolución ha permitido identificar zonas de bronquiectasia cilíndrica en pacientes con asma. No obstante, las zonas son localizadas y los pacientes no cuentan con otros criterios suficientes para hacer el diagnóstico de ABPA. Por ejemplo, había dilatación bronquial en 41% de los lóbulos pulmonares de ocho pacientes de ABPA, en comparación con 15% de los de aquellos con asma sin ABPA. Desde la perspectiva axial, hay bronquiectasia proximal cuando se presenta en los dos tercios inferiores del pulmón.

Las bronquiectasias en la ABPA pueden ser cilíndricas, quísticas y varicosas (48-50). Cuando se hizo TC de alta resolución con uso de colimación (cortes delgados) de 1 a 3 mm en 44 pacientes con ABPA y se comparó con la de 38 con asma sin ABPA, se identificaron bronquiectasias en ambos grupos (50). Las había en 42 pacientes con ABPA (95%) en comparación con 11 (29%) de aquellos con asma. La TC reveló bronquiectasias en 70% de los lóbulos explorados en presencia de ABPA contra 9% en los de pacientes con asma (50). Cerca de 86% de los pacientes con ABPA presentó tres o más lóbulos con bronquiectasias, en tanto 91% de los pacientes con asma las tenían en uno o dos *lóbulos*. En los pacientes de ABPA las bronquiectasias eran varicosas en 41% de los pacientes, quísticas en 34% y cilíndricas en 23%. En 59% de los pacientes de ABPA se identificó consolidación, principalmente de localización periférica, en tanto la había en 9% de aquellos con asma (50). En otro estudio se identificaron bronquiectasias,

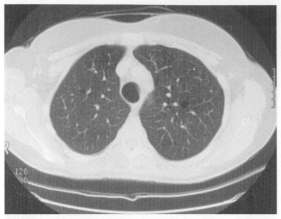

■ FIGURA 24-9 Bronquios quísticos y bronquiolos (dilatados) (del mismo paciente que en la fig. 24-7).

típicamente cilíndricas, en los pacientes con resultado positivo de pruebas cutáneas para especies de *Aspergillus* y asma, que no contaban con suficientes criterios para la ABPA (48). Estos datos proveen fundamento a las pruebas aceptadas del remodelado de la pared bronquial por inflamación de las vías aéreas en los pacientes con asma.

■ CLASIFICACIÓN POR ETAPAS

En otro estudio se identificaron cinco etapas de la ABPA (12), a saber, aguda, en remisión, de exacerbación, dependiente del asma y fibrosa. La etapa aguda (I) se presenta cuando se pueden documentar todos los criterios mayores de ABPA, que son asma, reactividad cutánea inmediata a *A. fumigatus*, precipitación de anticuerpos contra *A. fumigatus*, concentración elevada de IgE sérica, mayor del límite superior del normal de adultos (> 417 kU/L), eosinofilia en sangre periférica, antecedente o presencia de infiltrados radiográficos y bronquiectasia proximal, a menos que el paciente presente ABPA-S. Si se cuantifican, se obtienen cifras elevadas de anticuerpos séricos IgE e IgG contra *A. fumigatus* en los pacientes en etapa I, en comparación con el suero de aquellos con asma y reactividad cutánea inmediata a *A. fumigatus*, pero no criterios suficientes para la ABPA. Después del tratamiento con prednisona, la radiografía de tórax se aclara y la concentración sérica total de IgE declina sustancialmente (12, 15, 39, 40). A la remisión (etapa II) se le define como la desaparición de las lesiones radiográficas y la declinación de la IgE sérica total durante al menos 6 meses. Asimismo, hay exacerbación de ABPA (etapa III) cuando después de la remisión consecutiva al tratamiento con prednisona, el paciente presenta un nuevo infiltrado radiográfico, la concentración total de IgE aumenta respecto de la basal y se cumplen los otros criterios de la etapa I. El asma

dependiente de corticoesteroides (etapa IV) incluye a pacientes cuya prednisona no se puede retirar sin que ocurra asma alérgica persistente moderada a grave que requiere corticoesteroides orales para su alivio o se visualicen nuevos infiltrados radiográficos. A pesar de la administración de prednisona, la mayoría de los pacientes presenta concentraciones totales elevadas de IgE sérica, anticuerpos precipitantes y elevación de anticuerpos IgE e IgG séricos contra *A. fumigatus*. Los infiltrados radiográficos pueden o no presentarse. Cuando se muestran cambios quísticos o fibrosos extensos en la radiografía de tórax (89, 90) hay ABPA de etapa V. Los pacientes en la etapa fibrótica presentan algún grado obstructivo de la velocidad de flujo reversible en las pruebas de función pulmonar. Un componente obstructivo reversible requiere tratamiento con prednisona, pero a dosis alta no revierte las lesiones radiográficas o la enfermedad obstructiva irreversible. En el momento del diagnóstico inicial puede no definirse la etapa de ABPA, pero se aclara después de varios meses de observación y tratamiento.

Los pacientes con ABPA-S pueden estar en etapas I a IV, pero no en la V (13). Aquellos con ABPA y CF a menudo se encuentran en etapa III (exacerbación recurrente), pero pueden estar en cualquiera.

■ DATOS DE LABORATORIO Y OTRAS PRUEBAS

Todos los pacientes muestran reactividad cutánea inmediata (roncha y eritema) ante antígenos de *A. fumigatus*. Debido a la carencia de estos antígenos estandarizados para pruebas clínicas, diferentes investigadores han comunicado diferencias en la reactividad cutánea (tabla 24-2) (86, 92-94). Cerca de 25% de los pacientes con asma sin ABPA muestra reactividad cutánea inmediata ante *A. fumigatus* y casi 10%, anticuerpos precipitantes en su contra. Por el contrario, una prueba cutánea no reactiva (por punción e intradérmica) ante los extractos reactivos de *A. fumigatus* esencialmente descarta el diagnóstico de ABPA (14). Algunas mezclas comerciales de especies de *Aspergillus* contienen poca o ninguna de la *A. fumigatus*; se recomienda hacer pruebas cutáneas con un extracto reactivo de *A. fumigatus*.

Algunos pacientes de ABPA presentan una respuesta cutánea bifásica a la inyección intradérmica de antígenos de *A. fumigatus*, que constan de una reacción típica inmediata de roncha y eritema en 20 min, que cede, para ser seguida en 4 a 8 h por eritema e induración que se resuelven en 24 h más. De inicio, se identificaron IgG, IgM, IgA y C3 en biopsias de pacientes con estas reacciones cutáneas tardías, algo compatible con las manifestaciones de la respuesta inmunológica de Arthus (de tipo III) (95). Después se encontró que los anticuerpos IgE participaban en las reacciones tardías,

TABLA 24-2 INCIDENCIA DE LAS REACCIONES INMUNOLÓGICAS CONTRA *ASPERGILLUS FUMIGATUS*

PACIENTES ESTUDIADOS	REACTIVIDAD CUTÁNEA INMEDIATA (%)	PRECIPITINAS (%)
De la población normal	1-4	0-3
Hospitalizados		2.5-6
Con asma sin aspergilosis	12-38	9-25
Con asma sin aspergilosis[a]		
Londres	23	10.5
Cleveland	28	7.5
ABPA	100	100[b]
Aspergiloma	25	100
Fibrosis quística	39	31

[a] Se usó material antigénico similar para ambos grupos.
[b] Puede ser negativa en ocasiones.

Datos de Hoehne JH, Reed CE, Dickie HA. Allergic bronchopulmonary aspergillosis is not rare. Chest. 1973; 63:177; Longbottom JL, Pepys J. Pulmonary aspergillosis: diagnostic and immunologic significance of antigens and C-substance in *Aspergillus fumigatus. J Pathol Bacteriol.* 1964; 88:141; Reed C. Variability of antigenicity of *Aspergillus fumigatus. J Allergy Clin Immunol.* 1978; 61:227; Rosenberg M, Patterson R, Mintzer R, *et al.* Clinical and immunologic criteria for the diagnosis of allergic bronchopulmonary aspergillosis. *Ann Intern Med.* 1977; 86:405, y Schwartz HJ, Citron KM, Chester EH, *et al.* A comparison of the prevalence of sensitization to *Aspergillus* antigens among asthmatics in Cleveland and London. *J Allergy Clin Immunol*, 1978; 62:9.

con pocas pruebas de inmunoglobulinas, complemento o complejos inmunes (96). Además, algo del edema y la induración se puede atribuir al péptido relacionado con el gen de la calcitonina, potente vasodilatador e inductor de permeabilidad, el factor de crecimiento endotelial vascular, que se ha encontrado durante las reacciones cutáneas de fase tardía (ante alérgenos de polen, gato y ácaros del polvo) (97). Pocos pacientes de ABPA tratados en la escuela de medicina Feinberg de la Northwestern University presentan reactividad cutánea cruzada, a pesar de la presencia de anticuerpos IgE y precipitantes contra *A. fumigatus*. Por el contrario, a pocos pacientes se les valora por inyección intradérmica, porque los resultados de punción cutánea son positivos en casi todos. Como se muestra en la tabla 24-2, el anticuerpo precipitante contra *A. fumigatus* no es raro en los pacientes sin ABPA y posiblemente represente la exposición previa a sus antígenos. En la ABPA, no obstante, estos anticuerpos pueden ser importantes para la patogenia de la enfermedad, o al menos una manifestación de cifras muy altas de producción de anticuerpos IgG contra *A. fumigatus*.

Los extractos de *A. fumigatus* son mezclas que contienen bastante más de 400 proteínas distintivas, y glucoproteínas, polisacáridos y otros metabolitos adicionales con funciones biológicas (98-100), lo que ha llevado a los intentos de utilización de alérgenos recombinantes para el diagnóstico (98, 99, 101-104). Además, hay heterogeneidad notoria de la unión de inmunoglobulinas

y linfocitos ante la estimulación por alérgenos de *A. fumigatus* (98). Desde la perspectiva histórica acerca de la metodología, después de la inmunoelectroforesis "en cohetes" de micelios de *A. fumigatus*, además del antisuero contra *A. fumigatus* cultivado en conejos, pudieron detectarse 35 bandas diferentes. La inmunoadsorción permitió después la identificación de 100 proteínas (glucoproteínas) que se unen a las inmunoglobulinas (98). Hasta ahora se puede declarar que el número cada vez mayor de proteínas, glucoproteínas, polisacáridos y productos metabólicos con función biológica es testimonio de los retos que implica la identificación de los péptidos *inmunodominantes* y alérgenos críticos, que serían útiles para el diagnóstico (105).

Un polipéptido caracterizado es el *Asp f 1*, con un peso molecular de 18 000 Da, que se genera a partir de un filtrado de cultivo, que se encontró reaccionaba con anticuerpos IgE e IgG, y era tóxico para los linfocitos (63). El *Asp f 1* es miembro de una familia de mitogilinas, que muestra actividad de ribonucleasa (ribotóxica). El suero de los pacientes de ABPA reacciona contra varias ribotoxinas y están presentes cantidades mucho mayores de anticuerpos IgE e IgG contra ribotoxinas de especies de *Aspergillus* en aquellos con ABPA, en comparación con los no atópicos con asma (63). En el momento del diagnóstico, con utilización de análisis de ambos, anticuerpos IgE contra *Asp f 1* y *Asp f 2*, se muestra alguna discriminación del asma (106). Algunos péptidos (de 12 a 16 aminoácidos a partir de *Asp f 1*) inducen linfocitos T_H1 y otros producen respuestas de citocinas de linfocitos T_H2. En este sentido, se obtuvieron péptidos de tres a siete aminoácidos de longitud de la región de unión de IgE de *Asp f 2* y se valoraron para la unión de IgE con el suero de pacientes de ABPA. En total, sólo unos cuantos aminoácidos de *Asp f 2* proveen la conformación para reaccionar con IgE, en tanto estos péptidos cortos específicos de IgE no reaccionan con los anticuerpos IgG (103, 105), resultados que recalcan apenas unas cuantas de las complejidades a abordar en el futuro en términos del desarrollo de pruebas de diagnóstico. Los epítopos reactivos de *A. fumigatus* están en estudio para su uso en pruebas cutáneas y análisis *in vitro*. Asimismo, se espera que las pruebas cutáneas más precisas y los resultados de pruebas *in vitro* con uso de alérgenos recombinantes con base molecular lleven a un diagnóstico más preciso. No obstante, tal abordaje, al menos con incluso proteínas de ambrosía para la rinitis alérgica, no tuvo éxito, porque no se presentó "huella dactilar inmunológica" alguna, como se mencionaba en la hipótesis. Los genotipos fueron diferentes para el fenotipo de "fiebre del heno".

En la técnica de doble difusión en gel, el suero de la mayoría de los pacientes presenta al menos una a tres bandas de precipitina contra *A. fumigatus*. Algunos sueros deben concentrarse cinco veces para demostrar anticuerpos precipitantes. La banda de precipitina sin significado inmunológico puede presentarse a causa de la presencia de proteína C reactiva en el suero de seres humanos por reacción cruzada con un antígeno polisacárido de *A. fumigatus*. Esta banda falsa positiva se puede evitar añadiendo ácido cítrico al gel de Agar. No es indispensable requerir la presencia de anticuerpos precipitantes para hacer el diagnóstico de ABPA (14).

Debido a la elevada incidencia de reactividad cutánea y anticuerpos precipitantes contra *A. fumigatus* en los pacientes con CF, e infiltrados radiográficos transitorios atribuidos a *este*, hay preocupación de que la colonización bronquial por *A. fumigatus* o la ABPA pudiesen contribuir al daño pulmonar en proceso de la CF. Sin embargo, esta noción produjo resultados controvertidos (107, 108). El uso de tobramicina a dosis alta por nebulización pudiese favorecer la proliferación de *A. fumigatus* en el moco bronquial de los pacientes con CF. También ha surgido la pregunta de si la ABPA pudiese ser una variante de la CF. Por pruebas genéticas se identificó la mutación ΔF508 en un alelo de algunos pacientes de ABPA u otros patrones variantes (30, 109). Once pacientes con ABPA y electrolitos normales en sudor ($\leq$ 40 mM) presentaron un análisis genético extenso de la región codificante del regulador transmembrana de la CF. Cinco pacientes presentaron una mutación de CF (de ΔF508 en cuatro y R117H en uno), en tanto otro paciente mostró dos mutaciones de CF (ΔF508/R347H). En una comparación

donde 53 pacientes con bronquitis crónica, ninguno de los cuales presentaba la mutación ΔF508, se mostraron diferencias bien definidas y sugerentes de que la ABPA en algunos incluye la heterocigosidad para la CF. En un estudio de 16 pacientes con ABPA, seis (37.5%) resultaron homocigotos para ΔF508 y seis heterocigotos, con cuatro heterocigotos para otras mutaciones (28). En el grupo de pacientes estudiados por el autor, todos, excepto uno, presentaron concentraciones normales de cloruros en sudor en ausencia de CF. No obstante, hay pruebas inconstantes de que la ABPA pudiese complicar la CF, y debe considerarse en esa población porque casi 8.9% (rango 3 a 25%) de los pacientes con CF sufre ABPA (110). La prevalencia de la sensibilización a *A. fumigatus* por pruebas cutáneas o la cuantificación *in vitro* de CF es todavía mayor, con una prevalencia acumulada de 39.1% (rango de 20 a 65%) (110).

La concentración de IgE sérica en los pacientes con ABPA es elevada, pero su grado de aumento varía notoriamente. En la mayoría de los pacientes la concentración sérica total de IgE es mayor de 417 kU/L (417 UI/mL o 1 000 ng/mL) (1 kU/L = 1 UI/mL = 2.4 ng/mL). En este caso se demostró que *A. fumigatus* prolifera en el aparato respiratorio sin invasión hística, como en la ABPA, y puede constituir un estímulo potente para la producción de IgE sérica total "inespecífica" (111). Cuando están elevados los anticuerpos IgE o IgG, o ambos, séricos, contra *A. fumigatus*, en comparación con el suero de pacientes con asma y un resultado positivo de la prueba de punción cutánea sin datos de ABPA, esta es muy probable o está definitivamente presente (14, 15, 42, 43). Con el tratamiento con prednisona y la mejoría clínica, la concentración de IgE total y contra *A. fumigatus* disminuye, aunque a diferentes tasas. De manera similar, este decremento se vincula con una disminución del número de *A. fumigatus* en los bronquios y la supresión de la inflamación alérgica por linfocitos $CD4T_H2$. Aunque no poco probable, es posible que la disminución de la concentración de IgE sea directa por la prednisona, sin un efecto sobre *A. fumigatus* en el pulmón, debido a que en otras afecciones, como la dermatitis y el asma atópicas, los corticoesteroides no disminuyen la concentración sérica total de IgE de manera significativa (112, 113).

Debido a la amplia variación en la concentración de IgE sérica total en pacientes con atopia y asma hay alguna dificultad para diferenciar al paciente con ABPA de aquel con asma y reactividad cruzada a *A. fumigatus*, con o sin anticuerpos precipitantes en su contra y el antecedente de una radiografía de tórax anormal. La detección de anticuerpos IgE e IgG elevados contra *A. fumigatus* fue de utilidad en la identificación de pacientes con ABPA (14, 15, 42, 43). El suero de pacientes con ABPA presenta al menos el doble de concentración de anticuerpos contra

A. fumigatus que el de aquellos con asma y reacciones positivas de punción cutánea ante *A. fumigatus*. Durante las otras etapas de la ABPA, los índices muestran utilidad diagnóstica si los resultados están elevados, pero no son consistentemente positivos en todos los pacientes. En aquellos con sospecha de ABPA debería obtenerse suero e intentar la realización del diagnóstico serológico antes de iniciar el tratamiento con prednisona, de modo que la concentración de IgE total se encuentre en su máximo. La hiperglobulinemia E debería hacer surgir la posibilidad de ABPA en cualquier paciente con asma, si bien otras causas, además de la ABPA, incluyen dermatitis atópica, síndrome de hiper-IgE, enfermedad granulomatosa crónica (si hay ABPA presente), otra inmunodeficiencia, granulomatosis eosinofílica con polivasculitis (anteriormente, síndrome de Churg-Strauss), micosis broncopulmonar alérgica (ABPM, por sus siglas en inglés), parasitismo y, remotamente, IgE de mieloma.

La transformación de linfocitos respecto de *A. fumigatus* se presenta en algunos casos, pero no es una manifestación diagnóstica de ABPA o consistentemente elevada durante las exacerbaciones (86). La reacción de hipersensibilidad tardía (de tipo IV) que se presenta 48 h después del ingreso de antígenos intradérmicos de *A. fumigatus*, por lo general no se detecta (114).

El análisis de linfocitos T y B de pacientes seleccionados con ABPA no han mostrado números anormales de linfocitos B CD4 (auxiliares) o CD8 (supresores). No obstante, algunos pacientes presentan datos de activación de linfocitos B ($CD19^+$ $CD23^+$) o de linfocitos T ($CD3^+$ y $CD25^+$). De tres pacientes con ABPA se generaron y analizaron clonas de células T de sangre periférica, dos de los cuales habían estado en remisión (115). Las clonas fueron específicas para *Asp f 1* y se informó que eran moléculas de clase II HLA restringidas a los alelos HLA-DR2 o HLA-DR5. Además, las clonas de linfocitos T produjeron grandes cantidades de IL-4 y poco IFNγ, algo compatible con el tipo de linfocitos T 2 auxiliares (subtipo T_H2 de células $CD4^+$). En experimentos adicionales se exploró la restricción del complejo principal de histocompatibilidad (MHC, por sus siglas en inglés) de la clase II en 15 pacientes más de ABPA, para determinar si probablemente las moléculas específicas de clase II de HLA se asociarían con *A. fumigatus* (116). Del total de 18 pacientes (88.8%), 16 adicionales resultaron HLA-DR2 o HLA-DR5, en comparación con una frecuencia de 42.1% en los individuos normales (116). Con el uso de técnicas de reacción en cadena de polimerasa para investigar subtipos de HLA-DR se determinó que se reconocieron tres alelos de HLA-DR2 (identificados como subtipos DRB1 1501, 1503 y 1601) y tres de HLA-DR5 (definidos como subtipos DRB1 1101, 1104 y 1202) por los linfocitos T en su activación (116). En otras palabras, la activación de los linfocitos T después de la unión a

Asp f 1 se restringió a ciertos tipos de moléculas de clase II, HLA-DR2 o HLA-DR5, lo que hace surgir la interrogante de si los receptores selectivos HLA-DR pudiesen producir la desventaja genética que permite la activación de linfocitos T y posiblemente la ABPA. Debido a que no todos los pacientes con estos genotipos presentan ABPA, el discernimiento adicional es atribuible a la ganancia de polimorfismos de función de IL-4 en la ABPA (81). Con el uso de CD20 (linfocitos B), la incubación con IL-4 aumenta el número de moléculas de CD23 (FcεRII) en los linfocitos CD20, que resultó mayor en la ABPA que en poblaciones diferentes (81), proceso que pudiese facilitar la presentación de antígenos por los linfocitos B. También se describió la susceptibilidad genética que afecta a las proteínas surfactantes y TLR9 (18).

Durante un brote agudo de ABPA (117) se describieron complejos inmunes circulantes con activación de la vía clásica. Aunque las precipitinas Clq estaban presentes en el suero de los pacientes, no comprobó que hubiera antígenos de *A. fumigatus* en esos complejos. La ABPA no se considera caracterizada por complejos inmunes circulantes, como la enfermedad del suero, pero se ha demostrado que *A. fumigatus* puede transformarse en el proactivador C3 para el activador C3, un componente de una vía alterna (118). Asimismo, se sabe que la IgA secretora puede activar la vía alterna y que *A. fumigatus* en el árbol bronquial puede estimular la producción de IgA (119).

La liberación de histamina por basófilos *in vitro* fue resultado de la exposición a una mezcla de especies de *Aspergillus* e IgE en su contra y de otros hongos en los pacientes con ABPA y asma sensible a estos (reactividad cutánea inmediata contra *A. fumigatus*) (120). Mucho mayor secreción de histamina se encontró ante una mezcla de especies de *Aspergillus* e IgE en su contra por los basófilos de pacientes con ABPA que en aquellos con asma sensible a los hongos sin ABPA. Además, los pacientes con ABPA en etapas IV y V mostraron mayor secreción de histamina ante *A. fumigatus* que los de etapas I, II y III. En otro estudio hubo una mayor secreción de histamina ante otros hongos por las células tomadas de pacientes con ABPA que en otros pacientes con asma. Estos datos documentan una diferencia celular en los pacientes de ABPA comparados con los de asma sensibles a hongos. No hubo diferencia entre los pacientes de ABPA y aquellos con asma en términos de la titulación de desenlace cutánea con el uso de una mezcla de especies de *Aspergillus* disponible en el comercio (120). Con la flujocitometría se informó de la reactividad cruzada ante *A. fumigatus* en los pacientes con CF que presentaban ABPA o sensibilización ante *A. fumigatus* sin ABPA (121, 122). Cuando los basófilos son positivos para la activación del marcador de superficie CD203c después de la incubación con *A. fumigatus*, se consideran con autorregulación ascendente. El marcador de basófilos, CD63, con una cinética similar a la de la histamina, puede también estimularse por *A. fumigatus*, pero no ayuda a la discriminación en adición a las pruebas de CD203c (122). Los basófilos estimulados de los pacientes con CF y ABPA muestran una activación mucho mayor (CD203c) que la cifra correspondiente de aquellos con sensibilización a *A. fumigatus* pero que no presentan ABPA (121). Asimismo, hubo una correlación negativa entre la concentración de CD203c de los basófilos estimulados y la FEV_1 en los pacientes sensibilizados ante *A. fumigatus* (pero no en los no sensibilizados) (121). Los basófilos son subrogados de las células cebadas que residen principalmente en los tejidos. La prueba de estimulación de basófilos puede causar una extensión de lo que significa sensibilizarse, más allá de una prueba cutánea inmediata positiva y la detección *in vitro* de IgE antialérgeno.

Un cultivo positivo para *A. fumigatus* es un parámetro *útil*, pero no patognomónico de la ABPA. Los cultivos positivos repetidos pueden ser significativos. En tanto algunos pacientes producen tapones pardos dorados o "perlas" de moco que contienen micelios de especies de *Aspergillus*, otros no producen esputo en absoluto, incluso en presencia de infiltrados radiográficos. La eosinofilia del esputo suele encontrarse en pacientes con producción significativa de esta secreción, pero no es indispensable para el diagnóstico y, claramente, tampoco específica.

La eosinofilia en sangre periférica es frecuente en los pacientes no tratados, pero necesita no ser extremadamente alta y a menudo corresponde a 10 a 25% del diferencial en los que no recibieron corticoesteroides orales. No se requieren retos de inhalación bronquial con *A. fumigatus* para confirmar el diagnóstico y tampoco carecen de riesgo. No obstante, suele ocurrir una reacción doble después de la provocación bronquial; se describió una disminución inmediata en el flujo, que se resuelve, para ser seguida en algunos casos por una recurrencia de la obstrucción pasados de 4 a 10 años (95). El tratamiento previo con agonistas adrenérgicos β previene la reacción inmediata; el pretratamiento con una dosis de corticoesteroides inhalados disminuye la extensión de la reacción tardía y hay informes de que el cromolín sódico previene ambas. El reto inhalatorio con *A. fumigatus* en la mayoría de los pacientes con prueba cutánea positiva y asma produce una respuesta inmediata aislada. Los pacientes con aspergiloma pueden responder con solo un patrón tardío.

■ BIOPSIA DE PULMÓN

Dada la creciente detección de ABPA, parece innecesaria la biopsia pulmonar para confirmar el diagnóstico, a menos que se deba descartar otra enfermedad. Las bronquiectasias

en los lóbulos afectados en bronquios segmentarios y subsegmentarios con respeto de las ramas distales, caracteriza al patrón de bronquiectasias proximales o centrales (123-125). Los bronquios son tortuosos y muy dilatados. De forma histopatológica contienen moco tenaz, fibrina, espirales de Curschmann, cristales de Charcot-Leyden (lisofosfolipasa derivada de eosinófilos) y células inflamatorias (mononucleares y eosinófilos) (123-126). También se pueden identificar hifas micóticas en la luz bronquial y aislarse *A. fumigatus* en el cultivo. Excepto por unos cuantos informes de casos desusados, no hay pruebas de invasión de la pared bronquial, a pesar de numerosas hifas en la luz. El daño de la pared bronquial se asocia con la presencia de células mononucleares y eosinófilos y, en algunos casos, con granulomas. Los microorganismos del género *Aspergillus* pueden estar rodeados de necrosis o inflamación aguda o crónica. En otras zonas hay sustitución de la submucosa con tejido fibroso. No se sabe por qué la destrucción de la pared bronquial es focal, con zonas adyacentes sin afección.

Una variedad de lesiones morfológicas se ha descrito en los pacientes que cumplen los criterios de ABPA (123-125), que incluyen hifas de *A. fumigatus* en la bronquiolitis granulomatosa, la exudativa, en microabscesos, en las neumonías eosinofílica, lipídica, intersticial linfocítica e intersticial descamativa, en la vasculitis y la fibrosis pulmonares. Algunos pacientes con ABPA pueden mostrar una alteración histopatológica compatible con la granulomatosis broncocéntrica. La impactación mucoide con relación a la ABPA puede causar obstrucción bronquial proximal, con zonas con bronquiolitis obliterante distales, ejemplos de una masa cavitaria (figs. 24-10 y 24-11). En las figuras 24-12 y 24-13 se muestran cortes al microscopio.

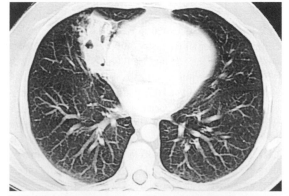

■ **FIGURA 24-10** Tomografía computarizada que muestra una masa cavitaria en el lóbulo inferior derecho de un hombre de 56 años. La IgE sérica total fue de 4 440 ng/mL y el único síntoma presente era una tos leve, no productiva.

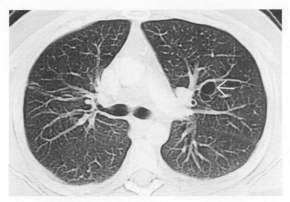

■ **FIGURA 24-11** Tomografía computarizada a nivel de la carina que muestra una bronquiectasia quística (*flecha*) del mismo paciente que en la figura 24-10.

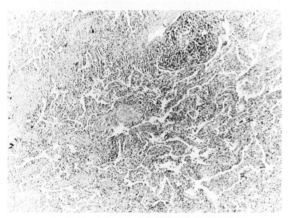

■ **FIGURA 24-12** Aspecto típico al microscopio que representa a la neumonía eosinofílica. El alveolo colapsado contiene de manera predominante células mononucleares grandes, pocos linfocitos, células plasmáticas y cúmulos de eosinófilos, y las paredes alveolares se muestran infiltradas por células similares. El segmento superior del lóbulo apical se resecó por una lesión cavitaria infiltrativa. (Reimpresa de Imbeau SA, Nichols D, Flaherty D, *et al*. Allergic bronchopulmonary aspergillosis. *J Allergy Clin Immunol*. 1978; 62:243, con autorización. Fotografías de la colección de especímenes de Enrique Valdivia, con aumento × 120, tinción de hematoxilina y eosina.)

■ **PATOGENIA**

Con una base histórica, en algunos pacientes con asma que presentaban una broncografía normal antes de desarrollar ABPA, se encontraron bronquiectasias en los sitios de infiltrados radiográficos, circunstancia que se confirmó también en estudios repetidos por TC. Sin embargo, se cree que las esporas inhaladas proliferan en el moco tenaz del paciente, y liberan glicoproteínas antigénicas, y tal vez otros productos, que activan a las células cebadas, los linfocitos, los macrófagos, las células dendríticas y los eosinófilos bronquiales, y generan

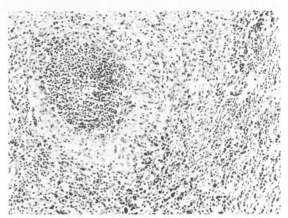

■ **FIGURA 24-13** Lobectomía inferior derecha. El pulmón presenta infiltrado celular notorio y una zona de granulomatosis broncocéntrica temprana, con leucocitos y una corona de células epiteliales. Se mostró la presencia de especies de *Aspergillus* en el centro de las lesiones mediante tinciones especiales. (Reimpresa de Imbeau SA, Nichols D, Flaherty D, *et al*. Allergic bronchopulmonary aspergillosis. *J Allergy Clin Immunol*. 1978:62:243, con autorización. Fotografías de la colección de especímenes de Enrique Valdivia, aumento × 240, tinción de hematoxilina y eosina.)

anticuerpos, citocinas y quimiocinas, seguidos por daño hístico, que se relaciona con bronquiectasias o infiltrados radiográficos posteriores. Las esporas de especies de *Aspergillus* son termofílicas y aerobias, por lo que es probable su proliferación en los bronquios. También lo es que las esporas queden atrapadas en el moco viscoso o, alternativamente, presenten una capacidad especial (virulencia) para colonizar el árbol bronquial y dar como resultado el desarrollo de un moco tenaz. Esto último es tal, que durante la broncoscopia el material mucoide puede permanecer impactado después de 30 min de intentos de retirarlo. En contraste, en pacientes con CF sin ABPA no se encuentra tal dificultad. Las enzimas proteolíticas y presumiblemente las gliotoxinas y ribotoxinas producidas por *A. fumigatus* que proliferan en el árbol bronquial, pueden contribuir al daño pulmonar con una base inmunológica o no. Algunas conidias de cepas de *A. fumigatus* cuentan con proteínas adhesivas que se unen al fibrinógeno, y en sí actúan como sustrato para la unión de microorganismos patógenos al epitelio dañado y los macrófagos (127). Asimismo, se propuso que *Asp f 2* se puede unir también al fibrinógeno (102). En este sentido, pudiese ocurrir lesión inmunológica por la secreción de material antigénico que se asocia con la producción de anticuerpos IgE, IgA e IgG, y la activación de la respuesta inmunológica pulmonar con una multitud de efectos proinflamatorios lesivos.

Aunque no se ha comunicado que los linfocitos en la sangre periférica de los pacientes con ABPA estable formen un exceso de IgE *in vitro*, en comparación con los no atópicos en el momento de una crisis de ABPA, estas células produjeron un aumento significativo de IgE (128), lo que sugiere que durante una crisis de ABPA se liberan a la circulación sistémica las células formadoras de IgE, lo cual es probable desde el pulmón. La reacción cutánea bifásica requiere IgE y posiblemente IgG, y se ha sugerido que ocurre una reacción similar en el pulmón. No obstante, la carencia de inmunofluorescencia en los depósitos vasculares es prueba en contra de que una vasculitis por complejos inmunes sea la causa del daño de la pared bronquial.

Por otra parte, se han realizado experimentos instructivos en monos (129). La transferencia pasiva de anticuerpos séricos IgG e IgE de un paciente con ABPA a un mono, seguida por el reto bronquial con *A. fumigatus,* se vinculó con lesiones pulmonares en los monos. En primer lugar, los animales fueron inmunizados con *A. fumigatus* y generaron anticuerpos IgG. Después, se inyectó suero *normal* humano a ambos, monos inmunizados y no, y el suero humano *alérgico* de un paciente con ABPA (en ese momento sin anticuerpo precipitante alguno) se inyectó a otros monos, inmunizados y no (129). Todos los animales se sometieron al reto con *A. fumigatus* en aerosol y se obtuvieron biopsias de pulmón en el quinto día. Solo el mono con anticuerpos precipitantes (IgG) contra *A. fumigatus* que recibió el suero alérgico humano (IgE) mostró cambios en la biopsia, compatibles con ABPA (129); había infiltrados de mononucleares y eosinófilos con engrosamiento de tabiques alveolares, pero sin datos de vasculitis. Los datos confirman que se requieren IgE e IgG dirigidas contra *A. fumigatus* para el desarrollo de lesiones pulmonares.

De manera similar, se desarrolló un modelo de ABPA que dio como resultado eosinofilia en sangre y pulmonar con el uso de partículas de *A. fumigatus* que simulan a las esporas (130). La inoculación intranasal de partículas de *A. fumigatus* causa linfocitosis, aumento de células plasmáticas, histiocitos y eosinófilos en el pulmón, compatibles con la ABPA. En contraste, si se inyecta *A. fumigatus* en alumbre a la cavidad peritoneal aumenta la concentración de anticuerpos IgG_1 y la de IgE total contra *A. fumigatus,* pero no ocurre eosinofilia pulmonar o la periférica en sangre. *No* se ha descrito aún un modelo real de ABPA donde los animales desarrollen infiltrados pulmonares espontáneos.

Por lo tanto, está establecido que los linfocitos $CD4^+$-T_H2 producen IL-4 (e IL-13) e IL -5 para respaldar la síntesis de IgE y la eosinofilia, respectivamente. El aumento de los receptores solubles de IL-2 sugiere la activación de linfocitos $CD4^+$ (131) y se han producido clonas de linfocitos de tipo $CD4^+$-T_H2 por los pacientes con ABPA (82). El cuadro clínico de *Asp f* 1 se restringe a cierta clase de moléculas del MHC II, HLA-DR2 y HLA-DR5 (82), y se describió un número creciente de susceptibilidades genéticas en estudios preliminares (18). La demostración de una hipersecreción de mediadores

por basófilos de los pacientes en las etapas IV y V de ABPA (120) es compatible con la hipótesis de que un subgrupo de pacientes puede ser susceptible al máximo para las lesiones inmunológicas, si los basófilos en sangre periférica son células cebadas bronquiales representativas. El hecho de que los basófilos de los pacientes con cualquier etapa de ABPA presenten aumento de la secreción de histamina *in vitro,* en comparación con los basófilos de pacientes con asma y resultado positivo de las pruebas de punción cutánea para *A. fumigatus,* sugieren que la secreción de mediadores por las células cebadas ante diversos antígenos (hongos) puede contribuir al daño pulmonar en la ABPA, si estos datos resultan aplicables a las células cebadas bronquiales.

El análisis de líquido de lavado broncoalveolar en pacientes con ABPA de etapas II y IV sin infiltrados radiográficos torácicos en ese momento reveló la producción local de anticuerpos IgA e IgE contra *A. fumigatus,* en comparación con la sangre periférica (132). Los IgA contra *A. fumigatus* en el líquido de lavado bronquial tuvieron una concentración 96 veces mayor que la de sangre periférica y los anticuerpos IgE contra *A. fumigatus* en el líquido de lavado bronquial fue 48 veces mayor que la encontrada en la sangre periférica. Aunque la IgE sérica total estuvo elevada, no hubo aumento de la IgE total corregida para la albúmina en el líquido de lavado bronquial. Estos resultados sugieren que el espacio broncoalveolar no es fuente de una IgE total notoriamente elevada en la ABPA (132). Tal vez el intersticio pulmonar o fuentes no pulmonares (amígdalas o médula ósea) sirvan como sitios de producción de IgE total en la ABPA.

En un análisis seriado de anticuerpos séricos IgA contra *A. fumigatus* en 10 pacientes se notaron elevaciones agudas respecto de la basal antes (cinco casos) o durante (cinco casos) las exacerbaciones no radiográficas de la ABPA de anticuerpos IgA_1 contra *A. fumigatus* (133). Los anticuerpos IgA_2 séricos contra *A. fumigatus* estaban elevados antes de la exacerbación en dos casos, y durante esta en cinco. Con técnicas de inmunotransferencia en el suero y de tinción con anticuerpos contra IgE, IgA e IgG hubo respuestas de anticuerpos policlonales heterogéneas para siete bandas de peso molecular diferente de *A. fumigatus* (133), cuya intensidad aumentó durante las exacerbaciones de la ABPA, y el suero de los pacientes a menudo presentaba una mayor reactividad, con bandas de *A. fumigatus* con peso molecular de 24 a 90 kDa durante las exacerbaciones de la enfermedad. Algunos pacientes presentaban patrones de inmunotransferencia compatibles con aumentos de anticuerpos IgE, IgG o IgA, que se unen a diferentes antígenos, pero no de manera constante a una banda particular de *A. fumigatus* (133).

Un resumen de la inmunopatogenia incluye factores de susceptibilidad genética y virulencia poderosa, con proteasas y enzimas de *A. fumigatus* que pueden dañar el epitelio e interferir con el surfactante, las proteínas de adhesión, la generación de impactaciones mucoides ricas en eosinófilos tenaces, una respuesta brusca de linfocitos CD4 T_H2 con sus citocinas y quimiocinas características, la activación de linfocitos B CD20 y la regulación ascendente de CD23 (el receptor de baja afinidad de IgE que une complejos de alérgeno-IgE) por IL-4, la producción de cantidades notorias de anticuerpos isotípicos en el espacio broncoalveolar y, supuestamente, la restricción genética de HLA-DR2 y HLA-DR5 en el intersticio, y la ganancia de polimorfismos de función de IL-4, la regulación ascendente y activación de eosinófilos, la activación de células cebadas, la hiperliberación y activación de basófilos, y quimiocinas, como la de activación regulada del timo y el factor activador de linfocitos β (134). La inmunopatogenia también incluye la inflamación alérgica que responde a los corticoesteroides sistémicos, pero no a los inhalados, y lo hace mal a los tratamientos antimicóticos intensivos.

■ DIAGNÓSTICO DIFERENCIAL

El diagnóstico diferencial de la ABPA incluye estados de enfermedad vinculados principalmente con lesiones radiográficas transitorias o persistentes, asma, eosinofilia en sangre periférica o esputo, y una mayor concentración de IgE sérica total. El paciente con asma y un infiltrado radiográfico puede presentar atelectasia o colapso del lóbulo medio por un asma inadecuadamente regulada; se deben descartar neumonías bacterianas, virales o micóticas, además de aquella por *Mycobacterium tuberculosis* y las muchas otras causas de infiltrados radiográficos; puede ocurrir eosinofilia con las parasitosis, *M. tuberculosis*, granulomatosis eosinofílica con polivasculitis, infiltrados pulmonares por alergias farmacológicas, neoplasias, neumonía eosinofílica y, rara vez, la neumonía por hipersensibilidad aviaria, además, se presenta impactación mucoide de los bronquios sin ABPA. Todos los pacientes con antecedente del síndrome de impactación mucoide o con colapso de un lóbulo pulmonar o un pulmón, no obstante, deberán ser objeto de exclusión de la ABPA. De manera similar, aunque el diagnóstico morfológico de la granulomatosis broncocéntrica es considerado por algunos autores como representante de una entidad distinta de la ABPA, se debe descartar esta en tales pacientes. Si bien la prueba en sudor para CF está dentro de límites normales en los pacientes con ABPA, a menos que haya CF concomitante, el paciente con CF y asma, o los cambios de infiltrados radiográficos, deberán ser objeto de exclusión o confirmación de la ABPA. Las pruebas genéticas y la valoración de la función pancreática para la CF están indicadas. Algunos pacientes con asma que presentan infiltrados pulmonares con eosinofilia probablemente presenten ABPA o ABPM. Ciertos pacientes presentarán

taponamiento mucoso (yemas arbóreas) por especies atípicas de micobacterias (135).

En el paciente sin antecedente de infiltrados radiográficos debería sospecharse ABPA con base en (a) una reacción cutánea inmediata positiva ante *A. fumigatus* o la presencia de anticuerpos IgE contra *A. fumigatus in vitro*; (b) elevación de la IgE sérica total (> 417 kU/L); (c) gravedad creciente del asma; (d) anomalías de la radiografía de tórax o CT; (e) cultivos repetidamente positivos de esputo para especies de *Aspergillus* o (f) bronquiectasias (14, 15, 18).

Un paciente con asma, infiltrados radiográficos y bronquiectasias, o el antecedente de su resección quirúrgica, puede acudir con eosinofilia periférica y elevación de la concentración de IgE sérica total, pero también con otros resultados serológicos negativos para ABPA. Algunas otras especies de *Aspergillus* pueden ser la causa, como *A. oryzae*, *A. ochraceus* o *A. niger* (15, 78). Tal vez pueda presentarse una ABPM diferente (15, 78). Por ejemplo, se han descrito las enfermedades compatibles con candidosis broncopulmonar alérgica, curvulariosis, escleriosis, estemfiliosis, fusariosis y seudalesqueriasis (15, 136-138). Los cultivos positivos de esputo, los anticuerpos precipitantes o los análisis *in vitro* de un hongo diferente a las especies de *Aspergillus* o una diversa de este género pudiesen sugerir una causa de ABPM.

La presencia de bronquiectasias por ABPA se ha vinculado con la colonización de los bronquios por micobacterias diferentes a la de la tuberculosis (135). Asimismo, parece que la identificación de micobacterias no tuberculosas en el esputo de pacientes con asma debería al menos hacer pensar en la probabilidad de ABPA. De manera similar, las vías aéreas con bronquiectasias pueden colonizarse por *Pseudomonas aeruginosa* en los pacientes de ABPA que no presentan CF.

■ HISTORIA NATURAL

Aunque la mayoría de los pacientes se diagnóstica antes de la edad de 40 años, y un número creciente antes de los 20, no se debe pasar por alto el diagnóstico de ABPA en los de mayor edad, antes caracterizados por presentar asma persistente o bronquiectasias crónicas. Algunos pacientes de edad tan avanzada como de 80 años han sido objeto del diagnóstico de ABPA. Las secuelas tardías de la ABPA incluyen anomalías irreversibles de la función pulmonar, síntomas de bronquitis crónica y fibrosis pulmonar (89, 90). La muerte ocurre por insuficiencia respiratoria y cardiopatía pulmonar (89, 90). La ABPA se ha vinculado con insuficiencia respiratoria en la segunda o tercera décadas de la vida. La mayoría de los pacientes con ABPA no evoluciona hasta la etapa terminal de la enfermedad, en especial con un diagnóstico temprano y un tratamiento apropiado. Los pacientes que acuden en etapa aguda (I) de la ABPA pueden entrar en remisión (etapa II), exacerbación recurrente (etapa III) o quizá desarrollen asma dependiente de corticoesteroides (etapa IV). Un paciente que presentaba un solo infiltrado radiográfico cuando se le diagnosticó ABPA entró en la etapa de remisión que duró 8 años, hasta presentarse una exacerbación (139). Así, una remisión no implica el cese permanente de la actividad de la enfermedad. Este paciente pudiese ser la excepción, pero sirve para recalcar la necesidad de observación a largo plazo de aquellos con ABPA. Quienes sufren asma dependiente de corticoesteroides (etapa IV) en el momento del diagnóstico pueden evolucionar hasta la fibrosis pulmonar (etapa V). Puesto que la prednisona no revierte las bronquiectasias o los cambios fibrosos pulmonares, médicos y profesionales de atención sanitaria deben hacer todo esfuerzo por atender a los pacientes con asma hasta sospechar y confirmar los casos de ABPA, antes de que ocurra un daño estructural significativo del pulmón.

En el tratamiento de los pacientes con ABPA puede haber falta de correlación entre los síntomas clínicos y las lesiones radiográficas del tórax. El daño pulmonar irreversible, incluidas las bronquiectasias, se puede presentar sin que el paciente busque atención médica. En Gran Bretaña se informó de exacerbaciones de ABPA entre octubre y febrero, durante las elevaciones de las cifras de esporas micóticas (45). En Chicago ocurrieron 38 de 49 (77.5%) exacerbaciones de ABPA (nuevo infiltrado radiográfico con elevación de la concentración sérica total de IgE) de junio a noviembre, en relación con un aumento de las cifras de esporas micóticas en exteriores (140).

Los cambios agudos y crónicos de la función pulmonar se estudiaron en un grupo de pacientes con ABPA, periodo durante el cual todos recibieron corticoesteroides y broncodilatadores (141). En este caso pareció no haber correlación significativa entre la duración de la ABPA (seguimiento promedio de 44 meses), la duración del asma y la capacidad de difusión pulmonar del monóxido de carbono, la capacidad pulmonar total, la capacidad vital, el volumen exhalatorio forzado en 1 s (FEV_1, por sus siglas en inglés) y el $FEV_1\%$. En seis pacientes con exacerbaciones agudas de ABPA ocurrió una disminución significativa de la capacidad pulmonar total, la capacidad vital, el FEV_1 y la capacidad de difusión del monóxido de carbono de los pulmones, que retornó a la cifra basal durante el tratamiento con esteroides. Por lo tanto, la detección temprana y el tratamiento eficaz y rápido de las crisis parecen disminuir la probabilidad de un daño pulmonar irreversible. Otros pacientes pueden presentar disminuciones de FEV_1 y $FEV_1\%$ compatibles con un proceso obstructivo durante la exacerbación de la ABPA.

El pronóstico para los pacientes en etapa V es menos favorable que para aquellos en las etapas I a IV (90). Si bien la prednisona ha mostrado utilidad en los que presentan neumopatía de etapa terminal, seis de 17 en etapa

V observados durante una media de 4.9 años murieron. Cuando el FEV_1 era de 0.8 L o menos después de la administración intensiva inicial de corticoesteroides, el resultado fue peor (90). En contraste, cuando los pacientes en etapa IV se tratan eficazmente, no ocurre deterioro de los parámetros de la función respiratoria o crisis asmáticas.

La prednisona sigue siendo el tratamiento más eficaz. Otros, incluido el de corticoesteroides inhalados de dosis alta o antimicóticos (ya sea azólicos o anfotericina inhalada), no han sido más que intervenciones adyuvantes. En la primera publicación en 1973 de un seguimiento a 5 años de los pacientes con ABPA se informó que se requirió la dosis diaria de prednisona de 7.5 mg para mantener la mejoría clínica y radiográfica en 80% de los pacientes; de aquellos tratados con cromolín o broncodilatadores solos solamente 40% presentó su eliminación radiológica (142). En un estudio de pacientes de la escuela de medicina Feinberg de la Northwestern University, con tomas periódicas de especímenes sanguíneos, ocurrió mejoría tanto inmunológica como clínica por el tratamiento con prednisona. Los individuos con ABPA que tienen concentraciones séricas de IgE total altas (etapas I y III), y aquellos que nunca antes requirieron esteroides orales para regular el asma, presentan las concentraciones máximas. El tratamiento con prednisona produce mejoría radiográfica y clínica, así como decremento de la IgE sérica total que, junto los anticuerpos IgE contra *A. fumigatus*, pueden aumentar antes y durante una crisis, pero estos no fluctúan hasta el grado en que lo hace la primera.

Siguen sin establecerse factores de pronóstico que pudiesen identificar a los pacientes en riesgo de desarrollar la ABPA de etapas IV o V. Los datos radiográficos en el momento del diagnóstico no parecen proveer información pronóstica acerca del resultado a largo plazo, a menos que el paciente se encuentre en la etapa V. El efecto de las exacerbaciones de ABPA sin tratamiento lleva a etapa V. Además, al menos algunos pacientes con CF que presentan ABPA tienen un peor pronóstico. Finalmente, se desconoce el efecto de la rinosinusitis micótica alérgica (tabla 24-3) sobre la historia natural de ABPA.

■ TRATAMIENTO

La prednisona es el fármaco ideal, pero no es necesario administrarla de manera indefinida (tabla 24-4). Intentos con múltiples productos se han hecho, incluyendo la instilación intrabronquial de anfotericina B (143, 144), la nistatina (144), la natamicina (144), los derivados azólicos (144) itraconazol, ketoconazol, voriconazol y posaconazol orales, los corticoesteroides de dosis alta inhalados (145) y el omalizumab (146-150). El itraconazol (151-155), el voriconazol u otros antimicóticos pudiesen haber tenido una participación adyuvante, pero el tratamiento con prednisona, por lo general, elimina o

TABLA 24-3 CRITERIOS PARA EL DIAGNÓSTICO DE LA SINUSITIS MICÓTICA ALÉRGICA

Sinusitis crónica, de al menos 6 meses de duración con poliposis nasal

Mucina alérgica (estudio histológico con visualización de eosinófilos e hifas de hongos y material "arcilloso" por rinoscopia)

Tomografía computarizada de los senos paranasales que muestra opacificación, y resonancia magnética con datos de micosis[a]

Ausencia de enfermedad invasiva por hongos, diabetes mellitus, VIH

[a] La imagen T_1 ponderada revela datos isointensos o hipointensos de mucina en los senos paranasales; T_2 las imágenes ponderadas muestran una "ausencia de señal" donde hay mucina condensada.

disminuye la producción de tapones de esputo. Aunque se desconoce la patogenia exacta de ABPA, se ha demostrado que los corticoesteroides orales disminuyen los síntomas clínicos, la incidencia de cultivos positivos de esputo y los infiltrados radiográficos. Los corticoesteroides orales pueden ser eficaces al disminuir el volumen del esputo, hacer los bronquios un medio de cultivo menos adecuado para especies de *Aspergillus* y por la inhibición de muchas de las interacciones del sistema inmunológico pulmonar y las especies de *Aspergillus*. La concentración total de IgE declina por al menos 35% en 2 meses después del inicio del tratamiento con prednisona (40). El fracaso en esta disminución sugiere el incumplimiento de los pacientes o una exacerbación de ABPA que continúa.

TABLA 24-4 TRATAMIENTO DE LA ASPERGILOSIS BRONCOPULMONAR ALÉRGICA

1. La prednisona es el fármaco ideal; 0.5 mg/kg diarios durante 2 sem, después en días alternos durante 6 a 8 sem y, a continuación, el intento de disminución gradual por 5 mg en días alternos cada 2 semanas.

2. Repetir la radiografía de tórax o la tomografía computarizada de alta resolución del pulmón a las 2 a 4 sem para documentar la eliminación de los infiltrados.

3. Concentración sérica de IgE basal a las 4 y 8 sem y, después, cada 8 sem durante el primer año, para establecer el rango de concentración total de IgE (un aumento de 100% puede identificar una exacerbación silente).

4. Espirometría basal o pruebas completas de función pulmonar, dependiendo del contexto clínico.

5. Regulación ambiental de hongos y otros alérgenos, en casa o en el trabajo.

6. Determinar si hay asma dependiente de prednisona (etapa IV de ABPA); de lo contrario, trátese el asma con medicamentos antiinflamatorios y otros, según esté indicado.

7. Se pueden identificar exacerbaciones futuras de la ABPA por:

   a. Incrementos asintomáticos agudos en la concentración de IgE sérica total

   b. Aumento de los síntomas o signos de asma

   c. Deterioro de FVC o FEV_1

   d. Tos, dolor torácico, producción nueva de tapones de esputo, disnea no explicada por otras causas

   e. Datos de radiografía de tórax o tomografía computarizada de alta resolución (el paciente puede cursar asintomático)

8. Documentación en el expediente de que se habló con el paciente o los familiares acerca de los efectos secundarios de la prednisona y se trataron temas de densidad ósea (p. ej., calcio y vitamina D adecuados, ejercicio y medicamentos para la osteopenia, cuando indicados).

9. La expectoración persistente de esputo debe ser objeto del cultivo para identificación de *Aspergillus fumigatus*, *Staphylococcus aureus*, *Pseudomonas aeruginosa*, micobacterias diferentes a la de la tuberculosis, etcétera.

10. Si se presenta una nueva exacerbación de ABPA, repítase el paso 1.

ABPA, aspergilosis broncopulmonar alérgica; FEV_1, volumen exhalatorio forzado en 1 s; FVC, capacidad vital forzada; IgE, inmunoglobulina E.

El esquema de tratamiento actual pretende eliminar los infiltrados radiográficos con prednisona a diario, por lo general a razón de 0.5 mg/kg, de los que la mayoría se elimina en 2 sem, momento en que inicia y mantiene la misma dosis con un esquema de días alternos por 2 meses hasta que la IgE sérica total, que debería vigilarse cada 4 a 8 sem durante el primer año, alcance una concentración basal. La concentración de IgE sérica total quizá se mantenga elevada a pesar de la mejoría clínica y radiográfica. Asimismo, se pueden iniciar disminuciones lentas de la prednisona, no más rápidas de 10 mg/mes, una vez que se alcanza una cifra basal estable de IgE total. Las exacerbaciones agudas de ABPA a menudo son precedidas por un aumento de 100% en la IgE sérica total, que debe tratarse con rapidez con aumentos de prednisona y la reinstitución de los esteroides a diario. El médico, ciertamente, debe descartar otras causas de infiltrados radiográficos. También se deben hacer determinaciones de la función pulmonar cada año o, según sea necesario, para las etapas IV y V, como se requiere para el asma.

Si se puede discontinuar la prednisona, el paciente se encuentra en remisión (etapa II) y tal vez solo se requieran corticoesteroides inhalados para el tratamiento del asma. De forma alternativa, si presenta un asma que no puede tratarse sin prednisona, a pesar de las medidas de evitación y el máximo de medicamentos antiinflamatorios, se requerirá prednisona en días alternos. La dosis requerida de prednisona para regular el asma y prevenir las exacerbaciones radiológicas de la ABPA suele ser menor de 0.5 mg/kg en días alternos. Para los pacientes dependientes de corticoesteroides (etapa IV o V) con ABPA está indicada una explicación de los riesgos y beneficios de la prednisona, así como la descripción de que los infiltrados por la ABPA no tratada pueden causar bronquiectasias y fibrosis irreversibles. Además, deben considerarse recomendaciones adicionales específicas acerca de la ingestión adecuada de calcio y vitamina D, las cuantificaciones de densidad ósea, la higiene bronquial y el acondicionamiento físico.

En un estudio de dos vertientes se comparó el esquema de la Northwestern University (prednisona 0.5 mg/kg/día durante 2 sem, y después en días alternos durante 8 más; para la continuación, disminuir 5 mg en días alternos cada 2 sem; con discontinuación pasados 3 a 5 meses) con un ciclo más prolongado e inicialmente a dosis mayores de prednisona diaria (0.75 mg/kg/día las primeras 6 sem, 0.5 mg/kg/día las siguientes 6, disminución gradual por 5 mg cada 6 sem; discontinuación después de 8 a 10 meses) (156). Ambos tratamientos fueron similares en cuanto a resultados clínicos. La principal diferencia fue de más efectos colaterales por los corticoesteroides orales en el último grupo (156).

En los pacientes de ABPA que recibían prednisona se administró itraconazol, 200 mg cada 12 h o placebo, durante 16 sem (151). Por lo tanto, se definió a una respuesta como de (a) al menos una disminución de 50% en la dosis de corticoesteroide oral y (b) un decremento de 25% o más de la concentración de IgE sérica total, y al menos uno de tres parámetros adicionales: una mejoría de 25% en la tolerancia del ejercicio, una similar en las pruebas de función pulmonar, o la resolución de los infiltrados radiográficos de tórax, si inicialmente presentes, con ausencia de otros subsiguientes, o si no los había de inicio, la no aparición de nuevos. Los corticoesteroides orales se disminuyeron gradualmente durante el estudio, aunque no se verificó que todos los pacientes tuviesen un intento de su disminución paulatina. Con esa consideración, la administración de itraconazol se asoció con una respuesta, según se definió. Por desgracia, menos de 25% de los pacientes presentaba infiltrados en la radiografía de tórax al inicio del estudio, y hubo más individuos con respuesta entre aquellos pacientes con bronquiectasias (60%) (ABPA-S) frente a ABPA-CB (31%), en comparación con 8% de los que recibieron placebo (151). Once aislamientos de los cultivos de esputo se analizaron en cuanto a la sensibilidad contra antimicóticos y cinco fueron susceptibles al itraconazol (151). Ninguno de los pacientes cuyos aislamientos de *A. fumigatus* fue resistente o intolerante *in vitro* respecto del itraconazol, presentó respuesta al tratamiento. Las conclusiones de este estudio fueron que los pacientes con ABPA "en general, se benefician del itraconazol concomitante" (151). Las dificultades y la complejidad de tales estudios son aparentes e idealmente el fármaco sería de utilidad en los pacientes con ABPA-CB, que son los que con mayor frecuencia se atienden en un consultorio. El itraconazol tiene efectos antiinflamatorios y disminuye los eosinófilos en el esputo inducido, con decremento de la concentración de IgE total (154).

La absorción del itraconazol y el posaconazol (no así del voriconazol) disminuye si hay hipoclorhidria gástrica (157), de manera que debería ingerirse 1 h antes o 2 h después de las comidas; hace más lento el metabolismo hepático de los fármacos que utilizan la vía de CYP 3A4, incluidos metilprednisolona y dexametasona (pero no la prednisolona), la budesonida y la fluticasona inhalatorias, las estatinas, la cumadina, los hipoglucemiantes orales, el tacrolimús, las ciclosporinas y las benzodiacepinas, como ejemplo. El itraconazol mismo es potenciado por la claritromicina y algunos inhibidores de proteasa usados para la infección por virus de la inmunodeficiencia humana. El voriconazol puede causar exantema/fotosensibilidad cutáneas (no prevenibles por la protección de la piel) (157).

Durante 50 años se han administrado medicamentos antifúngicos a los pacientes con ABPA y no son sustitutos de los corticoesteroides orales. Por desgracia, siguen siendo, cuando mucho, adyuvantes. El principal tratamiento farmacológico continúa siendo la prednisona, que cuando el paciente se encuentra en etapas IV o V, a menudo se puede administrar con un esquema de días alternos. Tal vez el itraconazol tiene efectos antiinflamatorios o uno de retraso de la eliminación de corticoesteroides. En caso afirmativo, pudiesen simular los del macrólido, troleandomicina, de retraso del metabolismo de la metilprednisolona. El autor ha atestiguado fracasos del itraconazol y el voriconazol, y una confianza excesiva en ellos, sin eliminar los infiltrados torácicos en las radiografías. No obstante, como tratamiento adyuvante en los pacientes con cepas susceptibles de *A. fumigatus* o que continúan produciendo tapones mucosos a pesar de la prednisona se pueden considerar los azólicos en la ABPA. En algunos estudios se informó de disminución en el uso de prednisona a diario y la eliminación de *A. fumigatus* del esputo.

En pacientes de CF con ABPA se informó que el itraconazol causaba una disminución de 47% en la dosis de esteroides orales y una de 55% en las exacerbaciones de ABPA (29). El grupo de estudio estuvo constituido por 16 pacientes (9%) de un conjunto de 122 de CF. Asimismo, se administró itraconazol a 12 de los 16, que también recibieron corticoesteroides inhalados y prednisona, así como el tratamiento de CF. El aumento de la aminotransferasa de aspartato o alanina mayor de tres veces del límite superior normal, constituyó una contraindicación de su uso.

Por lo tanto, se cree que la inmunoterapia subcutánea (SCIT, por sus siglas en inglés) con especies de *Aspergillus* no debería administrarse a los pacientes con ABPA, pero no hay informes de efectos adversos, además de las reacciones a la inyección. Asimismo, se sabe que la SCIT con extractos de especies de *Aspergillus* no da como resultado la formación de complejos inmunes; se puede administrar la inmunoterapia con pólenes y ácaros u otros hongos, pero no los del género *Aspergillus*. No obstante, este sigue siendo un ámbito adecuado para la investigación y no está absolutamente contraindicada la inclusión de especies de *Aspergillus* en el tratamiento.

En este sentido, deberían usarse corticoesteroides inhalados en un esfuerzo por regular el asma, pero no se debe depender de ellos para prevenir las exacerbaciones de la ABPA. De manera similar, los antagonistas del leucotrieno D_4 presentan actividad antieosinófilos *in vitro* y teóricamente pudiesen ser de utilidad para usarse en pacientes con ABPA; se puede administrar durante 1 a 3 meses como intento, o continuarse para el tratamiento del asma persistente.

El producto inmunobiológico, el omalizumab, conlleva beneficio potencial en el tratamiento de los pacientes con ABPA en presencia de asma o CF (146-150). Como con otros métodos terapéuticos, si no hay mejoría (menos exacerbaciones del asma o disminución de la dosis de prednisona requerida) se debe discontinuar después de un ciclo de intento inicial de 6 a 12 meses. No hay informes en las publicaciones acerca de productos de inmunobiología contra IL-5, mepolizumab y reslizumab, en la ABPA; se podría especular que dichos tratamientos serán de beneficio para los pacientes con ABPA.

La participación exacta de la exposición ambiental a esporas de especies de *Aspergillus* en la patogenia de la ABPA sigue sin conocerse, principalmente por carencia de pruebas firmes. No obstante, de manera regular se encuentran esporas de especies de *Aspergillus* en espacios entre plantas para tuberías o cables, sótanos "no terminados", pilas de composta, estiércol y suelo fértil. Algunos pacientes han presentado disnea aguda con sibilancias y exacerbaciones de ABPA reconocidas después de la inhalación de cargas cuantiosas de esporas, como fragmentos de madera enmohecidos o de la exposición a cabañas rurales cerradas. Por lo tanto, deben hacerse todos los intentos por reparar las paredes de sótanos y los pisos con escapes para disminuir al mínimo la presencia de mohos. Debido a que se detectan esporas de especies de *Aspergillus*, incluido *A. fumigatus*, por lo regular, tanto intramuros como extramuros, parece aconsejable un abordaje de sentido común.

■ **REFERENCIAS**

1. Hinson KF, Moon AJ, Plummer NS. Bronchopulmonary aspergillosis: a review and report of eight new cases. *Thorax.* 1952;73: 317-333.
2. Patterson R, Golbert T. Hypersensitivity disease of the lung. *Univ Michigan Med Center J.* 1968;34:8-11.
3. Slavin RG, Laird TS, Cherry JD. Allergic bronchopulmonary aspergillosis in a child. *J Pediatr.* 1970;76:416-421.
4. Chetty A, Bhargava S, Jain RK. Allergic bronchopulmonary aspergillosis in Indian children with bronchial asthma. *Ann Allergy.* 1985;54:46-49.
5. Turner ES, Greenberger PA, Sider L. Complexities of establishing an early diagnosis of allergic bronchopulmonary aspergillosis in children. *Allergy Proc.* 1989;10:63-69.
6. Kiefer TA, Kesarwala HH, Greenberger PA, *et al.* Allergic bronchopulmonary aspergillosis in a young child: diagnostic confirmation by serum IgE and IgG indices. *Ann Allergy.* 1986;56:233-236.
7. Greenberger PA, Liotta JL, Roberts M. The effects of age on isotypic antibody responses to *Aspergillus fumigatus*: implications regarding *in vitro* measurements. *J Lab Clin Med.* 1989;114:278-284.
8. Imbeau SA, Cohen M, Reed CE. Allergic bronchopulmonary aspergillosis in infants. *Am J Dis Child.* 1977;131:1127-1130.
9. Huppmann MV, Monson M. Allergic bronchopulmonary aspergillosis: a unique presentation in a pediatric patient. *Pediatr Radiol.* 2008;38:879-883.
10. Agawal R, Gupta D, Aggarwal AN, *et al.* Allergic bronchopulmonary aspergillosis: lessons from 126 patients attending a chest clinic in North India. *Chest.* 2006;130:442-448.
11. Shah A, Gera K, Panjabi C. Childhood allergic bronchopulmonary aspergillosis presenting as a middle lobe syndrome. *Asia Pac Allergy.* 2016;6:67-69.
12. Patterson R, Greenberger PA, Radin RC, *et al.* Allergic bronchopulmonary aspergillosis: staging as an aid to management. *Ann Intern Med.* 1982;96:286-291.
13. Greenberger PA, Miller TP, Roberts M, *et al.* Allergic bronchopulmonary aspergillosis in patients with and without evidence of bronchiectasis. *Ann Allergy.* 1993;70: 333-338.

14. Greenberger PA. When to suspect and work up allergic bronchopulmonary aspergillosis. *Ann Allergy Asthma Immunol.* 2013;111:1-4.

15. Greenberger PA, Bush RK, Demain JG, *et al.* Allergic bronchopulmonary aspergillosis. *J Allergy Clin Immunol Pract.* 2014;2:703-708.

16. Basich JE, Graves TS, Baz MN, *et al.* Allergic bronchopulmonary aspergillosis in steroid dependent asthmatics. *J Allergy Clin Immunol.* 1981;68:98-102.

17. Kim JH, Jin HJ, Nam YH, *et al.* Clinical features of allergic bronchopulmonary aspergillosis in Korea. *Allergy Asthma Immunol Res.* 2012;4:305-308.

18. Agarwal R, Chakrabarti A, Shah A, *et al.* Allergic bronchopulmonary aspergillosis: review of literature and proposal of new diagnostic and classification criteria. *Clin Exp Allergy.* 2013;43:850-873.

19. Laufer P, Fink JN, Bruns W, *et al.* Allergic bronchopulmonary aspergillosis in cystic fibrosis. *J Allergy Clin Immunol.* 1984;73:44-48.

20. Maguire S, Moriarty P, Tempany E, *et al.* Unusual clustering of allergic bronchopulmonary aspergillosis in children with cystic fibrosis. *Pediatrics.* 1988;82:835-839.

21. Nelson LA, Callerame ML, Schwartz RH. Aspergillosis and atopy in cystic fibrosis. *Am Rev Respir Dis.* 1979;120:863-873.

22. Zeaske R, Bruns WT, Fink JN, *et al.* Immune responses to *Aspergillus* in cystic fibrosis. *J Allergy Clin Immunol.* 1988;82:73-77.

23. Knutsen AP, Hutchinson PS, Mueller KR, *et al.* Serum immunoglobulins E and G anti–*Aspergillus fumigatus* antibody in patients with cystic fibrosis who have allergic bronchopulmonary aspergillosis. *J Lab Clin Med.* 1990;116:724-727.

24. Hutcheson PS, Knutsen AP, Rejent AJ, *et al.* A 12-year old longitudinal study of *Aspergillus* sensitivity in patients with cystic fibrosis. *Chest.* 1996;110:363-366.

25. Geller DE, Kaplowitz H, Light MJ, *et al.* Allergic bronchopulmonary aspergillosis: reported prevalence, regional distribution, and patient characteristics. *Chest.* 1999;116:639-646.

26. Becker JW, Burke W, McDonald G, *et al.* Prevalence of allergic bronchopulmonary aspergillosis and atopy in adult patients with cystic fibrosis. *Chest.* 1996;109:1536-1540.

27. Chotirmall SH, Branagan P, Gunaratnam C, *et al.* Aspergillus/allergic bronchopulmonary aspergillosis in an Irish cystic fibrosis population: a diagnostically challenging entity. *Respir Care.* 2008;53:1035-1041.

28. Skov M, Koch C, Reinert CM, *et al.* Diagnosis of allergic bronchopulmonary aspergillosis (ABPA) in cystic fibrosis. *Allergy.* 2000;55:50-58.

29. Nepomuceno IB, Esrig S, Moss BB. Allergic bronchopulmonary aspergillosis in cystic fibrosis: role of atopy and response to itraconazole. *Chest.* 1999;115:364-370.

30. Stevens DA, Moss RB, Kurup VP, *et al.* Allergic bronchopulmonary aspergillosis in cystic fibrosis—state of the art: Cystic Fibrosis Foundation Consensus Conference. *Clin Infect Dis.* 2003;37 (Suppl 3):S225-S264.

31. Simmonds NJ, Cullinan P, Hodson ME. Growing old with cystic fibrosis—the characteristics of long-term survivors of cystic fibrosis. *Resp Med.* 2009;103:629-635. doi:10.1016/j.rmed.2008.10.011.

32. Nové-Josserand R, Grard S, Auzou L, *et al.* Case series of omalizumab for allergic bronchopulmonary aspergillosis in cystic fibrosis patients. *Pediatr Pulmonol.* 2017;52:190-197.

33. Bhagat R, Shah A, Jaggi OP, *et al.* Concomitant allergic bronchopulmonary aspergillosis and allergic *Aspergillus* sinusitis with an operated aspergilloma. *J Allergy Clin Immunol.* 1993;91:1094-1096.

34. Shah A, Bhagat R, Panchal N, *et al.* Allergic bronchopulmonary aspergillosis with middle lobe syndrome and allergic *Aspergillus* sinusitis. *Eur Respir J.* 1993;6:917-918.

35. Shah A, Panjabi C. Contemporaneous occurrence of allergic bronchopulmonary aspergillosis, allergic *Aspergillosis* sinusitis, and aspergilloma. *Ann Allergy Asthma Immunol.* 2006;96:874-888.

36. Venarske DL, deShazo RD. Sinobronchial allergic mycosis: the SAM syndrome. *Chest.* 2002;121:1670-1676.

37. Agarwal R, Bansal S, Chakrabarti A, et al. Are allergic fungal rhinosinusitis and allergic bronchopulmonary aspergillosis lifelong conditions? *Med Mycol.* 2017;55:87-95.

38. Galiatsatos P, Melia MT, Silhan LL. Human immunodeficiency virus and allergic bronchopulmonary aspergillosis: case report and review of literature. *Open Forum Infect Dis.* 2016;3(2):ofw116. doi:10.1093/ofid/ofw116.

39. Rosenberg M, Patterson R, Roberts M, *et al.* The assessment of immunologic and clinical changes occurring during corticosteroid therapy for allergic bronchopulmonary aspergillosis. *Am J Med.* 1978;64:599-606.

40. Ricketti AJ, Greenberger PA, Patterson R. Serum IgE as an important aid in management of allergic bronchopulmonary aspergillosis. *J Allergy Clin Immunol.* 1984;74:68-71.

41. Schwartz HJ, Greenberger PA. The prevalence of allergic bronchopulmonary aspergillosis in patients with asthma, determined by serologic and radiologic criteria in patients at risk. *J Lab Clin Med.* 1991;117:138-142.

42. Wang JLF, Patterson R, Rosenberg M, *et al.* Serum IgE and IgG antibody activity against *Aspergillus fumigatus* as a diagnostic aid in allergic bronchopulmonary aspergillosis. *Am Rev Respir Dis.* 1978;117:917-927.

43. Greenberger PA, Patterson R. Application of enzyme linked immunosorbent assay (ELISA) in diagnosis of allergic bronchopulmonary aspergillosis. *J Lab Clin Med.* 1982;99:288-293.

44. Barton RC, Hobson RP, Denton M, *et al.* Serologic diagnosis of allergic bronchopulmonary aspergillosis in patients with cystic fibrosis through the detection of immunoglobulin G to *Aspergillus fumigates. Diag Micro Infect Dis.* 2008;62:287-291.

45. Pepys J. Hypersensitivity disease of the lungs due to fungi and organic dusts. In: *Karger Monographs in Allergy.* Vol. 4. Basel: Karger; 1969:63-68.

46. Mintzer RA, Rogers LF, Kruglick GD, *et al.* The spectrum of radiologic findings in allergic bronchopulmonary aspergillosis. *Radiology.* 1978;127:301-307.

47. Mendelson EB, Fisher MR, Mintzer RA, *et al.* Roentgenographic and clinical staging of allergic bronchopulmonary aspergillosis. *Chest.* 1985;87:334-339.

48. Neeld DA, Goodman LR, Gurney JW, *et al.* Computerized tomography in the evaluation of allergic bronchopulmonary aspergillosis. *Am Rev Respir Dis.* 1990;142:1200-1205.

49. Goyal R, White CS, Templeton PA, *et al.* High attenuation mucous plugs in allergic bronchopulmonary aspergillosis: CT appearance. *J Comput Assist Tomogr.* 1992;16:649-650.

50. Ward S, Heyneman L, Lee MJ, *et al.* Accuracy of CT in the diagnosis of allergic bronchopulmonary aspergillosis in asthmatic patients. *AJR.* 1999;173:937-942.

51. Mitchell TAM, Hamilos DL, Lynch DA, *et al.* Distribution and severity of bronchiectasis in allergic bronchopulmonary aspergillosis (ABPA). *J Asthma.* 2000;37:65-72.

52. Martinez S, Heyneman LE, McAdams HP, *et al.* Mucoid impactions: finger-in-glove sign and other CT and radiographic features. *Radiographics.* 2008;28:1369-1382.

53. Phuyal S, Garg MK, Agarwal R, *et al.* High-attenuation mucus impaction in patients with allergic bronchopulmonary aspergillosis: objective criteria on high-resolution computed tomography and correlation with serologic parameters. *Curr Probl Diagn Radiol.* 2016;45:168-173.

54. Sanders A, Matonhodze M. Uncommon condition mimicking non-resolving pneumonia and malignancy on radiography that improves dramatically with a course of steroids. *BMJ Case Rep.* 2016. pii: bcr2016214632. doi:10.1136/bcr-2016-214632.

55. Glancy JJ, Elder JL, McAleer R. Allergic bronchopulmonary fungal disease without clinical asthma. *Thorax.* 1981;36:345-349.

56. Shin JE, Shim JW, Kim DS, *et al.* Case of seropositive allergic bronchopulmonary aspergillosis in a 10-year-old girl without previously documented asthma. *Korean J Pediatr.* 2015;58:190-193.

57. Agarwal R, Aggarwal AN, Gupta D, *et al.* Aspergillus hypersensitivity and allergic bronchopulmonary aspergillosis in patients with bronchial asthma: systematic review and meta-analysis. *Int J Tuberc Lung Dis.* 2009;13:936-944.

58. Greenberger PA, Patterson R. Allergic bronchopulmonary aspergillosis and the evaluation of the patient with asthma. *J Allergy Clin Immunol.* 1988;81:646-650.

59. Denning DW, Pleuvry A, Cole DC. Global burden of allergic bronchopulmonary aspergillosis with asthma and its complication chronic pulmonary aspergillosis in adults. *Med Mycol.* 2013;51:361-370.

60. Solomon WR, Burge HP, Boise JR. Airborne *Aspergillus fumigatus* levels outside and within a large clinical center. *J Allergy Clin Immunol.* 1978;62:56-60.

61. Latge J-P. *Aspergillus fumigatus* and aspergillosis. *Clin Microbiol Rev.* 1999;12:310-350.

62. Gomez de Ana S, Torres-Rodriguez JM, Alvarado Ramirez E, *et al.* Seasonal distribution of *Alternaria, Aspergillus, Cladosporium* and Penicillium species isolated in homes of fungal allergic patients. *J Investig Allergol Clin Immunol.* 2006;16:357-363.

63. Kurup VP, Kumar A, Kenealy WR, *et al.* Aspergillus ribotoxins react with IgE and IgG antibodies of patients with allergic bronchopulmonary aspergillosis. *J Lab Clin Med.* 1994;123:749-756.

64. Berkova N, Lair-Fulleringer S, Femenia F, *et al.* Aspergillus fumigatus conidia tumour necrosis factor- or staurosporine-induced apotosis in epithelial cells. *Internat Immunol.* 2005;18:139-150.

65. Dubourdeau M, Athman R, Balloy V, *et al.* Aspergillus fumigates induces immune responses in alveolar macrophages through the MAPK pathway independently of TLR2 and TLR4. *J Immunol.* 2006;177:3994-4001.

66. Kasahara S, Jhingran A, Dhingra S. Role of granulocyte-macrophage colony stimulating factor signaling in regulating neutrophil antifungal activity and the oxidative burst during respiratory fungal challenge. *J Infect Dis.* 2016;213:1289-1298.

67. Alp S, Arikan S. Investigation of extracellular elastase, acid proteinase and phospholipase activities as putative virulence factors in clinical isolates of *Aspergillus* species. *J Basic Micro.* 2008;48:331-337.

68. Abad A, Fernández-Molina JV, Bikandi J, *et al.* What makes *Aspergillus fumigatus* a successful pathogen? Genes and molecules involved in invasive aspergillosis. *Rev Iberoam Micol.* 2010;27:155-182.

69. Morrison BE, Park SJ, Mooney JM, *et al.* Chemokine-mediated recruitment of NK cells is a critical host defense mechanism in invasive aspergillosis. *J Clin Invest.* 2003;112:1862-1870.

70. Bozza S, Gaziano R, Spreca A, *et al.* Dendritic cells transport conidia and hyphae of *Aspergillus fumigatus* from the airways to the draining lymph nodes and initiate disparate Th responses to the fungus. *J Immunol.* 2002;168:1362-1371.

71. Bozza S, Campo S, Arseni B, *et al.* PTX3 binds MD-2 and promotes TRIF-dependent immune protection in aspergillosis. *J Immunol.* 2014;193:2340-2348.

72. Morris MP, Fletcher OJ. Disease prevalence in Georgia turkey flocks in 1986. *Avian Dis.* 1988;32:404-406.

73. Quirce S, Cuevas M, Diez-Gomez ML, *et al.* Respiratory allergy to *Aspergillus*-derived enzymes in bakers' asthma. *J Allergy Clin Immunol.* 1992;90:970-978.

74. Houba R, Heederik DJ, Doekes G, *et al.* Exposure-sensitization relationship for alpha-amylase allergens in the baking industry. *Am J Respir Crit Care Med.* 1996;154:130-136.

75. Rosenberg IL, Greenberger PA. Allergic bronchopulmonary aspergillosis and aspergilloma: long-term followup without enlargement of a large multiloculated cavity. *Chest.* 1984;85:123-125.

76. Binder RE, Faling LJ, Pugatch RE, *et al.* Chronic necrotizing pulmonary aspergillosis: a discreet clinical entity. *Medicine.* 1982;151:109-124.

77. Barth PJ, Rossberg C, Kock S, *et al.* Pulmonary aspergillosis in an unselected autopsy series. *Pathol Res Pract.* 2000;196:73-80.

78. Knutsen AP, Bush RK, Demain JG, *et al.* Fungi and allergic lower respiratory tract diseases. *J Allergy Clin Immunol.* 2012;129:280-291.

79. Agbetile J, Bourne M, Fairs A, *et al.* Effectiveness of voriconazole in the treatment of *Aspergillus fumigatus*-associated asthma (EVITA3 study). *J Allergy Clin Immunol.* 2014;134:33-39.

80. Knutsen AP, Noyes B, Warrier MR, *et al.* Allergic bronchopulmonary aspergillosis in a patient with cystic fibrosis: diagnostic criteria when the IgE level is less than 500 IU/mL. *Ann Allergy Asthma Immunol.* 2005;95:488-493.

81. Knutsen AP, Kariuki B, Consolino JD, *et al.* IL-4 alpha chain receptor (IL-4Ralpha) polymorphisms in allergic bronchopulmonary aspergillosis. *Clin Mol Allergy.* 2006;4:3.

82. Chauhan B, Santiago L, Hutcheson PS, *et al.* Evidence for the involvement of two different MHC class II regions in susceptibility or protection in allergic bronchopulmonary aspergillosis. *J Allergy Clin Immunol.* 2000;106:723-729.

83. Katzenstein AL, Sale SR, Greenberger PA. Allergic Aspergillus sinusitis: a newly recognized form of sinusitis. *J Allergy Clin Immunol.* 1983;72:89-93.

84. Montone KT. Pathology of fungal rhinosinusitis: a review. *Head Neck Pathol.* 2016;10:40-46.

85. Sher TH, Schwartz HJ. Allergic *Aspergillus* sinusitis with concurrent allergic bronchopulmonary *Aspergillus*: report of a case. *J Allergy Clin Immunol.* 1988;81:844-846.

86. Rosenberg M, Patterson R, Mintzer R, *et al.* Clinical and immunologic criteria for the diagnosis of allergic bronchopulmonary aspergillosis. *Ann Intern Med.* 1977;86:405-414.

87. Patterson R, Greenberger PA, Halwig JM, *et al.* Allergic bronchopulmonary aspergillosis: natural history and classification of early disease by serologic and roentgenographic studies. *Arch Intern Med.* 1986;146:916-918.

88. Ricketti AJ, Greenberger PA, Glassroth J. Spontaneous pneumothorax in allergic bronchopulmonary aspergillosis. *Arch Intern Med.* 1984;144:181-182.

89. Greenberger PA, Patterson R, Ghory AC, *et al.* Late sequelae of allergic bronchopulmonary aspergillosis. *J Allergy Clin Immunol.* 1980;66:327-335.

90. Lee TM, Greenberger PA, Patterson R, *et al.* Stage V (fibrotic) allergic bronchopulmonary aspergillosis: a review of 17 cases followed from diagnosis. *Arch Intern Med.* 1987;147:319-323.

91. Ricketti AJ, Greenberger PA, Patterson R. Immediate type reactions in patients with allergic bronchopulmonary aspergillosis. *J Allergy Clin Immunol.* 1983;71:541-545.

92. Hoehne JH, Reed CE, Dickie HA. Allergic bronchopulmonary aspergillosis is not rare. *Chest.* 1973;63:177-181.

93. Kurup VP, Fink JN. Immunologic tests for evaluation of hypersensitivity pneumonitis and allergic bronchopulmonary aspergillosis. In: Rose NR, Conway de Macario E, Folds JD, *et al.*, eds. *Manual of Clinical Laboratory Immunology.* 5th ed. Washington, DC: ASM Press; 1997:908-915.

94. Reed C. Variability of antigenicity of *Aspergillus fumigatus. J Allergy Clin Immunol.* 1978;61:227-229.

95. McCarthy DS, Pepys J. Allergic bronchopulmonary aspergillosis: clinical immunology: II. Skin, nasal, and bronchial tests. *Clin Allergy.* 1971;1:415-432.

96. Solley GO, Gleich GJ, Jordon RE, *et al.* The late phase of the immediate wheal and flare skin reaction. Its dependence upon IgE antibodies. *J Clin Invest.* 1976;58:408-420.

97. Kay AB. Calcitonin gene-related peptide– and vascular endothelial growth factor–positive inflammatory cells in late-phase allergic skin reactions in atopic subjects. *J Allergy Clin Immunol.* 2011;127:232-237.

98. Kurup VP, Banerjee B, Greenberger PA, *et al.* Allergic bronchopulmonary aspergillosis: challenges in diagnosis. *Medscape Respir Care.* 1999;3(6).

99. Sarfati J, Monod M, Recco P, *et al.* Recombinant antigens as diagnostic markers for aspergillosis. *Diagn Microbiol Infect Dis.* 2006;552:279-291.

100. Owens RA, Hammel S, Sheridan KJ, *et al.* A proteomic approach to investigating gene cluster expression and secondary metabolite functionality in *Aspergillus fumigatus. PLoS One.* 2014;9(9):e106942. doi: 10.1371/journal.pone.0106942.

101. Glaser AG, Kirsch AI, Zeller S, *et al.* Molecular and immunological characterization of Asp f 34, a novel major cell wall allergen of *Aspergillus fumigatus. Allergy.* 2009;64:1144-1151.

102. Tanimoto H, Fukutomi Y, Yasueda H, *et al.* Molecular-based allergy diagnosis of allergic bronchopulmonary aspergillosis in *Aspergillus fumigatus*-sensitized Japanese patients. *Clin Exp Allergy.* 2015;45:1790-1800.

103. Banerjee B, Greenberger PA, Fink JN, *et al.* Immunologic characterization of Asp f 2, a major allergen from *Aspergillus fumigatus* associated with allergic bronchopulmonary aspergillosis. *Infect Immun.* 1998;66:5175-5182.

104. Arruda LK, Mann BJ, Chapman MD. Selective expression of a major allergen and cytotoxin, Asp f I, in *Aspergillus fumigatus.* Implications for the immunopathogenesis of *Aspergillus*-related diseases. *J Immunol.* 1992;149:3354-3359.

105. Gautam P, Sundaram CS, Madan T, *et al.* Identification of novel allergens of *Aspergillus fumigatus* using immunoproteomics approach. *Clin Exp Allergy.* 2007;37:1239-1249.

106. Fukutomi Y, Tanimoto H, Yasuedo H, *et al.* Serological diagnosis of allergic bronchopulmonary mycosis: progress and challenges. *Allergol Internat.* 2016;65:30-36.

107. Kraemer R, Deloséa N, Ballinari P, *et al.* Effect of allergic bronchopulmonary aspergillosis on lung function in children with cystic fibrosis. *Am J Respir Crit Care Med.* 2006;174:1211-1220.

108. Sequeiros IM, Jarad N. Factors associated with a shorter time until the next pulmonary exacerbation in adult patients with cystic fibrosis. *Chron Respir Dis.* 2012;9:9-16.

109. Weiner Miller P, Hamosh A, Macek M Jr, *et al.* Cystic fibrosis transmembrane conductance regulator (CFTR) gene mutations in allergic bronchopulmonary aspergillosis. *Am J Hum Genet.* 1996;59:45-51.

110. Maturu VN, Agarwal R. Prevalence of *Aspergillus* sensitization and allergic bronchopulmonary aspergillosis in cystic fibrosis: systematic review and meta-analysis. *Clin Exp Allergy.* 2015;45:1765-1778.

111. Patterson R, Rosenberg M, Roberts M. Evidence that *Aspergillus fumigatus* growing in the airway of man can be a potent stimulus of specific and nonspecific IgE formation. *Am J Med.* 1977;63:257-262.

112. Gunnar S, Johansson O, Juhlin L. Immunoglobulin E in "healed" atopic dermatitis and after treatment with corticosteroids and azathioprine. *Br J Dermatol.* 1970;82:10-13.

113. Settipane GA, Pudupakkam RK, McGowan JH. Corticosteroid effect on immunoglobulins. *J Allergy Clin Immunol.* 1978;62:162-166.

114. Slavin RG, Hutcheson PS, Knutsen AP. Participation of cell-mediated immunity in allergic bronchopulmonary aspergillosis. *Int Arch Allergy Appl Immunol.* 1987;83:337-340.

115. Knutsen AP, Mueller KR, Levine AD, *et al.* Characterization of Asp f1 CD4+ T cell lines in allergic bronchopulmonary aspergillosis. *J Allergy Clin Immunol.* 1994;94:215-221.

116. Chauhan B, Santiago L, Kirschmann DA, *et al.* The association of HLA-DR alleles and T cell activation with allergic bronchopulmonary aspergillosis. *J Immunol.* 1997;159:4072-4076.

117. Geha RS. Circulating immune complexes and activation of the complement sequence in acute allergic bronchopulmonary aspergillosis. *J Allergy Clin Immunol.* 1977;60:357-359.

118. Marx JJ, Flaherty DK. Activation of the complement sequence by extracts of bacteria and fungi associated with hypersensitivity pneumonitis. *J Allergy Clin Immunol.* 1976;57:328-334.

119. Apter AJ, Greenberger PA, Liotta JL, *et al.* Fluctuations of serum IgA and its subclasses in allergic bronchopulmonary aspergillosis. *J Allergy Clin Immunol.* 1989;84:367-372.

120. Ricketti AJ, Greenberger PA, Pruzansky JJ, *et al.* Hyperreactivity of mediator releasing cells from patients with allergic bronchopulmonary aspergillosis as evidenced by basophil histamine release. *J Allergy Clin Immunol.* 1983;72:386-392.

121. Mirković B, Lavelle GM, Azim AA, *et al.* The basophil surface marker CD203c identifies *Aspergillus* species sensitization in patients with cystic fibrosis. *J Allergy Clin Immunol.* 2016;137:436-443.

122. Gernez Y, Waters J, Tirouvanziam R, *et al.* Basophil activation test determination of CD63 combined with CD203c is not superior to CD203c alone in identifying allergic bronchopulmonary aspergillosis in cystic fibrosis. *J Allergy Clin Immunol.* 2016;138:1195-1196.

123. Chan-Yeung M, Chase WH, Trapp W, *et al.* Allergic bronchopulmonary aspergillosis. *Chest.* 1971;59:33-39.

124. Imbeau SA, Nichols D, Flaherty D, *et al.* Allergic bronchopulmonary aspergillosis. *J Allergy Clin Immunol.* 1978;62: 243-255.

125. Bosken CH, Myers JL, Greenberger PA, *et al.* Pathologic features of allergic bronchopulmonary aspergillosis. *Am J Surg Pathol.* 1988;12:216-222.

126. Panchabhai TS, Mukhopadhyay S, Sehgal S, *et al.* Plugs of the air passages: a clinicopathologic review. *Chest.* 2016;150:1141-1157.

127. Upadhyay SK, Gautam P, Pandit H, *et al.* Identification of fibrinogen-binding proteins of *Aspergillus fumigatus* using proteomic approach. *Mycopathologia.* 2012;173:73-82.

128. Ghory AC, Patterson R, Roberts M, *et al.* In vitro IgE formation by peripheral blood lymphocytes from normal individuals and patients with allergic bronchopulmonary aspergillosis. *Clin Exp Immunol.* 1980;40:581-585.

129. Slavin RG, Fischer VW, Levin EA, *et al.* A primate model of allergic bronchopulmonary aspergillosis. *Int Arch Allergy Appl Immunol.* 1978;56:325-333.

130. Kurup VP, Mauze S, Choi H, *et al.* A murine model of allergic bronchopulmonary aspergillosis with elevated eosinophils and IgE. *J Immunol.* 1992;148:3783-3788.

131. Brown JE, Greenberger PA, Yarnold PR. Soluble serum interleukin 2 receptors in patients with asthma and allergic bronchopulmonary aspergillosis. *Ann Allergy Asthma Immunol.* 1995;74:484-488.

132. Greenberger PA, Smith LJ, Hsu CC, *et al.* Analysis of bronchoalveolar lavage in allergic bronchopulmonary aspergillosis: divergent responses in antigen-specific antibodies and total IgE. *J Allergy Clin Immunol.* 1988;82:164-170.

133. Bernstein JA, Zeiss CR, Greenberger PA, *et al.* Immunoblot analysis of sera from patients with allergic bronchopulmonary aspergillosis: correlation with disease activity. *J Allergy Clin Immunol.* 1990;86:532-539.

134. Nayak DA, Greenberger PA, Watkins DW. Measurements of B-Cell Activating Factor (BAFF) of tumor necrosis factor family in patients with allergic bronchopulmonary aspergillosis (ABPA) and asthma. *J Allergy Clin Immunol.* 2015;135:AB20.

135. Greenberger PA, Katzenstein A-LA. Lipoid pneumonia with atypical mycobacterial colonization in allergic bronchopulmonary aspergillosis: a complication of bronchography and a therapeutic dilemma. *Arch Intern Med.* 1983;143:2003-2005.

136. Greenberger PA. Allergic bronchopulmonary aspergillosis and funguses. *Clin Chest Med.* 1988;9:599-608.

137. Miller MA, Greenberger PA, Palmer J, *et al.* Allergic bronchopulmonary pseudallescheriasis in a child with cystic fibrosis. *Am J Asthma Allergy Pediatr.* 1993;6:177-179.

138. Miller MA, Greenberger PA, Amerian R, *et al.* Allergic bronchopulmonary mycosis caused by Pseudoallescheria boydii. *Am J Respir Crit Care Med.* 1993;148:810-812.

139. Halwig JM, Greenberger PA, Levin M, *et al.* Recurrence of allergic bronchopulmonary aspergillosis after seven years of remission. *J Allergy Clin Immunol.* 1984;74:738-740.

140. Radin R, Greenberger PA, Patterson R, *et al.* Mold counts and exacerbations of allergic bronchopulmonary aspergillosis. *Clin Allergy.* 1983;13:271-275.

141. Nichols D, Dopico GA, Braun S, *et al.* Acute and chronic pulmonary function changes in allergic bronchopulmonary aspergillosis. *Am J Med.* 1979;67:631-637.

142. Safirstein BH, D'Souza MF, Simon G, *et al.* Five-year follow-up of allergic bronchopulmonary aspergillosis. *Am Rev Respir Dis.* 1973;108:450-459.

143. Ram B, Aggarwal AN, Dhooria S, *et al.* A pilot randomized trial of nebulized amphotericin in patients with allergic bronchopulmonary aspergillosis. *J Asthma.* 2016;53:517-524.

144. Moreira AS, Silva D, Ferreira AR, *et al.* Antifungal treatment in allergic bronchopulmonary aspergillosis with and without cystic fibrosis: a systematic review. *Clin Exp Allergy.* 2014;44:1210-1227.

145. Imbeault B, Cormier Y. Usefulness of inhaled high-dose corticosteroids in allergic bronchopulmonary aspergillosis. *Chest.* 1993;103:1614-1617.

146. Zirbes JM, Milla CE. Steroid-sparing effect of omalizumab for allergic bronchopulmonary aspergillosis and cystic fibrosis. *Pediatr Pulmonol.* 2008;43:607-610.

147. van der Ent CK, Hoekstra H, Rijkers GT. Successful treatment of allergic bronchopulmonary aspergillosis with recombinant anti-IgE antibody. *Thorax.* 2007;62:276-277.

148. Kanu A, Patel K. Treatment of allergic bronchopulmonary aspergillosis (ABPA) in CF with anti-IgE antibody (omalizumab). *Pediatr Pulmonol.* 2008;43:1249-1251.

149. Voskamp AL, Gillman A, Symons K, *et al.* Clinical efficacy and immunologic effects of omalizumab in allergic bronchopulmonary aspergillosis. *J Allergy Clin Immunol Pract.* 2015;3:192-199.

150. Jat KR, Walia DK, Khairwa A. Anti-IgE therapy for allergic bronchopulmonary aspergillosis in people with cystic fibrosis. *Cochrane Database Syst Rev.* 2015;(11):CD010288. doi: 10.1002/14651858.CD010288.pub3.

151. Stevens DA, Schwartz HJ, Lee JY, *et al.* A randomized trial of itraconazole in allergic bronchopulmonary aspergillosis. *N Engl J Med.* 2000;342:756-762.

152. Denning DW, Van Wye JE, Lewiston NJ, *et al.* Adjunctive therapy of allergic bronchopulmonary aspergillosis with itraconazole. *Chest.* 1991;100:813-819.

153. Leon EE, Craig TJ. Antifungals in the treatment of allergic bronchopulmonary aspergillosis. *Ann Allergy Asthma Immunol.* 1999;82:511-517.

154. Wark PA, Hensley MJ, Saltos N, *et al.* Anti-inflammatory effect of itraconazole in stable allergic bronchopulmonary aspergillosis: a randomized controlled trial. *J Allergy Clin Immunol.* 2003;111:952-957.

155. Elphick HE, Southern KW. Antifungal therapies for allergic bronchopulmonary aspergillosis in people with cystic fibrosis. *Cochrane Database Syst Rev.* 2016;11:CD002204.

156. Agarwal R, Aggarwal AN, Dhooria S, *et al.* A randomised trial of glucocorticoids in acute-stage allergic bronchopulmonary aspergillosis complicating asthma. *Eur Respir J.* 2016;47:490-498.

157. Burgel P-R, Paugam A, Hubert D, *et al.* *Aspergillus fumigatus* in the cystic fibrosis lung: pros and cons of azole therapy. *Infect Drug Resist.* 2016;9:229-238.

CAPÍTULO 25

Enfermedades respiratorias ocupacionales de etiología inmunológica

LESLIE C. GRAMMER Y KATHLEEN E. HARRIS

■ INTRODUCCIÓN

Las enfermedades de mediación inmunológica más frecuentes causadas por exposición ocupacional son la rinitis (OR, por sus siglas en inglés) y el asma (OA, por sus siglas en inglés) (1). Los alérgenos ocupacionales de alto peso molecular (HMW, por sus siglas en inglés) pueden causar también estas enfermedades y la neumonitis por hipersensibilidad (HP, por sus siglas en inglés) (2), que es tema del capítulo 23. Los alérgenos de bajo peso molecular (LMW, por sus siglas en inglés), como los anhídridos ácidos, pueden causar OA, OR y HP, así como la menos frecuente enfermedad pulmonar inmunológica ocupacional (OILD, por sus siglas en inglés), los síndromes de anemia por neumopatía y sistémico respiratorio tardío (tabla 25-1).

■ DEFINICIONES

La OA es una de dos formas de asma relacionadas con el trabajo (WRA, por sus siglas en inglés) (3, 4). La otra es el asma exacerbado por el trabajo, en el que un individuo presenta asma previa que empeora por la exposición en el sitio laboral. La OA se puede subdividir en alérgica o no, también llamada OA con y sin latencia, respectivamente (5). La OA más ampliamente reconocida, no alérgica, es el síndrome de disfunción reactiva de las vías aéreas (RADS, por sus siglas en inglés) que se presenta después de la exposición a una concentración alta de irritantes, como el cloro (tabla 25-2). La OA alérgica se puede subdividir adicionalmente en enfermedades causadas por sustancias de HMW mediadas por la inmunoglobulina E (IgE) y las causadas por sustancias de LMW, que pueden ser mediadas por IgE, pero también tienen otros mecanismos.

Además, ocurre una clasificación paralela de la rinitis. En este sentido, hay rinitis relacionada con el trabajo (WRR, por sus siglas en inglés), incluida la rinitis exacerbada por el trabajo y OR, que pueden ser o no alérgicas (6, 7). La OR no alérgica no tiene latencia y puede presentarse con la exposición cuantiosa a un gas irritante como el amoniaco, lo que da lugar a un síndrome de disfunción reactiva de la vía aérea superior. La OR alérgica puede ser causada por sustancias de HMW O LMW y, en general, es mediada por IgE.

Las sustancias de LWM pueden precipitar una afección llamada síndrome de laringe irritable relacionada con el trabajo (WILS, por sus siglas en inglés) que se caracteriza por tos crónica, laringoespasmo y globo (8). Junto con WRR y WRA, el WILS es causa de tos en el sitio laboral (9).

■ EPIDEMIOLOGÍA

La epidemiología de OILD y OR es difícil de valorar por varios motivos. En primer lugar, a menudo hay una

TABLA 25-1 ENFERMEDADES RESPIRATORIAS INDUCIDAS POR EL ANHÍDRIDO TRIMELLÍTICO Y LAS CORRELACIONADAS INMUNOLÓGICAS

ENFERMEDAD	MECANISMO	PRUEBAS INMUNOLÓGICAS
Asma y rinitis	IgE	Prueba cutánea inmediata de IgG contra el conjugado TM-proteína
Síndrome sistémico respiratorio tardío	IgG e IgA	Anticuerpos IgA, IgG o totales contra el conjugado TM-proteína
Enfermedad pulmonar, síndrome anémico	Anticuerpos de fijación del complemento	Anticuerpos de fijación del complemento contra células TM

IgA, Inmunoglobulina A; IgE, Inmunoglobulina E; IgG, inmunoglobulina G; TM, trimellitil.

TABLA 25-2 CRITERIOS PARA EL SÍNDROME DE DISFUNCIÓN REACTIVA DE LAS VÍAS AÉREAS

1. Sin antecedentes de enfermedad respiratoria broncoespástica

2. El inicio de los síntomas es consecutivo a una exposición de alto grado a un irritante respiratorio

3. Inicio de síntomas abrupto, en minutos a horas

4. Los síntomas deben persistir durante al menos 3 meses

5. El reto con metacolina resulta positivo

6. Los síntomas no similares al asma, como tos y sibilancias

7. Se descartaron otras afecciones respiratorias

elevada tasa de recambio en los trabajos vinculados con OILD y OR, porque se seleccionó a trabajadores que no se habían sensibilizado. En el estudio de una industria electrónica, un porcentaje sustancial de trabajadores que la abandonaron informó de enfermedad respiratoria como el motivo (10). En segundo lugar, en general, se informa de menos de las enfermedades ocupacionales. Por ejemplo, aunque se cree que la incidencia de enfermedad relacionada con el trabajo asciende hasta 20%, solo 2% se anotó en el registro de los empleadores como obliga la Occupational Safety & Health Administration (OSHA, por sus siglas en inglés) (11). Finalmente, la incidencia de enfermedad varía con la exposición al antígeno involucrado. Por ejemplo, se calcula de 8% la incidencia de OA en manejadores de animales, en tanto la de trabajadores expuestos a enzimas proteolíticas puede ser hasta de 45%, mucho mayor (12). En una revisión reciente de las publicaciones, principalmente de Canadá y Europa, se sugiere que la presencia de OA tal vez esté disminuyendo (13).

De todos los casos de asma en las naciones industrializadas se ha calculado que 2% son de tipo ocupacional. En encuestas de Estados Unidos, de 9 a 15% de los casos de asma en adultos se clasificó como el origen ocupacional. En el European Community Respiratory Health Survey Study Group se informó del riesgo máximo de asma en los granjeros (cociente de probabilidades 2.62), pintores (2.34), trabajadores de plásticos (2.20), limpiadores (1.97) y pintores por nebulizado (1.96) (14). En un estudio estadounidense de WRA en California, Massachusetts, Michigan y Nueva Jersey, las industrias más frecuentes donde ocurrió OA fueron las de fabricación de equipo de transporte (19.3%), servicios sanitarios (14.2%) y de educación (8.7%) (15).

■ ASPECTOS MEDICOLEGALES

La mayoría de los productos que causan la sensibilización se informó que son proteínas, vegetales, animales o microbianas, y, por lo tanto, no reguladas específicamente por la OSHA. Algunos de los sensibilizantes de LMW, como isocianatos, anhídridos y platino, son regulados por la OSHA; se pueden encontrar estándares de exposición aérea en el Code of Federal Regulations (CFR 29. 1927-1999) (16). La OSHA, una división del US Department of Labor (Departamento del Trabajo de Estados Unidos), se encarga de determinar y hacer cumplir estos estándares legales. En el National Institute of Occupational Health and Safety, una división del US Department of Health and Human Services se encargan de la revisión de los datos de investigación disponibles sobre la exposición a materiales peligrosos y la provisión de recomendaciones a la OSHA, pero sin autoridad regulatoria o de cumplimiento. Más de 400 sustancias diferentes han sido motivo de informe como sensibilizadores respiratorios y causas de OA y OR, y continúan comunicándose nuevas (17).

El Hazard Communication Standard, también llamado "legislación del derecho de saber por el trabajador" en los ámbitos federal, estatal y local, se emitió en Estados Unidos hace casi 4 décadas (18). En general, las sustancias que son capaces de inducir sensibilización respiratoria se consideran peligrosas y, por lo tanto, los trabajadores expuestos tienen cobertura por la mayoría de la legislación. Los elementos comunes que existen en casi todas las legislaciones de comunicación de riesgo son (a) que el empleador informe a una agencia gubernamental respecto de su uso de sustancias peligrosas; (b) que el empleador informe al empleado de la disponibilidad de información sobre sustancias de riesgo a las que está expuesto; (c) que se disponga de datos de seguridad de materiales alfabetizados respecto de sustancias peligrosas en el sitio laboral al alcance de los empleados; (d) que haya etiquetas en los recipientes de sustancias peligrosas; (e) que se provea entrenamiento a los empleados con relación a los riesgos sanitarios, los métodos de detección y las medidas de protección a usar en el manejo de sustancias peligrosas. Esta legislación de comunicación de riesgos puede alertar más a los trabajadores del potencial que existe de desarrollar una sensibilización respiratoria y OR o síndromes de OILD como resultado a ciertas exposiciones.

Los aspectos legales y éticos del tratamiento de los individuos con OA son problemas importantes; continúan evolucionando las vías para la valoración de la alteración y discapacidad por OA (19, 20). En la American Thoracic Society se propusieron criterios con base en cuatro puntos probables para cada uno de los siguientes: volumen exhalatorio en un segundo, reto con metacolina y medicamentos. Después de sumar los puntos, se puede determinar el grado de alteración (20). Dependiendo de la ocupación, se valora entonces la discapacidad.

■ ASMA Y RINITIS OCUPACIONALES

Fisiopatología

En los capítulos 19 y 26 se revisan la fisiopatología del asma y la rinitis. Las principales anomalías fisiopatológicas del asma, ocupacional o de otro tipo son broncoconstricción, producción excesiva de moco, infiltración inflamatoria de la pared bronquial, que incluye a linfocitos T activados, células cebadas y eosinófilos. También se ha descrito la OA neutrofílica (21). Asimismo, hay pruebas de que estas anomalías pueden, al menos en parte, explicarse por mecanismos neurogénicos y la secreción de mediadores de inflamación y citocinas, como interleucinas e interferones. La hipersensibilidad de tipo I, que involucra a los enlaces cruzados de IgE en la superficie de las células cebadas y los basófilos, con liberación resultante de mediadores, como la histamina y los leucotrienos, se cree que es el mecanismo desencadenante de la mayoría de los tipos de asma y rinitis de inicio inmediato. Además, hay pruebas crecientes de que los mecanismos celulares son muy importantes en el asma, en especial en sus tipos diferidos (21). Un paradigma actualizado de la clasificación de Gell y Coombs está mejorando la comprensión de esos mecanismos celulares (22). Ahora hay cuatro tipos de mecanismos de tipo IV o celulares que incluyen al IV_{a2}, que involucra a linfocitos T_H2 y es probable que se encargue de las respuestas asmáticas tardías.

Patrones de reacción

Varios patrones de reacción pueden presentarse después de un solo reto inhalatorio, como se muestra en la tabla 25-3 (3, 4). La reacción inmediata es mediada por IgE, se presenta en minutos ante el reto, se manifiesta como obstrucción de vías aéreas grandes y es prevenible con el cromolín y reversible con broncodilatadores. La respuesta tardía se presenta varias horas después del reto por inhalación, se manifiesta por obstrucción de vías aéreas pequeñas, en donde las sibilancias pueden ser leves, y predominan tos y disnea, con duración de varias horas, comúnmente prevenible con esteroides (23) o cromolín, y solo revertida de manera parcial por la mayoría de los broncodilatadores.

La respuesta doble es una combinación del asma inmediata y tardía, parcialmente prevenible con esteroides o broncodilatadores. Después de un solo estudio de reto con ciertos antígenos, como el cedro rojo del oeste, el paciente puede presentar respuestas asmáticas repetitivas durante varios días. Esta respuesta asmática repetitiva se puede revertir con broncodilatadores. Se han descrito otros patrones atípicos, de onda cuadrada, progresivo y prolongado inmediato, después de los retos con diisocianato; aún no se dilucida el mecanismo que da como resultado estos patrones (24).

Etiología

La mayoría de las 400 sustancias que causan OA y OR se han descrito como proteínas heterólogas de HMW (> 1 kDa) de origen vegetal, animal o microbiano. Las sustancias químicas de LMW pueden actuar como irritantes y agravar un asma previa. También pueden actuar como alérgenos si son capaces de formar haptenos de proteínas autólogas en el aparato respiratorio. En numerosas revisiones de OA se incluye información sobre las sustancias

TABLA 25-3 TIPOS DE RESPUESTA RESPIRATORIA AL RETO POR INHALACIÓN

ASMA	INMEDIATA	TARDÍA	REPETITIVA
Inicio	10-20 min	4-6 h	Periódica después del ataque inicial
Duración	1-2 h	2-6 h	Días
Anomalía	FEV_1	FEV_1	FEV_1
Mecanismo inmunológico	De tipo I (IgE)	Tipo IV_{a2}	¿De tipo IVb CD8?
Síntomas	Sibilancias	Sibilancias, disnea	Sibilancias recurrentes
Tratamiento	Broncodilatadores	Broncodilatadores, corticoesteroides	Broncodilatadores

FEV_1, volumen exhalatorio forzado en 1 s; IgE, inmunoglobulina E; IgG inmunoglobulina G.

etiológicas (25, 26). En la tabla 25-4 se incluye una lista de los productos y las industrias relacionados con OILD.

Productos etiológicos de origen animal

Con base en el tipo de hipersensibilidad inmediata I se sabe que las enzimas proteolíticas causan síntomas de asma, y son ejemplos las enzimas pancreáticas, la tripsina porcina usada en la fabricación de resinas poliméricas de plástico, las enzimas de *Bacillus subtilis* (27) incorporadas en detergentes de lavanderías y la subtilisina. Asimismo, se informa que la papaína, una enzima proteolítica de origen vegetal usada para la elaboración de cerveza y la fabricación de suavizantes de carne, causa síntomas

TABLA 25-4 EJEMPLOS DE ALÉRGENOS OCUPACIONALES

SUSTANCIAS	INDUSTRIAS Y OCUPACIONES
Proteínas animales	
Enzimas proteolíticas	De detergentes y farmacéutica; de fabricación de suavizantes de carne; de clarificación de cerveza
Caspa, saliva, orina de animales	Investigadores de laboratorio; veterinarios; mozos de cuadra; criadores; propietarios de tiendas de mascotas; granjeros
Proteínas aviarias	Criadores de aves de corral y otras; procesadores de huevos
Escamas de insectos	Apicultores; trabajadores de eliminación de insectos; manejadores de cebos; trabajadores con hongos; entomólogos
Proteínas vegetales	
Látex	Trabajadores de atención sanitaria
Harina o sus contaminantes (insectos, mohos)	Panaderos
Granos de café verdes, te, ajo y otras especies, frijoles de soya	Trabajadores en plantas de procesamiento
Polvos de gramíneas	Granjeros; trabajadores en plantas de procesamiento
Semillas de ricino	Trabajadores con fertilizantes
Goma guar	Fabricantes de alfombras
Polvos arbóreos: boj, caoba, roble, secoya, cedro rojo del oeste	Carpinteros; aserradores, trabajadores de la pasta de madera; guardabosques; fabricantes de gabinetes
Penicillium caseii	Trabajadores del queso
Raíz de lirio, harina de arroz	Peluqueros
Mohos termofílicos	Trabajadores con hongos
Químicas	
Antibióticos	Personal hospitalario y de farmacia
Otros fármacos: clorhidrato de piperacina, α-metildopa, clorhidrato de amprolio	Personal hospitalario y de farmacia
Platino	Trabajadores en plantas de procesamiento; producción de cisplatino
Nicromo, cobalto y zinc	Trabajadores que usan esos metales
Anhídridos (TAMA, PA, TCPA)	Trabajadores en la fabricación de productos de curación, plastificantes, coberturas anticorrosivas
Colorantes azólicos	Fabricantes de tintes
Etilendiamina	Trabajadores de la industria de la goma laca
Isocianatos	Producción de pinturas, cobertura de superficies, espuma de poliuretano para aislamiento
Fundentes, colofonia	Soldadores
Cloramina T	Esterilización

PA, anhídrido ftálico; TCPA, anhídrido tetracloroftálico; TMA, anhídrido trimellítico.

similares, por mecanismos mediados por IgE (28). También se han descrito varias enzimas como nuevas causas de OA y OR: savinasa, una amilasa producto de ingeniería genética, y una transglutaminasa microbiana (17).

La caspa de animales puede causar asma en una diversidad de trabajadores, incluidos veterinarios, los de laboratorio, mozos de cuadra, pastores, criadores, propietarios de tiendas de mascotas, granjeros y jinetes (3, 4). Esto puede constituir un problema para personas cuyo trabajo los lleva a la casa de clientes que tienen mascotas, como los que se dedican a los bienes raíces, los diseñadores de interiores y los trabajadores domésticos.

Después de la inhalación de proteínas aviarias como reto se informó de reacciones asmáticas inmediatas y respuestas intersticiales tardías en las personas que crían aves de corral y los trabajadores expuestos a productos de huevo en instalaciones de su procesamiento. También se han mostrado resultados positivos de pruebas cutáneas y anticuerpos IgE *in vitro* (3, 4).

A una diversidad de escamas de insectos se ha vinculado con el asma. La exposición ocupacional a las escamas de insectos se presenta en numerosas circunstancias (3, 4). Los manejadores de cebos pueden sensibilizarse a las larvas de tenebrio usadas; se han mostrado resultados positivos de pruebas cutáneas, anticuerpos IgE *in vitro* y retos inhalatorios con larva de tenebrio, y se han presentado resultados positivos de las pruebas cutáneas en diversos trabajadores con asma ante la exposición a moscas del gusano barrenador en el personal de eliminación de insectos, hasta polillas en trabajadores de cebos para peces y gorgojos en los del polvo de gramíneas.

En los trabajadores que abren ostras para retirar su carne se informó de asma. Con base en las pruebas cutáneas de diversos alérgenos, los autores determinaron que el alérgeno era en realidad el microorganismo primitivo que se adhería a la superficie de la concha de la ostra. De manera similar, puede ocurrir asma por fluidos del cuerpo de percebes en los trabajadores que buscan perlas y de ostras en aquellos que trabajan con cangrejos de las nieves (29).

Sustancias etiológicas de origen vegetal

En términos de los antígenos de proteínas vegetales, la exposición a los del látex, en particular aquellos que se dispersan por el polvo en los guantes de exploración, se han convertido en una causa importante de OA en el contexto de los cuidados sanitarios. Las personas que trabajan en varias otras ocupaciones, incluidas las costureras, pueden desarrollar hipersensibilidad al látex (30). En la industria del pan se sabe bien que las proteínas de la harina causan OA (31). Inclusive, se ha descrito que numerosas otras proteínas de alimentos vegetales, incluyendo te, ajos, granos de café, especias, frijoles de

soya, gomas vegetales, semillas de ricino, goma guar, polvo de gramíneas o arbóreo, y flores secas, causan OA (3, 4). Además de las proteínas derivadas de plantas que se enumeraron antes, una variedad de proteínas microbianas ha sido motivo de informe de sensibilización en la OA, incluyendo las de especies de los géneros *Alternaria*, *Aspergillus* y *Cladisporium* (3, 4). El polvo arbóreo del cedro rojo del oeste es una causa bien reconocida de OA, pero el antígeno parece ser la sustancia química de LMW, ácido plicático, no una proteína de HMW (32).

Sustancias químicas

En otro estudio se describió el asma en trabajadores farmacéuticos y personal de hospital, expuestos a productos farmacológicos. En este sentido, se sabe que numerosos antibióticos, incluidos ampicilina, penicilina, espiramicina y sulfas (3, 4) causan asma, resultados positivos de pruebas cutáneas o anticuerpos IgE específicos. Otros productos farmacéuticos, incluyendo clorhidrato de amprolio, α-metildopa y clorhidrato de piperacina, fueron motivo de informe como causas de asma con una base inmunológica.

Los trabajadores en las plantas de procesamiento de platino pueden presentar rinitis, o conjuntivitis y asma (33). Asimismo, se han mostrado retos bronquiales positivos y la IgE específica en los trabajadores afectados. Otro metal, el sulfato de níquel, también ha sido motivo de informe como causa de asma mediada por IgE (34). Otros metales de que se informa causan OA y OR incluyen cromo, cobalto, vanadio y zinc (3, 4).

La fabricación de resinas epóxicas requiere de una sustancia de curado, por lo general, un anhídrido o una poliamina. Los trabajadores pueden entonces verse expuestos a anhídridos en la fabricación de sustancias de curado, plastificantes y materiales de cubierta anticorrosiva. En los estudios se informó que se pueden presentar tres patrones diferentes de respuesta inmunológica respiratoria (tabla 25-1).

En principio se suponía que en los trabajadores afectados el anticuerpo se dirigía solo contra el determinante hapténico trimellitil (TM, por sus siglas en inglés). Sin embargo, los estudios de especificidad de anticuerpos han mostrado que hay un anticuerpo dirigido contra ambos, el hapteno y los determinantes antigénicos TM-proteína, que se consideran nuevos. Otros anhídridos similares que se han descrito como causa de reacciones de hipersensibilidad respiratoria, incluyen al anhídrido ftálico (PA, por sus siglas en inglés), el anhídrido hexahidroftálico (HHPA, por sus siglas en inglés) y el anhídrido maleico (3, 4). También se ha descrito al HHPA como causa de rinitis hemorrágica, por un mecanismo inmunológico (35).

Los isocianatos son catalizadores requeridos para la producción de espuma de poliuretano, pinturas de vehículos en nebulización y coberturas de superficie de protección.

De los trabajadores de isocianato se calcula que casi 5 a 10% desarrolla asma por exposición a concentraciones subtóxicas, después de un periodo de latencia variable (36). Los isocianatos, descritos como causa de OA, incluyen a los diisocianatos de tolueno, de hexametileno y de difenilmetilo (36). La histopatología de los especímenes de biopsia bronquial de los trabajadores con asma por isocianato parece muy similar a la de aquellos con asma inmunológica y, por lo tanto, es sugerente de un mecanismo de este último tipo. En comparación con los trabajadores del isocianato y retos bronquiales negativos, aquellos con los positivos presentan una prevalencia y concentración de anticuerpos contra conjugados de isocianato-proteínas mayores. No obstante, en la mayoría de los estudios, los trabajadores del isocianato con retos positivos no presentaron IgE específica detectable en el suero. En algunos estudios se especula que parte de los casos de asma por isocianato es mediada por IgE, pero más de la mitad no (37). No obstante, se ha informado de HP (38) y neumonía hemorrágica (39) como resultado del isocianato a causa de mecanismos inmunológicos.

A veces se cita al formaldehído, un irritante respiratorio a concentraciones ambientales de 1 ppm o más, como causa de OA; sin embargo, casi no hay ejemplos documentados de asma inducida por formaldehído mediada por IgE (40). Un aldehído disfuncional, el glutaraldehído, fue motivo del informe de causar OA (41). La etilendiamina cuenta con informes de ser una sustancia química usada en las industrias de la goma laca y la fotografía como causa de OA y OR (42). La cloramina T (43), los tintes azólicos reactivos (44) y la dimetiletanolamina son otras sustancias químicas que también presentan informes de causar OA (45).

■ NEUMONITIS POR HIPERSENSIBILIDAD

Los signos, síntomas, las manifestaciones inmunológicas, anomalías de la función pulmonar, alteraciones patológicas y los datos de laboratorio de la HP se revisan en el capítulo 23. Sin importar cuál sea la sustancia etiológica, el cuadro clínico sigue uno de tres patrones. En la forma aguda, los pacientes presentan fiebre, calosfríos, rigidez de tórax, disnea sin sibilancias y tos no productiva de 4 a 8 h después de la exposición. La forma aguda se resuelve después de 24 h. En la forma crónica, resultante de la exposición prolongada de nivel bajo, los pacientes presentan tos leve, disnea, fatiga, fibrosis pulmonar y disminución de peso. También hay una forma subaguda, que se presenta como síndrome clínico de tos productiva, malestar general, mialgias, disnea e infiltrados nodulares en la radiografía de tórax. Cualquier forma puede llevar a la fibrosis pulmonar grave, con cambios irreversibles; por lo que es importante detectar esta enfermedad pronto, de manera que no ocurra un daño pulmonar irreversible significativo.

Una variedad de polvos orgánicos de fuentes micóticas, bacterianas o de proteínas séricas en contextos ocupacionales se identificaron como etiológicos de HP (2) (tabla 25-5). Varias sustancias químicas, incluidos anhídridos e isocianatos, como se mencionó antes, han sido objeto de informe de causar HP; otras incluyen pesticidas organoclorados y carbamatos (2).

■ DIAGNÓSTICO

El diagnóstico de OILD no es difícil en el trabajador individual cuando los síntomas aparecen en el sitio laboral, poco después de la exposición a un antígeno bien reconocido. Sin embargo, puede constituir un reto en aquellos cuyos síntomas se presentan muchas horas después de la exposición, por ejemplo, en el asma tardía por anhídrido trimellítico. Debido a la importancia creciente de las OILD, se ha hecho indispensable valorar a los pacientes con un síndrome respiratorio respecto de un posible vínculo entre su estado de enfermedad y los resultados de sus pruebas de función pulmonar, así como sus exposiciones en el ambiente laboral. En algunos casos, la rinoconjuntivitis precede a la OA (46, 47).

En el caso de un síndrome de OILD bien establecido, será suficiente un interrogatorio y una exploración física cuidadosos, con estudios inmunológicos y de espirometría corroborativos (3). El interrogatorio y la exploración física de los pacientes con asma, rinitis y HP se tratan en los capítulos 19, 23 y 26. Las valoraciones inmunológicas pueden proveer información importante acerca de la causa de la enfermedad respiratoria. Las pruebas cutáneas con determinación de los antígenos presentes en el ambiente permiten detectar anticuerpos IgE y sugerir una relación de causa (3). Los haptenos se pueden acoplar con proteínas acarreadoras, como la albúmina sérica humana, y se usan en las pruebas cutáneas (45) o los inmunoanálisis. En el caso de HP se pueden usar técnicas de inmunodifusión en gel doble para determinar la presencia de anticuerpos precipitantes, lo que indicaría que la producción de anticuerpos contra antígenos se sabe causan la enfermedad (2).

En este caso puede ser necesario intentar reproducir las manifestaciones clínicas del asma en la enfermedad pulmonar intersticial por un reto bronquial, seguido por la observación cuidadosa del trabajador. El reto puede realizarse por exposición natural del paciente al ambiente laboral, con pruebas de funciones pulmonares pre y posexposición, en comparación con estudios similares en los días no laborales. Otra técnica usada para el diagnóstico de OILD es la broncoprovocación regulada en el laboratorio, con determinaciones de la función pulmonar pre y posexposición (3, 48). Asimismo, es importante que la intensidad de la exposición no rebase a la ordinaria en el trabajo, y que se disponga del personal y el equipo apropiados para tratar las anomalías respiratorias que pudiesen presentarse. Algunos autores recomiendan el uso de la vigilancia de flujo máximo, en tanto otros la encuentran

TABLA 25-5 NEUMONITIS POR HIPERSENSIBILIDAD OCUPACIONAL

PADECIMIENTO	EXPOSICIÓN	INHALANTE ESPECÍFICO
Pulmón del granjero	Heno mohoso	*Saccharopolyspora rectivirgula* *Thermoactinomyces vulgaris*
Enfermedad del trabajador de la malta	Esporas de hongos	*Aspergillus clavatus* *Aspergillus fumigatus*
Enfermedad del descortezador de arces	Troncos mohosos	*Cryptostroma corticale*
Enfermedad del trabajador con pulpa de madera	Troncos mohosos	Especies de *Alternaria* y *Rhizopus*
Secoyosis Suberosis (pulmón del trabajador del corcho)	Serrín de secoya mohoso Corcho mohoso	Especies de *Graphium*; *Aureobasidium pullulans*, *Penicilium glabrum, Chrysonilia sitophila, A. fumigatus*
Enfermedad por humidificador/ acondicionador de aire	Esporas de hongos	Atinomicetos termofílicos *Naegleria gruberi*
Enfermedad del criador de aves	Excremento de aves en polvo	Suero de aves
Bagasosis	Azúcar de caña mohosa	*Thermoactinomyces vulgaris*
Enfermedad del trabajador con hongos	Composta de hongos	*S. rectivirgula* *T. vulgaris*
Enfermedad por isocianato	Isocianatos	Diisocianato de tolueno Diisocianato de difenilmetano
Pulmón del trabajador de metales	Fluido contaminado en el trabajo de los metales	*Mycobacterium immunogen*
Pulmón del trabajador del queso	Moho usado en la producción de queso	*Penicillium roqueforti*

menos confiable (3); se informa de la valoración de eosinófilos en el esputo inducido como técnica potencialmente útil para el diagnóstico de OA (49).

Si el análisis de OILD no es para un paciente individual, sino más bien para un grupo de trabajadores afectados por una enfermedad respiratoria, el esquema es algo diferente. El abordaje inicial de una valoración epidemiológica de OILD suele ser una encuesta transversal, utilizando un cuestionario bien diseñado (50), que debe incluir una descripción cronológica de las últimas exposiciones laborales, síntomas, exposiciones a sustancias químicas y su concentración, antigüedad en el empleo y equipo de protección respiratoria usado. El análisis de la encuesta tal vez defina las posibles fuentes de exposición. Toda información conocida acerca de las fuentes de exposición deberá buscarse en el formato de las reacciones tóxicas o inmunológicas antes comunicadas. Finalmente, se pueden hacer pruebas y retos inmunológicos de manera selectiva.

■ PRONÓSTICO

Por desgracia, muchos trabajadores con OA no se recuperan por completo, aunque se hayan retirado de la exposición a la sustancia sensibilizante (4, 51). Los factores de pronóstico que se revisaron incluyen IgE específica, duración de los síntomas, pruebas de función pulmonar e hiperreactividad bronquial inespecífica (BHR, por sus siglas en inglés). Asimismo, se informó de un pronóstico desfavorable en relación con una concentración persistentemente alta de IgE específica, la duración prolongada de los síntomas (> 1 a 2 años), resultados anormales de pruebas de función pulmonar y un alto grado de BHR (51). La conclusión obvia de esos estudios es que el diagnóstico temprano y el retiro de la exposición son requisitos para lograr el objetivo de la completa recuperación. En los trabajadores que se mantienen expuestos después del diagnóstico de OA, hay informes de mayor deterioro de la función pulmonar y aumento de BHR (4). Sin embargo, debe apreciarse que se informa de crisis que ponen en riesgo la vida, e incluso de muertes, con la exposición continua después del diagnóstico (3, 4).

■ TRATAMIENTO

El tratamiento de OILD consta de eliminar la exposición del trabajador al producto causal, lo que se puede lograr en varias formas. A veces se le puede cambiar a otras instalaciones, o instituir la extracción eficaz de polvo y vapores, o mejorar la ventilación en otra forma, de manera que no se requiera un cambio total del trabajo (52). A este respecto, puede ser de importancia la interconsulta con un higienista industrial conocedor de las cifras de exposición. Por otro lado, es transcendental recordar que los grados de exposición por debajo de los límites legales basados en la toxicidad pueden, no obstante, causar reacciones inmunológicas. Las mascarillas faciales del tipo de filtrado no son especialmente eficaces o bien toleradas. Lo ideal sería diseñar un ambiente laboral para limitar la concentración de sensibilizantes potenciales hasta concentraciones seguras. Por lo tanto, la evitación pudiese muy bien incluir el reentrenamiento y la reasignación de un empleado a otra labor (53).

El tratamiento farmacológico de las OILD rara vez es útil en presencia de una exposición continua. En la HP aguda es cierto que un ciclo breve de corticoesteroides orales es útil en conjunción con la evitación. Sin embargo, no se recomienda la administración crónica de esteroides por HP ocupacional. El asma resultante del contacto en exposiciones ocupacionales responde a la terapéutica con, por ejemplo, agonistas del receptor adrenérgico β, modificadores de leucotrienos y corticoesteroides inhalados y orales. Conforme continúa la exposición, la sensibilidad puede aumentar, lo que así hace predictivos los requerimientos de medicamentos.

Sin embargo, se ha usado inmunoterapia con diversos alérgenos ocupacionales que causan asma, con éxito comunicado en los trabajadores con animales de laboratorio, panaderos y recolectores de ostras. A la fecha no hay estudios doble ciego, comparativos, con placebo al respecto. La inmunoterapia puede ser factible en casos raros, con ciertos alérgenos ocupacionales de la misma naturaleza que los inhalatorios comunes.

■ PREVENCIÓN

El principio clave en OILD es que la prevención, más que el tratamiento, debe ser el objetivo (54). Tales medidas preventivas como la ventilación mejorada y la adherencia a los límites de umbral, como se explicó en la sección "Tratamiento", serían útiles para este fin. Debería haber esfuerzos para educar a los trabajadores individuales y gerentes en las industrias de alto riesgo para que los trabajadores afectados puedan ser reconocido tempranamente.

Actualmente, no existen criterios de proyección de preempleo que hayan demostrado ser útiles para predecir la eventual aparición de OILD. Existe evidencia contradictoria en cuanto a si los estudios de HLA son útiles en la predicción del asma isocianato o el asma anhídrido. Se ha informado de que la atopia es un factor predisponente para que un trabajador desarrolle la enfermedad mediada por IgE (46), pero hay al menos un estudio contradictorio (55). No se ha definido si el humo del cigarrillo es un factor de riesgo o no de OILD.

Estudios prospectivos de trabajadores con anhídridos, como los de Zeiss y cols., (56), Baur y cols., (57) y Newman-Taylor y cols., (58) señalaron que las pruebas inmunológicas seriadas son útiles para predecir qué trabajadores posiblemente desarrollen enfermedades de mediación inmunológica. Al primer signo de OA, dichos trabajadores pudiesen entonces retirarse de la exposición causal y reentrenarse antes de que se desarrolle una enfermedad permanente. En múltiples estudios se informó que el disminuir la concentración de alérgenos aéreos aminorará la prevalencia de la enfermedad (54), lo que parece ser el mejor esquema para prevenir OILD y OR. En un estudio, las pruebas de vigilancia médica con análisis de costo-beneficio señalaron una disminución de los casos de OA permanente (59).

■ REFERENCIAS

1. Vandenplas O. Asthma and rhinitis in the workplace. *Curr Allergy Asthma Rep.* 2010;10(5):373-380.
2. Quirce S, Vandenplas O, Campo P, *et al*. Occupational hypersensitivity pneumonitis: an EAACI position paper. *Allergy.* 2016;71(6):765-779.
3. Tarlo SM, Balmes J, Balkissoon R, *et al*. Diagnosis and management of work-related asthma: American College Of Chest Physicians Consensus Statement. *Chest.* 2008;134(3 Suppl):1S-41S.
4. Baur X, Sigsgaard T, Aasen TB, *et al*; ERS Task Force on the Management of Work-related Asthma. Guidelines for the management of work-related asthma. *Eur Respir J.* 2012; 39(3):529-545.
5. Tarlo SM. Update on work-exacerbated asthma. *Int J Occup Med Environ Health.* 2016;29(3):369-374.
6. Hox V, Steelant B, Fokkens W, *et al*. Occupational upper airway disease: how work affects the nose. *Allergy.* 2014; 69(3):282-291.
7. Grammer LC. Occupational rhinitis. *Immunol Allergy Clin North Am.* 2016;36(2):333-341.
8. Anderson JA. Work-associated irritable larynx syndrome. *Curr Opin Allergy Clin Immunol.* 2015;15(2):150-155.
9. Moscato G, Pala G, Cullinan P, *et al*. EAACI Position Paper on assessment of cough in the workplace. *Allergy.* 2014;69(3):292-304.
10. Perks WH, Burge PS, Rehahn M, *et al*. Work-related respiratory disease in employees leaving an electronic factory. *Thorax.* 1979;34:19-22.
11. NIOSH, USDHHS, PHS, CDC. *Work-related Lung Disease Surveillance Report 2002.* NIOSH Pub No. 2003-111, 2003.
12. Schweigert MK, Mackenzie DP, Sarlo K. Occupational asthma and allergy associated with the use of enzymes in the detergent industry-a review of the epidemiology, toxicology, and methods of prevention. *Clin Exp Immunol.* 2000;30:1511-1518.
13. Stocks SJ, Bensefa-Colas L, Berk SF. Worldwide trends in incidence in occupational allergy and asthma. *Curr Opin Allergy Clin Immunol.* 2016;16(2):113-119.

14. Kogevinas M, Anto JM, Sunyer J, *et al*. Occupational asthma in Europe and other industrialized areas: a population-based study. *Lancet*. 1999;353:1750-1754.

15. Jajosky RA, Harrison R, Reinisch F, *et al*. Surveillance of work-related asthma in selected U.S. states using surveillance guidelines for state health departments—California, Massachusetts, Michigan, and New Jersey, 1993-1995. *Morb Mortal Wkly Rep*. 1999;48:1-20.

16. Office of the Federal Register National Archives and Records Administration. *Code of Federal Regulations Title 29, Labor Subtitle B; Chapter XVII OSHA Parts 1927-1999*. Washington, DC: Federal Register; 2015.

17. Cartier A. New causes of immunologic occupational asthma, 2012-2014. *Curr Opin Allergy Clin Immunol*. 2015; 15(2):117-123.

18. Howard J. OSHA and the regulatory agencies. In: Rom WN, ed. *Environ Occup Med*. 3rd ed. Philadelphia, PA: Lippincott-Raven; 1998:1671-1679.

19. Rondinelli RD, ed. *Guides to the Evaluation of Permanent Impairment*. 6th ed. Chicago: American Medical Association, 2007.

20. Miller A. Guidelines for the evaluation of impairment/disability in patients with asthma. *Am J Respir Crit Care Med*. 1994;149:834-835.

21. Leigh R, Hargreave FE. Occupational neutrophilic asthma. *Can Respir J*. 1999;6:194-196.

22. Kay AB. Concepts of allergy and hypersensitivity. In: Kay AB, Bousquet J, Holt PG, Kaplan AP, eds. *Allergy and Allergic Diseases*. 2nd ed. Oxford: Wiley-Blackwell Science; 2008:23-35.

23. Boschetto P, Fabbri LM, Zocca E, *et al*. Prednisone inhibits late asthmatic reactions and airway inflammation induced by toluene diisocyanate in sensitized subjects. *J Allergy Clin Immunol*. 1987;80:261-267.

24. Malo JL, Tarlo SM, Sastre J, *et al*; ATS ad hoc committee on Asthma in the Workplace. An official American Thoracic Society Workshop Report: presentations and discussion of the fifth Jack Pepys Workshop on Asthma in the Workplace. Comparisons between asthma in the workplace and non-work-related asthma. *Ann Am Thorac Soc*. 2015;12(7):S99-S110.

25. Vandenplas O, Dressel H, Nowak D, *et al*; ERS Task Force on the Management of Work-related Asthma. What is the optimal management option for occupational asthma? *Eur Respir Rev*. 2012;21(124):97-104.

26. Maestrelli P, Schlünssen V, Mason P, *et al*; ERS Task Force on the Management of Work-related Asthma. Contribution of host factors and workplace exposure to the outcome of occupational asthma. *Eur Respir Rev*. 2012;21(124):88-96.

27. Lemiere C, Cartier A, Dolovich J, *et al*. Isolated late asthmatic reaction after exposure to a high-molecular-weight occupational agent, subtilisin. *Chest*. 1996;110:823-824.

28. Novey HS, Keenan WJ, Fairshter RD, *et al*. Pulmonary disease in workers exposed to papain: clinicophysiological and immunological studies. *Clin Allergy*. 1980;10:721-731.

29. Weytjens K, Cartier A, Malo J-L, *et al*. Aerosolized snow-crab allergens in a processing facility. *Allergy*. 1999;54:892-893.

30. Weytjens K, Labrecque M, Malo J-L, *et al*. Asthma to latex in a seamstress. *Allergy*. 1999;54:290-291.

31. Blanco Carmona JG, Juste Picon S, Garces Sotillos M. Occupational asthma in bakeries caused by sensitivity to alpha-amylase. *Allergy*. 1991;46:274-276.

32. Frew A, Chang JH, Chan H, *et al*. T lymphocyte responses to plicatic acid-human serum albumin conjugates in occupational asthma caused by Western red cedar. *J Allergy Clin Immunol*. 1998;101:841-847.

33. Cromwell O, Pepys J, Parish WE, *et al*. Specific IgE antibodies to platinum salts in sensitized workers. *Clin Allergy*. 1979;9:109-117.

34. Malo J-L, Cartier A, Doepner M, *et al*. Occupational asthma caused by nickel sulfate. *J Allergy Clin Immunol*. 1982; 69:55-59.

35. Grammer LC, Shaughnessy MA, Lowenthal M. Hemorrhagic rhinitis. An immunologic disease due to hexahydrophthalic anhydride. *Chest*. 1993;104(6):1792-1794.

36. Lefkowitz D, Pechter E, Fitzsimmons K, *et al*. Isocyanates and work-related asthma: findings from California, Massachusetts, Michigan, and New Jersey, 1993-2008. *Am J Ind Med*. 2015;58(11):1138-1149.

37. Redlich CA, Bello D, Wisnewski AV. Isocyanate exposures and health effects. In: Rom WN, Markowitz SB, eds. *Environmental and Occupational Medicine*. 4th ed. Philadelphia, PA: Wolters Kluwer/Lippincott Williams & Wilkins; 2007:502-516.

38. Walker CL, Grammer LC, Shaughnessy MA, *et al*. Diphenylmethan diisocyanate hypersensitivity pneumonitis: a serologic evaluation. *J Occup Med*. 1989;31:315-319.

39. Patterson R, Nugent KM, Harris KE, *et al*. Case reports: immunologic hemorrhagic pneumonia caused by isocyanates. *Am Rev Respir Dis*. 1990;141:225-230.

40. Dykewicz MS, Patterson R, Cugell DW, *et al*. Serum IgE and IgG to formaldehyde-human serum albumin: lack of relation to gaseous formaldehyde exposure and symptoms. *J Allergy Clin Immunol*. 1991;87:48-57.

41. Chan-Yeung M, McMurren T, Catonio-Begley F, *et al*. Clinical aspects of allergic disease: occupational asthma in a technologist exposed to glutaraldehyde. *J Allergy Clin Immunol*. 1993;91:974-978.

42. Lam S, Chan-Yeung M. Ethylenediamine-induced asthma. *Am Rev Respir Dis*. 1980;121:151-155.

43. Blasco A, Joral A, Fuente R, *et al*. Bronchial asthma due to sensitization to chloramine T. *J Invest Allergol Clin Immunol*. 1992;2:167-170.

44. Nilsson R, Nordlinder R, Wass U, *et al*. Asthma, rhinitis, and dermatitis in workers exposed to reactive dyes. *Br J Ind Med*. 1993;50:65-70.

45. Vallieres M, Cockcroft DW, Taylor DM, *et al*. Dimethyl ethanolamine-induced asthma. *Am Rev Respir Dis*. 1977; 115:867-871.

46. Grammer LC, Ditto AM, Tripathi A, *et al*. Prevalence and onset of rhinitis and conjunctivitis in subjects with occupational asthma caused by trimellitic anhydride (TMA). *J Occup Environ Med*. 2002;44(12):1179-1181.

47. Piirilä P, Estlander T, Hytönen M, *et al*. Rhinitis caused by ninhydrin develops into occupational asthma. *Eur Respir J*. 1997;10:1918-1921.

48. Tarlo SM. The role and interpretation of specific inhalation challenges in the diagnosis of occupational asthma. *Can Respir J*. 2015;22(6):322-323.

49. Vandenplas O, Ghezzo H, Munoz X, *et al.* What are the questionnaire items most useful in identifying subjects with occupational asthma? *Eur Resp J.* 2005;26:1056-1063.

50. Wilken D, Baur X, Barbinova L, *et al;* ERS Task Force on the Management of Work-related Asthma. What are the benefits of medical screening and surveillance? *Eur Respir Rev.* 2012;21(124):105-111.

51. Marabini A, Siracusa A, Stopponi, *et al.* Outcome of occupational asthma in patients:a 3-year study. *Chest.* 2003; 124:2372-2376.

52. Merget R, Schulte A, Gebler A, *et al.* Outcome of occupational asthma due to platinum salts after transferral to low-exposure areas. *Int Arch Occup Environ Health.* 1999;72:33-39.

53. Vandeplas O, Dressel H, Wilken D, *et al.* Management of occupational asthma: cessation or reduction of exposure? A systematic review of available evidence. *Eur Respir Rev.* 2011;38:804-811.

54. Heederik D, Henneberger PK, Redlich CA; ERS Task Force on the Management of Work-related Asthma. Primary prevention: exposure reduction, skin exposure and respiratory protection. *Eur Respir Rev.* 2012;21(124):112-124.

55. Calverley AE, Rees D, Dowdeswell RJ. Allergy to complex salts of platinum in refinery workers: prospective evaluations of IgE and Phadiatop[SC] status. *Clin Exp Allergy.* 1999;29:703-711.

56. Zeiss CR, Wolkonsky P, Pruzansky JJ, *et al.* Clinical and immunologic evaluation of trimellitic anhydride workers in multiple industrial settings. *J Allergy Clin Immunol.* 1982;70:15-18.

57. Baur X, Stahlkopf H, Merget R. Prevention of occupational asthma including medical surveillance. *Am J Ind Med.* 1998;34:632-639.

58. Baker RD, van Tongeren MJ, Harris JM, *et al.* Risk factors for sensitization and respiratory symptoms among workers exposed to acid anhydrides: a cohort study. *Occup Environ Med.* 1998;55:684-691.

59. Phillips VL, Goodrich MA, Sullivan TJ. Health care worker disability due to latex allergy and asthma: a cost analysis. *Am J Public Health.* 1999;89:1024-1028.

Enfermedades de las vías respiratorias superiores

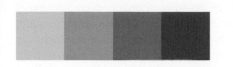

CAPÍTULO 26

Rinitis alérgica

PETER A. RICKETTI Y ANTHONY J. RICKETTI

■ INTRODUCCIÓN Y DEFINICIONES

La definición clínica de rinitis alérgica (AR, por sus siglas en inglés) es de una afección sintomática de la nariz inducida por una reacción inflamatoria de las membranas que la revisten mediada por la inmunoglobulina E (IgE) después de la exposición a un alérgeno (1). Los síntomas que caracterizan a la afección son rinorrea, congestión nasal, estornudos, prurito nasal, secreción posnasal y, en ocasiones, prurito ocular, de oídos y faringe. También se asocian con la AR síntomas generales, como fatiga, alteración de la concentración y disminución de la productividad.

Anteriormente se subdividía a la AR, con base en el tiempo de exposición, en estacional o perenne. La rinitis alérgica perenne (PAR, por sus siglas en inglés) es causada con frecuencia máxima por alérgenos intramuros, como ácaros del polvo, esporas de moho, caspa de animales y cucarachas. La rinitis alérgica estacional (SAR, por sus siglas en inglés) se relaciona con una amplia variedad de pólenes y mohos. Sin embargo, se hizo evidente que se requería un nuevo sistema de clasificación por diversas observaciones clínicas (2):

- En muchas regiones del mundo los pólenes y mohos son alérgenos perennes (p. ej., la alergia al polen de la maleza de especies de *Parietaria* en la región Mediterránea (3) y alergia al polen de gramíneas en el sur de California y Florida) (4).
- Los síntomas de la PAR pueden no siempre presentarse durante el año.
- Muchos pacientes hipersensibles al polen y también alérgicos a los mohos, pueden tener dificultad para definir una temporada de polinización (5).
- La mayoría de los pacientes se sensibiliza a diversos alérgenos y, por lo tanto, manifiesta síntomas no solo estacionales, sino durante el año (6).

El efecto de estimulación en la mucosa nasal inducido por cifras bajas de alérgenos del polen (7) e inflamación persistente de la nariz en los pacientes asintomáticos de AR, puede causar síntomas de rinitis no confinadas a la temporada de alergia específica (8).

En las guías de la junta de trabajo para la clasificación y el tratamiento de la AR y su impacto en el asma del año 2012 (2) se llegó a las definiciones de la enfermedad nasal alérgica, como intermitente o persistente y leve o moderada-grave (2). La rinitis intermitente se define con base en los síntomas presentes durante menos de 4 días/sem, o menos de 4 sem (2). Cuando los síntomas están presentes durante más de 4 sem se conoce como rinitis persistente. Los síntomas leves no afectan el sueño, alteran la participación en actividades diarias, deportivas y recreativas, interfieren con el trabajo o la escuela, y no se consideran molestos (2). Por el contrario, los síntomas moderados-graves producen sueño anormal, interfieren con las actividades diarias, los deportes y las actividades recreativas, alteran las de trabajo y escuela, y se consideran problemáticas. Cualquiera de quienes hacen las designaciones, clasifica a la AR en la categoría moderada-grave.

■ EPIDEMIOLOGÍA

Aunque la AR puede presentarse a cualquier edad, su incidencia de inicio es máxima en los adolescentes, con un decremento conforme avanza su edad; afecta casi a 60 millones de personas en Estados Unidos cada año. Hasta 30% de los adultos y 40% de los niños autoinforman de AR (9). Las encuestas, que requieren de un diagnóstico de AR confirmado por un médico, señalan una prevalencia de 14% en adultos estadounidenses, 13% en niños, 7% en los adultos latinos de Estados Unidos y 9% de los adultos de la región Asia-Pacífico (10). Aunque se ha comunicado en lactantes (10), en la mayor parte de los casos un individuo requiere dos o más temporadas de exposición a un nuevo antígeno antes de mostrar manifestaciones clínicas de AR. Los niños con antecedente familiar bilateral de atopia pueden desarrollar síntomas con más frecuencia y a mayor edad que aquellos con uno unilateral (11, 12). Los lactantes de familias atópicas se sensibilizan a los aeroalérgenos del polen más frecuentemente que a los aeroalérgenos intramuros en el primer año de su vida (13).

La prevalencia de SAR es mayor en niños y adolescentes, en tanto la de PAR lo es en los adultos (14). Los niños de mayor edad presentan una prevalencia más alta de AR que los más jóvenes, con un máximo que se presenta en los 13 a 14 años. Cerca de 80% de los individuos con diagnóstico de AR desarrollará síntomas antes de los 20 años (15). Los varones tienden a presentar una mayor incidencia de AR durante la infancia, pero las mujeres se afectan más a menudo en la edad adulta.

Los estudios de epidemiología sugieren que la prevalencia de AR en Estados Unidos y el resto del mundo está aumentando, y es mayor de 40% en muchas poblaciones de Estados Unidos y Europa (16). Sin embargo, los cálculos precisos de AR son difíciles de obtener, por la variabilidad geográfica de las cifras de polen, la interpretación errónea de síntomas por los pacientes y la incapacidad de ellos y el médico de detectar la afección. El cambio de clima ha dado como resultado una modificación de la duración de las temporadas de alergia y las cifras geográficas de polen en diferentes estaciones. Aunque hay una mayor prevalencia de AR, se desconoce la causa del aumento. Los factores de riesgo vinculados con el desarrollo de AR incluyen el antecedente familiar (17), un mayor estado socioeconómico (18), la contaminación atmosférica (19), el grupo étnico diferente al caucásico (20), el ingreso tardío a la guardería (21), la carencia de un hermano no gemelo (22), el nacimiento durante una temporada de polen (23), el tabaquismo cuantioso de cigarrillos materno durante el primer año de vida (24), la exposición a concentraciones elevadas de alérgenos intramuros, como las esporas de mohos, los ácaros del polvo y la caspa de animales (25), una IgE sérica aumentada (> 100 UI/mL antes de los 6 años) (24), la presencia de pruebas de punción cutáneas positivas para alérgenos (26), la introducción temprana de alimentos o preparados de leche de vaca (24), y la tendencia hacia un estilo de vida sedentario (27).

Carga de la enfermedad

De acuerdo con datos de la encuesta de 1997 de médicos de atención primaria hubo 16.9 millones de consultas por síntomas sugerentes de AR (28). En el año 2000 se gastaron más de 6 mil millones de dólares estadounidenses en medicamentos prescritos para esta afección y aquellos que se obtienen sin receta alcanzaron al menos el doble de esa cifra (29). En comparación con testigos pareados, los pacientes con AR presentan un aumento casi al doble en los costos de medicamentos y uno de 1.8 tantos en el número de consultas a un profesional de atención sanitaria (30). En Europa se calculó de 355.05 euros por paciente al mes el costo total para la sociedad de la AR persistente y sus afecciones comórbidas en el año 2002 (31). Los costos para empleadores y la sociedad pueden disminuirse de modo sustancial con el tratamiento adecuado de la AR. Por desgracia, se ha visto que la carencia de tratamiento, el subtratamiento y el no apego a este aumentan los costos directos e indirectos (32). Además de los síntomas nasales y oculares característicos de los pacientes con AR pueden experimentar fatiga, cefalea, alteración de los patrones del sueño y declinaciones en el procesamiento cognitivo, la velocidad psicomotriz, el aprendizaje verbal y la memoria (33). En este sentido, son costos directos ocultos los del tratamiento del asma, de infecciones de vías respiratorias superiores, sinusitis crónica, otitis media y poliposis nasal crónicas, y de la apnea obstructiva del sueño (34). En las encuestas se informa que 38% de los pacientes con AR presenta asma concomitante y hasta 78% de aquellos con asma sufre AR (35). A menudo se piensa del asma y AR como afecciones que caracterizan diferentes puntos de inflamación en un continuo, dentro de una vía aérea común (36). Las pruebas sugieren una fisiopatología común para estas afecciones inducidas por alérgenos y respaldan la observación de que el tratamiento de la AR disminuye la incidencia y gravedad del asma (37). Los pacientes con asma y AR experimentan una regulación incompleta del padecimiento y muestran un uso más elevado de recursos médicos, incluidas las exacerbaciones agudas del asma, las consultas al servicio de urgencias, las consultas no programadas al médico y el uso de medicamentos por prescripción, en comparación con los que padecen asma sin AR concomitante (38-40). La alergia se ha vinculado con factores contribuyentes en 40 a 80% de los casos de rinosinusitis crónica (41). Casi 21% de los niños con alergias nasales experimenta otitis media con derrame (OME, por sus siglas en inglés). Los niños con OME tienen incidencias de 35 a 50% de alergias (42, 43). En los pacientes con AR, un reto con alérgeno induce la expresión de la molécula 1 de adhesión intercelular (ICAM-1, por sus siglas en inglés), el receptor de 90% de los rinovirus humanos (41), lo que así aumenta la susceptibilidad a una infección secundaria de vías respiratorias superiores. A su vez, los rinovirus pueden acentuar el patrón de reactividad de la vía aérea en los pacientes con AR (44). Si bien el vínculo entre AR y pólipos nasales no parece ser causal, la tasa de recurrencias de los pólipos nasales en pacientes con AR es mayor que en los no alérgicos (45). Los costos indirectos de la AR, como ausentismo y "presentismo" (disminución de la productividad durante el trabajo), también son sustanciales. La AR causa una alteración de la productividad o ausencia laboral, que se presenta en 52% de los pacientes (46). En una encuesta de 8 267 empleados estadounidenses, 55% experimentó síntomas de AR durante un promedio de 52.5 días, con ausencia laboral durante 3.6 días/año por su estado y 2.3 h/día de la semana de carencia de productividad cuando experimentan síntomas. La pérdida de productividad total media (ausentismo y presentismo) fue de 593 dólares por empleado por año (47). En total, la AR se calcula en 3.5 millones de días de la semana perdidos y 2 millones de pérdidas de actividad escolar (32); cerca de 10 000 niños se ausentan de la escuela en cualquier día por AR (32). Dependiendo de la edad de un niño, la ausencia escolar también afecta la productividad de los pacientes o su ausencia del trabajo.

El impacto de la AR sobre la percepción de su estado de salud por el mismo paciente es sustancial. Comparados con pacientes sin AR, casi el doble de aquellos con AR calificó su salud como solo justa/mala/muy pobre. Casi el doble de los pacientes con AR, en comparación con adultos sin alergias nasales, expresan que su salud los limita durante el día en las actividades físicas intramuros y extramuros (48). En un estudio español, el impacto negativo sobre las actividades diarias de los pacientes con AR fue mayor que en aquellos con diabetes mellitus de tipo 2 e hipertensión (49). Las valoraciones de la gravedad de la enfermedad por el paciente han mostrado que califican su enfermedad de manera más persistente y grave que los médicos (50). La calidad de las encuestas vitales permitió valorar la alteración secundaria a la AR. En una encuesta de salud con formato de estudio corto de resultados médicos de 36 reactivos aplicada en pacientes con AR y asma (51%), los pacientes con AR presentaron alteración similar del asma cuando fueron valorados en cuanto energía/fatiga, percepción de su salud general, limitaciones de su actividad física, así como limitaciones de índole emocional, de salud mental, dolor y cambios sanitarios. Los pacientes con AR en realidad presentan calificaciones en gran medida menores que los de asma en el aspecto del funcionamiento social. Tales encuestas claramente demuestran la morbilidad total de la afección y, por lo tanto, no deberían trivializarse los síntomas de estos pacientes.

■ GENÉTICA

El desarrollo de AR incluye una compleja interacción entre la exposición ambiental y la predisposición genética a los alérgenos involucrados. La naturaleza hereditaria de AR y otras enfermedades atópicas se ha mostrado con frecuencia en familias y gemelos (52). En un grupo de 8 633 gemelos de 5 años en quienes la prevalencia de rinitis era de 4.4%, hubo una correlación de 93% en los monocigotos de término y una de 53% en los dicigotos con rinitis. La atopia también se ha vinculado con múltiples *locus* genéticos en los cromosomas 2, 5, 6, 7, 11, 13, 16 y 20 (53). Las búsquedas genómicas más recientes mostraron un vínculo estrecho con la AR, que incluye a los cromosomas 2, 3, 4 y 9 (tabla 26-1) (54-60).

Los factores de riesgo de SAR incluyen el sexo masculino, pacientes atópicos que la padecen, al primogénito, la sensibilización temprana a alimentos y la dermatitis atópica (61). El antecedente familiar es un factor de riesgo importante de AR. En un estudio por Tang y cols,. (62) ocurrió el desarrollo de enfermedad atópica en ausencia de antecedente familiar parental en solo 17%, en tanto aumentó a 29% cuando un padre o un hermano no gemelo presentaban atopia. Cuando ambos padres eran atópicos, el riesgo de desarrollar una afección atópica fue de 47% en la siguiente generación. Los estudios también han mostrado polimorfismos de un solo nucleótido (SNP, por sus siglas en inglés), variaciones en la secuencia del ADN que se visualizan en 1% de la

TABLA 26-1 BÚSQUEDAS GENÓMICAS REALIZADAS EN LOS PACIENTES CON RINITIS ALÉRGICA

POBLACIÓN	MUESTRA	REGIONES CROMOSÓMICAS RELACIONADAS
Danesa	424 individuos de 100 familias, en los que se hizo la selección de 33 con al menos dos hermanos no gemelos con diagnóstico de AR	Principal asociación: 4q24-q27. Otras regiones candidatas: 2q12-q33, 3q13, 4p15-q12, 5q13-q15, 6p24-p23, 12p13, 22q13 y Xp21
Japonesa	48 familias japonesas (188 miembros) con al menos dos hermanos no gemelos con AR por *Dactilys glomerata*	1p36.2, 4q13.3 y 9q34.3 Enlace débil con 5q33.1
Danesa	424 individuos de 100 familias	Región 4q32.2
Francesa	295 familias con al menos un paciente con asma	2q32, 3p24-p14, 9p22 y 9q22-q34 con RA 1p31 p con asma y AR
Sueca	250 familias inicialmente incluidas en un estudio de enlace de la dermatitis atópica	La asociación más intensa: 3q13, 4q34-35 y 18q12 La asociación más débil: 6p22-24, 9p11-q12, 9q33.2-34.3 y 17q11.2
Danesa	Tres poblaciones independientes con un total de 236 familias, incluyendo 125 parejas de hermanos no gemelos con rinitis	3q13.31

AR, rinitis alérgica.

Adaptada de Dávila I, Mullol J, Ferrer M, *et al.* Genetic aspects of allergic rhinitis. *J Investig Allergol Clin Immunol.* 2009;19(1):25-31.

población, como resultado del cambio de una sola base, en la patogenia de la AR. Los estudios de asociación de todo el genoma utilizan conjuntos disminuidos de SNP para permitir la genotipificación en el genoma, que se asocia después con el fenotipo en la AR con un diseño de estudio basado en la familia o comparativo de casos y testigos (63). Muchos de estos estudios de SNP se han llevado a cabo en poblaciones asiáticas, en especial de Corea y Japón. Los SNP se han comunicado en moléculas que incluyen quimiocinas y sus receptores, interleucinas y sus receptores, los genes del inhibidor de la enzima convertidora de angiotensina y del angiotensinógeno, y los de la peroxidasa de eosinófilos y leucotrienos (60). En varios estudios también se investigaron los polimorfismos en diferentes genes. Aquellos en el gen CD14 se vinculan con la gravedad de la AR (64). Diferentes polimorfismos de ADAM33 se correlacionaron con la polinosis del cedro japonés (65). En suma, se ha vinculado a la AR con los polimorfismos y haplotipos de FOXJ1 y el gen FcgRIIa (66, 67). En el análisis acumulado europeo, los SNP dentro del receptor 4 similar a Toll (TLR-4, por sus siglas en inglés) y los genes del factor de necrosis tumoral (TNF, por sus siglas en inglés) pueden aumentar el riesgo de AR en los niños (61). Además, en un gran estudio europeo se identificó a una estructura de lectura abierta del cromosoma 11 30 (C11orf30, por sus siglas en inglés) como un *locus* significativo para la AR en todo el genoma. En metaanálisis de estudios de asociación de todo el genoma con alérgenos de gato, ácaros del polvo y polen en sujetos europeos se identificaron 16 *locus* de susceptibilidad compartida, de los que ocho se vincularon antes con el asma (63).

La genética por sí sola no puede explicar la incidencia creciente de la AR y esto recalca la importancia de los factores ambientales y los mecanismos epigenéticos en su patología (68). La epigenética es el estudio de cambios potencialmente heredables en la expresión génica, que no involucra modificaciones en la secuencia del ADN subyacente; puede involucrar procesos como la acetilación de histonas o la metilación del ADN que alteran la expresión de ARNm, modifican la estructura de la cromatina y puede facilitar o prevenir la unión de factores de transcripción a regiones promotoras. La metilación del ADN puede ser un biomarcador útil para la fenotipificación de la AR y tiene potencial de utilidad diagnóstica porque es más estable y fácil de determinar que el ARNm y las proteínas (68). En un estudio se sugirió que los efectos benéficos de la inmunoterapia de alérgenos podrían corresponder a una disminución de la metilación del ADN de la región promotora FoxP3 en los linfocitos T reguladores. Además, varios estudios en modelos de ratón de SAR mostraron cambios de metilación del ADN expresados en los linfocitos T $CD4^+$ (69).

La interacción gen-ambiente puede también participar en el aumento epidémico de las enfermedades alérgicas. Una teoría que ha llamado mucho la atención mundial al uso de determinaciones de la expresión génica es el de la *hipótesis de higiene*, que asevera que las exposiciones ambientales a concentraciones elevadas de componentes microbianos, como se visualiza en las granjas tradicionales, pueden evitar la sensibilización a los alérgenos inhalatorios y el desarrollo de enfermedades alérgicas, por regulación ascendente de la expresión de TLR así como de citocinas regulatorias, como la interleucina 10 (IL-10) y el factor β de transformación del crecimiento (70, 71). Además, hay pruebas de que la protección de AR de las exposiciones en granjas pudiese ser eficaz durante el embarazo. Las mujeres gestantes expuestas a establos tienen una mayor expresión de receptores involucrados en la inmunidad innata, que incluyen TLR-2, TLR-4 y CD14 (72).

■ ETIOLOGÍA

El polen y las esporas de mohos son los alérgenos causales de la AR intermitente o SAR. En los capítulos 6 y 7 se relata con detalle la importancia de estos alérgenos estacionales. En ocasiones, la PAR puede ser resultado de la exposición a un alérgeno ocupacional. Los síntomas tienden a ser perennes, pero no constantes, porque hay una asociación temporal clara con la exposición en el sitio laboral. Algunas causas de rinitis ocupacional incluyen animales de laboratorio (ratas, ratones, cobayos, etc.), granos (panaderos y agricultores), medicamentos, *P. psyllium* o especies de *penicillium*, polvo de madera, en particular de las duras (caoba, cedro rojo occidental, etc.), látex y sustancias químicas (anhídridos, sales de platino, gomas y solventes) (73). Las enfermedades inmunológicas ocupacionales, incluida la rinitis, se describen con detalle en el capítulo 25.

Aunque algunos médicos creen que los alérgenos alimentarios pueden ser factores significativos como causa de AR persistente, ha sido difícil establecer una relación inmunológica directa entre los alimentos ingeridos y los síntomas persistentes de rinitis. Rara vez la hipersensibilidad a las proteínas de los alimentos puede inducir los síntomas de no-SAR. Los retos alimentarios doble ciego casi nunca confirman estas reacciones (74). La leche de vaca es a menudo el alimento de que se sospecha como precipitante o agravante de los síntomas respiratorios altos. Por lo general, sin embargo, la avasalladora mayoría de los pacientes con alergias alimentarias comprobadas no presenta síntomas nasales aislados; en su lugar, muestra otros que incluyen alteraciones gastrointestinales, urticaria, angioedema, asma y anafilaxia, además de rinitis, después de la ingestión de un alimento específico.

Los alérgenos con reacción cruzada ante alimentos e inhalantes son frecuentes. Los pacientes con AR por abedul y, en menor grado, pólenes de otras especies de *Betulaceae* (avellano, aliso) con frecuencia desarrollan síntomas alérgicos orales ante frutos secos arbóreos, frutos y vegetales, incluyendo manzanas, zanahorias, apio y papas (75). La mayoría de los pacientes desarrolla síntomas leves pero muy rara vez puede presentarse anafilaxia por estos alimentos de reacción cruzada. Algunos alérgenos del polen de abedul o avellano tienen reacción cruzada con los de las manzanas frescas, en especial los localizados apenas debajo de la cáscara. Las manzanas cocidas se toleran, al igual que su puré (76). Los individuos sensibles a la ambrosía pueden experimentar síntomas cuando ingieren un plátano o un melón. Los individuos con hipersensibilidad al látex presentan síntomas cuando ingieren aguacate, plátanos, nueces, kiwi u otros alimentos (77). Los irritantes y la infecciones inespecíficas pueden influir en la evolución de una AR persistente (perenne). Los niños con esta afección parecen tener una mayor incidencia de infecciones respiratorias, que tienden a agravar la afección, y pudiesen llevar al desarrollo de complicaciones. Los irritantes, como el cloro de las albercas, las gomas, los aerosoles para el cabello, el detergente de lavandería, perfumes, humo de tabaco y contaminantes del aire (dióxido de azufre, compuestos orgánicos volátiles, material particulado, ozono, partículas del escape de motores diésel y dióxido de nitrógeno), pueden agravar los síntomas (78). Los destacamentos en sitios fríos, la congelación y las modificaciones súbitas de la temperatura ambiente también se señalan como causa de exacerbación de los síntomas, y tales manifestaciones indican que el paciente presenta una rinitis no alérgica (NAR, por sus siglas en inglés) concomitante.

■ MANIFESTACIONES CLÍNICAS

Los principales síntomas de la AR son estornudos, rinorrea, prurito y congestión nasales, aunque los pacientes quizá no presenten todo el complejo sintomático. Cuando se hace el interrogatorio, se deben registrar las características específicas de los síntomas, como sigue:

- Definir el inicio y la duración de los síntomas y recalcar cualquier relación con las temporadas o sucesos vitales, como cambio de residencia u ocupación, o la adquisición de una nueva mascota.
- Definir las manifestaciones actuales, incluyendo secreciones, grado de congestión, estornudos y prurito o presión nasal, y dolor en los senos paranasales. Obtener un interrogatorio acerca de síntomas oculares como prurito, lagrimeo, edema y quemosis, síntomas faríngeos leves, carraspera y prurito del paladar y la faringe, así como síntomas sistémicos asociados de malestar general, fatiga o alteraciones del sueño.
- Identificar factores de exacerbación, como irritantes inespecíficos y alérgenos estacionales o perennes (p. ej., humo de cigarrillos, uso de fármacos ilícitos, humos químicos, aire frío, etcétera).
- Identificar otras enfermedades alérgicas relacionadas, como asma o dermatitis atópica, o el antecedente familiar de diátesis alérgicas.

- Hacer un interrogatorio completo de medicamentos que incluya tanto los de prescripción como los de venta libre.

Los antecedentes de uso de fármacos son importantes porque varios medicamentos provocan y exacerban los síntomas de la rinitis, e incluyen antihipertensivos, ácido acetil salicílico y otros antiinflamatorios no esteroides (AINE), anticonceptivos orales y en particular simpaticomiméticos/descongestivos nasales tópicos, que pueden causar *rinitis medicamentosa* (RM) si se usan por periodos prolongados sin corticoesteroides intranasales concomitantes (79, 80).

Asimisno, hágase un interrogatorio ocupacional cuidadoso, que puede ser relevante respecto de la causa directa de AR o desencadenantes en el sitio laboral que exacerban una rinitis previa (81). La rinitis ocupacional es importante detectarla porque suele preceder al desarrollo del asma ocupacional y, por lo tanto, esos pacientes deberían ser vigilados más estrechamente para prevenir el desarrollo de dicho tipo de asma. Las profesiones con máximo riesgo de este tipo de asma incluyen panaderos, peleteros y trabajadores de laboratorios de animales (82).

Además, se deben identificar los pacientes con el síndrome de alergia al polen-alimentos, u oral. Los pacientes con AR pueden presentar síntomas orales ante frutos crudos y vegetales, que se caracterizan por una reacción inmediata de IgE inducida por la sensibilización previa al polen, más bien que por la primaria a un alérgeno de los alimentos. La reactividad cruzada depende de epítopos específicos compartidos por los alérgenos alimentarios y el polen (83).

Los estornudos constituyen los síntomas que son característicos con mayor frecuencia y en ocasiones se pueden presentar paroxismos de 10 o 20 en rápida sucesión. Las crisis de estornudos pueden surgir sin ningún signo precautorio o verse precedidos por prurito o sensación de irritación molesta en la nariz, y causan lagrimeo por la activación del reflejo nasal-lagrimal. Durante la temporada de polinización, factores inespecíficos, como la exposición a partículas del aire, cambios súbitos de temperatura, contaminantes del aire o irritantes nocivos, pueden también desencadenar violentas crisis de estornudos. La rinorrea, por lo general, es una secreción poco espesa, tal vez muy profusa y continua. Debido a la naturaleza copiosa de la rinorrea, la piel que cubre la parte externa de la nariz y el labio superior puede irritarse y presentar hipersensibilidad. Nunca se presenta secreción purulenta en una AR no complicada y su presencia suele indicar una infección secundaria. La congestión nasal resultante del edema de cornetes es una manifestación frecuente. Temprano, en la temporada, la obstrucción nasal puede ser más problemática por la tarde y noche solo para tornarse casi continua conforme

avanza la temporada. Si la obstrucción nasal es importante, puede ocurrir interferencia con la aireación y el drenaje para los senos paranasales o de la trompa de Eustaquio, con manifestaciones resultantes de cefalea u otalgia. La cefalea es del *tipo por vacío*, supuestamente causada por el desarrollo de presión negativa cuando se absorbe aire del seno obstruido o el oído medio. Los pacientes también se quejan de disminución de la agudeza auditiva y que los sonidos parecen amortiguados. Los pacientes pueden también notar una sensación de crepitación en los oídos, en especial cuando deglutan. La congestión nasal sola, en particular en los niños, en ocasiones puede ser la manifestación principal o única. Con una congestión nasal grave continua pueden perderse los sentidos del olfato y gusto. El prurito nasal también es una manifestación prominente que induce frote frecuente de la nariz, en particular en los niños. Los síntomas oculares (prurito, eritema y lagrimeo) a menudo acompañan a los nasales. Los pacientes con síntomas oculares graves suelen manifestar fotofobia, incapacidad de usar lentes de contacto, dolor y cansancio oculares. A menudo se presentan inyección conjuntival y quemosis; hay un prurito notorio en los oídos, el paladar, la faringe o la cara, que puede ser en extremo molesto. Debido a las sensaciones de irritación en la faringe y el drenaje posterior de las secreciones nasales, quizás haya una tos no productiva. Los síntomas de vías respiratorias bajas, incluidos tos, sibilancias y disnea de ejercicio, se pueden vincular con la AR, incluso en ausencia de asma manifiesta. La hiperreactividad bronquial se induce por cambios en la provocación bronquial con dosis de histamina/metacolina después de la exposición a la alergia estacional en los pacientes con atopia (84). Las afecciones de vías respiratorias superiores y bajas a menudo coexisten, y la mayoría de los pacientes con asma presenta rinitis o rinosinusitis (85), en tanto una minoría significativa de aquellos con AR presenta asma concomitante (86). La rinitis/rinosinusitis puede modificar la evolución del asma y siempre debería considerarse en la valoración de pacientes con una mala regulación (87).

Algunos pacientes presentan síntomas sistémicos de SAR y pueden incluir debilidad, malestar general, irritabilidad, fatiga y anorexia. Ciertos pacientes presentan náusea, malestar abdominal y parece surgir el mal apetito con la deglución de un exceso de moco.

Una manifestación característica del complejo sintomático es la periodicidad de su aparición. Los síntomas suelen recurrir cada año durante muchos, en relación con la duración de la temporada de polinización del vegetal causal. Los pacientes más sensibles muestran síntomas pronto en la temporada, casi tan rápido como aparece el polen en el aire. La intensidad de los síntomas tiende a seguir el curso de la polinización, tornándose más intenso cuando la concentración de polen es máxima y cediendo cuando termina la temporada, momento en que la cantidad de polen en el aire disminuye. En algunos pacientes los síntomas desaparecen súbitamente cuando termina la temporada de polinización; en tanto en otros lo hacen de manera gradual durante un periodo de 2 a 3 sem después de su conclusión; puede haber un aumento de reactividad de la mucosa nasal después de la exposición repetida al polen. Esta reactividad mayor, local e inespecífica, se ha denominado *efecto de estimulación* (88). Bajo condiciones experimentales, un paciente puede responder a un alérgeno no considerado desde otros puntos de vista importantes en la clínica, si no se expusieron o presentaron estimulación antes a un alérgeno significativo en este sitio. La inespecificidad de este efecto puede contribuir a la presencia de los síntomas en algunos pacientes después de terminar la temporada de polinización, porque un alérgeno no importante en clínica por sí mismo puede inducir síntomas en la nariz antes *estimulada*. Por ejemplo, un paciente con resultados positivos de las pruebas cutáneas contra antígenos de mohos y ambrosía, y sin síntomas hasta agosto, pueden presentarlos hasta fines de octubre, después de concluir la temporada de polinización de la ambrosía. Los síntomas persisten porque la presencia de mohos en el aire afecta a la membrana mucosa estimulada. En la mayoría de los pacientes, no obstante, esto no parece ocurrir (89). La presencia de una infección secundaria o el efecto de irritantes inespecíficos, o membranas nasales inflamadas, puede también prolongar los síntomas de rinitis e influir en su intensidad más allá de la temporada de polinización específica. Algunos irritantes inespecíficos incluyen humo de tabaco, pinturas, tinta de periódicos y jabón/detergente de lavandería. Los cambios atmosféricos rápidos pueden agravar los síntomas en los pacientes predispuestos. Los contaminantes inespecíficos del aire pueden también potenciar los síntomas de la AR, como dióxido de azufre, ozono, monóxido de carbono y dióxido de nitrógeno.

Estos síntomas de AR pueden mostrar periodicidad dentro de la temporada. Muchos pacientes tienden a presentar síntomas más intensos por la mañana, porque la mayoría del polen aéreo se libera en cantidades máximas entre el amanecer y las 9:00 a.m. Algunos factores específicos, como la lluvia, pueden disminuir los síntomas de rinitis, porque limpian el aire del polen. Además, los días secos y ventosos pueden aumentar los síntomas por las concentraciones más altas de polen distribuidas en superficies más grandes. Los síntomas de la PAR son similares a los de la rinitis estacional. La menor intensidad de los síntomas observada en algunos pacientes puede llevar a interpretarlos como resultantes de *afecciones de senos paranasales* o *resfríos frecuentes*. La congestión nasal puede ser el síntoma predominante, en particular en los niños, cuyas vías aéreas son relativamente pequeñas. También se presentan estornudos, rinorrea transparente y prurito ocular, de oídos, nariz

y garganta, acompañados por lagrimeo. La presencia de prurito en la nasofaringe y las regiones oculares es compatible con una causa alérgica de rinitis crónica. La obstrucción nasal crónica puede causar respiración oral, ronquidos, olfateo casi constante y un tono nasal de la voz. La obstrucción empeora o es causa del desarrollo de apnea obstructiva del sueño. Debido a la respiración constante por la boca, los pacientes quizá se quejen de una garganta seca, irritada o dolorosa. Asimismo, puede ocurrir anosmia en aquellos con obstrucción nasal crónica y las crisis de estornudos prolongadas al despertar o en las primeras horas de la mañana son su manifestación. Debido a que el edema crónico implica la abertura de la trompa de Eustaquio y los senos paranasales, son frecuentes cefaleas frontales y los síntomas óticos, como disminución de la audición, plenitud y chasquidos en los oídos. En los niños puede haber crisis recurrentes de otitis media serosa. La obstrucción nasal crónica puede llevar a la disfunción de la trompa de Eustaquio. El prurito nasal persistente de bajo grado lleva a un frote casi constante y fasciculaciones de la nariz. En los niños se presenta epistaxis recurrente por la friabilidad de las membranas mucosas, las crisis de estornudos, el sonarse forzadamente la nariz o frotarla. Después de la exposición a cifras significativas de alérgenos, como el estrecho contacto con una mascota o cuando se limpia la casa, los síntomas pueden ser tan graves como en las etapas agudas de la SAR. La secreción posnasal constante y excesiva puede vincularse con una tos crónica o el carraspeo continuo.

Exploración física

La mayoría de los datos anormales de exploración física se presenta durante las etapas agudas de la enfermedad, ya sea que los pacientes padezcan PAR o SAR. Los datos de exploración física comunes son los siguientes:

- Obstrucción nasal y respiración oral asociada.
- Mucosa nasal de pálida a azulada y aumento de volumen de los cornetes inferiores (pastosos).
- Secreciones nasales transparentes (pueden ser blanquecinas en los pacientes que sufren AR grave).
- Flujo transparente o blanco en la pared posterior de la nasofaringe.
- Eritema conjuntival, lagrimeo y ojeras.

Los datos físicos que suelen confinarse a la nariz, los oídos y los ojos ayudan al diagnóstico. El frotamiento de nariz y boca, y la respiración oral, son datos frecuentes. Algunos niños se frotarán la nariz en dirección ascendente y hacia el exterior, lo que se ha denominado el *saludo alérgico*. Los ojos quizá muestren lagrimeo excesivo, con escleróticas y conjuntivas enrojecidas y, a menudo, quemosis. La conjuntiva puede estar edematizada y tener aspecto granular, y los párpados, por lo general, están inflamados. La piel sobre la nariz puede estar roja e irritada por el frote y el constante sonarse. La exploración de la cavidad nasal muestra una mucosa pálida, húmeda, edematosa, con frecuencia de tinte azulado; puede observarse una secreción diluida transparente dentro de la cavidad nasal. Los cornetes inflamados pueden por completo ocluir las vías nasales y afectar gravemente al paciente. En ocasiones hay líquido en el oído medio, con una disminución de la audición resultante. La faringe presenta estrías de tejido linfoide, aspecto a veces llamado "de empedrado". La exploración de nariz y ojos es normal durante los intervalos asintomáticos en los pacientes con SAR.

En aquellos pacientes con PAR, la exploración física ayuda al diagnóstico, en particular en un niño que se frota constantemente la nariz o los ojos. Esto incluye un aspecto de boqueo, debido a la respiración oral constante y un ensanchamiento de la sección media de la nariz. En el tercio inferior de la nariz puede haber un surco transverso, donde la porción cartilaginosa blanda se une con el puente óseo rígido. Esto es resultado del frote continuo y el impulso de la nariz para aliviar el prurito. Las membranas mucosas se muestran pálidas, húmedas y pastosas, tal vez con un tinte azulado. Las secreciones nasales suelen ser transparentes y acuosas, pero también podrían ser mucoides y al microscopio mostrar un gran número de eosinófilos. Los círculos oscuros bajo los ojos, conocidos como *ojeras alérgicas,* aparecen en algunos niños, supuestamente debidas a estasis venosa secundaria a la congestión nasal constante. La conjuntiva puede inyectarse o quizá parecer granular. En niños afectados por PAR en etapas tempranas de la vida se presenta estenosis del arco del paladar. Tales niños quizá presenten deformidades faciales, como mala oclusión dental o hipertrofia gingival. La faringe suele ser normal a la exploración, si bien su pared posterior quizá muestre folículos linfáticos prominentes.

■ FISIOPATOLOGÍA

La nariz tiene las siguientes seis funciones principales: es el órgano olfatorio, un resonante para la fonación, una vía de paso del flujo de aire y su entrada y salida de los pulmones, y un medio de humidificación y calentamiento del aire inspirado, un filtro de partículas nocivas del aire inspirado y partícipe de las respuestas inmunológicas junto con los senos paranasales (90, 91). Las reacciones alérgicas en las membranas mucosas nasales pueden afectar notoriamente las principales funciones de la nariz. La AR es una enfermedad mediada por IgE que se caracteriza por una respuesta inflamatoria eosinofílica, con manifestaciones de congestión nasal, rinitis, prurito y estornudos en respuesta a alérgenos inhalados en un

sujeto antes sensibilizado (92-94). Los síntomas normalmente incluyen una *fase temprana*, que desaparece en 1 a 2 h, seguida por una *fase tardía*, que puede durar hasta 12 a 24 h (95).

Los anticuerpos IgE se unen a receptores de alta afinidad (FcεRI) en las células cebadas y los basófilos, así como a receptores de baja afinidad (FcεRII o CD23) en otras células, como monocitos, eosinófilos, linfocitos B y las plaquetas (91). Después de la exposición al alérgeno en el aparato respiratorio, este primero se introduce a las células presentadoras de antígenos (APC, por sus siglas en inglés), que incluyen macrófagos, células dendríticas CD1[+], linfocitos B y células epiteliales (96). Después de que el alérgeno es captado por la APC, se procesa hasta un péptido pequeño que se une a moléculas de clase II del complejo de histocompatibilidad principal (MHC, por sus siglas en inglés) específico a través de linfocitos T CD4[+] (97). La provocación nasal con alérgenos se ha vinculado con aumento de HLA-DR y HLA-DQ (heterodímeros αβ de moléculas de clase II del MHC que actúan como proteínas receptoras de superficie en las células presentadoras de antígenos), células positivas en la lámina propia y el epitelio de los sujetos con alergia (98). El complejo peptídico de clase II del MHC se expresa entonces sobre la superficie celular, donde es reconocido por el receptor T_H0 y otras moléculas coestimuladoras, con la diferenciación en linfocitos CD4[+] T_H2 resultante, que producen citocinas, como IL-4, IL-5 e IL-13. Este es el suceso crucial temprano de la sensibilización alérgica y la clave para el desarrollo de inflamación alérgica a través de la inducción de linfocitos T_H2. Puede presentarse anergia de la vía de diferenciación de los linfocitos T_H2 si hay ausencia del segundo contacto intercelular entre CD80 o CD86 de las APC y el CD28 de los linfocitos T (99).

Después de que se sintetizan anticuerpos IgE específicos para un alérgeno determinado y se secretan, se unen a receptores IgE de alta afinidad FcεRI en la superficie de las células cebadas, abundantes en el compartimento epitelial de la mucosa nasal de los sujetos con AR y fácilmente activadas con la reexposición al alérgeno, que cuando presenta enlace cruzado con anticuerpos IgE unidos a células específicas sobre la superficie de las células cebadas por un proceso dependiente del calcio, que da como resultado su desgranulación y la liberación de varios mediadores preformados de inflamación y de nueva síntesis, que incluyen histamina, leucotrienos, prostaglandinas, proteasas, proteoglucanos, factor activador de plaquetas, bradicinina, citocinas y quimiocinas (91), que se encargan de las reacciones alérgicas mediadas por las células cebadas, con síntomas de rinitis resultantes de tipo inmediato, que incluyen edema, aumento de la permeabilidad vascular y la secreción nasal. La histamina, principal mediador de la AR, estimula la secreción de moco y la nasal, así como a todas las terminaciones sensoriales del nervio trigémino para inducir estornudos y prurito. La histamina, los leucotrienos y las prostaglandinas pueden también actuar sobre los vasos sanguíneos y causar congestión nasal (91).

La submucosa nasal normal contiene cerca de 7 000 células cebadas/mm^3, pero solo 50/mm^3 se encuentran en el epitelio nasal (91). No obstante, el epitelio superficial de la nariz contiene 50 tantos más de células cebadas y basófilos en los pacientes con AR, en comparación con los de NAR (100). Las células cebadas nasales son predominantemente de tejido conectivo, localizadas en la lámina propia nasal, aunque 15% corresponde a las epiteliales. Las células cebadas de la mucosa expresan triptasa sin quimasa y pueden proliferar en la AR bajo la influencia de citocinas T$_H$2.

Las células cebadas y sus mediadores son componentes importantes de la respuesta de fase temprana, dada su desgranulación en la mucosa nasal y la detección de histamina, leucotrienos C$_4$ (LTC$_4$) y prostaglandina D$_2$ (PGD$_2$) en el líquido de lavado nasal (91). Además, la respuesta de fase temprana puede también vincularse con un incremento de los neuropéptidos, como el péptido relacionado con el gen de calcitonina (cGRP, por sus siglas en inglés), la sustancia P, el péptido intestinal vasoactivo (VIP, por sus siglas en inglés) y cifras crecientes de citocinas, incluidas IL-1, IL-3, IL-4, IL-5, IL-6, el factor estimulante de colonias de granulocitos-macrófagos (GM-CSF, por sus siglas en inglés) y el TNF-α (101-105). Estas citocinas derivadas de las células cebadas promueven una mayor producción de IgE y células cebadas, y la proliferación, supervivencia y quimiotaxis de estas y eosinófilos. La IL-1, IL-5 y el TNF-α promueven el traslado de eosinófilos por incremento de la expresión de moléculas de la adhesión endotelial. Los eosinófilos pueden secretar una plétora de citocinas, que incluyen IL-3, IL-4, IL-5, IL-10 y GM-CSF con proliferación de células cebadas y de T$_H$2 resultantes. Los eosinófilos pueden también actuar en una forma autocrina y producir IL-3, IL-5 y GM-CSF, que son importantes para la hematopoyesis, la diferenciación y la supervivencia de los eosinófilos (91). También hay una acumulación de linfocitos CD4$^+$, eosinófilos, neutrófilos y basófilos durante un proceso inflamatorio alérgico (106). Los eosinófilos liberan radicales libres de oxígeno y proteínas, incluyendo la básica mayor y la catiónica de eosinófilos (ECP, por sus siglas en inglés), y las peroxidasas de eosinófilos, que pudiesen alterar al epitelio respiratorio y promover una mayor liberación de mediadores e hiperrespuesta por las células cebadas (107, 108). Los eosinófilos también aumentan durante la exposición estacional y el número de citoblastos de eosinófilos en el material de raspado nasal aumenta después de la exposición a alérgenos, lo que así se correlaciona con la gravedad de la afección estacional.

Casi 4 a 6 h después de la estimulación por un alérgeno, la fase temprana puede ser seguida por la respuesta de fase tardía, que quizá dure entre 18 y 24 h. La respuesta de fase tardía se caracteriza por una prolongación de los estornudos, la rinorrea y la congestión nasal sostenida. La respuesta de fase tardía puede también desencadenar una inflamación sistémica, que puede aumentar en las vías aéreas superiores e inferiores, lo que sugiere un vínculo con el asma. La respuesta de fase tardía se caracteriza por infiltración de linfocitos T, basófilos, eosinófilos y neutrófilos en la submucosa nasal. En aquellos pacientes que se someten a un reto nasal, la reacción de fase tardía ocurre en más de 50% de aquellos con AR (91). A diferencia de la respuesta de fase temprana, no se detectan PGD$_2$ y triptasa en la de fase tardía, ausencia compatible con una secreción de histamina derivada de basófilos, más bien que de la participación de células cebadas. Los basófilos están notoriamente aumentados en el lavado de secreción de líquido nasal de 3 a 11 h después del reto con alérgeno, lo que sugiere su participación en las reacciones de fase tardía (109).

■ DATOS DE LABORATORIO

El diagnóstico de AR se basa tanto en el interrogatorio clínico como en los estudios ordenados. Las pruebas de IgE específica de alérgeno (sIgE, por sus siglas en inglés) *in vitro* son ventajosas en diversos contextos clínicos donde no se pueden hacer pruebas de punción cutánea, como en la urticaria con dermatografismo, la dermatitis por contacto alérgica/eccema grave (lo que hace un reto a la interpretación) o el uso de medicamentos, como antagonistas de histamina-1/histamina-2, antidepresivos tricíclicos o bloqueadores β. Asimismo, puede ser ventajoso hacer pruebas *in vitro* para los lactantes y niños pequeños. No hay riesgo de anafilaxia con las pruebas *in vitro*. Por el contrario, estas pruebas tienen una menor sensibilidad en comparación con las de punción cutánea, a un mayor costo, y los resultados no están fácilmente disponibles para el médico y el paciente.

En la rinitis crónica, la presencia de un gran número de eosinófilos sugiere una causa alérgica, si bien es cierto que se presenta el síndrome de NAR con eosinofilia (NARES, por sus siglas en inglés). La ausencia de eosinofilia nasal no descarta una causa alérgica, en especial si se hace la prueba durante un periodo de relativa tranquilidad de la enfermedad o en presencia de infección bacteriana, cuando un gran número de neutrófilos polimorfonucleares enmascara a los eosinófilos. La eosinofilia de sangre periférica puede estar presente en la SAR activa (cifra absoluta > 500 eosinófilos/μL) o no. Una concentración elevada de manera significativa de IgE sérica se puede presentar en algunos pacientes con AR, pero muchas otras afecciones (incluidos los factores raciales) quizá aumenten la concentración sérica de IgE total, como la dermatitis atópica concomitante. Así, la cuantificación de IgE sérica total es apenas predictiva de la detección de alergias en la rinitis y no debería usarse como recurso de diagnóstico (1).

■ DIAGNÓSTICO

El diagnóstico de SAR (intermitente) suele no presentar dificultad para el momento en que el paciente ha presentado síntomas suficientemente intensos para buscar atención médica. La naturaleza estacional de la afección, el complejo sintomático característico y los datos de exploración física deben permitir establecer un diagnóstico en la mayoría de los casos. Si el paciente se atiende en primer término durante la temporada inicial o la segunda, o si el síntoma principal es una conjuntivitis, puede haber un retraso en el diagnóstico tan solo a partir del interrogatorio. Pruebas de respaldo adicionales corresponden a un antecedente positivo de afecciones alérgicas en la familia inmediata y el colateral de otras afecciones alérgicas en el paciente. Después de hacer el interrogatorio y la exploración física deben realizarse pruebas cutáneas para determinar la reactividad del paciente contra los alérgenos de que se sospecha. Para la interpretación apropiada de una prueba cutánea positiva es importante recordar que los pacientes con AR quizá muestren resultados positivos a las pruebas cutáneas de alérgenos diferentes a los que tienen importancia clínica. En la SAR se mostró que las pruebas por punción cutánea son adecuadas para fines de diagnóstico en muchos pacientes si se usan extractos estandarizados. Las pruebas intradérmicas, cuando son positivas, quizá no siempre se correlacionen con la enfermedad alérgica (110, 111). Asimismo, deben hacerse pruebas cutáneas e interpretarse por el personal entrenado, porque los resultados quizá se alteran por la distancia entre el sitio de aplicación de los alérgenos (112) (la espalda en comparación con un brazo), el tipo de dispositivo usado para la prueba (113), la temporada del año en que se hizo el estudio (114) y la calidad de los extractos usados para la prueba (115).

El primer inmunoanálisis usado para medir con precisión la IgE sérica fue el de radioalergoadsorción (RAST) (116-118). En los inmunoanálisis más recientes se usan anticuerpos anti-IgE marcados con enzimas como auxiliares de diagnóstico en algunas enfermedades alérgicas. Los inmunoanálisis de la IgE circulante se pueden usar en lugar de las pruebas cutáneas cuando no se dispone de extractos de alta calidad, cuando una prueba cutánea testigo con un diluente es consistente de forma positiva, y en cuanto al tratamiento antihistamínico, no puede discontinuarse si hay una afección cutánea amplia. De inicio, la RAST y, después, análisis basados en enzimas y anticuerpos anti-IgE parecen correlacionarse bastante bien con otras medidas de hipersensibilidad, como las pruebas cutáneas, la titulación del punto final, la secreción de histamina y las pruebas de provocación. La frecuencia de reacciones positivas obtenidas por pruebas cutáneas suele ser mayor que la que se encuentra con la RAST sérica o nasal o análisis enzimáticos. En vista de estos datos, los análisis séricos pueden usarse como complementos de las pruebas cutáneas, estas últimas que son los métodos de diagnóstico ideales para demostrar anticuerpos IgE. Cuando la prueba cutánea resulta positiva, hay poca necesidad de hacer otras. Cuando la prueba cutánea es dudosamente positiva, la diagnóstica *in vitro*, como regla, será negativa. Por lo tanto, la información obtenida por la medición de la IgE sérica suele añadir poco a la correspondiente de la valoración crítica de las pruebas cutáneas con extractos de alta calidad.

■ DIAGNÓSTICO DIFERENCIAL

El diagnóstico de AR debe establecerse con cuidado, porque cuando este es incorrecto pudiese dar como resultado tratamientos onerosos y modificaciones importantes en el estilo de vida y el ambiente de un paciente. Varias afecciones médicas se pueden confundir con la AR persistente (tabla 26-2). Las principales causas de congestión nasal y secreción persistente incluyen RM, fármacos, el embarazo, cuerpos extraños nasales, otras anomalías óseas de la pared nasal lateral, el cornete ampolloso (celdilla aérea dentro del cornete medio), adenoides crecidas, pólipos nasales, rinorrea de líquido cefalorraquídeo (LCR, por sus siglas en inglés), tumores, hipotiroidismo, discinesia ciliar por fibrosis quística, discinesia ciliar primaria, síndrome de Kartagener, enfermedades granulomatosas (p. ej., sarcoidosis, granulomatosis con polivasculitis, granuloma de la línea media), mastocitosis nasal, sífilis congénita, rinitis gustativa, reflujo gastroesofágico, rinitis atrófica, granulomatosis eosinofílica con polivasculitis (antes conocida como vasculitis de Churg-Strauss), sinusitis alérgica micótica y NARES.

Rinitis medicamentosa

Una afección que puede entrar en el diagnóstico diferencial es la RM o congestión nasal de rebote, una forma no alérgica de rinitis inducida por fármacos, en la que la mucosa nasal se ve activada o agravada por el uso excesivo o inapropiado de descongestivos nasales (119). No se conoce bien la fisiopatología de la RM y se cree corresponde a una disregulación del tono simpático/parasimpático, con aumento resultante de la actividad parasimpática, la permeabilidad vascular y la formación de edema por alteración del tono vasomotor, lo que crea una congestión

TABLA 26-2 DIGNÓSTICO DIFERENCIAL DE LA RINITIS NO ALÉRGICA

Fármacos vinculados
- Agonistas adrenérgicos α tópicos
- Estrógenos orales
- Bloqueadores β orales y oftálmicos

Infecciones
- Sinusitis crónica
- Tuberculosis
- Sífilis
- Infección micótica

Afecciones sistémicas
- Fibrosis quística
- Inmunodeficiencias
- Síndrome de cilio inmóvil
- Hipotiroidismo
- Rinitis del embarazo

Anomalías estructurales
- Desviación notoria del tabique nasal
- Cornete ampolloso
- Pólipos nasales
- Hipertrofia de adenoides
- Cuerpo extraño

Neoplasias
- Carcinoma de células escamosas
- Carcinoma nasofaríngeo

Enfermedades granulomatosas
- Granulomatosis con polivasculitis (GPA, anteriormente granulomatosis de Wegener)
- Sarcoidosis
- Granuloma de la línea media
- Granulomatosis eosinofílica con polivasculitis (EGPA; antes vasculitis de Churg-Strauss)

Otras
- Rinitis atrófica
- Rinitis gustativa
- Sinusitis micótica alérgica
- Enfermedad por reflujo gastroesofágico
- Síndrome de rinitis no alérgica con eosinofilia (NARES)

de rebote (120). Las aminas simpaticomiméticas, como la seudoefedrina, la fenilefrina y la efedrina, activan a los nervios simpáticos por la secreción de norepinefrina endógena, que causa vasoconstricción (121). Las imidazolinas (p. ej., xilometazolina, oximetazolina, clonidina) causan vasoconstricción principalmente a través de suprarrenorreceptores α2 (122). En los pacientes con RM se recomienda la discontinuación del producto casual junto con un ciclo de corticoesteroides orales.

Fármacos

Varios fármacos diferentes pueden causar congestión nasal, y son ejemplos los antihipertensivos, como reserpina, hidralacina, guanetidina, metildopa, prazosina, doxazosina y clorotiacida; bloqueadores adrenérgicos β, como nadolol y propranolol; inhibidores de la fosfodiesterasa–5, como sildenafilo, vardenafilo, tadalafilo, los anticonceptivos orales y las hormonas exógenas; los antidepresivos/antipsicóticos; la cocaína, y los AINE. La discontinuación de estos fármacos durante unos cuantos días da como resultado una notoria mejoría sintomática.

Los cambios cíclicos en la intensidad de la rinitis pueden relacionarse con modificaciones de las concentraciones relativas de la mezcla compleja de hormonas durante el ciclo menstrual. En experimentos de provocación nasal, las pacientes alérgicas a los anticonceptivos orales, objeto de retos con gramíneas, presentaron menor congestión nasal en el día 14 del ciclo menstrual y más estornudos al final del ciclo (123). Por lo tanto, los anticonceptivos orales afectan la reactividad nasal en formas complejas y suelen poder continuarse en las pacientes con AR.

La aspiración nasal de cocaína suele vincularse con congestión, rinorrea, disminución de la agudeza olfativa y perforación del tabique nasal (124). El ácido acetil salicílico y otros AINE suelen inducir rinitis. En una muestra aleatoria basada en la población, la intolerancia de ácido acetil salicílico fue más frecuente en sujetos con AR que en aquellos que no la padecen (125). En casi 10% de los pacientes adultos con asma, el ácido acetil salicílico y otros AINE que inhiben a la enzima ciclooxigenasa (COX, por sus siglas en inglés) precipitan crisis de asma y reacciones nasales (126). Este síndrome clínico distintivo llamado enfermedad respiratoria exacerbada por el ácido acetil salicílico (AERD, por sus siglas en inglés) se caracteriza por una secuencia atípica de síntomas, inflamación eosinofílica intensa de los tejidos nasales y bronquiales, combinada con una sobreproducción de cisteinil-leucotrienos. Después de la ingestión de ácido acetil salicílico u otros AINE ocurre una crisis aguda de asma en 3 h, por lo general acompañada por rinorrea profusa, inyección conjuntival, edema periorbitario y, a veces, rubor escarlata de cabeza y cuello. Asimismo, se han estudiado las poblaciones de células inflamatorias en la mucosa nasal de los pacientes con rinitis sensible al ácido acetil salicílico. En comparación con los sujetos normales, hay un aumento de eosinófilos, células cebadas y linfocitos T activados; se detectan aumentos notorios en el número de células ARNm⁺ para IL-5, y menores de células ARNm⁺ para IL-4 , en los pacientes hipersensibles al ácido acetil salicílico. No se detectan diferencias para IL-2 o IFN-γ. El predominio de macrófagos y el aumento desproporcionado de IL-5 en comparación con la expresión del ARNm de IL-4 sugieren que pueden ser factores importantes, diferentes a los mecanismos alérgicos en esta enfermedad (105, 127). En este sentido, se han notado un aumento similar en IL-5, una sobreexpresión de la sintetasa de LTC$_4$ y un incremento del número de receptores del cisteinil-leucotrieno tipo 1 en los bronquios o las células de los pacientes con AERD (127, 128).

Embarazo

La rinitis del embarazo se ha atribuido a concentraciones crecientes de hormonas femeninas durante la gestación y la necesidad del edema de la mucosa con hipersecreción de moco para la protección de la vagina y el cérvix (129); se calcula que impacta hasta 10 a 30% de las embarazadas y se limita al periodo gestacional (130). La rinitis se inicia de manera característica al final del primer trimestre y desaparece de inmediato después del parto (131). Asimismo, se ha comunicado que hay una congestión nasal mayor en 22 a 72% de las embarazadas con asma (132). La evolución de la rinitis durante el embarazo es variable y aunque muchas pacientes se mantienen sin cambios, casi 33% en realidad presenta empeoramiento de su estado durante el embarazo, a semejanza del patrón del asma (133).

Cuerpo extraño

En raras ocasiones se puede creer que una paciente con un cuerpo extraño en la nariz presenta una rinitis crónica. Los cuerpos extraños suelen presentarse como obstrucción nasal unilateral, acompañada por una secreción fétida purulenta. Los niños pueden colocar cuerpos extraños dentro de la nariz, con frecuencia máxima chícharos, frijoles, botones y gomas de borrar. Los cuerpos extraños nasales causan una rinitis crónica; sin embargo, rara vez se presentan en adultos y suelen ser resultado de traumatismos o afecciones mentales comórbidas (134). La sinusitis a menudo se diagnostica erróneamente si no se explora de manera apropiada la nariz, lo que se hace de la mejor forma cuando se retiran las secreciones, de modo que se pueda visualizar el cuerpo extraño. Los síntomas comunes de un cuerpo extraño nasal incluyen secreción nasal, congestión, dolor o una secreción fétida mucopurulenta (135).

Obstrucción nasal

Una exploración física cuidadosa de la cavidad nasal debe realizarse para descartar desviación del tabique, aumento de volumen de las adenoides, atresia de coanas, cornete ampolloso y pólipos nasales como causa de la congestión nasal.

Rinorrea de líquido cefalorraquídeo

La rinorrea de LCR rara vez simula una AR (136). La mayoría de los casos es resultado de traumatismos (137). Los casos de rinorrea espontánea (no traumática) de LCR pueden corresponder a un escape con presión alta o normal, y persistir durante meses a años. Además, hay informes de meningitis en 19% de los pacientes con escape persistente de LCR (138), que es un líquido de aspecto transparente y acuoso y pudiese ser uni o bilateral (139). La determinación de la concentración de transferrina β-2 de la secreción nasal establece el diagnóstico, pues está presente solo en la perilinfa, el LCR y el humor acuoso. Cuando se encuentra en la secreción nasal es altamente específica de la rinorrea de LCR (140). Después de localizar el sitio de escape por resonancia magnética o tomografía computarizada (TC, por sus siglas en inglés), cisternografía o TC de alta resolución se requiere su reparación quirúrgica para prevenir una meningitis (140).

Tumor

Varias neoplasias pueden presentarse en la zona nasofaríngea. Las más importantes son encefalocele, papiloma invertido, carcinoma de células escamosas, sarcoma y angiofibroma. Los encefaloceles, por lo general, son unilaterales, suelen presentarse en un sitio alto de la nariz y, en ocasiones, dentro de la nasofaringe, aumentan de tamaño con el esfuerzo, el levantamiento de cosas pesadas o el llanto. Algunos tienen una calidad pulsátil, y se puede desarrollar rinorrea de LCR o incluso meningitis, como complicaciones de la biopsia de estas lesiones.

Los papilomas invertidos tienen un aspecto algo papilar, son friables y más vasculares que los pólipos nasales, por lo que sangran más fácilmente; se presentan en forma unilateral o bilateral y con frecuencia afectan al tabique nasal, así como la pared lateral de la nariz, y se requiere una biopsia para confirmar el diagnóstico. Los angiofibromas son los tumores más frecuentes en los preadolescentes varones (141), surgen en la porción posterior de las coanas (coana ósea) de la nasofaringe con aspecto polipoide, pero, por lo general, de color rojizo-azul. No se hunden a la palpación. Los angiofibromas son tumores muy vasculares y sangran de manera excesiva cuando están lesionados o si se hace una biopsia. Los tumores más grandes pueden invadir el hueso y extenderse a las estructuras adyacentes (141). Los carcinomas y sarcomas pueden simular pólipos nasales, por lo general unilaterales, que se pueden presentar en cualquier sitio dentro de las cavidades nasales, son firmes y suelen sangrar con la manipulación. Conforme avanza la enfermedad, se afectan las estructuras vecinas.

Hipotiroidismo

En los pacientes con hipotiroidismo, un aumento de la hormona estimulante del tiroides da como resultado el edema de los cornetes nasales. Por lo tanto, es importante una revisión cuidadosa de los aparatos y sistemas, y estudios de función tiroidea, para descartar el hipotiroidismo como causa de la congestión nasal.

Sífilis

En hasta 70% de los lactantes infectados por la sífilis hay una afección mucocutánea de las vías nasales que causa rinitis, presente al nacimiento o que se desarrolla en los primeros 3 meses de la vida extrauterina (142); ocurre la deformidad de *nariz en silla de montar*, posterior a la ulceración de la mucosa nasal y el cartílago.

Afecciones ciliares

Con el síndrome de discinesia ciliar, los pacientes pueden experimentar síntomas de rinitis secundarios a anomalías del transporte mucociliar. Los criterios para el diagnóstico incluyen (a) ausencia o casi falta del transporte traqueobronquial o mucociliar nasal y (b) ausencia total o casi falta de brazos de dineína en los cilios de la mucosa nasal o

bronquial. En la microscopia electrónica se pueden visualizar rayos radiales defectuosos o la transposición de dobletes microtubulares periféricos hacia el centro del axonema. El último criterio es de (c) manifestaciones clínicas de infecciones respiratorias superiores y bajas crónicas (p. ej., sinusitis, bronquitis y bronquiectasias) (143). Algunos pacientes rara vez pueden presentar la tríada de bronquiectasias, sinusitis y *transposición visceral completa* (síndrome de Kartagener) (144). En otros pacientes, los cilios, si bien de estructura anormal, pueden ser móviles. Los cilios en los pacientes con este síndrome se pueden distinguir de los de aquellos con asma, sinusitis, bronquitis crónica y enfisema, que quizá presenten anomalías inespecíficas de su estructura.

Rinitis no alérgica perenne

La rinitis no alérgica perenne (PAR, por sus siglas en inglés) incluye a un grupo heterogéneo de al menos siete subgrupos, a saber, NARES, rinitis inducida por fármacos, gustativa, inducida por hormonas, atrófica, del anciano e idiopática. El NARES se caracteriza por eosinofilia nasal, pero en la actualidad no hay consenso acerca del grado de eosinofilia requerido, porque se informó de un rango de 5 a 20% como compatible con la afección (145, 146). Debido a que se desconoce la fisiopatología de NARES, se le ha equiparado con la rinitis idiopática, la rinitis alérgica local (LAR, por sus siglas en inglés), una respuesta inflamatoria local inducida por irritantes o como precursora de la AERD, porque los pacientes con NARES con frecuencia presentan pólipos nasales eosinofílicos, hiperreactividad bronquial y asma no alérgica. Los pacientes de NARES muestran síntomas perennes de estornudos, prurito, rinorrea, obstrucción nasal y, en ocasiones, pérdida del sentido del olfato. La afección se puede presentar en niños y adultos, y suele tener una respuesta favorable a los corticoesteroides intranasales.

La rinitis idiopática, a veces conocida como rinitis vasomotora o intrínseca, es el tipo más prevalente de NAR. Su fisiopatología no tiene relación con la alergia o una enfermedad sistémica subyacente y, por lo general, no se vincula con eosinofilia nasal. En estos pacientes los síntomas nasales, si bien similares a los de AR, suelen precipitarse por estímulos inespecíficos como el humo del tabaco, perfumes, olores fuertes y cambios de la presión barométrica. Aunque se desconoce la fisiopatología de la rinitis idiopática, algunas de sus formas pueden corresponder a alteraciones no adrenérgicas, no colinérgicas, o del sistema neural peptidérgico (147, 148). Las neuronas peptidérgicas nasales (principalmente fibras C sensoriales) se activan por estímulos inespecíficos, con el resultado de la secreción antidrómica y ortodrómica de neuropéptidos inflamatorios, que pueden ejercer efectos colaterales sobre la vasculatura sanguínea y las glándulas secretoras de moco, y llevar a los síntomas de la rinitis idiopática (149). Estas fibras, se cree, son activadas principalmente por el potencial de respuesta transitoria (TRP, por sus siglas en inglés), los conductos del ion calcio cuyos ligandos se mostró eran afectados por la temperatura, estímulos mecánicos u osmóticos, o por una variedad de irritantes químicos. El TRPV1 es activado por las temperaturas elevadas y se ha mostrado que es un ligando específico de la capsaicina. Una exposición aguda a la capsaicina puede activar al TRPV1, en tanto la exposición continua a la capsaicina puede desensibilizar a este receptor (150). Asimismo, se pueden estimular los conductos TRPA1 y TRPM8 por el aire frío (151) y quizá se atenúen por la capsaicina (152). Vías similares de TRP quizá tengan participación significativa en la rinitis gustativa (153), la rinosinusitis viral aguda (154, 155), la rinitis del anciano o incluso la AR.

Rinitis atrófica

La rinitis atrófica primaria es un tipo de inflamación nasal más prevalente en los grupos socioeconómicos bajos de países en desarrollo y se caracteriza por atrofia progresiva de la mucosa nasal y el hueso subyacente, con una cavidad nasal resultante ampliamente permeable, pero llena de costras copiosas fétidas (156). La infección se puede atribuir a *Klebsiella pneumoniae* sp. *ozaenae*, aunque su participación como patógeno primario no se ha demostrado por completo. Los síntomas suelen constar de congestión nasal intensa, hiposmia y un olor constante. La disminución del riego sanguíneo de la mucosa nasal contribuye a la atrofia local y lleva al aumento de volumen del espacio nasal, con congestión paradójica (157). La rinitis atrófica se puede superponer en pacientes con NAR o AR; debe distinguirse de la rinitis atrófica secundaria asociada con radiación, traumatismos, intervenciones quirúrgicas nasales excesivas y afecciones granulomatosas crónicas.

Enfermedad por reflujo gastroesofágico

La enfermedad por reflujo gastroesofágico (ERGE) se puede asociar con rinitis y otitis media recurrente, en especial en los niños (158-160); se cree que la prevalencia aumenta con la edad y hasta 22% de los adultos mayores presenta ERGE (161, 162). En un estudio prospectivo de 10 años de grupos se encontró que quienes sufren ERGE nocturna tienen 60% más probabilidad de desarrollar síntomas de rinitis (163). En otro estudio reciente también se encontró un vínculo entre ERGE y síntomas de rinitis en pacientes de hasta 75 años de edad (164). El mecanismo subyacente exacto de la asociación ERGE-rinitis y el que el tratamiento de ERGE mejore la

rinitis o no en individuos de diferentes grupos de edad merecen mayor estudio.

Rinosinusitis micótica alérgica

El hongo causal de la rinosinusitis micótica alérgica (AFS, por sus siglas en inglés) corresponde de manera predominante a la familia Dematiaceae (*Aspergillus* spp., *Rhizopus* spp., *Alternaria* spp., *Curvularia* spp. y *Bipolaris spicifera*) (165). El AFS se presenta principalmente en pacientes atópicos que desarrollan una respuesta mediada por IgE ante el hongo, con pólipos nasales resultantes (166). La mucosa de los senos paranasales muestra una inflamación eosinofílica característica, con mucina alérgica que los llena. Con frecuencia se encuentran anticuerpos IgG e IgE específicos del hongo e IgE total elevados (167). El AFS es unilateral en más de 50% de los pacientes, pero puede afectar varios senos paranasales con erosión ósea vinculada. En la TC los senos paranasales afectados muestran la presencia de una lesión expandible, por lo general con adelgazamiento o erosión óseos, pero sin invasión del hueso (168). Los datos de TC también incluyeron opacidades heterogéneas con zonas de hiperatenuación (p. ej., aumento de la densidad en la TC, la resonancia magnética mostró hipointensidad T2) (168). En regiones donde no ha ocurrido erosión/expansión, el hueso circundante parecerá engrosado o con osteítis, dada la inflamación crónica en comparación con las zonas no afectadas. Aunque a menudo descrita como *calcificada*, la densidad de estas opacidades corresponde en realidad a una combinación de diversos metales (p. ej., hierro, magnesio y manganeso) concentrados por los microorganismos fúngicos, así como el bajo contenido de agua y alto de proteínas de la mucina (168). En un estudio se informó que cuando son usados en combinación con la presencia de pólipos nasales y sIgE de especies de *Aspergilosis*, la sensibilidad y especificidad de la TC es de hasta 70 y 100%, respectivamente (169). El tratamiento suele incluir intervención quirúrgica, con polipectomía y marsupialización de los senos paranasales afectados. El tratamiento médico incluye glucocorticoesteroides intranasales a largo plazo, con el uso de sus formas sistémicas para los casos más difíciles (170). En varios estudios se informó que la inmunoterapia es útil en la AFS como tratamiento adyuvante. Tales estudios informan de una mejor calidad de vida (170-173), con disminución de los requerimientos de corticoesteroides y la necesidad de repetir la intervención quirúrgica. No obstante, los estudios incluyeron la ausencia de testigos bien caracterizados y ha surgido duda dados los malos resultados de la inmunoterapia micótica cuando es usada para otras afecciones, como AR y asma (174).

■ RINITIS ALÉRGICA LOCAL

La rinitis alérgica local (LAR, por sus siglas en inglés) es una entidad clínica caracterizada por síntomas sugerentes de AR con una respuesta alérgica localizada en la mucosa nasal en ausencia de atopia sistémica, según la valoración por pruebas de diagnóstico convencionales, como las de punción cutánea o de determinación de la sIgE sérica (175). El paciente prototipo de LAR es una mujer joven, no fumadora, con antecedente familiar de atopia y compatible con AR. La mayoría de los pacientes de LAR suele presentar síntomas moderados a graves que tienden a empeorar con el transcurso del tiempo. Aunque la LAR es más frecuente en los adultos, 36% de los sujetos la desarrolla en la infancia (176-178).

Más de 30% de los sujetos con LAR también informa de síntomas de asma (177-179). La IgE puede tener una participación importante en el asma no atópica y producirse localmente, como en la mucosa nasal de los pacientes de LAR (180). En varios estudios se mostró la síntesis local de IgE en la mucosa bronquial de pacientes con asma, atópica y no, con mayor expresión de la línea germinativa de la cadena pesada ϵ de IgE y los productos maduros de transcripción del gen (ARNm de cadena ϵ), así como un cambio de clase local de la IgE (181, 182).

La caracterización de LAR generó importantes interrogantes clínicas respecto de si se desarrolla en AR con atopia sistémica o si es un factor de riesgo del asma. Los resultados del primer estudio longitudinal mostraron que la LAR tiene una baja tasa de conversión a AR, similar a la de testigos sanos (6.25 frente a 5%) después de 5 años. En este estudio se valoró periódicamente a un grupo de 149 pacientes de LAR y 130 testigos mediante el uso de cuestionarios, pruebas de punción cutánea, sIgE sérica, función pulmonar y la prueba de provocación con alérgenos nasales (177). Los pacientes de LAR empeoraron con el transcurso del tiempo, con alteración de la calidad de vida, aumento de la persistencia y gravedad de la rinitis y nuevas asociaciones con conjuntivitis y asma.

El diagnóstico de LAR se inicia con la demostración de una respuesta nasal específica de alérgeno mediante la prueba de provocación de alérgeno nasal o sIgE en las secreciones o en los tejidos nasales (183). Las pruebas de provocación con alérgenos nasales se consideran el estándar ideal para el diagnóstico de LAR y tienen mayor sensibilidad que la cuantificación de sIgE en las secreciones nasales, debido a que puede variar dependiendo de la técnica utilizada (184, 185).

El tratamiento del LAR es similar al de la AR e incluye instrucción, medidas de evitación de alérgenos, tratamiento farmacológico con corticoesteroides intranasales, antihistamínicos orales e intranasales, e inmunoterapia de alérgenos (180, 186).

■ EVOLUCIÓN Y COMPLICACIONES

La evolución de los pacientes con AR es variable (187); en un estudio se informó que 39% mejoró, 39% se mantuvo sin cambios y en 21% sus síntomas empeoraron (188). En otro estudio, 8% de los pacientes con AR presentó remisiones durante al menos 2 años (187). En un estudio publicado en la década de 1970, la probabilidad de remisión resultó mejor en quienes presentaban SAR y cuando la enfermedad estuvo presente durante menos de 5 años (189). La probabilidad de presentar asma como secuela de AR puede preocupar a los pacientes. La AR y las pruebas cutáneas de alergia positivas constituyen factores de riesgo significativos del desarrollo de asma nueva (190). En un estudio de pronóstico de 10 años de la AR infantil se encontró que el asma o las sibilancias se presentaron en 19% de los casos y eran más frecuentes en aquellos con PAR que en los que padecían SAR (191). Los individuos con cualquiera de estos diagnósticos tienen casi tres veces más probabilidad de presentar asma que los testigos negativos. Sin embargo, quizá se presenten síntomas de vía aérea superior e inferior de manera simultánea en alrededor de 25% de los pacientes. Aquellos con AR pueden presentar complicaciones por la inflamación nasal crónica, incluidas la otitis media recurrente con pérdida auditiva, la alteración del desarrollo del habla, sinusitis aguda y crónica, recurrencia de pólipos nasales, desarrollo craneofacial anormal, y apnea del sueño con las propias relacionadas (191, 192), agravamiento del asma y mayor propensión a desarrollarla. En los pacientes con AR una exposición continua a alérgenos da como resultado una inflamación persistente, con regulación ascendente de la expresión de ICAM-1 y VCAM-1 en el epitelio afectado (193). Puesto que el ICAM-1 es el ligando de casi 90% de los rinovirus, la regulación ascendente puede ser causa del aumento de la prevalencia de su aislamiento en estos pacientes. Los síntomas mal regulados de AR pueden contribuir a la pérdida de sueño, la fatiga secundaria diurna, la disminución de la función cognitiva total, alteración del aprendizaje, fatiga secundaria durante el día, disminución de la productividad a largo plazo y menor calidad de vida. Los síntomas de AR y la reactividad de las pruebas cutáneas tienden a desaparecer conforme aumenta la edad. En la mayoría de los pacientes, no obstante, las pruebas cutáneas siguen siendo positivas a pesar de la mejoría sintomática; por lo tanto, esta no necesariamente se correlaciona con la conversión de las pruebas cutáneas a negativas.

■ TRATAMIENTO

Para el tratamiento existen tres tipos de SAR o PAR: (a) de evitación, (b) sintomático (farmacoterapia) y (c) inmunoterapia. La evitación de aeroalérgenos y la inmunoterapia se revisan en el capítulo 13.

Repaso del tratamiento farmacológico

La estrategia de tratamiento actual de la AR consta en un esquema gradual con base en la duración de los síntomas, su intensidad y las afecciones comórbidas vinculadas, como conjuntivitis o asma. Los tratamientos médicos se dirigen a bloquear los síntomas de la respuesta de fase temprana mediada por histamina dentro del tejido objetivo o la respuesta de fase tardía. La farmacoterapia de la AR, en general, se divide en dos grandes clases: tópica u oral. Para el tratamiento de la AR intermitente leve, el tratamiento farmacológico inicial sugerido consta de un antihistamínico oral o intranasal, o un descongestivo oral. Sin embargo, se recomienda un antagonista del receptor H_1 de segunda generación no sedante, respecto de uno de primera generación que normalmente se vincula con más efectos adversos, que incluyen sedación, alteración de la coordinación motora y sequedad excesiva (194). Cuando la enfermedad intermitente es moderada a grave, los esteroides intranasales constituyen una alternativa de los fármacos antes mencionados (91). Para la AR persistente moderada a grave, los corticoesteroides intranasales deberían ser la primera clase de medicamentos empleada, con los antihistamínicos intranasales como alternativa.

También debería hacerse la investigación de la presencia de conjuntivitis alérgica, porque los antihistamínicos H_1 oculares tópicos con propiedades de estabilización de las células cebadas (p. ej., cromolín, nedocromil, olopatadina, azelastina, pemirolast) pueden ser necesarios para alcanzar una mejor regulación de los síntomas oculares en los sujetos con AR que no experimentan alivio de sus síntomas conjuntivales alérgicos con el uso de corticoesteroides intranasales (195). A pesar de la mejoría individual observada en los sujetos con estornudos, prurito o síntomas conjuntivales más intensos, los estudios clínicos han mostrado poco beneficio de añadir antihistamínicos orales o modificadores de leucotrienos, como el montelukast, a un corticoesteroide intranasal para el tratamiento de AR moderada a grave (196). Ante todos los grados de intensidad debería realizarse un seguimiento apropiado en un periodo razonable, con disminución gradual del tratamiento o su intensificación, según se tolere. Los fármacos específicos para el tratamiento de la AR y otras enfermedades alérgicas son cubiertos en los capítulos 33 a 38.

Corticoesteroides intranasales

Los corticoesteroides intranasales son el tratamiento de primera línea más eficaz para AR moderada a grave. En general, se consideran los más eficaces para obtener imágenes del componente inflamatorio y el alivio de los cuatro síntomas nasales primarios de la AR, que incluyen congestión nasal, rinorrea, prurito y estornudos. Además, estos fármacos pueden aliviar el prurito bucofaríngeo, la tos vinculada con AR, los ojos pruriginosos, llenos de agua, asociados con la conjuntivitis alérgica, y mejorar el asma (197). El propósito de la provisión intranasal de esteroides fue disminuir al mínimo los efectos secundarios potenciales del uso de corticoesteroides sistémicos. En la mayoría de los estudios, los corticoesteroides intranasales mostraron más eficacia que los antihistamínicos combinados y los antagonistas de leucotrienos para el tratamiento de la SAR. Además, en la mayoría de los pacientes que no responde a los corticoesteroides intranasales o no cumple con su esquema, otras alternativas viables incluyen el uso de un antihistamínico en combinación con un antagonista de leucotrienos o un descongestivo (198). El inicio de la eficacia terapéutica de los corticoesteroides intranasales normalmente se presenta entre 3 y 12 h. Los corticoesteroides son liposolubles y ejercen su efecto por unión a los receptores de glucocorticoides citoplasmáticos antes de su translocación al núcleo. Después de ingresar al núcleo celular, el receptor de corticoesteroides activados se une como dímero a los sitios específicos de ADN en la región promotora de los genes encargados de los esteroides, para inducir o suprimir patrones de transcripción génica y regular en dirección descendente la respuesta inflamatoria (199). Las transcritos de ARNm inducidos durante este proceso presentan después un procesamiento postranscripcional y se transportan al citoplasma para su traducción por los ribosomas, con menor producción de proteínas proinflamatorias (91). Después del procesamiento postraducción, las nuevas proteínas son liberadas fuera de la célula o se retienen en ella para la actividad interna. Además, los receptores de glucocorticoides activados pueden interactuar directamente con otros factores de transcripción en el citoplasma y modificar la capacidad de respuesta de esteroides de la célula objetivo (91).

Los corticoesteroides tienen efectos específicos sobre las células inflamatorias y los mediadores químicos. Los intranasales inhiben la captación o el procesamiento, pero no la presentación de antígeno por las células de Langerhans de las vías aéreas, lo que disminuye la respuesta inflamatoria secundaria y los síntomas de AR (200, 201). Los corticoesteroides intranasales disminuyen los eosinófilos y sus productos, con su menor supervivencia resultante; pueden también disminuir el ingreso de basófilos y células cebadas a las capas epiteliales de la mucosa nasal (91), inhiben la activación de los linfocitos T y aminoran la producción de citocinas proinflamatorias, que incluyen IL-2, IL-3, IL-4, IL-5 e IL-13 y sus receptores, con el resultado de una menor permeabilidad vascular y disminución del riego sanguíneo (202, 203). Los corticoesteroides pueden también disminuir la secreción de mediadores preformados y recién producidos, como histamina, triptasa, prostanoides y leucotrienos (204-206). Los corticoesteroides también inhiben la producción local de IgE y la concentración de granulocitos en la mucosa (207). Con excepción de sus anillos esterol D, todos los corticoesteroides intranasales usados en el tratamiento de la inflamación presentan elementos estructurales comunes.

En la actualidad, hay varios corticoesteroides nasales disponibles para tratar la AR e incluyen dipropionato de beclometasona, budesonida, ciclesonida, flunisolida, furoato de fluticasona, propionato de fluticasona, furoato de mometasona y acetónido de triamcinolona. Todos los esteroides intranasales tienen aprobación por la US Food and Drug Administration (FDA) para el tratamiento de la AR en mayores de 6 años. Todos los esteroides intranasales correspondieron a la categoría C del embarazo, con excepción de la budesonida, que resultó con una categoría B (208). En el año 2015, la FDA dejó de usar los grados señalados con letra para las recomendaciones durante el embarazo.

Los corticoesteroides intranasales ofrecen una mayor eficacia respecto de otras clases de medicamentos para tratar la AR, y a pesar de las variaciones en sus atributos de sensibilidad (p. ej., gusto u olfato) no hay pruebas de una respuesta clínica superior de un fármaco respecto de otro (209, 210). Con excepción del dipropionato de beclometasona, todos los demás corticoesteroides intranasales se degradan rápidamente hacia metabolitos menos activos, presentan una alteración sistémica mínima y se han relacionado con una absorción sistémica mínima, con pocos efectos sistémicos secundarios (91). La biodisponibilidad total de la mometasona intranasal es de 0.1% y la del propionato de fluticasona, de 2% (211). La biodisponibilidad del furoato de fluticasona es de 0.5% (212). Las correspondientes del acetónido de triamcinolona intranasal y el dipropionato de beclometasona se desconocen en este momento. A diferencia de otros corticoesteroides intranasales, el dipropionato de beclometasona se degrada hasta los metabolitos activo y relativamente inactivo, 17-mono-propionato de beclometasona y 21-monopropionato de beclometasona y beclometasona, respectivamente (213, 214). La ciclesonida es un profármaco que se convier-te enzimáticamente en la molécula activa desciclesonida, que tiene afinidad por el receptor de glucocorticoides 120 veces mayor que la del compuesto original (91). La desciclesonida está unida en 99% a las proteínas y hay un efecto elevado de primer paso que contribuye a la biodisponibilidad indetectable (215).

También ha habido resultados promisorios del uso del tratamiento combinado de corticoesteroides y antihistamina intranasales. Una fórmula nueva contiene clorhidrato de azelastina y propionato de fluticasona y se presenta como nebulizado nasal único (216), indicado para el tratamiento de SAR y PAR moderadas a graves cuando la monoterapia con un antihistamínico intranasal o un corticoesteroide intranasal no es suficiente. Esta combi-nación ha mostrado mayor eficacia en comparación con los antihistamínicos intranasales o la monoterapia con un corticoesteroide intranasal para el alivio de ambos, los síntomas nasales y oculares, en los pacientes de AR, in-dependiente de la gravedad de la enfermedad. Además, aportó un alivio de los síntomas más eficaz y rápido, en comparación con el clorhidrato de azelastina o el propionato de fluticasona en monoterapia, cuando eran administrados con la misma fórmula y dispositivo (217).

Las dosis recomendadas de corticoesteroides intrana-sales, en general, no se vinculan con efectos colaterales sistémicos significativos en clínica. Los estudios en niños y adultos no han mostrado efectos clínicamente impor-tantes de los corticoesteroides intranasales sobre el eje hipotalámico-hipófisis-suprarrenal (HPA, por sus siglas en inglés), la presión ocular o la formación de cataratas o afección de la densidad ósea. Los estudios con beclo-metasona intranasal no mostraron efecto alguno sobre la función del HPA en los adultos (218). En los niños, el efecto sobre el crecimiento puede ser un mejor índice de actividad sistémica que la supresión del eje HPA. Cuando se comparaba con el placebo, la osteocalcina, un marcador del recambio óseo, y la eosinofilia, no se afectaron por una diversidad de corticoesteroides intranasales, lo que sugirió una carga sistémica insignificante de estos (219). Además, no hubo mayor riesgo de fracturas óseas en octogenarios que usaron corticoesteroides intranasales, aparte de la dosis (220).

Para llegar a conclusiones definitivas acerca de los efectos de los corticoesteroides intranasales en los ojos hay datos insuficientes. Entonces, deberían usarse con precaución en los individuos con glaucoma o cataratas, porque pudiesen aumentar el riesgo de sus exacerbaciones (221). Asimismo, ha habido informes de un posible vínculo entre el desarrollo de cataratas subcapsulares posteriores y el uso de corticoesteroides, intranasales o inhalados, en los pacientes de edad avanzada, pero no se confirmó en otros estudios (222, 223). En una investigación de revisión retrospectiva de expedientes de 12 pacientes se mostró un aumento en la presión intraocular con el uso de corticoesteroides intranasales con disminuciones significativas después de discontinuarlos (224). En otro estudio se mostraron efectos similares sobre la presión intraocular con el uso del dipropionato de beclometaso-na intranasal o inhalado (225).

En los niños surgieron preocupaciones acerca de posi-bles efectos adversos de los corticoesteroides intranasales sobre la velocidad de crecimiento. Cuando se administró beclometasona a una dosis dos veces mayor de la reco-mendada, se detectó supresión del crecimiento en los niños con PAR (226). Estudios similares con propionato de fluticasona, furoato de mometasona, triamcinolona y budesonida no se mostró supresión alguna del crecimiento en los niños, en comparación con placebo (226-229). Un reciente estudio también mostró que el furoato de fluticasona administrado durante 52 sem en niños prepúberes dio como resultado una pequeña disminución de la velocidad del crecimiento, en comparación con el placebo (230).

El uso a largo plazo de corticoesteroides intranasales no parece causar un riesgo significativo de efectos morfológicos adversos en la mucosa nasal. En un estudio de 1 año de pacientes con rinitis perenne tratadas con mometasona, los especímenes de biopsia nasal mostraron una disminución de la metaplasia focal, ningún cambio de grosor epitelial o signo de atrofia (231). En otro estudio de tratamiento con corticoesteroides intranasales en 90 pacientes con rinitis perenne, los especímenes de biopsia nasal revelaron normalización de la mucosa al final del periodo de 12 meses de estudio (232).

Los principales efectos colaterales de los corticoesteroides intranasales incluyen sequedad o irritación local en forma de punzadas, ardor o estornudos (91). Los efectos adversos locales de los corticoesteroides intranasales tópicos a largo plazo incluyen irritación de la mucosa que causa malestar, hemorragia leve, sequedad o, rara vez, perforación del tabique, que justifican la exploración periódica de la cavidad nasal (233). Las costras hemorrágicas y la perforación del tabique nasal son más frecuentes en los pacientes que dirigen de forma inapropiada el nebulizado hacia la pared del último. A los pacientes se les debe instruir para dirigir la nebulización lejos del tabique nasal, con el propósito de evitar estos efectos secundarios. Esta complicación se puede disminuir inclinando la cabeza hacia abajo, utilizando un espéculo nasal cuando se rocía dentro de la nariz, con el uso de los nuevos dispositivos de activación de nebulizados nasales y colocar el dispositivo de nebulización en la mano derecha para introducirlo en la narina izquierda, y viceversa (91). El riesgo de perforación suele ser máximo durante los primeros 12 meses de tratamiento y la mayoría de los casos implica a mujeres jóvenes (234). El perfeccionamiento de preparados acuosos disminuyó la incidencia de irritación local con los corticoesteroides intranasales y dio como resultado un mayor uso en los niños (91).

De inicio, algunos pacientes pueden requerir descongestivos tópicos antes de la administración de corticoesteroides intranasales. En algunos casos se requiere un ciclo de 3 a 5 días de esteroides orales para permitir la administración de corticoesteroides intranasales en sujetos con congestión nasal grave (91). A diferencia de los nebulizados nasales descongestivos, los corticoesteroides intranasales se pueden usar de manera profiláctica, porque su beneficio máximo no es inmediato y puede requerir semanas. Aunque los corticoesteroides intranasales pueden tener un inicio de acción diferido,

los pacientes presentarán uno clínicamente evidente durante el primer día de administración (235-237). El dipropionato de fluticasona intranasal administrado según sea necesario mostró más eficacia que los antagonistas del receptor H_1 con el mismo esquema en el tratamiento de la SAR (238). Si bien algunos estudios sugieren usar corticoesteroides intranasales según se necesite, solo se puede lograr la máxima eficacia para los pacientes con su uso regular (239, 240).

Inyección intranasal de corticoesteroides

El primer informe de inyecciones de corticoesteroides intranasales se hizo en 1951 (241). En ocasiones se usan para tratar pacientes con afecciones, alérgicas y no, nasales comunes, como la poliposis; no están indicados para la AR (91). En el año 2007, en un estudio de Becker y cols., (242) se mostró que las inyecciones de esteroides en los pólipos se vinculan con una tasa significativamente menor de complicaciones que la exéresis quirúrgica de los de senos paranasales, y pueden aminorar la necesidad de intervención quirúrgica adicional por pólipos. Sin embargo, esta técnica ha disminuido en años recientes con el advenimiento de esteroides tópicos intranasales más novedosos y seguros, debido a la posibilidad de efectos sistémicos por las inyecciones de esteroides. Dos efectos adversos principales que se presentan con las inyecciones de esteroides en los cornetes nasales, no así con los nebulizados intranasales, incluyen la supresión suprarrenal secundaria a la absorción del esteroide y la absorción de émbolos esteroideos, que pueden llevar a una pérdida transitoria o permanente de la visión (91).

Corticoesteroides sistémicos

Los corticoesteroides orales tienen una mayor potencia que los tópicos y constituyen un tratamiento eficaz de la AR, que si bien no pone en riesgo la vida pudiese alterar de manera notoria su calidad y algunos pacientes quizá solo puedan responder a los corticoesteroides sistémicos. Además, los corticoesteroides orales pueden estar indicados cuando los tópicos no se distribuyen de manera adecuada en los pacientes de AR con obstrucción nasal notoria o poliposis nasal. En tales casos, puede estar indicado un ciclo breve de 5 a 7 días de corticoesteroides sistémicos, pero deberían limitarse al uso esporádico. La dosis es de hasta 0.5 mg/kg/día de prednisona o su equivalente. La mejoría de los síntomas nasales puede entonces mantenerse con corticoesteroides intranasales tópicos a diario. Los corticoesteroides orales deberían limitarse a su uso a largo plazo para la AR por sus efectos secundarios y complicaciones potenciales vinculadas (198). Los pacientes con dosificación sistémica de corticoesteroides a largo plazo por vía oral, a menudo requieren vigilancia de la densidad ósea y la glucosa sanguínea, así como exploración oftálmica (208). Sin embargo, es indispensable que médicos y pacientes sopesen los riesgos y beneficios de los corticoesteroides orales para decidir la frecuencia de dosificación sistémica, la cantidad y duración del tratamiento.

Antihistamínicos

Los antihistamínicos son útiles para el tratamiento de la AR intermitente, leve, la SAR o PAR, que tienen máxima utilidad en la regulación de los síntomas de estornudos, rinorrea y prurito. Los antihistamínicos son compuestos de diversa estructura química con la propiedad de antagonizar algunas de las acciones de la histamina.

Los antihistamínicos de primera generación (p. ej., clorfeniramina, difenhidramina, tripelenamina y fumarato de clemastina) son antagonistas eficaces del receptor de H_1. Los problemas vinculados con su uso tienen relación con efectos colaterales, que son numerosos y pueden ser graves en algunos pacientes. Los más frecuentes e importantes son los anticolinérgicos, que incluyen boca y ojos secos, retención urinaria y del sistema nervioso central (SNC) (principalmente sedación y alteración de las funciones motoras o cognitivas). El paciente pudiese no percatarse de su disminución de capacidad cognitiva, porque quizás ocurra de manera independiente de la sedación (243). En metaanálisis recientes se encontró sobre uso significativo de agentes anticolinérgicos, incluidos los antihistamínicos, en individuos con alteración cognitiva, lo que les impidió asistir a la clínica de atención de la memoria. Por lo tanto, debe tenerse cuidado especial cuando se prescriben antihistamínicos sedantes a pacientes de edad avanzada, en especial si tienen riesgo de alteración cognitiva (244-248). Rara vez se informa que las dosis grandes de antihistamínicos de primera generación, como la difenhidramina, causen taquicardia ventricular polimorfa. Las poblaciones que requieren precaución son aquellas que toman más de un antihistamínico, los pacientes con hipertensión que requieren un diurético, aquellos con hipopotasemia o hipomagnesemia y quienes toman fármacos antiarrítmicos (248). Los efectos colaterales del SNC pueden ser problemáticos en cualquier paciente, en particular aquellos que necesitan conducir vehículos, poner en operación maquinaria compleja o prestar atención y aprender en la escuela. A menudo no detectados se encuentran los efectos de potenciación del alcohol y otros fármacos depresores del SNC, como sedantes, hipnóticos y antidepresivos.

Debido a que los antihistamínicos recientes de segunda generación no penetran apreciablemente la barrera hematoencefálica, en la mayoría de los estudios se muestra una ausencia de sedación. Estos medicamentos están libres de efectos colaterales anticolinérgicos, como boca seca, estreñimiento, dificultad miccional y visión borrosa. Los pacientes de mayor edad, que pudiesen mostrar hipertrofia prostática benigna o xerostomía, suelen tolerar estos fármacos. Debido a que ocurrieron arritmias cardiacas fatales con la terfenadina y el astemizol concomitantes con eritromicina (un antibiótico macrólido), los agentes antimicóticos e imidazólicos (ketoconazol e itraconazol) o aquellos que inhiben al sistema del citocromo P450 (249, 250), estos antihistamínicos se retiraron del mercado estadounidense. Los otros antihistamínicos de segunda generación, como loratadina, desloratadina, fexofenadina, cetirizina y levocetirizina, no se han vinculado con toxicidad cardiaca. Los antihistamínicos de segunda generación tienen un rápido inicio de acción, que permite su administración según sea necesario (91).

La azelastina, disponible como nebulizado nasal, es un antagonista del receptor H_1 con diferencias estructurales y químicas que lo distinguen de los antihistamínicos actualmente disponibles (91). La azelastina es 10 veces más potente que la clorfeniramina en el sitio receptor H_1 (251). Además de esta acción de bloqueo H_1, la azelastina mostró una respuesta inhibitoria sobre las células y los mediadores químicos de la respuesta inflamatoria. La azelastina previene la generación de leucotrienos por las células cebadas y los basófilos, y regula la actividad de eosinófilos y neutrófilos, macrófagos y citocinas (91). La azelastina conlleva una baja incidencia de somnolencia y no parece causar alteración psicomotora. Está indicada para tratar SAR y PAR, y se puede considerar el tratamiento ideal de ambas, leves, porque su acción tiene un rápido inicio, de aproximadamente 30 min. La azelastina también tiene eficacia en la AR moderada a grave (91). El tratamiento combinado de azelastina intranasal y fluticasona mostró ser más eficaz que cualquiera solo por monoterapia. En un estudio reciente se encontró que la azelastina intranasal tenía eficacia comparable con la fluticasona intranasal en el tratamiento de la SAR moderada a grave (252). La olopatadina nasal en nebulizado es un antagonista selectivo del receptor H_1 y, como la azelastina, presenta un inicio de acción rápido (253) y ha mostrado eficacia en la SAR. El efecto colateral más frecuente es un sabor desagradable de azelastina y olopatadina, pero en forma general son bien toleradas (254).

Simpaticomiméticos

Los fármacos simpaticomiméticos se usan como vasoconstrictores de las membranas mucosas nasales y pueden combinarse con otros antihistamínicos; sin embargo, los estudios no pudieron mostrar mayor beneficio en comparación con su uso como monoterapia (255). La seudoefedrina tiene, en general, informes de ser más eficaz que la fenilefrina. Las manifestaciones de efectos adversos de los descongestivos incluyen insomnio, anorexia e irritabilidad. Los descongestivos orales deben evitarse en los niños menores de 4 años, adultos mayores y cualquier paciente con antecedente de enfermedad cardiovascular o hipertiroidismo. En 3 días del uso de un vasoconstrictor intranasal puede ocurrir RM, si bien en algunos pacientes quizá no se desarrolle hasta pasadas 6 sem de uso (256). La recomendación es de su uso limitado a menos de 3 días.

Antagonistas del receptor de leucotrienos

Los leucotrienos son mediadores recién formados que tienen importancia en las enfermedades alérgicas. La inhibición de LTC_4, $LTCD_4$ y $LTCE_4$, o la 5-lipooxigenasa, ha constituido una estrategia importante para el tratamiento de AR y asma. Los antagonistas del receptor de leucotrienos, montelukast y zafirlukast, han sido motivo de informe de eficacia para el tratamiento de la AR. Los estudios mostraron una eficacia similar del montelukast a la de un antihistamínico oral de segunda generación y en ciertos pacientes pudiese haber un efecto aditivo cuando es combinado con un antihistamínico (257-261). En un metaanálisis se mostró que, en comparación con un placebo, el montelukast indujo una disminución moderada pero significativa en las calificaciones de síntomas diarios de rinitis. Por comparación, los corticoesteroides nasales indujeron una disminución significativa y sustancial de las calificaciones de síntomas (259). Por lo tanto, la actividad del montelukast, en general, es de adyuvante en el tratamiento del paciente que no tiene una respuesta adecuada a un antihistamínico o un corticoesteroide nasal, o ambos. Sin embargo, no hay datos claros que demuestren que los antagonistas del receptor de leucotrienos combinados con antihistamínicos o corticoesteroides nasales disminuyan las calificaciones de síntomas más allá que los antihistamínicos o los corticoesteroides solos. Los antagonistas del receptor de leucotrienos, sin embargo, han mostrado eficacia en la rinitis sensible al ácido acetilsalicílico (262) y en los pacientes con la combinación de SAR y asma leve (263).

Anticolinérgicos

Las fibras parasimpáticas se originan en el núcleo salival superior del tronco encefálico y tienen relevo en el ganglio esfenopalatino, antes de distribuirse a las glándulas y los vasos sanguíneos nasales. La estimulación parasimpática causa una secreción acuosa, mediada por el transmisor autónomo clásico, acetilcolina, y vasodilatación de los vasos sanguíneos que irrigan glándulas. Los receptores muscarínicos de las glándulas seromucinosas se pueden bloquear con el anticolinérgico bromuro de ipratropio, un derivado cuaternario de la isopropil noratropina, con mala absorción de la mucosa nasal debido a su baja liposolubilidad y que no cruza la barrera hematoencefálica. El bromuro de ipratropio es eficaz para regular la secreción nasal acuosa, pero no modifica los estornudos o la congestión nasal en pacientes con PAR y NAR. El fármaco es eficaz para el tratamiento del resfriado común (264), la rinitis gustativa y la rinorrea en los pacientes de edad avanzada. En un estudio se mostró que el sulfato de atropina, un antagonista del receptor muscarínico no selectivo, mejoró la rinorrea grave en pacientes con PAR, en tanto los otros síntomas nasales no mejoraron de manera significativa (265). Los efectos tópicos colaterales causados por la acción anticolinérgica son raros y suelen depender de la dosis en su intensidad. Sequedad nasal, irritación y ardor son los efectos más prominentes, seguidos por nariz tapada, boca seca y cefalea. Puesto que los pacientes con rinitis perenne suelen sufrir también congestión nasal, prurito y estornudos, se prefieren otros fármacos como de primera línea respecto del ipratropio en la vasta mayoría de los casos de AR. El ipratropio combinado con un glucocorticoesteroide intranasal o un antihistamínico H_1 puede considerarse en los pacientes cuya rinorrea es el síntoma predominante o en aquellos con rinorrea que no responden por completo a otros tratamientos.

Cromolín intranasal

En Estados Unidos el cromolín nasal en nebulizado está disponible para venta libre, tiene absorción sistémica mínima y es muy segura para el uso crónico sin datos de taquifilaxia (150). La principal desventaja clínica del cromolín intranasal es la necesidad de administración cuatro a seis veces diarias para lograr un efecto constante (92). El mecanismo de acción propuesto del cromolín en la AR es estabilizar las membranas de las células estimuladas, al parecer por inhibición del flujo transmembrana de calcio, y así la prevención de la desgranulación inducida por antígenos. En el tratamiento tanto de SAR como de PAR es eficaz. El cromolín puede ser útil para disminuir los estornudos, la rinorrea y el prurito nasal en un número limitado de pacientes con pólipos nasales. Sobre el transporte mucociliar tiene poco efecto. El cromolín a menudo previene los síntomas tanto de SAR como de PAR, y la profilaxis diligente puede disminuir de manera significativa tanto los síntomas inmediatos como tardíos después de la exposición a alérgenos.

Los efectos adversos son raros y en su mayor parte incluyen estornudos, punzadas y ardor nasales, cefalea transitoria y un sabor desagradable después de su ingestión. Para el tratamiento de la rinitis estacional se inicia de 2 a 4 sem antes del contacto con los alérgenos y deberían continuarse durante el periodo de exposición. Puesto que el cromolín tiene un inicio diferido de acción, suele requerirse el tratamiento concomitante con antihistamínicos para aliviar los síntomas. Es indispensable que el paciente comprenda la frecuencia y extensión de la respuesta por esperar del cromolín intranasal y debido a que el producto es profiláctico debe usarse en forma regular para obtener el máximo beneficio.

Nebulizado nasal de capsaicina

La capsaicina es un agente picante derivado de los chiles rojos que se sabe desensibiliza las fibras sensoriales C peptidérgicas y disminuye la hiperreactividad nasal; está al máximo estudiada en la NAR y disponible sin prescripción (147). En un estudio aleatorio de 42 pacientes con AR y NAR se usaron capsaicina intranasal y eucaliptol dos veces al día durante 2 sem, en comparación con placebo (266). Además, hubo una disminución estadísticamente mayor en la calificación total de los síntomas nasales, con máxima mejoría de la congestión nasal, la sensación de presión en los senos paranasales y la cefalea. No hubo disminución de los estornudos, la rinorrea y el goteo posnasal entre los grupos con fármaco activo y el de placebo. Nuevos fármacos dirigidos a estos mismos receptores sensoriales nasales pudiesen de forma potencial aliviar la hiperreactividad nasal que subyace a AR y NAR.

Tratamientos complementarios y alternativos

Acupuntura

La acupuntura es un componente de la medicina tradicional china que actúa con el principio de redistribución de Qi, la energía vital. La acupuntura puede ejercer su efecto antiinflamatorio a través del eje HPA o por los sistemas nerviosos simpático y parasimpático. Además, otras propiedades antiinflamatorias incluyen un efecto antagonista de histamina y la regulación descendente de las citocinas proinflamatorias (p. ej., TNF-α, IL-1β, IL-6 e IL-10), los neuropéptidos proinflamatorios (p. ej., sustancia P), cGRP, VIP, neurotrofinas (p. ej., factor de crecimiento de nervios [NGF, por sus siglas en inglés] y el factor neuronal derivado del encéfalo [BDNF, por sus siglas en inglés]), así como la expresión de COX-1, COX-2 y la sintetasa de óxido nítrico (267). En una revisión sistemática reciente de 13 estudios se valoraron 2 365 pacientes de AR (1 126 tratados frente a 1 239 con placebo). El grupo sometido a acupuntura experimentó una disminución significativa de las calificaciones de síntomas nasales. Sin embargo, se encontró una tendencia no significativa para las calificaciones de medicación de alivio y sin efecto alguno para el cuestionario de la calidad de vida en la rinitis (RQLQ, por sus siglas en inglés). No se presentaron efectos adversos graves en el grupo tratado mediante acupuntura (268). En un estudio adicional se informó que 175 pacientes objeto de acupuntura presentaron disminución de los estornudos y la calificación de síntomas de prurito, y mejoría de las calificaciones del

RQLQ (269). La acupuntura es una opción razonable para individuos con afección leve por AR que desean disminuir al mínimo el tratamiento farmacológico. Sin embargo, aunque la acupuntura puede causar una leve mejoría en los síntomas y la calidad de vida, es muy cara y tal vez no constituya un tratamiento eficaz en cuanto a costo de la AR (270).

Acupresión

La acupresión es similar a la acupuntura, sin usar agujas. En un estudio australiano, 63 pacientes de SAR se asignaron de manera aleatoria para grupos de acupuntura auditiva reales ($n = 31$) y fingidos ($n = 32$) durante un total de 8 sem. La calificación de síntomas nasales totales y actividades regulares en casa y el trabajo mejoró de manera significativa en el grupo con el proceso real en comparación con el fingido (271). En un estudio de seguimiento se investigó a 245 pacientes con PAR distribuidos en forma aleatoria para recibir acupresión auditiva real o simulada una vez por semana durante ocho, con un periodo de seguimiento de 12 sem. Además, hubo una mejoría estadísticamente pequeña en los estornudos y la calidad de vida, junto con otras adicionales en la mayoría de los parámetros de síntomas nasales al final del periodo de seguimiento en el grupo de acupresión, en comparación con aquel en el que se fingió (272). Estos estudios muestran un efecto significativo de la acupresión auditiva sobre la AR. Para hacer recomendaciones más definitivas acerca de la utilidad de este tratamiento se requerirán estudios adicionales.

Rinofototerapia

A semejanza de la fototerapia en el tratamiento de diversas enfermedades inflamatorias de la piel, incluida la dermatitis atópica, la rinofototerapia puede también actuar como inmunosupresor para el tratamiento de la AR. Un estudio aleatorio doble ciego comparativo con placebo se realizó para valorar el efecto de la rinofototerapia en 49 pacientes de SAR por ambrosía durante su temporada máxima de polinización, con uso de una combinación de luz ultravioleta (UV)-B (5%), UV-A (25%) y visible (70%). La rinofototerapia causó una mejoría significativa en la calificación total de síntomas nasales, estornudos, rinorrea y prurito, en comparación con el grupo testigo. Además, los estudios de lavado nasal revelaron un número significativamente disminuido de eosinófilos, ECP e IL-5 (273). Dos meses después de concluir el tratamiento, los especímenes de citología mostraron que cualquier daño por UV de la mucosa nasal inducido por la fototerapia intranasal estaba resuelto (274). En un estudio sin testigos, la adición de fototerapia a la mometasona produjo una mejoría de los síntomas y las calificaciones de RQLQ, en comparación con el grupo de monoterapia con mometasona (275). A pesar de no contar con datos directos del efecto de la fototerapia en la AR, hay otras cifras limitadas para señalar una disminución de los síntomas y de los datos de eosinófilos en la AR.

Dióxido de carbono intranasal (CO_2)

El CO_2 intranasal puede inhibir la activación neuronal trigeminiana y suprimir la liberación de cGRP, ambas aumentadas en la rinitis. En un estudio aleatorio doble ciego de comparación y con placebo se valoró el tratamiento intranasal de 60 s doble con CO_2 que dio como resultado un alivio rápido (en 10 min) y sostenido (hasta 24 h) de los síntomas de SAR (276).

■ AGRADECIMIENTOS

Los autores desean agradecer a David Unkle, MSN, APN, FCCM, FCCP por su ayuda con este capítulo.

■ REFERENCIAS

1. Dykewicz MS, Fineman S. Executive summary of joint task force practice parameters on diagnosis and management of rhinitis. *Ann Allergy Asthma Immunol*. 1998;81:463-468.
2. Bousquet J, Schunemann HJ, Samolinski B, *et al*. Allergic rhinitis and its impact on asthma (ARIA): achievements in 10 years and future needs. *J Allergy Clin Immunol*. 2012;130(5):1049-1062.
3. D'Amato G, Ruffilli A, Sacerdoti G, *et al*. Parietaria pollinosis: a review. *Allergy*. 1992;47:443-449.
4. Bucholtz GA, Lockey RF, Wunderlin RP, *et al*. A three-year aerobiologic pollen survey of the Tampa Bay area, Florida. *Ann Allergy*. 1991;67:534-540.
5. Bruce CA, Norman PS, Rosenthal RR, *et al*. The role of ragweed pollen in autumnal asthma. *J Allergy Clin Immunol*. 1977;59:449-459.
6. Sibbald B, Rink E. Epidemiology of seasonal and perennial rhinitis: a clinical presentation and medical history. *Thorax*. 1991;46:895-901.
7. Connell JT. Quantitative intranasal pollen challenges II. Effect of daily pollen challenge, environmental pollen exposure and placebo challenge on the nasal membrane. *J Allergy*. 1968;41:123-129.
8. Ciprandi G, Buscaglia S, Pesce G, *et al*. Minimal persistent inflammation is present at mucosal level in patients with asymptomatic rhinitis and mite allergy. *J Allergy Clin Immunol*. 1995;96:971-979.
9. Blaiss MS. Current concepts and therapeutic strategies for allergic rhinitis in school age children. *Clin Ther*. 2004; 26(11):1876-1889.
10. Meltzer EO, Blaiss MS, Naclerio RM, *et al*. Burden of allergic rhinitis: allergies in America, and Asia-Pacific adult surveys. *Allergy Asthma Proc*. 2012;33(5):S113-S141.
11. Smith JM. A five-year prospective survey of rural children with asthma and hay fever. *J Allergy*. 1971;47(1):23-30.
12. Fougard T. Allergy and allergy-like symptoms in 1,050 medical students. *Allergy*. 1991;46:20-26.
13. LeMasters GK, Wilson K, Levin L, *et al*. High prevalence of aeroallergen sensitization among infants of atopic parents. *J Pediatr*. 2006;149(4):505-511.
14. Jessen M, Malm L. Definition, prevalence, and development of nasal obstruction. *Allergy*. 1997;52(Suppl 40):3-6.
15. Reid CE, Gamble JL. Aeroallergens, allergic disease, and climate change: impacts and adaptation. *Ecohealth*. 2009;6(3):458-470.
16. Wheatley LM, Togiuas A. Clinical practice. Allergic rhinitis. *N Eng J Med*. 2015;372(5):456-463.
17. Asher MI, Weiland SK. The International Study of Asthma and Allergies in Childhood (ISAAC). ISAAC Steering Committee. *Clin Exp Allergy*. 1998;28(Suppl 5):52-66.
18. Shaheen SO, Aaby P, Hall AJ, *et al*. Measles and atopy in Guinea-Bissau. *Lancet*. 1996;347:1792-1796.
19. Davies RJ, Rusznak C, Devalia JL. Why is allergy increasing?—environmental factors. *Clin Exp Allergy*. 1998;28(Suppl 6):8-14.
20. Gillam SJ, Jarman B, White P, *et al*. Ethnic differences in consultation rates in urban general practice. *BMJ*. 1989; 299:953-957.
21. Krämer U, Heinrich J, Wjst M, *et al*. Age of entry to day nursery and allergy in later childhood. *Lancet*. 1999; 353:450-454.
22. Svanes C, Jarvis D, Chinn S, *et al*. Childhood environment and adult atopy: results from the European Community Respiratory Health Survey. *J Allergy Clin Immunol*. 1999;103:415-420.
23. Graf N, Johansen P, Schindler C, *et al*. Analysis of the relationship between pollinosis and date of birth in Switzerland. *Int Arch Allergy Immunol*. 2007:143:269-275.
24. Morais-Almeida M, Gaspar A, Pires G, *et al*. Risk factors for asthma symptoms at school age: an 8-year prospective study. *Allergy Asthma Proc*. 2007;28:183-189.
25. Gergen PJ, Turkeltaub PC. The association of individual allergen reactivity with respiratory disease in a national sample: data from the second National Health and Nutrition Examination Survey, 1976-1980 (NHANESII). *J Allergy Clin Immunol*. 1992;90:579-588.
26. Piippo-Savolainen E, Remes S, Korppi M. Does early exposure or sensitization to inhalant allergens predict asthma in wheezing infants? A 20-year follow-up. *Allergy Asthma Proc*. 2007;28:454-461.
27. Mallol J, Clayton T, Asher I. ISAAC findings in children aged 13–14 years: an overview. *Allergy Clin Immunol Int*. 1999;11:176-182.
28. Settipane GA, Chafee FH. Nasal polyps in asthma and rhinitis. A review of 6,037 patients. *J Allergy Clin Immunol*. 1977;59:17-21.
29. Stempel DA, Woolf R. The cost of treating allergic rhinitis. *Curr Allergy Asthma Rep*. 2002;2:223-230.
30. Nathan RA. The burden of allergic rhinitis. *Allergy Asthma Proc*. 2007;28:3-9.
31. Bousquet J, Demarteau N, Mullol J, *et al*. Costs associated with persistent allergic rhinitis are reduced by levocetirizine. *Allergy*. 2005;60:788-794.
32. Schoenwetter WF, Dupclay L Jr, Appajosyula S, *et al*. Economic impact and quality of life burden of allergic rhinitis. *Curr Med Res Opin*. 2004;20:305-317.
33. Leynaert B, Neukirch C, Liard R, *et al*. Quality of life in allergic rhinitis and asthma. A population-based study of young adults. *Am J Respir Crit Care Med*. 2000;162:1391-1396.
34. Blaiss MS. Allergic rhinitis: direct and indirect costs. *Allergy Asthma Proc*. 2010;31(5):375-380.

35. Casale TB, Dykewicz MS. Clinical implications of the allergic rhinitis-asthma link. *Am J Med Sci*. 2004;327:127-138.

36. Nayak AS. The asthma and allergic rhinitis link. *Allergy Asthma Proc*. 2003;24:395-402.

37. Watson WT, Becker AS, Simms FE. Treatment of allergic rhinitis with intranasal corticosteroids in patients with mild asthma. Effect on lower airway responsiveness. *J Allergy Clin Immunol*. 1993;91:97-101.

38. de Groot EP, Nijkamp A, Duiverman EJ, et al. Allergic rhinitis is associated with poor asthma control in children with asthma. *Thorax*. 2012;67:582-587.

39. Gaugris S, Sazonov-Kocevar V, Thomas M. Burden of concomitant allergic rhinitis in adults with asthma. *J Asthma*. 2006;43:1-7.

40. Lasmar LM, Camargos PA, Ordones AB, et al. Prevalence of allergic rhinitis and its impact on the use of emergency care services in a group of children and adolescents with moderate to severe persistent asthma. *J Pediatr (Rio J)*. 2007;83:555-561.

41. Spector SL. Overview of comorbid associations of allergic rhinitis. *J Allergy Clin Immunol*. 1997;99:S773-S780.

42. Bernstein JM, Lee J, Conboy K, et al. Further observations on the role of IgE-mediated hypersensitivity in recurrent otitis media with effusion. *Otolaryngol Head Neck Surg*. 1985;93:611-615.

43. Tomonaga K, Kurono Y, Mogi G. The role of nasal allergy in otitis media with effusion. A clinical study. *Acta Otolaryngol Suppl*. 1988;458:41-47.

44. Lemanske RF Jr, Dick EC, Swenson CA, et al. Rhinovirus upper respiratory infection increases airway hyperreactivity and late asthmatic reactions. *J Clin Invest*. 1989;83:1-10.

45. Spector SL, Nicklas RA, Chapman JA, et al. Symptom severity assessment of allergic rhinitis: part 1. *Ann Allergy Asthma Immunol*. 2003;91:105-114.

46. Blaiss MS. Important aspects in management or allergic rhinitis. Compliance, costs, and quality of life. *Allergy Asthma Proc*. 2003;24:231-238.

47. Lamb CE, Ratner PH, Johnson CE, et al. Economic impact of workplace productivity losses due to allergic rhinitis compared with select medical conditions in the United States from an employer perspective. *Curr Med Res Opin*. 2006;22:1203-1210.

48. Meltzer EO. Allergic rhinitis: burden of illness, quality of life, comorbidities, and control. *Immunol Allergy Clin North Am*. 2016;36(2):235-248.

49. de la Hoz Caballer B, Rodriguez M, Fraj J, et al. Allergic rhinitis and its impact on work productivity in primary care practice and a comparison with other common diseases: the Cross-sectional study to evaluate work productivity in allergic rhinitis compared with other common diseases (CAPRI) study. *Am J Rhinol Allergy*. 2012;26(5):390-394.

50. Schatz M. A survey of the burden of allergic rhinitis in the USA. *Allergy*. 2007;62:9-16.

51. Bousquet J, Bullinger M, Fayol C, et al. Assessment of quality of life in patients with perennial allergic rhinitis with the French version of the SF-36 Health Status Questionnaire. *J Allergy Clin Immunol*. 1994;94:182-188.

52. van Beijsterveldt CE, Boomsma DI. Genetics of parentally reported asthma, eczema and rhinitis in 5 yr-old twins. *Eur Respir J*. 2007;29:516-521.

53. Ober C. Susceptibility genes in asthma and allergy. *Curr Allergy Asthma Rep*. 2001;1:174-179.

54. Haagerup A, Bjerke T, Schøitz PO, et al. Allergic rhinitis—a total genome-scan for susceptibility genes suggests a locus on chromosome 4q24-q27. *Eur J Hum Genet*. 2001;9:945-952.

55. Yokouchi Y, Shibasaki M, Noguchi E, et al. A genome-wide linkage analysis of orchard grass-sensitive childhood seasonal allergic rhinitis in Japanese families. *Genes Immun*. 2002;3:9-13.

56. Haagerup A, Børglum AD, Binderup HG, et al. Fine-scale mapping of type I allergy candidate loci suggests central susceptibility genes on chromosomes 3q, 4q and Xp. *Allergy*. 2004;59:88-94.

57. Dizier MH, Bouzigon E, Guilloud-Bataille M, et al. Genome screen in the French EGEA study: detection of linked regions shared or not shared by allergic rhinitis and asthma. *Genes Immun*. 2005;6:95-102.

58. Bu LM, Bradley M, Söderhäll C, et al. Genome-wide linkage analysis of allergic rhinoconjunctivitis in a Swedish population. *Clin Exp Allergy*. 2006;36:204-210.

59. Brasch-Andersen C, Haagerup A, Børglum AD, et al. Highly significant linkage to chromosome 3q13.31 for rhinitis and related allergic diseases. *J Med Genet*. 2006;43(3):e10.

60. Dávila I, Mullol J, Ferrer M, et al. Genetic aspects of allergic rhinitis. *J Investig Allergol Clin Immunol*. 2009;19(1):25-31.

61. Lau S. *Global Atlas of Allergic Rhinitis and Chronic Rhinosinusitis*. Cambridge: European Academy of Allergy and Clinical Immunology (EAACI); 2015.

62. Tang EA, Matsui E, Wiesch DG, et al. Epidemiology of asthma and allergic diseases. In: Adkinson NF Jr, Bochner BS, Busse WW, et al, eds. *Middleton's Allergy: Principles and Practice*. 7th ed. Philadelphia, PA: Mosby; 2008:715-768.

63. Weiss ST, Bunyavincha S. *Global Atlas of Allergic Rhinitis and Chronic Rhinosinusitis*. Cambridge: European Academy of Allergy and Clinical Immunology (EAACI), 2015.

64. Kang HJ, Choi YM, Chae SW, et al. Polymorphism of the CD14 gene in perennial allergic rhinitis. *Int J Pediatr Otorhinolaryngol*. 2006;70:2081-2085.

65. Cheng L, Enomoto T, Hirota T, et al. Polymorphisms in ADAM33 are associated with allergic rhinitis due to Japanese cedar pollen. *Clin Exp Allergy*. 2004;34(8):1192-1201.

66. Gulen F, Tanac R, Altinoz S, et al. The Fc gammaRIIa polymorphism in Turkish children with asthma bronchial and allergic rhinitis. *Clin Biochem*. 2007;40:392-396.

67. Garcia-Martin E, Garcia-Menaya J, Sanchez B, et al. Polymorphisms of histamine metabolizing enzymes and clinical manifestations of asthma and allergic rhinitis. *Clin Exp Allergy*. 2007;37(8):1175-1182.

68. Nestor CE, Benson M. *Global Atlas of Allergic Rhinitis and Chronic Rhinosinusitis*. Cambridge: European Academy of Allergy and Clinical Immunology (EAACI); 2015.

69. Swamy RS, Reshamwala, N, Hunter T, et al. Epigenetic modifications and improved regulatory T-cell function in subjects undergoing dual sublingual immunotherapy. *J Allergy Clin Immunol*. 2012;130:215.e7-224.e7.

70. Roduit C, Frei R, Lauener R. *Global Atlas of Allergic Rhinitis and Chronic Rhinosinusitis*. Cambridge: European Academy of Allergy and Clinical Immunology (EAACI); 2015.

71. Bieli C, Frei R, Schickinger V, et al. Gene expression measurements in the context of epidemiological studies. *Allergy*. 2008;63:1633-1636.

72. Ege MJ, Bieli C, Frei, *et al*. Prenatal farm exposure is related to the expression of receptors of the innate immunity and to atopic sensitization in school aged children. *J Allergy Clin Immunol*. 2006;117:817-823.

73. Slavin RG. The allergist and the workplace: occupational asthma and rhinitis. *All Asthma Proc*. 2005;26:255-261.

74. Niggemann B, Beyer K. Pitfalls in double-blind, placebo-controlled oral food challenges. *Allergy*. 2007;62: 729-732.

75. Bush RK. Approach to patients with symptoms of food allergy. *Am J Med*. 2008;121:376-378.

76. Sicherer SH. Clinical implicaton of cross reaction food allergens. *J Allergy Clin Immunol*. 2001;108:881-890.

77. Rolland JM, O'Hehir RE. Latex allergy: a model for therapy. *Clin Exp Allergy*. 2008;38:898-912.

78. Peden DB. Effect of pollutants in rhinitis. *Curr Allergy Asthma Rep*. 2001;1:242-246.

79. Price D, Smith P, Papadopoulos N, *et al*. Current controversies and challenges in allergic rhinitis management. *Expert Rev Clin Immunol*. 2015;11(11):P1205-P1217.

80. Scadding GK, Scadding GW. Diagnosing allergic rhinitis. *Immunol Allergy Clin North Am*. 2016;36(2):249-260.

81. Hox V, Steelant B, Fokkens W, *et al*. Occupational upper airway disease: how work affects the nose. *Allergy*. 2014;69(3):282-291.

82. Raulf M, Buters J, Chapman M, *et al*. Monitoring of occupational and environmental aeroallergens—EAACI Position Paper. Concerted action of the EAACI IG Occupational Allergy and Aerobiology & Air Pollution. *Allergy*. 2014;69(10):1280-1299.

83. Skypala J, Bull S, Deegan K, *et al*. The prevalence of PFS and prevalence and characteristics of reported food allergy: a survey of UK adults aged 18–75 incorporating a validated PFS diagnostic questionnaire. *Clin Exp Allergy*. 2013;43:928-940.

84. Gerblich AA, Schwartz HJ, Chester EH. Seasonal variation of airway function in allergic rhinitis. *J Allergy Clin Immunol*. 1986;77:676-681.

85. Corren J. Allergic rhinitis and asthma: how important is the link? *J Allergy Clin Immunol*. 1997;99:S781-S768.

86. Burgess JA, Walters EH, Byrnes GB, *et al*. Childhood allergic rhinitis predicts asthma incidence and persistence to middle age: a longitudinal study. *J Allergy Clin Immunol*. 2007;120(4):863-869.

87. Phillips KM, Hoehle LP, Caradonna DS, *et al*. Association of severity of chronic rhinosinusitis with degree of comorbid asthma control. *Ann Allergy Asthma Immunol*. 2016; 117(6):651-654.

88. Connell JT. Quantitative intranasal pollen challenges. III. The priming effect in allergic rhinitis. *J Allergy*. 1969;43:33-44.

89. Grammer L, Wiggins C, Shaughnessy MA, *et al*. Absence of nasal priming as measured by rhinitis symptom scores of ragweed allergic patients during seasonal exposure to ragweed pollen. *Allergy Proc*. 1990;11:243-246.

90. Greenberger PA. Interactions between rhinitis and asthma. *Allergy Asthma Proc*. 2004;25:89-93.

91. Ricketti AJ, Cleri DJ. Allergic rhinitis. In: Greenberger PA, ed. *Allergic Diseases, Diagnosis and Management*. 7th ed, New York, NY: Lippincott; 2009.

92. Greiner AN, Hellings PW, Rotiroti G, *et al*. Allergic rhinitis. *Lancet*. 2011;378:2112–2222.

93. Small P, Kim H. Allergic rhinitis. *Allergy Asthma Clin Immunol*. 2011;7(Suppl 1):53-61.

94. Pawankar R, Mori S, Ozu C, *et al*. Overview of the pathomechanisms of allergic rhinitis. *Curr Allergy Asthma Rep*. 2010;10:122-134.

95. Sin B, Togias A. Pathophysiology of allergic and nonallergic rhinitis. *Proc Am Thorac Soc*. 2011;8:106-114.

96. Takizawa R, Pawankar R, Yamagishi S, *et al*. Increased expression of HLA-DR and CD86 in nasal epithelial cells in allergic rhinitis: antigen presentation to T cells and up-regulation by diesel exhaust particles. *Clin Exp Allergy*. 2007;37:420-433.

97. Janeway CA Jr, Travers P, Walport M, *et al*. *Immunobiology: The Immune System in Health and Disease*. 5th ed. New York, NY: Garland Science; 2001.

98. Godthelp T, Fokkens WJ, Kleinjan A, *et al*. Antigen presenting cells in the nasal mucosa of patients with allergic rhinitis during allergen provocation. *Clin Exp Allergy*. 1996;26:677-688.

99. Chaplin DD. Overview of the immune response. *J Allergy Clin Immunol*. 2010;125:S3-S23.

100. Bentley AM, Jacobson MR, Cumberworth V, *et al*. Immunohistology of the nasal mucosa in seasonal allergic rhinitis: increases in activated eosinophils and epithelial mast cells. *J Allergy Clin Immunol*. 1992;89:877-883.

101. Iwasaki M, Saito K, Takemura M, *et al*. TNF-alpha contributes to the development of allergic rhinitis in mice. *J Allergy Clin Immunol*. 2003;112:134-140.

102. Cates EC, Gajewska BU, Goncharova S, *et al*. Effect of GM-CSF on immune, inflammatory, and clinical responses to ragweed in a novel mouse model of mucosal sensitization. *J Allergy Clin Immunol*. 2003;111:1076-1086.

103. Salib RJ, Kumar S, Wilson SJ, *et al*. Nasal mucosal immunoexpression of the mast cell chemoattractants TGF-beta, eotaxin, and stem cell factor and their receptors in allergic rhinitis. *J Allergy Clin Immunol*. 2004;114:799-806.

104. Togias A. Unique mechanistic features of allergic rhinitis. *J Allergy Clin Immunol*. 2000;105:S599-S604.

105. Hansen I, Klimek L, Mosges R, *et al*. Mediators of inflammation in the early and late phase of allergic rhinitis. *Curr Opin Allergy Clin Immunol*. 2004;4:159-163.

106. Bascom R, Wachs M, Naclerio RM, *et al*. Basophil influx occurs after nasal antigen challenge: effects of topical corticosteroid pretreatment. *J Allergy Clin Immunol*. 1988; 81:580-589.

107. Bascom R, Pipkorn U, Lichtenstein LM, *et al*. The influx of inflammatory cells into nasal washings during the late response to antigen challenge: effect of systemic steroid pretreatment. *Ann Rev Respir Dis*. 1988;138:406-412.

108. Ponikau JU, Sherris DA, Kephart GM, *et al*. Striking deposition of toxic eosinophil major basic protein in mucus: implications for chronic rhinosinusitis. *J Allergy Clin Immunol*. 2005;116:362-369.

109. Naclerio RM, Proud D, Togias AG, *et al*. Inflammatory mediators in late antigen-induced rhinitis. *N Engl J Med*. 1985;313:85-70.

110. Nelson HS, Oppenheimer J, Buchmeier A, *et al*. An assessment of the role of intradermal skin testing in the diagnosis of clinically relevant allergy to timothy grass. *J Allergy Clin Immunol*. 1996;97:1193-1201.

111. Schwindt CD, Hutcheson PS, Leu SY, *et al*. Role of intradermal skin tests in the evaluation of clinically relevant

respiratory allergy assessed using patient history and nasal challenges. *Ann Allergy Asthma Immunol.* 2005;94:627-633.

112. Nelson HS, Knoetzer AB, Bucher B. Effect of distance between sites and region of the body on results of skin prick tests. *J Allergy Clin Immunol.* 1996;97:596-601.

113. Nelson HS, Lahr J, Buchmeier A, *et al.* Evaluation of devices for skin prick testing. *J Allergy Clin Immunol.* 1998;101:153-156.

114. Oppenheimer J, Nelson HS. Seasonal variation in immediate skin test reactions. *Ann Allergy.* 1993;71:227-229.

115. Lavins BT, Dolen WK, Nelson HS, *et al.* Use of standardized and conventional allergen extracts in prick skin testing. *J Allergy Clin Immunol.* 1992;83:658-666.

116. Wide L, Bennich H, Johansson SG. Diagnosis of allergy by an *in vitro* test for allergen antibodies. *Lancet.* 1967;2:1105-1107.

117. Johansson SG, Bennich H, Foucard T. Quantitation of IgE antibodies and allergens by the radioallergosorbent test, RAST. *Int Arch Allergy Appl Immunol.* 1973;45:55-56.

118. Gleich GJ, Jones RT. Measurement of IgE antibodies by the radioallergosorbent test. I. Technical considerations in the performance of the test. *J Allergy Clin Immunol.* 1975;55:334-345.

119. Graf PM. Rhinitis medicamentosa. In Baraniuk JN, Shusterman D, eds. *Nonallergic Rhinitis.* New York, NY: Informa; 2007:295-304.

120. Ramey J, Bailew E, Lockey R. Rhinitis medicamentosa. *J Investig Allergol Clin Immunol.* 2006;16:148-155.

121. Mortuaire G, de Gaborey L, Francois M, *et al.* Rebound congestion and rhinitis medicamentosa: nasal decongestants in clinical practice. Critical review of the literature by a medical panel. *Eur Ann Otorhinolaryngol Head Neck Dis.* 2013;130(3):137-144.

122. Settipane RA. Rhinitis. *Immunol Allergy Clin North Am.* 2011;31(3):457-467.

123. Stubner UP, Gruber D, Berger UE. The influence of female sex hormones on nasal reactivity in seasonal allergic rhinitis. *Allergy.* 1999;54:865-871.

124. Schwartz RH, Estroff T, Fairbanks DN, *et al.* Nasal symptoms associated with cocaine abuse during adolescence. *Arch Otolaryngol Head Neck Surg.* 1989;115:63-64.

125. Hedman J, Kaprio J, Poussa T, *et al.* Prevalence of asthma, aspirin intolerance, nasal polyposis and chronic obstructive pulmonary disease in a population-based study. *Int J Epidemiol.* 1999;28:717-722.

126. Szczeklik A, Stevenson DD. Aspirin-induced asthma: advances in pathogensis, diagnosis, and management. *J Allergy Clin Immunol.* 2003;111:913-921.

127. Varga EM, Jacobson MR, Masuyama K, *et al.* Inflammatory cell populations and cytokine mRNA expression in the nasal mucosa in aspirin-sensitive rhinitis. *Eur Respir J.* 1999;14:610-615.

128. Corrigan C, Mallett K, Ying S, *et al.* Expression of the cysteinyl leukotriene receptors LT (1) and cys LT(2) in aspirin sensitive and aspirin–tolerant chronic rhinosinusitis. *J Allergy Clin Immunol.* 2005;115:316-322.

129. Mazzotta P, Loebstein R, Koren G. Treating allergic rhinitis in pregnancy: safety considerations. *Drug Saf.* 1999;20:361-375.

130. Caparroz FA, Gregorio LL, Bongiovanni G, *et al.* Rhinitis and pregnancy: literature review. *Braz J Otorhinolaryngol.* 2016;82(1):105-111.

131. Bende M, Hallgarde U, Sjogren U. Nasal congestion during pregnancy. *Clin Otolaryngol.* 1989;14:385-387.

132. Gluck JC. The change of asthma course during pregnancy. *Clin Rev Allergy Immunol.* 2004;26:171-180.

133. Schatz M, Zeigler RS. Diagnosis and management of rhinitis during pregnancy. *Allergy Proc.* 1988;9:545-554.

134. Abou-Elfadl M, Horra A, Abada RL, *et al.* Nasal foreign bodies: results of a study of 260 cases. *Eur Ann Otorhinolaryngol Head Neck Dis.* 2015;132(6):343-346.

135. Das SK. Aetiological evaluation of foreign bodies in the ear and nose. *J Laryngol Otol.* 1984;98(10):989-991.

136. Ricketti AJ, Cleri DJ, Porwancher RB, *et al.* Cerebrospinal fluid leak mimicking allergic rhinitis. *Allergy Asthma Proc.* 2005;26:125-128.

137. Abuabara A. Cerebrospinal fluid rhinorrhea: diagnosis and management. *Med Oral Patol Oral Cir Oral.* 2007; 12:E397-E400.

138. Daudia A, Biswas D, Jones NS. Risk of meningitis with cerebrospinal fluid rhinorrhea. *Ann Otol Rhinol Laryngol.* 2007;116:902-905.

139. Brockbank JM, Veitch DY, Thomson HG. Cerebrospinal fluid in the rhinitis clinic. *J Laryngol Otol.* 1989;103:281-283.

140. Meco C, Oberascher G. Comprehensive algorithm for skull base dural lesion and cerebrospinal fluid fistula diagnosis. *Laryngoscope.* 2004;114:991-999.

141. Roche PH, Paris J, Regis J, *et al.* Management of invasive juvenile nasopharyngeal angiofibromas: the role of a multimodality approach. *Neurosurgery.* 2007;61:768-777.

142. Rathod S, Shah B. Early prenatal syphilis. *Indian Dermatol Online J.* 2010;1(1):39-41.

143. Rossman CM, Lee RM, Forrest JB, *et al.* Nasal ciliary ultrastructure and function in patients with primary ciliary dyskinesia compared with that in normal subjects and in subjects with various respiratory diseases. *Am Rev Respir Dis.* 1984;129:161-167.

144. Noone PG, Leigh MW, Sannuti A, *et al.* Primary ciliary dyskinesia: diagnostic and phenotypic features. *Am J Respir Crit Care Med.* 2004;169:459-467.

145. Settipane RA. Rhinitis: a dose of epidemiological reality. *Allergy Asthma Proc.* 2003;24:147-154.

146. Ellis AK, Keith PK. Nonallergic rhinitis with eosinophilia syndrome. *Curr Allergy Asthma Rep.* 2006;6(3):215-220.

147. van Rijswijk JB, Blom HM, Fokkens WJ. Idiopathic rhinitis, the ongoing quest. *Allergy.* 2005;60(12):1471-1481.

148. van Gerven L, Boeckxstaens G, Hellings P. Up-date on neuro-immune mechanisms involved in allergic and non-allergic rhinitis. *Rhinology.* 2012;50(3):227-235.

149. Sarin S, Undem B, Sanico A, *et al.* The role of the nervous system in rhinitis. *J Allergy Clin Immunol.* 2006;118(5): 999-1016.

150. Papadopoulos NG, Bernstein JA, Demoly P, *et al.* Phenotypes and endotypes of rhinitis and their impact on management: a PRACTALL report. *Allergy.* 2015;70(5):474-494.

151. Story GM, Peier AM, Reeve AJ, *et al.* ANKTM1, a TRP-like channel expressed in nociceptive neurons is activated by cold temperatures. *Cell.* 2003;112(6):819-829.

152. van Gerven L, Alpizar YA, Wouters MM, *et al.* Capsaicin treatment reduces nasal hyperreactivity and transient receptor potential cation channel subfamily V, receptor 1 (TRPV1) overexpression in patients with idiopathic rhinitis. *J Allergy Clin Immunol.* 2014;133(5):1332-1339.

153. Georgalas C, Jovancevic L. Gustatory rhinitis. *Curr Opin Otolaryngol Head Neck Surg*. 2012;20(1):9-14.

154. Piedimonte G. Pathophysiological mechanisms for the respiratory syncytial virus-reactive airway disease link. *Respir Res*. 2002;3(Suppl 1):S21-25.

155. Doyle WJ, Skoner DP, Seroky JT, et al. Effect of experimental rhinovirus 39 infection on the nasal response to histamine and cold air challenges in allergic and nonallergic subjects. *J Allergy Clin Immunol*. 1994;93(2):534-542.

156. Garcia GJ, Bailie N, Martins DA, et al. Atopic rhinitis: a CFD study of air conditioning in the nasal cavity. *J Appl Physiol*. 2007;103:1082-1092.

157. Bende M. Nasal mucosal blood flow in atrophic rhinitis. *ORL J Otorhinolaryngol Relat Spec*. 1985;47(4):216-219.

158. Berger WE, Schonfeld JE. Nonallergic rhinitis in children. *Curr Allergy Asthma Rep*. 2007;7:112-116.

159. Euler AR. Upper respiratory tract complications of gastroesophageal reflux in adult and pediatric-age patients. *Dig Dis*. 1998;16:111-117.

160. Halstead LA. Role of gastroesophageal reflux in pediatric upper airway disorders. *Otolaryngol Head Neck Surg*. 1999;120:208-214.

161. Becher A, Dent J. Systematic review: ageing and gastro-esophageal reflux disease symptoms, oesophageal function and reflux oesophagitis. *Aliment Pharmacol Ther*. 2011;33(4):442-454.

162. Achem SR, DeVault KR. Gastroesophageal reflux disease and the elderly. *Gastroenterol Clin North Am*. 2014;43(1):147-160.

163. Schioler L, Ruth M, Jogi R, et al. Nocturnal GERD—a risk factor for rhinitis/rhinosinusitis: the RHINE study. *Allergy*. 2015;70(6):697-702.

164. Hellgren J, Olin AC, Toren K. Increased risk of rhinitis symptoms in subjects with gastroesophageal reflux. *Acta Otolaryngol*. 2014;134(6):615-619.

165. Marple BF. Allergic fungal rhinosinusitis: current theories and management strategies. *Laryngoscope*. 2001;111:1006-1019.

166. Schubert MS, Goetz DW. Evaluation and treatment of allergic fungal sinusitis. I. Demographics and diagnosis. *J Allergy Clin Immunol*. 1998;102:387-394.

167. Manning SC, Holman M. Further evidence for allergic pathophysiology in allergic fungal sinusitis. *Laryngoscope*. 1988;108:1485-1496.

168. Mafee MF, Tran BH, Chapa AR. Imaging of rhinosinusitis and its complications: plain film, CT and MRI. *Clin Rev Allergy Immunol*. 2006;30(3):165-185.

169. Bakhshaee M, Fereidouni M, Mohajer MN, et al. The prevalence of allergic fungal rhinosinusitis in sinonasal polyposis. *Eur Arch Otorhinolaryngol*. 2013;270(12):3095-3098.

170. Huchton DM. Allergic fungal sinusitis: an otorhinolaryngologic perspective. *Allergy Asthma Proc*. 2003;24:307-311.

171. Mabry RL, Manning SC, Mabry CS. Immunotherapy in the treatment of allergic fungal sinusitis. *Otolaryngol Head Neck Surg*. 1997;116(1):31-35.

172. Mabry RL, Mabry CS. Immunotherapy for allergic fungal sinusitis: the second year. *Otolaryngol Head Neck Surg*. 1997;117(4):367-371.

173. Mabry RL, Mabry CS. Allergic fungal sinusitis: the role of immunotherapy. *Otolaryngol Clin North Am*. 2000;33(2):433-440.

174. Hall AG, deShazo RD. Immunotherapy for allergic fungal sinusitis. *Curr Opin Allergy Clin Immunol*. 2012;12(6):629-634.

175. Osguthorpe JD. Pathophysiology of and potential new therapies for allergic rhinitis. *Int Forum Allergy Rhinol*. 2013;3(5):384-392.

176. Rondon C, Campo P, Galindo L, et al. Prevalence and clinical relevance of local allergic rhinitis. *Allergy*. 2012;67(10):1282-1288.

177. Rondon C, Campo P, Zambonino MA, et al. Follow-up study in local allergic rhinitis shows a consistent entity not evolving to systemic allergic rhinitis. *J Allergy Clin Immunol*. 2014;133(4):1026-1031.

178. Campo P, Salas M, Blanca-Lopez N, et al. Local allergic rhinitis. *Immunol Allergy Clin North Am*. 2016;36:321-332.

179. Khan DA. Allergic rhinitis with negative skin tests. *Allergy Asthma Proc*. 2009;30:465-469.

180. Rondon C, Campo P, Togias A, et al. Local allergic rhinitis: concept pathophysiology, and management. *J Allergy Clin Immunol*. 2012;129:1460-1467.

181. Campo P, Rondon C, Gould HJ, et al. Local IgE in nonallergic rhinitis. *Clin Exp Allergy* 2015;45:872-881.

182. Rondon C, Romero JJ, Lopez S, et al. Local IgE production and positive nasal provocation test in patients with persistent nonallergic rhinitis. *J Allergy Clin Immunol*. 2007;119(4):899-905.

183. Rondon C, Fernandez J, Canto G, et al. Local allergic rhinitis: concept clinical manifestations, and diagnostic approach. *J Investig Allergol Clin Immunol*. 2010;20:364-371.

184. Rondon C, Dona I, Lopez S, et al. Seasonal idiopathic rhinitis with local inflammatory response and specific IgE in absence of systemic response. *Allergy*. 2008;63:1352-1358.

185. Lopez S, Rondon C, Torres MJ, et al. Immediate and dual response to nasal challenge with *Dermatophagoides pteronyssinus* in local allergic rhinitis. *Clin Exp Allergy*. 2010;40:1007-1014.

186. Rondon C. Canto G, Blanca M. Local allergic rhinitis: a new entity, characterization and further studies. *Curr Opin Allergy Clin Immunol*. 2010;10:1-7.

187. Danielsson J, Jessen M. The natural course of allergic rhinitis during 12 years of followup. *Allergy*. 1997;52:331-334.

188. von Mutius E, Weiland SK, Fritzsch C, et al. Increasing prevalence of hay fever and atopy among children in Leipzig, East Germany. *Lancet*. 1998;351:862-866.

189. Broder I, Higgens MW, Mathews KP, et al. Epidemiology of asthma and allergic rhinitis in a total community, Tecumseh, Michigan IV. Natural history. *J Allergy Clin Immunol*. 1974;54:100-110.

190. Settipane RJ, Hagy GW, Settipane GA. Long-term risk factors for developing asthma and allergic rhinitis: a 23-year follow-up study of college students. *Allergy Proc*. 1994;15:21-25.

191. Linna O, Kokkonen J, Lukin M. A 10-year prognosis for childhood allergic rhinitis. *Acta Paediatr*. 1992;81:100-102.

192. Canova CR, Downs SH, Knoblauch A, et al. Increased prevalence of perennial allergic rhinitis in patients with obstructive sleep apnea. *Respiration*. 2004;71;138-143.

193. Ohashi Y, Nakai Y, Tanaka A, et al. Soluble intercellular adhesion molecule-1 level in sera is elevated in perennial allergic rhinitis. *Laryngoscope*. 1997;107:932-935.

194. Bernstein DI, Schwartz G, Bernstein JA. Allergic rhinitis: mechanisms and treatment. *Immunol Allergy Clin North Am*. 2016;36:261-278.

195. Bielory L, Meltzer EO, Nichols KK, et al. An algorithm for the management of allergic conjunctivitis. *Allergy Asthma Proc*. 2013;34(5):408-420.

196. Di Lorenzo G, Pacor ML, Pellitteri ME, *et al*. Randomized placebo-controlled trial comparing fluticasone aqueous nasal spray in mono-therapy, fluticasone plus cetirizine, fluticasone plus montelukast and cetirizine plus montelukast for seasonal allergic rhinitis. *Clin Exp Allergy*. 2004;34(2):259-267.

197. Adams RJ, Fuhlbrigge AL, Finkelstein JA, *et al*. Intranasal steroids and the risk of emergency department visits for asthma. *J Allergy Clin Immunol*. 2002;109:636-642.

198. Wallace DV, Dykewicz MS, Bernstein DI, *et al*. The diagnosis and management of rhinitis: an updated practice parameter. *J Allergy Clin Immunol*. 2008;122:S1-S84.

199. Ostrom NK. The history and progression of treatments for allergic rhinitis. *Allergy Asthma Proc*. 2014;35:S3-S10.

200. Holm AF, Fokkens WJ, Godthelp T, *et al*. Effect of 3 months' nasal steroid therapy on nasal T cells and Langerhans cells in patients suffering from allergic rhinitis. *Allergy*. 1995;50:204-209.

201. Holt PG, Thomas JA. Steroids inhibit uptake and/or processing but not presentation of antigen by airway dendritic cells. *Immunology*. 1997;91:145-150.

202. Masuyama K, Till SJ, Jacobson MR, *et al*. Nasal eosinophilia and IL-5 mRNA expression in seasonal allergic rhinitis induced by natural allergen exposure: effect of topical corticosteroids. *J Allergy Clin Immunol*. 1998;102:610-615.

203. Al Ghamdi K, Ghaffar O, Small P, *et al*. IL-4 and IL-13 expression in chronic sinusitis: relationship with cellular infiltrate and effect of topical corticosteroid treatment. *J Otolaryngol*. 1997;26:160-166.

204. Pipkorn U, Proud D, Lichtenstein LM, *et al*. Inhibition of mediator release in allergic rhinitis by pretreatment with topical glucocorticosteroids. *N Engl J Med*. 1987;316:1506-1510.

205. Scadding GK, Darby YC, Austin CE. Effect of short-term treatment with fluticasone propionate nasal spray on the response to nasal allergen challenge. *Br J Clin Pharmacol*. 1994;38:447-451.

206. Wang D, Smitz J, DeWaele M, *et al*. Effect of topical applications of budesonide and azelastine on nasal symptoms, eosinophil count and mediator release in atopic patients after nasal allergen challenge during the pollen season. *Int Arch Allergy Immunol*. 1997;114:185-192.

207. Meltzer EO. The role of nasal corticosteroids in the treatment of rhinitis. *Immunol Allergy Clin North Am*. 2011;31:545-560.

208. Platt M. Pharmacotherapy for allergic rhinitis. *Int Forum Allergy Rhinol*. 2014;4(Suppl 2):S35-S40.

209. Benninger M, Farrar JR, Blaiss M, *et al*. Evaluating approved medications to treat allergic rhinitis in the United States: an evidence-based review of efficacy for nasal symptoms by class. *Ann Allergy Asthma Immunol*. 2010;104:13-29.

210. Blaiss MS. Safety update regarding intranasal corticosteroids for the treatment of allergic rhinitis. *Allergy Asthma Proc*. 2011;32:413-418.

211. Daley-Yates PT, Kunka RL, Yin Y, *et al*. Bioavailability of fluticasone propionate and mometasone furoate aqueous nasal sprays. *Eur J Clin Pharmacol*. 2004;60:265-268.

212. Allen A, Down G, Newland A, *et al*. Absolute bioavailability of intranasal fluticasone furoate in healthy subjects. *Clin Ther*. 2007;29:1415-1420.

213. Falcoz C, Kirby SM, Smith J, *et al*. Pharmacokinetics and systemic exposure of inhaled beclomethasone dipropionate. *Eur Respir J*. 1996;9(Suppl 23):162S.

214. Daley-Yates PT, Price AC, Sisson JR, *et al*. Beclomethasone dipropionate: absolute bioavailability, pharmacokinetics, and metabolism following intravenous, oral, intranasal, and inhaled administration in man. *Br J Clin Pharmacol*. 2001; 51:400-409.

215. Nave R, Wingertzahn MA, Brookman S, *et al*. Safety, tolerability and exposure of ciclesonide nasal spray in healthy and asymptomatic subjects with seasonal allergic rhinitis. *J Clin Pharmacol*. 2006;46:461-467.

216. Surda P, Fokkens WJ. Novel, alternative, and controversial therapies of rhinitis. *Immunol Allergy Clin North Am*. 2016;36:401-423.

217. Bousquet J, Bachert C, Bernstein J, *et al*. Advances in pharmacotherapy for the treatment of allergic rhinitis; MP29-02 (a novel formulation of azelastine hydrochloride and fluticasone propionate in an advanced delivery system) fills the gaps. *Expert Opin Pharmacother*. 2015;16(6):913-928.

218. Ratner PH, Miller SD, Hampel FC, *et al*. Once-daily treatment with beclomethasone dipropionate nasal aerosol does not affect hypothalamic-pituitary-adrenal axis function. *Ann Allergy Asthma Immunol*. 2012;109:336-341.

219. Wilson AM, Sims EJ, McFarlane LC, *et al*. Effects of intranasal corticosteroids on adrenal, bone, and blood markers of systemic activity in allergic rhinitis. *J Allergy Clin Immunol*. 1998;102:598-604.

220. Suissa S, Baltzan M, Kremer R, *et al*. Inhaled and nasal corticosteroid use and the risk of fracture. *Am J Respir Crit Care Med*. 2004;169:83-88.

221. Blaiss MS. Safety considerations of intranasal corticosteroids for the treatment of allergic rhinitis. *Allergy Asthma Proc*. 2007;28:145-152.

222. Ozturk F, Yuceturk AV, Kurt E, *et al*. Evaluation of intraocular pressure and cataract formation following the long-term use of nasal corticosteroids. *Ear Nose Throat J* 1998;77:846-848, 850-851. IIb 403.

223. Ernst P, Baltzan M, Deschenes J, *et al*. Low-dose inhaled and nasal corticosteroid use and the risk of cataracts. *Eur Respir J*. 2006;27:1168-1174.

224. Bui CM, Chen H, Shyr Y, *et al*. Discontinuing nasal steroids might lower intraocular pressure in glaucoma. *J Allergy Clin Immunol*. 2005;116:1042-1047.

225. Bielory L, Blaiss M, Fineman SM, *et al*. Concerns about intranasal corticosteroids for over-the-counter use: position statement of the Joint Task Force for the American Academy of Allergy, Asthma and Immunology. *Ann Allergy Asthma Immunol*. 2006;96:514-525.

226. Schenkel EJ, Skoner DP, Bronsky EA, *et al*. Absence of growth retardation in children with perennial allergic rhinitis after one year of treatment with mometasone furoate aqueous nasal spray. *Pediatrics*. 2000;105:E22.

227. Allen DB, Meltzer EO, Lemanske RF Jr, *et al*. No growth suppression in children treated with the maximum recommended dose of fluticasone propionate aqueous nasal spray for one year. *Allergy Asthma Proc*. 2002;23:407-413.

228. Weinstein S, Qaqundah P, Georges G, *et al*. Efficacy and safety of triamcinolone acetonide aqueous nasal spray in children aged 2 to 5 years with perennial allergic rhinitis: a randomized, double-blind, placebo-controlled study with an open-label extension. *Ann Allergy Asthma Immunol*. 2009;102:339-347.

229. Gradman J, Caldwell MF, Wolthers OD. A 2-week, crossover study to investigate the effect of fluticasone furoate nasal spray on short-term growth in children with allergic rhinitis. *Clin Ther.* 2007;29:1738-1747.

230. Lee LA, Sterling R, Máspero J, et al. Growth velocity reduced with once-daily fluticasone furoate nasal spray in prepubescent children with perennial allergic rhinitis. *J Allergy Clin Immunol Pract.* 2014;2:421-427.

231. Minshall E, Ghaffar O, Cameron L, et al. Assessment by nasal biopsy of long-term use of mometasone furoate aqueous nasal spray (Nasonex) in the treatment of perennial rhinitis. *Otolaryngol Head Neck Surg.* 1998;118:648-654.

232. Orgel HA, Meltzer EO, Bierman CW, et al. Intranasal fluocortin butyl in patients with perennial rhinitis: a 12-month efficacy and safety study including nasal biopsy. *J Allergy Clin Immunol.* 1991;88:257-264.

233. LaForce C, Davis V. Nasal septal perforation with intranasal beclomethasone. *J Allergy Clin Immunol.* 1985;75:186.

234. Cervin A, Andersson M. Intranasal steroids and septum perforation—an overlooked complication? A description of the course of events and a discussion of the causes. *Rhinology.* 1998;36:128-132.

235. LaForce CF, Dockhorn RJ, Findlay SR, et al. Fluticasone propionate: an effective alternative treatment for seasonal allergic rhinitis in adults and adolescents. *J Fam Pract.* 1994;38:145-152.

236. Selner JC, Weber RW, Richmond GW, et al. Onset of action of aqueous beclomethasone dipropionate nasal spray in seasonal allergic rhinitis. *Clin Ther.* 1995;17:1099-1109.

237. Davies RJ, Nelson HS. Once-daily mometasone furoate nasal spray: efficacy and safety of a new intranasal glucocorticoid for allergic rhinitis. *Clin Ther.* 1997;19:27-38.

238. Kaszuba SM, Baroody FM, deTineo M, et al. Superiority of an intranasal corticosteroid compared with an oral antihistamine in the as-needed treatment of seasonal allergic rhinitis. *Arch Intern Med.* 2001;161:2581-2587.

239. Juniper EF, Guyatt GH, O'Byrne PM, et al. Aqueous beclomethasone dipropionate nasal spray: regular versus "as required" use in the treatment of seasonal allergic rhinitis. *J Allergy Clin Immunol.* 1990;83:380-386.

240. Juniper EF, Guyatt GH, Archer B, et al. Aqueous beclomethasone dipropionate in the treatment of ragweed pollen-induced rhinitis: further exploration of "as needed" use. *J Allergy Clin Immunol.* 1993;93:66-72.

241. Semenov H. The pathology of the nose and paranasal sinuses in relation to allergy; with comments on the local injection of cortisone. *Trans Am Acad Ophthalmol Otolaryngol.* 1952;56:121-170.

242. Becker SS, Rasamny JK, Han JK, et al. Steroid injection for sinonasal polyps: the University of Virginia experience. *Am J Rhinol.* 2007;21:64-69.

243. Bower EA, Moore JL, Moss M, et al. The effects of single-dose fexofenadine, diphenhydramine, and placebo on cognitive performance in flight personnel. *Aviat Space Environ Med.* 2003;74:145-152.

244. Cross AJ, George J, Woodward MC, et al. Potentially inappropriate medications and anticholinergic burden in older people attending memory clinics in Australia. *Drugs Aging.* 2016;33:37-44.

245. Collamati A, Martone AM, Poscia A, et al. Anticholinergic drugs and negative outcomes in the older population: from biological plausibility to clinical evidence. *Aging Clin Exp Res.* 2016;28(1):25-35.

246. Hanlon JT, Semla TP, Schmader KE. Alternative medications for medications in the use of high-risk medications in the elderly and potentially harmful drug-disease interactions in the elderly quality measures. *J Am Geriatr Soc.* 2015;63(12):e8-e18.

247. Gray SL, Anderson ML, Dublin S, et al. Cumulative use of strong anticholinergics and incident dementia: a prospective cohort study. *JAMA Intern Med.* 2015;175(3):401-407.

248. Weiler JM, Bloomfield JR, Woodworth GG, et al. Effects of fexofenadine, diphenhydramine, and alcohol on driving performance. *Ann Intern Med.* 2000;132:354-363.

249. Taglialatela M, Castaldo P, Pannaccione A, et al. Cardiac ion channels and antihistamines: possible mechanisms of cardiotoxicity. *Clin Exp Allergy.* 1999;29:182-189.

250. Simons FE. Advances in H1-antihistamines. *N Engl J Med.* 2004;351:2203-2217.

251. Casale TB. The interaction of azelastine with human lung histamine H1, beta, and muscarinic receptor-binding sites. *J Allergy Clin Immunol.* 1989;83:771-776.

252. Bernstein JA. Azelastine hydrochloride: a review of pharmacology, pharmacokinetics, clinical efficacy and tolerability. *Curr Med Res Opin.* 2007;23:2441-2452.

253. Patel D, Garadi R, Brubaker M, et al. Onset and duration of action of nasal sprays in seasonal allergic rhinitis patients: olopatadine hydrochloride versus mometasone furoate monohydrate. *Allergy Asthma Proc.* 2007;28:592-599.

254. Fairchild CJ, Meltzer EO, Roland PS, et al. Comprehensive report of the efficacy, safety, quality of life, and work impact of olopatadine 0.6% and olopatadine 0.4% treatment in patients with seasonal allergic rhinitis. *Allergy Asthma Proc.* 2007;28:716-723.

255. Sussman GL, Mason J, Compton D, et al. The efficacy and safety of fexofenadine HCl and pseudoephedrine, alone and in combination, in seasonal allergic rhinitis. *J Allergy Clin Immunol.* 1999;104(1):100-106.

256. Lockey RF. Rhinitis medicamentosa and the stuffy nose. *J Allergy Clin Immunol.* 2006;118:1017-1018.

257. Patel P, Philip G, Yang W, et al. Randomized, double-blind, placebo-controlled study of montelukast for treating perennial allergic rhinitis. *Ann Allergy Asthma Immunol.* 2005;95(6):551-557.

258. van Adelsberg J, Philip G, Pedinoff AJ, et al. Montelukast improves symptoms of seasonal allergic rhinitis over a 4-week treatment period. *Allergy.* 2003;58(12):1268-1276.

259. Wilson AM, O'Byrne PM, Parameswaren K. Leukotriene receptor antagonists for allergic rhinitis: a systematic review and meta-analysis. *Am J Med.* 2004;116(5):338-344.

260. Chen ST, Lu KH, Sun HL, et al. Randomized placebo-controlled trial comparing montelukast and cetirizine for treating perennial allergic rhinitis in children aged 2-6 yr. *Pediatr Allergy Immunol.* 2006;17(1):49-54.

261. Keshin O, Alyamac E, Tuncer A, et al. Do the leukotriene receptor antagonists work in children with grass pollen-induced allergic rhinitis? *Pediatr Allergy Immunol.* 2006;17(4):259-268.

262. Parnes SM. The role of leukotriene inhibitors in patients with paranasal sinus disease. *Curr Opin Otolaryngol Head Neck Surg* 2003;11:184-191.

263. Baena-Cagnani CE, Berger WE, DuBuske LM, et al. Comparative effects of desloratadine versus montelukast on asthma symptoms and use of beta 2-agonists in patients

with seasonal allergic rhinitis and asthma. *Int Arch Allergy Immunol.* 2003;130:307-313.

264. Borum P, Olsen L, Winther B, *et al.* Ipratropium nasal spray: a new treatment for rhinorrhea in the common cold. *Am Rev Respir Dis.* 1981;123:418-420.

265. Georgitis JW. Nasal atropine sulfate. *Arch Otolaryngol Head Neck Surg.* 1998;2:916-920.

266. Bernstein JA, Davis BP, Picard JK, *et al.* A randomized, double-blind, parallel trial comparing capsaicin nasal spray with placebo in subjects with a significant component of non-allergic rhinitis. *Ann Allergy Asthma Immunol.* 2011;107:171.

267. McDonald JL, Cripps AW, Smith PK, *et al.* The anti-inflammatory effects of acupuncture and their relevance to allergic rhinitis: a narrative review and proposed model. *Evid Based Complement Alternat Med.* 2013;2013:591796.

268. Feng S, Han M, Fan Y, *et al.* Acupuncture for the treatment of allergic rhinitis: a systematic review and meta-analysis. *Am J Rhinol Allergy.* 2015;29(1):57-62.

269. Xue CC, Zhang AL, Zhang CS, *et al.* Acupuncture for seasonal allergic rhinitis: a randomized controlled trial. *Ann Allergy Asthma Immunol.* 2015;115(4):317.e1-324.e1.

270. Reinhold T, Roll S, Willich SN, *et al.* Cost-effectiveness for acupuncture in seasonal allergic rhinitis: economic results of the ACUSAR trial. *Ann Allergy Asthma Immunol.* 2013;111:56.

271. Xue CC, Zhang CS, Yang AW, *et al.* Semi-self-administered ear acupressure for persistent allergic rhinitis: a randomized sham-controlled trial. *Ann Allergy Asthma Immunol* 2011;106(2):168-170.

272. Zhang CS, Xia J, Zhang AL, *et al.* Ear acupressure for perennial allergic rhinitis: a multicenter randomized controlled trial. *Am J Rhinol Allergy.* 2014;28(4):e152-e157.

273. Koreck AI, Csoma Z, Bodai L, *et al.* Rhinophototherapy: a new therapeutic tool for the management of allergic rhinitis. *J Allergy Clin Immunol.* 2005;115(3):541-547.

274. Koreck A, Szechenyi A, Morocz M, *et al.* Effects of intranasal phototherapy on nasal mucosa in patients with allergic rhinitis. *J Photochem Photobiol B.* 2007;89(2-3):163-169.

275. Tatar EC, Korkmaz H, Surenoglu UA, *et al.* Effects of rhinophototherapy on quality of life in persistent allergic rhinitis. *Clin Exp Otorhinolaryngol.* 2013;6(2):73-77.

276. Casale TB, Romero FA, Spierings EL. Intranasal non-inhaled carbon dioxide for the symptomatic treatment of seasonal allergic rhinitis. *J Allergy Clin Immunol.* 2008;121(1):105-109.

CAPÍTULO 27

Poliposis nasal, rinosinusitis y rinitis no alérgica

TOLLY G. EPSTEIN Y DAVID I. BERNSTEIN

■ PÓLIPOS NASALES

Los pólipos nasales se conocen y se han tratado desde hace mucho tiempo. Su presencia en relación con el asma y la hipersensibilidad al ácido acetil salicílico, a veces conocida como la "tríada del ácido acetil salicílico", se identificó por primera vez en 1911 (1), ahora llamada enfermedad respiratoria exacerbada por el ácido acetil salicílico (AERD, por sus siglas en inglés) (2). Los pólipos nasales se asocian con inflamación crónica de la mucosa, una afección a veces conocida como rinosinusitis hiperplásica crónica. En la mayoría de los casos, los pólipos nasales surgen de la mucosa del meato medio y pliegues de las regiones etmoideas (2, 3). El tejido de los pólipos, por lo general, se caracteriza por infiltración eosinofílica crónica, pero también se encuentran presentes células plasmáticas, linfocitos y células cebadas (4, 5). El tejido polipoide es rico en sustancia fundamental, que contiene un mucopolisacárido ácido (6).

La prevalencia de la poliposis nasal en la población general de Estados Unidos se calcula de 2 a 4% (7, 8). En un estudio grande basado en la población no se reveló diferencia alguna respecto del sexo, pero hay informes de un predominio masculino (2, 9). Los pólipos nasales se diagnostican más a menudo durante la tercera o cuarta décadas de la vida. La mayoría de los datos clínicos indica que no hay mayor prevalencia de pólipos nasales en los individuos atópicos, en comparación con los normales; sin embargo, la coexistencia de rinitis alérgica puede dificultar el alivio de los síntomas (10, 11). En un estudio de una población de una clínica para alergia de adultos, 4.2% de los pacientes presentaba pólipos nasales; 71% de ellos con asma y 14% con intolerancia al ácido acetil salicílico (12). Los pólipos nasales son menos frecuentes en los niños. La detección de pólipos nasales en un niño, en especial en relación con la colonización nasal por especies de *Pseudomonas*, debería llevar a una valoración de la fibrosis quística (FQ), donde la prevalencia de pólipos nasales es de 6.7 a 48% (13-15). También se informa que los pólipos nasales afectan a 37% de los adultos con fibrosis quística (16).

Cuadro clínico

Los pacientes con poliposis nasal acuden con congestión nasal perenne, rinorrea y anosmia (o hiposmia). La obstrucción nasal y de los orificios osteomeatales puede causar una secreción nasal purulenta y sinusitis crónica. El aumento de volumen de los pólipos nasales quizá lleve a un ensanchamiento del puente nasal. Rara vez ocurre protrusión hacia la órbita, con compresión resultante de las estructuras oculares y proptosis unilateral, lo que sugiere falsamente un cáncer de órbita (17, 18).

En este sentido, se necesita una exploración nasal exhaustiva, preferentemente con espéculo, para la identificación de los pólipos nasales. Asimismo, se puede lograr una visualización más completa por rinoscopia flexible. Los pólipos nasales aparecen como crecimientos bulbosos traslúcidos a opacos, que a menudo se extienden desde los cornetes medio e inferior, lo que causa una obstrucción completa o parcial de los conductos nasales. La hipersensibilidad frontal, etmoidal y maxilar con secreción nasal purulenta del meato medio indica una sinusitis paranasal aguda o crónica concomitante. Rara vez se requieren estudios de imagen de los senos paranasales para identificar los pólipos nasales. Los cambios frecuentes de imagen incluyen ensanchamiento de los laberintos etmoidales, mucocele o piocele dentro de los senos paranasales y la pérdida generalizada de traslucidez en los senos maxilar, etmoidal y frontal (17). En el capítulo 10 se revisan los estudios de imagen de los senos paranasales.

Causas

Aunque se han propuesto múltiples teorías acerca de la poliposis nasal, su patogenia sigue sin definirse por completo. Los mecanismos alérgicos se han investigado, pero sin establecer asociación consistente entre la atopia y la poliposis nasal. Los pacientes con pólipos nasales tienen menos probabilidad de sensibilización a los alérgenos perennes, que quienes tienen diagnóstico de rinitis alérgica (19). Las células cebadas y sus mediadores en el tejido de los pólipos son abundantes. Por ello se sugiere la inflamación dirigida por linfocitos T_H2, por la presencia de eosinófilos abundantes en 70 a 90% de los casos (4). Los linfocitos T CD8$^+$ están aumentados en el tejido de los pólipos, en comparación con el de testigos sanos (20).

Por otro lado, hay en los tejidos de los pólipos nasales factores de crecimiento y citocinas que pueden estimular la proliferación *in vitro* de los basófilos, las células cebadas, las células linfoide innatas tipo 2 y los eosinófilos (21-23). Las posibles participaciones de las citocinas de linfocitos T_H1 (linfocitos T auxiliares de tipo 1) y T_H2 (linfocitos T auxiliares de tipo 2) (24) están en estudio. La concentración total de inmunoglobulina E (IgE) y de interleucina 5 (IL-5) es mayor en el tejido nasal de los pacientes con rinosinusitis crónica (CRS, por sus siglas en inglés) y pólipos nasales, en comparación con los de CRS sin pólipos (25). La sobreproducción de linfopoyetina estromal tímica puede aumentar la inflamación por linfocitos T_H2 en el tejido de los pólipos nasales (23). La fisiopatología de la poliposis relacionada con FQ puede ser diferente de la de FQ sin pólipos. Por ejemplo, la mieloperoxidasa y la IL-8 están aumentadas en el tejido de los pólipos de pacientes con FQ, en tanto la proteína catiónica eosinofílica, la eotaxina y la IgE, con frecuencia están aumentadas en los pólipos nasales de pacientes sin FQ, en especial en aquellos con hipersensibilidad al ácido acetilsalicílico o asma (26, 26a).

Los microorganismos patógenos, se ha postulado, participan en la patogenia de los pólipos nasales por promoción de la inflamación. En particular, las toxinas derivadas de *Staphylococcus aureus* pueden actuar como alérgenos convencionales, lo que lleva a la producción de IgE específica (sIgE), o como superantígenos, que pueden activar de manera inespecífica a los linfocitos T (27). El tratamiento con antibióticos eficaces contra *S. aureus* mostró alguna eficacia (28).

También se investigó la participación del estrés oxidativo y se identificaron radicales libres de oxígeno en el tejido de los pólipos nasales. Asimismo, hay correlación de la mayor gravedad de la poliposis nasal y la hiperrespuesta bronquial con la concentración de radicales libres de oxígeno en los tejidos de los pólipos (29, 30).

La AERD, en general, se vincula con poliposis nasal grave y sinusitis crónica, con menor respuesta al tratamiento (31, 32). La relación entre la hipersensibilidad al ácido acetilsalicílico, el asma y los pólipos nasales se atribuyó a la disminución de la prostaglandina E_2 y el aumento de la producción de leucotrienos a partir del ácido araquidónico. Los pacientes con poliposis nasal, en general, presentan cifras elevadas del leucotrieno E_4 urinario (LTE_4) en el momento basal (33). Los pacientes sensibles al ácido acetilsalicílico muestran aumento de la concentración de LTE_4 urinario después del reto con este (34). Además, la sintetasa de LTC_4 está sobreexpresada en los pólipos nasales de pacientes con AERD (35).

Tratamiento

Los glucocorticoides intranasales constituyen el tratamiento ideal de la poliposis nasal y de más eficacia a largo plazo que la polipectomía quirúrgica (34). Los esteroides intranasales disminuyen de forma significativa el tamaño de los pólipos, la congestión nasal, la rinorrea y aumentan el flujo de aire nasal (37-39). El tratamiento intensivo de los pólipos nasales con corticoesteroides intranasales también mostró disminuir la necesidad de intervención quirúrgica (40). La eficacia de los esteroides intranasales para mejorar la disfunción olfatoria es variable (41, 42). Los resultados **óptimos** pueden requerir un ciclo breve de corticoesteroides orales (de 30 a 35 mg de prednisona al día durante 5 a 7 días) seguido por el tratamiento de mantenimiento con esteroides intranasales (43-45). En un estudio clínico comparativo, un ciclo de esteroides orales disminuyó bastante la hiposmia y las dimensiones de los pólipos nasales (44). Se debe instruir a los pacientes para evitar irritación del tabique nasal por administración de esteroides nasales. Las dosis más altas de corticoesteroides intranasales pueden ser más eficaces, aunque en una reciente *Revisión de la base de datos Cochrane* se encontraron pruebas insuficientes de que un tipo de esteroide nasal fuese superior a otro (46, 47). El propionato de fluticasona administrado a razón de 400 µg cada 12 h fue más eficaz que 400 µg una vez al día para mejorar el flujo inspiratorio nasal y disminuir las dimensiones de los pólipos (38). Las infecciones concomitantes de los senos paranasales, que pueden disminuir la capacidad de respuesta a los esteroides intranasales, deben tratarse apropiadamente.

Los antagonistas de leucotrienos pueden proveer un beneficio leve como tratamiento adyuvante, junto con los esteroides nasales. En un estudio doble ciego de 40 pacientes posoperados por pólipos nasales no hubo diferencia en la recurrencia entre aquellos tratados con montelukast y los que recibieron beclometasona nasal durante 1 año (48). Sin embargo, los esteroides intranasales mostraron superioridad para el tratamiento de los déficits olfatorios y la congestión nasal. En otro estudio pequeño, doble ciego, se encontró mejora significativa de la calidad de vida relacionada con la salud en los pacientes con pólipos que recibieron montelukast, en comparación con placebo, durante 4 sem (49). En un pequeño estudio se sugirió que el zileutón, un inhibidor de la 5-lipooxigenasa, puede ser más eficaz que otros antagonistas de leucotrienos para tratar los pólipos nasales, pero se requieren estudios comparativos más grandes para confirmarlo (50).

Cuando fracasa el tratamiento médico óptimo de la poliposis nasal debe considerarse el quirúrgico. La polipectomía simple puede estar indicada para la obstrucción nasal completa que causa malestar extremo. Si los pólipos nasales se vinculan con sinusitis etmoidal persistente y obstrucción del complejo osteomeatal, se puede considerar un procedimiento quirúrgico más extenso. En varios estudios aleatorios con testigos se mostraron resultados equivalentes al año de seguimiento después del tratamiento quirúrgico de los pólipos nasales, en comparación con el médico (51, 52). Los pólipos nasales con frecuencia recurren después de la polipectomía quirúrgica simple y las tasas de recurrencia a largo plazo pueden ser tan altas como de 60% después de la intervención quirúrgica funcional de los senos paranasales por endoscopia (FESS, por sus siglas en inglés) en la forma grave de la enfermedad (53). Aunque se necesitan más estudios que evalúen el papel de los esteroides nasales a largo plazo después de la cirugía, se debería considerar su administración en este entorno para prevenir la recurrencia (54, 55).

Los resultados de la FESS son, en general, menos favorables en los pacientes con la tríada del ácido acetil salicílico, en comparación con los de sinusitis crónica, que no son sensibles (56, 57). En un estudio retrospectivo, los pacientes con la tríada de ácido acetil salicílico tuvieron una afección más extensa de los senos paranasales, con base en los datos radiográficos, y 39% requirió revisión quirúrgica, frente a 9% de los de sinusitis sin hipersensibilidad al ácido acetil salicílico (56). La adición de ácido acetil salicílico después de la intervención quirúrgica puede mejorar los resultados a largo plazo en pacientes seleccionados con poliposis nasal y ARD (58-61). La desensibilización al ácido acetil salicílico a largo plazo disminuye el número de crisis de sinusitis aguda, el uso de corticoesteroides y los requerimientos de polipectomía e intervención quirúrgica de los senos paranasales, según informes (34, 62). Debido al riesgo de provocar crisis graves de asma, este procedimiento debería hacerlo exclusivamente un médico experimentado en un contexto apropiado, y considerarse solo para pacientes con hipersensibilidad al ácido acetil salicílico refractaria a los tratamientos convencionales (63).

En años recientes empezó a surgir la investigación del uso de productos biológicos para la poliposis nasal. El omalizumab, un anticuerpo monoclonal anti-IgE, tiene efectos benéficos para el tratamiento de los pólipos nasales y se puede considerar su uso si no son eficaces aquellos esquemas terapéuticos más conservadores, médicos y quirúrgicos (8, 24, 64). Aunque solo aprobados por la Food and Drug Administration para tratar el asma eosinofílico grave, se ha mostrado también beneficio de los anticuerpos monoclonales anti-IL-5, mepolizumab y reslizumab, en la poliposis nasal (65, 66).

Rinosinusitis

El término sinusitis se usa como sinónimo de rinosinusitis (RS), con este último recientemente aceptado como la terminología preferida. La RS se clasifica como aguda (ARS, por sus siglas en inglés) (síntomas durante menos de 12 sem); recurrente (tres crisis o más de RS bacteriana aguda en el último año), y CRS (síntomas persistentes por más de 12 sem) (8). La CRS se puede dividir en aquella con pólipos nasales (CRSwNP, por sus siglas en inglés) y la que no los presenta (CRSsNP, por sus siglas en inglés). La RS afecta a casi 13-14% de la población de Estados Unidos, con 20 000 casos de sinusitis aguda anuales (8, 67, 68). Los costos estimados de la atención sanitaria por sinusitis aguda rebasan 3 500 millones de dólares estadounidenses al año y los costos anuales de la CRS se calculan de 8 000 millones (8, 67, 70). La RS es una afección inflamatoria del revestimiento mucoso de la nariz y los senos paranasales que se puede iniciar por factores infecciosos o no. Las infecciones respiratorias virales superiores a menudo preceden a las bacterianas agudas de los senos paranasales. Dado que la mayoría de las infecciones virales se resuelve en 7 a 10 días, suele sospecharse una sinusitis bacteriana aguda cuando los síntomas persisten o empeoran después de 10 días, con dolor facial, goteo posnasal y secreción purulenta (8, 71).

Los desencadenantes no infecciosos de la RS incluyen la exposición ambiental a humos o vapores químicos. La ARS se ha considerado durante mucho tiempo una complicación de la rinitis estacional o la alérgica perenne (72-74). Los individuos con exposición al humo del tabaco y aquellos con rinitis no alérgica también son más susceptibles a la sinusitis crónica o recurrente (75-77).

Aparte de los sucesos iniciales, las cuatro alteraciones fisiológicas que contribuyen a la evolución de las sinusitis infecciosas son: (a) menor permeabilidad de los orificios de los senos paranasales; (b) disminución de la presión parcial de oxígeno dentro de las cavidades de los senos; (c) disminución del transporte mucociliar, y (d) compromiso del flujo sanguíneo microcirculatorio de la mucosa (78, 79). La obstrucción edematosa de los orificios de los senos paranasales es un dato constante en ambas, las sinusitis aguda y crónica; esta afección causa un ambiente bajo en oxígeno dentro de la cavidad de los senos paranasales, que da como resultado un menor transporte mucociliar y favorece la proliferación de gérmenes patógenos microbianos comunes, que incluyen *Streptococcus pneumoniae*, *Haemophilus influenzae* y bacterias anaerobias (80, 81).

Los estudios sugieren que hay diferentes fenotipos o endotipos de CRS con base en la presencia o ausencia de infección o el predominio de neutrófilos o eosinófilos. La caracterización de los fenotipos de pacientes pudiese en el futuro guiar las estrategias terapéuticas (82, 83). Los pacientes que acuden con CRS no infecciosa (con o sin AERD) y poliposis nasal muestran infiltración eosinofílica predominante asociada con la mayor expresión de mediadores de tipo 2, que incluyen IL-5, IL-13 y eotaxina-2, en comparación con los pacientes de CRS sin pólipos nasales (84). La eosinofilia vinculada con los pólipos nasales puede ser más frecuente en los pacientes de ascendencia europea; la neutrofilia puede predominar en el tejido de los pólipos nasales de individuos asiáticos (82).

Microorganismos causales

De forma amplia se han estudiado los microorganismos patógenos involucrados en la ARS. La identificación de microorganismos patógenos bacterianos por cultivo de secreciones del meato medio bajo observación endoscópica se aproximan estrechamente a la obtenida por cultivo del material extraído por punción con aguja del seno maxilar (85, 86). Los cultivos obtenidos de especímenes del meato medio o por punción del seno maxilar por sinusitis bacteriana aguda en adultos revelaron que los microorganismos patógenos más frecuentes son *S. pneumoniae*, *H. influenzae*, *S. aureus* y *Moraxella catarrhalis* (87). En otro estudio de 339 adultos con sinusitis aguda se encontraron virus en los cultivos de 8% de los aspirados, en tanto 15 a 40% de los aspirados antrales resultaron estériles. Los aislamientos frecuentes incluyeron rinovirus, virus gripales de tipo A y paragripales (88).

En los niños con sinusitis maxilar aguda se identificaron *S. pneumoniae*, *H. influenzae* y *M. catarrhalis* como microorganismos patógenos predominantes (89). Desde la introducción de la vacuna conjugada para los neumococos (PCV13), el porcentaje de sinusitis causada por *S. pneumoniae* declinó, en tanto el de la secundaria a *H. influenzae* aumentó (8, 90, 91). Asimismo, se aislaron virus de 8% de los pacientes pediátricos en un estudio y 20% de los aspirados resultó estéril por cultivo (88). Las bacterias anaerobias tienen una gran participación en la CRS de los adultos, pero rara vez se identifican en los niños. También hay preocupación creciente por los microorganismos gramnegativos resistentes a fármacos en la sinusitis crónica, en particular, *Pseudomonas aeruginosa* (92, 93).

Los individuos con inmunosupresión pueden desarrollar formas invasivas de sinusitis micótica, que incluyen microorganismos poco comunes y oportunistas; debe sospecharse la RS fúngica invasora cuando los senos paranasales se opacifican, con un infiltrado hístico blando o destrucción ósea (8). La sinusitis mucormicótica es causada por hongos de la familia Mucoraceae (Mucor), zigomicetos que se pueden aislar de la garganta y las heces de individuos normales (94). La sinusitis mucormicótica es potencialmente fatal desde otros puntos de vista en los pacientes con diabetes, leucemia o inmunosupresión (95). La aspergilosis invasiva que afecta al seno esfenoidal es particularmente difícil de tratar, incluso en el paciente inmunocompetente, y puede causar complicaciones neurológicas graves (96). Rara vez la tuberculosis causa sinusitis infecciosa, en particular en individuos con inmunosupresión (97); hay informes de micobacterias atípicas como causa de sinusitis en los pacientes con el síndrome de inmunodeficiencia adquirida (98).

La sinusitis micótica alérgica es un síndrome cada vez más reconocido, que ocurre en los pacientes inmu-

nocompetentes con rinitis hipertrófica y pólipos nasales. La mucina abundante encontrada dentro de los senos muestra numerosos eosinófilos y cristales de Charcot-Leyden; las tinciones para hongos revelan la presencia de hifas no invasoras (99, 100). La enfermedad se presenta principalmente en los adultos, pero debería considerarse en los niños atópicos con afección refractaria de los senos paranasales (101). Aunque las especies de *Aspergillus* con frecuencia participan, también se ha señalado a hongos dematiáceos, en particular *Bipolaris spicifera*, que tiene participación importante en la región suroeste de Estados Unidos (108). Los pacientes, por lo general, muestran concentraciones totales altas de IgE sérica y reacción positiva en las pruebas cutáneas de alérgenos micóticos (100, 103).

Cuadro clínico

Las crisis de ARS bacteriana son, con frecuencia máxima, precedidas por síntomas sugerentes de infecciones de vías respiratorias altas virales u otros estímulos ambientales, que pueden causar inflamación de la mucosa, hipertrofia y obstrucción de los orificios de los senos paranasales. Los síntomas de presentación comunes incluyen dolor frontal o maxilar, fiebre y secreción nasal mucopurulenta o sanguinolenta, que duran más de 7 a 10 días. Otras manifestaciones clínicas incluyen malestar general, tos, hiposmia, dolor masticatorio y cambios en la resonancia del habla. El dolor, que se cita como proveniente de los molares superiores, puede representar un síntoma temprano de sinusitis maxilar aguda. Los niños con sinusitis maxilar aguda presentan con frecuencia máxima tos, secreción nasal y fetidez respiratoria al ser llevados al médico; la fiebre es menos frecuente (89).

Los síntomas vinculados con la CRS son menos fulminantes; dolor facial, cefalea y secreción posnasal, los más frecuentes (8). El médico debería estar al tanto de la sinusitis maxilar crónica resultante de infecciones odontológicas primarias (p. ej., granuloma apical de los molares, periodontitis) (88). El dolor vinculado con la disfunción temporomandibular puede diagnosticarse incorrectamente como sinusitis crónica. Los individuos con sinusitis experimentan dolor facial intenso relacionado con los cambios rápidos de posición (p. ej., en decúbito supino o con inclinación al frente) o con el cambio rápido de la presión atmosférica, como ocurre durante los viajes aéreos.

Las crisis de ARS o CRS pueden ser manifestaciones de otros problemas subyacentes. La obstrucción local por una desviación del tabique nasal, los pólipos nasales o las neoplasias ocultas benignas o malignas pueden explicar infecciones recurrentes de los senos paranasales. Los pacientes que acuden con exacerbaciones de CRS o ARS recurrentes y responden poco a los antibióticos o el tratamiento quirúrgico deberían ser objeto de estudio en cuanto a estados de inmunodeficiencia primaria o adquirida (8). Las deficiencias inmunológicas humorales que se deben considerar incluyen la de anticuerpos específicos, la inmunológica variable común, las raras del complemento y la selectiva de IgA, en combinación con la de subclases de IgG (104-106). Asimismo, pueden presentarse afecciones de dismovilidad ciliar en los pacientes de sexo masculino. El síndrome de Kartagener se caracteriza por la presencia de sinusitis recurrente, pólipos nasales, transposición visceral completa, infecundidad y bronquiectasias (107). También se deben hacer biopsias de la mucosa nasal y su estudio al microscopio electrónico para identificar anomalías de la estructura ciliar, cuando se sospecha tal afección. La granulomatosis con polivasculitis corresponde a una vasculitis necrosante que se presenta con epitaxis, sinusitis refractaria, otitis serosa, infiltrados pulmonares nodulares y glomerulonefritis necrosante focal (108). La sinusitis o la otitis media crónicas pueden preceder a las manifestaciones pulmonares y renales durante años, antes de la expresión completa de la enfermedad. El diagnóstico y tratamiento tempranos de la vasculitis sistémica antes de que aparezca la afección renal puede salvar la vida. La granulomatosis eosinofílica con polivasculitis es otra enfermedad dentro del diagnóstico diferencial de la CRSwNP grave (8).

Diagnóstico

La hipersensibilidad, el eritema y el aumento de temperatura local palpables se pueden apreciar sobre los senos paranasales frontal, etmoidal o maxilar inflamados. La rinorrea purulenta persistente y el dolor facial predicen una elevada probabilidad de ARS bacteriana. Los estudios de imagen de los senos paranasales deben reservarse para los pacientes con sospecha de una complicación aguda de la ARS que no responde a los antibióticos, o en aquellos con CRS en quienes se sospechan anomalías anatómicas o se considera una intervención quirúrgica. La resonancia magnética (IMR) se recomienda en los pacientes con síntomas persistentes de CRS unilateral, para descartar un tumor o una masa de tejidos blandos que se extiende hacia la órbita o el interior del cráneo (8, 109). La rinoscopia puede ser útil para identificar la secreción purulenta en el meato medio, compatible con una sinusitis maxilar aguda (8). La tomografía computarizada (TC) es particularmente útil para definir anomalías en las regiones de los meatos etmoidales anterior y medio (unidad osteomeatal), que no pueden visualizarse bien en la radiografía de los senos paranasales. Las vistas coronales por TC (fig. 27-1) son mucho menos costosas que una TC completa de los senos paranasales, y adecuadas para determinar la permeabilidad del complejo osteomeatal, que incluye a los orificios etmoidales y maxilares y el infundíbulo. En los pacientes con CRS (110) es indispensable demostrar la obstrucción osteomeatal para valorar la necesidad de la intervención quirúrgica.

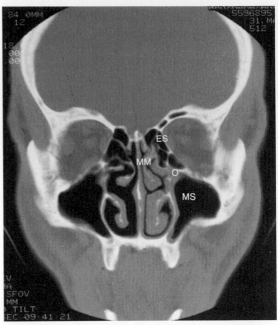

■ **FIGURA 27-1** Imágenes por tomografía computarizada de los senos paranasales. Un corte coronal muestra afección significativa de los senos paranasales en el lado izquierdo, con un aspecto relativamente normal en el derecho. El meato medio izquierdo (MM) y el orificio maxilar (O) están ocupados por tejido inflamado, lo que causa obstrucción significativa de los senos etmoidal izquierdo (ES) y maxilar (MS).

Complicaciones

En la era de los antibióticos son relativamente raras las complicaciones graves de la sinusitis aguda que ponen en riesgo la vida. Sin embargo, el médico debe ser capaz de detectar las manifestaciones clínicas de las complicaciones en potencia fatales de la sinusitis, de modo que se puedan iniciar los tratamientos médico y quirúrgico de una manera oportuna.

Las complicaciones graves de la sinusitis frontal pueden atribuirse a la proximidad del seno frontal con el techo de la órbita y la fosa craneal anterior. En este sentido, puede ocurrir osteomielitis por sinusitis frontal aguda y quizá se presente con un absceso subperióstico localizado (tumor esponjoso de Pott) (111). Las complicaciones intracraneales de la sinusitis frontal incluyen abscesos extradurales, subdurales y cerebrales, así como meningitis y trombosis del seno cavernoso (112, 113). Los estudios por TC pueden ser adecuados para diagnosticar algunas complicaciones de la sinusitis, pero la IRM es superior para valorar datos intracraneales. Con frecuencia máxima se encuentra etmoiditis aguda en los niños. La extensión de la inflamación a la órbita puede causar edema, con celulitis orbitaria unilateral y periorbitaria. Este cuadro clínico se puede distinguir de la trombosis del seno cavernoso por la ausencia de déficits neurológicos craneales focales, de dolor retroorbitario y signos meníngeos. Los pacientes con celulitis orbitaria suelen responder a los antibióticos y rara vez requieren drenaje quirúrgico.

La trombosis del seno cavernoso es una complicación de la sinusitis aguda o crónica que requiere diagnóstico y tratamiento inmediatos. Los senos cavernosos se comunican con los conductos venosos que drenan el tercio medio de la cara. Las trombosis de los senos cavernosos a menudo surgen de una infección subcutánea en la cara o los senos paranasales. Las estructuras vitales que transcurren por el seno cavernoso incluyen a la arteria carótida interna y los nervios craneales 3, 4, 5 y 6. Los síntomas de obstrucción de la salida venosa causados por trombosis del seno cavernoso incluyen ingurgitación retiniana, dolor retrobulbar y pérdida de la visión. La lesión o estímulo de los nervios craneales dentro del seno cavernoso puede dar como resultado parálisis de músculos extraoculares y pérdida sensorial del trigémino. Si no se tratan con rapidez con altas dosis de antibióticos parenterales, la septicemia y la afección del sistema nervioso central pueden llevar a un resultado fatal (114). Tal vez se requiera intervención quirúrgica.

La sinusitis esfenoidal aguda es difícil de diagnosticar. Asimismo, son indispensables un alto índice de sospecha y estudios de radiología por TC o IRM (115, 116). Los pacientes afectados informan de dolor occipital y retroorbitario, o con una distribución inespecífica. Debido a la localización posterior del seno esfenoidal, el diagnóstico de la esfenoiditis puede retrasarse hasta que se detectan complicaciones graves. La extensión de las infecciones de estructuras contiguas puede dar como resultado parálisis ocular, celulitis orbitaria, absceso subdural, meningitis o hipopituitarismo.

Desde hace mucho tiempo se sabe que la sinusitis crónica o recurrente puede exacerbar el asma. Entre el engrosamiento de la mucosa de los senos paranasales y los biomarcadores de inflamación bronquial hay una fuerte correlación (p. ej., eosinófilos en esputo, óxido nítrico exhalado) en los pacientes con asma grave (117). El tratamiento quirúrgico de la CRS puede mejorar el proceso patológico en los pacientes con asma difícil o refractaria (28, 56, 118, 119).

Tratamiento de la sinusitis aguda

El propósito primario del tratamiento debe ser facilitar el drenaje de los senos afectados y eliminar a los microorganismos causales. Gwaltney y cols., estudiaron a 31 pacientes que acudieron con infección de vías respiratorias altas y anomalías significativas por TC compatibles con sinusitis (120). Las anomalías por TC se resolvieron de manera espontánea en la mayoría de los pacientes 2 sem después, sin antibiótico, lo que sugiere que su uso es innecesario en muchos. El uso juicioso de los antibióticos es esencial, en especial a la luz de los problemas crecientes

con la resistencia de los microorganismos. La vasoconstricción nasal tópica (p. ej., con oximetazolina), utilizada con prudencia durante los 2 a 3 días iniciales del tratamiento de la sinusitis aguda, puede facilitar el drenaje. La oximetazolina y el lavado con solución salina combinados para tratar la sinusitis aguda mostraron mejorar la depuración mucociliar (121). El uso de esteroides nasales se recomendó, ya sea como monoterapia o en combinación con antibióticos, para tratar la sinusitis aguda (8). En un metaanálisis de pacientes con diagnóstico radiográfico o endoscópico de sinusitis aguda que no recibían antibióticos, se encontró que los esteroides nasales fueron más eficaces que el placebo para aliviar los síntomas, con el máximo beneficio obtenido con las dosis mayores (122).

Además, debería considerarse el uso de antibióticos en los pacientes con fracaso de las medidas de drenaje antes mencionadas o con síntomas persistentes durante más de 7 a 10 días. La aparición de cepas resistentes a la penicilina debe detectarse. Para el tratamiento de la ARS bacteriana se recomienda la combinación de amoxicilina-clavulanato durante 14 días como esquema antibiótico empírico ideal en los adultos y niños (91). Para aquellos con sospecha de alergia a la penicilina se recomiendan la doxiciclina (en adultos), levofloxacina y moxifloxacina como alternativas (91). Debido a preocupaciones por la resistencia a los antibióticos ya no se recomiendan los macrólidos para tratar la ARS bacteriana. Los fracasos del tratamiento de la sinusitis aguda no son raros. Si ocurre extensión local de la infección (p. ej., celulitis y osteomielitis) o si se sospecha que se diseminó a estructuras del sistema nervioso central u oculares vitales deben administrarse antibióticos parenterales. El drenaje quirúrgico de los senos infectados puede estar indicado cuando persisten la fiebre, el dolor facial y los cambios en las imágenes de los senos paranasales, y ante casos complicados de sinusitis aguda. La FESS puede ser superior a las técnicas abiertas, dependiendo de las especificidades del caso particular (123). Para los pacientes con sinusitis maxilar aguda que no responden al tratamiento por las medidas de drenaje conservador (médico) y la antibioticoterapia intensiva, tal vez esté indicada la punción e irrigación antral; la dilatación del orificio con un globo es un abordaje alternativo (8). Similares principios se aplican al tratamiento de las sinusitis frontal, etmoidal y esfenoidal.

Tratamiento de la rinosinusitis crónica

El abordaje terapéutico de la CRS y las exacerbaciones recurrentes debería empezar con la identificación de los factores modificables, como la rinitis alérgica, la desviación del tabique nasal, los pólipos nasales, los cornetes ampollosos, la exposición al humo del tabaco, los irritantes tóxicos en el trabajo y otros factores ambientales. Las exacerbaciones agudas de la CRS se pueden tratar con antibióticos a corto plazo, pero no hay pruebas sólidas para respaldar su uso crónico (8). Un ciclo de esteroides orales solo, o en combinación con antibióticos, puede ser eficaz para tratar los síntomas de la CRS que empeoran, en especial la CRSwNP. En un estudio se mostró mejoría de los síntomas y el flujo inspiratorio nasales en los pacientes con CRS tratados con budesonida intranasal durante 20 sem (124). El tratamiento crónico con irrigación nasal diaria es un adyuvante muy útil para la CRS. Los glucocorticoesteroides intranasales son, en particular, eficaces en aquellos pacientes con rinitis alérgica concomitante (124, 125). El tratamiento de mantenimiento diario con descongestivos orales o tópicos no se considera de beneficio para la CRS (8); sin embargo, el uso de descongestivos tópicos (oximetazolina) en combinación con esteroides nasales puede constituir un tratamiento adyuvante muy útil y seguro para la CRS durante hasta 4 sem (126-129).

El tratamiento de las infecciones predisponentes es más probable que sea eficaz que los múltiples ciclos de antibióticos de espectro cada vez más amplio. Si está indicado, se cree que el tratamiento prolongado (durante 3 a 6 sem) con antibióticos es más eficaz que los ciclos más breves (130). Cuando hay una resolución incompleta de una exacerbación, pueden ser útiles los cultivos obtenidos por endoscopia quirúrgica para guiar las opciones de antibióticos, en particular cuando se consideran los de amplio espectro, como las fluoroquinolonas (92).

Cuando todos los intentos de tratamiento farmacológico fracasan, se puede requerir una intervención quirúrgica como adyuvante terapéutico para la sinusitis crónica o recurrente, cuando está asociada con obstrucción osteomeatal prolongada (8). La FESS ha sustituido a los procedimientos quirúrgicos antiguos, como la antrostomía maxilar de Caldwell-Luc. El principio básico de las técnicas endoscópicas es resecar los tejidos inflamados que obstruyen el complejo osteomeatal y las celdillas etmoidales anteriores y, por lo tanto, que interfieren con el drenaje fisiológico normal (131). Debido a que la cirugía endoscópica nasal es menos invasiva, la morbilidad posoperatoria ha disminuido notoriamente, en comparación con las técnicas quirúrgicas de uso previo. En múltiples estudios se mostró mejoría a corto plazo de los síntomas después de la intervención quirúrgica por CRS o sinusitis recurrente (55). En un estudio prospectivo de 82 pacientes sometidos a intervención quirúrgica endoscópica después del fracaso del tratamiento médico se comunicó mejoría inicial significativa en los síntomas, por autoinforme. Sin embargo, hubo una tendencia a la recurrencia de las manifestaciones de presentación a los 3 años (119). Aquellos pacientes con AERD tuvieron menos probabilidad de experimentar beneficios a largo plazo de la intervención quirúrgica.

Rinitis no alérgica

Los síntomas de la rinitis no alérgica a menudo son indistinguibles de los relacionados con la rinitis alérgica perenne. A la rinitis no alérgica se define como una inflamación de la mucosa nasal que no se debe a la sensibilización mediada por IgE. La ausencia de una causa alérgica debe demostrarse por la falta de reactividad en las pruebas cutáneas ante un conjunto de aeroalérgenos comunes. En un estudio danés basado en la comunidad de más de 1 000 adultos se encontró que en cerca de 25% de los que padecían rinitis crónica, esta era no alérgica (132). Las mujeres tuvieron más probabilidad de sufrir rinitis no alérgica que los hombres y la intensidad de los síntomas fue indistinguible entre quienes padecían esta o la alérgica. El inicio después de los 40 a 50 años es más probable con la rinitis no alérgica que con la alérgica; sin embargo, esta última ocurre también en los niños (133, 134). Tantos como 40 millones de estadounidenses presentan rinitis no alérgica, o su combinación con la alérgica (135).

En la tabla 27-1 se presenta una clasificación de las afecciones nasales no alérgicas, que incluyen el diagnóstico diferencial de aquellas que pueden simular una rinitis (136).

La valoración se inicia con un interrogatorio cuidadoso y la exploración nasal, de preferencia con espéculo. La desviación del tabique nasal suele ser obvia. Los cornetes pálidos, esponjosos, característicos de la rinitis alérgica, pueden también presentarse en un paciente con la forma no alérgica del padecimiento y el síndrome de eosinofilia (NARES, por sus siglas en inglés) o pólipos nasales. La mucosa nasal se visualiza de color rojo carne o hemorrágica en los pacientes con rinitis medicamentosa. El estudio citológico del moco nasal en frotis puede revelar abundancia de neutrófilos y es sugerente de la rinitis infecciosa (137). La presencia de eosinófilos nasales es compatible con la rinitis alérgica, NARES o la poliposis nasal (138, 139).

La rinitis vasomotora o no infecciosa idiopática no alérgica, es la forma más frecuente de estas afecciones, incluidas las infecciones virales de las vías respiratorias altas. Los síntomas incluyen congestión nasal perenne, rinorrea y secreción posnasal. Asimismo, puede haber síntomas oculares en la rinitis no alérgica, si bien tienden a ser más notorios en la alérgica (140). Por lo general, los síntomas nasales son desencadenados por irritantes del humo del tabaco, humos químicos, perfumes o diversas esencias y olores nocivos. Los síntomas clásicamente se desencadenan por cambios rápidos de temperatura. Aunque no se comprende bien la fisiopatología de esta afección, se ha postulado que los factores ambientales pueden desencadenar respuestas reflejas neurógenas, o que los síntomas son consecuencia de un desequilibrio entre los tonos parasimpático y simpático (141). Los

TABLA 27-1 AFECCIONES NASALES NO ALÉRGICAS

SUBTIPOS DE RINITIS NO ALÉRGICAS	AFECCIONES QUE PUEDEN SIMULAR LOS SÍNTOMAS DE RINITIS
Vasomotora	Pólipos nasales
Gustativa	Factores estructurales/mecánicos
Desencadenada por irritantes (p. ej., cloro)	Desviación del tabique/anomalías de la pared septal
Por aire frío	Hipertrofia de adenoides
Por ejercicio (p. ej., carrera)	Traumatismos
Por desencadenantes indeterminados	Cuerpos extraños
y mal definidos	Tumores nasales
No alérgica con síndrome de eosinofilia (NARES)	Benignos
Atrófica	Malignos
Medicamentosa (por vasoconstrictores tópicos)	Atresia de coanas
Inducida por fármacos (medicamentos orales)	Paladar hendido
Inducida por hormonas	Reflujo faringonasal
Del embarazo	Acromegalia (exceso de hormona de crecimiento)
Relacionada con el ciclo menstrual	Rinitis asociada con afecciones inflamatorias-inmunológicas
Infecciosa	Infecciones granulomatosas
Aguda	Granulomatosis con polivasculitis
Crónica	(síndrome de Wegener)
	Sarcoidosis
	Granuloma de línea media
	Granulomatosis eosinofílica con polivasculitis
	(síndrome de Churg-Strauss)
	Policondritis recidivante
	Amiloidosis
	Rinorrea de líquido cefalorraquídeo
	Síndrome de discinesia ciliar

Adaptada de the Joint Council of Allergy, Asthma & Immunology. The diagnosis and management of rhinitis: an updated practice parameter. *J Allergy Clin Immunol.* 2008;122(6):1237.

conductos iónicos, potenciales receptores transitorios en las terminaciones nerviosas sensoriales de la mucosa nasal, pueden actuar como sensores primarios de irritación; la activación de estos conductos lleva a la secreción de neuropéptidos, con vasodilatación y aumento de la trasudación subsiguientes (142). La rinitis gustativa es una forma de rinitis vasomotora en la que se provoca la rinorrea transparente por la alimentación, en particular cuando se ingieren alimentos calientes o muy condimentados (143). En la tabla 27-1 se enlistan otros subtipos de rinitis vasomotora.

El NARES es una afección nasal inflamatoria en la que se detectan eosinófilos en un frotis de secreción nasal (> 5 a > 20% de eosinófilos nasales) pero las pruebas cutáneas contra aeroalérgenos importantes resultan negativas (144-146). La causa de esta afección se desconoce. El NARES puede ser un precursor del desarrollo de poliposis nasal e intolerancia del ácido acetilsalicílico (147).

La rinitis atrófica primaria es una afección de origen desconocido que se caracteriza por la formación de costras gruesas, secas, malolientes, que obstruyen la cavidad nasal (148, 149). La rinitis atrófica secundaria es más frecuente en el hemisferio occidental y se vincula con la enfermedad granulomatosa, la irradiación nasal,

traumatismos y el antecedente de intervención quirúrgica de senos paranasales o nasal. La exéresis de los cornetes medio o inferior, en particular, puede predisponer al desarrollo de rinitis atrófica secundaria (150).

Por el uso o abuso crónico de descongestivos tópicos o por la inhalación de cocaína ocurre rinitis medicamentosa. El uso excesivo de vasoconstrictores tópicos, como la neosinefrina o la oximetazolina, puede causar epistaxis, congestión nasal "de rebote" y, rara vez, perforación del tabique nasal (151). El uso intranasal de cocaína puede causar los mismos signos y síntomas. El cloruro de benzalconio, un conservador de uso frecuente en productos acuosos de venta libre y por prescripción, pudiese tener participación causal en la rinitis medicamentosa (152).

Como efecto adverso de ciertos medicamentos orales ocurre rinitis inducida por fármacos (véase tabla 27-2) (153). En particular, los inhibidores de la enzima convertidora de angiotensina han sido motivo de informe de causar rinorrea y síntomas vasomotores en asociación con tos crónica, que se resuelven después de interrumpir el fármaco (154). Otros medicamentos orales relacionados con la rinitis inducida por fármacos incluyen a los inhibidores de tipo 5 de la fosfodiesterasa (p. ej., sildenafil), los antiinflamatorios no esteroides, ciertos medicamentos

TABLA 27-2 CAUSAS DE LA RINITIS INDUCIDA POR FÁRMACOS

Antihipertensivos
Amilorida
Inhibidores de la ECA[a]
BRA[b]
Bloqueadores β
Clorotiazida
Clonidina
Hidralazina
Hidroclorotiazida
Metildopa
Antagonistas adrenérgicos α[c]
Prazosina
Doxazosina
Fentolamina
Terazosina
Tamsulosina
Inhibidores de tipo 5 de la fosfodiesterasa
Sildenafil
Tadalafil
Verdenafil

Psicotrópicos
Clorodiazepóxido-amitriptilina
Cloropromazina
Risperidona
Tioridiazina
Hormonas ováricas
Anticonceptivos orales[d]
Estrógenos exógenos
Analgésicos
Ácido acetilsalicílico
Fármacos antiinflamatorios no esteroides
Diversos
Cocaína[e]
Gabapentina

[a] Inhibidores de la enzima convertidora de angiotensina.
[b] Bloqueadores del receptor de angiotensina (177).
[c] Usados para la hipertensión o la hipertrofia prostática benigna, dependiendo del fármaco específico.
[d] Puede no ser aplicable a los anticonceptivos orales modernos (178).
[e] El mecanismo puede ser similar al de otros vasoconstrictores tópicos.

Adaptada de Ramey JT, Bailen E, Lockey RF. Rhinitis medicamentosa. *J Investig Allergol Clin Immunol.* 2006;16(3):148-155.

psicotrópicos y los antagonistas α usados para la hipertrofia prostática benigna (153, 155).

La congestión nasal y la rinorrea son frecuentes durante el embarazo, lo que pudiese relacionarse con una rinitis alérgica subyacente, sinusitis, rinitis medicamentosa, o deberse a la rinitis vasomotora del embarazo ("rinitis gestacional"). "La rinitis gestacional" se presenta en cerca de 20% de las embarazadas y se manifiesta principalmente como congestión nasal, que se inicia antes de las 6 sem de la gestación y se resuelve en las dos siguientes al parto (156); puede deberse a vasodilatación nasal inducida por progesterona o estrógenos y el aumento de la secreción de moco, o tal vez por la hormona de crecimiento placentaria (157).

La rinitis alérgica local es causada por la producción de sIgE (158) en el ciclo (158). Las pruebas cutáneas y la sIgE sérica son negativas, pero se puede medir la sIgE en el lavado nasal y las pruebas de provocación nasal son positivas. No se ha comunicado la prevalencia de esta afección.

Las afecciones que simulan la rinitis deben considerarse en el diagnóstico diferencial. Un tabique nasal muy desviado, los tumores o un cuerpo extraño nasales pueden ser fuente de obstrucción nasal unilateral refractaria al tratamiento médico. La rinorrea de líquido cefalorraquídeo (LCR) se caracteriza por una secreción nasal transparente, que se presenta en 5% de todas las fracturas de la base del cráneo, pero puede también hacerlo en pacientes sin antecedentes de traumatismos. La detección de transferrina β-2 en el LCR es útil para confirmar el diagnóstico (159, 160).

Tratamiento

La selección del tratamiento para la rinitis vasomotora es empírico y hay respuestas variables a diversos esquemas. El clorhidrato de azelastina es un antihistamínico tópico, que se mostró en múltiples estudios aleatorios de comparación que disminuye la congestión nasal y el goteo posnasal vinculados con la rinitis vasomotora (161-164). El clorhidrato de olopatadina por nebulizado nasal mostró eficacia similar a la azelastina para tratar la rinitis vasomotora (165). Los esteroides intranasales son de beneficio en algunos casos de rinitis vasomotora (166, 167). La combinación de azelastina con esteroides intranasales (propionato de fluticasona) provee mayor alivio sintomático que cualquiera de ellos solo (161, 168). Cuando no están contraindicados por afecciones médicas concomitantes, los descongestivos orales son, a menudo, eficaces para tratar la congestión causada por la rinitis vasomotora cuando son administrados como preparados de liberación lenta de 12 h (p. ej., seudoefedrina) (169). El ipratropio nasal, un anticolinérgico, se mostró que es eficaz para tratar la rinorrea vinculada con la rinitis no alérgica y es el tratamiento ideal de la rinitis gustativa y la inducida por aire frío (143, 170, 171). En una reciente *Revisión de la base de datos de Cochrane*, de cuatro estudios que incluyeron 302 pacientes, se concluyó que la capsaicina intranasal puede ser una opción terapéutica para la rinitis vasomotora (172). Los desencadenantes ambientales deben evitarse, como el humo del tabaco y los irritantes, caseros o laborales.

El NARES responde mejor a los glucocorticoesteroides intranasales (167). La rinitis atrófica se trata en forma crónica con irrigación de solución salina, antibióticos tópicos y sistémicos prescritos para las infecciones agudas (150). Los pacientes con rinitis medicamentosa deben discontinuar el fármaco causal y los glucocorticoesteroides intranasales pueden ser de beneficio considerable en ellos para disminuir el edema de la mucosa (173).

Para la rinitis del embarazo, el uso de medicamentos debe disminuirse al mínimo. Los enjuagues con solución salina y los dilatadores alares mecánicos pueden ser apropiados. De ser necesario, los esteroides nasales (p. ej., budesonida intranasal) pueden ser seguros y eficaces para aliviar los síntomas de la rinitis alérgica crónica durante el embarazo, pero no tienen eficacia demostrada en la rinitis gestacional pura (156, 174, 175). También pudiese considerarse el ipratropio nasal para tratar la rinorrea vinculada (170, 176).

La obstrucción nasal causada por un tabique muy desviado requiere septoplastia. Algunos pacientes con rinorrea de LCR se recuperan de forma espontánea o con solo tratamiento médico. Cuando persiste el problema deben iniciarse antibióticos intravenosos para prevenir la meningitis y suele requerirse una intervención quirúrgica endoscópica o abierta para reparar un desgarro de la duramadre (8).

■ REFERENCIAS

1. Jenneck C, Juergens U, Buecheler M, *et al*. Pathogenesis, diagnosis, and treatment of aspirin intolerance. *Ann Allergy Asthma Immunol*. 2007;99(1):13-21.
2. Stevens WW, Schleimer RP, Kern RC. Chronic rhinosinusitis with nasal polyps. *J Allergy Clin Immunol Pract*. 2016;4(4):565-572.
3. Andrews AE, Bryson JM, Rowe-Jones JM. Site of origin of nasal polyps: relevance to pathogenesis and management. *Rhinology*. 2005;43(3):180-184.
4. Lou H, Meng Y, Piao Y, *et al*. Cellular phenotyping of chronic rhinosinusitis with nasal polyps. *Rhinology*. 2016; 54(2):150-159.
5. Kim JW, Hong SL, Kim YK, *et al*. Histological and immunological features of non-eosinophilic nasal polyps. *Otolaryngology Head Neck Surg*. 2007;137(6):925-930.
6. Weisskopf A, Burn HF. Histochemical studies of the pathogenesis of nasal polyps. *Ann Otol Rhinol Laryngol*. 1959;68(2):509-523.
7. Johansson L, Akerlund A, Holmberg K, *et al*. Prevalence of nasal polyps in adults: the Skovde population-based study. *Ann Otol Rhinol Laryngol*. 2003;112(7):625-629.
8. Peters AT, Spector S, Hsu J, *et al*. Diagnosis and management of rhinosinusitis: a practice parameter update. *Ann Allergy Asthma Immunol*. 2014;113(4):347-385.
9. Klossek JM, Neukirch F, Pribil C, *et al*. Prevalence of nasal polyposis in France: a cross-sectional, case-control study. *Allergy*. 2005;60(2):233-237.
10. Settipane GA. Nasal polyps and immunoglobulin E (IgE). *Allergy Asthma Proc*. 1996;17(5):269-273.
11. Alobid I, Benitez P, Valero A, *et al*. The impact of atopy, sinus opacification, and nasal patency on quality of life in patients with severe nasal polyposis. *Otolaryngology Head Neck Surg*. 2006;134(4):609-612.
12. Settipane GA, Chafee FH. Nasal polyps in asthma and rhinitis. A review of 6,037 patients. *J Allergy Clin Immunol*. 1977;59(1):17-21.
13. Bachert C, van Cauwenberge P. Nasal polyposis and sinusitis. In: Adkinson N, Bochner, BS, Yunginer JW, *et al.*, eds. *Middleton's Allergy Principles & Practice*. Vol. 2. 6th ed. Philadelphia, PA: Mosby; 2003:1425.
14. Cuyler JP, Monaghan AJ. Cystic fibrosis and sinusitis. *J Otolaryngol*. 1989;18(4):173-175.
15. Fokkens WJ, Lund VJ, Mullol J, *et al*. EPOS 2012: European position paper on rhinosinusitis and nasal polyps 2012. A summary for otorhinolaryngologists. *Rhinology*. 2012;50 (1):1-12.
16. Hadfield PJ, Rowe-Jones JM, Mackay IS. The prevalence of nasal polyps in adults with cystic fibrosis. *Clin Otolaryngol Allied Sci*. 2000;25(1):19-22.
17. Lund VJ, Lloyd GA. Radiological changes associated with benign nasal polyps. *J Laryngol Otol*. 1983;97(6):503-510.
18. Turel MK, Chin CJ, Vescan AD, *et al*. Chronic rhinosinusitis with massive polyposis causing proptosis requiring craniofacial resection. *J Craniofac Surg*. 2016;27(4):e348-e350.
19. Van Lancker JA, Yarnold PA, Ditto AM, *et al*. Aeroallergen hypersensitivity: comparing patients with nasal polyps to those with allergic rhinitis. *Allergy Asthma Proc*. 2005;26(2):109-112.
20. Ma J, Shi LL, Deng YK, *et al*. CD8(+) T cells with distinct cytokine-producing features and low cytotoxic activity in eosinophilic and non-eosinophilic chronic rhinosinusitis with nasal polyps. *Clin Exp Allergy*. 2016;46(9):1162-1175.
21. Rudack C, Stoll W, Bachert C. Cytokines in nasal polyposis, acute and chronic sinusitis. *Am J Rhinol*. 1998;12(6): 383-388.
22. Tan BK, Klingler AI, Poposki JA, *et al*. Heterogeneous inflammatory patterns in chronic rhinosinusitis without nasal polyps in Chicago, Illinois. *J Allergy Clin Immunol*. 2017;139:699.e7-703.e7.
23. Nagarkar DR, Poposki JA, Tan BK, *et al*. Thymic stromal lymphopoietin activity is increased in nasal polyps of patients with chronic rhinosinusitis. *J Allergy Clin Immunol*. 2013;132(3):593.e512-600.e512.
24. Danielsen A, Tynning T, Brokstad KA, *et al*. Interleukin 5, IL6, IL12, IFN-gamma, RANTES and Fractalkine in human nasal polyps, turbinate mucosa and serum. *Eur Arch Otorhinolaryngol*. 2006;263(3):282-289.
25. Riechelmann H, Deutschle T, Rozsasi A, *et al*. Nasal biomarker profiles in acute and chronic rhinosinusitis. *Clin Exp Allergy*. 2005;35(9):1186-1191.
26. Claeys S, Van Hoecke H, Holtappels G, *et al*. Nasal polyps in patients with and without cystic fibrosis: a differentiation by innate markers and inflammatory mediators. *Clin Exp Allergy*. 2005;35(4):467-472.

26a. Sun DI, Joo YH, Auo HJ, *et al.* Clinical significance of eosinophilic cationic protein levels in nasal secretions of patients with nasal polyposis. *Eur Arch Otorhinolaryngol.* 2009;266(7):981-986. doi:10.1007/s00405-008-0872-9.

27. Tripathi A, Kern R, Conley DB, *et al.* Staphylococcal exotoxins and nasal polyposis: analysis of systemic and local responses. *Am J Rhinol.* 2005;19(4):327-333.

28. Van Zele T, Gevaert P, Holtappels G, *et al.* Oral steroids and doxycycline: two different approaches to treat nasal polyps. *J Allergy Clin Immunol.* 2010;125(5):1069.e1064-1076.e1064.

29. Kang BH, Huang NC, Wang HW. Possible involvement of nitric oxide and peroxynitrite in nasal polyposis. *Am J Rhinol.* 2004;18(4):191-196.

30. Fu CH, Huang CC, Chen YW, *et al.* Nasal nitric oxide in relation to quality-of-life improvements after endoscopic sinus surgery. *Am J Rhinol Allergy.* 2015;29(6):e187-e191.

31. Arcimowicz M, Balcerzak J, Samolinski BK. Nasal polyps is not a homogenous pathology [in Polish]. *Pol Merkur Lekarski.* 2005;19(111):276-279.

32. Ceylan E, Gencer M, San I. Nasal polyps and the severity of asthma. *Respirology.* 2007;12(2):272-276.

33. Higashi N, Taniguchi M, Mita H, *et al.* Clinical features of asthmatic patients with increased urinary leukotriene E4 excretion (hyperleukotrienuria): involvement of chronic hyperplastic rhinosinusitis with nasal polyposis. *J Allergy Clin Immunol.* 2004;113(2):277-283.

34. Buchheit KM, Laidlaw TM. Update on the management of aspirin-exacerbated respiratory disease. *Allergy Asthma Immunol Res.* 2016;8(4):298-304.

35. Adamjee J, Suh YJ, Park HS, *et al.* Expression of 5-lipoxygenase and cyclooxygenase pathway enzymes in nasal polyps of patients with aspirin-intolerant asthma. *J Pathol.* 2006;209(3):392-399.

36. Lildholdt T, Fogstrup J, Gammelgaard N, *et al.* Surgical versus medical treatment of nasal polyps. *Acta Otolaryngol.* 1988;105(1–2):140-143.

37. Keith P, Nieminen J, Hollingworth K, *et al.* Efficacy and tolerability of fluticasone propionate nasal drops 400 microgram once daily compared with placebo for the treatment of bilateral polyposis in adults. *Clin Exp Allergy.* 2000;30(10):1460-1468.

38. Penttila M, Poulsen P, Hollingworth K, *et al.* Dose-related efficacy and tolerability of fluticasone propionate nasal drops 400 microg once daily and twice daily in the treatment of bilateral nasal polyposis: a placebo-controlled randomized study in adult patients. *Clin Exp Allergy.* 2000;30(1):94-102.

39. Filiaci F, Passali D, Puxeddu R, *et al.* A randomized controlled trial showing efficacy of once daily intranasal budesonide in nasal polyposis. *Rhinology.* 2000;38(4):185-190.

40. Aukema AA, Mulder PG, Fokkens WJ. Treatment of nasal polyposis and chronic rhinosinusitis with fluticasone propionate nasal drops reduces need for sinus surgery. *J Allergy Clin Immunol.* 2005;115(5):1017–1023.

41. Mott AE, Cain WS, Lafreniere D, *et al.* Topical corticosteroid treatment of anosmia associated with nasal and sinus disease. *Arch Otolaryngol Head Neck Surg.* 1997;123(4):367-372.

42. el Naggar M, Kale S, Aldren C, *et al.* Effect of Beconase nasal spray on olfactory function in post-nasal polypectomy patients: a prospective controlled trial. *J Laryngol Otol.* 1995;109(10):941-944.

43. Benitez P, Alobid I, de Haro J, *et al.* A short course of oral prednisone followed by intranasal budesonide is an effective treatment of severe nasal polyps. *Laryngoscope.* 2006;116(5):770-775.

44. Alobid I, Benitez P, Pujols L, *et al.* Severe nasal polyposis and its impact on quality of life. The effect of a short course of oral steroids followed by long-term intranasal steroid treatment. *Rhinology.* 2006;44(1):8-13.

45. Tuncer U, Soylu L, Aydogan B, *et al.* The effectiveness of steroid treatment in nasal polyposis. *Auris Nasus Larynx.* 2003;30(3):263-268.

46. Chong LY, Head K, Hopkins C, *et al.* Different types of intranasal steroids for chronic rhinosinusitis. *Cochrane Database Syst Rev.* 2016;4:CD011993.

47. Jankowski R, Klossek JM, Attali V, *et al.* Long-term study of fluticasone propionate aqueous nasal spray in acute and maintenance therapy of nasal polyposis. *Allergy.* 2009; 64(6):944-950.

48. Mostafa BE, Abdel Hay H, Mohammed HE, *et al.* Role of leukotriene inhibitors in the postoperative management of nasal polyps. *ORL J Otorhinolaryngol Relat Spec.* 2005;67(3):148-153.

49. Pauli C, Fintelmann R, Klemens C, *et al.* Polyposis nasi—improvement in quality of life by the influence of leukotrien receptor antagonists [in German]. *Laryngorhinootologie.* 2007;86(4):282-286.

50. Parnes SM, Chuma AV. Acute effects of antileukotrienes on sinonasal polyposis and sinusitis. *Ear Nose Throat J.* 2000;79(1):18-20, 24-25.

51. Alobid I, Benitez P, Bernal-Sprekelsen M, *et al.* Nasal polyposis and its impact on quality of life: comparison between the effects of medical and surgical treatments. *Allergy.* 2005;60(4):452-458.

52. Ragab SM, Lund VJ, Scadding G. Evaluation of the medical and surgical treatment of chronic rhinosinusitis: a prospective, randomised, controlled trial. *Laryngoscope.* 2004;114(5):923-930.

53. Wynn R, Har-El G. Recurrence rates after endoscopic sinus surgery for massive sinus polyposis. *Laryngoscope.* 2004;114(5):811-813.

54. Rowe-Jones JM, Medcalf M, Durham SR, *et al.* Functional endoscopic sinus surgery: 5 year follow up and results of a prospective, randomised, stratified, double-blind, placebo controlled study of postoperative fluticasone propionate aqueous nasal spray. *Rhinology.* 2005;43(1):2-10.

55. Schaitkin B, May M, Shapiro A, *et al.* Endoscopic sinus surgery: 4-year follow-up on the first 100 patients. *Laryngoscope.* 1993;103(10):1117-1120.

56. Amar YG, Frenkiel S, Sobol SE. Outcome analysis of endoscopic sinus surgery for chronic sinusitis in patients having Samter's triad. *J Otolaryngol.* 2000;29(1): 7-12.

57. Dufour X, Bedier A, Ferrie JC, *et al.* Diffuse nasal polyposis and comorbidity: study of 65 cases treated by endonasal endoscopic surgery [in French]. *Ann Otolaryngol Chir Cervicofac.* 2004;121(5):292-297.

58. Stevenson DD, Simon RA. Selection of patients for aspirin desensitization treatment. *J Allergy Clin Immunol.* 2006;118(4):801-804.

59. McMains KC, Kountakis SE. Medical and surgical considerations in patients with Samter's triad. *Am J Rhinol.* 2006;20(6):573-576.

60. Berges-Gimeno MP, Simon RA, Stevenson DD. Long-term treatment with aspirin desensitization in asthmatic patients with aspirin-exacerbated respiratory disease. *J Allergy Clin Immunol.* 2003;111(1):180-186.

61. Esmaeilzadeh H, Nabavi M, Aryan Z, *et al.* Aspirin desensitization for patients with aspirin-exacerbated respiratory disease: a randomized double-blind placebo-controlled trial. *Clin Immunol.* 2015;160(2):349-357.

62. Gosepath J, Schafer D, Mann WJ. Aspirin sensitivity: long term follow-up after up to 3 years of adaptive desensitization using a maintenance dose of 100 mg of aspirin a day [in German]. *Laryngorhinootologie.* 2002;81(10):732-738.

63. Macy E, Bernstein JA, Castells MC, *et al.* Aspirin challenge and desensitization for aspirin-exacerbated respiratory disease: a practice paper. *Ann Allergy Asthma Immunol.* 2007;98(2):172-174.

64. Gevaert P, Calus L, Van Zele T, *et al.* Omalizumab is effective in allergic and nonallergic patients with nasal polyps and asthma. *J Allergy Clin Immunol.* 2013;131(1):110. e111–116.e111.

65. Gevaert P, Van Bruaene N, Cattaert T, *et al.* Mepolizumab, a humanized anti-IL-5 mAb, as a treatment option for severe nasal polyposis. *J Allergy Clin Immunol.* 2011;128(5): 989.e1-8-995.e1-8.

66. Gevaert P, Lang-Loidolt D, Lackner A, *et al.* Nasal IL-5 levels determine the response to anti-IL-5 treatment in patients with nasal polyps. *J Allergy Clin Immunol.* 2006;118(5):1133-1141.

67. Poole MD. A focus on acute sinusitis in adults: changes in disease management. *Am J Med.* 1999;106(5A):38S-47S; discussion 48S-52S.

68. Gwaltney JM Jr. Acute community-acquired sinusitis. *Clin Infect Dis.* 1996;23(6):1209-1223; quiz 1224-1205.

69. Anon JB, Jacobs MR, Poole MD, *et al.* Antimicrobial treatment guidelines for acute bacterial rhinosinusitis. *Otolaryngology Head Neck Surg.* 2004;130(1 Suppl):1-45.

70. Poole MD, Portugal LG. Treatment of rhinosinusitis in the outpatient setting. *Am J Med.* 2005;118 Suppl 7A:45S-50S.

71. Piccirillo JF. Clinical practice. Acute bacterial sinusitis. *N Engl J Med.* 2004;351(9):902-910.

72. Shapiro GG. The role of nasal airway obstruction in sinus disease and facial development. *J Allergy Clin Immunol.* 1988;82(5 Pt 2):935-940.

73. Steele RW. Rhinosinusitis in children. *Curr Allergy Asthma Rep.* 2006;6(6):508-512.

74. Cirillo I, Marseglia G, Klersy C, *et al.* Allergic patients have more numerous and prolonged respiratory infections than nonallergic subjects. *Allergy.* 2007;62(9):1087-1090.

75. Duse M, Caminiti S, Zicari AM. Rhinosinusitis: prevention strategies. *Pediatr Allergy Immunol.* 2007;18 Suppl 18:71-74.

76. Ebbert JO, Croghan IT, Schroeder DR, *et al.* Association between respiratory tract diseases and secondhand smoke exposure among never smoking flight attendants: a cross-sectional survey. *Environ Health.* 2007;6:28.

77. Vining EM. Evolution of medical management of chronic rhinosinusitis. *Ann Otol Rhinol Laryngol Suppl.* 2006; 196:54-60.

78. Drettner B. Pathophysiology of paranasal sinuses with clinical implications. *Clin Otolaryngol Allied Sci.* 1980;5(4):277-284.

79. Ramakrishnan VR, Hauser LJ, Frank DN. The sinonasal bacterial microbiome in health and disease. *Curr Opin Otolaryngolog Head Neck Surg.* 2016;24(1):20-25.

80. Aust R, Stierna P, Drettner B. Basic experimental studies of ostial patency and local metabolic environment of the maxillary sinus. *Acta Otolaryngol Suppl.* 1994;515:7-10; discussion 11.

81. Brook I. Microbiology of chronic rhinosinusitis. *Eur J Clin Microbiol Infect Dis.* 2016;35(7):1059-1068.

82. Bachert C, Akdis CA. Phenotypes and emerging endotypes of chronic rhinosinusitis. *J Allergy Clin Immunol Pract.* 2016;4(4):621-628.

83. Bose S, Grammer LC, Peters AT. Infectious chronic rhinosinusitis. *J Allergy Clin Immunol Pract.* 2016;4(4):584-589.

84. Stevens WW, Ocampo CJ, Berdnikovs S, *et al.* Cytokines in chronic rhinosinusitis. Role in eosinophilia and aspirin-exacerbated respiratory disease. *Am J Respir Crit Care Med.* 2015;192(6):682-694.

85. Benninger MS, Payne SC, Ferguson BJ, *et al.* Endoscopically directed middle meatal cultures versus maxillary sinus taps in acute bacterial maxillary rhinosinusitis: a meta-analysis. *Otolaryngology Head Neck Surg.* 2006;134(1):3-9.

86. Joniau S, Vlaminck S, Van Landuyt H, *et al.* Microbiology of sinus puncture versus middle meatal aspiration in acute bacterial maxillary sinusitis. *Am J Rhinol.* 2005;19(2):135-140.

87. Payne SC, Benninger MS. *Staphylococcus aureus* is a major pathogen in acute bacterial rhinosinusitis: a meta-analysis. *Clin Infect Dis.* 2007;45(10):e121-e127.

88. Gwaltney JM Jr, Scheld WM, Sande MA, *et al.* The microbial etiology and antimicrobial therapy of adults with acute community-acquired sinusitis: a fifteen-year experience at the University of Virginia and review of other selected studies. *J Allergy Clin Immunol.* 1992;90(3 Pt 2):457-461; discussion 462.

89. Wald ER, Milmoe GJ, Bowen A, *et al.* Acute maxillary sinusitis in children. *N Engl J Med.* 1981;304(13):749-754.

90. Brook I, Gober AE. Frequency of recovery of pathogens from the nasopharynx of children with acute maxillary sinusitis before and after the introduction of vaccination with the 7-valent pneumococcal vaccine. *Int J Pediatr Otorhinolaryngol.* 2007;71(4):575-579.

91. Chow AW, Benninger MS, Brook I, *et al.* IDSA clinical practice guideline for acute bacterial rhinosinusitis in children and adults. *Clin Infect Dis.* 2012;54(8):e72-e112.

92. Cincik H, Ferguson BJ. The impact of endoscopic cultures on care in rhinosinusitis. *Laryngoscope.* 2006;116(9):1562-1568.

93. Jiang RS, Liang KL, Yang KY, *et al.* Postoperative antibiotic care after functional endoscopic sinus surgery. *Am J Rhinol.* 2008;22(6):608-612.

94. Lewis DR, Thompson DH, Fetter TW, *et al.* Mucormycotic sphenoid sinusitis. *Ear Nose Throat J.* 1981;60(9):398-403.

95. Parikh SL, Venkatraman G, DelGaudio JM. Invasive fungal sinusitis: a 15-year review from a single institution. *Am J Rhinol.* 2004;18(2):75-81.

96. Akhaddar A, Gazzaz M, Albouzidi A, *et al.* Invasive Aspergillus terreus sinusitis with orbitocranial extension: case report. *Surg Neurol.* 2008;69:490-495.

97. Beltran S, Douadi Y, Lescure FX, *et al.* A case of tuberculous sinusitis without concomitant pulmonary disease. *Eur J Clin Microbiol Infect Dis.* 2003;22(1):49-50.

98. Naguib MT, Byers JM, Slater LN. Paranasal sinus infection due to atypical mycobacteria in two patients with AIDS. *Clin Infect Dis.* 1994;19(4):789-791.

99. Katzenstein AL, Sale SR, Greenberger PA. Allergic Aspergillus sinusitis: a newly recognized form of sinusitis. *J Allergy Clin Immunol.* 1983;72(1):89-93.

100. Schubert MS, Goetz DW. Evaluation and treatment of allergic fungal sinusitis. I. Demographics and diagnosis. *J Allergy Clin Immunol.* 1998;102(3):387-394.

101. Campbell JM, Graham M, Gray HC, *et al.* Allergic fungal sinusitis in children. *Ann Allergy Asthma Immunol.* 2006;96(2):286-290.

102. Al-Dousary SH. Allergic fungal sinusitis: radiological and microbiological features of 59 cases. *Ann Saudi Med.* 2008;28(1):17-21.

103. Braun JJ, Pauli G, Schultz P, *et al.* Allergic fungal sinusitis associated with allergic bronchopulmonary aspergillosis: an uncommon sinobronchial allergic mycosis. *Am J Rhinol.* 2007;21(4):412-416.

104. Vanlerberghe L, Joniau S, Jorissen M. The prevalence of humoral immunodeficiency in refractory rhinosinusitis: a retrospective analysis. *B-ENT.* 2006;2(4):161-166.

105. Ogershok PR, Hogan MB, Welch JE, *et al.* Spectrum of illness in pediatric common variable immunodeficiency. *Ann Allergy Asthma Immunol.* 2006;97(5):653-656.

106. Chiarella SE, Grammer LC. Immune deficiency in chronic rhinosinusitis: screening and treatment. *Expert Rev Clin Immunol.* 2016:1-7.

107. Eliasson R, Mossberg B, Camner P, *et al.* The immotile-cilia syndrome. A congenital ciliary abnormality as an etiologic factor in chronic airway infections and male sterility. *N Engl J Med.* 1977;297(1):1-6.

108. Abraham-Inpijn L. Wegener's granulomatosis, serous otitis media and sinusitis. *J Laryngol Otol.* 1980;94(7):785-788.

109. Mudgil SP, Wise SW, Hopper KD, *et al.* Correlation between presumed sinusitis-induced pain and paranasal sinus computed tomographic findings. *Ann Allergy Asthma Immunol.* 2002;88(2):223-226.

110. Dammann F. Imaging of paranasal sinuses today [in German]. *Radiologe.* 2007;47(7):576, 578-583.

111. Alsanosi A, El-Seyed Y. Pott's puffy tumor. A condition still to be considered. *Saudi Med J.* 2007;28(6):949-951.

112. Betz CS, Issing W, Matschke J, *et al.* Complications of acute frontal sinusitis: a retrospective study. *Eur Arch Otorhinolaryngol.* 2008;265(1):63-72.

113. Yarington CT Jr. Sinusitis as an emergency. *Otolaryngol Clin North Am.* 1979;12(2):447-454.

114. Cannon ML, Antonio BL, McCloskey JJ, *et al.* Cavernous sinus thrombosis complicating sinusitis. *Pediatr Crit Care Med.* 2004;5(1):86-88.

115. Nour YA, Al-Madani A, El-Daly A, *et al.* Isolated sphenoid sinus pathology: spectrum of diagnostic and treatment modalities. *Auris Nasus Larynx.* 2008;35:500-508.

116. Grillone GA, Kasznica P. Isolated sphenoid sinus disease. *Otolaryngol Clin North Am.* 2004;37(2):435-451.

117. ten Brinke A, Grootendorst DC, Schmidt JT, *et al.* Chronic sinusitis in severe asthma is related to sputum eosinophilia. *J Allergy Clin Immunol.* 2002;109(4):621-626.

118. Slavin RG. Relationship of nasal disease and sinusitis to bronchial asthma. *Ann Allergy.* 1982;49(2):76-79.

119. Young J, Frenkiel S, Tewfik MA, *et al.* Long-term outcome analysis of endoscopic sinus surgery for chronic sinusitis. *Am J Rhinol.* 2007;21(6):743-747.

120. Gwaltney JM Jr, Phillips CD, Miller RD, *et al.* Computed tomographic study of the common cold. *N Engl J Med.* 1994;330(1):25-30.

121. Inanli S, Ozturk O, Korkmaz M, *et al.* The effects of topical agents of fluticasone propionate, oxymetazoline, and 3% and 0.9% sodium chloride solutions on mucociliary clearance in the therapy of acute bacterial rhinosinusitis in vivo. *Laryngoscope.* 2002;112(2):320-325.

122. Zalmanovici A, Yaphe J. Steroids for acute sinusitis. *Cochrane Database Syst Rev.* 2007(2):CD005149.

123. Deutsch E, Hevron I. Endoscopic sinus surgery for extracranial complications of sinusitis [in Hebrew]. *Harefuah.* 2000;138(3):195-199, 271.

124. Lund VJ, Black JH, Szabo LZ, *et al.* Efficacy and tolerability of budesonide aqueous nasal spray in chronic rhinosinusitis patients. *Rhinology.* 2004;42(2):57-62.

125. Cherry WB, Li JT. Chronic rhinosinusitis in adults. *Am J Med.* 2008;121(3):185-189.

126. Sykes DA, Wilson R, Chan KL, *et al.* Relative importance of antibiotic and improved clearance in topical treatment of chronic mucopurulent rhinosinusitis. A controlled study. *Lancet.* 1986;2(8503):359-360.

127. Yoo JK, Seikaly H, Calhoun KH. Extended use of topical nasal decongestants. *Laryngoscope.* 1997;107(1):40-43.

128. Watanabe H, Foo TH, Djazaeri B, *et al.* Oxymetazoline nasal spray three times daily for four weeks in normal subjects is not associated with rebound congestion or tachyphylaxis. *Rhinology.* 2003;41(3):167-174.

129. Tas A, Yagiz R, Yalcin O, *et al.* Use of mometasone furoate aqueous nasal spray in the treatment of rhinitis medicamentosa: an experimental study. *Otolaryngology Head Neck Surg.* 2005;132(4):608-612.

130. Dubin MG, Kuhn FA, Melroy CT. Radiographic resolution of chronic rhinosinusitis without polyposis after 6 weeks vs 3 weeks of oral antibiotics. *Ann Allergy Asthma Immunol.* 2007;98(1):32-35.

131. Kennedy DW. Functional endoscopic sinus surgery. Technique. *Arch Otolaryngol.* 1985;111(10):643-649.

132. Molgaard E, Thomsen SF, Lund T, *et al.* Differences between allergic and nonallergic rhinitis in a large sample of adolescents and adults. *Allergy.* 2007;62(9):1033-1037.

133. Marinho S, Simpson A, Lowe L, *et al.* Rhinoconjunctivitis in 5-year-old children: a population-based birth cohort study. *Allergy.* 2007;62(4):385-393.

134. Marinho S, Simpson A, Soderstrom L, *et al.* Quantification of atopy and the probability of rhinitis in preschool children: a population-based birth cohort study. *Allergy.* 2007;62(12):1379-1386.

135. Settipane RA, Charnock DR. Epidemiology of rhinitis: allergic and nonallergic. *Clin Allergy Immunol.* 2007;19:23-34.

136. Wallace DV, Dykewicz MS, Bernstein DI, *et al.* The diagnosis and management of rhinitis: an updated practice parameter. *J Allergy Clin Immunol.* 2008;122(2 Suppl):S1-S84.

137. Meltzer EO. Evaluating rhinitis: clinical, rhinomanometric, and cytologic assessments. *J Allergy Clin Immunol.* 1988;82(5 Pt 2):900-908.

138. Ciprandi G, Vizzaccaro A, Cirillo I, *et al.* Nasal eosinophils display the best correlation with symptoms, pulmonary function and inflammation in allergic rhinitis. *Int Arch Allergy Immunol.* 2005;136(3):266-272.

139. Fan GK, Wang H, Takenaka H. Eosinophil infiltration and activation in nasal polyposis. *Acta Otolaryngol.* 2007;127(5):521-526.

140. Bielory L. Vasomotor (perennial chronic) conjunctivitis. *Curr Opin Allergy Clin Immunol.* 2006;6(5):355-360.

141. Garay R. Mechanisms of vasomotor rhinitis. *Allergy.* 2004;59 Suppl 76:4-9; discussion 9-10.

142. Bernstein JA, Singh U. Neural abnormalities in nonallergic rhinitis. *Curr Allergy Asthma Rep.* 2015;15(4):18.

143. Raphael G, Raphael MH, Kaliner M. Gustatory rhinitis: a syndrome of food-induced rhinorrhea. *J Allergy Clin Immunol.* 1989;83(1):110-115.

144. Ellis AK, Keith PK. Nonallergic rhinitis with eosinophilia syndrome and related disorders. *Clin Allergy Immunol.* 2007;19:87-100.

145. Jacobs RL, Freedman PM, Boswell RN. Nonallergic rhinitis with eosinophilia (NARES syndrome). Clinical and immunologic presentation. *J Allergy Clin Immunol.* 1981; 67(4):253-262.

146. Settipane GA, Klein DE. Non allergic rhinitis: demography of eosinophils in nasal smear, blood total eosinophil counts and IgE levels. *N Engl Reg Allergy Proc.* 1985;6(4):363-366.

147. Moneret-Vautrin DA, Hsieh V, Wayoff M, *et al.* Nonallergic rhinitis with eosinophilia syndrome a precursor of the triad: nasal polyposis, intrinsic asthma, and intolerance to aspirin. *Ann Allergy.* 1990;64(6):513-518.

148. Goodman WS dSF. Atrophic rhinitis. In: GM E, ed. *Otolarnygology.* Philadelphia, PA: JB Lippincott; 1990.

149. Dutt SN, Kameswaran M. The aetiology and management of atrophic rhinitis. *J Laryngol Otol.* 2005;119(11):843-852.

150. Moore EJ, Kern EB. Atrophic rhinitis: a review of 242 cases. *Am J Rhinol.* 2001;15(6):355-361.

151. Keyserling HF, Grimme JD, Camacho DL, *et al.* Nasal septal perforation secondary to rhinitis medicamentosa. *Ear Nose Throat J.* 2006;85(6):376, 378-379.

152. Marple B, Roland P, Benninger M. Safety review of benzalkonium chloride used as a preservative in intranasal solutions: an overview of conflicting data and opinions. *Otolaryngology Head Neck Surg.* 2004;130(1):131-141.

153. Ramey JT, Bailen E, Lockey RF. Rhinitis medicamentosa. *J Investig Allergol Clin Immunol.* 2006;16(3):148-155.

154. Berkin KE. Respiratory effects of angiotensin converting enzyme inhibition. *Eur Respir J.* 1989;2(3):198-201.

155. Wilt TJ, Mac Donald R, Rutks I. Tamsulosin for benign prostatic hyperplasia. *Cochrane Database Syst Rev.* 2003(1): CD002081.

156. Ellegard EK. The etiology and management of pregnancy rhinitis. *Am J Respir Med.* 2003;2(6):469-475.

157. Ellegard EK. Clinical and pathogenetic characteristics of pregnancy rhinitis. *Clin Rev Allergy Immunol.* 2004;26(3):149-159.

158. Campo P, Salas M, Blanca-Lopez N, *et al.* Local allergic rhinitis. *Immunol Allergy Clin North Am.* 2016;36(2):321-332.

159. Meurman OH, Irjala K, Suonpaa J, *et al.* A new method for the identification of cerebrospinal fluid leakage. *Acta Otolaryngol.* 1979;87(3-4):366-369.

160. Ryall RG, Peacock MK, Simpson DA. Usefulness of beta 2-transferrin assay in the detection of cerebrospinal fluid leaks following head injury. *J Neurosurg.* 1992;77(5):737-739.

161. Bernstein JA. Azelastine hydrochloride: a review of pharmacology, pharmacokinetics, clinical efficacy and tolerability. *Curr Med Res Opin.* 2007;23(10):2441-2452.

162. Banov CH, Lieberman P. Efficacy of azelastine nasal spray in the treatment of vasomotor (perennial nonallergic) rhinitis. *Ann Allergy Asthma Immunol.* 2001;86(1):28-35.

163. Gehanno P, Deschamps E, Garay E, *et al.* Vasomotor rhinitis: clinical efficacy of azelastine nasal spray in comparison with placebo. *ORL J Otorhinolaryngol Relat Spec.* 2001; 63(2):76-81.

164. Lieberman PL, Settipane RA. Azelastine nasal spray: a review of pharmacology and clinical efficacy in allergic and nonallergic rhinitis. *Allergy Asthma Proc.* 2003;24(2): 95-105.

165. Lieberman P, Meltzer EO, LaForce CF, *et al.* Two-week comparison study of olopatadine hydrochloride nasal spray 0.6% versus azelastine hydrochloride nasal spray 0.1% in patients with vasomotor rhinitis. *Allergy Asthma Proc.* 2011;32(2):151-158.

166. Pipkorn U, Berge T. Long-term treatment with budesonide in vasomotor rhinitis. *Acta Otolaryngol.* 1983;95(1-2): 167-171.

167. Webb DR, Meltzer EO, Finn AF Jr, *et al.* Intranasal fluticasone propionate is effective for perennial nonallergic rhinitis with or without eosinophilia. *Ann Allergy Asthma Immunol.* 2002;88(4):385-390.

168. Kaliner MA. A novel and effective approach to treating rhinitis with nasal antihistamines. *Ann Allergy Asthma Immunol.* 2007;99(5):383-390; quiz 391-392, 418.

169. Corey JP, Houser SM, Ng BA. Nasal congestion: a review of its etiology, evaluation, and treatment. *Ear Nose Throat J.* 2000;79(9):690-693, 696, 698 passim.

170. Grossman J, Banov C, Boggs P, *et al.* Use of ipratropium bromide nasal spray in chronic treatment of nonallergic perennial rhinitis, alone and in combination with other perennial rhinitis medications. *J Allergy Clin Immunol.* 1995;95(5 Pt 2):1123-1127.

171. Bonadonna P, Senna G, Zanon P, *et al.* Cold-induced rhinitis in skiers—clinical aspects and treatment with ipratropium bromide nasal spray: a randomized controlled trial. *Am J Rhinol.* 2001;15(5):297-301.

172. Gevorgyan A, Segboer C, Gorissen R, *et al.* Capsaicin for non-allergic rhinitis. *Cochrane Database Syst Rev.* 2015;(7):CD010591.

173. Ferguson BJ, Paramaesvaran S, Rubinstein E. A study of the effect of nasal steroid sprays in perennial allergic rhinitis patients with rhinitis medicamentosa. *Otolaryngology Head Neck Surg.* 2001;125(3):253-260.

174. Ellegard EK, Hellgren M, Karlsson NG. Fluticasone propionate aqueous nasal spray in pregnancy rhinitis. *Clin Otolaryngol Allied Sci.* 2001;26(5):394-400.

175. Berard A, Sheehy O, Kurzinger ML, *et al.* Intranasal triamcinolone use during pregnancy and the risk of adverse pregnancy outcomes. *J Allergy Clin Immunol.* 2016;138(1):97.e107-104.e107.

176. Namazy J, Schatz M. The treatment of allergic respiratory disease during pregnancy. *J Investig Allergol Clin Immunol.* 2016;26(1):1-7; quiz 2p following 7.

177. Samizo K, Kawabe E, Hinotsu S, *et al.* Comparison of losartan with ACE inhibitors and dihydropyridine calcium channel antagonists: a pilot study of prescription-event monitoring in Japan. *Drug Saf.* 2002;25(11):811-821.

178. Wolstenholme CR, Philpott CM, Oloto EJ, *et al.* Does the use of the combined oral contraceptive pill cause changes in the nasal physiology in young women? *Am J Rhinol.* 2006;20(2):238-240.

CAPÍTULO 28

Enfermedades alérgicas oculares y auditivas
SEONG H. CHO, SULTAN ALANDIJANI Y PHIL LIEBERMAN

■ EL OJO

Las enfermedades alérgicas oculares son dermatoconjuntivitis por contacto, conjuntivitis alérgica aguda, conjuntivitis primaveral y queratoconjuntivitis atópica (afecciones oculares asociadas con la dermatitis atópica). Varias otras entidades clínicas simulan una enfermedad alérgica y deben considerarse en cualquier paciente que acuda con conjuntivitis, e incluyen la blefaroconjuntivitis asociada con la infección por estafilococos, la seborrea y rosácea, las conjuntivitis viral aguda y clamidósica, queratoconjuntivitis seca, queratitis por herpes simple, conjuntivitis papilar gigante, conjuntivitis vasomotora (perenne crónica) y el "síndrome del ojo blando". Cada una de esas entidades se describe en relación con el diagnóstico diferencial de la conjuntivitis alérgica y se hace énfasis en las afecciones alérgicas.

Además de la descripción sistemática de estas enfermedades, puesto que el capítulo es escrito para el proveedor sanitario no oftalmólogo, se incluye un esquema anatómico del ojo (fig. 28-1).

Enfermedades que afectan a los párpados

Las afecciones por considerar en tratándose de párpados hay dos y son: la dermatitis por contacto y la queratoconjuntivitis atópica.

Dermatitis por contacto y dermatoconjuntivitis

Puesto que la piel del párpado es muy delgada (0.55 mm), es particularmente susceptible a presentar dermatitis tanto por contacto con irritantes como inmunológica. Cuando el microorganismo o la sustancia química causal tiene contacto con la conjuntiva y el párpado se presenta una dermatoconjuntivitis.

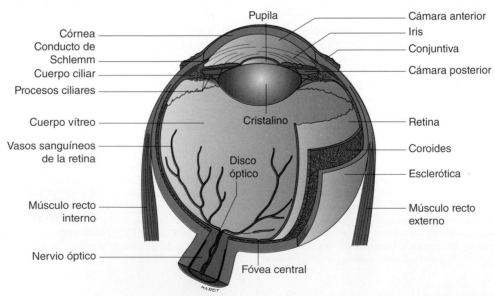

■ FIGURA 28-1 Corte transversal del ojo. (Tomada de Brunner L, Suddarth D. *Textbook of Medical-Surgical Nursing*. 4th ed. Philadelphia: JB Lippincott, 1980, con autorización.)

Cuadro clínico

La dermatitis por contacto y la dermatoconjuntivitis afectan más a menudo a las mujeres que a los hombres porque estas utilizan con más frecuencia cosméticos. En este caso, puede ocurrir vesiculación muy pronto, pero para el momento en que el paciente busca atención, los párpados parecen engrosados, rojos y con inflamación crónica. También ocurren descamación y denudación de los párpados con la exposición crónica. Si se afecta la conjuntiva hay eritema y lagrimeo; ocurre una respuesta papilar con vasodilatación y quemosis. El prurito es el síntoma cardinal; también puede haber una sensación ardorosa. El frotamiento del ojo intensifica el prurito; puede ocurrir lagrimeo; es frecuente una blefaritis eritematosa y, en casos graves, se presenta queratitis.

Causas

La dermatitis por contacto y la dermatoconjuntivitis son causadas por sustancias directamente aplicadas al párpado o la conjuntiva, agentes en aerosol o aéreos que entran en contacto al azar y cosméticos aplicados en otras zonas del cuerpo. De hecho, la dermatitis palpebral se presenta con frecuencia debido a ellos (p. ej., barniz de uñas, espray para el cabello) aplicados a otras zonas del cuerpo (1). No obstante, los productos aplicados directamente al ojo son los más frecuentes. La dermatitis por contacto suele ser causada por el maquillaje ocular, incluyendo el lápiz para cejas y los productos con cepillo, las sombras, los delineadores, las máscaras, las pestañas artificiales y los extensores de pestañas. Estos productos contienen colorantes, lanolina, parabeno, sorbitol, parafina, petrolato líquido y otras sustancias, como vehículos y perfumes (1). Los cepillos y cojinetes usados para aplicar estos cosméticos pueden también producir dermatitis. Además de los productos aplicados directamente solo al ojo, los jabones y las cremas faciales pueden producir una dermatitis selectiva del párpado por su piel delgada. Las fórmulas de los cosméticos con frecuencia se modifican (1), por lo que uno usado antes sin efectos lesivos se puede tornar sensibilizante.

Cualquier medicamento aplicado al ojo puede producir una dermatitis por contacto o dermatoconjuntivitis. Los preparados oftálmicos contienen varios productos sensibilizantes, que incluyen cloruro de benzalconio, clorobutanol, clorhexidina, ácido etilendiamintetraacético (EDTA, por sus siglas en inglés) y sales mercúricas. Los EDTA presentan reacción cruzada con etilendiamina, de modo que los pacientes sensibles a este producto están sujetos a desarrollar dermatitis como resultado de varios otros medicamentos. Hoy, los antibióticos, antivirales y fármacos contra el glaucoma probablemente sean las principales causas de dermatoconjuntivitis por contacto yatrógena. Asimismo, se ha mostrado que otros productos tópicos medicamentosos aplicados, no obstante, causan

dermatoconjuntivitis, e incluyen antihistamínicos, como la antazolina, así como atropina, pilocarpina, fenilefrina, epinefrina y los anestésicos tópicos.

De importancia continua es la conjuntivitis relacionada con el uso de lentes de contacto, en especial las blandas. A estos adminículos pueden presentarse reacciones o a las sustancias químicas utilizadas para tratarlos. También se presentan reacciones tanto tóxicas como inmunológicas por las soluciones de las lentes de contacto. Un conservador utilizado en las soluciones para lentes de contacto, el timerosal, produce dermatitis por contacto clásica por medicación celular (2). Otras sustancias que se encuentran en las soluciones para lentes que pudiesen causar reacciones tóxicas o inmunológicas son los bacteriostáticos (metilparabeno, clorobutanol y clorhexidina) y el EDTA, que se usa para quelar los depósitos en las lentes. Con el uso creciente de lentes de contacto desechables, la incidencia de la alergia por su contacto y con sus agentes de limpieza parece declinar.

La dermatitis de párpado y conjuntiva también puede ser resultado de la exposición a sustancias presentes en el aire. El aerosol para el cabello, las sustancias volátiles con las que se entra en contacto en el trabajo y las fracciones de oleorresina de los pólenes aéreos, todos han sido motivo de informe como causa de dermatitis por contacto y dermatoconjuntivitis. Los preparados para el cabello y el esmalte de uñas con frecuencia causan problemas alrededor de los ojos, con respeto del cuero cabelludo y las manos. Por último, la dermatitis por *urushiol* puede afectar al ojo y producir edema periorbitario unilateral, que quizá se confunda con un angioedema.

Diagnóstico e identificación de los productos causales

El diagnóstico diferencial incluye dermatitis seborreica y blefaritis, dermatitis eccematosa infecciosa (en especial la blefaritis crónica por estafilococos) y la rosácea. La dermatitis seborreica puede, por lo general, diferenciarse de la dermatitis por contacto con base en las lesiones presentes en otros sitios y la ausencia de prurito. Además, no ocurre prurito en la blefaritis por estafilococos o la rosácea. Si el diagnóstico se encuentra en duda, debe hacerse una consulta al oftalmólogo.

En algunos casos el producto causal puede ser fácilmente aparente, lo que suele ocurrir en la dermatitis por aplicación de medicamentos tópicos. Sin embargo, en muchos pacientes se presenta como dermatitis crónica con una causa no fácilmente aparente. Ante esta circunstancia, un procedimiento de provocación por eliminación y las pruebas en parche permiten identificar a la sustancia causal. Estos procedimientos de eliminación-provocación requieren que el paciente deje de usar todas las sustancias de que se sospecha, lo que suele ser difícil porque requiere el retiro completo de todos los cosméticos, aerosol para el cabello y desodorantes, así como cualquier otra sustancia de aplicación tópica. También deberían incluir el cese de las visitas a estilistas del cabello y *spas* de día durante el procedimiento de eliminación. Los jabones y el champú se deben cambiar; se debe emplear un jabón blando (p. ej., Basis) y un champú sin formalina (p. ej., Neurógena, Ionil). En casos recalcitrantes debe también cambiarse el detergente usado para lavar las fundas de almohada. La fase de eliminación del procedimiento debe continuar hasta que ceda la dermatitis, o durante un máximo de un mes. Cuando ya desapareció la afección, se puede reiniciar el uso de cosméticos y otras sustancias a razón de uno por semana. En ocasiones se pueden identificar las sustancias causales por la recurrencia de los síntomas al reintroducir la sustancia en cuestión.

Las pruebas de parche pueden ser útiles para establecer un diagnóstico (3, 4). Sin embargo, la piel del párpado es notoriamente diferente de la del dorso y el antebrazo, y los fármacos aplicados repetidamente al saco conjuntival se acumulan ahí y producen concentraciones locales altas. Por lo tanto, son frecuentes los resultados falsos negativos de las pruebas de parche (1), que deben hacerse no solo para las sustancias en equipos estándar, sino también con los cosméticos propios del paciente. Además de estas, se pueden hacer pruebas de productos para la aplicación, como esponjas y cepillos. Ambas, las pruebas de parche abiertas y cerradas, están indicadas para la indagación de cosméticos (1). Fisher (4) describe una prueba simple que consta de frotar las sustancias en el antebrazo tres veces al día durante 4 a 5 días y después revisar el sitio. Debido a la dificultad involucrada en el establecimiento del producto etiológico con equipos de prueba en parche estándar, se ha sugerido usar una charola de pruebas de parche oftálmicas (tabla 28-1) (3).

Tratamiento

La terapéutica ideal es retirar el producto causal. En ocasiones esto se puede hacer fácilmente. Por ejemplo, el cambiar de sistemas de conservación química a la esterilización por calor en los pacientes con conjuntivitis por contacto relacionada con lentes. El producto causal, sin embargo, con frecuencia no se puede identificar en forma independiente de los procedimientos de diagnóstico aplicados. En estos casos, el tratamiento sintomático crónico, tal vez en interconsulta con un oftalmólogo, es todo lo que se puede ofrecer al paciente.

El alivio sintomático se logra con cremas tópicas, ungüentos y gotas de corticoesteroides; deben emplearse gotas de corticoesteroides solo bajo la dirección de un oftalmólogo, y pueden ser de utilidad los baños oculares con agua de grifo fría y los de ácido bórico.

Afección ocular por la dermatitis por contacto

Las manifestaciones de afectación atópica de los párpados son similares a las de la dermatitis por contacto inmunológica y por irritantes en ellos. La descamación crónica, el prurito y la liquenificación de los párpados con máxima frecuencia se deben a estas dos afecciones, y deberían considerarse ambas en el diagnóstico diferencial. Las manifestaciones que distinguen a la dermatitis atópica de los párpados de la dermatitis por contacto e irritantes son las siguientes:

- Presencia de manifestaciones de dermatitis atópica en otros sitios y la concomitante de enfermedad respiratoria alérgica.
- Prurito, que suele ser más frecuente e intenso en la dermatitis atópica.
- Madarosis (pérdida de pestañas) y triquiasis (dirección errónea de las pestañas) son más comunes en la dermatitis atópica.
- También está presente la misma afección ocular en la mayoría de los casos de dermatitis atópica del párpado.
- Los datos oculares son de eritema y edema de conjuntiva, papilas límbicas, queratocono (véase más adelante), cataratas subcapsulares anteriores y posteriores, y en ocasiones, una erosión corneal con úlceras, neovascularización y cicatrización.
- Suele encontrarse un antecedente familiar de enfermedad atópica.

Las dermatitis que afectan el párpado pueden presentarse con múltiples manifestaciones. Las distintivas son el prurito bilateral y el ardor de los párpados con descamación, a menudo con lagrimeo y fotofobia acompañantes. Como en la conjuntivitis primaveral, los pacientes con manifestaciones oculares también pueden mostrar una secreción espesa, pastosa.

Los párpados se muestran edematosos, con descamación y engrosados; hay un aspecto arrugado de la piel; se presenta liquenificación con la afección crónica, y son frecuentes las posiciones erróneas de los párpados.

Debido al prurito crónico, el frotamiento y el rascado de sus párpados por el paciente lleva a cambios adicionales, como las fisuras que se presentan, por lo común, cerca del canto lateral (5).

También se han descrito las manifestaciones periorbitarias de la enfermedad alérgica. El clásico pliegue de "Dennie-Morgan" es un surco que se extiende desde el canto interno por fuera, hasta la línea medio pupilar del párpado inferior. A menudo hay oscurecimiento periorbitario, conocido como "ojera alérgica". Las cejas externas a menudo se encuentran ausentes (signo de Hertoghe). Asimismo, es característica la afección del borde palpebral (blefaritis) con datos que simulan los de la blefaritis bacteriana crónica (véase más adelante) y, de hecho, pueden deberse a la sobreproliferación bacteriana que se presenta con atopia. También hay hiperemia y un exudado, con costras por la mañana.

TABLA 28-1 EQUIPO OFTÁLMICO SUGERIDO PARA LAS PRUEBAS DE PARCHE

COMPUESTO	CONCENTRACIÓN EN EL PARCHE DE PRUEBA (%)	VEHÍCULO
Conservadores		
Cloruro de benzalconio	0.1	Agua
Cloruro de bencetonio	1	Agua
Gluconato de clorhexidina	1	Agua
Cloruro de cetalconio	0.1	Agua
EDTA sódico	1	Agua
Ácido ascórbico	2.5	Pet
Timerosal	0.1; 1	Pet
Bloqueadores adrenérgicos β		
Befunolol	1	Agua
Levobunolol HCl	1	Agua
Metipranolol	2	Agua
Metoprolol	3	Agua
Timolol	0.5	Agua
Midriáticos		
Sulfato de atropina	1	Agua
Epinefrina HCl	1	Agua
Fenilefrina HCl	10	Agua
Bromhidrato de escopolamina	0.25	Agua
Antibióticos		
Bacitracina	5	Pet
Cloranfenicol	5	Pet
Sulfato de gentamicina	20	Pet
Kanamicina	10	Pet
Sulfato de neomicina	20	Pet
Sulfato de polimixina B	20	Pet
Fármacos antivirales		
Idoxuridina	1	Pet
Trifluridina	5	Pet
Antihistamínicos o fármacos antialérgicos		
Maleato de clorfeniramina	5	Pet
Cromoglicato sódico	2	Agua
Anestésicos		
Benzocaína	5	Pet
Procaína	5	Agua
Oxibuprocaína	0.5	Agua
Proximetacaína	0.5	Agua
Limpiadores enzimáticos		
Papaína	1	Pet
Tegobetaína	1	Agua

(continúa)

TABLA 28-1 EQUIPO OFTÁLMICO SUGERIDO PARA LAS PRUEBAS DE PARCHE (*CONTINUACIÓN*)

COMPUESTO	CONCENTRACIÓN EN EL PARCHE DE PRUEBA (%)	VEHÍCULO
Mióticos		
Pilocarpina	1	Agua
Tolazolina	10	Agua
Yoduro de ecotiofato	1	Agua
Otros		
Ácido ε aminocaproico	1	Agua

EDTA, ácido etilendiamintetraacético; Pet, tereftalato de polietileno.

Tomada de Mondino B, Salamon S, Zaidman G. Allergic and toxic reactions in soft contact lens weavers. *Surv Ophthalmol.* 1982; 26:337-344, con autorización.

Debido a la dirección equivocada de las pestañas, a menudo entran en contacto con la conjuntiva y esto puede ser particularmente molesto para los pacientes.

Como se señaló, no es rara la colonización bacteriana y el *Staphylococcus aureus* es el microorganismo con más frecuencia involucrado. Se supone que este microorganismo coloniza el ojo a través del contacto con las manos. El fenotipo del estafilococo que afecta al ojo tiene relación con su sobreproliferación en la piel en la mayor parte de los casos (6).

Tratamiento

El tratamiento de los párpados en la dermatitis atópica es similar al de las enfermedades alérgicas en general. Por supuesto, deben evitarse los productos ambientales que causan su exacerbación. Las compresas frías y los humidificantes blandos son útiles. El petrolato líquido y el Aquaphor® (Beiersdorf, Norwalk, Connecticut) son ejemplos a este respecto. Las exacerbaciones periódicas de la inflamación de los párpados se pueden tratar con corticoesteroides tópicos de dosis baja en ungüento. Un ejemplo es la fluorometolona al 0.1% en ungüento oftálmico. No obstante, debe tenerse cuidado porque su administración a largo plazo puede adelgazar la piel del párpado y producir cambios estéticos permanentes, pues se empiezan a mostrar los vasos a través de la piel delgada. La dosis más baja debe emplearse durante el periodo más breve.

Los preparados tópicos de tacrolimús y pimecrolimús son también, en general, de utilidad para tratar la dermatitis atópica.

Fisiopatología

La patogenia de la afección ocular en la dermatitis atópica, como la fisiopatología subyacente a las anomalías de la piel, es compleja. Es cierto que involucra a mecanismos mediados por la inmunoglobulina E (IgE), pero es claro que también presentan actividad otras vías inflamatorias.

Los pacientes con queratoconjuntivitis atópica presentan cifras altas de interferón-γ (IFN-γ), factor-α de necrosis tumoral (TNF-α), interleucina 2 (IL-2), IL-4, IL-5 e IL-10, lo que indica una respuesta combinada de tipos T_H1 y T_H2 (7).

No obstante, al menos en modelos animales, hay un claro predominio del fenotipo T_H2 en términos de los linfocitos T, con eosinofilia ocular característica que parece dependiente de su presencia (8).

La participación activa de los linfocitos T en las afecciones alérgicas del ojo claramente explica el efecto benéfico de la ciclosporina (9).

Conjuntivitis alérgica aguda

Fisiopatología

La conjuntivitis alérgica aguda es la forma más frecuente de enfermedad ocular alérgica (10). Asimismo, se calcula que la conjuntivitis alérgica estacional, y la correspondiente perenne, afectan a 15 a 45% de la población de Estados Unidos. (10). Las conjuntivitis alérgicas estacional y perenne representan 25 a 95% del total de casos de alergia ocular (10, 11). Además, la incidencia de esta afección probablemente se ha subestimado, por el porcentaje de casos de conjuntivitis alérgica no diagnosticada en los pacientes que acuden con rinitis y que varía de 25 a 60% (12). La conjuntivitis alérgica se produce por la desgranulación de las células cebadas y de los basófilos inducida por IgE (11, 13). Como resultado de esta reacción, se liberan en el ojo histamina, cininas, leucotrienos, prostaglandinas, interleucinas, quimiocinas, IL-4, IL-5 y la proteína catiónica eosinofílica, además de otros mediadores (14-17). Los pacientes con conjuntivitis alérgica presentan cantidades elevadas de IgE total en las lágrimas (18-20), cuyo líquido también contiene IgE específica para los alérgenos estacionales (21). Los eosinófilos se encuentran en los productos del raspado ocular (22-24) activados, que liberan su contenido, como la proteína catiónica eosinofílica. Dicho contenido también aparece en las lágrimas (24). Los cambios oculares con el polen producen respuestas oculares, tanto de fase temprana como tardía (25). En los seres humanos, la fase temprana se inicia en los 20 min que siguen al reto. La fase tardía depende de la dosis y las grandes dosis de alérgeno causan que la inflamación inicial persista y progrese (25). La fase tardía difiere de la que ocurre en la nariz y los pulmones, porque a menudo es continua y progresiva, más bien que bifásica (25), y se caracteriza por infiltración de células inflamatorias, que incluyen neutrófilos, eosinófilos y linfocitos. El eosinófilo es la célula predominante (25). Además, durante la reacción de fase tardía, se liberan continuamente mediadores, que incluyen histamina, leucotrienos y el contenido de los eosinófilos (26).

Los sujetos con conjuntivitis alérgica muestran características típicas T_H2 (alérgicas) de las citocinas en las lágrimas, con producción excesiva de IL-4 e IL-5 (27-29). Si la enfermedad se torna crónica, no obstante, puede haber una desviación de las citocinas al patrón T_H1, con producción excesiva de IFN-γ, como ocurre en la queratoconjuntivitis atópica (29, 30).

Los sujetos con conjuntivitis alérgica presentan un mayor número de células cebadas en la conjuntiva (31), que aumenta todavía más durante la temporada de alergia. Además, el fenotipo se modifica conforme aumentan las células cebadas de la mucosa hasta un mayor grado que las células cebadas del tejido conectivo (11). Los pacientes con conjuntivitis alérgica presentan hiperrespuesta al reto con histamina intraocular (32); es de interés el hecho de que haya pruebas de la activación del complemento, y aparecen cifras elevadas de C3a des-Arg en las lágrimas (28). Las consecuencias de esta reacción inmunológica son de vasodilatación y edema conjuntivales. La reproducibilidad clínica de la reacción es confiable. Alguna vez se usó como prueba de diagnóstico la instilación del alérgeno al saco conjuntival (33).

Cuadro clínico

La conjuntivitis alérgica aguda suele detectarse con facilidad. Su característica predominante es el prurito intenso (34). El frotarse los ojos intensifica los síntomas. La enfermedad casi siempre es bilateral. Sin embargo, se puede presentar conjuntivitis alérgica aguda unilateral secundaria a la contaminación manual de la conjuntiva con alérgenos, como los alimentos y la caspa de animales. Los signos oculares suelen ser mínimos, a pesar de los síntomas significativos. La conjuntiva quizá se encuentre inyectada y edematosa. En casos graves, el ojo podrá estar cerrado por edema. Estos síntomas de la conjuntivitis alérgica pueden ser tan graves como para interferir con el sueño y el trabajo del paciente.

La conjuntivitis alérgica rara vez se presenta sin rinitis alérgica acompañante. No obstante, los síntomas oculares pueden ser más notorios que los nasales y tornar al paciente más molesto. Sin embargo, si los síntomas o signos de rinitis alérgica están por completo ausentes, el diagnóstico de conjuntivitis alérgica está en duda. También hay conjuntivitis alérgica en una forma crónica perenne, con síntomas, por lo general, menos intensos. Como en la conjuntivitis alérgica aguda, los datos oculares durante la exploración física pueden no ser impresionantes.

Diagnóstico y tratamiento

El diagnóstico de la conjuntivitis alérgica puede hacerse, por lo general, con base en el interrogatorio. Por lo general, hay un antecedente personal o familiar de atopia; la enfermedad suele ser estacional. En ocasiones, el paciente puede definir con precisión el alérgeno causal y las pruebas cutáneas lo confirman. La tinción de la secreción conjuntival puede mostrar numerosos eosinófilos, pero su ausencia no descarta la afección (35). Los individuos normales no muestran eosinófilos en los raspados conjuntivales; por lo tanto, la presencia de un eosinófilo es compatible con el diagnóstico (35). El diagnóstico diferencial debería incluir otras formas de conjuntivitis aguda, como la viral y la bacteriana, la dermatoconjuntivitis por contacto, y las conjuntivitis seca y primaveral.

El tratamiento de la conjuntivitis alérgica es el mismo que para otras enfermedades atópicas; evitación, alivio sintomático e inmunoterapia, en ese orden. Cuando la conjuntivitis alérgica se asocia con una enfermedad alérgica respiratoria, el resultado del tratamiento suele dictarse por el trastorno respiratorio más debilitante. No es práctico evitar los aereoalérgenos comunes, pero se pueden emplear las medidas de evitación señaladas antes en este capítulo para tratar la conjuntivitis alérgica.

El tratamiento sintomático eficaz de la conjuntivitis alérgica puede, por lo general, lograrse con medicamentos tópicos. El reto más significativo en el tratamiento de las afecciones alérgicas oculares desde la última edición de este libro de texto es la autorización de nuevos agentes tópicos para tratar esas afecciones. Hoy se dispone de seis preparados tópicos para tratarlas: vasoconstrictores, antihistamínicos "clásicos", estabilizantes de células cebadas "clásicos", nuevos productos con actividades "antialérgicas" múltiples, antiinflamatorios no esteroideos y corticoesteroides, y en la tabla 28-2 se incluyen ejemplos seleccionados. Los corticoesteroides no se tratan aquí,

TABLA 28-2 FÁRMACOS TÓPICOS REPRESENTATIVOS USADOS PARA TRATAR LAS AFECCIONES OCULARES ALÉRGICAS

CLASE	NOMBRES COMERCIALES DE EJEMPLOS REPRESENTATIVOS	DOSIS	COMENTARIOS
Vasoconstrictores			
Tetrahidrozolina, fenilefrina, oximetazolina, nafazolina	Naphcon, Vasocon, Visine	1-2 gotas cada 4 h prn (no más de cada 6 h)	Útiles solo para la irritación ocular. No alivian el prurito. Disponibles sin prescripción. Alguna preocupación en cuanto a efectos de "rebote". Contraindicados en el glaucoma de ángulo cerrado.
Antihistamínicos			
Levocabastina	Livostin	1 gota cada 6 h	Eficaz para el prurito.
Emedastina	Emadine	1 gota cada 6 h	Disponible solo por prescripción. Puede ser más potente que los antihistamínicos disponibles sin prescripción.
Combinación de vasoconstrictor más antihistamínico			
Antazolina, nafazolina	Vasocon-A	1 gota cada 6 h	Eficaz para la irritación y el prurito oculares. Disponibles sin prescripción.
Estabilizantes de células cebadas			
Lodoxadina	Alomide	1 gota cada 6 h	Son mejores cuando iniciados antes de principiar los síntomas.
Cromolina	Crolom, Opticrom	1 gota cada 6 h	
Nedocromil	Allocril	1 gota cada 6 h	
Pemirolast	Alamast	1 gota cada 6 h	
Fármacos antiinflamatorios no esteroides			
Ketorolaco	Acular	1 gota cada 6 h	Indicado para el prurito
Fármacos con múltiples actividades "antialérgicas", como antihistamínicos, estabilizantes de células cebadas y de efectos antieosinofílicos			
Preparados de olopatadina	Patanol (0.1%)	1 gota cada 12 h	Requiere prescripción
	Pataday (0.2%)	1 gota diaria	Requiere prescripción
	Pazeo (0.7%)	1 gota diaria	Requiere prescripción
Ketotifeno	Zaditor	1 gota cada 12 h	Disponible sin prescripción
Epinastina	Elestat	1 gota cada 12 h	Requiere prescripción
Azelastina	Optivar	1 gota cada 12 h	Requiere prescripción
Acaftadina	Lastacraft	1 gota diaria	Requiere prescripción
Bepotastina	Bepreve	1 gota diaria	Requiere prescripción

prn, según sea necesario.

porque como resultado de sus efectos secundarios bien conocidos, los pacientes deben usarlos solo cuando son prescritos por un oftalmólogo.

Varios preparados contienen una mezcla de un vasoconstrictor con un antihistamínico (tabla 28-2). Estos fármacos son de venta libre. El antihistamínico es de máxima utilidad no solo para el prurito, sino también para disminuir la vasodilatación. Los vasoconstrictores de manera exclusiva aminoran la vasodilatación y tienen poco efecto sobre el prurito, con una duración de acción relativamente breve y sujetos a taquifilaxia (36), con probabilidad de vasodilatación de rebote. Tres descongestivos son empleados con frecuencia: nafazolina, oximetazolina y fenilefrina. Los dos antihistamínicos más comunes disponibles en productos combinados son la antazolina y el maleato de feniramina.

La levocabastina (Livostin) es un antihistamínico H_1 disponible solo por prescripción, se diseñó específicamente para su aplicación tópica. En estudios de animales resultó 1 500 veces más potente que la clorfeniramina con una base molar (37). Tiene un rápido inicio de acción (37), es eficaz para bloquear el reto con alérgeno intraocular (38) y lo parece tanto como otros fármacos, que incluyen al cromoglicato sódico (39, 40), y cuenta con excelentes resultados (41).

La emedastina (Emadine) es también un antagonista selectivo H_1 de alta potencia, con una afinidad de unión por el receptor incluso mayor que la levocabastina (42), tiene un rápido inicio de acción (en 10 min) y una duración de actividad de 4 h (42).

Como regla, los vasoconstrictores y antihistamínicos son bien tolerados. Sin embargo, los últimos pueden ser sensibilizantes. Además, cada preparado contiene varios vehículos diferentes que pueden producir irritación o sensibilización transitoria. Igual que los vasoconstrictores en la nariz, los antihistamínicos pueden causar rinitis medicamentosa. El uso frecuente de vasoconstrictores oculares causa conjuntivitis medicamentosa. Como regla, no obstante, estos fármacos son eficaces y bien tolerados (43).

Por otra parte, se dispone de cuatro estabilizantes de células cebadas para la terapéutica, a saber, cromolín sódico, nedocromil sódico, lodoxamida y pemirolast, todos eficaces y, por lo general, bien tolerados (44-48). Además, son más eficaces cuando se inician antes de que principien los síntomas y se usan en forma regular cada 6 h (46), pero puede aliviar los síntomas cuando se administran poco antes del reto ocular por alérgeno (47). Por lo tanto, también son útiles para prevenir los síntomas causados por un reto con un alérgeno aislado, como ocurre cuando se visita un hogar con una mascota o se corta el césped. En estos casos, se deben administrar de inmediato antes de la exposición.

El derivado trometamina del ketorolaco (Acular) es un antiinflamatorio no esteroide con eficacia máxima para aliviar el prurito, pero que también aminora otros síntomas (49). Su efecto es resultado de su capacidad de inhibir la formación de prostaglandinas, en especial la E_2 que causa prurito cuando es aplicada en la conjuntiva (50).

Cuatro fármacos para el tratamiento para las afecciones oculares alérgicas tienen efectos antialérgicos o antiinflamatorios de base amplia, además de su actividad antihistamínica, como azelastina (Optivar), olopatadina (Patanol y Pataday), cetotifeno (Zaditor) y epinastina (Elestat), que previenen la desgranulación de las células cebadas, aminoran la actividad de los eosinófilos y causan regulación descendente de la expresión de moléculas de adhesión, así como inhibición de la unión de histamina

al receptor H_1 (51-54). Debido a la eficacia y la baja incidencia de efectos secundarios, estos fármacos se han convertido en los de más frecuente prescripción para tratar la conjuntivitis alérgica.

La inmunoterapia con alérgenos puede ser útil para tratar la conjuntivitis alérgica. La inmunoterapia subcutánea (SCIT, por sus siglas en inglés) para la rinitis alérgica mostró mejoría en los síntomas de alergia ocular (55). Asimismo, se notó que la SCIT disminuye la sensibilidad en el reto ocular con polen de gramíneas (56). La inmunoterapia sublingual disminuye también los síntomas oculares (57).

Conjuntivitis primaveral

Cuadro clínico

La conjuntivitis primaveral es una inflamación crónica bilateral catarral de la conjuntiva, que surge con frecuencia máxima en los niños durante la primavera y el verano; puede ser perenne en los niños afectados de manera importante y se caracteriza por prurito, ardor y fotofobia intensos.

La enfermedad suele presentarse durante los años de la preadolescencia y, con frecuencia, se resuelve en la pubertad. Cuando el inicio precede a la adolescencia se afectan los varones casi tres veces más a menudo que las mujeres, pero cuando el inicio es posterior, el padecimiento predomina en las mujeres. En la variedad de inicio más tardío, los síntomas suelen ser menos intensos. Su incidencia aumenta en los climas cálidos. Con frecuencia máxima se presenta en el Medio Oriente y las costas del mar Mediterráneo.

La conjuntivitis primaveral ocurre en las formas palpebral y límbica. En la primera, que es más frecuente, la conjuntiva tarsal del párpado superior se deforma y aumenta de volumen, con vegetaciones gelatinosas producidas por una hipertrofia papilar notoria, que le imparte un aspecto de empedrado, resultado de la proliferación intensa de colágena y sustancia fundamental junto con un infiltrado celular (57). Las papilas son fácilmente visibles cuando se evierte el párpado superior. En casos graves, la conjuntiva palpebral inferior puede afectarse de manera similar. En la forma límbica adquiere un aspecto gelatinoso en empedrado parecido en la unión corneoesclerótica. A menudo se visualizan puntos de Trantas, pequeñas manchas blancas constituidas principalmente por eosinófilos, siempre presentes. Por lo general, hay un exudado espeso filamentoso con plenitud de eosinófilos. Esta secreción mucosa espesa, fibrosa, blanca o amarilla, tiene propiedades muy elásticas y produce una sensación de cuerpo extraño; suele ser fácil de distinguir del moco globular que se visualiza en la conjuntivitis alérgica estacional, o de las costras de la conjuntivitis infecciosa. El paciente puede verse particularmente molesto por la secreción, que puede extenderse más de 2.5 cm cuando se retira del ojo. Tal vez se presente una queratitis puntiforme amplia y los casos graves producen ulceración epitelial y formación de escaras.

Fisiopatología y causa

La causa y los mecanismos fisiopatológicos de la conjuntivitis primaveral siguen sin definirse (58-76). Varias características de la enfermedad, no obstante, sugieren que el estado atópico tiene relación con su patogenia. Su presencia estacional y la de eosinófilos y el hecho de que la mayoría de los pacientes presenta otra enfermedad atópica (58) son pruebas circunstanciales que respaldan esta hipótesis. Además, varios datos inmunológicos e histológicos diferentes son compatibles con la etiología alérgica. Los pacientes con conjuntivitis primaveral presentan cifras elevadas de IgE total (61), IgE específica de alérgeno (61), histamina (60, 62) y triptasa (62), en la película lagrimal. Además, los estudios histopatológicos respaldan un origen inmunológico. Los pacientes con conjuntivitis primaveral presentan cifras notoriamente aumentadas de eosinófilos, basófilos, células cebadas y plasmáticas, en los especímenes de biopsia conjuntival (62). Las células cebadas con frecuencia están por completo desgranuladas (62), y se encuentran cifras elevadas de la proteína básica mayor en los especímenes de biopsia de la conjuntiva (64). Además, en concordancia con la participación postulada de la hipersensibilidad mediada por IgE, se encuentra el patrón de secreción de citocinas y los linfocitos T en las lágrimas y en los especímenes de biopsia. También se notó un aumento de la concentración de IL-4 e IL-5, citocinas de tipo $T_H 2$ (70). Además, en modelos animales se mostró una participación clara de los linfocitos T auxiliares de tipo 2 (no así los de tipo 1). Se encontró también que los linfocitos $T_H 2$ tienen una participación crítica en la inducción de infiltración eosinófila conjuntival a ese respecto. Finalmente, se ha comunicado la eficacia terapéutica de los escudos oculares diseñados para prevenir la exposición al polen (68).

Incluso se propuso también una participación de la inmunidad mediada por células con el respaldo de los datos de aumento de los linfocitos T auxiliares CD4$^+$/CD29$^+$ en las lágrimas durante las fases agudas de la enfermedad (65). Además, en concordancia con esta hipótesis, se encuentra la mejoría demostrada durante el tratamiento con ciclosporina tópica (66, 67).

Los fibroblastos parecen participar también en la patogenia. Quizá sean activados por productos de los linfocitos T o las células cebadas. Cuando son estimulados con histamina, los fibroblastos de pacientes con conjuntivitis primaveral producen cantidades excesivas de procolágenas I y II (69). Además, parecen fabricar de manera constitutiva cantidades aumentadas del factor β de transformación del crecimiento, IL-1, IL-6 y TNF-α,

in vitro. Las mayores concentraciones de citocinas que se visualizan *in vitro* se acompañan también de cifras séricas mayores de IL-1 y TNF-α (70). Esta sobreexpresión de mediadores, tanto local como sistémica, posiblemente contribuya a la regulación ascendente de las moléculas de adhesión (71) que se presenta en esta afección en el epitelio corneal.

También es de interés la hipótesis de que el complemento, tal vez activado por complejos inmunes IgG-alérgeno, participe en la producción de la conjuntivitis primaveral. Los anticuerpos IgG específicos del polen (72) y los productos de activación del complemento (C3 des-Arg) se encuentran en las lágrimas de los pacientes con conjuntivitis primaveral (73). El anticuerpo IgG específico contra el polen en la película lagrimal puede no actuar a través del sistema del complemento; sin embargo, debido a que en gran parte parece corresponder a IgG_4 (72), una subclase sin fijación del complemento, con actividad aparente de reagina. Además, los pacientes con conjuntivitis primaveral presentan disminución de la lactoferrina en las lágrimas, un inhibidor del sistema de complemento (76).

El infiltrado celular eosinofílico en la conjuntivitis primaveral puede contribuir a las complicaciones corneales. Los eosinófilos secretan gelatinasa B y proteínas tóxicas policatiónicas, como la proteína básica mayor y la proteína catiónica eosinofílica. *In vitro* pueden causar daño epitelial con descamación y separación celulares (64).

La actividad enzimática puede también participar en la fisiopatología de la conjuntivitis primaveral, en la que se han encontrado cifras elevadas de urocinasa y metaloproteinasas (74).

En esta afección pueden ocurrir complicaciones vasomotoras y tal vez produzcan una hiperreactividad de las conjuntivas. También se ha mostrado que ocurren una mayor expresión de los receptores muscarínicos y adrenérgicos, y transmisores neurales en la conjuntivitis primaveral, anomalías que posiblemente den como resultado la hipersecreción e hiperreactividad corneales (75).

Diagnóstico y tratamiento

La conjuntivitis primaveral debe distinguirse de otras afecciones de la conjuntiva que se presentan con prurito o hipertrofia folicular, e incluyen la conjuntivitis alérgica aguda, la conjuntivitis y queratoconjuntivitis relacionadas con dermatitis atópica, la conjuntivitis papilar gigante relacionada con lentes de contacto blandos y otros cuerpos extraños, la conjuntivitis folicular de infecciones virales y el tracoma (rara vez presente en Estados Unidos).

En la mayoría de los casos, la diferenciación entre la conjuntivitis alérgica aguda y la primaveral no es difícil. Sin embargo, en las fases tempranas de la conjuntivitis primaveral o en su forma leve están ausentes las papilas gigantes, y en tales casos la diferenciación puede ser más difícil, porque ambas afecciones se presentan en individuos con atopia y el prurito es una manifestación distintiva de cada una. Sin embargo, en la conjuntivitis primaveral, el prurito es más intenso, la película lagrimal contiene una concentración significativamente mayor de histamina y cantidades mayores de eosinófilos, y el epitelio conjuntival presenta células cebadas más abundantes (63). Además, la córnea no es afectada en la conjuntivitis alérgica aguda.

La conjuntivitis y la queratoconjuntivitis asociadas con dermatitis atópica pueden ser similares a la conjuntivitis primaveral. En la dermatitis atópica, la conjuntivitis puede producir hipertrofia y opacidad de la conjuntiva tarsal (77). En este sentido puede ocurrir una forma de queratoconjuntivitis con hipertrofia papilar y queratitis puntiforme (78, 79). Muchos de estos pacientes presentan signos y síntomas típicos de la conjuntivitis primaveral, que incluyen folículos gigantes y prurito. Además, conjuntivitis primaveral y dermatitis atópica se presentan juntas en el mismo paciente. Sin embargo, debido a que el tratamiento de ambas es similar, su diferenciación, excepto por su valor para el pronóstico, quizá no sea indispensable.

La conjuntivitis papilar gigante causada por el uso de lentes de contacto blandos es similar a la de la conjuntivitis primaveral. Los pacientes se quejan de prurito, secreción mucosa y una menor tolerancia de las lentes. Los síntomas suelen iniciarse de 3 a 36 meses después de la prescripción de las lentes (80). El síndrome se presenta con lentes duras y blandas, y ocurrir con suturas expuestas (80) y prótesis de plástico (81). Por lo tanto, el traumatismo crónico del párpado parece ser el factor causal común. Varias características distinguen a esta entidad clínica de la conjuntivitis primaveral. La conjuntivitis papilar asociada con las lentes causa un prurito menos intenso y no muestra variación estacional, y se resuelve con la discontinuación del uso de las lentes.

A las infecciones virales se puede distinguir de la conjuntivitis primaveral por su frecuente vínculo con síntomas sistémicos y la ausencia de prurito. Una exploración con lámpara de hendidura permite la distinción definitiva entre estas dos entidades clínicas.

Los pacientes con conjuntivitis primaveral leve se pueden tratar con compresas frías y preparados de vasoconstrictores-antihistamínicos tópicos. Asimismo, se mostró que la levocabastina es eficaz en un estudio doble ciego comparativo con placebo durante un periodo de 4 sem en 46 pacientes (82). Los antihistamínicos orales pueden ser de poca ayuda. La cromolina sódica y la lodoxamida se han usado con eficacia no solo para las formas más leves, sino también para más recalcitrantes de la afección (83-87). También se ha mostrado que la cromolina disminuye la inyección conjuntival, la queratitis puntiforme, el prurito, el edema límbico y el lagrimeo, cuando es administrada en forma regular. En los pacientes atópicos (85) puede ser más eficaz. En un estudio multicéntrico doble ciego de 28 días, otro estabilizador de las células cebadas, la lodoxamida, mostró más eficacia que la cromolina sódica (87).

Sin embargo, se encontró utilidad del ácido acetilsalicílico (88, 89) a dosis de 0.5 a 1.5 g diarios. La variante trometamina del ketorolaco no se ha aprobado para usarse en la conjuntivitis primaveral, pero con base en los estudios del ácido acetil salicílico podría ser eficaz a este respecto. La acetilcisteína al 10% (Mucomyst) se sugirió usar como medio para contrarrestar las secreciones viscosas. En casos graves se ha usado la ciclosporina (90).

Ninguno de los medicamentos antes mencionados es eficaz en forma universal, no obstante, y los corticoesteroides tópicos a menudo son necesarios, en cuyo caso el paciente deberá estar bajo la atención de un oftalmólogo. Por fortuna suele ocurrir la remisión espontánea en la pubertad.

Tal vez un nombre más apropiado para esta afección sería el de queratoconjuntivitis primaveral, porque la afección corneal es frecuente y puede ser grave. Las complicaciones corneales son resultado de la inflamación no regulada y pueden poner en riesgo el sitio afectado (91).

Otras manifestaciones oculares relacionadas con la dermatitis atópica

La dermatitis atópica se asocia con varias manifestaciones de afección ocular (92-98), que incluyen dermatitis palpebral, blefaritis, conjuntivitis, queratoconjuntivitis, queratocono, cataratas y una predisposición a sufrir infecciones oculares, en especial por herpes simple y virus de vacuna (92). Antes se describió con detalle la afección palpebral.

Los pacientes con dermatitis atópica y complicaciones oculares se pueden diferenciar de aquellos sin afección ocular porque presentan concentraciones aumentadas de IgE sérica y, con mayor frecuencia, IgE específica contra el arroz y el trigo. Aquellos con formación de catarata asociada presentan las concentraciones más altas de IgE. Los pacientes con complicaciones oculares también muestran un aumento de la histamina lagrimal y de la concentración de leucotrieno B4 en comparación con los de dermatitis atópica sin tales complicaciones (93).

Como con otras afecciones oculares alérgicas, los pacientes con queratoconjuntivitis atópica presentan células en el tejido ocular que muestran características de citocinas T_H2, con mayor expresión de ARN mensajero para IL-4 e IL-5. Los sujetos con queratoconjuntivitis alérgica, no obstante, son diferentes de aquellos con la conjuntivitis primaveral, porque también expresan mayores concentraciones de IFN-γ e IL-2, que indican que en las etapas más avanzadas de esta enfermedad participa en la patogenia un elemento de la hipersensibilidad tardía. La afección palpebral puede simular a la dermatitis por contacto. Los párpados se tornan más gruesos, edematosos y ásperos; el prurito puede ser intenso.

La conjuntivitis puede variar en intensidad con el grado de afección cutánea facial (76). Simula la conjuntivitis alérgica aguda y, hasta cierto grado, la conjuntivitis primaveral. En realidad puede que la conjuntivitis alérgica se presente junto con la dermatitis atópica.

La queratoconjuntivitis atópica, por lo general, no aparece hasta los últimos años de la adolescencia. Su incidencia máxima es entre los 30 y 50 años. Los pacientes de sexo masculino se afectan en mayor número que las mujeres.

La queratoconjuntivitis atópica es bilateral. Sus principales síntomas son prurito, lagrimeo y ardor. Los párpados pueden mostrarse enrojecidos, engrosados y macerados. Suele haber eritema en el borde palpebral y costras alrededor de las pestañas. La conjuntiva palpebral quizá muestre hipertrofia papilar. El párpado inferior suele ser el más intensamente afectado y más a menudo involucrado. Quizá se presente queratitis puntiforme y la conjuntiva bulbar muestre quemosis.

La queratoconjuntivitis atópica debe diferenciarse de una blefaritis crónica de origen no alérgico y la conjuntivitis primaveral, lo que tal vez sea difícil. Además, la blefaritis por estafilococos a menudo complica esta afección. La conjuntivitis primaveral suele distinguirse de la queratoconjuntivitis atópica por el hecho de que con frecuencia máxima afecta a los párpados superiores, más bien que los inferiores, y es más estacional, además de presentarse en un grupo de edad más joven. Las papilas en la conjuntivitis primaveral son más grandes. La cromolina sódica es de utilidad para tratar la queratoconjuntivitis atópica (95). Sin embargo, con frecuencia se requieren corticoesteroides tópicos y su uso debe estar bajo la dirección de un oftalmólogo.

El queratocono se presenta con menos frecuencia que la afección conjuntival. Asimismo, se desconoce la causa de la asociación entre la dermatitis atópica y el queratocono, pero parece que no hay haplotipo de antígenos leucocitarios humanos que distinga a los pacientes de dermatitis atópica que padecen queratoconjuntivitis de aquellos que no, o testigos (77).

La tasa de incidencia de cataratas en la dermatitis atópica, según informes, va de 0.4 a 25% (77, que pueden ser de localización anterior o posterior, en contraposición a las causadas por la administración de corticoesteroides, que suelen ser posteriores. Tanto en niños como en adultos se han observado y pueden ser uni o bilaterales. Su presencia no puede correlacionarse con la edad de inicio de la enfermedad, su intensidad o duración (96). La fisiopatología involucrada en la formación de cataratas se desconoce, pero los pacientes con cataratas atópicas presentan cifras más altas de IgE (96) y concentraciones elevadas de la proteína básica mayor en el humor acuoso y la cápsula anterior, que no se encuentran en las cataratas seniles (97).

Las afecciones palpebrales pueden ser la manifestación ocular más frecuente en los pacientes con dermatitis atópica (98). La dermatitis palpebral produce prurito, con inversión de los párpados. La piel se torna escamosa y la de los ojos alrededor de los párpados puede mostrar más arrugas y es en extremo seca. La lesión es pruriginosa y la afección se puede confundir con la dermatitis por contacto de los párpados.

La queratitis herpética es más frecuente en los pacientes con dermatitis atópica, afección que puede ser recurrente y quizá se presenten defectos epiteliales recalcitrantes (98).

Como con la queratoconjuntivitis primaveral, la queratoconjuntivitis atópica puede poner en riesgo la conjuntiva (99).

Blefaroconjuntivitis (blefaritis marginal)

La blefaroconjuntivitis (blefaritis marginal) se refiere a cualquier afección donde la inflamación del borde palpebral es una manifestación prominente. La conjuntivitis suele presentarse en conjunción con blefaritis. Tres enfermedades por lo común se consideran bajo el nombre genérico de blefaroconjuntivitis: la bacteriana (por lo general por estafilococos), la seborreica y la rosácea, que suelen presentarse juntas. La blefaroconjuntivitis contribuye con 4.5% de todos los problemas oftalmológicos por lo que los pacientes acuden a su médico de atención primaria (100).

Blefaroconjuntivitis estafilocócica

Tal vez la causa más frecuente de conjuntivitis y blefaroconjuntivitis sea el estafilococo. La conjuntivitis bacteriana aguda se caracteriza por irritación, eritema y secreción mucopurulenta, con adosamiento de los párpados. Con frecuencia, la conjuntivitis se presenta en una persona con inflamación escasa de los bordes palpebrales.

En la forma crónica, los síntomas de blefaroconjuntivitis estafilocócica incluyen eritema de los bordes palpebrales, adosamiento de los párpados al despertar y malestar, que suele ser peor en la mañana. La exploración con frecuencia muestra costras amarillas en el borde de los párpados, con formación de un collarete en la base de las pestañas y su desorganización o ausencia. Si los exudados se retiran, se puede visualizar ulceración del borde palpebral. La tinción de la córnea con fluoresceína quizá muestre pequeñas zonas de captación del colorante en la porción inferior. Asimismo, se cree que la exotoxina producida por especies de *Staphylococcus* origina los síntomas y signos. Debido a la cronicidad de la enfermedad y los datos sutiles, la entidad de clínica de blefaroconjuntivitis crónica de origen estafilocócico se puede confundir con la dermatitis por contacto de los párpados y la dermatoconjuntivitis por contacto. La ausencia de prurito es la manifestación más importante que distingue a la dermatoconjuntivitis estafilocócica de aquella por contacto.

Dermatitis seborreica de los párpados

La blefaritis estafilocócica puede también confundirse con la seborreica, esta última se presenta como parte de la dermatitis seborreica, con piel oleosa, seborrea de las cejas y, por lo general, afección del cuero cabelludo. Las escamas que se presentan en la base de las pestañas tienden a ser grasosas y si se retiran no se observa ulceración. Tampoco hay prurito.

Rosácea

La rosácea que afecta los ojos puede ser intensa, incluso cuando la afección cutánea es menor. Los pacientes se presentan con una conjuntivitis crónica eritematosa molesta; se afecta el borde palpebral, con eritema y disfunción de las glándulas de Meibomio, dilatadas, con orificios obstruidos. La presión sobre los párpados debajo de las aberturas glandulares a menudo producirá una secreción similar a la pasta de dientes. La inflamación crónica puede causar pérdida de la secreción y conjuntivitis seca. Las complicaciones incluyen hordeola, chalazión y telangiectasias. Por supuesto, hay manifestaciones cutáneas de telangiectasias con rubor.

La blefaritis se manifiesta por collaretes, pérdida, discoloración, cambio blanquecino y dirección errónea de las pestañas; suele haber eritema notorio del borde palpebral; pueden visualizarse vasos con telangiectasia atravesando el borde palpebral.

Los pacientes a menudo se presentan con estas manifestaciones y la creencia de que tienen relación con una alergia y, por lo tanto, debe tenerse siempre en mente esta afección cuando se hace el diagnóstico diferencial. En este caso, es importante estar al tanto de la afección, porque puede causar erosiones corneales y neovascularización, y quizás haya epiescleritis e iritis vinculadas.

Diagnóstico y tratamiento de la blefaroconjuntivitis

En las tres formas de blefaroconjuntivitis, los síntomas principales son ardor, eritema e irritación. El prurito real suele estar ausente o ser mínimo. La inflamación del borde palpebral es notoria. La secreción suele ser mucopurulenta y el adosamiento palpebral temprano por la mañana es una manifestación molesta. En las formas seborreica y de rosácea hay afectación cutánea en otros sitios.

Las tres formas suelen ser crónicas y, a menudo, difíciles de tratar. En la blefaroconjuntivitis estafilocócica, pueden ser de utilidad los frotis palpebrales con uso de un aplicador con punta de algodón humedecido con champú de bebés y seguido por la aplicación de un ungüento de esteroides. También se dispone de preparados comerciales para los párpados, específicamente diseñados para el tratamiento de esta afección; es necesario aliviar otras zonas de seborrea. La tetraciclina o la doxiciclina son de beneficio en el tratamiento de la rosácea. Quizá se requieran interconsultas de oftalmología y dermatología.

Conjuntivitis/queratitis infecciosa

Conjuntivitis viral

La conjuntivitis viral es la causa más frecuente del ojo rojo; presenta varias características que la distinguen de sus contrapartes alérgica y bacteriana, e incluyen:

- Secreción acuosa profusa sin purulencia.
- Suele presentarse durante una infección de vías respiratorias superiores (etapas tardías).
- Puede conllevar un ganglio preauricular palpable.
- No hay prurito.

La conjuntivitis viral suele ser de inicio abrupto, con frecuencia unilateral, y que afecta al segundo ojo en unos cuantos días. La inyección conjuntival, la ligera quemosis, la secreción acuosa y el aumento de volumen de un ganglio preauricular linfático, ayudan a distinguir la infección viral de otras entidades clínicas. En clínica aparecen folículos linfoides en la conjuntiva, como zonas avasculares elevadas que suelen ser grisáceas y corresponden al cuadro histopatológico de los centros germinativos linfáticos. La conjuntivitis viral suele ser de origen adenovirus y con frecuencia se vincula con faringitis y aumento leve de la temperatura corporal en la llamada fiebre faringoconjuntival.

La queratoconjuntivitis epidémica se presenta como conjuntivitis folicular aguda con secreción acuosa y adenopatía preauricular. Esta conjuntivitis suele tener una evolución de 7 a 14 días y con frecuencia se acompaña de opacidades corneales pequeñas. Además, se puede diferenciar la queratoconjuntivitis epidémica de la alérgica por ausencia de prurito, la presencia de una respuesta de células mononucleares y una respuesta folicular conjuntival.

El tratamiento de la conjuntivitis viral suele ser de sostén, aunque con frecuencia se usan antibióticos profilácticos si se encuentran opacidades corneales significativas, y se ha sugerido la aplicación de preparados tópicos de esteroides.

Conjuntivitis bacteriana aguda

La característica distintiva más prominente de la conjuntivitis bacteriana aguda es la secreción purulenta. Los pacientes también pueden presentar una sensación que simula la presencia de un cuerpo extraño en el ojo, y no es raro el edema de los párpados. Las causas más frecuentes son *Staphylococcus pneumoniae, Haemophilus influenzae, S. aureus* y *Moraxella catarrhalis*. La conjuntivitis gonocócica merece mención especial por el hecho de que puede ser invasiva y causar daño permanente. En la conjuntivitis gonocócica, los síntomas usuales suelen ser bastante más pronunciados y, a menudo, hay una secreción purulenta muy copiosa.

El tratamiento consta de compresas húmedas y antibióticos oculares. Una consulta de seguimiento debe programarse en dos días para verificar la evolución.

Conjuntivitis clamidósica (de inclusión)

En los adultos, la conjuntivitis de inclusión se presenta como aguda, con folículos prominentes y secreción mucopurulenta. No suele haber infección de vías respiratorias superiores precedente o fiebre. El proceso se presenta en adultos que pueden portar la clamidia en el aparato genital, pero sin síntomas referibles. Asimismo, son frecuentes una uretritis inespecífica en los hombres y una secreción vaginal crónica en las mujeres. La presencia de una secreción mucopurulenta y conjuntivitis folicular que dura más de 2 sem ciertamente sugiere una conjuntivitis de inclusión. Una tinción de Gram de un espécimen de raspado conjuntival revelará cuerpos de inclusión intracitoplásmicos y ayudará a confirmar el diagnóstico. El tratamiento ideal es con tetraciclina sistémica durante 10 días.

Queratitis por herpes simple

Cada año se presentan hasta 500 000 casos de herpes simple ocular en Estados Unidos (100). En muchos pacientes ocurre una infección herpética primaria subclínica. Sin embargo, se puede presentar una queratoconjuntivitis primaria aguda, con o sin afectación cutánea. La forma recurrente de la enfermedad se presenta más a menudo. Los pacientes suelen quejarse de lagrimeo, irritación ocular, visión borrosa y, en ocasiones, fotofobia. La tinción con fluoresceína de la úlcera lineal ramificada típica (dendrítica) de la córnea confirma el diagnóstico. La queratitis herpética se trata con compuestos antivirales o por desbridación. Después de que cicatriza la queratitis infecciosa, el paciente puede retornar al médico con una erosión geográfica de la córnea, que se conoce como *queratitis metaherpética* (*trófica*), etapa en que el virus no está replicándose ni suele estar indicado el tratamiento antiviral. Si la inflamación afecta al estroma corneal profundo puede aparecer una queratitis discal y tener una evolución más bien prolongada, que deja una cicatriz en la córnea. La causa exacta de la queratitis discal se desconoce, pero se cree que los mecanismos inmunes tienen importante participación en su aparición (101, 102). Además, es importante distinguir la queratitis herpética de la conjuntivitis alérgica. La ausencia de prurito y la presencia de fotofobia, visión borrosa y una zona de tinción corneal deben alertar al clínico de la presencia de una infección herpética. El uso de corticoesteroides en las afecciones herpéticas solo disemina la ulceración y prolonga la fase infecciosa del proceso patológico (103).

Herpes zóster

Por lo general puede ocurrir herpes zóster con la aparición de síntomas oculares como primera manifestación, antes del inicio de la afección cutánea. Por lo tanto, siempre debería tenerse en mente el diagnóstico. Los síntomas oculares se presentan cuando se afecta la división oftálmica del nervio trigémino. La presencia de una vesícula en la punta de la nariz (signo de Hutchinson) puede ocurrir como lesión centinela. Como la infección por herpes, el de tipo zóster también produce queratitis dendrítica. La diferencia entre las dos, por lo tanto, puede ser dependiente de la lesión cutánea típica.

Queratoconjuntivitis seca

La queratoconjuntivitis seca es una afección crónica caracterizada por disminución de la producción de lágrimas, un problema de las mujeres que predomina en la menopausia y posmenopausia, y que se puede presentar en aquellas con afección del tejido conectivo, en particular la artritis reumatoide. Aunque la queratoconjuntivitis seca se puede presentar como afección aislada solo de los ojos, puede también vincularse con la xerostomía (síndrome de Sjögren).

Los síntomas se pueden iniciar de manera insidiosa y a menudo se confunden con un proceso infeccioso leve o uno alérgico; se presentan inyección conjuntival leve, irritación, fotofobia y secreción mucoide; se puede demostrar el daño corneal del epitelio con el uso de fluoresceína o rosa de Bengala y se confirma el hipolagrimeo por humidificación inadecuada de la tira de prueba de Schirmer; es de utilidad la aplicación frecuente de soluciones de lágrimas artificiales, y está indicado el uso de gotas oculares de ciclosporina (Restasis) en los pacientes que no responden adecuadamente a las lágrimas artificiales.

Conjuntivitis papilar gigante

La conjuntivitis papilar gigante, que se caracteriza por la formación de grandes papilas (de más de 0.33 mm de diámetro) en la conjuntiva tarsal superior, se ha vinculado con el uso de lentes de contacto, prótesis y suturas (104). Aunque con frecuencia máxima es causada por las lentes de contacto blandas (105), puede también ocurrir con aquellas permeables a los gases y rígidas. Los pacientes experimentan prurito, producción excesiva de moco y malestar cuando usan sus lentes, con una menor tolerancia, visión borrosa y su movimiento excesivo, con frecuencia con desplazamiento. También se presentan ardor y lagrimeo.

El paciente desarrolla papilas en la conjuntiva tarsal superior, que van de 0.3 a más de 1 mm de diámetro. La zona afectada tiene correlación con el tipo de lente de contacto usada por el paciente (105).

El mecanismo de producción de la conjuntivitis papilar gigante se desconoce. Una hipótesis señala que la reacción es causada por la respuesta inmunológica a los depósitos en la superficie de la lente, que constan no solo de antígenos aéreos exógenos, sino también de productos de la película lagrimal, como la lisozima, IgA, lactoferrina e IgG (106, 107). Sin embargo, la cantidad del depósito no tiene correlación clara con la presencia de conjuntivitis papilar gigante y todas las lentes desarrollan depósitos a las 8 h de uso (107, 108). Más de 66% de los usuarios de lentes blandas desarrolla depósitos en 1 año. Las pruebas sugieren un mecanismo inmune en la producción de la conjuntivitis papilar gigante, con base en diversas observaciones. La afección es más frecuente en los individuos atópicos. Los pacientes con conjuntivitis papilar gigante presentan IgE de producción local elevada en las lágrimas (109). Los eosinófilos, basófilos y las células cebadas se encuentran en la conjuntivitis papilar gigante en mayor cantidad que en la conjuntivitis alérgica aguda (109-113). Asimismo, hay concentraciones elevadas de la proteína básica mayor en los tejidos de la conjuntiva de los pacientes con conjuntivitis papilar gigante (110) y cifras elevadas de leucotrieno C4, histamina y triptasa en sus lágrimas (109-113). En este sentido, es prueba adicional de un mecanismo mediado por IgE, la observación de que los tejidos oculares de los pacientes con conjuntivitis papilar gigante muestran aumento del ARN mensajero para IL-4 e IL-5 (110), y cifras aumentadas de la proteína básica mayor y la proteína catiónica eosinofílica en las lágrimas (106-108).

También se han señalado mecanismos inmunes no mediados por IgE en la producción de esta afección. De hecho, debido a que la afección claramente se presenta en pacientes no alérgicos, la causa debe corresponder a otros mecanismos. Por ejemplo, las citocinas en las lágrimas de los pacientes con conjuntivitis papilar gigante difieren de manera considerable de las que se encuentran en la queratoconjuntivitis primaveral. Por lo tanto, es claro que el microtraumatismo de la conjuntivitis es el factor causal principal de esta afección. Aunque los eosinófilos parecen tener una importante participación en la conjuntivitis primaveral y la queratoconjuntivitis

atópica, parecen menos importantes en la conjuntivitis papilar gigante (110).

Las IgG se encuentran elevadas, pero en la sangre, más bien que por su producción local (114). También hay pruebas de activación del complemento y una disminución de lactoferrina en las lágrimas de los pacientes con conjuntivitis papilar gigante (108, 114). En las lágrimas se encuentra el factor quimiotáctico de neutrófilos, en cantidades que rebasan la encontrada en los usuarios de lentes de contacto blandas no afectados (112).

El tratamiento de la conjuntivitis papilar gigante suele realizarlo el oftalmólogo. Su detección temprana es importante porque la discontinuación del uso de lentes en etapas tempranas de la enfermedad y la prescripción de un tipo apropiado, así como del diseño de su borde, pueden prevenir las recurrencias. También es importante adherirse a un esquema estricto de limpieza de las lentes y usar solución salina sin conservadores. La limpieza enzimática con preparados de papaína es útil para disminuir la formación de capas de antígenos en las lentes. También pueden ser de beneficio los lentes desechables. No obstante, han sido de utilidad ambos, la cromolina y el nedocromil sódicos (113).

Síndrome del ojo blando

El síndrome del ojo blando es una afección caracterizada por párpados superiores laxos y conjuntivitis papilar que simula a la papilar gigante. Los hombres mayores de 30 años constituyen la mayoría de los pacientes. La afección se considera resultante de la tracción crónica sobre el párpado laxo, producida por la almohada al dormir; puede ser unilateral o bilateral (115).

Conjuntivitis vasomotora (perenne crónica)

La conjuntivitis vasomotora perenne crónica es una afección mal definida, no mediada por la IgE; se refiere a una conjuntivitis caracterizada por inestabilidad "vasomotora"; se ha utilizado la denominación para aplicarla a pacientes con datos conjuntivales crónicos exacerbados por irritantes y, tal vez, por el clima, en quienes se han descartado otras afecciones oculares; se calcula que los estímulos vasomotores participan en 25% de los casos de conjuntivitis crónica (116); se puede considerar como el análogo ocular de la rinitis "vasomotora".

Abordaje del paciente con un ojo inflamado

El médico que atiende a un paciente con conjuntivitis aguda o crónica debe primero descartar enfermedades (no abordadas en este capítulo) que pueden poner de manera aguda en riesgo su vista, e incluyen aquellas como la queratitis aguda, uveítis, glaucoma agudo de ángulo cerrado y endoftalmitis. Los dos síntomas más importantes que señalan una afección amenazante son la pérdida de agudeza visual y el dolor. En este sentido, hay signos de que el paciente pudiese presentar una presión intraocular elevada, queratitis, endoftalmitis o uveítis. A la exploración física, la presencia de pupilas que no reaccionan o de hiperemia circumcorneal (dilatación de los vasos adyacentes al borde corneal o limbo) son señales precautorias que indican un problema potencialmente amenazante y requieren la interconsulta inmediata con el oftalmólogo. Estos datos, en especial la hiperemia circumcorneal, están presentes en cuatro afecciones amenazantes: queratitis, uveítis, glaucoma de ángulo cerrado y endoftalmitis, lo que contrasta con el patrón de vasodilatación que se visualiza en la conjuntivitis alérgica aguda, que produce un eritema más pronunciado en la periferia y disminuye conforme se aproxima a la córnea.

Si el médico considera que el paciente no tiene una enfermedad ocular amenazante, el siguiente paso es diferenciar entre las enfermedades, alérgicas y no, del ojo (tabla 28-3), cuyo diagnóstico diferencial puede hacerse por el enfoque en unas cuantas características clave. Deben indagarse las siguientes cinco interrogantes cardinales a este respecto:

1. ¿Hay prurito ocular? Esta es la característica más importante que distingue entre las afecciones, alérgicas y no, oculares. Todas las alérgicas producen prurito y las no alérgicas, por lo general, no. El médico debe estar cierto de que el paciente comprenda a lo que se hace referencia por prurito, porque el ardor, la irritación, "la sensación de arena en los ojos", a menudo los describen como "prurito".
2. ¿Qué tipo de secreción, si acaso, está presente? Una secreción purulenta con adosamiento palpebral matutino temprano no es manifestación de una enfermedad alérgica y señala una infección.
3. ¿Está afectado el párpado? La afección palpebral indica la presencia de dermatitis atópica, dermatitis por contacto y, en ocasiones, seborrea o rosácea. A menudo el paciente se queja de "irritación ocular", lo que pudiese significar afección del párpado, la conjuntiva, o ambos. El médico debe ser acucioso para precisar qué zona del ojo está afectada.
4. ¿Hay otras manifestaciones alérgicas presentes? Sus ejemplos incluyen dermatitis atópica, asma y rinitis.
5. ¿Hay otras afecciones no alérgicas asociadas? Las afecciones no alérgicas incluyen caspa y rosácea.

■ EL OÍDO: MANIFESTACIONES ÓTICAS DE ALERGIA

El problema otológico más frecuente relacionado con las alergias es la otitis media con derrame (OME, por sus siglas en inglés) y a continuación se revisa la participación potencial de la enfermedad alérgica en su patogenia.

La *otitis media* es una denominación general definida como cualquier inflamación del oído medio, con o sin síntomas, y que suele vincularse con un derrame; es una de las afecciones médicas más frecuentes en los niños tratados por médicos de atención primaria (117). En 1996 se calculaba que los costos totales (directos más indirectos) por la otitis media en Estados Unidos eran cercanos a 5 mil millones de dólares (118). La clasificación de la otitis media puede ser confusa. En el primer simposio internacional sobre avances recientes en los derrames del oído medio (First International Symposium on Recent Advances in Middle Ear Effusions) se incluyeron los siguientes tipos de otitis media: (a) purulenta aguda, (b) serosa y (c) mucoide o secretora. La otitis media crónica es una afección donde se visualiza una membrana timpánica muy notoria con retracción y cambios patológicos en el oído medio, como colesteatoma o tejido de granulación. La fase aguda de la otitis media se presenta durante las primeras 3 sem de la enfermedad, la subaguda entre las 4 y 8 sem, y la crónica, empieza después. Para esta revisión, la denominación *otitis media aguda* (AOM, por sus siglas en inglés) se aplica a la infección clásica del oído, que es de inicio rápido y se asocia con una membrana timpánica roja, que protruye y es dolorosa. La fiebre y la irritabilidad suelen acompañar a la AOM. La presencia de líquido en el oído medio, sin signos o síntomas de infección aguda, corresponde a la OME. En muchos de estos pacientes hay pérdida auditiva (HL, por sus siglas en inglés) acompañante. Otros nombres de uso frecuente para la OME son, otitis media fluida, serosa, secretora o no supurativa. La OME crónica es aquella que persiste durante 3 meses a partir de la fecha de inicio (si se conoce), o de la fecha de diagnóstico (si se desconoce el inicio). Al derrame del oído medio se define como la presencia de líquido en esa región por cualquier causa, presente en la OME y la AOM, y que puede persistir durante semanas o meses después de que se resuelven los síntomas de la AOM.

En Estados Unidos se diagnostican casi 2.2 millones de crisis de OME cada año, con un costo de cuatro mil millones de dólares (119), afección que da como resultado una de las intervenciones quirúrgicas de uso más frecuente en Estados Unidos: la timpanostomía con colocación de sonda (118). La OME es de mayor importancia en los

TABLA 28-3 CARACTERÍSTICAS POR CONSIDERAR EN EL DIAGNÓSTICO DIFERENCIAL DE LA ENFERMEDAD ALÉRGICA OCULAR

CARACTERÍSTICA CLÍNICA	ESTACIONAL	PRURITO	IRRITACIÓN POR RASCADO (SENSACIÓN ARENOSA)	PIEL DE LOS PÁRPADOS O SUS BORDES, INVOLUCRADA	BILATERAL	LAGRIMEO	SECRECIÓN	NOTAS
Conjuntivitis alérgica aguda	Sí	Intenso	No usual	No	Sí	Aumentado	Mucoide	El prurito es la manifestación cardinal, con presencia de rinitis
Conjuntivitis primaveral	Sí	Intenso	No usual	No	Sí	Ligeramente aumentado	Filamentosa y tenaz	Estacional, en la primavera y el verano, más frecuente en los niños
Conjuntivitis seca	No	No	Notoria	No	Sí	Notoriamente aumentado	Ligeramente mucoide	Boca seca, vinculada con una enfermedad autoinmune, en especial el síndrome de Sjögren
Conjuntivitis viral aguda	Variable, por lo general, no	No	Variable	No	Variable	Normal o con ligero aumento	Acuosa	Conjuntivitis folicular, inyección prominente, puede presentar crecimiento de ganglios preauriculares, infección concomitante de las vías respiratorias superiores
Conjuntivitis bacteriana aguda	No	No	Variable	Edema palpebral con adosamiento de párpados	Variable	Normal o aumentado	Mucopurulenta	El exudado es la manifestación más prominente. El paciente puede presentar una sensación de cuerpo extraño
Dermatoconjuntivitis por contacto	No	Sí	No	Variable	Usualmente	Normal o aumentado	Variable	El prurito suele ser una manifestación útil para el diagnóstico
Blefaroconjuntivitis (bacteriana/seborreica/por rosácea)	No	No	No	Sí	Usualmente	Normal	Con adosamiento de párpados temprano en la mañana	Las costras en los párpados, la pérdida de pestañas, los signos de seborrea y la rosácea se presentan en otros sitios (cara, cuero cabelludo), así como descamación, telangiectasias, etc.

Estas afecciones se considerarán en ausencia de dolor significativo, fotofobia, pérdida de la visión o visión borrosa, pupilas con reactividad deficiente o rubor límbico (hiperemia circumcorneal). Cualquiera de estas manifestaciones puede indicar una presión intraocular elevada o la presencia de uveítis u otra afección ocular amenazante (véase texto).

niños, porque el derrame puede llevar a una pérdida auditiva (HL, por sus siglas en inglés) de conducción, leve a moderada, de 20 dB o más (120). Entonces, se emitió la teoría de que la HL crónica por conducción en el niño puede llevar a un mal desarrollo del lenguaje y alteraciones del aprendizaje. Cuando los niños de 5 a 6 años fueron objeto de detección de OME en la escuela primaria, casi uno de cada ocho presentaba líquido en uno o ambos oídos (121). Asimismo, hay muchos factores epidemiológicos para el desarrollo de OME recurrente y crónica en los niños, con la edad en la primera crisis como un factor de riesgo importante (122) (tabla 28-4). Otros factores de riesgo incluyen sexo masculino, alimentación con biberón, asistencia a guardería, alergia, raza (nativos estadounidenses e inuitas), un menor estado socioeconómico, el uso de chupones, la posición prona para dormir, la temporada invernal y la exposición pasiva al humo del cigarrillo (118, 123). Además, las enfermedades del sistema inmunológico mediadas por anticuerpos, la discinesia ciliar primaria, el síndrome de Down y las anomalías craneofaciales, en especial el paladar hendido, pueden todas contribuir a la OME crónica. En la valoración del paciente con OME recurrente o crónica, debe considerarse cada una de estas afecciones.

Patogenia de la otitis media con derrame

Al parecer múltiples factores influyen en la patogenia de la OME. En la mayoría de los estudios se le vincula con la disfunción de la trompa de Eustaquio, infecciones virales y bacterianas, anomalías de la depuración mucociliar, un sistema inmunológico inmaduro, alergias o una respuesta inflamatoria después de una OMA, con frecuencia máxima entre los 6 meses y los 4 años (tabla 28-4).

Anatomía y fisiología de la trompa de Eustaquio

La nasofaringe y el oído medio están conectados por la trompa de Eustaquio y la producción de derrames del oído medio parece relacionada con sus anomalías funcionales anatómicas. Bajo condiciones normales, la trompa de Eustaquio tiene tres funciones fisiológicas: (a) ventilación del oído medio para equilibrar la presión y resurtir oxígeno; (b) protección del oído medio respecto de la presión sónica y las secreciones nasofaríngeas, y (c) depuración de las secreciones producidas en el oído medio hacia la nasofaringe.

La trompa de Eustaquio del lactante y el niño pequeño difiere notablemente de la del adulto, discrepancia anatómica que predispone a los lactantes y niños pequeños a las enfermedades del oído medio. Durante la lactancia, la trompa es amplia, corta y de orientación más horizontal, y conforme avanza el crecimiento, disminuye de diámetro, se elonga y desarrolla una trayectoria más oblicua (fig. 28-2). Por lo general, después de los 7 años, estos cambios físicos disminuyen la frecuencia de los derrames del oído medio (118). En el estado normal, el oído medio está lleno de aire y libre de cualquier cantidad significativa de líquido. El aire se mantiene dentro del

---

TABLA 28-4 FACTORES DE RIESGO DE OTITIS MEDIA CRÓNICA Y RECURRENTE CON DERRAME (OME)

1. Edad. Los niños con OME en el primer año de vida presentan una mayor incidencia de recurrencias
2. Los hombres se afectan más que las mujeres
3. Lactantes alimentados con biberón
4. Exposición pasiva al tabaquismo
5. Alergia
6. Estado socioeconómico bajo
7. Raza: los estadounidenses nativos y esquimales inuitas se afectan con mayor frecuencia que los de raza blanca y los afroestadounidenses, en ese orden
8. Centros de atención de día
9. Temporada: más frecuente en el invierno que en el verano
10. Predisposición genética, si un hermano no gemelo presenta OME el riesgo es mayor
11. Síndrome de Down
12. Afecciones de inmunodeficiencia primaria
13. Disfunción ciliar primaria y secundaria
14. Anormalidades craneofaciales

oído medio por la acción de la trompa de Eustaquio, cerrada en su extremo faríngeo, excepto durante la deglución, cuando el músculo tensor del velo del paladar se contrae y la abre, al elevar su labio posterior (fig. 28-3A). Cuando se abre la trompa de Eustaquio, pasa el aire de la nasofaringe al oído medio y este sistema de ventilación iguala la presión del aire a ambos lados de la membrana timpánica (fig. 28-3B).

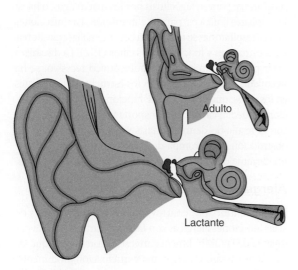

■ **FIGURA 28-2** Ilustración que muestra la diferencia de ángulo de las trompas de Eustaquio entre lactantes y adultos.

Cuando la trompa de Eustaquio se ve bloqueada por defectos funcionales o anatómicos, no puede ingresar aire al oído medio y el residual se absorbe, lo que da como resultado una presión negativa dentro del oído medio y la retracción subsiguiente de la membrana timpánica (fig. 28-3C). La elevada presión negativa vinculada con la ventilación puede causar aspiración de las secreciones nasofaríngeas hacia el oído medio, lo que produce la OME aguda (fig. 28-3D). La presión negativa prolongada causa trasudación de líquido desde los vasos sanguíneos de la mucosa del oído medio (fig. 28-3E). En la OME crónica hay infiltrado de linfocitos y macrófagos junto con la producción de diferentes mediadores de inflamación. Además, hay una mayor concentración de células caliciformes en el epitelio de la trompa de Eustaquio. También se cree que muchos niños con derrames del oído medio sin una causa demostrable de obstrucción de la trompa de Eustaquio presentan una acción inadecuada del músculo tensor del velo del paladar relacionada con el crecimiento. Otra probabilidad es la obstrucción funcional por colapso persistente de la trompa debida a su mayor distensibilidad.

La obstrucción nasal, ya sea por hipertrofia de adenoides o por inflamación infecciosa o alérgica, puede participar en la patogenia del derrame del oído medio por el fenómeno de Toynbee (124). Los estudios han señalado que cuando se obstruye la nariz hay una mayor presión positiva nasofaríngea, seguida

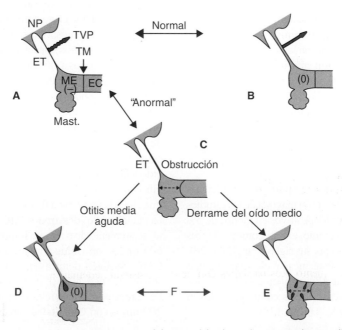

■ **FIGURA 28-3** Mecanismos patogénicos propuestos para el derrame del oído medio. EC, conducto auditivo externo; ET, trompa de Eustaquio; Mast., apófisis mastoides; TM, membrana timpánica; ME, oído medio; NP, nasofaringe; TVP, músculo tensor del velo del paladar. (Tomada de Bluestone CD. eustachian tube function and allergy in otitis media. *Pediatrics* 1978;61:753, con autorización.)

por una negativa al deglutir. La mayor presión positiva nasofaríngea puede predisponer a la insuflación de secreciones hacia el oído medio, y la presión negativa secundaria en la nasofaringe puede además participar en la abertura inadecuada de la trompa de Eustaquio, que así causa obstrucción.

Infección

Las infecciones respiratorias bacterianas y virales son contribuyentes significativos a la patogenia de la otitis media. En los niños se han cultivado bacterias en casi 70% de los derrames del oído medio durante la timpanocentesis por otitis media (125). Los tres microorganismos de aislamiento más frecuente en la AOM y la OME son *Streptococcus pneumoniae, H. influenzae* no tipificable (NTHI, por sus siglas en inglés) y *M. catarrhalis* (118). En menos 5% de los pacientes con AOM se aíslan *S. pyogenes* y cocos anaerobios. En el año 1999 se detectó otitis por especies de *Alloiococcus*, un microorganismo patógeno bacteriano significativo, en relación con la OME (126). Los anaerobios predominantes son cocos grampositivos, especies de *Prevotella* y *Porphyromonas* pigmentadas, especies de *Bacterioides* y de *Fusobacterium*. Los microorganismos predominantes aislados ante la otitis media crónica son *Staphylococcus aureus, Pseudomonas aeruginosa* y bacterias anaerobias. En los neonatos, los estreptococos del grupo B y los microorganismos gramnegativos son patógenos bacterianos comunes que causan otitis media. La mayoría de los pacientes con OME crónica presenta un derrame estéril en el oído medio.

Post y cols., usaron una reacción en cadena de polimerasa (PCR, por sus siglas en inglés) para detectar el ADN bacteriano en los derrames del oído medio de niños en quienes fracasaron múltiples ciclos de antibióticos y, por lo tanto, se sometieron a miringotomía y la colocación de una sonda (127). De los 97 especímenes, 75 (77.3%) resultaron positivos por PCR para una o más de las siguientes bacterias: *S. pneumoniae*, NTHI y *M. catarrhalis*, lo que sugiere que pueden estar ocurriendo infecciones bacterianas activas en muchos niños con OME crónica.

Los virus no suelen cultivarse a partir de especímenes de derrames del oído medio. En la mayoría de los estudios se informa de cultivos virales positivos en menos de 5% de los aspirados del oído medio, el más común, el virus sincicial respiratorio (VSR, por sus siglas en inglés) (128). No obstante, con el uso de técnicas moleculares, como la PCR, se puede detectar ARN viral en casi 75% de los niños con AOM y los aislamientos comunes incluyen rinovirus, coronavirus y VSR (129, 130).

Disfunción mucociliar

La disfunción mucociliar por un defecto genético o una afección infecciosa o ambiental adquirida puede llevar a la OME. Las investigaciones sugieren que el sistema de transferencia mucociliar es un mecanismo de defensa importante para eliminar partículas extrañas del oído medio y la trompa de Eustaquio (131). Las células caliciformes y secretoras proveen una lámina mucosa para ayudar a las células ciliares al transporte de partículas extrañas en dirección de la nasofaringe para su fagocitosis por los macrófagos, o hacia los capilares linfáticos, para su eliminación. Las infecciones virales respiratorias se relacionan con anomalías transitorias en la estructura y función de los cilios (132). La discinesia ciliar primaria, un síndrome autosómico recesivo, se ha vinculado con más de 20 defectos estructurales diferentes en los cilios, que llevan a su disfunción (133). Ambas afecciones pueden causar un transporte ineficaz por los cilios, con el resultado de mucoestasis y pueden contribuir a la obstrucción de la trompa de Eustaquio y el desarrollo de un derrame del oído medio.

Alergia e inmunología

En este sentido, hay controversia considerable acerca de si las afecciones alérgicas son factores partícipes en la patogenia de la OME. Muchos investigadores creen que las afecciones alérgicas tienen una participación prominente, ya sea como causa o como un factor contribuyente, en tanto otros aseguran que no hay pruebas convincentes de que la alergia lleve a la otitis media. A la alergia se ha señalado como factor causal de la OME: (a) en estudios de reto nasal doble ciego comparativos, con placebo, de histamina y alérgenos; (b) estudios de niños alérgicos, y (c) estudios en niños seleccionados de manera aleatoria con OME, referidos a clínicas de especialidad (134, 135). Kraemer (136) comparó los factores de riesgo de OME en niños con sondas de timpanostomía, en comparación con testigos pareados para la edad, y comunicaron la presencia de atopia como factor de riesgo. En una serie de 488 nuevos pacientes referidos a una clínica de alergia pediátrica, 49% presentaba disfunción documentada del oído medio (137). En un estudio prospectivo, Bierman y Furukawa (138) mostraron que los niños alérgicos tenían una elevada incidencia de OME con HL de conducción. La mitad de ellos desarrolló OME o AOM crónica durante un seguimiento de 6 meses. Tomonaga y cols., valoraron a 605 niños con rinitis alérgica y encontraron 21% con OME. También determinaron que 50% de 259 niños con diagnóstico de OME presentaba rinitis alérgica (139). Bernstein y Reisman revisaron la evolución clínica de 200 niños con OME seleccionados en forma aleatoria, que fueron objeto de al menos una timpanostomía con inserción de sonda (140). A 23% se consideró con alergia por los antecedentes, la exploración física y las pruebas cutáneas.

En estudios de seres humanos, Friedman y cols., valoraron a ocho pacientes de 18 a 29 años con rinitis estacional, pero no afección del oído medio; se les aplicaron retos en forma ciega con el polen al que eran sensibles o a uno de referencia; se determinó la función nasal por rinomanometría y la de la trompa de Eustaquio por la prueba de desinflado de timpanometría en nueve pasos. Los resultados de estos y otros estudios (141) mostraron que puede inducirse la disfunción de la trompa de Eustaquio por un reto con alérgeno e histamina (141), si bien no hubo derrames del oído medio. Osur valoró a 15 niños con alergia a la ambrosía y determinó la disfunción de la trompa de Eustaquio antes, durante y después de la temporada de polinización correspondiente (142). Asimismo, hubo un aumento significativo en la disfunción de la trompa de Eustaquio durante dicha temporada, pero no llevó a la OME. Sin embargo, parece que es necesario que estén presentes otras variables para que ocurra un derrame.

El trabajo por Hurst y cols., aportó la prueba más concluyente de la participación de la alergia en la OME. Estos investigadores valoraron a 89 pacientes en cuanto a alergias, que requirió la colocación de sondas de timpanostomía por el derrame persistente; se hicieron pruebas de radioalergoadsorción, concentración de IgE sérica y cutáneas; se encontró atopia en 97% de los pacientes con OME, de acuerdo con las pruebas cutáneas, y se hallaron cifras significativas de la proteína catiónica eosinofílica y de eosinófilos en los derrames, lo que sugiere una inflamación alérgica del oído medio (143). Estos investigadores también determinaron que la IgE en el líquido de derrame del oído medio no es un trasudado, sino más bien reflejo de un proceso activo local en los pacientes con atopia (144), y que la triptasa, índice de la actividad de células cebadas, se encuentra en la mayoría de los oídos de pacientes con derrame crónico y atopia (145). Esos datos y otros (146) respaldan la hipótesis de que la mucosa del oído medio puede tener una respuesta alérgica y que la inflamación en su interior en la mayoría de los pacientes con OME es de naturaleza alérgica.

La AOM y la otitis media supurativa crónica son parte usual de un síndrome de inmunodeficiencia, primario o secundario. El oído medio suele ser una de muchas localizaciones de infección en los pacientes con inmunodeficiencia. De las afecciones de inmunodeficiencia primaria, la otitis media es más frecuente en los padecimientos humorales o de linfocitos B, como la hipogammaglobulinemia ligada a X, la inmunodeficiencia variable común y la deficiencia selectiva de IgA. La incapacidad de un paciente de producir anticuerpos contra antígenos polisacáridos de neumococos y la deficiencia relacionada de la subclase de IgG_2 se han vinculado con el desarrollo de otitis media recurrente en los niños (147).

Diagnóstico

La AOM suele presentarse con fiebre, otalgia, vómitos, diarrea e irritabilidad. En los niños pequeños, la tracción dolorosa de la oreja puede ser la única manifestación de otalgia. La otorrea, secreción proveniente del oído medio, puede presentarse si hay perforación espontánea de la membrana timpánica. No es raro que la AOM sea precedida por una infección de vías respiratorias superiores. El otoscopio neumático es un instrumento importante para hacer el diagnóstico preciso de la AOM. Clásicamente, la membrana timpánica se visualiza con eritema y protrusión, sin reflejo luminoso o visualización de los puntos de referencia de los huesecillos. Las pruebas neumáticas no causan movimiento alguno de la membrana timpánica al aplicar presiones positiva y negativa.

La mayoría de los niños con OME no presenta síntomas. Otros pueden aquejar una sensación de taponamiento o detonación en el oído. Los niños de mayor edad tal vez incluso noten HL. Sus maestros y padres detectan la afección en muchos niños más pequeños, porque los notan inatentos, que hablan en voz alta y aprenden en forma lenta. Además, se puede descubrir a otros niños con OME por pruebas de detección auditiva en la escuela. Cuando los derrames del oído medio se tornan crónicos, quizás haya una disminución significativa en el desarrollo del lenguaje y el aprendizaje auditivo, con malos alcances académicos resultantes. En el examen otoscópico neumático de los pacientes con OME, la membrana timpánica puede parecer por completo normal. En otras ocasiones, se hacen aparentes niveles hidroaéreos y burbujas. A menudo hay retracción de la membrana timpánica y el martillo quizá tenga un aspecto calcáreo. Conforme avanza la enfermedad, la membrana timpánica adquiere un tono ámbar opaco o gris azulado. La alteración del reflejo luminoso es frecuente. La retracción leve de la membrana timpánica puede indicar solo una presión auditiva negativa, sin derrame. Ante una retracción más intensa, hay una proyección lateral prominente del martillo, con angulación aguda de su cabeza. La movilidad de la membrana timpánica, en general, es mala, cuando se aplican presiones positiva y negativa por otoscopia neumática.

La timpanometría suele usarse como prueba confirmatoria de la OME. Se trata de un procedimiento de medición indirecta de la distensibilidad o movilidad de la membrana timpánica, por aplicación de presiones variables, de 200 a 400 mm H_2O, al conducto auditivo. Los pacientes con OME presentan una curva plana (de tipo B) por fracaso del movimiento de la membrana timpánica con los cambios de presión. El estudio por audiometría en la OME a menudo revela un grado leve a moderado de alteración de la audición de conducción, de 20 a 40 dB. En las guías para el tratamiento de la OME en niños pequeños de la Agency for Health Care Policy and Research se recomendó que los niños desde otros puntos de vista sanos, con OME bilateral durante 3 meses, fuesen objeto de valoración auditiva (148). De acuerdo con una reciente actualización de las guías de práctica clínica por la American Academy of Otolaryngology-Head and Neck Surgery Foundation (AAOHNSF), la American Academy of Pediatrics (AAP) y la American Academy of Family Physicians (AAFP), el médico debe ordenar una prueba auditiva apropiada para la edad si persiste la OME durante 3 meses o más, o ante una OME de cualquier duración en un niño de alto riesgo (149). También se recomienda la asesoría de las familias de niños con OME bilateral y HL documentada respecto de su impacto potencial sobre el habla y el desarrollo del lenguaje. El médico debería hacer el seguimiento de un niño con OME crónica a intervalos de 3 a 6 meses hasta que ya no haya derrame.

También se puede usar una reflectometría acústica, prueba que involucra un cambio de tono en el oído del paciente y la medición de la presión sónica reflejada para valorar un derrame, así como las pruebas con diapasón, para el diagnóstico y valoración de la OME.

La exploración física del paciente con OME no debería detenerse en la membrana timpánica. Además, pueden estar presentes anomalías craneofaciales, como el síndrome de Down, el paladar hendido submucoso y la úvula bífida, que predisponen a la OME. Los estigmas de una diátesis alérgica deben buscarse en cada paciente. La exploración ocular quizá muestre inyección conjuntival, que se presenta en los pacientes con conjuntivitis alérgica; suelen encontrarse cornetes pálidos pastosos con rinorrea serosa profusa en la rinitis alérgica. Cuando los derrames crónicos del oído medio se vinculan con los signos y síntomas de una enfermedad alérgica, está indicada la valoración por alergología. Para el diagnóstico pueden tener importancia un frotis nasal para buscar eosinófilos, el recuento de eosinófilos periféricos y las pruebas cutáneas para alérgenos específicos.

En los pacientes con otitis media recurrente o crónica, en quienes la afección del oído medio es solo uno de muchos sitios afectados por infección, debe considerarse la detección de afecciones del sistema inmunológico. Los estudios de laboratorio, como IgG, IgA e IgM, anticuerpos de presencia natural, como las isohemaglutininas, y las titulaciones específicas de anticuerpos contra antígenos antes administrados en vacunas, como la del tétanos, son útiles en la valoración del estado inmunológico humoral. La medición de cifras de anticuerpos específicos antes y después de la administración de una vacuna polivalente de neumococos es un medio eficaz para valorar la función

inmunológica humoral. Otras posibles afecciones por considerar en los niños con múltiples sitios de infección recurrente es la discinesia ciliar primaria. La exploración de los cilios por microscopia electrónica puede mostrar anomalías de su ultraestructura, que quizá lleven a la disfunción ciliar y la otitis crónica relacionada.

Tratamiento

El tratamiento del paciente con OME requiere de intervenciones farmacológica y quirúrgica apropiadas, y es importante comprender la historia natural de AOM y OME. Por lo general, los síntomas de la AOM se resuelven en 48 a 72 h si el microorganismo fue sensible al antibiótico prescrito. Después de 2 sem de tratamiento, 70% de los pacientes presenta un derrame del oído medio. Luego de 1 mes de tratamiento, 40% continúa con el derrame, pero pasados 3 meses solo 10% presenta un derrame persistente (118). En los pacientes con OME en los que la alergia puede ser un factor contribuyente, el tratamiento apropiado de la alergia de evitación de alérgenos particulados, medicamentos e inmunoterapia, quizá esté indicado.

Farmacoterapia

Los antimicrobianos son el tratamiento ideal de la AOM y pueden ser de beneficio en la OME porque se encuentran bacterias en muchos casos. La amoxicilina se recomienda como fármaco ideal para tratar la AOM no complicada. Para los fracasos del tratamiento después de 2 a 3 días con amoxicilina, el uso reciente en los últimos 30 días de ese antibiótico, la conjuntivitis purulenta concomitante, o con el antecedente de AOM recurrente sin respuesta a la amoxicilina, en las guías de práctica clínica de la AAP se recomiendan antimicrobianos con cobertura adicional de lactamasa β, incluidos amoxicilina/clavulanato orales, cefuroxima axetilo, cefprozil, cefpodoxima proxetilo y la ceftriaxona intramuscular (150), que debería reservarse para los casos graves de pacientes en quienes se espera un incumplimiento. La timpanocentesis se recomienda para la identificación de microorganismos patógenos y las pruebas de su susceptibilidad a los antimicrobianos y la selección de los de tercera opción (150). Las bacterias resistentes son un problema creciente en el tratamiento de los niños con otitis media. Sutton y cols., informaron de resistencia a la penicilina en el líquido del oído medio de 38.2% de los cultivos de *S. pneumoniae*, en el momento de la intervención quirúrgica de sondeo y timpanostomía (151). La producción de lactamasa β se encontró en 65.1 y 100% de los especímenes con *H. influenzae* y *M. catarrhalis*, respectivamente, en ese estudio.

En una revisión reciente, Van Zon y cols., incluyeron 23 estudios para valorar el beneficio del uso de los antibióticos para el tratamiento de la OME. Asimismo, se informó de solo una pequeña ventaja de los antibióticos, con la resolución completa del derrame (152). No hubo impacto significativo sobre la HL o la tasa de timpanostomía subsiguiente con la inserción de una sonda. Como conclusión, los antibióticos no se recomiendan para tratar la OME, debido a los pequeños beneficios que han sido rebasados por los sucesos adversos, resistencia bacteriana y ausencia de impacto sobre la HL o una intervención quirúrgica futura (152). En algunas circunstancias, como la sinusitis bacteriana o la infección por estreptococos del grupo A, la antibioticoterapia puede ser de beneficio. En una revisión reciente por Venekamp y cols., que incluyó 23 estudios, se valoraron los beneficios y daños de los antibióticos en el tratamiento de la OME. Las pruebas mostraron que los antibióticos orales se relacionan con sucesos adversos, como diarrea, vómito o exantema. No hay beneficio a corto plazo para la audición, cambio en la frecuencia de inserciones de sonda para ventilación, y ninguno en otros resultados, como el habla, el lenguaje y el desarrollo cognitivo o la calidad de vida (153). Otra opción terapéutica recomendada para la OME es la observación del paciente durante hasta 4 meses debido a la historia natural de resolución de la OME en la mayoría. En aquellos con crisis recurrentes de otitis media ya no se recomiendan los antibióticos profilácticos, sino más bien el ofrecimiento de una sonda de timpanostomía a uno con tres crisis en 6 meses o cuatro en 1 año (con una en los seis meses precedentes) (150, 154).

Otra modalidad terapéutica prescrita a los pacientes con OME es la de corticoesteroides orales. En muchos estudios se valoraron los corticoesteroides solos y en combinación con antibióticos para la limpieza de los derrames del oído medio. Las guías recientes de práctica clínica de AAO-HNS, AAP y AAFP indican que el tratamiento con corticoesteroides sistémicos no es eficaz en estos niños (149). En una revisión sistemática reciente para valorar el beneficio de un esteroide oral y uno intranasal, ya sea en forma aislada o en combinación con antibióticos para el tratamiento de la OME, Simpson y cols., concluyeron que los esteroides orales, en especial cuando son usados en combinación con un antibiótico oral, llevan a una resolución más rápida de la OME en el corto plazo (155). Sin embargo, no hubo pruebas de beneficio a plazo más largo y tampoco impacto sobre el alivio de los síntomas de HL. Tampoco hubo pruebas significativas de beneficio por los esteroides tópicos intranasales, solos o en combinación con un antibiótico, ya sea con seguimiento a corto o largo plazos (155). Williamson y cols., valoraron el beneficio de los corticoesteroides intranasales tópicos para la OME bilateral en un estudio comparativo doble ciego aleatorio, que incluyó a 127 niños de 4 a 11 años y cuyos resultados no mostraron diferencia en la resolución del derrame o

la HL durante 3 meses entre los tratados con 50 μg de mometasona nasal en cada narina, o placebo (156). En los pacientes con rinitis alérgica complicada por OME, los esteroides nasales tópicos pueden ser de beneficio, debido a su efecto antiinflamatorio en la rinitis alérgica, que puede ser un factor contribuyente para la OME (157). En una revisión sistemática de estudios aleatorios con testigos para valorar el beneficio a corto y largo plazos de los antihistamínicos o descongestivos en el tratamiento de la OME, Griffin y Flynn (158) concluyeron que no había beneficio significativo para la resolución de la OME. Schoem y cols., valoraron la utilidad del montelukast para el tratamiento de la OME en un estudio doble ciego prospectivo aleatorio comparativo, con placebo, que involucró a niños de 2 a 6 años con OME uni o bilateral. Los resultados tempranos no muestran ventaja del montelukast respecto al placebo para la eliminación del derrame del oído medio (159). En otro estudio por Ertugay y cols., se valoró el uso de 4 mg de montelukast, con o sin el antihistamínico H_1, levocetirizina, 2.5 mg/5 mL, en 120 niños con OME en un estudio aleatorio prospectivo doble ciego comparativo, con placebo, de cuatro vertientes. Los resultados mostraron mejoría significativa en las calificaciones de los signos otoscópicos de los sujetos con uso de ambos tratamientos. La mejoría de los datos de la timpanometría bilateral no fue significativa (160). En la actualidad, los datos no respaldan el uso de corticoesteroides sistémicos, intranasales, antihistamínicos o descongestivos, para el tratamiento de la OME, como se mencionó antes.

Regulación ambiental

La regulación ambiental de los alérgenos e irritantes debería recomendarse cuando la rinitis alérgica se asocia con la OME. El irritante más significativo es el humo del cigarrillo. A los pacientes debe indicarse evitar la exposición de sus niños al humo del cigarrillo en casa, el automóvil, el restaurante y las instalaciones de guardería. Los alérgenos ambientales inhalatorios son más importantes para los niños más pequeños, por el mayor tiempo que pasan en casa. Instrucciones específicas deben proveerse para evitar ácaros del polvo casero, cucarachas, caspa de animales y esporas de mohos caseros, cuando indicadas.

Vacunación

La vacuna conjugada de neumococos heptavalente ha sido eficaz para disminuir de manera significativa el número de crisis de otitis media en los niños. Black y cols., mostraron que los niños que recibieron la vacuna conjugada de neumococos tuvieron 20.1% menos probabilidad de requerir la inserción de sondas de timpanostomía que los testigos (161). Asimismo, se calcula que se evitan hasta 1 000 000 de crisis de AOM por año, lo que lleva ahorros de 160 dólares estadounidenses por cada crisis de otitis media prevenida (162). Resultados similares se han comunicado por investigadores canadienses (163).

Tratamiento quirúrgico

Los pacientes con procesos refractarios que continúan con líquido en el oído medio después de 3 a 6 meses de observación o tratamiento médico, a menudo requieren intervención quirúrgica. El derrame crónico del oído medio se ha vinculado con el desarrollo de colesteatomas, atrofia de la membrana timpánica, parálisis facial y bolsas de retención. Las guías de la agencia para políticas de atención e investigación sanitaria recomendó la miringotomía con inserción de sonda de timpanostomía en los niños con OME de entre 1 y 3 años que presentan HL bilateral de al menos 20 dB durante 4 a 6 meses. Este procedimiento es eficaz para eliminar el derrame y restablecer la audición normal del niño. Diversos estudios (118, 164) mostraron el efecto benéfico de las sondas de timpanostomía en la OME, que suele recomendarse permanezcan colocadas durante 6 a 18 meses. Mientras más tiempo permanezca la sonda en la membrana timpánica, mayor la probabilidad de complicaciones, que incluyen timpanosclerosis, perforación persistente, otorrea y, en ocasiones, colesteatoma. La adenoidectomía se ha sugerido para el tratamiento de la OME, para eliminar el bloqueo de la trompa de Eustaquio y mejorar la ventilación. En las guías de la agencia de políticas de atención e investigación sanitaria no se recomienda la adenoidectomía para los niños de entre 1 y 3 años con OME, si bien los de mayor edad pudiesen beneficiarse. En las guías de práctica clínica de AAOHNSF, AAP y AAFP se recomienda la inserción de sondas de timpanostomía cuando se realiza intervención quirúrgica por OME en un niño menor de 4 años (149). No debería hacerse adenoidectomía, a menos que haya una indicación diferente, como una obstrucción nasal o adenoiditis crónica. Para un niño menor de 4 de años se recomiendan las sondas de timpanostomía, la adenoidectomía, o ambas, cuando se hace una intervención quirúrgica por OME. Los principales beneficios de la adenoidectomía son disminuir las tasas de fracaso, aminorar el tiempo con derrame del oído medio y disminuir la necesidad de intervención quirúrgica repetida o colocación futura de sondas. Gates y cols., mostraron que la adenoidectomía mejoraba la OME y disminuía las recurrencias en niños mayores de 4 años (165). Ellos informaron que el tamaño de las adenoides no tenía relación con la mejoría de la OME mediante adenoidectomía. En un estudio se mostró que el uso de miringotomía con láser de CO_2 era más eficaz que la miringotomía por incisión con adenoidectomía

en la OME (166). No se recomienda la amigdalectomía para el tratamiento de los niños con OME (118, 167).

Inmunoterapia

La inmunoterapia subcutánea o sublingual mostró eficacia en el tratamiento de la rinitis alérgica, cuando no es posible evitar el alérgeno o los síntomas no se alivian con medicamentos. Muchos autores tienen la impresión clínica de que la SCIT puede ser de utilidad para la OME en los niños con rinitis alérgica. Sin embargo, no ha habido estudios con testigos para verificar esta impresión clínica.

En conclusión, el pronóstico de la OME suele ser bueno. Conforme el niño crece, la incidencia de OME tiende a disminuir. Las intervenciones médica y quirúrgica señaladas para la OME ayudan a regular la afección hasta que el niño "se cure" de su enfermedad al crecer.

■ REFERENCIAS

1. Bashir SJ, Maibach HI. Compound allergy: an overview. *Contact Dermatitis.* 1997;36:179-183.
2. Marsh R, Towns S, Evans K. Patch testing in ocular drug allergies. *Trans Ophthalmol Soc U K.* 1978;98:278-280.
3. Mondino B, Salamon S, Zaidman G. Allergic and toxic reactions in soft contact lens wearers. *Surv Ophthalmol.* 1982;26:337-344.
4. Fisher AA, ed. *Contact Dermatitis.* 3rd ed. Philadelphia, PA: Lea & Febiger, 1986.
5. Eiseman AS. The ocular manifestations of atopic dermatitis and rosacea. *Curr Allergy Asthma Rep.* 2006;6: 292-298.
6. Inoue Y. Ocular infections in patients with atopic disease. *Int Ophthalmol Clin.* 2002;42:55-69.
7. Leonardi A, De Dominicis C, Motterle L. Immunopathogenesis of ocular allergy: a schematic approach to different clinical entities. *Curr Opin Allergy Clin Immunol.* 2007;7:429-435.
8. Fukushima A. Roles of T-cells in the development of allergic conjunctival diseases. *Cornea.* 2007;26:536-540.
9. Fukushima A, Yamaguchi T, Ishida W. Cyclosporin A inhibits eosinophilic infiltration into the conjunctivae mediated by type IV allergic reactions. *Clin Exp Ophthalmol.* 2006;34:347-353.
10. O'Brien T. Allergic conjunctivitis: an update on diagnosis and management. *Curr Opin Allergy Clin Immunol.* 2013;13:543-549.
11. Mishra GP, Tamboli V, Jwala J, *et al.* Recent patents and emerging therapeutics in the treatment of allergic conjunctivitis. *Recent Pat Inflamm Allergy Drug Discov.* 2011;5(1):26-36.
12. Bauchau V, Durham S. Prevalence and rate of diagnosis of allergic rhinitis in Europe. *Eur Respir J.* 2004;24:758-764.
13. Miraldi UV, Kaufman A. Allergic eye disease. *Pediatr Clin North Am.* 2014;61:607-620.
14. Leonardi A. Allergy and allergic mediators in tears. *Exp Eye Res.* 2013;117:106-117.

15. Friedlaender M. Conjunctivitis of allergic origin: clinical presentation and differential diagnosis. *Surv Ophthalmol.* 1993;38(Suppl):105-114.

16. Bonini S, Bonini S, Berruto A, *et al.* Conjunctival provocation test as a model for the study of allergy and inflammation in humans. *Int Arch Allergy Appl Immunol.* 1988;998:1-5.

17. Proud D, Sweet J, Stein P, *et al.* Inflammatory mediator release on conjunctival provocation of allergic subjects with allergen. *J Allergy Clin Immunol.* 1990;85(5):896-905.

18. Fukagawa K, Tsubota K, Simmura S, *et al.* Chemokine production in conjunctival epithelial cells. In: Sullivan EA, ed. *Lacrimal Gland, Tear Film, and Dry Eye Syndromes.* 2nd ed. New York, NY: Plenum, 1998.

19. Brauninger G, Centifanto Y. Immunoglobulin E in human tears. *Am J Ophthalmol.* 1971;72:588-561.

20. Liotet S, Warnet V, Arrata M. Lacrimal immunoglobulin E and allergic conjunctivitis. *Ophthalmologica.* 1983;186:31-34.

21. Nomura K, Takamura E. Tear IgE concentrations in allergic conjunctivitis. *Eye.* Tokyo: Tokyo College of Ophthalmologists, 1998:296-298.

22. Donshik P. Allergic conjunctivitis. *Int Ophthalmol Clin.* 1988;28:294-302.

23. Miller S. Hypersensitivity diseases of the cornea and conjunctiva with a detailed discussion of phlyctenular disease. *Ophthalmic Semin.* 1977;2:119-165.

24. Bonini S, Bonini S, Vecchione A, *et al.* Inflammatory changes in conjunctival scrapings after allergen provocation in humans. *J Allergy Clin Immunol.* 1988;82:462-469.

25. Bonini S, Tomassini M, Bonini S, *et al.* The eosinophil has a pivotal role in allergic inflammation of the eye. *Int Arch Allergy Immunol.* 1992;99:354-358.

26. Bonini S, Bonini S. IgE and non-IgE mechanisms in ocular allergy. *Ann Allergy.* 1993;71:296-299.

27. Bonini S, Bonini S, Berruto A, *et al.* Conjunctival provocation test as a model for the study of allergy and inflammation in humans. *Int Arch Allergy Appl Immunol.* 1989;88:144-148.

28. Bonini S, Bonini S. Pathogenesis of allergic conjunctivitis. In: Denburg JA, ed. *Allergy and Allergic Diseases: The New Mechanisms and Therapeutics.* Totowa, NJ: Humana, 1996:509-519.

29. Leonardi A. Pathophysiology of allergic conjunctivitis. *Acta Ophthalmol Scand.* 1999:21-23.

30. Metz D, Hingorani M, Calder VL, *et al.* T-cell cytokines in chronic allergic eye disease. *J Allergy Clin Immunol.* 1997;100:817-824.

31. Morgan S, Williams JH, Walls AF, *et al.* Mast cell numbers and staining characteristics in the normal and allergic human conjunctiva. *J Allergy Clin Immunol.* 1991;87(1 Pt 1): 111-116.

32. Ciprandi G, Buscaglia S, Pesce GP, *et al.* Ocular challenge and hyperresponsiveness to histamine in patients with allergic conjunctivitis. *J Allergy Clin Immunol.* 1993;91:1227-1230.

33. Woods A. Ocular allergy. *Am J Ophthalmol.* 1949;32:1457-1461.

34. Ackerman S, Smith LM, Gomes PJ. Ocular itch associated with allergic conjunctivitis: latest evidence and clinical management feature. *Ther Adv Chronic Dis.* 2016;7(1):52-67.

35. Friedlaender M, Ohashi Y, Kelley J. Diagnosis of allergic conjunctivitis. *Arch Ophthalmol.* 1984;102:1198-1199.

36. La Rosa M, Lionetti E, Reibaldi M, *et al.* Allergic conjunctivitis: a comprehensive review of the literature. *Ital J Pediatr.* 2013;39:18.

37. Dechant K, Goa K. Levocabastine: a review of its pharmacological properties and therapeutic potential as a topical antihistamine in allergic rhinitis and conjunctivitis. *Drugs.* 1991;41:202-224.

38. Stokes T, Feinberg G. Rapid onset of action of levocabastine eyedrops in histamine-induced conjunctivitis. *Clin Exp Allergy.* 1993;23:791-794.

39. Abelson M, George MA, Schaefer K, *et al.* Evaluation of the new ophthalmic antihistamine, 0.05% levocabastine, in the clinical allergen challenge model of allergic conjunctivitis. *J Allergy Clin Immunol.* 1994;94(3 Pt 1):458-464.

40. Frostad A, Olsen A. A comparison of topical levocabastine and sodium cromoglycate in the treatment of pollen-provoked allergic conjunctivitis. *Clin Exp Allergy.* 1993;23:406-409.

41. Mantelli F, Calder VL, Bonini S. The anti-inflammatory effects of therapies for ocular allergy. *J Ocul Pharmacol Ther.* 2013;29(9):786-793. doi:10.1089/jop.2013.0161.

42. El-Defrawy S, Jackson W. *New Directions in Therapy for Ocular Allergy. International Ophthalmology Clinic.* Philadelphia, PA: Lippincott-Raven, 1996:25-44.

43. Lanier B, Tremblay N, Smith JP, *et al.* A double-masked comparison of ocular decongestants as therapy for allergic conjunctivitis. *Ann Allergy.* 1983;50:174-177.

44. Friday G, Biglan AW, Hiles PA, *et al.* Treatment of ragweed conjunctivitis with cromolyn sodium 4% ophthalmic solution. *Am J Ophthalmol.* 1983;95:169-174.

45. Greenbaum J, Cockcroft D, Hargreave FE, *et al.* Sodium cromoglycate in ragweed-allergic conjunctivitis. *J Allergy Clin Immunol.* 1977;59:437-439.

46. Melamed J, Schwartz RH, Hirsch SR, *et al.* Evaluation of nedocromil sodium 2% ophthalmic solution for the treatment of seasonal allergic conjunctivitis. *Ann Allergy.* 1994;73:57-66.

47. Juniper E, Guyatt GH, Ferrie PJ, *et al.* Sodium cromoglycate eye drops: regular versus as needed use in the treatment of seasonal allergic conjunctivitis. *J Allergy Clin Immunol.* 1994;94(1):36-43.

48. Montan P, Zetterström O, Eliasson E, *et al.* Topical sodium cromoglycate (Opticrom) relieves ongoing symptoms of allergic conjunctivitis within 2 minutes. *Allergy.* 1994;49:637-640.

49. Ballas Z, Blumenthal M, Tinkelman DG, *et al.* Clinical evaluation of ketorolac tromethamine 0.5% ophthalmic solution for the treatment of seasonal allergic conjunctivitis. *Surv Ophthalmol.* 1993;38(Suppl):141-148.

50. Woodward D, Bogardus AM, Donello JE, *et al.* Acular: studies on its mechanism of action in reducing allergic conjunctival itching. *J Allergy Clin Immunol.* 1995;95:360.

51. Yanni J, Miller ST, Gamache DA, *et al.* Comparative effects of topical ocular anti-allergy drugs on human conjunctival mast cells. *Ann Allergy Asthma Immunol.* 1997;79:541-545.

52. Sharif N, Xu S, Yanni J. Olopatadine (AL-4943A): ligand binding and functional studies on a novel, long acting H1-selective histamine antagonist and anti-allergic

agent for use in allergic conjunctivitis. *J Ocul Pharmacol.* 1996;12(4):401-407.

53. Grant SM, Goa KL, Fitton A, *et al.* Ketotifen, a review of its pharmocodynamic and pharmacokinetic properties, and therapeutic use in asthma and allergic disorders. *Drugs.* 1990;40(3):412-440.

54. Nabe M, Miyagawa H, Agrawal DK, *et al.* The effect of ketotifen on eosinophils as measured at LTC4 release and by chemotaxis. *Allergy Proc.* 1991;12(4):267-271.

55. Cox L, Nelson H, Lockey R, *et al.* Allergen immunotherapy: a practice parameter third update. *J Allergy Clin Immunol.* 2011;127:S1-S55. doi:10.1016/j.jaci.2010.09.034.

56. Durham SR, Walker SM, Varga E-M, *et al.* Long-term clinical efficacy of grass-pollen immunotherapy. *N Engl J Med.* 1999;341:468-475.

57. Okamoto Y, Okubo K, Yonekura S, *et al.* Efficacy and safety of sublingual immunotherapy for two seasons in patients with Japanese Cedar pollinosis. *Int Arch Allergy Immunol.* 2015;166:177-188.

58. Abelson M, George M, Garofalo C. Differential diagnosis of ocular allergic disorders. *Ann Allergy.* 1993;70:95-113.

59. Allansmith M, Frick O. Antibodies to grass in vernal conjunctivitis. *J Allergy.* 1963;34:535-538.

60. Allansmith M, Baird RS, Higgenbotham EJ, *et al.* Technical aspects of histamine determination in human tears. *Am J Ophthalmol.* 1980;90:719-724.

61. Ballow M, Mendelson L. Specific immunoglobulin E antibodies in tear secretions of patients with vernal conjunctivitis. *J Allergy Clin Immunol.* 1980;66:112-118.

62. Fukagawa K, Saito H, Azuma N, *et al.* Histamine and tryptase levels in allergic conjunctivitis and vernal keratoconjunctivitis. *Cornea.* 1994;13(4):345-348.

63. Allansmith M, Baird R. Mast cells, eosinophils and basophils in vernal conjunctivitis. *J Allergy Clin Immunol.* 1978;61:154.

64. Trocme C, Kephart GM, Allansmith MR, *et al.* Conjunctival deposition of eosinophil granule major basic protein in vernal keratoconjunctivitis and contact lens-associated giant papillary conjunctivitis. *Am J Ophthalmol.* 1989;108:57-63.

65. Avunduk A, Avunduk MC, Dayanir V, *et al.* A flow cytometric study about the immunopathology of vernal keratoconjunctivitis. *J Allergy Clin Immunol.* 1998;101:821-824.

66. Huntley C, Fletcher W. Current concept in therapy: vernal conjunctivitis-simple treatment. *South Med J.* 1973; 66:607-608.

67. Scheinfeld N. A review of deferasirox, bortezomib, dasatinib, and cyclosporine eye drops: possible uses and known side effects in cutaneous medicine. *J Drugs Dermatol.* 2007;6:352-355.

68. Little EC. Keeping pollen at bay. *Lancet.* 1968;2:512-513.

69. Leonardi A, Radice M, Fregona IA, *et al.* Histamine effects on conjunctival fibroblasts from patients with vernal conjunctivitis. *Exp Eye Res.* 1999;68:739-746.

70. Leonardi A, Borghesan F, DePaoli M, *et al.* Procollagens and inflammatory cytokine concentrations in tarsal and limbal vernal keratoconjunctivitis. *Exp Eye Res.* 1998;67:105-112.

71. Gill KS, Yannariello-Brown J, Patel J, *et al.* ICAM-1 expression in corneal epithelium of a patient with vernal keratoconjunctivitis: case report. *Cornea.* 1997;16(1):107-111.

72. Ballow M, Donshik PC, Mendelson L, *et al.* IgG specific antibodies to rye grass and ragweed pollen antigens in the tear secretions of patients with vernal conjunctivitis. *Am J Ophthalmol.* 1983;95:161-168.

73. Ballow M, Donshik P, Mendelson L. Complement proteins and C3 anaphylatoxin in tears of patients with conjunctivitis. *J Allergy Clin Immunol.* 1985;76:463-476.

74. Leonardi A, Brun P, Sartori MT, *et al.* Urokinase plasminogen activator, uPA receptor and its inhibitor in vernal keratoconjunctivitis. *Invest Ophthalmol Vis Sci.* 2005;46:1364-1370.

75. Motterle L, Diebold Y, Enriquez de Salamanca A, *et al.* Altered expression of neurotransmitter receptors and neuromediators in vernal keratoconjunctivitis. *Arch Ophthalmol.* 2006;124:462-468.

76. Ballow M, Donshik PC, Rapacz P, *et al.* Tear lactoferrin levels in patients with external inflammatory ocular disease. *Invest Ophthalmol Vis Sci.* 1987;28:543-545.

77. Karel I, Myska V, Kvicaolva E. Ophthalmological changes in atopic dermatitis. *Acta Derm Venereol.* 1965;45:381-383.

78. Oshinskie L, Haine C. Atopic dermatitis and its ophthalmic complications. *J Am Optom Assoc.* 1982;53:889-894.

79. Jay JL. Clinical features and diagnosis of adult atopic keratoconjunctivitis and the effect of treatment with sodium cromoglycate. *Br J Ophthalmol.* 1981;65:335-340.

80. Reynolds RM. Giant papillary conjunctivitis. *Trans Ophthalmol Soc N Z.* 1980;32:92-95.

81. MacIvor J. Contact allergy to plastic artificial eyes. *Can Med Assoc J.* 1950;62:164-166.

82. Goes F, Blockhuys S, Janssens M. Levocabastine eye drops in the treatment of vernal conjunctivitis. *Doc Ophthalmol.* 1994;87:271-281.

83. Hyams S, Bialik M, Neumann E. Clinical trial of topic disodium cromoglycate in vernal and allergic keratoconjunctivitis. *J Ophthalmol.* 1975;12:116.

84. Collum L, Cassidy H, Benedict-Smith A. Disodium cromoglycate in vernal and allergic keratoconjunctivitis. *Ir Med J.* 1981;74:14-18.

85. Foster C, Duncan J. Randomized clinic trial of topically administered cromolyn sodium for vernal keratoconjunctivitis. *Am J Ophthalmol.* 1980;90:175-181.

86. Foster CS. Evaluation of topical cromolyn sodium in the treatment of vernal keratoconjunctivitis. *Ophthalmology.* 1988;95:194-201.

87. Caldwell D, Verin P, Hartwich-Young R, *et al.* Efficacy and safety of iodoxamide 0.1% vs. cromolyn sodium 4% in patients with vernal keratoconjunctivitis. *Am J Ophthalmol.* 1992;113:632-637.

88. Abelson M, Butrus S, Weston J. Aspirin therapy in vernal conjunctivitis. *Am J Ophthalmol.* 1983;95:502-505.

89. Meyer E, Kraus E, Zonis S. Efficacy of antiprostaglandin therapy in vernal conjunctivitis. *Br J Ophthalmol.* 1987;71:497-499.

90. Trocme S, Raizman M, Bartley G. Medical therapy for ocular allergy. *Mayo Clin Proc.* 1992;67:557-565.

91. Solomon A. Corneal complications of vernal keratoconjunctivitis. *Curr Opin Allergy Clin Immunol.* 2015;15(5):489-494.

92. Friedlander MH, Allansmith M. Ocular allergy. *Ann Ophthalmol.* 1975;7:1171-1174.

93. Foster C, Calonge M. Atopic keratoconjunctivitis. *Ophthalmology.* 1990;97(8):992-1000.

94. Uchio E, Miyakawa K, Ikezawa Z, *et al.* Systemic and local immunological features of atopic dermatitis patients with ocular complications. *Br J Ophthalmol.* 1998;82:82-87.

95. Oster H, Martin R, Dawson C. The use of disodium cromoglycate in the treatment of atopic disease. In: Leopold J, Burns R, eds. *Symposium on Ocular Therapy.* New York, NY: John Wiley & Sons, 1977:99-108.

96. Amemiya T, Matsuda H, Vehara M. Ocular findings in atopic dermatitis with special reference to the clinical feature of atopic cataract. *Ophthalmologica.* 1980;180:129-132.

97. Yokoi N, Hirano S, Okamoto S, et al. Association of eosinophil granule major basic protein with atopic cataract. *Am J Ophthalmol.* 1996;122:825-829.

98. Garrity J, Liesegang T. Ocular complications of atopic dermatitis. *Can J Ophthalmol.* 1984;19:21-24.

99. Chen JJ, Applebaum DS, Sun GS, et al. Atopic keratoconjunctivitis: a review. *J Am Acad Dermatol.* 2014;70(3):569-575.

100. Kerns B, Mason J. Red eye: a guide through the differential diagnosis. *Emerg Med.* 2004:31-40.

101. Easty D, Entwistle C, Funk A, et al. Herpes simplex keratitis and keratoconums in the atopic patient: a clinical and immunological study. *Trans Ophthalmol Soc U K.* 1975;95:267-276.

102. Meyers R. Immunology of herpes virus infection. *Int Ophthalmol Clin.* 1975;15:37.

103. Pavan-Langston D. Diagnosis and management of herpes simplex ocular infection. *Int Ophthalmol Clin.* 1975;15:19-35.

104. Allansmith M, Korb DR, Greiner JV, et al. Giant papillary conjunctivitis in contact lens wearers. *Am J Ophthalmol.* 1977;83:697-708.

105. Stenson S. *Contact Lenses: Guide to Selection, Fitting, and Management of Complications.* East Norwalk, CT: Appleton-Lange, 1987:215-217.

106. Gudmonsson OG, Woodward DF, Fowler SA, et al. Identification of proteins in contact lens surface deposits by immunofluorescence microscopy. *Arch Ophthalmol.* 1985;103:196-197.

107. Tripathy R, Tripathy B. Soft lens spoilage. *Ophthalmic Forum.* 1984;2:80-92.

108. Katelaris C. Giant papillary conjunctivitis: a review. *Acta Ophthalmol Scand.* 1999;77:17-20.

109. Irkec M, Orhan M, Erdener U. Role of tear inflammatory mediators in contact lens-associated giant papillary conjunctivitis in soft contact lens wearers. *Ocul Immunol Inflamm.* 1999;7(1):35-38.

110. Shoji J, Inada N, Sawa M. Antibody array generated cytokine profiles of tears of patients with vernal keratoconjunctivitis or giant papillary conjunctivitis. *Jpn J Ophthalmol.* 2006;50:195-204.

111. Tan M, Thakur A, Morris C, et al. Presence of inflammatory mediators in the tears of contact lens wearers and non-contact lens wearers. *Aust N Z J Ophthalmol.* 1997;25 (Suppl 1):S27-S29.

112. Donshik P, Rapacz P, Samartino L, et al. The detection of neutrophil chemotactic factors in tear fluids of contact lens wearers with active papillary conjunctivitis. *Invest Ophthalmol Vis Sci.* 1988;29:230.

113. Bailey C, Buckley R. Nedocromil sodium in contact-lens-associated papillary conjunctivitis. *Eye.* 1993;7(Suppl):29-33.

114. Barishak Y, Zavaro A, Samra Z, et al. An immunologic study of papillary conjunctivitis due to contact lenses. *Curr Eye Res.* 1984;3(10):1161-1168.

115. Culbertson W, Ostler B. The floppy eyelid syndrome. *Am J Ophthalmol.* 1981;92:568-574.

116. Bielory L. Vasomotor (perennial chronic) conjunctivitis. *Curr Opin Allergy Clin Immunol.* 2006;6:355-360.

117. Schappert S. *Office Visits for Otitis Media: United States, 1975-90, Advance Data from Vital and Health Statistics.* Hyattsville, MD: National Center for Health Statistics, 1992.

118. Werkhaven JA. Otitis media. In: Rakel RE, Bope ET, eds. *Conn's Current Therapy.* Philadelphia, PA: Elsevier/ Saunders, 2004:196-198.

119. Shekelle P, Takata G, Chan LS, et al. *Diagnosis, Natural History and Late Effects of Otitis Media with Effusion: Evidence Report/Technology Assessment No. 55.* Rockville, MD: Agency for Healthcare Research and Quality, 2003.

120. Dempster J, MacKenzie K. Tympanometry in the detection of hearing impairments associated with otitis media with effusion. *Clin Otolaryngol.* 1991;16:157-159.

121. Martines F, Bentivegna D, Di Piazza F, et al. The point prevalence of otitis media with effusion among primary school children in Western Sicily. *Eur Arch Otorhinolaryngol.* 2010;267:709-714.

122. Engel J, Anteunist L, Volovics A, et al. Risk factors of otitis media with effusion during infancy. *Int J Pediatr Otorhinolaryngol.* 1999;48(3):239-249.

123. Rovers M, Straatman H, Ingels K, et al. Prognostic factors for persistent otitis media with effusion in infants. *Arch Otolaryngol Head Neck Surg.* 1999;125(11):1203-1207.

124. Bellioni P, Cantani A, Salvinelli F. Allergy: a leading role in otitis media with effusion. *Allergol Immunopathol (Madr).* 1987;15(4):205-208.

125. Riding K, Bluestone C, Michaels R, et al. Microbiology of recurrent and chronic otitis media with effusion. *J Pediatr.* 1978;93(5):739-743.

126. Hendolin P, Karkkainen U, Himi T, et al. High incidence of *Alloiococcus otitis* in otitis media with effusion. *Pediatr Infect Dis J.* 1999;18(10):860-865.

127. Post J, Preston R, Aul J. Molecular analysis of bacterial pathogens in otitis media with effusion. *JAMA.* 1995;273:1598-1604.

128. Brook I, Van de Heyning P. Microbiology and management of otitis media. *Scand J Infect Dis.* 1994;93:20-32.

129. Pitkäranta A, Jero J, Arruda E, et al. Polymerase chain reaction-based detection of rhinovirus, respiratory syncytial virus, and coronavirus in otitis media with effusion. *J Pediatr.* 1998;133:390-394.

130. Heikkinen T, Thint M, Chonmaitree T. Prevalence of various respiratory viruses in the middle ear during acute otitis media. *N Engl J Med.* 1999;340:260-264.

131. Ohashi Y, Nakai Y. Current concepts of mucociliary dysfunction in otitis media with effusion. *Acta Otolaryngol.* 1991;(Suppl 486):149-161.

132. Carson J, Collier A, Hu S. Acquired ciliary defects in nasal epithelium of children with acute viral upper respiratory infections. *N Engl J Med.* 1985;312:463-468.

133. Schidlow D. Primary ciliary dyskinesia (the immotile cilia syndrome). *Ann Allergy.* 1994;73(6):457-468;quiz 468-470.

134. Bernstein J. The role of IgE-mediated hypersensitivity in the development of otitis media with effusion: a review. *Otolaryngol Head Neck Surg.* 1993;109(3 Pt 2):611-620.

135. Caffareli C, Savini E, Giordano S, et al. Atopy in children with otitis media with effusion. *Clin Exp Allergy.* 1998;28(5):591-596.

136. Kraemer M, Richardson M, Weiss N, et al. Risk factors for persistent middle-ear effusions: otitis media, catarrh, cigarette smoke exposure, and atopy. JAMA. 1983;249(8):1022-1025.

137. Marshall S, Bierman C, Shapiro G. Otitis media with effusion in childhood. Ann Allergy. 1984;53(5):370-378.

138. Bierman C, Furukawa C. Medical management of serous otitis in children. Pediatrics. 1978;61:768-774.

139. Tomonaga K, Kurono Y, Mogi G. The role of nasal allergy in otitis media with effusion: a clinical study. Acta Otolaryngol. 1988;(Suppl 458):41-47.

140. Bernstein J, Reisman R. The role of acute hypersensitivity in secretory otitis media. Trans Am Acad Ophthalmol Otolaryngol. 1974;78:120-127.

141. Friedman R, Doyle WJ, Casselbrant ML, et al. Immunologic-mediated Eustachian tube obstruction: a double-blind crossover study. J Allergy Clin Immunol. 1983;71:442-447.

142. Osur S, Volovitz B, Bernstein J. Eustachian tube dysfunction in children with ragweed hayfever during natural pollen exposure. Allergy Proc. 1989;10:133-139.

143. Hurst D. Association of otitis media with effusion and allergy as demonstrated by intradermal skin testing and eosinophil cationic protein levels in both middle ear effusions and mucosal biopsies. Laryngoscope. 1996;106(9 Pt 1):1128-1137.

144. Hurst D, Weekley M, Ramanarayanan M. Evidence of possible localized specific immunoglobulin E production in middle ear fluid as demonstrated by ELISA testing. Otolaryngol Head Neck Surg. 1999;121(3):224-230.

145. Hurst D, Amin K, Seveus L, et al. Evidence of mast cell activity in the middle ears of children with otitis media with effusion. Laryngoscope. 1999;109(3):471-477.

146. Luong A, Roland PS. The link between allergic rhinitis and chronic otitis media with effusion in atopic patients. Otolaryngol Clin North Am. 2008;41:311-323.

147. Umetsu D, Ambrosino D, Quinti I, et al. Recurrent sinopulmonary infection and impaired antibody response to bacterial capsular polysaccharide antigen in children with selective IgG-subclass deficiency. N Engl J Med. 1985;313:1247-1251.

148. Stool S, Berg A, Berman S. Otitis media with effusion in young children. In: Clinical Practice Guidelines. 1994(12), DHHS publication no (AHCRP) 94-0622.

149. Rosenfeld RM, Shin JJ, Schwartz SR, et al. Clinical practice guideline: otitis media with effusion (update). Otolaryngol Head Neck Surg. 2016;154(Suppl 1):S1-S41.

150. Lieberthal AS, Carroll AE, Chonmaitree T, et al. The diagnosis and management of acute otitis media. Pediatrics. 2013;131(3):e964-e999.

151. Sutton DV, Derkay CS, Darrow DH, et al. Resistant bacteria in middle ear fluid at the time of tympanotomy tube surgery. Ann Otol Rhinol Laryngol. 2000;109(1):24-29.

152. van Zon A, van der Heijden GJ, van Dongen TMA, et al. Antibiotics for otitis media with effusion in children. Cochrane Database Syst Rev. 2012;9:CD009163.

153. Venekamp RP, Burton MJ, van Dongen TM, et al. Antibiotics for otitis media with effusion in children. Cochrane Database Syst Rev. 2016;(6):CD009163.

154. Teele DW, Klein JO, Word BM, et al; Greater Boston Otitis Media Study Group. Antimicrobial prophylaxis for infants at risk for recurrent acute otitis media. Vaccine. 2000;19 (Suppl 1):S140-S143.

155. Simpson SA, Lewis R, van der Voort J, et al. Oral or topical nasal steroids for hearing loss associated with otitis media with effusion in children. Cochrane Database Syst Rev. 2011;5:CD001935.

156. Williamson I, Benge S, Barton S, et al. A double-blind randomized placebo-controlled trial of topical intranasal corticosteroids in 4- to 11-year-old children with persistent bilateral otitis media with effusion in primary care. Health Technol Assess. 2009;13:1-144.

157. Lack G, Caulfield H, Penagos M. The link between otitis media with effusion and allergy: a potential role for intranasal corticosteroids. Pediatr Allergy Immunol. 2011;22:258-266.

158. Griffin G, Flynn CA. Antihistamines and/or decongestants for otitis media with effusion (OME) in children. Cochrane Database Syst Rev. 2011;9:CD003423.

159. Schoem SR, Willard A, Combs JT. A prospective, randomized, placebo-controlled, double-blind study of montelukast's effect on persistent middle ear effusion. Ear Nose Throat J. 2010;89:434-437.

160. Ertugay CK, Cingi C, Yaz A, et al. Effect of combination of montelukast and levocetirizine on otitis media with effusion: a prospective, placebo-controlled trial. Acta Otolaryngol. 2013;133:1266-1272.

161. Black S, Shinefield H, Fireman B, et al. Efficacy, safety and immunogenicity of heptavalent pneumococcal conjugate vaccine in children. Pediatr Infect Dis J. 2000;19:187-195.

162. Lieu T, Ray A, Black S, et al. Projected cost-effectiveness of pneumococcal conjugate vaccination of healthy infants and young children. JAMA. 2000;283(11):1460-1468.

163. McClure CA, Ford MW, Wilson JB, et al. Pneummococcal conjugate vaccination in Canadian infants and children younger than five years of age; recommendations and expected benefits. Can J Infect Dis Med Microbiol. 206;17:19-26.

164. Rosenfeld R, Bhyer M, Bower C, et al. Impact of tympanostomy tubes on child quality of life. Arch Otolaryngol Head Neck Surg. 2000;126(5):585-592.

165. Gates G, Avery C, Prihoda T, et al. Effectiveness of adenoidectomy and tympanostomy tubes in the treatment of chronic otitis media with effusion. N Engl J Med. 1987;317(23):1444-1451.

166. Szeremeta W, Parameswaran M, Isaacson G. Adenoidectomy with laser or incisional myringotomy for otitis media with effusion [In process citation]. Laryngoscope. 2000;110(3 Pt 1):342-345.

167. Stewart I. Evaluation of factors affecting outcome of surgery for otitis media with effusion in clinical practice. Int J Pediatr Otorhinolaryngol. 1999;49(Suppl 1):S243-S245.

Enfermedades alérgicas cutáneas

CAPÍTULO 29

Dermatitis atópica

PECK Y. ONG Y DONALD Y. M. LEUNG

■ INTRODUCCIÓN

La dermatitis atópica (DA) es una enfermedad cutánea inflamatoria crónica, común en los niños y adultos (1), caracterizada por sequedad oral, prurito, afección en los pliegues de flexión en niños grandes y adultos, y la afección parcial/de superficies extensoras en los lactantes (fig. 29-1). Las infecciones constituyen una morbilidad mayor de la DA y son causadas por *Staphylococcus aureus*, *Streptococcus pyogenes*, virus del herpes simple (eccema herpetiforme [EH]), enterovirus (eccema de tipo Coxsackie [EC]) y virus de la vacuna en la viruela (eccema vacunal [EV]), que pueden llevar a complicaciones que ponen en riesgo la vida y requieren consulta de atención urgente y hospitalización.

La DA crónica impacta negativamente la calidad de vida de los pacientes, en particular aquellos con la afección moderada a grave, por alteraciones del sueño y fatiga (2). Los padres de niños con DA son de los más afectados, porque cuidan de aquellos con enfermedades crónicas en términos de alteraciones del sueño y estrés (3, 4). La privación del sueño y la fatiga llevan a un mal desempeño escolar y laboral, el aislamiento social, la ansiedad y la depresión, tanto de los pacientes como de sus padres. El costo nacional anual de la DA en Estados Unidos se calcula de 5 300 millones de dólares (5). En la comprensión de la patogenia y el tratamiento de la DA ha habido avances significativos en años recientes. En este capítulo se delinean el abordaje terapéutico actual y los nuevos recursos potenciales para la prevención y el tratamiento de la dermatitis atópica.

■ EPIDEMIOLOGÍA E HISTORIA NATURAL

La prevalencia de la DA está aumentando en todo el mundo y en diferentes regiones de Estados Unidos va de 9 a 18% en los niños de diversos estados y distritos (6), de los que casi 30% presenta rinitis alérgica, en tanto 25% sufre asma. Aunque la DA es principalmente una enfermedad infantil, también tiene impacto significativo en los adultos. Un cálculo reciente de la prevalencia de la DA en adultos de Estados Unidos es de casi 7% (5). La mayoría (80%) con la de inicio en la infancia, pero 20% muestra la de inicio en la edad adulta. Más de 50% de los pacientes de DA presentan su inicio antes de 1 año y la mayoría (80%) para los 7 años. La

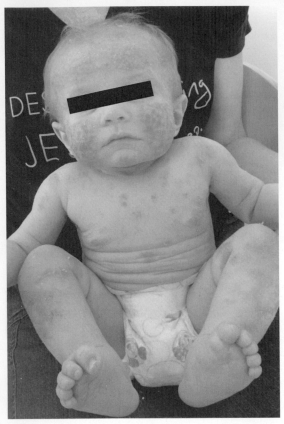

■ **FIGURA 29-1** Distribución facial y en superficies extensoras de la dermatitis atópica del lactante.

mayor parte de los niños con DA no la presenta ya a los 11 años; sin embargo, en un 35% significativo continúa. La edad temprana de inicio y la forma moderada a grave de la enfermedad son los principales factores de riesgo para su persistencia (7).

■ PATOGENIA

La patogenia de la DA implica una combinación de defectos de la barrera cutánea, disregulación inmunológica, y microorganismos infecciosos (1). Aunque la DA se ha vinculado con mutaciones de la filagrina, una proteína que tiene funciones de barrera cutánea, sólo una minoría de los pacientes las presenta. Además, más de la mitad de los individuos con mutaciones de filagrina no sufre DA. Estas observaciones sugieren que otros genes de la barrera cutánea o variantes en la respuesta inmunológica se encargan de la patogenia de la DA. Las variantes genéticas de la linfopoyetina estromal tímica (TSLP, por sus siglas en inglés) se han relacionado con DA y EH (8). La TSLP es una citocina importante, que induce respuestas de linfocitos T_H2. Es importante que la expresión de TSLP en la piel de un lactante preceda al desarrollo de la DA clínica (9), pues es producida por los queratinocitos. Junto con la interleucina (IL)-33 y la IL-25, activa a las células linfáticas innatas que producen IL4, IL-5 e IL-13. Estas citocinas conducen a una mayor activación anterógrada de los linfocitos T_H2 y la amplificación de la producción de IL-4, IL-5 e IL-13, que junto con IL-31, inductora de prurito, se expresan en las lesiones agudas de DA. Además de estas citocinas, los adultos con lesiones crónicas de DA se caracterizan por una mayor expresión de IL-22 (10), que lleva a la hiperplasia de los queratinocitos y defectos adicionales de la barrera cutánea. También se sabe que IL-4 e IL-13 suprimen la expresión de la filagrina, lo que lleva a defectos de la barrera cutánea (8). La genética puede constituir un factor predisponente para los pacientes de DA a un mayor número de infecciones. Múltiples variantes genéticas en las vías del interferón I y II se han vinculado con un mayor riesgo de EH (8). El *S. aureus* es un desencadenante conocido de síntomas de DA, bacteria capaz de producir múltiples toxinas, incluidas las citolisinas α/δ y las enterotoxinas (superantígenos), que inducen una inflamación por linfocitos T_H2 en la DA. Una menor inmunidad innata cutánea y la presencia de células supresoras de origen mieloide que afectan la inmunidad mediada por linfocitos T (11) contribuyen adicionalmente al riesgo de infecciones cutáneas en la dermatitis atópica.

■ DIAGNÓSTICO

La DA consta de muchos fenotipos. En el futuro podría ser probable utilizar pruebas genéticas o biomarcadores para identificarlos. Sin embargo, en la actualidad, el diagnóstico de la DA se basa en la valoración clínica; debe haber prurito presente. Además, la piel seca, las distribuciones del eccema en superficies de flexión (o faciales/en superficies extensoras en lactantes) y la presencia de antecedente personal o familiar de atopia son características importantes para el diagnóstico (véase tabla 29-1). La presencia de múltiples alergias alimentarias o la sensibilización por una inmunoglobulina E (IgE) específica de un alimento en niños pequeños con eccema es compatible con el diagnóstico de DA. En los pacientes con DA de inicio en el adulto puede haber características atípicas, que incluyen dermatitis numular, seborreica, en mano/cara/cuello y eccema liquenificado del tronco. Sin embargo, si el eccema es generalizado o no responde al tratamiento, debe considerarse una biopsia cutánea u otros estudios de diagnóstico para descartar enfermedades cutáneas diversas, como el linfoma de linfocitos T cutáneos, o una inmunodeficiencia. En la tabla 29-2 se muestra el diagnóstico diferencial de la dermatitis atópica.

TABLA 29-1 CRITERIOS DE DIAGNÓSTICO DE LA DERMATITIS ATÓPICA

La presencia de prurito cutáneo en los últimos 12 meses, más tres o más de los siguientes:

1. Inicio de la afección cutánea antes de los 2 años (no usual en los menores de 4 años)

2. Antecedentes de piel pruriginosa que afecta superficies de flexión (codos, huecos poplíteos, cara frontal de los tobillos o alrededor del cuello)

3. Antecedente de piel seca generalizada

4. Antecedente personal de asma o rinitis alérgica (en los niños menores de 4 años se puede incluir el antecedente de enfermedad atópica en un pariente de primer grado)

5. Dermatitis visible en superficies de flexión

Williams HC, Burney PG, Pembroke AC, *et al.* The U.K. Working Party's diagnostic criteria for atopic dermatitis. III. Independent hospital validation. *Br J Dermatol.* 1994;131:406-416.

TABLA 29-2 DIAGNÓSTICO DIFERENCIAL DE LA DERMATITIS ATÓPICA

Enfermedades dermatológicas
Dermatitis seborreica, por contacto alérgica o por irritantes, psoriasis, dermatitis numular, liquen simple crónico, pitiriasis rosa, histiocitosis

Enfermedades neoplásicas
Linfoma cutáneo de linfocitos T (micosis fungoide, síndrome de Sezary), enfermedad de Letterer-Siwe (histiocitosis de células de Langerhans), eritema migratorio necrolítico relacionado con un tumor pancreático

Inmunodeficiencias
Síndrome de hiper-IgE, deficiencia de Dock 8, síndrome de Wiskott Aldrich, inmunodeficiencia combinada grave, síndrome de Omenn, IPEX (síndrome de disregulación inmunológica, poliendocrinopatía, enteropatía ligada a X)

Enfermedades infecciosas
Eccema vinculada con virus de la inmunodeficiencia humana, escabiasis, candidosis, tiña versicolor

Afecciones congénitas y metabólicas
Síndrome de Netherton, fenilcetonuria, acrodermatitis enteropática, deficiencias de ácidos grasos esenciales, de biotina, o de carboxilasa múltiple de inicio infantil

Krol A, Krafchik B. The differential diagnosis of atopic dermatitis in childhood. *Dermatol Ther.* 2006;19:73-82.

◼ VALORACIÓN CLÍNICA Y TRATAMIENTO

Valoración de la intensidad

En el contexto clínico, la intensidad de la DA se gradúa con base en el interrogatorio y la exploración física. Los pacientes con eccema generalizada, antecedente de hospitalización o consultas de atención urgente por DA o del requerimiento de corticoesteroides sistémicos o inmunosupresores, infecciones recurrentes o EH, y afección de la cara, las manos o los ojos, en general, se consideran con DA moderada a grave. Los sistemas de calificación más validados para la intensidad de la DA, como SCOring of Atopic Dermatitis (SCORAD) y Eccema Area and Severity Index pueden ser muy prolongadas para usarse en el contexto clínico. Sin embargo, los clínicos quizá consideren la más simple, Three Item Severity score (tabla 29-3) o las Patient-Oriented Eczema Measures, que se basan en una versión simplificada de SCORAD y los síntomas con base en el paciente, respectivamente, para una determinación más objetiva. Otro parámetro de la intensidad de la DA basado en el paciente es la SCORAD orientada al paciente, disponible en apps telefónicas para su uso por clínicos y pacientes. La valoración de la intensidad de la DA es crucial para valorar el progreso del tratamiento y puede dictar su modificación, por ejemplo, para aquellos con la variante moderada a grave, deberán considerarse al menos un corticoesteroide tópico de potencia media (TCS, por sus siglas en inglés), el envío a un especialista o el estudio de alergias alimentarias (en los niños pequeños).

TABLA 29-3 CALIFICACIÓN DE INTENSIDAD DE TRES ASPECTOS (TIS)

	LEVE	MODERADA	GRAVE
Calificación total	0-2	3-5	6-9

La TIS corresponde a la suma de los tres aspectos (3 "e"): eritema, edema y excoriaciones (calificadas con una escala de 0 a 3); cada aspecto debe tasarse respecto de la lesión más representativa, esto es, una que represente la intensidad promedio.

Willemsen MG, van Valburg RW, Dirven-Meijer PC, *et al*. Determining the severity of atopic dermatitis in children presenting in general practice: an easy and fast method. *Dermatol Res Pract*. 2009;2009:357046.

Cuidados cutáneos sistemáticos cotidianos

En la mayoría de las guías de la DA se recomiendan la hidratación de la piel y la aplicación diaria de humidificantes como tratamiento preventivo. Sin embargo, no hay consenso respecto del método y la frecuencia de la hidratación cutánea. La experiencia clínica de los autores y los estudios previos (12, 13) mostraron que el baño diario o de regadera durante 15 a 20 min, seguido por la aplicación de un humidificante tópico o medicamentos, es un método eficaz de hidratación cutánea. Tal cuidado preventivo es crucial para restablecer la función de barrera cutánea en los pacientes de dermatitis atópica.

Corticoesteroides tópicos

Los TCS siguen siendo el tratamiento ideal de la DA. En la tabla 29-4 se muestran algunos de los TCS comunes en diferentes concentraciones. Para la DA leve puede ser suficiente un TCS de baja potencia (grupos VI y VII), para la forma moderada a intensa deben prescribirse TCS de potencia media (p. ej., grupos IV y V) en cantidad adecuada. Las preocupaciones por los efectos secundarios de TCS y el incumplimiento son motivos principales para el fracaso terapéutico en la DA. A pesar de numerosos estudios que muestran la eficacia y seguridad de los TCS en la DA (14-16), el cumplimiento sigue siendo insuficiente. Estos problemas a menudo surgen de temores infundados respecto de sus efectos secundarios (17). La preocupación reciente por la "abstinencia de TCS" (o "adicción") dio como resultado el rechazo de los padres de los pacientes para usar TCS, lo que ha llevado a recrudecimientos de la DA, infecciones cutáneas y hospitalizaciones. Esta afección mal definida ha sido motivo de informe, sobre todo en los adultos, de su localización en la cara y las regiones genitales después del uso prolongado de TCS de concentración moderada a alta (18). Las lesiones cutáneas causadas por abstinencia de TCS y la DA son indistinguibles, con base en el estudio histopatológico. Además, puede haber características superpuestas entre las de la rosácea y las de la abstinencia de TCS. A pesar de la baja calidad de las pruebas de la existencia de esta afección, solo se informó de 0.3%

en los menores de 3 años. A los pacientes se deberá instruir acerca de la diferencia entre corticoesteroides sistémicos y TCS, así como de sus efectos secundarios. La mayoría de los pacientes y padres presenta confusión de qué cantidad de TCS aplicar. El método de unidad de la punta de un dedo ofrece una guía práctica y tranquilizante para pacientes y padres para la aplicación de TCS (tabla 29-5 y fig. 29-2). A los pacientes se instruye para aplicar TCS en las zonas afectadas dos veces al día, según se requiera. La selección de pacientes de DA puede beneficiarse de un abordaje proactivo, por aplicación de TCS en zonas no afectadas que antes presentaron exantema o ante un brote potencial, dos veces por semana. En este sentido, se mostró que este esquema disminuye la frecuencia total de brotes y la necesidad de TCS en la dermatitis atópica (19).

Tratamiento de prurito, dolor y sueño

Los problemas de prurito y sueño siguen siendo origen de la morbilidad principal de la DA y suelen persistir en muchos pacientes, incluso años después de que la superaron. Los antihistamínicos de primera generación, como la difenhidramina y la hidroxicina, no evitan el prurito de la DA, pues su principal efecto es sedante. Por lo tanto, es mejor usarlos antes de dormir. Los antihistamínicos de segunda generación, no sedantes, como la loratadina y la cetiricina, han mostrado eficacia en la DA, si bien pueden ser de utilidad en 10% de su variante con urticaria crónica. Asimismo, hay pruebas anecdóticas que la doxepina oral a dosis baja puede mejorar el prurito y el sueño de los pacientes de DA, pero se requieren más estudios para validarlas. El dolor que no se vincula con fisuras, grietas cutáneas o infección constituye un problema emergente de la DA (20), pues los pacientes se pueden quejar de su forma ardorosa o punzante en zonas cutáneas no afectadas. Además, se requieren estudios adicionales para aclarar el mecanismo de estos síntomas y si los medicamentos, como la gabapentina o la pregabalina, son de beneficio. Puesto que hay mecanismos superpuestos entre el prurito y el dolor, se han estudiado antagonistas tópicos de los receptores μ de opioides en la DA, pero con resultados mixtos. Por otro lado, los agonistas del receptor κ de

TABLA 29-4 POTENCIAS DE LOS CORTICOESTEROIDES TÓPICOS

GRUPO I (de máxima potencia)

Dipropionato de betametasona al 0.5% (Diprolene) (crema, ungüento)

Diacetato de diflorasona al 0.05% (Psorcon) (ungüento)

Propionato de clobetasol al 0.05% (Temovate) (crema, ungüento)

Dipropionato de halobetasol al 0.05% (Ultravate) (crema, ungüento)

GRUPO II

Amcinonido al 0.1% (Cyclocort) (ungüento)

Dipropionato de betametasona al 0.05% (Diproxone) (crema, ungüento)

Furoato de mometasona al 0.1% (Elocon) (ungüento)

Halcinonido al 0.1% (Halog) (crema)

Fluocinonido al 0.05% (Lidex) (gel, crema, ungüento)

Desoximetasona (Topicort) (gel al 0.05%, crema al 0.25%, ungüento)

GRUPO III

Propionato de fluticasona al 0.005% (Cutivate) (ungüento)

Amcinonido al 0.1% (Cyclocort) (loción, crema)

Diacetato de diflorasona al 0.05% (Florone) (crema)

Valerato de betametasona al 0.1% (Valisone) (ungüento)

GRUPO IV

Furoato de mometasona al 0.1% (Elocon) (crema)

Acetónido de triamcinolona al 0.1% (Kenalog) (crema)

Acetónido de fluocinolona al 0.025% (Synalar) (ungüento)

GRUPO V

Propionato de fluticasona al 0.05% (Cutivate) (crema)

Acetónido de fluocinolona al 0.025% (Synalar) (crema)

Desonido al 0.05 % (Tridesilon) (ungüento)

Valerato de betametasona al 0.1% (Valisone) (crema)

Valerato de hidrocortisona al 0.2% (Westcort) (crema)

GRUPO VI

Dipropionato de alclometasona al 0.05% (Aclovato) (crema, ungüento)

Acetónido de fluocinolona al 0.05% (Synalar) (solución, crema)

Desonida al 0.05% (Tridesilon) (crema y gel acuoso)

GRUPO VII (menos potente)

Hidrocortisona al 1/2.5% (Hytone) (loción, crema, ungüento)

Stoughton RB. Vasoconstrictor assay—specific applications. En: Maibach HI, Surber C, eds. *Topical Corticosteroids*. Basel, Switzerland: Karger, 1992:42-53.

opioides constituyen un tratamiento potencial del prurito de la DA, medicación aprobada para su uso en Japón para el prurito relacionado con nefropatías, y actualmente en estudios clínicos de fase II para la DA. Otros medicamentos potenciales antipruriginosos incluyen al anticuerpo monoclonal contra IL-31, producido por los linfocitos T_H2 y que ha mostrado ser un mediador importante del prurito.

Valoración y tratamiento de las alergias alimentarias

El 30 a 40% de los niños con DA moderada a grave están afectados por una o más alergias alimentarias (21); por lo que está justificada su valoración respecto de alergias alimentarias. Los alérgenos alimentarios causales pueden producir reacciones alérgicas que llevan al

TABLA 29-5 APLICACIÓN DE LA UNIDAD DE PUNTA DE DEDO (FTU) DE CORTICOESTEROIDES TÓPICOS

| EDAD | NÚMERO DE FTU | | | | |
	CARA/CUELLO	BRAZO/MANO	PIERNA/PIE	TRONCO (CARA FRONTAL)	DORSO/NALGAS
3-6 meses	1	1	1.5	1	1.5
1-2 años	1.5	1.5	2	2	3
3-5 años	1.5	2	3	3	3.5
6-10 años	2	2.5	4.5	3.5	5

Long CC, Mills CM, Finlay AY. A practical guide to topical therapy in children. *Br J Dermatol.* 1998;138:293-296.

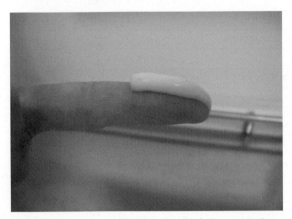

■ **FIGURA 29-2** Una unidad de punta de dedo es equivalente a la cantidad de crema/ungüento que se extrae por compresión de un tubo típico, con orificio de 5 mm, desde la punta del dedo índice de un adulto hasta la articulación interfalángica distal.

ciclo de prurito/rascado y empeoramiento de la DA. Los alérgenos alimentarios más señalados son huevos, leche de vaca, cacahuates, trigo y soya. El diagnóstico de alergia alimentaria en los pacientes de DA puede basarse en una combinación de interrogatorio, pruebas cutáneas y de IgE sérica específicas y el reto local con alimentos. Debido a otros riesgos de desarrollar alergias al cacahuate, los lactantes con DA moderada a grave han sido objeto de un estudio recientemente publicado, el Learning Early About Peanut (22), en el que se mostró que los lactantes con DA moderada a grave que mantuvieron la ingestión de alérgenos de cacahuate durante los primeros 5 años habían desarrollado mucho menos alergia, en comparación con quienes lo evitaron. Entonces, es recomendable el envío de estos lactantes de alto riesgo a los alergólogos, para pruebas cutáneas y el reto oral con cacahuates (23).

Participación de los aeroalérgenos

En este aspecto hay pruebas de que el contacto cutáneo directo con ácaros del polvo casero (HDM, por sus siglas en inglés) o animales peludos puede prolongar la DA (24). Por lo tanto, se recomiendan el control de los HDM y la evitación de los animales peludos a los pacientes con DA sensibilizados. Más recientemente, en un estudio doble ciego comparativo, con placebo, del reto ambiental con el uso de una cámara, se mostró que el contacto directo de la piel con los pólenes exacerba de manera significativa el eccema en los pacientes con DA sensibilizados (25). Asimismo, puede ser de beneficio para los pacientes de DA sensibilizados al polen cubrir sus zonas afectadas o las de potencial exantema, cuando se encuentren extramuros, en especial durante la temporada de polinización. También hay pruebas de que la inmunoterapia subcutánea o sublingual con alérgenos puede beneficiar a ciertos subgrupos de pacientes de DA. Además, se requieren estudios adicionales para confirmar estos datos.

Tratamiento de las infecciones

Más de 95% de las lesiones de DA pueden ser colonizadas por *S. aureus*. Por lo tanto, no se recomienda el tratamiento sistemático con antibióticos cuando no hay signos de infección. Los signos de infecciones cutáneas en la DA incluyen o no, edema, secreción mucopurulenta o lesiones impetiginosas ("con costras melicéricas"). Para tratar las zonas pequeñas localizadas de infecciones cutáneas debe considerarse la mupirosina tópica. Si la infección cutánea es amplia se puede administrar un antibiótico oral, como la cefalexina. Puesto que el *S. aureus* resistente a la meticilina es más prevalente en los pacientes de DA, debe considerarse el cultivo de la secreción de la herida con estudios de susceptibilidad a antibióticos en caso de fracaso del tratamiento. Los pacientes con fiebre persistente, edema articular y dolor óseo focal deberían hacer pensar en la probabilidad de una infección bacteriana invasora. La bacteriemia es la infección invasiva más frecuente en los niños pequeños con DA. La osteomielitis y la artritis infecciosa no son raras en aquellos con DA moderada a grave no regulada. Una rara infección invasiva potencial en los pacientes con DA grave es la endocarditis. La auscultación cuidadosa de un soplo cardiaco puede estar justificada en los pacientes con DA y fiebre persistente. El *S. pyogenes* es otra causa común de infecciones bacterianas en la DA. Los cuidados cutáneos sistemáticos cotidianos pueden mejorar las funciones de barrera cutánea y disminuir el número de bacterias en la piel. El uso consistente de TCS en las lesiones de DA disminuye la inflamación, que es un factor predisponente para la colonización bacteriana y la infección. El uso de un baño con blanqueador diluido puede beneficiar a un subgrupo de pacientes con infecciones cutáneas bacterianas recurrentes. Estudios comparativos con placebo se requieren para valorar si el baño con blanqueador diluido puede mejorar la gravedad del eccema en los pacientes de DA sin infección cutánea.

El EH es una infección que potencialmente pone en riesgo la vida de los pacientes de DA, que suele presentarse con fiebre y un exantema vesicular doloroso o en sacabocados, que se agrega a las lesiones eccematosas agudas. Las complicaciones graves del EH incluyen viremia, queratoconjuntivitis y meningitis. Ante la sospecha clínica debería iniciarse el aciclovir oral o el ingreso al hospital para su administración intravenosa. En tales casos debe obtenerse un espécimen de secreción con hisopillo para buscar virus del herpes simple por la reacción en cadena de polimerasa (PCR, por sus siglas en inglés) en las vesículas. En los pacientes con afección oftálmica o lesiones cerca de los ojos debe hacerse una interconsulta urgente con un oftalmólogo. Para los pacientes de EH con infecciones diseminadas, los cuidados de sostén incluyen soluciones intravenosas para reponer las pérdidas de líquidos, el tratamiento sintomático del dolor y el prurito, y el de la infección bacteriana secundaria.

El exantema causado por virus Coxsakie (EC) puede confundirse con el EH, porque se presenta con vesículas. La presencia de lesiones de EC en las nalgas puede ser una manifestación distintiva. Además, los pacientes de DA con EC pueden presentar las lesiones típicas de manos-pie-boca. Asimismo, se puede considerar la obtención de un espécimen de la lesión con hisopillo para la PCR de enterovirus si aún no se define el diagnóstico. El tratamiento del EC es sintomático, con continuación de la terapéutica sistemática de dermatitis atópica.

El eccema vacunal (EV) es causado por la vacuna de virus vivos de viruela (virus de vacuna) que, en general, está contraindicada en los pacientes de DA. Las lesiones de EV se caracterizan por pústulas y vesículas umbilicadas. Desde la tragedia de septiembre 11, debido a la amenaza de que estos virus pueden usarse como arma biológica por los terroristas, se han realizado vacunaciones masivas contra la viruela en el personal militar y el de primera respuesta en Estados Unidos. Con la

detección cuidadosa y la exclusión de la aplicación de esta vacuna de los pacientes de DA desde entonces, hay informes raros de EV. Sin embargo, los médicos deberían continuar vigilando el EV potencial en esta población de alto riesgo y sus contactos cercanos.

Otras opciones terapéuticas

Inhibidores tópicos de la calcineurina

El ungüento de tacrolimús (Protopic, Astellas) al 0.03% y la crema de pimecrolimús (Elidel, Valeant) al 1% tienen aprobación de uso para niños y mayores de 20 años con DA, y el ungüento de tacrolimús al 0.1% para aquellos de 16 años de edad y mayores. Ambos esquemas son de segunda opción terapéutica para la DA. El ungüento de tacrolimús está indicado para la DA moderada a grave y la crema de pimecrolimús para la DA leve a moderada. Ambos productos cuentan con una nota precautoria en recuadro negro de la Food and Drug Administration (FDA) respecto del riesgo de cáncer. Los estudios más recientes han señalado que estos medicamentos son seguros y eficaces en los niños y lactantes (menores de 2 años) con DA (26, 27). Estos medicamentos son en particular útiles para las zonas susceptibles a la atrofia cutánea, como cara, ingle y axilas.

Inhibidor de la fosfodiesterasa 4 tópico

La crisaborola es un inhibidor de la fosfodiesterasa 4 (PDE4) antiinflamatoria, que se aprobó para tratar pacientes con DA leve a moderada de 2 años o mayores (28). Su principal efecto secundario es una sensación de punzada local en algunos pacientes; se trata de una alternativa no esteroidea; sin embargo, se requiere experiencia posmercadeo.

Dupilumab

El anticuerpo monoclonal humanizado, dupilumab, bloquea la subunidad alfa del receptor de IL-4, que es común para IL-4 e IL-13. El dupilumab se mostró que disminuía la gravedad de la DA en estudios de fases II y III (29-31), lo que llevó a su aprobación por la FDA en el año 2017 para tratar adultos con DA moderada a grave. En los estudios se notó una mayor frecuencia de conjuntivitis en el grupo tratado con dupilumab, respecto del que recibió placebo.

Tratamiento con compresas húmedas

El tratamiento con compresas húmedas (WWT, por sus siglas en inglés) debería considerarse para brotes de DA agudos en pacientes con la forma moderada o grave en quienes fracasó el tratamiento estándar con TCS; se realiza el WWT en conjunción con TCS, esquema que mejora la función de barrera cutánea e intensifica la potencia de TCS. En varios libros de texto y revisiones se han descrito los detalles de los procedimientos de WWT (32), que suelen hacerse durante 5 a 7 días para obtener el alivio de los brotes de DA grave. No se recomienda la duración más prolongada o el uso crónico de WWT. Las desventajas del WWT incluyen que requiere trabajo intensivo y aumenta el potencial de infecciones cutáneas. En este sentido, se recomienda la consulta con un especialista para el uso de tratamiento con compresas húmedas.

Tratamientos sistémicos

No se recomienda el uso recurrente de corticoesteroides sistémicos para el tratamiento de la DA, incluso en el contexto de un brote agudo. Las crisis de rebote del eccema cuando los pacientes abandonan los corticoesteroides sistémicos están bien documentadas. Además, los efectos colaterales potenciales de los corticoesteroides sistémicos incluyen supresión suprarrenal, osteoporosis, hipertensión, úlcera péptica, glaucoma, cataratas, infecciones, psicosis y el retardo de crecimiento en los niños. Los inmunosupresores sistémicos, incluidos ciclosporina A, azatioprina, metotrexato y micofenolato mofetilo, se han usado para tratar la DA grave (33). Sin embargo, estos inmunosupresores también se relacionan con efectos secundarios sistémicos potenciales, que deben sopesarse con el beneficio del alivio sintomático. También es importante señalar que los inmunosupresores sistémicos aumentan más el riesgo de EH y la infección bacteriana invasiva en los pacientes de DA. Estos medicamentos, en general, están contraindicados en los niños. La fototerapia puede ser eficaz en algunos pacientes con DA grave. Sin embargo, sus desventajas incluyen su inconveniencia y el desarrollo potencial de cáncer cutáneo.

Tratamiento futuro

Otros productos en estudios clínicos incluyen varios anticuerpos monoclonales anti-IgE de alta afinidad, los inhibidores de la cinasa Janus, anti-IL-22 y anti-TSLP (34).

■ RESUMEN Y CONCLUSIONES

En fecha reciente ocurrieron avances significativos en la patogenia y el tratamiento de la DA. Desde el descubrimiento de la participación importante de IL-4 e IL-13 en la inflamación de la DA (35), se consideró la probabilidad de dirigirse a estas citocinas para mejorar la DA. Este es un paso importante de avance en el campo de la DA, dado que hay pocas opciones seguras y eficaces para los pacientes con su forma grave, afectados adversamente por aspectos psicosociales, mala calidad de vida e infecciones. El concepto de la reparación de defectos de la barrera cutánea en el tratamiento de la DA es atractivo. Sin embargo, la experiencia posmercadeo del uso de diversas cremas de barrera por prescripción en el tratamiento de la DA ha sido desalentadora. No obstante, el concepto del tratamiento de barrera para la prevención de la DA está bien respaldado por estudios clínicos (36, 37), que mostraron que la aplicación temprana de emolientes cutáneos en neonatos de alto riesgo de DA llevó a una disminución relativa del riesgo de hasta 50% para el desarrollo de la enfermedad a las 24 a 32 sem, en comparación con los neonatos que no recibieron emolientes. Sin embargo, a pesar de este éxito, más de 40% de los neonatos tratados todavía desarrolló DA a las 32 sem, lo que sugiere que otros factores, además de la barrera cutánea, pueden ser importantes para la patogenia de la DA o se requieren cremas más eficaces como barrera cutánea. La comprensión más amplia de los mecanismos que impulsan la DA será crucial para un esquema más dirigido en la prevención y terapéutica de la dermatitis atópica.

■ AGRADECIMIENTOS

Los autores desean reconocer a The Edelstein Family Foundation (Fundación de la familia Edelstein) por su respaldo generoso para este trabajo. También agradecemos a JoAnn Ferguson por su respaldo administrativo en la preparación del manuscrito.

■ REFERENCIAS

1. Leung DY. Clinical implications of new mechanistic insights into atopic dermatitis. *Curr Opin Peds*. 2016;28(4):456-462.
2. Chamlin SL, Chren M-M. Quality-of-life outcomes and measurement in childhood atopic dermatitis. *Immunol Allergy Clin N Am*. 2010;30:281-288.
3. Meltzer LJ, Moore M. Sleep disruptions in parents of children and adolescents with chronic illnesses: prevalence, causes, and consequences. *J Pediatr Psychol*. 2008;33:279-291.
4. Faught J, Bierl C, Barton B, et al. Stress in mothers of young children with eczema. *Arch Dis Child*. 2007;92:683-686.
5. Drucker AM, Wang AR, Li WQ, et al. The burden of atopic dermatitis: summary of a report for the National Eczema Association. *J Invest Dermatol*. 2017;137:26-30. doi: 10.1016/j.jid.2016.07.012.
6. Shaw TE, Currie GP, Koudelka CW, et al. Eczema prevalence in the United States: data from the 2003 National Survey of Children's Health. *J Invest Dermatol*. 2011;131:67-73.
7. Williams HC, Strachan DP. The natural history of childhood eczema: observations from the British 1958 birth cohort study. *Br J Dermatol*. 1998;139:834-839.
8. Ong PY, Leung DY. Bacterial and viral infections in atopic dermatitis: a comprehensive review. *Clin Rev Allergy Immunol*. 2016;51:329-337. doi: 10.1007/s12016-016-8548-5.
9. Kim J, Kim BE, Lee J, et al. Epidermal thymic stromal lymphopoietin predicts the development of atopic dermatitis during infancy. *J Allergy Clin Immunol*. 2016;137(4):1282. e1-4-1285.e1-4.

10. Czarnowicki T, Esaki H, Gonzalez J, *et al.* Early pediatric atopic dermatitis shows only a cutaneous lymphocyte antigen CLA+ TH2/TH1 cell imbalance, whereas adults acquire CLA+ TH22/TC22 cells subsets. *J Allergy Clin Immunol.* 2015;136:941-951.

11. Skabytska Y, Wolbing F, Gunther C, *et al.* Cutaneous innate immune sensing of toll-like receptor 2–6 ligands suppresses T cell immunity by inducing myeloid-derived suppressor cells. *Immunity.* 2014;41:762-775.

12. Gutman AB, Kligman AM, Sciacca J, *et al.* Soak and smear. *Arch Dermatol.* 2005;141:1556-1559.

13. Hajar T, Hanifin JM, Tofte SJ, *et al.* Prehydration is effective for rapid control of recalcitrant atopic dermatitis. *Dermatitis.* 2014;25:56-59.

14. Friedlander SF, Hebert AA, Allen DB. Fluticasone Pediatrics Safety Study Group. Safety of fluticasone propionate cream 0.05% for the treatment of severe and extensive atopic dermatitis in children as young as 3 months. *J Am Acad Dermatol.* 2002;46:387-393.

15. Lucky AW, Grote GD, Williams JL, *et al.* Effect of desonide ointment, 0.05%, on the hypothalamic-pituitary-adrenal axis of children with atopic dermatitis. *Cutis.* 1997;59:151-153.

16. Eichenfield LF, Basu S, Calvarese B, *et al.* Effect of desonide hydrogel 0.05% on the hypothalamic-pituitary-adrenal axis in pediatric subjects with moderate to severe atopic dermatitis. *Pediatr Dermatol.* 2007;24:289-295.

17. Aubert-Wastiaux H, Moret L, Le Rhun A, *et al.* Topical corticosteroid phobia in atopic dermatitis: a study of its nature, origins and frequency. *Br J Dermatol.* 2011;165:808-814.

18. Hajar T, Leshem YA, Hanifin JM, *et al.* A systemic review of topical corticosteroid withdrawal ("steroid addiction") in patients with atopic dermatitis and other dermatoses. *J Am Acad Dermatol.* 2015;72:541-549.

19. Hanifin JM, Gupta AK, Rajagopalan R. Intermittent dosing of fluticasone propionate cream for reducing the risk of relapse in atopic dermatitis patients. *Br J Dermatol.* 2002; 147:528-537.

20. Misery L, Loser K, Stander S. Sensitive skin. *J Eur Acad Dermatol Venereol.* 2016;30 (Suppl 1):2-8.

21. Eigenmann PA, Sicherer SH, Borkowski TA, *et al.* Prevalence of IgE-mediated food allergy among children with atopic dermatitis. *Pediatrics.* 1998;101:e8.

22. Du Toit G, Roberts G, Sayre PH, *et al.* Randomized trial of peanut consumption in infants at risk for peanut allergy. *N Engl J Med.* 2015;372:803-813.

23. Fleischer DM, Sicherer S, Greenhawt M, *et al.* Consensus communication on early peanut introduction and the prevention of peanut allergy in high-risk infants. *J Allergy Clin Immunol.* 2015;136:258-261.

24. Tan BB, Weald D, Strickland I, *et al.* Double-blind controlled trial of effect of housedust-mite allergen avoidance on atopic dermatitis. *Lancet.* 1996;347:15-18.

25. Werfel T, Heratizadeh A, Niebuhr M, *et al.* Exacerbation of atopic dermatitis on grass pollen exposure in an environment challenge chamber. *J Allergy Clin Immunol.* 2015;136: 96-103.

26. Luger T, Boguniewicz M, Carr W, *et al.* Pimecrolimus in atopic dermatitis: consensus on safety and the need to allow use in infants. *Pediatr Allergy Immunol.* 2015;26:306-315.

27. Siegfried EC, Jaworski JC, Kaiser JD, *et al.* Systemic review of published trials: long-term safety of topical corticosteroids and topical calcineurin inhibitors in pediatric patients with atopic dermatitis. *BMC Pediatr.* 2016;16:75.

28. Paller AS, Tom WL, Lebwohl MG, *et al.* Efficacy and safety of crisaborole ointment, a novel nonsteroidal phosphodiesterase 4 (PDE4) inhibitor for the topical treatment of atopic dermatitis (AD) in children and adults. *J Am Acad Dermatol.* 2016;75:494-503.

29. Beck LA, Thaci D, Hamilton JD, *et al.* Dupilumab treatments in adults with mdoderate-to-severe atopic dermatitis. *N Engl J Med.* 2014;371:130-139.

30. Thaci D, Simpson EL, Beck LA, *et al.* Efficacy and Safety of dupilumab in adults with moderate-to-severe atopic dermatitis inadequately controlled by topical treatments: a randomized, placebo-controlled, dose-ranging phase 2b trial. *Lancet.* 2016;387:40-52.

31. Simpson EL, Bieber T, Guttman-Yassky E, *et al.* Two phase 3 trials of dupilumab versus placebo in atopic dermatitis. *N Engl J Med.* 2016;375:2335-2348. doi:10.1056/NEJMoa1610020.

32. Devillers AC, Oranje AP. Wet-wrap treatment in children with atopic dermatitis: a practical guideline. *Pediatr Dermatol.* 2012;29:24-27.

33. BuBmann C, Bieber T, Novak N. Systemic therapeutic options for severe atopic dermatitis. *J Dtsch Dermatol Ges.* 2009;7:205-219.

34. Wang D, Beck LA. Immunologic targets in atopic dermatitis and emerging therapies: an update. *Am J Clin Dermatol.* 2016;17(5):425-443.

35. Hamid Q, Boguniewicz M, Leung DY. Differential in situ cytokine gene expression in acute versus chronic atopic dermatitis. *J Clin Invest.* 1994;94:870-876.

36. Horimukai K, Morita K, Narita M, *et al.* Application of moisturizer to neonates prevents development of atopic dermatitis. *J Allergy Clin Immunol.* 2014;134:824-830.

37. Simpson EL, Chalmers JR, Hanifin JM, *et al.* Emollient enhancement of the skin barrier from birth offers effective atopic dermatitis prevention. *J Allergy Clin Immunol.* 2014;134:818-823.

CAPÍTULO 30

Dermatitis por contacto

ANDREW J. SCHEMAN Y KAROLINA ROSZKO

Una afección cutánea que con frecuencia tratan los médicos es la dermatitis alérgica por contacto. Con la introducción constante de nuevos sensibilizantes químicos al ambiente, los médicos estarán valorando cada vez más pacientes con esta afección. La dermatitis por contacto es también la enfermedad ocupacional no traumática más frecuente y, como tal, es de importancia tanto para el individuo como para la sociedad (1). El paciente con dermatitis alérgica por contacto puede estar muy incómodo y con mala calidad de vida. La imposibilidad de buscar empleo o tener una actividad recreativa es frecuente, en especial si hay retraso en el diagnóstico y el retiro de la exposición.

■ BASE INMUNOLÓGICA

En el capítulo 17A se revisan las reacciones de hipersensibilidad inmunológica, de las que la dermatitis por contacto es una de tipo IVa, mediada por linfocitos T, que también se conoce como de hipersensibilidad tardía, reflejo del hecho de que las reacciones comunes se presentan de 5 a 25 días después de la exposición inicial y, por lo general, pasadas de 12 a 96 h de las subsiguientes (si bien pueden ocurrir reacciones tan tardías como después de 3 sem de la exposición) (2). En contraste, la reacción de hipersensibilidad inmediata es mediada por anticuerpos humorales inmunoglobulina E (IgE) de tipo I, en general presentes en 1 h o menos.

En tanto la lesión común de la piel en la hipersensibilidad inmediata es de urticaria, en la dermatitis alérgica por contacto usual es eccematosa (3). Por lo tanto, las lesiones cutáneas incluyen vesículas, ampollas y placas de escamas eritematosas mal definidas en la forma aguda, y cuando crónica, liquenificación. Además, es importante percatarse de que la alergia por contacto a menudo es morfológica e histológicamente idéntica a otras formas de eccema, incluyendo las dermatitis atópica y por contacto con irritantes, que se define como un daño no inmunológico de la piel causado por un efecto tóxico directo. Por lo tanto, las pruebas de parche suelen ser necesarias para distinguir una alergia por contacto de otros tipos de eccema.

Por lo general, la hipersensibilidad inmediata es causada por la exposición parenteral mediante ingestión, o por la respiratoria a través de inhalación. Una excepción es la urticaria por contacto inmunológica (ICU, por sus siglas en inglés), en la que se induce una reacción de tipo I por la exposición tópica. La alergia por contacto típica de tipo IVa es inducida por la exposición tópica. Con la ingestión sistémica de un alérgeno por contacto ocurre una excepción, en la que se repiten las lesiones cutáneas causadas por una exposición previa externa a la misma sustancia, o una similar, la llamada dermatitis sistémica por contacto (4). La lista de sustancias con capacidad de causar alergia tipo I es diferente de la de aquellas que causan la alergia de tipo IVa. Asimismo, hay algunas cuantas sustancias, como penicilina, quinina, sulfonamidas, mercurio y el arsénico, que pueden causar ambas reacciones, de hipersensibilidad por contacto IVa_1 e inmediata de tipo I.

Aunque los individuos atópicos son susceptibles a las alergias de tipo I, es motivo de controversia si tienen más probabilidad de presentar la alergia de tipo IVa que los no atópicos (5). Por otro lado, se ha mostrado claramente que las personas atópicas tienen mucha más probabilidad de presentar un menor umbral para el desarrollo de la dermatitis por contacto debido a irritantes (6).

Sensibilización

La rama inductiva o aferente de la hipersensibilidad por contacto se inicia con la aplicación tópica de una sustancia químicamente reactiva llamada hapteno en la piel, que puede ser orgánica o inorgánica y, con frecuencia máxima, de bajo peso molecular (< 500 Da) (3). Su capacidad de sensibilizar depende de la penetración de la piel y la formación de enlaces covalentes con las proteínas. El grado de sensibilización es directamente proporcional a la estabilidad del acoplamiento hapteno-proteína. En el caso de los sensibilizadores cutáneos de uso frecuente, dinitroclorobenceno, la unión del hapteno químico y la proteína hística puede ocurrir en la capa de Malpighi de la epidermis, con los sitios más reactivos, los de los aminoácidos lisina y cisteína (7). En este sentido, se ha sugerido que los lípidos de la piel pueden ejercer un efecto adyuvante comparable con los factores de virulencia de *Mycobacterium tuberculosis*.

Sin embargo, hay pruebas sólidas de que las células dendríticas de Langerhans son de importancia crucial para la inducción de la sensibilidad por contacto (8), presentes en la epidermis que no se pueden identificar en los cortes histológicos sistemáticos por microscopia de luz, pero que se visualizan fácilmente mediante tinciones especiales. Además, poseen receptores del complejo principal de histocompatibilidad (MHC, por sus siglas en inglés) de clase II y de homología B7 (CD80/86).

Inducción

Las células de Langerhans son células dendríticas epidérmicas que poseen antígenos de MHC de clase II en su superficie, fagocitan el complejo hapteno-proteína, lo procesan, y entonces producen un péptido resultante, que se une al antígeno D relacionado con el antígeno leucocitario humano (HLA-DR, por sus siglas en inglés) en la superficie de la célula, y se presenta el péptido a continuación a un linfocito T auxiliar CD4$^+$ de tipo I (T_H1) con receptores de superficie complementarios específicos.

La unión del linfocito T_H1 induce a las células de Langerhans para liberar citocinas, que llevan a la proliferación de los linfocitos T, los cuales magnifican la respuesta por liberación de interferón γ, que conduce a un aumento de los HLA-DR presentes en las células de Langerhans y una mayor citotoxicidad de los linfocitos T, los macrófagos y los linfocitos citolíticos naturales. Los linfocitos T_H1 sensibilizados también causan una respuesta inmune anérgica ante la exposición subsiguiente al mismo antígeno. La hipersensibilidad de tipo IVa se puede transferir con los linfocitos T_H1 sensibilizados (9).

La alergia por contacto implica a ambos, los linfocitos T efectores que llevan a la hipersensibilidad y los T supresores, que conducen a la tolerancia, con el efecto neto de equilibrio entre estos dos procesos opuestos. La exposición cutánea tiende a inducir sensibilización, en tanto la oral o intravenosa tiene mayor probabilidad de causar tolerancia. Una vez que se adquiere la hipersensibilidad, suele persistir durante muchos años; sin embargo, ocasionalmente se pierde después de solo unos cuantos. La consolidación se refiere a una pérdida específica o generalizada de la hipersensibilidad causada por la exposición constante de bajo grado a un antígeno. Este tipo de desensibilización deliberada ha tenido éxito solo en casos raros y, por lo tanto, no se recomienda como estrategia terapéutica.

Histopatología

La imagen histopatológica de la dermatitis por contacto alérgica revela un infiltrado de la dermis por células inflamatorias mononucleares, en especial cerca de los vasos sanguíneos y las glándulas sudoríparas (7). La epidermis se muestra hiperplásica, con invasión de células mononucleares. Con frecuencia se forman vesículas intraepidérmicas, que pueden coalescer en grandes ampollas y están llenas de líquido seroso, que contiene granulocitos y células mononucleares. En la sensibilidad por contacto de Jones-Mote, además de la acumulación de fagocitos mononucleares y linfocitos, se encuentran basófilos. Esta es una importante diferenciación respecto de las reacciones de hipersensibilidad del tipo T_H1, donde hay ausencia completa de basófilos.

■ MANIFESTACIONES CLÍNICAS

Antecedentes

La dermatitis por contacto alérgica ocurre con máxima frecuencia en personas maduras y ancianos, si bien puede presentarse a cualquier edad. En contraste con las enfermedades atópicas clásicas, la dermatitis por contacto puede ser tan común en la población no atópica, y no se ha comprobado que sea un factor de riesgo el antecedente personal o familiar de atopia (5).

El intervalo entre la exposición a la sustancia causal y la aparición de manifestaciones clínicas en un sujeto sensibilizado suele ser de 12 a 96 h, si bien pudiese ser tan temprana como de 4 h y tan tardía como de 3 sem (2). El periodo de incubación o sensibilización entre la exposición inicial y el desarrollo de hipersensibilidad cutánea puede ser tan breve como de 2 a 3 días en el caso de un sensibilizante fuerte, como la hiedra venenosa, o varios años en el de uno débil, como el cromato. El paciente, por lo general, notará la aparición de eritema, seguido por pápulas y, después, vesículas. El prurito sigue a la aparición de la dermatitis y está presente de manera uniforme en aquella por contacto alérgica.

Exploración física

El aspecto del paciente en la dermatitis alérgica por contacto depende de la etapa en que acuda al médico. En la aguda predominan eritema, pápulas y vesículas con edema y, en ocasiones, ampollas (fig. 30-1). Los límites de la dermatitis, por lo general, están mal definidos. El edema puede ser intenso en zonas de tejidos laxos, como los párpados y los genitales. La dermatitis aguda por contacto alérgica de la cara puede dar como resultado un grado notorio de edema periorbitario, que simula el angioedema. La presencia de dermatitis asociada debería permitir al médico hacer la diferenciación fácilmente. En

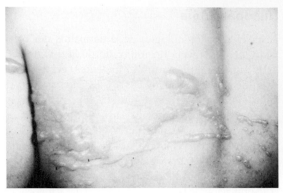

■ **FIGURA 30-1** Fase aguda de la dermatitis por contacto causada por la hiedra venenosa. Nótese la distribución lineal de vesículas. (Cortesía del doctor Gary Vicik.)

la fase subaguda las vesículas son menos pronunciadas y quizás estén presentes costras, descamación y signos tempranos de liquenificación. En la etapa crónica se hacen evidentes pocas lesiones papulovesiculares y predominan el engrosamiento, la liquenificación y descamación.

Diferentes áreas de la piel varían en su facilidad de sensibilización. La presión, la fricción y la perspiración son factores que, se sabe, aumentan la sensibilización. Los párpados, el cuello y los genitales son de las zonas más fácilmente sensibilizadas, en tanto las palmas de las manos, las plantas de los pies y el cuero cabelludo son algo más resistentes. Los tejidos irritados, inflamados, erosionados o infectados son más susceptibles a la dermatitis alérgica por contacto. Un ejemplo clínico es la frecuente aparición de dermatitis por contacto en una zona de dermatitis por estasis, que se ha tratado con medicamentos tópicos o sustancias químicas sensibilizantes.

Diagnóstico diferencial

Las afecciones cutáneas con frecuencia máxima confundidas con la dermatitis alérgica por contacto son: dermatitis seborreica, dermatitis atópica, psoriasis, dermatitis irritante primaria y rosácea. En dermatitis seborreica hay una tendencia general hacia la piel grasosa y una predilección de las lesiones por el cuero cabelludo, la zona T de la cara, la parte media del tórax y los pliegues inguinales. En la rosácea, la zona T de la cara y, a veces, la piel periocular, suelen afectarse.

La dermatitis atópica (véase cap. 29) a menudo tiene su inicio durante la lactancia o la niñez temprana. La piel es seca, si bien el prurito es un rasgo prominente; aparece antes de las lesiones y no después, como en el caso de la dermatitis alérgica por contacto. Las zonas con más frecuencia afectadas en los adultos y niños mayorcitos son los pliegues de flexión, pero puede ocurrir eccema atópica en cualquier parte del cuerpo. Los bordes de la

dermatitis son indefinidos y no se visualiza el avance a partir del eritema hasta las pápulas y vesículas.

La dermatitis psoriásica se caracteriza por placas eritematosas bien delimitadas, con escamas blancas a plateadas, y prurito, a menudo leve o ausente. Las lesiones pueden ocurrir en cualquier lugar, pero con frecuencia tienen distribución simétrica sobre las superficies de extensión, como la rodilla o el codo.

La dermatitis causada por un irritante primario es una agresión química o física simple a la piel. Por ejemplo, lo que con frecuencia se llama "dermatitis del ama de casa" es una dermatitis causada por detergentes caseros. No es necesaria una exposición sensibilizante previa al irritante primario, la dermatitis se desarrolla en un gran número de personas normales; sin embargo, los pacientes atópicos son especialmente susceptibles (6). La dermatitis se inicia poco después de la exposición al irritante, en contraste con las 12 a 96 h siguientes a la exposición en una dermatitis por contacto alérgica. La dermatitis por irritante primario puede ser virtualmente indistinguible en su aspecto físico de la dermatitis alérgica por contacto; debe insistirse en que las afecciones cutáneas pueden coexistir. No es raro ver dermatitis por contacto alérgica causada por medicamentos tópicos que se aplican para el tratamiento de la dermatitis atópica y otras dermatosis.

Una variante de la alergia por contacto es la urticaria por contacto (CU, por sus siglas en inglés), de la que hay tres categorías: inmunológica (ICU, por sus siglas en inglés), dermatitis por contacto proteínico (PCD, por sus siglas en inglés) y por contacto no inmunológica (NCU, por sus siglas en inglés). La ICU es una respuesta inmediata de roncha y eritema generada por una amplia variedad de sustancias. La inmunopatogenia tanto de ICU como de PCD parece mediada, al menos en parte, por una IgE específica de antígeno y la hipersensibilidad de tipo I. No están definidos los mecanismos inmunopatológicos en la PCD, además de los de tipo I. Varios autores han comunicado reacciones cutáneas de tipo IV, corroboradas por pruebas de parche positivas (10). La NCU es causada por algunos alérgenos, como fragancias y alcohol bencílico, que se sabe producen una reacción inmunológica; no obstante, no se ha definido su etiología.

■ IDENTIFICACIÓN DE LA SUSTANCIA CAUSAL

Interrogatorio y exploración física

Una vez que se hace el diagnóstico de dermatitis alérgica por contacto deben dirigirse esfuerzos vigorosos a la determinación de su causa. Un interrogatorio cuidadoso y exhaustivo es absolutamente necesario. La interacción entre la exposición y las manifestaciones clínicas debe tenerse en mente, porque se hace una búsqueda exhaustiva de relación temporal de la exposición a un alérgeno sensibilizante en el ambiente ocupacional, casero o recreativo del paciente. La localización de la dermatitis con frecuencia máxima se relaciona de manera estrecha con el contacto directo con un alérgeno particular. En ocasiones esto es más bien directo, como la dermatitis de los pies causada por hipersensibilidad por contacto con materiales del zapato o aquella por joyería, que aparece en la muñeca, los lóbulos auriculares o el cuello. La relación de la dermatitis con el contacto directo con el alérgeno puede no ser obvia en otras ocasiones y el poder asociar ciertas zonas de afección con tipos particulares de exposición es en extremo útil. La dermatitis por contacto de la cara, por ejemplo, a menudo es causada por cosméticos de aplicación directa. Otras posibilidades deben tenerse en mente, no obstante, como colorantes del cabello, champús, preparados para estilizado del cabello y alérgenos de transferencia pasiva con las manos. La dermatitis por contacto del párpado, si bien a menudo causada por sombra, máscara o delineador de ojos, puede también ser secundaria al barniz de uñas o el níquel, transferidos con las manos. La afectación de los muslos puede ser causada por llaves o monedas ubicadas en las bolsas de los pantalones. Por lo tanto, es vital que el médico conozca los diversos patrones de distribución de la dermatitis por contacto, que pueden presentarse en relación con alérgenos particulares.

Con frecuencia la distribución de las lesiones cutáneas puede sugerir varios probables agentes sensibilizantes y las pruebas de parche son de especial utilidad. Ciertos aeroalérgenos y quizá ocurra exposición a ellos, pues la alergia por contacto de origen aéreo ante plantas de composta es frecuente. En ocasiones ocurre dermatitis en los granjeros por hipersensibilidad al aceite de ambrosia. El humo que surge de la quema de la planta hiedra venenosa puede contener la oleorresina como material particulado y, por lo tanto, exponer a los individuos sensibles. Los bomberos forestales desarrollan dermatitis generalizada por contacto alérgica por el humo de las ramas ardientes y hojas que contienen urushiol. Otra vía de adquisición de la dermatitis por contacto por hiedra venenosa sin tocar la planta es por contacto indirecto con la ropa o la piel de un animal peludo que contiene la oleorresina. También debe recordarse que la administración sistémica de un fármaco o un producto relacionado, que antes se usó tópicamente y al que el paciente se sensibilizó, puede despertar una erupción localizada o generalizada. Un ejemplo es la sensibilidad a la etilendiamina. Un paciente pudiese haber desarrollado dermatitis por contacto localizada al clorhidrato de etilendiamina aplicado en forma tópica, usado antes como estabilizante en compuestos como la crema de acetónido de triamcinolona, gramicidina, sulfato de neomicina y nistatina (Mycolog). Después de la sensibilización ocurre una erupción localizada o generalizada cuando

se administran por vía oral la aminofilina (que contiene etilendiamina) o la hidroxicina (que se produce con base en un dímero de etilendiamina) (11).

La mucosa bucal puede también ser sitio de una reacción alérgica por contacto localizada, con estomatitis por contacto o estomatitis por veneno resultante (12). La baja incidencia de estomatitis por contacto en comparación con la dermatitis por contacto se atribuye a la breve duración del nexo superficial, la acción de dilución y amortiguación de la saliva, y la rápida dispersión y absorción por la extensa vascularidad. Por ejemplo, son sustancias capaces de producir estomatitis por contacto, los dentífricos, los lavados bucales, los materiales odontológicos como el acrílico y las resinas epóxicas, además de los alimentos. La respuesta clínica es con frecuencia máxima de inflamación de los labios, pero de manera infrecuente se han atribuido casos del síndrome de "boca quemante" a la alergia por contacto.

Prueba de parche

Principio

Las pruebas de parche o epicutáneas constituyen la técnica de diagnóstico de aplicación de una sustancia específica a la piel con la intención de producir una pequeña zona de dermatitis por contacto alérgica. Esta puede considerarse como de reproducción de la enfermedad en miniatura. La prueba de parche, en general, se mantiene en su lugar durante 48 h (aunque en ocasiones pueden aparecer reacciones apenas pasadas solo 24 h) y después visualizarse su aspecto de dermatitis localizada (más a menudo pasadas 48 y 96 h). Por lo tanto, se aplican los mismos principios de interpretación apropiada de un resultado positivo de la prueba de parche, como en el caso de la prueba cutánea de la reacción de roncha y eritema inmediata (véase cap. 8). Un resultado positivo de una prueba de parche no es prueba absoluta de que la sustancia involucrada sea la causa real de la dermatitis. Asimismo, pudiese reflejar una crisis previa de dermatitis o carecer de importancia clínica. El resultado positivo de una prueba de parche siempre debe correlacionarse con el interrogatorio y la exploración física del paciente.

Dermatitis alérgica por contacto e indicaciones para las pruebas de parche

Todas las crisis no explicadas de eccema que no responde al tratamiento o recurre después pueden deberse a la alergia por contacto y deberían considerarse para pruebas de parche (13). En la actualidad la prueba de parche es la única científica aceptada de alergia por contacto. Si la prueba de parche tiene éxito en la identificación de alérgeno causal, su evitación a menudo será curativa. De manera alternativa, si no se identifica la sustancia causal es probable que el paciente requiera un tratamiento continuo y que resulte menos que óptimo.

Debe hacerse un interrogatorio y una exploración física exhaustivos con énfasis en la distribución y el momento de aparición de las lesiones clínicas. Una vez que se obtiene esa información, debe realizarse un interrogatorio exhaustivo para identificar los alérgenos potenciales que tuvieron oportunidad de entrar en contacto con la piel del paciente. Después se organizan los materiales para pruebas de parche en una charola.

La mayoría de los médicos que realizan pruebas de parche utiliza la TRUE, una serie de 35 alérgenos comunes que se puede aplicar fácilmente en el contexto de un consultorio con mucha asistencia (tabla 30-1). Debido a que en un estudio del año 2012 se informó que menos de 28% de los problemas de alergia por contacto se resolverán por completo con el uso de la prueba TRUE de 25 reactivos, los pacientes a menudo necesitan el envío a un médico especializado en pruebas de parche (14). Aunque la prueba TRUE contiene ahora 35 alérgenos, todavía capta quizás una minoría de las alergias por contacto. Tales especialistas, por lo general, tendrán una amplia disponibilidad de alérgenos importantes para la mayoría de las ocupaciones y exposiciones, conocen cuáles de estos productos se encuentran en la comunidad y las alternativas para evitar su exposición. Las pruebas suelen realizarse con una charola estándar ampliada y se individualizan los alérgenos adicionales, de acuerdo con la exposición del paciente.

El médico debería estar familiarizado con los sensibilizantes potentes y con las diversas formas de exposición. Ahora bien, es importante tener en mente la probabilidad de reactividad cruzada a otros alérgenos por su similitud química. La sensibilidad a la parafenilendiamina (PPD, por sus siglas en inglés), por ejemplo, puede también indicar hipersensibilidad al ácido paraaminobenzoico (PABA, por sus siglas en inglés) y otras sustancias químicas que contienen un anillo benceno con un grupo amino en posición química "*para*".

La causa más frecuente de dermatitis por contacto alérgica por hipersensibilidad tardía de tipo IVa en Estados Unidos corresponde a las especies de *Toxicodendron* (hiedra, roble o sumac, venenosos). En contraste, la dermatitis por contacto inducida por látex es una urticaria por contacto de tipo I que afecta a trabajadores de atención sanitaria, pacientes con espina bífida y empleados en la manufactura de productos con base en el látex. En la tabla 30-2 se encuentra una lista de los 20 alérgenos principales en Estados Unidos, según informe del North American Contact Dermatitis Group (15). En varias referencias estándar se cuenta con información más detallada de otros sensibilizantes, exposiciones ambientales y preparación del material de prueba, incluyendo la actualización del parámetro de práctica profesional del 2015 sobre la dermatitis por contacto (16-18).

Técnicas

Los dos tipos más frecuentes de cámaras de pruebas de parche, la de aluminio Finn y la de plástico IQ, se presentan en tiras que contienen 10 alérgenos (13). Los alérgenos se colocan dentro de las cámaras como una gota de líquido sobre papel filtro o en el petrolato de una jeringa.

Con el paciente de pie, se aplican las tiras de prueba en parche iniciando con la más baja y la compresión de cada cámara de alérgeno firmemente sobre la piel al aplicarla.

TABLA 30-1 ALÉRGENOS EN LOS GRUPOS DE PRUEBAS REALES DEL 2016 ENLISTADOS POR SU FUNCIÓN

Metales	Sulfato de níquel, dicromato de potasio, cloruro de cobalto, tiosulfato sódico de oro
Medicamentos	Mezcla de "-caínas", sulfato de neomicina, bacitracina, clorhidrato de etilendiamina, mezcla de quinolinas, 17-butirato de hidrocortisona, tixocortolpivalato, budesonida
Fragancias de cosméticos	Mezcla de fragancias, bálsamo de Perú
Conservadores de cosméticos	Metil p, etil p, propil p y butil p-hidroxibenzoatos (paraben mix), 3 cloroalilcloruro de metenamina, metilisotiazolinona, metildibromoglutaronitrilo, formaldehído, tiomersal, diazolidinilurea, imidazolidinilurea, bronopol
Otros ingredientes de cosméticos	Colofonia (Rosin), parafenilendiamina, lanolina (cera de lana), alcohol
Productos de hule	Mercaptobenozotiazol, n-ciclohexilbenzotiazil-sulfenamida, dibenzotiazil disulfuro y morfolinilmercaptobenzotiazol (mercapto mix), 1,3-difenilguanidina (DPG), dibutil-ditiocarbamato de zinc (ZBC) y dietiditiocarbamato de zinc (ZDC) (carba mix), monosulfuro y disulfuro de tetrametiltiuram, disulfiram y dipentametilenetiuram (thiuram mix), mezcla de parafenilendiamina de hule negro
Adhesivos	Resina epóxica, resina de formaldehído butilfenol paraterciaria
Colorantes de textiles	Azul disperso 106
Alérgenos vegetales	Partenolida

TABLA 30-2 LOS 20 ALÉRGENOS MÁS FRECUENTES EN ESTADOS UNIDOS (15)

CONTACTANTE

Hexahidrato de sulfato de níquel al 2.5% en pet

Mezcla de fragancias al 8% en pet

Sulfato de neomicina al 20% en pet

Resina de *Myroxylon pereirae* (bálsamo del Perú) al 25% en pet

Bacitracina, al 20% en pet

Hexahidrato del cloruro de cobalto (II), al 1% en pet

Formaldehído al 1% acuoso

3 Cloroalilcloruro de metenamina (Quaternium-15) al 2% en pet

Base de 4 fenilenediamina al 1% en pet

Mezcla de fragancias II al 14% en pet

Metilcloroisotiazolinona/ metilisotiazolinona al 0.01% acuosa

1,3-Difenilguanidina (DPG), dibutilditiocarbamato de zinc (ZBC) y dietiditiocarbamato de zinc (ZDC) (Carba mix) al 3.% en pet

Alcohol de lanolina (Amerchol L-101) al 50% en pet

Yodopropinilbutilcarbamato al 0.5% en pet

Aldehído cinámico (Cinnamal), al 1% en pet

Metildibromoglutaronitrilo/fenoxietanol al 2% en pet

Carmín al 2.5% en pet

Monosulfuro y disulfuro de tetrametiltiuram, disulfiram y dipentametilenetiuram al 1% en pet

Propilenglicol al 30% acuoso

Pivalato de tixocortol 21 al 1% en pet

pet, petrolato.

La piel que rodea a las tiras de prueba en parche se marca con tinta fluorescente o violeta de genciana. Entonces se usan la cinta de refuerzo y, a veces, un adhesivo médico, como Mastisol®, para fijar más los parches en su lugar. La serie de pruebas de parche se documenta en el expediente médico mostrando claramente la posición de cada alérgeno. Deberá instruirse al paciente para mantener secos los sitios de prueba de parches y evitar la actividad física vigorosa hasta después de que se concluya su lectura. Los alérgenos se retiran y leen 48 h después de su aplicación y el paciente acude para una segunda lectura de las pruebas de parche, por lo general, a las 72 o 96 h. Una lectura de pruebas de parche a las 96 h provee más reacciones positivas que una lectura final a las 72 h (19). Algunos médicos también hacen estas lecturas 1 sem después de la aplicación, para identificar reacciones más tardías.

En este sentido, es indispensable que la piel del dorso esté libre de eccema en el momento de la prueba, para evitar resultados falsos positivos, por lo que se ha llamado el "síndrome de espalda molesta". También es importante que el sitio de la prueba no se haya expuesto a esteroides tópicos en la semana precedente o a la luz ultravioleta durante el mes anterior. Cuando sea posible deben evitarse los esteroides orales; sin embargo, se pueden obtener algunas reacciones fuertes en las pruebas de parche, incluso cuando un paciente está tomando hasta 20 mg de prednisona al día (20).

Fotoalergia y pruebas de fotoparche

Cuando se visualiza una erupción con una distribución de exposición al sol, debe considerarse la dermatitis por contacto fotoalérgica. El proceso es idéntico a la dermatitis por contacto alérgica, con la excepción de que el alérgeno en contacto con la piel debe exponerse a luz ultravioleta A (UVA) para que ocurra la reacción. La prueba de fotoparche se hace de manera similar a las sistemáticas, pero se aplica también un segundo conjunto idéntico de alérgenos en la espalda. Cerca de 48 h después de la aplicación se descubre un conjunto de alérgenos y se expone a 10 J de luz UVA. Los parches se reaplican cuidadosamente a continuación y se retiran pasadas 72 h más. Ambos conjuntos de pruebas se leen después, a las 96 h. Una fotoalergia se confirma si solo el sitio expuesto a la luz UVA muestra una reacción. Si ambas, las zonas expuesta y no, muestran reacciones equivalentes, se confirma una alergia por contacto estándar. Una reacción más fuerte en un sitio expuesto a la luz UVA indica alergia por contacto, con fotoalergia coexistente agregada.

Lectura e interpretación de las pruebas de parche

Las pruebas de parche se leen con uso de un molde, que se ajusta dentro de líneas de marca en la espalda para mostrar la posición exacta de cada alérgeno. Después se asignan graduaciones a los sitios como 1+ (eritema), 2+ (edema o vesiculación < 50% del sitio de la prueba del parche), 3+ (edema o vesiculación > 50% del sitio de la prueba de parche), ± o ¿? (cuestionable) o Ir (irritante). Las reacciones fuertes a irritantes a veces dan como resultado en un parche de prueba bien delimitado, brillante, erosionado. Las reacciones a irritantes y alérgicas débiles a menudo son morfológicamente indistinguibles.

Uno de los aspectos más importantes de las pruebas de parche es determinar si la reacción es importante para el estado clínico del paciente. Algunas reacciones a pruebas de parche indican solo sensibilización por una exposición que ocurrió muchos años antes. Además, no son raros los resultados falsos positivos de las reacciones. También pueden ocurrir reacciones pustulosas a la prueba de parche con sales metálicas y no indican alergia por contacto. Algunos alérgenos, como el níquel, el glutaraldehído y el dicromato de potasio, se estudian a concentraciones que pueden también causar una reacción irritante. Además, cuando un sitio de prueba es fuertemente positivo o el paciente experimenta irritación importante por una cinta, los sitios vecinos pueden mostrar reacciones falsas positivas por el "síndrome de la espalda molesta". Cuando en duda, se puede hacer una "prueba de uso" por la aplicación de una sustancia de sospecha dos veces al día durante 2 sem en la fosa antecubital, para confirmar o descartar una reacción alérgica.

Reacciones a los cosméticos y productos para el cuidado cutáneo

Aunque la mayoría de los productos de cuidado cutáneo disponibles es bastante segura, pueden ocurrir reacciones alérgicas ocasionales ante casi cualquier cosmético. Las causas más frecuentes son fragancias y conservadores. A continuación se describen algunos alérgenos cosméticos frecuentes.

Fragancias

En una amplia variedad de productos cosméticos se encuentran fragancias y constituyen la causa más frecuente de alergia. Un número relativamente grande de reacciones alérgicas se atribuye a los cosméticos (21-23), en parte porque no se trata de un solo ingrediente, sino, en su lugar, un nombre general que incluye a una diversidad de ingredientes individuales. Los ingredientes individuales en una fragancia no suelen enlistarse en las etiquetas de productos en Estados Unidos, en tanto en Europa se obliga a que tales productos enlisten 26 de los ingredientes más frecuentes de las fragancias (EUF, por sus siglas en inglés) en sus etiquetas. Asimismo, es importante leer la lista real de ingredientes en los productos y evitar aquellos que contienen fragancias, perfumes o aceites esenciales. Estos últimos (p. ej., aceite de canela, de trébol, de palo de rosa) a menudo se usan como ingredientes de fragancias y al menos 31 son alérgenos por contacto comprobados (24). Las etiquetas que señalan que el producto "carece de esencias o fragancias" pueden crear confusión. Los productos sin esencias tal vez contengan una fragancia de enmascaramiento diseñada para eliminar olores, y los productos sin fragancia a menudo incluyen aceites esenciales que el fabricante tal vez no considere como tales. Además, los consumidores deberán estar al tanto de otros ingredientes menos obvios de las fragancias, que se pueden enlistar en la etiqueta, como el alcohol bencílico.

Hay dos materiales en la prueba TRUE, la charola de pruebas de parche, que permite detectar alergias a las fragancias. La mezcla de fragancias es una combinación de las ocho más frecuentes y hace tres décadas se informaba que podía identificar casi 80% de los individuos alérgicos a ellas (25). El bálsamo del Perú es un extracto de un árbol del género *Myroxylon*; contiene muchos constituyentes usados con frecuencia en las fragancias

y originalmente se pensó que identificaba a 50% de los pacientes alérgicos (25). A mediados de la década de 1990 se creía que estas dos sustancias de detección, mezcla de fragancias y bálsamo del Perú, juntas, permitirían identificar más de 90% de todas esas alergias (26). El bálsamo del Perú se usa en la industria de sabores artificiales y los individuos alérgicos pueden presentar reacciones ante alimentos chatarra, dulces, condimentos, enjuagues bucales, pasta de dientes, medicamentos para la tos, licores y tés condimentados. Además, pueden presentar reacción cruzada con cáscaras de cítricos y tomates. Rara vez se usan directamente en la industria de las fragancias (27). Debido a que los ingredientes más recientes de las fragancias se introdujeron a la industria, en esta detección solo se identificó a 57.6% de los pacientes que reaccionaron ante uno o más de los individuos estudiados en EUF. Por lo tanto, el uso de bálsamo del Perú y ambas, las mezclas de fragancias I y II, ahora parece pasar por alto a un número sustancial de pacientes alérgicos a la fragancia (28).

Conservadores que liberan formaldehído

El formaldehído es aún el conservador de cosméticos más eficaz contra las bacterias gramnegativas. Las sustancias que lo liberan, por lo tanto, aún se usan comúnmente en los productos de cuidados cutáneos y cosméticos (29). Los conservantes que liberan formaldehído actualmente en uso incluyen al 3 cloroalilcloruro de metenamina, imidazolidinilurea, diazolidinilurea, hidantoína DMDM y el 2-bromo-2-nitropropan-1,3-diol (Bronopol). Los individuos alérgicos a uno de estos ingredientes pueden presentar reacción cruzada con cualquier otro conservador liberador de formaldehído. Por lo tanto, a menudo es una buena recomendación evitar todas estas sustancias si los resultados de pruebas de parche para una de ellas son claramente positivos.

Parabenos

Los parabenos son los conservadores de uso más frecuente en los cosméticos faciales, y sensibilizantes relativamente infrecuentes. Una persona que presenta una reacción alérgica a los parabenos puede aún ser capaz de usar productos que los contienen si se aplican solo en la piel no dañada. Esto es, casi todas las reacciones alérgicas a parabenos ocurren en la piel inflamada o agrietada; lo que se ha denominado, la paradoja de los parabenos (30).

Los parabenos también se encuentran en jarabes, productos lácteos, refrescos, dulces, jaleas y algunos medicamentos sistémicos. Sin embargo, no se ha informado de sensibilización por ingestión de parabenos. Los alimentos que contienen varios conservadores, que se sabe son alérgenos tópicos por contacto, han sido causa ocasional de dermatitis de las manos en cocineros y panaderos.

Metilisotiazolinona y metilcloroisotiazolinona

Presente en el comercio como Kathon CG (metilisotiazolinona y metilcloroisotiazolinona), se trata de un sistema conservador que se ha convertido en un sensibilizante común (31). Las regulaciones en Estados Unidos acerca del uso del metilisotiazolinona en productos tópicos ahora permite mayores concentraciones de este conservador y ha habido un aumento significativo de pacientes alérgicos (15). Además de usarse en productos cutáneos, para el cabello y cosméticos, se encuentra en aceites y fluidos para corte usados por los mecánicos y en las pinturas con látex.

Metildibromoglutaronitrilo

El metildibromoglutaronitrilo es un conservador que con frecuencia causa alergia por contacto (32). No ha alcanzado una presencia sólida en el mercado de Estados Unidos y se usa con menos frecuencia ahora que se identificó como un sensibilizante frecuente.

Yodopropinil butilcarbamato

El yodopropinil butilcarbamato es un conservador usado en productos del cuidado de la piel y cosméticos, que en ocasiones ha sido causa de alergia por contacto (33). También se usa como agente antifúngico en las pinturas.

Ácido sórbico

El ácido sórbico es otro conservador de cosméticos que solo en ocasiones causa reacciones alérgicas (34). Las personas alérgicas al ácido sórbico pueden también reaccionar contra el sorbato de potasio. El ácido sórbico también puede causar NCU.

Timerosal

El timerosal se encuentra principalmente en las vacunas y los productos líquidos para uso ocular, nasal y auditivo (35). Además de su uso en las vacunas, ahora se utiliza solo en productos ocasionales y rara vez es un alérgeno por contacto importante. Las reacciones ante su uso en las vacunas suelen ocurrir en el sitio de inyección y no son frecuentes (36).

Benzocaína y la mezcla de "-caínas"

La benzocaína presenta reacción cruzada con otros anestésicos ésteres de benzoato, como procaína, tetracaína y cocaína (35). También puede presentarla con otros compuestos de forma química *para*, como ácido *para*-aminosalicílico, PABA, PPD, procainamida y sulfonamidas. Asimismo, es rara su reacción cruzada con anestésicos amídicos, como lidocaína, dibucaína, mepivacaína y ciclometicaína.

Parafenilendiamina

Otro sensibilizante por contacto bien reconocido, la parafenilendiamina (PPD, por sus siglas en inglés) es un ingrediente de colorantes del pelo permanentes y semi-permanentes (37), que se puede evitar utilizando ciertos colorantes temporales del cabello, metálicos, de alheña y, en ocasiones, otro tipo de productos sin PPD. Algunos pacientes alérgicos a la PPD puede tolerar nuevos colorantes de salón sin PPD que contienen sulfato de *para*-toluendiamina; sin embargo, primero deben resultar negativos a la prueba de parche de este alérgeno y otros comunes de los colorantes del cabello (38). Las personas alérgicas a este ingrediente pueden también reaccionar ante "compuestos para" similares, como PABA y sus derivados (que se encuentran en las pantallas solares), la benzocaína (presente en los anestésicos cutáneos, como en los medicamentos para las quemaduras solares), procaína, sulfonamidas, ácido para-aminosalicílico y colorantes azoicos (en fábricas de telas sintéticas). La alergia al colorante del cabello puede ser problemática para quienes se dedican a teñirlo, porque la PPD penetra fácilmente a través de los guantes de látex.

Tioglucolato de glicerilo

El tioglucolato de glicerilo se encuentra en los productos de ondulación permanente, ácidos que se utilizan en los salones de belleza (37), una causa frecuente de alergia por contacto en los estilistas del cabello, porque puede atravesar guantes de látex. Los ondulantes permanentes alcalinos predominan en tiendas minoristas y algunos se usan comúnmente en los salones de belleza; son productos que contienen tioglucolato de amonio, que rara vez presenta reacción cruzada con el tioglucolato de glicerilo.

Lanolina

La lanolina es una sustancia humidificante obtenida de las secreciones sebáceas de ovejas (39). La fracción alcohólica de la lanolina es la porción sensibilizante más frecuente. Los individuos alérgicos a lanolina necesitan también evitar los productos que muestren nombres europeos, como cera de lana y alcohol de cera de lana (sinónimo de lanolina y alcohol de lanolina, respectivamente), así como otros derivados de lanolina.

Propilenglicol

El propilenglicol es un ingrediente versátil que es tanto solvente como humectante (40). Puede ser un irritante que pica cuando es aplicado sobre piel inflamada o agrietada y también causar reacciones alérgicas reales.

Resina de sulfonamida de tolueno/formaldehído

La resina de sulfonamida de tolueno/formaldehído se encuentra en el barniz de uñas y es una causa frecuente de alergia por contacto palpebral (41). Las personas alérgicas a la resina de sulfonamida de tolueno/formaldehído pueden usar barnices de uñas que contengan otras resinas en lugar de este ingrediente.

Cocamidopropil betaína

Con la cocamidopropil betaína (CPB, por sus siglas en inglés) ha habido varios informes de alergia por contacto (42), ingrediente usado en champús de bebé por su suavidad y también porque no pica cuando llega a los ojos. Hoy se usa más ampliamente en muchos tipos de champús y limpiadores. Los sensibilizantes parecen ser impurezas que se forman durante la fabricación de este ingrediente (dimetilaminopropilamina y amidoamina) y las pruebas de parche con estas sustancias químicas a menudo permiten identificar a los individuos alérgicos a la CPB (42).

Ingredientes de pantallas solares

Los ingredientes de pantallas solares pueden causar reacciones alérgicas, e incluyen al PABA y sus derivados, benzofenona, octocrileno y Parsol 1789 (también llamado avobenzona o butilmetoxidibenzoilmetano) (43). Estos ingredientes de pantallas solares también se encuentran en muchos otros productos cosméticos, incluidos bases de maquillaje, polvos comprimidos, productos antiedad, productos para labios y uñas, y tonificantes.

Una causa de alergia a las pantallas solares es el PABA (también llamado Padimate O) y sus derivados, que incluyen a los glicerilo y octilo. Por desgracia, estos son productos en el mercado que los fabricantes declaran que no contienen PABA, pero que incluyen sus derivados. El PABA y sus derivados se están usando mucho menos a menudo en los productos actualmente disponibles.

Las benzofenonas, en especial la oxibenzona, son ahora la causa más frecuente de alergia por contacto con las pantallas solares. El Parsol 1789 (avobenzona) y el octocrileno son las pantallas solares más recientes que pueden causar tanto alergia como fotoalergia por contacto (43, 44). Los cinamatos son fotosensibilizantes ocasionales. Los salicilatos también, rara vez, han causado alergia por contacto.

Colofonia (rosin)

La colofonia o rosin es un derivado de la savia pegajosa de pinos y otros tipos de coníferas (45); se usa en algunos cosméticos, adhesivos (por lo general, para zapatos), cinta, papel atrapamoscas, cera de depilación, rosin para atletas y violinistas, barniz para muebles, adhesivos, papel reciclado y ceras para automóviles o pisos. La colofonia presenta reacción cruzada con derivados, como el ácido abiético, el abitol y el ácido dihidroabiético, que también se usan en productos cosméticos.

Medicamentos sensibilizantes

En este sentido, se ha informado de varios medicamentos que causan dermatitis por contacto alérgica. En el caso de los tópicos, es importante considerar a los ingredientes de sus vehículos como posibles alérgenos por contacto, además del producto activo.

Esteroides tópicos

Hoy se sabe que los esteroides tópicos son una causa bastante frecuente de alergia por contacto (46, 47). En las publicaciones médicas se divide a los esteroides tópicos en cinco grupos estructurales. En la American Contact Dermatitis Core Series se recomienda la detección de los siguientes alérgenos en cada grupo: grupo A (pivalato de tixocortol), grupo B (budesonida), grupo C (desoximetasona), grupo D_1 (clobetasol-17-propionato) y grupo D_2 (hidrocortisona-1-butirato) (45). Muy a menudo ocurren reacciones cruzadas entre los grupos estructurales. Datos más recientes sugieren que los esteroides metilados en C_{16} (grupos C y D_1) tienden a causar menos alergias por contacto (48).

Etilendiamina y fármacos relacionados

La etilendiamina se encontró con frecuencia máxima en la crema de acetónido de triamcinolona, gramicidina, sulfato de neomicina y nistatina (Mycolog), pero no se incluye en la Mycolog II actual. Hoy se encuentra rara vez en un pequeño número de productos tópicos. Alergia por contacto sistémica puede ocurrir en individuos que presentan alergia por contacto a la etilendiamina después de la administración de aminofilina (que la contiene como estabilizante en un 33% por peso), los antihistamínicos piperacínicos (como hidroxicina y cetiricina), los medicamentos anticinetósicos relacionados con la etilendiamina y los analgésicos menstruales (49).

Neomicina y bacitracina

Neomicina y bacitracina a menudo causan alergia por contacto porque se usan sobre piel lesionada, con una función barrera incompleta (50). La neomicina puede presentar reacción cruzada con la gentamicina, la tobramicina y otros aminoglucósidos. Asimismo, se sabe que la bacitracina es una causa frecuente de alergia por contacto. Muchos pacientes son alérgicos a ambas, neomicina y bacitracina, que probablemente no represente una reacción cruzada real, sino más bien sea reflejo de una correacción, por el hecho de que estos dos ingredientes a menudo se encuentran en los mismos productos.

Quinolonas

Las quinolonas son medicamentos antimicrobianos que en ocasiones se tornan sensibilizantes (51). La 8-hidroxiquinolina se presenta como sal sulfato con base de petrolato y lanolina (Bag Balm). El yodoquinol y la yodoclorhidroxicina se encuentran en algunos medicamentos tópicos por prescripción.

Mercuriales

Los mercuriales se dividen en orgánicos e inorgánicos (52). Los primeros incluyen al timerosal (merthiolate) y el mercurocromo (merbromin). Los inorgánicos que se encuentran hoy incluyen al mercurio (en termómetros de estilo antiguo) y el acetato de fenilmercurio (un conservador ocasional en las soluciones oftálmicas). Además, puede ocurrir reacción cruzada entre las sustancias mercuriales orgánicas e inorgánicas. La exposición al timerosal es ahora rara, porque se encuentra solo en unos cuantos medicamentos tópicos oculares, óticos y nasales, y algunas vacunas (en este último caso puede, rara vez, causar reacciones en el sitio de inyección) (36).

Metales

Los metales pueden causar tanto dermatitis alérgica como por contacto con irritantes. La humedad bajo las joyas, por el lavado de manos repetido, es una causa frecuente de dermatitis por irritantes respecto de metales. La causa más frecuente de discoloración cutánea por metales es la acción abrasiva de los polvos de productos cosméticos sobre la joyería de metal. El polvo negro resultante produce lo que se ha llamado dermatografía negra, que no es una reacción alérgica.

Níquel

El níquel es la causa más frecuente de dermatitis por contacto alérgica en los pacientes que se someten a pruebas de parche (53). A menudo ocurre sensibilización por perforaciones de oídos u otras partes del cuerpo. La joyería metálica que contiene una cantidad significativa del níquel se puede identificar utilizando un equipo de prueba de dimetilglioxima de níquel. Algunas aleaciones de acero pueden causar alergia por contacto al níquel; sin embargo, el níquel presente en el acero inoxidable a menudo está tan firmemente unido que pueden ocurrir reacciones solo por el contacto prolongado y el sudor.

No se encuentra una cantidad significativa de níquel solo en la joyería, sino también en las llaves, los botones de pantalones vaqueros, pasadores, alfileres de seguridad, algunas monedas, montaduras de lentes, monturas de lentes, cierres, broches de sostenes y portaligas, perillas de puerta, tijeras, plumas y ojales para agujetas. El níquel también se usa en muchas aleaciones de cromo y oro blanco.

Cromo

El cromo causa tanto reacciones alérgicas como irritantes; sin embargo, las primeras son más frecuentes (53). La alergia al cromo o los objetos cromados es rara. Cuando ocurren reacciones a productos cromados suelen deberse, por lo general, al níquel.

La mayoría de las reacciones alérgicas al cromo ocurre por los cromatos hexavalentes en la piel teñida o el cemento. Los cromatos son la causa más frecuente de alergia por contacto con la piel y se usan en aquella con tinción suave, del tipo que suele encontrarse en las lengüetas de los zapatos. También se encuentra dicromato de potasio en el cemento Portland y en los tatuajes verdes. Las reacciones a los cromatos en los trabajadores de la industria del cemento a menudo son intensas, crónicas, y pueden persistir durante muchos años después de la exposición.

Cobalto

El cobalto se encuentra en algunas aleaciones de joyería, la sombra azul de los párpados y algunos materiales de arte azules, además de que se usa para teñir piel fina (a semejanza del dicromato de potasio) (54). La exposición ocupacional incluye a albañiles, trabajadores de la construcción, canteros, odontólogos, impresores, mecánicos y operarios de máquinas.

Oro

El oro fue el sexto alérgeno más común de que se informó por el North American Contact Dermatitis Group en los años 2003 a 2004 (los últimos años en que se incluyó al oro en sus datos) (55). Sin embargo, muchos individuos con resultados positivos a pruebas de oro tolerarán la joyería de este metal. La alergia por contacto al oro a menudo ocurre en la cara, más bien que en el sitio donde se usan las joyas fabricadas con este metal (56).

Tatuajes

Varios metales usados en los tatuajes pueden causar dermatitis por contacto alérgica: los de color rojo pueden contener sulfuro de mercurio (cinabrio rojo); los tatuajes verdes contienen óxido de cromo; los azules, aluminato de cobalto, y los amarillos, amarillo de cadmio (una posible causa de reacciones fototóxicas) (57). Sin embargo, la industria de los tatuajes cada vez se está desplazando hacia los pigmentos orgánicos, no metálicos (58).

Compuestos relacionados con el hule

Los productos de látex pueden causar alergia tipo I, así como la de tipo IVa (59). La alergia al látex tipo I en los guantes puede presentarse como urticaria por contacto localizada, que puede simular una dermatitis por contacto alérgica. De forma alternativa, la proteína de látex se puede inhalar sobre las partículas de polvo de los guantes y causar una urticaria diseminada y anafilaxia. Asimismo, se pueden usar pruebas *in vitro* para detección de la alergia tipo I al látex, pero no conlleva una sensibilidad de 100%. Por lo tanto, la prueba cutánea por punción es aún el estándar ideal para las de alergia al látex de tipo I. Por desgracia, no se dispone aún de extracto alguno de látex aprobado por la US Food and Drug Administration en Estados Unidos para las pruebas de punción cutánea.

A su vez, las sustancias químicas usadas para procesar el hule con frecuencia causan alergia de tipo IVa contra ambos, productos de látex y de hule artificial (nitrilo). Los compuestos mercaptoderivados, tiuramos y carbamatos son aceleradores del hule que pueden causar dermatitis por contacto alérgica. Tiuramos y carbamatos también se usan en insecticidas y fungicidas y, a menudo, se encuentran en el césped y plantas de jardín. El disulfiram (un tiuramo) es también un ingrediente activo del producto comercial Antabuse. Los carbamatos son aceleradores del hule con estrecha relación y frecuentes reacciones cruzadas con los tiuramos. En la actualidad, los carbamatos son los aceleradores con más frecuencia usados en guantes de látex, nitrilo y muchos de tipo médico.

El PPD de hule negro es un antioxidante usado en su fabricación, un sensibilizante relativamente raro, porque no es frecuente su contacto para la mayoría de individuos. Las tioureas son aceleradores usados, sobre todo, en la industria del neopreno, y son una causa menos frecuente de alergia.

Dermatitis relacionada con el vestuario

La mayoría de las fibras de la ropa no es sensibilizante o, si acaso, rara vez (60). Los colorantes usados en la ropa y los zapatos para practicar deportes pueden causar reacciones alérgicas (61). Los colorantes dispersos, como los derivados azoicos y las antraquinonas que se utilizan en telas sintéticas, son los más problemáticos. Algunas personas que reaccionan ante los colorantes azoicos presentan reacción cruzada con PPD, PABA y otros compuestos "para".

Las telas que contienen algodón o rayón ya no suelen contener resinas de formaldehído, que lo dejan libre en una cantidad pequeña, pero significativa (62). La alergia al formaldehído libre se ha vuelto menos frecuente porque los fabricantes disminuyeron su concentración en las telas. No obstante, aún es probable una alergia por contacto a las resinas de formaldehído usadas (en especial en uniformes y tapicería). Los individuos pueden o no presentar reacción cruzada al formaldehído.

Debido a la alergia a la ropa, que con frecuencia no se identifica mediante una prueba de parche estándar, a menudo se requieren alérgenos no estándares especializados para hacerlas. Otras causas de dermatitis por ropa incluyen reacciones al hule usado en los elásticos. El elastano (Spandex o Lycra) (excepto alguno de Europa que contiene mercaptobenzotiazol) es un buen sustituto.

Dermatitis relacionada con el plástico

Los plásticos que incluyen derivados epóxicos, resina de formaldehído butilfenol paraterciaria (usada con frecuencia como adhesivo de piel) y monómeros de acrilato y metacrilato, pueden sensibilizar (63, 64).

Los monómeros de acrilato y metacrilato usados en procedimientos de unión odontológica son una causa frecuente de alergia por contacto en los odontólogos y sus pacientes. Estos alérgenos pueden penetrar los guantes de hule. Si el material se polimeriza por completo y endurece, ya no es alergénico. Los acrílicos, los geles para uñas, productos que no rompen uñas y prótesis acrílicas, pueden también causar sensibilización. Los adhesivos con cianoacrilato (productos de superpegamentos y vendajes líquidos) pueden también causar alergia por contacto (65).

Plantas

La dermatitis por contacto alérgica a las plantas es con frecuencia máxima debida a la fracción de oleorresina, en especial la oleosa. En contraste, las reacciones de tipo I ante las plantas son causadas con mayor frecuencia por pólenes y otras proteínas vegetales.

Toxicodendron (sumac)

La dermatitis por especies del género toxicodendron (hiedra, roble y sumac venenosos) es la forma más frecuente de dermatitis por contacto alérgica en niños y adultos de Estados Unidos (66, 67). Antes llamada dermatitis por sumac, se ha reclasificado a estas plantas como del género toxicodendron. Pueden ocurrir reacciones cruzadas con otras anacardiáceas, como el árbol de laca japonés, la nuez de marcar de la India, las cáscaras de nuez de la India, el mango, la pulpa del fruto del árbol Ginkgo y el árbol Gluta renghas (barniz negro).

Ambrosia

La dermatitis por ambrosia, en general, afecta a individuos de mayor edad y rara vez se presenta en niños (68). Los hombres se afectan 20 veces más que las mujeres. Las personas afectadas no suelen presentar atopia. La reacción alérgica por contacto es una de hipersensibilidad de tipo IVa a la fracción liposoluble. Las reacciones de tipo I a la fracción proteínica originan la rinitis alérgica. Por lo general, ocurre alergia por contacto a principios del otoño. Un exantema que afecta a las zonas expuestas se puede desarrollar a partir de la exposición aérea al polen de ambrosia.

Composta

En este caso se trata de vegetales ubicuos en muchas partes del mundo (68). Esta gran familia de casi 1 200 plantas incluye escoba amarga (*Parthenium hysterophorus*), crisantemos, margaritas, ásteres, árnica, cardo comestible, especies del género *Arctium*, manzanilla, escarola o achicoria común, arrancamoños, hierba santa, lechuga, cempasúchil, plantas de marisma, piretro, ambrosia, artemisa, girasol, tanaceto y milenrama. Los sensibilizantes en estas plantas son lactonas sesquiterpénicas y aunque solas y mezcladas con compost están disponibles para pruebas de parche y resultarán positivas en muchos casos de alergia a esta última, pasarán por alto algunos, porque se encuentran en formas diversas en las plantas composta.

Alstromeria

La especie *Alstromeria* (lilia del Perú) es la causa más frecuente de alergia por contacto en floristas y se debe al tulipósido A (α butirolactona) (69). Por la manipulación de bulbos de tulipán pueden ocurrir reacciones cruzadas.

Fotorreacciones

Las reacciones fototóxicas se pueden deber a mecanismos no inmunológicos, suelen presentarse en la primera exposición y tienden a simular una quemadura solar (70). El espectro de acción de dos causas frecuentes, alquitrán y psoralenos, es principalmente la luz ultravioleta A.

Fitofotodermatitis

La fitofotodermatitis es una reacción fototóxica a la luz UVA causada por las furocumarinas de varias familias de plantas, en especial las umbelíferas (71), cuya familia incluye zanahorias, apio, nabos, hinojo, eneldo, perejil, alcaravea, anís, cilantro y angélica. También las rutáceas (naranja, limón, uva, lima y lima bergamota) son probables causas. La dermatitis fototóxica del cuello a veces es causada por perfumes que contienen bergamota (bergapteno o 5-metoxi-psoralenos). Los cantineros que manejan limas de Persia pueden también desarrollar fitofotodermatitis.

Reacciones por contacto fotoalérgicas

La hipersensibilidad de tipo IVa media las reacciones de contacto fotoalérgicas (72). La causa más frecuente en el pasado fueron las salicilanilidas halogenadas en jabones y limpiadores; sin embargo, ya no se usan en Estados Unidos o Europa. El hexaclorofeno, un fenol halogenado, puede también causar fotoalergia y presentar reacción cruzada con estos compuestos.

Hoy, los ingredientes de pantallas solares, como el octocrileno, el PABA, las benzofenonas, los cinamatos y la avobenzona, son causas frecuentes de fotoalergia, y las fragancias también.

Las fenotiazinas se usan en insecticidas y pueden causar fotoalergia tópica y reacciones fototóxicas, lo que no ocurre cuando son tomadas por vía oral, con la excepción de la clorpromazina, que puede causar reacciones fototóxicas.

La mayoría de las sulfonamidas tópicas no es fotosensibilizante, pero la sulfanilamida puede causar tanto reacciones fotoalérgicas como fototóxicas. Las sulfonamidas orales, tetraciclinas, fluoroquinolonas, hipoglucemiantes y tiazidas, pueden causan reacciones fotoalérgicas y fototóxicas.

Precauciones

En las pruebas de parche deben tenerse varias precauciones. La aplicación del material de prueba puede, en muy raros casos, sensibilizar al paciente. Las oleorresinas vegetales y la PPD son materiales potentes que quizá sensibilicen con la primera aplicación. Las prueba de parche y en especial las repetidas no deben hacerse de manera innecesaria. En ellas se tiene que evitar provocar una inflamación inespecífica. El material de prueba debe diluirse lo suficiente para evitar un efecto irritante primario, algo en especial importante cuando se estudia con un alérgeno no incluido en los materiales de prueba de parche estándar. Para ser significativa una sustancia debe causar una reacción a una concentración que no produzca reactividad en un número adecuado de testigos normales. Las pruebas de parche idealmente no deberían realizarse en presencia de una dermatitis por contacto aguda o extensa, porque pueden obtenerse reacciones falsas positivas debido a la mayor reactividad de la piel. Además, un resultado positivo de una prueba de parche reactiva al producto causal puede producir un brote de dermatitis. Como se mencionó antes, se puede presentar una reacción anafiláctica cuando se hacen pruebas para la urticaria por contacto inmunológico.

■ COMPLICACIONES

La complicación más frecuente de la dermatitis alérgica por contacto es la infección secundaria causada por prurito intenso y el rascado posterior. Una complicación interesante, pero mal comprendida, es la presencia ocasional del síndrome nefrótico y la glomerulonefritis en la dermatitis por contacto generalizada grave, causada por la hiedra o el roble venenosos (73).

■ TRATAMIENTO

En la tabla 30-3 se delinean las estrategias generales de tratamiento (74).

■ TRATAMIENTO SINTOMÁTICO

La inflamación y el prurito de la dermatitis alérgica por contacto requieren tratamiento sintomático. Para la dermatitis por contacto alérgica localizada, limitada, el agua de grifo fresca en compresas y un corticoesteroide tópico constituyen la modalidad preferida. Por lo tanto, es de lo más seguro utilizar hidrocortisona en la cara; sin embargo, su uso debe limitarse al máximo a unos días en los párpados.

TABLA 30-3 TRATAMIENTO DE LA DERMATITIS ALÉRGICA POR CONTACTO

Reacción limitada localizada	Compresas de agua de grifo fresca Crema tópica de corticoesteroides
Reacción aguda extensa	Prednisona oral: 40-60 mg/día al inicio (adulto); permitir su disminución gradual durante 10 días a 1 mes
Profilaxis	Evitación del antígeno y uso de alternativas seguras Ropa de protección Crema de barrera

Cuando la dermatitis es particularmente aguda o extensa, se pueden usar corticoesteroides sistémicos. En casos en los que se puede evitar una mayor exposición, como la dermatitis por hiedra venenosa, no debe dudarse respecto de la administración de corticoesteroides sistémicos. Este es un ejemplo clásico de una enfermedad autolimitada que responderá a un ciclo de corticoesteroides orales. El uso popular de un esquema de esteroides con disminución durante 6 días, a menudo da como resultado un recrudecimiento de la dermatitis pasados otros días a continuación de discontinuar el esteroide. A menudo se requiere continuar el tratamiento durante 10 a 14 días o más. La respuesta a los corticoesteroides sistémicos es en general espectacular, con mejoría aparente en solo unas cuantas horas. Son tres reglas que pueden aplicarse al tratamiento sistémico con corticoesteroides en la dermatitis aguda por contacto: (a) usar un preparado no oneroso, como la prednisona; (b) usar una dosis suficientemente alta de inicio, de acuerdo con la gravedad del exantema, y (c) evitar su administración prolongada (p. ej., durante más de 1 mes).

Para la infección secundaria resultante del rascado por el prurito de la dermatitis alérgica por contacto, quizá se requieran antibióticos. Además de los orales, puede ser de utilidad la mupirocina tópica, porque rara vez causa alergia por contacto.

■ PROFILAXIS

El médico tiene la responsabilidad con sus pacientes no solo de tratar su enfermedad, sino también de prevenirla. Por ese motivo, evítense las aplicaciones tópicas de medicamentos con un alto índice de sensibilización. En este grupo están incluidos benzocaína, difenhidramina tópica, neomicina y bacitracina.

Cuando se descubre el producto causal de la dermatitis alérgica por contacto, se deben dar instrucciones cuidadosas al paciente para evitarla en el futuro. El médico debe describir todas las fuentes posibles de exposición y las alternativas apropiadas que no contengan el producto causal. En el caso de la hipersensibilidad ocupacional, la lista de fuentes de exposición puede ser bastante amplia. Cuando se trata de un sensibilizante vegetal, se debe instruir al paciente para la identificación apropiada de la planta causal.

La instrucción del paciente es de capital importancia cuando se trata la alergia por contacto. Asimismo, se ha comunicado que si el paciente está al tanto del alérgeno e informado acerca de la variedad de sustancias que lo contienen, tiene mucha más probabilidad de mejorar (75).

En este sentido, puede haber casos en los que no se pueda evitar la exposición, ya sea por la ocupación del paciente o por la naturaleza ubicua del alérgeno. El uso de ropa protectora a veces es de beneficio; sin embargo, las cremas de barrera a menudo no son útiles. El diagnóstico temprano y la evitación de una mayor exposición al alérgeno son importantes para la prevención de la dermatitis crónica debilitante (76).

■ REFERENCIAS

1. Warshaw EM, Schram SE, Maibach HI, et al. Occupation-related contact dermatitis in North American health care workers referred for patch testing: cross-sectional data, 1998 to 2004. *Dermatitis.* 2008;19:261-274.
2. Davis MDP, Bhate K, Rohlinger AL, et al. Delayed patch test reading after 5 days: the Mayo Clinic experience. *J Am Acad Dermatol.* 2008;59:225-233.
3. Rietschel RL, Fowler JF. The pathogenesis of allergic contact hypersensitivity. In: Rietschel RL, Fowler JF, eds. *Fisher's Contact Dermatitis.* 4th ed. Baltimore: Williams & Wilkins, 1995:1-10.
4. Menne T, Veien N, Sjolin KE, et al. Systemic contact dermatitis. *Dermatitis.* 1994;5:1-12.
5. Malajian DM, Belsito DV. Cutaneous delayed-type hypersensitivity in patient with atopic eczema. *J Am Acad Dermatol.* 2013;69(2):232-237.
6. Hanifin JM, Rajka G. Diagnostic features of atopic dermatitis. *Acta Derm Venereol (Stockh).* 1980;92(Suppl):44-47.
7. Ray MC, Tharp MD, Sullivan TJ, et al. Contact hyper-sensitivity reactions to dinitrofluorobenzene mediated by monoclonal IgE anti-DNP antibodies. *J Immunol.* 1983;131:1096.
8. Silberberg-Sinakin I, Gigli I, Baer RL, et al. Langerhans cells: role in contact hypersensitivity and relationship to lymphoid dendritic cells and to macrophages. *Immunol Rev.* 1980;53:203.
9. Belsito DV. The pathophysiology of allergic contact dermatitis. *Clin Rev Allergy.* 1989;7:347.
10. Amaro C, Goossens A. Immunologic occupational dermatitis from proteins: a review. *Contact Dermatitis.* 2008;58:67-75.
11. Fisher AA. New advances in contact dermatitis. *Int J Dermatol.* 1977;16:552.
12. LeSuer BW, Yiannias JA. Contact stomatitis. *Dermatologic Clin.* 2003;21:105-114.
13. Rietschel RL, Fowler JF. The role of patch testing. In: Rietschel RL, Fowler JF, eds. *Fisher's Contact Dermatitis.* 4th ed. Baltimore: Williams & Wilkins, 1995:11-32.

14. Patel D, Belsito DV. Top 25 allergens not detected using a standard screening tray of 28 allergens. Presentation at 23rd Annual ACDS Meeting, San Diego, CA, March 15, 2012.

15. Warshaw EM, Maibach HI, Taylor JS, *et al.* North American Contact Dermatitis Group patch test results: 2011–2012. *Dermatitis.* 2015;26:49-59.

16. Belsito DV. The diagnostic evaluation treatment, and prevention of allergic contact dermatitis in the new millennium. *J Allergy Clin Immunol.* 2000;3:409-420.

17. Fonacier L, Bernstein DI, Pacheco K, *et al.* Contact dermatitis: a practice parameter-update 2015. *J Allergy Clin Immunol.* 2015;3(Suppl):S1-S39.

18. Belsito DV. Allergic contact dermatitis. In: Freedberg IM, Eisen AZ, Wolff K, *et al*, eds. *Fitzpatrick Dermatology in General Medicine.* 6th ed. New York, NY: McGaw Hill, 2003.

19. Johansen JD, Aalto-Korte K, Agner T, *et al.* European Society of Contact Dermatitis guideline for diagnostic patch testing-recommendations on best practice. *Contact Dermatitis.* 2015;73:195-221.

20. Anveden I, Lindberg M, Anderson KE, *et al.* Oral prednisone suppresses allergic but not irritant patch test reactions in individuals hypersensitive to nickel. *Contact Dermatitis.* 2004;54:298-303.

21. Paulsen E, Andersen KE. Colophonium and compositae mix as markers of fragrance allergy: cross-reactivity between fragrance terpenes, colophonium and Compositae plant extracts. *Contact Dermatitis.* 2005;53:285-291.

22. Larsen WG. How to instruct patients sensitive to fragrances. *J Am Acad Dermatol.* 1989;21:880-884.

23. Katsarma G, Gawkrodger DJ. Suspected fragrance allergy requires extended patch testing to individual fragrance allergens. *Contact Dermatitis.* 1999;41:193-197.

24. Uter W, Johansen JD, Borje A, *et al.* Categorization of fragrance contact allergens for prioritization of preventive measures: clinical and experimental data and consideration of structure–activity relationships. *Contact Dermatitis.* 2013;69:196-230.

25. Larsen WG. Perfume dermatitis. *J Am Acad Dermatol.* 1985;12:1-9.

26. Larsen W, Nakayama H, Lindberg M, *et al.* Fragrance contact dermatitis: a worldwide multicenter investigation (part I). *Am J Contact Dermat.* 1996;7:77-83.

27. Api AM. Only Peru Balsam extracts or distillates are used in perfumery. *Contact Dermatitis.* 2006;54:179.

28. Mann J, McFadden JP, White JML, *et al.* Baseline series fragrance markers fail to predict contact allergy. *Contact Dermatitis.* 2014;70:276-281.

29. Fransway AF. The problem of preservation in the 1990s. I. Statement of the problem, solution(s) of the industry, and the current use of formaldehyde and formaldehyde-releasing biocides. *Am J Contact Dermat.* 1991;2:6-22.

30. Jackson EM. Paraben paradoxes. *Am J Contact Dermat.* 1993;4:69-70.

31. Mowad CM. Methylchloro-isothiazolinone revisited. *Am J Contact Dermat.* 2000;11:115-118.

32. Zachariae C, Johansen JD, Rastogi SC, *et al.* Allergic contact dermatitis from methyldibromoglutaronitrile—clinical cases from 2003. *Contact Dermatitis.* 2005;52:6-8.

33. Schnuch A, Geier J, Brasch J, *et al.* The preservative iodopropynylbutylcarbamate: frequency of allergic reactions and diagnostic considerations. *Contact Dermatitis.* 2002;46:153-156.

34. Fisher AA. Sorbic acid: a cause of immediate nonallergenic facial erythema. An update. *Cutis.* 1998;61:17.

35. Scheman AJ. Contact allergy testing alternatives: 1996. *Cutis.* 1996;57:235-240.

36. Heidary N, Cohen DE. Hypersensitivity reactions to vaccine components. *Dermatitis.* 2005;16:115-120.

37. Scheman AJ. New trends in hair products: an update for dermatologists. *Cosmetic Derm.* 1998;11:17-21.

38. Scheman A, Cha C, Bhinder M. Alternative hair-dye products for persons allergic to para-phenylenediamine. *Dermatitis.* 2011;22:189-192.

39. Matthieu L, Dockx P. Discrepancy in patch test results with wool wax alcohols and Amerchol L-101. *Contact Dermatitis.* 1997;36:150-151.

40. Jackson EM. Propylene glycol: irritant, sensitizer or neither? *Cosmetic Derm.* 1995;8:43-45.

41. Rosenzweig R, Scher RK. Nail cosmetics: adverse reactions. *Am J Contact Dermat.* 1993;4:71-77.

42. Fowler JF, Zug KM, Taylor JS, *et al.* Allergy to cocamidopropyl betaine and amidoamine in North America. *Dermatitis.* 2004;15:5-6.

43. Scheuer E, Warshaw E. Sunscreen allergy: a review of epidemiology, clinical characteristics, and responsible allergens. *Dermatitis.* 2006;17:3-11.

44. Delplace D, Blondeel A. Octocrylene: really non-allergic? *Contact Dermatitis.* 2006;54:295.

45. Scheman A, Jacob S, Zirwas M, *et al.* Contact allergy: alternatives for the 2007 North American Contact Dermatitis Group (NACDG) standard screening tray. *Dis Mon.* 2008;54:1-156.

46. Isaksson M, Bruze M. Corticosteroids. *Dermatitis.* 2005;16:3-5.

47. Jacob SE, Steele T. Corticosteroid classes: a quick reference guide including patch test substances and cross-reactivity. *J Am Acad Dermatol.* 2006;54:723-727.

48. Baeck M, Chemelle JA, Rasse C, *et al.* C_{16}-methyl corticosteroids are far less allergenic than the non-methylated molecules. *Contact Dermatitis.* 2011;64:305-312.

49. Ash S, Scheman A. Systemic contact dermatitis to hydroxzine. *Am J Contact Dermat.* 1997;8:2-5.

50. Gette MT, Marks JG, Maloney ME. Frequency of postoperative allergic contact dermatitis to topical antibiotics. *Arch Dermatol.* 1992;128:365-367.

51. Mussani F, Poon D, Skotnicki-Grant S. Systemic contact dermatitis to topical clioquinol/hydrocortisone combination cream. *Dermatitis.* 2013;24:196-197.

52. Wekkeli M, Hippman G, Rosenkranz AR, *et al.* Mercury as a contact allergen. *Contact Dermatitis.* 1990;22:295.

53. Kiec-Swierczynska M. Allergy to chromate, cobalt and nickel in Lodz 1977–1988. *Contact Dermatitis.* 1990;8:95-104.

54. Fowler JF. Cobalt. *Dermatitis.* 2016;27:3-8.

55. Warshaw EM, Belsito DV, DeLeo VA, *et al.* North American Contact Dermatitis Group patch-test results, 2003-2004 study period. *Dermatitis.* 2008;19:129-136.

56. Fowler JF. Gold. *Am J Contact Dermat.* 2001;12:1-2.

57. Levy J, Sewell M, Goldstein N. II. A short history of tattooing. *J Dermatol Surg Oncol.* 1979;5:851.

58. Serup J, Carlsen KH. Patch test study of 90 patients with tattoo reactions: negative outcome of allergy path test to baseline batteries and culprit inks suggests allergen(s) are generated in the skin through haptenization. *Contact Dermatitis.* 2014;71:255-263.

59. Cohen DE, Scheman AJ, Stewart L, *et al.* American Academy of Dermatology's position paper on latex allergy. *J Am Acad Dermatol.* 1998;39:98-106.

60. Scheman AJ, Carroll PA, Brown KH, *et al.* Formaldehyde-related textile allergy: an update. *Contact Dermatitis.* 1998;38:332-336.

61. Isaksson M, Ryberg K, Goossens A, *et al.* Recommendation to include a textile dye mix in the European baseline series. *Contact Dermatitis.* 2015;73:15-20.

62. de Groot AC, Maibach HI. Does allergic contact dermatitis from formaldehyde in clothes treated with durable-press chemical finishes exist in the USA? *Contact Dermatitis.* 2010;62:127-136.

63. Holness DL, Nethercott JR. Results of patch testing with a specialized collection of plastic and glue allergens. *Am J Contact Dermat.* 1997;8:121-124.

64. Kanerva L, Jolanki R, Estlander T. Ten years of patch testing with the (meth)acrylate series. *Contact Dermatitis.* 1997;37:255-258.

65. El-Dars LD, Chaudhury W, Hughes TM, *et al.* Allergic contact dermatitis to Dermabond after orthopaedic joint replacement. *Contact Dermatitis.* 2010;62:315-317.

66. Fisher AA. Poison ivy/oak dermatitis. Part I: prevention—soap and water, topical barriers, hyposensitization. *Cutis.* 1996;57:384-386.

67. Fisher AA. Poison ivy/oak/sumac. Part II: specific features. *Cutis.* 1996;58:22-24.

68. Warshaw EM, Zug KA. Sesquiterpene lactone allergy. *Am J Contact Dermat.* 1996;7:1-23.

69. Marks JG. Allergic contact dermatitis to *Alstromeria. Arch Dermatol.* 1988;124:914-916.

70. MacFarlane DF, DaLeo VA. Phototoxic and photoallergic dermatitis. In: Guin JD, ed. *Practical Contact Dermatitis.* New York, NY: McGraw-Hill, 1995:83-92.

71. Pathak MA. Phytophotodermatitis. *Clin Dermatol.* 1986;4:102-121.

72. DaLeo VA, Suarez SM, Maso MJ. Photoallergic contact dermatitis: results of photopatch testing in New York, 1985 to 1990. *Arch Dermatol.* 1992;128:1513-1518.

73. Rytand DA. Fatal anuria, the nephrotic syndrome and glomerular nephritis as sequels of the dermatitis of poison oak. *Am J Med.* 1968;5:548.

74. Slavin RG. Allergic contact dermatitis. In: Fireman P, Slavin RG, eds. *Atlas of Allergies.* 2nd ed. Philadelphia, PA: JB Lippincott, 1996.

75. Breit R, Turk RB. The medical and social fate of the dichromate allergic patient. *Br J Dermatol.* 1976;94:349.

76. Rietschel RL. Occupational contact dermatitis. *Lancet.* 1997;349:1093-1095.

CAPÍTULO 31

Urticaria, angioedema común y angioedema hereditario

CAROL A. SALTOUN

En los primeros libros de texto se llamó a la urticaria y al angioedema constitutivos de "un problema desconcertante" (1). Poco ha cambiado desde tal valoración. Hoy, los médicos aún enfrentan un síndrome común que afecta a 20% de la población en algún momento de su vida (2), pero no hay una comprensión cohesiva de los diversos mecanismos involucrados o de los muchos cuadros clínicos o tratamientos de la urticaria. Para el médico esto requiere un amplio conocimiento de las muchas formas clínicas de urticaria y una familiaridad todavía más extensa de los modos creativos con que se pueden aplicar los medicamentos y tratamientos. Los conceptos de inflamación celular inducida por alérgenos, respuestas cutáneas de fase tardía, moléculas de adhesión, citocinas, autacoides inflamatorios, autoanticuerpos y, los hasta ahora desconocidos, factores de liberación de histamina (HRF, por sus siglas en inglés), continúan dirigiendo hacia una mejor comprensión de la patogenia y el tratamiento. Mientras tanto, los médicos deben formular un abordaje racional para la atención de los pacientes con estas afecciones.

Las lesiones de urticaria pueden tener aspectos diversos. Por lo general, constan de lesiones eritematosas cutáneas, elevadas, intensamente pruriginosas, que tienden a ser evanescentes en cualquier localización y empeoran con el rascado, siempre con blanquecinas a la compresión (fig. 31-1). Las lesiones individuales, por lo general, se resuelven en 24 h y sin cambios cutáneos residuales. Esta descripción no cubre a todas las formas de urticaria, pero incluye las características necesarias para el diagnóstico en la mayoría de las situaciones clínicas. El angioedema se vincula con urticaria en 40% de los pacientes, pero los dos pueden ocurrir de manera independiente (3). El angioedema es similar a la urticaria, excepto que se presenta en tejidos más profundos y a menudo es asimétrico. Debido a que hay menos células cebadas y terminaciones nerviosas sensoriales en estos tejidos más profundos, el prurito es menos frecuente en el angioedema, que de la manera más usual implica una sensación de punzadas o ardor. Si bien la urticaria puede presentarse en cualquier zona del cuerpo, el angioedema con frecuencia máxima afecta las regiones peribucales y periorbitarias, la lengua, los genitales y las extremidades. En este capítulo se describen conjuntamente angioedema y urticaria, excepto cuando se especifica lo contrario.

No se conoce la incidencia de la urticaria aguda. Aunque se dice que afecta de 10 a 20% de la población en algún momento de su vida, tiene máxima frecuencia en los adultos jóvenes (1). La urticaria crónica se presenta más a menudo en personas de edad madura, en especial mujeres. Si los pacientes presentan urticaria crónica durante más de 6 meses, 40% continuará con ronchas recurrentes, 10 años después (4). Asimismo, se ha visto que la presencia de angioedema, la gravedad de los síntomas y los datos de un mecanismo autoinmune pronostican una mayor duración de la enfermedad; sin embargo, la raza, la instrucción, el tabaquismo, los procesos comórbidos y la atopia no influyeron en su duración (3, 5, 6). Entonces, es posible que la prevalencia real de la urticaria sea mayor que la comunicada, por muchas crisis agudas autolimitadas que no llevan a la atención médica.

■ **FIGURA 31-1** Aspecto típico de la urticaria.

La urticaria aguda se define de manera arbitraria como persistente durante menos de 6 sem, en tanto la crónica se refiere a crisis que duran más. Cuando se valora exhaustivamente la urticaria crónica, se establece una causa etiológica o precipitante, como una urticaria física en más de 30% de los pacientes (7-9). Sin embargo, aunque se ha hecho un progreso considerable en la determinación de la patogenia de la urticaria crónica, en su mayor parte sigue siendo idiopática. Para distinguir entre la urticaria crónica que ocurre por una exposición conocida y aquella sin desencadenantes específicos, muchos autores ahora prefieren la denominación de urticaria inducible, en lugar de urticaria física, y la de urticaria espontánea crónica en vez de idiopática crónica (10). Las tasas de éxito en la determinación de una causa son mayores en las formas agudas. Debido a los problemas de malestar extremo y estéticos en ocasiones vinculados con la urticaria crónica, se recomienda una valoración exhaustiva en busca de factores etiológicos, que debería depender principalmente de los antecedentes y la exploración física, así como de la respuesta al tratamiento; quizás estén indicadas pruebas de laboratorio limitadas, con base en el interrogatorio y la exploración física (fig. 31-2). En un estudio de 238 pacientes consecutivos con urticaria crónica o angioedema nuevos, de inicio se aplicó un cuestionario y se hicieron pruebas de laboratorio limitadas. Después se valoraron con un programa riguroso de detección, que incluyó biopsia, pruebas sanguíneas extensas, radiografías, pruebas de provocación y dietas de eliminación. Después del estudio riguroso, solo en un paciente se encontró una causa de urticaria que no se habría detectado con el estudio inicial en forma aislada (11).

■ PATOGENIA

No hay mecanismo unificador que incluya todas las formas de urticaria; sin embargo, debido a que se provocan eritema, edema y prurito localizado similares con la inyección intracutánea de histamina, se presume que su secreción es un mediador subyacente. La hipótesis de que la histamina es el mediador medular de la urticaria, es respaldada por: (a) la respuesta cutánea a su inyección; (b) la respuesta clínica frecuente de las diversas formas de urticaria a los antihistamínicos; (c) el aumento demostrado de la concentración de histamina plasmática o su secreción local por el tejido "con urticaria" en algunas formas de la afección, y (d) la desgranulación aparente de las células cebadas de la piel. Las células cebadas que residen en los tejidos o los basófilos circulantes o reclutados continúan siendo la fuente supuesta de liberación de histamina.

La comprensión de los mecanismos encargados de la secreción de histamina en las diversas formas de urticaria sigue siendo un objetivo de la investigación actual. Se resumen en la tabla 31-1 varios mecanismos potenciales para la activación de las células cebadas en la piel, que incluyen: (a) hipersensibilidad inmediata de inmunoglobulina E (IgE), como se presenta con la penicilina o los alimentos; (b) activación de las cascadas clásica o alternativa del complemento, como ocurre en enfermedades inmunológicas complejas, como la enfermedad del suero o la enfermedad vascular de la colágena; (c) activación directa de la membrana de las células cebadas, como ocurre con la inyección de morfina o los medios de contraste radiográficos, y (d) generación de trombina a partir de la vía de coagulación extrínseca, con activación de células cebadas y aumento de permeabilidad vascular (12). La presencia de la proteína básica mayor en especímenes de biopsia de la urticaria crónica (13) hace sospechar de los eosinófilos como células efectoras. La respuesta prolongada a la histamina, no así a los leucotrienos, de la piel de pacientes con urticaria crónica puede sugerir una depuración anormal local de los mediadores (14).

Los esfuerzos recientes de estudio de la patogenia de la urticaria crónica dieron como resultado la sospecha de que los mediadores serológicos, como los autoanticuerpos o HRF, que no son autoanticuerpos, además de/o una alteración en la capacidad de respuesta de células cebadas o basófilos a los productos que causan liberación de histamina, pueden llevar a la urticaria crónica (15, 16). Las pruebas de una causa autoinmune de la urticaria crónica salieron a la luz cuando se informó que 14% de los pacientes con su forma idiopática/espontánea presentaba anticuerpos antitiroideos (17). Su tratamiento con hormona tiroidea no cambió la evolución natural de la enfermedad, pero pudiese tener un beneficio variable respecto de la gravedad y duración de las lesiones de urticaria (18). Debido a la asociación entre la enfermedad tiroidea autoinmune y la urticaria, se buscaron otros autoanticuerpos en los pacientes con urticaria crónica. Greaves informó de una incidencia de 5 a 10% de anticuerpos contra IgE en ellos (19). A continuación, se identificó y aisló el receptor de IgE de alta afinidad (FcεRI). Poco después, se informó que 25 a 40% de los pacientes con urticaria espontánea/idiopática crónica presentan anticuerpos contra el receptor de IgE, que se unen a la subunidad α del receptor de IgE y causan activación de las células cebadas o los basófilos (20). En un estudio más reciente de 78 pacientes con urticaria idiopática crónica/espontánea se encontró que 33% presentaba autoanticuerpos funcionales (liberadores de histamina) (21). Los pacientes con urticaria idiopática crónica/espontánea y la presencia de estos autoanticuerpos se clasifican como con urticaria autoinmune crónica (CAU, por sus siglas en inglés) (22).

La presencia e importancia clínica de los autoanticuerpos contra FcεRI o IgE se pueden identificar por pruebas tanto *in vivo* como *in vitro*. La prueba cutánea

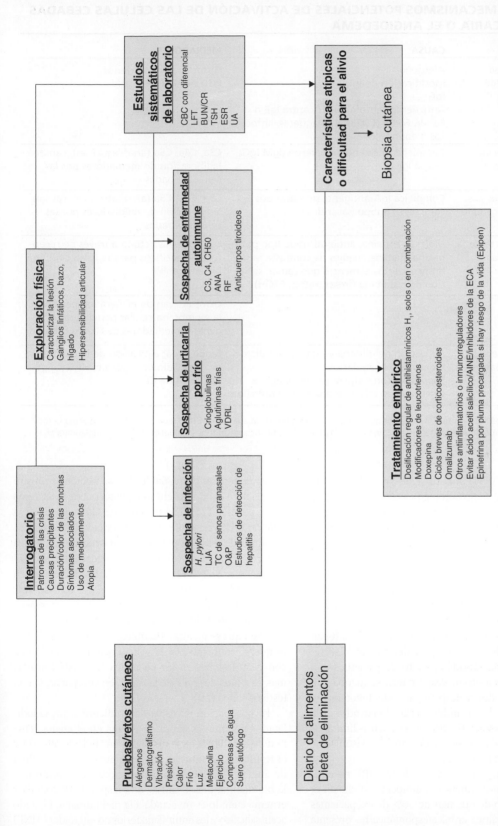

■ **FIGURA 31-2** Un algoritmo que sugiere un método potencial para la valoración y el tratamiento de la urticaria crónica, que incluye considerar procedimientos de provocación y estudios de laboratorio, pero que no siempre están indicados. El tratamiento empírico debería, por lo general, seguir el uso secuencial acumulativo de los medicamentos que se muestran. Es indispensable la evitación del ácido acetilsalicílico, antiinflamatorios no esteroides e inhibidores de la enzima convertidora de angiotensina. Los corticoesteroides pueden ser útiles durante un tiempo breve para el tratamiento inicial, hasta que disminuya la intensidad de la urticaria. ECA, enzima convertidora de angiotensina; ANA, anticuerpos antinucleares; BUN, nitrógeno ureico sanguíneo; CBC, recuento hematológico completo; CR, creatinina; TC, tomografía computarizada; ESR, velocidad de eritrosedimentación; LFT, pruebas de función hepática; AINE, fármacos antiinflamatorios no esteroideos; O&P, huevecillos y parásitos; RF, factor reumatoide; TSH, hormona estimulante del tiroides; UA, análisis de orina; VDRL, Venereal Disease Research Laboratory.

TABLA 31-1 MECANISMOS POTENCIALES DE ACTIVACIÓN DE LAS CÉLULAS CEBADAS EN LA URTICARIA O EL ANGIOEDEMA

TIPO	CAUSA	MEDIADORES
Hipersensibilidad inmediata por IgE	Alérgenos Modificación de IgE IgG Anticuerpos autoinmunes contra IgE o FcϵRIα FcϵRII (CD23) en plaquetas, linfocitos o eosinófilos	Histamina, leucotrienos PGD$_2$, PAF, ECF-A, HRF
Activación de la vía clásica del complemento	Complejos antígeno-anticuerpo (IgM IgG$_1$, IgG$_2$ o IgG$_3$)	C3a, C4a, C5a (anafilatoxinas), causan la liberación de mediadores por las células cebadas
Activación de vía alternativa del complemento	Complejos IgA-antígeno, polisacáridos complejos, lipopolisacáridos	C3a, C4a, C5a (anafilatoxinas), causan la liberación de mediadores por las células cebadas
Activación directa de la membrana de las células cebadas	Morfina, codeína, antibióticos de tipo polimixina, tiamina, medios de contraste radiográfico, ciertos alimentos que causan secreción de histamina (fresas, ostras, ETOH)	Los opiáceos actúan a través de receptores específicos para la liberación de histamina
		Otros activan de manera inespecífica la membrana celular para liberar o generar mediadores de células cebadas
Sistema de generación de cininas en plasma	Activación del plasma y las vías de calicreína tisular o coagulación Superficies con carga negativa, colágena vascular de la membrana basal o endotoxina	Bradicinina; activación de la trombina; especialmente para el HAE y algunos casos de CIU

CIU, urticaria idiopática crónica; ECF-A, factor quimiotáctico eosinofílico de la anafilaxia; ETOH, etanol; HAE, angioedema hereditario; HRF, factor liberador de histamina; IgE, inmunoglobulina E; PAF, factor activador de plaquetas; PGD$_2$, prostaglandina D$_2$.

sérica autóloga (ASST, por sus siglas en inglés) consta de la inyección de suero autólogo en la piel, con roncha y eritema resultantes en 30 min; sin embargo, los pacientes sanos sin urticaria han dado resultados positivos a ASST (23). Debido a la presencia de autoanticuerpos inmunorreactivos pero no de liberación de histamina en algunos pacientes de urticaria crónica idiopática/espontánea, y su presencia en pacientes con enfermedades del tejido conectivo autoinmune sin urticaria idiopática crónica/espontánea, los inmunoanálisis de estos anticuerpos no han tenido utilidad. En su lugar, se desarrollaron los métodos para determinar la secreción de histamina, donde el suero de pacientes con urticaria idiopática crónica/espontánea se incuba con basófilos de donador, y después, se mide directamente la histamina, o de forma indirecta por el marcador de la activación de basófilos, CD203c (24), análisis limitados por la variabilidad de la secreción entre los basófilos de donador de diferentes fuentes.

La sugerencia de la presencia de un HRF no anticuerpo, como complemento, quimiocinas o citocinas, proviene del dato de que más de 50% de los pacientes de urticaria idiopática crónica/espontánea no presenta

autoanticuerpos. En respaldo de esta noción se mostró que el suero del que se eliminó la IgG puede causar una ASST positiva (25). Las pruebas de alteraciones en la función de los basófilos provienen del hallazgo de dos fenotipos de estos en pacientes con urticaria idiopática crónica/espontánea y diferente capacidad de respuesta del receptor de IgE (26). Además de las diferencias en la capacidad de secreción de histamina, se ha visto que los pacientes con urticaria idiopática crónica/espontánea presentan cifras disminuidas de basófilos séricos, que sugieren que se reclutan basófilos hacia la piel (27, 28), lo que se confirmó por la visualización de que la piel con y sin lesiones en los pacientes con CAU contenía más basófilos después de la ASST, en comparación con testigos sanos (29).

La producción excesiva de bradicinina, un vasodilatador potente, es causa de edema en el angioedema hereditario (HAE, por sus siglas en inglés) (30, 31) y el resultante de inhibidores de la enzima convertidora de angiotensina (ECA) (32). Además, se informó que la bradicinina puede causar una respuesta de roncha y eritema cuando es inyectada a la piel humana. El ácido acetilsalicílico y los antiinflamatorios no esteroides (AINE) tienen la capacidad de modificar el metabolismo del ácido araquidónico y pueden causar urticaria, sin interacción específica con la IgE.

Los factores inespecíficos que agravan la urticaria incluyen fiebre, calor, ingestión de alcohol, ejercicio, estrés emocional, perimenopausia e hipertiroidismo. En este sentido, se describieron la anafilaxia y la urticaria causadas por progesterona (33, 34), pero parecen en extremo raras, y se ha usado esta hormona para tratar la urticaria cíclica crónica y la eosinofilia (35). Ciertos aditivos de alimentos, como tartrazina o glutamato monosódico, fueron objeto de informe de empeoramiento de la urticaria crónica (36). Muchos expertos experimentados en la urticaria creen que la progesterona no es su causa o tratamiento, y que los conservadores de alimentos no agravan la urticaria crónica. Asimismo, hay estudios que mostraron ausencia de relación entre la urticaria y el glutamato monosódico, así como el espartame (37, 38).

■ BIOPSIA

La biopsia de las lesiones de urticaria logró menos de lo que se esperaba para la mejor comprensión de la patogenia de la urticaria, pero puede ayudar a guiar el tratamiento en casos refractarios. En la actualidad se reconocen tres patrones principales (tabla 31-2). Las urticarias aguda y física/inducible conllevan solo edema de la dermis sin infiltrado celular, en tanto la urticaria crónica, por lo general, muestra un infiltrado perivascular de mononucleares o linfocitos, con incremento del número de células cebadas. La vasculitis de la urticaria, en la que las lesiones duran más de 24 h, puede ser purpúrica y quizá se resuelva con hiperpigmentación residual, presenta infiltrado de neutrófilos y necrosis de la pared vascular, con o sin depósito de inmunoproteínas. Un subgrupo de pacientes (hasta de 19% en un estudio) con urticaria aguda o crónica presentó un infiltrado dérmico con predominio de neutrófilos, sin datos de vasculitis (39).

En los estudios del infiltrado celular de los pacientes de urticaria idiopática crónica/espontánea, tanto con como sin anticuerpos funcionales contra FcεRIα, no se encontraron diferencias en el tipo o el número de células inflamatorias o el patrón de citocinas entre los dos grupos. Además, los datos histológicos fueron similares a los de la reacción de fase tardía en los individuos con atopia. Las biopsias de piel en la urticaria crónica idiopática/espontánea mostraron aumento de la concentración de interleucina (IL)-4, IL-5 e interferón-γ (INF-γ), en tanto las biopsias de la reacción de fase tardía revelaron aumento de IL-4, IL-5, pero no de IFN-γ, lo que sugiere la participación de una mezcla de linfocitos T_H1 y T_H2 o, alternativamente, linfocitos T_H0 en la urticaria idiopática crónica/espontánea (40).

■ CLASIFICACIÓN

La clasificación en términos de las causas conocidas es útil para valorar a los pacientes con urticaria. En la tabla 31-3 se presenta una clasificación que pudiese ser clínicamente útil. En un artículo reciente respecto de la posición europea (European Position Paper) y un parámetro de práctica estadounidense (American Practice Parameter) actualizado, sobre las urticarias aguda y crónica, se aportan recomendaciones estructuradas adicionales para la clasificación (41, 42).

No inmunológica

Urticaria física/inducible

Las urticarias físicas, más recientemente conocidas como inducibles, para recalcar que son resultantes de estímulos ambientales, se encuentran en 20 a 30% de los adultos con urticaria crónica y se han publicado varias revisiones al respecto (9, 43-46). Las urticarias físicas/inducibles se consideran un subgrupo de las crónicas, y se pueden presentar como la única causa de urticaria

TABLA 31-2 PATRONES DE BIOPSIA DE LAS LESIONES DE URTICARIA Y ANGIOEDEMA

TIPO	DESCRIPCIÓN
Urticaria aguda /angioedema	Dilatación de pequeñas vénulas y capilares en la dermis superficial (urticaria) o el tejido subcutáneo (angioedema); aplanamiento de las papilas dérmicas; fibrillas de colágena inflamadas
Urticaria crónica idiopática/espontánea	Inflamación celular leve, que incluye linfocitos T activados, monocitos y células cebadas; la urticaria de inicio diferido puede ser mediada por citocinas, por ejemplo, IL-1, IL-3, IL-5 o HRF
Vasculitis urticariante	Infiltración de neutrófilos con necrosis de la pared vascular; depósito ocasional de inmunoglobulinas y complemento

HRF, factor liberador de histamina; IL-1, interleucina 1.

TABLA 31-3 CLASIFICACIÓN DE LAS URTICARIAS

NO INMUNOLÓGICAS

URTICARIA FÍSICA	URTICARIA HEREDITARIA	DIVERSAS
Dermatografismo	Angioedema hereditario	Por infección
Adrenérgica	Angioedema vibratorio hereditario	Por vasculitis
Por presión	Síndrome de urticaria, sordera y amiloidosis	Por neoplasias
Por vibración	Urticaria familiar por calor localizado	Por anafilaxia
Solar	Deficiencia del inactivador de C3b	Recurrente idiopática/espontánea
Colinérgica	Porfiria	Inducida por el ejercicio
Por calor local	Urticaria papular	
Por frío	Urticaria pigmentosa	

INMUNOLÓGICAS

Por alimentos	Reacciones transfusionales
Por fármacos	Síndrome de Schnitzler
Autoinmunes por	Atopia
anticuerpos contra IgE	Deficiencia adquirida de C1 INH
y FcɛRI	
Por piquetes de insectos	

SUSTANCIAS IDENTIFICABLES (MECANISMOS INCIERTOS)

Ácido acetilsalicílico	Medios de contraste radiográfico
Opiáceos	

IgE, inmunoglobulina E.

crónica o quizá se presente más de un tipo en el mismo paciente. La mayoría de las formas, con la excepción de la urticaria por presión diferida (DPU, por sus siglas en inglés), ocurre con ronchas sin inflamación y las lesiones individuales se resuelven en 24 h. Como grupo, se pueden reproducir por diversos estímulos físicos, que en algunos casos se estandarizaron (tabla 31-4).

El dermatografismo, que significa literalmente "escrito en la piel", y también se denomina urticaria ficticia, se puede detectar de manera inesperada durante la exploración

TABLA 31-4 PROCEDIMIENTOS DE ESTUDIO DE LAS URTICARIAS FÍSICA E IDIOPÁTICA CRÓNICA/ESPONTÁNEA

TIPO DE URTICARIA	PROCEDIMIENTO
Dermatografismo	Golpear firmemente la piel intercapsular con un abatelenguas o un dermatografómetro
Por presión diferida	Cargar un peso de 22.5 kg entre los hombros mientras se camina durante 20 min
Urticaria solar	Exponer la piel a longitudes de onda de la luz definidas
Colinérgica	1. Prueba cutánea de metacolina 2. Inmersión en un baño caliente (42 °C) para elevar la temperatura corporal por 0.7 °C
Por calor local	Aplicar compresas tibias al antebrazo
Por frío	3. Aplicar un cubo de hielo al antebrazo durante 4 min; observar la recuperación de la temperatura durante 10 min 4. Ejercicio en presencia de frío y observación respecto de urticaria similar a la colinérgica (urticaria colinérgica inducida por el frío)
Acuagénica	Aplicar compresas de agua (a 35 °C) durante 30 min
Vibratoria	Aplicación de un agitador de vórtice de laboratorio suavemente a la mitad del antebrazo durante 4 min
Autoinmune	Inyección intradérmica de suero autólogo

sistemática, o quizá los pacientes se quejen de prurito y exantema, con frecuencia caracterizado por ronchas lineales. Cuando son interrogados con cuidado, tal vez declaren que el prurito precede al exantema, que les hizo rascarse y empeorar la afección. Hasta el momento se desconoce la causa de esta lesión. Puesto que ocurre en casi 5% de las personas, la mayoría de las cuales no presenta prurito asociado, puede tratarse de una variante normal. Su inicio se describió después de reacciones farmacológicas graves. Una forma diferida se reconoce, con inicio de las lesiones de 3 a 8 h después del estímulo a la piel, que puede tener relación con DPU y quizá se acompañe a otras formas de urticaria. La lesión es fácilmente demostrada por el golpeo ligero de la piel de un paciente afectado con un instrumento puntiagudo o un abatelenguas, lo que produce eritema, prurito y estrías lineales de edema, o la formación de ronchas. Sin embargo, no se ha demostrado que antígeno alguno inicie la respuesta, pero el dermatografismo se transfirió pasivamente con el plasma (47). Los antihistamínicos suelen aminorar los síntomas, cuando están presentes. La mastocitosis cutánea puede considerarse bajo el encabezado del dermatografismo, porque el golpear la piel da como resultado una formación de roncha significativa (signo de Darier). Esta afección se caracteriza por un aumento difuso de las células cebadas cutáneas. La piel puede tener aspecto normal, pero suele presentar un notorio engrosamiento con acentuación de los pliegues.

La DPU, con o sin angioedema, se caracteriza en la clínica por el inicio gradual de ronchas o edema en zonas donde se aplicó presión a la piel, como el asa de una bolsa pesada o un cinturón apretado. El inicio suele ser de 4 a 6 h después de la exposición, pero tal vez se presenten variaciones notorias. Asimismo, se visualizó una forma inmediata de urticaria por presión. Las lesiones de la DPU pueden repetirse por aplicación de presión con movimiento durante 20 min (48), ser pruriginosas o dolorosas, y asociarse con malestar general, fiebre, calosfríos, artralgias y leucocitosis. El mecanismo de estas reacciones se desconoce, pero los especímenes de biopsia de las lesiones muestran un infiltrado celular predominantemente eosinofílico, localizado en la dermis profunda (49). Además, se encontró una concentración aumentada del factor α necrosis tumoral (TNF-α) en muchos tipos de células de pacientes con DPU (50). En el informe de un caso se mostró el tratamiento exitoso de la DPU con anticuerpos anti-TNF-α, lo que sugiere que el TNF-α puede participar de manera importante en la DPU (51). También se informa de la incidencia de DPU de 2% de todas las urticarias; sin embargo, en un estudio se encontró que 37% de los pacientes con urticaria crónica idiopática/espontánea presentaba DPU asociada (6, 52). El tratamiento se basa en la evitación de las situaciones que precipitan las lesiones. Los antihistamínicos, en general, son ineficaces y tal vez sea necesario usar un corticoesteroide de dosis baja en días alternos para los casos más graves. La dapsona (52), el montelukast (53), la sulfasalazina (54),

los inhibidores selectivos de la recaptación de serotonina (55) y el omalizumab (56) han mostrado beneficio en informes y series de casos.

La urticaria solar se caracteriza clínicamente por la aparición de prurito, eritema y edema en minutos, después de la exposición a la luz. Las lesiones, por lo general, se presentan solo en zonas expuestas, pero pueden ocurrir en aquellas cubiertas por ropa delgada. El diagnóstico se puede establecer mediante el uso de una luz de amplio espectro con diversos filtros o un espectrodermógrafo, para documentar la longitud de onda causal (57). La urticaria solar se puede confundir con, y debe diferenciarse de, la erupción ligera polimorfa de aparición más frecuente ante la luz, así como del lupus eritematoso cutáneo, que se presenta después de la exposición al sol. El tratamiento incluye la evitación de la luz solar y el uso de ropas protectoras y diversas pantallas y bloqueadores solares, dependiendo de la longitud de onda que produjo la lesión. Un antihistamínico tomado una hora antes de la exposición puede ser útil en algunas formas y es posible la inducción de tolerancia (58). El omalizumab ha resultado exitoso para el alivio de la urticaria solar, según varios informes (59).

La urticaria colinérgica (también llamada urticaria generalizada por calor) es una forma común del padecimiento que se presenta en 5 a 7% de los pacientes, con su forma crónica, e incluso todavía con mayor frecuencia en adolescentes y adultos jóvenes (11.2%). En clínica se caracteriza por pequeñas ronchas puntiformes rodeadas por un borde eritematoso, el llamado aspecto de "huevo frito". Estas lesiones, de inicio, pueden agruparse, pero también conjuntarse y adquirir una distribución generalizada, principalmente en la porción superior del tronco y los brazos. El prurito, en general, es intenso. El inicio del exantema con frecuencia se asocia con los baños de regadera calientes, un cambio súbito de temperatura, el ejercicio, el sudor o el estrés emocional. Raras veces se presentan síntomas sistémicos (60). No se conoce con certeza el mecanismo de esta reacción, pero se postuló la termodisregulación de mediación colinérgica con un reflejo neurogénico resultante, porque puede reproducirse aumentando la temperatura central del cuerpo. Además de la histamina y otros mediadores de células cebadas, se informó del aumento de receptores muscarínicos en los sitios de lesión de un paciente con urticaria colinérgica (61). El aspecto y la descripción del exantema son muy característicos y se pueden reproducir por una prueba cutánea de metacolina intradérmica, pero solo en 33% de los pacientes (62). El ejercicio con uso de ropa o la sumersión en un baño, calientes, corresponden a los métodos más sensibles de reproducir la urticaria. El calor pasivo se puede usar para diferenciar este síndrome de la urticaria inducida por ejercicio o la anafilaxia. El tratamiento ideal es con antihistamínicos no sedantes; sin embargo, algunos pacientes requieren una terapéutica combinada que incluye un antihistamínico de primera generación, como la hidroxizina. Sin embargo, hay informes de que el omalizumab alivió con éxito la urticaria colinérgica (63).

Asimismo, se describió una forma de urticaria "autonómica", la llamada *urticaria adrenérgica*, y se puede reproducir por la inyección intracutánea de noradrenalina (3 a 10 ng en 0.02 mL de solución salina) (64). Esta forma única de urticaria se caracteriza por un "halo" de piel blanca que rodea una pequeña pápula. Antes pudo haberse diagnosticado erróneamente como urticaria colinérgica, por las pequeñas dimensiones de sus lesiones y su relación con el estrés. En este caso, sin embargo, se puede proveer alivio con bloqueadores β.

La urticaria local se puede demostrar por calor, una rara forma de urticaria térmica (65), aplicando calor localizado a la piel durante 5 min. También hay informes de una urticaria localizada familiar por calor (66), manifiesta por el retraso en el inicio de las lesiones de urticaria de 4 a 6 h después de la exposición al calor local.

La urticaria por frío se caracteriza en la clínica por su inicio rápido o el de angioedema después de la exposición a una baja temperatura (46). Con mayor frecuencia afecta a adultos jóvenes y se informa de incidencias mayores en los climas más gélidos. Aunque suele ser una afección autolimitada que dura en promedio 6 años (67), algunos pacientes presentarán síntomas persistentes. Las lesiones, en general, se localizan en zonas expuestas, pero la exposición corporal súbita total, como al nadar, puede causar hipotensión y la muerte (68). Aunque, por lo general, idiopática (urticaria por frío adquirida en forma primaria), se ha vinculado con crioglobulinemia, criofibrinogenemia, afección de aglutininas frías y hemoglobinuria fría paroxística (urticaria por frío adquirida, secundaria) (69). No se conoce el mecanismo de la urticaria por frío. También se ha mostrado secreción de histamina y varios otros mediadores, así como la ausencia de un infiltrado celular de fase tardía en los pacientes seleccionados mediante biopsia (70). En un informe de un caso se describe el tratamiento exitoso de la urticaria inducida por frío con omalizumab, lo que sugiere una posible participación de la IgE y el FcεRI en su patogenia (71). En pacientes con proteínas anormales se logró la transferencia pasiva de la sensibilidad al frío con el uso de plasma (72). Algunos crioprecipitados pueden fijar el complemento y, por lo tanto, inducir la producción de anafilatoxina (73). El diagnóstico de urticaria por frío puede a menudo confirmarse colocando un cubo de hielo en el antebrazo durante 4 min (tabla 31-4); sin embargo, esta prueba de diagnóstico puede resultar negativa en algunas formas. Si hay presencia de crioglobulinas, debe buscarse la causa subyacente, por ejemplo, infección por hepatitis B o C, o un cáncer linforreticular. Las estrategias de evitación deberían constar de una exposición limitada al frío, precauciones para la exposición al agua fría al nadar,

ropa apropiada, incluyendo la cobertura de la cara y las extremidades cuando hay exposición al frío, precaución para la retención y el consumo de alimentos y bebidas fríos, y proveedores de atención sanitaria alertas respecto de la afección, porque la administración de soluciones intravenosas frías puede inducir los síntomas. Históricamente el tratamiento incluyó a la ciproheptadina oral (74); sin embargo, otros antihistamínicos H_1, incluidas la cetirizina y la desloratadina, son también eficaces, con menos efectos colaterales (75). Los pacientes en riesgo de síntomas sistémicos deben portar un autoinyector de epinefrina. En casos en los que hay una proteína anormal presente quizás esté indicada la terapéutica de la enfermedad subyacente y ser curativa.

La urticaria acuagénica es una forma rara física/inducible que tiende a mostrar una mayor incidencia en mujeres y la edad de inicio suele ser poco después de la pubertad. Poco después del contacto directo con agua aparecen ronchas, independientemente de su tipo (corriente, destilada, por sudor y solución salina) o su temperatura. La patogenia de la urticaria acuagénica no se ha definido. El diagnóstico se puede hacer aplicando una compresa de agua a temperatura ambiente, para evitar confusión con la urticaria inducida por frío o calor. El tratamiento inicial ideal de la urticaria acuagénica es con un antihistamínico H_1 (76); sin embargo, si los síntomas no ceden, hay informes de eficacia del tratamiento con propranolol a razón de 10 a 40 mg diarios (77).

Angioedema heredado

El angioedema heredado (HAE, por sus siglas en inglés) se caracteriza clínicamente por episodios recurrentes de angioedema, espontáneos o inducidos por traumatismos, que afectan a cualquier parte del cuerpo, con duración de 2 a 5 días. El prurito o la urticaria no son características de esta enfermedad. El edema laríngeo es frecuente y la principal causa de muerte. El angioedema del tubo digestivo puede causar malestar abdominal y simular un abdomen agudo. La causa del HAE se debe a la producción excesiva de bradicinina, que es un potente vasodilatador. El HAE de tipo I se transmite como rasgo autosómico dominante, manifiesto por un decremento en la expresión del inhibidor de C1 (C1-INH) en el plasma. El HAE tipo II se caracteriza por la expresión de un C1-INH disfuncional, con concentraciones plasmáticas normales. Dos subtipos adicionales de HAE se han definido, los cuales se distinguen por cifras plasmáticas y actividad de C1-INH normales. Aquellos con mutaciones específicas en el gen del factor XII se clasificaron como HAE con C1-INH normal y una mutación del factor XII (FXII-HAE) y quienes presentaron una causa indefinida, como con HAE con C1-INH normal de causa desconocida (U-HAE) (78, 79). El C1-INH tiene participación en la limitación de la producción de bradicinina por el sistema de contacto, por la inactivación de la calicreína plasmática y el factor XII. El C1-INH deficiente o disfuncional puede dar como resultado una producción no verificada de bradicinina. Este conocimiento, en conjunción con el hallazgo de mayores cifras de bradicinina en el plasma de pacientes con HAE durante las crisis, sugiere que el mediador primario es la bradicinina producida por el sistema de contacto (80). No obstante, sigue sin definirse el desencadenante específico que inicia la activación local del sistema de contacto que lleva al angioedema. Si bien se encuentran cifras bajas de C4 en pacientes con C1-INH deficiente o disfuncional, no participa en la patogenia del HAE.

El diagnóstico de HAE suele establecerse por el antecedente de angioedema, el familiar de una enfermedad similar o de muerte temprana por obstrucción laríngea y estudios de complemento apropiados (tabla 31-5). Las formas usuales del tratamiento del angioedema, incluidas epinefrina, corticoesteroides y antihistamínicos, en general, son ineficaces para el HAE. En situaciones urgentes donde se presenta edema laríngeo puede requerirse traqueostomía. Asimismo, se puede requerir el tratamiento de sostén, como las soluciones o los analgésicos intravenosos, para otras manifestaciones de la enfermedad.

El tratamiento de los pacientes con HAE pretende evitar la mortalidad y disminuir la morbilidad, cuando temprano, al iniciarse el edema, mostró mejorar la eficacia (81). El tratamiento ideal de las crisis graves agudas de HAE incluye el de restitución con C1-INH concentrado, derivado del plasma (20 unidades/kg) o recombinante (50 unidades/kg). La dosis se basa en el peso del paciente y se administra por vía intravenosa con un tiempo de inicio promedio del alivio de 2 h (82). El concentrado de C1-INH también es seguro para usarse en niños, embarazadas y la profilaxis quirúrgica (83). El icatibant, un antagonista del receptor B_2 de bradicinina, actúa como selectivo y competitivo del receptor de la bradicinina B_2; se puede autoadministrar a dosis de 30 mg subcutáneos con una mediana de tiempo hasta lograr la disminución de 50% o más, de 2 h (84). La ecalantida, un inhibidor de calicreína plasmática recombinante obtenido por ingeniería genética, bloquea la producción de bradicinina al inhibir la calicreína plasmática. La dosis de adulto es de tres inyecciones de 10 mg administradas en sitios separados. La ecalantida debe administrarla un médico equipado para tratar la anafilaxia, porque se informa de reacciones alérgicas en 2 a 3% de los pacientes (85). En ausencia de uno de los fármacos ideales antes señalados, se puede usar también el plasma fresco congelado, que contiene C1-INH, en las crisis agudas, pero también rara vez causa empeoramiento de los síntomas, porque asimismo contiene cininógeno de alto peso molecular, que puede aumentar la producción

TABLA 31-5 DIAGNÓSTICO DE LAS DIFERENTES FORMAS DE ANGIOEDEMA HEREDITARIO Y ADQUIRIDO

	MECANISMO	DIAGNÓSTICO
HAE con deficiencia de C1-INH (HAE de tipo I C1-INH) (85% de HAE)	Angioedema mediado por bradicinina por deficiencia codominante autosómica de C1-INH	C4 bajo cuando asintomático C2 bajo o ausente durante una crisis Concentración y función bajas o ausentes de C1-INH
HAE con deficiencia de C1-INH (HAE de tipo II C1-INH) (15% de HAE)	C1-INH funcionalmente inactivo	Concentración normal de C1-INH, pero baja actividad funcional (se requiere un análisis funcional) C4 bajo C2 bajo o ausente durante las crisis
HAE con deficiencia del factor XII (FXII-HAE)	Mutación del gen del factor XII	C4 normal Concentración y función normales de C1-INH
HAE de origen desconocido (U-HAE)	Se desconoce	C4 normal Concentración y función normales de C1-INH
Angioedema adquirido	Disminución de las cifras de C1q por activación excesiva de C1 (p. ej., linfoma) a través de la absorción de C1-INH o su consumo	Cifras bajas de C1q Concentración baja de C1-INH C4 bajo Ausencia de antecedentes familiares
Angioedema adquirido autoinmune	Autoanticuerpo (IgG) contra C1-INH	C1q bajo C1-INH bajo C4 bajo Ausencia de antecedentes familiares

HAE, angioedema hereditario; IgG, inmunoglobulina G; INH, inhibidor.

de bradicinina. Los fármacos inhibidores de la esterasa, como el ácido ε aminocaproico (5 g cada 6 h) y el ácido tranexámico (no disponible en Estados Unidos, pero que se administra por vía oral) se usaron para tratar las crisis agudas en un esfuerzo por la activación lenta del complemento; sin embargo, estas sustancias requieren hasta 48 h para alcanzar su efecto (86, 87).

Para los pacientes que sufren crisis frecuentes de HAE debe considerarse la profilaxis a largo plazo. Las inyecciones regulares (cada 3 a 4 días) de C1-INH derivado del plasma o recombinante son eficaces para disminuir la frecuencia de los ataques pero pueden resultar onerosas. Los andrógenos atenuados, como el danazol (88), se usaron con éxito en forma crónica para tratar el HAE. Los andrógenos atenuados parecen producir una regulación ascendente de la capacidad sintética de las células hepáticas que producen C1-INH, con un incremento correspondiente en la concentración de C4 y diminución del número y la gravedad de las crisis agudas. A menudo se puede obtener suficiente mejoría clínica con dosis mínimas, de manera que la concentración de C4 se normalice, pero la de C1-INH no aumente de manera significativa. Debe usarse el tratamiento inicial con 200 mg dos o tres veces al día de danazol para aliviar los síntomas y, después, disminuirse según se tolere. La dosis baja (mínima) a largo plazo de danazol de 200 mg/día es segura; sin embargo, los efectos secundarios de los andrógenos atenuados incluyen una función hepática anormal, anomalías de lípidos, aumento de peso, amenorrea, acné, hirsutismo y, rara vez, peliosis hepática. Una mujer que recibió andrógenos atenuados durante las últimas 8 sem del embarazo no presentó efectos lesivos y la virilización del neonato fue transitoria (89). En este caso, se ordenan la vigilancia de las funciones hepáticas, un recuento hematológico completo (CBC, por sus siglas en inglés) y análisis de orina cada 6 meses para los pacientes que reciben tratamiento a largo plazo con andrógenos (90). Para las crisis agudas, pueden también usarse 600 a 800 mg de danazol al inicio del edema, si no se dispone de ningún otro fármaco.

Las formas adquiridas de deficiencia del inhibidor de C1 (C1INH-AAE) son resultado de su destrucción o metabolismo mayores. La primera ocurre cuando se producen autoanticuerpos dirigidos contra el inhibidor de C1, se unen a su sitio activo y causan su inactivación. De forma alternativa, se producen anticuerpos antiidiotípicos contra inmunoglobulinas de superficie de linfocitos B específicos, lo que lleva a la formación de un complejo inmune y la activación continua de C1 (91). Subsecuentemente, se consumen grandes cantidades del inhibidor de C1, lo que causa su déficit y, por lo tanto, los síntomas correspondientes a su deficiencia. Este tipo de deficiencia adquirida se presenta en pacientes de edad avanzada, en comparación con el HAE

de inicio en jóvenes, y suele vincularse con afecciones autoinmunes, como el lupus eritematoso sistémico, la anemia hemolítica autoinmune y la crioglobulinemia, el cáncer o las afecciones linfoproliferativas de linfocitos B, como el mieloma múltiple, la leucemia y la gammapatía monoclonal de significado indeterminado (MGUS, por sus siglas en inglés) (92). Menos de 10% de los casos de angioedema adquirido no se vinculan con una afección subyacente (93). Como en las formas hereditarias de la enfermedad, los inhibidores de C1, C2 y C4 están bajos, pero solo en las formas adquiridas disminuye también el C1q. Las crisis agudas en estos pacientes se pueden tratar de manera similar a la HAE; sin embargo, el tratamiento debe dirigirse a la afección linfoproliferativa o autoinmune subyacente, porque esto a menudo disminuye la frecuencia de las crisis y puede revertir la deficiencia de C1-INH.

El angioedema vibratorio hereditario se caracteriza clínicamente por prurito y edema localizados en zonas expuestas a estímulos de vibración (94); parece tener una herencia autosómica dominante y en una forma de urticaria vibratoria se identificó una mutación de ganancia de función en el gen ADGRE2 (95). El tratamiento consta de la evitación de estímulos vibratorios y el uso de antihistamínicos, en un intento por aliviar los síntomas.

Otras formas de urticaria y angioedema

La urticaria papular se caracteriza en la clínica por lesiones papulares lineales muy pruriginosas, ligeramente eritematosas, de diversos tamaños, que tienden a iniciarse como las de urticaria, pero se tornan persistentes y papulares, a menudo con un punto central. Las extremidades inferiores se afectan con frecuencia máxima, aunque el tronco también puede hacerlo, en especial en los niños pequeños. El mecanismo inmunológico se desconoce, pero se cree que el exantema es causado por hipersensibilidad a la saliva, partes bucales o las excretas de insectos picadores, como mosquitos, chinches, pulgas, piojos y ácaros. El tratamiento es de sostén; se administran antihistamínicos, a menudo de manera profiláctica, en un intento por disminuir el prurito. Un buen cuidado de la piel es indispensable para prevenir las infecciones causadas por el rascado. La revisión de los cuartos donde duermen las personas y las áreas de juego de los niños en cuanto a insectos pueden proveer una clave de la etiología. Las pápulas urticariformes pruriginosas y placas del embarazo constituyen una afección en extremo molesta de las primigestas, que se presenta en el tercer trimestre. Las lesiones se inician en las estrías por distensión y se diseminan hacia el ombligo y alrededor, los muslos y las nalgas. En algunos casos atípicos debe hacerse biopsia para diferenciar este padecimiento del herpes gestacional.

Urticaria pigmentaria

La urticaria pigmentaria se caracteriza por lesiones maculopapulares persistentes rojo pardas que presentan escozor cuando se golpean (signo de Darier). Estas lesiones en general tienen su inicio en la infancia; se han descrito formas familiares raras. La biopsia muestra infiltrado de células cebadas (96). El diagnóstico se puede establecer por su aspecto típico, el signo de Darier y biopsia de piel. En ocasiones la urticaria pigmentaria puede complicar a otras formas de anafilaxia, como la de hipersensibilidad al veneno de especies de *himenópteros*, que causa reacciones muy graves con colapso vascular súbito. Estas lesiones cutáneas se pueden presentar en pacientes con mastocitosis sistémica, una forma generalizada de infiltración por células cebadas en hueso, hígado, ganglios linfáticos y bazo.

Las formas restantes de urticaria se vinculan con muchas causas diversas (tabla 31-3). El diagnóstico se establece por el interrogatorio y la exploración física, con base en el conocimiento de las posibles causas. La valoración por el laboratorio en ocasiones es útil para establecer un diagnóstico e identificar la afección subyacente. El tratamiento se basa en el problema de origen, y puede incluir evitación, antihistamínicos y corticoesteroides, u otras formas de fármacos antiinflamatorios.

Abordaje clínico

Antecedentes

La historia clínica es el recurso aislado más importante para valorar a los pacientes con urticaria pues, en general, provee claves importantes respecto de la etiología y, por lo tanto, es indispensable un abordaje organizado.

Si el paciente no presenta exantema en el momento de la valoración, por lo general se puede establecer la presencia de urticaria o angioedema por el antecedente de ronchas o verdugones que simulan lesiones, como aquellas por picaduras de mosquito; lesiones elevadas eritematosas y pruriginosas; síntomas evanescentes; potenciación de lesiones por el rascado y que pueden conjuntarse. Por contraste, el angioedema es asimétrico, a menudo afecta zonas no declives, recurre en sitios diferentes, es transitorio y se vincula con poco prurito. La urticaria y el angioedema se pueden presentar juntos. Las urticarias colinérgica o adrenérgica, papular, pigmentaria y la familiar por frío, y el dermatografismo, sin embargo, no se ajustan al patrón típico.

Ambas, las urticarias papular y la pigmentaria, con frecuencia máxima surgen en la infancia. El HAE y el angioedema vibratorio hereditario pueden también presentarse durante la niñez, pero se detectan fácilmente por la ausencia de urticaria en ambas enfermedades. Otros factores etiológicos de la urticaria infantil han sido objeto de revisión (45, 97, 98).

Una vez que se establece el diagnóstico de urticaria con base en el interrogatorio deben considerarse los mecanismos etiológicos. El paciente con dermatografismo suele manifestar el antecedente de exantema después del rascado. Con frecuencia percibe primero prurito, se rasca en el sitio afectado y posteriormente presenta ronchas lineales. El golpeo de la piel con un instrumento puntiforme sin alterar el integumento confirma el diagnóstico. En la mayoría de los pacientes las urticarias físicas/inducibles se pueden eliminar con rapidez como posible diagnóstico, tan solo preguntando acerca del vínculo temporal con la luz, el calor, el frío, la presión o la vibración, o mediante el uso de pruebas clínicas establecidas (tabla 31-4). La urticaria colinérgica suele detectarse por sus lesiones características y relación con una temperatura corporal creciente o el estrés. Las formas hereditarias de urticaria son raras. La urticaria familiar por calor, localizada, se detecta por su relación con la aplicación local de calor, y la urticaria familiar por frío, por las lesiones oscuras papulares de la piel y el predominio de una sensación de ardor, en lugar de prurito. Por lo tanto, después de unos cuantos minutos de interrogatorio de un paciente, por lo general se puede sospechar o establecer el diagnóstico de una urticaria física/inducible o hereditaria.

El éxito en la determinación de la causa de urticaria con máxima probabilidad es función de que sea aguda o crónica, porque se descubre la causa mucho más a menudo cuando es aguda. Cada una de las causas que se presentan en la tabla 31-3 puede participar. Los alimentos quizá se identifiquen en la urticaria aguda. Gran paciencia y esfuerzo se requiere, junto con interrogantes repetidas, para detectar el uso de drogas. Los preparados de venta libre no se consideran drogas por muchos pacientes, y esto debe especificarse cuando se les interroga. Si bien las penicilinas son una causa frecuente de urticaria, el ácido acetil salicílico y otros AINE no selectivos pueden desencadenar una urticaria aguda de minutos a 3 h después de su ingestión, o causar exacerbaciones de la urticaria idiopática crónica/espontánea en algunos pacientes. Las crisis de urticaria inducidas por drogas suelen ser de tipo agudo. Los inhibidores de ECA son una causa frecuente de angioedema sin urticaria o prurito, que afecta hasta 0.7% de quienes lo reciben según algunos estudios (99). Asimismo, se ha visto que los pacientes con angioedema inducido por un inhibidor de ECA presentan cifras elevadas de bradicinina (32). Además, suelen ocurrir reacciones a los inhibidores de ECA en la semana que sigue a su inicio, pero también en cualquier momento, incluso pasados varios años de tratamiento. Sin embargo, se considera que los bloqueadores del receptor II de angiotensina no tienen efecto sobre la producción de bradicinina. Aunque teóricamente no deberían causar angioedema y se consideran una alternativa segura, se han publicado varios informes de casos (100, 101). Aunque raras, las infecciones documentadas como causa de urticaria incluyen la mononucleosis infecciosa, la hepatitis viral (tanto B como C) y las micóticas y parasitarias (102, 103). Si el interrogatorio no revela claves significativas, la urticaria del paciente, por lo general, se etiqueta como idiopática crónica/espontánea. La mayoría de los pacientes con urticaria crónica entra en esta categoría.

Exploración física

Una exploración física completa debe hacerse en todos los pacientes con urticaria, cuyo propósito es identificar lesiones típicas, cuando están presentes; establecer la presencia o ausencia de dermatografismo; identificar las lesiones características de las urticarias colinérgica y papular; caracterizar las lesiones atípicas; determinar la presencia de ictericia, urticarias pigmentaria (signo de Darier) o familiar por frío; descartar otras enfermedades cutáneas; excluir datos de afección sistémica, y establecer la presencia de enfermedades concomitantes.

Estudios de diagnóstico

Un programa de diagnóstico aceptable para todos los pacientes con urticaria es difícil definir. Cada uno debe individualizarse dependiendo de los resultados del interrogatorio y la exploración física. Un algoritmo quizá sea útil en esta tarea de diagnóstico, a menudo no recompensadora (fig. 31-2).

Alimentos

Varios procedimientos de diagnóstico se pueden considerar cuando se cree que la causa de la urticaria es un alimento (tabla 31-6), e incluyen: (a) evitación, (b) dieta restringida, (c) diario de alimentos, (d) pruebas cutáneas con alimentos frescos o sus extractos y (e) retos con alimentos.

Pruebas cutáneas

Las pruebas cutáneas sistemáticas de alimentos utilizadas en la valoración de la urticaria rara vez son útiles. Debido a que la etiología de la urticaria crónica está establecida en solo una minoría de los pacientes, muy pocos de esos casos se relacionarán con alimentos como el del diagnóstico provisto por la prueba cutánea, de manera que resulta de muy baja utilidad. En pacientes no seleccionados el valor predictivo positivo de las pruebas cutáneas es bajo. Los estudios importantes de la dermatitis atópica inducida por alimentos revelaron a unos cuantos seleccionados, que con frecuencia máxima se relacionan con los síntomas (104), e incluyen huevos de gallina, cacahuates, pescado, soya, puerco, leche, trigo, res y pollo. Si ningún resultado de las pruebas cutáneas es positivo, entonces tal vez los alimentos no sean la causa. Si todos los resultados de pruebas cutáneas de alimentos son positivos, es probable que haya dermatografismo. Algunos alimentos pueden causar fluctuaciones en los síntomas de la urticaria crónica, por su contenido de histamina o capacidad para causar su secreción. A estos alimentos se les ha denominado seudoalérgenos y su importancia es respaldada por la observación de que una vez que remite la urticaria, los pacientes pueden tolerarlos sin sufrir recurrencias (105). En la actualidad no se recomienda un número extenso de pruebas de alimentos en forma sistemática y se deben usar bajo criterios clínicos. Los extractos de preparación comercial con frecuencia carecen de las proteínas lábiles

TABLA 31-6 ESTUDIOS DE DIAGNÓSTICO DE LA URTICARIA INDUCIDA POR ALIMENTOS

ESTRATEGIA	PROCEDIMIENTO	RESULTADO
Evitación (aguda)	Hacer uso del interrogatorio del paciente para eliminar uno o dos alimentos	La urticaria debe desaparecer con la evitación
Dieta restringida (recaídas crónicas)	Utilizar dietas restrictivas estandarizadas de arroz/cordero u otras; puede ser útil una dieta elemental	Reinstituir la ingestión de un alimento cada 3-5 días; repetir si se tiene éxito hasta que se identifique el alérgeno
Diario de alimentación para las crisis intermitentes	Enlistar todos los alimentos y sucesos durante 24 h antes de la crisis, en varias ocasiones	Eliminar alimentos de sospecha, no deben reaparecer las ronchas
Pruebas cutáneas ante la sospecha de alérgenos reales	Utilizar un breve conjunto de pruebas cutáneas de alimentos con base en el interrogatorio del paciente; ciertos alérgenos inhalatorios o el látex pueden sugerir alimentos de reacción cruzada	Eliminar los alimentos con resultado positivo de las pruebas de sospecha; un conjunto de pruebas cutáneas negativas sugiere que no hay hipersensibilidad a alimentos
Reto con alimentos comparativo, doble ciego y con placebo	Estándar ideal; útil en especial cuando la percepción del paciente puede sesgar una valoración precisa de los síntomas	

encargadas de la hipersensibilidad mediada por IgE ante muchos frutos y vegetales. Si el interrogatorio clínico es convincente de una alergia alimentaria, pero las pruebas cutáneas con preparados comerciales resultan negativas, deben repetirse con alimentos frescos antes de concluir que no hay IgE específica de un alérgeno alimentario (106). La valoración del suero en cuanto a IgE específica se puede usar por inmunoanálisis en lugar de las pruebas cutáneas. Si bien se considera menos sensible, puede ser necesaria cuando el paciente presenta hipersensibilidad exquisita a un determinado alimento o dermatografismo significativo, o cuando no se pueden discontinuar los antihistamínicos.

Fármacos

Con excepción de las penicilinas, el suero extraño y las proteínas recombinantes, como la insulina, no hay pruebas de diagnóstico confiables para predecir o establecer la hipersensibilidad clínica a un fármaco. En los pacientes con urticaria siempre deben considerarse los fármacos como causa. La única valoración de utilidad es la evitación del fármaco, que puede lograrse con seguridad y eficacia en la mayoría de los pacientes, incluso cuando ingieren múltiples fármacos y hay enfermedades concomitantes presentes. Con frecuencia se dispone de fármacos sustitutos de diferente estructura química y se pueden usar. No todos necesitan interrumpirse simultáneamente, a menos que la reacción alérgica sea grave.

Infecciones

Como se señaló antes, las infecciones virales, como las hepatitis B y C, las bacterianas, micóticas y por parásitos, han sido motivo de informe como causa de urticaria. Los pacientes con mononucleosis infecciosa, hepatitis o colonización por *Helicobacter pylori*, en general, presentan otros síntomas, y los estudios de laboratorio apropiados confirman el diagnóstico. Asimismo, se mostraron anticuerpos IgG o IgM contra *H. pylori* en hasta 70% de los pacientes con urticaria idiopática crónica/espontánea, pero el tratamiento tuvo un efecto variable sobre las lesiones cutáneas (103, 107), hallazgo que pone en duda un mecanismo patogénico compartido, como el de similitud molecular. La exploración física sistemática debería incluir una búsqueda de la tiña del pie, de la cabeza o algodoncillo, para descartar infecciones micóticas como posibles causas. Muchas de las parasitosis se relacionan con eosinofilia de sangre periférica, cifras elevadas de IgE sérica o especímenes de heces positivos. No tiene utilidad una búsqueda extensiva de infecciones ocultas. Si el interrogatorio o la exploración sugieren una infección no diagnosticada, deben ordenarse los estudios de laboratorio apropiados (fig. 31-2).

Penetraciones

Las publicaciones médicas están llenas de numerosos informes de casos de urticaria después de un contacto.

Las únicas pruebas por realizar incluyen el contacto real con el microorganismo causal y la demostración de una erupción cutánea localizada en la zona de contacto. Por lo general, estos casos de urticaria son resultado de la urticaria por contacto de la piel por un antígeno o una sustancia liberadora de mediadores por pelos o aguijones de animales. No obstante, son ejemplos de causas de este tipo de urticaria el látex, los alimentos, los fármacos y las sustancias químicas de uso ocupacional (108).

Piquetes de insectos

La urticaria se puede presentar como resultado de piquetes de insectos y esta información, en general, es de fácil obtención. Las pruebas cutáneas apropiadas con venenos de himenópteros pueden estar indicadas en casos de urticaria generalizada o anafilaxia, para demostrar una hipersensibilidad inmediata. También se deben considerar los piquetes por hormigas de fuego debido a su migración continua hacia latitudes más al norte. Asimismo, pueden ser útiles para el diagnóstico las pruebas cutáneas con extractos del cuerpo completo o un inmunoanálisis de IgE del veneno.

Neoplasias

En un estudio de cohortes basado en la población de Taiwán se informó de un mayor riesgo de cáncer (cociente de incidencia estandarizada de 2.2) en los pacientes con urticaria crónica. El riesgo resultó máximo en individuos de 20 a 39 años. Si se sospecha una neoplasia por interrogatorio o exploración física, deberá hacerse su valoración estándar (109).

Vasculitis

En un paciente con lesiones de urticaria que duran más de 24 h, y una sensación de ardor resultante, más bien que prurito, que deja cicatriz residual o parece de naturaleza petequial, se debe sospechar vasculitis; están indicados un CBC, la determinación de la velocidad de eritrosedimentación, el análisis de orina y la biopsia hística. Las pruebas de anticuerpos antinucleares y factor reumatoide, los estudios del complemento y los de detección de hepatitis y mononucleosis infecciosa, en general, están indicadas. La vasculitis urticariforme debe diferenciarse de la urticaria idiopática crónica/espontánea, y si se diagnostica, debe valorarse la presencia de enfermedad sistémica asociada (110).

Enfermedad del suero

La urticaria aguda en asociación con artralgias, fiebre y linfadenopatía, que se presenta de 1 a 3 sem después de la exposición a un fármaco, una picadura de insecto o la administración de un suero heterólogo, es motivo de sospecha de la enfermedad del suero. Asimismo, están indicadas las determinaciones de CBC, análisis de orina y una velocidad de eritrosedimentación. La concentración sérica de C3, C4 y complemento hemolítico total está disminuida, lo que indica que participan complejos inmunes en la patogenia de esta enfermedad.

Urticaria idiopática/crónica espontánea

El problema más difícil y común respecto de las pruebas de diagnóstico se relaciona con aquellos pacientes que parecen presentar una enfermedad idiopática. Quizá las pruebas de laboratorio sean innecesarias en ausencia de manifestaciones anormales por interrogatorio o exploración física (111). La mayoría de estas crisis es autolimitada y se resuelve de manera espontánea.

En algunos pacientes con urticaria crónica idiopática/espontánea, el malestar, la inconveniencia y la desfiguración por esta afección, en general, justifican una mayor valoración. Las siguientes pruebas deberían considerarse, pero no necesariamente realizarse, en todos los pacientes: CBC con diferencial, análisis de orina, velocidad de eritrosedimentación, estudios del complemento y de heces en busca de huevecillos y parásitos, anticuerpos antinucleares, la prueba del Venereal Disease Research Laboratory (VDRL), las de detección de hepatitis y la biopsia cutánea. Debido a que la enfermedad tiroidea (en particular la tiroiditis de Hashimoto) es más común en la urticaria crónica, pueden considerarse las pruebas de función tiroidea (T3, T4, hormona estimulante del tiroides ultrasensible [TSH, por sus siglas en inglés]; anticuerpos contra tiroglobulina y microsomas) en cualquier paciente con un bocio palpable, antecedente familiar de enfermedad tiroidea o datos de disfunción tiroidea (18). En algunos casos de urticaria idiopática crónica/espontánea sin respuesta al tratamiento usual se puede considerar una ASST o una prueba *in vitro* de la secreción de histamina, para determinar la presencia de autoanticuerpos funcionales, antes de iniciar el tratamiento de inmunorregulación. Sin embargo, es poco probable que estas pruebas cambien los resultados del tratamiento.

Una CBC (para descartar anemia, leucocitosis o eosinofilia), la determinación de TSH, el análisis de orina y las de transaminasas son las pruebas con mayor probabilidad de mostrar anomalías significativas. La velocidad de eritrosedimentación puede estar elevada en la vasculitis activa. Los anticuerpos circulantes relacionados con la hepatitis indican enfermedad aguda o crónica. Los estudios del complemento, como se mencionó antes, son importantes para el diagnóstico del angioedema hereditario y adquirido, y pueden ser útiles en casos de difícil regulación. Debido a que la incidencia de anticuerpos antinucleares positivos falsos puede ser tan alta como de 30% en pacientes con urticaria idiopática crónica/espontánea, no se recomienda su determinación en ausencia de síntomas de una enfermedad autoinmune subyacente (112).

Hoy en día se sugiere la biopsia de piel para la urticaria idiopática crónica/espontánea difícil de tratar y tal vez esté indicada en pacientes con enfermedad autoinmune o una anomalía del complemento. La urticaria aguda, por lo general, no justifica una biopsia cuando los estudios de laboratorio son normales.

Tratamiento

El tratamiento farmacológico es el principal para la urticaria y el angioedema (tabla 31-7). Sin embargo, como en otras formas de enfermedad alérgica, si se identificó un alérgeno o un desencadenante específico, su evitación es el tratamiento más eficaz. Para la mayoría de los pacientes con urticaria, los antihistamínicos son adecuados para el alivio de los síntomas, aunque para las crisis agudas más graves puede requerirse un ciclo breve de corticoesteroides sistémicos.

TABLA 31-7 TRATAMIENTO GRADUAL DE LA URTICARIA IDIOPÁTICA CRÓNICA/ESPONTÁNEA

Evitación de desencadenantes Monoterapia con un antihistamínico H_1 de segunda generación
Aumentar la dosis o añadir un antihistamínico H_1 de segunda generación Añadir un antihistamínico H_1 de primera generación al acostarse Añadir un antagonista del receptor de leucotrienos
Agregar doxepina Agregar ketotifeno, si está disponible Aumentar las dosis de antihistamínicos
Uso cauto de corticoesteroides a corto plazo
Agregar omalizumab Considerar agregar otros antiinflamatorios o inmunorreguladores (ciclosporina, sulfasalazina, tacrolimús, colchicina e hidroxicloroquina)

Los fármacos simpaticomiméticos, de manera notoria la epinefrina, tienen propiedades agonistas α, que causan vasoconstricción en las superficies cutáneas y mucosas, que directamente se opone al efecto de la histamina sobre los órganos terminales. Debería prescribirse y usarse en pacientes con antecedente de crisis de angioedema que ponen en riesgo la vida.

Los antihistamínicos H_1 son el principal recurso para alcanzar la mejoría sintomática o la regulación de la urticaria o el angioedema; se cree que son inhibidores competitivos de la histamina, que disminuyen el efecto en el órgano terminal, incluso si continúa su secreción. Experimentos recientes mostraron que los antagonistas H_1 en realidad son "agonistas inversos" del receptor de H_1 y disminuyen su respuesta en ausencia de histamina agonista (113). Los antihistamínicos de segunda generación ofrecen algunas opciones valiosas, porque son de acción prolongada, causan poca sedación y están libres de efectos anticolinérgicos. La fexofenadina (114), la cetirizina (115), la levocetirizina (116) y la desloratadina (117) son bien toleradas y eficaces en la mayor parte de los casos de urticaria crónica. El ketotifeno (118) es otra alternativa eficaz para el tratamiento de la urticaria crónica y las urticarias física/inducible, porque además de ser un antagonista de histamina puede inhibir la desgranulación de las células cebadas (119). Si bien su fórmula oral actualmente no está disponible en el mercado de Estados Unidos, el ketotifeno está disponible en comprimidos de 2 mg en muchos países. La doxepina a dosis baja, un antidepresivo tricíclico, es única porque tiene efectos antagonistas H_1 y H_2 muy potentes e inhibe otros mediadores, como el factor activador de plaquetas (120). Su principal efecto secundario es la sedación, pero se puede evitar cuando es administrada a dosis bajas (10 a 30 mg) al acostarse. Sin embargo, puede requerirse un tratamiento de prueba con fármacos representativos de las diferentes clases de antihistamínicos para seleccionar al apropiado.

Un abordaje gradual se recomienda para regular la urticaria en las guías, tanto estadounidenses como europeas. Si un antihistamínico de segunda generación solo no es adecuado, el uso de una combinación de ellos o el aumento de uno hasta cuatro tantos de las dosis autorizadas mostraron eficacia y seguridad en 75% de los pacientes con urticaria de difícil regulación (121). Además, debe hacerse un esfuerzo por determinar qué periodo del día es el más sintomático para cada paciente (por lo general, la tarde o temprano en la mañana), para hacer máximo el tratamiento en ese periodo. Además, o de manera alternativa, los modificadores de leucotrienos, como montelukast y zileuton, han sido motivo de informe como adyuvantes para la regulación de la urticaria crónica, así como de la disminución de los requerimientos de corticoesteroides en un pequeño subgrupo indefinido de pacientes (122, 123). Estos fármacos funcionan mejor cuando son administrados en combinación con antihistamínicos. Además, se informó de un beneficio limitado del uso de antihistamínicos H_2 para ambas urticarias, aguda y crónica.

Los corticoesteroides, como la prednisona, usados en combinación con antihistamínicos quizá sean necesarios para tratar la urticaria. Debido al potencial de efectos colaterales significativos a largo plazo, estos fármacos deberían usarse solo para el alivio de la urticaria después demostrarse el fracaso tanto de los antihistamínicos a dosis alta como combinados. Con base en la experiencia clínica, el tratamiento con esteroides a dosis moderada (30 a 40 mg de prednisona) puede requerirse inicialmente para regular la urticaria. Después, el tratamiento en días alternos, por lo general, permite regular a largo plazo el padecimiento, a menudo con dosis decrecientes. Como en todas las formas de tratamiento, debe sopesarse el cociente de riesgo:beneficio cuando se usa el de esteroides a largo plazo. La prednisona a corto plazo tiene efectos colaterales limitados y, a menudo, es útil para aliviar la urticaria aguda grave que no responde a los antihistamínicos. Con frecuencia la DPU puede requerir el uso de corticoesteroides en dosis baja o en días alternos para mantener la actividad del paciente y puede ser de utilidad un intento cauteloso con un AINE.

La elección de los fármacos y la vía de administración dependen de la situación clínica. El paciente adulto que acude al servicio de urgencias o un consultorio médico en las horas que siguen al inicio de un angioedema que pone en riesgo la vida o una urticaria grave, se puede tratar con 0.3 mL de epinefrina (1:1 000) intramuscular, así como 25 a 50 mg de hidroxizina o 10 mg de cetirizina por vía oral. Tal esquema provee rápido alivio de los síntomas en muchos pacientes. Después de la valoración de un producto precipitante (p. ej., fármaco o alimento), el paciente puede darse de alta con instrucciones de tomar hidroxizina o cetirizina durante 24 a 48 h. Una breve administración súbita de corticoesteroides y la observación prolongada pueden ser juiciosas y son esenciales cuando ha habido signos vinculados de anafilaxia. Asimismo, se requerirá el seguimiento médico del paciente ambulatorio.

El paciente que acude con urticaria de varios días de duración se puede tratar con dosis regulares de un antihistamínico. La combinación 10 mg de cetirizina cada mañana y 25 mg de hidroxizina al acostarse es bastante útil. Los modificadores de leucotrienos, el albuterol oral o el antagonista, doxepina, pueden prescribirse junto con el antihistamínico inicial. El fracaso de la respuesta en unos cuantos días a este tratamiento puede indicar la necesidad de un ciclo breve de prednisona. Muchos pacientes responden a este tratamiento, pero deberán continuarse los antihistamínicos durante un periodo, antes de interrumpir la prednisona.

El paciente con el antecedente de urticaria crónica presenta un problema terapéutico más complejo. Después de la valoración de una causa, suele iniciarse el tratamiento en forma gradual, como se describió antes y en la tabla 31-7, a menudo con una combinación de levocetirizina, fexofenadina, cetirizina, hidroxizina y doxepina, y posiblemente un modificador de leucotrienos. La ausencia de respuesta sugiere que debería iniciarse prednisona a dosis moderada si los síntomas son suficientemente intensos. Todo esfuerzo se hará por usar el tratamiento en días alternos, pero esto, a menudo es inadecuado al inicio. Cuando se logra el alivio, se retiran los esteroides lentamente. Para aquellos pacientes que no pueden discontinuar el tratamiento con corticoesteroides, debe considerarse el uso de un fármaco para ahorro de esteroides. En marzo del 2014, la Food and Drug Administration aprobó el uso de omalizumab a dosis de 150 o 300 mg subcutáneos cada 4 h para los pacientes con urticaria crónica que no se regula con antihistamínicos H_1. La mayoría presenta una respuesta rápida al omalizumab, con mejoría en 1 sem después de la primera dosis, en tanto otros tienen un tiempo promedio de respuesta de 12 sem (124-126). Aunque es eficaz en ambas formas de urticaria crónica, espontánea e inducible, sigue sin definirse el mecanismo de acción del omalizumab y ninguna de las teorías actuales, como la de regulación descendente de receptores de IgE, la de disminución de la capacidad de liberación de las células cebadas, la de reversión de la basopenia, la de disminución de autoanticuerpos contra FcεRI e IgE o la de disminución de la participación de la coagulación, pueden explicar su eficacia (127). La duración ideal del tratamiento aún no se determina, de manera que una vez que se logra la regulación, se debe ajustar la frecuencia de dosis en forma individual, tomando en consideración la intensidad y duración de la urticaria crónica así como la respuesta al tratamiento.

En los pacientes refractarios que se cree presentan CAU con la presencia de anticuerpos funcionales, la ciclosporina a dosis baja (2.5 mg/kg/día) administrada durante 3 a 4 meses mostró ser eficaz y segura (128, 129); sin embargo, es necesario vigilar la presión arterial, la función renal y los lípidos séricos durante el tratamiento.

En pequeños estudios o informes se comunicó de casos que otros medicamentos antiinflamatorios son útiles para los pacientes refractarios (130). La hidroxicloroquina (131), la dapsona (132), las colchicinas (133) y otros fármacos inmunorreguladores, incluidos el metotrexato (134), el tacrolimús (135) y el micofenolato mofetilo (136), se usaron de manera experimental para la urticaria crónica. La sulfasalazina ha sido motivo de informe de eficacia para la DPU así como para otros tipos de urticaria crónica (137, 138).

Los pacientes con urticaria pueden estar muy incómodos, presentar dificultad para dormir y a veces evitar situaciones sociales/laborales por su aspecto estético. El tratamiento intensivo y consistente durante al menos varios meses provee alivio en muchos casos. Todo esfuerzo debe hacerse por encontrar el mejor esquema con la menor cantidad de efectos colaterales para el alivio de los síntomas.

En resumen, la urticaria puede ser desagradable, frustrante y atemorizante para un paciente. A menudo buscará ayuda de diversos médicos por un alérgeno que no existe. En ocasiones se somete a pruebas caras e inapropiadas y tratamientos que carecen de utilidad o tal vez sean peligrosos. Tales pacientes necesitan tranquilizarse. Aunque la duración de una urticaria idiopática crónica/espontánea es muy variable, el tratamiento individualizado con frecuencia máxima inducirá una remisión.

■ REFERENCIAS

1. Sheldon JM, Mathews KP, Lovell RG. The vexing urticaria problem: present concepts of etiology and management. *J Allergy*. 1954;25(6):525-560.
2. Mathews KP. Urticaria and angioedema. *J Allergy Clin Immunol*. 1983;72(1):1-14.
3. Toubi E, Kessel A, Avshovich N, et al. Clinical and laboratory parameters in predicting chronic urticaria duration: a prospective study of 139 patients. *Allergy*. 2004;59(8):869-873.
4. Champion RH, Roberts SO, Carpenter RG, et al. Urticaria and angio-oedema. A review of 554 patients. *Br J Dermatol*. 1969;81(8):588-597.
5. van der Valk PG, Moret G, Kiemeney LA. The natural history of chronic urticaria and angioedema in patients visiting a tertiary referral centre. *Br J Dermatol*. 2002;146(1):110-113.
6. Kozel MM, Mekkes JR, Bossuyt PM, et al. Natural course of physical and chronic urticaria and angioedema in 220 patients. *J Am Acad Dermatol*. 2001;45(3):387-391.
7. Green GR, Koelsche GA, Kierland RR. Etiology and pathogenesis of chronic urticaria. *Ann Allergy*. 1965;23:30-36.
8. Kulthanan K, Jiamton S, Thumpimukvatana N, et al. Chronic idiopathic urticaria: prevalence and clinical course. *J Dermatol*. 2007;34(5):294-301.
9. Sanchez J, Amaya E, Acevedo A, et al. The prevalence inducible urticaria in patients with chronic spontaneous urticaria: associated risk factors. *J Allergy Clin Immunol*. 2017;5(2):464-470.
10. Maurer M, Bindslev-Jensen C, Gimenez-Arnau A, et al. Chronic idiopathic urticaria (CIU) is no longer idiopathic: time for an update. *Br J Dermatol*. 2013;168(2):455-456.
11. Kozel, MM, Mekkes JR, Bossuyt PM, et al. The effectiveness of a history-based diagnostic approach in chronic urticaria and angioedema. *Arch Dermatol*. 1998;134(12):1575-1580.
12. Asero R, Tedeschi A, Coppola R, et al. Activation of the tissue factor pathway of blood coagulation in patients with chronic urticaria. *J Allergy Clin Immunol*. 2007;119(3):705-710.
13. Peters MS, Schroeter AL, Kephart GM, et al. Localization of eosinophil granule major basic protein in chronic urticaria. *J Invest Dermatol*. 1983;81(1):39-43.
14. Maxwell DL, Atkinson BA, Spur BW, et al. Skin responses to intradermal histamine and leukotrienes C4, D4, and E4 in patients with chronic idiopathic urticaria and in normal subjects. *J Allergy Clin Immunol*. 1990;86(5):759-765.

15. Brodell LA, Beck LA, Saini SS. Pathophysiology of chronic urticaria. *Ann Allergy Asthma Immunol.* 2008;100(4):291-297;quiz 297-9,322.

16. Cugno M, Tedeschi A, Frossi B, *et al.* Detection of low-molecular-weight mast cell-activating factors in serum from patients with chronic spontaneous urticaria. *J Investig Allergol Clin Immunol.* 2016;26(5):310-313.

17. Leznoff A, Sussman GL. Syndrome of idiopathic chronic urticaria and angioedema with thyroid autoimmunity: a study of 90 patients. *J Allergy Clin Immunol.* 1989;84(1):66-71.

18. O'Donnell BF, Francis DM, Swana GT, *et al.* Thyroid autoimmunity in chronic urticaria. *Br J Dermatol.* 2005;153(2):331-335.

19. Greaves MW. Chronic urticaria. *N Engl J Med.* 1995;332(26):1767-1772.

20. Tong LJ, Balakrishnan G, Kochan JP, *et al.* Assessment of autoimmunity in patients with chronic urticaria. *J Allergy Clin Immunol.* 1997;99(4):461-465.

21. Sabroe RA, Greaves MW. Chronic idiopathic urticaria with functional autoantibodies: 12 years on. *Br J Dermatol.* 2006;154(5):813-819.

22. Kolkhir P, Church MK, Weller K, *et al.* Autoimmune chronic spontaneous urticaria: what we know and what we don't know. *J Allergy Clin Immunol.* 2017;139(6):1772.e1-1781.e1.

23. Sabroe RA, Grattan CE, Francis DM, *et al.* The autologous serum skin test: a screening test for autoantibodies in chronic idiopathic urticaria. *Br J Dermatol.* 1999;140(3):446-452.

24. Yasnowsky KM, Dreskin SC, Efaw B, *et al.* Chronic urticaria sera increase basophil CD203c expression. *J Allergy Clin Immunol.* 2006;117(6):1430-1434.

25. Fagiolo U, Kricek F, Ruf C, *et al.* Effects of complement inactivation and IgG depletion on skin reactivity to autologous serum in chronic idiopathic urticaria. *J Allergy Clin Immunol.* 2000;106(3):567-572.

26. Vonakis B.M, Vasagar K, Gibbons SP Jr, *et al.* Basophil FcεRI histamine release parallels expression of Src-homology 2-containing inositol phosphatases in chronic idiopathic urticaria. *J Allergy Clin Immunol.* 2007;119(2):441-448.

27. Grattan CE, Dawn G, Gibbs S, *et al.* Blood basophil numbers in chronic ordinary urticaria and healthy controls: diurnal variation, influence of loratadine and prednisolone and relationship to disease activity. *Clin Exp Allergy.* 2003;33(3):337-341.

28. Oliver ET, Sterba PM, Devine K, *et al.* Altered expression of chemoattractant receptor-homologous molecule expressed on T(H)2 cells on blood basophils and eosinophils in patients with chronic spontaneous urticaria. *J Allergy Clin Immunol.* 2016;137(1):304-306.

29. Caproni M, Giomi B, Volpi W, *et al.* Chronic idiopathic urticaria: infiltrating cells and related cytokines in autologous serum-induced wheals. *Clin Immunol.* 2005;114(3):284-292.

30. Fields T, Ghebrehiwet B, Kaplan AP. Kinin formation in hereditary angioedema plasma: evidence against kinin derivation from C2 and in support of "spontaneous" formation of bradykinin. *J Allergy Clin Immunol.* 1983;72(1):54-60.

31. Longhurst H, Cicardi M. Hereditary angio-oedema. *Lancet.* 2012;379(9814):474-481.

32. Nussberger J, Cugno M, Cicardi M. Bradykinin-mediated angioedema. *N Engl J Med.* 2002;347(8):621-622.

33. Meggs WJ, Pescovitz OH, Metcalfe D, *et al.* Progesterone sensitivity as a cause of recurrent anaphylaxis. *N Engl J Med.* 1984;311(19):1236-1238.

34. Bernstein IL, Bernstein DI, Lummus ZL, *et al.* A case of progesterone-induced anaphylaxis, cyclic urticaria/angioedema, and autoimmune dermatitis. *J Womens Health (Larchmt).* 2011;20(4):643-648.

35. Mittman RJ, Bernstein DI, Steinberg DR, *et al.* Progesterone-responsive urticaria and eosinophilia. *J Allergy Clin Immunol.* 1989;84(3):304-310.

36. Park HW, Park CH, Park SH, *et al.* Dermatologic adverse reactions to 7 common food additives in patients with allergic diseases: a double-blind, placebo-controlled study. *J Allergy Clin Immunol.* 2008;121(4):1059-1061.

37. Geha RS, Beiser A, Ren C, *et al.* Multicenter, double-blind, placebo-controlled, multiple-challenge evaluation of reported reactions to monosodium glutamate. *J Allergy Clin Immunol.* 2000;106(5):973-980.

38. Geha R, Buckley CE, Greenberger P, *et al.* Aspartame is no more likely than placebo to cause urticaria/angioedema: results of a multicenter, randomized, double-blind, placebo-controlled, crossover study. *J Allergy Clin Immunol.* 1993;92(4):513-520.

39. Toppe E, Haas N, Henz BM. Neutrophilic urticaria: clinical features, histological changes and possible mechanisms. *Br J Dermatol.* 1998;38(2):248-253.

40. Ying S, Kikuchi Y, Meng Q, *et al.* T_H1/T_H2 cytokines and inflammatory cells in skin biopsy specimens from patients with chronic idiopathic urticaria: comparison with the allergen-induced late-phase cutaneous reaction. *J Allergy Clin Immunol.* 2002;109(4):694-700.

41. Zuberbier T, Aberer W, Asero R, *et al.* The EAACI/GA(2) LEN/EDF/WAO guideline for the definition, classification, diagnosis, and management of urticaria: the 2013 revision and update. *Allergy.* 2014;69(7):868-887.

42. Bernstein JA, Lang DM, Khan DA, *et al.* The diagnosis and management of acute and chronic urticaria: 2014 update. *J Allergy Clin Immunol.* 2014;133(5):1270-1277.

43. Magerl M, Altrichter S, Borzova E, *et al.* The definition, diagnostic testing, and management of chronic inducible urticarias—the EAACI/GA(2) LEN/EDF/UNEV consensus recommendations 2016 update and revision. *Allergy.* 2016;71(6):780-802.

44. Greaves MW. The physical urticarias. *Clin Exp Allergy.* 1991;21(Suppl 1):284-289.

45. Khakoo G, Sofianou-Katsoulis A, Perkin MR, *et al.* Clinical features and natural history of physical urticaria in children. *Pediatr Allergy Immunol.* 2008;19(4):363-366.

46. Abajian M, Schoepke N, Altrichter S, *et al.* Physical urticarias and cholinergic urticaria. *Immunol Allergy Clin North Am.* 2014;34(1):73-88.

47. Murphy GM, Zollman PE, Greaves MW, *et al.* Symptomatic dermographism (factitious urticaria)—passive transfer experiments from human to monkey. *Br J Dermatol.* 1987;116(6):801-804.

48. Ryan TJ, Shim-Young N, Turk JL. Delayed pressure urticaria. *Br J Dermatol.* 1968;80(8):485-490.

49. Haas N, Toppe E, Henz BM. Microscopic morphology of different types of urticaria. *Arch Dermatol.* 1998;134(1):41-46.

50. Hermes B, Prochazka AK, Haas N, *et al.* Upregulation of TNF-α and IL-3 expression in lesional and uninvolved

skin in different types of urticaria. *J Allergy Clin Immunol.* 1999;103(2 Pt 1):307-314.

51. Magerl M, Philipp S, Manasterski M, *et al.* Successful treatment of delayed pressure urticaria with anti-TNF-α. *J Allergy Clin Immunol.* 2007;119(3):752-754.

52. Kobza-Black A. Delayed pressure urticaria. *J Investig Dermatol Symp Proc.* 2001;6(2):148-149.

53. Nettis E, Pannofino A, Cavallo E, *et al.* Efficacy of montelukast, in combination with loratadine, in the treatment of delayed pressure urticaria. *J Allergy Clin Immunol.* 2003;112(1):212-213.

54. Swerlick RA, Puar N. Delayed pressure urticaria: response to treatment with sulfasalazine in a case series of seventeen patients. *Dermatol Ther.* 2015;28(5):318-322.

55. Eskeland S, Tanum L, Halvorsen JA. Delayed pressure urticaria treated with the selective serotonin reuptake inhibitor escitalopram. *Clin Exp Dermatol.* 2016;41(5):526-528.

56. Geller M. Successful treatment of occupational delayed pressure urticaria and angioedema with omalizumab. *Ann Allergy Asthma Immunol.* 2016;116(1):81-82.

57. Roelandts R. Diagnosis and treatment of solar urticaria. *Dermatol Ther.* 2003;16(1):52-56.

58. Grundmann SA, Ständer S, Luger TA, *et al.* Antihistamine combination treatment for solar urticaria. *Br J Dermatol.* 2008;158(6):1384-1386.

59. Aubin F, Avenel-Audran M, Jeanmougin M, *et al.* Omalizumab in patients with severe and refractory solar urticaria: a phase II multicentric study. *J Am Acad Dermatol.* 2016;74(3):574-575.

60. Vadas P, Sinilaite A, Chaim M. Cholinergic urticaria with anaphylaxis: an underrecognized clinical entity. *J Allergy Clin Immunol Pract.* 2016;4(2):284-291.

61. Kaplan AP, Gray L, Shaff RE, *et al.* In vivo studies of mediator release in cold urticaria and cholinergic urticaria. *J Allergy Clin Immunol.* 1975;55(6):394-402.

62. Hirschmann JV, Gray L, Shaff RE, *et al.* Cholinergic urticaria. A clinical and histologic study. *Arch Dermatol.* 1987;123(4):462-467.

63. Metz M, Bergmann P, Zuberbier T, *et al.* Successful treatment of cholinergic urticaria with anti-immunoglobulin E therapy. *Allergy.* 2008;63(2):247-249.

64. Shelley WB, Shelley ED. Adrenergic urticaria: a new form of stress-induced hives. *Lancet.* 1985;2(8463):1031-1033.

65. Koh YI, Choi IS, Lee SH, *et al.* Localized heat urticaria associated with mast cell and eosinophil degranulation. *J Allergy Clin Immunol.* 2002;109(4):714-715.

66. Michaelsson G, Ros AM. Familial localized heat urticaria of delayed type. *Acta Derm Venereol.* 1971;51(4):279-283.

67. Katsarou-Katsari A, Makris M, Lagogianni E, *et al.* Clinical features and natural history of acquired cold urticaria in a tertiary referral hospital: a 10-year prospective study. *J Eur Acad Dermatol Venereol.* 2008;22(12):1405-1411.

68. Wanderer AA, Grandel KE, Wasserman SI, *et al.* Clinical characteristics of cold-induced systemic reactions in acquired cold urticaria syndromes: recommendations for prevention of this complication and a proposal for a diagnostic classification of cold urticaria. *J Allergy Clin Immunol.* 1986;78(3 Pt 1):417-423.

69. Lee CW, Sheffer AL. Primary acquired cold urticaria. *Allergy Asthma Proc.* 2003;24(1):9-12.

70. Kaplan AP. Chronic urticaria: pathogenesis and treatment. *J Allergy Clin Immunol.* 2004;114(3):465-474;quiz 475.

71. Boyce JA. Successful treatment of cold-induced urticaria/anaphylaxis with anti-IgE. *J Allergy Clin Immunol.* 2006;117(6):1415-1418.

72. Costanzi JJ, Coltman CA Jr. Kappa chain cold precipitable immunoglobulin G (IgG) associated with cold urticaria. I. Clinical observations. *Clin Exp Immunol.* 1967;2(2):167-178.

73. Costanzi JJ, Coltman CA Jr, Donaldson VH. Activation of complement by a monoclonal cryoglobulin associated with cold urticaria. *J Lab Clin Med.* 1969;74(6):902-910.

74. Sigler RW, Evans R III, Horakova Z, *et al.* The role of cyproheptadine in the treatment of cold urticaria. *J Allergy Clin Immunol.* 1980;65(4):309-312.

75. Siebenhaar F, Degener F, Zuberbier T, *et al.* High-dose desloratadine decreases wheal volume and improves cold provocation thresholds compared with standard-dose treatment in patients with acquired cold urticaria: a randomized, placebo-controlled, crossover study. *J Allergy Clin Immunol.* 2009;123(3):672-679.

76. Park H, Kim HS, Yoo DS, *et al.* Aquagenic urticaria: a report of two cases. *Ann Dermatol.* 2011;23(Suppl 3):S371-S374.

77. Nosbaum A, Pecquet C, Bayrou O, *et al.* Treatment with propranolol of 6 patients with idiopathic aquagenic pruritus. *J Allergy Clin Immunol.* 2011;128(5):1113.

78. Deroux A, Boccon-Gibod I, Fain O, *et al.* Hereditary angioedema with normal C1 inhibitor and factor XII mutation: a series of 57 patients from the French National Center of Reference for Angioedema. *Clin Exp Immunol.* 2016;185(3):332-337.

79. Cicardi M, Aberer W, Banerji A, *et al.* Classification, diagnosis, and approach to treatment for angioedema: consensus report from the Hereditary Angioedema International Working Group. *Allergy.* 2014;69(5):602-616.

80. Davis AE III. Hereditary angioedema: a current state-of-the-art review, III: mechanisms of hereditary angioedema. *Ann Allergy Asthma Immunol.* 2008;100(1 Suppl 2):S7-S12.

81. Longhurst HJ, Farkas H, Craig T, *et al.* HAE international home therapy consensus document. *Allergy Asthma Clin Immunol.* 2010;6(1):22.

82. Zuraw BL, Busse PJ, White M, *et al.* Nanofiltered C1 inhibitor concentrate for treatment of hereditary angioedema. *N Engl J Med.* 2010;363(6):513-522.

83. Farkas H, Jakab L, Temesszentandrási G, *et al.* Hereditary angioedema: a decade of human C1-inhibitor concentrate therapy. *J Allergy Clin Immunol.* 2007;120(4):941-947.

84. Lumry WR, Li HH, Levy RJ, *et al.* Randomized placebo-controlled trial of the bradykinin B(2) receptor antagonist icatibant for the treatment of acute attacks of hereditary angioedema: the FAST-3 trial. *Ann Allergy Asthma Immunol.* 2011;107(6):529-537.

85. Craig TJ, Li HH, Riedl M, *et al.* Characterization of anaphylaxis after ecallantide treatment of hereditary angioedema attacks. *J Allergy Clin Immunol Pract.* 2015;3(2):206.e4-212.e4.

86. Frank M, Gelfand JA, Alling DW, *et al.* Epsilon aminocaproic acid for hereditary angioedema. *N Engl J Med.* 1977;296(21):1235-1236.

87. Sheffer AL, Austen KF, Rosen FS. Tranexamic acid therapy in hereditary angioneurotic edema. *N Engl J Med.* 1972;287(9):452-454.

88. Riedl MA. Critical appraisal of androgen use in hereditary angioedema: a systematic review. *Ann Allergy Asthma Immunol.* 2015;114(4):281.e7-288.e7.

89. Cicardi M, Bergamaschini L, Cugno M, et al. Long-term treatment of hereditary angioedema with attenuated androgens: a survey of a 13-year experience. *J Allergy Clin Immunol*. 1991;87(4):768-773.

90. Bowen B, Hawk JJ, Sibunka S, et al. A review of the reported defects in the human C1 esterase inhibitor gene producing hereditary angioedema including four new mutations. *Clin Immunol*. 2001;98(2):157-163.

91. Breitbart SI, Bielory L. Acquired angioedema: autoantibody associations and C1q utility as a diagnostic tool. *Allergy Asthma Proc*. 2010;31(5):428-434.

92. Gelfand JA, Boss GR, Conley CL, et al. Acquired C1 esterase inhibitor deficiency and angioedema: a review. *Medicine (Baltimore)*. 1979;58(4):321-328.

93. Zingale LC, Castelli R, Zanichelli A, et al. Acquired deficiency of the inhibitor of the first complement component: presentation, diagnosis, course, and conventional management. *Immunol Allergy Clin North Am*. 2006;26(4):669-690.

94. Patterson R, Mellies CJ, Blankenship ML, et al. Vibratory angioedema: a hereditary type of physical hypersensitivity. *J Allergy Clin Immunol*. 1972;50(3):174-182.

95. Boyden SE, Desai A, Cruse G, et al. Vibratory urticaria associated with a missense variant in ADGRE2. *N Engl J Med*. 2016;374(7):656-663.

96. Caplan RM. The natural course of urticaria pigmentosa. Analysis and follow-up of 112 cases. *Arch Dermatol*. 1963;87:146-157.

97. Volonakis M, Katsarou-Katsari A, Stratigos J. Etiologic factors in childhood chronic urticaria. *Ann Allergy*. 1992;69(1):61-65.

98. Chansakulporn S, Pongpreuksa S, Sangacharoenkit P, et al. The natural history of chronic urticaria in childhood: a prospective study. *J Am Acad Dermatol*. 2014;71(4):663-668.

99. Kostis JB, Packer M, Black HR, et al. Omapatrilat and enalapril in patients with hypertension: the Omapatrilat Cardiovascular Treatment vs. Enalapril (OCTAVE) trial. *Am J Hypertens*. 2004;17(2):103-111.

100. Malde B, Regalado J, Greenberger PA. Investigation of angioedema associated with the use of angiotensin-converting enzyme inhibitors and angiotensin receptor blockers. *Ann Allergy Asthma Immunol*. 2007;98(1):57-63.

101. Irons BK, Kumar A. Valsartan-induced angioedema. *Ann Pharmacother*. 2003;37(7-8):1024-1027.

102. Imbalzano E, Casciaro M, Quartuccio S, et al. Association between urticaria and virus infections: a systematic review. *Allergy Asthma Proc*. 2016;37(1):18-22.

103. Wedi B, Raap U, Wieczorek D, et al. Urticaria and infections. *Allergy Asthma Clin Immunol*. 2009;5(1):10.

104. Sampson HA. Jerome Glaser lectureship. The role of food allergy and mediator release in atopic dermatitis. *J Allergy Clin Immunol*. 1988;81(4):635-645.

105. Kaplan AP. What the first 10,000 patients with chronic urticaria have taught me: a personal journey. *J Allergy Clin Immunol*. 2009;123(3):713-717.

106. Sampson HA. Food allergy. Part 2: diagnosis and management. *J Allergy Clin Immunol*. 1999;103(6):981-989.

107. Gu H, Li L, Gu M, et al. Association between *Helicobacter pylori* infection and chronic urticaria: a meta-analysis. *Gastroenterol Res Pract*. 2015;2015:486974.

108. Gimenez-Arnau A, Maurer M, De La Cuadra J, et al. Immediate contact skin reactions, an update of contact urticaria, contact urticaria syndrome and protein contact dermatitis—"a never ending story." *Eur J Dermatol*. 2010;20(5):552-562.

109. Chen YJ, Wu CY, Shen JL, et al. Cancer risk in patients with chronic urticaria: a population-based cohort study. *Arch Dermatol*. 2012;148(1):103-108.

110. Brown NA, Carter JD. Urticarial vasculitis. *Curr Rheumatol Rep*. 2007;9(4):312-319.

111. Kozel MM, Bossuyt PM, Mekkes JR, et al. Laboratory tests and identified diagnoses in patients with physical and chronic urticaria and angioedema: a systematic review. *J Am Acad Dermatol*. 2003;48(3):409-416.

112. Viswanathan RK, Biagtan MJ, Mathur SK. The role of autoimmune testing in chronic idiopathic urticaria. *Ann Allergy Asthma Immunol*. 2012;108(5):337.e1-341.e1.

113. Bakker, RA, Nicholas MW, Smith TT, et al. In vitro pharmacology of clinically used central nervous system-active drugs as inverse H(1) receptor agonists. *J Pharmacol Exp Ther*. 2007;322(1):172-179.

114. Finn AF Jr, Kaplan AP, Fretwell R, et al. A double-blind, placebo-controlled trial of fexofenadine HCl in the treatment of chronic idiopathic urticaria. *J Allergy Clin Immunol*. 1999;104(5):1071-1078.

115. Campoli-Richards DM, Buckley MM, Fitton A. Cetirizine. A review of its pharmacological properties and clinical potential in allergic rhinitis, pollen-induced asthma, and chronic urticaria. *Drugs*. 1990;40(5):762-781.

116. Dubuske LM. Levocetirizine: the latest treatment option for allergic rhinitis and chronic idiopathic urticaria. *Allergy Asthma Proc*. 2007;28(6):724-734.

117. DuBuske L. Desloratadine for chronic idiopathic urticaria: a review of clinical efficacy. *Am J Clin Dermatol*. 2007;8(5):271-283.

118. Egan CA, Rallis TM. Treatment of chronic urticaria with ketotifen. *Arch Dermatol*. 1997;133(2):147-149.

119. Huston, DP, Bressler RB, Kaliner M, et al. Prevention of mast-cell degranulation by ketotifen in patients with physical urticarias. *Ann Intern Med*. 1986;104(4):507-510.

120. Greene SL, Reed CE, Schroeter AL. Double-blind crossover study comparing doxepin with diphenhydramine for the treatment of chronic urticaria. *J Am Acad Dermatol*. 1985;12(4):669-675.

121. Staevska M, Popov TA, Kralimarkova T, et al. The effectiveness of levocetirizine and desloratadine in up to 4 times conventional doses in difficult-to-treat urticaria. *J Allergy Clin Immunol*. 2010;125(3):676-682.

122. de Silva NL, Damayanthi H, Rajapakse AC, et al. Leukotriene receptor antagonists for chronic urticaria: a systematic review. *Allergy Asthma Clin Immunol*. 2014;10(1):24.

123. Erbagci Z. The leukotriene receptor antagonist montelukast in the treatment of chronic idiopathic urticaria: a single-blind, placebo-controlled, crossover clinical study. *J Allergy Clin Immunol*. 2002;110(3):484-488.

124. Kaplan A, Ledford D, Ashby M, et al. Omalizumab in patients with symptomatic chronic idiopathic/spontaneous urticaria despite standard combination therapy. *J Allergy Clin Immunol*. 2013;132(1):101-109.

125. Maurer M, Rosén K, Hsieh HJ, et al. Omalizumab for the treatment of chronic idiopathic or spontaneous urticaria. *N Engl J Med*. 2013;368(10):924-935.

126. Kaplan A, Ferrer M, Bernstein JA, *et al*. Timing and duration of omalizumab response in patients with chronic idiopathic/spontaneous urticaria. *J Allergy Clin Immunol*. 2016;137(2):474-481.

127. Kaplan A, Gimenez-Arnau A, Saini S. Mechanisms of action that contribute to efficacy of omalizumab in chonic spontaneous urticaria. *Allergy*. 2017;72(4):519-533.

128. Grattan CE, O'Donnell BF, Francis DM, *et al*. Randomized double-blind study of cyclosporin in chronic 'idiopathic' urticaria. *Br J Dermatol*. 2000;143(2):365-372.

129. Serhat Inaloz H, Ozturk S, Akcali C, *et al*. Low-dose and short-term cyclosporine treatment in patients with chronic idiopathic urticaria: a clinical and immunological evaluation. *J Dermatol*. 2008;35(5):276-282.

130. Seth S, Khan DA. The comparative safety of multiple alternative agents in refractory chronic urticaria patients. *J Allergy Clin Immunol Pract*. 2017;5(1):165.e2-170.e2.

131. Reeves GE, Boyle MJ, Bonfield J, *et al*. Impact of hydroxychloroquine therapy on chronic urticaria: chronic autoimmune urticaria study and evaluation. *Intern Med J*. 2004;34(4):182-186.

132. Morgan M, Cooke A, Rogers L, *et al*. Double-blind placebo-controlled trial of dapsone in antihistamine refractory chronic idiopathic urticaria. *J Allergy Clin Immunol Pract*. 2014;2(5):601-606.

133. Pho LN, Eliason MJ, Regruto M, *et al*. Treatment of chronic urticaria with colchicine. *J Drugs Dermatol*. 2011;10(12):1423-1428.

134. Perez A, Woods A, Grattan CE. Methotrexate: a useful steroid-sparing agent in recalcitrant chronic urticaria. *Br J Dermatol*. 2010;162(1):191-194.

135. Kessel A, Bamberger E, Toubi E. Tacrolimus in the treatment of severe chronic idiopathic urticaria: an open-label prospective study. *J Am Acad Dermatol*. 2005;52(1):145-148.

136. Shahar E, Bergman R, Guttman-Yassky E, *et al*. Treatment of severe chronic idiopathic urticaria with oral mycophenolate mofetil in patients not responding to antihistamines and/or corticosteroids. *Int J Dermatol*. 2006;45(10): 1224-1227.

137. Engler RJ, Squire E, Benson P. Chronic sulfasalazine therapy in the treatment of delayed pressure urticaria and angioedema. *Ann Allergy Asthma Immunol*. 1995;74(2):155-159.

138. McGirt LY, Vasagar K, Gober LM, *et al*. Successful treatment of recalcitrant chronic idiopathic urticaria with sulfasalazine. *Arch Dermatol*. 2006;142(10):1337-1342.

CAPÍTULO 32

Atención del paciente con prurito

BARRY LADIZINSKI Y DAVID C. REID

■ INTRODUCCIÓN

El prurito, o comezón, es una percepción frecuente, compleja y a menudo debilitante, que cuando es lo suficientemente intensa puede provocar el rascado consciente o reflejo, o el deseo de hacerlo. La palabra *prurito* se origina del latín *prurire* (picazón). El sufijo "ito" no debe confundirse con el derivado del griego "itis", que significa "inflamación". Si bien la molestia temporal de prurito, como el que ocurre después del piquete de un insecto, es frecuente, aquel generalizado, grave o persistente puede ser incapacitante y sugerente de una enfermedad interna.

El prurito es el síntoma dermatológico de más frecuente informe. Cuando es síntoma de un problema cutáneo visible, se puede discernir su etiología a partir de la exploración física o la biopsia. El prurito en ausencia de datos cutáneos, sin embargo, es un reto para el diagnóstico y el tratamiento eficaz puede ser elusivo. Este capítulo se inicia con un repaso del prurito, y después se aborda su estudio y tratamiento en ausencia de enfermedad cutánea.

■ CLASIFICACIÓN

No hay una clasificación universalmente aceptada de prurito y la nomenclatura es variable. En general se le describe como "cutáneo" (por enfermedad de la piel) o "esencial" (carente de datos cutáneos). También puede distinguirse con base en su origen: dermatológico o pruritoceptivo (que se origina en la piel por irritación local), sistémico (que ocurre por alteración patológica de órganos internos), neurogénico/neuropático (por enfermedades del sistema nervioso central o periférico) y psicógeno (por enfermedad psiquiátrica).

En el año 2007, en el International Forum for the Study of Itch (foro internacional para el estudio del prurito) se constituyó una clasificación con bases clínicas para las enfermedades pruriginosas (1):

1. Prurito en piel enferma (inflamada).
2. Prurito en piel no enferma (sin inflamación).
3. Prurito con lesiones por rascado, secundariamente grave.

En este capítulo se hace énfasis en el grupo II. No obstante, es importante señalar que la presencia de datos cutáneos no descarta una causa sistémica subyacente y que la ausencia de exantema no equivale a una enfermedad sistémica.

■ FISIOPATOLOGÍA

Durante mucho tiempo se ha creído que los receptores nociceptivos en la piel median ambos, el prurito (por una activación leve) y el dolor (por una activación más fuerte), pero las pruebas más recientes sugieren que hay receptores y nervios específicos, que de manera selectiva conducen la percepción del prurito. La sensación desencadenante se transmite por un subgrupo funcionalmente distinto de fibras C aferentes no mielinizadas (2), de neuronas que responden a la histamina, la interleucina 2, los cambios del sistema de opioide μ y κ y la sustancia P (SP) (3). Son insensibles a los estímulos mecánicos. Diversos receptores pueden encargarse del prurito resultante de estímulos eléctricos o fricción. Después de alcanzar las neuronas del asta dorsal de la médula espinal, el estímulo viaja hasta el hipotálamo y la corteza cerebral para producir la sensación de prurito y, por activación de la corteza motora, el deseo de rascarse.

■ ETIOLOGÍA

El prurito sin lesiones cutáneas puede presentarse por una enfermedad sistémica subyacente, resultar de una afección neuropsiquiátrica o ser un efecto adverso del tratamiento farmacológico. En total, 10 a 50% de los pacientes con prurito presentan una enfermedad sistémica subyacente, nefropatía crónica, colestasis, cánceres hematológicos, disfunción tiroidea, infección por VIH y síndrome carcinoide, los más frecuentes (4).

■ INTERROGATORIO

Un interrogatorio detallado es indispensable para dilucidar la causa del prurito. En pacientes sin datos cutáneos visibles, las asociaciones temporales, los factores ambientales y síntomas sistémicos pueden ser claves diagnósticas

TABLA 32-1 PREGUNTAS DE HISTORIA CLÍNICA PARA EL PACIENTE CON PRURITO

- **Distribución:** generalizada, localizada, acral (colestasis)
- **Naturaleza/calidad:** sensación ardorosa, dolorosa, de entumecimiento, hormigueo
- **Periodicidad:** paroxístico, constante, diurno, nocturno
- **Duración:** días, semanas, meses, años
- **Intensidad:** leve, moderada, importante, que interfiere con las actividades diarias y el sueño
- **Factores de provocación/exacerbación:** ambientales, ejercicio, ocupacionales, baño
- **Antecedentes médicos:** diátesis atópica, alergias conocidas, enfermedades sistémicas; afecciones renales, hepáticas, endocrinas, hematológicas
- **Revisión de aparatos y sistemas:** fiebre, calosfríos, disminución de peso, fatiga, ictericia, intolerancia de temperaturas altas
- **Medicamentos:** sistémicos, de venta libre, complementos de herbolaria, tópicos, ilícitos
- **Antecedentes sociales:** ocupación, situación de vida, historia de viajes y sexual

importantes. Ninguna característica clínica particular ayuda a definir la probabilidad de una enfermedad subyacente, pero se puede hacer algo de predicción a partir de la suma de las manifestaciones. En ocasiones se requieren múltiples consultas y revisiones de diarios guardados por el paciente.

Las preguntas principales se sugieren en la tabla 32-1. El inicio abrupto de un prurito intenso es raro ante una enfermedad sistémica, donde se suele presentar de manera insidiosa. Las enfermedades sistémicas a menudo producen prurito generalizado simétrico, en tanto una distribución localizada sugiere una etiología neuropática, como el prurito braquiorradial (5) o la notalgia parestética. Antes de las preguntas directas, el paciente tal vez no se percate de que el prurito se presenta en momentos específicos del día o tiene relación con actividades particulares, como el baño o el ejercicio. El prurito, por lo general, es más problemático durante la noche, de modo que sus variaciones diurnas son de utilidad diagnóstica limitada.

La sensación de insectos que se arrastran y muerden bajo la piel se denomina formicación y puede ser un síntoma de depresión o un efecto secundario de ciertas drogas. Sin embargo, la presencia de una creencia psicológica localizada fija e inmutable de que el malestar surge de una infestación, a pesar de la ausencia de pruebas objetivas presagia los delirios de parasitosis o de infestación ilusoria. Un signo revelador es el de acudir al consultorio con pequeñas bolsas o cajas de pelusas, escamas cutáneas y fibras textiles para su estudio al microscopio, lo que se conoce como el "signo de la caja de cerillos" o "signo de la bolsa de cierre automático". Los delirios de parasitosis tienen relación con la enfermedad de Morgellons (6).

En la tabla 32-2 se enlistan los medicamentos que se sabe causan o empeoran el prurito. Asimismo, es interesante que algunos que se sabe exacerban el prurito en una situación, pueden aliviarlo en otro, e incluyen ácido acetilsalicílico, usado junto con paroxetina para el prurito relacionado con la policitemia vera (7, 8), y

la indometacina, a veces útil para el prurito relacionado con la infección por VIH (9).

La revisión de los sistemas puede ayudar a descubrir una enfermedad sistémica. La fiebre, la disminución de peso y la fatiga, tal vez sugieran cáncer, como el linfoma. Los síntomas frecuentes de enfermedad tiroidea incluyen intolerancia del calor o frío, diarrea o estreñimiento y pérdida o cambio del pelo. Los síntomas neurológicos en presencia de prurito paroxístico pueden ser una clave de la esclerosis múltiple (10). La información acerca de la conducta sexual, el uso de sustancias ilícitas, las transfusiones sanguíneas, las situaciones de la vida personal y los viajes pueden llevar a la identificación temprana de infecciones e infestaciones.

■ EXPLORACIÓN FÍSICA

En la mayoría de los casos de prurito se manifiesta una afección primaria obvia, como la dermatitis atópica, la urticaria o la reacción a artrópodos. La ausencia de datos fácilmente visibles no descarta la posibilidad de una causa cutánea primaria. Xerosis y escabiosis, por ejemplo, pueden fácilmente pasarse por alto; se requiere una inspección cuidadosa para identificar las escamas y pápulas finas y los túneles, respectivamente. Para confirmar la presencia de organismos (11) o su ausencia (12) se puede utilizar dermatoscopia. Debido a que la urticaria es intermitente, a menudo no se visualizan ronchas durante una exploración física en el consultorio. Sin embargo, la presencia de dermatografismo, que se puede provocar por el golpe firme de la piel del paciente con un abatelenguas, ayuda a sugerir el diagnóstico. La fibrosis cutánea activa en la esclerosis sistémica suele ser pruriginosa y la piel parecer lisa y tensa. En este sentido, es importante no confundir las excoriaciones, los nódulos por prurigo o la liquenificación (piel engrosada con aumento de sus marcas superficiales) como datos cutáneos primarios. Estas lesiones secundarias son resultado del frotamiento crónico, las punciones o el rascado. Dada

TABLA 32-2 CAUSAS SISTÉMICAS COMUNES DE PRURITO GENERALIZADO

INSUFICIENCIA RENAL CRÓNICA

COLESTASIS HEPÁTICA (ENFERMEDAD HEPÁTICA OBSTRUCTIVA DE TODOS LOS TIPOS)

- Cirrosis biliar primaria
- Colangitis esclerosante primaria
- Coledocolitiasis
- Carcinoma de los conductos biliares
- Hepatitis viral
- Hepatitis inducida por fármacos
- Colestasis asociada con el embarazo

ENDOCRINAS

- Afección funcional tiroidea o paratiroidea

CÁNCER

- Enfermedad de Hodgkin
- Linfoma no hodgkiniano
- Leucemia mieloide y linfática
- Mielodisplasia
- Tumores sólidos, carcinoides

HEMATOLÓGICAS

- Policitemia vera
- Paraproteinemia
- Mastocitosis

FARMACOLÓGICAS

- Cloroquina, clonidina, oro, litio, bloqueadores β, tamoxifeno, captopril, sulfonamidas, retinoides, tramadol, ácido acetilsalicílico, fármacos antiinflamatorios no esteroides, codeína, cocaína, morfina, hidroxietilalmidón[a]

PSICÓGENAS

- Depresión
- Trastorno de ansiedad generalizado
- Trastorno obsesivo compulsivo
- Delirios de parasitosis

NEUROLÓGICAS

- Notalgia parestésica
- Prurito braquiorradial
- Neuralgia posherpética

[a] El hidroxietilalmidón es un componente de los expansores de volumen coloides plasmáticos (70).

la naturaleza transitoria o episódica de algunas enfermedades cutáneas, la reexploración con el transcurso del tiempo puede llevar a obtener datos para el diagnóstico.

Para identificar una afección sistémica, es útil la exploración física estándar, que incluye valoraciones de caquexia, palidez, ictericia, ganglios linfáticos palpables y aumento de volumen de hígado o bazo. La exploración de las uñas puede revelar datos como la afección de mitad y mitad (nefropatía), uñas blancas de Terry (enfermedad hepática o endocrinopatía), coiloniquia (anemia por deficiencia de hierro) u onicolisis distal (hipertiroidismo). Los signos específicos de un aparato o sistema se detallan en la sección "Prurito en la enfermedad sistémica".

■ ESTUDIOS DE LABORATORIO E IMAGEN

Las pruebas de detección por laboratorio tal vez no sean necesarias ante el cuadro clínico inicial. Si el interrogatorio y la exploración física no sugieren una enfermedad sistémica, es razonable un tratamiento antipruriginoso de prueba (véase la sección "Tratamiento"). El prurito constante que no responde a tal tratamiento debe llevar a la investigación de enfermedades sistémicas (véase tabla 32-3).

Una biopsia cutánea puede en ocasiones ayudar a valorar enfermedades cutáneas subyacentes, que quizá muestren datos físicos sutiles, como la mastocitosis cutánea. Sin embargo, en ausencia de una enfermedad clínicamente aparente, debe evitarse la biopsia cutánea para prevenir el sobrediagnóstico, como el hallazgo de células cebadas en la dermis sin otra prueba que respalde una mastocitosis.

■ DIAGNÓSTICO DIFERENCIAL

El diagnóstico diferencial de las causas sistémicas de prurito generalizado es amplio, e incluye afecciones de los sistemas endocrino, hematológico, renal y hepático. También se sabe que varios cánceres y fármacos inducen prurito y también deben considerarse las afecciones neurológicas y psicógenas. Las afecciones subyacentes más frecuentes se enlistan en la tabla 32-2.

■ TRATAMIENTO

A pesar de los avances recientes, el tratamiento a menudo es frustrante. Los estudios clínicos de valoración de la eficacia son difíciles de interpretar, porque el efecto placebo va de 50 a 66% (13). A menudo, el tratamiento específico de la enfermedad sistémica particular es muy eficaz. La disminución del estrés y la ansiedad, así como el ejercicio físico y las técnicas de relajación, pueden también ser de beneficio.

Tratamiento tópico

El uso del tratamiento tópico apropiado es crucial, junto con la evitación del rascado y el frotamiento. Asimismo, son indispensables la modificación estricta de la conducta para evitar la manipulación y la promoción de la aplicación frecuente (al menos diaria) de emolientes. El baño en tina o regadera y el uso de jabón, a menudo agravan el prurito, incluso cuando hay una causa sistémica. Los fármacos oclusivos, como petrolato, aceite mineral y lanolina, actúan como barreras para disminuir la pérdida de agua de la piel. La glicerina, la urea y los

---

TABLA 32-3 VALORACIÓN POR LABORATORIO SUGERIDA DEL PACIENTE CON PRURITO GENERALIZADO DE ORIGEN DESCONOCIDO

Recomendadas

- Recuento hematológico completo con diferencial
- Química sanguínea que incluya nitrógeno ureico, creatinina y glucemia en ayuno
- De la función hepática: cuantificación de transaminasas, fosfatasa alcalina, bilirrubinas total y directa, γ-glutamil transpeptidasa
- De la función tiroidea: hormona estimulante del tiroides; si anormal, tiroxina (T_4) y triyodotironina (T_3)
- Velocidad de eritrosedimentación, proteína C reactiva

Opcionales (como indiquen los resultados de las pruebas antes mencionadas o la exploración)

- Radiografía de tórax
- Estudio de heces en busca de huevecillos, parásitos y sangre oculta
- Pruebas del virus de la inmunodeficiencia humana
- Pruebas de la hepatitis viral
- Función paratiroidea: hormona paratiroidea, calcio, fosfato
- Triptasa sérica, histamina en orina de 24 h
- Electroforesis de proteínas séricas con inmunofijación
- Electroforesis de proteínas urinarias con inmunofijación
- Ultrasonografía abdominal/TC
- Estudios del hierro: hierro y ferritina séricos, transferrina (capacidad total de unión de hierro)
- La biopsia cutánea rara vez es útil y puede causar confusión diagnóstica

TC, tomografía computarizada.

ácidos α-hidroxi son tipos de humectantes que ayudan a llevar agua al estrato córneo. Los humidificantes más recientes contienen ceramida, un componente natural de la capa lipídica de la piel que aumenta la hidratación. Los productos grasosos espesos son, en general, los más eficaces, pero su textura y aspecto desagradables pueden afectar el cumplimiento del paciente, por lo que quizá sean mejor tolerados los esquemas combinados, con uso de una crema no oleosa durante el día y un ungüento más espeso por la noche. La aplicación del emoliente después del baño, mientras la piel aún está húmeda, ayuda a prevenir la xerosis del estrato córneo causada por la evaporación del agua.

Otros pilares del tratamiento tópico incluyen contrairritantes de enfriamiento (mentol, fenol o alcanfor) o anestésicos tópicos (lidocaína o pramoxina). La capsaicina, un alcaloide natural que se encuentra en los chiles, activa la potencial liberación transitoria de vaniloide-1, que inicialmente induce la liberación de SP por neuronas sensoriales periféricas, lo que produce un dolor ardoroso. La aplicación, no obstante, consume la SP e impide su reacumulación, lo que así disminuye el prurito (14). Una formula tópica de naltrexona, un antagonista del receptor de opioides que regula la expresión del receptor de opiáceos μ epidérmicos, también mostró disminuir el prurito (15). La difenhidramina tópica debe evitarse por el alto riesgo de sensibilización vinculado, y la doxepina tópica puede ser problemática por sus efectos colaterales sistémicos potenciales. En fecha reciente, una combinación de ketamina y amitriptilina tópicas se vinculó con la mejoría del prurito neuropático asociado con el correspondiente braquiorradial (16) y el herpes zóster (17).

Los esteroides tópicos pueden ayudar a romper el ciclo prurito-rascado, que exacerba el eccema o la liquenificación, pero debería usarse solo en presencia de inflamación cutánea y no de manera indiscriminada. Los esteroides de potencia moderada, como el acetónido de triamcinolona en ungüento al 0.1%, se reservan para el tronco y las extremidades, en tanto los preparados más leves, como la crema de hidrocortisona al 1%, son apropiados para la cara, las ingles o las axilas, donde la piel es delgada y más susceptible a la atrofia. Los inhibidores tópicos de la calcineurina (p. ej., tacrolimus, pimecrolimus) son inmunorreguladores que muestran una eficacia comparable a la de los corticoesteroides leves (18). A menudo causan un malestar ardoroso temporal de la piel, pero carecen de los efectos adversos a largo plazo de los esteroides.

Tratamiento sistémico

Los antihistamínicos H$_1$ a menudo se usan para aliviar el prurito vinculado con la urticaria, una afección mediada por la IgE. Sin embargo, cuando son usados para aliviar el prurito sin otras manifestaciones cutáneas, su principal efecto tal vez sea soporífero más bien que, en realidad, antipruriginoso (19). En consecuencia, se pueden utilizar los antihistamínicos de primera generación H$_1$ sedantes, pero los H$_2$ y H$_3$ no están indicados.

Los antagonistas del receptor μ de opioides, como la naltrexona, de administración oral, se han usado para el prurito generalizado de causas tanto dermatológicas como sistémicas (20), pero son de máxima utilidad en el prurito por colestasis (21, 22). Soluciones de naloxona se pueden usar para las exacerbaciones agudas (23). En fecha reciente se han usado los agonistas del receptor κ de opioides, butorfanol (24) y nalfurina (25), para tratar el prurito incoercible.

La gabapentina y su sucesor, la pregabalina, análogos estructurales del ácido γ-aminobutírico, regulan las vías de dolor y prurito del sistema nervioso central. Con titulación lenta ascendente son útiles para el prurito crónico (26).

De los inhibidores selectivos de la recaptación de serotonina, solo la paroxetina mostró mejorar el prurito relacionado con una enfermedad sistémica (27, 28), lo que sugiere que su beneficio puede llevarse a cabo a través de un mecanismo no serotoninérgico. La náusea es frecuente y el cese abrupto del fármaco puede causar prurito intenso y ansiedad aguda. La mirtazapina, un antidepresivo tetracíclico que funciona en el ámbito central por aumento de la secreción de noradrenalina y serotonina, también es antagonista de los receptores de serotonina, histamina H$_1$, adrenérgicos periféricos α$_1$, y los de antagonistas muscarínicos. En especial puede ser útil para casos difíciles de prurito nocturno, porque la sedación es un efecto secundario de frecuente informe (29).

Rara vez, se puede usar la talidomida, un inhibidor del factor α de necrosis tumoral y regulador inmunológico, pero su utilidad es limitada por el desarrollo casi universal de neuropatía periférica. La colestiramina, una resina de intercambio aniónico que une ácidos biliares en el tubo digestivo y así interrumpe su circulación enterohepática, se usó durante muchos años para aliviar el prurito colestásico (30, 31), pero en la actualidad, la rifampicina, un inductor de enzimas hepáticas, se considera el tratamiento ideal (32-34). El antipsicótico común, pimozida, y más recientemente no utilizados, olanzapina, risperidona y aripiprazol, se han usado para tratar a los pacientes con delirios de parasitosis o infestación (35-38).

El tratamiento con luz ultravioleta B (UVB, por sus siglas en inglés) de banda ancha y estrecha, por lo general, administrado durante unos cuantos minutos tres veces por semana, se considera el ideal del prurito de origen renal (39) y ha mostrado eficacia en el prurito colestásico, el acuagénico, el vinculado con la infección por VIH y la policitemia vera (40). El tratamiento con luz UVB disminuye las células cebadas dérmicas (41), presumiblemente por inducción de su apoptosis (42), y puede lograr la remisión con tan poco como 6 a 8 tratamientos (43).

Dado el vínculo del prurito con los mediadores de estrés relacionados, no es de sorprender que los abordajes psicológicos disminuyan su intensidad. El tratamiento conductual, la biorretroalimentación y los alternativos, como acupuntura y acupresión, pueden mejorar los síntomas y la calidad de vida (44, 45).

■ PRURITO EN LAS ENFERMEDADES SISTÉMICAS

Aunque hay pocas asociaciones definitivas entre síntomas o signos particulares y las causas sistémicas específicas de prurito, se pueden inferir algunas.

Prurito y nefropatía (prurito urémico)

Al menos de 30 a 90% de los pacientes con insuficiencia renal crónica presentan prurito constante (46). En contraste, la insuficiencia renal aguda rara vez causa prurito, lo que sugiere que, como con otros síntomas urémicos, el aumento de la urea o la creatinina sérica no es la causa. En su lugar, se han señalado cifras elevadas de histamina, serotonina e iones divalentes, como calcio, fosfato, magnesio y aluminio, así como el desequilibrio de los receptores de opioides μ y κ en los linfocitos. Además, los pacientes urémicos con prurito presentan más células cebadas desgranuladas en la dermis que aquellos sin el síntoma (47, 48). El inicio de diálisis no necesariamente alivia el prurito, tal vez porque hay alguna retención persistente de solutos (49). Por motivos desconocidos, aquellos pacientes de hemodiálisis son afectados más a menudo que aquellos con diálisis peritoneal ambulatoria continua (4). La afección de la disfunción inmunológica se infiere por la ausencia de prurito en aquellos con un riñón trasplantado con funcionamiento deficiente hasta que se discontinúa la inmunosupresión. La fibrosis sistémica nefrógena, una afección de los pacientes con nefropatía en etapa terminal (tasa de filtración glomerular < 30 mL/min/1.73 m^2) y el antecedente de exposición al medio de contraste que contiene gadolinio, puede ser muy pruriginosa durante las etapas tempranas de la fibrosis activa (50).

El prurito renal es un marcador independiente de mortalidad (51, 52), tal vez relacionado con su impacto negativo sobre la calidad del sueño. Por lo general es crónico (de 6 meses o más de duración) y frecuente, con casi 50% de los pacientes que experimenta síntomas a diario (46). Su distribución suele ser simétrica y generalizada, pero los síntomas se pueden localizar en el dorso, el abdomen, el cuero cabelludo o los brazos

(46, 53). La intensidad del prurito puede aumentar durante la noche, los meses de verano o de inmediato después de las sesiones de hemodiálisis. A la exploración física son evidentes la xerosis, la disminución de la agudeza mental (sugerente de uremia) y la neuropatía periférica.

Prurito y enfermedad hepática (prurito colestásico)

El prurito colestásico se relaciona con una alteración de la secreción de bilis y se presenta con todos los tipos de enfermedad hepática obstructiva (54) (véase tabla 32-2). Aunque las inyecciones intracutáneas de ácidos biliares producen prurito (55), el depósito de sales biliares en la piel no, como alguna vez se creyó. En la actualidad, los factores causantes incluyen aumento de la concentración de histamina, acumulación de productos pruritogénicos intermediarios en la síntesis de sales biliares y la secreción de sustancias pruritogénicas (p. ej., receptores de opioides) desde células hepáticas dañadas, epidérmicas y macrófagos (56), y liberación de sustancias pruritogénicas. El 70% de los pacientes con cirrosis biliar primaria sufre prurito (57) y a menudo es su síntoma de presentación. La desaparición espontánea del prurito en los pacientes con hepatitis puede significar un deterioro importante de la función hepática, con empeoramiento paralelo del pronóstico (58). El prurito vinculado con la enfermedad hepática es de inicio insidioso, de intensidad leve, y se comienza en las extremidades, con progreso subsiguiente hasta una afección generalizada; pueden persistir puntos calientes en las manos, los pies o en zonas restringidas por la ropa ajustada. Solo rara vez se afectan la cabeza, el cuello o los genitales. El rascado no alivia la sensación y los pacientes pueden realizarlo hasta sangrar, lo que produce erosiones lineales (excoriaciones) (59).

Los estigmas de la insuficiencia hepática a la exploración física están bien establecidos e incluyen ictericia, ascitis, dilatación de vasos sanguíneos abdominales (cabezas de medusa), púrpura, eritema palmar, angiomas en araña, ginecomastia, consumo de músculos pequeños, contracturas de Dupuytren y hepatoesplenomegalia.

Prurito vinculado con el cáncer

Los canceres sólidos rara vez se relacionan con prurito. Los carcinoides gástricos, a través de la secreción de serotonina, producen crisis de prurito con rubor intenso. En otros casos de cánceres sólidos, la parte dorsal de los brazos y la cara anterior de las piernas son los sitios preferentemente afectados. Tumores específicos se pueden vincular con un prurito localizado, como los encefálicos, que se presentan con prurito nasal, por ejemplo (60). Sin embargo, no se justifica una investigación

TABLA 32-4 TRATAMIENTOS DEL PRURITO GENERALIZADO

FARMACOLÓGICOS

Tópicos: emolientes, mentol, fenol, eucalipto, calamina, capsaicina, pramoxina, doxepina, naltrexona

Orales

Antihistamínicos sedantes: solo H_1

Antagonistas de opioides: naltrexona, naloxona

Neurológicos: gabapentina, pregabalina

Psiquiátricos: mirtazapina, paroxetina

Inmunorreguladores: talidomida

NO FARMACOLÓGICOS

Fototerapia (UVB de banda estrecha, UVB de banda ancha, psoraleno y UVA)

Tratamiento cognitivo conductual, disminución del estrés, biorretroalimentación

Acupuntura

Estimulación de un campo cutáneo (solo en el prurito localizado)

ESPECÍFICOS DE CAUSA

Prurito renal

Fototerapia con luz UVB (tres veces por semana)

Naltrexona (50-100 mg por vía oral a diario)

Gabapentina (200-300 mg después de las sesiones de hemodiálisis)

Talidomida (100 mg orales al día)

Prurito colestásico

Rifampicina (300-600 mg por vía oral a diario)

Colestiramina (4-16 g por vía oral a diario)

Naltrexona (25-250 mg por vía oral a diario)

Naloxona (en solución, titulada lentamente a razón de 2 µg/kg/min)

Talidomida (100 mg por vía oral diarios)

Policitemia vera

Ácido acetilsalicílico (325 mg por vía oral cada 8 h)

Prurito por infección por VIH

Indometacina (25 mg cada 8 h), fototerapia UVB (tres veces por semana)

Prurito asociado con el cáncer

Paroxetina (5-30 mg por vía oral, a diario)

Mirtazapina (7.5-30 mg por vía oral, a diario)
Aprepitant (80-125 mg por vía oral, a diario)

UVA, luz ultravioleta A; UVB, luz ultravioleta B.

completa respecto de tumores sólidos en pacientes con prurito generalizado, dado que su incidencia de cánceres sólidos es la misma que en la población general (61).

La asociación del prurito con cánceres hematológicos es más frecuente que los tumores sólidos, en particular el linfoma de Hodgkin, las leucemias y otros linfomas, y la policitemia vera. El prurito incoercible intenso acoplado con síntomas sistémicos (fiebre, escalofríos y sudores nocturnos) sugiere un linfoma. Hasta 30% de los pacientes con linfoma de Hodgkin informa de prurito, una clave importante, porque puede preceder al diagnóstico por hasta 5 años (56). La distribución suele ser generalizada, aunque se puede localizar en zonas de drenaje de los conductos linfáticos afectados. En ocasiones hay también una sensación ardorosa intensa.

Otros cánceres hematológicos vinculados con el prurito incluyen al linfoma no hodgkiniano (10% de los pacientes), el linfoma cutáneo de células T, la mastocitosis, el mieloma múltiple y las leucemias (más a menudo, la leucemia linfocítica crónica). El prurito de la leucemia es, por lo general, más leve que el del linfoma. En fecha reciente, el aprepitant, un antagonista del receptor oral de la neurocinina-1 (NK-1R), mostró eficacia para aliviar el prurito refractario (62), en particular en los pacientes con linfoma cutáneo de linfocitos T (63) y el prurito vinculado con el tratamiento biológico del cáncer (64). El aprepitant muestra sus propiedades antipruriginosas por prevención de la unión de NK-1R con su ligando SP, que posteriormente disminuye la concentración de SP, que tal vez contribuya al prurito (63, 64).

Prurito endocrino

La producción excesiva de hormona tiroidea en la tirotoxicosis lleva a la sobreactividad simpática, vasodilatación, elevación de la temperatura cutánea, activación de las vías de cinina y disminución del umbral del prurito, con el generalizado resultante en 4 a 11% de los pacientes (65). Por el contrario, el prurito del hipotiroidismo que afecta hasta 90% de los pacientes no es de origen metabólico, sino relacionado con la xerosis. El individuo hipotiroideo puede presentar una piel gruesa, áspera, con descamación, alopecia difusa, con cabello frágil y grueso, ptosis y pérdida del tercio lateral de las cejas (signo de Hertoghe o de Queen-Anne). El paciente con tirotoxicosis puede presentar piel lisa con hiperhidrosis, un temblor fino, pérdida difusa de pelo telógeno con cabello delgado, proptosis, onicólisis y, en ocasiones, urticaria.

A pesar del concepto popular, no se encuentra prurito generalizado con más frecuencia en los pacientes con diabetes que en la población general (66), y con la neuropatía periférica avanzada, toda la sensibilidad cutánea puede desaparecer. Las zonas localizadas de prurito pueden ser resultado de candidosis cutánea, liquen simple crónico o eccema numular.

Pacientes sin signos cutáneos relacionados con una enfermedad infecciosa

El prurito puede ser el síntoma de presentación de una infección por VIH. Asimismo, ocurre prurito intenso con la infección progresiva (cifra de linfocitos CD4 menor de 50/mm³), tal vez por el efecto de las proteínas virales sobre las neuronas nociceptivas. Otros signos de la infección por VIH son igualmente inespecíficos, pero incluyen disminución de peso, dermatitis seborreica, sarcoma de Kaposi y otras infecciones concomitantes (67).

Prurito hematológico

Ocurre prurito en hasta 50% de los pacientes con policitemia vera y, a menudo, precede al diagnóstico por varios años. El prurito es característicamente acuagénico (p. ej., ocurre un prurito intenso punzante al contacto con el agua a cualquier temperatura) (68) y un descenso súbito en la temperatura ambiental puede causar síntomas similares. También hay aumento de la histamina plasmática, los basófilos circulantes y las células cebadas cutáneas desgranuladas (65). La exploración física puede revelar esplenomegalia, hepatomegalia y plétora, rubor facial, de la mucosa y las conjuntivas. A pesar de informes previos, la deficiencia de hierro, en ausencia de otros datos, no produce prurito (69).

■ REFERENCIAS

1. Stander S, Weisshaar E, Mettang T, et al. Clinical classification of itch: a position paper of the International Forum for the Study of Itch. *Acta Derm Venereol*. 2007;87(4):291-294.
2. Schmelz M, Schmidt R, Bickel A, et al. Specific C-receptors for itch in human skin. *J Neurosci*. 1997;17(20):8003-8008.
3. Twycross R, Greaves MW, Handwerker H, et al. Itch: scratching more than the surface. *QJM*. 2003;96(1):7-26.
4. Bernhard JD. *Itch: Mechanisms and Management of Pruritus*. New York, NY: McGraw-Hill, 1994.
5. Lane JE, McKenzie JT, Spiegel J. Brachioradial pruritus: a case report and review of the literature. *Cutis*. 2008;81(1): 37-40.
6. Harvey WT. Morgellons disease. *J Am Acad Dermatol*. 2007; 56(4):705-706.
7. Jackson N, Burt D, Crocker J, et al. Skin mast cells in polycythemia vera: relationship to the pathogenesis and treatment of pruritus. *Br J Dermatol*. 1987;116(1):21-29.
8. Tefferi A, Fonseca R. Selective serotonin reuptake inhibitors are effective in the treatment of polycythemia vera-associated pruritus. *Blood*. 2002;99(7):2627.
9. Smith KJ, Skelton HG, Yeager J, et al. Pruritus in HIV-1 disease: therapy with drugs which may modulate the pattern of immune dysregulation. *Dermatology*. 1997;195(4):353-358.
10. Koeppel MC, Bramont C, Ceccaldi M, et al. Paroxysmal pruritus and multiple sclerosis. *Br J Dermatol*. 1993;129(5): 597-598.
11. Cinotti E, Espinasse M, Labeille B, et al. Dermoscopy, confocal microscopy and optical coherence tomography for the diagnosis of bedbug infestation. *J Eur Acad Dermatol Venereol*. 2017;31(4):e203-e204.
12. Ladizinski B, Elpern DJ. Dermoscopy in delusions of parasitosis. *Int J Dermatol*. 2013;52(7):838-839.
13. Yosipovitch G, David M. The diagnostic and therapeutic approach to idiopathic generalized pruritus. *Int J Dermatol*. 1999;38(12):881-887.
14. Fattori V, Hohmann MS, Rossaneis AC, et al. Capsaicin: current understanding of its mechanisms and therapy of pain and other pre-clinical and clinical uses. *Molecules*. 2016;21(7). pii: E844.
15. Bigliardi PL, Stammer H, Jost G, et al. Treatment of pruritus with topically applied opiate receptor antagonist. *J Am Acad Dermatol*. 2007;56(6):979-988.

16. Poterucha TJ, Murphy SL, Davis MD, *et al.* Topical amitriptyline-ketamine for the treatment of brachioradial pruritus. *JAMA Dermatol.* 2013;149(2):148-150.

17. Griffin JR, Davis MD. Amitriptyline/ketamine as therapy for neuropathic pruritus and pain secondary to herpes zoster. *J Drugs Dermatol.* 2015;14(2):115-118.

18. Breneman D, Fleischer AB Jr, Abramovits W, *et al.* Intermittent therapy for flare prevention and long-term disease control in stabilized atopic dermatitis: a randomized comparison of 3-times-weekly applications of tacrolimus ointment versus vehicle. *J Am Acad Dermatol.* 2008;58(6):990-999.

19. Krause L, Shuster S. Mechanism of action of antipruritic drugs. *Br Med J (Clin Res Ed).* 1983;287(6400):1199-1200.

20. Metze D, Reimann S, Beissert S, *et al.* Efficacy and safety of naltrexone, an oral opiate receptor antagonist, in the treatment of pruritus in internal and dermatological diseases. *J Am Acad Dermatol.* 1999;41(4):533-539.

21. Wolfhagen FH, Sternieri E, Hop WC, *et al.* Oral naltrexone treatment for cholestatic pruritus: a double-blind, placebo-controlled study. *Gastroenterology.* 1997;113(4):1264-1269.

22. Terg R, Coronel E, Sorda J, *et al.* Efficacy and safety of oral naltrexone treatment for pruritus of cholestasis, a crossover, double blind, placebo-controlled study. *J Hepatol.* 2002;37(6):717-722.

23. Bergasa NV, Alling DW, Talbot TL, *et al.* Effects of naloxone infusions in patients with the pruritus of cholestasis. A double-blind, randomized, controlled trial. *Ann Intern Med.* 1995;123(3):161-167.

24. Dawn AG, Yosipovitch G. Butorphanol for treatment of intractable pruritus. *J Am Acad Dermatol.* 2006;54(3):527-531.

25. Phan NQ, Lotts T, Antal A, *et al.* Systemic κ-opioid receptor agonists in the treatment of chronic pruritus: a literature review. *Acta Derm Venereol.* 2012;92(5):555-560.

26. Ehrchen J, Stander S. Pregabalin in the treatment of chronic pruritus. *J Am Acad Dermatol.* 2008;58(Suppl 2):S36-S37.

27. Zylicz Z, Krajnik M, Sorge AA, *et al.* Paroxetine in the treatment of severe non-dermatological pruritus: a randomized, controlled trial. *J Pain Symptom Manage.* 2003;26(6):1105-1112.

28. Zylicz Z, Smits C, Krajnik M. Paroxetine for pruritus in advanced cancer. *J Pain Symptom Manage.* 1998;16(2):121-124.

29. Hundley JL, Yosipovitch G. Mirtazapine for reducing nocturnal itch in patients with chronic pruritus: a pilot study. *J Am Acad Dermatol.* 2004;50(6):889-891.

30. Datta DV, Sherlock S. Cholestyramine for long term relief of the pruritus complicating intrahepatic cholestasis. *Gastroenterology.* 1966;50(3):323-332.

31. Datta DV, Sherlock S. Treatment of pruritus of obstructive jaundice with cholestyramine. *Br Med J.* 1963;1(5325):216-219.

32. Ghent CN, Carruthers SG. Treatment of pruritus in primary biliary cirrhosis with rifampin. Results of a double-blind, crossover, randomized trial. *Gastroenterology.* 1988;94(2):488-493.

33. Podesta A, Lopez P, Terg R, *et al.* Treatment of pruritus of primary biliary cirrhosis with rifampin. *Dig Dis Sci.* 1991;36(2):216-220.

34. Khurana S, Singh P. Rifampin is safe for treatment of pruritus due to chronic cholestasis: a meta-analysis of prospective randomized-controlled trials. *Liver Int.* 2006;26(8):943-948.

35. Damiani JT, Flowers FP, Pierce DK. Pimozide in delusions of parasitosis. *J Am Acad Dermatol.* 1990;22(2 Pt 1):312-313.

36. Meehan WJ, Badreshia S, Mackley CL. Successful treatment of delusions of parasitosis with olanzapine. *Arch Dermatol.* 2006;142(3):352-355.

37. Ladizinski B, Busse KL, Bhutani T, *et al.* Aripiprazole as a viable alternative for treating delusions of parasitosis. *J Drugs Dermatol.* 2010;9(12):1531-1532.

38. Heller MM, Wong JW, Lee ES, M *et al.* Delusional infestations: clinical presentation, diagnosis and treatment. *Int J Dermatol.* 2013;52(7):775-783.

39. Szepietowski JC, Schwartz RA. Uremic pruritus. *Int J Dermatol.* 1998;37(4):247-253.

40. Seckin D, Demircay Z, Akin O. Generalized pruritus treated with narrowband UVB. *Int J Dermatol.* 2007;46(4):367-370.

41. Cohen EP, Russell TJ, Garancis JC. Mast cells and calcium in severe uremic itching. *Am J Med Sci.* 1992;303(6):360-365.

42. Szepietowski JC, Morita A, Tsuji T. Ultraviolet B induces mast cell apoptosis: a hypothetical mechanism of ultraviolet B treatment for uremic pruritus. *Med Hypotheses.* 2002;58(2):167-170.

43. Gilchrest BA, Rowe JW, Brown RS, *et al.* Ultraviolet phototherapy of uremic pruritus. Long-term results and possible mechanism of action. *Ann Intern Med.* 1979;91(1):17-21.

44. Fried RG. Nonpharmacologic treatments in psychodermatology. *Dermatol Clin.* 2002;20(1):177-185.

45. Lee KC, Keyes A, Hensley JR, *et al.* Effectiveness of acupressure on pruritus and lichenification associated with atopic dermatitis: a pilot trial. *Acupunct Med.* 2012;30(1):8-11.

46. Zucker I, Yosipovitch G, David M, *et al.* Prevalence and characterization of uremic pruritus in patients undergoing hemodialysis: uremic pruritus is still a major problem for patients with end-stage renal disease. *J Am Acad Dermatol.* 2003;49(5):842-846.

47. Matsumoto M, Ichimaru K, Horie A. Pruritus and mast cell proliferation of the skin in end stage renal failure. *Clin Nephrol.* 1985;23(6):285-288.

48. Szepietowski J, Thepen T, van Vloten WA, *et al.* Pruritus and mast cell proliferation in the skin of haemodialysis patients. *Inflamm Res.* 1995;44(Suppl 1):S84-S85.

49. Gilchrest BA, Stern RS, Steinman TI, *et al.* Clinical features of pruritus among patients undergoing maintenance hemodialysis. *Arch Dermatol.* 1982;118(3):154-156.

50. Knopp EA, Cowper SE. Nephrogenic systemic fibrosis: early recognition and treatment. *Semin Dial.* 2008;21(2):123-128.

51. Wikstrom B. Itchy skin—a clinical problem for hemodialysis patients. *Nephrol Dial Transplant.* 2007;22(Suppl 5):v3-v7.

52. Pisoni RL, Wikstrom B, Elder SJ, *et al.* Pruritus in hemodialysis patients: international results from the Dialysis Outcomes and Practice Patterns Study (DOPPS). *Nephrol Dial Transplant.* 2006;21(12):3495-3505.

53. Stahle-Backdahl M. Uremic pruritus. Clinical and experimental studies. *Acta Derm Venereol Suppl (Stockh).* 1989;145:1-38.

54. Bergasa NV. The pruritus of cholestasis. *Semin Dermatol.* 1995;14(4):302-312.

55. Varadi DP. Pruritus induced by crude bile and purified bile acids. Experimental production of pruritus in human skin. *Arch Dermatol.* 1974;109(5):678-681.

56. Etter L, Myers SA. Pruritus in systemic disease: mechanisms and management. *Dermatol Clin.* 2002;20(3):459-472, vi-vii.

57. Heathcote J. The clinical expression of primary biliary cirrhosis. *Semin Liver Dis.* 1997;17(1):23-33.

58. Bergasa NV. Update on the treatment of the pruritus of cholestasis. *Clin Liver Dis.* 2008;12(1):219-234, x.

59. Rishe E, Azarm A, Bergasa NV. Itch in primary biliary cirrhosis: a patients' perspective. *Acta Derm Venereol.* 2008;88(1):34-37.

60. Adreev VC, Petkov I. Skin manifestations associated with tumors of the brain. *Br J Dermatol.* 1975;92(6):675-678.

61. Paul R, Jansen CT. Itch and malignancy prognosis in generalized pruritus: a 6-year follow-up of 125 patients. *J Am Acad Dermatol.* 1987;16(6):1179-1182.

62. Ständer S, Siepmann D, Herrgott I, *et al.* Targeting the neurokinin receptor 1 with aprepitant: a novel antipruritic strategy. *PLoS One.* 2010;5(6):e10968.

63. Ladizinski B, Bazakas A, Olsen EA. Aprepitant: a novel neurokinin-1 receptor/substance P antagonist as antipruritic therapy in cutaneous T-cell lymphoma. *J Am Acad Dermatol.* 2012;67(5):e198-e199.

64. Santini D, Vincenzi B, Guida FM, *et al.* Aprepitant for management of severe pruritus related to biological cancer treatments: a pilot study. *Lancet Oncol.* 2012;13(10): 1020-1024.

65. Charlesworth EN, Beltrani VS. Pruritic dermatoses: overview of etiology and therapy. *Am J Med.* 2002;113(Suppl 9A):25S-33S.

66. Neilly JB, Martin A, Simpson N, *et al.* Pruritus in diabetes mellitus: investigation of prevalence and correlation with diabetes control. *Diabetes Care.* 1986;9(3):273-275.

67. Shapiro RS, Samorodin C, Hood AF. Pruritus as a presenting sign of acquired immunodeficiency syndrome. *J Am Acad Dermatol.* 1987;16(5 Pt 2):1115-1117.

68. Steinman HK, Greaves MW. Aquagenic pruritus. *J Am Acad Dermatol.* 1985;13(1):91-96.

69. Lewiecki EM, Rahman F. Pruritus. A manifestation of iron deficiency. *JAMA.* 1976;236(20):2319-2320.

70. Haught JM, Jukic DM, English JC III. Hydroxyethyl starch induced pruritus relieved by a combination of menthol and camphor. *J Am Acad Dermatol.* 2008;59(1):151-153.

Farmacología

CAPÍTULO **33**

Antihistamínicos

JONATHAN A. BERNSTEIN Y TABI LESLIE

■ INTRODUCCIÓN

La histamina, una amina de bajo peso molecular, es producida por la reacción de la descarboxilasa de histidina sobre la L-histidina (1, 2). Después de su biosíntesis, la enzima se localiza en células de todo el cuerpo incluyendo los sistemas nerviosos central y periférico (SNC), las parietales gástricas, las cebadas y los basófilos (1-3). Como resultado de su ubicua presencia en el cuerpo, no es de sorprender que la histamina tenga un amplio rango de efectos biológicos, y en la actualidad se sabe que los ejerce a través de cuatro receptores (HR). Esta interviene en el sueño y el despertar, la energía y la homeostasia endocrina, la cognición y la memoria, a través del receptor 1 (H_1R), regula la secreción de ácido gástrico por H_2R, la liberación de neurotransmisores a través de H_3R y la facilitación de actividades proinflamatorias a través de H_4R (tabla 33-1) (1). Los antagonistas de HR (antihistamínicos) se pueden clasificar en términos de su estructura, farmacocinética, farmacodinámica y utilidad clínica (tabla 33-1) (1). La unión de la histamina a H_1R causa

prurito, dolor, vasodilatación, permeabilidad vascular, hipotensión, rubor, cefalea, taquicardia, broncoconstricción, estimulación de los nervios aferentes vagales de las vías aéreas y los receptores de la tos, así como disminución del tiempo de conducción del nódulo auriculoventricular (1, 2). La unión de la histamina a H_2R causa aumento de la secreción de ácido gástrico, de la permeabilidad vascular y de la actividad cronotrópica e inotrópica, hipotensión, rubor, cefalea, taquicardia, broncodilatación y producción de moco de las vía aéreas (1, 2). La unión de la histamina a H_3R previene la broncoconstricción excesiva y media el prurito a través de vías diferentes a las células cebadas (1, 2). Finalmente, la unión de histamina a H_4R es importante para diferenciación de mieloblastos y promielocitos. Asimismo, se mostró que la histamina tiene varios efectos inmunorreguladores a través de sus diversos receptores. En la clínica se dispone de antagonistas selectivos para bloquear los receptores H_1 y H_2 (tabla 33-1) (1). Los antagonistas de los receptores H_3 y H_4 no selectivos se encuentran disponibles como

TABLA 33-1 CARACTERÍSTICAS DE LOS RECEPTORES DE HISTAMINA

CARACTERÍSTICAS	H_1	H_2	H_3	H_4
Receptor descrito/ gen humano clonado	1966/1993	1972/1991	1983/1999	1994/2000
La mejor función identificada	Reacciones alérgicas agudas	Secreción de ácido gástrico	Regulación de neurotransmisores	Inmunorregulador
Proteínas receptoras en los seres humanos	De 487 aminoácidos, 56 kD	De 359 aminoácidos, 40 kD	De 445 aminoácidos, 70 kD	De 390 aminoácidos
Localización cromosómica en los seres humanos	3p25, 3p14-21	5q35.3	20q13.33	18q11.2
Expresión del receptor	Amplia (neuronas, células endoteliales, de músculo liso)	Amplia (células: parietales gástricas, de músculo liso, del corazón)	En neuronas histaminérgicas	En médula ósea, células hematopoyéticas periféricas (dendríticas, cebadas, eosinófilos, monocitos, basófilos y linfocitos T)
Acoplamiento con la proteína G	$G\alpha_q$	$G\alpha_s$	$G\alpha_{i/o}$	$G\alpha_{i/o}$
Principal vía de señal	Aumento de Ca^{2+}	Aumentos en AMPc	Inhibición de AMPc	Aumento en Ca^{2+}
pK_i de la histamina	4.2	4.3	7.8	8.1
pK_i de la difenhidramina	7.9	> 10 000	< 5	< 5
pK_i de la loratadina	6.8	ND	ND	< 5
pK_i de la cetirizina	8.0	ND	ND	< 5
pK_i de la fexofenadina	8.3	ND	ND	< 5
pK_i de la ranitidina	< 4	7.1	< 5	< 5
pK_i de la cimetidina	< 5	6.2	< 5	< 5
pK_i de la tioperamida	< 5	< 4	7.3	7.2
pK_i de JNJ7777120	< 5	> 4.5	5.3	8.4
Rupatadina	7.0	ND	ND	ND
Bilastina	7.37 ± 0.06	ND	ND	ND

AMPc, monofosfato cíclico de adenosina; ND, no determinada; pK_i, logaritmo negativo de la constante de disociación.

Tomada de Thurmond RL, Glefand EW, Dunford PJ. The role of histamine H_1 and H_4 receptors in allergic inflammation: the search for new antihistamines. *Nat Rev Drug Discov*. 2008; 7:41-53; Simons FE. Advances in H_1-antihistamines. *N Engl J Med*. 2004; 351:2203-2217.

recursos de investigación, pero no para uso clínico en la actualidad, si bien su potencial de uso terapéutico se aprecia de manera gradual (tabla 33-1) (1, 4). Los antihistamínicos de segunda generación, muchos de los cuales son derivados de los de primera, son más selectivos y tienen una dimensión añadida para el tratamiento de las afecciones alérgicas. En los últimos años se han presentado en el mercado antihistamínicos adicionales de segunda generación, y otros aún están bajo investigación, y tal vez se encuentren disponibles en el futuro cercano. En este capítulo se hace un repaso de los efectos inmunológicos y clínicos de la histamina, de modo que el lector pueda apreciar la participación evolutiva de los antagonistas de histamina en un amplio espectro de afecciones clínicas.

■ DESCUBRIMIENTO DE LA HISTAMINA Y SUS RECEPTORES: UNA PERSPECTIVA HISTÓRICA

Windaus y Vogt sintetizaron por primera vez la histamina, o β-imidazoliletilamina, en 1907 (5). El término *histamina* se adoptó debido a su prevalencia en los tejidos de animales y seres humanos (*hist*: relacionada con los tejidos) y su estructura amina (fig. 33-1) (6, 7). Dale y Laidlaw (8) en 1910 fueron los primeros en informar de la participación de la histamina en la anafilaxia, cuando notaron un efecto broncoespástico y vasodilatador espectacular en los animales que la recibieron por inyección intravenosa. Después se encontró que la histamina se sintetizaba a partir de la L-histidina por la actividad de la descarboxilasa de L-histidina, y era fragmentada por la histamina *N*-metiltransferasa para formar *N*-metilhistidina, o por la oxidasa de diaminas, para formar el ácido imidazolacético (9). Sin embargo, solo la vía de la *N*-metiltransferasa está activa en el SNC. Al principio se creía que las acciones fisiológicas clásicas de broncoconstricción y vasodilatación de la histamina causaban los síntomas de las enfermedades alérgicas por su acción sobre un tipo de HR. En 1966, Ash y Schild (10) fueron los primeros en reconocer que las reacciones mediadas por la histamina se presentaban a través de más de un receptor, con base en las observaciones de que incluía un conjunto de actividades, como contracción del músculo liso ileal del cobayo, inhibición de las contracciones uterinas de la rata y supresión de la secreción del ácido gástrico. Black y cols., (11) confirmaron esta especulación en 1972 por el uso experimental de los

antagonistas de histamina, mepiramina y burimamida, para bloquear las reacciones inducidas por ella en los animales. Ellos notaron que cada uno de esos antagonistas inhibía diferentes respuestas fisiológicas, lo que sugería que había al menos dos HR, ahora conocidos como H_1 y H_2 (11). Arrang y cols., (12) descubrieron un tercer HR (H_3) con propiedades fisiológicas únicas, lo que originó la probabilidad de que hubiese HR adicionales todavía no detectados. En la tabla 33-1 se resumen los efectos farmacodinámicos después de la activación de los HR conocidos y sus agonistas y antagonistas comunes (7, 12, 13). La caracterización de HR ha sido esencial para descubrir las acciones fisiológicas de la histamina sobre sus células blanco, que incluyen mayor secreción de moco, aumento de la formación de óxido nítrico, contracción de células endoteliales que lleva a una mayor permeabilidad vascular, secreción de ácido gástrico, relajación bronquial y supresión de la estimulación de los linfocitos T. Finalmente, se descubrió el H_4R con base a un abordaje genómico, con uso de la secuencia de H_3R. Como se mencionó antes, este receptor se expresa más selectivamente en células dendríticas, cebadas, eosinófilos, monocitos, basófilos y linfocitos T, por lo que se cree que tiene una actividad inmunorreguladora importante (14). En la figura 33-1

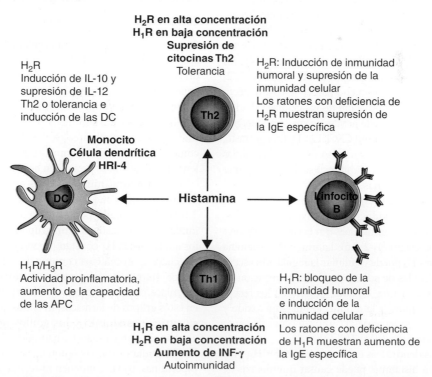

■ **FIGURA 33-1** Función de la histamina sobre sus receptores (HR). APC, célula presentadora de antígeno; DC, célula dendrítica; H_1R, receptor 1 de histamina; H_2R, receptor 2 de histamina; IFN-γ, interferón-γ; IL, interleucina; IgE, inmunoglobulina E. (Reproducida con autorización de Simons FER, Simons KJ. The pharmacology and use of H_1-receptor antagonist drugs. *N Engl J Med*. 1994;330:1663).

se ilustran las acciones de la histamina sobre los HR en la inflamación alérgica (15).

■ PARTICIPACIÓN DE LA HISTAMINA EN LA INFLAMACIÓN ALÉRGICA

La histamina se almacena en el citoplasma de las células cebadas y los basófilos, unida a grupos carboxilato aniónicos y sulfato en los gránulos secretores (15, 16). La histamina se libera de los gránulos secretores de las células cebadas y los basófilos después de la agregación de receptores de alta afinidad de la inmunoglobulina E (IgE). Los receptores IgE están acoplados con las proteínas G, que cuando son activadas llevan a una secuencia de reacciones químicas, con el resultado final de liberación de histamina. No obstante, la histamina se puede liberar de manera espontánea por la activación de células cebadas y basófilos por factores de liberación de histamina, que incluyen quimiocinas (como CCL5 [RANTES], proteína 1 de quimioatracción de monocitos [MCP-1] y la proteína 1α inflamatoria de macrófagos [MI-1α]), así como varias citocinas (interleucina [IL]-1, IL-3, IL-5, IL-6 e IL-7) (9). También se puede liberar histamina cuando se activa MRGPRX2 por secretagogos diversos, que incluyen fármacos peptidérgicos.

La acción inflamatoria de la histamina depende de qué HR se activen, su grado de expresión y las células efectoras involucradas (1, 2). Por ejemplo, la expresión de H_1R aumenta durante la diferenciación de monocitos en macrófagos, y hacerlo por diversos estímulos inflamatorios (1, 2, 14, 15). Además, la histamina tiene diversos efectos sobre diferentes células inflamatorias. Por ejemplo, las células cebadas expresan receptores H_1, H_2 y H_4 (1, 2, 14, 15). Si bien la histamina no parece tener un efecto directo sobre la desgranulación de las células cebadas, por su unión a H_4R puede actuar de manera sinérgica con quimioatrayentes, como CXCL12 (1). En contraste, la unión de histamina a los receptores H_2 en las células cebadas puede actuar para inhibir su secreción y regular la producción de citocinas (1, 2, 15).

Las concentraciones bajas de histamina por la vía de receptores H_4 pueden inducir quimiotaxis de eosinófilos, pero las mayores concentraciones por la vía de receptores H_2 atenúa este efecto (1, 2, 16). La unión de histamina a los receptores H_4 puede estimular la regulación ascendente de moléculas de adhesión y la reorganización de los polímeros de actina, en tanto la unión a los receptores H_1 puede inducir la producción de superóxido y la regulación ascendente del receptor del complemento en los eosinófilos (1, 2, 14, 15).

Las células dendríticas expresan receptores H_1, H_2 y H_4 (1, 15). La histamina puede causar quimiotaxis de células dendríticas por su unión principalmente a H_4R y, en menor grado, a H_1R (1). Además, la polarización de los linfocitos T puede ser regulada por la unión de histamina a través de receptores H_1 y H_4 en las células dendríticas, en conjunción con otras quimiocinas, como CCL17, la regulada por la activación y el timo; CCL22, y CCL3 MIP-1α.

La histamina puede tener efectos directos sobre los linfocitos T a través de los receptores H_1, H_2 y H_4, que se expresan en los $CD4^+$ y $CD8^+$ (1). El efecto de la histamina sobre la proliferación de los linfocitos T es variable (1); puede aumentarla por la unión a H_1R e inhibirla por aquella a H_2R. También se mostró que la unión a H_2R inhibía la producción de IL-2, IL-4, IL-13 e interferón γ por los linfocitos T (1). Sin embargo, la función de regulación de la proliferación de linfocitos T por la histamina es posible que sea mucho más compleja de lo que puede explicarse por las actividades contrarregulatorias de la producción de citocinas (1). En fecha más reciente se mostró que los basófilos expresan más ARNm de H_4R que de H_1R, y que la preincubación de los basófilos con histamina o el agonista ST-1006 de H_4R dio como resultado una menor activación de los basófilos y liberación de sulfidoleucotrienos, en respuesta a diferentes estímulos por enlace cruzado de FcϵRI (17).

■ ANTAGONISTAS DEL RECEPTOR H_1 DE HISTAMINA

Fármacos de primera generación

Estructura

Bovet y Staub descubrieron accidentalmente en 1937 el primer antagonista de la histamina, al encontrar que un fármaco en principio estudiado por sus propiedades antagonistas adrenérgicas en los cobayos también tenía potente actividad antihistamínica (7). Para 1942 ya se disponía de antihistamínicos seguros y eficaces para usarse en los seres humanos. Muchos otros fármacos, como el maleato de pirilamina, la tripelenamina y la difenhidramina, aún se prescriben hoy ampliamente (2, 7).

La estructura química de los antagonistas de H_1 difiere de forma sustancial de la de la histamina (fig. 33-2) (1), formada por un solo anillo heterocíclico imidazólico enlazado con un grupo etilamino, en tanto los antagonistas H_1 constan de uno o dos anillos heterocíclicos o aromáticos conjuntados en un "átomo de enlace" (nitrógeno, oxígeno o carbono) (1, 7). El átomo de enlace es importante para diferenciar su estructura en estos grupos de fármacos, mientras que el número de sustituciones alquilo y los anillos heterocíclicos o aromáticos determinan su naturaleza lipofílica (1, 7). Las etilendiaminas, las fenotiacinas, las piperacinas y piperidinas, todas contienen nitrógeno como su átomo de enlace, en tanto las etanolaminas contienen oxígeno y las alquilaminas, carbono (2, 7).

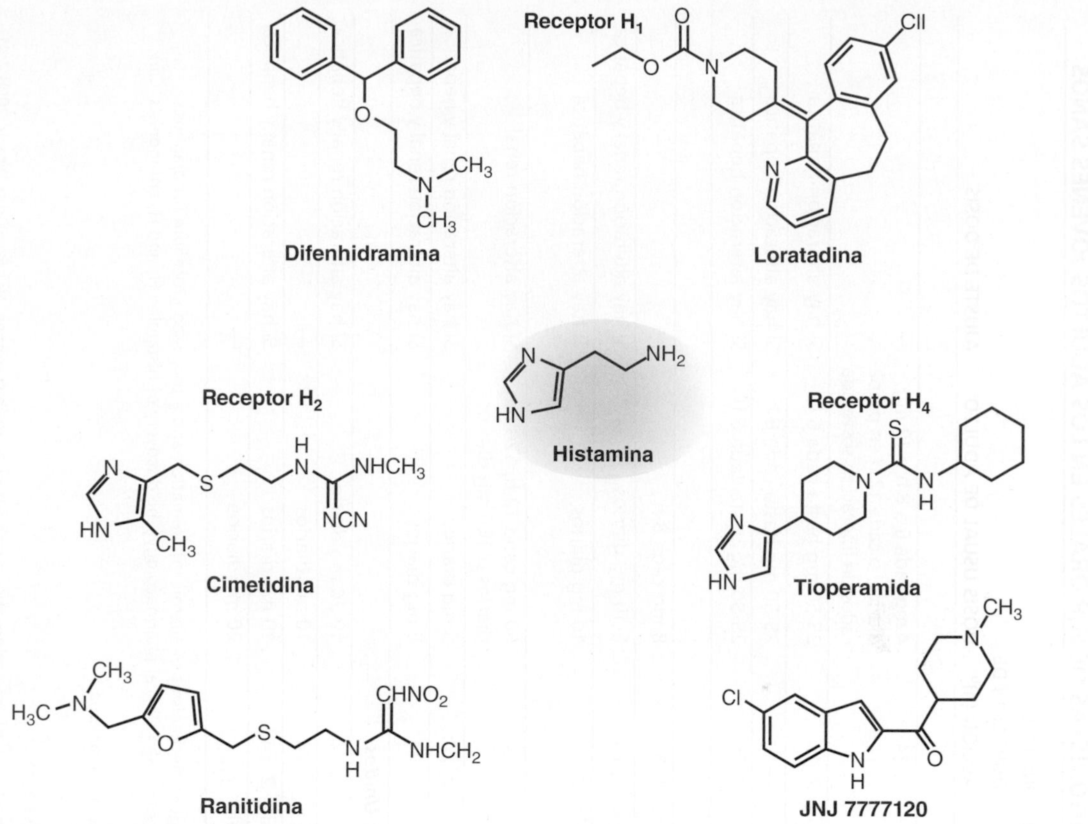

■ **FIGURA 33-2** Estructura de la histamina y los ligandos representativos del receptor. (Reproducida con autorización de Thurmond RL, Glefand EW, Dunford PJ. The role of histamine H_1 and H_4 receptors in allergic inflammation: the search for new antihistamines. *Nat Rev Drug Discov*. 2008;7:41-53.)

Farmacocinética

Hoy se dispone de datos precisos de farmacocinética de los antihistamínicos de primera generación en los niños y adultos por las técnicas de detección sensibles, como la cromatografía de gases-líquidos, la espectrometría de masas y la cromatografía en líquidos de alto desempeño (2, 7, 13). Por lo general, estos compuestos se absorben con rapidez por vía oral o intravenosa, con concentraciones máximas séricas resultantes en 2 a 3 h y alivio sintomático en 30 min; tienen grandes volúmenes de distribución, tasas de depuración lentas y se fragmentan principalmente por hidroxilación en el sistema del citocromo P450 hepático. La vasta mayoría del fármaco original se excreta como metabolitos inactivos en la orina 24 h después de su dosificación. Como regla, las vidas medias séricas ($t_{1/2}$) son mayores en los adultos que en los niños. Su naturaleza lipofílica les permite atravesar la placenta y la barrera hematoencefálica. El acceso al SNC origina muchos de los efectos secundarios que experimentan los pacientes. Estos fármacos también se excretan en la leche materna (2, 7, 13). En la tabla 33-2 se resumen los datos de farmacocinética y farmacodinámica para los fármacos de uso frecuente, de primera y segunda generaciones (2, 7, 16).

Farmacodinámica

La primera generación de antagonistas H_1 se cree que compite con la histamina por la unión a HR, inhibición competitiva que se supone reversible y, por lo tanto, muy dependiente de la concentración plasmática del fármaco libre. Debido a que estos fármacos se fragmentan y excretan en la orina como metabolitos inactivos, los HR se desaturan y ello permite a la histamina circundante unírseles. Este mecanismo recalca la necesidad de instruir a los pacientes acerca del uso de estos fármacos en forma regular, para alcanzar un beneficio terapéutico máximo (2, 7, 16). Los datos experimentales sugieren otro mecanismo para los efectos de los antagonistas de H_1R. Por

TABLA 33-2 FARMACOCINÉTICA Y FARMACODINÁMICA DE LOS ANTAGONISTAS DE H_1R ORALES EN LOS ADULTOS JÓVENES SANOS

ANTAGONISTA DE H_1R	T_{max} [a] DOSIS ÚNICA (h)	$T_{1/2}$ (VIDA MEDIA)	PORCENTAJE ELIMINADO SIN CAMBIOS EN ORINA/HECES	INTERACCIÓN FARMACOLÓGICA	INICIO Y DURACIÓN DE ACCIÓN (h)[b]	DOSIS USUAL DE ADULTO	AJUSTE DE DOSIS
Fármaco de primera generación (± DE)							
Clorfeniramina	2.8 ± 0.8	27.9 ± 8.7	—	Probable	3, 24	4 mg cada 6 a 8 h o 12 mg diarios, o cada 12 h en preparados de liberación sostenida	—
Difenhidramina	1.7 ± 1.0	9.2 ± 2.5	—	Probable	2, 12	25-50 mg hasta cada 6 h	Si hay alteración hepática
Doxepina	2	13	—	Probable	—	25-50 mg hasta cada 6 h	Si hay alteración hepática
Hidroxicina	2.1 ± 0.4	20.0 ± 4.1	—	Probable	2, 24	25-50 mg hasta cada 6 h	Si hay alteración hepática
Fármacos de segunda generación (± DE)							
Acrivastina	1.4 ± 0.4	1.4-3.1	59/0	Poco probable	1, 8	8 mg cada 8 h	—
Cetiricina	1.0 ± 0.5	6.5-10	60/10	Poco probable	1, 24	5-10 mg diarios	Si hay alteración renal y hepática
Loratadina (descarboetoxi-loratadina)	1.2 ± 0.3 (1.5 ± 0.7)	7.8 ± 4.2 (24 ± 9.8)	Rastro	Poco probable	2, 24	10 mg diarios	Si hay alteración hepática
Fexofenadina	2.6	14.4	12/80	Poco probable	2, 24	60 mg cada 12 h, 120 mg diarios o 180 mg diarios	Si hay alteración renal
Desloratadina	1-3	27	0	Poco probable	2, 24	5 mg diarios	Si hay alteración renal y hepática
Levocetirizina	0.8 ± 0.5	7 ± 1.5	86/13	Poco probable	1, 24	5 mg diarios	Si hay alteración renal y hepática
Fármacos de segunda generación no aprobados para usarse por vía oral en Estados Unidos							
Ebastina (carebastina)	(2.6-5.7)	(10.3-19.3)	(75-90/0)	—	2, 24	10-20 mg diarios	Si hay alteración renal y hepática
Mizolastina	1.5	12.9	0.5/0	—	1, 24	10 mg diarios	—
Rupatadina	0.75	5.9	0/0	Poco probable	2, 24	10 mg diarios	Si hay alteración renal y hepática
Bilastina	1.3	14.5	33/67	Poco probable	1, > 24	20 mg diarios	—

Rupatadina, de He SH, Zhang HY, Zeng XN, et al. Mast cells and basophils are essential for allergies: mechanisms of allergic inflammation and a proposed procedure for diagnosis. *Acta Pharmacol Sin.* 2013;34(10):1270-1283. Bilastina, de Jones AW. Perspectives in drug development and clinical pharmacology: the discovery of histamine H_1 and H_2 antagonists. *Clin Pharmacol Drug Dev.* 2016;5(1):5-12.

[a] T_{max} denota el tiempo transcurrido desde la ingestión oral hasta alcanzar la concentración plasmática máxima.

[b] El inicio y la duración de acción se basan en estudios de roncha y eritema.

bid, 2 veces al día; H_1R, receptor de histamina 1; qd, 1 vez al día; qid, 4 veces al día; tid, tres veces al día.

Tomada de Thurmond RL, Glefand EW, Dunford PJ. The role of histamine H_1 and H_4 receptors in allergic inflammation: the search for new antihistamines. *Nat Rev Drug Discov.* 2008;7:41-53; Simons FE. Advances in H_1-antihistamines. *N Engl J Med.* 2004; 351:2203-2217; y Simons FE. Antihistamines. En: Middleton E, Reed CE, Ellis EF, et al., eds. *Allergy Principles and Practice.* 5th ed. St Louis: CV Mosby, 1998:612-637.

lo tanto, se especula que son "agonistas inversos", lo que significa que pudiesen disminuir las respuestas de los receptores constitutivos (18). Asimismo, se describe a los antagonistas de H_1R como con "actividad intrínseca negativa", a pesar de la secreción de histamina por las células cebadas o los basófilos.

Farmacología

En la tabla 33-3 se resumen los esquemas de dosificación pediátrica y de adulto de los antihistamínicos de prescripción usual (13, 16, 19). Antes de la disponibilidad de datos de farmacocinética, estos productos se creían con vidas medias cortas que necesitaban intervalos de dosificación frecuentes para ser eficaces (18). Puesto que la clorfeniramina, la bromfeniramina y la hidroxicina tienen vidas medias séricas mayores de 20 h en los adultos, puede ser factible administrarlas solo una o dos veces al día para alcanzar una eficacia similar. La disponibilidad de preparados de liberación sostenida con vida media más breve también ha permitido la dosificación menos frecuente, lo que así mejora el cumplimiento del paciente y disminuye al mínimo los efectos secundarios. Asimismo, sigue sin definirse si el tratamiento con preparados de liberación sostenida de fármacos convencionales con vidas medias más breves ofrece alguna ventaja sobre los productos convencionales, con vidas medias más prolongadas, cuando son dosificados en forma similar (20).

Fármacos de segunda generación

Estructura

La nueva clase de antihistamínicos no sedantes selectivos de H_1R se clasifica como de segunda generación. Sus propiedades estructurales y farmacocinéticas producen los efectos colaterales más leves y la mejor tolerancia por los pacientes (2, 7). La fexofenadina, la desloratadina y la loratadina son piperidinas; la cetiricina y la levocetiricina son piperacinas. En la figura 33-1 se enlistan las derivaciones químicas de estos productos, además de otros compuestos similares en proceso de investigación, y en la figura 33-2 se ilustran sus estructuras en comparación con los de primera generación (2, 7, 13). Los cinco fármacos de segunda generación actualmente disponibles en Estados Unidos son fexofenadina, loratadina, desloratadina, cetiricina y levocetiricina. La rupatadina que es un antagonista H_1R altamente selectivo con inhibición del factor activador de plaquetas, no está disponible en Estados Unidos pero tiene aprobación de uso en Europa para tratar la rinitis alérgica y la urticaria. Además, se ha mostrado que disminuye de forma significativa la gravedad del prurito en la alergia a los piquetes de mosquitos y la urticaria, así como el prurito vinculado con la mastocitosis (21).

La terfenadina y el astemizol ya no están disponibles en Estados Unidos, por preocupaciones de seguridad, pues ambos se vincularon con interacciones graves con fármacos que también eran fragmentados por la enzima 3A4 del citocromo P450 hepático, como eritromicina y ketoconazol. Esto llevó a la acumulación del compuesto original, con efectos secundarios cardiacos, como la taquicardia ventricular polimorfa (2, 7). Si bien este fue un suceso raro y dependiente de la dosis, el advenimiento de fármacos antihistamínicos más nuevos, no dependientes del metabolismo por la citocromo oxidasa, los hizo prescindibles. La loratadina no ha mostrado inducir estos efectos secundarios cardiovasculares, con toda probabilidad porque se fragmenta por dos enzimas (CYP2D6 y CYP3A4) (22, 23) y, por lo tanto, se puede tomar con seguridad junto con antibióticos macrólidos (p. ej., eritromicina) y antifúngicos orales (p. ej., ketoconazol) (22). En este caso, debería enfatizarse que la terfenadina y el astemizol fueron fármacos muy seguros y eficaces, que podían usarse en la vasta mayoría de las circunstancias clínicas. La cetiricina, la fexofenadina, la levocetiricina y la desloratadina no afectan el I_k o causan prolongación del intervalo QTc (2).

La vigilancia para identificar aquellos efectos cardiacos adversos graves de terfenadina y astemizol fue indispensable. Como resultado, se tiene un mejor discernimiento de la participación de la farmacodinámica/farmacocinética y el metabolismo en el desarrollo de los fármacos y la farmacoepidemiología (2, 18). De hecho, las investigaciones de las reacciones farmacológicas adversas relacionadas con el producto de segunda generación, terfenadina, sirvieron como prototipos para el diseño de estudios actuales de vigilancia a largo plazo, con atención a la seguridad de los fármacos en una diversidad de situaciones clínicas.

Farmacocinética

Los datos de farmacocinética disponibles para los antihistamínicos de segunda generación se resumen, en comparación con los de primera generación, en la tabla 33-2 (2, 7, 16, 24). Fexofenadina, loratadina y cetiricina se absorben bien del tubo digestivo, con concentraciones séricas máximas entre 1 y 2 h después de su administración oral (2, 7, 16, 24). No están disponibles los datos en los seres humanos acerca de los volúmenes de distribución de estos fármacos (2, 7, 16).

La loratadina es fragmentada por la enzima citocromo P450 CYP3A4 para formar descarboetoxiloratadina. Sin embargo, si se inhibe la enzima CYP3A4, la loratadina puede fragmentarse alternativamente por la CYP2D6, evitando así mayores cifras del compuesto original no fragmentado. El astemizol presenta desalquilación oxidativa, hidroxilación aromática y glucuronización a través de la vía P450-CYP3A4, para formar varios

TABLA 33-3 DOSIS DE LOS ANTAGONISTAS DE H_1R REPRESENTATIVOS

NOMBRE GENÉRICO	DOSIS ORAL (ADULTOS Y NIÑOS DE 12-18 AÑOS)	DOSIS ORAL (NIÑOS MENORES DE 12 AÑOS)
Antihistamínicos poco y nada sedantes		
Acrivastina	8 mg cada 8 h	No autorizada
Bilastina (no disponible en EU)	20 mg diarios	No autorizada
Cetiricina	10 mg diarios	No autorizada para usarse en niños > 2 años 2-6 años: 2.5 mg cada 8 h 6-12 años: 5 mg cada 8 h
Desloratadina	5 mg diarios	1-6 años: 1.25 mg diarios 6-12 años: 2.5 mg diarios
Fexofenadina	180 mg diarios	6-12 años: 30 mg cada 12 h
Loratadina	10 mg diarios	2-12 años, < 31 kg: 5 mg diarios 2-12 años, > 31 kg: 10 mg diarios
Mizolastina	10 mg diarios	No autorizada
Rupatadina (no disponible en EU o Gran Bretaña)	10 mg diarios	No autorizada
Ebastina (no disponible en EU y Gran Bretaña)	10 mg diarios	2-5 años, 2.5 mg diarios 6-11 años, 5 mg diarios
Antihistamínicos sedantes		
Alimemacina	10 mg cada 8/12 h (máximo 100 mg/día) Adultos mayores: 10 mg cada 12 o 24 h	6-24 meses: 250 µg/kg (máx. 2.5 µg cada 6/8 h; uso solo por especialistas) No autorizada para > 2 años en Gran Bretaña 2-5 años: 2.5 mg cada 6/8 h 5-12 años: 5 mg cada 6/8 h
Clorfenamina	4 mg, 4 a 6 veces en dosis horarias (máximo 24 mg/día) Adultos mayores: máximo 12 mg/día	1-24 meses: 1 mg cada 12 h 2-6 años: 1 mg en 4 a 6 dosis horarias (máximo 6 mg/día) 6-12 años: 2 mg en 4-6 dosis horarias (máximo 12 mg/día)
Difenhidramina (no disponible en Gran Bretaña)	25-50 mg 4 a 6 veces en dosis horarias (máximo 300 mg/día)	2-6 años: 6.25 mg cada 4/6 h 6-12 años: 12.5-25 mg cada 4/6 h (o 5 mg/kg o 150 mg/m²: máx. 300 mg diarios)
Hidroxicina	25 mg por la noche (hasta 25 mg cada 6/8 h) Adultos mayores: hasta 25 mg/cada 12 h	6 meses-6 años: 5-15 mg en dosis divididas (máx. 2 mg/kg diarios) 6-12 años: 15-25 mg en dosis divididas (máx. 2 mg/kg/día)
Prometacina	10-20 mg cada 8/12 h	2-5 años: 5 mg cada 12 h (o 5-15 mg diarios por la noche) 5-10 años: 5-10 mg cada 12 h (o 10-25 mg diarios por la noche) > 10 años: 10-20 mg cada 12 h (o 25 mg diarios por la noche, hasta 25 mg cada 12 h, si es necesario)

H_1R, receptor 1 de histamina.

Adaptada de Leslie TA, Grattan CEH. Antihistamines and related: H_1 antagonists, sodium cromoglycate, leukotriene receptor antagonists. En: Arden-Jones M, Hampton P, Vleugels R, eds. *Handbook of Dermatology Treatments: A Practical Guide to Topical Treatments, Systemic Therapies and Procedural Dermatology*. London: JP Medical; 2017.

metabolitos (2), el principal, *N*-desmetilastemizol, con una vida media de 9.5 días. La terfenadina se fragmenta exclusivamente por oxidación y *N*-desalquilación por la vía de P450-CYP3A4 para formar un metabolito ácido activo, la fexofenadina, y un metabolito inactivo (MDL 4829), respectivamente (7).

La cetiricina y la fexofenadina no son fragmentadas ampliamente por el sistema citocromo P450 y, por lo tanto, tienen menos probabilidad de competir con otros metabolitos sobre los que actúa dicho sistema para su eliminación. Más de 50% de la cetiricina se elimina sin cambios en la orina, por lo que puede modificarse en los pacientes con insuficiencia hepática y renal. La mayoría de la fexofenadina se elimina sin cambios en la orina y las heces, proceso que también se modifica en los pacientes con insuficiencia renal (2, 7).

La desloratadina, un metabolito de la loratadina, se fragmenta por completo, en tanto la levocetiricina, el enantiómero activo de la cetiricina, se excreta sin cambios en un 86% en la orina y 13% en las heces (2). Ambos fármacos tienen baja probabilidad de interacciones con otros, pero se tiene que ajustar su dosis en los pacientes con alteración hepática y renal (tabla 33-2) (2).

Farmacodinámica

En contraste con los antihistamínicos de primera generación, los de la segunda no actúan por simple inhibición competitiva. En su lugar, se unen a receptores H_1 y se disocian de ellos lentamente en una forma no competitiva. No son desplazados de H_1R en presencia de una alta concentración de histamina (2). Aunque los antagonistas de segunda generación son potentes supresores de las respuestas de roncha y eritema, esta característica no se ha establecido como método útil de comparación de la potencia clínica de los diversos fármacos actualmente disponibles (25). Sus propiedades lipofóbicas impiden que crucen la barrera hematoencefálica y, por lo tanto, su actividad sobre receptores H_1 se restringe al sistema nervioso periférico (2, 26) y tienen muy poca afinidad por otros (2, 7).

Farmacología

Los antihistamínicos de segunda generación están disponibles solo en presentaciones orales (comprimidos y líquido). Cetiricina, clorfeniramina, clemastina, ciproheptadina, difenhidramina, desloratadina y prometacina se presentan en forma de solución o jarabe, y algunas pueden administrarse por vía parenteral, si bien esto pudiese causar irritación local (27). Todas tienen una dosificación conveniente de una o dos veces al día (13, 16). Los estudios mostraron que una sola dosis de fexofenadina (180 mg) es eficaz de forma equivalente a la de 60 mg cada 12 h para mejorar los síntomas, las calificaciones de la rinitis alérgica y suprimir las respuestas de roncha y eritema inducidas por la histamina. Todos los antihistamínicos de segunda generación disponibles tienen potencia comparable; sin embargo, en un estudio de comparación frontal entre levocetiricina y desloratadina, con uso de una unidad de exposición ambiental, se informó que la levocetiricina tenía un inicio de acción más rápido (de 1 frente a 3 h) y dio lugar como resultado un mayor alivio sintomático después de 24 h, en comparación con la desloratadina (28).

■ ANTIHISTAMÍNICOS DE DOBLE ACCIÓN

En un estudio se encontró que varios agentes, actualmente no disponibles para su administración oral en Estados Unidos, presentan varios efectos clínicos, además de sus propiedades antihistamínicas; son ejemplos ketotifeno, olopatadina y azelastina, cuya derivación se resume en la tabla 33-3 (2, 5, 7, 18). Si bien muchos de sus mecanismos de acción se desconocen, se emitió la hipótesis de que actúan sobre las células cebadas y los basófilos previniendo el ingreso de calcio o la liberación del calcio intracelular, que interfiere con la activación y liberación de potentes mediadores bioactivos (29). Además, se mostró que la azelastina inhibe la generación de superóxido por los eosinófilos y neutrófilos, lo que pudiese representar uno de sus mecanismos antiinflamatorios importantes (30). Estos fármacos se pueden unir a receptores H_1 en forma competitiva y no (7, 31-33). Además de su actividad antagonista del calcio, presentan grados variables de la correspondiente antiserotonina, anticolinérgica y antileucotrienos (2, 30, 34).

En la tabla 33-2 se resume información de farmacocinética de los antihistamínicos orales (2, 19). Cetiricina, azelastina y ebastina tienen efectos leves contra el asma, que no son mediados a través de H_1R e incluyen: inhibición de la quimiotaxia de eosinófilos, adherencia a las células endoteliales y reclutamiento hacia las vías aéreas después de un reto con alérgeno (7, 35). La olopatadina es un compuesto que se ha demostrado presenta una sólida estabilización de células cebadas y propiedades antagonistas de H_1R; se encuentra disponible en solución oftalmológica o nebulizado nasal (36).

■ OTROS FÁRMACOS CON PROPIEDADES ANTIHISTAMÍNICAS

Los antidepresivos tricíclicos originalmente sintetizados por sus propiedades antihistamínicas en la década de 1950, nunca se desarrollaron completamente como antihistamínicos, una vez que se detectó que presentaban efectos antidepresivos impresionantes (2). Debido a que la doxepina tiene una muy alta afinidad por el receptor H_1, se ha convertido en una alternativa farmacológica aceptable para el tratamiento de la urticaria idiopática crónica (37). No obstante, debe tenerse precaución en los ancianos, porque sus propiedades anticolinérgicas más pronunciadas causan visión borrosa, retención urinaria y taquiarritmias (38).

■ USO CLÍNICO DE LOS ANTIHISTAMÍNICOS

El antagonista ideal del receptor H_1 debería proveer un alivio completo y rápido de los síntomas de alergia, contar con una duración de acción moderada y carecer de efectos adversos. Por desgracia, ese tipo de fármacos no existe (2). En general, los antihistamínicos de primera y segunda generaciones tienen efectos bastante comparables contra la histamina en el alivio de los síntomas alérgicos comunes, pero todos presentan una deficiente capacidad descongestionante (2, 18). Los antagonistas de receptores H_1 han mostrado utilidad en el tratamiento de la rinitis alérgica y la conjuntivitis, la urticaria, el asma y la anafilaxia (2, 7, 13, 16, 39), aspecto que se aborda en otros capítulos de este libro de texto.

En numerosos estudios se comparó la eficacia antihistamínica de los antagonistas de segunda generación con la de los de la primera en el tratamiento de la rinitis alérgica. Los resultados mostraron de manera uniforme que estos fármacos son más eficaces que el placebo, pero apenas tanto como los de primera generación, como la clorfeniramina, con el uso de esquemas de dosificación comparables (28, 29, 40, 41). Los estudios de comparación de fármacos antihistamínicos de segunda generación entre sí no han encontrado diferencias notorias en sus efectos clínicos (22, 23, 40).

En algunos estudios se ha comunicado que los preparados oculares tópicos de antagonistas de H_1 son muy eficaces para tratar la conjuntivitis alérgica (2, 7, 42). Si bien se dispone de otros preparados antihistamínicos tópicos para las afecciones cutáneas, no se recomienda su uso prolongado por el riesgo elevado de sensibilización por contacto (27). Aunque muchos médicos tienen sus esquemas favoritos para tratar la urticaria idiopática crónica, hay informes de todos los fármacos de primera y segunda generaciones como eficaces para dicho tratamiento (43, 44). Algunos tipos de urticaria responden mejor a un antihistamínico determinado; la ciproheptadina como tratamiento preferido de la urticaria inducida por el frío constituye un ejemplo (45). En los pacientes con urticaria crónica refractaria, las combinaciones de antihistamínicos H_1 no sedantes con los H_1 y H_2 sedantes, pueden ser útiles, pero el grado de las pruebas científicas en respaldo de esta combinación terapéutica es bajo (46, 47).

Un artículo de declaración de posición de la American Academy of Allergy, Asthma and Immunology, referente al uso de los antihistamínicos en los pacientes con asma, sirvió para aclarar la controversia acerca de su uso en ellos (48). Antes se creía que las propiedades anticolinérgicas (p. ej., sequedad de las vías aéreas) de estos antagonistas pudiesen contribuir a las exacerbaciones del asma; hoy se sabe que los antihistamínicos, incluidos algunos de los compuestos de acción doble, pueden en realidad tener una actividad benéfica en el tratamiento del asma por sus efectos broncodilatadores y antiinflamatorios (30, 49). Si bien estos fármacos no se consideran ideales para tratar el asma, es cierto que no están contraindicados en los pacientes afectados que los requieren por problemas alérgicos concomitantes (49). En el *Physicians' Desk Reference* se modificó después la nota precautoria, al señalar que deberían usarse con cuidado en los pacientes con asma concomitante (19).

La histamina aumenta durante la respuesta temprana y tardía de las vías aéreas después de la provocación específica por alérgenos y durante las exacerbaciones espontáneas del asma. La histamina puede ejercer muchas de las secuelas fisiológicas que llevan al asma, incluyendo la tos por estimulación directa de los nervios sensoriales, la constricción del músculo liso, la hipersecreción de moco, el aumento de la permeabilidad del epitelio pulmonar, la vasodilatación y la extravasación de fluido en el ámbito de las vénulas poscapilares (2, 7). En muchos estudios se mostró que los antihistamínicos son broncoprotectores, dependiendo del estímulo. Por ejemplo, atenúan el broncoespasmo inducido por la adenosina en un 80%, pero tienen poco o ningún efecto contra la metacolina, los leucotrienos, los agonistas o la neurocinina A (2, 7, 35, 50).

Los antihistamínicos son adyuvantes importantes en el tratamiento de la anafilaxia, pero nunca deberían sustituir a la terapéutica ideal, que por consenso general es con epinefrina en inyección intramuscular (13, 51). Los antihistamínicos suelen usarse para tratar la dermatitis atópica, pero no son más eficaces que un placebo (52). Aunque los antihistamínicos H_1 pueden ser útiles como adyuvantes en el tratamiento del eccema, no hay pruebas que respalden su uso como monoterapia (31). Los antihistamínicos sedantes de primera generación, como la difenhidramina y la hidroxicina, a menudo son más eficaces que los no sedantes para aliviar el prurito de la dermatitis atópica durante brotes agudos, porque permiten al paciente dormir y ayudan a romper el ciclo de prurito-rascado, pero no se recomiendan para uso a largo plazo en los niños (32, 33, 52, 53).

Como con cualquier otro medicamento, los antihistamínicos deben usarse con precaución durante el embarazo (13), pues la experiencia clínica a largo plazo mostró que la tripelenamina, la clorfeniramina y la difenhidramina no causan mayor riesgo de defectos al nacimiento que los que experimenta la población normal (54, 55). Clorfeniramina, difenhidramina, loratadina y cetiricina se clasifican todos como de categoría B para el embarazo, lo que indica que no se han observado defectos al nacer en modelos animales (19). Sin embargo, en los estudios de animales se ha vinculado a la hidroxicina con la toxicidad cuando es administrada a dosis altas y los antihistamínicos sedantes que se usan ya avanzado el tercer trimestre pueden causar efectos adversos, como temblor, estimulación paradójica e irritabilidad en los neonatos (27). Si se considera que los beneficios del tratamiento rebasan a los riesgos, entonces se prefieren la loratadina y la cetirizina durante el embarazo (47). Los antihistamínicos se excretan en la leche materna y, por lo tanto, se ha comunicado que los hijos de madres que amamantan y estaban tomando antihistamínicos de primera generación, experimentan somnolencia e irritabilidad; no se ha comunicado que los antihistamínicos loratadina, cetiricina y fexofenadina causen síntomas en bebés amamantados por las madres que toman estos fármacos (56).

Los antihistamínicos también son útiles para tratar las afecciones no alérgicas como náuseas, cinetosis, vértigo, síntomas extrapiramidales, ansiedad e insomnio (2, 7). La difenhidramina y la prometacina, en particular, tienen propiedades antieméticas que son útiles para tratar la enfermedad de Ménierè y otras afecciones vestibulares (27). Los estudios de valoración de estos fármacos en el tratamiento de los niños con otitis media e infecciones respiratorias altas señalaron que no ofrecen beneficio significativo cuando son usados solos (57, 58). Sin embargo, los niños con otitis media recurrente y antecedentes familiares sólidos de alergias, deben valorarse por un alergólogo para identificar desencadenantes ambientales potenciales e implementar el tratamiento con medidas de evitación y una combinación de antihistamínicos, descongestivos, cromolina o corticoesteroides intranasales tópicos, para disminuir la inflamación y las secreciones, que pudiesen contribuir a las infecciones recurrentes.

El uso de antagonistas de segunda generación respecto de las de la primera como fármacos ideales anteriormente se consideró prematuro por muchos expertos. Si se toma un fármaco de primera generación en forma regular al acostarse, sus efectos sedantes colaterales a menudo son bien tolerados. Sin embargo, debido a que algunos pacientes no toleran estos fármacos, requieren el uso de los de segunda generación no sedantes, que se ha demostrado bien que de manera consistente producen menos alteración de las destrezas cognitivas y psicomotoras, como el aprendizaje, el tiempo de reacción, la conducción de vehículos, la memoria, el seguimiento, la percepción, la detección y el procesamiento (2, 7). La alteración de estas funciones aumenta los costos indirectos relacionados con el tratamiento de la rinitis alérgica, incluidos los días laborales o escolares perdidos y la concentración y el desempeño laborales menores, que

dan como resultado una menor productividad total (2, 7). En los Joint Task Force on Practice Parameters para el diagnóstico y tratamiento de la rinitis (grupo conjunto de tarea sobre parámetros de práctica profesional) se recomendó que los antihistamínicos de segunda generación no sedantes constituyan el tratamiento ideal de la rinitis alérgica perenne y la estacional, para evitar potenciales efectos secundarios en el SNC (59). Sin embargo, si los individuos presentan rinitis no alérgica, con o sin un componente alérgico manifiesto, como el drenaje posnasal intenso, puede ser necesario usar antihistamínicos de primera generación, con o sin descongestivos, para sacar ventaja de sus efectos de secado anticolinérgicos. En estas circunstancias es mejor dosificar el antihistamínico sedante al acostarse, como efecto de continuación del efecto en la mañana siguiente, que no suele causar alteración del desempeño cognitivo. En general, es importante instruir al paciente acerca de las ventajas y desventajas de los antihistamínicos sedantes y no, en el tratamiento de enfermedades alérgicas específicas. El uso de cualquiera, o ambos agentes, debe ajustarse apropiadamente a las necesidades y la tolerancia individual del paciente. A los pacientes se debería informar que la eficacia de los antihistamínicos es mayor cuando se toman en forma regular, en contraposición a cuando se hace solo en caso necesario (47).

En los niños, los antihistamínicos H_1 de segunda generación (cetiricina, loratadina y fexofenadina) deben constituir el tratamiento ideal de la rinitis alérgica, la urticaria espontánea crónica y las reacciones de urticaria resultantes de alergias a alimentos (60). Las dosis de antihistamínico H_1 de primera generación autorizadas varían entre los países y no parecen tener bases en pruebas, por lo que no se confirma su seguridad y eficacia (61).

■ EFECTOS ADVERSOS DE LOS ANTAGONISTAS DE H_1

Los numerosos efectos colaterales de los antihistamínicos de primera generación se han atribuido a su afinidad por la glucoproteína P y su lipofilicidad, que les dan la capacidad de atravesar la barrera hematoencefálica (62). Además, son relativamente no selectivos en su actividad anticolinérgica (63). Los efectos colaterales de los antihistamínicos de primera generación varían en tipo e intensidad entre sus subclases estructurales. Por ejemplo, la etilendiamina (PBZ) tiene efectos secundarios gastrointestinales más pronunciados, en tanto las etanolaminas, como la difenhidramina, presentan una mayor actividad antimuscarínica y causan un grado de sedación, lo que es potencialmente peligroso en la población de mayor edad y puede también afectar mucho el aprendizaje y la seguridad de los niños, por lo que la dosis se modifica de manera acorde en poblaciones vulnerables (38, 47, 64). Las alquilaminas, como la clorfeniramina, tienen efectos secundarios más leves del SNC y, en general, son las mejor toleradas de las de primera generación (65).

Los efectos secundarios específicos de los antihistamínicos de primera generación incluyen alteración de la cognición, tiempos de reacción más lentos, disminución del estado de alerta, confusión, somnolencia, acúfenos, anorexia, náusea, vómito, malestar epigástrico, diarrea y estreñimiento. Los efectos secundarios anticolinérgicos relacionados incluyen boca seca, visión borrosa y retención urinaria; los de primera generación también potencian los efectos de las benzodiacepinas y el alcohol (13, 65). Asimismo, debe tenerse precaución cuando se trata a pacientes en riesgo de glaucoma, epilepsia, hipotensión, demencia y arritmias cardiacas (47). La ciproheptadina, un derivado piperidínico, tiene el efecto de causar aumento de peso en algunos pacientes (14, 16). En una revisión sistemática reciente de valoración del efecto de los fármacos con actividad anticolinérgica sobre los resultados en la salud, se encontró que estos medicamentos tienen un efecto adverso significativo sobre la función cognitiva y física, pero hubo pruebas limitadas del correspondiente sobre el delirio o los resultados de mortalidad. Este análisis hace énfasis adicional en la importancia de hablar de estos efectos secundarios potenciales con los pacientes antes de iniciar su tratamiento, en especial si va a ser a largo plazo (66).

Las sobredosis intencional y accidental, aunque raras, ha sido motivo de informe con estos fármacos (13). Los adultos suelen manifestar síntomas de depresión del SNC, mientras que los niños quizá muestren respuestas excitatorias manifiestas, como hiperactividad, irritabilidad, insomnio, alucinaciones visuales y convulsiones. Incluso con dosis normales no es raro que los niños experimenten una reacción paradójica de excitación. También se sabe que ocurren arritmias cardiacas malignas con las sobredosis, lo que recalca la necesidad de actuar con rapidez para contrarrestar el efecto tóxico de estos medicamentos (13, 65). Con el uso de antihistamínicos en los pacientes de edad avanzada o aquellos con disfunción hepática debe tenerse precaución por sus menores tasas de depuración y mayor susceptibilidad a la sobredosis (13). La polifarmacia (medicación con cinco o más fármacos) es un factor de riesgo grave en el anciano, donde los antihistamínicos anticolinérgicos fuertes son una causa frecuente de sucesos adversos farmacológicos. Por lo tanto, debe considerarse el dejar de prescribir medicamentos no esenciales (67). Debido a que los antihistamínicos H_1 de primera generación se secretan en la leche materna, se debe tener precaución con su uso en las mujeres que lactan (56, 65). Los pacientes que toman rupatadina deben estar al tanto de que su concentración sanguínea aumenta con el jugo de toronja, en tanto quienes toman fexofenadina deben estar informados de que los jugos de toronja o naranja disminuyen su concentración sanguínea (47).

Los antihistamínicos de segunda generación conllevan sustancialmente menos efectos colaterales. Sin embargo, se ha notado que ocurren sedación y otros de estos efectos en relación con los de primera generación, pero, en general, con una tasa similar a la del placebo (13). Ya no disponibles en Estados Unidos, terfenadina y astemizol muy ocasionalmente se relacionaron con la taquicardia ventricular polimorfa. Los antihistamínicos de segunda generación más nuevos, como fexofenadina y loratadina, no tienen informe de producir cardiotoxicidad (7). A la cetiricina se considera un antihistamínico poco sedante, pero, en general, es bien tolerado por la mayoría de los pacientes, en especial si se dosifica a la hora de acostarse. Los antihistamínicos más recientes de segunda generación, desloratadina y levocetirizina, han mostrado hasta ahora una gran seguridad y buena tolerancia. Los efectos adversos más raros de los antihistamínicos son: palpitaciones, arritmias, síntomas extrapiramidales, alteraciones del sueño, depresión, convulsiones, temblor, disfunción hepática, afecciones sanguíneas, glaucoma de ángulo cerrado y reacciones de hipersensibilidad, como anafilaxia, angioedema, broncoespasmo, fotosensibilidad y otros exantemas (27).

■ TOLERANCIA

La tolerancia de los antihistamínicos es una preocupación común de los pacientes que los toman en forma crónica. En este sentido, se ha especulado que este fenómeno se presenta por autoinducción del metabolismo hepático, con una tasa de depuración acelerada resultante. Sin embargo, los estudios no han podido confirmar esta hipótesis y la mayoría señala la tolerancia de antihistamínicos que ahora se cree secundaria al incumplimiento, porque los efectos secundarios intolerables del fármaco o los síntomas intermitentes se deben al avance o la gravedad de la enfermedad (2). En los estudios a corto plazo de valoración de la tolerancia de los antihistamínicos de segunda generación no se ha encontrado cambio en su eficacia terapéutica después de 6 a 8 sem de uso regular (2, 13). En estudios de hasta 12 sem no se encontraron pruebas de que los antihistamínicos de segunda generación causasen autoinducción del metabolismo hepático que condujese a tasas de excreción rápidas y la tolerancia. La eficacia clínica de estos fármacos en la piel y el tratamiento de la rinitis alérgica no disminuye con su uso crónico (65). La tolerancia a los efectos sedantes de los antihistamínicos es más frecuente que la taquifilaxia (27).

■ SIMPATICOMIMÉTICOS

Muchos de los antihistamínicos de primera generación, y ahora los de la segunda, se presentan en sus combinaciones con descongestivos. De los actualmente usados en la mayoría de los preparados se incluyen clorhidrato de fenilefrina o seudoefedrina. Estos fármacos tienen anillos de benceno saturados sin tres o cuatro grupos hidroxilo, motivo de su débil efecto adrenérgico α, y absorción oral y duración de acción mejores. En comparación con otros descongestivos, estos fármacos tienen menos efecto sobre la presión arterial y son menos proclives a causar excitación del SNC manifiesta, como insomnio o agitación. La fenilpropanolamina se retiró del mercado estadounidense por preocupaciones acerca de accidentes vasculares cerebrales hemorrágicos en las mujeres que la tomaban. La seudoefedrina, el más eficaz de los agonistas adrenérgicos α, se designó como producto de venta libre del esquema V por los temas de individuos que usan el compuesto para fabricar metanfetaminas; en varios estudios se comunicaron menos consultas al servicio de urgencias por incidentes de quemadura relacionados con metanfetaminas, causados por incendios de laboratorios ilícitos desde que entró en efecto esta ley (68). La fenilefrina es un agonista adrenérgico α más débil, disponible en muchos preparados de venta libre para tos y resfrío. En la actualidad persisten interrogantes acerca de la seguridad de estos fármacos en los niños y, además, no está bien definida su eficacia en los estudios clínicos a las dosis disponibles en estos preparados (69).

■ ANTAGONISTAS H_2

Los antagonistas H_2 de histamina fueron sintetizados por primera vez en 1969 con el propósito de desarrollar fármacos capaces de inhibir la secreción gástrica de ácido (70); tienen una similitud estructural estrecha con la histamina, porque la mayoría corresponde a simples modificaciones de su molécula (71). La afinidad de la histamina por los receptores H_1 es 10 veces mayor que por los H_2 (71). Los antagonistas H_2 son bases débiles, sales clorhidrato hidrosolubles, y tienden a ser menos lipofílicos que los antagonistas H_1 (7). La cimetidina se introdujo en Estados Unidos en 1982 y ha mostrado seguridad y eficacia en el tratamiento de la enfermedad ulceropéptica (71). La cimetidina y la oxmetidina simulan de manera estructural a los fármacos más antiguos, porque tienen un anillo imidazólico, similar al de la estructura de la histamina. Los fármacos más recientes varían en estructura por tener componentes diferentes de anillos internos. Por ejemplo, la ranitidina tiene un anillo furano, en tanto famotidina y nizatidina están constituidas por anillos tiazólicos (71). Los antagonistas H_2 actúan principalmente por inhibición competitiva de los receptores H_2, con excepción de la famotidina, que actúa de manera no competitiva (71). Los cuatro productos disponibles tienen todos potentes propiedades antagonistas H_2, varían en su farmacocinética y efectos adversos, como en las interacciones farmacológicas. Hoy se dispone de varios antagonistas H_2 de venta libre (7, 71).

Numerosos estudios se han realizado para indagar la utilidad clínica de los antagonistas H_2 en las enfermedades alérgicas e inmunológicas. Si bien en varios estudios se informa que estos agentes presentan cambios inmunológicos promisorios *in vitro*, los datos no han tenido sustento clínico (7, 72). En general, los antagonistas H_2 tienen utilidad de limitada a nula para tratar las enfermedades mediadas por histamina e inducidas por alérgenos en el hombre (72). Una excepción notable a esta regla puede ser la de su uso en combinación con antagonistas H_1 para el tratamiento de la urticaria idiopática crónica, aunque las pruebas en respaldo de esta combinación son escasas (46, 73). Los estudios de valoración de la eficacia clínica de los antagonistas H_2 en las afecciones alérgicas e inmunológicas se revisan ampliamente en otras obras (7, 71).

■ ANTAGONISTAS DEL RECEPTOR H_3

Los receptores H_3 actúan como autorreceptores presinápticos que inhiben la síntesis y secreción de histamina por las neuronas en el SNC. La expresión casi exclusiva en el sistema nervioso y la variedad amplia de sus isoformas hacen al H_3R diferente de otros HR (74). Los receptores H_3 también existen como receptores en membranas no histaminérgicas, que regulan la liberación de neurotransmisores, como la dopamina y la noradrenalina. Estudios subsiguientes se han dedicado para encontrar un antagonista selectivo H_3. Dos de tales agentes se sintetizaron: JNJ7777120 y tioperamida, un derivado de la imidazolilpiperidinico, ambos con selectividad por el receptor H_3 demostrada, pero disponible solo para uso experimental (12). Asimismo, hay algunos productos terapéuticos disponibles, como la betahistina, que actúan a través del H_3R y pueden ser útiles para tratar el vértigo, si bien se requieren estudios de investigación más rigurosos (75). No obstante, hay pruebas crecientes de la participación de H_3R en la función cognitiva, la fisiología del sueño, la fisiología del dolor, la conducta de alimentación y la memoria de temor (76). También es de interés como diana farmacológica para el tratar afecciones neurológicas/neurodegenerativas, como las enfermedades de Alzheimer y Parkinson, así como otros trastornos neuropsiquiátricos, como la adicción a fármacos y el síndrome de Tourette (74).

ANTAGONISTAS DEL RECEPTOR H_4

El receptor H_4 se expresa principalmente en las células de la respuesta inmunológica, como eosinófilos, linfocitos T, células ce-badas y dendríticas; tiene casi 35% de homología con el H_3R. Muchos de los agonistas y antagonistas H_3 conocidos también se unen a H_4R; sus ejemplos incluyen tioperamida y JNJ7777120. La investigación clínica en proceso sugiere la eficacia de un antagonista de H_4R, que pudiese constituir un tratamiento disponible en el futuro cercano para el asma y el prurito de la dermatitis atópica, que antes no respondieron a los antihistamínicos, con los H_1R y H_2R como objetivos (77). Además, los antagonistas de H_4R pueden tener utilidad en el tratamiento eventual de la inflamación crónica, el dolor, el prurito, el cáncer, la diabetes y sus complicaciones relacionadas (p. ej., neuropatía), afecciones gastrointestinales, endocrinas y salivales/exocrinas (76).

CONCLUSIONES

El descubrimiento de los antagonistas del receptor H_1 mostró ser un hito significativo en el tratamiento de las enfermedades alérgicas. Las modificaciones químicas de estos primeros fármacos dieron origen a los antihistamínicos de segunda generación, que son de eficacia antagonista equivalente, pero con menos efectos secundarios. Los antihistamínicos no sedantes más recientes, que son metabolitos o isómeros de fármacos preexistentes, hoy están en proceso de desarrollo. Los antagonistas del receptor H_2 han resultado en extremo útiles para tratar la enfermedad ulceropéptica. Sin embargo, no ha ocurrido lo mismo en el tratamiento de las afecciones alérgicas e inmunológicas en los seres humanos. Debido a sus características de mejores efectos colaterales, los antagonistas H_1 no sedantes selectivos más recientes y los antihistamínicos de acción doble han dado ventajas terapéuticas respecto de los de la primera generación para el tratamiento a largo plazo de las enfermedades alérgicas, incluidas rinitis, conjuntivitis y urticaria.

REFERENCIAS

1. Thurmond RL, Gelfand EW, Dunford PJ. The role of histamine H_1 and H_4 receptors in allergic inflammation: the search for new antihistamines. *Nat Rev Drug Discov.* 2008;7(1):41-53.
2. Simons FE. Advances in H_1-antihistamines. *N Engl J Med.* 2004;351(21):2203-2217.
3. He SH, Zhang HY, Zeng XN, *et al.* Mast cells and basophils are essential for allergies: mechanisms of allergic inflammation and a proposed procedure for diagnosis. *Acta Pharmacol Sin.* 2013;34(10):1270-1283.
4. Jones AW. Perspectives in drug development and clinical pharmacology: the discovery of histamine H_1 and H_2 antagonists. *Clin Pharmacol Drug Dev.* 2016;5(1):5-12.
5. Windaus A, Vogt W. Synthese des Imidazolyl-äthylamins. *Eur J Inorg Chem.* 1907;40(3):3691-3695.
6. Fried J. *Dorland's Illustrated Medical Dictionary.* 25th ed. Philadelphia, PA: Saunders, 1974.
7. Simons F. Antihistamines. In: Middleton E, Reed CE, Ellis EF, *et al.*, eds. *Allergy Principles and Practice.* 5th ed. St Louis: CV Mosby, 1998:612-637.
8. Dale HH, Laidlaw PP. The physiological action of β-iminazolylethylamine. *J Physiol.* 1910;41(5):318-344.
9. Pearce FL. Biological effects of histamine: an overview. *Agents Actions.* 1991;33(1):4-7.
10. Ash AS, Schild HO. Receptors mediating some actions of histamine. *Br J Pharmacol Chemother.* 1966;27(2):427-439.
11. Black JW, Duncan WA, Durant CJ, *et al.* Definition and antagonism of histamine H_2-receptors. *Nature.* 1972;236(5347):385-390.
12. Arrang JM, Garbarg M, Lancelot JC, *et al.* Highly potent and selective ligands for histamine H_3-receptors. *Nature.* 1987;327(6118):117-123.
13. Simons FE. H_1-receptor antagonists: clinical pharmacology and therapeutics. *J Allergy Clin Immunol.* 1989;84(6 Pt 1):845-861.
14. Sugata Y, Okano M, Fujiwara T, *et al.* Histamine H_4 receptor agonists have more activities than H_4 agonism in antigen-specific human T-cell responses. *Immunology.* 2007;121(2):266-275.
15. Akdis CA, Simons FE. Histamine receptors are hot in immunopharmacology. *Eur J Pharmacol.* 2006;533(1-3):69-76.
16. Simons FE, Simons KJ. The pharmacology and use of H_1-receptor-antagonist drugs. *N Engl J Med.* 1994; 330 (23):1663-1670.
17. Mommert S, Kleiner S, Gehring M, *et al.* Human basophil chemotaxis and activation are regulated via the histamine H_4 receptor. *Allergy.* 2016;71(9):1264-1273.
18. Bakker RA, Nicholas MW, Smith TT, *et al.* In vitro pharmacology of clinically used central nervous system-active drugs as inverse H_1 receptor agonists. *J Pharmacol Exp Ther.* 2007;322(1):172-179.
19. PDR Staff. *Physicians' Desk Reference.* 70th ed. Montvale, NJ: Thomson PDR, 2016.
20. Kotzan JA, Vallner JJ, Stewart JT, *et al.* Bioavailability of regular and controlled-release chlorpheniramine products. *J Pharm Sci.* 1982;71(8):919-923.
21. Mullol J, Bousquet J, Bachert C, *et al.* Update on rupatadine in the management of allergic disorders. *Allergy.* 2015;70(Suppl 100):1-24.
22. Frossard N. Pharmacodynamics of H_1-antihistamines: from concept to reality. *Clin Exp Allergy Rev.* 2003;3(3):87-89.
23. Simons FE. Comparative pharmacology of H_1 antihistamines: clinical relevance. *Am J Med.* 2002;113(Suppl 9A):38S-46S.
24. Honig PK, Wortham DC, Lazarev A, *et al.* Grapefruit juice alters the systemic bioavailability and cardiac repolarization of terfenadine in poor metabolizers of terfenadine. *J Clin Pharmacol.* 1996;36(4):345-351.
25. Simons FE, McMillan JL, Simons KJ. A double-blind, single-dose, crossover comparison of cetirizine, terfenadine, loratadine, astemizole, and chlorpheniramine versus placebo: suppressive effects on histamine-induced wheals and flares during 24 hours in normal subjects. *J Allergy Clin Immunol.* 1990;86(4 Pt 1):540-547.
26. Roth T, Roehrs T, Koshorek G, *et al.* Sedative effects of antihistamines. *J Allergy Clin Immunol.* 1987;80(1):94-98.

27. Leslie TA. Antihistamines. In: Wakelin SH, Maibach HI, Archer CB, eds. *Handbook of Systemic Drug Treatment in Dermatology.* Abingdon, UK: Taylor & Francis Group, 2015:76-84.

28. Day JH, Briscoe MP, Rafeiro E, *et al.* Comparative clinical efficacy, onset and duration of action of levocetirizine and desloratadine for symptoms of seasonal allergic rhinitis in subjects evaluated in the Environmental Exposure Unit (EEU). *Int J Clin Pract.* 2004;58(2):109-118.

29. Tasaka K, Mio M, Okamoto M. Intracellular calcium release induced by histamine releasers and its inhibition by some antiallergic drugs. *Ann Allergy.* 1986;56(6):464-469.

30. Bernstein JA. Azelastine hydrochloride: a review of pharmacology, pharmacokinetics, clinical efficacy and tolerability. *Curr Med Res Opin.* 2007;23(10):2441-2452.

31. Apfelbacher CJ, van Zuuren EJ, Fedorowicz Z, *et al.* Oral H_1 antihistamines as monotherapy for eczema. *Cochrane Database Syst Rev.* 2013;28(2):CD007770.

32. Hanifin JM, Cooper KD, Ho VC, *et al.* Guidelines of care for atopic dermatitis, developed in accordance with the American Academy of Dermatology (AAD)/American Academy of Dermatology Association "Administrative Regulations for Evidence-Based Clinical Practice Guidelines." *J Am Acad Dermatol.* 2004;50(3):391-404.

33. Leslie TA, Greaves MW, Yosipovitch G. Current topical and systemic therapies for itch. *Handb Exp Pharmacol.* 2015;226:337-356.

34. Ohmori K, Ishii H, Kubota T, *et al.* Inhibitory effects of oxatomide on several activities of SRS-A and synthetic leukotrienes in guinea-pigs and rats. *Arch Int Pharmacodyn Ther.* 1985;275(1):139-150.

35. Roquet A, Dahlen B, Kumlin M, *et al.* Combined antagonism of leukotrienes and histamine produces predominant inhibition of allergen-induced early and late phase airway obstruction in asthmatics. *Am J Respir Crit Care Med.* 1997;155(6):1856-1863.

36. Rosenwasser LJ, O'Brien T, Weyne J. Mast cell stabilization and anti-histamine effects of olopatadine ophthalmic solution: a review of pre-clinical and clinical research. *Curr Med Res Opin.* 2005;21(9):1377-1387.

37. Goldsobel AB, Rohr AS, Siegel SC, *et al.* Efficacy of doxepin in the treatment of chronic idiopathic urticaria. *J Allergy Clin Immunol.* 1986;78(5 Pt 1):867-873.

38. Leslie TA. Itch management in the elderly. *Curr Probl Dermatol.* 2016;50:192-201.

39. Sharma M, Bennett C, Carter B, *et al.* H_1-antihistamines for chronic spontaneous urticaria: an abridged Cochrane Systematic Review. *J Am Acad Dermatol.* 2015;73(4):710.e4-716.e4.

40. Holgate ST, Canonica GW, Simons FE, *et al.* Consensus Group on New-Generation Antihistamines (CONGA): present status and recommendations. *Clin Exp Allergy.* 2003;33(9):1305-1324.

41. Theunissen EL, Vermeeren A, Ramaekers JG. Repeated-dose effects of mequitazine, cetirizine and dexchlorpheniramine on driving and psychomotor performance. *Br J Clin Pharmacol.* 2006;61(1):79-86.

42. Bielory L. Ocular allergy treatment. *Immunol Allergy Clin North Am.* 2008;28(1):189-224, vii.

43. Black AK, Greaves MW. Antihistamines in urticaria and angioedema. *Clin Allergy Immunol.* 2002;17:249-286.

44. Jauregui I, Ferrer M, Montoro J, *et al.* Antihistamines in the treatment of chronic urticaria. *J Investig Allergol Clin Immunol.* 2007;17(Suppl 2):41-52.

45. Bentley B II. Cold-induced urticaria and angioedema: diagnosis and management. *Am J Emerg Med.* 1993;11(1):43-46.

46. Bernstein JA, Lang DM, Khan DA, *et al.* The diagnosis and management of acute and chronic urticaria: 2014 update. *J Allergy Clin Immunol.* 2014;133(5):1270-1277.

47. Leslie TA, Grattan CEH. Antihistamines and related: H_1 antagonists, sodium cromoglycate, leukotriene receptor antagonists. In: Arden-Jones M, Hampton P, Vleugels R, eds. *Handbook of Dermatology Treatments: A Practical Guide to Topical Treatments, Systemic Therapies and Procedural Dermatology.* London: JP Medical; 2017.

48. Sly RM, Kemp JP, Anderson JA, *et al.* The use of antihistamines in patients with asthma. *J Allergy Clin Immunol.* 1988;82(3):481-482.

49. Lordan JL, Holgate ST. H_1-antihistamines in asthma. *Clin Allergy Immunol.* 2002;17:221-248.

50. Phillips GD, Rafferty P, Beasley R, *et al.* Effect of oral terfenadine on the bronchoconstrictor response to inhaled histamine and adenosine 5'-monophosphate in non-atopic asthma. *Thorax.* 1987;42(12):939-945.

51. Sheikh A, Shehata YA, Brown SG, *et al.* Adrenaline for the treatment of anaphylaxis: cochrane systematic review. *Allergy.* 2009;64(2):204-212.

52. Klein PA, Clark RA. An evidence-based review of the efficacy of antihistamines in relieving pruritus in atopic dermatitis. *Arch Dermatol.* 1999;135(12):1522-1525.

53. Wollenberg A, Oranje A, Deleuran M, *et al.* ETFAD/EADV Eczema task force 2015 position paper on diagnosis and treatment of atopic dermatitis in adult and paediatric patients. *J Eur Acad Dermatol Venereol.* 2016;30(5):729-747.

54. Gilbert C, Mazzotta P, Loebstein R, *et al.* Fetal safety of drugs used in the treatment of allergic rhinitis: a critical review. *Drug Saf.* 2005;28(8):707-719.

55. Keles N. Treatment of allergic rhinitis during pregnancy. *Am J Rhinol.* 2004;18(1):23-28.

56. Incaudo GA, Takach P. The diagnosis and treatment of allergic rhinitis during pregnancy and lactation. *Immunol Allergy Clin North Am.* 2006;26(1):137-154.

57. Sutter AI, Lemiengre M, Campbell H, *et al.* Antihistamines for the common cold. *Cochrane Database Syst Rev.* 2003;(3):CD001267.

58. Griffin GH, Flynn C, Bailey RE, *et al.* Antihistamines and/or decongestants for otitis media with effusion (OME) in children. *Cochrane Database Syst Rev.* 2006;18(4):CD003423.

59. Wallace DV, Dykewicz MS, Bernstein DI, *et al.* The diagnosis and management of rhinitis: an updated practice parameter. *J Allergy Clin Immunol.* 2008;122(Suppl 2):S1-S84.

60. Fitzsimons R, van der Poel LA, Thornhill W, *et al.* Antihistamine use in children. *Arch Dis Child.* 2015;100(3):122-131.

61. De Bruyne P, Christiaens T, Boussery K, *et al.* Are antihistamines effective in children? A review of the evidence. *Arch Dis Child.* 2017;102:56-60.

62. Montoro J, Sastre J, Bartra J, *et al.* Effect of H_1 antihistamines upon the central nervous system. *J Investig Allergol Clin Immunol.* 2006;16(Suppl 1):24-28.

63. Liu H, Farley JM. Effects of first and second generation antihistamines on muscarinic induced mucus gland cell ion transport. *BMC Pharmacol.* 2005;5:8.

64. Powell RJ, Leech SC, Till S, *et al.* BSACI guideline for the management of chronic urticaria and angioedema. *Clin Exp Allergy.* 2015;45(3):547-565.

65. Simons FE. H_1-receptor antagonists. Comparative tolerability and safety. *Drug Saf*. 1994;10(5):350-380.

66. Fox C, Smith T, Maidment I, *et al*. Effect of medications with anti-cholinergic properties on cognitive function, delirium, physical function and mortality: a systematic review. *Age Ageing*. 2014;43(5):604-615.

67. Onda M, Imai H, Takada Y, *et al*. Identification and prevalence of adverse drug events caused by potentially inappropriate medication in homebound elderly patients: a retrospective study using a nationwide survey in Japan. *BMJ Open*. 2015;5(8):e007581.

68. Burke BA, Lewis RW, Latenser BA, *et al*. Pseudoephedrine legislation decreases methamphetamine laboratory-related burns. *J Burn Care Res*. 2008;29(1):138-140.

69. Traynor K. Nonprescription cold remedies unsafe for young children, FDA advisers say. *Am J Health Syst Pharm*. 2007;64(23):2408.

70. Duncan WA, Parsons ME. Reminiscences of the development of cimetidine. *Gastroenterology*. 1980;78(3):620-625.

71. Lipsy RJ, Fennerty B, Fagan TC. Clinical review of histamine 2 receptor antagonists. *Arch Intern Med*. 1990;150(4):745-751.

72. Parsons ME, Ganellin CR. Histamine and its receptors. *Br J Pharmacol*. 2006;147(Suppl 1):S127-S135.

73. Harvey RP, Schocket AL. The effect of H_1 and H_2 blockade on cutaneous histamine response in man. *J Allergy Clin Immunol*. 1980;65(2):136-139.

74. Nieto-Alamilla G, Marquez-Gomez R, Garcia-Galvez AM, *et al*. The histamine H_3 receptor: structure, pharmacology, and function. *Mol Pharmacol*. 2016;90(5):649-673.

75. Murdin L, Hussain K, Schilder AG. Betahistine for symptoms of vertigo. *Cochrane Database Syst Rev*. 2016;21(6):CD010696.

76. Panula P, Chazot PL, Cowart M, *et al*. International Union of Basic and Clinical Pharmacology. XCVIII. Histamine receptors. *Pharmacol Rev*. 2015;67(3):601-655.

77. Thurmond RL. The histamine H_4 receptor: from orphan to the clinic. *Front Pharmacol*. 2015;6:65.

CAPÍTULO 34

Agonistas β

RACHEL G. ROBISON Y JACQUELINE A. PONGRACIC

Los broncodilatadores representan un componente importante de la terapéutica del asma. Entre los diversos fármacos disponibles para ese propósito, los agonistas adrenérgicos β son los utilizados con más frecuencia. Esta clase de medicamentos actualmente se utiliza para ambos, el alivio de los síntomas agudos y su prevención. Los agonistas β de acción breve (SABA, por sus siglas en inglés) son el principal tratamiento de rescate. La disponibilidad de preparados de acción prolongada ha allanado el camino para el uso de los agonistas β en la regulación de la enfermedad.

■ PERSPECTIVAS HISTÓRICAS

Los agonistas simpaticomiméticos se han usado para tratar el asma durante miles de años. Los chinos utilizan desde el año 3000 a. C. la efedrina, que se encuentra en el Ma huang (*Ephedra sinica*), por sus beneficios terapéuticos, que se notó se desvanecían con el transcurso del tiempo, en tanto aumentaban las reacciones adversas, como la estimulación del sistema nervioso central, por lo que se deseaban mucho nuevos y mejores fármacos simpaticomiméticos. Las inyecciones subcutáneas de adrenalina no solo se usaron a principios de la década de 1900, sino que también se vincularon con efectos

colaterales inaceptables. No obstante, fue apenas hace 70 años que el primer agonista adrenérgico β, isoproterenol, apareció en el escenario (1) y como tal, potente y no selectivo, se relacionó con muchos efectos colaterales, pero menos de los que se presentaban con la adrenalina. Estos aspectos de la toxicidad y la identificación de los suprarrenorreceptores β y α llevó al desarrollo del agonista β_2 selectivo, albuterol en la década de 1960 y, desde entonces, se ha desarrollado una variedad de agonistas selectivos β_2 inhalados. Pirbuterol, terbutalina y fenoterol son otros SABA de acción rápida. El primero es potente pero menos selectivo que los otros y no está disponible en Estados Unidos. En respuesta a preocupaciones continuas acerca de efectos colaterales, una mayor exploración y los refinamientos en estas moléculas han llevado a la producción de una forma enantiomérica del albuterol, llamada levalbuterol. También están ahora disponibles los agonistas de acción prolongada (LABA, por sus siglas en inglés). El salmeterol y el formoterol representan a esta más reciente clase de agonistas adrenérgicos β. El vilanterol, un ultra-LABA con duración de efecto de más de 24 h, en fecha reciente fue aprobado por la Food and Drug Administration (FDA) para usarse en los pacientes con asma. En la tabla 34-1 se presenta una lista de los agonistas β inhalados actualmente aprobados por la FDA para tratar el asma, y sus propiedades.

TABLA 34-1 AGONISTAS ADRENÉRGICOS β INHALADOS PARA EL ASMA APROBADOS POR LA FDA

NOMBRE	CLASE	INICIO DE ACCIÓN (min)	EFECTO MÁXIMO	DURACIÓN DE ACCIÓN (h)
Albuterol	SABA	5	1 h	3-4
Levalbuterol	SABA	5-10	76-78 min	3-4
Pirbuterol	SABA	5	0.5-1 h	5
Salmeterol	LABA	10-20	3-4 h	12
Formoterol	LABA	1-3	1-3 h	12
Vilanterol	Ultra-LABA	15	1-2 h	24

FDA, Food and Drug Administration; LABA, agonistas β de acción prolongada; SABA, agonistas β de acción breve.

■ MECANISMO DE ACCIÓN Y FARMACOLOGÍA

Los agonistas adrenérgicos β ejercen sus efectos a través de interacciones con receptores unidos a membrana y se han caracterizado tres tipos: β_1, β_2 y β_3. Los receptores β_1 predominan en el corazón, en tanto los β_3 se encuentran en el tejido adiposo. Los receptores β_2 son ubicuos; en el pulmón residen dentro del músculo liso, las glándulas submucosas, el epitelio y los alveolos, así como en el músculo liso y el endotelio del sistema arterial pulmonar. Los estudios de unión de radioligandos y tomografía computarizada han mostrado que estos receptores están presentes en mayor concentración en la porción central del pulmón y los alveolos. Los receptores β_2 también se encuentran en una variedad de células inflamatorias, por lo general vinculadas con el asma, que incluyen a las cebadas, los macrófagos, neutrófilos, eosinófilos y linfocitos. Los receptores β_2 están presentes en concentraciones muy altas en el músculo liso de las vías aéreas, y un poco menos en las epiteliales, las endoteliales, las de tipo II y las cebadas.

El receptor adrenérgico β_2, ilustrado en la figura 34-1, es miembro de la superfamilia de receptores acoplados a la proteína G transmembrana 7, codificados por un gen en el cromosoma 5 (2). De inicio se emitió la hipótesis de un mecanismo de llave y cerradura por el que los agonistas β se acoplan al receptor. Sin embargo, parece que los receptores adrenérgicos β_2 vacilan entre los estados inactivo y activo (3) y los agonistas β pueden cambiar el equilibrio en favor del estado activado. Un fármaco agonista, como el albuterol, se une al dominio extracelular

del receptor e induce un cambio de conformación, de manera que las regiones intracelulares se puedan unir a la proteína G y, como resultado, se activa la adenililciclasa y causa un aumento del monofosfato cíclico de adenosina (AMPc, por sus siglas en inglés), que actúa como segundo mensajero para activar a la proteína cinasa A, lo que causa la fosforilación, con relajación resultante del músculo liso de las vías aéreas. El AMPc también aumenta las reservas del ion calcio intracelulares, lo que lleva a la relajación del músculo liso de las vías aéreas.

La revisión del desarrollo de los adrenérgicos β hace resaltar las diferencias funcionales entre estos medicamentos. Los primeros agonistas β inicialmente se modelaron después de la adrenalina y noradrenalina. Asimismo, se notó que las modificaciones estructurales de estas catecolaminas impartían cambios funcionales a estos compuestos. Por ejemplo, las sustituciones en los grupos hidroxilo del anillo de benceno disminuían la inactivación por la enzima gastrointestinal, catecol O-metiltransferasa, como en el caso de albuterol, la terbutalina, el metaproterenol y el fenoterol. Estas modificaciones específicas aumentan la duración de acción y permiten la administración oral. Las modificaciones de la cadena lateral aumentan la selectividad por el receptor β_2, disminuyen la inactivación por la oxidasa de monoaminas y extienden la duración de acción, como se nota con el albuterol, la terbutalina, el pirbuterol y el procaterol. El salmeterol y el formoterol tienen cadenas laterales lipofílicas mucho más largas, que contribuyen a sus efectos selectivos β_2 de acción más prolongada. A pesar de sus similitudes estructurales y funcionales, el salmeterol y el formoterol tienen mecanismos de acción

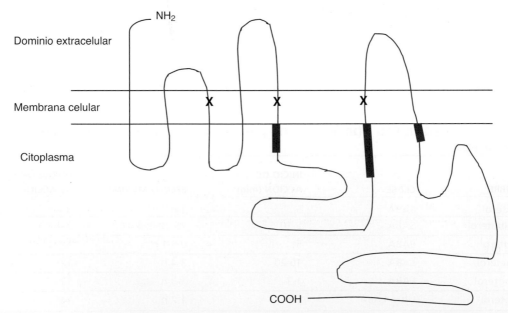

■ **FIGURA 34-1** Estructura del receptor adrenérgico β_2 humano. Las regiones involucradas con el acoplamiento con la proteína G se presentan resaltadas. Los sitios involucrados con la estructura del agonista β_2 se marcan con X.

diferentes en el ámbito celular (4). El salmeterol, muy li-pofílico, es captado rápidamente hacia la célula, después de lo cual se difunde de manera gradual al exterior para interactuar con el receptor. Su cadena lateral se acopla con un sitio externo del receptor que actúa como an-cla para prevenir la disociación del agonista, en tanto el resto de la molécula se acopla y desacopla respecto del sitio activo del receptor como un gancho (2). El formo-terol es moderadamente lipofílico y tiene un inicio de acción más rápido, pero una menor duración de acción, en comparación con el salmeterol; puede estimular de manera directa al receptor β2 y una fracción ingresar a la membrana celular en forma de depósito para después filtrarse al exterior en forma gradual y lenta (5, 6).

La respuesta a los agonistas β también varía por po-limorfismos del suprarrenorreceptor β2 y otras interac-ciones genéticas. Asimismo, hay dos genes *ADRB2* para el receptor, de modo que los individuos pueden ser ho-mocigotos o heterocigotos para cualquier polimorfis-mo determinado. El polimorfismo de nucleótido único, *ADRB2,* con frecuencia máxima vinculado con una alte-ración de la respuesta a los broncodilatadores, se loca-liza en el codón 16, con sustitución de la arginina por glicina. Como resultado, hay tres posibles genotipos: Arg/Arg, Arg/Gli y Gli/Gli (7). La frecuencia de estos ge-notipos varía entre diferentes poblaciones. Por ejemplo, el genotipo Arg/Arg tiene casi la mitad de frecuencia en las personas blancas (12 a 14%) en comparación con las de raza afroamericana (22 a 26%) (8-10). En los estu-dios se encontró que los homocigotos Arg/Arg presen-tan una respuesta terapéutica disminuida o una función pulmonar cada vez peor, y aumento del riesgo de exa-cerbaciones durante el uso regular de SABA (11-13). En algunos estudios, no todos, se mostró que las mu-taciones en los codones 16 y 27 se relacionan con una alteración de las respuestas al broncodilatador (14, 15) y de la función pulmonar (11, 12). Tales efectos no se han mostrado para los LABA, porque en un gran estudio clínico prospectivo no encontraron datos de un efecto de farmacogenética de *ADRB2* sobre la respuesta al salmete-rol (LABA) (16). En fecha más reciente, la investigación de *ADRB2* se expandió para incluir la regulación génica y las vías de señal vinculadas. Además, se mostró que los genes de la vía de nitrosilación interactuaban con *ADRB2* para modificar la respuesta al tratamiento con albuterol. Por ejemplo, las interacciones entre variantes genéti-cas de GSNOR y *ADRB2* se vincularon con una falta de respuesta al albuterol en los niños de raza negra con asma (17).

■ AGONISTAS β DE ACCIÓN BREVE

Los SABA inducen relajación del músculo liso de las vías aéreas con rapidez. Por ejemplo, el albuterol pro-duce broncodilatación 5 min después de su inhalación, con un efecto farmacológico máximo después de 60 a 90 min y duración de 3 a 4 h, y a veces hasta durante 6. Debido a que también hay receptores β2 en una diver-sidad de células inflamatorias, los investigadores pos-tularon que los agonistas β2 pueden también poseer un efecto antiinflamatorio. El albuterol inhibe la secreción de histamina por las células cebadas activadas *in vitro* (18). También se han mostrado efectos inhibitorios en los eosinófilos (19-22), los linfocitos (23, 24) y los neutrófilos (25, 26). Los estudios *in vivo* del albuterol no confirmaron un efecto antiinflamatorio y, de hecho, mostraron una respuesta de fase tardía potenciada, au-mento de los eosinófilos en esputo y un mayor número de eosinófilos activados en los especímenes de biopsia bronquial (27, 28).

Hasta 1999, todos los SABA usados en Estados Uni-dos correspondían a mezclas racémicas de dos estereoi-sómeros, llamados R y S, en partes iguales. Los isómeros (R) inducen respuestas de broncodilatación, en tanto los (S), no. Los estudios *in vivo* mostraron que el uso regular de albuterol racémico se vinculaba con una mayor ca-pacidad de respuesta de las vías aéreas al alérgeno (28, 29). El albuterol (R) *in vitro* induce broncodilatación en la tráquea humana aislada (30), en tanto el albuterol (S) aumenta las respuestas contráctiles a la histamina y el leucotrieno C4 en los tejidos bronquiales (31). El albute-rol (S) tiene mucho menos afinidad por los receptores β2 que el albuterol (R) (32). El albuterol (S) parece también tener efectos proinflamatorios, con datos de activación de eosinófilos, que se mostró por elevaciones del supe-róxido y la peroxidasa de eosinófilos (33, 34).

In vivo también son evidentes las diferencias entre el albuterol (R) y el albuterol (S), este último con un me-tabolismo 10 veces más lento que el primero (35-37) y detectable en la corriente sanguínea durante hasta 24 h después de la administración de albuterol racémico (36). Las presentaciones del albuterol (R), llamado le-valbuterol, están disponibles para su administración por nebulización e inhalador de dosis medida (IDM). La seguridad y eficacia del levalbuterol en los adultos y niños están bien documentadas. En un estudio alea-torio multicéntrico de 362 adolescentes y adultos con asma moderada a grave se informó que 0.63 mg de le-valbuterol eran tan eficaces como 2.5 mg del albuterol racémico (38). Debido a la curva de dosis-respuesta plana, en este estudio no se pudo mostrar una diferen-cia significativa respecto a la eficacia, entre el levalbute-rol y el albuterol racémico. De manera similar, no hubo diferencias en los efectos colaterales dependientes de la dosis entre levalbuterol y albuterol racémico. En un estudio pequeño de levalbuterol y albuterol racémico en niños, las dosis menores del primero fueron tan efi-caces como 2.5 mg de albuterol racémico y todos los esquemas terapéuticos se toleraron equivalentemente bien en términos de sus efectos colaterales (39).

■ AGONISTAS β DE ACCIÓN PROLONGADA

Dos LABA tienen actualmente aprobación para su uso en personas con asma en Estados Unidos, salmeterol y formoterol. Introducidos al mercado en la década de 1990, los LABA proveen broncodilatación durante 12 h, con inicio variable de su acción. Por ejemplo, los efectos del salmeterol se presentan en 10 a 20 min, en tanto los del formoterol lo hacen en tan poco como 1 a 3 min. Además de sus propiedades de broncodilatación, los LABA tienen efectos de broncoprotección y promueven la translocación del receptor de glucocorticoides al núcleo, para estimular la transcripción génica.

Aunque no se ha visto que los LABA ejerzan efectos significativos antiinflamatorios *in vivo* por aumento de la actividad de los glucocorticoesteroides, su uso no parece ser proinflamatorio o aumentar la inflamación de las vías aéreas (40).

■ USO CLÍNICO DE LOS AGONISTAS β EN EL ASMA

En las guías actuales, nacionales e internacionales, se promueve el uso diario regular de antiinflamatorios o fármacos de "regulación" para tratar el asma persistente (41, 42). A pesar de su uso, algunos individuos pueden presentar síntomas muy importantes o exacerbaciones agudas de su enfermedad. Los SABA se recomiendan para el alivio de los síntomas agudos del asma, y como tratamiento ideal de la broncoconstricción durante las exacerbaciones de fase aguda en los servicios de urgencias. Los SABA se prefieren sobre otros broncodilatadores, como las metilxantinas y los anticolinérgicos, porque muestran un inicio más rápido de acción, sin efectos adversos significativos, cuando son utilizados de forma apropiada. En las guías del asma también se sugiere que la frecuencia con que se requieren SABA para alivio de los síntomas sirve como un índice útil de regulación del asma y de la necesidad de ajuste del tratamiento antiinflamatorio. De hecho, se mostró que los resurtidos de prescripciones de SABA eran un buen índice de la morbilidad del asma, pues, por lo general, se hacían en el día posterior a la consulta y después de hospitalizaciones de urgencia relacionadas con el asma (43).

Los SABA pueden también usarse para confirmar el diagnóstico de asma, al establecer si hay broncoespasmo reversible (41).

Los SABA son también eficaces para la prevención de síntomas como el broncoespasmo inducido por el ejercicio, cuando son usados de 5 a 15 min antes (44, 45). Dada su corta duración de acción, los SABA no están bien adaptados para la prevención de los síntomas nocturnos.

En estudios aleatorios comparativos de levalbuterol frente a albuterol, realizados en los servicios de urgencias, se mostraron resultados controvertidos por la superioridad del primero respecto de las tasas de hospitalización (46), el tiempo hasta el alta hospitalaria (47) y la mejoría clínica (48). El levalbuterol puede ser una alternativa adecuada para los pacientes que experimentan efectos secundarios intolerables de los agonistas β racémicos, aunque no parece haber una ventaja clara consistente en las publicaciones.

El uso diario regular de SABA, en general, no se recomienda, pero esto ha sido una fuente de controversia durante muchos años. Aunque en algunos informes se asegura que el uso sistemático de SABA es seguro y eficaz, en otros estudios se informó de efectos lesivos. En varios de ellos se mostró una disminución del volumen exhalatorio forzado en 1 s después del uso regular de SABA (49-54). También se han detectado aumentos de la reactividad bronquial (49-57). Si bien en algunos estudios prospectivos de SABA inhalados en forma regular no se pudo mostrar deterioro del asma (58-61), otros mostraron efectos deletéreos en tan poco como 3 sem (49). Puesto que no ha habido pruebas de que el uso regular de SABA mejore la regulación del asma a largo plazo, no se recomienda. En el Informe 3 del National Asthma Education and Prevention Program Expert Panel se menciona claramente que debería considerarse el tratamiento antiinflamatorio cuando se requieren SABA durante más de 2 días por semana (41).

La situación parece ser bastante diferente para los LABA, que a la luz de su inicio de acción más lento no se recomiendan para el alivio de los síntomas agudos (62). Esta clase de fármacos debe usarse a diario para mejorar la regulación del asma. Aunque de inicio utilizados como monoterapia, o como adición a los corticoesteroides inhalados (ICS, por sus siglas en inglés), los LABA se recomiendan ahora de manera exclusiva para usarse en combinación con ICS en el asma. Asimismo, se estableció que la adición de LABA a los ICS mejora más la regulación del asma que el aumento de la dosis de ICS sola en los pacientes con síntomas persistentes cuando toman ICS (63), un efecto independiente de su dosis. Los LABA bloquean la broncoconstricción inducida por el ejercicio (64, 65), y su uso regular provee protección contra los síntomas así inducidos durante hasta 5 h (41). Esta clase de fármacos también está mejor adaptada para la regulación del asma nocturna (62, 66). Con base en los beneficios demostrados en esos estudios, los LABA deberían usarse en conjunción con ICS para tratar el asma controlado de manera inadecuada con ICS de dosis baja.

■ EFECTOS ADVERSOS

Se describió una variedad de efectos secundarios con el uso de agonistas β. Dada la amplia distribución de receptores β_2 en el cuerpo, se afectan muchos sistemas orgánicos. La complicación más frecuente es el temblor, causado por estimulación de los receptores β_2 en el músculo esquelético. También es frecuente la inquietud. Mediada por la relajación vascular β en el músculo esquelético, ocurre estimulación cardiaca como resultado de la menor resistencia periférica, con activación simpática resultante. La taquicardia y las palpitaciones son mucho menos frecuentes cuando se administran las dosis usuales durante la inhalación, en contraste con su administración oral o intravenosa. Sin embargo, es importante señalar que la prolongación del QTc puede llevar a arritmias e isquemia miocárdica en los pacientes susceptibles. Quizá se presenten aumentos transitorios de la Pao_2 cuando la dilatación vascular y el mayor gasto cardiaco aumentan la perfusión de regiones pulmonares subventiladas. A veces se presentan manifestaciones abdominales en los niños que reciben tratamiento intensivo para un asma aguda. Sus efectos metabólicos incluyen hiperglucemia (por glucogenólisis) y disminución del potasio y el magnesio séricos. Como resultado de la estimulación directa de la bomba de Na^+-K^+ se presentan desviaciones del potasio intracelular. El magnesio también se desplaza de esta forma, pero su mayor excreción urinaria contribuye adicionalmente a la disminución de su concentración. En estudios comparativos aleatorios con testigos de albuterol y levalbuterol se encontró que la frecuencia y los tipos de sucesos adversos son similares (46, 48, 67).

Puede presentarse broncoespasmo paradójico después del uso de agonistas β. A pesar de la baja frecuencia con que esto ocurre, tales reacciones pueden ser bastante graves e incluso poner en riesgo la vida (68). Con frecuencia se presentan aumento de la temperatura local, rubor, prurito, obstrucción nasal y sibilancias laríngeas, acompañando al broncoespasmo agudo. El broncoespasmo paradójico se vincula con el uso de IDM nuevos y frascos de soluciones nebulizadas; se ha señalado a los propelentes debido a que contribuyen con 58 a 99% de la composición de los IDM (68). Para las soluciones nebulizadas se han sugerido otros posibles factores, como acidez, osmolaridad y conservadores, específicamente cloruro de benzalconio, ácido etilendiamintetraacético y los sulfitos (69). La contaminación de las soluciones nebulizadas, en particular de frascos de dosis múltiples, puede también contribuir a este problema. Los efectos lesivos del (S)-albuterol pueden también contribuir al broncoespasmo paradójico (70).

La pérdida de eficacia a corto plazo o taquifilaxia se presentan con los agonistas β, como ocurre con frecuencia en las interacciones con receptores de superficies celulares-agonistas. Esto se presenta en respuesta al uso continuo o frecuente, repetitivo. Entonces, sigue siendo controvertido si hay taquifilaxia clínicamente importante del efecto broncodilatador. También se han mostrado tolerancia en algunos estudios de uso de agonistas inhalados β de acción prolongada en tan poco como 3 sem de uso repetido, en particular que afectan la duración, más bien que la respuesta máxima (71-73). En la tabla 34-2 se resumen los problemas vinculados con el uso regular de agonistas β.

■ AGONISTAS β Y SEGURIDAD

Dos epidemias importantes causaron preocupación e investigación internacionales de las relaciones entre los agonistas β y la mortalidad por asma. La primera epidemia ocurrió en la década de 1960, cuando se detectó un incremento de 2 a 10 tantos en la mortalidad por

TABLA 34-2 EFECTOS COLATERALES INDESEADOS ASOCIADOS CON EL USO REGULAR DE AGONISTAS β

PROBLEMA	SABA	LABA
Tolerancia (↓ de la respuesta a los broncodilatadores)	Sí	Sí
↓ FEV_1	Sí	No
↑ De la respuesta al reto bronquial	Sí	Sí
Pérdida de la broncoprotección	Sí	Sí
↓ Protección contra el EIB	Sí	Sí
Toxicidad cardiaca	Sí	No
↓ Respuesta a SABA	Sí	Resultados controvertidos

EIB, broncoconstricción inducida por el ejercicio; FEV_1, volumen exhalatorio forzado en 1 s; LABA, agonistas β de acción prolongada; SABA, agonistas β de acción breve.

asma en seis países, incluidos Gran Bretaña y Noruega. En la valoración inicial no se encontró que el aumento tuviese relación con cambios en el diagnóstico, la clasificación de la enfermedad o la información de los certificados de defunción (74). Puesto que se introdujeron los preparados de agonistas β por IDM a principios de la década de 1960, los investigadores buscaban la probabilidad de un nuevo efecto del tratamiento. Solo en los países afectados por las epidemias de esa época estaba en uso un preparado de dosis alta de isoproterenol. Los análisis de series de casos revelaron que muchos de quienes fallecieron por asma utilizaron cantidades excesivas de este producto de dosis alta (75). Su retiro del mercado fue seguido por una disminución de la mortalidad; se creyó que los decesos habían sido causados por la toxicidad cardiaca de este agonista β inespecífico. La segunda epidemia ocurrió en Nueva Zelanda 10 años después. En los estudios epidemiológicos se encontró que el riesgo de muerte por asma aumentó en aquellos pacientes que se habían tratado con otro fármaco selectivo β_2 potente, pero menos el fenoterol (76). En estudios de comparación con testigos se encontró que habían recibido prescripción más a menudo quienes fallecieron, pero algunos investigadores creyeron que tales datos pudiesen haberse confundido por la gravedad del asma. Después de retirar el producto del mercado, la mortalidad declinó. Las teorías de los mecanismos por los que los agonistas β causan daño incluyen efectos cardiacos adversos, taquifilaxia y enmascaramiento de la gravedad de una exacerbación.

En los estudios se intentó valorar riesgos similares de LABA. El estudio Serevent Nationwide Surveillance (detección nacional Serevent en Estados Unidos) se incluyó a más de 25 000 adultos con un esquema aleatorio doble ciego comparativo de salmeterol y salbutamol en paralelo, pero tuvo una potencia insuficiente para establecer el riesgo relativo por el bajo número de muertes por asma (12 en pacientes con salmeterol frente a dos en los que recibieron salbutamol) (77). En el salmeterol Multicenter Asthma Research Trial (estudio de investigación multicéntrico del salmeterol en el asma) se mostró un pequeño aumento en las muertes respiratorias y relacionadas con el asma, en adolescentes y adultos con asma inestable en el grupo de salmeterol, respecto de aquel que recibió placebo. El estudio se concluyó de forma prematura en el año 2003 después de que en un análisis interno se detectó que este aumento era estadísticamente significativo en los afroamericanos. De manera notoria, solo 47% de la población del estudio usaba un ICS basal (49% de los caucásicos y 38% de los afroamericanos) (78).

En respuesta a estas preocupaciones, la FDA incluyó una nota precautoria de caja negra en todos los medicamentos LABA en el año 2006. Cambios posteriores después de las reuniones del comité asesor de la FDA en el año 2010 llevaron a la recomendación de que los LABA, incluso en combinación con ICS, solo se usaran por periodos breves para lograr el alivio de la enfermedad, y después retroceder, siempre que sea posible, al tratamiento con solo ICS (79). Puesto que la muerte es un suceso raro en los estudios clínicos del asma, se han realizado revisiones de tipo metaanálisis sistemáticas con base en estudios clínicos aleatorios con testigos y observacionales, para mejor comprender el riesgo de uso de LABA y las pruebas obtenidas, aunque aún limitadas por su baja potencia estadística, que indican que el tratamiento combinado con ICS-LABA se vincula con un menor riesgo de sucesos graves relacionados con el asma, aunque se acepta que estos estudios no pueden descartar definitivamente un mayor riesgo de sucesos adversos fatales por la adición de LABA a los ICS (80).

En el año 2011, la FDA hizo un llamado adicional a los fabricantes de LABA para realizar estudios doble ciego aleatorios clínicos con testigos, de comparación de la adición de LABA a ICS frente a ICS solos, en al menos 46 000 adolescentes y adultos, donde se valoraría la combinación de ICS-LABA, de budesonida y formoterol, fluticasona y salmeterol, mometasona y formoterol, así como formoterol junto con fluticasona, en dispositivos de inhalación separados. Además de responder la interrogante de ICS-LABA frente a ICS solos, pueden también compararse los resultados de estos estudios separados para permitir determinaciones de si los LABA confieren un riesgo similar. El primero de estos estudios realizado por GlaxoSmithKline se publicó en el *New England Journal of Medicine* en el año 2016. Más de 11 000 sujetos adultos de 33 países se distribuyeron en forma aleatoria para recibir fluticasona y salmeterol en la presentación en disco (diskus), frente al propionato de fluticasona solo, durante 26 sem (81). No ocurrieron muertes relacionadas con el asma en grupo alguno. Un total de 67 sujetos presentó sucesos graves relacionados con el asma durante el estudio, que se distribuyeron de manera similar entre los dos grupos: 34 sucesos en el grupo de fluticasona-salmeterol y 33 en aquellos con el de fluticasona sola. En un estudio pediátrico con uso de fluticasona y salmeterol en la presentación en disco, también realizado por GlaxoSmithKline en 6 000 niños de 4 a 11 años, se los distribuyó en forma aleatoria para recibir una combinación de dosis fija de fluticasona-salmeterol frente a fluticasona sola, y la observación durante 26 sem (82). No hubo muertes relacionadas con el asma o intubaciones en grupo alguno. En ambos grupos se presentaron sucesos graves relacionados con el asma de cifras similares (27 en el de fluticasona-salmeterol frente a 21 en el de fluticasona sola), lo que así amplió los datos del estudio de adolescentes-adultos al grupo de edad pediátrica.

De otros tres estudios se esperaban resultados solicitados por la FDA para el año 2017.

Debido a las recomendaciones de la FDA de usar combinaciones de ICS-LABA durante el periodo más breve posible y disminuir hasta ICS solo, una vez que se logra el alivio de los síntomas del asma, en estudios limitados se intentó abordar el aspecto de si el interrumpir las combinaciones de ICS-LABA se relacionaba con un empeoramiento del asma o con una mayor disminución en los sucesos adversos en los pacientes con asma. En una revisión de Cochrane, que incluyó datos de cinco estudios de adultos, se encontró alguna disminución de las calificaciones de regulación del asma y los parámetros de calidad de vida después de que se disminuyó ICS-LABA; sin embargo, hubo muy pocos sucesos para definitivamente establecer si aumentaban los sucesos adversos graves (83). En una revisión similar de estudios pediátricos no se encontraron sucesos de tipo aleatorio adecuados para incluirse, en los que se interrumpió ICS-LABA después de alcanzar el alivio del asma (84). Asimismo, se prevé que los resultados del Long-acting Beta Agonist Step Down Study, estudio cegado, con doble enmascaramiento paralelo, de comparación de la eficacia de estrategias de disminución del tratamiento en pacientes con asma bien regulada patrocinado por la American Lung Association y GlaxoSmithKline, eliminen esta brecha de conocimiento en los pacientes de 12 años y mayores con asma.

■ TRATAMIENTO CON INHALADOR ÚNICO

Aunque no aprobado actualmente por la US FDA, el uso de una combinación de inhalador que contiene ICS con formoterol o albuterol ha sido motivo de informe en muchos estudios, tanto para tratamiento de mantenimiento como de alivio (85-87). A menudo referido como tratamiento de un solo inhalador (SiT) y bien aceptado en otros países, la estrategia es parte de las guías de la Global Initiative for Asthma. La combinación de budesonida-formoterol es la mejor estudiada para SiT y aprovecha el inicio rápido de acción del formoterol. La utilización de SiT permite a padres y médicos aumentar la dosis de ambos medicamentos en forma simultánea, les brinda flexibilidad de dosificación cuando los síntomas empeoran y puede permitir un mejor apego al uso del inhalador. En una revisión de Cochrane de cuatro estudios, que incluyeron más de 9 000 adultos (88) con uso de SiT, se mostraron disminuciones de las exacerbaciones que requirieron hospitalización, consultas en los servicios de urgencia y corticoesteroides sistémicos, cuando comparado con el tratamiento de regulación de dosis fija y SABA, según fuese necesario, para rescate. Sin embargo, hubo información insuficiente para determinar si el uso de SiT aumentaba o disminuía los efectos adversos, aunque es importante señalar que no pareció aumentar la cantidad de uso de ICS. No hay estudios publicados en Estados Unidos en niños menores de 12 años que usen ICS-LABA respecto de SiT aprobados por la FDA.

■ RESUMEN

Los agonistas β se usan ampliamente en el tratamiento del asma. Los refinamientos en su estructura química han llevado a mejoras en su eficacia, seguridad y tolerancia. Los fármacos de acción breve están indicados para el tratamiento del asma leve intermitente y para el inicial de los síntomas agudos de asma en pacientes con su forma persistente. Esta clase también es eficaz para la prevención del broncoespasmo inducido por el ejercicio, pero no se recomienda el uso diario regular de SABA. Los LABA tienen una duración de acción prolongada y, en consecuencia, es mejor usarlos para la regulación del asma, por ejemplo, la prevención de síntomas. Los LABA no deben usarse como monoterapia del asma y en las guías actuales se recalca su posición como tratamiento adyuvante en combinación con ICS. Los estudios recientemente publicados del uso regular de LABA, en conjunto con ICS, proveen tranquilidad respecto a la seguridad y los efectos adversos graves. Pruebas internacionales crecientes sugieren que los SiT que contienen un SABA e ICS ofrecen ventajas en términos de cumplimiento, flexibilidad de dosis y prevención de las exacerbaciones. Si bien el SiT no está disponible actualmente para su uso en Estados Unidos, en fecha reciente recibió aprobación de la FDA una combinación de ICS y ultra-LABA de una vez al día. Las pruebas crecientes de la eficacia y seguridad de los preparados ICS-LABA para alcanzar y mantener la regulación del padecimiento, ha transformado la forma en que se utilizan los agonistas β en el asma.

■ REFERENCIAS

1. Tattersfield AE. Current issues with beta2-adrenoceptor agonists: historical background. *Clin Rev Allergy Immunol.* 2006;31(2-3):107-118.
2. Johnson M. Molecular mechanisms of beta(2)-adrenergic receptor function, response, and regulation. *J Allergy Clin Immunol.* 2006;117(1):18-24.
3. Liggett SB. Update on current concepts of the molecular basis of beta2-adrenergic receptor signaling. *J Allergy Clin Immunol.* 2002;110(6 Suppl):S223-S227.
4. O'Byrne PM, Sears MR. Inhaled β₂ agonists. In: Adkinson NF, Bochner BS, Burks AW, et al, eds. *Middleton's Allergy Principles and Practice.* Philadelphia, PA: Elsevier Saunders, 2014:1542-1551.
5. van Noord JA, Smeets JJ, Raaijmakers JA, *et al.* Salmeterol versus formoterol in patients with moderately severe asthma: onset and duration of action. *Eur Respir J.* 1996;9(8):1684-1688.

6. Anderson GP. Formoterol: pharmacology, molecular basis of agonism, and mechanism of long duration of a highly potent and selective beta 2-adrenoceptor agonist bronchodilator. *Life Sci*. 1993;52(26):2145-2160.

7. Reihsaus E, Innis M, MacIntyre N, *et al*. Mutations in the gene encoding for the beta 2-adrenergic receptor in normal and asthmatic subjects. *Am J Respir Cell Mol Biol*. 1993;8(3):334-339.

8. Ferdinands JM, Mannino DM, Gwinn ML, *et al*. ADRB2 Arg16Gly polymorphism, lung function, and mortality: results from the Atherosclerosis Risk in Communities study. *PLoS One*. 2007;2(3):e289.

9. Ellsworth DL, Coady SA, Chen W, *et al*. Interactive effects between polymorphisms in the beta-adrenergic receptors and longitudinal changes in obesity. *Obes Res*. 2005;13(3):519-526.

10. Hawkins GA, Tantisira K, Meyers DA, *et al*. Sequence, haplotype, and association analysis of ADRbeta2 in a multiethnic asthma case–control study. *Am J Respir Crit Care Med*. 2006;174(10):1101-1109.

11. Israel E, Chinchilli VM, Ford JG, *et al*. Use of regularly scheduled albuterol treatment in asthma: genotype-stratified, randomised, placebo-controlled cross-over trial. *Lancet*. 2004;364(9444):1505-1512.

12. Israel E, Drazen JM, Liggett SB, *et al*. The effect of polymorphisms of the beta(2)-adrenergic receptor on the response to regular use of albuterol in asthma. *Am J Respir Crit Care Med*. 2000;162(1):75-80.

13. Taylor DR, Drazen JM, Herbison GP, *et al*. Asthma exacerbations during long term beta agonist use: influence of beta(2) adrenoceptor polymorphism. *Thorax*. 2000;55(9): 762-767.

14. Cho SH, Oh SY, Bahn JW, *et al*. Association between bronchodilating response to short-acting beta-agonist and non-synonymous single-nucleotide polymorphisms of beta-adrenoceptor gene. *Clin Exp Allergy*. 2005;35(9):1162-1167.

15. Martinez FD, Graves PE, Baldini M, *et al*. Association between genetic polymorphisms of the beta2-adrenoceptor and response to albuterol in children with and without a history of wheezing. *J Clin Invest*. 1997;100(12):3184-3188.

16. Bleecker ER, Nelson HS, Kraft M, *et al*. Beta2-receptor polymorphisms in patients receiving salmeterol with or without fluticasone propionate. *Am J Respir Crit Care Med*. 2010;181(7):676-687.

17. Moore PE, Ryckman KK, Williams SM, *et al*. Genetic variants of GSNOR and ADRB2 influence response to albuterol in African–American children with severe asthma. *Pediatr Pulmonol*. 2009;44(7):649-654.

18. Church MK, Hiroi J. Inhibition of IgE-dependent histamine release from human dispersed lung mast cells by anti-allergic drugs and salbutamol. *Br J Pharmacol*. 1987;90(2): 421-429.

19. Rabe KF, Giembycz MA, Dent G, *et al*. β₂-Adrenoceptor agonists and respiratory burst activity in guinea-pig and human eosinophils. *Fundam Clin Pharmacol*. 1991;5:402.

20. Hadjokas NE, Crowley JJ, Bayer CR, *et al*. Beta-adrenergic regulation of the eosinophil respiratory burst as detected by lucigenin-dependent luminescence. *J Allergy Clin Immunol*. 1995;95(3):735-741.

21. Munoz NM, Vita AJ, Neeley SP, *et al*. Beta adrenergic modulation of formyl-methionine-leucine-phenylalanine-

stimulated secretion of eosinophil peroxidase and leukotriene C4. *J Pharmacol Exp Ther*. 1994;268(1):139-143.

22. Yasui K, Kobayashi N, Yamazaki T, *et al*. Differential effects of short-acting beta2-agonists on human granulocyte functions. *Int Arch Allergy Immunol*. 2006;139:1-8.

23. Feldman RD, Hunninghake GW, McArdle WL. Beta-adrenergic-receptor-mediated suppression of interleukin 2 receptors in human lymphocytes. *J Immunol*. 1987;139(10):3355-3359.

24. Didier M, Aussel C, Ferrua B, *et al*. Regulation of interleukin 2 synthesis by cAMP in human T cells. *J Immunol*. 1987;139(4):1179-1184.

25. Bloemen PG, van den Tweel MC, Henricks PA, *et al*. Increased cAMP levels in stimulated neutrophils inhibit their adhesion to human bronchial epithelial cells. *Am J Physiol*. 1997;272(4 Pt 1):L580-L587.

26. Busse WW, Sosman JM. Isoproterenol inhibition of isolated human neutrophil function. *J Allergy Clin Immunol*. 1984;73(3):404-410.

27. Manolitsas ND, Wang J, Devalia JL, *et al*. Regular albuterol, nedocromil sodium, and bronchial inflammation in asthma. *Am J Respir Crit Care Med*. 1995;151(6):1925-1930.

28. Gauvreau GM, Jordana M, Watson RM, *et al*. Effect of regular inhaled albuterol on allergen-induced late responses and sputum eosinophils in asthmatic subjects. *Am J Respir Crit Care Med*. 1997;156(6):1738-1745.

29. Cockcroft DW, McParland CP, Britto SA, *et al*. Regular inhaled salbutamol and airway responsiveness to allergen. *Lancet*. 1993;342(8875):833-837.

30. Zhang XY, Zhu FX, Olszewski MA, *et al*. Effects of enantiomers of beta 2-agonists on ACh release and smooth muscle contraction in the trachea. *Am J Physiol*. 1998;274(1 Pt 1): L32-L38.

31. Templeton AG, Chapman ID, Chilvers ER, *et al*. Effects of S-salbutamol on human isolated bronchus. *Pulm Pharmacol Ther*. 1998;11(1):1-6.

32. Penn RB, Frielle T, McCullough JR, *et al*. Comparison of R-, S-, and RS-albuterol interaction with human beta 1- and beta 2-adrenergic receptors. *Clin Rev Allergy Immunol*. 1996;14(1):37-45.

33. Leff AR, Herrnreiter A, Naclerio RM, *et al*. Effect of enantiomeric forms of albuterol on stimulated secretion of granular protein from human eosinophils. *Pulm Pharmacol Ther*. 1997;10(2):97-104.

34. Volcheck G, Gleich G, Kita H. Pro- and anti-inflammatory effects of beta adrenergic agonists on eosinophil response to IL-5. *J Allergy Clin Immunol*. 1998;101:S35.

35. Koch P, McCullough JR, DeGraw SS, *et al*. Pharmacokinetics and safety of (R)-, (S)- and (R, S)-albuterol following nebulization in healthy volunteers. *Am J Respir Crit Care Med*. 1997;155:A279.

36. Gumbhir-Shah K, Kellerman DJ, DeGraw S, *et al*. Pharmacokinetics and pharmacodynamics of cumulative single doses of inhaled salbutamol enantiomers in asthmatic subjects. *Pulm Pharmacol Ther*. 1999;12(6): 353-362.

37. Jacobson GA, Yee KC, Premilovac D, *et al*. Enantioselective disposition of (R/S)-albuterol in skeletal and cardiac muscle. *Drug Test Anal*. 2014;6:563-567.

38. Nelson HS, Bensch G, Pleskow WW, *et al*. Improved bronchodilation with levalbuterol compared with racemic

albuterol in patients with asthma. *J Allergy Clin Immunol.* 1998;102(6 Pt 1):943-952.

39. Gawchik SM, Saccar CL, Noonan M, *et al.* The safety and efficacy of nebulized levalbuterol compared with racemic albuterol and placebo in the treatment of asthma in pediatric patients. *J Allergy Clin Immunol.* 1999;103(4):615-621.

40. Rider CF, Shah S, Miller-Larsson A, *et al.* Cytokine-induced loss of glucocorticoid function: effect of kinase inhibitors, long-acting beta(2)-adrenoceptor [corrected] agonist and glucocorticoid receptor ligands. *PLoS One.* 2015;10(1):e0116773.

41. National Asthma Education and Prevention Program. Expert Panel Report 3 (EPR-3): Guidelines for the Diagnosis and Management of Asthma-Summary Report 2007. *J Allergy Clin Immunol.* 2007;120(5 Suppl):S94-S138.

42. Global Strategy for Asthma Management and Prevention. 2015. Available from: www.ginasthma.org.

43. Naureckas ET, Dukic V, Bao X, *et al.* Short-acting beta-agonist prescription fills as a marker for asthma morbidity. *Chest.* 2005;128(2):602-608.

44. Anderson S, Seale JP, Ferris L, *et al.* An evaluation of pharmacotherapy for exercise-induced asthma. *J Allergy Clin Immunol.* 1979;64(6 Pt 2):612-624.

45. Bonini M, Di Mambro C, Calderon MA, *et al.* Beta₂-agonists for exercise-induced asthma. *Cochrane Database Syst Rev.* 2013;(10):1-150.

46. Carl JC, Myers TR, Kirchner HL, *et al.* Comparison of racemic albuterol and levalbuterol for treatment of acute asthma. *J Pediatr.* 2003;143(6):731-736.

47. Nowak R, Emerman C, Hanrahan JP, *et al.* A comparison of levalbuterol with racemic albuterol in the treatment of acute severe asthma exacerbations in adults. *Am J Emerg Med.* 2006;24(3):259-267.

48. Qureshi F, Zaritsky A, Welch C, *et al.* Clinical efficacy of racemic albuterol versus levalbuterol for the treatment of acute pediatric asthma. *Ann Emerg Med.* 2005;46(1):29-36.

49. Wahedna I, Wong CS, Wisniewski AF, *et al.* Asthma control during and after cessation of regular beta 2-agonist treatment. *Am Rev Respir Dis.* 1993;148(3):707-712.

50. Harvey JE, Tattersfield AE. Airway response to salbutamol: effect of regular salbutamol inhalations in normal, atopic, and asthmatic subjects. *Thorax.* 1982;37(4):280-287.

51. van Schayck CP, Dompeling E, van Herwaarden CL, *et al.* Bronchodilator treatment in moderate asthma or chronic bronchitis: continuous or on demand? A randomised controlled study. *BMJ.* 1991;303(6815):1426-1431.

52. Taylor DR, Sears MR, Herbison GP, *et al.* Regular inhaled beta agonist in asthma: effects on exacerbations and lung function. *Thorax.* 1993;48(2):134-138.

53. Sears MR, Taylor DR, Print CG, *et al.* Regular inhaled beta-agonist treatment in bronchial asthma. *Lancet.* 1990; 336(8728):1391-1396.

54. Vathenen AS, Knox AJ, Higgins BG, *et al.* Rebound increase in bronchial responsiveness after treatment with inhaled terbutaline. *Lancet.* 1988;331(8585):554-558.

55. Kraan J, Koëter GH, vd Mark TW, *et al.* Changes in bronchial hyperreactivity induced by 4 weeks of treatment with antiasthmatic drugs in patients with allergic asthma: a comparison between budesonide and terbutaline. *J Allergy Clin Immunol.* 1985;76(4):628-636.

56. Kerrebijn KF, van Essen-Zandvliet EE, Neijens HJ. Effect of long-term treatment with inhaled corticosteroids and beta-agonists on the bronchial responsiveness in children with asthma. *J Allergy Clin Immunol.* 1987;79(4):653-659.

57. van Schayck CP, Graafsma SJ, Visch MB, *et al.* Increased bronchial hyperresponsiveness after inhaling salbutamol during 1 year is not caused by subsensitization to salbutamol. *J Allergy Clin Immunol.* 1990;86(5):793-800.

58. D'Alonzo GE, Nathan RA, Henochowicz S, *et al.* Salmeterol xinafoate as maintenance therapy compared with albuterol in patients with asthma. *JAMA.* 1994;271(18):1412-1416.

59. Pearlman DS, Chervinsky P, LaForce C, *et al.* A comparison of salmeterol with albuterol in the treatment of mild-to-moderate asthma. *N Engl J Med.* 1992;327(20): 1420-1425.

60. Vandewalker ML, Kray KT, Weber RW, *et al.* Addition of terbutaline to optimal theophylline therapy. Double blind crossover study in asthmatic patients. *Chest.* 1986;90(2):198-203.

61. Drazen JM, Israel E, Boushey HA, *et al.* Comparison of regularly scheduled with as-needed use of albuterol in mild asthma. Asthma Clinical Research Network. *N Engl J Med.* 1996;335(12):841-847.

62. Nelson HS. Beta-adrenergic bronchodilators. *N Engl J Med.* 1995;333(8):499-506.

63. Pauwels RA, Löfdahl CG, Postma DS, *et al.* Effect of inhaled formoterol and budesonide on exacerbations of asthma. Formoterol and Corticosteroids Establishing Therapy (FACET) International Study Group. *N Engl J Med.* 1997;337(20):1405-1411.

64. Boner AL, Spezia E, Piovesan P, *et al.* Inhaled formoterol in the prevention of exercise-induced bronchoconstriction in asthmatic children. *Am J Respir Crit Care Med.* 1994;149 (4 Pt 1):935-939.

65. Kemp JP, Dockhorn RJ, Busse WW, *et al.* Prolonged effect of inhaled salmeterol against exercise-induced bronchospasm. *Am J Respir Crit Care Med.* 1994;150(6 Pt 1):1612-1615.

66. Busse WW. Long-and short-acting beta 2-adrenergic agonists. Effects on airway function in patients with asthma. *Arch Intern Med.* 1996;156(14):1514-1520.

67. Hamilos DL, D'Urzo A, Levy RJ, *et al.* Long-term safety study of levalbuterol administered via metered-dose inhaler in patients with asthma. *Ann Allergy Asthma Immunol.* 2007;99(6):540-548.

68. Nicklas RA. Paradoxical bronchospasm associated with the use of inhaled beta agonists. *J Allergy Clin Immunol.* 1990;85(5):959-964.

69. Asmus MJ, Sherman J, Hendeles L. Bronchoconstrictor additives in bronchodilator solutions. *J Allergy Clin Immunol.* 1999;104(2 Pt 2):S53-S60.

70. Handley D. The asthma-like pharmacology and toxicology of (S)-isomers of beta agonists. *J Allergy Clin Immunol.* 1999;104(2 Pt 2):S69-S76.

71. Repsher LH, Anderson JA, Bush RK, *et al.* Assessment of tachyphylaxis following prolonged therapy of asthma with inhaled albuterol aerosol. *Chest.* 1984;85(1):34-38.

72. Weber RW, Smith JA, Nelson HS. Aerosolized terbutaline in asthmatics: development of subsensitivity with long-term administration. *J Allergy Clin Immunol.* 1982;70(6):417-422.

73. Newnham DM, McDevitt DG, Lipworth BJ. Bronchodilator subsensitivity after chronic dosing with eformoterol in patients with asthma. *Am J Med.* 1994;97(1):29-37.

74. Speizer FE, Doll R, Heaf P. Observations on recent increase in mortality from asthma. *Br Med J.* 1968;1(5588):335-339.

75. Fraser PM, Speizer FE, Waters SD, *et al*. The circumstances preceding death from asthma in young people in 1968 to 1969. *Br J Dis Chest*. 1971;65(2):71-84.

76. Crane J, Pearce N, Flatt A, *et al*. Prescribed fenoterol and death from asthma in New Zealand, 1981-1983: case–control study. *Lancet*. 1989;1(8644):917-922.

77. Castle W, Fuller R, Hall J, *et al*. Serevent nationwide surveillance study: comparison of salmeterol with salbutamol in asthmatic patients who require regular bronchodilator treatment. *BMJ*. 1993;306(6884):1034-1037.

78. Nelson HS, Weiss ST, Bleecker ER, *et al*. The Salmeterol Multicenter Asthma Research Trial: a comparison of usual pharmacotherapy for asthma or usual pharmacotherapy plus salmeterol. *Chest*. 2006;129(1):15-26.

79. FDA Drug Safety Communication: new safety requirements for long-acting inhaled asthma medications called Long-Acting Beta-Agonists (LABAs). 2010 12/6/2016; Available from: http://www.fda.gov/Drugs/DrugSafety/PostmarketDrugSafetyInformationforPatientsandProviders/ucm200776.htm.

80. Cates CJ, Wieland LS, Oleszczuk M, *et al*. Safety of regular formoterol or salmeterol in adults with asthma: an overview of Cochrane reviews. *Cochrane Database Syst Rev*. 2014;(2):CD010314.

81. Stempel DA, Raphiou IH, Kral KM, *et al*. Serious asthma events with fluticasone plus salmeterol versus fluticasone alone. *N Engl J Med*. 2016;374(19):1822-1830.

82. Stempel DA, Szefler SJ, Pedersen S, *et al*. Safety of adding salmeterol to fluticasone propionate in children with asthma. *N Engl J Med*. 2016;375(9):840-849.

83. Ahmad S, Kew KM, Normansell R. Stopping long-acting beta2-agonists (LABA) for adults with asthma well controlled by LABA and inhaled corticosteroids. *Cochrane Database Syst Rev*. 2015;(6):CD011306.

84. Kew KM, Beggs S, Ahmad S. Stopping long-acting beta2-agonists (LABA) for children with asthma well controlled on LABA and inhaled corticosteroids. *Cochrane Database Syst Rev*. 2015;(5):CD011316.

85. O'Byrne PM, Bisgaard H, Godard PP, *et al*. Budesonide/formoterol combination therapy as both maintenance and reliever medication in asthma. *Am J Respir Crit Care Med*. 2005;171(2):129-136.

86. Kuna P, Peters MJ, Manjra AI, *et al*. Effect of budesonide/formoterol maintenance and reliever therapy on asthma exacerbations. *Int J Clin Pract*. 2007;61(5):725-736.

87. Bousquet J, Boulet LP, Peters MJ, *et al*. Budesonide/formoterol for maintenance and relief in uncontrolled asthma vs. high-dose salmeterol/fluticasone. *Respir Med*. 2007;101(12):2437-2446.

88. Kew KM, Karner C, Mindus SM, *et al*. Combination formoterol and budesonide as maintenance and reliever therapy versus combination inhaler maintenance for chronic asthma in adults and children. *Cochrane Database Syst Rev*. 2013;(12):CD009019.

CAPÍTULO 35

Corticoesteroides en el tratamiento de las enfermedades alérgicas

SNEHAL PATEL Y TARA F. CARR

■ HISTORIA DE LOS CORTICOESTEROIDES

Los corticoesteroides, análogos sintéticos de las hormonas glucocorticoesteroides (GC) de la corteza suprarrenal, surgieron como la clase única de fármacos más eficaz para el tratamiento de las enfermedades inflamatorias. Si bien fue tan temprano como en 1885 que Addison (1) describió una "enfermedad consuntiva" después de la destrucción de la glándula suprarrenal, no fue sino hasta el siglo XX que los investigadores definieron la actividad de los esteroides suprarrenales. En 1949 Hench y cols., (2, 3) presentaron el tratamiento de la artritis y otras enfermedades con corticoesteroides, que pronto se expandió para su uso terapéutico en casi todas las afecciones inflamatorias. El entusiasmo por el tratamiento sistémico con corticoesteroides desapareció con el descubrimiento de que su uso crónico causaba múltiples efectos adversos debilitantes, pero en 1957 la introducción de corticoesteroides con actividad tópica y efectos secundarios muy disminuidos renovó el interés por su uso amplio. Hoy, los preparados de corticoesteroides sistémicos o tópicos se utilizan por los médicos para el tratamiento de casi toda enfermedad alérgica inflamatoria, incluidas asma, rinitis y dermatitis. En este capítulo se revisan la fisiología y farmacología de los corticoesteroides y se describe el uso de estos importantes medicamentos para el tratamiento de las enfermedades alérgicas.

■ FISIOLOGÍA Y FARMACOLOGÍA DE LOS CORTICOESTEROIDES

Hay dos clases generales de corticoesteroides producidos por la corteza suprarrenal: mineralocorticoides (MC) y glucocorticoesteroides (GC). Los GC son indispensables para la vida y respaldan diversas funciones corporales, incluidos el desarrollo fetal, las respuestas al estrés, la gluconeogénesis, el estado de alerta y la regulación inmunológica. Los MC modifican principalmente la regulación del equilibrio de líquidos y electrolitos y no tienen utilidad clínica en la terapéutica de las enfermedades alérgicas. No obstante, debido a la propiedad mineralocorticoide de los medicamentos corticoesteroides, que puede producir efectos secundarios de líquidos y electrolitos, no carecen por completo de importancia.

La estructura química básica de los GC consta de 21 átomos de carbono en un total de cuatro anillos: tres de seis carbonos y uno de cinco (fig. 35-1). La hidrocortisona (el compuesto sintético estructuralmente idéntico al cortisol endógeno) es la molécula original de la que se derivan otros GC naturales y sintéticos. Las características esenciales de los GC antiinflamatorios constan de lo siguiente: (a) una cadena de dos carbonos en la posición 17; (b) grupos metilo en los carbonos 10 y 13; (c) un oxígeno cetónico en C3; (d) un doble enlace entre C-4 y C-5; (e) un oxígeno cetónico en C-20, y (f) un grupo hidroxilo en C-11. Los compuestos esteroideos que contienen un oxígeno cetónico en C-10 requieren su reducción a un grupo hidroxilo para tener actividad biológica, como en el caso de la conversión de prednisona a prednisolona o de cortisona a cortisol/hidrocortisona. Las modificaciones del núcleo o las cadenas laterales de la molécula producen diferentes GC con diversa actividad antiinflamatoria y MC en comparación con el cortisol. Por ejemplo, la adición de un doble enlace 1,2, como es el caso de prednisolona, prednisona y metilprednisona, aumenta su actividad

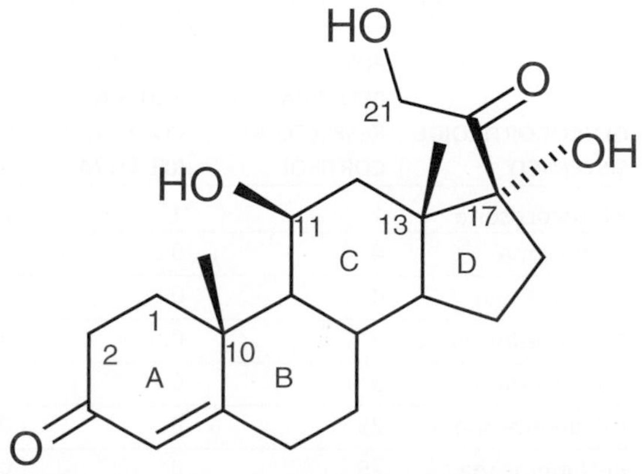

■ **FIGURA 35-1** Estructura química del cortisol (hidrocortisona).

745

GC. Modificaciones adicionales en las posiciones C-17 y C-21 dan lugar a corticoesteroides con mayor afinidad de unión al receptor de glucocorticoides (GR, por sus siglas en inglés) y menos efectos sistémicos, por lo que suelen incluirse en los preparados tópicos. En la tabla 35-1 se presentan las variables farmacológicas y potencias relativas de los GC sistémicos de uso frecuente.

La secreción de cortisol es resultado de una serie de sucesos estimulantes en el eje hipotálamo-hipófisis-suprarrenal (HPA, por sus siglas en inglés). El proceso se inicia en el hipotálamo con la secreción de la hormona liberadora de corticotropina, que estimula la secreción de la hormona adrenocorticotrópica (ACTH, por sus siglas en inglés), producto de las células β de la hipófisis anterior. A su vez, la ACTH estimula la producción de GC, que principalmente se sintetizan en la zona fascicular de la corteza suprarrenal. El cortisol después inhibe a la ACTH y a la hormona liberadora de corticotropina (CRH, por sus siglas en inglés) en un asa de retroalimentación negativa.

Las cifras del cortisol circulante tienen un patrón diurno de secreción bajo regulación por un reloj circadiano. La secreción de cortisol y ACTH normalmente alcanza cifras máximas temprano por la mañana, cerca de las 8 a.m., y después declina durante el día hasta un nadir cerca de la medianoche (4). El horario de la dosificación de GC exógenos para simular la secreción fisiológica de cortisol puede disminuir los efectos secundarios y mejorar su actividad antiinflamatoria (5). La secreción endógena cotidiana de cortisol es de casi 10 a 20 mg (28 a 55 µmol), pero el estrés ambiental o las mayores cifras circulantes de citocinas, como las interleucinas proinflamatorias (IL)-1, IL-2, IL-6 y el factor α de necrosis tumoral, pueden aumentar las concentraciones hasta tanto como 400 a 500 mg (6).

De manera normal, de 90 a 95% del cortisol circulante está unido a proteínas; sin embargo, es la fracción libre la que tiene actividad biológica. Los GC se unen en principio a la globulina unidora de cortisol (CBG, por sus siglas en inglés), también conocida como transcortina, con una capacidad de unión de solo 0.7 µmol (250 µg) de cortisol por litro de suero. Los GC pueden unirse también a la albúmina sérica que tiene una afinidad de unión mucho menor, pero con elevada capacidad. A bajas concentraciones, casi 90% del cortisol está unido a las proteínas del plasma, y a concentraciones mayores de cortisol la capacidad de unión de CBG se satura.

Debido a las acciones en el metabolismo y la excreción farmacológicas de los corticoesteroides, todos tienen relación con sus concentraciones no unidas, la unión a CBG, donde la albúmina tiene participación importante para modificar la potencia de los GC, su vida media y duración de efectos (7). Algunos GC sintéticos, como la dexametasona, muestran poca o ninguna unión a CBG. Además, la unión a proteínas de algunos GC, incluidas la prednisolona y la hidrocortisona, pueden mostrar relaciones de dosis no lineales, que causan un exceso significativo de GC libre a mayores dosis y pueden contribuir a inconsistencias de dosificación (8, 9). La elastasa de los neutrófilos puede fragmentar la CBG, prevenir la unión de esteroides y permitir su bioactividad (10).

La interconversión de las formas activa e inactiva de GC puede contribuir a la regulación de su actividad en el ámbito hístico. El cortisol se convierte parcialmente en la cortisona inactiva por la actividad del subtipo 2 de la enzima 11-β-deshidrogenasa, presente en todo el cuerpo y, por lo tanto, que puede disminuir la acción local del cortisol (11). El subtipo 1 de la 11-β-deshidrogenasa puede, por el contrario, convertir la cortisona en cortisol

TABLA 35-1 VARIABLES FARMACOLÓGICAS Y DOSIS EQUIVALENTES DE LOS GLUCOCORTICOIDES DE ADMINISTRACIÓN SISTÉMICA COMÚN

GLUCOCORTICOIDE SISTÉMICO	POTENCIA RELATIVA CON RESPECTO AL CORTISOL	ACTIVIDAD MINERALO-CORTICOIDE RELATIVA	DOSIS EQUIVALENTE (mg)	DURACIÓN DE ACCIÓN (h)	VIDA MEDIA PLASMÁTICA (h)	VOLUMEN DE DISTRIBUCIÓN (L/kg)
Hidrocortisona	1	1	20	8-12	2	1.4
Prednisona	4	0.8	5	12-36	3.3	2.5
Prednisolona	4	0.8	5	12-36	3.3	0.4-0.8
Metilprednisolona	5	0.5	4	12-36	2.4	0.8-1.1
Triamcinolona	5	0	4	12-36	2	1.2
Dexametasona	25	0	0.75	36-72	4	0.7-1.4
Betametasona	25	0	0.75	36-72	6.5	0.8

biológicamente activo, en los tejidos de la corteza renal, el colon, las glándulas salivales y la placenta.

Las propiedades farmacocinéticas y la eficacia clínica resultante de los GC sintéticos son determinadas de manera adicional por su absorción/biodisponibilidad oral, volumen de distribución y depuración. Los esteroides naturales y sintéticos son compuestos lipofílicos de fácil absorción después de su administración intravenosa (IV), oral, subcutánea o tópica. En general, la disponibilidad de los preparados orales y sistémicos IV de GC es alta, y limitada por el primer paso en el metabolismo hepático, más bien que por su absorción incompleta. Las enfermedades que afectan la función hepática, así como los fármacos que interfieren con la función mixta de sus enzimas oxidasas encargadas del metabolismo de los GC, pueden alterar de manera significativa su disponibilidad biológica.

Los GC sintéticos que se desarrollaron para el tratamiento inhalatorio tópico se modificaron para aumentar su lipofilicidad y mayor afinidad por el receptor (12-14), cambios que mejoran su retención hística, duración de la acción y eficacia clínica. Con menores dosis y biodisponibilidad sistémica significativa, los pacientes al final sufren menos efectos secundarios sistémicos por el uso continuo de estos fármacos. La cuantificación del volumen de distribución de cada fármaco refleja la cantidad que se absorbe desde los pulmones hacia la circulación sistémica, y se puede modificar por la hidrosolubilidad de cada compuesto (tabla 35-2). La cantidad de fármaco circulante en el plasma se modifica por su metabolismo, absorción desde los tejidos y afinidad de unión a las proteínas plasmáticas. La suma de tales características de cada fármaco finalmente modifica la

cantidad no unida que contribuirá a los efectos sistémicos secundarios. El acoplamiento enzimático con un sulfato o con el ácido glucurónico forma compuestos hidrosolubles, lo que lleva a su excreción renal. A través de las vías biliares y fecal hay una excreción variable.

De manera importante, la biodisponibilidad del fármaco que se deposita en la boca y se absorbe por el tubo digestivo de cada compuesto modificado puede alterar de manera significativa la utilidad y seguridad farmacológicas y tiene un impacto significativo por el dispositivo/método de administración. Una porción de una dosis de GC inhalados o intranasales se deglute, se calcula que hasta 90% con algunos dispositivos, y después se absorbe desde el tubo digestivo. El resto alcanza las vías respiratorias altas o bajas donde ejerce el efecto deseado. El uso de dispositivos espaciadores y el enjuague oral pueden disminuir de forma sustancial el grado de exposición sistémica. El tamaño de las partículas en el inhalador puede también tener impacto en el cociente de los depósitos orales y pulmonar. Para el porcentaje del fármaco que alcanza el tubo digestivo, el grado de metabolismo de primer paso hepático difiere entre los GC (tabla 35-2), propiedades que pueden modificar la probabilidad o el grado de efectos secundarios sistémicos que se presentan con su uso clínico. La biodisponibilidad oral también se ve limitada por el requerimiento de activación por el tejido local del profármaco, por ejemplo, la conversión de ciclesonida (CIC, por sus siglas en inglés) por las esterasas pulmonares en un metabolito activo de GC llamado principio activo de ciclesonida (15). El índice terapéutico de un fármaco es una medida de la

TABLA 35-2 PROPIEDADES FARMACOLÓGICAS DE LOS GLUCOCORTICOIDES INHALADOS

GLUCOCORTICOIDE INHALADO	BIODISPO-NIBILIDAD ORAL (%)	ACTIVACIÓN HÍSTICA	VOLUMEN DE DISTRIBUCIÓN (L/kg)	DEPURACIÓN (L/min)	VIDA MEDIA PLASMÁTICA (h)[a]	UNIÓN A PROTEÍNAS PLASMÁTICAS (%)
BDP/BMP	26	Alguna (BDP a BMP)	> 5.7	3.8	> 5	87
BUD	6-11	No	2.7-4.3	1.4	< 2	88
CIC	1	Sí	>13	2.5-3.8	< 2	99
FLN	7	No	1.8	1.0	< 2	80
FF	1	No	~9	0.8-1.1	> 5	> 99
FP	1	No	3.7-8.9	0.9-1.1	> 5	91
MF	1	No	4.5	4.5	> 5	99

[a] La vida media plasmática de un fármaco no necesariamente se corresponde con la duración de acción de su efecto biológico.

BUD, budesonida; CIC, ciclesonida; DPB, dipropionato de beclometasona; FF, furoato de fluticasona; FLN, flunisolida; FM, furoato de mometasona; PF, propionato de fluticasona.

separación entre su exposición sistémica y su eficacia local. En el caso de los GC inhalados, el furoato de fluticasona (FF) y furoato de mometasona (FM), el propionato de fluticasona (PF) y la CIC tienen los índices terapéuticos más favorables, en comparación con el dipropionato de beclometasona (DPB), la budesonida (BUD, por sus siglas en inglés) y el acetónido de triamcinolona (AT) (16).

En resumen, el cociente de efectos, deseables y no, de los preparados tópicos de esteroides, depende de una combinación de propiedades farmacológicas:

- Depósito bucofaríngeo frente al de vías aéreas inferiores
- Potencia total del fármaco en las vías aéreas (afinidad de unión al receptor de GC)
- Actividad sistémica del fármaco después de su absorción por los pulmones (volumen de distribución) o el tubo digestivo (biodisponibilidad oral)
- GC circulante libre (afectado por su depuración y unión a proteínas)
- Activación o conversión de un GC en un metabolito o compuesto activo

■ MECANISMOS DE ACCIÓN MOLECULARES Y ANTIINFLAMATORIOS DE LOS GLUCOCORTICOESTEROIDES

Como antiinflamatorios, los GC ejercen efectos inhibitorios tanto directos como indirectos sobre múltiples genes partícipes de la inflamación (que codifican citocinas, quimiocinas, moléculas de adhesión, enzimas inflamatorias, receptores y proteínas) que se activaron durante el proceso inflamatorio (17). La potencia relativa de los GC depende de su unión a las proteínas plasmáticas, su afinidad por el receptor intracelular y la disociación del receptor respecto de los antes activados.

Las moléculas de GC no unidas se difunden fácilmente a través de las membranas celulares y se unen a receptores de glucocorticoesteroides (GR) en el citoplasma, proteínas de 94 kD que se encuentran como complejo multiproteínico que contiene varias de choque térmico (Hsp90, Hsp70, Hsp56 y Hsp40) (18), que protegen al receptor e impiden su localización nuclear al cubrir los sitios que se requieren para el transporte a través de la membrana al interior del núcleo (19). Los GR se expresan ampliamente en células de los tejidos e inflamatorias (20), presentan modificación postranscripcional (21) y tienen múltiples isoformas con actividades diversas (22). Una vez que los corticoesteroides se unen a GR, los cambios en la estructura del receptor causan un transporte rápido del complejo GR-corticoesteroide a través del conjunto de poros nucleares (21) hacia el interior del núcleo.

Los genes pueden activarse directamente o regularse de manera indirecta a través de una interacción con otros factores de transcripción y coactivadores. El número de genes regulados por GR en cualquier célula se desconoce, pero los estudios señalan un número de genes de respuesta a esteroides de 10 a 100 por célula (23). Una vez en el núcleo, por un proceso llamado de transactivación, el GR se puede unir, como homodímero, directamente a sitios específicos de unión a ADN, esto es, elementos de respuesta a los glucocorticoesteroides (GRE, por sus siglas en inglés), para inducir la producción dirigida de genes. Durante este proceso, la unión de GR al GRE es mediada por estructuras elongadas, llamadas dedos de zinc. La unión de GR a GRE induce la actividad de la polimerasa del ácido ribonucleico (ARN) y la expresión subsiguiente de genes objetivo, como los de IL-10 antiinflamatorios. Las alteraciones en las secuencias genéticas o los pares de bases de GR o GRE pueden interferir con los procesos de unión y transactivación normales (24, 25).

Los esteroides reprimen la expresión génica a través de vías directas e indirectas. En un proceso conocido como represión *cis*, el homodímero GR interactúa con los llamados GRE negativos, para suprimir directamente la expresión génica. Por la represión *cis* se nota la regulación descendente de los genes relacionados con efectos secundarios de GC, que incluyen a la pro-opiomelanocortina, el CRF-1, la osteocalcina y la queratina (17). De manera alternativa, en un proceso llamado transrepresión (26), el GR se puede unir a factores de transcripción proinflamatorios, como NF-κB, AP-1, NFAT, T-bet, GATA3 y las proteínas STAT, por mencionar algunos. Con tal unión, la capacidad de ese factor de transcripción de unirse a su gen diana en las regiones promotoras del gen objetivo se inhibe, y se regula de manera descendente la producción de ARN mensajero específico (ARNm). Así, la transrepresión suprime indirectamente la expresión de los genes inflamatorios que codifican interleucinas, citocinas y moléculas de adhesión (27, 28). Los GC pueden también inducir enzimas, como las ribonucleasas y las proteínas desestabilizantes del ARNm, para suprimirlo y evitar la traducción de proteínas (29).

La aparente resistencia al efecto de los GC puede ser codificada en la línea germinativa, como en el caso de la resistencia familiar a los GC, o cambios en las secuencias del gen de GR o GRE, discutidas antes. De manera importante, los efectos epigenéticos, como la modificación postraduccional y los patrones de acetilación de histonas, pueden también contribuir a diferencias en la eficacia de los esteroides o su resistencia en tejidos o individuos (30). Mientras la acetilación de las histonas por la enzima acetiltransferasa de histonas lleva al desenrollamiento y mayor actividad de transcripción, las desacetilasas de histonas pueden revertir este proceso. Además, tal vez se requiera la desacetilación de histonas del complejo GC-GR para la transrepresión de NF-κB (31). La actividad de las desacetilasas de histonas se puede alterar en algunas enfermedades inflamatorias crónicas, como el asma y, en especial, la pulmonar obstructiva crónica, y puede ser inducida por los GC, lo que así contribuye a la heterogeneidad del efecto farmacológico visualizado con el uso de GC.

Los GC suprimen el metabolismo del ácido araquidónico por su impacto en los procesos esenciales para la producción de prostaglandinas, leucotrienos y otras sustancias. Los GC pueden suprimir la actividad de la fosfolipasa A_2 por inducción de la anexina-1, reprimir la transcripción de la enzima ciclooxigenasa-2 e inducir a la fosfatasa-1 de la proteína cinasa activada por mitógenos (32).

Los efectos celulares del tratamiento con GC tienen gran alcance, en particular en las células inflamatorias. Dentro de las 4 a 6 h posteriores a la administración sistémica de GC se pueden detectar disminuciones notorias en el número de eosinófilos, basófilos y monocitos circulantes. Los GC pueden inducir apoptosis de los eosinófilos por activación de la caspasa-3, disminuir la producción de la citocina IL-5 estimulante de eosinófilos e inhibir la liberación de eosinófilos desde la médula ósea (33, 34). A través de mecanismos similares, los GC también inducen la apoptosis de basófilos (35). Asimismo, es interesante que los GC puedan inhibir la desgranulación de basófilos dependiente de inmunoglobulina E (IgE) y liberar histamina y leucotrienos (36, 37). En contraste, las cifras circulantes de neutrófilos aumentan con GC por su desmarginación, prolongación de su supervivencia y mayor producción en la médula ósea (38).

Los subgrupos de linfocitos se afectan de manera variable por el tratamiento con GC. Las cifras totales de linfocitos circulantes, en general, disminuyen, pero en menor grado que eosinófilos y basófilos. Los GC alteran tanto la proliferación como la expresión de citocinas en los linfocitos T auxiliares tipo 1 y las actividades citotóxicas de los linfocitos T auxiliares citotóxicos, como una fuente significativa de las citocinas de tipo 2 que potencian la enfermedad alérgica, y son un objetivo importante del uso terapéutico de los GC en la inflamación alérgica. Los GC inhiben notoriamente la proliferación y supervivencia de los linfocitos T auxiliares de tipo 2 y bloquean su expresión proalérgica de citocinas. De manera importante, los GC aumentan la expresión de IL-10 y a través de la correspondiente del factor de transcripción FoxP3 pueden inducir el desarrollo de linfocitos T regulatorios (39). El número de linfocitos B no se altera de manera significativa por los GC. Las células linfáticas innatas, en particular el subgrupo productor de citocinas de tipo 2, parece tener impacto mínimo del tratamiento por GC (40).

Los efectos de los GC en las células cebadas son menos claros (41). La desgranulación de las células cebadas no es inhibida por completo por los GC, según se evidencia por la reactividad sostenida en las pruebas de punción cutánea de los individuos con atopia. Sin embargo, algunos datos sugieren que los GC pueden disminuir la actividad de las células cebadas y la producción de citocinas de tipo 2, como IL-4, IL-5 e IL-33 (30, 42). Los GC pueden también disminuir la expresión de las quimiocinas importantes para el reclutamiento de células cebadas en los tejidos y tener impacto en su localización hística (43).

Cada vez se reconoce más en las células epiteliales de las vías aéreas su intervención activa en el desarrollo y la potenciación del asma y otras enfermedades atópicas (44). Los GC impactan de manera significativa la función epitelial, por inhibición de la producción de citocinas proinflamatorias y el subsiguiente reclutamiento anterógrado de leucocitos. Esto sirve para regular el tráfico de leucocitos por inhibición de la presentación endotelial de integrinas, como la proteína 1 de adhesión a células vasculares (45). Los GC pueden también suprimir la secreción de moco y causar morbilidad durante las exacerbaciones del asma.

Los GC pueden también inhibir la función de las células presentadoras de antígeno, por inhibición de moléculas coestimulantes, y se ha mostrado que afectan la permeabilidad vascular, tal vez a través de su impacto sobre la producción de mediadores de inflamación o por inhibición de su escape microvascular (45). Los GC pueden disminuir la proliferación y capacidad proinflamatoria de las células de músculo liso en las vías aéreas, características de su remodelado en el asma, pero no puede revertir este proceso (46).

■ PRINCIPIOS GENERALES DEL TRATAMIENTO CON CORTICOESTEROIDES

A pesar del notorio beneficio clínico de los GC para el tratamiento de la enfermedad alérgica e inflamatoria, su uso a grandes dosis o por periodos prolongados causa efectos adversos significativos al paciente. Como se mencionó antes, las complicaciones del tratamiento con GC tienen relación con la farmacología, su dosis-intervalo de dosificación y duración de uso. En este sentido, se recomienda su administración local, tópica cutánea, por inhalación nasal/bronquial, cuando sea posible, para evitar o disminuir los efectos sistémicos colaterales. Aparte de la vía de administración, no obstante, una regla general del tratamiento con GC es que los médicos deben usar la dosis eficaz más baja posible durante el tiempo más breve, y los pacientes deben ser objeto de revaloración frecuente con el propósito de eliminar GC o disminuir su dosis. En este caso, se aplican los siguientes ocho amplios principios:

1. De ser posible, los fármacos terapéuticos deben tener poca o ninguna actividad MC.
2. Los pacientes con afecciones que no ponen en riesgo la vida, por ejemplo, dermatitis atópica (DA) o poliposis nasal, deben ser objeto de tratamiento sistémico con GC a largo plazo solo cuando ya

fracasaron los procesos terapéuticos alternativos y más conservadores.

3. Para facilitar las disminuciones de las dosis y prevenir el uso de ciclos prolongados de GC sistémicos, los pacientes deberían recibir dosis máximas concomitantes de preparados tópicos y, cuando sea posible, otras clases de tratamiento conservador de esteroides específico de la enfermedad.

4. Deberá administrarse una sola dosis oral de GC por la mañana, para disminuir al mínimo la alteración del eje HPA.

5. Las exacerbaciones alérgicas agudas pueden, por lo general, tratarse con seguridad en ciclos de 3 a 10 días de GC sistémicos de dosis moderada a diario, sin efectos adversos significativos.

6. Para el tratamiento sistémico con GC en días alternos, las mejores opciones son los preparados orales, con vidas medias hísticas en el rango de 12 a 36 h (intermedio), como prednisona, prednisolona y metilprednisolona.

7. Los niños que reciben tratamiento con GC deben ser valorados en forma regular en cuanto al crecimiento, en especial aquellos que usan las formas intranasales e inhaladas.

8. Todos los pacientes bajo tratamiento con GC deben ser objeto de revaloración frecuente, en un intento para disminuir la dosis o eliminar por completo su uso.

Efectos adversos del tratamiento con glucocorticoides

En este caso, hay muchos efectos colaterales adversos potenciales relacionados con el uso de GC terapéuticos en forma prolongada o a dosis alta. La duración del tratamiento, el esquema de dosificación y la vía de administración (sistémica y tópica) determinan la presencia y gravedad de los efectos adversos. Los efectos colaterales pueden afectar a la mayoría de los órganos, aparatos y sistemas, en un grado y con una frecuencia variables (tabla 35-3). La vigilancia estrecha de los efectos colaterales puede incluir pruebas dirigidas a la supresión del eje HPA, cataratas, hiperglucemia, hipertensión y osteoporosis.

La osteoporosis es uno de los efectos colaterales más frecuentes en los pacientes bajo tratamiento con GC a largo plazo, y esta es la causa yatrógena más común del proceso (47). Los mecanismos que subyacen a la osteoporosis inducida por GC están bien descritos en las

---

TABLA 35-3 EFECTOS COLATERALES POTENCIALES DEL TRATAMIENTO CON GLUCOCORTICOESTEROIDES, POR ÓRGANO, APARATO O SISTEMA

CUTÁNEOS
- Atrofia de la piel
- Desarrollo de estrías
- Retraso en la cicatrización de las heridas
- Acné/foliculitis
- Dermatitis peribucal
- Petequias
- Hipopigmentación

ENDOCRINOS
- Supresión del eje hipotálamo-hipófisis
- Aumento de peso
- Aumento de la glucosa sanguínea
- Síndrome de Cushing
- Hipogonadismo
- Dislipidemia
- Supresión/retraso del crecimiento

CARDIOVASCULARES
- Hipertensión (retención de sodio)
- Trombosis
- Edema con fóvea

GASTROINTESTINALES
- Esofagitis
- Enfermedad ulceropéptica
- Pancreatitis

PSIQUIÁTRICOS/NEUROLÓGICOS
- Depresión
- Estimulación
- Insomnio
- Psicosis

OFTALMOLÓGICOS
- Cataratas
- Glaucoma

RESPIRATORIOS
- Candidosis bucofaríngea
- Miopatía de cuerdas vocales/disfonía
- Irritación faríngea

HEMATOLÓGICOS
- Trombosis
- Inmunosupresión

MUSCULOESQUELÉTICOS
- Osteoporosis
- Atrofia muscular/consunción
- Necrosis avascular[a]

a Con la administración sistémica a dosis alta, o intraarticular.

publicaciones. Los GC disminuyen la resorción de calcio por el tubo digestivo y aumentan su excreción urinaria, con inducción de la actividad de la hormona paratiroidea. Los GC disminuyen la formación de hueso y su solidez por decremento directo de osteoblastos y osteocitos. Los GC también suprimen a la hormona de crecimiento, el factor 1 de crecimiento similar a insulina, el factor β de transformación del crecimiento, las hormonas sexuales y la masa muscular, lo que de manera indirecta inhibe más la actividad de los osteoblastos y contribuye a la pérdida ósea. Los GC también prolongan la vida media de los osteoclastos, con el incremento subsiguiente de la resorción ósea. El hueso esponjoso es el más significativamente afectado por estos mecanismos; por lo que las fracturas son más frecuentes en los cuerpos vertebrales y las costillas. La pérdida ósea se presenta en dos fases, pronunciada, de casi 12% durante los primeros meses del tratamiento con GC, seguida por una más constante, de casi 2 a 5% anual. El riesgo de fracturas se vincula con la dosis y duración del tratamiento con GC, el índice de masa corporal bajo, la edad más avanzada del paciente y el sexo femenino.

La prevención, la vigilancia y el tratamiento de la osteoporosis inducida por GC es claramente importante. Las pruebas indican que los corticoesteroides inhalados (ICS, por sus siglas en inglés) a largo plazo afectan la densidad mineral ósea y conllevan el riesgo de fracturas en una forma dependiente de la dosis, que parece significativa con las altas. Sin embargo, se reconoce a la osteoporosis inducida por GC incluso con dosis sistémicas bajas, en el rango de 2.5 a 10 mg de prednisona al día o su equivalente. Esta variabilidad probablemente es reflejo de factores de riesgo adicionales de cada individuo respecto de la osteoporosis. La duración y dosis de GC deberían disminuirse al mínimo, tanto como sea posible. Las guías del American College of Rheumatology y la National Osteoporosis Foundation (48, 49) proveen recomendaciones para la prevención de la osteoporosis inducida por GC en los pacientes que los usan (prednisona equivalente a 5 a 7.5 mg/día o mayor) durante más de 3 meses, e incluyen:

- Modificar los factores de riesgo adicionales para la osteoporosis.
- Iniciar calcio (1 200 a 1 500 mg/día) y vitamina D (800 a 2 000 UI/día): en los niños, debe vigilarse la suficiencia de la ingestión de calcio y vitamina D en los alimentos.
- Determinar la densidad mineral ósea en la columna lumbar y la cadera, al inicio del tratamiento con GC.
- Repetir las pruebas de densidad mineral ósea cada año, en tanto el paciente reciba tratamiento con dosis alta de GC.
- Iniciar bisfosfonatos (con precaución en las mujeres en edad de procrear) o teriparatida, en particular cuando las pruebas de densidad mineral ósea mues-

tran disminución de la calificación T. Los riesgos y beneficios de estos medicamentos deben comentarse con los pacientes, antes de iniciar el tratamiento.
- Verifíquense las cifras de hormonas sexuales y restitúyanse, si es necesario.

La administración de GC exógenos puede suprimir la función del eje HPA y llevar a afecciones como el síndrome de Cushing, la insuficiencia suprarrenal y la inhibición del crecimiento. El grado de supresión es muy variable de un paciente a otro y, también, dependiente de la dosis y de la duración del tratamiento con GC y la hora del día de su administración. La supresión suprarrenal se nota que se inicia poco después del principio de los GC y debe vigilarse en todos los pacientes que reciben dosis altas. La supresión del HPA se sospecha en individuos con aspecto cushingoide y en aquellos que reciben dosis sistémicas de GC mayores de 20 mg de prednisona o su equivalente por día, y dosis nocturnas mayores de 5 mg de equivalentes de prednisona durante más de 3 sem. La discontinuación de los GC en estos pacientes requiere disminuir la dosis y vigilar síntomas de su abstinencia. La insuficiencia suprarrenal aguda, como ocurre en la interrupción aguda de la dosificación crónica de GC, es una urgencia médica y debe tratarse rápido con hidrocortisona IV (2 mg/kg inicialmente, seguidos por 1.5 mg/kg cada 6 h hasta la estabilización y, entonces, se puede iniciar el tratamiento por vía oral). Todos los pacientes con tratamiento crónico con GC deben recibir dosis de estrés de esteroides (1 a 2 mg/kg) antes de la intervención quirúrgica y en momentos de estrés agudo, esto es, ante infecciones. Las dosis de estrés de esteroides deberían continuarse hasta que el paciente se estabilice, y entonces se pueden disminuir o, de manera gradual, retroceder, hasta la dosis oral casera.

Para la mayoría de los pacientes tratados con cargas intermitentes de esteroides sistémicos, como en el caso de las exacerbaciones de enfermedades inflamatorias, no se requiere disminución gradual de la dosis si las descargas tienen 14 días de duración o menos, y hay poca probabilidad de supresión del HPA. Asimismo, pueden utilizarse la dosificación en días alternos y su disminución gradual exitosamente para muchas enfermedades inflamatorias, y se vincula con un menor riesgo de efectos secundarios. Para un tratamiento continuo mayor de 14 días se utiliza la disminución gradual para prevenir los síntomas de insuficiencia suprarrenal y de abstinencia de GC. La duración de esa disminución gradual y los intervalos, en general, son a criterio del proveedor de atención sanitaria y se han comunicado numerosos esquemas. Sin embargo, los pacientes que reciben tratamiento a largo plazo con GC pueden requerir una disminución muy lenta de la dosis; se recomienda GC de acción intermedia o breve para simular la producción endógena de cortisol; se puede usar hidrocortisona en dosis divididas cada 8 h, con disminución durante el día. Los pacientes en proceso de una disminución gradual de esteroides deben vigilarse respecto de la recurrencia de síntomas de la enfermedad inflamatoria, así como los de abstinencia de GC, que incluyen debilidad, malestar general, anorexia, malestar gastrointestinal, hipotensión, anomalías de electrolitos, artralgias/mialgias y alteraciones de la memoria. Los síntomas del síndrome de abstinencia de GC pueden requerir tanto como 12 meses para resolverse, después del cese del tratamiento a largo plazo.

Los niños con GC sistémicos a dosis alta suelen experimentar fracaso del crecimiento y el retraso de la pubertad; sin embargo, los estudios mostraron que los niños con ICS e incluso con corticoesteroides intranasales (INS, por sus siglas en inglés) pueden también mostrar retardo del crecimiento y una talla final menor. En un reciente metaanálisis de Cochrane, el uso regular de ICS de dosis baja o media durante 12 meses en los niños con asma leve a moderada dio como resultado una disminución media de 0.48 cm/año en la velocidad de crecimiento lineal, y un cambio de 0.61 cm respecto de la basal en la talla. Este efecto es máximo en el primer año de uso, en comparación con los subsiguientes (50). El contribuyente más significativo a este efecto en el crecimiento es posiblemente la diferencia entre los preparados de GC, más bien que la dosis en ese rango o la regularidad o el dispositivo de uso. Por ejemplo, los estudios de CIC y flunisolida (FL) en niños no mostraron efectos sobre el crecimiento. Las pruebas del efecto de los preparados de GC intranasales sobre el crecimiento muestran un efecto variable y pueden relacionarse con el uso concomitante de ICS (51). Los médicos deben ser cautos cuando utilizan GC en los niños: con tratamiento decreciente hasta las menores dosis cuando posible y vigilancia estrecha de las tasas de crecimiento.

Los GC a dosis alta pueden inducir atrofia muscular y miopatía por efectos catabólicos directos sobre el músculo esquelético. Los síntomas se presentan como debilidad muscular proximal y atrofia de los músculos de las extremidades superiores e inferiores. El inicio de estos síntomas suele ser subagudo y requiere de 3 a 4 sem para resolverse después de discontinuar los esteroides. Asimismo, se mostró que el ejercicio moderado previene la atrofia inducida por los esteroides (52).

La necrosis avascular es una rara complicación del uso de GC, que afecta con frecuencia máxima a la cabeza femoral y se presenta como dolor en la articulación correspondiente. Aunque el mecanismo subyacente no se conoce del todo, pero puede ser de daño de células endoteliales venosas inducida por GC que lleva a una menor perfusión. Las imágenes por resonancia magnética constituyen el método más sensible para el diagnóstico de necrosis avascular. El tratamiento suele involucrar reposo y ejercicios, con soporte de peso ligero. Si el tratamiento conservador fracasa, pueden considerarse las opciones quirúrgicas (53).

De forma casual se han vinculado las cataratas, en particular de tipo subcapsular posterior y el glaucoma, con el uso crónico de GC sistémicos (52). Los estudios de revisión de los efectos de ICS e INS no pudieron mostrar correlación alguna del uso de estos medicamentos con el desarrollo subsiguiente de complicaciones oculares (54).

Los principales efectos adversos locales del tratamiento con GC e ICS incluyen candidosis bucal, disfonía, irritación faríngea y tos. La candidosis bucal y la disfonía parecen ser dependientes de la dosis. Esta última se comunica en hasta 58% de los pacientes que usan ICS, a causa del depósito del esteroide activo en la bucofaringe, que lleva a la miopatía local, problemas que no son motivo suficiente para discontinuar el tratamiento con ICS para la mayoría de los pacientes, pero es apropiado disminuir la dosis a la mínima eficaz posible. Un espaciador o un cambio a un inhalador de dosis medida (IDM) pueden aliviar la candidosis bucal y la disfonía, como resultado del menor depósito del fármaco en la bucofaringe posterior (55). El enjuague bucal después de la inhalación también puede disminuir las crisis futuras. La candidosis inducida por GC responde a los preparados antimicóticos orales, como los de nistatina o fluconazol.

Las reacciones alérgicas a los corticoesteroides han sido motivo de informe (56). En este sentido, se ha señalado en los preparados tópicos de GC en la dermatitis por contacto un tipo de reacción de hipersensibilidad tardía, que se puede identificar por pruebas de parche; se describieron reacciones inmediatas mediadas por IgE a los GC sistémicos y son más comunes en los pacientes con asma sensibles al ácido acetil salicílico; se utilizan pruebas de punción cutánea para confirmar este raro diagnóstico. Los GC más frecuentemente involucrados incluyen metilprednisolona, prednisona, triamcinolona e hidrocortisona. Los pacientes con alergia confirmada a los GC deberían ser objeto de pruebas cutáneas y dosis de reto con un preparado alternativo de una clase diferente, de ser posible.

Corticoesteroides inhalados y asma

El reconocer al asma como una enfermedad inflamatoria ha transformado los abordajes terapéuticos. En la década de 1970 se introdujo el tratamiento con ICS, de inicio dirigido a pacientes con asma grave que requerían tratamiento con corticoesteroides orales (57). En 1991, en las guías para el diagnóstico y tratamiento del asma del National Asthma Education and Prevention Program, se recomendó el tratamiento con ICS de los pacientes con ambas formas de asma, grave y moderada. Para 1997, las recomendaciones también incluyeron a pacientes con enfermedad leve persistente, y en la tercera revisión de las Expert Panel Report Guidelines de 2007 (EPR-3) se declaró que los ICS son los medicamentos de regulación a largo plazo eficaces con máxima consistencia para todos los pasos de la atención del asma persistente, tanto en los niños como en los adultos, independientemente de su intensidad (58).

El tratamiento con ICS corresponde al preparado de regulación de uso más frecuente en el asma, que disminuye la hiperrespuesta de las vías aéreas e inhibe la migración y activación de células inflamatorias a través de la supresión del reclutamiento de eosinófilos en las vías aéreas, la generación de citocinas y la liberación de otros mediadores inflamatorios. Asimismo, se mostró que los ICS disminuyen la gravedad de los síntomas, mejoran la regulación del asma, la función pulmonar y pueden atenuar su empeoramiento en los adultos con el transcurso del tiempo. Los ICS también disminuyen el riesgo de exacerbaciones, consultas al servicio de urgencias, hospitalizaciones y muertes por asma (58, 59).

En las guías de EPR-3 se recomienda un abordaje gradual para tratar el asma persistente. En ellas se recalca valorar la intensidad y el riesgo antes de iniciar el tratamiento, vigilar el alivio del asma para ajustar el régimen, haciendo énfasis en la instrucción de los pacientes respecto del uso de medicamentos y los desencadenantes de la enfermedad, así como la valoración de otros factores comórbidos que contribuyen a la gravedad del asma. En los pacientes con asma persistente, el tratamiento con ICS sigue siendo ideal en aquellos de todas las edades, con dosis dependientes de la gravedad y el riesgo. En estas guías también se recomienda iniciar el tratamiento con ICS tan pronto como sea posible después del diagnóstico de asma. Se mostró que el inicio temprano de ICS provee una mayor mejoría en la función pulmonar que cuando se retrasa por 2 a 4 años. Además, los pacientes que presentaron una exacerbación mientras no recibían ICS tuvieron una mayor declinación de la función pulmonar, en comparación con los que sí los recibieron.

Cerca de 50 % de los pacientes con asma no presenta mejoría clínica significativa con el uso de ICS, incluso a dosis mayores (60-62). La dosis de ICS requerida para regular el asma puede variar debido a los diferentes tipos y grados de inflamación, los cambios estructurales que empeoran la gravedad del asma, como el remodelado de las vías aéreas, o las vías inflamatorias insensibles a los corticoesteroides. Los biomarcadores que se pueden usar para predecir la capacidad de respuesta a los esteroides en pacientes que nunca los recibieron incluyen la determinación de eosinófilos en sangre y esputo, la fracción exhalada de óxido nítrico y la concentración de bromotirosina urinaria (63, 64). Los pacientes que fuman y aquellos con asma predominantemente neutrofílica, presentan menor capacidad de respuesta al tratamiento con ICS (65). Por otro lado, debería señalarse que los niños afroamericanos con asma grave pudiesen presentar una menor respuesta a ICS (66).

Preparados de corticoesteroides inhalados

En la actualidad hay ocho preparados de ICS con aprobación para el tratamiento clínico del asma en Estados Unidos, que difieren en potencia, lipofilicidad, hidrosolubilidad, unión a proteínas plasmáticas y distribución hística, e incluyen, enlistados en orden decreciente de potencia:

inhalador de polvo seco de FF (IPS), FM IPS, PF IPS, BDP IDM, CIC IDM, BUD IPS, AT IDM y FL IDM (16, 67).

En tanto las características de farmacodinámica y el método de administración pulmonar determinan la eficacia clínica de los ICS, sus propiedades de farmacocinética, incluida la biodisponibilidad oral, la retención pulmonar y la depuración sistémica, establecen el índice terapéutico de los diferentes tipos, como se mencionó antes. El ICS ideal debería tener suficiente estabilidad metabólica y afinidad por el receptor en el sitio de acción, pero también presentar una inactivación rápida en sangre y tejidos periféricos.

Con precaución se deben interpretar los estudios comparativos de preparados de GC inhalados, porque los parámetros pueden diferir en sus métodos de medición de los efectos adversos y sus opciones de dispositivos de administración. Cualquiera de ellos puede dar lugar a falsas comparaciones. Un mejor método de comparación de diversos ICS o de un solo fármaco en diferentes preparados es el índice terapéutico, que corresponde al cociente de los efectos deseables e indeseables. La potencia antiinflamatoria relativa de los ICS, en orden decreciente, se pueden resumir como sigue: CIC = PF = FM = FF > BUD = DBP > AT = FL, datos paralelos al índice terapéutico de estos medicamentos. En la tabla 35-2 se resumen las variables farmacocinéticas de los GC inhalados.

Uso clínico del tratamiento con corticoesteroides inhalados

El tratamiento con ICS se recomienda como ideal para aliviar la enfermedad de todos los pacientes con asma persistente. El médico debería, por lo tanto, iniciar el tratamiento diario con ICS en cualquier paciente que requiera un inhalador de agonista β_2 más de dos veces por semana, o utilice más de dos latas de agonista β_2 por año. El esquema actual es de inicio con una dosis de ICS que corresponda a la clasificación de la gravedad del asma con base en EPR-3 (68) (véase tabla 35-4 para las dosis comparativas para adultos y niños) (59). El incremento del tratamiento con fármacos adicionales de regulación o un cambio de dispositivo de administración, ICS o preparado, pueden aliviar los síntomas cuando el tratamiento con un solo ICS es ineficaz. También se puede usar un ciclo breve de GC sistémicos orales para obtener un alivio más rápido, en particular en pacientes con la forma más grave de la enfermedad. Una vez que se logra el alivio, la dosis debe disminuirse hasta el mínimo posible necesario para una regulación óptima, que se define como la mejor/función pulmonar normal y solo la ocasional necesidad de un inhalador de agonista β_2 de acción breve. De manera similar, si las dosis no alivian el asma, deberán añadirse tratamientos de regulación adicionales (62). Los cambios de dosis deben ser graduales a intervalos de 3 meses o más prolongados.

TABLA 35-4 DOSIS DE ICS COMPARATIVAS PARA ADULTOS Y NIÑOS

FÁRMACO (DOSIS POR DESCARGA, µg)	DOSIS BAJA (µg)	DOSIS MEDIA (µg)	DOSIS ALTA (µg)[a]
Adultos, adolescentes y niños mayores de 5 años			
Dipropionato de beclometasona (HFA) (40, 80)	50-100	> 100-200	> 200
Budesonida (IPS) (90, 180)	100-200	> 200-400	> 400
Budesonida (nebulizada) (500)	250-500	> 500-1 000	> 1 000
Ciclesonida (HFA) (80, 160)	80	> 80-160	> 160
Flunisolida (HFA) (80)	80	> 80-160	> 160
Furoato de fluticasona (IPS) (100, 200)	NA	100	200
Propionato de fluticasona (IPS) (50, 100, 250) (HFA) (44, 110, 220)	100-200 110-220	> 200-400 > 220-440	> 400 > 440
Furoato de mometasona (IPS) (110, 220) (HFA) (100, 200)	110 100	≥ 220-< 440 200-400	≥ 440 > 400
Niños de 4 años y menores			
Dipropionato de beclometasona HFA	100	NA	NA
Budesonida, pIDM más espaciador	200	NA	NA
Budesonida nebulizada	500	NA	NA
Propionato de fluticasona HFA	100	NA	NA
Ciclesonida	160	NA	NA

[a] No se recomienda usar dosis altas de corticoesteroides inhalados en los niños pequeños y lactantes.

HFA, hidrofluoroalcano; IDM, inhalador de dosis medida; NA, no disponible; IPS, inhalador de polvo seco.

Dispositivos de administración

El tipo de dispositivo de administración tiene una participación importante en la determinación de la cantidad de fármaco que se introduce a los pulmones y, subsecuentemente, el beneficio clínico; en el capítulo 37 se revisan los dispositivos de administración con mayor detalle. El depósito pulmonar tiene influencia del dispositivo de inhalación, el propelente, el tamaño de las partículas, esto es, la masa media del diámetro aerodinámico, y si la solución se encuentra en aerosol o suspensión. Los dispositivos de uso frecuente para la inhalación de GC son IDM, IPS y nebulizador. La dosis del fármaco administrado a los pulmones difiere entre IDM e IPS y entre los dispositivos que proveen diferentes ICS (tabla 35-5), de manera que los médicos deben considerar estas diferencias cuando eligen un dispositivo. La facilidad de uso, el costo y la dosificación menos frecuente son factores importantes por considerar, debido a que llevan a un mejor cumplimiento. En los IDM activados ya sea por la respiración o presurizados, los propelentes hidrofluoroalcanos (HFA) han sustituido a los hidroclorocarbonados por un ordenamiento mundial. Un espaciador con un IDM con propulsión por HFA se puede usar para disminuir el depósito bucofaríngeo, llevar al mínimo los efectos colaterales locales y mejorar la distribución pulmonar distal (68). Este mecanismo, con la posible adición de una mascarilla facial, constituye el método de administración ideal para los niños (69). El tamaño de las partículas en aerosol es también un determinante clave del depósito pulmonar y de la distribución regional de los fármacos inhalados. Con el uso de un pIDM con partículas extrafinas se puede también mejorar el depósito pulmonar.

Para individuos se usan nebulizadores, como los lactantes, niños pequeños y ancianos, que no pueden utilizar un IDM por sus patrones de coordinación, cooperación o ventilación. En comparación con los inhaladores IDM o IPS, los nebulizadores proveen relativamente dosis bajas de GC a los pulmones. Las características de la mascarilla facial, el sellado y el patrón de ventilación modifican todos la cantidad de fármaco administrada (68).

Consideraciones de dosis-respuesta

Tal vez se requiera el depósito de fármacos en los pulmones para la respuesta clínica, pero la relación de dosis-efecto del tratamiento con GC inhalados no es lineal. De hecho,

TABLA 35-5 COMPARACIÓN DEL DEPÓSITO DE FÁRMACO EN LOS PULMONES ENTRE LOS DISPOSITIVOS DE INHALACIÓN

FÁRMACO	FÓRMULA	MMAD (μ-M)	DEPÓSITO PULMONAR (% DE LA DOSIS DE DESCARGA)
BDP/BMP	IDM-HFA	1.1	53
BUD	IPS	3.7	34
	suspensión nebulizada	2.9	10-20
CIC	IDM-HFA	1.1	52
FLN	IDM-HFA	1.2	68
FF	IPS	4.0	22
PF	IPS	5.4	16
	IDM-HFA	2.4-3.2	13-18
MF	IPS	2.2	NA
	IDM-HFA	3.7	

BUD, budesonida; CIC, ciclesonida; IPS, inhalador de polvo seco; DPB, dipropionato de beclometasona; FF, furoato de fluticasona; FLN, flunisolida; FM, furoato de mometasona; HFA, hidrofluoroalcano; IDM, inhalador de dosis medida; MMAD, diámetro aerodinámico medio de la masa; NA, no disponible; PF, propionato de fluticasona.

tomando en cuenta la variabilidad individual, se alcanza la mayoría del beneficio clínico del tratamiento con GC inhalados mediante dosis submáximas en adultos y niños (70-72). Esto es, los pacientes con asma leve a moderada obtienen el máximo beneficio al usar una dosis de baja a moderada de ICS. Sin embargo, puede haber una respuesta favorable de la hiperrespuesta bronquial relacionada con la dosis, (73). Además, hay una curva dosis-respuesta más pronunciada para los efectos sistémicos, no obstante, de manera que el beneficio proporcional adicional más pequeño de las dosis mayores debe sopesarse con los riesgos en los pacientes individuales. También debe considerarse la gravedad del asma del paciente. Aquellos con asma muy leve presentan una obstrucción del flujo de aire relativamente mínima y poco espacio para mejorar; por lo que las dosis bajas de manera potencial proveen la máxima mejoría. Los pacientes con asma inestable o más grave presentan una obstrucción del flujo de aire mucho mayor y, por lo tanto, pueden mostrar una considerable respuesta a las dosis crecientes. De manera similar, aquellos con asma grave dependiente de esteroides se pueden beneficiar de ICS a dosis alta, como fármacos de conservación de esteroides sistémicos (74).

Tratamiento sistémico con glucocorticoides para las exacerbaciones agudas del asma

En el EPR-3 se recomienda clasificar las exacerbaciones del asma como leves, moderadas y graves, guías que insisten en la detección temprana de una exacerbación del asma, el uso de planes de acción basados en el hogar para iniciar el tratamiento con agonistas inhalados de acción breve β_2, y el inicio del tratamiento con GC sistémicos para las exacerbaciones del asma que no responden rápido al tratamiento con fármacos de rescate (68). Una dosis mayor de GC inhalados puede beneficiar a los niños con exacerbaciones del asma (75). Para los individuos con síntomas más intensos o una declinación de la función pulmonar compatible con exacerbaciones moderadas a graves debería iniciarse el tratamiento con GC sistémicos de inmediato, una vez que se identifica una exacerbación. El tratamiento sistémico con GC disminuye las tasas de hospitalización, el requerimiento de agonistas β_2 inhalados y previene las recaídas (76, 77), especialmente en pacientes de alto riesgo de asma fatal.

La administración puede ser por vía oral, IV o intramuscular; no hay pruebas claras para sugerir la superioridad de una. Además, las dosis menores (≤ 80 mg de equivalentes de metilprednisolona) de GC sistémicos parecen tan eficaces como las dosis mayores para el tratamiento inicial del asma aguda (78, 79). Asimismo, se pueden utilizar GC orales en el paciente externo o en el contexto de un servicio de urgencias para el tratamiento de las exacerbaciones agudas. Los esquemas de dosificación de uso frecuente incluyen 40 a 80 mg/día de prednisona (1 a 2 mg/kg/día en los niños, con 60 mg/día como máximo) en una o dos dosis fraccionadas, o las equivalentes de un GC alternativo (68). La duración del tratamiento para una exacerbación se puede individualizar con base en su gravedad y factores específicos del paciente. En general, una exacerbación del asma puede requerir un ciclo de 3 a 14 días de GC sistémicos (con recomendación de 5 a 10 días de acuerdo con los parámetros de expertos) (68). No se requiere disminución gradual de los ciclos de GC de 14 días o menos de duración. Las inyecciones intramusculares de depósito de GC se pueden utilizar en los individuos con riesgo de incumplimiento. Para aquellos que requieren tratamiento prolongado por exacerbaciones más graves o refractarias se puede utilizar la dosificación en días alternos para disminuir el riesgo de efectos colaterales sistémicos. El médico debe revalorar con frecuencia a los pacientes con ciclos prolongados de esteroides, e intentar disminuir la dosis por 5 a 10 mg cada 2 sem hasta alcanzar la más baja clínicamente eficaz, con el propósito de discontinuar el tratamiento con GC, de ser posible.

Por lo general, se administran GC IV en el contexto de un servicio de urgencias, y pueden incluir hidrocortisona, betametasona, metilprednisolona y dexametasona. La metilprednisolona, debido a su potencia antiinflamatoria, menor actividad MC y menor precio, en comparación con la hidrocortisona, puede ser el fármaco ideal para el tratamiento IV. Para los adultos críticamente afectados por el asma aguda puede ser apropiada la dosis IV de metilprednisolona de 60 a 125 mg IV cada 6 h (o su equivalente) (79). Los intervalos de dosificación dependen de la afección clínica del paciente con asma aguda y las propiedades farmacocinéticas del GC. Sin embargo, los intervalos pueden iniciarse cada 4 a 6 h. El tratamiento se puede mantener durante 48 h, dependiendo de la respuesta clínica. Cuando los signos y síntomas mejoran, las dosis pueden disminuirse a dos veces al día y, después, a una sola diaria matutina. Los pacientes que requieren GC IV pueden cambiarse a formas orales una vez estabilizados. La duración total de tratamiento IV depende tanto de la mejora subjetiva como objetiva del estado respiratorio.

Asma dependiente de o resistente a los esteroides

La sensibilidad a los GC se puede modificar por la biodisponibilidad del preparado, la variabilidad de los receptores (GCR) y su actividad transcripcional (80). De manera específica, la disminución del número de GCR, la alteración de su afinidad por el ligando de GCR, la menor capacidad de GCR de unirse al ADN o la mayor expresión de los factores de transcripción inflamatorios que compiten por la unión con el ADN pueden disminuir las respuestas celulares a GC. El equilibrio de las variantes de empalme con GCR puede también tener impacto en la sensibilidad a los GC. El GCR-β no se une a GC, pero interfiere con el desplazamiento de GCR-α al núcleo y con la activación génica. La mayor expresión de GR-β se notó en el asma fatal y el nocturno (81).

En los pacientes con asma se define a la insensibilidad a los esteroides como la carencia persistente de regulación,

a pesar del tratamiento con GC, o el empeoramiento del asma al disminuirlos o discontinuarlos, y puede ser impulsada por algunos o todos estos factores. La insensibilidad a los GC puede inducirse por la exposición a citocinas inflamatorias en forma crónica, o por la exposición prolongada a los corticoesteroides (82). Además, algunas vías inflamatorias inducidas por virus pueden causar resistencia de los GC, lo que afecta así la capacidad de estos de prevenir o tratar las exacerbaciones del asma inducidas por virus (83, 84). Las características comunes de los pacientes con asma, como obesidad, tabaquismo y deficiencia de vitamina D, se han relacionado todas con la insensibilidad a esteroides en los adultos (85). El asma con inflamación de tipo 2 predominante, caracterizada por eosinofilia o atopia, responde mejor al tratamiento con GC que aquel sin inflamación de ese tipo (63).

En las determinaciones *ex vivo* de las respuestas celulares a GC se identificó una menor reactividad de las células mononucleares de sangre periférica de los pacientes con asma grave, en relación con la actividad de la desacetilasa de histonas (86). Las respuestas diferenciales de los macrófagos alveolares (87, 88) y las células de músculo liso de las vías aéreas (46) a los GC puede contribuir también a la insensibilidad a estos en el asma grave.

La resistencia completa a los GC en los pacientes con asma es rara, y se puede identificar por el fracaso en la mejora significativa del volumen espiratorio forzado del primer segundo (VeF1) o el flujo espiratorio máximo después del tratamiento con 40 a 60 mg diarios de prednisona durante 2 a 3 sem, o dosis sistémicas equivalentes. La dosificación intramuscular puede abolir las preocupaciones de incumplimiento con el medicamento. También es importante determinar que el paciente presente asma y no otra enfermedad, como la pulmonar obstructiva crónica, que quizá no responda al tratamiento con GC. El médico debe también indagar la posibilidad de afecciones comórbidas y factores contribuyentes, como la exposición a aeroalérgenos, otros medicamentos o problemas psicológicos, que pudiesen aumentar la gravedad del asma y su resistencia al tratamiento.

Algunos tratamientos del asma se llaman de fármacos "ahorradores de corticoesteroides", porque pueden disminuir los requerimientos de GC al abordar efectos inflamatorios o fisiológicos adicionales del asma, e incluyen inmunosupresores, productos biológicos (anticuerpos anti-IgE) (89) y (anti-IL-5) (90), antibióticos macrólidos (91) y la termoplastia bronquial (92), tratamientos que se abordan en los capítulos 19, 22 y 38.

Glucocorticoesteroides intranasales y rinitis alérgica

En las guías para el tratamiento de la rinitis alérgica, tanto perenne como estacional, se recomiendan los GC intranasales como terapéutica segura y eficaz. Estos medicamentos antiinflamatorios tienen una acción local prolongada, pocos efectos colaterales y escasos efectos sistémicos, si acaso (13). Todos los GC intranasales actúan directamente sobre la inflamación para disminuir los síntomas de la rinitis alérgica, incluidas la congestión, el prurito, los estornudos y la rinorrea; disminuyen la exudación de fluidos y el número de células inflamatorias circulantes, incluidos basófilos, linfocitos, células cebadas, eosinófilos, neutrófilos y macrófagos. El tratamiento con esteroides intranasales también suele mejorar los síntomas oculares, incluidos eritema, prurito y lagrimeo. Este beneficio posiblemente refleje tanto un decremento total en los mediadores de inflamación como la inhibición de arcos reflejos neurales, homo y contralaterales, de la nariz al ojo (93). Los preparados intranasales de GC tienen inicio rápido, vida media breve y un metabolismo hepático rápido de primer paso, compatible con el de los ICS.

Por lo tanto, se recomienda como ideal al tratamiento intranasal con GC, y como la monoterapia más eficaz para tratar la rinitis alérgica perenne y la estacional (94). El tratamiento combinado de la rinitis alérgica con el uso concomitante de GC intranasales y antihistamínicos orales e intranasales, o antagonistas de leucotrienos orales, puede lograr un mejor alivio de los síntomas y, por lo tanto, es frecuente en la práctica clínica. El tratamiento con GC intranasales se inicia mejor días antes de la exposición a los alérgenos, cuando es posible, por lo general casi 2 sem antes del inicio de la temporada de alergias, y se pueden mantener por otras 2 sem después del término de dicha temporada, para regular la hiperreactividad residual de la mucosa. No obstante, el inicio de acción de los esteroides intranasales puede ser tan temprano como de 3 a 4 h en algunos individuos, y se calcula de casi 12 h en otros. Por lo tanto, algunos pacientes pueden beneficiarse de forma significativa del tratamiento, según sea necesario. Otros requieren el tratamiento a diario para un beneficio completo. En las guías se recomienda disminuir gradualmente la dosis hasta la mínima requerida para mantener el alivio de los síntomas, después de alcanzar su regulación inicial (94).

En la actualidad hay múltiples preparados intranasales de ICS disponibles para tratar la rinitis alérgica en Estados Unidos, en niños y adultos (tabla 35-6). Todos tienen características similares de seguridad y son de eficacia semejante para el alivio de los síntomas. La preferencia de los pacientes por los GC intranasales y su beneficio clínico pueden variar entre los preparados, por el mecanismo de administración (rocío contra nebulizado frente a aerosol), la presentación (acuosa o alcohólica), el aroma y el volumen de solución, provistos. La bomba para nebulizado nasal, disponible con BUD, CIC, FL, PF, FM y AT, dirige la solución directamente a la cavidad nasal, con la mayoría que cubre los cornetes inferiores (95). Los nebulizados de GC intranasales están disponibles ahora para su compra sin receta médica. Un

dispositivo de nebulización nasal de FF puede proveer menos volumen y quizá sea mejor tolerado por quienes detestan el goteo. Dos preparados intranasales en aerosol de CIC y beclometasona están disponibles por prescripción en Estados Unidos, y se desarrollaron para mejorar las características del depósito intranasal.

Las instrucciones a los pacientes para el uso de preparados de esteroides intranasales comparten los mismos principios generales entre los dispositivos. El paciente debe sonarse la nariz para eliminar el moco residual y colocar la cabeza hacia adelante o ligeramente hacia abajo. El dispositivo de administración debe colocarse dentro de cada narina con la boquilla dirigida hacia la pared homolateral, en general, hacia el oído, lo que disminuye al mínimo el depósito del medicamento en el tabique nasal y el riesgo posterior de su irritación. Una inhalación suave se permite, pero se enseña a los pacientes a no hacerlo fuertemente, para disminuir la carga de depósito bucofaríngeo posterior y la depuración por deglución.

La mayoría de los efectos adversos es leve y no justifica discontinuar el tratamiento. En 5 a 8% de los pacientes ocurre epistaxis y suele ser autolimitada. La atrofia o el adelgazamiento de los tejidos nasales con el uso a largo plazo no es un problema con los GC intranasales más recientes. Rara vez se ha comunicado candidosis bucal. El potencial de absorción sistémica y supresión del eje HPA sigue siendo una preocupación en los niños y adultos. Sin embargo, en los estudios se encontró, en general, que no había diferencia entre los GC intranasales y el placebo, respecto de sus efectos sobre la función del eje HPA en los niños o adultos (96, 97). La vigilancia clínica preventiva debería utilizarse, no obstante, en particular para los individuos con antecedente de disfunción del eje HPA o hepática, o el uso de medicamentos que afectan el metabolismo por el hígado, así como aquellos pacientes que reciben preparados tópicos o sistémicos de esteroides.

Corticoesteroides para otras enfermedades alérgicas

Poliposis nasal

Los GC tópicos y sistémicos constituyen tratamientos médicos aceptados para los pacientes con poliposis nasal (98, 99), muchos que responderán al tratamiento sistémico con GC con mejores calificaciones de síntomas, de pólipos y de estudios de imagen. La duración del beneficio varía. La llamada "polipectomía médica" se puede alcanzar con un tratamiento de 2 sem con 30 a 50 mg de prednisona oral diarios y su disminución gradual después de los primeros 4 días. En la práctica clínica es común el uso simultáneo y subsiguiente de esteroides intranasales. El tratamiento de mantenimiento con preparados intranasales de GC, incluidos DBP, BUD, CIC, FL, PF, FM y AT, ha mostrado disminuir de

TABLA 35-6 PREPARADOS DE ESTEROIDES INTRANASALES (DISPONIBLES EN ESTADOS UNIDOS)

FÁRMACOS (NOMBRE COMERCIAL DE EU)	TIPO DE ADMINISTRACIÓN	DOSIS POR DESCARGA	ADMINISTRACIÓN, DESCARGA(S) POR NARINA (EDAD, AÑOS)	ADMINISTRACIÓN USUAL EN EL ADULTO, DESCARGA(S) POR NARINA (EDAD, AÑOS)
Beclometasona				
QNASL	Aerosol	40 µg	1 diaria (4-11)	—
		80 µg	—	2 al día (≥12)
Budesonida				
Rhinocort Aqua	Nebulizado	64 µg	1-2 cada (≥6)	1-2 c/12 (≥12)
Ciclesonida				
Omnaris	Nebulizado	50	2 diarias (≥6)	2 al día (≥12)
Zetonna	Aerosol	37	1 diarias (≥12)	1 al día (≥12)
Flunisolida				
Nasarel	Nebulizado	29	1 cada 8 o 12 h (6-14)	2 cada 8 o 12 h (≥14)
Furoato de fluticasona				
Veramyst	Nebulizado	27.5	1 diaria (2-11)	2 al día (≥12)
Propionato de fluticasona				
Flonase	Nebulizado	50	1 diaria (4-11)	1-2 al día (≥12)
Mometasona				
Nasonex	Nebulizado	50	1 diaria (2-11)	2 al día (≥12)
Triamcinolona				
Nasacort	Nebulizado	55	1-2 al día (≥2)	1-2 al día (≥12)

manera variable el tamaño de los pólipos y prevenir su crecimiento posterior a la polipectomía quirúrgica (98).

Dermatitis atópica y alérgica por contacto

El uso de GC tópicos de alta potencia ha mejorado el tratamiento de las afecciones dermatológicas con etiología inflamatoria, como la dermatitis atópica y la dermatitis por contacto (caps. 29 y 30). La DA es una afección crónica, pruriginosa, inflamatoria, de la piel, cuyo tratamiento se centra en un esquema de cuidado cutáneo excelente (hidratación y emolientes), medicamentos antipruriginosos, y antiinflamatorios, antibacterianos, así como la evitación de desencadenantes, como alérgenos o irritantes. En este sentido, es crítico que los médicos que tratan a pacientes con DA aborden cada uno de estos aspectos terapéuticos e insistan en ellos (100). Para muchos pacientes con DA, los cuidados cutáneos y la evitación de alérgenos aliviarán su enfermedad. Los esteroides tópicos se usan en forma temporal para tratar las crisis de DA en ellos. Otros requerirán el uso regular de esteroides tópicos para mantener una regulación adecuada de la dermatitis atópica.

Asimismo, hay siete clases de corticoesteroides tópicos, con un rango de acuerdo con la potencia, donde la clase 1 tiene la más alta. La selección de la potencia de los corticoesteroides típicos depende de la gravedad y distribución de las lesiones de DA, tomando en cuenta la superficie afectada y el grado de absorción sistémica que pudiese llevar a la supresión del eje HPA. Si bien el uso de corticoesteroides menos potentes disminuye al mínimo los efectos secundarios, el subtratamiento de la inflamación cutánea puede dar como resultado la persistencia o el empeoramiento de una DA. Una estrategia más eficaz es la de utilizar un esquema gradual, iniciando con un preparado de potencia intermedia (excepto para el eccema que afecta la cara, las axilas o la ingles) y, ante la mejoría clínica, cambiar a un preparado de menor potencia para el tratamiento de mantenimiento. La revaloración clínica frecuente está justificada. Sin embargo, pueden requerirse corticoesteroides de potencia elevada para el eccema grave de manos y pies, o durante periodos breves en otras zonas del cuerpo, sin utilizarse en la cara, los genitales o los pliegues cutáneos. Solo deben usarse preparados de potencia leve a moderada en los niños. En casos graves de DA se pueden usar escasamente los GC orales. Los inmunorreguladores tópicos y sistémicos se utilizan como tratamiento de ahorro de esteroides o en los pacientes refractarios a la terapéutica (100).

La dermatitis por contacto es una reacción de hipersensibilidad tardía a la exposición tópica a los antígenos. Se requiere identificar y evitar el antígeno causal para tratar la dermatitis por contacto (101). En la fase aguda se pueden usar GC tópicos o sistémicos para disminuir la inflamación cutánea. La dermatitis por contacto alérgica grave que no responde a los tratamientos tópicos puede mejorar con prednisona oral, a dosis de 30 a 60 mg diarios, y después, en días alternos, durante 1 a 2 semanas (102).

Alergia ocular

Los antihistamínicos tópicos y los estabilizantes de células cebadas constituyen tratamientos comunes de la conjuntivitis alérgica leve a moderada, pero en casos graves pueden requerirse el uso temporal de corticoesteroides tópicos, de preferencia aquellos con menos efectos secundarios, para lograr el alivio de la enfermedad o, en casos raros, para su regulación a largo plazo (93). Asimismo, se encontró que el etabonato de loteprednol era eficaz para tratar la alergia ocular e inflamación, y con la adición de un grupo éster en la estructura tiene mejores características de seguridad, con menor impacto sobre la presión intraocular y la formación de cataratas (103). Las gotas oculares de etabonato de loteprednol están disponibles en suspensiones al 0.5 o 0.2%. En varios estudios aleatorios se confirmó que es eficaz la menor dosis para disminuir el eritema y el prurito, sin causar cambios significativos en la presión intraocular, incluso cuando es usada a largo plazo (104).

Los GC también se usan para tratar la queratoconjuntivitis primaveral, una forma grave, pero transitoria, de alergia ocular, y la queratoconjuntivitis atópica, que es una conjuntivitis alérgica grave con DA. Ambas afecciones tienen el potencial de complicaciones corneales y se tratan de manera acorde. Los tratamientos incluyen etabonato de loteprednol, fluorometolona al 0.1% y, en casos graves, inmunorreguladores tópicos, como la ciclosporina y el tacrolimús (103).

Anafilaxia, urticaria y angioedema, idiopáticos

La anafilaxia idiopática (IA, por sus siglas en inglés) corresponde a un diagnóstico de exclusión, de un proceso que afecta tanto a adultos como niños. Como con otros casos de anafilaxia, el tratamiento de las crisis agudas de IA incluye la administración urgente de epinefrina, con antihistamínicos y GC sistémicos adyuvantes. Para los individuos con crisis frecuentes de IA, definidas como al menos dos en los 2 meses precedentes, o seis en el año previo, se usa el tratamiento sistémico con GC para su remisión. A los pacientes se instruye para tomar un antihistamínico a diario y 40 a 60 mg de prednisona por vía oral a diario durante 1 a 2 sem, hasta lograr el alivio de los síntomas. Después de ese periodo se puede cambiar la prednisona a una dosis en días alternos y disminuirse lentamente, por 5 mg cada tercer día, durante 1 a 2 sem. Si la prednisona no logra el alivio de los síntomas, debe cuestionarse el diagnóstico de IA (105).

Las urticarias aguda y crónica son afecciones comunes cuyo tratamiento, por lo general, incluye antihistamínicos H_1 y H_2 y, en muchos casos, puede aliviar los síntomas. En el caso de una urticaria grave aguda o aquellos refractarios de urticaria espontánea crónica que persisten a pesar del tratamiento con dosis altas de antihistamínicos, se requieren medidas antiinflamatorias adicionales para aliviar los síntomas y se usa tratamiento con GC sistémicos durante periodos breves. El tratamiento inicial con GC puede ser con 30 o 40 mg de prednisona para aliviar los síntomas, y si se requieren durante un mayor plazo, en días alternos con disminución gradual conforme indique y tolere el paciente en la clínica. Además, se pueden usar el omalizumab o los inmunosupresores sistémicos (ciclosporina, tacrolimús y azatioprina) para aliviar la urticaria, como agentes de ahorro de esteroides (véase cap. 31). Única entre los subtipos de urticaria, aquella diferida por presión, puede responder más favorablemente a los corticoesteroides tópicos para su regulación local (106).

Esofagitis eosinofílica

La esofagitis eosinofílica es una afección inflamatoria crónica impulsada por antígenos, caracterizada por la inflamación eosinofílica del esófago con disfunción resultante del órgano. Los síntomas pueden variar e incluyen rechazo de la alimentación, dolor abdominal, reflujo, disfagia e impactación de alimentos. Aunque las medidas de evitación de alimentos, guiadas por pruebas o empíricas, mejoran esta enfermedad en un porcentaje significativo de los pacientes, algunos requerirán medicamentos. También se puede usar un ciclo breve de tratamiento de GC sistémico en el contexto de síntomas agudos graves.

En este contexto se utilizan GC tópicos para disminuir la eosinofilia, la fibrosis epitelial y el remodelado. Asimismo, se estudiaron la BUD viscosa (1 mg para niños, 2 mg para adolescentes y adultos; dividida en dos tomas al día) y la PF (440 a 880 µg para niños, 880 a 1 760 µg para adultos; en dosis divididas cada 12 h) para esta indicación (107, 108). A los pacientes se instruye para deglutir el fármaco después de una comida, con evitación de alimentos o bebidas subsiguiente durante 30 min (109).

■ CONCLUSIONES

El tratamiento con GC se usa ampliamente para la enfermedad inflamatoria alérgica, por el amplio rango de objetivos mecánicos y los claros beneficios terapéuticos. Debido a los efectos colaterales específicos de tejidos y sistémicos de los GCl con el uso de dosis regulares o altas, los proveedores de atención sanitaria deben usar preparados tópicos, cuando es posible, disminuir al mínimo su uso a la dosis más baja eficaz, y vigilar con cuidado a los pacientes en cuanto a la aparición de efectos colaterales.

■ REFERENCIAS

1. Addison T. *On the Constitutional and Local Effects of Disease of the Suprarenal Capsules.* London: Samuel Higley, 1855.
2. Hench PS, Kendall EC, Slocumb CH, *et al.* The effect of a hormone of the adrenal cortex (17-hydroxy-11-dehydrocorticosterone; compound E) and of pituitary adrenocorticotropic hormone on rheumatoid arthritis. *Proc Staff Meet Mayo Clin.* 1949;24(8):181-197.
3. Hench PS, Kendall EC, Slocumb CH, *et al.* Effects of cortisone acetate and pituitary ACTH on rheumatoid arthritis, rheumatic fever and certain other conditions. *Arch Intern Med (Chic).* 1950;85(4):545-666.
4. Derendorf H, Hochhaus G, Meibohm B, *et al.* Pharmacokinetics and pharmacodynamics of inhaled corticosteroids. *J Allergy Clin Immunol.* 1998;101(4 Pt 2):S440-S446.
5. Farrow SN, Solari R, Willson TM. The importance of chronobiology to drug discovery. *Expert Opin Drug Discov.* 2012;7(7):535-541.
6. Esteban NV, Loughlin T, Yergey AL, *et al.* Daily cortisol production rate in man determined by stable isotope dilution/mass spectrometry. *J Clin Endocrinol Metab.* 1991;72(1):39-45.
7. Perogamvros I, Ray DW, Trainer PJ. Regulation of cortisol bioavailability—effects on hormone measurement and action. *Nat Rev Endocrinol.* 2012;8(12):717-727.
8. Rohatagi S, Barth J, Mollmann H, *et al.* Pharmacokinetics of methylprednisolone and prednisolone after single and multiple oral administration. *J Clin Pharmacol.* 1997; 37(10):916-925.
9. Czock D, Keller F, Rasche FM, *et al.* Pharmacokinetics and pharmacodynamics of systemically administered glucocorticoids. *Clin Pharmacokinet.* 2005;44(1):61-98.
10. Hammond GL, Smith CL, Paterson NA, *et al.* A role for corticosteroid-binding globulin in delivery of cortisol to activated neutrophils. *J Clin Endocrinol Metab.* 1990;71(1):34-39.
11. Cooper MS, Stewart PM. 11Beta-hydroxysteroid dehydrogenase type 1 and its role in the hypothalamus-pituitary-adrenal axis, metabolic syndrome, and inflammation. *J Clin Endocrinol Metab.* 2009;94(12):4645-4654.
12. Johnson M. Pharmacodynamics and pharmacokinetics of inhaled glucocorticoids. *J Allergy Clin Immunol.* 1996;97(1 Pt 2):169-176.
13. Szefler SJ. Pharmacokinetics of intranasal corticosteroids. *J Allergy Clin Immunol.* 2001;108(1 Suppl):S26-S31.
14. Kelly HW. Pharmaceutical characteristics that influence the clinical efficacy of inhaled corticosteroids. *Ann Allergy Asthma Immunol.* 2003;91(4):326-334; quiz 334-325, 404.
15. Rohatagi S, Arya V, Zech K, *et al.* Population pharmacokinetics and pharmacodynamics of ciclesonide. *J Clin Pharmacol.* 2003;43(4):365-378.
16. Daley-Yates PT. Inhaled corticosteroids: potency, dose equivalence and therapeutic index. *Br J Clin Pharmacol.* 2015;80(3):372-380.
17. Barnes PJ. How corticosteroids control inflammation: Quintiles Prize Lecture 2005. *Br J Pharmacol.* 2006; 148(3):245-254.
18. Pratt WB, Morishima Y, Murphy M, *et al.* Chaperoning of glucocorticoid receptors. *Handb Exp Pharmacol.* 2006;(172):111-138.
19. Wikstrom AC. Glucocorticoid action and novel mechanisms of steroid resistance: role of glucocorticoid receptor-interacting proteins for glucocorticoid responsiveness. *J Endocrinol.* 2003;178(3):331-337.
20. Adcock IM, Gilbey T, Gelder CM, *et al.* Glucocorticoid receptor localization in normal and asthmatic lung. *Am J Respir Crit Care Med.* 1996;154(3 Pt 1):771-782.
21. Weigel NL, Moore NL. Steroid receptor phosphorylation: a key modulator of multiple receptor functions. *Mol Endocrinol.* 2007;21(10):2311-2319.
22. Zhou J, Cidlowski JA. The human glucocorticoid receptor: one gene, multiple proteins and diverse responses. *Steroids.* 2005;70(5-7):407-417.
23. Reddy TE, Pauli F, Sprouse RO, *et al.* Genomic determination of the glucocorticoid response reveals unexpected mechanisms of gene regulation. *Genome Res.* 2009;19(12):2163-2171.
24. Necela BM, Cidlowski JA. A single amino acid change in the first zinc finger of the DNA binding domain of the glucocorticoid receptor regulates differential promoter selectivity. *J Biol Chem.* 2004;279(38):39279-39288.
25. Schone S, Jurk M, Helabad MB, *et al.* Sequences flanking the core-binding site modulate glucocorticoid receptor structure and activity. *Nat Commun.* 2016;7:12621.
26. Hubner S, Dejager L, Libert C, *et al.* The glucocorticoid receptor in inflammatory processes: transrepression is not enough. *Biol Chem.* 2015;396(11):1223-1231.
27. Beck IM, Vanden Berghe W, Vermeulen L, *et al.* Crosstalk in inflammation: the interplay of glucocorticoid receptor-based mechanisms and kinases and phosphatases. *Endocr Rev.* 2009;30(7):830-882.
28. Ray A, Prefontaine KE. Physical association and functional antagonism between the p65 subunit of transcription factor NF-κB and the glucocorticoid receptor. *Proc Natl Acad Sci U S A.* 1994;91(2):752-756.
29. King EM, Kaur M, Gong W, *et al.* Regulation of tristetraprolin expression by interleukin-1 beta and dexamethasone

in human pulmonary epithelial cells: roles for nuclear factor-κB and p38 mitogen-activated protein kinase. *J Pharmacol Exp Ther.* 2009;330(2):575-585.

30. Barnes PJ. Glucocorticosteroids: current and future directions. *Br J Pharmacol.* 2011;163(1):29-43.

31. Ito K, Yamamura S, Essilfie-Quaye S, *et al.* Histone deacetylase 2-mediated deacetylation of the glucocorticoid receptor enables NF-κB suppression. *J Exp Med.* 2006;203(1):7-13.

32. Rhen T, Cidlowski JA. Antiinflammatory action of glucocorticoids—new mechanisms for old drugs. *N Engl J Med.* 2005;353(16):1711-1723.

33. Schleimer RP, Bochner BS. The effects of glucocorticoids on human eosinophils. *J Allergy Clin Immunol.* 1994;94(6 Pt 2):1202-1213.

34. Uller L, Lloyd CM, Rydell-Tormanen K, *et al.* Effects of steroid treatment on lung CC chemokines, apoptosis and transepithelial cell clearance during development and resolution of allergic airway inflammation. *Clin Exp Allergy.* 2006;36(1):111-121.

35. Yoshimura C, Miyamasu M, Nagase H, *et al.* Glucocorticoids induce basophil apoptosis. *J Allergy Clin Immunol.* 2001; 108(2):215-220.

36. Schleimer RP, Lichtenstein LM, Gillespie E. Inhibition of basophil histamine release by anti-inflammatory steroids. *Nature.* 1981;292(5822):454-455.

37. Schleimer RP, Davidson DA, Peters SP, et al. Inhibition of human basophil leukotriene release by antiinflammatory steroids. *Int Arch Allergy Appl Immunol.* 1985;77(1-2):241-243.

38. Meagher LC, Cousin JM, Seckl JR, et al. Opposing effects of glucocorticoids on the rate of apoptosis in neutrophilic and eosinophilic granulocytes. *J Immunol.* 1996;156(11):4422-4428.

39. Urry Z, Chambers ES, Xystrakis E, *et al.* The role of 1α,25-dihydroxyvitamin D3 and cytokines in the promotion of distinct Foxp3$^+$ and IL-10$^+$ CD4$^+$ T cells. *Eur J Immunol.* 2012;42(10):2697-2708.

40. Smith SG, Chen R, Kjarsgaard M, *et al.* Increased numbers of activated group 2 innate lymphoid cells in the airways of patients with severe asthma and persistent airway eosinophilia. *J Allergy Clin Immunol.* 2016;137(1):75. e78-86.e78.

41. Oppong E, Flink N, Cato AC. Molecular mechanisms of glucocorticoid action in mast cells. *Mol Cell Endocrinol.* 2013;380(1-2):119-126.

42. Paranjape A, Chernushevich O, Qayum AA, *et al.* Dexamethasone rapidly suppresses IL-33-stimulated mast cell function by blocking transcription factor activity. *J Leukoc Biol.* 2016;100(6):1395-1404.

43. Scott K, Bradding P. Human mast cell chemokines receptors: implications for mast cell tissue localization in asthma. *Clin Exp Allergy.* 2005;35:693-697.

44. Gour N, Lajoie S. Epithelial cell regulation of allergic diseases. *Curr Allergy Asthma Rep.* 2016;16(9):65.

45. Umland SP, Schleimer RP, Johnston SL. Review of the molecular and cellular mechanisms of action of glucocorticoids for use in asthma. *Pulm Pharmacol Ther.* 2002;15(1):35-50.

46. Chang PJ, Bhavsar PK, Michaeloudes C, *et al.* Corticosteroid insensitivity of chemokine expression in airway smooth muscle of patients with severe asthma. *J Allergy Clin Immunol.* 2012;130(4):877.e875-885.e875.

47. Weinstein RS. Clinical practice. Glucocorticoid-induced bone disease. *N Engl J Med.* 2011;365(1):62-70.

48. Lekamwasam S, Adachi JD, Agnusdei D, *et al.* A framework for the development of guidelines for the management of glucocorticoid-induced osteoporosis. *Osteoporos Int.* 2012;23(9):2257-2276.

49. Grossman JM, Gordon R, Ranganath VK, *et al.* American College of Rheumatology 2010 recommendations for the prevention and treatment of glucocorticoid-induced osteoporosis. *Arthritis Care Res (Hoboken).* 2010;62(11):1515-1526.

50. Zhang L, Prietsch SO, Ducharme FM. Inhaled corticosteroids in children with persistent asthma: effects on growth. *Evid Based Child Health.* 2014;9(4):829-930.

51. Skoner DP. The tall and the short: repainting the landscape about the growth effects of inhaled and intranasal corticosteroids. *Allergy Asthma Proc.* 2016; 37(3):180-191.

52. Schacke H, Docke WD, Asadullah K. Mechanisms involved in the side effects of glucocorticoids. *Pharmacol Ther.* 2002;96(1):23-43.

53. Moghadam-Kia S, Werth VP. Prevention and treatment of systemic glucocorticoid side effects. *Int J Dermatol.* 2010;49(3):239-248.

54. Derby L, Maier WC. Risk of cataract among users of intranasal corticosteroids. *J Allergy Clin Immunol.* 2000;105(5):912-916.

55. Galvan CA, Guarderas JC. Practical considerations for dysphonia caused by inhaled corticosteroids. *Mayo Clin Proc.* 2012;87(9):901-904.

56. Otani IM, Banerji A. Immediate and delayed hypersensitivity reactions to corticosteroids: evaluation and management. *Curr Allergy Asthma Rep.* 2016;16(3):18.

57. Davies G, Thomas P, Broder I, *et al.* Steroid-dependent asthma treated with inhaled beclomethasone dipropionate. A long-term study. *Ann Intern Med.* 1977;86(5):549-553.

58. National Asthma Education and Prevention Program. Expert Panel Report 3 (EPR-3): Guidelines for the Diagnosis and Management of Asthma-Summary Report 2007. *J Allergy Clin Immunol.* 2007;120(5)(Suppl 1):S94-S138.

59. From the Global Strategy for Asthma Management and Prevention, Global Initiative for Asthma (GINA) 2015. Available from: http://ginasthma.org/.

60. Jarjour NN, Erzurum SC, Bleecker ER, *et al.* Severe asthma: lessons learned from the National Heart, Lung, and Blood Institute Severe Asthma Research Program. *Am J Respir Crit Care Med.* 2012;185(4):356-362.

61. Moore WC, Pascual RM. Update in asthma 2009. *Am J Respir Crit Care Med.* 2010;181(11):1181-1187.

62. Lemanske RF Jr, Mauger DT, Sorkness CA, *et al.* Step-up therapy for children with uncontrolled asthma receiving inhaled corticosteroids. *N Engl J Med.* 2010;362(11):975-985.

63. Peters MC, Mekonnen ZK, Yuan S, *et al.* Measures of gene expression in sputum cells can identify T_H2-high and T_H2-low subtypes of asthma. *J Allergy Clin Immunol.* 2014;133:388-394.

64. Cowan DC, Taylor DR, Peterson LE, *et al.* Biomarker-based asthma phenotypes of corticosteroid response. *J Allergy Clin Immunol.* 2015; 135(4):877-883.

65. Hastie AT, Moore WC, Meyers DA, *et al.* Analyses of asthma severity phenotypes and inflammatory proteins in

subjects stratified by sputum granulocytes. *J Allergy Clin Immunol.* 2010;125(5):1028.e1013-1036.e1013.

66. Federico MJ, Covar RA, Brown EE, *et al.* Racial differences in T-lymphocyte response to glucocorticoids. *Chest.* 2005;127(2):571-578.

67. Kelly HW. Comparison of inhaled corticosteroids: an update. *Ann Pharmacother.* 2009;43(3):519-527.

68. National Asthma Education and Prevention Program. Expert Panel Report 3 (EPR-3): Guidelines for the Diagnosis and Management of Asthma-Summary Report 2007. *J Allergy Clin Immunol.* 2007;120(5 Suppl):S94-S138.

69. Janssens HM, Tiddens HA. Aerosol therapy: the special needs of young children. *Paediatr Respir Rev.* 2006;7(Suppl 1):S83-S85.

70. Masoli M, Holt S, Weatherall M, *et al.* Dose-response relationship of inhaled budesonide in adult asthma: a meta-analysis. *Eur Respir J.* 2004;23(4):552-558.

71. Masoli M, Weatherall M, Holt S, *et al.* Systematic review of the dose-response relation of inhaled fluticasone propionate. *Arch Dis Child.* 2004;89(10):902-907.

72. Masoli M, Holt S, Weatherall M, *et al.* The dose-response relationship of inhaled corticosteroids in asthma. *Curr Allergy Asthma Rep.* 2004;4(2):144-148.

73. Currie GP, Fowler SJ, Lipworth BJ. Dose response of inhaled corticosteroids on bronchial hyperresponsiveness: a meta-analysis. *Ann Allergy Asthma Immunol.* 2003;90(2):194-198.

74. Adams NP, Jones PW. The dose-response characteristics of inhaled corticosteroids when used to treat asthma: an overview of Cochrane systematic reviews. *Respir Med.* 2006;100(8):1297-1306.

75. Beigelman A, Chipps BE, Bacharier LB. Update on the utility of corticosteroids in acute pediatric respiratory disorders. *Allergy Asthma Proc.* 2015;36(5):332-338.

76. Rowe BH, Edmonds ML, Spooner CH, *et al.* Corticosteroid therapy for acute asthma. *Respir Med.* 2004;98(4):275-284.

77. Rowe BH, Spooner CH, Ducharme FM, *et al.* Corticosteroids for preventing relapse following acute exacerbations of asthma. *Cochrane Database Syst Rev.* 2007;(3):CD000195.

78. Manser R, Reid D, Abramson M. Corticosteroids for acute severe asthma in hospitalised patients. *Cochrane Database Syst Rev.* 2001;(1):CD001740.

79. Fiel SB, Vincken W. Systemic corticosteroid therapy for acute asthma exacerbations. *J Asthma.* 2006;43(5):321-331.

80. Quax RA, Manenschijn L, Koper JW, *et al.* Glucocorticoid sensitivity in health and disease. *Nat Rev Endocrinol.* 2013;9(11):670-686.

81. Goleva E, Li LB, Eves PT, *et al.* Increased glucocorticoid receptor beta alters steroid response in glucocorticoid-insensitive asthma. *Am J Respir Crit Care Med.* 2006;173(6):607-616.

82. Rodriguez JM, Monsalves-Alvarez M, Henriquez S, *et al.* Glucocorticoid resistance in chronic diseases. *Steroids.* 2016;115:182-192.

83. Papi A, Contoli M, Adcock IM, *et al.* Rhinovirus infection causes steroid resistance in airway epithelium through nuclear factor kappaB and c-Jun N-terminal kinase activation. *J Allergy Clin Immunol.* 2013;132(5):1075.e1076-1085.e1076.

84. Jackson DJ, Sykes A, Mallia P, *et al.* Asthma exacerbations: origin, effect, and prevention. *J Allergy Clin Immunol.* 2011; 128(6):1165-1174.

85. Chung KF, Wenzel SE, Brozek JL, *et al.* International ERS/ATS guidelines on definition, evaluation and treatment of severe asthma. *Eur Respir J.* 2014;43(2):343-373.

86. Hew M, Bhavsar P, Torrego A, *et al.* Relative corticosteroid insensitivity of peripheral blood mononuclear cells in severe asthma. *Am J Respir Crit Care Med.* 2006;174(2):134-141.

87. Bhavsar P, Hew M, Khorasani N, *et al.* Relative corticosteroid insensitivity of alveolar macrophages in severe asthma compared with non-severe asthma. *Thorax.* 2008;63(9):784-790.

88. Lea S, Harbron C, Khan N, *et al.* Corticosteroid insensitive alveolar macrophages from asthma patients; synergistic interaction with a p38 mitogen-activated protein kinase (MAPK) inhibitor. *Br J Clin Pharmacol.* 2015;79(5):756-766.

89. Normansell R, Walker S, Milan SJ, *et al.* Omalizumab for asthma in adults and children. *Cochrane Database Syst Rev.* 2014;1:CD003559.

90. Bel EH, Wenzel SE, Thompson PJ, *et al.* Oral glucocorticoid-sparing effect of mepolizumab in eosinophilic asthma. *N Engl J Med.* 2014;371(13):1189-1197.

91. Carr TF, Kraft M. Chronic infection and severe asthma. *Immunol Allergy Clin North Am.* 2016;36(3):483-502.

92. Pretolani M, Bergqvist A, Thabut G, *et al.* Effectiveness of bronchial thermoplasty in patients with severe refractory asthma: clinical and histopathological correlations. *J Allergy Clin Immunol.* 2017;139(4):1176-1185

93. Bielory L, Katelaris CH, Lightman S, *et al.* Treating the ocular component of allergic rhinoconjunctivitis and related eye disorders. *MedGenMed.* 2007;9(3):35.

94. Wallace DV, Dykewicz MS, Bernstein DI, *et al.* The diagnosis and management of rhinitis: an updated practice parameter. *J Allergy Clin Immunol.* 2008;122(2 Suppl):S1-S84.

95. Tay SY, Chao SS, Mark KT, *et al.* Comparison of the distribution of intranasal steroid spray using different application techniques. *Int Forum Allergy Rhinol.* 2016;6(11):1204-1210.

96. Boner AL. Effects of intranasal corticosteroids on the hypothalamic-pituitary-adrenal axis in children. *J Allergy Clin Immunol.* 2001;108(1 Suppl):S32-S39.

97. Galant SP, Melamed IR, Nayak AS, *et al.* Lack of effect of fluticasone propionate aqueous nasal spray on the hypothalamic-pituitary-adrenal axis in 2- and 3-year-old patients. *Pediatrics.* 2003;112(1 Pt 1):96-100.

98. Peters AT, Spector S, Hsu J, *et al.* Diagnosis and management of rhinosinusitis: a practice parameter update. *Ann Allergy Asthma Immunol.* 2014;113(4):347-385.

99. Fokkens WJ, Lund VJ, Mullol J, *et al.* European position paper on rhinosinusitis and nasal polyps 2012. *Rhinol Suppl.* 2012;(23):1-298.

100. Schneider L, Tilles S, Lio P, *et al.* Atopic dermatitis: a practice parameter update 2012. *J Allergy Clin Immunol.* 2013;131(2):295.e1-e27-299.e1-e27.

101. Fonacier L, Bernstein DI, Pacheco K, *et al.* Contact dermatitis: a practice parameter-update 2015. *J Allergy Clin Immunol Pract.* 2015;3(3 Suppl):S1-S39.

102. Jacob SE, Castanedo-Tardan MP. Pharmacotherapy for allergic contact dermatitis. *Expert Opin Pharmacother.* 2007; 8(16):2757-2774.

103. Shaker M, Salcone E. An update on ocular allergy. *Curr Opin Allergy Clin Immunol.* 2016;16(5):505-510.

104. Sheppard JD, Comstock TL, Cavet ME. Impact of the topical ophthalmic corticosteroid loteprednol etabo-

nate on intraocular pressure. *Adv Ther*. 2016;33(4): 532-552.

105. Fenny N, Grammer LC. Idiopathic anaphylaxis. *Immunol Allergy Clin North Am*. 2015;35(2):349-362.

106. Bernstein JA, Lang DM, Khan DA, *et al*. The diagnosis and management of acute and chronic urticaria: 2014 update. *J Allergy Clin Immunol*. 2014;133(5):1270-1277.

107. Konikoff MR, Noel RJ, Blanchard C, *et al*. A randomized, double-blind, placebo-controlled trial of fluticasone propionate for pediatric eosinophilic esophagitis. *Gastroenterology*. 2006;131(5):1381-1391.

108. Dohil R, Newbury R, Fox L, *et al*. Oral viscous budesonide is effective in children with eosinophilic esophagitis in a randomized, placebo-controlled trial. *Gastroenterology*. 2010;139(2):418-429.

109. Sampson HA, Aceves S, Bock SA, *et al*. Food allergy: a practice parameter update-2014. *J Allergy Clin Immunol*. 2014;134(5):1016.e1043-1025.e1043.

CAPÍTULO 36

Otros fármacos antialérgicos: cromolín, nedocromil, antileucotrienos, anticolinérgicos y teofilina

CAROL A. WIGGINS

■ RESEÑA

En este capítulo se resumen la farmacología, la eficacia, y los parámetros de seguridad de cromolín y nedocromil, en conjunto conocidos como cromonas, antileucotrienos, anticolinérgicos y teofilina. Los antihistamínicos, corticoesteroides y agonistas β se abordan en otra parte de este libro de texto.

■ CROMOLÍN Y NEDOCROMIL

El cromolín y el nedocromil son fármacos químicamente diferentes con propiedades farmacológicas y terapéuticas similares; son antiinflamatorios débiles sin efectos adversos significativos, y han sido sustituidos como ideales por otros más potentes (1, 2), pero pueden tener una participación adyuvante en el tratamiento del asma, la rinitis y la conjuntivitis alérgicas (tablas 36-1 y 36-2).

Farmacología

El cromolín y el nedocromil tienen escasa biodisponibilidad oral y todos sus efectos farmacológicos son resultado de su depósito tópico en los pulmones o las superficies mucosas. El cromolín tiene una vida media plasmática muy breve, de 11 a 20 min (3) y el nedocromil tiene una más prolongada, de 1.5 a 2 h (4). No hay interacciones farmacológicas significativas con las cromonas (3, 4). Ninguna alivia el broncoespasmo, pero deberían usarse de manera preventiva como tratamiento de mantenimiento, o antes del ejercicio o la exposición a alérgenos (1-3).

Mecanismo de acción

Las cromonas bloquean los conductos de transporte del cloro en las células epiteliales de las vías aéreas, las neuronas y las células cebadas de las mucosas, lo que parece dar como resultado sus efectos antiinflamatorios (5-8). Se mostró que el cromolín y el nedocromil inhiben la liberación de mediadores por las células cebadas (7, 8), la síntesis de la inmunoglobulina E (9, 10) y suprimen la quimiotaxis y supervivencia de los eosinófilos (11), así como la activación y migración de los neutrófilos (12). También producen la liberación de la anexina A1 (13).

Los estudios de retos de inhalación determinaron que las cromonas inhiben de manera equivalente ambas

---

TABLA 36-1 FÁRMACOS DE MANTENIMIENTO ENLISTADOS EN LOS INFORMES DE NHLBI/NAEPP 2007 Y GINA 2016

EDAD (AÑOS)	MEDICAMENTOS: ALTERNATIVOS DE LOS CORTICOESTEROIDES INHALADOS	ALTERNATIVAS DE LABA COMO TRATAMIENTO ADYUVANTE
0-4	Cromolín, montelukast	Montelukast
5-11	Cromolín, nedocromil, LTRA, teofilina	LTRA, teofilina
> 11	Cromolín, nedocromil, LTRA, teofilina	LTRA, teofilina, zileutón, tiotropio[a]

GINA, iniciativa global para el asma; LABA, agonistas β de acción prolongada; LTRA, antagonistas de leucotrienos; NAEPP, programa nacional de instrucción y prevención nacional del asma en Estados Unidos; NHLBI, National Heart, Lung, and Blood Institute.

[a] El tiotropio tiene aprobación para usarse en individuos de 18 años y mayores en Estados Unidos.

TABLA 36-2 CARACTERÍSTICAS DE OTROS FÁRMACOS ANTIALÉRGICOS

FÁRMACO	MECANISMO DE ACCIÓN	SEGURIDAD	EFICACIA	DOSIFICACIÓN: ADULTOS (A) NIÑOS (C)	INTERACCIONES FARMACOLÓGICAS
Cromolin	Bloquea los conductos de transporte del cloro en las células cebadas	Virtualmente sin efectos colaterales conocidos	Inhibe las fases temprana y tardía del asma alérgica Asma no alérgica Asma inducida por el ejercicio Mastocitosis sistémica Conjuntivitis alérgica, primaveral, o papilar gigante Rinitis alérgica	A y C; una ampolleta (20 mg) cada 6 h Por nebulizador; una ampolleta (100 mg) cada 6 h La solución al 4% se utiliza con una gota en cada ojo cada 4-6 h 5.2 mg/nebulizado. Un nebulizado en cada narina cada 4-8 h	Ninguna comunicada
Nedocromil	Bloquea el transporte del cloro	Ningún efecto colateral conocido	Conjuntivitis alérgica	Solución al 2%, una gota en cada ojo cada 12 h	Ninguna comunicada
Montelukast	Bloquea al receptor del cisteinil-leucotrieno	Se asocia con la granulomatosis eosinofílica y polivasculitis (EGPA)/ el síndrome de Churg-Strauss (raro)	Asma Asma inducida por el ejercicio Rinitis alérgica	C: de 6 meses a 5 años, gránulos de 4 mg para tomar al acostarse; de 2 a 5 años, comprimidos masticables de 4 mg; de 5 a 15 años, comprimidos masticables de 5 mg, A: 15 años y mayores, comprimidos de 10 mg	Ninguna comunicada
Zafirlukast	Bloquea al receptor del cisteinil-leucotrieno	EGPA (rara) Disfunción hepática (rara)	Asma	C: de 5 a 11 años, 10 mg c/12 h Edades de 12 años y mayores: 20 mg cada 12 h	Aumenta la vida media de la warfarina y la INR
Zileutón	Inhibe la actividad de la 5-lipooxigenasa	Aumenta las enzimas hepáticas en 3%; se requiere vigilancia de dichas enzimas	Asma	C: mayores de 12 años y A: 600 mg c/6 h De liberación sostenida, 600 mg c/12 h	Aumenta la concentración sérica de warfarina, teofilina, duloxetina y propranolol
Ipratropio	Anticolinérgico	Boca seca, mal sabor de boca; retención urinaria, rara; glaucoma, visión borrosa, dilatación pupilar, por lo general después del contacto directo con el ojo, raros	Exacerbaciones agudas del asma en combinación con agonistas β de acción breve; para alivio de los síntomas del asma en pacientes que no toleran los agonistas β de acción breve para el asma inducida por bloqueadores β EPOC Rinitis alérgica Rinitis no alérgica; resfríos	MDI/HFA A: (17 µg) 2 inhalaciones cada 6 h, según se requiera para la EPOC Solución de nebulizado C: < 6 años, 0.25 mg cada 20 min por 3 dosis para exacerbaciones agudas C: < 12 años, 0.25 a 0.5 mg cada 20 min por 3 dosis para las exacerbaciones agudas y después cada 4-6 h, según se requiera C: > 12 años, úsese la dosis de adulto A: 0.5 mg cada 20 min por 3 dosis para las exacerbaciones agudas, y después, 4-6 h, según sea necesario	Ninguna conocida

(continúa)

TABLA 36-2 CARACTERÍSTICAS DE OTROS FÁRMACOS ANTIALÉRGICOS (*CONTINUACIÓN*)

FÁRMACO	MECANISMO DE ACCIÓN	SEGURIDAD	EFICACIA	DOSIFICACIÓN: ADULTOS (A) NIÑOS (C)	INTERACCIONES FARMACOLÓGICAS
Ipratropio (*continuación*)				Solución combinada con albuterol (0.5/2.5 mg) para el nebulizador C: mayores de 13 años y A: 1 ampolleta (3 mL) cada 20 min por 3 dosis para las exacerbaciones agudas; después, cada 4-6 h, según se requiera Combinación con albuterol (Respimat) A: una inhalación cada 4 h, según se requiera para la EPOC Nebulizado nasal 0.03 y 0.06% C: mayores de 5 años y A; 2 nebulizados en cada narina 2-4 veces al día para la rinorrea	
Tiotropio	Anticolinérgico	Boca seca; retención urinaria; efectos oculares	Asma EPOC	Inhalador de polvo seco 18 µg diarios MDI 1.25, 2 inhalaciones al día para el asma MDI 2.5, 2 inhalaciones al día para la EPOC	Ninguna conocida
Teofilina	Desconocido Inhibe a las fosfodiesterasas, antagoniza los receptores de adenosina, relaja el músculo liso	Índice terapéutico estrecho. Náusea y cefalea frecuentes Hay informes de efectos adversos graves, incluyendo convulsiones y arritmias fatales	Asma EPOC	Todas las edades: la dosis debe individualizarse con base en la vigilancia de las concentraciones séricas máximas de teofilina	Muchas (incluyendo, pero sin limitarse a): adenosina, alopurinol, cimetidina, ciprofloxacina, eritromicina, estrógenos, fluconazol, fluvoxamina, interferón, litio, mifepristona, fenobarbital, fenitoína, propranolol, rifampicina, ticlopidina, riociguat, verapamilo

EPOC, enfermedad pulmonar obstructiva crónica; INR, razón normalizada internacional; MDI, inhalador de dosis medida.

reacciones asmáticas, de fase temprana y tardía, cuando administradas antes del reto con alérgeno (14-17). Las cromonas no inhiben el broncoespasmo inducido por la histamina o la metacolina (18-20).

Eficacia

Las cromonas constituyen un tratamiento inicial alternativo del asma persistente leve (1, 2). Sus excelentes características de seguridad pueden ser muy atractivas para los padres o los pacientes preocupados en cuanto a los efectos secundarios de los corticoesteroides inhalados. Sin embargo, hay informes tanto del cromolín como del nedocromil de mejores resultados clínicos y de la función pulmonar cuando son iniciados de inmediato (17).

Las cromonas son menos eficaces que los corticoesteroides para el tratamiento del asma (18) y tienen una utilidad muy limitada en el correspondiente a largo plazo (1, 2). Aunque en las guías del National Asthma Education Prevention Program 2007 (NAEPP) y la Global Initiative for Asthma 2016 (GINA) se sugiere que las cromonas pueden ser útiles como profilaxis antes del ejercicio o la exposición a alérgenos (1, 2), el cromolín está disponible en Estados Unidos solo como solución de nebulizador para el asma y el nedocromil no está disponible en forma inhalatoria alguna en ese país.

Seguridad e interacciones farmacológicas

El cromolín y el nedocromil no tienen interacciones farmacológicas, toxicidad o efectos adversos conocidos clínicamente significativos.

Dosificación y preparados

El cromolín está disponible en ampolletas de 20 mg/mL para nebulización para administrar cada 6 h o 10 a 60 min antes de la exposición a alérgenos en individuos de 2 años y mayores.

El cromolín está disponible en ampolletas de 100 mg para tomar por vía oral en lo que se refiere a los síntomas gastrointestinales de la mastocitosis sistémica en lactantes, niños y adultos; la dosis recomendada se trata en otra sección de esta obra.

El cromolín está disponible como nebulizado nasal para individuos de 2 años y mayores para usarse con una descarga en cada narina 3 a 6 veces al día.

El cromolín se encuentra como preparado oftálmico al 4% para usarse cuatro a seis veces al día en las conjuntivitis alérgica y papilar gigante, la queratitis y la queratoconjuntivitis primaverales. El nedocromil está disponible como preparado oftálmico al 2%, con aprobación de uso cada 12 h para la conjuntivitis alérgica.

■ ANTILEUCOTRIENOS

Los leucotrienos C_4, D_4 y E_4, antes identificados como "sustancias de reacción lenta de la anafilaxia", son potentes mediadores de la inflamación en el asma. Los antileucotrienos disponibles en Estados Unidos son montelukast, zileutón y zafirlukast. En las guías de GINA y NAEPP se sugiere a los antileucotrienos como alternativa "DE PASO 2" de los corticoesteroides inhalados a dosis baja en los niños y adultos con asma (1, 2). En las guías de NAEPP se sugiere a los antileucotrienos como alternativa "DE PASO 2" para los individuos con asma que fuman (1).

Formación de leucotrienos y su actividad biológica

Los leucotrienos se sintetizan a partir del ácido araquidónico, cuyos pasos iniciales se catalizan por un complejo enzimático que contiene 5-lipooxigenasa (5-LO). Vías diferentes llevan a la producción del leucotrieno B_4 (LTB_4) o los cisteinil-leucotrienos, como el leucotrieno C_4 (LTC_4), el leucotrieno D_4 (LTD_4) y el leucotrieno E_4 (LTE_4) (20).

Los cisteinil-leucotrienos tienen un receptor común diferente del LTB_4, son potentes mediadores de la broncoconstricción, de la hiperrespuesta de las vías aéreas, de la permeabilidad microvascular y de la secreción de moco. El LTB_4 es un quimioatrayente de neutrófilos en el pulmón (21).

Los leucotrienos son mediadores importantes de la enfermedad respiratoria exacerbada por el ácido acetilsalicílico. Los pacientes con asma sensibles a este ácido tienen cifras basales aumentadas de leucotrienos, en comparación con los no sensibles y desarrollan concentraciones notoriamente aumentadas de leucotrienos en sus pulmones, secreciones nasales y orina, después de un reto con ácido acetilsalicílico (22).

Mecanismo de acción de los leucotrienos

El zileutón inhibe directamente la actividad catalítica de 5-LO y la producción de LTB_4, así como los cisteinil-leucotrienos. Zafirlukast y montelukast son antagonistas competitivos del receptor de cisteinil-leucotrienos y, por lo tanto, inhiben la actividad de LTC_4, LTD_4 y LTE_4 (21). Asimismo, se ha mostrado que estos antagonistas de leucotrienos inhiben el ingreso de los eosinófilos a las vías aéreas y aminoran su concentración en sangre (22-24).

Montelukast y zafirlukast han mostrado actividad de broncodilatación (21, 23) e inhiben ambas respuestas a alérgenos, temprana y tardía (25, 26). El zileutón no inhibe de forma significativa la respuesta de las vías aéreas a los alérgenos (27). Los antagonistas de leucotrienos han mostrado efectos protectores contra la broncoconstricción inducida por el ejercicio (28). Zafirlukast y zileutón inhiben la broncoconstricción inducida por el aire seco y frío (29, 30). El zafirlukast inhibe el broncoespasmo inducido por el dióxido de azufre (31). Zileutón y montelukast han mostrado inhibición del broncoespasmo inducido por el ácido acetilsalicílico en los pacientes de asma que exacerba (32).

Eficacia

Los antileucotrienos producen menos síntomas y exacerbaciones de asma, un menor uso de inhaladores de rescate y corticoesteroides orales, en comparación con placebo; son menos eficaces que los corticoesteroides inhalados (21, 32, 33), pero pueden ser adecuados como monoterapia para pacientes seleccionados y como tratamiento adyuvante de los corticoesteroides inhalados (1, 2).

Los antagonistas de leucotrienos pueden causar una mejor regulación del asma como tratamiento adicional en los pacientes no regulados de manera adecuada por corticoesteroides inhalados. La mayoría de los datos de estudios aleatorios muestra que los agonistas β su acción prolongada es superior a los antagonistas de leucotrienos de los corticoesteroides inhalados como tratamiento adyuvante del asma (34).

Por otro lado, se mostró que montelukast y zafirlukast tienen eficacia y tolerabilidad similares a los antihistamínicos para la rinitis alérgica (35, 36) y que el propionato de fluticasona es superior al montelukast a ese respecto (37).

Seguridad e interacciones farmacológicas

Los antagonistas de leucotrienos son en general seguros y bien tolerados.

El zileutón puede causar hepatotoxicidad así como aumento de las transaminasas, hepatitis y la muerte por hepatopatía. Los estudios de vigilancia del fabricante señalan aumento de las transaminasas en 1.8 a 3.2% de los pacientes, que deberían ser objeto de una determinación basal de la transaminasa de alanina, y después, en forma mensual durante un trimestre, para la continuación, cada 2 a 3 meses en el primer año, y posteriormente a criterio del médico (38). Montelukast y zafirlukast no presentan hepatotoxicidad conocida a las dosis recomendadas.

A montelukast y zafirlukast se ha vinculado con el desarrollo de granulomatosis eosinofílica con polivasculitis (EGPA, por sus siglas en inglés), antes conocida como síndrome de Churg-Strauss. Muchos de los pacientes que desarrollaron EGPA presentaban asma grave y antes recibieron esteroides orales, cuyas manifestaciones de vasculitis se presentaron después de disminuir la dosis de esteroides sistémica o discontinuarla (39). Sin embargo, en un estudio de 24 pacientes de EGPA se reveló que seis que la desarrollaron mientras tomaban montelukast estaban recibiendo esteroides orales cuando aparecieron los signos de la afección (40).

Zileutón y zafirlukast pueden prolongar el cociente normalizado internacional en los pacientes que toman warfarina. El zileutón inhibe de manera significativa el metabolismo hepático de la teofilina y puede dar lugar a toxicidad; el zafirlukast también aumenta las cifras séricas de teofilina. El zileutón tiene muchas interacciones farmacológicas y se recomienda precaución cuando se prescribe junto con otros fármacos con metabolismo hepático (38, 41).

Dosis y preparación

El zileutón tiene aprobación de uso para individuos de 12 años y mayores, y está disponible en comprimidos de 600 mg para tomar cada 6 h, o uno de liberación sostenida de 600 mg para tomar dos cada 12 h con alimentos. El zafirlukast tiene aprobación de uso para niños de 5 años y mayores; está disponible en comprimidos de 10 mg para los 5 a 11, y 20 mg para los de 12 y mayores a tomar cada 12 h. El montelukast está disponible en gránulos de 4 mg para los niños de 6 meses a 5 años y comprimidos masticables de 4 y 5 mg para los de 2 a 6 años y 6 a 15, respectivamente; así como comprimidos de 10 mg para los de 15 años y mayores. El montelukast se administra una vez al día por la noche o 2 h antes de hacer ejercicio. El zileutón tiene aprobación de uso para niños de 12 años y mayores, y está disponible como comprimidos de 600 mg para tomar uno cada 6 h, o como comprimidos de liberación sostenida de 600 miligramos para tomar cada 12 horas.

■ ANTICOLINÉRGICOS

Los alcaloides anticolinérgicos naturales, como la atropina, se conocen desde hace siglos como con efectos benéficos en el asma. La toxicidad de la atropina dio origen a la mnemotecnia: rojo como un betabel; caliente como liebre; seco como un hueso; ciego como un murciélago, y loco como un sombrerero. Las propiedades útiles de la atropina llevaron al desarrollo de anticolinérgicos inhalados, con absorción sistémica y efectos secundarios mínimos.

El ipratropio fue el primer anticolinérgico con aprobación por la Food and Drug Administration para el alivio de los síntomas del asma aguda y también está disponible como nebulizado nasal. El tiotropio tiene aprobación como tratamiento de mantenimiento del asma.

Mecanismos colinérgicos en las vías aéreas

El nervio vago provee inervación autonómica a las vías aéreas de calibres grande e intermedio. La secreción de acetilcolina por las fibras posganglionares parasimpáticas, al actuar sobre receptores muscarínicos, causa contracción del músculo liso y liberación de secreciones por las glándulas submucosas. La actividad de las fibras colinérgicas produce una concentración constante baja de actividad tónica de las vías aéreas. Una variedad de estímulos, incluyendo irritantes, ejercicio, aire seco y frío, histamina y alérgenos, puede activar a los receptores irritativos de los nervios aferentes vagales, con el resultado de una broncoconstricción refleja casi inmediata e hipersecreción de moco (42).

Mecanismo de acción de los anticolinérgicos

Los anticolinérgicos compiten con la acetilcolina por los receptores muscarínicos, que debido a que se encuentran de manera primordial en el sistema nervioso central ocurre broncodilatación anticolinérgica principalmente en las vías aéreas más grandes. Los anticolinérgicos proveen una protección virtual y completa contra la broncoconstricción por la metacolina y variable contra la broncoconstricción inducida por otros estímulos, que incluyen histamina, irritantes, ejercicio y alérgenos (43).

Farmacología

La atropina se absorbe bien de las superficies mucosas y alcanza cifras séricas máximas en 1 h, con efectos broncodilatadores que duran de 3 a 4 h; relaja al músculo liso de las vías aéreas, el tubo digestivo, el iris y la vasculatura periférica e inhibe la relajación del esfínter urinario; produce bradicardia a dosis bajas y taquicardia a dosis altas; aminora las secreciones salivales y la depuración mucociliar en las vías aéreas; cruza la barrera hematoencefálica y puede causar efectos secundarios significativos en el sistema nervioso central (44).

Ipratropio y tiotropio son derivados amonio cuaternarios de la atropina. Su estructura cuaternaria permite una absorción deficiente a través de las membranas respiratorias y otras, y da como resultado menos efectos sistémicos que la atropina. El ipratropio inicia su acción de 15 a 30 min después de la inhalación, pero tal vez no ocurra broncodilatación máxima hasta pasados 90 min; su efecto dura hasta 6 h (45). El tiotropio tiene un inicio de dilatación máximo en 1 a 3 h y sus efectos duran más de 24 h (46).

Eficacia

Los anticolinérgicos son broncodilatadores menos eficaces y presentan un inicio mucho más lento de acción que el albuterol, que alcanza su efecto máximo en 5 a 15 min (46). En las guías actuales no se recomiendan los medicamentos anticolinérgicos como tratamiento único del asma (1, 2). El ipratropio puede ser de utilidad como broncodilatador en los pacientes que no toleran los agonistas β de acción breve (47). Asimismo, se mostró que el tiotropio mejora los síntomas y la función pulmonar cuando es usado como tratamiento adyuvante en los pacientes con asma de difícil control (48, 49) y que disminuye los ingresos hospitalarios cuando es añadido a agonistas β de acción breve en el tratamiento agudo de las exacerbaciones del asma (47). El ipratropio se recomienda para tratar el broncoespasmo causado por bloqueadores β (1). Los anticolinérgicos se incluyen en las guías de NAEPP y GINA para uso adicional al de agonistas β de acción breve para el tratamiento de las exacerbaciones agudas y graves del asma (1, 2).

El bromuro de ipratropio por nebulizado nasal alivia la rinorrea relacionada con la rinitis alérgica o no (50, 51), así como la rinorrea causada por infecciones virales de vías respiratorias superiores (52).

Seguridad e interacciones farmacológicas

La atropina causa efectos secundarios significativos, incluso a dosis terapéuticas. En este sentido, son comunes la boca seca, el aumento de temperatura local y el rubor cutáneos, la alteración de la depuración mucociliar, el reflujo gastroesofágico y la retención urinaria. Además, se presentan taquiarritmias a dosis bajas y quizás una asociación auriculoventricular a dosis altas. La atropina puede desencadenar un glaucoma agudo de ángulo cerrado. Debido a la disponibilidad de fármacos con seguridad y eficacia superiores, no tiene ya utilidad el uso de atropina para el tratamiento del asma; se usa para tratar la bradicardia y la intoxicación por productos organofosfatados (44).

El bromuro de ipratropio es muy bien tolerado y tiene poca toxicidad porque se absorbe mal. No obstante, se informa de casos raros de visión borrosa, dilatación pupilar y glaucoma de ángulo cerrado cuando el fármaco tiene contacto con el ojo. Quizá se presente retención urinaria, en particular en hombres con hiperplasia de próstata. La boca seca y un sabor metálico basal son efectos secundarios comunes de los anticolinérgicos. Rara vez se ha informado de broncoespasmo paradójico (46).

El tiotropio también, por lo general, es seguro y bien tolerado, pero debido a que su vida media es prolongada quizá se presenten efectos secundarios oculares y urinarios. Sin embargo, hay preocupación de que la fórmula en aerosol del tiotropio, no así aquella en polvo seco, pueda relacionarse con una mayor mortalidad (46, 53), pero en un reciente estudio multicéntrico de comparación de los dos dispositivos no se pudo mostrar aumento de las muertes en los que utilizaban el aerosol (54).

Dosis y preparación

El ipratropio está disponible en inhalador de dosis medida para usarse hasta cuatro veces al día y como solución para nebulizar de 0.25 mg para niños mayores de 6 años, o una solución de 0.5 mg para los de 6 años y mayores por administrar cada 4 a 6 h o cada 20 min por tres dosis, en combinación con un agonista β para las exacerbaciones agudas del asma. El ipratropio también está disponible en una solución con 2.5 mg en combinación con 0.5 mg de albuterol (para el tratamiento de adultos y niños con exacerbaciones agudas del asma). El ipratropio también está disponible como nebulizado nasal al 0.03% para tratar la rinitis, alérgica o no, y 0.06% para los resfriados, utilizado 2 a 3 veces al día.

El tiotropio está disponible en dos dispositivos para adultos de 18 años y mayores: una cápsula de polvo seco de 18 mg que se administra una vez al día por inhalador manual, y un inhalador de dosis medida con preparados de 1.25 y 2.5 μg para descarga de dos inhalaciones una vez al día. Solo la dosis de 1.25 μg está aprobada para el tratamiento del asma.

■ TEOFILINA

La teofilina inicialmente se usó como diurético; se utilizó por primera vez para tratar el asma aguda en la década de 1930 y fue uno de los primeros fármacos usados para mantenimiento. El énfasis en el tratamiento de la inflamación en el asma, así como el desarrollo de fármacos con seguridad y eficacia similares o superiores y mejor seguridad y tolerabilidad, llevó a la declinación del uso de la teofilina (55), que se enlista como fármaco alternativo de mantenimiento y adyuvante, en las guías de NAEPP y GINA (1, 2).

Farmacología

La teofilina es una metilxantina, similar a las naturales, cafeína y teobromina, cuya solubilidad es baja a menos que formen sales o complejos con otros compuestos como la etilendiamina (como en la aminofilina). La teofilina se absorbe fácilmente después de su administración oral o rectal y alcanza cifras séricas máximas pasadas 2 h de su ingestión con el estómago vacío. Los alimentos, en general, disminuyen la velocidad de absorción pero no su cantidad (55).

La tasa de eliminación de la teofilina varía ampliamente entre individuos, dependiendo de su edad, factores genéticos y ambientales, así como enfermedades subyacentes. Su metabolismo se realiza por el sistema del citocromo P450 en el hígado y su concentración sérica se altera por muchos medicamentos, que se describen con detalle más adelante en este capítulo. Las dietas ricas en proteínas y bajas en carbohidratos, así como los alimentos asados al carbón y el fumar tabaco y marihuana, aumentan la depuración de la teofilina y quizá disminuyan su concentración. El embarazo, la fiebre, la edad avanzada, la hepatopatía, la insuficiencia cardiaca congestiva y la enfermedad pulmonar obstructiva crónica (EPOC) con hipoxia pueden aumentar la concentración de teofilina (56).

Mecanismo de acción

No se comprende bien el mecanismo de acción de la teofilina, que inhibe a las fosfodiesterasas específicas del monofosfato cíclico de adenosina a concentraciones altas, pero este efecto es mínimo ante dosis terapéuticas (55). El antagonismo de los receptores de adenosina también se ha propuesto como mecanismo de acción de la teofilina y pudiese contribuir a sus efectos adversos graves, que incluyen convulsiones y arritmias cardiacas. La teofilina activa a las desacetilasas de histonas, un efecto pronunciado al máximo cuando su función disminuye por el estrés oxidativo. Este efecto es de máxima importancia en los pacientes con EPOC (55). Los efectos clínicos de la teofilina son de relajación del músculo liso en las vías aéreas, aumento del impulso respiratorio, disminución de la fatiga de los músculos respiratorios, aumento de la depuración mucociliar y disminución de las fugas microvasculares hacia las vías aéreas (55). Asimismo, se mostró que la teofilina tiene efectos antiinflamatorios leves; disminuye el ingreso de eosinófilos y linfocitos T CD4⁺ y CD8⁺ a las vías aéreas (57, 58), además de revertir la resistencia a los esteroides en la EPOC (59).

La teofilina inhibe la hiperrespuesta bronquial a la metacolina y la fase temprana de la respuesta a un alérgeno inhalado, no así la tardía (1, 57).

Eficacia

La teofilina tiene eficacia similar, pero es menos bien tolerada que los agonistas β inhalados de acción prolongada para el tratamiento del asma (60). Los estudios de comparación de la teofilina con los agonistas β de acción prolongada, formoterol y salmeterol, mostraron que la teofilina brindaba una mejora similar en el volumen exhalatorio forzado en 1 s, pero una menos notoria en las velocidades de flujo máximo nocturnas y el uso de inhaladores de rescate. También hubo más sucesos adversos vinculados con el uso de teofilina que con el de formoterol o salmeterol (60). En un estudio de comparación del antagonista de leucotrienos, zileutón, con la teofilina, se encontró que el primero era tan eficaz como la teofilina y causaba menos efectos secundarios (61). La teofilina puede ser una opción para los enfermos de asma que fuman y no responden bien a los corticoesteroides inhalados (55).

Seguridad e interacciones farmacológicas

La teofilina es un fármaco con un margen muy estrecho de seguridad. Sus concentraciones séricas deben vigilarse y mantenerse entre 5 y 15 μg/mL; muchos pacientes obtendrán beneficio clínico a concentraciones séricas en el rango terapéutico bajo (46). Muchos fármacos comunes pueden duplicar o triplicar la concentración sérica de teofilina y cuando rebasa 25 μg/mL se presenta toxicidad fatal. En un estudio prospectivo de 10 años del Massachusetts Poison Control Center (centro de tratamiento de intoxicaciones de Massachusetts) con una concentración de teofilina mayor de 30 μg/mL hubo 356 casos. En total, 74 pacientes presentaron arritmias, 29 convulsiones y 15 murieron (62). Otros efectos tóxicos de la teofilina incluyen hipopotasemia, hiperglucemia, hipertermia, encefalopatía e hipotensión (55).

La teofilina tiene también efectos secundarios desagradables que muchos pacientes encuentran intolerables; se presentan cefalea, irritabilidad, náusea e insomnio, incluso con cifras séricas dentro del rango terapéutico.

Los fármacos que aumentan de manera significativa la concentración de teofilina incluyen claritromicina, eritromicina, casi todos los antibióticos quinolónicos, cimetidina, disulfiram, estrógenos, fluvoxamina, interferón α, pentoxifilina, propafenona, propranolol, tacrina, ticlopidina, tiabendazol, verapamilo y zileutón. La teofilina puede disminuir los efectos de adenosina, diacepam, fluracepam, litio y pancuronio. La carbamacepina, el fenobarbital, la fenitoína, la rifampicina y la sulfinpirazona disminuyen la concentración de teofilina (55, 56).

Preparados y dosificación

La teofilina suele prescribirse en comprimidos o cápsulas de acción prolongada, que se presentan en diferentes dosis para administrarse una o dos veces al día. También está disponible como comprimidos sin cubierta, microesferas en cápsulas, en suspensión y como supositorio rectal.

La dosis de la teofilina se basa en el peso corporal. Para niños mayores de 6 meses y adultos, la dosis de inicio debería ser de 10 mg/kg hasta una inicial máxima de 300 mg/día. La dosis se puede aumentar cada 3 días, si se tolera, hasta 16 mg/kg, con una máxima de 600 mg/día. Una cuantificación sérica deberá hacerse después de al menos 3 días con la dosis máxima. La concentración sérica máxima se presenta de 8 a 13 h después de la ingestión de preparados de liberación sostenida y debería ser de 5 a 15 µg/mL. Los requerimientos de dosis, en general, se mantienen estables, pero los medicamentos concomitantes y las enfermedades agudas o crónicas pueden alterar su concentración sérica (55).

■ REFERENCIAS

1. National Heart, Lung, and Blood Institute. *Expert Panel Report 3. Guidelines for the Diagnosis and Management of Asthma 2007*. Bethesda, MD: National Institutes of Health, 2007. NIH Publication 07-4051.
2. Global Initiative for Asthma. Global Strategy for Asthma Management and Prevention. 2016. Available at: http://www.ginasthma.org.
3. Zhang T, Finn DF, Barlow JW, *et al*. Mast cell stabilisers. *Eur J Pharmacol*. 2016;778:158-168.
4. Parish RC, Miller L. Nedocromil sodium. *Ann Pharmacol*. 1993;27:599-606.
5. Alton EW, Kingsleigh-Smith DJ, Munkonge FM, *et al*. Asthma prophylaxis agents alter the function of an airway epithelial chloride channel. *Am J Respir Cell Mol Biol*. 1996;14:380-387.
6. Norris AA, Alton EW. Chloride transport and the action of sodium cromoglycate and nedocromil sodium in asthma. *Clin Exp Allergy*. 1996;26:250-253.
7. Okayama Y, Benyon RC, Rees PH, *et al*. Inhibition profiles of sodium cromoglycate and nedocromil sodium on mediator release from mast cells of human skin, lung, tonsil, adenoid and intestine. *Clin Exp Allergy*. 1992;22:401-409.
8. Bissonette EY, Enisco JA, Befus AD. Inhibition of tumor necrosis factor release from mast cells by the anti-inflammatory drugs sodium cromoglycate and nedocromil sodium. *Clin Exp Immunol*. 1995;102:78-84.
9. Roca-Ferrer J, Mullol J, Lopez E, *et al*. Effect of topical anti-inflammatory drugs on epithelial cell-induced eosinophil survival and GM-CSF secretion. *Eur Respir J*. 1997;10:1489-1495.
10. Hoshino M, Nakamura Y. The effect of inhaled sodium cromoglycate on cellular infiltration into the bronchial mucosal and the expression of adhesion molecules in asthmatics. *Eur Respir J*. 1997;10:858-865.
11. Matsuse H, Shimoda T, Matsuo N, *et al*. Sodium cromoglycate inhibits antigen-induced cytokine production by peripheral blood mononuclear cells from atopic asthmatics in vitro. *Ann Allergy Asthma Immunol*. 1999;83(Pt 1):522-525.
12. Loh RK, Jabara HH, Geha RS. Mechanisms of inhibition of IgE synthesis by nedocromil sodium: nedocromil sodium inhibits deletional switch recombination in human B cells. *J Allergy Clin Immunol*. 1996;97:1141-1150.
13. Yazid S, Sinniah A, Solito E, *et al*. Anti-allergic cromones inhibit histamine and eicosanoid release from activated human and murine mast cells by releasing Annexin A1. *PLoS One*. 2013;8(3):e58963.
14. Calhoun WJ, Jarjour NN, Gleich GJ, *et al*. Effect of nedocromil sodium pretreatment on the immediate and late responses of the airway. *J Allergy Clin Immunol*. 1996;98(5 Pt 2):S46-S50.
15. del Bufalo C, Fasano L, Patalano F, *et al*. Inhibition of fog-induced bronchoconstriction by nedocromil sodium and sodium cromoglycate in intrinsic asthma: a double-blind, placebo controlled study. *Respiration*. 1989;55:181-185.
16. Griffin MP, Macdonald N, McFadden ER. Short- and long-term effect of cromolyn sodium on the airway of asthmatics. *J Allergy Clin Immunol*. 1983;71:331-338.
17. Konig P. The effects of cromolyn sodium and nedocromil sodium in early asthma prevention. *J Allergy Clin Immunol*. 2000;105(Pt 2):575-581.
18. Guevara JP, Ducharme FM, Keren R, *et al*. Inhaled corticosteroids versus sodium cromoglycate in children and adults with asthma. *Cochrane Database Syst Rev*. 2006;(2):CD003558. doi:10.1002/14651858.CD003558.pub2.
19. Sridhar AV, McKean M. Nedocromil sodium for chronic asthma in children. *Cochrane Database Syst Rev*. 2006;(3):CD004108. doi:10.1002/14651858.CD004108.pub2.
20. Peters-Golden M, Henderson WR. Leukotrienes. *N Engl J Med*. 2007;357(18):1841-1854.
21. Green RH, Pavord ID. Leukotriene antagonists and symptom control in chronic persistent asthma. *Lancet*. 2001;357:1991-1992.
22. Cowburn AS, Sladek K, Soja J, *et al*. Overexpression of leukotriene C4 synthetase in bronchial biopsies from patients with aspirin-intolerant asthma. *J. Clin Invest*. 1998;101:834-846.
23. Diamant Z, Grootendorst DC, Veseli-Charvat M, *et al*. The effect of montelukast (MK-0476), a cysteinyl leukotriene antagonist, on allergen-induced airway responses and sputum cell counts in asthma. *Clin Exp Allergy*. 1999;2:42-51.
24. Pizzichini E, Leff JA, Reiss TF, *et al*. Montelukast reduces airway eosinophilic inflammation in asthma. *Eur Respir J*. 1999;14:12-18.
25. Volvovitz B, Tabachnik E, Nussinovitch M, *et al*. Montelukast, a leukotriene receptor antagonist, reduces the concentration of leukotrienes in the respiratory tract of children with persistent asthma. *J Allergy Clin Immunol*. 1999;104:1162-1167.

26. Munoz NM, Douglas I, Mayer D, *et al.* Eosinophil chemotaxis inhibited by 5-lipoxygenase blockade and leukotriene antagonism. *Am J Respir Crit Care Med.* 1997;155:1398-1403.

27. Pyasi K, Tufvesson E, Moitra S. Evaluating the role of leukotriene-modifying drugs in asthma management: are their benefits 'losing in translation'? *Pulm Pharmacol Ther.* 2016;41:52-59.

28. Dryden DM, Spooner CH, Stickland MK, *et al.* Exercise-induced bronchoconstriction and asthma. *Evid Rep Technol Assess (Full Rep).* 2010;(189):1-154.

29. Richter K, Jorres RA, Magnussen H. Efficacy and duration of the antileukotriene zafirlukast on cold air-induced bronchoconstriction. *Eur Respir J.* 2000;15:693-699.

30. Israel E, Demakarian R, Rosenberg M, *et al.* The effects of a 5-lipoxygenase inhibitor on asthma induced by cold dry air. *N Engl J Med.* 1990;323:1140-1144.

31. Lazarus SC, Wong HH, Watts MJ, *et al.* The leukotriene receptor antagonist zafirlukast inhibits sulfur dioxide–induced bronchoconstriction in patients with asthma. *Am J Respir Crit Care Med.* 1997;156:1725-1730.

32. Morina N, Bocari G, Iljazi A, *et al.* Maximum time of the effect of anti-leukotriene—zileuton in treatment of patients with bronchial asthma. *Acta Inform Med.* 2016;24:16-19.

33. Altman LC, Munk Z, Seltzer J, *et al.* A placebo-controlled, dose-ranging study of montelukast, a cysteinyl leukotriene-receptor antagonist. Montelukast Asthma Study Group. *J Allergy Clin Immunol.* 1998;102:50-56.

34. Ducharme FM, Lasserson TJ, Cates CJ. Long-acting beta2-agonists versus antileukotrienes as add-on therapy to inhaled corticosteroids for chronic asthma. *Cochrane Database Syst Rev.* 2006;(4):CD0031137.

35. Nayak A, Langdon R. Montelukast in the treatment of allergic rhinitis: an evidence-based review. *Drugs.* 2007;67(6): 887-901.

36. Rodrigo GJ, Yanez A. The role of antileukotriene therapy in seasonal allergic rhinitis: a systematic review of randomized trials. *Ann Allergy Asthma Immunol.* 2006;96(6):779-786.

37. Martin BG, Andrews CP, van Bavel JH, *et al.* Fluticasone propionate is superior to montelukast for allergic rhinitis while neither affects overall asthma control. *Chest.* 2005;128(4):1910-1920.

38. Zyflo CR. Manufacturer's prescribing information. Chiesi USA. 2015.

39. DuMouchel W, Smith ET, Beasley R, *et al.* Association of asthma therapy and Churg–Strauss syndrome: an analysis of post marketing surveillance data. *Clin Ther.* 2004;26(7):1092-1104.

40. Giusti Del Giardino L, Cavallaro T, Anzola GP, *et al.* Neuropathy in eosinophilic granulomatosis with polyangiitis: a comparison study of 24 cases with or without prior leukotriene antagonist exposure. *Eur Ann Allergy Clin Immunol.* 2014;46(6):201-209.

41. Adkins JC, Brogden RN. Zafirlukast: a review of its pharmacology and therapeutic potential in the management of asthma. *Drugs.* 1998;55:121-144.

42. Jartti T. Asthma, asthma medication and autonomic nervous system dysfunction. *Clin Physiol.* 2001;21:260-269.

43. Morris HG. Review of ipratropium bromide in induced bronchospasm in patients with asthma. *Am J Med.* 1986;81:36-44.

44. Brown JH, Taylor P. Muscarinic receptor agonists and antagonists. In: Hardman JG, Gilman AG, Limbird LE,

eds. *Goodman and Gilman's The Pharmacological Basis of Therapeutics.* 11th ed. New York, NY: McGraw-Hill, 2007.

45. Scullion JE. The development of anticholinergics in the management of COPD. *Int J Chron Obstruct Pulmon Dis.* 2007;2(1):33-40.

46. Cazzola M, Page CP, Calzetta L, *et al.* Pharmacology and therapeutics of bronchodilators. *Pharmacol Rev.* 2012;64(3):450-504.

47. Rodrigo GJ, Castro-Rodrriguez JA. Anticholinergics in treatment of children and adults with acute asthma: a systemic review with meta analysis. *Thorax.* 2005;60(9):740-746.

48. Peters SP, Kunselman SJ, Icitovic N, *et al.* Tiotropium bromide step up therapy for adults with uncontrolled asthma. *N Engl J Med.* 2010;363(18):1715-1726.

49. Kerstens HA, Engel M, Dahl R, *et al.* Tiotropium in asthma poorly controlled with standard combination therapy. *N Engl J Med.* 2012;367(13):1198-1207.

50. Kaiser HB, Findlay SR, Georgitis JW, *et al.* Long-term treatment of perennial allergic rhinitis with ipratropium bromide nasal spray 0.06%. *J Allergy Clin Immunol.* 1995;95(Pt 2): 1128-1132.

51. Georgitis JW, Banov C, Boggs PB, *et al.* Ipratropium bromide nasal spray in non-allergic rhinitis: efficacy, nasal cytological response and patient evaluation on quality of life. *Clin Exp Allergy.* 1994;24:1049-1055.

52. Hayden FG, Diamond L, Wood PB, *et al.* Effectiveness and safety of intranasal ipratropium bromide in common colds. A randomized, double-blind, placebo-controlled trial. *Ann Intern Med.* 1996;125:89-97.

53. Singh D, Loke YK, Enright PL, *et al.* Mortality associated with tiotropium mist inhaler in patients with chronic obstructive pulmonary disease: a systematic review and meta analysis of randomized controlled trials. *BMJ.* 2011;342:d3215.

54. Wise RA, Anzuto A, Cotton D, *et al.* Tiotropium Respimat inhaler and the risk of death in COPD. *N Engl J Med.* 2013;369(16):1491-1501.

55. Barnes P J. Theophylline. *Am J Resp Crit Care Med.* 2013;188(8):901-906.

56. Jusko WJ, Gardner MJ, Mangione A, *et al.* Factors affecting theophylline clearances: age, tobacco, marijuana, cirrhosis, congestive heart failure, obesity, oral contraceptives, benzodiazapines, barbiturates, and ethanol. *J Pharm Sci.* 1979;68:1358-1366.

57. Rabe KF, Magnussen H, Dent G. Theophylline and selective PDE inhibitors as bronchodilators and smooth muscle relaxants. *Eur Respir J.* 1995;8:637-642.

58. Aizawa H, Iwanaga T, Inoue H, *et al.* Once-daily theophylline reduces serum eosinophil levels in induced sputum of asthmatics. *Int Arch Allergy Immunol.* 2000;121:123-128.

59. To Y, Ito K, Kizawa Y, *et al.* Targeting phosphoinositide-3-kinase-d with theophylline reverses corticosteroid insensitivity in COPD. *Am J Resp Crit Care Med.* 2010;182:897-904.

60. Tee AK, Koh MS, Gibson PG, *et al.* Long-acting beta-agonists versus theophylline for maintenance treatment of asthma. *Cochrane Database Syst Rev.* 2007;(3):CD001201.

61. Schwartz HJ, Petty T, Dube LM, *et al.* A randomized controlled trial comparing zileuton with theophylline in moderate asthma. *Arch Intern Med.* 1998;158:141-148.

62. Shannon M. Life-threatening events after theophylline overdose: a ten year prospective analysis. *Arch Int Med.* 1999;159(9):989-994.

CAPÍTULO 37

Dispositivos de administración de medicamentos inhalados

THEODORE M. LEE Y UMBREEN S. LODI

La inhalación de los fármacos provee una administración directa para el tratamiento local de las enfermedades bronquiales, con inicio más rápido y menos efectos secundarios sistémicos comparados con la administración oral. En todo el mundo se calcula que se usan más de 450 millones de dispositivos de inhalación cada año (1). Este capítulo se dedica principalmente a los temas importantes respecto de los dispositivos de administración por inhalación utilizados en el tratamiento del asma en Estados Unidos.

◼ HISTORIA DEL TRATAMIENTO INHALATORIO

Desde tiempos antiguos se utiliza el tratamiento por inhalación para las afecciones bronquiales. Desde hace siglos se describía al cigarrillo de *estramonio* (un producto antimuscarínico de origen botánico) para el tratamiento del asma aguda (2, 3). En el siglo XIX, los dispositivos para inhalación se desarrollaron principalmente para usarse en el tratamiento de diversas afecciones, que incluían tuberculosis, con atomizadores que utilizaban bombas de presión o vapor para dispersar el medicamento líquido. Una patente de GB se emitió para el primer inhalador de polvo seco (IPS) conocido en 1864 (4). Los antecedentes del tratamiento inhalatorio contemporáneo del asma datan de la parte inicial del siglo XX, con la invención de dispositivos manuales (5) y eléctricos (6) para la nebulización de extractos suprarrenales, y, posteriormente, soluciones de adrenalina. El tratamiento por inhalación se revolucionó después por la introducción del inhalador de dosis medida presurizado (IDMp), que contenía isoproterenol o epinefrina, a la práctica clínica en la década de 1950 (7). El primer IPS moderno, con cromolina sódica, se envió al mercado en 1967; los IDMp que contenían albuterol entraron primero al mercado en Europa, en 1969, seguidos por los de dipropionato de beclometasona en 1972 (4, 8). Los IDMp utilizaban propelentes clorofluorocarbonados de freón (CFC, por sus siglas en inglés) hasta mediados de la década del 2000, cuando se eliminaron por su participación en el deterioro de la capa de ozono de la estratosfera (1, 9). El retiro progresivo de los CFC estimuló la investigación de

nuevas técnicas de producción de aerosoles que culminaron con el desarrollo de nuevos propelentes y mejores diseños de IDMp, así como los novedosos IPS (10, 11).

Los dispositivos para inhalación en uso actual incluyen a los IDMp convencionales (usados con o sin espaciadores), IPS y nebulizadores. El SoftMist Inhaler (Boehringer Ingelheim), un dispositivo único impulsado por un muelle que rápidamente produce aerosoles de dosis medidas de medicamentos concentrados (12), representa una categoría adicional de dispositivos para inhalación en fecha reciente puesto a la disposición en Estados Unidos.

◼ CARACTERÍSTICA DE LAS PARTÍCULAS EN AEROSOL

En este apartado se requiere la comprensión de los fundamentos de la conducta de las partículas en el tratamiento clínico inhalatorio del asma con el uso informado de dispositivos en aerosol. El depósito de las partículas en aerosol ocurre principalmente como resultado de la impactación inercial, sedimentación y difusión; en algunos casos, la mezcla turbulenta, la intercepción y precipitación electrostática pueden también ser factores adicionales significativos (tabla 37-1) (13). En la figura 37-1, con base en datos de gammagrafías de sujetos humanos para partículas de 1.5 mm a 6.0 µm (extrapolados de tamaños de partículas más pequeños) y en la figura 37-2, con base en modelos matemáticos, se muestran las relaciones entre el tamaño aerodinámico de las partículas inhaladas y sus sitios de depósito.

La distribución espacial de las partículas depositadas se modifica en forma intensa por su tamaño. Las partículas grandes (> 6 µm) tienden a depositarse principalmente en las vías aéreas superiores, lo que limita la cantidad que se puede proveer al pulmón, y en el caso de los preparados de corticoesteroides contribuye a los efectos adversos bucofaríngeos; cuando se usan fármacos con absorción en el tubo digestivo (GI), la porción deglutida después del depósito en las vías aéreas superiores también contribuye a la comprensión de los efectos sistémicos (13). La mayoría de las partículas con diámetro inferior a una micra se exhalan, y aquellas que no, se depositan principalmente en la región alveolar y se absorben a la

TABLA 37-1 MECANISMOS DE DEPÓSITO DE LAS PARTÍCULAS EN AEROSOL

MODO DE CAPTURA	DESCRIPCIÓN DEL MECANISMO
Impactación	Las partículas se atrapan en el ápice de una bifurcación del flujo por inercia
Sedimentación	Las partículas "abandonan" la suspensión en gas por efecto de la gravedad
Difusión	Las partículas chocan con los tejidos circundantes como resultado de su movimiento browniano
Mezcla turbulenta	La fluctuación irregular del flujo causa el depósito en las paredes de las vías aéreas
Intercepción	Las partículas elongadas impactan en las paredes de las vías aéreas por su forma y tamaño
Precipitación electrostática	Las partículas cargadas no se separan de las paredes de las vías aéreas

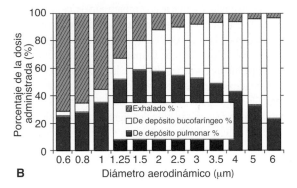

■ **FIGURA 37-1** Pérdidas de aerosol a causa del depósito en la bucofaringe y la exhalación, en función del diámetro de las partículas para su inhalación lenta (31 L/min) **(A)** y rápida (67 L/min) **(B)**. Las figuras se basan en los datos experimentales de Usmani y cols., (1.5 a 6 μm) (18) y los extrapolados para el rango de 0.6 a 1.5 μm del tamaño de las partículas. (De De Boer AH, Gjaltema D, Hagedoorn P, *et al.* Can 'extrafine' dry powder aerosols improve lung deposition? *Eur J Pharm Biopharm.* 2015;96:143-151; con autorización.)

circulación sistémica. Con base en estas consideraciones, en general, se acepta que las partículas en un rango de dimensiones de 1 a 6 μm están mejor adaptadas para alcanzar las vías aéreas centrales y pequeñas, sitios pertinentes para la terapéutica del asma (14).

Las partículas emitidas desde un dispositivo de inhalación no son de tamaño uniforme. La denominación *diámetro aerodinámico medio de la masa* (MMAD, por sus siglas en inglés), el diámetro de la masa al que 50% de las partículas generadas es mayor, y el 50% menor se usa para describir la distribución del tamaño de partículas producida por un dispositivo de administración de aerosol. La *fracción de partículas finas*, en general, indica el porcentaje de las emitidas con MMAD < 5 μm; la fracción de partículas extrafinas, en general, denota el porcentaje con MMAD menor de 2 μm, y en la tabla 37-2 se muestran los tamaños de partículas para diversos dispositivos de inhalación publicados. Cuando se interpretan tales datos, sin embargo, es importante reconocer que los tamaños de las partículas administradas no son estáticos. El MMAD puede disminuir por las velocidades de flujo inhalatorio altas (15) y aumentar por una humedad relativa alta; el aumento de la temperatura produjo índices de disminución del MMAD y un mayor depósito pulmonar de la solución del IDMp en un modelo *in vitro*, por lo general, sin efectos sobre el depósito de una suspensión del IDMp (16). Asimismo, se sugirió que, dependiendo de tales factores, el MMAD puede variar alrededor de 50% (15), lo que pone en reto una definición firme $\le$ 2 μm de límite de las fórmulas extrafinas (17). Además, algunos IPS disponibles con MMAD, en general, dentro del rango de partículas finas, puede generar un porcentaje clínico de su salida en el rango extrafino (14).

En algunos casos, el depósito pulmonar total *en sí* puede ser factor de predicción no confiable de la respuesta clínica; también es necesario valorar el depósito regional en sitios importantes (p. ej., vías de conducción aéreas frente a alveolos) para predecir la eficacia clínica (13). El sitio de depósito y el tamaño de partículas óptimos para administrar a la región objetivo puede diferir entre los aerosoles de agonistas β y corticoesteroides. Si bien un aerosol monodisperso de 6 μm de albuterol (tamaño homogéneo de partículas) produjo un aumento del volumen exhalatorio forzado en 1 s (FEV$_1$, por sus siglas en inglés) significativamente superior al del aerosol monodisperso de 1.5 μm de albuterol (18), las pruebas de estudios clínicos y observacionales sugieren que los tamaños extrafinos de las partículas pueden, en general, ser deseables para los aerosoles de corticoesteroides. Los resultados de la regulación clínica del asma con inhaladores de corticoesteroides con tamaño extrafino de las partículas puede de

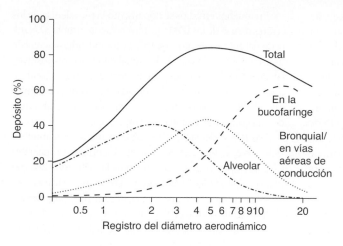

■ **FIGURA 37-2** Relación entre el diámetro aerodinámico de las partículas en aerosol y sus sitios de depósito. (Tomada de De Laube BL, Janssens HM, De Jongh FH, *et al*. What the pulmonary specialist should know about the new inhalation therapies. *Eur Respir J*. 2011;37:1308-1331; datos de Köbrich R, Rudolf G, Stahlhofen W. A mathematical model of mass deposition in man. *Ann Occup Hyg*. 1994;38:15-23, con autorización.)

TABLA 37-2 DIÁMETRO AERODINÁMICO MEDIO DE LA MASA (MMAD) (μM) DE LAS PARTÍCULAS ADMINISTRADAS CON DISPOSITIVOS DE INHALACIÓN

IPS

Disco (*diskus*) (polvo seco de propionato de fluticasona)	5.4
Turbuhaler (polvo seco de budesonida)	4.0
Budesonida + formoterol en polvo seco (espiromax/respliclick)	2.5
Furoato de fluticasona + vilanterol en polvo seco (Elita)	2.3

IDMp de HFA
Preparados en suspensión

Propionato de fluticasona HFA en IDMp	2.4
Propionato de fluticasona + formoterol HFA en IDMp	3.2

Preparados en solución-partículas extrafinas

Ciclesonida HFA en IDMp	1.1
Dipropionato de beclometasona HFA en IDMp	1.1
Flunisolida HFA en IDMp	1.2

RESPIMAT SMI

Tiotropio	3.7

HFA, hidrofluoroalcano; IDMp, inhaladores de dosis medida presurizados; IPS, inhaladores de polvo seco; SMI, inhalador Soft Mist[MR].

Adaptada de Wolthers OD. Extra-fine particle inhaled corticosteroids, pharmacokinetics and systemic activity in children with asthma. *Pediatr Allergy Immunol*. 2016;27(1):13-21; Ciciliani AM, Wachtel H, Langguth P. Comparing Respimat Soft Mist Inhaler and IPS aerosol deposition by combined in vitro measurements and CFD simulations. Resumen presentado en la Conferencia del 2014 de Administración de Fármacos Respiratorios en Fajardo, Puerto Rico.

manera significativa superar a los alcanzados con preparados de un tamaño de partículas mayor (19-23). Las partículas extrafinas de preparados de corticoesteroides emergieron por primera vez durante el desarrollo de hidrofluoroalcanos (HFA) alternativos de los propelentes CFC. Además se encontró que el dipropionato de beclometasona en suspensión en vehículos CFC era soluble en el propelente HFA, y se producían aerosoles extrafinos con la solución, que requerían menores dosis que la beclametasona por CFC para alcanzar efectos clínicos similares (24). Las explicaciones para estos datos han incluido una suspensión más prolongada del aerosol antes de su inhalación, en pacientes con una técnica subóptima de inhalación, la mejor penetración a una vía aérea parcialmente obstruida y la mayor utilidad clínica para la inflamación distal en el asma que lo que antes se suponía (19). Los aerosoles extrafinos pueden ser en particular deseables en los pacientes pediátricos, con vías aéreas pequeñas (17). En conjunción con el tamaño de partículas, el patrón de respiración es también un factor importante que influye en el grado y sitio de depósito de los fármacos (18) (fig. 37-1).

Cuando los pacientes inhalan un broncodilatador de acción breve, pueden captar otra dosis poco después, si no perciben una respuesta suficiente a la primera. Al hacerlo, pueden superar a una técnica deficiente y una regulación potencialmente mala de la enfermedad, al aumentar su dosis. Los pacientes no obtienen esta retroalimentación de los tratamientos de inhalación para alivio. Por ese motivo, el tamaño inmejorable de partículas para el sitio objetivo de depósito, el diseño del sistema de administración y la técnica de uso óptimos pueden ser más críticos para lograr el beneficio de los inhaladores de regulación, en comparación con los broncodilatadores de acción breve (25).

■ INHALADORES DE DOSIS MEDIDA

Los IDMp cuentan con diversos componentes, que incluyen el fármaco activo, propelentes/excipientes, una válvula de medición, el activador y el recipiente (fig. 37-3). La figura 37-4 muestra un esquema de la operación de un IDMp. Antes de la activación, el preparado de propelente-fármaco para la dosis única subsiguiente está contenido dentro de la pequeña cámara de medición dentro la lata del IDMp. Durante la activación, la cámara de medición se comunica brevemente con la atmósfera, pero es sellada respecto del resto del preparado dentro de la lata; en ese momento, la dosis dentro de la cámara de medición abandona el inhalador a través del tallo de la válvula. De inmediato, después de liberar la dosis, no obstante, la válvula bloquea la conexión de la cámara de medición con la atmósfera, pero permite que la primera se comunique con el interior de la lata, lo que permite el rellenado de la cámara de medición. En la tabla 37-3A se incluye la técnica recomendada con los inhaladores de IDMp (usados sin los dispositivos espaciadores adicionales).

En muchos estudios se documentó la prevalencia de los errores de uso de los IDMp por los pacientes (tabla 37-4). A pesar del entrenamiento, casi 15% de los individuos no puede usar de manera apropiada los inhaladores sin dispositivos auxiliares. De los pacientes con una técnica inadecuada inicial que dominaron la técnica apropiada con el entrenamiento, casi 50% después volvió a desarrollar deficiencias significativas de esta con el transcurso del tiempo (26).

Los IDMp del siglo XXI se afectan menos por muchos aspectos que eran más significativos con sus propelentes CFC (27) predecesores, incluyendo la agitación (28) (no requerida para todos los inhaladores en los que el fármaco está en solución, más bien que en suspensión en el propelente), el efecto del freón frío (29), el cebado del inhalador después de su uso inicial (30), la variabilidad de la dosificación (31) y

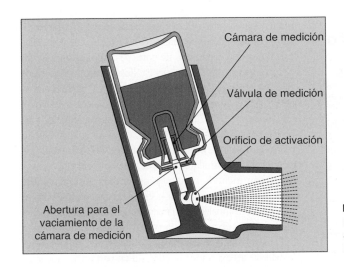

■ **FIGURA 37-3** Esquema de un inhalador de dosis medida presurizado usual. (Tomada de Rees J. ABC of asthma-methods of delivering drugs. *BMJ.* 2005;331:504-506; con autorización.)

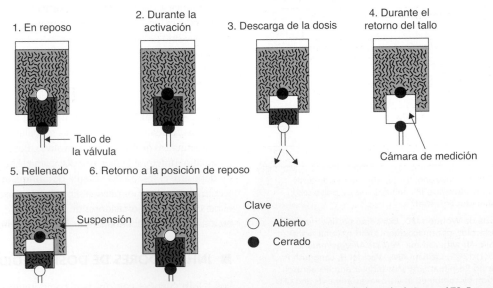

■ **FIGURA 37-4** Operación de la válvula de un inhalador de dosis medida con propelente. (Adaptada de Purewal TS. Formulation of metered dose inhalers. En: Purewal TS, Grant DJW, eds. *Metered Dose Inhaler Technology.* Buffalo Grove, IL: Interpharm, 1998:9-68.)

TABLA 37-3 INSTRUCCIONES PARA EL USO DE LOS INHALADORES DE DOSIS MEDIDA PRESURIZADOS (IDMP), SUS VARIANTES CON CÁMARAS DE RETENCIÓN (ESPACIADORES), EL INHALADOR DE POLVO SECO (IPS) Y LOS NEBULIZADORES A CHORRO

A. IDMp (SIN ESPACIADOR): PARA PACIENTES CON OBSERVACIÓN PREVIA DE UNA BUENA COORDINACIÓN ENTRE ACTIVACIÓN E INHALACIÓN

1. Agitar 4-5 veces (innecesario con las presentaciones en solución-Alvesco, QVAR y Aerospan).

2. Retirar la tapa.

3. Cerrar el inhalador con el uso inicial y si no se ha utilizado en los 10-14 días previos (refiérase al folleto de Información para el paciente para instrucciones específicas).

4. Exhalar lentamente, tanto como le sea cómodo (para vaciar los pulmones).

5. Sostener el inhalador en posición vertical.

6. Colocar de inmediato el inhalador dentro de la boca, entre los dientes, con la lengua plana bajo la pieza bucal.

7. Asegurar que los labios hayan formado un buen sello sobre la pieza bucal.

8. Empezar a inhalar lentamente, a través de la boca, y al mismo tiempo oprimir la lata para activar una dosis.

9. Mantener una inhalación lenta y profunda, a través de la boca, hasta que los pulmones se llenen de aire, lo que debería requerir de 4 a 5 s en un adulto.

10. Al final de la inhalación, extraiga el inhalador de la boca y cierre los labios.

11. Continúe deteniendo la ventilación por tanto tiempo como sea posible, o hasta 10 s, antes de exhalar.

12. Respirar normalmente.

13. Repetir los pasos 4-12 por tantas dosis como se requiera.

B. IDMP + ESPACIADOR CON MASCARILLA FACIAL: PARA PACIENTES DE TRES AÑOS Y MENORES O CUALQUIERA QUE NO PUEDA RESPIRAR CONSCIENTEMENTE A TRAVÉS DE LA BOCA

1-3. Igual que la sección anterior para el IDMp solo.

4. Insertar la pieza bucal del IDMp en el extremo abierto del espaciador y asegurar su acoplamiento hermético.

5. Colocar la mascarilla facial (de tamaño apropiado para ajustarse a la cara del paciente) sobre nariz y boca, y asegurarse que se ajuste herméticamente a la cara.

6. Activar una dosis en la cámara del espaciador.

7. El paciente debería ventilar (inhalar y exhalar) normalmente a través del espaciador al menos 10 ocasiones.[a]

8. Retirar la mascarilla facial de la cara del paciente.

9. Si se requiere otra dosis, repetir los pasos 1-8.

C. IDMP + ESPACIADOR SIN PIEZA BUCAL: PARA PACIENTES MAYORES DE TRES AÑOS (EL MÉDICO Y EL PROVEEDOR DE ATENCIÓN SANITARIA DEBEN DETERMINAR SI UN NIÑO PUEDE REALIZAR ESTA TÉCNICA CORRECTAMENTE)

1-4. Igual que antes con el espaciador con mascarilla facial.

5. Colocar la pieza bucal del espaciador en la boca del paciente con los dientes encima y los labios sellados alrededor.

6. Activar una dosis hacia la cámara del espaciador.

7. El paciente debe respirar (inhalar y exhalar) normalmente a través del espaciador al menos cinco veces.[a]

8. Si se requiere otra dosis, repetir los pasos 4-7.

D. IDMP + ESPACIADOR SIN PIEZA BUCAL: PARA PACIENTES DE 6 AÑOS O MAYORES (EL MÉDICO Y EL PROVEEDOR DE ATENCIÓN SANITARIA DEBERÍAN DETERMINAR SI UN NIÑO PUEDE REALIZAR ESTA TÉCNICA CORRECTAMENTE)

1-4. Igual que antes para el espaciador con mascarilla facial.

5. Colocar la pieza bucal del espaciador dentro de la boca del paciente con los dientes encima y los labios sellando alrededor.

6. El paciente debe exhalar lentamente, tanto como le sea cómodo (para vaciar sus pulmones).

(continúa)

TABLA 37-3 INSTRUCCIONES PARA EL USO DE LOS INHALADORES DE DOSIS MEDIDA PRESURIZADOS (IDMP), SUS VARIANTES CON CÁMARAS DE RETENCIÓN (ESPACIADORES), EL INHALADOR DE POLVO SECO (IPS) Y LOS NEBULIZADORES A CHORRO *(CONTINUACIÓN)*

7. Activar una dosis hacia la cámara del espaciador y empezar a inhalar lentamente a través de la pieza bucal. Algunos espaciadores harán un ruido sibilante si la inspiración es demasiado rápida.

8. Mantener una inhalación lenta y profunda a través de la boca, hasta que los pulmones se llenen de aire, lo que consumirá en un niño de 2 a 3 s y en un adulto 5.

9. Al final de la inhalación, retire el inhalador de la boca y cierre los labios.

10. Continuar reteniendo la ventilación por tanto tiempo como sea posible, hasta 10 s, antes de exhalar.

11. Respirar normalmente.

12. Si se requiere otra dosis, repítanse los pasos 1-11.

E. IPS: PARA PACIENTES DE 5 A 6 AÑOS Y MAYORES (EL MÉDICO Y EL PROVEEDOR DE ATENCIÓN SANITARIA DEBERÍAN DETERMINAR SI UN NIÑO PUEDE REALIZAR ESTA TÉCNICA CORRECTAMENTE)

1. Retirar la tapa (algunos dispositivos no la tienen).

2. Seguir las instrucciones de preparación de la dosis en el folleto de información para el paciente.

3. No dirigir la pieza bucal hacia abajo una vez que se ha preparado una dosis para inhalación, porque podría escaparse.

4. Exhalar lentamente, tanto como le sea cómodo (para vaciar los pulmones). No exhalar en el IPS.

5. Iniciar la inhalación forzada a través de la boca desde el principio. No aumentar de manera gradual la velocidad de inhalación.

6. Continuar inhalando hasta que los pulmones se llenen.

7. Al final de la inhalación, retirar el inhalador de la boca y cerrar los labios. Continuar reteniendo la ventilación tanto como sea posible o por hasta 10 s.

8. Respirar normalmente.

9. Si se requiere otra dosis, repetir los pasos 1-8.

F. NEBULIZADORES A CHORRO: PARA PACIENTES DE CUALQUIER EDAD QUE NO PUEDEN USAR UN IDMP CON CÁMARA DE RETENCIÓN CON VÁLVULA, CON O SIN MASCARILLA FACIAL, O SI EL FÁRMACO SÓLO ESTÁ DISPONIBLE EN LÍQUIDO PARA NEBULIZAR

1. Ensamblar los tubos, la tapa del nebulizador y la pieza bucal (o mascarilla).

2. Verter la solución del medicamento en el recipiente del nebulizador.

3. No rebasar el volumen de llenado recomendado por el fabricante.

4. Conectar a una fuente de energía eléctrica; con flujo de 6-8 L/min o un compresor.

5. Colocar la pieza bucal en el interior de la boca y cerrar los labios alrededor (o cubrir nariz y boca con una mascarilla facial apropiada).

6. Mantener el nebulizador vertical durante el tratamiento.

7. Inhalar y exhalar utilizando ventilaciones normales (volumen de ventilación pulmonar), con inspiraciones profundas ocasionales, hasta que el nebulizador empiece a petardear o ya no se produzca más aerosol.

8. Si se tiene que interrumpir el tratamiento, apagar la unidad para evitar desperdicios.

9. Al concluir el tratamiento, retirar la pieza bucal de la boca.

10. Desensamblar y limpiar el nebulizador siguiendo las instrucciones del fabricante.

11. Con tecnologías que difieren de las de un nebulizador a chorro usual, los médicos deben revisar exhaustivamente las instrucciones de operación antes de su uso y la instrucción al respecto del paciente.

Enjuagar la boca después de usar todos los preparados que contienen corticoesteroides para inhalación. Los dispositivos deben limpiarse periódicamente de acuerdo con las instrucciones del folleto de información para el paciente.

[a] En algunos espaciadores, se pueden vigilar las inhalaciones y exhalaciones visualizando el movimiento de las válvulas u otros componentes del dispositivo.

Adaptada de Laube BL, Janssens HM, De Jongh FH, *et al.* What the pulmonary specialist should know about the new inhalation therapies. *Eur Respir J.* 2011;37:1308-1331.

la no confiabilidad en un clima frío (32). No obstante, el uso adyuvante de un IDMp todavía requiere coordinación de la activación y la inhalación y una técnica de inhalación ejecutada de manera precisa, y que muchos pacientes encuentran problemática. El uso adyuvante de un dispositivo espaciador con un IDMp fue un abordaje inicial. Los IPS, inhaladores IDMp con activación por la ventilación y el inhalador SoftMist son otros abordajes que surgieron para resolver este aspecto.

TABLA 37-4 ERRORES DE LOS PACIENTES EN EL USO DE UN INHALADOR DE DOSIS MEDIDA (IDM)

	PORCENTAJE DE PACIENTES
Sostenimiento muy breve de la ventilación	44
Velocidad de flujo inspiratorio excesivamente rápida	34
Inhalación incompleta	23
Dispositivo no activado al inicio de la inhalación	19
Múltiples activaciones con una inhalación	19
Activación al final de la inhalación	18
Inhalación nasal después de activar el IDM en el interior de la boca	12
Posición equivocada del inhalador	7
Sin inhalación	6
Fracaso del retiro de la tapa	0.4

Adaptada de Giraud V, Roche N. Misuse of corticosteroid metered-dose inhaler is associated with decreased asthma stability. *Eur Respir J.* 2002;19:246-251.

■ DISPOSITIVOS ESPACIADORES: ADYUVANTES DE LOS INHALADORES DE DOSIS MEDIDA

Los dispositivos espaciadores son auxiliares de la inhalación diseñados para usarse con los IDMp con el fin de contrarrestar las dificultades de coordinación, aumentar el depósito de aerosol en las vías aéreas inferiores y disminuir al mínimo el bucofaríngeo (fig. 37-5). En todos los pacientes ocurre disminución del depósito bucofaríngeo, en tanto la mejoría del correspondiente pulmonar es un efecto principalmente significativo en los pacientes con una técnica deficiente de IDMp o durante las exacerbaciones. Aunque se cuenta con muchos tipos de dispositivos espaciadores, los más a menudo utilizados hoy son cámaras de retención de 120 a 200 mL con válvula. Las cámaras de mayor tamaño usadas con más frecuencia en el pasado no proveen ventajas respecto de las más pequeñas, cuando son utilizadas con inhaladores propelentes de HFA actuales (33). Estas cámaras de retención retiran virtualmente todas las partículas mayores de 5 μm de diámetro (33). Un anexo de pieza bucal se utiliza con la técnica de inhalación estándar para los IDMp en los niños mayores y adultos que no pueden regular su respiración (tabla 37-3D); la aireación al volumen de ventilación pulmonar a través de una cámara de retención con válvula y pieza bucal puede ser apropiada para algunos niños pequeños que no pueden sellar sus labios alrededor de la pieza bucal, pero que no dominan por completo su respiración. Asimismo, se utiliza una mascarilla facial anexa y la aireación al volumen de ventilación pulmonar en otras circunstancias (tabla 37-3B). *In vitro* se ha mostrado que incluso un pequeño escape de aire en la mascarilla facial puede disminuir notoriamente la eficacia de administración del fármaco; la dosis pulmonar fue mayor con fugas cerca del mentón que aquellas cerca de la nariz (34, 35). La administración de fármaco en aerosol con la mascarilla facial puede aumentar el depósito en cara y ojos, con efectos adversos locales potenciales. Sin embargo, la presencia real de tales efectos ha sido mínima en los niños

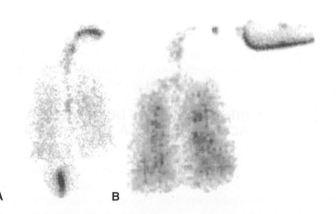

A   **B**

■ **FIGURA 37-5** Imágenes de gammagrafía obtenidas con el uso de flunisolida radiomarcada; el espaciador utilizado con inhalador de dosis medida presurizado (IDM) produce una mayor administración pulmonar del aerosol, con menor depósito bucofaríngeo y gástrico (fármaco deglutido); se visualiza la captura de las partículas de aerosol en las paredes del espaciador. Las imágenes se obtuvieron del mismo sujeto en diferentes días. IDM presurizado solo **(A)** e IDM con espaciador de tubo de 250 mL **(B)**. (Adaptada de Newman SP, Steed KP, Reader SJ, *et al.* Efficient delivery to the lungs of flunisolide aerosol from a new hand-held portable multidose nebulizer. *J Pharm Sci.* 1996;85:960-964.)

(36). La administración del fármaco por pieza bucal es más eficaz que por mascarilla facial; los pacientes deben cambiar a una pieza bucal tan pronto como sea posible (37). Un porcentaje de las partículas del fármaco emitido por un IDMp porta una carga electrostática. En algunos espaciadores de plástico se acumula electricidad estática, que puede atraer y unir estas partículas a su superficie y producir así variabilidad de la dosis administrada; para resolverlo se propuso un lavado previo con detergente (38). Las cámaras metálicas y de plástico más actuales fabricadas con materiales antiestáticos (39) se pueden usar fuera del empaque, sin lavado previo. Las cámaras de sujeción deben limpiarse y eventualmente sustituirse de manera periódica, de acuerdo con las recomendaciones y etiquetas del fabricante.

Poco después de la introducción de los espaciadores a la práctica clínica se reconoció que, como resultado del menor depósito bucofaríngeo (fig. 37-5), disminuyen al mínimo los efectos adversos locales de candidosis y ronquera de los corticoesteroides inhalados (40), que cuando se administran en dosis moderadas o altas a través de IDMp; es práctica usual prescribir de manera sistemática un dispositivo espaciador. En comparación con el uso de IDMp sin espaciador, la biodisponibilidad sistémica de la fluticasona (biodisponibilidad GI mínima) aumentó como resultado del mayor depósito pulmonar con el uso del espaciador (41), en tanto la correspondiente de la beclometasona (absorbida del tubo digestivo en contraposición a la fluticasona) disminuye con el uso del espaciador por el decremento del fármaco deglutido, resultado del menor depósito bucofaríngeo que enmascara el efecto del mayor depósito pulmonar (42, 43). Debido a estas consideraciones, los resultados de los estudios clínicos de definición de la seguridad y eficacia de los preparados medicamentosos inhalados usados sin espaciador, no necesariamente se pueden generalizar al uso del mismo preparado como cuando en conjunción con un espaciador.

De acuerdo con las instrucciones incluidas en la tabla 37-3 se recomienda el uso sistemático de espaciadores en los siguientes escenarios clínicos:

• Niños de 6 años y menores que usan un IDMp (44);
• Uso de IDMp durante las exacerbaciones agudas del asma (45);
• Cuando se administran dosis moderadas o altas de corticoesteroides inhalados a través de un IDMp (quizá se requiera considerar el ajuste de dosis a la baja, y puede facilitarse), en aquellos pacientes que utilizan dosis menores de corticoesteroides inhalados y presentan ronquera, candidosis y otros efectos adversos bucofaríngeos (40).
• Los pacientes que usan IDMp en quienes no se ha mostrado una técnica excelente de coordinación con el inhalador, incluidos muchos adultos (25).

A pesar de los beneficios demostrados, la simplicidad y el bajo costo de los espaciadores, su uso transforma el IDMp en un dispositivo más voluminoso, difícil de transportar y usar de manera discreta, y es el método de inhalación menos preferido por los pacientes (46).

Consideraciones para el uso del dispositivo IDMp/espaciador en lactantes y niños pequeños

El uso de cámaras de retención con válvula y mascarilla para administrar medicamentos a lactantes y niños en la edad de caminar con un volumen de ventilación pulmonar difiere considerablemente de lo aplicable para la administración usual de niños mayores y adultos. Con base en estudios de radionúclidos realizados por Tal y cols., en estas circunstancias solo alrededor de 2% de la dosis colocada en la cámara de retención se deposita en los pulmones del paciente, una disminución de casi 10 tantos de lo que suele observarse en pacientes mayores (47). Sin embargo, si el paciente está ayudando durante la administración del aerosol, se observa un decremento del depósito pulmonar menor de 0.35%. De forma ideal, se debe aplicar la inhalación cuando el paciente está tranquilo o dormido. La mascarilla debe mantenerse sellada sobre la cara del paciente durante 20 a 30 s del volumen de ventilación pulmonar, después de activar el IDM. Tal y cols., (con uso de un espaciador de plástico sin precaución especial para disminuir la carga electrostática) encontraron periodos más prolongados sin utilidad, por el aerosol adherido al espaciador, pasados 30 s. Debido a la disminución esperada de 10 tantos en el depósito pulmonar, se administra la dosis completa de adulto del medicamento en aerosol, por lo general, en al menos dos descargas (47). Sin embargo, puede ser apropiado iniciar con varias descargas, una dosis mayor de lo que por lo general se usaría en niños mayores y adultos, y después, disminuirla, una vez que se establece que el tratamiento es eficaz (48). Un abordaje novedoso con el que se puede administrar un medicamento inhalado a lactantes que duermen es el de la SootherMask. El chupón del lactante se inserta a través de una hendidura en la pared anterior de la mascarilla, quien aspira sobre esta y el chupón la mantiene sellada a su cara mediante la presión subatmosférica, y puede inhalar nasalmente el medicamento provisto por una cámara de sujeción con válvula IDMp acoplada (49).

■ INHALADORES DE DOSIS MEDIDA ACTIVADOS POR LA VENTILACIÓN

Los dispositivos activados por la ventilación constituyen alternativas de las cámaras de sujeción desarrolladas para mejorar la coordinación de la activación del IDMp convencional con la inhalación. Estos dispositivos están diseñados para activar automáticamente el IDM a través de un mecanismo de muelle, conforme el paciente inhala. Aunque estos dispositivos son de poco beneficio adicional para los pacientes con una buena coordinación con el inhalador, el uso de un inhalador activado por la ventilación en aquellos con mala coordinación aumentó el depósito del broncodilatador en CFC aerosol radiomarcado a los pulmones de una media de 7.2%, con un IDM convencional a una de 20.8% con un inhalador de activación por ventilación; hubo una mejoría correspondiente en el FEV_1 después del uso del inhalador activado por ventilación, en comparación con el obtenido después del IDMp convencional en estos pacientes (50).

La dependencia del flujo inspiratorio es una desventaja teórica del inhalador activado por la ventilación. Asimismo, se describió al menos un caso en que el paciente experimentó obstrucción grave aguda de la vía respiratoria y no pudo generar un flujo inspiratorio suficiente para activar el dispositivo (51), lo que sugiere que, en casos raros, este aspecto puede ser significativo en clínica, en especial cuando los broncodilatadores de rescate están incorporados a inhaladores de activación por la ventilación.

■ INHALADORES DE POLVO SECO

Una alternativa del IDMp (solo o en combinación con un espaciador o un activador por la ventilación) es el IPS. Por lo general, los IPS son más fáciles de usar con eficacia que los IDM, porque son inherentemente activados por la ventilación. Los IPS disponibles en la actualidad requieren una velocidad de flujo inspiratorio de al menos 60 L/min para la dispersión óptima del medicamento en polvo, en partículas respirables (52); por debajo de 30 L/min, el gasto de partículas finas puede disminuirse por tanto como 50% (53). En consecuencia, han surgido preocupaciones acerca de la posible inadecuación del aporte del fármaco a las vías aéreas por IPS durante las exacerbaciones graves; sin embargo, los estudios de agonistas β administrados por IPS por el empeoramiento del asma en niños mayores y adultos no las han confirmado (54). Debido a la dependencia del flujo inspiratorio, los niños pequeños así como los adultos con alteración cognitiva, tal vez no puedan usar eficazmente un IPS. En un estudio, solo 40% de los preescolares con sibilancias agudas pudo generar una velocidad de flujo inspiratoria mayor de 28 L/min, aunque 75% pudiese rebasarla durante los periodos de asma estable (55).

El depósito pulmonar total desde el IPS es similar al del preparado en suspensión (de partículas no extrafinas) en IDMp con espaciador, la masa de partículas finas es alrededor de 20% con el IPS disponible a las velocidades de flujo inspiratorio usuales (52, 53). La ronquera y otros efectos bucofaríngeos indeseables son frecuentes con los preparados de corticoesteroides inhalados de dosis alta administrados por IPS, pero, por lo general, no son problemáticos con corticoesteroides de dosis baja inhalados administrados en esta forma.

Los IPS actualmente disponibles se pueden clasificar en los siguientes tres grupos.

1. *IPS de una sola dosis:* en estos dispositivos, cada dosis está cargada antes de su uso. El fármaco se provee en una cápsula individual de un solo uso, que se coloca en el inhalador y se perfora por arpones o se abre con un giro; acto seguido, el paciente inhala el polvo. Después de su uso, se eliminan los residuos de la cápsula. El dispositivo de formación de aerosol cargado con formoterol (Schering Corporation) y el HandiHaler con tiotropio (Boehringer Ingelheim Pharmaceuticals, Inc.) son IPS de una sola dosis.

2. *IPS con reservorio de múltiples dosis:* el primero de tales inhaladores desarrollado fue el Turbuhaler (fig. 37-6), aún utilizado en muchos sitios del mundo, pero sustituido en Estados Unidos por uno similar,

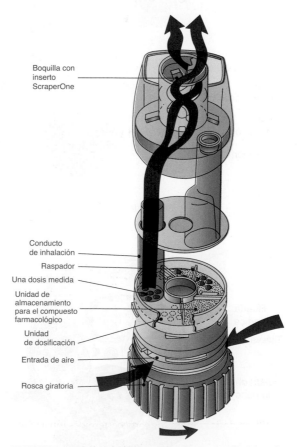

Boquilla con inserto ScraperOne

Conducto de inhalación

Raspador

Una dosis medida

Unidad de almacenamiento para el compuesto farmacológico

Unidad de dosificación

Entrada de aire

Rosca giratoria

■ **FIGURA 37-6** El Turbuhaler® es un reservorio cilíndrico, de múltiples dosis de polvo seco, de un dispositivo para inhalación. La dosis se alcanza por el giro hacia delante y atrás, seguido por una inhalación profunda. (Tomada de Vaswani SK, Creticos PS. Metered dose inhaler: past, present, and future. *Ann Allergy Asthma Immunol.* 1998;80:11-21; con autorización.)

el Flexhaler® (AstraZeneca); contiene un aporte de fármaco en polvo sin acarreador, a partir del cual se liberan dosis individuales con cada activación. El Pressair® (conocido como Genuair® en varios países) (AstraZeneca) es un dispositivo reservorio de dosis múltiples (56) actualmente disponible en Estados Unidos para administrar bromuro de aclidinio, un antagonista muscarínico de acción prolongada, etiquetado para el tratamiento de la enfermedad pulmonar obstructiva crónica. El inhalador Respiclick®, comercializado en Estados Unidos por Teva, como dispositivo de administración de albuterol, es similar al inhalador Spiromax® (fig. 37-7), que se usa en Europa; se trata de un IPS con reservorio de dosis múltiple que utiliza una bomba de aire para transferir el fármaco en polvo del reservorio al cubo de dosificación cuando se abre la tapa, una tecnología de ciclón para desaglomerar las partículas de fármaco del acarreador de lactosa antes de la inhalación, diseñado para simular externamente a un IDMp convencional (57). A los pacientes debe recordarse que la técnica de inhalación por usar con el Respiclick es la de inhalación forzada rápida, apropiada para un IPS.

3. *IPS de dosis múltiples individuales:* estos dispositivos utilizan dosis preparadas y selladas individualmente del fármaco. El dispositivo de disco que se muestra en la fig. 37-8 contiene una tira enrollada de

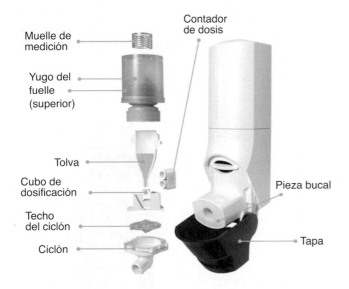

■ **FIGURA 37-7** Configuración del inhalador de polvo seco de dosis múltiple Spiromax, que por fuera simula un inhalador de dosis medida.

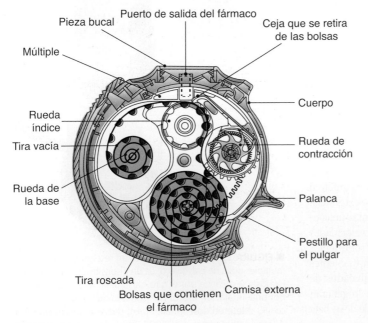

■ **FIGURA 37-8** El disco (*Diskus*) es un dispositivo de inhalación de polvo seco de dosis múltiples individuales, de bolsillo, con forma circular. Durante la inhalación se impulsa aire a través del dispositivo para administrar la dosis por su pieza bucal. Contiene 60 dosis medidas y su contador interconstruido. (Tomada de Vaswani SK, Creticos PS. Metered dose inhaler: past, present, and future. *Ann Allergy Asthma Immunol.* 1998;80:11-21; con autorización.)

60 dosis individuales cubiertas por una doble hoja de aluminio. El paciente activa el inhalador deslizando una palanca, que desplaza la siguiente dosis contenida en una burbuja hacia su lugar, con separación simultánea de las dos capas de aluminio, que exponen la dosis lista para inhalación (58). El más reciente dispositivo desarrollado Ellipta® también hace uso de tiras enrolladas de dosis individuales. Para un tratamiento combinado, con el producto Ellipta, el inhalador se provee en configuración de dos tiras con dos burbujas de 30 dosis que contienen cantidades separadas del fármaco (fig. 37-19); se administra una burbuja de cada tira en forma simultánea durante una sola inhalación para proveer la dosis única del tratamiento combinado (59).

En la tabla 37-3 se proveen las instrucciones generales para el uso de IPS.

En proceso de investigación activa están IPS electrónicos, que incorporan características como la confirmación de la administración de dosis, la vigilancia del cumplimiento y recordatorios de dosificación en inhaladores portátiles (60, 61). Aunque los IPS se consideran con menor probabilidad de uso inapropiado que los IDMp, siguen siendo frecuentes los errores graves y significativos. Westerik informó que 55% de los pacientes cometieron un error grave o más con IPS de uso múltiple. Los errores más frecuentes fueron el exhalar antes de la inhalación, una retención insuficiente de la ventilación al final de la inhalación y una inhalación no forzada desde el principio; estos errores se correlacionaron con resultados adversos, que incluyeron hospitalización por asma y su mala regulación, y sin correlación con la revisión de la técnica del inhalador en el año previo (62). Asimismo,

se mostraron errores de inhalación que rebasaron 80% en el uso de los IPS disponibles sistemáticamente en los pacientes de edad avanzada con obstrucción grave de las vías aéreas, que no recibieron entrenamiento alguno para el uso de estos dispositivos (63).

■ INHALADOR DE NEBULIZADO BLANDO

El inhalador de nebulizado blando (SMI) Respimat® (fig. 37-10), un dispositivo de dimensiones similares a las de un IDMp, hace uso de un método único de generación de gotas de aerosol. Una alícuota de 15 μL de solución del preparado farmacológico se fuerza a través de un sistema de filtro de dos conductos/boquilla de vidrio y silicona (el "bloque único"), que causa que se acelere y divida en dos chorros convergentes, que colisionan en un ángulo cuidadosamente controlado, lo que da como resultado la desintegración de la solución en gotitas inhalables (12). Antes de cada activación, el paciente tensa el muelle girando el dispositivo hasta 180°. La fracción de partículas finas de la mayoría de los preparados es de alrededor de 75%, mucho mayor que la de los aerosoles de IPS y IDMp. La velocidad de la nube de aerosol es tres a 10 veces más lenta que la de administración desde un IDMp. En este sentido, es de esperar que la menor velocidad disminuya el depósito bucofaríngeo y aumente la fracción de la dosis emitida que alcanza las vías aéreas (12). La duración del nebulizado del SMI Respimat es de 1.2 s, mucho más prolongada que la de 0.15 a 0.36 del IDMp (64). La prolongada duración del nebulizado del dispositivo blando da al paciente una mejor probabilidad de coordinar la maniobra de inhalación con la administración del fármaco. En un estudio, el depósito pulmonar medio de un preparado farmacológico

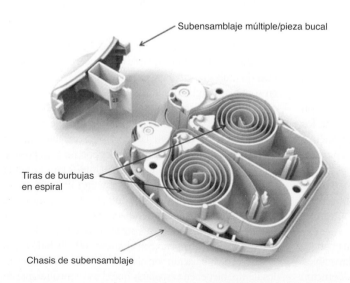

Subensamblaje múltiple/pieza bucal

Tiras de burbujas en espiral

Chasis de subensamblaje

■ **FIGURA 37-9** Vista de las tiras de burbujas en espiral dentro del chasis del inhalador y la pieza bucal/de ensamblaje múltiple del inhalador Ellipta.

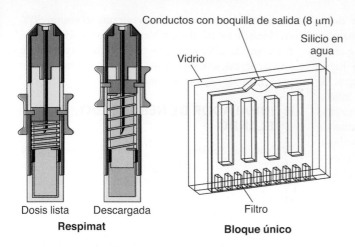

Conductos con boquilla de salida (8 μm)

Silicio en agua

Vidrio

Dosis lista   Descargada

Respimat

Filtro

Bloque único

■ **FIGURA 37-10** Esquema del inhalador Respimat impulsado por un muelle (Boehringer Ingelheim) con "bloque único" diseñado para emitir aerosoles con mayor depósito pulmonar. (Tomada de Dennis JR, Nerbrink O. New nebulizer technology. En: Bisgaard H, O'Callaghan C, Smaldone G. *Drug Delivery to the Lung.* New York, NY: Marcel Dekker, 2001:320; con autorización.)

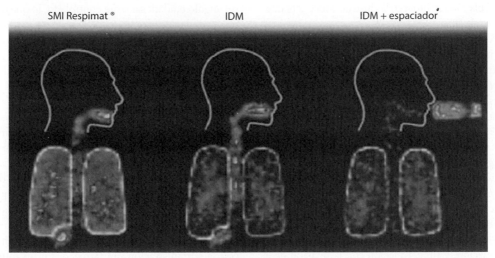

SMI Respimat ®   IDM   IDM + espaciador

■ **FIGURA 37-11** Gammagrafías de un individuo que muestran el depósito de aerosol radiomarcado en los pulmones inmediatamente después de la administración de una sola dosis de 250 μg de flunisolida a través de inhalador Respimat, un inhalador de dosis medida presurizado (IDMp) o un IDM presurizado más espaciador, en cada uno de 3 días de estudio. (Tomada de Dalby R, Spallek M, Voshaar T. A review of the development of Respimat SoftMist Inhaler. *Int J Pharm.* 2004;283:1-9; con autorización.)

administrado por SMI fue de 37% de la dosis emitida en sujetos no entrenados y 53% en quienes recibieron entrenamiento, contra 21% por ambos, entrenados y no, con una fórmula en suspensión con IDMp HFA (12). Las imágenes de gammagrafía, en general, mostraron un depósito pulmonar relativamente uniforme de los aerosoles generados por SMI (fig. 37-11). La principal desventaja del SMI es el número limitado de preparados farmacológicos ahora disponibles con este dispositivo.

■ **USO CONCOMITANTE DE IPS E INHALADORES IDMP**

La técnica lenta y profunda de inhalación óptima con los IDMp difiere de la forzada y rápida con los IPS favorables. Asimismo, se ha mostrado que los pacientes cometen

menos errores (65, 66) con una mejor regulación del asma y disminución significativa de las exacerbaciones (67), cuando utilizan de manera exclusiva un tipo de inhalador, en contraste con la combinación de dispositivos de IDMp e IPS. Por lo tanto, siempre que sea posible, los inhaladores prescritos para su uso concomitante por un paciente deben ser del mismo tipo (25, 68). La congruencia del inhalador de rescate con los IPS de regulación hace poco se hizo posible para muchos pacientes en Estados Unidos con la salida al mercado de un inhalador de albuterol IPS etiquetado para uso en niños mayores y adultos. Otra circunstancia indeseable es la sustitución terapéutica de un inhalador por otro de un tipo diferente, sin instruir al paciente y valorar su capacidad de desempeño con el nuevo (69). Debido a que la técnica de inhalación con el SMI es similar a la usada con los IDMp, no debería esperarse que el uso concomitante de estos dispositivos fuese problemático; sin embargo, no se ha investigado de manera específica este tema.

■ NEBULIZADORES

Un dispositivo que simplemente rocía gas a través de un líquido, con un aerosol resultante, se denomina *atomizador*. En contraste, los nebulizadores son dispositivos más complejos que por la incorporación de deflectores retiran de forma selectiva partículas que son muy grandes para ingresar a las vías aéreas menores. Asimismo, se dispone de muchos tipos de nebulizadores para diversas aplicaciones (25, 27). Los utilizados con más frecuencia para el tratamiento con fármacos en aerosol son los nebulizadores a chorro, impulsados por compresores de aire, donde el aire comprimido se desplaza a través de un orificio estrecho conocido como "Venturi", hacia el que la presión negativa impulsa el líquido por el efecto de Bernoulli; ahí, el líquido se atomiza después. Muchas de las gotas inicialmente son mucho mayores de 5 μm, el máximo necesario para ingresar a las vías aéreas inferiores más pequeñas. Estas grandes partículas se impactan en los deflectores del nebulizador o su pared interna y retornan al reservorio para su renebulización. Los detalles del diseño de los deflectores tienen un efecto importante sobre las dimensiones de las partículas producidas.

El diseño tradicional del nebulizador a chorro (fig. 37-12) de uso más frecuente provee un flujo continuo de gas desde el compresor hacia el nebulizador; la velocidad de salida del aerosol del nebulizador es equivalente a la velocidad de ingreso al compresor y no cambia con las fases de la ventilación. Por lo general, solo 7 a 25% del medicamento colocado en el nebulizador se administra a la vía aérea del paciente (70, 71). Para fármacos relativa-

mente baratos y con un índice terapéutico elevado, como los broncodilatadores, es simple y eficaz compensar esta pérdida colocando una dosis grande del medicamento en el nebulizador, considerando que la administrada al paciente estará dentro del rango plano de la curva de dosis respuesta y no puede ser un aspecto crítico su precisión y eficacia. No obstante, estos factores pueden volverse significativos cuando los medicamentos son caros o presentan un potencial mayor de efectos adversos significativos, dependientes de la dosis, como los corticoesteroides. Los nebulizadores de ventilación abierta asistida por la respiración son una modificación diseñada para abrir el orificio durante la inspiración, lo que aumenta la generación de aerosol solo durante la fase inhalatoria. La generación de aerosol continúa como resultado del flujo continuo de gas desde el compresor durante la exhalación, pero no aumenta por el orificio, que permanece cerrado durante la espiración (fig. 37-13). Las principales ventajas de este diseño de nebulizador incluyen una administración mucho mejor del fármaco colocado en su interior hacia las vías aéreas, y un tiempo más breve requerido para su nebulización; otros beneficios incluyen la generación de una fracción más alta de partículas más pequeñas por aumento de la evaporación de las gotas debido al flujo de aire adicional y la necesidad de compresores menos potentes (70). En la tabla 37-3F se proveen instrucciones generales para el uso de nebulizadores a chorro.

Para los preparados de un solo fármaco, los diferentes nebulizadores pueden proveer la administración muy diversa del fármaco, que varía aún más dependiendo del volumen de ventilación pulmonar del paciente durante la nebulización. En los modelos de nebulización de budesonida en suspensión, con el uso de diversos dispositivos

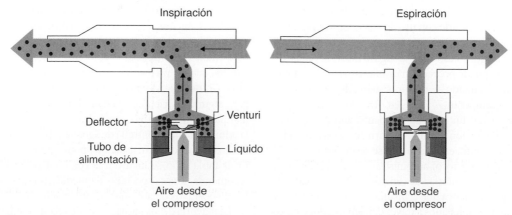

■ **FIGURA 37-12** Diseño del nebulizador convencional. El aire del compresor pasa a través de un pequeño orificio (Venturi). La rápida expansión de aire causa una presión negativa, que aspira fluido hacia el sistema del tubo de alimentación, donde se atomiza. Las partículas más grandes se impactan sobre los deflectores y las paredes de la cámara y regresan para su renebulización. Las partículas pequeñas de aerosol se administran continuamente desde la cámara del nebulizador. Durante la exhalación, el nebulizador continúa generando aerosol, que se elimina. (Tomada de O'Callaghan C, Barry PW. The science of nebulized drug delivery. *Thorax*. 1997;52[Suppl 2]:31-44; con autorización.)

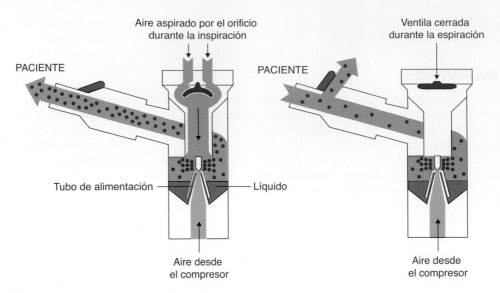

■ FIGURA 37-13 Un ejemplo de un nebulizador con orificio abierto, el Pari LC Jet Plus. En la inspiración, la válvula localizada en la parte alta de la cámara se abre, permitiendo aspirar aire adicional a través del orificio. El principal efecto es atraer más aerosol desde el nebulizador con la inspiración, lo que aumenta la dosis al paciente. En la espiración, el orificio se cierra y el aerosol sale a través de una válvula unidireccional cerca de la pieza bucal. El aerosol perdido del nebulizador durante la espiración es, por lo tanto, proporcionalmente menor que el del nebulizador convencional. Los tiempos de nebulización serán más rápidos, y el fármaco recibido por el paciente será significativamente más cuantioso que con los nebulizadores convencionales. (Tomada de O'Callaghan C, Barry PW. The science of nebulized drug delivery. *Thorax.* 1997;52[Suppl 2]:31-44; con autorización.)

de nebulización y volúmenes de ventilación pulmonar de 75 a 600 mL, el porcentaje calculado de la dosis colocada en el nebulizador que se inhala, varió dentro de un amplio rango, dependiendo de esos factores (71).

La administración eficaz de fármaco a las vías aéreas de lactantes y niños en edad de caminar depende de la técnica apropiada de nebulización y la disminución al mínimo del llanto. Un punto de controversia es la eficacia de la administración de medicamentos en aerosol por campana o "insuflación" desde una mascarilla o un tubo de extensión sostenido frente a la cara del paciente (en lugar de administrarlo con uso de una mascarilla facial de ajuste estrecho, que los pequeños a menudo rechazan). Si bien en algunos estudios se sugirió que el abordaje de insuflación puede proveer una administración aceptable del fármaco cuando se usa un sistema de nebulización de alto desempeño (72, 73), en otros se concluyó que, por lo general, un método de insuflación provee solo una administración mínima del fármaco a los pulmones (74); por lo tanto, en general, no se recomienda (75). El tratamiento en aerosol administrado a un lactante con sibilancias y una interfaz de campana (76-78) puede ser una mejor alternativa que la insuflación para administrar medicamentos inhalados a través del nebulizador a niños pequeños, que no pueden tolerar el tratamiento con mascarilla facial (75). La mascarilla facial con chupón mencionada antes en este capítulo para uso con IDM también puede utilizarse eficazmente en los lactantes,

como una interfaz de nebulizador, y está siendo objeto de investigación con el dispositivo de SMI Respimat (49). La administración de fármacos por cámaras de retención con válvula y mascarilla, en general, se prefiere a los nebulizadores en niños en edad de caminar (79), por sus tiempos de tratamiento más breves. Algunos de ellos y sus cuidadores objetan la presión facial necesaria para proveer un sello estrecho para el uso eficaz de una cámara de retención con válvula y, en su lugar, prefieren la presión más breve del nebulizador con mascarilla facial.

Cuando instruidos en el sentido de que se pueden usar las dosis crecientes de hasta 10 descargas de un agonista β por inhalador IDMp a través de espaciador para tratar crisis de asma aguda, los niños mayores y adultos suelen preferir este sistema al de nebulizador (25). Un nebulizador casero puede ser la mejor opción para algunos pacientes de edad avanzada con destreza manual limitada (25). Los nebulizadores se utilizan para la administración continua de agonistas β en los pacientes hospitalizados con asma que pone en riesgo la vida. En la tabla 37-5 se incluyen la edad, en general, y las recomendaciones específicas de medicación para elegir los dispositivos de administración en aerosol.

La mayoría de los fármacos usados para nebulización en la actualidad se provee en ampolletas de un solo uso, lo que elimina en gran parte la necesidad de aditivos conservadores, algunos que se han mostrado tienen significativos efectos de broncoconstricción. Cuando se

TABLA 37-5 RECOMENDACIONES USUALES PARA EL USO DE DISPOSITIVOS DE ADMINISTRACIÓN DE AEROSOL (ESTADOS UNIDOS)

EDAD (AÑOS)	IDEAL	SEGUNDA OPCIÓN
0-3	IDM con espaciador y mascarilla facial (se prefiere la mascarilla con chupón en los lactantes)	Nebulizador
3-6	IDM con espaciador	Nebulizador
6-12 (broncodilatadores)	IDM con espaciador	
> 12 (broncodilatadores)	IDM con espaciador	IDM solo[a]
> 6 (ICS de dosis baja con o sin LABA)	IPS O IDM con espaciador	
> 6 (ICS de dosis alta con o sin LABA)	IDM con espaciador	IPS
Obstrucción bronquial aguda (todas las edades)	IDM con espaciador	Nebulizador
Tratamiento continuo con un broncodilatador prescrito en el servicio de urgencias, o la unidad de cuidados intensivos (todas las edades)	Nebulizador	

El inhalador Soft Mist es ideal cuando está disponible para un preparado farmacológico con indicación clínica.

[a] Únicamente para aquellos pacientes que muestran una técnica excelente con el IDM solo.

ICS, corticoesteroides inhalados; IDM, inhalador de dosis medida; IPS, inhalador de polvo seco; LABA, antagonista β de acción prolongada.

usan ampolletas de uso múltiple, el médico debe estar al tanto de los aditivos presentes y cualquier potencial de broncoconstricción que pudiesen presentar con la dosificación repetida (80).

■ CONCLUSIÓN

Las pruebas publicadas muestran que, *cuando son usados correctamente*, hay poca diferencia en la eficacia clínica entre los diferentes tipos de inhalador (81). A pesar del desarrollo de varios tipos nuevos y mejorados de dispositivos de inhalación en los últimos 60 años, antes descritos, no ha habido una mejor capacidad sostenida de los pacientes para su uso (27). En estudios de la vida real, un gran porcentaje de pacientes mostró deficiencias graves en su técnica con el inhalador (82) y la mayoría de los proveedores de atención médica no puede proveer suficiente instrucción a sus pacientes (83). La técnica inadecuada con un inhalador tiene consecuencias clínicas y económicas. En un estudio transversal de más de 1 600 pacientes con asma, el hallazgo de un solo error crítico en la técnica de inhalación, independientemente el uso de IDMp o IPS, se vinculó con más consultas al servicio de urgencias, hospitalizaciones y utilizaciones de medicamento oral para el asma (84). Como se describió antes, los resultados mejoran con la evitación del uso concomitante de diferentes tipos de inhaladores en los pacientes individuales (67, 85) y de cambios de dispositivos sin instrucción personalizada (69). La provisión de material escrito no sustituye a la observación, valoración e instrucción

directas respecto de la técnica apropiada para los inhaladores prescritos (86). En el mejor de los casos, la técnica de uso del inhalador no recibe la importancia que merece de los pacientes, proveedores de atención, médicos y administradores de seguros de salud; esta situación claramente causa un grado mayor de morbilidad y costos modificables (27, 87). Todos los médicos y las organizaciones involucrados en el tratamiento del asma deben reconocer el imperativo incontrovertible de mayor énfasis, y más recomendaciones y fondos para este vital elemento de la atención del asma.

■ REFERENCIAS

1. Rom WN. *Environmental Policy and Public Health: Air Pollution, Global Climate Change, and Wilderness.* San Francisco, CA: Jossey-Bass; 2012.
2. Cooper S. *A dissertation on the properties and effects of the Datura stramonium, or common thornapple* [dissertation]. Philadelphia, PA: Smith; 1797:39.
3. Gandevia B. Historical review of the use of parasympatholytic agents in the treatment of respiratory disorders. *Postgrad Med J.* 1975;51(7 Suppl):13-20.
4. Sanders M. Inhalation therapy: an historical review. *Prim Care Respir J.* 2007;16(2):71-81.
5. Graeser JB, Rowe AH. Inhalation of epinephrine for relief of asthmatic symptoms. *J Allergy Clin Immunol.* 1935;6:415-420.
6. Wright BM. A new nebuliser. *Lancet.* 1958;2:24-25.
7. Freedman T. Medihaler therapy for bronchial asthma: a new type of aerosol therapy. *Postgrad Med.* 1956;20:667-673.
8. Crompton G. A brief history of inhaled asthma therapy over the last fifty years. *Prim Care Respir J.* 2006;15:326-331.

9. Hendeles L, Colice GL, Meyer, RJ. Withdrawal of albuterol inhalers containing chlorofluorocarbon propellants. *N Engl J Med*. 2007;356:1344-1351.

10. Leach CL. The CFC to HFA transition and its impact on pulmonary drug development. *Respir Care*. 2005; 50(9):1201-1208.

11. Roche N, Dekhuijzen PN. The evolution of pressurized metered-dose inhalers from early to modern devices. *J Aerosol Med Pulm Drug Deliv*. 2016;29(4):311-327.

12. Dalby RN, Eicher B, Zierenberg B. Development of Respimat Soft Mist Inhaler and its clinical utility in respiratory disorders. *Med Devices (Auckl)*. 2011;4:145-155.

13. Darquenne C. Aerosol deposition in health and disease. *J Aerosol Med Pulm Drug Deliv*. 2012;25(3):140-147.

14. de Boer AH, Gjaltema D, Hagedoorn P, *et al*. Can 'extrafine' dry powder aerosols improve lung deposition? *Eur J Pharm Biopharm*. 2015;96:143-151.

15. Johal B, Howald M, Fischer M, *et al*. Fine particle profile of fluticasone propionate/formoterol fumarate versus other combination products; the DIFFUSE study. *Comb Prod Ther*. 2013;3:39-51.

16. Shemirani FM, Hoe S, Lewis D, *et al*. In vitro investigation of the effect of ambient humidity on regional delivered dose with solution and suspensions MDIs. *J Aerosol Med Pulm Drug Deliv*. 2013;26:215-222.

17. Wolthers OD. Extra-fine particle inhaled corticosteroids, pharmacokinetics and systemic activity in children with asthma. *Pediatr Allergy Immunol*. 2016;27(1):13-21.

18. Usmani OS, Biddiscombe MF, Barnes PJ. Regional lung deposition and bronchodilator response as a function of β₂-agonist particle size. *Am J Respir Crit Care Med*. 2005;172:1497-1504.

19. van der Molen T, Postma D, Martin R, *et al*. Effectiveness of initiating extrafine-particle versus fine-particle inhaled corticosteroids as asthma therapy in the Netherlands. *BMC Pulm Med*. 2016;16:80.

20. Fairfax A, Hall I, Spelman R. A randomized, double-blind comparison of beclomethasone dipropionate extrafine aerosol and fluticasone propionate. *Ann Allergy Asthma Immunol*. 2001;86:575-582.

21. Price D, Martin RJ, Barnes N, *et al*. Prescribing practices and asthma control with hydrofluoroalkane-beclomethasone and fluticasone: a real-world observational study. *J Allergy Clin Immunol*. 2010;126(3):511-518.

22. Price D, Thomas M, Haughney J, *et al*. Real-life comparison of beclometasone dipropionate as an extrafine or larger-particle formulation for asthma. *Respir Med*. 2013;107(7):987-1000.

23. Colice G, Martin RJ, Israel E, *et al*. Asthma outcomes and costs of therapy with extrafine beclomethasone and fluticasone. *J Allergy Clin Immunol*. 2013;132(1):45-54.

24. Leach C, Colice GL, Luskin A. Particle size of inhaled corticosteroids: does it matter? *J Allergy Clin Immunol*. 2009;124(Suppl 6):S88-S93.

25. Laube BL, Janssens HM, de Jongh FH, *et al*. What the pulmonary specialist should know about the new inhalation therapies. *Eur Respir J*. 2011;37:1308-1331.

26. Giraud V, Roche N. Misuse of corticosteroid metered-dose inhaler is associated with decreased asthma stability. *Eur Respir J*. 2002;19:246-251.

27. Lavorini F, Fontana GA, Usmani OS. New inhaler devices—the good, the bad and the ugly. *Respiration*. 2014;88(1):3-15.

28. Thorsson L, Edsbacker S. Lung deposition of budesonide from a pressurized metered dose inhaler attached to a spacer. *Eur Respir J*. 1998;12:1340-1345.

29. Newman SP. Principles of metered-dose inhaler design. *Respir Care*. 2005;50(9)1177-1190.

30. Blake KV, Harman E, Hendeles L. Evaluation of a generic albuterol metered-dose inhaler: importance of priming the MDI. *Ann Allergy*. 1992;68:169-174.

31. Ross DL, Gabrio BJ. Advances in metered-dose inhaler technology with the development of a chlorofluorocarbon-free drug delivery system. *J Aerosol Med*. 1999;12:151-160.

32. Ramón M, Juan G, Ciscar MA. Influence of low temperature on bronchodilatation induced by terbutaline administered by metered dose or dry powder inhalers in asthmatics. *Fundam Clin Pharmacol*. 2000;14(2):133-138.

33. Mitchell JP, Nagel MW, Rau JL. Performance of large-volume versus small-volume holding chambers with chlorofluorocarbon-albuterol and hydrofluoroalkane-albuterol sulfate. *Respir Care*. 1999;44(1):38-44.

34. Esposito-Festen JE, Ates B, van Vliet FJ, *et al*. Effect of a facemask leak on aerosol delivery from pMDI-spacer system. *J Aerosol Med*. 2004;17(1):1-6.

35. Erfinger S, Schuepp KG, Brooks-Wildhaber J, *et al*. Facemasks and aerosol delivery in vivo. *J Aerosol Med*. 2007; 20(1):S78-S84.

36. Geller DE. Clinical side effects during aerosol therapy: cutaneous and ocular effects. *J Aerosol Med*. 2007;20(1):S100-S109.

37. O'Callaghan C, Barry PW. How to choose delivery devices for asthma. *Arch Dis Child*. 2000;82:185-187.

38. Pierart F, Wildhaber JH, Vrancken I, *et al*. Washing spacers in household detergent reduces electrostatic charge and greatly improves delivery. *Eur Respir J*. 1999;13:673-678.

39. Coppolo DP, Mitchell JP, Nagel MW. Levalbuterol aerosol delivery with a nonelectrostatic versus a nonconducting valved holding chamber. *Respir Care*. 2006;51(5):511-514.

40. Toogood JH, Baskerville J, Jenning B, *et al*. Use of spacers to facilitate inhaled corticosteroid treatment of asthma. *Am Rev Respir Dis*. 1984;129:723-729.

41. Nair A, Menzies D, Hopkinson P, *et al*. In vivo comparison of the relative systemic bioavailability of fluticasone propionate from three anti-static spacers and a metered dose inhaler. *Br J Clin Pharmacol*. 2009;67(2):191-198.

42. Daley-Yates PT. Pharmacological aspects of glucocorticoid therapy. In: Wolthers OD, ed. *Exogenous Glucocorticoids in Paediatric Asthma*. Trivandrum, Kerala: Transworld Research Network; 2007:1-18.

43. Brown PH, Blundell G, Greening AP, *et al*. Do large volume spacer devices reduce the systemic effects of high dose inhaled corticosteroids? *Thorax*. 1990;45:736-739.

44. National Asthma Education and Prevention Program. *Expert Panel Report 3: Guidelines for the Diagnosis and Management of Asthma*: Full Report 2007. Bethesda, MD: U.S. Department of Health and Human Services, National Institutes of Health. http://www.nhlbi.nih.gov/health-pro/guidelines/current/asthma-guidelines/full-report (accessed October 10, 2016).

45. Cates CJ, Crilly JA, Rowe BH. Holding chambers (spacers) versus nebulizers for beta-agonist treatment of acute asthma. *Cochrane Database Syst Rev*. 2006;(2):CD000052. doi: 10.1002/14651858.CD000052.pub2.

46. Lenney J, Innes JA, Crompton GK. Inappropriate inhaler use: assessment of use and patient preference of seven inhalation devices. EDICI. *Respir Med.* 2000;94(5):496-500.

47. Tal A, Golan H, Grauer N, *et al.* Deposition pattern of radio-labeled salbutamol inhaled from a metered-dose inhaler by means of a spacer with mask in young children with airway obstruction. *J Pediatr.* 1996;128:479-484.

48. Gillies J. Overview of delivery system issues in pediatric asthma. *Pediatr Pulmonol.* 1997;15:55-58.

49. Amirav I, Newhouse MT, Luder A, *et al.* Feasibility of aerosol drug delivery to sleeping infants: a prospective observational study. *BMJ Open.* 2014;4:e004124.

50. Newman SP, Weisz AW, Talace N, *et al.* Improvement of drug delivery with a breath actuated pressurised aerosol for patients with poor inhaler technique. *Thorax.* 1991;46:712-716.

51. Hannaway PJ. Failure of a breath-actuated bronchodilator inhaler to deliver aerosol during a bout of near fatal asthma [letter]. *J Allergy Clin Immunol.* 1996;98:853.

52. Ollson B. Aerosol particle generation from dry powder inhalers: can they equal pressurized metered dose inhalers. *J Aerosol Med.* 1995;8(Suppl 3):13-18.

53. Prime D, Grant AC, Slater AL, *et al.* A critical comparison of the dose delivery characteristics of four alternative inhalation devices delivering salbutamol: pressurized metered dose inhaler, Diskus inhaler, Diskhaler inhaler, and Turbuhaler inhaler. *Aerosol Med.* 1999;12:75-84.

54. Selroos O. Dry-powder inhalers in acute asthma. *Ther Deliv.* 2014;5(1):69-81.

55. Pedersen S, Hansen OR, Fuglsang G. Influence of inspiratory flow rate upon the effect of a Turbuhaler. *Arch Dis Child.* 1990;65:308-310.

56. Chrystyn H, Niederlaender C. The Genuair inhaler: a novel, multidose dry powder inhaler. *Int J Clin Pract.* 2012;66:309-317.

57. Canonica GW, Arp J, Keegstra JR, *et al.* Spiromax, a new dry powder inhaler: dose consistency under simulated real-world conditions. *J Aerosol Med Pulm Drug Deliv.* 2015;28(5):309-319.

58. Chrystyn H. The Diskus: a review of its position among dry powder inhaler devices. *Int J Clin Pract.* 2007;61(6):1022-1036.

59. Grant AC, Walker R, Hamilton M, *et al.* The ELLIPTA dry powder inhaler: design, functionality, in vitro dosing performance and critical task compliance by patients and caregivers. *J Aerosol Med Pulm Drug Deliv.* 2015;28(6):474-485.

60. Newman S. Improving inhaler technique, adherence to therapy and the precision of dosing: major challenges for pulmonary drug delivery. *Expert Opin Drug Deliv.* 2014;11(3):365-378.

61. Chan AH, Stewart AW, Harrison J, *et al.* The effect of an electronic monitoring device with audiovisual reminder function on adherence to inhaled corticosteroids and school attendance in children with asthma: a randomised controlled trial. *Lancet Respir Med.* 2015;3(3):210-219.

62. Westerik JA, Carter V, Chrystyn H, *et al.* Characteristics of patients making serious inhaler errors with a dry powder inhaler and association with asthma-related events in a primary care setting. *J Asthma.* 2016;53(3):321-329.

63. Wieshammer S, Dreyhaupt J. Dry powder inhalers: which factors determine the frequency of handling errors? *Respiration.* 2008;75:18-25.

64. Hochrainer D, Holz H, Kreher C, *et al.* Comparison of the aerosol velocity and spray duration of Respimat Soft Mist Inhaler and pressurized metered dose inhalers. *J Aerosol Med.* 2005;18(3):273-282.

65. van der Palen J, Klein JJ, van Herwaarden CL. Multiple inhalers confuse asthma patients. *Eur Respir J.* 1999; 14:1034-1037.

66. Alotaibi S, Hassan WH, Alhashimi H. Concurrent use of metered dose inhalers without spacer and dry powder inhalers by asthmatic children adversely affect proper inhalation technique. *Internet J Pediatr Neonatol.* 2011;13(1):29.

67. Price D, Chrystyn H, Kaplan A, *et al.* Effectiveness of same versus mixed asthma inhaler devices: a retrospective observational study in primary care. *Allergy Asthma Immunol Res.* 2012;4(4):184-191.

68. Global Initiative for Asthma (GINA), National Heart Lung and Blood Institute, National Institutes of Health. *GINA report. Global strategy for asthma management and prevention.* Bethesda, MD: National Institutes of Health; 2006.

69. Thomas M, Price D, Chrystyn H, *et al.* Inhaled corticosteroids for asthma: impact of practice level device switching on asthma control. *BMC Pulm Med.* 2009;9:1.

70. O'Callaghan C, Barry W. The science of nebulised drug delivery. *Thorax.* 1997;52(Suppl 2):31-44.

71. Smaldone GC, Cruz-Rivera M, Nikander K, *et al.* In vitro determination of inhaled mass and particle distribution for budesonide nebulizing suspension. *J Aerosol Med.* 1998;11:113-125.

72. Mansour MM, Smaldone GC. Blow-by as potential therapy for uncooperative children: an in-vitro study. *Respir Care.* 2012;57(12):2004-2011.

73. Restrepo RD. Is it time to say good bye to blow-by? *Respir Care.* 2012;57(12):2127-2129.

74. El Taoum KK, Xi J, Kim JW, *et al.* In vitro evaluation of aerosols delivered via the nasal route. *Respir Care.* 2015;60(7):1015-1025.

75. DiBlasi RM. Clinical controversies in aerosol therapy for infants and children. *Respir Care.* 2015;60(6):894-916.

76. Amirav I, Balanov I, Gorenberg M, *et al.* Nebulizer hood compared to mask in wheezy infants: aerosol therapy without tears! *Arch Dis Child.* 2003;88(8):719-723.

77. Geller DE, Kesser B. Blow by vs. face mask for nebulized drugs in young children. *J Allergy Clin Immunol.* 2004;113(2):532.

78. Shakked T, Broday DM, Katoshevski D, *et al.* Administration of aerosolized drugs to infants by a hood: a three-dimensional numerical study. *J Aerosol Med.* 2006;19(4):533-542.

79. Cotterell EM, Gazarian M, Henry RL, et al. Child and parent satisfaction with the use of spacer devices in acute asthma. *J Paediatr Child Health.* 2002;38(6):604-606.

80. Asmus MJ, Sherman J, Hendeles L. Bronchoconstrictor additives in bronchodilator solutions. *J Allergy Clin Immunol.* 1999;104(2 Pt 2):S53-S60.

81. Dolovich MB, Ahrens RC, Hess DR, *et al.* Device selection and outcome of aerosol therapy: evidence-based guidelines. *Chest.* 2005;127:335-371.

82. Lavorini F, Magnan A, Dubus JC, *et al.* Effect of incorrect use of dry powder inhalers on management of patients with asthma and COPD. *Respir Med.* 2008;102:593-604.

83. Press VG, Pincavage AT, Pappalardo AA. The Chicago Breathe Project: a regional approach to improving education

on asthma inhalers for resident physicians and minority patients. *J Natl Med Assoc*. 2010;102:548-555.

84. Melani AS, Bonavia M, Cilenti V, *et al*. Inhaler mishandling remains common in real life and is associated with reduced disease control. *Respir Med*. 2011;105:930-938.

85. Roth BJ. Back to the future: using inhalers correctly. *Respir Care*. 2008;53(3):314-315.

86. Lavorini F, Levy M, Corrigan C. The ADMIT series—issues in inhalation therapy. 6) Training tools for inhalation devices. *Prim Care Respir J*. 2010;19(4):335-341.

87. Papi A, Haughney J, Virchow JC, *et al*. Inhaler devices for asthma: a call for action in a neglected field. *Eur Respir J*. 2011;37:982-985.

CAPÍTULO 38

Nuevos tratamientos inmunológicos, incluidos los biológicos

LESLIE C. GRAMMER

■ NUEVOS TRATAMIENTOS INMUNOLÓGICOS

Las enfermedades alérgicas son muy prevalentes y afectan hasta 20% de la población estadounidense, por lo que se buscan en forma ávida nuevos esquemas inmunológicos para abatirlas, que en general se pueden dividir en cuatro estrategias: una es administrar anticuerpos monoclonales contra moléculas, por lo general, proteínas, de las que se informa son claves para mediar la inflamación alérgica. Otra es administrar proteínas monoclonales que interfieren con el proceso inflamatorio alérgico. Un tercer método se dirige a nuevas enzimas o receptores con fármacos comunes de bajo peso molecular (LMW, por sus siglas en inglés). Una estrategia final es modificar la inmunoterapia de alérgenos con uso de técnicas innovadoras, que disminuyen la alergenicidad y mantienen o aumentan la inmunogenicidad; esta última se trata en el capítulo 13.

■ FENOTIPOS Y ENDOTIPOS

Si bien algunas enfermedades que tratan los alergólogos son bastante homogéneas, muchas no. La rinitis alérgica es un ejemplo de enfermedad bastante homogénea, que varía en gravedad, pero no en los mecanismos subyacentes involucrados (1). El asma, por otro lado, es una enfermedad muy heterogénea de la que se han descrito varios fenotipos (características observables) que incluyen los del asma no atópica grave con exacerbaciones frecuentes, así como del asma alérgica leve de inicio temprano. Estos diferentes fenotipos se cree que tienen mecanismos subyacentes diversos y, por lo tanto, es posible que respondan a tratamientos nuevos disímiles, dependiendo del objetivo, lo que ha llevado al concepto del endotipo, esto es, un grupo de individuos cuya enfermedad, en este caso el asma, es causada por mecanismos fisiopatológicos o biológicos diferentes (1). Por ejemplo, los individuos, cuya asma es principalmente alérgica, tendrían más probabilidad de responder al tratamiento contra la inmunoglobulina E (IgE) que a

uno contra la interleucina (IL)-17. Si un individuo con asma no es atópico y presenta cifras elevadas de IL-17 y neutrófilos en el esputo, entonces pudiese responder al tratamiento contra IL-17, pero tendría mucha menos probabilidad de hacerlo a aquel contra IgE. En breve, estos nuevos tratamientos empiezan a ayudar a definir los endotipos de las enfermedades alérgicas y relacionadas. En la tabla 38-1 se enlistan las moléculas blanco, los fármacos, los mecanismos y las enfermedades en las que se ha valorado un tratamiento nuevo.

■ ANTICUERPOS MONOCLONALES

Contra la inmunoglobulina E

La eliminación de la IgE para proveer un tratamiento eficaz de las enfermedades alérgicas se basa en la importancia de esta inmunoglobulina en ambas reacciones, de fases temprana y tardía (2). Diversas estrategias se han utilizado para interferir con la unión de IgE a sus receptores, lo que así anula las enfermedades alérgicas, por ejemplo, la inhibición de IgE, el uso de sus fragmentos para ocupar el receptor, la administración de receptores solubles para unirse a la IgE libre y los anticuerpos neutralizantes contra IgE. Ya se producen anticuerpos policlonales y monoclonales contra IgE para estudiar los mecanismos de las enfermedades alérgicas (2). El omalizumab es un anticuerpo monoclonal humanizado recombinante, del que se informa es eficaz para el tratamiento de pacientes con asma persistente moderada a grave y la enfermedad mediada por IgE no regulada por los corticoesteroides inhalados; también tiene aprobación de uso en la urticaria crónica espontánea, la llamada urticaria idiopática crónica (3). La Food and Drug Administration (FDA) y la European Medicines Agency (EMA) aprobaron al omalizumab para usarse. Además de disminuir la IgE sérica libre, se describieron otros mecanismos de acción, incluidos cambios en la función de eosinófilos y linfocitos T y una disminución de la expresión de FcεRI en las células dendríticas, cebadas y los basófilos. Asimismo, hay un anticuerpo contra IgE de alta afinidad más nuevo, el ligelizumab, que se informa

TABLA 38-1 TRATAMIENTOS INMUNOLÓGICOS NUEVOS

MOLÉCULA BLANCO	FÁRMACO	MECANISMO	ENFERMEDAD	ETAPA DEL DESARROLLO
IgE	Omalizumab	Contra IgE	Asma alérgica Urticaria	Aprobado por la FDA y la EMA
	Ligelizumab	Contra IgE	Asma alérgica	De fase II
	Quilizumab	Contra el segmento M$_1$ principal de la IgE expresada en las membranas	Asma alérgica	De fase II
IL-4, IL-13	Pascolizumab	Contra IL-4	Ineficaz en el asma	
	Pitrakinra		Ineficaz en el asma	
	Dupilumab	Contra IL-4Rα	Asma eosinofílica Dermatitis atópica	De fase III
	Anrukinzumab	Contra IL-13	Asma Colitis ulcerativa	De fase II
	Lebrikizumab	Contra IL-13	Asma con periostina alta	De fase III
	Tralokinumab	Contra IL-13	Asma con periostina alta y DPP-4	
IL-5	Mepolizumab	Contra IL-5	Asma eosinofílica	Aprobada por la FDA y la EMA
	Reslizumab	Contra IL-5	Asma eosinofílica	Aprobada por la FDA y la EMA
	Benralizumab	Contra IL-5Rα	Asma eosinofílica	De fase III
IL-9	MEDI-528	Contra IL-9	Ineficaz en el asma	
	Enokizumab	Contra IL-9	Ineficaz en el asma	
IL-12, IL-23	Ustekinumab	Contra p40	Dermatitis atópica	Aprobadas para tratar la psoriasis por la FDA y la EMA
IL-17	Secukinumab	Contra IL-17A	No estudiada aún en el asma neutrofílica	Aprobada para tratar la psoriasis por la FDA y la EMA
TSLP	AMG-157	Contra TSLP	Asma	De fase III
TNF	Infliximab	Contra TNP	Ineficaz en el asma	
Interferón	Interferón γ1b	Aumento de linfocitos T$_H$1	CGD	Aprobada por la FDA para la CGD
Quimiocinas	BMS-639623	Contra CCR3	Ineficaz en el asma	
	GSK2239633	Contra CCR4	Ineficaz en el asma	
Factores de transcripción de cinasas	R343	Contra Syk	Ineficaz en el asma	
	AUT-01	Contra STAT1	Ineficaz en el asma	
CRT$_H$2, PGD$_2$	QAW039 (fevipiprant)	Antagonista de CRT$_H$2	Asma	De fase II
	AZD1981	Antagonista de CRT$_H$2	Asma	De fase II
Receptores muscarínicos	Glucopirrolato	Antagonistas muscarínicos de acción ultraprolongada	EPOC	De fase II
	Bromuro de darotropio	Antagonistas muscarínicos de acción ultraprolongada	EPOC	De fase II
Selectinas	Bimosiamosa	Panantagonista de la selectina	EPOC	De fase II

TABLA 38-1 NUEVOS TRATAMIENTOS INMUNOLÓGICOS (*CONTINUACIÓN*)

MOLÉCULA BLANCO	FÁRMACO	MECANISMO	ENFERMEDAD	ETAPA DEL DESARROLLO
Receptores de glucocorticoides	AL-438 es un ejemplo de SEGRAM	Mayor represión con menor transactivación	Ineficaz en el asma	

CCR3, receptor 3 de quimiocinas CC; CRT$_H$2, receptor de quimiocina de linfocitos T auxiliares de tipo 2; EMA, European Medicines Agency; EPOC, enfermedad pulmonar obstructiva crónica; FDA, Food and Drug Administration; IgE, inmunoglobulina E; IL-4, interleucina 4; PGD$_2$, prostaglandina D$_2$; SEGRAM, agonistas y reguladores selectivos de los receptores de glucocorticoides; Syk, tirosina cinasa esplénica; TNF, factor de necrosis tumoral; TSLP, linfopoyetina del estroma tímico.

inhibe la respuesta asmática temprana inducida por alérgenos (4). El quilizumab actúa sobre el segmento principal M$_1$ de la IgE expresada en las membranas y cuenta con un informe de eficacia y seguridad en los adultos con asma alérgica mal controlada (5).

En los estudios de la rinitis por ambrosía se describe alguna mejoría sintomática con el uso de omalizumab en pacientes con cifras notoriamente disminuidas de la IgE libre y aumentadas de la IgE unida (6). Los estudios del omalizumab para la dermatitis atópica tuvieron resultados tanto positivos como negativos (7, 8). A la fecha, no ha habido informes de inducción de respuesta de anticuerpos por el omalizumab en los seres humanos. Si bien el efecto secundario más frecuente ha sido la aparición de erupciones urticariformes, los pacientes presentaron otros efectos adversos que incluyen la rara probabilidad de anafilaxia (9).

Anticuerpos contra las interleucinas 4 y 13

El receptor de IL-4 e IL-13 comparte la misma cadena IL-4Rα. La cadena γ compartida forma la otra mitad del receptor de IL-4, en tanto la cadena IL-13Rα1 es la otra mitad del receptor de IL-13. Ambas citocinas comparten vías de señal y participan en la activación de eosinófilos y la síntesis de IgE (10). El anticuerpo monoclonal contra la IL-4, pascolizumab, fue bien tolerado pero careció de eficacia (11). La pitrakinra, un anticuerpo contra IL-4Rα/IL-13Rα, no pudo mostrar eficacia significativa en el asma (12). Asimismo, ha habido informes de seguridad y eficacia del dupilumab, un anticuerpo monoclonal contra IL-4Rα en ambas, el asma eosinofílica persistente y la dermatitis atópica de moderada a grave (13, 14).

El anrukinzumab es un anticuerpo contra IL-13 en proceso de estudio para el tratamiento del asma y la colitis ulcerativa (15). Además, se informa que otro anticuerpo contra IL-13, lebrikizumab, es eficaz para tratar el asma, en particular en aquellos sujetos con cifras altas de periostina (16). El tralokinumab también se une a la IL-13 soluble y hay informes de su eficacia para tratar el asma incontrolable grave solo de aquellos sujetos con cifras elevadas de periostina y dipeptidilpeptidasa-4 (17).

Contra interleucina-5

La IL-5 es una citocina de los linfocitos T auxiliares de tipo 2 (T$_H$2) con informe de ser esencial para el reclutamiento y la proliferación de eosinófilos en la respuesta inflamatoria alérgica. En modelos animales se informó que los anticuerpos bloqueadores de IL-5 inhiben el reclutamiento de los eosinófilos y eliminan la respuesta de fase tardía (18). La FDA aprobó el uso de dos anticuerpos bloqueadores de IL-5, mepolizumab y reslizumab, como tratamiento adyuvante del asma eosinofílica grave (19). Un anticuerpo monoclonal contra IL-5Rα, el benralizumab, fue motivo de informe de seguridad y eficacia en el asma eosinofílica grave en estudios de fase III (20). También se han usado preparados contra IL-5 fuera de contexto para tratar el síndrome hipereosinofílico (HES, por sus siglas en inglés). Asimismo, debe señalarse que hay subgrupos de individuos con HES que portan el gen de fusión FIP1L1-PDGFRA (F/P+ variante) o presentan aumento de la producción de IL-5 por una población de linfocitos T ampliada en forma clonal (variante linfocítica), con frecuencia máxima caracterizada por un fenotipo CD3$^-$ CD4$^+$. Para los pacientes con F/P+, la imatinib, un inhibidor de la cinasa de tirosina de LMW, se convirtió en el tratamiento ideal.

Contra interleucina 9

Ambas, la activación de linfocitos T$_H$2 y la diferenciación de las células cebadas, son funciones de IL-9. De inicio se informó de un anticuerpo monoclonal contra IL-9, el enokizumab (MEDI-528), con eficacia clínica probable. Sin embargo, estudios adicionales no pudieron alcanzar los puntos de desenlace de eficacia (21). No hay estudios actuales de productos contra IL-9 para tratar el asma o enfermedades relacionadas.

Contra las interleucinas 12 y 23

Las IL-12 e IL-23 participan en la función efectora de los linfocitos T y cuentan con una subunidad común, p40. Los receptores de IL-12 e IL-23 se encuentran en las células dendríticas y los linfocitos T activados, que se cree son importantes para mediar el asma, la dermatitis atópica y las enfermedades relacionadas. El ustekinumab es un anticuerpo monoclonal contra p40 aprobado por la EMA y la FDA para tratar la psoriasis. Además, se cuenta con informes de su eficacia en la dermatitis atópica, pero ningún estudio con distribución aleatoria (22).

Contra la interleucina 17

La IL-17 puede participar en el asma neutrofílica resistente a los esteroides (23). El secukinumab, un anticuerpo monoclonal contra IL-17A, se aprobó para tratar la psoriasis y la espondilitis anquilosante. Si bien no hubo eficacia con el brodalumab, un anticuerpo monoclonal contra el receptor de IL-17 en el estudio del asma, pudiese haber un subgrupo de pacientes con asma y cifras altas de IL-17 en quienes el tratamiento contra IL-17 sería eficaz (24).

Linfopoyetina estromal tímica

La linfopoyetina del estroma tímico (TSLP, por sus siglas en inglés) es una citocina producida por las células epiteliales que inicia y promueve las respuestas T_H2. El receptor de TSLP se sabe que está presente en los eosinófilos, basófilos, las células cebadas y los linfocitos innatos de tipo 2 (25). El AMG-157 es un anticuerpo monoclonal dirigido contra la TSLP que mostró eficacia para disminuir la broncoconstricción de fases temprana y tardía inducida por alérgenos (26). Asimismo, hay estudios en proceso con uso de AMG-157 como adyuvante de la inmunoterapia en el gato.

Contra el factor α de necrosis antitumoral

Bien se sabe que el factor α de necrosis tumoral (TNF-α) está involucrado en la inflamación de ciertas enfermedades vinculadas con los linfocitos T_H1, como la psoriasis y la artritis reumatoide. En esas enfermedades los tratamientos contra el TNF-α han producido mejoría clínica significativa. En pacientes con asma grave dependiente de esteroides, el TNF-α puede regularse también en forma ascendente, con reclutamiento de neutrófilos y eosinófilos al interior de las vías aéreas resultante (27). Si bien hubo entusiasmo inicial por el tratamiento contra TNF-α, se ha visto obstaculizado por preocupaciones en cuanto a la seguridad. Además, posiblemente la eficacia del tratamiento contra TNF-α se confine a un pequeño subgrupo de pacientes con asma grave, que presentan concentraciones altas de TNF-α en el esputo (28).

Interferones

El interferón γ recombinante (IFN-γ) está disponible como tratamiento aprobado por la FDA para la enfermedad granulomatosa crónica (29). También se sabe que el IFN-γ suprime la producción de IgE y causa regulación descendente de la función y la proliferación de los linfocitos T_H2 CD4$^+$ (24). La participación de los interferones en las enfermedades mediadas por IgE es esencialmente inexistente, por el riesgo de efectos secundarios, que incluyen fiebre, calosfríos, cefalea, exantema, depresión e incluso suicidio, que, en general, rebasan a cualquier posible beneficio (30). Asimismo, se informó de mejoría clínica en pacientes con dermatitis atópica grave (31). Como se describió antes, hay fármacos nuevos más seguros para tratar la enfermedad mediada por IgE, así como el asma alérgica.

Inhibidores de quimiocinas

Las quimiocinas tienen participación importante en la migración de una variedad de células, que incluyen a las cebadas, basófilos, eosinófilos y linfocitos T_H2. El receptor 3 de la quimiocina CC (CCR3) es particularmente importante para la migración de los eosinófilos. Por lo tanto, se estudiaron el fármaco contra CCR3 de LMW, BMS-639623, y el antagonista de CCR4, GSK2239633, en ensayos clínicos para el asma (32-34). No hay en la actualidad estudios de productos biológicos contra quimiocinas o fármacos LMW para el asma, la dermatitis atópica o las enfermedades relacionadas.

■ FÁRMACOS DE BAJO PESO MOLECULAR
Inhibidores de cinasas y factores de transcripción

A los factores de transcripción anterógrada se puede activar por una variedad de rutas de cinasas en las vías aéreas, con el resultado de la inactivación de muchos tipos de celulares y la producción de diversos mediadores de inflamación (35). La tirosina cinasa esplénica (Syk) regula una vía importante para la activación y la desgranulación de las células cebadas de las vías aéreas (36). Los inhibidores R112 y R343 de Syk de LMW han sido motivo de informe de disminución de síntomas en la rinitis alérgica y el asma (37). Las proteínas de transcripción activadoras de la transducción de señales (STAT, por sus siglas en inglés) se encargan de la transmisión de señales intracelulares iniciadas por las citocinas. Las citocinas de linfocitos T_H2, IL-4 e IL-13 causan activación de STAT6 (38); las citocinas de linfocitos T_H1 producen activación de STAT1. Asimismo, se informó que un oligonucleótido de STAT1, AVT-01, estaba en un estudio clínico de fase II del asma (39). Sin embargo, no hay estudios actuales en proceso de inhibidores de Syk o antagonistas de STAT.

Receptor 2 de la prostaglandina D_2

Un receptor importante de la prostaglandina D_2 (PGD_2) es el DP_2, también conocido como molécula homóloga del receptor de quimioatracción expresada en los linfocitos T auxiliares de tipo 2 (CRT_H2). A través de ese receptor, la PGD_2 puede inducir el reclutamiento y la activación de los linfocitos T_H2. En este sentido, se cree que la PGD_2 es un mediador importante de la inflamación que caracteriza a enfermedades como la rinitis alérgica y la respiratoria exacerbada por el ácido acetilsalicílico. Dos antagonistas del CRT_H2 de LMW, QAW039 (fevipiprant) y AZD 1981, están en proceso de valoración para tratar el asma alérgica (40, 41).

Receptores muscarínicos

En el contexto de la inflamación asmática hay una mayor actividad parasimpática; por lo tanto, los fármacos antimuscarínicos, como el tiotropio, el umeclidinio y el aclidinio, ya tienen aprobación de uso para tratar la enfermedad pulmonar obstructiva crónica (EPOC). Las células de músculo liso de las vías aéreas expresan ambos receptores, M_2 y M_3; la producción de moco es causada principalmente por los receptores M_3 (42). Los fármacos antimuscarínicos más recientes estudiados para el asma y la EPOC son más selectivos del M_3 y de muy larga duración (43), e incluyen al glucopirrolato y el bromuro de darotropio (44, 45).

Selectinas

Hay tres selectinas, glucoproteínas de adhesión celular: E, L y P, presentes en el endotelio, los leucocitos y las plaquetas, respectivamente (46). Las selectinas tienen capacidad de inducción de la activación celular y, por lo tanto, son objetivos para la supresión de la inflamación alérgica. Un antagonista de todas las selectinas, la bimosiamosa, cuenta con el informe de disminuir los eosinófilos del esputo y las reacciones de fase tardía. Aunque no hay estudios en proceso de la bimosiamosa en el asma, se ha comunicado que es un producto terapéutico de LMW promisorio para la EPOC (47).

Otros objetivos moleculares en las enfermedades alérgicas

Para esto, hay interés por el desarrollo de compuestos glucocorticoesteroides nuevos, que conserven las acciones de transrepresión de su receptor, que se cree son importantes para las acciones antiinflamatorias. Estos nuevos glucocorticoesteroides tendrían una actividad relativamente escasa de transactivación, asumida como la causa de efectos secundarios indeseables. Estos compuestos se clasifican como agonistas selectivos del receptor de glucocorticoesteroides (SEGRA, por sus siglas en inglés) o reguladores selectivos del receptor de glucocorticoides (SEGRM, por sus siglas en inglés), ambos colectivamente llamados agonistas y reguladores selectivos del receptor de glucocorticoides (SEGRAM, por sus siglas en inglés) (48). Uno de tales compuestos es el AL-438, que causó menos hiperglucemia e inhibición de la formación de hueso que la prednisona en el modelo de rata (49). Hasta ahora no se han informado éxitos de SEGRAM en humanos.

En fecha reciente se encontró que los receptores del sabor amargo (TAS2R) se expresan en el músculo liso de las vías aéreas humanas. La activación de los TAS2R causa una relajación notoria del músculo liso (50); se sugirió que los compuestos que activan TAS2R pudiesen constituir una nueva clase de broncodilatadores para el tratamiento de las enfermedades pulmonares obstructivas, porque actúan de manera diferente a los agonistas β o los antimuscarínicos. No ha habido informes aún de tales sustancias.

■ PROBIÓTICOS

De acuerdo con el informe del 2001 de la World Health Organization Expert Consultation, los probióticos son "microorganismos vivos que cuando son administrados en cantidades adecuadas confieren un beneficio para la salud del hospedero" (51). Aunque hay motivos razonables para prever beneficios de los probióticos, en la actualidad no hay recomendaciones positivas de sociedad médica internacional alguna para usar los probióticos o los nutrimentos prebióticos, que se requieran para el tratamiento o la prevención de alergias alimentarias (52). No hay tampoco recomendaciones con relación a la prevención de la rinitis alérgica o el asma, Pero sí hay recomendaciones controvertidas para la prevención del eccema en lactantes de alto riesgo (52). Aunque ha habido varios estudios con informe de un beneficio con los probióticos en la prevención de la enfermedad atópica, como el eccema, otros no han podido respaldarlo (53). Ninguno de los estudios mostró efecto preventivo claro alguno sobre la sensibilización y tampoco en enfermedad alérgica alguna, además de la dermatitis atópica.

El término *probiótico* suele usarse laxamente para incluir cepas de bacterias con poca capacidad inmunorreguladora demostrada o estudios de comparación para respaldar dicha actividad. No se sabe si sus efectos en los sistemas experimentales tienen alguna importancia clínica. Finalmente, poco se sabe del gran ecosistema intestinal complejo. Las explicaciones para los resultados variados entre estudios incluyen factores del hospedero, como las diferencias genéticas en las respuestas microbianas y la predisposición alérgica. Los resultados variables comunicados pueden también ser producto de factores ambientales, incluyendo la flora intestinal microbiana previa, los microorganismos individuales elegidos para incluir en los probióticos, la dieta y el tratamiento del hospedero con antibióticos (54).

No obstante, continúan realizándose y comunicándose estudios clínicos. Con esto se tiene la esperanza de que habrá una mejor comprensión de qué individuos posiblemente se beneficien de cuál probiótico, ya que se realicen estudios, que incluyan la caracterización cuidadosa de los sujetos y la composición de los probióticos.

CONCLUSIÓN

Los tratamientos inmunológicos nuevos ofrecen la esperanza de verdaderas revoluciones en el tratamiento del asma y las afecciones inmunológicas alérgicas. Los conocimientos obtenidos de la investigación básica han llevado a tratamientos potenciales, pero aún no se establece su eficacia clínica. Cuando se pone a la disposición un antagonista o un modificador biológico, su administración ayuda a reforzar o disminuir al mínimo la contribución del agonista o reactivo biológico en el proceso patológico. Por ejemplo, se sabe que el factor activador de plaquetas (PAF, por sus siglas en inglés) es broncoconstrictor y un potente quimiotáctico de eosinófilos. A la fecha, los antagonistas de PAF han tenido efectos muy leves en la inhibición de procesos inducidos por alérgenos, en contraposición con las respuestas bronquiales inducidas por PAF. Así, la contribución del PAF a las respuestas bronquiales inducidas por alérgenos parece menor de lo que inicialmente se previó, con base en la potencia del PAF como broncoconstrictor.

Los nuevos tratamientos requieren ser seguros, si se planea su uso amplio. Los médicos deben estar al tanto de los posibles efectos positivos o negativos inesperados cuando los usen. Por ejemplo, la administración de un tratamiento inmunológico nuevo en los pacientes con asma y rinitis alérgica pudiese exacerbar de manera concomitante la artritis reumatoide que padecen, o viceversa. Sin embargo, habrá oportunidades para revolucionar el tratamiento y el aprender cómo usar mejor los nuevos fármacos involucrará estudios de farmacología, clínicos, de eficacia y de vigilancia después de su autorización.

REFERENCIAS

1. Corren J. Asthma phenotypes and endotypes: an evolving paradigm for classification. *Discov Med.* 2013;83:243–249.
2. Galli SJ, Tsai M. IgE and mast cells in allergic disease. *Nat Med.* 2012;18:693-704.
3. Lowe PJ, Tannenbaum S, Gautier A, *et al.* Relationship between omalizumab pharmacokinetics, IgE pharmacodynamics and symptoms in patiens with severe persistent allergic (IgE-mediated) asthma. *Br J Clin Pharmacol.* 2009:68:61-76.
4. Gauvreau GM, Arm JP, Boulet LP, *et al.* Efficacy and safety of multiple doses of QGE031 (ligelizumab) versus omalizumab and placebo in inhibiting allergen-induced early asthmatic responses. *J Allergy Clin Immunol.* 2016;138:1051-1059.
5. Harris JM, Maciuca R, Bradley MS, *et al.* A randomized trial of the efficacy and safety of quilizumab in adults with inadequately controlled allergic asthma. *Respir Res.* 2016;17:29-39.
6. Casale TB, Bernstein IL, Busse W, *et al.* Use of anti-IgE humanized monoclonal antibody in ragweed-induced allergic rhinitis. *J Allergy Clin Immunol.* 1997;100:100-110.

7. Lane JE, Cheyney JM, Lane TN, *et al.* Treatment of recalcitrant atopic dermatitis with omalizumab. *J Am Acad Dermatol.* 2006;54(1):68-72.
8. Krathen RA, Hsu S. Failure of omalizumab for treatment of severe adult atopic dermatitis. *J Am Acad Dermatol.* 2006;55(3):540-541.
9. Cox L, Platts-Mills TA, Finegold I, *et al.* American Academy of Allergy, Asthma and Immunology/American College of Allergy, Asthma and Immunology Joint Task Force Report on omalizumab-associated anaphylaxis. *J Allergy Clin Immunol.* 2007;120:1373-1377.
10. Bagnasco D, Ferrando M, Varricchi G, *et al.* A critical evaluation of anti-IL-13 and anti-IL-4 strategies in severe asthma. *Int Arch Allergy Immunol.* 2016;170:122-131.
11. Walker BL, Leigh R. Use of biologicals as immunotherapy in asthma and related diseases. *Expert Rev Clin Immunol.* 2008;4:743-756.
12. Slager RE, Otulana BA, Hawkins GA, *et al.* IL-4 receptor polymorphisms predict reduction in asthma exacerbations during response to an anti-IL-4 receptor α antagonist. *J Allergy Clin Immunol.* 2012;130:516.e4-522.e4.
13. Wenzel S, Ford L, Pearlman D, *et al.* Dupilumab in persistent asthma with elevated eosinophil levels. *N Engl J Med.* 2013;368:2455-2466.
14. Beck LA, Thaci D, Hamilton JD, *et al.* Dupilumab treatment in adults with moderate to severe atopic dermatitis. *N Engl J Med.* 2016;371:130-139.
15. Hua F, Ribbing J, Reinisch W, *et al.* A pharmacokinetic comparison of anrukinzumab, an anti-IL-13 monoclonal antibody, among healthy volunteers, asthma and ulcerative colitis. *Br J Clin Pharmacol.* 2015;80:101-109.
16. Noonan M, Korenblat P, Mosesova S, *et al.* Dose ranging study of lebrikizumab in asthmatic patients not receiving inhaled steroids. *J Allergy Clin Immunol.* 2013;132:567.e12-574.e12.
17. Brightling CE, Chanez P, Leigh R, *et al.* Efficacy and safety of tralokinumab in patients with severe, uncontrolled asthma: a randomized, double blind placebo controlled, phase 2b trial. *Lancet Respir Med.* 2015;3:692-701.
18. Wechsler ME, Fulkerson PC, Bochner BB, *et al.* Novel targeted therapies for eosinophilic disorders. *J Allergy Clin Immunol.* 2012;130:563-571.
19. Hern-Tze TT, Sugita K, Akdis CA. Novel biologicals for the treatment of allergic diseases and asthma. *Curr Allergy Asthma Rep.* 2016;16:70-83.
20. Fitzgerald JM, Bleker ER, Nair P, *et al.* Benralizumab, an anti-interleukin 5 receptor α monoclonal antibody as add on treatment for patients with severe uncontrolled eosinophilic asthma (CALIMA): a randomized double-blind placebo controlled phase 3 trial. *Lancet.* 2016;388:2128-2141.
21. Oh CK, Leigh R, McLaurin KK, *et al.* A randomized controlled trial to evaluate the effect of an anti-interleukin-9 monoclonal antibody in adults with uncontrolled asthma. *Respir Res.* 2013;14:93-98.
22. Fernandez-Anton Martinez MC, Alfageme RF, Ciudad BC, *et al.* Ustekinumab in the treatment of severe atopic dermatitis: a preliminary report of our experience with 4 patients. *Actas Dermosifiliogr.* 2014;105:312-313.
23. Zijlstra GJ, Ten Hacken NH, Hoffman RF, *et al.* Interleukin-17A induces glucocorticoid insensitivity in human bronchial epithelial cells. *Eur Respir J.* 2012;39:439-445.

24. Busse WW, Holgate S, Kerwin E, *et al.* Randomized, double-blind, placebo controlled study of brodalumab, a human anti-IL-17 receptor monoclonal antibody in moderate to severe asthma. *Am J Respir Crit Care Med.* 2013;188:1294-1302.

25. Kabata H, Moro K, Koyasu S, *et al.* Mechanisms to suppress ILC2-induced airway inflammation. *Ann Thorac Soc.* 2016;(Suppl 1):S95.

26. Gauvreau GM, O'Byrne PM, Boulet LP, *et al.* Effects of an anti-TSLP antibody on allegen-induced asthmatic responses. *N Engl J Med.* 2014;370:2102-2110.

27. Brightling C, Berry M, Amrani Y. Targeting TNF-alpha: a novel therapeutic approach for asthma. *J Allergy Clin Immunol.* 2008;121(1):5-10.

28. Jacobi A, Antoni C, Manger B, *et al.* Infliximab in the treatment of moderate to severe atopic dermatitis. *J Am Acad Dermatol.* 2005;52:522-526.

29. Leiding JW, Holland SM. Chronic granulomatous disease. In: Pagon RA, Adam MP, Ardinger HH, et al, eds. *GeneReviews.* Seattle, WA: University of Washington, 2012:1993-2016.

30. Pung YH, Vetro SW, Bellanti JA. Use of interferons in atopic (IgE-mediated) diseases. *Ann Allergy.* 1993;71:234-238.

31. Jang IG, Yang JK, Lee HJ, *et al.* Clinical improvement and immunohistochemical findings in severe atopic dermatitis treated with interferon gamma. *J Am Acad Dermatol.* 2000;42(6):1033-1040.

32. Pruitt JR, Batt DA, Wacker LL, *et al.* CC chemokine receptor-3 (CCR3) antagonists: improving the selectivivty of DPC168 by reducing central ring lipophilicity. *Bioorg Med Chem Lett.* 2007;17:2992-2997.

33. Santella JB III, Gardner DS, Yao W, *et al.* From rigid cyclic templates to conformationally stabilized acyclic scaffolds. Part 1: the discovery of CCR3 antagonist development candidate BMS-639623 with picomolar inhibition potency against eosinophil chemotaxis. *Bioorg Med Chem Lett.* 2008;18:576-585.

34. Cahn A, Hodgson S, Wilson R, *et al.* Safety, tolerability, pharmacokinetics and pharmacodynamics of GSK2239633, a CC-chemokine receptor 4 antagonist, in healthy male subjects: results from an open-label and from a randomised study. *BMC Pharmacol Toxicol.* 2013;14:14-22.

35. Adcock IM, Chung KF, Caramori K, *et al.* Kinase inhibitors and airway inflammation. *Eur J Pharmacol.* 2006;533 (1-3):118–132.

36. Ramis R, Otal C, Carreno A, *et al.* A novel inhaled Syk inhibitor blocks mast cell degranulation and early asthmatic response. *Pharmacol Res.* 2015;99:116-124.

37. Meltzer EO, Berkowitz RB, Grossbard EB. An intranasal Syk-kinase inhibitor (R112) improves the symptoms of allergic rhinitis in a park environment. *J Allergy Clin Immunol.* 2005;115:791-796.

38. Kuperman D, Schofield B, Wills-Karp M, *et al.* Signal transducer and activator of transcription factor 6 (Stat6)-deficient mice are protected from antigen-induced airway hyperresponsiveness and mucus production. *J Exp Med.* 1998;187:939-948.

39. Caramori G, Groneberg K, Ito K, *et al.* New drugs targeting Th2 lymphocytes in asthma. *J Occup Med Toxicol.* 2008;3(Suppl 1):S6.

40. Erpenbeck VJ, Popov TA, Miller D, *et al.* Data on the oral CRTh2 antagonist QAW039 (fevipiprant) in patients with uncontrolled allergic asthma. *Data Brief.* 2016;9:199-205.

41. Kuna P, Bjermer L, Tomling G. Two Phase II randomized trials on the CRTh2 antagonist AZD1981 in adults with asthma. *Drug Des Devel Ther.* 2016;10:2759-2770.

42. Ramrarine SI, Haddad EB, Khawaja AM, *et al.* On muscarinic control of neurogenic mucus secretion in ferret trachea. *J Physiol.* 1996;494:577-586.

43. Gavalda A, Garcia-Gil E. Aclidinium bromide, a novel long-acting muscarinic antagonist (LAMA). *Prog Respir Res.* 2010;39:33-38.

44. Busse WW, Dahl R, Jenkins C, *et al.* Long-acting muscarinic antagonists: a potential add-on therapy in the treatment of asthma? *Eur Respir Rev.* 2016;139:54-64.

45. Cazzola M, Matera MG. Emerging inhaled bronchodilators: an update. *Eur Respir J.* 2009;34:757-769.

46. Ley K. Functions of selectins. *Results Probl Cell Differ.* 2001;33:177-200.

47. Gross NJ. The COPD pipeline XXII. *COPD.* 2013;10:390–392.

48. Sundahl N, Bridelance J, Libert C. Selective glucocorticoid receptor modulation: new directions with non-steroidal scaffolds. *Pharmacol Ther.* 2015;152:28-41.

49. Doggrell S. Is AL-438 likely to have fewer side effects than the glucocorticoids? *Expert Opin Investig Drugs.* 2003;12:1227-1229.

50. Robinett KS, Koziol-White CJ, Akoluk A, *et al.* Bitter taste receptor function in asthmatic and non-asthmatic human airway smooth muscle cells. *Am J Respir Cell Mol Biol.* 2014;50:678-683.

51. FAO/WHO. Health and Nutritional Properties of Probiotics in Food. Report of a Joint FAO/WHO Expert Consultation on Evaluation of Health and Nutritional Properties of Probiotics in Food. 2001.

52. Koletzko S. Probiotics and prebiotics for prevention of food allergy: indications and recommendations by societies and institutions. *J Pediatr Gastroenterol Nutr.* 2016;63:S9-S10.

53. Prescott SL, Bjorksten B. Probiotics for the prevention or treatment of allergic diseases. *J Allergy Clin Immunol.* 2007;120:255-262.

54. Sweileh WM, Shraim NY, Al-Jabi SW, *et al.* Assessing worldwide research activity on probiotics in pediatrics using Scopus database: 1994–2014. *World Allergy Organ J.* 2016;9:25-37.

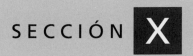
Situaciones especiales

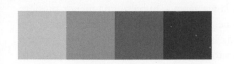

CAPÍTULO **39**

Afecciones alérgicas durante el embarazo

PAUL A. GREENBERGER

◼ INTRODUCCIÓN

Las principales afecciones que diagnostica el alergólogo-inmunólogo pueden ocurrir en el contexto del embarazo o en su previsión; son ejemplos el asma, las rinitis, alérgica y no, las rinosinusitis aguda o crónica, la poliposis nasal, la urticaria, el angioedema, la anafilaxia y la inmunodeficiencia. Los propósitos del tratamiento de las embarazadas deben incluir una eficaz regulación de las afecciones alérgicas-inmunológicas subyacentes; las medidas de evitación; las guías sobre medicamentos, alimentos y complementos; los planes de acción o preparación para urgencias como el asma aguda grave o la anafilaxia y la comunicación entre el médico que trata las afecciones alérgicas e inmunológicas y el que atiende el embarazo.

◼ ASMA

En 3.7 a 8.4% de las embarazadas ocurre asma en Estados Unidos (1-3) y en hasta 12.4% en Australia (4) y 12.3% en Canadá (5). El asma puede iniciarse durante la gestación y presentarse como su forma aguda grave,

que requiere hospitalización. La disnea con sibilancias puede interrumpir el sueño, causar tos persistente, hipoxemia e incluso fracturas costales durante la gestación. Las secuelas de un asma mal regulada en la embarazada pueden ser devastadoras, ya que quizá se presenten decesos en los casos más extremos (6, 7). Otros resultados indeseados del asma durante el embarazo incluyen la pérdida fetal (abortos o mortinatos), una mayor tasa de partos pretérmino (< 37 sem de gestación), el retardo del crecimiento intrauterino (< 2 400 g), la hemorragia preparto y posparto, la hipertensión gestacional, la preeclampsia, el oligohidramnios y la hiperémesis gravídica (1, 2, 8-17). No en todos los estudios se informa de la totalidad de las complicaciones enlistadas; hay un informe problemático de exacerbaciones agudas del asma durante el primer trimestre, relacionadas con un mayor riesgo de malformaciones congénitas (18). Las crisis repetidas de asma grave aguda durante la gestación han dado como resultado efectos de hipoxemia en el feto; hay un informe de interrupción del embarazo por asma aguda grave que ponía en riesgo la vida (19). Por el contrario,

799

con la cooperación entre la embarazada y el médico que atiende el asma regulado de manera eficaz, puede tener resultados exitosos la mayoría (1, 2, 8-18, 20-22). La prevención del asma grave aguda se ha vinculado con resultados del embarazo que se acercan a los de la población general (9). El uso de corticoesteroides inhalados (1, 2, 9-18, 20) ha sido eficaz, como la prednisona en el tratamiento incluso de los casos más graves de asma durante la gestación. En algunos estudios se informa de disminuciones pequeñas (100 a 200 g) del peso al nacer en las embarazadas que utilizaron prednisona. En otros estudios se encontraron resultados esencialmente normales a pesar de la administración de prednisona, en tanto esto evitase las hospitalizaciones y los tratamientos de urgencia (9, 22-24).

Las exacerbaciones del asma durante la gestación pueden causar más hospitalizaciones que en las no embarazadas con la misma afección. Una explicación mecánica es que hay una menor reserva respiratoria en las embarazadas con asma. También es posible que reciban menos del tratamiento recomendado porque están embarazadas. En el boletín de práctica del 2008 del American College of Obstetricians Gynecologists (2) y el informe del grupo de expertos del programa de instrucción y prevención del asma nacional de Estados Unidos (1, 25) (Practices Bulletin and National Asthma Education and Prevention Program Expert Panel) se recomiendan los corticoesteroides orales para el tratamiento de las crisis agudas de asma, como parte de un esquema gradual.

■ CAMBIOS FISIOLÓGICOS DURANTE EL EMBARAZO

Aunque la frecuencia respiratoria no cambia, el volumen de ventilación pulmonar aumenta durante el embarazo (26, 27). La ventilación minuto aumenta de 19 a 50% para fines del embarazo (28-30). La capacidad vital no cambia, a menos que haya una exacerbación del asma. El consumo de oxígeno aumenta por 20 a 32%. Los aumentos grandes en la progesterona y los estrógenos producen una alcalosis respiratoria por aumento de la ventilación minuto, atribuible a una mayor sensibilidad del cuerpo carotídeo a la hipoxia (31). Estos cambios se presentan antes de que haya crecimiento significativo del útero. Las concentraciones de gases arteriales reflejan una alcalosis respiratoria compensada, con un pH que varía de 7.40 a 7.47 y una presión parcial de dióxido de carbono (PCO_2) de 25 a 32 mm Hg (30, 32). La presión parcial de oxígeno materna (PO_2) va de 91 hasta tan alto como 106 mm Hg (30, 32). El gradiente de oxígeno alveolar-arterial cerca del término es de 14 mm Hg en posición sentada, en comparación con 20 mm Hg en la supina. Una explicación para el mayor gradiente de

oxígeno alveolar-arterial cuando en posición supina es el menor gasto cardiaco, porque el útero creciente comprime la vena cava inferior y disminuye el retorno venoso. En especial en el tercer trimestre, las embarazadas deberían tratar de evitar dormir en posición supina y practicar posiciones de yoga para la disminución del retorno venoso o una hipotensión franca (33).

La capacidad pulmonar total no cambia, o disminuye por 4 a 6%. La embarazada respira volúmenes disminuidos porque el residual y el de capacidad funcional residual (FRC, por sus siglas en inglés) decrecen. El diafragma se desplaza en dirección cefálica (28). Como con el desarrollo de hiperventilación materna, el volumen residual y la FRC declinan antes de que ocurra un crecimiento significativo del útero. El diafragma se aplana durante el embarazo y hay menos presión intratorácica negativa, de acuerdo con los informes de algunos estudios. Entonces se podría especular que ocurriría el cierre temprano de la vía aérea si hubiese una menor presión intratorácica negativa. Debido a que durante las crisis de asma aguda la embarazada afectada genera grandes presiones intratorácicas negativas para aplicar tracción de broncodilatación radial, cualquier declinación en esa capacidad la predispondría a un deterioro más súbito por el cierre de las vías aéreas.

La capacidad de respuesta bronquial a la metacolina no cambia en una forma clínicamente importante; sin embargo, en estadísticas, se informó de un cambio significativo con aumento de la PC_{20} de 0.35 a 0.72 mg/mL desde la etapa preconcepcional hasta la posparto (34). En ese estudio de embarazadas con asma leve, el volumen exhalatorio forzado en 1 s (FEV_1, por sus siglas en inglés) mejoró por 150 mL y aumentó de 82 a 87% (34). El aumento en la concentración sérica de progesterona durante el embarazo no se correlacionó con una mejora de la capacidad de respuesta bronquial (35). Aunque la progesterona relaja el músculo liso del útero y el tubo digestivo, estos datos sugieren que factores diferentes a la progesterona contribuyen a los cambios en la capacidad de respuesta bronquial.

Otros cambios fisiológicos

El gasto cardiaco aumenta 25% a las 6 sem y en las etapas avanzadas del embarazo puede hacerlo hasta 30 a 60%, por el incremento de la frecuencia cardiaca y la disminución de la resistencia vascular (36, 37). Esto último es resultado de la generación de óxido nítrico sostenida por los estrógenos (38). El decremento en la resistencia vascular sistémica se acompaña de un aumento en la frecuencia cardiaca de 10 a 20 latidos/min. El volumen sistólico aumenta poco, el riego sanguíneo uterino se eleva hasta 10 tantos, de 50 a 500 mL/mina término (32).

El volumen sanguíneo aumenta en promedio 1 600 mL y las embarazadas presentan vasodilatación, ya que el agua corporal total se expande de 1 a 5 L (36, 37, 39). Debido a la retención ávida de sodio, las embarazadas son sensibles a la administración excesiva de líquidos. Aunque está indicado corregir cualquier deshidratación, la restitución no juiciosa de los líquidos causa edema pulmonar agudo con una función cardiaca normal. Durante la segunda mitad del embarazo estos cambios se manifiestan porque la embarazada presenta una precarga aumentada (sobrecarga leve de volumen con activación del sistema renina-angiotensina-aldosterona), mayor cronotropía y disminución de la poscarga (32, 36, 37, 39).

Aunque durante la gestación hay un aumento de 20 a 40% en la masa eritrocítica, la concentración de hemoglobina materna disminuye (31, 32). El aumento en la masa eritrocítica es contrarrestado por el incremento todavía mayor en el volumen plasmático con el resultado de una anemia relativa.

■ OXIGENACIÓN FETAL

La resistencia vascular uterina (secundaria a progesterona, óxido nítrico y prostaglandina) declina, de manera que puede haber un gran aumento del riego sanguíneo uterino (40). El feto sobrevive en un ambiente bajo en oxígeno con escasa reserva en casos en los que se compromete el aporte de sangre uterina rica en oxígeno. Estudios en animales y seres humanos muestran menor oxigenación fetal si hay disminución del riego sanguíneo uterino, que pudiese ocurrir con la hipotensión materna importante, la hipocarbia o el estado de choque (32). La hiperventilación materna puede disminuir el retorno venoso y desviar la curva de disociación de hemoglobina a la izquierda. Las declinaciones leves en la oxigenación materna parecen toleradas de manera satisfactoria por el feto, pero los grados sustanciales de hipoxemia materna pueden poner en riesgo su supervivencia. Los vasos uterinos se dilatan al máximo durante la gestación, con base en datos experimentales, principalmente de ovejas preñadas y de algunos estudios de seres humanos. Los vasos uterinos no se dilatan después de la estimulación por un agonista adrenérgico β, pero se constriñen con los agonistas adrenérgicos α. Algunos anestesiólogos en obstetricia administran 25 a 50 mg de efedrina por vía intravenosa si ocurre hipotensión durante la anestesia epidural. Los efectos adrenérgicos β de la efedrina dan como resultado un mayor gasto cardiaco, que aumenta la presión arterial sistólica y mantiene la perfusión del útero. La epinefrina intramuscular provee de forma principal estimulación adrenérgica β, en tanto la intravenosa da como resultado efectos predominantemente β y algunos α.

La hemoglobina fetal es de 16.5 g/L y la presión de oxígeno a la que la hemoglobina se satura al 50% es de 22 mm Hg en el feto, en contraposición a 26 a 28 mm Hg en la embarazada (32). La determinación de la Po_2 de vena umbilical fetal a término resulta en promedio de casi 32 mm Hg, con una Pco_2 de 49 mm Hg. Sin embargo, hay un efecto de desviación muy grande de la circulación uteroplacentaria; se demuestra cuando la embarazada inspira oxígeno a 100% en ausencia de asma aguda, la Po_2 venosa umbilical fetal aumenta a 40 mm Hg y la Pco_2 es de 48 mm Hg (41). Tales cambios en la Po_2 pueden ser muy importantes para el feto en sufrimiento, aunque la derivación uteroplacentaria sea grande. Para los mismos aumentos de la Po_2 arterial, la desviación a la izquierda de la curva de disociación de oxígeno de la hemoglobina fetal da como resultado mayores aumentos en la saturación de oxígeno fetal que en la sangre materna.

En resumen, el aporte de oxígeno fetal depende de muchos factores, pero los más críticos son el riego sanguíneo del útero (gasto cardiaco materno), la integridad de la placenta y el contenido de oxígeno arterial materno.

■ EFECTOS DEL EMBARAZO SOBRE EL ASMA

En la embarazada individual, no siempre es posible predecir los efectos del embarazo sobre el asma. Los estudios en las publicaciones señalan diversos grados de mejoría, deterioro o ningún cambio en la evolución clínica (2, 42). En las últimas 5 décadas los informes publicados parecen ser bastante consistentes, con porcentajes casi equivalentes de pacientes sin cambio, con mejoría o deterioro. En una revisión de 1980 de nueve estudios que incluyeron 1 059 embarazadas, 49% no tuvo cambios en términos de la gravedad del asma, 29% mejoró y 22% empeoró (42). En un estudio prospectivo de 198 embarazadas en 1988 se registraron resultados algo similares, donde 40% no tuvo cambios respecto de los medicamentos, 18% requirió menos y 42% solicitó más (43). De manera similar, mediante el uso de tarjetas de medicamentos y diarios de síntomas durante 366 embarazos en 330 mujeres con asma leve a moderada, esta no cambió en 33%, mejoró en 28% y empeoró en 35% (44). En un estudio prospectivo de 873 embarazadas con asma del 2003, 44% no presentó síntomas o recibió tratamiento durante el embarazo, 32% presentó asma intermitente y 23% se consideró con asma persistente (leve 13%, moderada 7% y grave 4%) (11). ¿Qué tan eficaz es la regulación del asma? En una serie de 2 123 embarazadas con asma, casi 33% requirió atención aguda "no programada" en el consultorio o el hospital (45). No se sabe si el asma mal controlada contribuyó, pero hay otro informe de un vínculo entre el asma materna y la discapacidad intelectual de los niños (46, 47), que también aumentó en presencia de diabetes materna, afecciones renales o de vías urinarias y epilepsia (46, 47).

El embarazo en las adolescentes con asma se ha vinculado con muchas consultas al servicio de urgencias y hospitalizaciones (48). Algunas con asma grave quizá no se beneficien de la prescripción de medicamentos antiinflamatorios por su incumplimiento (48). La combinación de pobreza, atención prenatal inadecuada o nula, instrucción limitada y la incapacidad de regular el asma como prioridad pueden complicar los embarazos a cualquier edad, pero especialmente durante la adolescencia.

El tabaquismo durante la gestación puede tener efectos a largo plazo, el materno de 20 o más cigarrillos/día se vinculó con un asma actual en niñas de 14 años, pero no en los varones de la misma edad (49). Estos datos respaldan la persistencia de los efectos lesivos del tabaquismo dentro del útero, incluso si la paciente después del parto interrumpe el hábito. Efectos adversos se han mostrado en la función pulmonar, FEV_1, FEF_{25-75} y FEV_1/capacidad vital forzada, en mujeres de 7 a 18 años cuyas madres fumaron durante el embarazo o cuando otro miembro de la familia (no la embarazada) lo hizo durante la gestación (50). Por lo tanto, es claro que las embarazadas no deben fumar durante la gestación, por su propio bienestar y el de sus hijos, que pudiesen presentar una pérdida de la función pulmonar (51).

■ SELECCIÓN DEL TRATAMIENTO

El abordaje terapéutico incluye una valoración del grado de alivio, la gravedad y los riesgos (1, 2, 9, 23, 52, 53) (tabla 39-1). De manera específica, debe determinarse (a) si la embarazada presenta un asma casi fatal (potencialmente letal) (54), (b) si están contribuyendo los alérgenos en el hogar o el sitio laboral y (c) si es probable que cumpla con las recomendaciones que se le proveen.

Medidas de evitación

Las medidas generales de evitación incluyen el cese del tabaquismo y, de preferencia, recomendar que no haya humo de tabaco secundario en el ambiente del hogar. Tampoco debería haber consumo de bebidas alcohólicas o ser mínimo, cesar el uso de drogas y evitar los fármacos con potencial teratógeno o lesivo, cuyos ejemplos incluyen tetraciclinas (discoloración de los dientes del lactante por producción deficiente de esmalte), sulfonamidas en el último trimestre (la deficiencia de deshidrogenasa de la glucosa 6 fosfatasa [G6PD, por sus siglas en inglés] pudiese causar anemia hemolítica), troleandomicina, claritromicina, metotrexato, micofenolato mofetilo y antibióticos, como las quinolonas.

TABLA 39-1 PROPÓSITOS DEL TRATAMIENTO DE LA EMBARAZADA CON ASMA

- Prevenir las muertes maternas y fetales
- Regular al máximo el asma
- Prevenir hospitalizaciones, consultas al servicio de urgencia y las no programadas para atención médica
- Prevenir/disminuir el asma nocturna
- Prevenir/disminuir las limitaciones de actividades, el ausentismo/"presenteísmo" escolar o laboral
- Llevar al máximo al estado respiratorio y la función pulmonar
- Usar medicamentos apropiados
- Preparar un plan de acción para las exacerbaciones

Cuando hay asma alérgica deben implementarse las medidas de evitación individual respecto de animales, ácaros del polvo, cucarachas y hongos. El ácido acetil salicílico y los fármacos antiinflamatorios no esteroides se evitarán en las embarazadas con enfermedad respiratoria exacerbada por el ácido acetil salicílico. Sin embargo, los fármacos antiinflamatorios no selectivos, como ibuprofeno, naproxeno o diclofenaco (55, 56), se consideran apropiados para las primeras 30 sem de gestación si están indicados en las pacientes que toleran el ácido acetil salicílico. Después de esa edad de gestación deberán evitarse por el riesgo de cierre del conducto arterioso fetal que causa hipertensión pulmonar. El paracetamol es aceptable.

Medicamentos

En el año 2015, la FDA sustituyó las categorías de riesgo del embarazo con letras para la prescripción y el etiquetado de productos biológicos, con nueva información en un intento por hacerlas más significativas para ambos, pacientes y proveedores de atención sanitaria; hasta que se integre esto al sistema médico, los grados señalados con letras continuarán. En el embarazo humano la organogénesis es proporcionalmente breve (días 12 a 56) en comparación con la de los animales. Los fármacos son causas infrecuentes de malformaciones congénitas mayores, con una tasa total de 3 a 7% (57), dependiendo de los estudios y el grado de precisión, de 10.1% (5). Casi 66% de las malformaciones corresponde a factores desconocidos y 25% adicional está determinado genéticamente. Casi 5% de las malformaciones se vinculó con factores ambientales, incluyendo medicamentos, infecciones maternas y radiación.

Sin embargo, hay datos crecientes que justifican el uso apropiado de muchos medicamentos para el tratamiento del asma y sus afecciones comórbidas durante la gestación (tabla 39-2) (1, 2, 9, 11, 12, 20, 21, 23-25, 32, 52, 53, 58-60). Cuando sea factible, es preferible usar medicamentos inhalados que los orales; hasta cierto grado este punto se ha vuelto discutible, porque hay datos que justifican el uso apropiado de medicamentos orales.

Ejemplos de teratógenos son: el etanol, la isotretinoína, la fenitoína, la carbamacepina, el ácido valproico, los inhibidores de la enzima convertidora de angiotensina, el dietilestilbestrol (carcinoma vaginal), la talidomida, los yoduros inorgánicos, el carbonato de litio, la tetraciclina, la doxiciclina, la estreptomicina, el micofenolato mofetilo y algunos antineoplásicos que no causaron antes la pérdida fetal. La eritromicina se ha vinculado con un aumento de las malformaciones cardiacas, y la claritromicina conlleva una clasificación de categoría C de la FDA para el embarazo.

Casi todos los otros medicamentos de uso en el asma se consideran apropiados para la terapéutica durante el embarazo desde la perspectiva de beneficio respecto del riesgo (1, 2, 9, 11, 12, 20, 21, 23-25, 32, 52, 53, 58-60).

Los datos en seres humanos acerca del uso de corticoesteroides orales no han identificado efectos teratógenos de la prednisona, la metilprednisolona o la hidrocortisona, y se recomiendan cuando están indicadas (1, 2, 9, 20, 23-25, 52, 53). Los corticoesteroides inhalados para los que hay la mayor cantidad de datos publicados son dipropionato de beclometasona, budesonida y fluticasona. La budesonida es el único corticoesteroide inhalado con categoría B de la FDA durante el embarazo. La mayoría de las embarazadas con asma leve persistente y algunas con la forma moderada persistente se tratarán eficazmente con monoterapia mediante corticoesteroides inhalados. En el boletín de práctica del American College of Obstetricians and Gynecologists (2) se concluyó que "la budesonida es el corticoesteroide inhalatorio preferido para usarse en el embarazo". El grupo de trabajo del National Asthma Education and Prevention Program (NAEPP) pronunció que "los corticoesteroides inhalados diferentes a la budesonida se pueden continuar en las pacientes con buena regulación antes del embarazo, en especial si se cree que el cambiar de preparado pudiese ponerlas en riesgo" (1).

Los corticoesteroides orales deben iniciarse temprano durante las exacerbaciones porque la duplicación de la dosis del corticoesteroide inhalado a partir de cualquiera que fuese la de regulación, a menudo es ineficaz, a menos que esta última fuese "pediátrica", como la de 200 a 400 µg/día de budesonida. En un estudio de pacientes no embarazadas que se trataron con una dosis media de dipropionato de beclometasona de 710 µg/día, el abordaje intentado fue el de duplicar el corticoesteroide inhalado cuando había una disminución de 15% o mayor de la velocidad del flujo espiratorio máximo o un aumento de

TABLA 39-2 MEDICAMENTOS APROPIADOS PARA USARSE DURANTE LA GESTACIÓN

MEDICAMENTOS CONTRA EL ASMA

Albuterol, levalbuterol

Salmeterol, combinado con un corticoesteroide inhalado

Formoterol, en combinación con un corticoesteroide inhalado

Budesonida, dipropionato de beclometasona, fluticasona[a]

Prednisona/metilprednisolona

Cromolín

Montelukast/zafirlukast

Nedocromil[b]

Teofilina

Epinefrina (intramuscular)

Terbutalina

Bromuro de ipratropio, tiotropio

INMUNOTERAPIA DE ALÉRGENOS (SUBCUTÁNEA O SUBLINGUAL)

VACUNA DE LA INFLUENZA DE VIRUS INACTIVADOS

MEDICAMENTOS CONTRA LA RINITIS

Budesonida, dipropionato de beclometasona, fluticasona[a]

Cromolín

Loratadina

Cetiricina

Levocetiricina

Difenhidramina

Clorfeniramina

Seudoefedrina (solo en el tercer trimestre, si acaso)

MEDICAMENTOS PARA LA ENFERMEDAD POR REFLUJO GASTROESOFÁGICO

Lansoprazol

Esomeprazol

Rabeprazol

Cimetidina

Ranitidina

Famotidina

ANTIBIÓTICOS

Azitromicina

Derivados de penicilina

Cefalosporinas

Clindamicina

Nitrofurantoína

[a] La mometasona y la ciclesonida tienen propiedades tópicas favorables y parecen adecuadas para su administración durante el embarazo. Se puede tomar la decisión en forma individual.

[b] No disponible (en la actualidad).

los síntomas (61). Este esquema no evitó la necesidad de corticoesteroides orales, que se iniciaron cuando la velocidad de flujo espiratorio máximo disminuyó por 40%

(61). Por lo tanto, la embarazada debería estar al tanto de que los corticoesteroides inhalados, la combinación de corticoesteroides/albuterol o de corticoesteroides/agonista adrenérgico β_2 de acción prolongada inhalados pueden ser inadecuados para tratar algunas exacerbaciones del asma. Si bien esta aseveración se aplica a las embarazadas con asma grave persistente, también se hace a aquellas con las formas leve o moderada que pudiesen experimentar un empeoramiento importante en presencia de una infección respiratoria alta.

El cromolín (32) tiene un registro muy prolongado de uso en el asma (rinitis alérgica y conjuntivitis alérgica) y se puede recomendar para tratar el asma intermitente o leve, moderada, o incluso la persistente grave. Como tratamiento profiláctico es eficaz antes del ejercicio, la exposición al aire frío o el humo, la caspa de mascotas y a mohos o polvo. Sin embargo, sigue disponible para su administración en el asma solo por nebulización. El nedocromil (62, 63) también inhibe las respuestas bronquiales temprana y tardía a los alérgenos como El cromolín, y ambas están etiquetadas por la FDA en la categoría B durante el embarazo. El nedocromil no está disponible para el tratamiento del asma, puesto que no ha sido reformulado para estar libre de materiales clorofluorocarbonados.

Los antagonistas de leucotrienos, montelukast y zafirlukast, tienen designación de categoría B durante el embarazo por la FDA, y se recomiendan (1, 2, 25, 52, 53, 58, 59) para el asma moderada y persistente como tratamientos alternativos. No obstante, es informativo que en dos series los investigadores no pudieron identificar un mayor riesgo de teratogenicidad (58, 59). Asimismo, hay datos insuficientes para respaldar la administración de zileutón, un inhibidor de la 5-lipooxigenasa, durante el embarazo, de categoría C por la FDA con base en estudios de animales (62).

El albuterol se recomienda como agonista adrenérgico β_2 de acción breve ideal (1, 2, 23, 25, 52, 53). En el grupo de trabajo del NAEPP se recomienda que para las exacerbaciones agudas del asma "pueden iniciarse en casa hasta tres tratamientos de dos a cuatro descargas por MDI a intervalos de 20 min, o aquel con un solo nebulizador" (25). El autor sugeriría que el albuterol se limite a dos inhalaciones y la prednisona a 40-60 mg iniciales, en lugar de hasta 12 inhalaciones en la primera hora si no hay un médico presente. Si la embarazada se mantiene con bastante disnea, debería buscar su valoración y atención en el servicio de urgencias o, tal vez, en el consultorio.

Algunas embarazadas con asma grave durante el embarazo pueden requerir prednisona en dosis baja a moderada, administrada en días alternos, para mantener una regulación eficaz de la enfermedad. La experiencia con la prednisona en días alternos, junto con ciclos intermitentes de prednisona diaria (40 a 60 mg cada mañana durante 5 a 7 días) para las exacerbaciones, dio como resultado la evitación de consultas al servicio de urgencias y hospitalizaciones, con resultados normales de la gestación, como del peso al nacer, la circunferencia cefálica y la talla (9, 10, 24).

Los antagonistas muscarínicos, incluido el bromuro de ipratropio de acción breve, para el asma aguda, y el tiotropio de acción prolongada para los pasos 4 y 5 del asma persistente, son apropiados para su administración durante el embarazo (52), porque el cociente beneficio/riesgo respalda su utilización.

La teofilina no está contraindicada para el tratamiento del asma durante el embarazo, pero tiene un índice terapéutico estrecho y se considera alternativa (2). Su metabolismo se altera por muchos factores y deben considerarse las interacciones farmacológicas. La concentración sérica máxima debería estar en el rango de 5 a 12 µg/mL.

Productos inmunobiológicos

En un estudio prospectivo observacional donde 188 de 191 mujeres recibieron al menos una sola dosis de omalizumab, la tasa de malformaciones congénitas mayores fue de 4.4%, sin un patrón específico identificado de las anomalías (21). Las tasas de prematurez (14.5%), pequeñez para la edad de gestación (10.9%) y bajo peso al nacer de los lactantes de término (3.2%) fueron comparables con las de otros estudios del asma durante el embarazo. Estos datos respaldan la administración de omalizumab como tratamiento adyuvante, que tiene una clasificación de categoría B durante el embarazo por la FDA.

No hay datos u opiniones de expertos acerca de otros productos de inmunobiología que incluyan al mepolizumab y el reslizumab. Las mujeres que se embarazan mientras reciben tales tratamientos deberían ponerse en contacto con https://mothertobaby.org para registrarse.

Inmunoterapia de alérgenos

La inmunoterapia de alérgenos se puede continuar o incluso iniciar durante el embarazo. Su único riesgo reconocido es la anafilaxia. No hay datos que sugieran que las mujeres sean más propensas a experimentar anafilaxia por la inmunoterapia de alérgenos subcutánea (SCIT, por sus siglas en inglés) cuando se presenta el embarazo. Los datos de 121 embarazos en 90 pacientes que recibieron SCIT mostraron una baja incidencia de anafilaxia (64). En el año 2011, en el Joint Task Force on Practice Parameters de la American Academy of Allergy, Asthma and Immunology (AAAAI), el American College of Allergy, Asthma & Inmunology (ACAAI) y el Joint Council of Allergy, Asthma and Immunology (65), se comentó lo siguiente:

Declaración resumida 20a: se puede continuar la inmunoterapia con alérgenos, pero no suele iniciarse en la embarazada. C

Declaración resumida 20b: si el embarazo se presenta durante la fase de estructuración y la paciente recibe una dosis que es poco probable que sea terapéutica, debe considerarse la discontinuación de la inmunoterapia. D

El autor considera que en tanto la embarazada no tenga reacciones sistémicas a la SCIT puede ser objeto de aumento de la dosis en la forma normal. De hecho, el propósito de cualquier inmunoterapia de alérgenos es disminuir los síntomas, la necesidad de medicación y mejorar la calidad de vida. Por desgracia, la SCIT no protege al feto del desarrollo posterior de afecciones atópicas (66).

En este caso se pensaría que la inmunoterapia sublingual de aeroalérgenos (SLIT, por sus siglas en inglés) sería segura y apropiada durante el embarazo. Los insertos del empaque de productos de ambrosía y gramíneas en Estados Unidos señalan que los productos deben usarse "solo si son claramente necesarios". Asimismo, se presume que ese es el motivo por el que se inició la SLIT en primer lugar. Sin embargo, un informe de expertos sugiere mantener las dosis si apenas ocurrió el embarazo (67). El médico o profesional de atención sanitaria debe revalorar la indicación y si hay alguna reacción problemática local o sistémica. De lo contrario, se puede continuar la SLIT durante el embarazo y debería señalarse que la epinefrina administrada por la paciente misma o por un profesional de la atención sanitaria se considera apropiada durante el embarazo (32).

■ ASMA AGUDA

En el tratamiento de la paciente con asma no embarazada deben revertirse las exacerbaciones tan pronto y eficaz como sea posible. El asma aguda grave (crisis asmática) se ha vinculado con restricción del crecimiento intrauterino (retardo), óbitos fetales, muertes maternas y efectos indeseados en el feto, como la parálisis cerebral por oxigenación inadecuada. El propósito de tratar a la embarazada con asma aguda es disminuir al mínimo la hipoxemia, la hipocarbia o la acidosis respiratoria maternas y mantener una oxigenación adecuada para el feto.

Los agonistas adrenérgicos β_2 (como el albuterol) son los fármacos ideales para uso en la casa o en el servicio de urgencias/hospital (1, 2, 23, 52, 53). Si la embarazada acude al servicio de urgencias y la respuesta inicial al albuterol es incompleta, deben administrarse corticoesteroides intravenosos u orales con rapidez. La disnea aguda grave continua puede requerir tratamiento constante por nebulización o albuterol adicional por inhalador de dosis medida. El oxígeno y el estado respiratorio total deben vigilarse; se administra bromuro de ipratropio con albuterol (52). A algunas embarazadas con disnea muy grave que no responden al albuterol o el bromuro de ipratropio por nebulizador o inhalador de dosis medida en ese contexto se les puede administrar 0.3 mL de epinefrina (1: 1 000) intramuscular, cuya justificación es que (a) es de síntesis endógena, (b) no es teratógena, (c) su metabolismo es rápido, (d) su inicio de acción es rápido y (e) no se tienen que considerar las variables asociadas con su administración por inhalación. El uso de la epinefrina para el asma aguda o la anafilaxia aumenta el gasto cardiaco, que mantiene la perfusión uterina, en contraste con el temor de que la epinefrina cause pérdida fetal por disminución del riego sanguíneo uterino. Los efectos adversos del asma grave aguda (o anafilaxia) pueden ser una amenaza grave para la embarazada o el feto.

En el informe del NAEPP Expert Panel se sugirió que el tratamiento casero de las exacerbaciones agudas pudiese incluir un agonista adrenérgico β_2 (albuterol), de dos a cuatro inhalaciones cada 20 min en la primera hora, o con el uso de un solo nebulizador (25). Con una buena respuesta, definida como flujo espiratorio máximo > 80% del mejor personal, ausencia de sibilancias o disnea, una respuesta al albuterol que dura 4 h sin descenso aparente de las cifras de movimientos fetales, la embarazada debería continuar el albuterol y duplicar la dosis del corticoesteroide inhalado en los siguientes 7 a 10 días (25). Si presenta una respuesta incompleta, como continuación de sibilancias o disnea y una velocidad de flujo espiratorio máximo de 50 a 80%, se recomienda usar un corticoesteroide oral. Una mala respuesta al tratamiento inicial se definió por un flujo espiratorio máximo < 50%, disnea y sibilancias notorias, y la disminución de la actividad fetal. La embarazada en ese caso debería iniciar un corticoesteroide oral, repetir el albuterol, pedir auxilio médico y acudir al servicio de urgencias (25).

En un abordaje personalizado se utiliza el grado de gravedad del asma para guiar el tratamiento. ¿Qué tanto medicamento y de qué tipos se han utilizado antes para aliviar el asma? ¿Qué tanto ha respondido el asma? ¿Ha habido hospitalizaciones, ingresos a la unidad de cuidados intensivos o intubaciones previos? Los últimos dos sucesos implican un diagnóstico de asma potencialmente fatal (casi) (53, 54). Si hubo un apego insuficiente en el pasado, es de prever que el tipo de guía de regulación no sea asequible. Por lo tanto, deben considerarse planes terapéuticos alternativos.

Cuando la embarazada se presenta con disnea sibilante aguda moderada a grave deben administrarse corticoesteroides orales, con el albuterol o albuterol/ipratropio iniciales. Por ejemplo, 40 a 60 mg de prednisona constituyen una dosis apropiada. Los efectos beneficiosos iniciales se presentan en 2 a 6 h o más. Si el tratamiento inicial no es eficaz en las primeras 2 h, es posible que haya ocurrido un asma grave aguda (crisis asmática); están indicados la hospitalización o el tratamiento en una unidad de observación; no se ha visto que la teofilina sea superior al albuterol y la metilprednisolona intravenosa. En algunas embarazadas con asma aguda grave puede ser suficiente vigilar los parámetros de oxigenación por el oxímetro de pulso. En otras será necesaria una determinación de gases sanguíneos arteriales para vigilar la P_{CO_2} y el pH. Algunas requieren vigilancia de la frecuencia cardiaca fetal durante o antes del alta hospitalaria.

No está indicada la restitución excesiva de líquidos, pero debe corregirse su volumen insuficiente. La embarazada tal vez presente edema agudo pulmonar (no cardiaco) por la administración excesiva de soluciones cristaloides, debido a la expansión del volumen durante la gestación. La disnea aguda resultante se puede atribuir de forma equivocada al asma grave aguda, cuando corresponde a una sobrecarga de líquidos y un edema pulmonar no cardiaco.

Cuando la embarazada que experimentó una exacerbación del asma se da de alta de un servicio de urgencias, de una unidad de observación o de un hospital debe administrarse un ciclo breve de corticoesteroides orales para prevenir la continuación de los síntomas y signos del asma (1, 2, 9, 20, 23-25, 32, 52, 53). En el raro contexto de una insuficiencia respiratoria aguda durante la crisis de asma grave aguda, tal vez se requiera una cesárea urgente (68).

ASMA PERSISTENTE

Algunos tipos de asma persistente durante la gestación se enlistan en la tabla 39-3. Si las embarazadas requieren

---

TABLA 39-3 CLASIFICACIÓN DEL ASMA DURANTE EL EMBARAZO

- Intermitente
- Persistente (alérgica o no)
  - Leve
  - Moderada
  - Grave
- Potencialmente (casi) fatal
- Asma con aspergilosis broncopulmonar alérgica
- Enfermedad respiratoria exacerbada por el ácido acetilsalicílico (asma con intolerancia del ácido acetilsalicílico)
- Asma de la adolescente

---

medicamento a diario, es necesaria una interconsulta a alergia-inmunología para identificar y tratar desencadenantes del asma mediados por inmunoglobulina E, determinar si hay aspergilosis broncopulmonar alérgica (ABPA, por sus siglas en inglés) y proveer un diagnóstico y tratamiento expertos de pólipos nasales, tos, rinitis o rinosinusitis. Asimismo, están indicadas las medidas de evitación para disminuir la hiperrespuesta bronquial y la necesidad de medicamentos contra el asma.

Los propósitos del tratamiento incluyen mantener un estado respiratorio funcional, así como disminuir al mínimo las sibilancias, la disnea y el asma nocturna, la intolerancia del ejercicio, las consultas al servicio de urgencias, el asma grave aguda y las muertes maternas o fetales (tabla 39-1).

Por otro lado, puede percibirse disnea durante el embarazo en ausencia de asma durante los primeros dos trimestres (69). También se ha considerado a una frecuencia respiratoria de más de 18/min como signo precautorio de alteración patológica pulmonar que complica la "disnea durante el embarazo" (69). Inclusive puede ser útil utilizar la prueba de regulación del asma durante el embarazo (rango de 5 a 25 con ≥ 20 compatibles), que se modifica para centrarse en la disnea (70). Las afecciones comórbidas de inicio agudo alternativas incluyen la cardiomiopatía periparto o posparto/insuficiencia cardiaca congestiva, ya avanzado el embarazo (71).

Muchas embarazadas se pueden tratar eficazmente con budesonida, dipropionato de beclometasona o fluticasona y albuterol inhalados para su alivio sintomático. Para aquellas con asma intermitente o persistente leve, la budesonida, el dipropionato de beclometasona, la fluticasona, los antagonistas de los receptores de leucotrienos inhalados, o posiblemente la teofilina, son apropiados durante la gestación. Un broncodilatador de acción breve se recomienda, como el albuterol o el levalbuterol, de ser necesario. Si estos fármacos no son ineficaces por el empeoramiento del asma, como por una infección de vías respiratorias altas, se puede administrar un ciclo breve de prednisona, como el de 40 mg diarios durante 5 a 7 días. Sin embargo, se prescriben antibióticos para las infecciones bacterianas secundarias después de infecciones respiratorias altas virales, bronquitis aguda o exacerbaciones de rinosinusitis crónica o subaguda. Por ejemplo, son antibióticos apropiados azitromicina, ampicilina, amoxicilina, amoxicilina-clavulanato o cefalosporinas (tabla 39-2).

Para el asma persistente grave se pueden usar dosis mayores de corticoesteroides, así como de fluticasona/salmeterol o budesonida/formoterol (52). Las dosis mayores de corticoesteroides inhalados pueden causar efectos secundarios sistémicos. Una técnica de inhalación apropiada es necesaria y debería valorarse de manera regular. Si el asma se trata ineficazmente con medidas de evitación y corticoesteroides/agonistas adrenérgicos β_2 de acción prolongada inhalados, entonces se pueden considerar el cromolín por nebulización, los antagonistas de receptores de leucotrienos, el tiotropio o la teofilina (1, 2, 52, 53). Si ya se están administrando cuando se presenta el embarazo, los productos inmunobiológicos, como el omalizumab, el mepolizumab o el reslizumab, deben continuarse en forma individualizada.

Si la embarazada presenta sibilancias significativas a la exploración, asma nocturna o cambios importantes en la espirometría o las velocidades de flujo espiratorio máximo, se puede indicar un ciclo breve de prednisona para aliviar los síntomas y mejorar su estado respiratorio. Si la embarazada mejora después de una semana de prednisona, esta se puede discontinuar o cambiarse a una administración en días alternos y disminuirse en forma gradual. Los medicamentos más eficaces contra el asma para administración crónica durante el embarazo en el orden usual de eficacia son: prednisona, corticoesteroides inhalados, y después, con base en las características de la paciente, agonistas adrenérgicos β_2 inhalados (albuterol y levalbuterol), antagonistas del receptor de leucotrienos, tiotropio, cromolín y teofilina. La teofilina tiene un índice terapéutico bajo y en su mayor parte no se considera antiinflamatoria. En algunas embarazadas con asma persistente grave, bronquiectasia por ABPA o aversión a los corticoesteroides inhalados se puede usar teofilina, que no es teratógena en los seres humanos. Las afecciones comórbidas, como la rinitis alérgica, la rinosinusitis y la enfermedad por reflujo gastroesofágico deben atenderse (tabla 39-2).

En esencia todas las pacientes se pueden tratar con éxito durante el embarazo. Algunas con un asma potencialmente (casi) fatal no son susceptibles de tratamiento por incumplimiento con las recomendaciones del médico, los medicamentos o el de las consultas clínicas ambulatorias y se consideran con un asma maligna en potencial fatal. La metilprednisolona de acción prolongada (80 a 120 mg intramusculares) es útil para prevenir las crisis asmáticas repetidas o la insuficiencia respiratoria. Este abordaje debe instituirse para tratar de prevenir la pérdida fetal o la muerte de la embarazada casi imposible de tratar. La documentación adecuada en el expediente médico es necesaria. Asimismo, se pueden obtener valoraciones psicológicas, psiquiátricas y de trabajo social. Las embarazadas con asma maligna potencialmente fatal, sin embargo, pueden rehusarse a la valoración o el tratamiento necesarios. La glucemia se determinará en forma regular, por la hiperglucemia producida por la metilprednisolona de acción prolongada. Otros fármacos contra el asma deben disminuirse al mínimo para simplificar el esquema de medicación.

■ TRABAJO DE PARTO Y PARTO

Cuando el asma se controla eficazmente, la embarazada puede participar en métodos de preparación previa para el parto, sin limitación. La ventilación minuto aumenta tanto como hasta 20 L/min durante el trabajo de parto y parto (41). Si fuese necesaria una cesárea, las complicaciones de la anestesia no crearían dificultad si el asma está bien regulada. Cuando la embarazada ha utilizado corticoesteroides inhalados u orales durante el embarazo, la cobertura con estos antes del parto debería incluir 100 mg de hidrocortisona por vía intravenosa cada 8 h hasta el puerperio y se pueden usar otros medicamentos. Los corticoesteroides parenterales suprimen cualquier asma que pudiese complicar la anestesia requerida para una cesárea. El uso previo de las dosis recomendadas de corticoesteroides inhalados o la prednisona en días alternos no debería suprimir la secreción de esteroides corticosuprarrenales relacionada con el trabajo de parto o durante la anestesia.

Cuando se planea una cesárea en la embarazada que requiere corticoesteroides en forma regular a dosis moderada-alta, o prednisona a diario o en días alternos, debería administrarse prednisona preoperatoria durante 3 días antes de la anestesia. También se le debe explorar idealmente de 1 a 2 sem antes del parto para confirmar un estado respiratorio estable y una función pulmonar satisfactoria. En las embarazadas con asma leve persistente, el tratamiento preanestésico puede consistir en 5 días de corticoesteroides inhalados.

Cuando la embarazada acude en trabajo de parto con dificultad respiratoria, deben administrarse albuterol inhalado o corticoesteroides orales o intravenosos con rapidez. La oxigenación adecuada y la vigilancia fetal por medios electrónicos son indispensables.

■ RINITIS DURANTE EL EMBARAZO

La obstrucción intranasal y las secreciones nasales pueden ser muy problemáticas durante el embarazo e interferir con el sueño. Asimismo, se informa que 18 a 61% de las embarazadas experimentan síntomas de rinitis durante un momento de la gestación (72). La congestión nasal durante la gestación puede verse influida por (a) un mayor volumen sanguíneo; (b) los efectos de la progesterona que causan relajación del músculo liso de los vasos nasales; (c) efectos de los estrógenos que causan edema de la mucosa; (d) producción de óxido nítrico, que es un vasodilatador en los senos maxilares, y (e) los efectos de los neuropéptidos vasodilatadores (73, 74).

Los resultados de la biopsia nasal de embarazadas sin síntomas mostraron hiperactividad glandular, manifiesta por mitocondrias hinchadas y aumento del número de gránulos secretores (73). Con tinciones especiales se notó aumento de la actividad metabólica, de la fagocitosis y de los mucopolisacáridos ácidos, que se cree atribuido a la elevada concentración de estrógenos. En embarazadas con síntomas nasales hubo datos similares, que incluyeron (a) aumento del número de células caliciformes en el epitelio nasal, (b) fibras colinérgicas alrededor de glándulas y vasos y (c) la vascularidad y la transferencia de metabolitos a través de las membranas celulares (73). En cuanto al drenaje posnasal, se calcula que en mujeres sin embarazo se generan 700 a 900 mL de secreciones nasales por día a partir del aire inspirado apropiadamente acondicionado. En algunas embarazadas este volumen puede ser todavía mayor y las secreciones no se reabsorben, lo que da como resultado síntomas de rinitis, goteo posnasal o tos.

La congestión nasal que causa síntomas es más probable que se presente en el segundo y tercer trimestres. Sin embargo, puede hacerlo en el primero también (72). El diagnóstico diferencial de la rinitis del embarazo incluye sus formas alérgica y no (que abarca aquella con eosinofilia), los pólipos nasales y la rinosinusitis o rinitis purulenta, resultantes de un aumento de volumen de los cornetes inferiores que junto con el tabique nasal causan oclusión. Asimismo, puede haber dolor referido a los senos paranasales compatible con una cefalea por contacto o rinológica, afección que simula una exacerbación de la rinosinusitis. La rinitis medicamentosa puede estar presente cuando ha habido uso excesivo de los descongestivos tópicos.

El tratamiento de los síntomas nasales durante la gestación requiere un diagnóstico preciso, una farmacoterapia eficaz y, en algunos casos, las medidas de evitación. Por ejemplo, el tabaquismo y las drogas deben discontinuarse, al igual que los descongestivos tópicos. Para aliviar la obstrucción nasal están indicadas la budesonida intranasal, el dipropionato de beclometasona o la fluticasona. Además, hay datos publicados sobre el asma respecto de budesonida, dipropionato de beclometasona y fluticasona; sin embargo, la muy baja biodisponibilidad de otros corticoesteroides, como la mometasona y la ciclesonida, sugiere que también son apropiadas durante la gestación. Si hay grandes pólipos nasales y los corticoesteroides tópicos son ineficaces, se prescribe un ciclo corto de prednisona. La glucosa sanguínea debe vigilarse porque la embarazada es proclive a la hiperglucemia.

Los antihistamínicos ayudan a las embarazadas con grados más leves de rinitis alérgica y, en ocasiones, con algunos tipos de rinitis no alérgica. En un estudio clásico publicado en 1977 había habido una experiencia y seguridad muy prolongadas con la clorfeniramina (1 070 exposiciones), la difenhidramina (595) y la tripelenamina (121) (75), antihistamínicos de primera generación que

seguían siendo apropiados (tabla 39-2), pero los de segunda generación son preferibles (63) y, de manera infrecuente, sedantes. Así, hay experiencia publicada con la loratadina durante el embarazo (76-78). Por analogía, el metabolito de loratadina, la desloratadina, debería ser también apropiado. La cetiricina y su molécula original, hidroxicina, no se vincularon con efectos teratogénicos en 39 y 53 embarazos, respectivamente (79), o en 196 embarazos en los que 153 mujeres usaron cetiricina en las 5 sem siguientes al último periodo menstrual (80). Los datos sobre la cetiricina han mostrado que no es teratógena (79, 80). La seguridad de hidroxicina y prometacina está bien establecida, porque son tratamientos de la hiperémesis gravídica (81). Aunque administradas por vía intranasal, hay información insuficiente acerca de azelastina durante el embarazo, por lo que no se recomienda usar este medicamento (63).

Con esta perspectiva, la categoría B del sistema de clasificación de la FDA indica que los estudios en animales son negativos, pero no se han hecho en seres humanos, o que los estudios en animales son positivos, pero tales datos de riesgo fetal no se han mostrado en las embarazadas. La categoría C de la FDA implica que en estudios animales se identificaron efectos fetales adversos y no hay estudios comparativos en embarazos humanos o no se dispone de datos (82). La disposición es de usar tales medicamentos sólo si "el beneficio potencial rebasa al riesgo potencial para el feto" (82). La categoría B de medicamentos de la FDA incluye clorfeniramina, loratadina y cetiricina, en tanto fexofenadina y azelastina corresponden a la categoría C (82). Los antagonistas del receptor de leucotrienos, montelukast y zafirlukast, corresponden a la categoría B de la FDA (82). El cromolín intranasal (u ocular, o de inhalación oral) se considera apropiada con base en pruebas de su inhalación oral para tratar el asma (1, 2, 32, 62) y corresponde a la categoría B de la FDA. Excepto por la budesonida, los corticoesteroides nasales siguen siendo de categoría C de la FDA, si bien sus beneficios rebasan a cualquier riesgo identificado.

El autor trata de no prescribir seudoefedrina para evitar la estimulación adrenérgica α potencial de los vasos uterinos, aunque no se ha encontrado que sea teratógena (75, 82). La fenilpropanolamina (no disponible en Estados Unidos) en 726 exposiciones se vinculó con un riesgo significativamente mayor de malformaciones (auditivas y oculares), si bien no se detectó tal riesgo con la seudoefedrina (39 exposiciones) o la fenilefrina (1 249 exposiciones) (75).

En la tabla 39-2 se enlistan los antibióticos para embarazadas con rinosinusitis infecciosa o rinitis purulenta. Ampicilina, amoxicilina, amoxicilina-clavulanato, azitromicina y cefalosporinas, todas de categoría B, son los antibióticos de inicio, dependiendo del tratamiento previo de la paciente. Las sulfonamidas están contraindicadas por la probabilidad de una deficiencia de G6PD en el feto. Las tetraciclinas están contraindicadas por el hígado graso materno durante el embarazo (tercer trimestre) y la discoloración de los dientes del lactante. No se dispone de experiencia humana con la claritromicina, por lo que debería usarse azitromicina, si está indicada. Los antibióticos de la categoría C de la FDA para el embarazo incluyen aminoglucósidos, cloranfenicol, claritromicina, quinolonas, sulfonamidas, derivados de tetraciclina y vancomicina.

La inmunoterapia de alérgenos (SCIT y SLIT) ayuda a disminuir la necesidad de medicamentos en casos de rinitis alérgica o asma, tratamiento que puede continuarse durante la gestación y si los síntomas son graves y la embarazada lo acepta, en opinión del autor puede iniciarse cualquier inmunoterapia durante el embarazo. Durante la SCIT en 121 embarazos de 90 pacientes, seis experimentaron anafilaxia (64). No hubo abortos u otros efectos adversos (64). La decisión de iniciar SCIT después del parto a menudo se toma con el propósito, la conveniencia y capacidad de la mujer para acudir a la aplicación de inyecciones en una forma oportuna. Los síntomas de rinitis alérgica graves durante la gestación se pueden tratar con corticoesteroides intranasales y antihistamínicos H_1.

Como se señaló antes, la dosis de SCIT se puede aumentar en ausencia de reacciones locales grandes o sistémicas. No hay datos de que la incidencia de la anafilaxia por inmunoterapia de alérgenos (o pruebas cutáneas) sea mayor durante el periodo de gestación.

La restitución de inmunoglobulinas en embarazadas con inmunodeficiencia primaria o secundaria debe continuarse o iniciarse durante la gestación. La dosis es de al menos 0.4 a 0.6 g/kg cada 4 sem.

■ URTICARIA, ANGIOEDEMA Y ANAFILAXIA

La urticaria o el angioedema deben valorarse y tratarse durante la gestación, con poco cambio respecto de fuera de ella, como se detalló en el capítulo 31. Algunas causas de urticaria y angioedema incluyen alimentos, medicamentos, infecciones (por lo general virales) y afecciones autoinmunológicas subyacentes, como las enfermedades vasculares de la colágena. Algunas crisis de urticaria son atribuibles al dermatografismo u otras urticarias físicas, la crónica (idiopática o espontánea) o la aguda idiopática. El diagnóstico diferencial durante la gestación incluye al angioedema hereditario (HAE, por sus siglas en inglés) (83-91), la erupción polimórfica del embarazo (antes conocida como pápulas y placas de urticaria durante el embarazo o PUPPP) (92, 93), el penfigoide gestacional (antes conocido como herpes gestacional) (93) y el

exantema atópico del embarazo (antes conocido como prurigo del embarazo) (93).

En la serie clásica de Frank y cols., (87) hubo una mayor frecuencia de crisis de HAE en solo 2 de 25 embarazadas. No se presentaron crisis agudas de HAE durante el parto. En contraste, Chappatte y De Swiet informaron de la imprevisibilidad del HAE durante la gestación y de una muerte materna (88). De una serie de 227 embarazos en 107 mujeres del proyecto PREHAEAT de la Unión Europea, el HAE empeoró en 38%, no presentó cambios en 32% y fue menos grave en 30% (89). Asimismo, se informó que la evolución del HAE solía ser similar a la pregestacional (89). La concentración del inhibidor de C1 declina en el embarazo normal por aumento del volumen plasmático. Algunas embarazadas presentan síntomas clínicos cada vez peores y crean problemas de tratamiento importantes. En mujeres con HAE se recomienda la anticoncepción no hormonal, como regla, lo que incluye evitar los parches de estrógenos-progestágenos y los anillos vaginales (90). El estanozolol o danazol dan como resultado un aumento de cuatro o cinco tantos en la concentración del inhibidor de C1 (C1-INH) y C4. Aunque se ha administrado estanozolol durante la gestación sin efectos masculinizantes o pérdidas fetales (88), no se recomiendan los esteroides anabólicos y están contraindicados en las embarazadas con HAE (85, 90) (debería usarse anticoncepción en una mujer que recibe andrógenos atenuados por HAE). El asesoramiento genético es aconsejable para mujeres con HAE, porque se trata de una afección autosómica dominante, si bien de penetración incompleta.

Para las crisis centrales agudas graves de HAE está indicada la administración rápida de un concentrado de C1-INH (derivado del plasma o recombinante) (85, 90). También están disponibles el antagonista del receptor 2 de bradicinina, icatibant, y el inhibidor de la calicreína, ecalantida (85, 90); se puede inyectar en solución plasma fresco congelado en forma urgente en algunas situaciones (85, 90), pero hay la posibilidad de agravar la crisis. La base para esta declaración es que además del C1-INH que provee, el plasma fresco congelado contiene factor XII, precalicreína y cininógeno de alto peso molecular, que pudiesen aumentar la generación de bradicinina (90). En circunstancias de escasos recursos puede ser necesario administrar esteroides anabólicos para tratar la crisis aguda, en particular 600 a 800 mg de danazol de inmediato, o estanozolol, 4 mg cada 6 h, con medidas de atención de las vías aéreas (intubación o traqueostomía). De manera similar, el fármaco antifibrinolítico, ácido tranexámico, no es el ideal para el tratamiento agudo (a solicitud) por sus efectos trombóticos potenciales. Sin embargo, no se ha vinculado con efectos teratógenos (85, 90). Tres embarazos ocurrieron en una mujer sin consecuencias lesivas, a pesar del uso del ácido ε aminocaproico (91).

Durante la gestación no se requiere un tratamiento de mantenimiento específico en pacientes con HAE periférico. Con base en la serie de embarazadas de Frank con HAE periférica o central (afección de las vías aéreas superiores) no hubo exacerbaciones durante el periodo de traumatismo hístico, el parto (87). En el proyecto PREHAEAT hubo exacerbaciones del HAE posparto o en las 48 h siguientes al parto en apenas 6% de las pacientes (89, 90). Si ocurre una obstrucción de vías aéreas altas durante una cesárea, estarían indicados C1-INH (20 U/kg), icatibant, ecalantida, plasma fresco congelado, danazol o estanozolol y la intubación (90).

Para el tratamiento a largo plazo del HAE grave durante el embarazo es preferible la restitución de C1-INH (1 000 U por vía intravenosa dos veces por semana) (85, 90). El ácido tranexámico es otra opción, pero está contraindicado en mujeres con el antecedente de afecciones de coagulación. Como se señaló, hay informes del uso de andrógenos durante el embarazo, pero tal esquema antiguo requiere vigilancia por el laboratorio y consentimiento de la paciente y hoy un grupo de expertos lo considera contraindicado (90).

La erupción polimórfica del embarazo (antes conocida como PUPPP) se presenta en el tercer trimestre y se inicia en el abdomen, con numerosas placas de urticaria eritematosa en extremo pruriginosas y pápulas rodeadas por un halo pálido (92-94). De utilidad son los corticoesteroides tópicos en concentración moderada y son poco probables las complicaciones maternas o fetales. Una afección autolimitada puede durar hasta 6 sem posparto con placas y pápulas. El penfigoide gestacional consta de prurito intenso, seguido por lesiones que pueden ser ampollosas, papulovesiculares o pustulosas (94). Algunas embarazadas presentan vesículas tensas agrupadas, de tipo herpético, en el abdomen o una extremidad, afección que no tiene relación con infecciones actuales o previas por virus del herpes (94). La erupción atópica del embarazo se refiere a pápulas o pústulas agrupadas intensamente pruriginosas (pero no ampollas) por lo general en las caras extensoras de las extremidades (94); es frecuente su excoriación. El tratamiento es sintomático con corticoesteroides tópicos en concentración moderada y antihistamínicos H_1. Las pápulas pueden durar de semanas a meses después del embarazo.

A menudo se requiere el tratamiento farmacológico de la urticaria crónica o el angioedema; se recomiendan los antihistamínicos H_1 enlistados en la tabla 39-2. La prednisona puede estar indicada en las exacerbaciones agudas de urticaria, el angioedema o anafilaxia. Los antagonistas del receptor de leucotrienos son apropiados durante el embarazo, pero a menudo no brindan alivio.

La anafilaxia se ha descrito durante la gestación ante la penicilina (95), las cefalosporinas (96), la oxitocina (97), el diclofenaco (98), la vitamina K de base vegetal, fitomenadiona (99), la bupivacaína (100), el gluconato férrico (101), la sacarosa férrica (102), el antiveneno de serpiente (103), la inmunoglobulina anti-D (104), el látex (105), la succinilcolina (106), el misoprostol en comprimidos (107), la dinoprostona en gel intracervical (108) y los piquetes de especies de himenópteros (109). Asimismo, hay informes de anafilaxia inducida por el ejercicio sin afección del parto (110). La anafilaxia durante la gestación causa sufrimiento, encefalopatía y muerte fetales, y, muy rara vez, la muerte materna. El daño del feto se explica en las embarazadas que experimentan un estado de choque profundo con disminución del riego sanguíneo uterino durante la anafilaxia. Como en otros casos de anafilaxia, se requiere la prevención y medicamentos de urgencia, así como medidas terapéuticas. La epinefrina intramuscular debe administrarse rápido. Si la embarazada presenta hipotensión, deben instituirse las medidas usuales de reanimación para mantener la presión arterial, la circulación y la vía aérea permeable, junto con presores intravenosos, si están indicados. De inmediato se obtendrá asistencia obstétrica por si se requiere una cesárea.

■ INMUNOTERAPIA CON VENENO

La inmunoterapia con veneno es una forma de tratamiento muy eficaz para prevenir crisis futuras de anafilaxia por especies de himenópteros. Graft informó por primera vez de un embarazo exitoso en una mujer tratada con dosis de mantenimiento de venenos de avispa y véspidos mixtos (111). Después, en el comité de insectos de AAAAI, se informó de 63 embarazos en 26 mujeres, sin reacciones sistémicas definidas (112). De los 43 embarazos, cinco concluyeron en aborto espontáneo, que se creyó no relacionado con los piquetes o la inmunoterapia. Un lactante de término (2.7%) presentó malformaciones cardiovasculares congénitas múltiples, incidencia que está dentro del rango de las malformaciones congénitas esperadas. En el 2011 en la Joint Task Force on Practice Parameters for Immunotherapy de la AAAAI, el ACAAI y el Joint Council of Allergy, Asthma and Immunology se declaró que se puede iniciar la inmunoterapia con veneno durante el embarazo (65). El autor recomienda continuar su estructuración mediante las inyecciones en ausencia de reacciones sistémicas o grandes reacciones locales (> 8 cm). Otros aspectos deben tratarse con la embarazada, como las medidas de evitación, y cómo y cuándo autoadministrarse epinefrina.

■ ALIMENTACIÓN MATERNA

¿Hay un "espacio de oportunidad" para prevenir las afecciones alérgicas por la modificación de la alimentación de la embarazada? Hay pruebas insuficientes para respaldar las dietas restrictivas (hipoalergénicas) en las embarazadas como medio de prevenir la alergia a alimentos, el asma y la dermatitis atópica (113, 114). Además, no se ha comprobado que el amamantamiento lleve a un menor riesgo de alergia alimentaria o asma, aunque pudiese sí conllevar un retraso del inicio de la dermatitis atópica (cualquier beneficio de protección se pierde después de los 18 meses). Todas las afecciones presentan alta heredabilidad: la alergia a cacahuates de 82 a 87%, el asma, de 87% y la dermatitis atópica, 74% (113).

Cuando las embarazadas ingirieron complementos de aceite de pescado a dosis alta con inicio en la semana 24 de gestación, hubo una disminución de sibilancias o el asma en los primeros 5 años de vida de sus hijos (115). Las cápsulas de aceite de pescado contienen ácidos grasos poliinsaturados de cadena larga, ácido eicosapentaenoico y docosahexaenoico. El beneficio resultó superior a la sustancia de comparación activa, aceite de oliva, que contiene ácidos oleico y linoleico (115). Entonces ocurrió sibilancia persistente o asma en 16.9% de los niños cuyas madres recibieron ácidos grasos poliinsaturados de cadena larga a dosis alta, en comparación con 23.7% en aquellos cuyas madres recibieron complementos de aceite de oliva (115). La mayoría de este beneficio se atribuyó a los niños cuyas madres tenían concentraciones sanguíneas bajas de ácidos grasos previas a la intervención. Asimismo, hubo una disminución en el número de crisis de neumonía y bronquiolitis, pero no en el riesgo de eccema o sensibilización alérgica. No se sabe si los complementos de aceite de pescado en el tercer trimestre se convertirán en una recomendación amplia para la prevención de sibilancias persistentes o el asma.

■ REFERENCIAS

1. National Institutes of Health, National Heart, Lung and Blood Institute. *National Asthma Education and Prevention Program Working Group Report on Managing Asthma during Pregnancy: Recommendations for Pharmacologic Treatment.* U.S. Department of Health and Human Services; 2005. NIH publication 05-5236.

2. Dombrowski MP, Schatz M, ACOG Committee on Practice Bulletins-Obstetrics. ACOG practice bulletin: clinical management guidelines for obstetric-gynecologists, number 90, February 2008. Asthma in pregnancy. *Obstet Gynecol.* 2008;111:457-464.

3. Kwon HL, Belanger K, Bracken MB. Asthma prevalence among pregnancy and childbearing-aged women in the United States: estimates from national health surveys. *Ann Epidemiol.* 2003;13:317-324.

4. Kurinczuk JJ, Parsons DE, Dawes V, *et al.* The relationship between asthma and smoking during pregnancy. *Women Health.* 1999;29:31-47.

5. Eltonsy S, Forget A, Blais L. The impact of different case ascertainment definitions on the prevalence of major congenital malformations and their association with asthma during pregnancy. *Matern Child Health J.* 2017;21:616–625. doi:10.1007/s10995-016-2147-1.

6. Gordon M, Niswander KR, Berendes H, *et al.* Fetal morbidity following potentially anoxigenic obstetric conditions. VII. Bronchial asthma. *Am J Obstet Gynecol.* 1970;106:421-429.

7. Pérez A, Bacallao J, Alcina S, *et al.* Severe maternal morbidity in the intensive care unit of a havana teaching hospital, 1998 to 2004. *MEDICC Rev.* 2008;10:17-23.

8. Liu S, Wen SW, Demissie K, *et al.* Maternal asthma and pregnancy outcomes: a retrospective cohort study. *Am J Obstet Gynecol.* 2001;184:90-96.

9. Greenberger PA, Patterson R. The outcomes of pregnancy complicated by severe asthma. *Allergy Proc.* 1988;9: 539-543.

10. Triche EW, Saftlas AF, Belanger K, *et al.* Association of asthma diagnosis, severity, symptoms, and treatment with risk of preeclampsia. *Obstet Gynecol.* 2004;104:585-593.

11. Bracken MB, Triche EW, Belanger K, *et al.* Asthma symptoms, severity, and drug therapy: a prospective study of effects on 2205 pregnancies. *Obstet Gynecol.* 2003;102:739-752.

12. Breton MC, Martel MJ, Vilain A, *et al.* Inhaled corticosteroids during pregnancy: a review of methodologic issues. *Respir Med.* 2008;102:862-875.

13. Beckmann CA. The effect of asthma on pregnancy and perinatal outcomes. *J Asthma.* 2003;40:171-180.

14. Bakhireva LN, Schatz M, Jones KL, *et al.* Asthma control during pregnancy and the risk of preterm delivery or impaired fetal growth. *Ann Allergy Asthma Immunol.* 2008;101:137-143.

15. Schatz M, Dombrowski MP, Wise R, *et al.* Asthma morbidity during pregnancy can be predicted by severity classification. *J Allergy Clin Immunol.* 2003;112:283-288.

16. Wang G, Murphy VE, Namazy J, *et al.* The risk of maternal and placental complications in pregnant women with asthma: a systematic review and meta-analysis. *J Matern Fetal Neonatal Med.* 2014;27:934-942.

17. Namazy JA, Murphy VE, Powell H, *et al.* Effects of asthma severity, exacerbations and oral corticosteroids on perinatal outcomes. *Eur Respir J.* 2013;41:1082-1090.

18. Blais L, Forget A. Asthma exacerbations during the first trimester of pregnancy and the risk of congenital malformations among asthmatic women. *J Allergy Clin Immunol.* 2008;121:1379-1384.

19. Shanies HM, Venkataraman MT, Peter T. Reversal of intractable acute severe asthma by first-trimester termination of pregnancy. *J Asthma.* 1997;34:169-172.

20. Charlton RA, Snowball JM, Nightingale AL, *et al.* Safety of fluticasone propionate prescribed for asthma during pregnancy: a UK population-based cohort study. *J Allergy Clin Immunol Pract.* 2015;3:772-779.

21. Namazy J, Cabana MD, Scheuerle AE, *et al.* The Xolair Pregnancy Registry (EXPECT): the safety of omalizumab use during pregnancy. *J Allergy Clin Immunol.* 2015; 135:407-412.

22. Grzeskowiak LE, Smith B, Roy A, *et al.* Patterns, predictors and outcomes of asthma control and exacerbations during pregnancy: a prospective cohort study. *ERJ Open Res.* 2016;2(1). pii: 00054-2015.

23. Bealert S, Greenberger PA. Chapter 16: Asthma in pregnancy. *Allergy Asthma Proc.* 2012;33:S55-S57.

24. Fitzsimons R, Greenberger PA, Patterson R. Outcome of pregnancy in women requiring corticosteroids for severe asthma. *J Allergy Clin Immunol.* 1986;78:349-353.

25. National Heart, Lung, and Blood Institute; National Asthma Education and Prevention Program Asthma and Pregnancy Working Group. NAEPP Expert Panel Report. Managing asthma during pregnancy: recommendations for pharmacologic treatment–2004 update. *J Allergy Clin Immunol.* 2005;115:34-46.

26. Kolarzyk E, Szot WM, Lyszczarz J. Lung function and breathing regulation parameters during pregnancy. *Arch Gynecol Obstet.* 2005;272:53-58.

27. Gilroy RJ, Mangura BT, Lavietes MH. Rib cage and abdominal volume displacements during breathing in pregnancy. *Am Rev Respir Dis.* 1988;137:668-672.

28. Alaily AB, Carroll KB. Pulmonary ventilation in pregnancy. *Br J Obstet Gynaecol.* 1978;85:518-524.

29. Cugell DW, Frank NR, Gaensler EA, *et al.* Pulmonary function in pregnancy: I. Serial observations in normal women. *Am Rev Tuberc.* 1953:67:568-597.

30. Cousins L. Fetal oxygenation, assessment of fetal well-being, and obstetric management of the pregnant patient with asthma. *J Allergy Clin Immunol.* 1999;103(Suppl):343-349.

31. Vargus M, Vargas E, Julian CG, *et al.* Determinants of blood oxygenation during pregnancy in Andean and European residents of high altitude. *Am J Physiol Regul Integr Comp Physiol.* 2007;293:R1303-R1312.

32. Greenberger PA, Patterson R. Current concepts. Management of asthma during pregnancy. *N Engl J Med.* 1985;312: 897-902.

33. American Congress of Obstetrics and Gynecologists: Committee Opinion No. 650. Physical activity and exercise during pregnancy and the postpartum period. *Obstet Gynecol.* 2015;126:e135-e142.

34. Juniper EF, Daniel EE, Roberts RS, *et al.* Improvement in airway responsiveness and asthma severity during pregnancy. *Am Rev Respir Dis.* 1989;140:924-931.

35. Juniper EF, Daniel EE, Roberts RS, *et al.* Effect of pregnancy on airway responsiveness and asthma severity: relationship to serum progesterone. *Am Rev Respir Dis.* 1991;143:(Suppl):78.

36. Rang S, von Montfrans GA, Wolf H. Serial hemodynamic measurements in normal pregnancy, preeclampsia, and intrauterine growth restriction. *Am J Obstet Gynecol.* 2008;198:519.e1-519.e9.

37. Bamfo JE, Kemetas NA, Chambers JB, *et al.* Maternal cardiac function in normotensive and pre-eclamptic intrauterine growth restriction. *Ultrasound Obstet Gynecol.* 2008;32(5):682-686.

38. Valensise H, Vasapollo B, Novelli GP, *et al.* Maternal and fetal hemodynamic effects induced by nitric oxide donors and plasma volume expansion in pregnancies with gestational hypertension complicated by intrauterine growth restriction with absent end-diastolic flow in the umbilical artery. *Ultrasound Obstet Gynecol.* 2008;31:55-64.

39. West CA, Sasser JM, Baylis C. The enigma of continual plasma volume expansion in pregnancy: critical role of the renin-angiotensin-aldosterone system. *Am J Physiol Renal Physiol.* 2016;311:F1125-F1134.

40. Mahendru AA, Foo FL, McEniery CM, *et al.* Change in maternal cardiac output from preconception to mid-pregnancy is associated with birth weight in healthy pregnancies. *Ultrasound Obstet Gynecol.* 2017;49:78-84.

41. Wulf KH, Kunzel W, Lehmann V. Clinical aspects of placental gas exchange. In: Longo LD, Bartels H, eds. *Respiratory Gas Exchange and Blood Flow in the Placenta.* Bethesda, MD: Public Health Service, 1972:505. DHEW Publication No. 73-361 (NIH).

42. Turner ES, Greenberger PA, Patterson R. Management of the pregnant asthmatic patient. *Ann Intern Med.* 1980;93: 905-918.

43. Stenius-Aarniala B, Piirila P, Teramo K. Asthma and pregnancy: a prospective study of 198 pregnancies. *Thorax.* 1988; 43:12-18.

44. Schatz M, Harden K, Forsythe A, *et al.* The course of asthma during pregnancy, postpartum, and with successive pregnancies: a prospective analysis. *J Allergy Clin Immunol.* 1988;81:509-517.

45. Schatz M, Dombrowski MP, Wise P, *et al.* Spirometry is related to perinatal outcomes in pregnant women with asthma. *Am J Obstet Gynecol.* 2006;194:120-126.

46. Leonard H, de Klerk N, Bourke J, *et al.* Maternal health in pregnancy and intellectual disability in the offspring: a population-based study. *Ann Epidemiol.* 2006;16:448-454.

47. Langridge AT, Glasson EJ, Nassar N, *et al.* Maternal conditions and perinatal characteristics associated with autism spectrum disorder and intellectual disability. *PLoS One.* 2013;8(1):e50963. doi:10.1371/journal.pone.0050963.

48. Apter AJ, Greenberger PA, Patterson R. Outcomes of pregnancy in adolescents with severe asthma. *Arch Intern Med.* 1989;149:2571-2575.

49. Alati R, Al Mamun A, O'Callaghan M, *et al.* In utero and postnatal maternal smoking and asthma in adolescence. *Epidemiology.* 2006;17:138-144.

50. Gilliland FD, Berhane K, Li YF, *et al.* Effects of early onset asthma and in utero exposure to maternal smoking on childhood lung function. *Am J Respir Crit Care Med.* 2003;167:917-924.

51. Wang L, Pinkerton KE. Detrimental effects of tobacco smoke exposure during development on postnatal lung function and asthma. *Birth Defects Res C Embryo Today.* 2008;84:54-60.

52. Global Initiative for Asthma. *Global Strategy for Asthma Management and Prevention.* 2016. Available from: http://www.ginasthma.org.

53. National Heart, Lung, and Blood Institute: National Asthma Education and Prevention Program. *Expert Panel Report 3: Guidelines for the Diagnosis and Management of Asthma.* Bethesda, MD: NHLBI, 2007. NIH Publication No. 07-4051.

54. Sabin BR, Greenberger PA. Chapter 13: Potentially (near) fatal asthma. *Allergy Asthma Proc.* 2012;33(Suppl 1):S44-S46.

55. Cassina M, De Santis M, Cesari E, *et al.* First trimester diclofenac exposure and pregnancy outcome. *Reprod Toxicol.* 2010;30:401-404.

56. Bermas BL. Non-steroidal anti inflammatory drugs, glucocorticoids and disease modifying anti-rheumatic drugs for the management of rheumatoid arthritis before and during pregnancy. *Curr Opin Rheumatol.* 2014;26:334-340.

57. Finnell RH. Teratology: general considerations and principles. *J Allergy Clin Immunol.* 1999;103(Suppl):337-342.

58. Bakhireva LN, Jones KL, Schatz M, *et al.* Safety of leukotriene receptor antagonists in pregnancy. *J Allergy Clin Immunol.* 2007;119:618-625.

59. Sarkar M, Koren G, Kalra S, *et al.* Montelukast use during pregnancy: a multicentre, prospective, comparative study of infant outcomes. *Eur J Clin Pharmacol.* 2009;65: 1259-1264.

60. Harrison TW, Oborne J, Newton S, *et al*. Doubling the dose of inhaled corticosteroid to prevent asthma exacerbations: randomized controlled trial. *Lancet*. 2004;363:271-275.

61. de Aguiar MM, da Silva HJ, Rizzo JÂ, *et al*. Inhaled beclomethasone in pregnant asthmatic women—a systematic review. *Allergol Immunopathol (Madr)*. 2014;42:493-499.

62. Gluck JC, Gluck PA. Asthma controller therapy during pregnancy. *Am J Obstet Gynecol*. 2005;192:369-380.

63. Gonzalez-Estrada A, Geraci SA. Allergy medications during pregnancy. *Am J Med Sci*. 2016;352:326-331.

64. Metzger WJ, Turner E, Patterson R. The safety of immunotherapy during pregnancy. *J Allergy Clin Immunol*. 1978;61:268-272.

65. Cox L, Nelson H, Lockey R, *et al*. Allergen immunotherapy: a practice parameter third update. *J Allergy Clin Immunol*. 2011;127(1 Suppl):S1-S55.

66. Oykhman P, Kim HL, Ellis AK. Allergen immunotherapy in pregnancy. *Allergy Asthma Clin Immunol*. 2015;11:31. doi:10.1186/s13223-015-0096-7.

67. Epstein TG, Calabria C, Cox LS, *et al*. Current evidence on safety and practical considerations for administration of sublingual allergen immunotherapy (SLIT) in the United States. *J Allergy Clin Immunol Pract*. 2017;5:34-40.

68. Siddiqui AK, Gouda H, Multz AS, *et al*. Ventilator strategy for status asthmaticus in pregnancy: a case-based review. *J Asthma*. 2005;42:159-162.

69. Tenholder MF, South-Paul JE. Dyspnea in pregnancy. *Chest*. 1989;96:381-388.

70. Palmsten K, Schatz M, Chan P, *et al*. Validation of the pregnancy asthma control test. *J Allergy Clin Immunol Pract*. 2016;4:310-315.

71. Barasa A, Rosengren A, Sandström TZ, *et al*. Heart failure in late pregnancy and postpartum: incidence and long-term mortality in Sweden 1997-2010. *J Card Fail*. 2017;23(5):370-378. doi:10.1016/j.cardfail.2016.12.011.

72. Ellegard EK. Pregnancy rhinitis. *Immunol Allergy Clin North Am*. 2006;26:119-135.

73. Toppozada H, Michaels L, Toppozada M, *et al*. The human respiratory mucosa in pregnancy: an electron microscopic and histochemical study. *J Laryngol Otol*. 1982;96:613-626.

74. Demir UL, Demir BC, Oztosun E, *et al*. The effects of pregnancy on nasal physiology. *Int Forum Allergy Rhinol*. 2015;5:162-166.

75. Heinonen OP, Sloan D, Shapiro S. *Birth Defects and Drugs in Pregnancy*. Littleton, MA: PSG Publishing, 1977:1.

76. Gilbert C, Mazzotta P, Loebstein R, *et al*. Fetal safety of drugs used in the treatment of allergic rhinitis: a critical review. *Drug Saf*. 2005;28:707-719.

77. Diav-Citrin O, Shechtman S, Aharonovich A, *et al*. Pregnancy outcome after gestational exposure to loratadine or antihistamines: a prospective controlled cohort study. *J Allergy Clin Immunol*. 2003;111:1239-1243.

78. Moretti ME, Caprara D, Coutinho CJ, *et al*. Fetal safety of loratadine use in the first trimester of pregnancy: a multicenter study. *J Allergy Clin Immunol*. 2003;111:479-483.

79. Einarson A, Bailey B, Jung G, *et al*. Prospective controlled study of hydroxyzine and cetirizine in pregnancy. *Ann Allergy Asthma Immunol*. 1997;78:183-186.

80. Weber-Schoendorfer C, Schaefer C. The safety of cetirizine during pregnancy. A prospective observational cohort study. *Reprod Toxicol*. 2008;26:19-23.

81. McParlin C, O'Donnell A, Robson SC, *et al*. Treatments for hyperemesis gravidarum and nausea and vomiting in pregnancy: a systematic review. *JAMA*. 2016;316:1392-1401.

82. Ambro BT, Scheid SC, Pribitkin EA. Prescribing guidelines for ENT medications during pregnancy. *Ear Nose Throat J*. 2003;82:565-568.

83. Gorman PJ. Hereditary angioedema and pregnancy: a successful outcome using C1 esterase inhibitor concentrate. *Can Fam Physician*. 2008;54:365-366.

84. Hermans C. Successful management with C1-inhibitor concentrate of hereditary angioedema attacks during two successive pregnancies: a case report. *Arch Gynecol Obstet*. 2007;276:271-276.

85. Kuhlen JL, Banerji A. Hereditary angioedema: special consideration in children, women of childbearing age, and the elderly. *Allergy Asthma Proc*. 2015;36:425-432.

86. Jose J, Zacharias J, Craig T. Review of select practice parameters, evidence-based treatment algorithms, and international guidelines for hereditary angioedema. *Clin Rev Allergy Immunol*. 2016;51:193-206.

87. Frank MM, Gelfand JA, Atkinson JP. Hereditary angioedema: the clinical syndrome and its management. *Ann Intern Med*. 1976;84:580-593.

88. Chappatte O, de Swiet M. Hereditary angioneurotic oedema and pregnancy. Case reports and review of the literature. *Br J Obstet Gynaecol*. 1988;95:938-942.

89. Bouillet L, Longhurst H, Boccon-Gibod I, *et al*. Disease expression in women with hereditary angioedema. *Am J Obstet Gynecol*. 2008;1:484.e1-484.e4.

90. Caballero T, Farkas H, Bouillet L, *et al*. International consensus and practical guidelines on the gynecologic and obstetric management of female patients with hereditary angioedema caused by C1 inhibitor deficiency. *J Allergy Clin Immunol*. 2012;129:308-320.

91. Bork K, Barnstedt SE. Treatment of 193 episodes of laryngeal edema with C1 inhibitor concentrate in patients with hereditary angioedema. *Arch Intern Med*. 2001;161:714-718.

92. Matz H, Orion E, Wolf R. Pruritic urticarial papules and plaques of pregnancy: polymorphic eruption of pregnancy (PUPPP). *Clin Dermatol*. 2006;24:105-108.

93. Dehdashti AL, Wikas SM. Pruritic urticarial papules and plaques of pregnancy occurring postpartum. *Cutis*. 2015;95:344-347.

94. Danesh M, Pomeranz MK, McMeniman E, *et al*. Dermatoses of pregnancy: nomenclature, misnomers, and myths. *Clin Dermatol*. 2016;34:314-319.

95. Chaudhuri K, Gonzales J, Jesurun CA, *et al*. Anaphylactic shock in pregnancy: a case study and review of the literature. *Int J Obstet Anesth*. 2008;17(4):350-357.

96. Mulla ZD, Ebrahim MS, Gonzalez JL. Anaphylaxis in the obstetric patient: analysis of a statewide hospital discharge database. *Ann Allergy Asthma Immunol*. 2010;104:55-59.

97. Cabestrero D, Perez-Paredes C, Fernandez-Cid R, *et al*. Bronchospasm and laryngeal stridor as an adverse effect of oxytocin treatment. *Crit Care*. 2003;7:392.

98. Hadar A, Holcberg G, Mazor M. Anaphylactic shock after diclofenac sodium (Voltaren). *Harefuah*. 2000;138:211-212.

99. Ander TH, Hindsholm KB, Fallingborg J. Severe complication to phytomenadione after intramuscular injection in woman in labor: case report and review of literature. *Acta Obstet Gynecol Scand*. 1989;68:381-382.

100. Patel RV, Cho C, Medd C, *et al*. Isolated non-hereditary angioneurotic oedema of uvula (Quincke's disease) in an adolescent. *BMJ Case Rep*. 2014;2014. pii: bcr2013203312. doi:10.1136/bcr-2013-203312.

101. Cuciti C, Mayer DC, Arnette R, *et al*. Anaphylactoid reaction to intravenous sodium ferric gluconate complex during pregnancy. *Int J Obstet Anesth*. 2005;14:362-364.

102. Mishra A, Dave N, Viradiya K. Fatal anaphylactic reaction to iron sucrose in pregnancy. *Indian J Pharmacol*. 2013;45:93-94.

103. Entman SS, Moise KJ. Anaphylaxis in pregnancy. *South Med J*. 1984;77:402.

104. Rutkowski K, Nasser SM. Management of hypersensitivity reactions to anti-D immunoglobulin preparations. *Allergy*. 2014;69:1560-1563.

105. Turillazzi E, Greco P, Neri M, *et al*. Anaphylactic latex reaction during anesthesia: the silent culprit in a fatal case. *Forensic Sci Int*. 2008;179:e5-e8.

106. Stannard L, Bellis A. Maternal anaphylactic reaction to a general anaesthetic at emergency caesarean section for fetal bradycardia. *BJOG*. 2001;108:539-540.

107. Béné J, Alarcon P, Faucon M, *et al*. Anaphylactic shock after misoprostol in voluntary termination of pregnancy—a case report. *Eur J Obstet Gynecol Reprod Biol*. 2014;182:260-261.

108. Vaidya M, Ghike S, Jain S. Anaphylactoid reaction after use of intracervical dinoprostone gel. *J Obstet Gynaecol Res*. 2014;40:833-835.

109. Habek D, Cerkez-Habek J, Jalsovec D. Anaphylactic shock in response in wasp sting in pregnancy. *Zentralbl Gynakol*. 2000;122:393-394.

110. Hindmarsh D, Mahadasu S, Meneni D, *et al*. Managing labour with a history of exercise induced anaphylaxis. *Eur J Obstet Gynecol Reprod Biol*. 2016;198:167-168.

111. Graft DF. Venom immunotherapy during pregnancy. *Allergy Proc*. 1988;9:563-565.

112. Schwartz HJ, Golden DB, Lockey RF. Venom immunotherapy in the Hymenoptera-allergic pregnant patient. *J Allergy Clin Immunol*. 1990;85:709-712.

113. du Toit G, Tsakok T, Lack S, *et al*. Prevention of food allergy. *J Allergy Clin Immunol*. 2016;137:998-1010.

114. Kramer MS, Kakuma R. Maternal dietary antigen avoidance during pregnancy or lactation, or both, for preventing or treating atopic disease in the child. *Cochrane Database Syst Rev*. 2012;(9):CD000133. doi:10.1002/14651858.CD000133 .pub3.

115. Bisgaard H, Stokholm J, Chawes BL, *et al*. Fish oil-derived fatty acids in pregnancy and wheeze and asthma in offspring. *N Engl J Med*. 2016;375:2530-2539.

CAPÍTULO 40

Esofagitis eosinofílica

NIRMALA GONSALVES, IKUO HIRANO Y ANNE M. DITTO

■ EPIDEMIOLOGIA Y CARACTERÍSTICAS DEMOGRÁFICAS

Durante los últimos años, la esofagitis eosinofílica (EEo), alergólogos, internistas y gastroenterólogos que atienden a pacientes adultos y pediátricos la detectan de manera creciente como enfermedad importante. Aunque en estudios previos se abrevió a esta entidad como EE, en las nuevas guías se ha adoptado la abreviatura "EEo" para distinguir esofagitis eosinofílica de la esofagitis erosiva, a la que los gastroenterólogos se refieren como EE (1). La EEo puede ocurrir en aislamiento o en conjunción con la gastroenteritis eosinofílica, un grupo de afecciones de inflamación gástrica que implica la infiltración eosinofílica de otros órganos del tubo digestivo, como el estómago, el intestino o el colon. En este capítulo se hace referencia solo a EEo.

Antes considerada una afección rara, hubo un incremento notorio en los informes de EEo de norte y Sudamérica, Europa, Asia, Australia y el Medio Oriente. Sin embargo, aún no se detectan casos en el continente africano. La causa de este aumento es multifactorial, e incluye la incidencia creciente real de EEo además de una mayor alerta por la afección entre los gastroenterólogos, alergólogos y patólogos (2, 3). Noel y cols., sugirieron que la incidencia de EEo ha estado aumentando en una población de niños que residen en Hamilton, Ohio. En el año 2000, los autores calcularon una incidencia de 0.91 por 10 000, con una prevalencia de 1 por 10 000, en comparación con 1.7 por 10 000 y 10.4 por 10 000, en ese orden, en el 2007 (4). Straumann y Simon estudiaron la población de adultos en Olten County, Suiza, y encontraron una tendencia similar, pues calculan una incidencia de 0.15 casos por 10 000 habitantes adultos, con prevalencia de 3 por 10 000 en dicha zona (5). Estas cifras posiblemente subestimen la incidencia y prevalencia reales de la EEo en la población general, porque los datos se basan en pacientes con síntomas suficientes para justificar una endoscopia. En un estudio basado en la población de Suecia se encuestó de manera aleatoria a 3 000 adultos y 1 000 adultos sanos se sometieron a endoscopia con biopsias esofágicas. Este grupo de investigadores encontró eosinofilia mediante estudios histológicos que cumple los criterios de EEo definida y probable en 1% de la población (6). Estas cifras sugieren que la incidencia de EEo pudiese algún día aproximarse a la de otras afecciones de origen inmunológico, como la enfermedad inflamatoria intestinal. Además, las publicaciones cada vez más numerosas acerca de la EEo en los últimos años contribuyen a la alerta respecto de esta afección, tanto en gastroenterología como en la comunidad de patología (7). Por ejemplo, una búsqueda de artículos de PubMed, con uso de la denominación *esofagitis eosinofílica*, arrojó 1 829 publicaciones del año 2000 a noviembre de 2016, en comparación con solo 38 antes.

La EEo tiene predilección masculina. Los resultados de 323 pacientes adultos de 13 estudios señalaron que 76% correspondió a varones, con una media de edad de 38 años (rango de 14 a 89). Los resultados de 754 pacientes pediátricos de 16 estudios señalaron que 66% correspondió a varones, con una media de edad de 8.6 años (rango de 0.5 a 21.1) (8, 9). La EEo se ha descrito en pacientes de diversos grupos étnicos incluidos los caucásicos, afroamericanos, latinoamericanos y de ascendencia asiática (9). En una revisión pediatra se sugirió que había una predilección racial, con 94% de los pacientes caucásicos; sin embargo, los estudios más recientes han sugerido un número creciente de casos en la población afroamericana (10). Un patrón familiar se reconoció en la población pediátrica. En una serie de casos de 381 niños con EEo, 5% tenía hermanos no gemelos afectados y 7% un pariente con estenosis esofágica o un diagnóstico conocido de EEo (11). Sólo en un estudio se mostró que el gen de eotaxina-3, que codifica a un quimioatrayente específico de eosinófilos, era el de inducción más elevada en los pacientes pediátricos con EEo (12). Este dato respalda los informes previos que sugieren una predisposición genética potencial para la EEo y varios informes de casos también sugieren agrupación familiar de la afección en los adultos; por lo tanto, un estudio de pacientes debería incluir los antecedentes familiares de manera exhaustiva (13, 14).

■ MANIFESTACIONES CLÍNICAS

Como con otras enfermedades, se detectan algunas diferencias relacionadas con la edad en el cuadro clínico entre niños y adultos (15, 16). Los síntomas de presentación más frecuentes en los adultos incluyen disfagia, impactación alimentaria, pirosis y dolor torácico (1). En un estudio, hasta 50% de los adultos que acudieron con impactación alimentaria finalmente tuvo un diagnóstico de EEo.

En los niños los síntomas de presentación más frecuentes incluyen vómito, pirosis, regurgitación, emesis y dolor abdominal (11, 17). Si bien los niños más pequeños rara vez presentan disfagia o impactación alimentaria, estos cuadros clínicos de presentación ocurren más a menudo en los niños de mayor edad y adolescentes (4). En los adultos, este diagnóstico a menudo ha pasado inadvertido y muchos pacientes han tenido endoscopias con algunos alternativos, que incluyen anillos de Schatzki o enfermedad por reflujo gastroesofágico (ERGE) antes que uno de EEo (18). En muchos casos estos pacientes habían sido objeto de endoscopias repetidas, dilataciones esofágicas y un retraso en la institución del tratamiento médico apropiado. En años previos, la presencia de eosinófilos en biopsias de mucosa esofágica se equiparó con la ERGE y, por lo tanto, algunos especímenes pudiesen haberse clasificado como de reflujo. Debido a esta superposición potencial, los gastroenterólogos que sospechan un diagnóstico de EEo deberían específicamente solicitar al patólogo las cifras de eosinófilos en los tejidos para ayudar a diferenciar este diagnóstico de la ERGE.

Datos de endoscopia

Las manifestaciones endoscópicas más frecuentes en los adultos con EEo incluyen pliegues lineales o longitudinales (80%), anillos de mucosa (64%), esófago de pequeño calibre (28%), placas blancas o exudados (16%) y estenosis (12%) (19) (Fig. 40-1). En un gran grupo clínico de 381 niños, las manifestaciones de endoscopia más frecuentes fueron pliegues lineales (41%), aspecto normal (32%), anillos esofágicos (12%) y placas blancas (15%) (11, 17). Asimismo, es importante señalar que las manifestaciones endoscópicas clásicas pueden ser sutiles y pasarse por alto. Por ello, se sugiere que se tomen biopsias con la indicación clínica de disfagia no explicada, pirosis refractaria o dolor de tórax, a pesar de los datos endoscópicos normales. También se desarrolló un nuevo recurso de calificación de referencia endoscópica llamado EREFS y validado como útil para caracterizar de manera objetiva las anomalías endoscópicas (20).

Manifestaciones histológicas

Si bien ciertas manifestaciones endoscópicas son características de la EEo, esta afección finalmente se diagnostica por la obtención de especímenes de biopsia que muestran datos histológicos de aumento de los eosinófilos dentro de la mucosa del esófago, sin infiltrado eosinofílico concomitante del estómago o duodeno (9) (fig. 40-2). Otros rasgos histopatológicos de esta afección incluyen la formación de capas superficiales de eosinófilos, los microabscesos de eosinófilos (grupos de cuatro o más eosinófilos), edema intercelular y desgranulación de eosinófilos. Otras células inflamatorias, como las cebadas, los linfocitos y leucocitos polimorfonucleares, pueden presentarse en el epitelio (21). Un dato histopatológico adicional en la EEo es la hiperplasia epitelial, definida por la elongación vertical de las papilas y la proliferación de la zona basal. La hiperplasia epitelial también es una manifestación cardinal de la histopatología de la esofagitis por reflujo. Los estudios han mostrado además la presencia de fibrosis subepitelial en las biopsias de adultos y niños con EEo, que sugiere que pueden afectarse las capas más profundas del esófago (22), que se vio respaldada adicionalmente por el uso de la ultrasonografía endoscópica (23). Sin embargo, se especula que esta fibrosis de mucosa y submucosa puede llevar al remodelado del esófago y su menor distensibilidad, lo que contribuye a los síntomas de disfagia incluso en ausencia de una estenosis identificable.

Aunque no se ha determinado un umbral diagnóstico único de la concentración de eosinófilos, en una declaración de consenso reciente se sugirió uno de 15 eosinófilos o más por campo de alto aumento (hpf, por sus siglas en inglés) para diagnosticar EEo (1, 9). También se mostró que el infiltrado eosinofílico del esófago puede no distribuirse en forma homogénea dentro del órgano (18). Por lo tanto, se sugiere obtener biopsias tanto proximales como distales del esófago para una mejor opción diagnóstica y tal vez una mayor especificidad. En un estudio retrospectivo de pacientes adultos con EEo se encontró que la obtención de más de cinco biopsias lleva al máximo la sensibilidad, con base en el umbral diagnóstico de 15 eosinófilos/hpf o más en la población adulta (18). En un estudio de seguimiento de un grupo pediátrico se mostró que tres biopsias aportaban un diagnóstico de EEo en 97% de los pacientes (24). En ambos estudios, pediátrico y de adultos, las biopsias tomadas solo del esófago proximal o distal pasaron por alto el diagnóstico en hasta 20% de los casos, lo que recalca la importancia de tomar especímenes de diferentes lugares. Si bien las guías actuales hacen uso de un umbral absoluto de 15 eosinófilos/hpf para determinar inflamación activa, el desarrollo de recursos de calificación histológica más recientes puede ofrecer una mayor precisión en la valoración de la actividad de la enfermedad (21, 25).

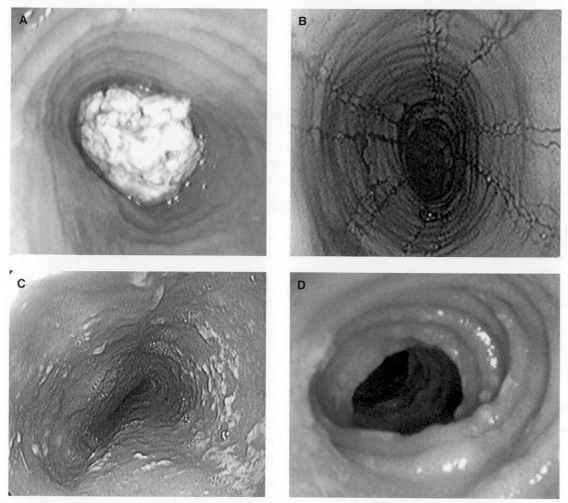

■ **FIGURA 40-1** Fotografías de endoscopia que muestran las manifestaciones frecuentes de la esofagitis eosinofílica. **A:** anillos concéntricos de mucosa visualizados a toda la longitud del esófago en un paciente que presentó impactación de alimentos. **B:** pliegues lineales o crestas en la mucosa del esófago. **C:** exudados/placas de color blanco con zonas correspondientes a la erupción de abscesos eosinofílicos a través de la mucosa del esófago. **D:** anillos concéntricos de mucosa y esófago de pequeño calibre. (Fotos de endoscopia cortesía de N. Gonsalves, MD, e I. Hirano, MD.)

Criterios de diagnóstico

Las recomendaciones de consenso recientes, basadas en una revisión sistemática de las publicaciones y opiniones de expertos, llevaron a los siguientes criterios de diagnóstico. La EEo es una afección clinicopatológica caracterizada por (a) síntomas que incluyen disfagia e impactación de alimentos en adultos e intolerancia de alimentos y manifestaciones de ERGE en los niños, pero sin limitarse a ellas; (b) inflamación con predominio de 15 eosinófilos/hpf o más en el tejido esofágico; (c) eosinofilia aislada del esófago después de un intento de tratamiento con un inhibidor de la bomba de protones (IBP) en dosis adecuada, y (d) exclusión de otras afecciones vinculadas, con manifestaciones clínicas, histológicas o endoscópicas similares.

Eosinofilia esofágica que responde a un inhibidor de la bomba de protones

Los pacientes con manifestaciones clínicas e histológicas compatibles con EEo pero que responden desde el punto de vista histopatológico a un IBP se describieron como con eosinofilia esofágica que responde a IBP (EER-IBP) (26, 27). Si bien hay manifestaciones significativas sobrepuestas en los pacientes con EEo y EER-IBP, en la actualidad esta última se considera una entidad diferente de la EEo (28). En un estudio donde se valoraron las diferencias en la concentración de la proteína básica principal, la triptasa y la eotaxina-3 en pacientes con EER-IBP, EEo y testigos, hubo diferencias significativas en las concentraciones de proteínas cuando se compararon pacientes con EEo y testigos, pero no con aquellos de EER-IBP (29). En otro

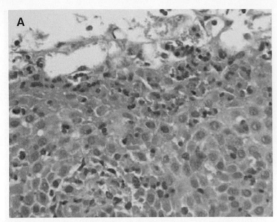
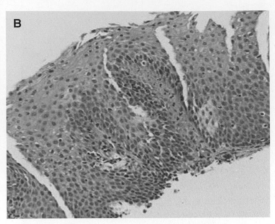

■ **FIGURA 40-2** Aspecto histopatológico común de la esofagitis eosinofílica (EEo). **A:** muestra capas superficiales de eosinófilos en la mucosa del esófago, con presencia de microabscesos en la mayoría de los pacientes con EEo (x400). **B:** muestra la hiperplasia epitelial que se presenta en la EEo (x200). (Fotografías de histopatología cortesía de N. Gonsalves, MD.)

estudio, las manifestaciones clínicas y endoscópicas de pacientes con EER-IBP fueron indistinguibles de las de aquellos con EEo (30). Asimismo, se mostró que los mecanismos por los que los IBP mejoran la eosinofilia esofágica son independientes de la supresión de ácido y más bien efecto del bloqueo de la eotaxina-3 y el correspondiente en los eosinófilos epiteliales del esófago (31).

Pruebas de diagnóstico adicionales

Pruebas del pH intraesofágico

No se ha definido claramente la utilidad de las pruebas del pH intraesofágico en la EEo, ya que hay pacientes con respuesta a un ciclo de tratamiento con IBP a pesar de resultados normales de las pruebas del pH (32).

Radiografías

Los estudios radiológicos, como las esofagografías con deglución de bario, se pueden usar para pacientes con EEo, pero en ocasiones no arrojan un diagnóstico. En un estudio reciente de correlación de los datos endoscópicos y radiológicos en la EEo se mostró que ambas, las estenosis y los anillos esofágicos, se pueden identificar en los estudios baritados de pacientes con EEo (33). Además de identificar una estenosis, el uso de estudios con medio de contraste de la porción alta del tubo digestivo pueden caracterizar mejor la longitud de una estenosis, así como su calibre. Esta información puede ser útil antes de una endoscopia alta, al alertar al endoscopista para usar un instrumento de menor calibre o proceder más cuidadosamente en su introducción.

Manometría

A los pacientes con EEo se estudió antes por manometría esofágica. La anomalía más frecuente detectada fue de elevación de la velocidad peristáltica. Algunos también presentaban peristaltismo esofágico fallido, contracciones simultáneas repetitivas y alteración de la relajación del esfínter esofágico inferior. Tales anormalidades manométricas pueden proporcionar una explicación de los síntomas de disfagia que se presentan en los pacientes sin una estenosis discernible del esófago. La manometría no se hace usualmente en aquellos con EEo por sus datos inespecíficos; sin embargo, puede ser útil en los que presentan disfagia persistente sin anomalías endoscópicas claras.

Planimetría por impedancia luminal funcional

Esta es una técnica más reciente que se ha usado para medir las presiones y distensibilidad esofágicas (34, 35). Aunque aún se considera un recurso de investigación, los datos sugieren que los pacientes con EEo presentan menos distensibilidad esofágica en comparación con aquellos con reflujo y testigos, y que quienes muestran diámetros esofágicos menores de 16 mm presentan un mayor riesgo de impactación alimentaria (35).

■ PATOGENIA

Los datos de estudios tanto de seres humanos como murinos son compatibles con el hecho de que la EEo es una afección alérgica con características típicas de citocinas de linfocitos T_H2 (36, 37) y el aumento de su incidencia refleja el de las enfermedades alérgicas en las últimas décadas (38). También se mostró un vínculo entre EEo y atopia en los pacientes, pues los afectados por la EEo presentan una alta incidencia de enfermedad atópica, como la rinitis alérgica (AR, por sus siglas en inglés), la dermatitis atópica y el asma (17). Además, hay una presencia notoria de eosinófilos, así como datos histopatológicos similares a los de otras enfermedades alérgicas, como el asma, por ejemplo, el engrosamiento de la mucosa y la hiperplasia de la capa basal. Los linfocitos T_H2 se detectan en la mucosa esofágica (37) y tienen participación esencial en la EEo, ya que los ratones con su deficiencia, no así aquellos con la de linfocitos B, están protegidos del desarrollo de la variante de EEo inducida por alérgenos. Los linfocitos T_H2 son estimulados para secretar citocinas T_H2 en una forma específica de antígeno, donde posiblemente participen los alérgenos alimentarios y del aire. Las interleucinas (IL)-4, IL-5 e IL-13 se ha mostrado que presentan regulación ascendente en la EEo y se correlacionan con la actividad de la enfermedad (39), donde la eosinofilia específica del tejido inducida por IL-5 causa su remodelado (40, 41), así como reversibilidad de la inducción de IL-13 por los glucocorticoides. El factor β de transformación del crecimiento (TGF-β, por sus siglas en inglés), tanto de células cebadas como de eosinófilos, contribuye al remodelado (42) y ha mostrado participación en la contracción del músculo liso, lo que tal vez participe en la dismovilidad esofágica que se observa en la EEo (43). Kirsch y cols., (44) mostraron aumento del número de células cebadas y de la activación de aquellas ubicadas en la mucosa, que diferencia la EEo de la ERGE. En los pacientes con EEo ocurre regulación ascendente notoria de la expresión del gen de eotaxina-3, así como interacción entre eotaxina-3 y su receptor CCR3 (45). Además, se mostró que los eosinófilos de sangre periférica con expresión de CCR3 y aumento de linfocitos CD4$^+$ hísticos expresan IL-5. Esto tiene relación con los eosinófilos en el esófago y también con la actividad de la enfermedad, que resulta menor en pacientes cuya afección está en remisión (46). El epitelio participa en la EEo tanto por pérdida de la protección de barrera como por promoción directa de la inflamación a través de la liberación de citocinas. La concentración de desmogleína-1 está disminuida en el epitelio en los especímenes de biopsia de los pacientes con EEo, disminución de la función de barrera mediada por IL-13 que puede permitir la penetración de alérgenos y así llevar a la sensibilización (47). La concentración de filagrina (FLG, por sus siglas en inglés) está disminuida también, y el proceso se revierte con la mejoría en la función de barrera en los pacientes tratados con esteroides (48). Los linfocitos citolíticos naturales invariantes están aumentados en el esófago de los niños con EEo. En respuesta a los esfingolípidos de la leche, estas células se activan para producir citocinas T_H2 (49), y sus marcadores disminuyen con la eliminación alimentaria en los niños menores de 6 años. Los linfocitos innatos del grupo 2 (ILC2, por sus siglas en inglés) pueden ser también una fuente de las citocinas T_H2, IL-5 e IL-13, que tal vez medien las señales de las células epiteliales. Asimismo, se encuentran ILC2 con regulación ascendente en el tejido esofágico de los pacientes con EEo activa (50), y la diferencian de la EEo inactiva, la EER-IBP o la enfermedad por reflujo gastroesofágico.

Los estudios de genética han provisto discernimiento adicional de la patogenia de la EEo. En un estudio realizado en familias con EEo se mostró un cociente de riesgo relativo de 10 a 64 veces mayor que en el público en general, con las mayores cifras en hermanos no gemelos masculinos. No obstante, los resultados de estudios de gemelos mostraron que los factores ambientales tienen una participación mucho mayor, causa de 81% de la varianza del fenotipo, donde la herencia explica solo 15% (51).

Por otro lado, se encontró un "transcriptoma" de EEo específico por la expresión genética de especímenes de biopsia obtenidos de pacientes con la enfermedad, que muestra 574 expresiones alteradas del gen, donde la eotaxina-3 es la de más alta inducción, y diferencia a los afectados por EEo de los testigos sanos y pacientes con esofagitis crónica (52). Este transcriptoma se correlaciona con la concentración de eosinófilos en el esófago y, por lo tanto, 98% se normaliza con el tratamiento con glucocorticoides (12). Los estudios de asociaciones amplias del genoma en la EEo pediátrica muestran significación en un sitio del cromosoma 5q22, una región que codifica a la linfopoyetina estromal tímica (TSLP, por sus siglas en inglés) (53), así como una asociación en cuatro sitios: *c11orf30*, *STAT6*, ANKRD27 y chr2p23.1, que incluyen al gen *CAPN14*, los dos exclusivos de la EEo. La TSLP se muestra con regulación descendente en las biopsias de pacientes de EEo y se informa que es crucial para su desarrollo a través de su estimulación de los basófilos (54). A través del análisis de genes candidatos se informa de una elevada relación del gen CCL26 (de la eotaxina-3) con el riesgo de enfermedad (52), un vínculo independiente de la atopia. Además, un polimorfismo de pérdida de función de un solo nucleótido (SNP, por sus siglas en inglés) en *FLG* (2282de14) se relaciona con el riesgo de EEo, independientemente de la atopia, así como la SNP en el gen de TSLP. La EEo más resistente al tratamiento se vincula con una SNP y la región TGFβ1 (43).

Alérgenos

En este aspecto, se cree que la EEo con sus características de citocinas T_H2 es alérgica y, sin embargo, sigue sin identificarse el alérgeno. También se piensa que los alimentos participan tanto en niños como en adultos y, no obstante, esta puede ser algo diferente en esos dos grupos de edad. Kelly y cols., (55) presentaron por primera vez el concepto del alimento como causa alergénica al describir 10 niños con síntomas de ERGE grave que no respondió al tratamiento con IBP. Ocho presentaron resolución y dos mejoría de los síntomas, cuando siguieron una dieta elemental (ELED, por sus siglas en inglés) durante 6 sem (Neocate One+, SHS North America, Gaithersburg, MD; EleCare, Ross Pediatrics, Abbott Laboratories, Abbott Park, IL). Histopatológicamente los pacientes también mejoraron; el número de eosinófilos disminuyó de una mediana de 41 por hpf (rango de 15 a 100) a una media de 0.5/hpf (rango de 0 a 22). La demostración de síntomas recurrentes con la ingestión repetida de nutrimentos dio crédito a la participación de la alergia alimentaria. Markowitz y cols., (56) mostraron resultados similares en un estudio de 51 niños con diagnóstico de EEo utilizando criterios estrictos para descartar la ERGE (56). Durante tres meses, 346 niños con síntomas de ERGE se trataron con un IBP. Aquellos con respuesta clínica a ese tratamiento empírico o que mostraron un estudio anormal del pH de 24 h después del tratamiento se descartaron del estudio. Los 51 restantes se trataron con un ELED durante 4 sem con respuesta notoria. Las cifras de eosinófilos por hpf disminuyeron de 34 a 1 en promedio. Los síntomas recurrieron al ingerirse nuevamente el alimento. Resultados similares se han obtenido en varios estudios de niños de múltiples centros con grupos más grandes de comparación, que mostraron la resolución de los síntomas y datos histopatológicos de la EEo (57, 58). Sin embargo, los ELED tienen sabor desagradable y son muy difíciles de mantener, por lo que a menudo requieren su administración por sonda. En el estudio por Liacouras y cols., 80% de los niños se alimentó por sonda nasogástrica y ocho no pudieron tolerar el nutrimento. Esta mala tolerabilidad llevó a estudios empíricos de eliminación de alimentos y dirigidos por pruebas de alergia. Los investigadores estudiaron de manera retrospectiva a niños con EEo en comparación con los tratados con ELED y aquellos con una dieta de eliminación de ocho (seis) de los alimentos más frecuentes involucrados en las alergias: frutos secos (de árboles y cacahuates), alimentos marinos (pescado y ostras), trigo, soya, leche y huevos. A este esquema empírico se denominó de dieta de eliminación de seis alimentos (SFED, por sus siglas en inglés) (57). En este sentido, se estudiaron 60 niños, 35 con SFED y 25 con ELED. En 25 de los 35 pacientes (69%) con SFED y 22 de 25 (88%) de aquellos con ELED se mostró mejoría en los síntomas y las cifras de eosinófilos menores de 10 por hpf resultantes.

Asimismo, se han hecho estudios para tratar de identificar los principales alimentos para una eliminación más dirigida, que empírica. Sin embargo, la identificación del nutrimento con métodos tradicionales de estudio de la alergia alimentaria tiene éxito limitado. Si bien se cree que la inmunoglobulina E (IgE) participa, se desconoce su intervención exacta. La mayoría de los pacientes está sensibilizada a los alimentos o a los aereoalérgenos, o a ambos, según se demuestra por resultados positivos de las pruebas de punción cutánea (SPT, por sus siglas en inglés) o IgE específica (sIgE, por sus siglas en inglés) (48). Además, se mostró la producción local de IgE en el esófago. No obstante, los pacientes de EEo no presentan reacciones típicas de las alérgicas alimentarias mediadas por IgE, como urticaria o anafilaxia, y debido a que las reacciones tal vez no sean inmediatas ha sido difícil identificar los alimentos probables por interrogatorio. Además, los estudios con omalizumab, un anticuerpo anti-IgE monoclonal para el tratamiento de la EEo, tuvieron poco éxito. Sin embargo, muestran que los síntomas no necesariamente se correlacionan con la enfermedad (59). Los niños, no obstante, tienden a presentar síntomas más inmediatos, como el vómito, y es posible que sus interrogatorios y resultados de pruebas de alergia sean más confiables. Los estudios usuales para la determinación de la alergia a alimentos, SPT y de inmunoenzimoadsorción, inmuno-CAP, se usan para detectar anticuerpos IgE y, por lo tanto, pueden tener una actividad limitada en la predicción de alérgenos alimentarios en la EEo, particularmente en los adultos (60). Además, la sensibilidad, especificidad y los valores predictivos positivo y negativo de estas pruebas han mostrado variabilidad sustancial.

Los mecanismos diferentes a una alergia alimentaria mediada por IgE pueden participar en la patogenia de la EEo, como la respuesta tardía mediada por linfocitos T (61). Spergel y cols., (58) intentaron identificar alérgenos alimentarios potenciales por la combinación de pruebas de alergia en parche (APT, por sus siglas en inglés) y SPT para alimentos modelados después de las pruebas en la dermatitis atópica (58). También se asignó a 146 niños con diagnóstico de EEo para dietas de eliminación identificadas como APT y SPT (durante 4 a 8 sem), que se basaron en el interrogatorio. De los 146 niños en el estudio, 112 (77%) mejoraron, con el alcance de una media de 1.1 eosinófilos/hpf; y de esos 112, 40 recibieron ELED por deficiencia nutricionales resultantes de la restricción alimentaria. En promedio se eliminaron cinco alimentos. La SPT identificó 3.2 ± 4.3 alimentos, con huevo, leche, soya, cacahuate, pollo, trigo y carne de res como los más frecuentes. La APT identificó a 3.1 ± 2.6 alimentos, maíz, soya, trigo, leche, arroz, pollo, res y papa, los más frecuentes. Los alimentos causales se identificaron por la eliminación de uno solo en 18 pacientes, y por su reinicio en 21 (58). Con base en un grupo de niños en quienes se pudo identificar el alimento causal, Spergel y cols., mostraron que añadir APT a SPT aumenta tanto la sensibilidad como la especificidad para la mayoría de los nutrimentos, con excepción de la leche, que mostró una peor sensibilidad y especificidad para ambas. En promedio, el uso de ambos métodos de estudio permitió identificar a un alimento adicional.

A diferencia de otras dermatitis atópicas, el uso de APT para valorar la alergia a los alimentos sigue siendo controvertido (62, 63). No hay un estándar determinado para la preparación de los alimentos utilizados (63). El tamaño de la cámara de Finn mostró ser indispensable para la interpretación de los resultados (64, 65). Para estandarizar la interpretación de la prueba hay estudios en proceso (62). En los niños, los alimentos elegidos para las pruebas se basan en los síntomas (57, 58). Sin embargo, en los adultos esos síntomas difieren, y suele ser difícil identificar los potenciales desencadenantes alimentarios.

La eliminación de alimentos, aunque exitosa en los adultos, logra una no tan pronunciada respuesta como en los niños (66). Gonsalves y cols., siguiendo el mismo protocolo usado en el estudio pediátrico antes mencionado, aplicaron la SFED en 50 adultos durante 6 sem. Las medias de la cifra máxima de eosinófilos/hpf pre y pos SFED fueron de 34 y 8 en los especímenes de biopsia proximales y 44 y 13 en los distales, respectivamente (P < 0.05). En la mayoría de los pacientes hubo mejoría histopatológica, con 64% que alcanzó un máximo de < 5 eosinófilos/hpf, y 70%, menos de 10 por hpf, con mejoría de los síntomas en 94%. Las características endoscópicas de anillos, pliegues y exudados mostraron mejoría. La reintroducción de alimentos concluyó sistemáticamente en 20 pacientes que respondieron a la SFED. En todos se identificó el alimento desencadenante, con frecuencia máxima, leche y trigo (66). La fórmula elemental, en la que se eliminan todos los posibles alérgenos, tuvo la tasa de éxito más alta en grupos pediátricos y de adultos. Sin embargo, aún hay diferencias de respuesta. En particular, los adultos no tienen una mejoría tan significativa en los síntomas y si bien los niños presentaron mejoría de la fibrosis subepitelial, los adultos no mostraron lo mismo en cuanto a estenosis u otras marcas de remodelado (67).

La combinación de pruebas cutáneas y de parche en los niños es bastante sensible y específica, según informes (68); lo que no ocurre, sin embargo, con los adultos (60). En el estudio antes mencionado por Gonsalves y cols., (66), la SPT permitió identificar de forma correcta solo a 13% de los alimentos que se encontraron durante la reingestión, lo que sugiere que se requieren más estudios para delinear mejor la participación de las pruebas de alergia de alimentos en los adultos con EEo. En respaldo, Simon y cols., (69) publicaron un estudio donde seis adultos con resultados positivos de SPT o la prueba de radioalergoadsorción de ambrosia, centeno y trigo eliminaron estos últimos dos durante 6 sem. Solo un paciente presentó mejoría de los síntomas, en tanto ninguno la mostró desde el punto de vista histopatológico. Estos pacientes no fueron alérgicos a otros alimentos comúnmente considerados causa de EEo, como huevos y leche. Los autores de este capítulo concluyen que los alimentos pueden no ser los alérgenos causales de la EEo en los adultos y que las pruebas cutáneas positivas ante trigo y centeno en estos individuos pueden deberse a la reactividad cruzada con los aeroalérgenos de gramíneas. Estos estudios ponen en duda la utilidad de las dietas de eliminación dirigidas por pruebas de alergia en los pacientes adultos con EEo, que dependen de la reactividad de la IgE.

Con base principalmente en datos de pacientes adultos con EEo, los aeroalérgenos son candidatos como partícipes de su patogenia. La sensibilización a los aeroalérgenos es más frecuente en los adultos con EEo que en los niños (70). Además, en los adultos, la sensibilidad a los aeroalérgenos precede a la EEo (69, 71). En un estudio de análisis de niños y adultos con EEo, Sugnanam y cols.,

(70) notaron que la edad tenía correlación positiva con la sensibilidad a los aeroalérgenos determinada por SPT, aunque hubo una correlación negativa entre la edad y la sensibilidad a alimentos. Fogg y cols., (72) informaron del aumento de eosinófilos en el esófago de un paciente durante la temporada de polinización, con resolución al terminar ésta, y se mostró por inmunoterapia específica de ácaros del polvo casero que mejoró los síntomas de un niño con sensibilización a dichos ácaros y dificultad para tratar la EEo (73). En un estudio retrospectivo de 234 niños se diagnosticó EEo menos a menudo en los meses del invierno. Aunque la cifra de eosinófilos en el esófago estaba elevada todo el año, era mayor en los meses del verano y el otoño (74). Otros autores notaron eosinofilia esofágica en los pacientes con AR que no presentaban EEo (75). En un grupo de casos reciente de 23 adultos se confirmó la polisensibilización a aeroalérgenos. Los sIgE de alimentos en estos pacientes sugieren que los aeroalérgenos pueden participar en la sensibilización contra al menos alguno de los alimentos (76).

En una serie de casos reciente por Mahdavinia y cols., (77) se respalda la teoría de que los aeroalérgenos pueden participar. En una revisión retrospectiva de expedientes de 186 pacientes con EEo de dos centros sanitarios y un grupo testigo de 206 con AR, se mostró que los primeros tuvieron más probabilidad de alergia al polen: 155 (82.4%) frente a 146 (69.9%) (P ≤ 0.001). Entonces, es más sorprendente que ocurriese el síndrome de alergia oral (OAS, por sus siglas en inglés) con mucho mayor frecuencia en el grupo de EEo (79) (50.9%) frente al grupo de AR, 15 (10.2%) (P ≤ 0.001) de aquellos con alergia al polen. Asimismo, es digno de mención que 100% del grupo de AR presentaba síntomas nasales, en tanto sólo 56.4% de los pacientes con EEo sufría síntomas nasales. Por lo tanto, pudiese ocurrir que al menos en algunos adultos el alérgeno alimentario fuese una proteína con reacción cruzada con las del polen, a la que los pacientes se sensibilizaron primero; una evolución, si se desea, de la marcha atópica. Van Rhijn y cols., (78) mostraron que de 76 adultos con EEo, 30 se sensibilizaron a Bet v 1 (el primer alérgeno del abedul) y a alimentos con reacción cruzada (78). En un estudio de 35 pacientes adultos con EEo, Simon y cols., (79) encontraron que 43% presentaba sensibilización a *Candida albicans*, 80% a aeroalérgenos, mientras que solo 22% mostró alérgenos contra sIgE, 69% reactivo a los alérgenos de polen con reacción cruzada, más a menudo las profilinas. Además, la disfagia con el arroz y el pan se correlacionó con la sensibilidad a las profilinas, las proteínas de transporte de lípidos y las proteínas de respuesta a los microorganismos patógenos (PR, por sus siglas en inglés), la más notoria PR-10, en tanto la disfagia con la carne rara vez se correlacionó con la sensibilidad a sus proteínas. Por lo tanto, es interesante que varios estudios muestren un incremento estacional de la EEo en los meses del verano, porque pudiese corresponder a la temporada de polinización de gramíneas (80, 81). Las proteínas con reacción cruzada que se comparten entre alimentos y gramíneas son profilinas.

La no detección de alimentos por SPT respalda la participación de aquellos con reactividad cruzada en la EEo, porque son notoriamente negativos para las pruebas cutáneas con extractos comerciales y positivos solo a las pruebas de punción con alimentos frescos, como se describió con los primeros casos de OAS (82). De hecho, se informa que las pruebas cutáneas para alimentos frescos tienen una mayor tasa de positividad que aquellas con extractos comerciales en los pacientes con EEo (60). Los diagnósticos resueltos por componentes permiten identificar alimentos con reacción cruzada y pueden servir mejor para el estudio de pacientes con EEo.

También se mostró una relación de causa para la sensibilidad a aeroalérgenos en la EEo en un modelo de animales. Mishra y cols., (83) notaron eosinófilos tanto en los pulmones como en el esófago de ratones sensibilizados contra especies de *Aspergillus* cuando se les retó por vía intranasal con ellos. Los aeroalérgenos pueden inducir EEo por vía sistémica, más bien que como una respuesta local. La exposición nasal a aeroalérgenos puede llevar a la EEo sólo porque ha mostrado causar regulación ascendente de los eosinófilos activados de la médula ósea (84-87) y su depósito en los pulmones (88). Esta podría ser una continuación de "una vía aérea" o "una vía aérea unida". Por otro lado, los aeroalérgenos pueden actuar localmente después de deglutirse, lo que causa de manera directa inflamación alérgica del esófago. Los alimentos ingeridos que comparten proteínas con los aeroalérgenos pueden afectar al esófago, así como la mucosa bucal puede participar en el OAS, también llamado el síndrome de alergia a alimentos y polen (89-92). En un metaanálisis de inmunoterapia oral (OIT, por sus siglas en inglés) se encontró que ocurría EEo nueva en casi 2.7% de los pacientes que la recibieron (93).

■ TRATAMIENTO

El propósito del tratamiento de EEo no es sólo aliviar los signos y síntomas de presentación, sino también prevenir el avance de la enfermedad y sus complicaciones. A este respecto, es de gran importancia comprender la historia natural de la EEo. Por desgracia, hay datos limitados acerca de la evolución de la enfermedad sin tratamiento, que crea un reto para el de los pacientes, en particular aquellos con síntomas mínimos o incluso asintomáticos. Como una enfermedad de detección relativamente reciente, la mayoría de los pacientes con EEo se ha seguido durante periodos breves. En el estudio más prolongado comunicado a la fecha, Straumann y Simon hicieron el seguimiento de 30 pacientes adultos durante un promedio de 7.2 años en ausencia de tratamiento médico o dietético (94). Todos

mantuvieron un estado nutricional estable, pero 97% continuó experimentando disfagia, que aumentó en 23%, se mantuvo estable en 37% y mejoró en 37%. De manera similar, el grado de eosinofilia esofágica persistió, pero mostraron una declinación total en la mayoría de los pacientes durante el periodo de seguimiento. Aunque 33% del grupo había sido objeto de dilatación esofágica, que posiblemente modificó la evolución de la disfagia, dicho procedimiento no cambió la eosinofilia esofágica. Datos retrospectivos se han vinculado a la duración de la enfermedad con la mayor prevalencia de formación de estenosis esofágicas (95), hecho que sugiere que la identificación y el tratamiento más tempranos de la EEo pudiesen prevenir el progreso a la fibroestenosis.

Los niños, como los adultos, pueden tener mayor riesgo de avance a las complicaciones de fibroestenosis de la EEo, pero se han dedicado pocos estudios pediátricos a largo plazo a las consecuencias de la inflamación eosinofílica constante del esófago. Assa'ad y cols., (17) estudiaron a un grupo de 89 pacientes pediátricos durante un periodo de ocho años y encontraron que la enfermedad era tanto crónica como recidivante. De los pacientes que presentaron resolución de su EEo con el tratamiento, 79% recayeron, con una media de seguimiento de 1.4 años. En un estudio comparativo anidado se encuestó a 42 pacientes pediátricos con "EEo diagnosticada en forma retrospectiva", con base en la revisión de las biopsias antes obtenidas (96). También se encontró que la mayor eosinofilia esofágica y la atopia en la infancia aumentaban la prevalencia de la disfagia en ellos cuando adultos jóvenes.

■ PUNTOS TERAPÉUTICOS DE DESENLACE

Los pacientes con EEo se tratan por muchos motivos, incluyendo la resolución de los síntomas, la mejoría de la calidad de vida y la prevención de complicaciones futuras (97). Los puntos de desenlace primarios comunicados en estudios clínicos actualmente se centran en los síntomas y la eosinofilia esofágica. Asimismo, se requiere precaución en la interpretación de la mejoría de los síntomas como índice primario de actividad de la enfermedad para ambos, el estudio y la práctica clínica. Muchos pacientes modifican o evitan la ingestión de alimentos difíciles de deglutir. Otros de manera consciente y subconsciente desarrollan estrategias de enfrentamiento para facilitar la deglución, como una masticación más cuidadosa, el aumento de los líquidos cuando ingieren alimentos sólidos y los tiempos prolongados para comer. Además, los pacientes pueden presentar síntomas esporádicos que quizá no manifiesten durante un periodo de valoración a corto plazo.

La respuesta histopatológica se define con frecuencia máxima por una disminución de la eosinofilia hística. Sin embargo, el grado óptimo de disminución está mal definido, de manera que se ha usado una diversidad de puntos de desenlace, incluidos umbrales de < 15, < 10, < 6 y < 5 eosinófilos/hpf. El cálculo de las cifras máximas de eosinófilos se puede basar en la toma de especímenes de niveles múltiples del esófago o en la media de múltiples hpf que muestran la máxima concentración de eosinófilos. En estudios adicionales se informó de puntos de desenlace basados en una disminución porcentual de la eosinofilia (p. ej., mayor de 50%, mayor de 90%) o las concentraciones medias de eosinófilos para un grupo. Los índices pasados por alto, como la expresión de productos de activación de eosinófilos, la hiperplasia de células basales, la espongiosis, la fibrosis subepitelial, los linfocitos o la infiltración de células cebadas, pueden ser tan importantes como el número real de eosinófilos. El desarrollo reciente de una calificación de gravedad histopatológica de la EEo incluyó varios de estos parámetros histopatológicos adicionales para proveer una caracterización más amplia, y se espera que más precisa, de la inflamación de la mucosa en la EEo para los estudios clínicos (21). Por otro lado, la mejoría histopatológica de la inflamación de la mucosa pudiese ser confusa como índice de la actividad total de la enfermedad. Los estudios mostraron que la eosinofilia esofágica se puede extender para afectar a la submucosa, así como a las capas de la muscular, de las que no se toma muestra en las biopsias esofágicas (98). Los estudios pediátricos y de adultos en la EEo con uso de ultrasonografía endoscópica revelaron expansión significativa de la pared esofágica y las capas individuales, incluidas la mucosa, la submucosa y la muscular propia, en comparación con testigos sanos (99).

Tratamiento médico

Inhibidores de la bomba de protones

La controversia acerca de la diferenciación entre ERGE y EEo se aprecia mejor dado el contexto histórico, por el que la eosinofilia esofágica inicialmente se consideró equivalente a la ERGE (100). En los grupos de adultos iniciales se ubicaba a la EEo "alérgica" como distinta de la ERGE. No obstante, es más difícil separar la superposición sustancial en el cuadro clínico de las dos entidades en los niños que en los adultos. A una respuesta histopatológica al tratamiento con IBP se propuso como medio diagnóstico para distinguir entre la eosinofilia esofágica relacionada con el ácido gástrico y la de mecanismos alérgicos. Las descripciones recientes, sin embargo, mostraron que en 25 a 50% de los pacientes pediátricos y adultos con datos sintomáticos endoscópicos e histológicos de EEo que se resolvieron con el tratamiento con IBP, crearon tanto sorpresa como confusión (101). Los estudios indican ahora que los pacientes con EER-IBP semejan más estrechamente la EEo que la ERGE desde una perspectiva clínica, genética e inmunológica. Los beneficios del tratamiento con IBP en la EEo pueden deberse a la reparación de los defectos de la permeabilidad de la mucosa o efectos antiinflamatorios directos. Los puntos de vista emergentes sugieren que la ausencia de respuesta al tratamiento con IBP no debería utilizarse como recurso de diagnóstico para descartar la ERGE (102). En su lugar, el tratamiento con IBP puede considerarse como eficaz, seguro, y el paso práctico inicial para el tratamiento de los pacientes con eosinofilia esofágica. Los estudios en proceso que diluciden el mecanismo de la EER-IBP mejorarán la comprensión y el tratamiento de la EEo.

La dosificación y duración del tratamiento con IBP de los pacientes con eosinofilia esofágica han sido variables. El tratamiento recomendado con IBP "de dosis alta" consta de la dosis estándar administrada dos veces al día o la doble administrada una sola vez, por lo general por un periodo de dos meses (p. ej., 20 mg de omeprazol cada 12 h o 40 mg diarios, o su equivalente). La mayoría de los pacientes que responde al tratamiento con IBP de dosis alta conserva la respuesta histopatológica con la disminución de la dosis estándar, aunque en informes de casos se describieron pacientes que perdieron la respuesta a los IBP con su uso prolongado (103). Los datos actuales no han tomado en cuenta las diferencias en los esquemas de dosificación con base en las variaciones de potencia farmacocinética de los diferentes preparados de IBP o la variación genética en su metabolismo.

Corticoesteroides tópicos

Faubion informó por primera vez en 1998 del tratamiento exitoso de la EEo con propionato de fluticasona en aerosol deglutido, en un grupo de cuatro niños (104). Después Teitelbaum y cols., mostraron la resolución de los síntomas, así como una disminución significativa de los eosinófilos y los linfocitos CD3, CD8 y CD1a en 11 niños (105). Después, en estudios prospectivos de adultos como extensión de estos informes tempranos se documentaron así como la mejoría sintomática endoscópica e histopatológica de la EEo con la fluticasona deglutida (106). La fluticasona ha continuado como una opción deseable tanto en niños como en adultos, por su baja biodisponibilidad sistémica debido al metabolismo de primer paso hepático. Para resolver inquietudes acerca de la administración esofágica del aerosol con un sistema de inhalador de dosis medida, en un estudio reciente se informó de la eficacia de la deglución directa de paquetes en polvo contenidos dentro de una presentación de fluticasona en disco (diskus) (101). En la actualidad se estudian ambos preparados, líquidos y comprimidos de esteroides tópicos, en ensayos farmacéuticos en proceso.

La eficacia de la fluticasona en los estudios iniciales se corroboró en los comparativos aleatorios. Konikoff y cols., (107) hicieron el primer estudio comparativo aleatorio con placebo en 36 niños con EEo. La fluticasona (880 μg/día) administrada durante 3 meses produjo la remisión histopatológica, definida por cifras máximas de eosinófilos ≤ 1 eos/hpf en 50% de los pacientes, en comparación con 9% en el grupo con placebo. La eosinofilia esofágica pretratamiento más alta no predijo una mala respuesta a la fluticasona. Los individuos no alérgicos tuvieron una mejor respuesta que los alérgicos. Por otra parte, es digno de mención que los individuos alérgicos hayan tenido fracaso de la dieta de eliminación antes de ingresar al estudio o la rehusaron. Quienes respondieron a la fluticasona fueron mucho más jóvenes, de menor estatura y peso, que los que no lo hicieron. Alexander y cols., realizaron el primer estudio comparativo aleatorio con placebo de fluticasona en los adultos (108). En forma aleatoria se distribuyó a 42 sujetos para recibir 880 µg de fluticasona cada 12 h por inhalador durante 6 sem, con lo que mostró una disminución de 90% de la eosinofilia esofágica en 62%, en comparación con ninguno de los sujetos con placebo. La mejoría de los síntomas, de acuerdo con el cuestionario de disfagia de la clínica Mayo, no fue significativa. En un estudio multicéntrico comparativo reciente, 42 pacientes de entre 3 y 30 años recibieron fluticasona por inhalador durante 3 meses (109). Asimismo, se definió a la respuesta completa por una cifra de un eosinófilo o menos/hpf en 65% de los pacientes del grupo con fármaco y ninguno en el de placebo. La respuesta parcial, definida por la presencia de < 15 eosinófilos/hpf se encontró en 77% con el fármaco activo y 8% de aquellos con placebo. Setenta y tres por ciento de los pacientes con respuesta completa la mantuvieron con una dosis menor de 880 µg diarios durante tres meses adicionales. Aquellos sin respuesta completa inicial no mostraron mejoría con 3 meses adicionales de tratamiento. A diferencia del estudio pediátrico previo, la edad, el género, las características antropomórficas y el estado atópico, no se vincularon con la respuesta al tratamiento.

Otro esteroide tópico que se describió fue la suspensión de budesonida. La técnica de descarga y deglución puede ser difícil para algunos adultos y niños pequeños. En un estudio comparativo aleatorio con placebo de 36 adultos con EEo (110), la budesonida nebulizada a razón de 1 mg cada 12 h por deglución durante la administración, dio como resultado una disminución de la eosinofilia hística de 62 eosinófilos/hpf a 4, pasados 15 días de tratamiento, sin cambio después del placebo. Los síntomas medidos con un recurso de valoración no validado mejoraron en 84% de los pacientes con budesonida y 33% en aquellos con placebo. La infiltración de células cebadas, la triptasa y la tinción de CD3, mejoraron después del tratamiento. Aceves y Dohil describieron primero la nueva fórmula de budesonida líquida mezclada con sucralosa para crear una suspensión viscosa, en un estudio retrospectivo de 20 niños con EEo (42). En uno aleatorio comparativo subsiguiente de 24 niños con EEo, los mismos autores mostraron una respuesta histopatológica de 87% (≤ 6 eosinófilos/hpf) después de 12 sem de administración de budesonida viscosa por vía oral (1 a 2 mg diarios) (111).

Los síntomas y las manifestaciones endoscópicas también mejoraron de manera significativa. Por otro lado, se revisó una nueva presentación de budesonida en suspensión líquida oral a dosis de 2 mg cada 12 h durante 12 sem en un estudio comparativo reciente, aleatorio, con placebo, multicéntrico, de 93 pacientes con EEo entre 11 y 40 años de edad, que fue el primero en encontrar un punto de desenlace coprimario de mejoría histopatológica definida por una cifra < 6 eosinófilos/hpf (39% con budesonida en comparación con 3% con placebo) y la respuesta sintomática, definida por un diario de disfagia. Las cifras medias de eosinófilos disminuyeron significativamente, de 156 a 39 por campo de alto aumento con la budesonida. Además, las características endoscópicas de edema, anillos, exudados y surcos mostraron mejoría significativa con el uso de un instrumento validado. En un estudio europeo se usó un comprimido efervescente de budesonida nuevo y una suspensión viscosa en 76 adultos con EEo, y se mostró una respuesta histopatológica mayor de 90%, definida por < 16 eosinófilos/mm^2 después de 2 sem de uso del fármaco activo. En este estudio, sin embargo, no se pudo mostrar una mejoría significativa de los síntomas en comparación con un placebo durante el tratamiento de 2 semanas.

La facilidad de administración y los efectos colaterales favorables hacen a los esteroides tópicos el tratamiento ideal de la EEo. Después del retiro de los esteroides los síntomas retornan en 3 a 6 meses (112). En un estudio comparativo aleatorio de mantenimiento se confirmaron hallazgos previos acerca de la eosinofilia esofágica recurrente en la mayoría de los pacientes después del cese de los esteroides. No se sabe si la duración de la remisión es modificada por característica de presentación específica, grado de respuesta o duración del tratamiento inicial alguno. En términos de efectos adversos, ocurre candidosis esofágica en un pequeño porcentaje de pacientes y suele ser asintomática. Los estudios prospectivos mostraron datos de insuficiencia suprarrenal en 0 a 15% de los pacientes tratados con esteroides tópicos a largo plazo. Asimismo, son consideraciones importantes la variabilidad en los métodos usados para definir la supresión suprarrenal, así como la confusión por el uso previo de otras formas de corticoesteroides en estos pacientes con atopia intensa. No obstante, hay preocupación de que los esteroides tópicos afecten el crecimiento de los niños a largo plazo, aunque sería de esperar un metabolismo de primer paso más notorio y, por lo tanto, mayor seguridad, con la administración por deglución en comparación con la vía inhalatoria (113).

Aunque los estudios han mostrado la eliminación de los eosinófilos en la mucosa del esófago con el tratamiento, es posible que la inflamación continua de mediación inmunológica en respuesta a la estimulación por antígenos cause su continuación y el remodelado del subepitelio. Los estudios por ultrasonografía endoscópica mostraron mayor engrosamiento de la submucosa y las capas musculares del esófago tanto en niños como en adultos.

Estudios prospectivos en adultos con EEo mostraron poca o ninguna disminución de la fibrosis subepitelial y la expansión esofágica transmural después del tratamiento con esteroides tópicos durante un año. En estudios pediátricos no comparativos, por otro lado, se mostró mejoría de la fibrosis de la lámina propia en un subgrupo de pacientes con esteroides tópicos y dieta de eliminación (22).

Corticoesteroides sistémicos

Una de las primeras opciones terapéuticas comunicadas para la EEo fue la de corticoesteroides sistémicos. Liacouras y cols., (113) dieron seguimiento a 21 pacientes pediátricos tratados con 1.5 mg/kg/día de metilprednisolona oral durante 4 sem, posterior a las cuales 65% se tornó por completo asintomático y 30% mostró mejoría notoria. Todos mostraron resolución histopatológica de la eosinofilia. Los corticoesteroides se disminuyeron gradualmente durante 6 sem y 50% de los pacientes se mantuvo asintomático en la consulta de seguimiento a los 12 meses. Las biopsias tomadas 6 meses después del cese del tratamiento con esteroides mostraron recurrencia de la eosinofilia esofágica hasta casi las cifras pretratamiento. En un segundo estudio pediátrico se distribuyó en forma aleatoria a 80 pacientes para el tratamiento con 220 a 440 μg de fluticasona tópica por vía oral cada 6 h o 1 mg/kg de prednisona cada 12 h (máximo 30 mg cada 12 h) durante 4 sem (112). Con ello se logró el punto de desenlace primario de mejoría en una calificación histopatológica, donde se combinan la intensidad de la hiperplasia de la zona basal y la eosinofilia, en 94% de ambos grupos. De manera similar, los puntos de desenlace secundarios de resolución de los síntomas (97% con fluticasona y 100% con prednisona) y la disminución de la eosinofilia hística hasta menos de cinco eosinófilos/hpf (67% con fluticasona y 78% con prednisona) no fueron tan diferentes en los dos grupos de tratamiento. La normalización de la calificación histopatológica que incluyó ambas, eosinofilia e hiperplasia de la zona basal, fue significativamente mayor con la prednisona (81%) que con la fluticasona (50%). En este sentido, se presentaron efectos adversos en 40% del grupo con prednisona, que incluyeron características cushingoides y aumento de peso, en tanto 15% de los pacientes del grupo con fluticasona desarrolló candidosis esofágica. La falta de pruebas en respaldo de un beneficio clínico de los esteroides sistémicos respecto de los tópicos favorece el uso de estos últimos.

Montelukast

En un pequeño grupo de adultos con EEo se estudió el montelukast, un antagonista del receptor del leucotrieno D4. Attwood y cols., (114) usaron montelukast en ocho pacientes adultos con una dosis inicial de 10 mg diarios. Siete mostraron mejoría de los síntomas con dosis entre 20 y 40 mg diarios con aumento de hasta 100 mg/día en

uno, después de una media de 14 meses. Seis pacientes presentaron recurrencia de los síntomas en las 3 sem siguientes a la discontinuación o disminución del tratamiento. Además, el montelukast no cambió la concentración de eosinófilos después de 4 meses de tratamiento. Los efectos colaterales comunes incluyeron náusea, cefalea y mialgias, que se presentaron con más frecuencia a dosis mayores de 40 mg/día. En fecha reciente en un estudio comparativo aleatorio se valoró la eficacia de montelukast respecto de la recurrencia de síntomas en 41 pacientes que respondieron al tratamiento de inducción con fluticasona tópica. El punto de desenlace del estudio fue la remisión de los síntomas en la semana 26. Si bien un mayor porcentaje de pacientes con montelukast presentó una respuesta sintomática sostenida (40%) en comparación con aquellos que recibieron placebo (24%), la diferencia no fue estadísticamente significativa. No se incluyeron las cifras de eosinófilos como punto de desenlace del estudio, pero tal vez no sea un biomarcador apropiado de la eficacia por su mecanismo de acción.

Cromolín sódico

En 14 pacientes pediátricos con EEo se usó cromolín sódico (100 mg cada 6 h) y se visualizó una disminución pequeña e insignificante de la eosinofilia esofágica. Aunque el cromolín se toleró bien, los síntomas no mejoraron.

Antagonistas del receptor de histamina

Kaplan y cols., (115) informaron de una respuesta completa de los síntomas en cuatro de ocho adultos con EEo después del tratamiento con una combinación de antagonistas H_1 y H_2. En estudios previos se había mostrado que los antihistamínicos podían modificar la activación de los eosinófilos y la liberación de sus gránulos. Asimismo, es necesario confirmar los resultados de este grupo retrospectivo pequeño, porque varios pacientes también se trataron con dilatación esofágica e IBP, que pudiesen haberlos modificado en cuanto a síntomas.

inmunomoduladores

La azatioprina y la 6-mercaptopurina se usaron en tres pacientes adultos con EEo dependientes de esteroides sistémicos (116). Uno presentaba afección predominante de la capa muscular, en tanto el otro mostró gastroenteritis, así como esofagitis, eosinofílicas. La eosinofilia se normalizó con los inmunorreguladores y permitió el retiro de los esteroides. Después del cese del tratamiento de inmunorregulación se observó eosinofilia recurrente.

Otro esquema novedoso es el de uso de un antagonista de la molécula homóloga del receptor quimioatrayente en los linfocitos T_H2 (CRT_H2), que es también receptor de la prostaglandina D_2. También se estudió de manera comparativa un antagonista selectivo de CRT_H2 administrado por vía oral, OC000459, en 26 adultos con EEo tratados durante 8 semanas (117). La carga de eosinófilos (media de 40/hpf en ocho especímenes de biopsia) disminuyó de manera significativa, pero leve, con el tratamiento activo (de 115 a 73 eosinófilos/hpf) pero no con un placebo. Una mejoría leve pero significativa se notó en la valoración global de la actividad de la enfermedad por el médico y el fármaco se toleró bien. El entusiasmo por este fármaco es templado por su actividad antiinflamatoria limitada, en comparación con la eficacia de los esteroides tópicos.

Tratamiento biológico

En estudios traduccionales, así como en modelos murinos se identificaron mediadores específicos involucrados en la patogenia de EEo. Los anticuerpos dirigidos contra mediadores clave de la respuesta inflamatoria dependiente de T_H2 y la alérgica en la EEo se encuentran bajo investigación activa. Dado que un porcentaje significativo de pacientes de EEo no responde al tratamiento con esteroides, los métodos biológicos ofrecen un esquema novedoso y dirigido. Además, la terapéutica sistémica activa tiene ventajas conceptuales potenciales sobre el tratamiento tópico. En proceso de valoración están los beneficios de tales preparados, aparte de los esteroides tópicos, así como en subgrupos refractarios a los esteroides.

La IL-5 es una citocina producida principalmente por los linfocitos T_H2 que regula la proliferación, la liberación de médula ósea, la maduración, activación y supervivencia de los eosinófilos. El mepolizumab es un anticuerpo IgG monoclonal por completo humanizado, que se une de manera selectiva con IL-5 y la inactiva, que mostró eficacia en un estudio aleatorio doble ciego comparativo con placebo en pacientes con el síndrome hipereosinofílico. Los estudios también mostraron una mayor expresión de IL-5 en el epitelio del esófago de pacientes con EEo. En un estudio abierto realizado con uso de anticuerpos contra IL5 en cuatro pacientes adultos con EEo, tres de ellos con la forma grave de la enfermedad, las cifras máximas de eosinófilos en esófago descendieron de 153 a 28 por campo de alto aumento a las 4 sem de tratamiento (118). Asimismo, se informó de resultados menos positivos en un estudio comparativo aleatorio de 11 adultos con EEo, que no respondían a, o dependían de, los corticoesteroides. El mepolizumab se administró cada 4 sem, con seguimiento durante 12 sem. Aunque se notó un decremento estadísticamente significativo de la eosinofilia de ambos tipos, esofágica y en sangre periférica, no se logró la remisión definida por una cifra de cinco eosinófilos/hpf o menor en paciente alguno.

Por otra parte, se concluyeron dos estudios comparativos aleatorios de tratamiento con anticuerpos contra IL-5 en pacientes pediátricos con EEo. Cincuenta y nueve niños con EEo se distribuyeron en forma aleatoria para recibir tres dosis de mepolizumab (0.55, 2.5 y 10 mg/kg)

administradas por vía intravenosa cada 4 sem durante 12, con un grupo que se eligió con una dosis de eficacia mínima para servir como comparación (119). El punto de desenlace primario, definido por el porcentaje de pacientes con disminución de la cifra de eosinófilos a cinco o menos/hpf, se logró en 8.8 %. Las cifras máximas de eosinófilos descendieron de 123 a 40 por campo de alto aumento, con la mejoría más notoria visualizada de manera interesante con la dosis de 2.5 mg/kg, más bien que con la de 10 mg/kg. En uno de los estudios más grandes de pacientes con EEo se compararon tres dosis de reslizumab con un placebo en 226 niños (120). El tratamiento activo llevó a una disminución de 59 a 67% de la eosinofilia esofágica, en comparación con 24% con un placebo. Sin embargo, no se mostró diferencia en el resultado coprimario de valoración total por el médico con el fármaco activo, en comparación con un placebo.

El tratamiento contra IgE con omalizumab se usó en un estudio abierto de nueve adultos con gastroenteritis eosinofílica, de quienes siete presentaban además EEo. Además, se presentaron disminuciones significativas en los síntomas, la concentración de IgE (de 79%) y la eosinofilia periférica (de 34%). Aunque se notó una disminución insignificante en la eosinofilia gástrica y duodenal, hubo un aumento de la esofágica. En un estudio comparativo aleatorio de 30 adultos con EEo, el omalizumab subcutáneo durante 16 sem no mejoró los síntomas o la eosinofilia esofágica (121), y se aportaron pruebas en contra de una participación significativa de la IgE en la patogenia de la EEo.

La expresión del factor de necrosis tumoral (TNF, por sus siglas en inglés) aumentó en la EEo. El infliximab, un anticuerpo monoclonal contra TNF-α, mostró eficacia significativa en la inducción de la remisión y el tratamiento de mantenimiento de la enfermedad de Crohn, otra afección inflamatoria crónica mediada por linfocitos T_H2 gastrointestinales. En un estudio abierto en tres pacientes, el tratamiento con dos dosis de 5 mg/kg de infliximab no produjo mejoría de los síntomas, la eosinofilia esofágica o la expresión hística del TNF-α.

La IL-13 se sobreexpresa en la mucosa esofágica de los pacientes de EEo e induce un número sustancial de genes, que se superponen con el transcriptoma de la enfermedad. Un anticuerpo monoclonal dirigido contra IL-13, QAX576, se revisó en un pequeño estudio preliminar de eficacia comparativo, aleatorio, con placebo de 23 adultos con EEo que lo recibieron cada 4 sem durante 8. El estudio no cumplió con el punto de desenlace primario, con base en una disminución de 75% de la concentración de eosinófilos. La cifra media de eosinófilos, sin embargo, disminuyó 60% con el QAX576, en comparación con un aumento de 23% en el grupo con placebo. Además, la mejoría histopatológica se mantuvo durante 6 meses después de la última dosis. En el ARNm relacionado con la expresión de EEo se identificó mejoría. Por otro lado, se revisó un segundo anticuerpo IgG monoclonal humanizado selectivo para IL-13, RPC4046, en un estudio comparativo doble ciego con placebo de 99 adultos con EEo y su administración subcutánea semanal (180 mg, 360 mg y placebo) durante 16 sem. El RPC4046 mostró un decremento total de 79% de la concentración de eosinófilos con ambas dosis, de 180 y 360 mg, sin cambios con el placebo (122). En este estudio también se hizo evidente una mejoría significativa de las manifestaciones endoscópicas con el RPC4046, pero no en el grupo de placebo. En la valoración global de la actividad de la enfermedad del sujeto con la dosis de 360 mg de RPC4046 se identificó una mejoría significativa.

Terapia dietética

Terapia dietética

La terapia dietética se identificó primero como abordaje terapéutico eficaz en los niños con EEo, involucrando, por lo tanto, antígenos alimentarios en la patogenia de la enfermedad. En los estudios se identificaron después tres esquemas de dieta diferentes para niños y adultos: con fórmula elemental, dieta de eliminación dirigida por pruebas de alergia y la de eliminación empírica. La terapia dietética se convirtió en un esquema no farmacológico ideal para tratar la enfermedad.

Dieta elemental

Al inicio se informó del tratamiento de la EEo con dieta en un pequeño estudio preliminar de eficacia de 10 niños con sospecha de ERGE e inflamación eosinofílica esofágica, que no mejoraron desde el punto de vista histopatológico y sintomático después de la supresión del ácido o la funduplicatura gástrica quirúrgica (55). En el momento de ese informe, la eosinofilia esofágica se consideraba un punto distintivo de la histopatología de la ERGE. En este estudio parteaguas, la administración de una ELED llevó a la mejoría sustancial tanto de los síntomas como de la inflamación eosinofílica del esófago. El intenso efecto de un preparado de aminoácidos carente de proteínas alimentarias señaló que la alergia a los alimentos y no la ERGE era causa de la inflamación eosinofílica. Después, en un grupo pediátrico sin testigos de varias instituciones, se confirmó una remisión histopatológica total de 90% en la EEo. En dos estudios prospectivos de adultos de ELED se informó de una menor respuesta histopatológica en casi 75%, lo que sugiere que los alérgenos no alimentarios pudiesen participar en la EEo de los adultos (67). Sin embargo, los estudios de adultos fueron limitados por el periodo de tratamiento de 4 sem, un elevado abandono por los pacientes por el sabor desagradable del preparado elemental y el no apego al protocolo de dieta. Estudios retrospectivos de comparación, así como metaanálisis, señalan la superioridad de ELED sobre la dieta de eliminación empírica o la dirigida por pruebas de

alergia, antes mencionadas (123). Las limitaciones incluyen una falta de variedad de las comidas, así como una mala tolerancia de las fórmulas elementales y que la mayoría de los niños requirió alimentación por sonda nasogástrica o gastrostomía percutánea. Si bien el propósito del tratamiento dietético es la eliminación de desencadenantes alimentarios específicos, otra desventaja importante del esquema del ELED es la duración y el número de endoscopias requeridas para identificar desencadenantes específicos durante la reintroducción de alimentos, que cuando basada en los síntomas elimina la necesidad de endoscopia, pero adolece de la correlación limitada entre los síntomas y la actividad histopatológica de la enfermedad.

Dieta de eliminación dirigida por pruebas de alergia

La terapia dietética dirigida por pruebas de alergia tiene el atractivo conceptual de la identificación de los alimentos desencadenantes, lo que así simplifica la eliminación empírica y el proceso de reintroducción. En un estudio retrospectivo grande de niños se utilizó una combinación de SPT y APT de 23 alimentos diferentes para formular una dieta de eliminación y se mostró una remisión histopatológica de 72%. Los alimentos con más frecuencia vinculados con la EEo incluyeron leche, soya, trigo, pollo y res. En grupos pediátricos subsiguientes se informó de tasas de respuesta de 53 a 65% con el uso de dietas dirigidas por pruebas de alergia, pero en los de adultos se mostraron tasas de respuesta sustancialmente menores. En un estudio prospectivo con el uso de una combinación de pruebas de punción y parche en 22 adultos con EEo se logró una remisión de sólo 26% (60). En otro estudio prospectivo de 50 adultos con EEo se encontró un valor predictivo de 13% para las SPT, con resultados tanto falsos positivos como negativos (66).

Los estudios actuales no respaldan la utilización amplia de las pruebas de alergia basadas en IgE en los pacientes de EEo con el intento de identificar los alimentos causales. Las tasas de respuesta inconstantes al tratamiento de dieta dirigida por pruebas habla de la variabilidad en la población de pacientes, la subjetividad en la interpretación de las pruebas y la falta de estandarización de los extractos alimentarios usados en las pruebas de parche. Además, los estudios actuales no han podido identificar una participación importante de la IgE en la patogenia inmunológica de la EEo, según se comprueba por la falta de respuesta al tratamiento en contra de IgE (121). Para identificar con precisión los desencadenantes alimentarios de la EEo se requieren análisis inmunologicos novedosos.

Dieta de eliminación empírica

Dadas las dificultades con el seguimiento de una ELED y las tasas de respuesta variable a las pruebas cutáneas para detectar desencadenantes alimentarios específicos en la

EEo, se dedicaron varios estudios a una dieta de eliminación empírica. Los alimentos eliminados en este esquema excluyen a los alérgenos alimentarios más frecuentes. En la dieta de eliminación de seis (u ocho) alimentos (SFED, por sus siglas en inglés) se evitan la leche de vaca, el huevo, la soya, el trigo, los cacahuates/frutos secos y el pescado/los mariscos. Estudiada por primera vez en los niños, la SFED mostró eficacia consistente en el tratamiento de la EEo. Kagalwalla y cols., (124) mostraron por primera vez la remisión histopatológica en 74% de los niños tratados con SFED; se encontraron tasas de respuesta histopatológica similares en estudios prospectivos de la EEo en adultos de Estados Unidos y España (125). En el estudio español se dio seguimiento a los pacientes durante hasta 3 años y mantuvieron su remisión mientras evitaban los alimentos desencadenantes específicos. En ambas poblaciones, adulta y pediátrica, se identificaron la leche, el trigo, los huevos y la soya, como los desencadenantes alimentarios más frecuentes de la EEo. La eliminación empírica de alimentos único (leche), dos (leche y trigo) o cuatro, se está investigando activamente como alternativa de la SFED.

La dieta de eliminación empírica mostró un grado consistentemente alto de eficacia, en tanto permite el consumo continuo de un número de alimentos de mesa restringidos, que incluyen frutos, vegetales, carne, aves de corral, arroz, frijoles y granos alternativos, como la quinoa. En los pacientes que mostraron respuesta histopatológica, los grupos de alimentos eliminados se reintroducen de manera secuencial, mientras se vigila la recurrencia de la enfermedad mediante biopsias endoscópicas. Los requerimientos actuales de endoscopias repetidas durante la reintroducción constituyen una desventaja considerable de este esquema. En la práctica, la dieta de eliminación puede ser onerosa, por preocupaciones con el impacto psicosocial de las dietas restringidas y la contaminación de los alimentos, así como los costos de los productos alimentarios sin alérgenos. La incorporación de un dietista o alergólogo para la instrucción del paciente y la vigilancia de la alimentación posiblemente mejoren el éxito del esquema de la dieta de eliminación. En proceso de desarrollo se encuentran varios métodos basados en el consultorio para detectar la actividad de la enfermedad sin endoscopia (126).

Implementación práctica del tratamiento de la esofagitis eosinofílica por dieta

Puesto que no hay estudios comparativos del tratamiento por dieta con el de esteroides en la EEo, la decisión de cuál usar actualmente se individualiza con base en una plática con el paciente. El abordaje por dieta requiere de un paciente y un médico muy motivados. Los estudios entre las disciplinas médicas han mostrado la aceptación más amplia por el paciente del uso de intervenciones por dieta para tratar afecciones médicas. Muchos pacientes encuentran más atractivo el concepto de remediar su enfermedad por eliminación de un desencadenante alimentario, que tomar un fármaco para contrarrestar la respuesta inflamatoria anterógrada. Además, cuando se habla del esquema de dieta es importante recalcar que la eliminación estricta de alimentos múltiples se hace por un periodo finito. La meta a largo plazo "del panorama general" es la identificación y eliminación a largo plazo de uno o dos grupos de alimentos. Una vez que se identifica un desencadenante alimentario, es posible que sea aceptable una "transgresión" dietética ocasional para la diferenciación de los pacientes con anafilaxia vinculada con alimentos. En pequeños grupos de casos se describió la tolerancia de la leche hervida en pacientes con EEo mediada por la de vaca (127). Es más, debido al progreso realizado en la comprensión de la patogenia de la EEo, en un momento dado, las opciones terapéuticas más novedosas sustituirán a los esquemas terapéuticos actuales.

Tratamiento endoscópico

Dilatación esofágica

La dilatación esofágica es una modalidad terapéutica usada principalmente en los pacientes adultos de EEo con estenosis. Varios de ellos requirieron hospitalización por dolor de tórax o perforación esofágica después de la dilatación (fig. 40-3) (128). En los casos de que se informa, las perforaciones se trataron de manera conservadora, sin necesidad de su reparación quirúrgica. En tanto los corticoesteroides deglutidos y el tratamiento de modificación por dieta se supone que se dirigen a la inflamación relacionada con la patogenia de la EEo; la dilatación esofágica se centra en las complicaciones de fibroestenosis de la enfermedad. En varios grupos

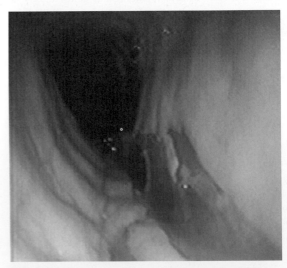

■ **FIGURA 40-3** Fotografía por endoscopia que muestra un desgarro de la mucosa.

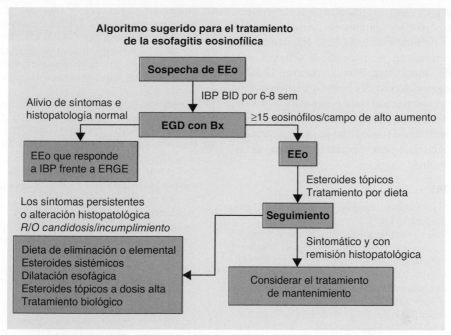

Algoritmo sugerido para el tratamiento de la esofagitis eosinofílica

Sospecha de EEo

IBP BID por 6-8 sem

Alivio de síntomas e histopatología normal

EGD con Bx

≥15 eosinófilos/campo de alto aumento

EEo que responde a IBP frente a ERGE

EEo

Esteroides tópicos
Tratamiento por dieta

Los síntomas persistentes o alteración histopatológica
R/O candidosis/incumplimiento

Seguimiento

Sintomático y con remisión histopatológica

Dieta de eliminación o elemental
Esteroides sistémicos
Dilatación esofágica
Esteroides tópicos a dosis alta
Tratamiento biológico

Considerar el tratamiento de mantenimiento

■ **FIGURA 40-4** Algoritmo para el tratamiento y la valoración de la esofagitis eosinofílica (EEo). BID, cada 12 h; Bx, biopsia; EGD, esofagogastroduodenoscopia; ERGE, enfermedad por reflujo gastroesofágico; IBP, inhibidor de la bomba de protones.

de casos se sugiere que la dilatación esofágica es bien tolerada por los pacientes y provee un alivio sintomático duradero, a pesar de no tener efecto sobre la eosinofilia de la mucosa (129). La dilatación esofágica ofrece un importante tratamiento adyuvante de los corticoesteroides tópicos o la dieta, y puede considerarse en pacientes que no responden al tratamiento médico o por dieta inicial. Además, en un estudio aleatorio comparativo pequeño se mostró que la dilatación esofágica combinada con el tratamiento médico no mejoró la respuesta de los síntomas, en comparación con este último solo. Aunque eficaz para aliviar la disfagia, la dilatación esofágica conlleva riesgos de dolor de tórax después del procedimiento y otras complicaciones raras, pero significativas, que deben comentarse con los pacientes.

■ CONCLUSIÓN

La EEo es un problema clínico emergente y el tratamiento es eficaz, con disminución de los síntomas así como de la eosinofilia hística. Aunque actualmente se desconoce el riesgo de no tratar a un paciente asintomático o con síntomas mínimos, las secuelas, incluidas fibrosis, esófago de calibre reducido y formación de estenosis, están bien descritos. Además, los síntomas que alteran la calidad de vida, así como las complicaciones de desnutrición, impactación alimentaria y perforación esofágica, han sido motivo de informe. El grado hasta el que las alteraciones estructurales son reversibles con el tratamiento médico o dietético es incierto. Rara vez parece ocurrir una remisión espontánea.

Un abordaje clínico de la EEo se inicia con una mayor alerta respecto de la enfermedad y sus manifestaciones. En la figura 40-4 se incluye un algoritmo propuesto para el tratamiento de la EEo. Asimismo, debería considerarse el diagnóstico en los niños que acuden con vómito, rechazo de alimentos y dolor abdominal, en especial si los síntomas no han mejorado con intentos terapéuticos empíricos de supresión del ácido gástrico. El diagnóstico debería considerarse de manera importante en niños y adultos con disfagia e impactación alimentaria, independiente de la presencia o ausencia de pirosis. Otros cuadros clínicos incluyen dolor torácico atípico y pirosis que no responde al tratamiento empírico con inhibidores de la bomba de protones.

Una vez que se muestra la presencia de mayor eosinofilia esofágica (por lo general, mayor de 15 eosinófilos/hpf), los pacientes deben someterse a un intento de 8 sem de tratamiento de supresión del ácido gástrico para ver si da como resultado una mejoría clínica e histopatológica. Tal recomendación se basa en las observaciones de que algunos pacientes con eosinofilia esofágica responden tanto de manera sintomática como histopatológica al tratamiento con IBP, una entidad clínica llamada EER-IBP. Si los síntomas y la eosinofilia persisten a pesar de la supresión adecuada del ácido gástrico, se discuten las opciones de tratamiento diversas de la EEo con los pacientes. Los esquemas terapéuticos más frecuentes son el médico y el de corticoesteroides tópicos deglutidos o el tratamiento con dieta de eliminación empírica o en casos graves, ELED. La interconsulta con el alergólogo ha sido de utilidad para ayudar a tratar pacientes con otras diátesis de alergia y, en algunos casos, vigilar los síntomas de alergia durante la reintroducción de alimentos. La utilidad del tratamiento de los aereoalérgenos (p. ej., evitación de alérgenos, esteroides nasales, inmunoterapia) en los pacientes de EEo sigue siendo especulativa en este momento. La dilatación esofágica se hace con precaución ante estenosis que no responden al tratamiento médico o alimentario. Los pacientes se pueden beneficiar del tratamiento de mantenimiento, dadas las elevadas tasas de recurrencia de síntomas de la EEo en ambos, niños y adultos.

■ **REFERENCIAS**

1. Dellon ES. Eosinophilic esophagitis. *Gastroenterol Clin North Am.* 2013;42:133–153.
2. Erwin EA, Asti L, Hemming T, *et al.* A decade of hospital discharges related to eosinophilic esophagitis. *J Pediatr Gastroenterol Nutr.* 2012;54:427-429.
3. Soon IS, Butzner JD, Kaplan GG, *et al.* Incidence and prevalence of eosinophilic esophagitis in children. *J Pediatr Gastroenterol Nutr.* 2013;57:72-80.
4. Noel RJ, Putnam PE, Rothenberg ME. Eosinophilic esophagitis. *N Engl J Med.* 2004;351(9):940-941.
5. Straumann A, Simon HU. Eosinophilic esophagitis: escalating epidemiology? *J Allergy Clin Immunol.* 2005;115(2):418-419.
6. Ronkainen J, Talley NJ, Aro P, *et al.* Prevalence of oesophageal eosinophils and eosinophilic oesophagitis in adults: the population-based Kalixanda study. *Gut.* 2007;56(5):615-620.
7. Arora AS, Yamazaki K. Eosinophilic esophagitis: asthma of the esophagus? *Clin Gastroenterol Hepatol.* 2004;2(7):523-530.
8. Liacouras CA, Furuta GT, Hirano I, *et al.* Eosinophilic esophagitis: updated consensus recommendations for children and adults. *J Allergy Clin Immunol* 2011;128:3-20.
9. Furuta GT, Liacouras CA, Collins MH, *et al.* Eosinophilic esophagitis in children and adults: a systematic review and consensus recommendations for diagnosis and treatment. *Gastroenterology.* 2007;133(4):1342-1363.
10. Moawad FJ, Cheng E, Schoepfer A, *et al.* Eosinophilic esophagitis: current perspectives from diagnosis to management. *Ann N Y Acad Sci.* 2016;1380:204-217.
11. Liacouras CA, Spergel JM, Ruchelli E, *et al.* Eosinophilic esophagitis: a 10-year experience in 381 children. *Clin Gastroenterol Hepatol.* 2005;3(12):1198-1206.
12. Blanchard C, Mingler MK, Vicario M, *et al.* IL-13 involvement in eosinophilic esophagitis: transcriptome analysis and reversibility with glucocorticoids. *J Allergy Clin Immunol.* 2007;120(6):1292-1300.
13. Patel SM, Falchuk KR. Three brothers with dysphagia caused by eosinophilic esophagitis. *Gastrointest Endosc.* 2005;61(1):165-167.
14. Meyer GW. Eosinophilic esophagitis in a father and a daughter. *Gastrointest Endosc.* 2005;61(7):932.
15. Kugathasan S, Judd RH, Hoffmann RG, *et al.* Epidemiologic and clinical characteristics of children with newly diagnosed inflammatory bowel disease in Wisconsin: a statewide population-based study. *J Pediatr.* 2003;143(4):525-531.
16. Straumann A, Schoepfer A. Update on basic and clinical aspects of eosinophilic esophagitis. *Gut.* 2014;63:1355-1363.

17. Assa'ad AH, Putnam PE, Collins MH, *et al.* Pediatric patients with eosinophilic esophagitis: an 8-year follow-up. *J Allergy Clin Immunol.* 2007;119(3):731-738.
18. Gonsalves N, Policarpio-Nicolas M, Zhang Q, *et al.* Histopathologic variability and endoscopic correlates in adults with eosinophilic esophagitis. *Gastrointest Endosc.* 2006;64(3):313-319.
19. Sgouros SN, Bergele C, Mantides A. Eosinophilic esophagitis in adults: a systematic review. *Eur J Gastroenterol Hepatol.* 2006;18(2): 211-217.
20. Hirano I. Role of advanced diagnostics for eosinophilic esophagitis. *Dig Dis.* 2014;32:78-83.
21. Collins MH, Martin LJ, Alexander ES, *et al.* Newly developed and validated eosinophilic esophagitis histology scoring system. *Dis Esophagus.* 2017;30:1-8.
22. Aceves SS, Newbury RO, Chen D, *et al.* Resolution of remodeling in eosinophilic esophagitis correlates with epithelial response to topical corticosteroids. *Allergy.* 2010;65:109-116.
23. Fox VL, Nurko S, Furuta GT. Eosinophilic esophagitis: it's not just kid's stuff. *Gastrointest Endosc.* 2002;56(2): 260-270.
24. Shah A, Kagalwalla A, Gonsalves N, *et al.* Histopathologic variability in children with eosinophilic esophagitis. *Am J Gastroenterol.* 2009;104(3):716-721.
25. Zink DA, Amin M, Gebara S, *et al.* Familial dysphagia and eosinophilia. *Gastrointest Endosc.* 2007;65(2):330-334.
26. Fujiwara Y, Sugawa T, Tanaka F, *et al.* A multicenter study on the prevalence of eosinophilic esophagitis and PPI-responsive esophageal eosinophilic infiltration. *Intern Med.* 2012;51:3235-3239.
27. Gomez Torrijos E, Rodrigues Sanchez J, Castro Jimenez A, *et al.* Proton pump inhibitor-responsive oesophageal eosinophilia (PPI-REE) *Clin Exp Allergy.* 2015;45:1367-1369.
28. Dellon ES, Speck O, Woodward K, *et al.* Markers of eosinophilic inflammation for the diagnosis of eosinophilic esophagitis and proton pump inhibitor-responsive esophageal eosinophilia. *Clin Gasteroenterol Hepatol.* 2014;12: 2015-2022.
29. Kochar B, Dellon ES. Management of proton pump inhibitor responsive-eosphageal eosinophilia and eosinophilic esophagitis. *Expert Rev Gastereneterol Hepatol.* 2015;9:1359-1369.
30. Eluri S, Dellon ES. Proton pump inhibitor-responsive oesophageal eosinophilia and eosinophilic oesophagitis: more similarities than differences. *Curr Opin Gastroenterol.* 2015;31:309-315.
31. Park JY, Zhang X, Nguyen N, *et al.* Prton pump inhibitors decrease eostoaxin-3 expression in the proximal esophagus of children with esophageal eosinophilia. *PLoS One.* 2014;9(7):e101391.
32. Molina-Infante J, Katzka DA, Gisbert JP. Review article: proton pump inhibitor therapy for suspected eosinophilic oesophagitis. *Aliment Pharmacol Ther.* 2013;37:1157-1164.
33. Zimmerman SL, Levine MS, Rubesin SE, *et al.* Idiopathic eosinophilic esophagitis in adults: the ringed esophagus. *Radiology.* 2005;236(1):159-165.
34. Roman S, Hirano I, Kwiatek MA, *et al.* Manometric features of eosinophilic esophagitis in esophageal pressure topography. *Neurogastroenterol Motil.* 2011;23:208-214.
35. Nicodeme F, Hirano I, Chen J, *et al.* Esophageal distensibility as a measure of disease severity in patients with

eosinophilic esophagitis. *Clin Gasterenterol Hepatol.* 2013;11: 1101-1107.

36. Blanchard C, Stucke EM, Rodriguez-Jimenez B, *et al.* A striking local esophageal cytokine expression profile in eosinophilic esophagitis. *J Allergy Clin Immunol.* 2011;127:208-217.

37. Mulder DJ, Justinich CJ. Understanding eosinophilic esophagitis: the cellular and molecular mechanisms of an emerging disease. *Mucosal Immunol.* 2011;4:139-147.

38. Spergel JM, Brown-Whitehorn TF, Cianferoni A, *et al.* Identification of causative food in children with eosinophilic esophagitis treated with an elimination diet. *J Allergy Clin Immunol.* 2012;130:461-467.

39. Straumann A, Bauer M, Fischer B, *et al.* Idiopathic eosinophilic esophagitis is associated with a T(H)2-type allergic inflammatory response. *J Allergy Clin Immunol.* 2001;108(6): 954-961.

40. Mishra A, Rothenberg ME. Intratracheal IL-13 induces eosinophilic esophagitis by an IL-5, eotaxin-1, and STAT6-dependent mechanism. *Gastroenterology.* 2003;125(5):1419-1427.

41. Mishra A, Wang M, Pemmaraju VR, *et al.* Esophageal remodeling develops as a consequence of tissue specific IL-5-induced eosinophilia. *Gastroenterology.* 2008; 134(1):204-214.

42. Aceves SS. Tissue remodeling in patients with eosinophilic esophagitis: what lies beneath the surface? *J Allergy Clin Immunol.* 2011;128:1047-1049.

43. Aceves SS, Chen D, Newbury RO, *et al.* Mast cells infiltrate the esophageal smooth muscle in patients with eosinophilic esophagitis, express TGF-beta1, and increase esophageal smooth muscle contraction. *J Allergy Clin Immunol.* 2010; 126:1198-1204.

44. Kirsch R, Marcon MA, Cutz E. Activated mucosal mast cells differentiate eosinophilic (allergic) esophagitis from gastroesophageal reflux disease. *J Pediatr Gastroenterol Nutr.* 2007;44(1):20-26.

45. Blanchard C, Wang N, Stringer KF, *et al.* Eotaxin-3 and a uniquely conserved gene-expression profile in eosinophilic esophagitis. *J Clin Invest.* 2006;116(2):536-547.

46. Bullock JZ, Villanueva JM, Blanchard C, *et al.* Interplay of adaptive th2 immunity with eotaxin-3/c-C chemokine receptor 3 in eosinophilic esophagitis. *J Pediatr Gastroenterol Nutr.* 2007;45(1):22-31.

47. Sherril JD, Kc K, Wu D, *et al.* Desmoglein-1 regulates esophageal epithelial barrier function and immune responses in eosinophilic esophagitis. *Mucosal Immunol.* 2014;7: 718-729.

48. Katzka DA, Tadi R, Smyrk TC, *et al.* Effects of topical steroids on tight junction proteins and spongiosis in esophageal epithelia of patients with eosinophilic esophagitis. *Clin Gastroenterol Hepatol.* 2014;12:1824-1829.

49. Jyonouchi S, Smith CL, Saretta F, *et al.* Invariant natural killer T cells in children with eosinophilic esophagitis. *Clin Exp Allergy.* 2014;44:58-68.

50. Doherty TA, Baum R, Mewbury RO, *et al.* Group 2 innate lymphocytes (ILC2) are enriched in active eosinophilic esophagitis. *J Allergy Clin Immunol.* 2015;136:792-794.

51. Alexander ES, Martin LJ, Collins MH, *et al.* Twin and family studies reveal strong environmental and weaker genetic cues explaining the heritability of eosinophilic esophagitis. *J Allergy Clin Immunol.* 2014;134:1084-1092.

52. Rochman M, Travers J, Miracle CE, *et al.* Profound loss of esophageal tissue differentiation in eosinophilic esophagitis. *J Allergy Clin Immunol.* 2017. pii: S0091-6749(17)30036-2.

53. Rothenberg ME, Spergel JM, Sherrill JD, *et al.* Common variants at 5q22 associate with pediatric eosinophilic esophagitis. *Nat Genet.* 2010;42:289-291.

54. Noti M. Wojno ED, Kim BS, *et al.* Thymic stromal lymphopoietin-elicited basophil responses promote eosinophilic esophagitis. *Nat Med.* 2013;19:1005-1013.

55. Kelly KJ, Lazenby AJ, Rowe PC, *et al.* Eosinophilic esophagitis attributed to gastroesophageal reflux: improvement with an amino acid-based formula. *Gastroenterology.* 1995;109(5):1503-1512.

56. Markowitz JE, Spergel JM, Ruchelli E, *et al.* Elemental diet is an effective treatment for eosinophilic esophagitis in children and adolescents. *Am J Gastroenterol.* 2003;98(4):777-782.

57. Spergel JM, Beausoleil JL, Mascarenhas M, *et al.* The use of skin prick tests and patch tests to identify causative foods in eosinophilic esophagitis. *J Allergy Clin Immunol.* 2002;109(2):363-368.

58. Spergel JM, Andrews T, Brown-Whitehorn TF, *et al.* Treatment of eosinophilic esophagitis with specific food elimination diet directed by a combination of skin prick and patch tests. *Ann Allergy Asthma Immunol.* 2005;95(4):336-343.

59. Rocha R, Vitor AB, Trindade E, *et al.* Omalizumab in the treatment of eosinophilic esophagitis and food allergy. *Eur J Pediatr.* 2011;170:1471-1474.

60. Molina-Infante J, Martin-Noguerol E, Alvarado-Arenes M, *et al.* Selective elimination diet based on skin testing has suboptimal efficacy for adult eosinophilic esophagitis. *J Allergy Clin Immunol.* 2012;130:1200-1202.

61. Lucendo AJ, Navarro M, Comas C, *et al.* Immunophenotypic characterization and quantification of the epithelial inflammatory infiltrate in eosinophilic esophagitis through stereology: an analysis of the cellular mechanisms of the disease and the immunologic capacity of the esophagus. *Am J Surg Pathol.* 2007;31(4):598-606.

62. Osterballe M, Andersen KE, Bindslev-Jensen C. The diagnostic accuracy of the atopy patch test in diagnosing hypersensitivity to cow's milk and hen's egg in unselected children with and without atopic dermatitis. *J Am Acad Dermatol.* 2004;51(4):556-562.

63. Niggemann B. Evolving role of the atopy patch test in the diagnosis of food allergy. *Curr Opin Allergy Clin Immunol.* 2002;2(3):253-256.

64. Niggemann B, Ziegert M, Reibel S. Importance of chamber size for the outcome of atopy patch testing in children with atopic dermatitis and food allergy. *J Allergy Clin Immunol.* 2002;110(3):515-516.

65. Gefeller O, Pfahlberg A, Geier J, *et al.* The association between size of test chamber and patch test reaction: a statistical reanalysis. *Contact Dermatitis.* 1999;40(1):14-18.

66. Gonsalves N, Yang GY, Doerfler B, *et al.* Elimination diet effectively treats eosinophilic esophagitis in adults; food reintroduction identifies causative factors. *Gastroenterology.* 2012;142:1451-1459.

67. Peterson KA, Byrne KR, Vinson LA, *et al.* Elemental diet induces histologic response in adult eosinophilic esophagitis. *Am J Gastroenterol.* 2013;108:759-766.

68. Henderson CJ, Abonia JP, King EC, *et al.* Comparative dietary therapy effectiveness in remission of pediatric eosinophilic esophagitis. *J Allergy Clinc Immunol.* 2012;129:1570-1578.

69. Simon D, Marti H, Heer P, *et al*. Eosinophilic esophagitis is frequently associated with IgE-mediated allergic airway diseases. *J Allergy Clin Immunol*. 2005;115(5):1090-1092.

70. Sugnanam KK, Collins JT, Smith PK, *et al*. Dichotomy of food and inhalant allergen sensitization in eosinophilic esophagitis. *Allergy*. 2007;62(11):1257-1260.

71. Simon D, Straumann A, Wenk A, *et al*. Eosinophilic esophagitis in adults—no clinical relevance of wheat and rye sensitizations. *Allergy*. 2006;61(12):1480-1483.

72. Fogg MI, Ruchelli E, Spergel JM. Pollen and eosinophilic esophagitis. *J Allergy Clin Immunol*. 2003;112(4):796-797.

73. Ramirez RM, Jacobs RL. Eosinophilic esophagitis treated with immunotherapy to dust mites. *J Allergy Clin Immunol*. 2013;132:503-504.

74. Wang FY, Gupta SK, Fitzgerald JF. Is there a seasonal variation in the incidence or intensity of allergic eosinophilic esophagitis in newly diagnosed children? *J Clin Gastroenterol*. 2007;41(5):451-453.

75. Onbasi K, Sin AZ, Doganavsarqil B, *et al*. Eosinophil infiltration of the oesophageal mucosa in patients with pollen allergy during the season. *Clin Exp Allergy*. 2005;35(11): 1423-1431.

76. Roy-Ghanta S, Larosa DF, Katzka DA. Atopic characteristics of adult patients with eosinophilic esophagitis. *Clin Gastroenterol Hepatol*. 2008;6(5):531-535.

77. Mahdavinia M, Bishehsari F, Hayat W, *et al*. Association of eosinophilic esophagitis and pollen food allergy syndrome. *Ann Allergy Asthma Immunol*. 2017;118:116-117.

78. van Rhijn BD, van Ree R, Versteeg SA, *et al*. Birch pollen sensitization with cross-reactivity to food allergens predominates in adults with eosinophilic esophagitis. *Allergy*. 2013;68:1475-1481.

79. Simon D, Straumann A, Dahinden C, *et al*. Frequent sensitization to Candida albicans and profilins in adult eosinophilic esophagitis. *Allergy*. 2013;68:945-948.

80. Almansa C, Krishna M, Buchner AM, *et al*. Seasonal distribution in newly diagnosed cases of eosinophilic esophagitis in adults. *Am J Gastroenterol*. 2009;104:828-833.

81. Elitsur Y, Aswani R, Lund V, *et al*. Seasonal distribution and eosinophilic esophagitis: the experience in children living in rural communities. *J Clin Gastroenterol*. 2013;47:287-288.

82. Tuft L, Blumstein G. Studies in food allergy—sensitization to fresh fruits: clinical and experimental observations. *J Allergy*. 1942;13:574-578.

83. Mishra A, Hogan SP, Brandt EB, *et al*. An etiological role for aeroallergens and eosinophils in experimental esophagitis. *J Clin Invest*. 2001;107(1):83-90.

84. Denburg J. The nose, the lung and the bone marrow in allergic inflammation. *Allergy*. 1999;54(Suppl 57):73-80.

85. Denburg JA. Bone marrow in atopy and asthma: hematopoietic mechanisms in allergic inflammation. *Immunol Today*. 1999;20(3):111-113.

86. Denburg JA, Inman MD, Leber B, *et al*. The role of the bone marrow in allergy and asthma. *Allergy*. 1996;51(3): 141-148.

87. Dorman SC, Sehmi R, Gauvreau GM, *et al*. Kinetics of bone marrow eosinophilopoiesis and associated cytokines after allergen inhalation. *Am J Respir Crit Care Med*. 2004;169(5):565-572.

88. Braunstahl GJ, Overbeek SE, Kleinjan A, *et al*. Nasal allergen provocation induces adhesion molecule expression and tissue eosinophilia in upper and lower airways. *J Allergy Clin Immunol*. 2001;107(3):469-476.

89. Eriksson NE, Formgren H, Svenonius E. Food hypersensitivity in patients with pollen allergy. *Allergy*. 1982;37(6): 437-443.

90. Ortolani C, Ispano M, Pastorello E, *et al*. The oral allergy syndrome. *Ann Allergy*. 1988;61(6 Pt 2):47-52.

91. Malandain H. Allergies associated with both food and pollen. *Eur Ann Allergy Clin Immunol*. 2003;35(7):253-256.

92. Egger M, Mutschlechner S, Wopfner N, *et al*. Pollen-food syndromes associated with weed pollinosis: an update from the molecular point of view. *Allergy*. 2006;61(4):461-476.

93. Lucendo AJ, Arias A, Tenias JM. Relation between eosinophilic esophagitis and oral immunotherapy for food allergy: a systematic review with meta-analysis. *Ann Allergy Asthma Immunol*. 2014;113:624-629.

94. Straumann A, Spichtin HP, Grize L, *et al*. Natural history of primary eosinophilic esophagitis: a follow-up of 30 adult patients for up to 11.5 years. *Gastroenterology*. 2003;125(6):1660-1669.

95. Potter JW, Saeian K, Staff D, *et al*. Eosinophilic esophagitis in adults: an emerging problem with unique esophageal features. *Gastrointest Endosc*. 2004;59(3):355-361.

96. Gonsalves N, Kagalwalla AF, Kagalwalla A, *et al*. Distinct features in the clinical presentations of eosinophilic esophagitis in children and adults. *Gastroenterol Clin Biol*. 2005;128(4):S2:A7.

97. Aceves SS, Newbury RO, Dohil R, *et al*. Esophageal remodeling in pediatric eosinophilic esophagitis. *J Allergy Clin Immunol*. 2007;119(1):206-212.

98. Khan S, Orenstein SR, Di Lorenzo C, *et al*. Eosinophilic esophagitis: strictures, impactions, dysphagia. *Dig Dis Sci*. 2003;48(1):22-29.

99. Fox VL, Nurko S, Teitelbaum JE, *et al*. High-resolution EUS in children with eosinophilic "allergic" esophagitis. *Gastrointest Endosc*. 2003;57(1):30-36.

100. Spechler SJ, Genta RM, Souza RF. Thoughts on the complex relationship between gastroesophageal reflux disease and eosinophilic esophagitis. *Am J Gastroenterol*. 2007; 102(6):1301-1306.

101. Dranove JE, Horn DS, Davis MA, *et al*. Predictors of response to proton pump inhibitor therapy among children with significant esophageal eosinophilia. *J Pediatr*. 2009;154(1):96-100.

102. Ngo P, Furuta GT, Antonioli DA, *et al*. Eosinophils in the esophagus-peptic or allergic eosinophilic esophagitis? Case series of three patients with esophageal eosinophilia. *Am J Gastroenterol*. 2006;101(7):1666-1670.

103. Garrean C, Gonsalves N, Hirano I. Comparison of demographic, endoscopic and histologic features in eosinophilic esophagitis patients with and without GERD. *Gastroenterology*. 2008;134(4):A288.

104. Faubion WA Jr, Perrault J, Burgart LJ, *et al*. Treatment of eosinophilic esophagitis with inhaled corticosteroids. *J Pediatr Gastroenterol Nutr*. 1998;27(1):90-93.

105. Teitelbaum JE, Fox VL, Twarog FJ, *et al*. Eosinophilic esophagitis in children: immunopathological analysis and response to fluticasone propionate. *Gastroenterology*. 2002;122(5):1216-1225.

106. Lucendo AJ, Carrión G, Navarro M, *et al*. Eosinophilic esophagitis in adults: an emerging disease. *Dig Dis Sci*. 2004;49(11-12):1884-1888.

107. Konikoff MR, Noel RJ, Blanchard C, *et al*. A randomized, double-blind, placebo-controlled trial of fluticasone propionate for pediatric eosinophilic esophagitis. *Gastroenterology*. 2006;131(5):1381-1391.

108. Noel RJ, Putnam PE, Collins MH, *et al*. Clinical and immunopathologic effects of swallowed fluticasone for eosinophilic esophagitis. *Clin Gastroenterol Hepatol*. 2004;2(7):568-575.

109. Arora AS, Perrault J, Smyrk TC. Topical corticosteroid treatment of dysphagia due to eosinophilic esophagitis in adults. *Mayo Clin Proc*. 2003;78(7):830-835.

110. Straumann A, Degen L, Felder S, *et al*. Budesonide as induction treatment for active eosinophilic esophagitis in adolescents and adults: a randomized, double-blind, placebo-controlled study (BEE-1Trial) (abstract). *Gastroenterol*. 2008;134(4):S1:A726.

111. Aceves SS, Bastian JF, Newbury RO, *et al*. Oral viscous budesonide: a potential new therapy for eosinophilic esophagitis in children. *Am J Gastroenterol*. 2007;102(10):2271-2279; quiz 2280.

112. Schaefer ET, Fitzgerald JF, Molleston JP, *et al*. Comparison of oral prednisone and topical fluticasone in the treatment of eosinophilic esophagitis: a randomized trial in children. *Clin Gastroenterol Hepatol*. 2008;6(2):165-173.

113. Liacouras CA, Wenner WJ, Brown K, *et al*. Primary eosinophilic esophagitis in children: successful treatment with oral corticosteroids. *J Pediatr Gastroenterol Nutr*. 1998;26(4):380-385.

114. Attwood SE, Lewis CJ, Bronder CS, *et al*. Eosinophilic oesophagitis: a novel treatment using Montelukast. *Gut*. 2003;52(2):181-185.

115. Kaplan M, Mutlu EA, Jakate S, *et al*. Endoscopy in eosinophilic esophagitis: "feline" esophagus and perforation risk. *Clin Gastroenterol Hepatol*. 2003;1(6):433-437.

116. Netzer P, Gschossmann JM, Straumann A, *et al*. Corticosteroid-dependent eosinophilic oesophagitis: azathioprine and 6-mercaptopurine can induce and maintain long-term remission. *Eur J Gastroenterol Hepatol*. 2007;19(10):865-869.

117. Sedgwick JB, Busse WW. Inhibitory effect of cetirizine on cytokine-enhanced in vitro eosinophil survival. *Ann Allergy Asthma Immunol*. 1997;78(6):581-585.

118. Stein ML, Collins MH, Villanueva JM, *et al*. Anti-IL-5 (mepolizumab) therapy for eosinophilic esophagitis. *J Allergy Clin Immunol*. 2006;118(6):1312-1319.

119. Rothenberg ME, Klion AD, Roufosse FE, *et al*. Treatment of patients with the hypereosinophilic syndrome with mepolizumab. *N Engl J Med*. 2008;358(12):1215-1228.

120. Foroughi S, Foster B, Kim N, *et al*. Anti-IgE treatment of eosinophil-associated gastrointestinal disorders. *J Allergy Clin Immunol*. 2007;120(3):594-601.

121. Schoepfer AM, Gschossmann J, Scheurer U, *et al*. Esophageal strictures in adult eosinophilic esophagitis: dilation is an effective and safe alternative after failure of topical corticosteroids. *Endoscopy*. 2008;40(2):161-164.

122. Lusti BJ, Hirano I, Alasadi R. Manometric, endoscopic and histopathologic correlates of diffuse esophageal spasm secondary to eosinophilic esophagitis. *Am J Gastroenterol*. 2006;101(9):S394.

123. Stevoff C, Rao S, Parsons W, *et al*. EUS and histopathologic correlates in eosinophilic esophagitis. *Gastrointest Endosc*. 2001;54(3):373-377.

124. Kagalwalla AF, Sentongo TA, Ritz S, *et al*. Effect of six-food elimination diet on clinical and histologic outcomes in eosinophilic esophagitis. *Clin Gastroenterol Hepatol*. 2006;4(9):1097-1102.

125. Lucendo AJ, Arias Á, González-Cervera J, *et al*. Empiric 6-food elimination diet induced and maintained prolonged remission in patients with adult eosinophilic esophagitis: a prospective study on the food cause of the disease. *J Allergy Clin Immunol*. 2013;131(3):797-804.

126. Chehade M, Sampson M, Sampson HA, *et al*. Esophageal subepithelial fibrosis in children with eosinophilic esophagitis. *J Pediatr Gastroenterol Nutr*. 2007;45(3):319-328.

127. Parfitt JR, Gregor JC, Suskin NG, *et al*. Eosinophilic esophagitis in adults: distinguishing features from gastroesophageal reflux disease: a study of 41 patients. *Mod Pathol*. 2006;19(1):90-96.

128. Eisenbach C, Merle U, Schirmacher P, *et al*. Perforation of the esophagus after dilation treatment for dysphagia in a patient with eosinophilic esophagitis. *Endoscopy*. 2006;38(Suppl 2):E43-E44.

129. Gonsalves N, Karmali K, Hirano I. Safety and response of esophageal dilation in adults with eosinophilic esophagitis. *Gastroenterology*. 2007;132(4):S1 (T2034).

CAPÍTULO 41

Tos crónica

RACHEL E. STORY Y JENNIFER S. KIM

■ INTRODUCCIÓN

La tos es la manifestación más frecuente por la que un estadounidense acude con el médico de atención primaria (1). En ese país se calcula que el costo de los medicamentos de venta libre para tratar la tos rebasa los 2 mil millones de dólares anuales (2). El diagnóstico diferencial, la valoración diagnóstica y el tratamiento de la tos difieren en los niños y los adultos. Este capítulo se dedica a la tos crónica de manera separada en ambos grupos.

La tos es una respuesta refleja de la porción baja del aparato respiratorio mediada por receptores en las vías aéreas, que sirve para eliminar secreciones y partículas de las vías aéreas y proteger contra su aspiración. Los receptores de la tos se encuentran en las vías aéreas, incluidas tráquea, bronquios, las pequeñas distales, así como faringe, laringe, senos paranasales, diafragma, pleura, pericardio y estómago. Los receptores químicos son estimulados por el ácido, el calor y compuestos similares a la capsaicina. Los receptores mecánicos son activados por el tacto y el desplazamiento. Cuando se estimula un receptor mecánico o químico de la tos, se produce un impulso que viaja hasta el "centro tusígeno" en el bulbo raquídeo por el nervio vago, para desencadenar la tos a través de los nervios vagos, frénicos y motores raquídeos (3).

■ TOS EN LOS ADULTOS

La tos en los adultos (pacientes de 15 años y mayores) se clasifica en tres grupos: aguda, con duración menor a 3 de sem; subaguda, con una duración de 3 a 8 sem, y crónica, la que persiste más tiempo. Una discusión detallada de cada grupo está fuera del alcance de este capítulo, como tampoco la tos del fumador, a menudo causada por la enfermedad pulmonar obstructiva crónica (EPOC) y definida como limitación persistente de las vías aéreas por la inflamación crónica inducida por un irritante (4). La tos aguda suele ser de naturaleza infecciosa. La subaguda a menudo es posinfecciosa, pero puede representar el inicio o la exacerbación de afecciones que se sabe causan tos crónica. Este capítulo se centra en la tos crónica de los no fumadores, porque es uno de los motivos más frecuentes por lo que los pacientes buscan atención por un especialista en afecciones respiratorias.

La tos crónica se presenta en 10 a 20% de los adultos y puede ser debilitante (5). Las complicaciones de la tos incluyen casi a todo órgano, aparato y sistema, y se ha mostrado que aminoran de forma significativa la calidad de vida (6-8). Tres afecciones causan la mayor parte de la tos en los adultos que no fuman ni utilizan un inhibidor de la enzima convertidora de angiotensina (ECA-I): el síndrome de tos de vía aérea superior (UACS, por sus siglas en inglés), el asma y el reflujo gastroesofágico (RGE). En pacientes con una radiografía de tórax normal y ningún síntoma sugerente de una causa específica de la tos, la mayoría de los grupos médicos recomienda el estudio y tratamiento de UACS, asma y RGE, antes de indagar las causas menos frecuentes. En la tabla 41-1 se incluye el diagnóstico diferencial amplio de la tos crónica en los adultos.

Síndrome de tos de la vía aérea superior

El UACS anteriormente se conocía como síndrome de goteo posnasal. El UACS solo, o en combinación con otras afecciones, constituye la causa más frecuente de tos crónica (9). El goteo posnasal, el drenaje de secreciones de la nariz o los senos paranasales hacia la faringe puede causar tos a través de la estimulación mecánica del reflejo tusígeno, la mayor sensibilidad del receptor de tos o una inflamación concomitante de la vía aérea inferior (10, 11). Las causas de UACS incluyen las rinitis alérgica o no alérgica, la vasomotora, la no alérgica con eosinofilia, la medicamentosa, la gustativa, la infecciosa, la del embarazo y la química/ocupacional, así como las sinusitis infecciosa y micótica alérgica. Estas afecciones, su diagnóstico y tratamiento específico se incluyen con detalle en los capítulos 26 y 27.

El interrogatorio y la exploración física solos, con frecuencia no permiten identificar con precisión la causa de la tos crónica. A menudo los pacientes con UACS informan de la sensación de goteo de moco por la garganta y carraspean con frecuencia. A la exploración física tal vez haya secreciones mucoides o mucopurulentas presentes, y cambios a manera de empedrado en

TABLA 41-1 DIAGNÓSTICO DIFERENCIAL DE LA TOS EN LOS ADULTOS

Síndrome de tos de vía aérea superior (UACS)
- Rinitis alérgica
- Rinitis no alérgica
- Rinitis vasomotora
- Rinitis no alérgica con eosinofilia (NARES)
- Rinitis medicamentosa
- Rinitis gustativa
- Rinitis infecciosa
- Sinusitis infecciosa
- Sinusitis micótica alérgica
- Rinitis del embarazo
- Rinitis química/ocupacional

Asma

RGE

Bronquitis eosinofílica no asmática

Colapso traqueobronquial

Consideraciones ambientales y de inhalación de irritantes/ocupacional
- Humo del tabaco (uso personal o exposición ambiental)
- Partículas de la combustión de biomasa
- Exposiciones ocupacionales (enfermedad por metales sólidos, asbestosis, beriliosis, endotoxinas en bioaerosoles o glucanos micóticos)

Medicamentos
- Inhibidores de la ECA
- Bloqueadores β

Infecciones pulmonares
- Neumonía
- Tuberculosis
- Bronquitis viral recurrente

Bronquitis crónica/EPOC

Bronquiectasias

Aspiración

Enfermedad pulmonar intersticial

Fibrosis quística

Afección ciliar

Inmunodeficiencia

Sarcoidosis

Vasculitis

Tumores del aparato respiratorio

Tos psicógena

Tic (síndrome de Tourette)

Disfunción de las cuerdas vocales

Aumento de la sensibilidad del receptor de la tos

Causas otogénicas (oído de Arnold)

Insuficiencia cardiaca oculta

Idiopáticas

ECA, enzima convertidora de angiotensina; EPOC, enfermedad pulmonar obstructiva crónica; RGE, reflujo gastroesofágico.

---

la bucofaringe. Sin embargo, 20% de los pacientes con tos por UACS no informa de síntomas de goteo posnasal y más de 50% no presenta cambio característico alguno a la exploración física (12). En un estudio prospectivo de la tos crónica en adultos se encontró que el interrogatorio médico acerca de las características y el momento en que se presenta el síntoma es de poca utilidad para determinar su etiología (13).

El tratamiento del UACS depende de su causa. Si hay alguna aparente, como sinusitis crónica o rinitis alérgica, se instituirá el tratamiento apropiado con antibióticos o esteroides intranasales. Sin embargo, si no se define una causa específica en forma clara, en el American College of Chest Physicians (ACCP) se recomienda un intento diagnóstico/terapéutico con antihistamínicos/descongestivos o esteroides nasales, antes de investigar causas menos frecuentes de tos (9). La tos del UACS, por lo general, se resuelve en un periodo de días a semanas con tratamiento. Si la tos de un paciente no responde al tratamiento empírico y aún se sospecha UACS, en el ACCP se recomienda una tomografía computarizada (TC) de los senos paranasales porque la sinusitis crónica puede causar tos sin los síntomas típicos de la sinusitis.

Asma

El asma debe tenerse en mente en todos los adultos con tos crónica. Si bien la tos es un síntoma común de la enfermedad, la mayoría de los pacientes experimenta además disnea y sibilancias. No obstante, algunos de los pacientes con asma presentan tos como su síntoma predominante y a esa afección se le denomina asma variante por tos (CVA, por sus siglas en inglés). Los pacientes con CVA presentan un reflejo tusígeno más sensible que los voluntarios sanos y aquellos con asma típico (14). Si se encuentra obstrucción reversible del flujo de aire en la espirometría, debe instituirse el tratamiento con broncodilatadores y corticoesteroides inhalados. En ocasiones pueden usarse antagonistas de leucotrienos, agonistas β de acción prolongada y esteroides orales, como se mencionó en los capítulos 34 y 36.

En un paciente con una exploración física y una espirometría normales, un reto inhalatorio con metacolina (MIC, por sus siglas en inglés) esencialmente descarta el diagnóstico de asma, porque tiene un valor predictivo negativo cercano al 100% (15). Además, hay riesgo de un resultado falso positivo del estudio; en uno prospectivo de la tos crónica en adultos se encontró un MIC falso positivo en 22% de las ocasiones (16). La fracción de óxido nítrico exhalado (FeNO) es un índice de incremento de la inflamación alérgica de las vías aéreas. Los estudios sobre la utilidad del FeNO en la tos crónica son controvertidos, con algunos donde hay un aumento de la respuesta predicha por la concentración de FeNO a los corticoesteroides inhalados, en tanto en otros no se encuentra tal relación (17-21). Además, la concentración baja de FeNO no descarta un diagnóstico de asma (17). Así, el diagnóstico de CVA se hace solo después de la resolución de la tos con un tratamiento específico del asma (22). A menudo se hace un intento diagnóstico/terapéutico ante el asma. Si no se realiza la prueba de MIC, no se puede descartar la bronquitis eosinofílica no asmática como causa de la tos, lo que se tratará con detalle más adelante en este capítulo.

Reflujo gastroesofágico

El RGE causa tos por irritación química y mecánica de la vía respiratoria superior, de la porción baja del aparato respiratorio por microaspiración y por la estimulación de un reflejo tusígeno bronquial esofágico (23). El porcentaje de tos crónica atribuible a ERGE varía ampliamente, con cálculos que van de 2 a 81%, pero, en general, se cree la causa más frecuente de tos crónica después del UACS y el asma (24, 25). El interrogatorio acerca de las características y el momento de la tos no es suficiente para distinguir la provocada por RGE de otras causas. En un estudio se encontró que la tos por RGE se presenta por la noche en solo una minoría de los pacientes (13). Además, el RGE es "silente", sin síntomas gastrointestinales en hasta 75% de los pacientes, lo que sugiere que el reflujo no ácido puede tener participación significativa en los síntomas (26).

El tratamiento empírico antirreflujo con medicamentos está justificado cuando el RGE es la posible causa de la tos, lo que incluye a pacientes con síntomas típicos de regurgitación y pirosis, y aquellos con una alta probabilidad de tos relacionada con el RGE, es decir, en quienes se descartaron asma, bronquitis eosinofílica no asmática y UACS alto, después de la aplicación de un algoritmo. En el año 2016, en la ACCP se actualizaron las guías para el tratamiento del síndrome de tos por reflujo y se recomendó lo siguiente: modificación alimentaria para promover la disminución de peso en quienes presentan sobrepeso y obesidad, elevación de la cabecera de la cama y evitación de alimentos 3 h antes de acostarse, así como el uso de inhibidores de la bomba de protones, antagonistas del receptor H_2 o antiácidos, únicamente en aquellos que informan de pirosis y regurgitación (25). No se recomiendan los inhibidores de la bomba de protones solos para el tratamiento de la tos que se sospecha debida al reflujo, porque es poco probable que la resuelvan (25, 27). Asimismo, se recomienda un intento de 3 meses de tratamiento con medicamentos contra el reflujo en pacientes con tos crónica que se sospecha es secundaria a este. La manometría esofágica y la cuantificación del pH se recomiendan solo en aquellos con sospecha clínica elevada de reflujo con fracaso del tratamiento con medicamentos y en quienes se tiene en mente un tratamiento quirúrgico (operación contra el reflujo o bariátrica, dependiendo del paciente) (25). La intervención quirúrgica se recomienda en los pacientes con tos crónica en quienes fracasa el tratamiento médico y presentan exposición anormal del esófago al ácido gástrico, determinado por la medición del pH (25). Una vez que se descartan UACS, asma y RGE como causa de tos deben indagarse otros diagnósticos, dependiendo del cuadro clínico.

Bronquitis eosinofílica no asmática

La bronquitis eosinofílica no asmática es una causa frecuente de tos crónica caracterizada por la inflamación eosinofílica de la vía aérea, que responde a los corticoesteroides, sin obstrucción variable o hiperrespuesta de las vías aéreas. En los estudios se encontró que de 10 a 30% de los casos de tos crónica se deben a la bronquitis eosinofílica no asmática (28-30). Los pacientes con bronquitis eosinofílica no asmática presentan tos crónica sin obstrucción irreversible de las vías aéreas en la espirometría, con hiperrespuesta de vías aéreas en la MIC y eosinofilia de esputo. Esta afección posiblemente no se detectaba en el pasado y se diagnosticaba de manera errónea como asma, si no se realizaba MIC, porque la tos, por lo general, se resuelve con corticoesteroides inhalados.

Enfermedad pulmonar primaria

La enfermedad pulmonar primaria es una causa menos usual de tos crónica con frecuencia variable, dependiendo de la población investigada. En un estudio prospectivo de tos crónica se encontraron bronquiectasias y enfermedad pulmonar intersticial (ILD, por sus siglas en inglés) como causa de tos en 16% de los participantes (31). En ese estudio una tos productiva y una radiografía de tórax anormal fueron predictivos de una causa pulmonar primaria de la tos; sin embargo, otros grupos no encontraron lo mismo.

Bronquiectasias

La infección aguda y crónica que causa dilatación permanente de los bronquios produce la mayoría de los casos de bronquiectasias (32). Debido a las mejoras en la prevención y el tratamiento de las infecciones infantiles con inmunizaciones y antibióticos, hay un descenso de la incidencia de bronquiectasias en los individuos inmunocompetentes (33). En los países desarrollados, los pacientes con bronquiectasias a menudo presentan una afección subyacente que los predispone a su aparición, incluidas la fibrosis quística (CF, por sus siglas en inglés), la micosis broncopulmonar alérgica, la hipogammaglobulinemia, la infección por VIH, la discinesia ciliar primaria, la infección por el complejo aviario crónico por micobacterias (MAC, por sus siglas en inglés), la aspiración, la artritis reumatoide, la enfermedad inflamatoria intestinal y la deficiencia de antitripsina α-1 (32). Los pacientes suelen presentarse con una tos crónica productiva y el diagnóstico se hace cuando se encuentran cambios característicos en la TC de alta resolución del tórax (34). El tratamiento incluye el uso de broncodilatadores, fisioterapia de tórax, antibióticos y mucolíticos.

Enfermedad pulmonar intersticial

La enfermedad pulmonar intersticial (ILD) corresponde a un grupo heterogéneo de afecciones pulmonares de los tejidos alveolares y perialveolares, que se pueden clasificar en aquellas de causa conocida y las de causa desconocida. Las primeras incluyen exposiciones ambientales y ocupacionales, como asbestosis, neumonitis por hipersensibilidad y berilio. Las causas desconocidas de ILD incluyen fibrosis pulmonar idiopática, sarcoidosis y su forma vinculada con la enfermedad vascular de la colágena. En pacientes con tos crónica debería investigarse la ILD después de descartar causas más frecuentes de tos, en especial si el antecedente o una radiografía de tórax dan lugar a su sospecha (35).

Tumores pulmonares

Si bien la tos es a menudo el síntoma de presentación del cáncer de pulmón, no obstante, es una causa rara del síntoma (≤ 2%) en los pacientes que acuden con tos crónica (36). En aquellos con factores de riesgo conocidos de cáncer pulmonar, incluidos los fumadores de cigarrillos, quienes tienen exposición pasiva al humo del cigarrillo, la exposición a asbestos y radón, la EPOC y un antecedente familiar de cáncer pulmonar, se debe obtener una radiografía de tórax. De manera similar, los individuos con un cáncer conocido que puede enviar metástasis al pulmón, deben ser objeto de radiografía de tórax. Quizá se requieran TC y broncoscopia si hay un alto grado de sospecha y la radiografía de tórax es normal.

Infección

La infección no es una causa principal de la tos crónica, pero debe considerarse en el diagnóstico diferencial en el contexto clínico apropiado. Debido a que la tos es el síntoma más frecuente de la tuberculosis (TB) activa, debe descartarse en cualquier paciente con duración de 2 a 3 sem de tos si hay alta probabilidad de TB activa (37). Los grupos de alto riesgo incluyen aquellos que viven en zonas endémicas, los seropositivos para VIH, prisioneros y quienes viven en casas de asistencia. Sin embargo, es importante detectar que los pacientes adultos mayores acudirán con tos productiva, pero es menos probable que presenten fiebre, sudor, hemoptisis y una prueba de tuberculina positiva (38). Por lo tanto, se debe tener un elevado índice de sospecha cuando se

piensa en la TB en una población añosa. Si se sospecha TB, se ordenarán una prueba cutánea de tuberculina o un análisis de liberación de interferón γ, una radiografía de tórax y frotis y cultivos de esputo en busca de bacilos ácido alcohol resistentes. La tos ferina es una afección de la que se piensa como enfermedad de los niños, pero puede causar tos crónica en los adultos. En un estudio de adultos que acudieron al servicio de urgencias por tos mayor de 2 sem de duración, en 21% se encontró ahora un criterio serológico compatible con la infección por *B. pertussis* (39). La enfermedad por hongos y parásitos endémicos debería considerarse también en los pacientes que visitan sitios endémicos o ahí residen.

Aspiración

La disfagia bucofaríngea que causa aspiración quizá origine una tos crónica. Muchos pacientes presentan tos por aspiración cuando comen o beben, pero también puede ser "silente", sin tos vinculada con la alimentación. La aspiración es frecuente después de un accidente cerebrovascular, con hasta 38% que presenta aspiración en la valoración de la deglución por videofluoroscopia (40). Otras afecciones en las que podría sospecharse aspiración incluyen las neurológicas, como la enfermedad de Parkinson, la anoxia y los traumatismos cefálicos, así como la aspiración posoperatoria después de operaciones quirúrgicas de la columna cervical, y de cabeza y cuello por cáncer (41). Los individuos ancianos internados en una cama que requieren asistencia para la atención bucal, también tienen más probabilidad de aspiración y un mayor riesgo de tos consiguiente (42, 43). Si se sospecha aspiración, se recomienda el envío a un foniatra para la valoración de la deglución bucofaríngea.

Tos por inhibidores de la enzima convertidora de angiotensina

La tos es un efecto secundario claramente establecido de los medicamentos ECA-I (44); se informa que se presenta en 5 a 35% de los pacientes que toman un ECA-I y es mucho más probable en las mujeres y los no fumadores (45). Los síntomas pueden empezar en horas después de tomar el medicamento, o quizá no hacerlo hasta meses después. El tratamiento es discontinuar el medicamento, y la tos, por lo general, se resuelve en días, pero se ha comunicado su continuación durante hasta 4 sem (44). Los antagonistas del receptor de angiotensina II no tienen relación con un mayor riesgo de tos, incluso en los pacientes que la presentan con ECA-I (45, 46).

Tos psicógena (habitual)

No hay definición estándar para la tos psicógena en las publicaciones médicas. Si bien algunos autores la consideran equivalente a la tos por hábito, otros la atribuyen a afecciones diferentes. En las guías de práctica clínica del ACCP se recomienda que el diagnóstico de tos habitual o psicógena se haga solo después de descartar otras afecciones por una valoración extensa, incluyendo los tics, y cuando la tos mejora por tratamiento psiquiátrico o modificación de la conducta (47). Si la tos no mejora con el tratamiento psiquiátrico o la modificación de conducta, debe hacerse el diagnóstico de tos no explicada, más bien que habitual o psicógena.

Tos crónica no explicada

La tos crónica no explicada se define como aquella que persiste durante más de 8 sem y no se explica después de su estudio, y de intentos terapéuticos supervisados de acuerdo con las guías de la mejor práctica médica publicadas. En las guías del 2016 del ACCP se recomendó el tratamiento por un logopeda mediante métodos multimodales (48). Además, los estudios sugirieron que una tos crónica no explicada pudiese deberse a "el síndrome de tos por hipersensibilidad", una afección de la función neuronal sensorial que se mostró responde a la gabapentina (49). En la ACCP se recomienda un intento terapéutico con gabapentina después de que se hable de los riesgos y beneficios con el paciente (48).

■ ABORDAJE DIAGNÓSTICO Y TERAPÉUTICO DE LA TOS CRÓNICA EN LOS ADULTOS

Varios grupos han estudiado de manera prospectiva las vías de diagnóstico y tratamiento en pacientes con tos crónica, con éxito terapéutico de hasta 98% (12, 16, 31, 50-52). En los resultados publicados de clínicas especializadas en la tos, la mayoría con un algoritmo terapéutico, se encontró que nueve de 12 grupos tenían una tasa de éxito mayor de 90% del tratamiento de la tos crónica (53). De un éxito menor se informó en los pacientes enviados a una clínica de enfermedades respiratorias generales, cuando no se usó un protocolo de tratamiento, con 43% de los pacientes que notificó de síntomas persistentes durante el seguimiento (54). Las vías terapéuticas, por lo general, se centran en tres causas principales de tos crónica en los adultos que no fuman y tampoco utilizan ECA-I: UACS, asma y RGE. Un número significativo de pacientes presenta causas múltiples de tos. La tos crónica se debió a dos o más afecciones en 8 a 29% de los pacientes en los estudios prospectivos (12, 16, 31, 50-52).

En el ACCP se recomienda el siguiente esquema de tratamiento para la tos crónica (fig. 41-1) (55). Todos los pacientes con manifestación de tos crónica deben ser objeto de interrogatorio, exploración física y radiografía de tórax. Si son fumadores o toman ECA-I debe

discontinuarse el producto causal y, si la tos persiste, hacer una valoración adicional. Si se sugiere que hay una causa de tos por interrogatorio, exploración física o radiografía de tórax debe investigarse y tratarse. Si hay una respuesta inadecuada al tratamiento inicial se deberán investigar UACS, asma, bronquitis eosinofílica no asmática y reflujo gastroesofágico.

Para el UACS se recomienda el tratamiento empírico con antihistamínicos/descongestivos. Asimismo, debería valorarse el asma por espirometría, reversibilidad con broncodilatador y MIC, de ser necesario, o tratarse en forma empírica con corticoesteroides inhalados, broncodilatadores o un antagonista del receptor de leucotrienos. La bronquitis eosinofílica no asmática debería investigarse con la prueba de eosinófilos en esputo, en el contexto de una MIC normal, o tratarse de manera empírica con corticoesteroides inhalados. La RGE se tratará empíricamente con dieta y modificación del estilo de vida, así como el uso de inhibidores de la bomba de protones, los antagonistas del receptor de H_2 o el tratamiento con antiácidos en los pacientes que informan de pirosis y regurgitación. Si hay una respuesta inadecuada al tratamiento previo debe hacerse una indagación adicional y considerar las causas raras de tos. Debido a que la tos suele ser multifactorial, todos los tratamientos con eficacia parcial se mantendrán.

■ TOS PEDIÁTRICA

Como en los adultos, la tos es uno de los síntomas más frecuentes por los que los padres consultan al médico de atención primaria de sus hijos. Sin embargo, con base en las publicaciones médicas disponibles, las causas y el tratamiento de la tos en los niños difieren de manera considerable de las de los adultos. En total, se ha investigado la tos pediátrica relativamente poco, a pesar de su elevada prevalencia.

Caracterización de la tos

La tos en los niños se puede caracterizar por tres aspectos de definición: duración, cualidad y potencial de enfermedad subyacente (11, 56).

Duración

La tos crónica en los niños menores de 15 años, de acuerdo con las guías de práctica clínica basadas en pruebas del ACCP, se define por su presencia diaria durante más de 4 sem (57). El motivo es que la tos que se debe a infecciones respiratorias agudas (ARI, por sus siglas en inglés) se resuelve en 1 a 3 sem en la mayoría de los niños (58, 59). Solo cerca de 5% de la tos después de una ARI dura más de 4 sem (58, 60). Este capítulo se centra principalmente en la tos crónica.

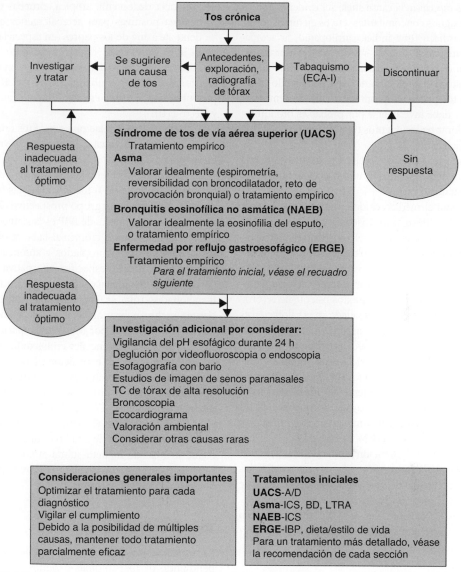

■ FIGURA 41-1 Tratamiento de la tos crónica en los adultos. A/D, antihistamínico/descongestionante; BD, broncodilatador; ECA-I, inhibidor de la enzima convertidora de angiotensina; IBP, inhibidor de la bomba de protones; ICS, corticoesteroide inhalado; LTRA, antagonista del receptor de leucotrienos; TCTAR, TC de tórax de alta resolución. (Reproducida con autorización del American College of Chest Physicians, de Pratter MR, Brightling CE, Boulet LP, *et al*. An empiric integrative approach to the management of cough. *Chest*. 2006; 129[1]:222S-231S; permiso concedido a través del Copyright Clearance Center, Inc).

Cualidad

Las características de la tos como de tipo perruno o de laringitis estridulosa, ruda o paroxística, por lo común son motivo de instrucción, respectivamente, como índices de laringitis, clamidosis infantil y tos ferina. Sin embargo, hay datos limitados sobre la confiabilidad de estas formas de descripción, excepto por la diferenciación entre tos seca y húmeda/mojada, que se ha validado (61). También se ha mostrado que la tos estridente es altamente específica de la traqueomalacia (61).

En contraste, se encontró que los informes paternos de tos nocturna han sido discordantes respecto de parámetros objetivos, como las grabaciones (62).

Potencial de enfermedad subyacente

Por lo tanto, es de esperar la tos, específica o inespecífica.

En la tos *esperada*, su presencia es normal, como después de una ARI. Los niños de menos de 5 años presentan de 3.8 a 5 ARI por año, en tanto los adultos solo dos (63).

En la tos *específica*, la causa suele ser evidente por los síntomas o signos concomitantes, cuyos ejemplos serían un soplo cardiaco (que indica cardiopatía), la acropaquia (enfermedad pulmonar supurativa), el retraso del crecimiento (inmunodeficiencia o CF) y las dificultades de alimentación o anomalías del neurodesarrollo (aspiración). La tos purulenta productiva crónica siempre es patológica y debe investigarse por probables bronquiectasias, y valorar padecimientos tratables como la CF y la inmunodeficiencia (57).

En contraste, la tos *inespecífica* o aislada se define como usualmente seca, sin una afección subyacente, concomitante, grave.

El reto para el médico es determinar cuando la tos es anormal. Los niños sanos tosen de 1 a 34 veces al día (60). La tos está sujeta a un efecto periódico (resolución espontánea) y el beneficio terapéutico de un placebo, según informes, es tan alto como de 85% (64, 65). También se ha visto que los niños tienen más probabilidad de toser bajo ciertos contextos psicológicos (66).

Un interrogatorio clínico detallado en la valoración es de capital importancia, cuyos aspectos deberían incluir la frecuencia, intensidad, evolución temporal, variabilidad diurna, edad de inicio, relación con comidas y presencia de esputo, sibilancias o los síntomas respiratorios agudos vinculados. El antecedente de exposición pasiva al humo del cigarrillo debe indagarse porque 50% de los niños mayores de 2 años en familias con dos fumadores presentará tos significativa (67).

Los proveedores de atención sanitaria deben también tomar en cuenta la percepción y las expectativas de los padres, porque es posible que el informe de tos presente sesgo (68). La intensidad percibida de la tos puede relacionarse estrechamente con su efecto en los padres o maestros y, por lo tanto, tiene una participación importante en la búsqueda de consulta médica por los padres.

Etiología

Las tres causas más frecuentes de tos crónica en los adultos (UACS, asma y RGE) son menos comunes en los niños.

La presencia de tos crónica *aislada* en los niños puede indicar un CVA, cuyo diagnóstico debería ser de exclusión, en particular en ausencia de otras enfermedades mediadas por la inmunoglobulina E. En este sentido, se han propuesto los siguientes criterios de diagnóstico para identificar qué niños con tos crónica aislada tienen más probabilidad de presentar asma (69):

1. Tos anormalmente aumentada, sin datos de otros diagnósticos diferentes al asma
2. Respuesta definida a un reto terapéutico con medicamentos contra el asma
3. Recaída de los síntomas al interrumpir el medicamento, con una respuesta secundaria posterior a reiniciarlos

4. Presencia de eccema atópica, pruebas de punción cutánea positivas para aereoalérgenos o el antecedente de asma de los padres (en especial el materno)

El RGE rara vez es causa única de tos pediátrica, con base en los pocos datos disponibles en las publicaciones médicas. Sin embargo, la tos y el RGE pueden precipitar una al otro y es difícil diferenciar entre causa y efecto (70).

La sinusitis no se relaciona con la tos una vez que la atopia y la rinitis alérgica diagnosticadas se regulan por un médico (71).

La bronquitis bacteriana prolongada (BBP) que se encuentra en hasta 40% fue la causa más frecuente de diagnóstico final en un grupo prospectivo (72). La definición clínica propuesta de BBP es la siguiente: presencia de una tos húmeda crónica aislada, resolución de la tos con antibióticos apropiados y ausencia de índices sugerentes de una tos específica alternativa.

Los otros diagnósticos principales entre los antes mencionados (que se encuentran en más de un paciente) incluyen bronquiectasias, afecciones de aspiración y la infección por *Mycoplasma pneumoniae* (56, 72). Otras causas potenciales en los niños incluyen un síndrome posviral, la exposición al humo del tabaco ambiental u otros contaminantes, la inhalación de cuerpos extraños, la condromalacia de las vías aéreas, los medicamentos (p. ej., ECA-I), las afecciones psicógenas y el reflejo de oído-tos de Arnold (57). Una tos crónica que se inició después de una crisis de atragantamiento, o que lo hizo de manera súbita al comer o jugar (en especial en un niño preescolar), sugiere la probabilidad de aspiración de un cuerpo extraño.

Tos específica

La tos específica debería valorarse adicionalmente, dependiendo de los síntomas o signos presentes vinculados, con pruebas que pueden incluir (aunque no se limitan a) la de cloruros en sudor, los estudios de función inmunológica, la deglución de bario, la videofluoroscopia, la sonda para registro del pH, la broncoscopia ± lavado bronquial, la ecocardiografía, la polisomnografía compleja del sueño y tomografía computarizada de tórax de alta resolución. Los riesgos y beneficios de la TC de tórax de alta resolución en los niños deben ponderarse, porque tienen 10 veces más riesgo de mortalidad por cáncer en toda su vida secundaria a la radiación médica, en comparación con los adultos de edad madura (73). Además, si se requiere sedación, se incurre en un riesgo potencial adicional. Sin embargo, la tasa de detección de bronquiectasias por la TC de tórax de alta resoluución en los niños con tos crónica húmeda es muy alta (12). En este sentido, es importante señalar que a continuación del asma, la CF es la segunda causa de enfermedad inflamatoria crónica de las vías aéreas más común, en particular en individuos caucásicos. La gravedad y el avance de la enfermedad de las vías aéreas pueden ser muy variables. La CF clásica, leve y atípica, presenta manifestaciones que se superponen con las de las enfermedades alérgicas/inmunológicas. Además, no todos los pacientes con CF presentan pruebas en sudor diagnósticas. El análisis genético deberá intentarse cuando haya concentraciones equívocas de cloro en el sudor.

Tos inespecífica

Si la tos crónica de un niño es inespecífica, hay dos abordajes terapéuticos adicionales. Uno sería "ver, esperar y revisar", en particular porque, según informes, el efecto placebo sobre la tos es muy alto (57, 65). En un estudio aleatorio comparativo se informó que "los padres que deseaban medicación en la consulta inicial informaron de una más importante mejoría en el seguimiento, independientemente de que el niño recibiera fármacos, placebo o ningún tratamiento" (74). En otro estudio prospectivo de comparación se reveló que 24% de los niños presentaba resolución espontánea de la tos. Asimismo, debe hacerse una revaloración frecuente, porque pueden surgir índices etiológicos específicos (72), que se pueden usar para diferenciar entre la tos específica e inespecífica, que depende de la experiencia del médico y del interrogatorio de los cuidadores (75). Los ejemplos incluyen anomalías cardiacas, acropaquia, retraso del desarrollo, anomalías del neurodesarrollo, fiebre, inmunodeficiencia, dificultades de alimentación o el antecedente de exposición a la TB. Los síntomas adicionales específicos del pulmón, caracterizados como índices de tos, son el dolor de tórax, la tos diaria húmeda o productiva, la hemoptisis, las características anormales de la tos (estridente, paroxística, con emesis posterior, ruda o desde el nacimiento), las neumonías recurrentes, la hipoxia/cianosis, la disnea del ejercicio o la disnea/taquipnea en reposo. Los datos clínicos, como una deformidad de la pared torácica y los resultados auscultatorios anormales o de pruebas (radiografía de tórax y pruebas de función pulmonar) también justificarían un mayor estudio.

El segundo esquema de abordaje sería un intento de tratamiento médico, dependiendo de la cualidad de la tos. En las revisiones sistemáticas, basadas en unos cuantos estudios aleatorios comparativos, se encontraron datos de alta calidad de que en los niños de 14 años o menores el tratamiento o el algoritmo de prueba de la tos crónica debería diferir dependiendo de las características asociadas de la tos y los antecedentes clínicos (76). Sin embargo, no hay pruebas respecto de si tales algoritmos dependiesen de la duración (por definición, después de 4 sem) o la gravedad de la tos.

Uso de algoritmos en la valoración de la tos

En un estudio comparativo multicéntrico del año 2013 en Australia, 272 niños (media ± desviación estándar para la edad: 4.5 ± 3.7 años) se distribuyeron en forma aleatoria en uno de dos grupos: de implementación temprana o tardía del algoritmo para la tos por un especialista respiratorio (77). Los niños en el grupo temprano se trataron durante una media de 1.94 ± 1 sem, y aquellos en el grupo tardío en 5.1 ± 1.8 sem. El porcentaje de niños sin tos en la semana 6 (resultado principal) fue significativamente mayor (P < 0.0001) en el grupo temprano (54.3%), en comparación con el tardío (29.5%). De los niños con tos inespecífica (p. ej., sin índice específico alguno), los tres diagnósticos principales más frecuentes fueron de resolución natural (14.6%), tos habitual (4.9%) y tos ferina (3.5%). Los tres diagnósticos principales más frecuentes en los pacientes con tos específica (p. ej., con presencia de índices de tos definidos) fueron BBP (41.6%), asma o enfermedad reactiva de las vías aéreas (16.4%) y bronquiectasias (5.7%). Utilizando el protocolo, el algoritmo permitió identificar 85% de los casos con etiología simple, sin ningún estudio por especialistas.

Tos húmeda

En las guías de práctica clínica del ACCP se sugiere un intento terapéutico con antibióticos de 10 días para la tos húmeda (57). El de BBP fue el diagnóstico final más frecuente en un grupo de niños pequeños con tos crónica (72). En una revisión sistemática del 2016 se señaló que el tratamiento de la tos húmeda crónica con un ciclo de 2 sem de antibióticos dirigido contra los microorganismos patógenos bacterianos más frecuentes (*Haemophilus influenzae*, *Moraxella catarrhalis* y *Streptococcus pneumoniae*) fue suficiente (76). El antibiótico de uso más frecuente fue amoxicilina-clavulanato, pero la selección de antibióticos debería reflejar los tipos de bacterias locales y su sensibilidad. Ahora hay pruebas de baja calidad de que podría requerirse un ciclo más prolongado, de hasta 4 sem en una minoría de niños. Sería posible recomendar ciclos iniciales más breves en la era actual de administración de los antimicrobianos. La valoración adicional y el envío a un centro médico importante deberían realizarse cuando la tos crónica no se resuelve después de 4 sem de tratamiento antibiótico apropiado, o si aparecen índices de tos específica. Sin embargo, es digno de mención que también es importante considerar el contexto geográfico, en especial respecto a la prevalencia de tuberculosis.

Tos seca

Si hay una tos seca, en particular en un niño con riesgo de asma, se recomienda un intento terapéutico con corticoesteroides inhalados (400 µg/día de budesonida, 200 µg/día de fluticasona o su equivalente) (57). También es de esperar que la tos relacionada con el asma se resuelva en 2 a 7 días. Por lo tanto, sería razonable un intento con duración de 2 a 4 sem. Si no hay respuesta, no están indicadas dosis mayores. Más bien debería interrumpirse el medicamento y considerar otros diagnósticos. Por otro lado, dada la historia natural favorable de la tos, una respuesta llamada positiva no debería asumirse como debida al medicamento que se usó. Una vez que se muestra la resolución de la tos, sería razonable retirar todos los medicamentos al paciente.

La tos puede también ser inducida de manera voluntaria por los niños mayores, porque se ha visto que en los adultos tiene regulación cortical, pero es poco probable que sea un factor en los niños más pequeños (< 4 años) (78). La ausencia de tos durante el sueño o cuando el niño está distraído, daría lugar a la sospecha de una tos habitual. El cuadro clásico del síndrome de tos habitual es el de una tos perruna, áspera, repetitiva que se presenta varias veces por minuto durante horas y que se resuelve una vez que el paciente se duerme (79).

Tratamiento sintomático

En la American Academy of Pediatrics se recomienda no usar codeína o dextrometorfano para el tratamiento sintomático de cualquier tipo de tos en los niños (80). Los remedios para la tos de venta libre se han relacionado con una morbilidad y mortalidad significativas (81).

■ **REFERENCIAS**

1. Schappert SM, Burt CW. Ambulatory care visits to physician offices, hospital outpatient departments, and emergency departments: United States, 2001-2002. *Vital Health Stat.* 2006:1-66.
2. Morice AH. Epidemiology of cough. *Pulm Pharmacol Ther.* 2002;15:253-259.
3. Polverino M, Polverino F, Fasolino M, *et al.* Anatomy and neuro-pathophysiology of the cough reflex arc. *Multidiscip Respir Med.* 2012;7:5.
4. Karel DJ. Respiratory conditions update: chronic obstructive pulmonary disease. *FP Essent.* 2016;448:20-28.
5. Barbee RA, Halonen M, Kaltenborn WT, *et al.* A longitudinal study of respiratory symptoms in a community population sample. Correlations with smoking, allergen skin-test reactivity, and serum IgE. *Chest.* 1991;99:20-26.
6. Dicpinigaitis PV, Tso R, Banauch G. Prevalence of depressive symptoms among patients with chronic cough. *Chest.* 2006;130:1839-1843.
7. Irwin RS. Complications of cough: ACCP evidence-based clinical practice guidelines. *Chest.* 2006;129:54S-58S.
8. Kuzniar TJ, Morgenthaler TI, Afessa B, *et al.* Chronic cough from the patient's perspective. *Mayo Clin Proc.* 2007;82:56-60.
9. Pratter MR. Chronic upper airway cough syndrome secondary to rhinosinus disease (previously referred to as postnasal drip syndrome): ACCP evidence-based clinical practice guidelines. *Chest.* 2006;129:63S-71S.
10. Irwin RS, Pratter MR, Holland PS, *et al.* Postnasal drip causes cough and is associated with reversible upper airway obstruction. *Chest.* 1984;85:346-352.
11. Landau LI. Acute and chronic cough. *Paediatr Respir Rev.* 2006;7(Suppl 1):S64-S67.
12. Pratter MR, Bartter T, Akers S, *et al.* An algorithmic approach to chronic cough. *Ann Intern Med.* 1993;119:977-983.
13. Mello CJ, Irwin RS, Curley FJ. Predictive values of the character, timing, and complications of chronic cough in diagnosing its cause. *Arch Intern Med.* 1996;156:997-1003.
14. Dicpinigaitis PV, Dobkin JB, Reichel J. Antitussive effect of the leukotriene receptor antagonist zafirlukast in subjects with cough-variant asthma. *J Asthma.* 2002;39:291-297.
15. Crapo RO, Casaburi R, Coates AL, *et al.* Guidelines for methacholine and exercise challenge testing-1999. This official statement of the American Thoracic Society was adopted by the ATS Board of Directors, July 1999. *Am J Respir Crit Care Med.* 2000;161:309-329.
16. Irwin RS, Corrao WM, Pratter MR. Chronic persistent cough in the adult: the spectrum and frequency of causes and successful outcome of specific therapy. *Am Rev Respir Dis.* 1981;123:413-417.
17. Asano T, Takemura M, Fukumitsu K, *et al.* Diagnostic utility of exhaled nitric oxide in prolonged chronic cough according to atopic status. *Allergol Int.* 2017;66(2):344-350.
18. Sato S, Saito J, Sato Y, *et al.* Clinical usefulness of fractional exhaled nitric oxide for diagnosis of prolonged cough. *Respir Med.* 2008;102(10):1452-1459.
19. Kowal K, Bodzenta-Lukaszyk A, Zukowski S. Exhaled nitric oxide in evaluation of young adults with chronic cough. *J Asthma.* 2009;46(7):692-698.
20. Hahn PY, Morgenthaler TY, Lim KG. Use of exhaled nitric oxide in predicting response to inhaled corticosteroids for chronic cough. *Mayo Clin Proc.* 2007;82:1350.
21. Prieto L, Ferrer A, Ponce S, *et al.* Exhaled nitric oxide is not useful for predicting response to inhaled corticosteroids in subjects with chronic cough. *Chest.* 2009;136:816.
22. Irwin RS, French CT, Smyrnios NA, *et al.* Interpretation of positive results of a methacholine inhalation challenge and 1 week of inhaled bronchodilator use in diagnosing and treating cough-variant asthma. *Arch Intern Med.* 1997;157:1981-1987.
23. Irwin RS, Madison JM, Fraire AE. The cough reflex and its relation to gastroesophageal reflux. *Am J Med.* 2000; 108(Suppl 4a):73S-78S.
24. Pratter M. Overview of common causes of chronic cough: ACCP evidence-based clinical practice guidelines. *Chest.* 2006;129:59S-62S.
25. Kahrilas PJ, Altman KW, Chang AB, *et al.* Chronic cough due to gastroesophageal reflux in adults: CHEST Guidelines and Expert Panel Report. *Chest.* 2016;150(6):1341-1360.
26. Irwin RS, French CL, Curley FJ, *et al.* Chronic cough due to gastroesophageal reflux. Clinical, diagnostic, and pathogenetic aspects. *Chest.* 1993;104:1511-1517.
27. Kahrilas PJ, Howden CW, Hughes N, *et al.* Response of chronic cough to acid-suppressive therapy in patients with gastroesophageal reflux disease. *Chest.* 2013;143(3):605-612.

28. Ayik SO, Basoglu OK, Erdinc M, *et al.* Eosinophilic bronchitis as a cause of chronic cough. *Respir Med.* 2003;97:695-701.

29. Brightling CE, Pavord ID. Eosinophilic bronchitis: what is it and why is it important? *Clin Exp Allergy.* 2000;30:4-6.

30. Carney IK, Gibson PG, Murree-Allen K, *et al.* A systematic evaluation of mechanisms in chronic cough. *Am J Respir Crit Care Med.* 1997;156:211-216.

31. Kastelik JA, Aziz I, Ojoo JC, *et al.* Investigation and management of chronic cough using a probability-based algorithm. *Eur Respir J.* 2005;25:235-243.

32. Rosen MJ. Chronic cough due to bronchiectasis: ACCP evidence-based clinical practice guidelines. *Chest.* 2006; 129:122S-131S.

33. Barker AF. Bronchiectasis. *N Engl J Med.* 2002;346: 1383-1393.

34. McGuinness G, Naidich DP. CT of airways disease and bronchiectasis. *Radiol Clin North Am.* 2002;40:1-19.

35. Brown KK. Chronic cough due to chronic interstitial pulmonary diseases: ACCP evidence-based clinical practice guidelines. *Chest.* 2006;129:180S-185S.

36. Kvale PA. Chronic cough due to lung tumors: ACCP evidence-based clinical practice guidelines. *Chest.* 2006; 129:147S-153S.

37. Rosen MJ. Chronic cough due to tuberculosis and other infections: ACCP evidence-based clinical practice guidelines. *Chest.* 2006;129:197S-201S.

38. Perez-Guzman C, Vargas MH, Torres-Cruz A, *et al.* Does aging modify pulmonary tuberculosis?: a meta-analytical review. *Chest.* 1999;116:961-967.

39. Wright SW, Edwards KM, Decker MD, *et al.* Pertussis infection in adults with persistent cough. *JAMA.* 1995;273: 1044-1046.

40. Daniels SK, Brailey K, Priestly DH, *et al.* Aspiration in patients with acute stroke. *Arch Phys Med Rehabil.* 1998;79:14-19.

41. Hammond CAS, Goldstein LB. Cough and aspiration of food and liquids due to oral-pharyngeal dysphagia: ACCP evidence-based clinical practice guidelines. *Chest.* 2006;129:154S-168S.

42. Langmore SE, Terpenning MS, Schork A, *et al.* Predictors of aspiration pneumonia: how important is dysphagia? *Dysphagia.* 1998;13:69-81.

43. Matsuse T, Oka T, Kida K, *et al.* Importance of diffuse aspiration bronchiolitis caused by chronic occult aspiration in the elderly. *Chest.* 1996;110:1289-1293.

44. Israili ZH, Hall WD. Cough and angioneurotic edema associated with angiotensin-converting enzyme inhibitor therapy. A review of the literature and pathophysiology. *Ann Intern Med.* 1992;117:234-242.

45. Dicpinigaitis PV. Angiotensin-converting enzyme inhibitor-induced cough: ACCP evidence-based clinical practice guidelines. *Chest.* 2006;129:169S-173S.

46. Lacourcieere Y, Brunner H, Irwan R, *et al.* Effects of modulators of the rennin–angiotensin–aldosterone system on cough. Losartan cough study group. *J Hypertens.* 1994;12:1387.

47. Irwin RS, Glomb WB, Chang AB. Habit cough, tic cough, and psychogenic cough in adult and pediatric populations: ACCP evidence-based clinical practice guidelines. *Chest.* 2006;129:174S-179S.

48. Gibson P, Wang G, McGarvey L, *et al.* Treatment of unexplained chronic cough: CHEST Guideline and Expert Panel Report. *Chest.* 2016;149(1):27-44.

49. Chung KF. Approach to chronic cough: the neuropathic basis for cough hypersensitivity syndrome. *J Thorac Dis.* 2014;6(Suppl 7):S699-S707.

50. Irwin RS, Curley FJ, French CL. Chronic cough. The spectrum and frequency of causes, key components of the diagnostic evaluation, and outcome of specific therapy. *Am Rev Respir Dis.* 1990;141:640-647.

51. Marchesani F, Cecarini L, Pela R, *et al.* Causes of chronic persistent cough in adult patients: the results of a systematic management protocol. *Monaldi Arch Chest Dis.* 1998;53:510-514.

52. McGarvey LP, Heaney LG, Lawson JT, *et al.* Evaluation and outcome of patients with chronic non-productive cough using a comprehensive diagnostic protocol. *Thorax.* 1998;53:738-743.

53. Rank MA, Kelkar P, Oppenheimer JJ. Taming chronic cough. *Ann Allergy Asthma Immunol.* 2007;98:305-313; quiz 13-4, 48.

54. McGarvey LP, Heaney LG, MacMahon J. A retrospective survey of diagnosis and management of patients presenting with chronic cough to a general chest clinic. *Int J Clin Pract.* 1998;52:158-161.

55. Pratter MR, Brightling CE, Boulet LP, *et al.* An empiric integrative approach to the management of cough: ACCP evidence-based clinical practice guidelines. *Chest.* 2006;129:222S-231S.

56. Chang AB, Landau LI, Van Asperen PP, *et al.* Cough in children: definitions and clinical evaluation. *Med J Aust.* 2006;184:398-403.

57. Chang AB, Glomb WB. Guidelines for evaluating chronic cough in pediatrics: ACCP evidence-based clinical practice guidelines. *Chest.* 2006;129:260S-283S.

58. Hay AD, Wilson A, Fahey T, *et al.* The duration of acute cough in pre-school children presenting to primary care: a prospective cohort study. *Fam Pract.* 2003;20:696-705.

59. Hay AD, Wilson AD. The natural history of acute cough in children aged 0 to 4 years in primary care: a systematic review. *Br J Gen Pract.* 2002;52:401-409.

60. Munyard P, Bush A. How much coughing is normal? *Arch Dis Child.* 1996;74:531-534.

61. Chang AB, Gaffney JT, Eastburn MM, *et al.* Cough quality in children: a comparison of subjective vs. bronchoscopic findings. *Respir Res.* 2005;6:3.

62. Falconer A, Oldman C, Helms P. Poor agreement between reported and recorded nocturnal cough in asthma. *Pediatr Pulmonol.* 1993;15:209-211.

63. Leder K, Sinclair MI, Mitakakis TZ, *et al.* A community-based study of respiratory episodes in Melbourne, Australia. *Aust N Z J Public Health.* 2003;27:399-404.

64. Evald T, Munch EP, Kok-Jensen A. Chronic non-asthmatic cough is not affected by inhaled beclomethasone dipropionate. A controlled double blind clinical trial. *Allergy.* 1989;44:510-514.

65. Eccles R. The powerful placebo in cough studies? *Pulm Pharmacol Ther.* 2002;15:303-308.

66. Rietveld S, Van Beest I, Everaerd W. Psychological confounds in medical research: the example of excessive cough in asthma. *Behav Res Ther.* 2000;38:791-800.

67. Charlton A. Children's coughs related to parental smoking. *Br Med J (Clin Res Ed)*. 1984;288:1647-1649.
68. Dales RE, White J, Bhumgara C, *et al.* Parental reporting of children's coughing is biased. *Eur J Epidemiol*. 1997;13:541-545.
69. de Benedictis FM, Selvaggio D, de Benedictis D. Cough, wheezing and asthma in children: lesson from the past. *Pediatr Allergy Immunol*. 2004;15:386-393.
70. Gilger MA. Pediatric otolaryngologic manifestations of gastroesophageal reflux disease. *Curr Gastroenterol Rep*. 2003;5:247-252.
71. Lombardi E, Stein RT, Wright AL, *et al.* The relation between physician-diagnosed sinusitis, asthma, and skin test reactivity to allergens in 8-year-old children. *Pediatr Pulmonol*. 1996;22:141-146.
72. Marchant JM, Masters IB, Taylor SM, *et al.* Evaluation and outcome of young children with chronic cough. *Chest*. 2006;129:1132-1141.
73. Brenner DJ. Estimating cancer risks from pediatric CT: going from the qualitative to the quantitative. *Pediatr Radiol*. 2002;32:228–233; discussion 42-44.
74. Hutton N, Wilson MH, Mellits ED, *et al.* Effectiveness of an antihistamine-decongestant combination for young children with the common cold: a randomized, controlled clinical trial. *J Pediatr*. 1991;118:125-130.
75. Chang AB, van Asperen PP, Glasgow N, *et al.* Children with chronic cough: when is watchful waiting appropriate? Development of likelihood ratios for assessing children with chronic cough. *Chest*. 2015;147:745-753.
76. Chang AB, Oppenheimer JJ, Weinberger M, *et al.* Children with chronic wet or productive cough—treatment and investigations: a systemic review. *Chest*. 2016;149:120-142.
77. Chang AB, Robertson CF, van Asperen PP, *et al.* A cough algorithm for chronic cough in children: a multicenter, randomized controlled study. *Pediatrics*. 2013;131(5):e1576-e1583.
78. Chang AB. Cough, cough receptors and asthma in children. *Pediatr Pulmonol*. 1999;28:59-70.
79. Weinberger M, Abu-Hasan M. Pseudo-asthma: when cough, wheezing, and dyspnea are not asthma. *Pediatrics*. 2007;120:855-864.
80. Berlin CM, McCarver-May DG, Notterman DA, *et al.* Use of codeine- and dextromethorphan-containing cough remedies in children. American Academy of Pediatrics. Committee on Drugs. *Pediatrics*. 1997;99:918-920.
81. Gunn VL, Taha SH, Liebelt EL, *et al.* Toxicity of over-the-counter cough and cold medications. *Pediatrics*. 2001;108:E52.

CAPÍTULO 42

Alteraciones del sueño en el paciente con alergia

RAHUL SHARMA Y LISA WOLFE

En el siglo IV los eruditos bíblicos creían que el sueño era "la experiencia incompleta de la muerte". El concepto moderno de que el sueño es una conducta esencial activa y compleja no se inició hasta el uso de la electroencefalografía (EEG), que destacó las diferencias entre los estados de alerta y sueño (1).

■ PATRÓN DEL SUEÑO

En mamíferos y aves, el sueño se divide ampliamente en el de movimientos oculares rápidos (REM, por sus siglas en inglés) y aquel sin ellos (NREM, por sus siglas en inglés), etapas fáciles de discernir con la ayuda del EEG y la electromiografía (EMG) (2). En 1957 se informó por primera vez de la arquitectura clásica de un sueño de toda la noche (3). En 1953 se descubrieron los REM de un lado a otro durante el sueño y estudios adicionales los vincularon con los sueños, la variabilidad de la frecuencia cardiaca, la respiración irregular y la parálisis muscular. La investigación dilucidó que el sueño de REM ocurría tres o cuatro veces por noche y ocupaba de 20 a 25% del tiempo onírico en los adultos sanos. En 1968 se desarrolló un protocolo formal para calificar las etapas del sueño, con la combinación de EEG, EMG y electrooculografía (4).

En la figura 42-1 se muestra el patrón normal del sueño en un adulto sano, cuyo inicio se vincula con el de NREM, constituido por tres etapas, N1, N2 y N3, también conocido como de ondas lentas (SWS, por sus siglas en inglés). Durante su principio, en el sueño N1 se visualizan los movimientos característicos de giro lento del ojo y el fácil retorno al estado de despierto. El sueño N2 se presenta poco después, y se define por un patrón de EEG específico conocido como de complejos K y husos, en el que es más difícil despertar. El N3 es la fase siguiente, con ondas lentas características del EEG, que se vincula con sucesos fisiológicos, incluidos los cambios endocrinos, como la secreción de hormona del crecimiento. El sueño de NREM constituye un enlace para el inicio de la etapa de REM (5).

Un ciclo completo de sueño de NREM a REM dura cerca de 90 min, del que hay tres o cuatro por noche. El SWS predomina al inicio de la noche y virtualmente desaparece al final. La etapa de REM es mínima durante el primer ciclo y aumenta a su máxima cifra temprano en la mañana. La madurez también afecta la arquitectura del sueño. Con el envejecimiento hay disminuciones significativas del sueño SWS y su continuidad. El SWS desciende de 24 a 30% hasta 16% del tiempo total del dormir (TST, por sus siglas en inglés) y el tiempo de inicio del despertar después del sueño aumenta de 2 a 4% hasta 17%. El porcentaje de sueño de REM se mantiene estable, de 20 a 25% de TST (6).

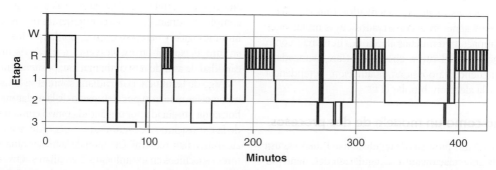

■ FIGURA 42-1 Muestra representativa del sueño de un adulto joven sano, sin alteraciones. *W*, estado de despierto; *1*, sueño N1 (de NREM); *2*, sueño N2 (de NREM); *3*, sueño N3 (de onda lenta); *R*, sueño de REM.

■ DETERMINANTES DE LA REGULACIÓN DEL SUEÑO

En este aspecto hay dos procesos que regulan la aparición del sueño y la arquitectura de sus periodos. El impulso homeostático cuantifica la necesidad fisiológica de dormir y el marcapasos circadiano asegura un momento apropiado para el proceso. Adicionalmente, el marcapasos circadiano influye en la arquitectura y la distribución de las etapas del sueño de NREM/REM durante la noche (7).

Ritmos circadianos

La palabra "circadiano" se deriva de las raíces latinas *circa*, en ubicación proximal y *diem*, día. La denominación "ritmo circadiano" se refiere a cualquier conducta o proceso fisiológico que se sabe varía con un patrón predecible durante un periodo de 24 h, suceso interno regulado por un mecanismo de tres componentes. En primer lugar, los estímulos entrantes, como la luz y la actividad, ayudan a sincronizar (entrenar) al individuo respecto del ambiente y se denominan *zeitgebers*, que en alemán significa "proveedores de tiempo". A continuación la información de los zeitgebers se transfiere a un reloj interno, que actúa como marcapasos y establece la frecuencia y el momento de las vías de salida, de las que son ejemplos la función pulmonar (8), el tono simpático (9) y la producción de orina (10), todos que varían durante un periodo de 24 h, de manera que el desempeño óptimo se presenta durante el día.

El marcapasos circadiano se enfoca en una estructura hipotalámica, el núcleo supraquiasmático (NSQ). Los genes que participan en la generación del ritmo circadiano se identificaron por primera vez en el NSQ y, después, en las células de todos los órganos. Asimismo, hay un número siempre creciente de genes que participan en un sistema de retroalimentación negativa para regular el proceso circadiano. Los genes circadianos de los mamíferos incluyen los *period* (*per 1*, *per 2* y *per 3*), de reloj (*clock*), B-mal (*B-mal 1*), épsilon ε de la cinasa de caseína 1/delta δ 1 (*CSNKIE* y *CSNKID*), del criptocromo (*cry1* y *cry2*) y del receptor nuclear de hormonas, *Rev-erba*. En contraste, son componentes menos caracterizados *Timeless*, *Dec1*, *Dec2* y *E4bp4* genes muy conservados cuyas mutaciones parecen impactar en muchas afecciones humanas, como las alteraciones del ritmo circadiano (fase avanzada o tardía del sueño), la obesidad, la adicción, la tendencia al sueño y la afección bipolar (11).

El sueño como un modelo de dos procesos

El modelo de dos procesos de regulación del sueño se usa para explicar la relación entre la regulación del sueño por el ritmo circadiano (proceso C) y el impulso homeostático para dormir (proceso S). La homeostasia es aquel proceso por el que el cuerpo mantiene su estabilidad. Sed, hambre y temperatura son todos procesos cuidadosamente regulados para asegurar su función óptima. Se puede pensar del sueño como similar a estos procesos y las investigaciones en cuanto a la privación del sueño han constituido el principal recurso para comprender el impulso corporal. Con el uso de análisis espectral del EEG se mostró que la actividad de ondas lentas es un parteaguas significativo del déficit de sueño. Debido a que el déficit se salda durmiendo, la actividad de ondas lentas disminuye (12). Para promover una calidad óptima del sueño, su déficit máximo debe intersectarse con el tiempo circadiano apropiado.

■ EL SUEÑO Y LA FISIOLOGÍA DEL SISTEMA INMUNOLÓGICO

La homeostasia del sueño y el ritmo circadiano tienen una importante participación en el mantenimiento de la función fisiológica óptima del sistema inmunológico. Una alteración primaria del sueño tendrá impacto en la biología del sistema inmunológico, en especial de la inmunidad mediada por células. Además, las infecciones que retan a la respuesta inmunológica del hospedero alterarán los patrones del sueño mediante sus efectos sobre las conexiones neuroinmunológicas.

El sistema inmunológico muestra variaciones diurnas en el ámbito celular, incluso bajo condiciones fisiológicas. La mayoría de los leucocitos maduros, con la excepción de los linfocitos T CD8$^+$ así como los hemocitoblastos y otros citoblastos, aumentan en la circulación durante el sueño y disminuyen durante el estado de alerta (13). El sueño aumenta la proliferación de los linfocitos T pero suprime la de los linfocitos citolíticos naturales (NK, por sus siglas en inglés) (14). Los monocitos proinflamatorios presentan supresión durante la noche, pero los monocitos convencionales no muestran un patrón circadiano (15). Sin embargo, se han encontrado cifras basales del factor de necrosis tumoral (TNF, por sus siglas en inglés), la interleucina 1 (IL-1) y sus receptores, que presentan cambios diurnos en el encéfalo. De manera específica, la expresión de los receptores de TNF fluctúan con base en el ciclo de sueño-despertar en el ámbito del NSQ, el marcapasos circadiano central (16). Este dato recalca la interrelación compleja y dinámica de los componentes de los sistemas inmunológico y nervioso central, por la que los cambios en uno afectan al otro y viceversa, a través de una gran cantidad de asas de retroalimentación, positiva y negativa.

Algo de la influencia circadiana sobre el sistema inmunológico es mediado por el impacto de la melatonina, una hormona producida por la glándula pineal como resultado de la exposición a la oscuridad y en coordinación con el ciclo circadiano central. La unión de la melatonina a receptores específicos en los linfocitos T auxiliares activados por antígenos da como resultado una regulación ascendente de la producción de citocinas y la función inmunológica. Estudios en seres humanos muestran que la melatonina favorece una respuesta de linfocitos T_H1. El ritmo de la

TABLA 42-1 CITOCINAS QUE AUMENTAN EN RESPUESTA A LA ELEVACIÓN NOCTURNA DE LA MELATONINA

IL-1
IL-2
IFN-γ
IL-6
IL-12
Cociente IFN-γ/IL-10

IFN-γ, interferón γ; IL-1, interleucina 1.

Adaptada de Cutolo M, Maestroni GJ. The melanotonin-cytokine connection in rheumatoid arthritis. *Ann Rheum Dis.* 2005; 64:1109-1111.

TABLA 42-2 IMPACTO DE LAS CITOCINAS SOBRE LA GENERACIÓN DEL SUEÑO DE MOVIMIENTOS OCULARES NO RÁPIDOS

PROMOTORES	INHIBIDORES
IL-1β a dosis baja	IL-4
IL-2	IL-10
IL-6	IL-13
IL-8	TGF-β
IL-18	IL-1 β a dosis alta
TNF-α	

IL-1, interleucina 1; TGF-β, factor β de transformación del crecimiento; TNF-α, factor α de necrosis tumoral.

melatonina tiene correlación positiva con la ritmicidad del cociente de linfocitos T_H1/T_H2, que parece prominente al máximo en un estado de estrés o de supresión inmunológica (17, 18). La melatonina tal vez tenga una participación adicional en el impulso de la inmunidad, porque se produce en los linfocitos T y actúa en forma endocrina, autocrina o paracrina (19) (tabla 42-1).

Una gran parte de la interacción neuroinmunológica tiene influencia de sustancias características reguladoras del sueño (SRS, por sus siglas en inglés), que son moléculas que regulan los cambios en el sistema inmunológico como consecuencia del sueño. Asimismo, se han determinado criterios específicos para definir una sustancia como SRS (20-22): (1) aquella cuya administración puede aumentar o disminuir el sueño; (2) el bloqueo de su acción o la disminución de su producción afectan al sueño; (3) su concentración o la de su receptor es regulada por la propensión al sueño; (4) los estados de enfermedad que aumentan el sueño deberían modificar su concentración, y (5) actúa sobre vías regulatorias del sueño conocidas. La IL-1, el TNF y la hormona liberadora de hormona de crecimiento son SRS que modifican el sueño NREM, en tanto prolactina y óxido nítrico (NO) son SRS que actúan sobre el sueño REM (22).

La secreción de citocinas inflamatorias, incluidas IL-1 y TNF, es parte de la cascada intrincada de sucesos que ocurre como respuesta a la infección, llamada *respuesta de fase aguda* (APR, por sus siglas en inglés). El sueño excesivo es un signo fisiológico de la APR junto con la fiebre y la anorexia. Los estudios muestran que el aumento en la actividad del sueño después de una infección es mediado principalmente por un aumento del SWS de NREM. El medio de citocinas presente después de la infección es el posible mediador de este efecto (15, 23). No todas las citocinas secretadas como parte de la APR aumentan el sueño de NREM, pero su equilibrio ciertamente está inclinado en esa dirección (tabla 42-2).

Impactos inmunológicos de la privación del sueño

La pérdida de sueño es un patrón de estilo de vida siempre creciente en la población actual. Se desconoce la duración óptima del sueño pero, en general, se calcula de 7.5 a 8.5 h por noche. Una definición de la privación del sueño en las publicaciones es la de 6 a 7 h por noche (24). En el año 2013, en la National Sleep Foundation se informó de los datos de la International Bedroom Poll, donde se compararon los tiempos y hábitos de sueño de adultos de 25 a 55 años en seis países (25). En ese estudio se encontró que más de 50% de las personas encuestadas informó *no* dormir lo suficiente y que los japoneses y estadounidenses comunicaron la menor cantidad de sueño (en promedio, de 6.5 h por noche). Además, en una encuesta nacional del 2010 se informó que 30% de los empleados adultos estadounidenses tenía en promedio menos de 6 h de sueño por noche (26). Esta privación parcial crónica de sueño causa disregulación endocrina e inmunológica, que llevó al aumento de peso (27-29), la intolerancia de glucosa (30), la disminución de la función cognitiva (24) y un aumento de la susceptibilidad a las infecciones (31). La privación del sueño puede tener un impacto todavía mayor en poblaciones seleccionadas que sufren de la afección del sueño derivada de turnos laborales cambiantes, insomnio, alcoholismo y depresión (15).

Una vía importante para el impacto de la privación del sueño sobre el sistema inmunológico es la de incremento de la concentración de hormonas del estrés. Cortisol y norepinefrina tienen participación importante en la inmunidad celular y se encuentran elevadas después de la privación del sueño (28, 32). El efecto en la inmunidad depende de la intensidad de la privación del sueño. Por ejemplo, en un estudio se mostró que los linfocitos T auxiliares y los NK disminuían pasadas 40 h de privación del sueño, pero el número de las NK aumentó después de 64 h sin sueño (33). Otros datos muestran que la actividad funcional de los linfocitos después de la privación del sueño puede ser tan importante como la cantidad. Menor fagocitosis se presenta pasadas 72 h, pero el número de macrófagos aumenta. La lisis de linfocitos NK disminuye con los periodos breves de privación del sueño, pero aumenta con los más prolongados (34). Los precursores mieloides de células dendríticas que producen IL-12 disminuyen, lo que da como resultado una limitación de la presentación de antígenos debida al menor tiempo del sueño. Datos sobre los efectos de la privación del sueño acerca de las concentraciones de inmunoglobulina, leucocitos y citocinas son mixtos. Sin embargo, se requieren estudios más definitivos para llegar a una conclusión firme de cómo cambian las concentraciones séricas de los factores inmunológicos por la pérdida de sueño. Los datos actuales a menudo son contradictorios, dependiendo del grado de pérdida de sueño y qué componente de la inmunidad se estudie.

En total, aún es probable que la pérdida crónica del sueño aumente la susceptibilidad a las infecciones y disminuya la capacidad de combatirlas. Los adultos con cambios de turno variables, que se relacionan con la privación crónica del sueño tienen una mayor incidencia de infecciones comunes, en comparación con los empleados con turno diurno (35). En el año 2009, Cohen y cols., (31) estudiaron la eficiencia del sueño (cociente del TST respecto del tiempo total en cama) y la duración del sueño en 153 hombres y mujeres sanos. Pasados 14 días se inocularon rinovirus a los pacientes y los resultados mostraron que los participantes que durmieron menos de 7 h presentaron casi tres veces más resfríos que aquellos con 8 h o más de sueño. En el mismo sentido, la administración de una vacuna después de la privación del sueño produce la mitad de las titulaciones de anticuerpos, en comparación con las que se administran después de un sueño normal, lo que se ha demostrado en los seres humanos después de la inyección de la vacuna contra la influenza (36) y aquella contra la hepatitis A (37).

■ ALTERACIONES DEL SUEÑO EN EL PACIENTE CON ALERGIA

Ronquido

Hasta fecha reciente se asumía, por lo general, que el ronquido era una molestia benigna, no vinculada con resultados negativos para la salud; sin embargo, el ronquido se vinculó con somnolencia en el día (38), hipertensión inducida por el embarazo y retraso del crecimiento intrauterino (39). En los niños se vinculó con un mal desempeño escolar (40), parasomnias e infecciones de las vías respiratorias altas (41). Las pruebas cutáneas positivas para alérgenos ambientales comunes y la prevalencia de asma y eccema se han correlacionado con un mayor riesgo de ronquidos en la población pediátrica (42,43).

Apnea del sueño

Definición

El de apnea del sueño es un diagnóstico amplio que incluye muchas afecciones de la ventilación. La apnea del sueño central describe pausas respiratorias que ocurren por incapacidad del sistema nervioso central de desencadenar un esfuerzo respiratorio. Alternativamente, cuando ya se desencadenó un esfuerzo respiratorio, pero una obstrucción parcial o completa de la vía aérea superior impide la ventilación, se diagnostica la apnea obstructiva del sueño (OSA, por sus siglas en inglés). El sueño puede también alterarse por sucesos respiratorios durante los cuales la elevación de la resistencia en las vías aéreas superiores altera la respiración normal, con el requerimiento de un mayor esfuerzo respiratorio con relación al despertar (RERA, por sus siglas en inglés) (44). Además, se informa del número de apneas más hipopneas por hora por el índice de apnea/hipopnea (AHI, por sus siglas en inglés), del que una cifra de 5 o mayor es anormal. Un AHI $\geq$ 5 más la somnolencia en el día en los adultos son compatibles con el diagnóstico del síndrome de apnea obstructiva del sueño. Aunque no sistemáticamente medido o comunicado en la mayoría de los laboratorios del sueño, un RERA de 10 o más por hora se vincula con la somnolencia en el día y se conoce como el síndrome de resistencia de las vías respiratorias altas (45).

Diagnóstico

La prevalencia de la OSA está aumentando en Estados Unidos. Los datos más recientes muestran que 33.9% de los hombres y 17.4% de las mujeres de 30 a 70 años sufren OSA (46). En la tabla 42-3 se enlistan los síntomas clínicos y datos de exploración física comunes sugerentes de OSA; se requieren pruebas de diagnóstico en una forma u otra para confirmar la sospecha de OSA e iniciar el tratamiento. Asimismo, hay cuatro tipos de esas pruebas disponibles para los pacientes con sospecha de respiración alterada por el sueño (tabla 42-4) y la OSA es el diagnóstico más frecuente (47-50). Aunque el estándar ideal para el diagnóstico de la OSA es una polisomnografía completa en el laboratorio (estudio de tipo I), los avances tecnológicos en los dispositivos de vigilancia portátiles han aumentado la confiabilidad de las pruebas de apnea del sueño en casa (HSAT, por sus siglas en inglés). En múltiples estudios se validó una estrategia con base en un dispositivo portátil en casa, para el diagnóstico y tratamiento de OSA en comparación con las pruebas de laboratorio (48, 50, 51). El dispositivo de HSAT más frecuente es uno de tipo III y constituye una alternativa aceptable para el diagnóstico de OSA en

TABLA 42-3 SÍNTOMAS Y DATOS DE EXPLORACIÓN FÍSICA SUGERENTES DE OSA

SÍNTOMAS	DATOS DE EXPLORACIÓN FÍSICA
Somnolencia excesiva en el día	Obesidad (IMC > 30 kg/m^2)
Ronquidos fuertes	Circunferencia del cuello > 40 cm en las mujeres, > 43 cm en los hombres
Atragantamiento/boqueo durante el sueño	Calificación de 3 o 4 de Mallampati modificada
Apneas atestiguadas por el compañero de cama	Retrognacia o micrognacia
Cefaleas matutinas	Hipertrofia amigdalina
Sueño no restaurador	Obstrucción nasal por pólipos, desviación del tabique, congestión crónica
Fragmentación del sueño	Macroglosia

IMC, índice de masa corporal; OSA, apnea obstructiva del sueño.

TABLA 42-4 TIPOS DE PRUEBAS DIAGNÓSTICO PARA EL SUEÑO

TIPO	DEFINICIÓN
I	PSG completa en el laboratorio con registro mínimo de siete canales, incluidos EEG, EOG, EMG, ECG/FC, flujo de aire, esfuerzo y Sao$_2$
II	PSG completa con parámetros similares a los anteriores, realizada sin atención fuera de laboratorio del sueño. Este es un estudio portátil
III	Un estudio portátil con un mínimo de cuatro canales, que incluyen flujo de aire, esfuerzo, frecuencia cardiaca y Sao$_2$
IV	Un estudio portátil con uno o dos canales, incluidos oximetría nocturna y flujo de aire

ECG, electrocardiografía; EEG, electroencefalografía; EMG, electromiografía; EOG, electrooculografía; FC, frecuencia cardiaca; PSG, polisomnografía; Sao$_2$, saturación de oxígeno.

los pacientes con probabilidad previa elevada de OSA moderada a grave. Sin embargo, los pacientes con ciertas alteraciones comórbidas concomitantes neurológicas y cardiopulmonares están mejor adaptados para las pruebas de tipo I en el laboratorio (tabla 42-5) (50, 51).

Tratamiento

Para los pacientes con diagnóstico de OSA hay múltiples modalidades terapéuticas disponibles, incluidas opciones médicas, quirúrgicas y conductuales. Asimismo, deben abordarse respecto a las preferencias personales del paciente, así como a su anatomía y afecciones comórbidas. En general, la presión positiva de las vías aéreas (PAP, por sus siglas en inglés), que actúa como endoprótesis neumática, es el tratamiento ideal para pacientes con OSA leve, moderada o grave (52). La presión positiva continua de las vías aéreas (CPAP, por sus siglas en inglés) es la medida terapéutica más bien estudiada para la OSA y se ha mostrado que tiene múltiples beneficios para la salud, incluida una disminución de los sucesos respiratorios durante el sueño, la mejoría de las somnolencias objetiva y subjetiva, mejoramiento de la función neurocognitiva, disminución de la presión arterial sistémica y los parámetros totales de la calidad de vida (53–55).

TABLA 42-5 INDICACIONES DE UN ESTUDIO DEL SUEÑO EN EL LABORATORIO, DE CANALES COMPLETOS Y CON ATENCIÓN MÉDICA

Enfermedad pulmonar moderada a grave, como la EPOC o el asma, que requiere oxígeno en casa o hipercapnia diurna, con Pao$_2$ < 60 mm Hg o Paco$_2$ > 45 mm Hg
Enfermedad neuromuscular o accidente cerebrovascular con efectos respiratorios residuales
Epilepsia
Insuficiencia cardiaca congestiva (clases III o IV de la NYHA o LVEF < 45%)
Obesidad mórbida (IMC > 45)
Síndrome de hipoventilación por obesidad (IMC > 35 y Paco$_2$ > 45 mm Hg)
Alteración psiquiátrica no regulada

IMC, índice de masa corporal; LVEF, fracción sistólica ventricular izquierda; NYHA, clasificación de insuficiencia cardiaca de la New York Heart Association; Paco$_2$, presión parcial del dióxido de carbono arterial; Pao$_2$, presión parcial del oxígeno arterial.

El inicio del tratamiento por CPAP de manera normal es precedido por un estudio de titulación de CPAP en un laboratorio del sueño, donde el técnico ayuda a determinar la presión mínima a la que la respiración alterada por el sueño del paciente disminuye respecto de una cifra aceptable. En contraste, el tratamiento por presión positiva de autotitulación de las vías aéreas (APAP, por sus siglas en inglés) elimina la necesidad de esta estancia nocturna. Los dispositivos de APAP, en contraste con los de presión fija, como la CPAP titulan el grado de PAP en respuesta a cambios en el flujo de aire, ronquidos y presiones en el circuito. El tratamiento por APAP muestra tasas de apego y eficacia similares para la eliminación de los sucesos respiratorios y la somnolencia, en comparación con la CPAP (56, 57). La APAP es una estrategia terapéutica adecuada para la OSA no complicada.

El paciente con alergia y la CPAP

El tratamiento de CPAP se ha vinculado con un mal apego al tratamiento en el paciente con alergia. Las manifestaciones nasales a menudo contribuyen a dicho incumplimiento. Por desgracia, la valoración nasal previa al inicio de CPAP puede no ser de utilidad en estos pacientes de OSA. No se puede identificar la inflamación nasal subclínica por valoración clínica o rinomanometría. Las cifras nasales de neutrófilos antes del tratamiento predicen el incumplimiento por síntomas nasales. Hay una correlación entre las cifras de neutrófilos y las calificaciones bacterianas nasales, tanto antes como después del tratamiento por CPAP nasal (58). En un modelo animal, libre de bacterias, la aplicación de la CPAP puede aumentar la inflamación nasal. La proteína 2 inflamatoria de macrófagos se sobreexpresa en forma significativa después de solo 3 h de tratamiento por CPAP. No se encontraron cambios significativos en el TNF-α, el factor de crecimiento nervioso o el receptor de taquicinina-1 (59). El calor húmedo puede mejorar tanto el cumplimiento con la CPAP como el flujo inspiratorio nasal máximo en sus usuarios, que limitan el tratamiento. El calor húmedo ha tenido éxito incluso cuando fracasaron los esteroides nasales y los antihistamínicos (60). Los pacientes con una fuga bucal significativo pueden presentar obstrucción nasal, apnea en proceso o una mascarilla mal ajustada (61). Si bien la colonización, la humedad y los escapes por la boca se han vinculado con manifestaciones nasales e incumplimiento con la CPAP, no ha habido estudio alguno de valoración de intervenciones específicas para resolver estos aspectos. En la tabla 42-6 se incluyen algunas estrategias de uso frecuente para resolver tales circunstancias.

▪ ALERGIA, ASMA, RINITIS Y ALTERACIÓN DE LA RESPIRACIÓN DURANTE EL SUEÑO

Las afecciones alérgicas tienen una relación intrincada con la OSA, cuya causa más frecuente en los niños tiene

---

TABLA 42-6 ESTRATEGIAS SUGERIDAS PARA ABORDAR ALGUNAS DE LAS CAUSAS PUBLICADAS DE OBSTRUCCIÓN NASAL POR LA PRESIÓN POSITIVA CONTINUA DE LAS VÍAS AÉREAS (CPAP)

ESTRATEGIAS PARA MEJORAR EL CUMPLIMIENTO DE LA CPAP, AL DISMINUIR LOS SÍNTOMAS NASALES

1. Aumentar la humedad
   a. Aumentar la temperatura del humidificador
   b. Agregar aislamiento a los tubos (mangas, textiles o deslizamiento de los tubos sobre sábanas)
   c. Cambiar a un dispositivo con calefacción en los tubos

2. Disminuir la respiración bucal
   a. Agregar una banda para la mandíbula
   b. Cambiar a una mascarilla facial completa
   c. Considerar la retitulación si la abertura bucal puede corresponder a una apnea en proceso

3. Disminuir la colonización bacteriana
   a. Aplicar los cuidados apropiados
      i. Usar agua destilada
      ii. Limpieza frecuente con jabón o vinagre
   b. Lavado nasal con solución salina

---

un vínculo con las anomalías estructurales, como la hipertrofia de amígdalas o adenoides. En fecha reciente, Ni y cols., informaron que la OSA en niños se vincula con una disregulación de los linfocitos T, específicamente linfocitos $T_H 17$ y Treg. $T_H 17$ aumenta la producción de IL-17 relacionada con la aparición de reacciones de autoinmunidad y alérgicas. En su estudio se encontró que un incremento en el cociente de linfocitos $T_H 17$/Treg en los niños se vinculaba con OSA, un mayor tamaño de las adenoides y una incidencia aumentada de rinitis alérgica (62). Antes, en un gran estudio retrospectivo, se mostró que los pacientes con diagnóstico de rinosinusitis crónica tenían una mayor prevalencia de apnea del sueño (63). De manera adicional, la prueba de radioalergoadsorción es positiva en 40% de los niños que roncan y 57% de aquellos con apnea del sueño (64). Asimismo, se comunicó que la alergia ocupacional a la goma guaran causa tanto rinitis como OSA, y ambas complicaciones se resolvieron después de que concluyó la exposición (65).

La OSA puede ser previa a la enfermedad alérgica en el paciente. La inflamación nasal, según se valora por las células polimorfonucleares, la bradicinina y el péptido intestinal vasoactivo, está aumentada en los especímenes nasales de pacientes con OSA que no presentan rinitis alérgica (66). La obstrucción nasal mecánica puede inducir sucesos de apnea nocturnos en los individuos sin OSA subyacente (67). En las mujeres con asma hay una duplicación del riesgo de ronquidos (68).

TABLA 42-7 TRATAMIENTO NO FARMACOLÓGICO DEL INSOMNIO

HIGIENE DE SUEÑO
1. Eliminar cafeína, alcohol y tabaco
2. Recámara tranquila, oscura y cómoda
3. Horarios regulares para sueño y despertar
4. Después del ejercicio, dejar transcurrir varias horas antes de irse a la cama

RELAJACIÓN SOMÁTICA
1. Relajación muscular progresiva
2. Relajación cognitiva e imágenes positivas

TRATAMIENTOS CONDUCTUALES
1. No ir a la cama hasta que se tenga sueño
2. Deberá usarse la cama para dormir y la actividad sexual, exclusivamente
3. Si se permanece en cama despierto sin poder dormir, pasados 20 min, salir de ella hasta que se tenga sueño
4. Evitar las siestas

La OSA puede complicar el tratamiento del asma. Por autoinforme, en un grupo grande no seleccionado, el asma se vinculó con un aumento de 2.5 tantos en la prevalencia de OSA y los pacientes con asma y OSA pueden presentar más hipoxemia nocturna que aquellos con solo esta última (69). La prevalencia de somnolencia, ronquidos y apnea, es mucho mayor en los pacientes con asma (70), y recientemente el padecimiento se vinculó con un mayor riesgo de OSA de nuevo inicio (71). El tratamiento de la OSA puede mejorar la regulación de los síntomas del asma (72, 73) y disminuir la hiperreactividad de vías aéreas, determinada por la capacidad de respuesta a la metacolina (74). Un motivo potencial por el que la OSA puede empeorar el asma es que se relaciona con la inflamación de las vías aéreas. La concentración de pentano y óxido nítrico exhalados aumenta después del sueño profundo en los pacientes con OSA moderada a grave (75).

◼ EL PACIENTE CON ALERGIA E INSOMNIO

Aunque la alteración del sueño por asma clásicamente se ha vinculado con somnolencia diurna, en los estudios epidemiológicos se encontró que el insomnio era más frecuente. En los pacientes con asma activa, 52% comunicó insomnio, en tanto, solo 22% presentó somnolencia en el día. Incluso cuando sin síntomas, 28% de los pacientes con asma informó de insomnio (75). Muchos factores, como los efectos secundarios de la medicación y los factores psicológicos, pueden contribuir a la persistencia del insomnio. Los medicamentos usados para tratar el asma, como la teofilina, la seudoefedrina y los corticoesteroides,

se vinculan con el insomnio y, cuando combinados, su efecto aumenta (76, 77). El tratamiento ideal debería ser de búsqueda de medicamentos alternativos o esquemas de dosis que eviten su administración, ya avanzado el día. Los factores psicofisiológicos pueden perpetuar el insomnio. Los aspectos sobresalientes del insomnio psicofisiológico incluyen al crónico, con duración de más de 1 mes, y aunque puede haber habido un desencadenante inicial, los síntomas de insomnio persisten aunque se haya resuelto el suceso incitante. Estos pacientes presentan ansiedad en cuanto a irse a la cama, pero pueden dormirse en otros lugares y horas. También pueden ser útiles los mejoramientos de la higiene del sueño junto con los tratamientos conductual y de relajación (tabla 42-7) (78). El uso a corto plazo de las benzodiacepinas de acción breve puede ser un adyuvante útil, pero debería iniciarse con precaución en el contexto de la teofilina, que acelera su eliminación (79).

◼ RESUMEN

El sueño es un proceso que se presenta como resultado de la interacción de su homeostasia y los ritmos circadianos. Una cantidad adecuada de sueño de calidad se requiere para la salud y el bienestar. La atención completa de un paciente con alergia requiere prestar atención a las frecuentes alteraciones concomitantes del sueño, del asma y la rinitis, que impactan en la calidad de vida tanto de niños como de adultos. El hacer un interrogatorio sistemático del sueño que permita a un paciente relatar aspectos de somnolencia en el día, ronquidos, apnea o insomnio facilitará a los proveedores de atención sanitaria coordinar el abordaje de estos importantes aspectos.

◼ REFERENCIAS

1. Aserinsky E, Kleitman N. Regularly occurring periods of eye motility, and concomitant phenomena, during sleep. *Science*. 1953;118(3062):273-274.
2. Siegel JM. Sleep viewed as a state of adaptive inactivity. *Nat Rev Neurosci*. 2009;10(10):747-753.
3. Dement W, Kleitman N. Cyclic variations in EEG during sleep and their relation to eye movements, body motility, and dreaming. *Electroencephalogr Clin Neurophysiol*. 1957;9(4):673-690.
4. Silber MH, Ancoli-Israel S, Bonnet MH, et al. The visual scoring of sleep in adults. *J Clin Sleep Med*. 2007;3(2):121-131.
5. Holl RW, Hartman ML, Veldhuis JD, et al. Thirty-second sampling of plasma growth hormone in man: correlation with sleep stages. *J Clin Endocrinol Metab*. 1991;72(4):854-861.
6. Boselli M, Parrino L, Smerieri A, et al. Effect of age on EEG arousals in normal sleep. *Sleep*. 1998;21(4):351-357.
7. Borbely AA. A two process model of sleep regulation. *Hum Neurobiol*. 1982;1(3):195-204.
8. Spengler CM, Shea SA. Endogenous circadian rhythm of pulmonary function in healthy humans. *Am J Respir Crit Care Med*. 2000;162(3 Pt 1):1038-1046.

9. Burgess HJ, Trinder J, Kim Y, *et al*. Sleep and circadian influences on cardiac autonomic nervous system activity. *Am J Physiol*. 1997;273(4 Pt 2):H1761-H1768.

10. Koopman MG, Koomen GC, Krediet RT, *et al*. Circadian rhythm of glomerular filtration rate in normal individuals. *Clin Sci (Lond)*. 1989;77(1):105-111.

11. Takahashi JS, Hong HK, Ko CH, *et al*. The genetics of mammalian circadian order and disorder: implications for physiology and disease. *Nat Rev Genet*. 2008;9(10):764-775.

12. Borbely AA, Baumann F, Brandeis D, *et al*. Sleep deprivation: effect on sleep stages and EEG power density in man. *Electroencephalogr Clin Neurophysiol*. 1981;51(5):483-495.

13. Scheiermann C, Kunisaki Y, Frenette PS. Circadian control of the immune system. *Nat Rev Immunol*. 2013;13(3):190-198.

14. Besedovsky L, Lange T, Born J. Sleep and immune function. *Pflugers Arch*. 2012;463(1):121-137.

15. Lange T, Dimitrov S, Born J. Effects of sleep and circadian rhythm on the human immune system. *Ann N Y Acad Sci*. 2010;1193:48-59.

16. Coogan AN, Wyse CA. Neuroimmunology of the circadian clock. *Brain Res*. 2008;1232:104-112.

17. Fernandes PA, Cecon E, Markus RP, *et al*. Effect of TNF-alpha on the melatonin synthetic pathway in the rat pineal gland: basis for a 'feedback' of the immune response on circadian timing. *J Pineal Res*. 2006;41(4):344-350.

18. Mundigler G, Delle-Karth G, Koreny M, *et al*. Impaired circadian rhythm of melatonin secretion in sedated critically ill patients with severe sepsis. *Crit Care Med*. 2002;30(3):536-540.

19. Carrillo-Vico A, Calvo JR, Abreu P, *et al*. Evidence of melatonin synthesis by human lymphocytes and its physiological significance: possible role as intracrine, autocrine, and/or paracrine substance. *FASEB J*. 2004;18(3):537-539.

20. Borbely AA, Tobler I. Endogenous sleep-promoting substances and sleep regulation. *Physiol Rev*. 1989;69(2):605-670.

21. Krueger JM. The role of cytokines in sleep regulation. *Curr Pharm Des*. 2008;14(32):3408-3416.

22. Clinton JM, Davis CJ, Zielinski MR, *et al*. Biochemical regulation of sleep and sleep biomarkers. *J Clin Sleep Med*. 2011;7(5 Suppl):S38-S42.

23. Krueger JM, Rector DM, Churchill L. Sleep and cytokines. *Sleep Med Clin*. 2007;2(2):161-169.

24. Weingarten JA, Collop NA. Air travel: effects of sleep deprivation and jet lag. *Chest*. 2013;144(4):1394-1401.

25. National Sleep Foundation. *2013 International Bedroom Poll*. https://sleepfoundation.org/sleep-polls-data/other-polls/2013-international-bedroom-poll. Accessed October 10, 2017.

26. Centers for Disease Control and Prevention. Short sleep duration among workers—United States, 2010. *MMWR Morb Mortal Wkly Rep*. 2012;61(16):281-285.

27. Banks S, Dinges DF. Behavioral and physiological consequences of sleep restriction. *J Clin Sleep Med*. 2007; 3(5):519-528.

28. Benedict C, Hallschmid M, Lassen A, *et al*. Acute sleep deprivation reduces energy expenditure in healthy men. *Am J Clin Nutr*. 2011;93(6):1229-1236.

29. Nedeltcheva AV, Kilkus JM, Imperial J, *et al*. Insufficient sleep undermines dietary efforts to reduce adiposity. *Ann Intern Med*. 2010;153(7):435-441.

30. Ip M, Mokhlesi B. Sleep and glucose intolerance/diabetes mellitus. *Sleep Med Clin*. 2007;2(1):19-29.

31. Cohen S, Doyle WJ, Alper CM, *et al*. Sleep habits and susceptibility to the common cold. *Arch Intern Med*. 2009;169(1):62-67.

32. Dimitrov S, Benedict C, Heutling D, *et al*. Cortisol and epinephrine control opposing circadian rhythms in T cell subsets. *Blood*. 2009;113(21):5134-5143.

33. Dinges DF, Douglas SD, Zaugg L, *et al*. Leukocytosis and natural killer cell function parallel neurobehavioral fatigue induced by 64 hours of sleep deprivation. *J Clin Invest*. 1994;93(5):1930-1939.

34. Bryant PA, Trinder J, Curtis N. Sick and tired: does sleep have a vital role in the immune system? *Nat Rev Immunol*. 2004;4(6):457-467.

35. Mohren DC, Jansen NW, Kant IJ, *et al*. Prevalence of common infections among employees in different work schedules. *J Occup Environ Med*. 2002;44(11):1003-1011.

36. Spiegel K, Sheridan JF, Van Cauter E. Effect of sleep deprivation on response to immunization. *JAMA*. 2002; 288(12):1471-1472.

37. Lange T, Perras B, Fehm HL, *et al*. Sleep enhances the human antibody response to hepatitis A vaccination. *Psychosom Med*. 2003;65(5):831-835.

38. Gottlieb DJ, Yao Q, Redline S, *et al*. Does snoring predict sleepiness independently of apnea and hypopnea frequency? *Am J Respir Crit Care Med*. 2000;162(4 Pt 1):1512-1517.

39. Franklin KA, Holmgren PA, Jönsson F, *et al*. Snoring, pregnancy–induced hypertension, and growth retardation of the fetus. *Chest*. 2000;117(1):137-141.

40. Gozal D, Pope DW Jr. Snoring during early childhood and academic performance at ages thirteen to fourteen years. *Pediatrics*. 2001;107(6):1394-1399.

41. Ferreira AM, Clemente V, Gozal D, *et al*. Snoring in Portuguese primary school children. *Pediatrics*. 2000; 106(5):E64.

42. Marshall NS, Almqvist C, Grunstein RR, *et al*. Predictors for snoring in children with rhinitis at age 5. *Pediatr Pulmonol*. 2007;42(7):584-591.

43. Petry C, Pereira MU, Pitrez PM, *et al*. The prevalence of symptoms of sleep-disordered breathing in Brazilian school children. *J Pediatr (Rio J)*. 2008;84(2):123-129.

44. Guilleminault C, Stoohs R, Clerk A, *et al*. A cause of excessive daytime sleepiness. The upper airway resistance syndrome. *Chest*. 1993;104(3):781-787.

45. Rees K, Kingshott RN, Wraith PK, *et al*. Frequency and significance of increased upper airway resistance during sleep. *Am J Respir Crit Care Med*. 2000;162(4 Pt 1):1210-1214.

46. Peppard PE, Young T, Barnet JH, *et al*. Increased prevalence of sleep-disordered breathing in adults. *Am J Epidemiol*. 2013;177(9):1006-1014.

47. Collop NA, Anderson WM, Boehlecke B, *et al*. Clinical guidelines for the use of unattended portable monitors in the diagnosis of obstructive sleep apnea in adult patients. Portable Monitoring Task Force of the American Academy of Sleep Medicine. *J Clin Sleep Med*. 2007;3(7):737-747.

48. Cooksey JA, Balachandran JS. Portable monitoring for the diagnosis of OSA. *Chest*. 2016;149(4):1074-1081.

49. Qaseem A, Dallas P, Owens DK, *et al*. Diagnosis of obstructive sleep apnea in adults: a clinical practice guideline from the American College of Physicians. *Ann Intern Med*. 2014;161(3):210-220.

50. Rosen CL, Auckley D, Benca R, *et al*. A multisite randomized trial of portable sleep studies and positive airway pressure autotitration versus laboratory-based polysomnography for the diagnosis and treatment of obstructive sleep apnea: the HomePAP study. *Sleep*. 2012;35(6):757-767.

51. El Shayeb M, Topfer LA, Stafinski T, *et al*. Diagnostic accuracy of level 3 portable sleep tests versus level 1 polysomnography for sleep-disordered breathing: a systematic review and meta-analysis. *CMAJ*. 2014;186(1):E25-E51.

52. Epstein LJ, Kristo D, Strollo PJ Jr, *et al*. Clinical guideline for the evaluation, management and long-term care of obstructive sleep apnea in adults. *J Clin Sleep Med*. 2009;5(3):263-276.

53. Giles TL, Lasserson TJ, Smith BJ, *et al*. Continuous positive airways pressure for obstructive sleep apnoea in adults. *Cochrane Database Syst Rev*. 2006;(3):CD001106.

54. Martinez-Garcia MA, Chiner E, Hernández L, *et al*. Obstructive sleep apnoea in the elderly: role of continuous positive airway pressure treatment. *Eur Respir J*. 2015;46(1):142-151.

55. McDaid C, Durée KH, Griffin SC, *et al*. A systematic review of continuous–positive airway pressure for obstructive sleep apnoea–hypopnoea syndrome. *Sleep Med Rev*. 2009;13(6):427-436.

56. Ayas NT, Patel SR, Malhotra A, *et al*. Auto-titrating versus standard continuous positive airway pressure for the treatment of obstructive sleep apnea: results of a meta-analysis. *Sleep*. 2004;27(2):249-253.

57. Berry RB, Sriram P. Auto-adjusting positive airway pressure treatment for sleep apnea diagnosed by home sleep testing. *J Clin Sleep Med*. 2014;10(12):1269-1275.

58. Shadan FF, Jalowayski AA, Fahrenholz J, *et al*. Nasal cytology: a marker of clinically silent inflammation in patients with obstructive sleep apnea and a predictor of noncompliance with nasal CPAP therapy. *J Clin Sleep Med*. 2005;1(3):266-270.

59. Almendros I, Acerbi I, Vilaseca I, *et al*. Continuous positive airway pressure (CPAP) induces early nasal inflammation. *Sleep*. 2008;31(1):127-131.

60. Winck JC, Delgado JL, Almeida J, *et al*. Heat it or wet it? Nasal symptoms secondary to the use of continuous positive airway pressure in sleep apnea. *Chest*. 2001;119(1):310-312.

61. Richards GN, Cistulli PA, Ungar RG, *et al*. Mouth leak with nasal continuous positive airway pressure increases nasal airway resistance. *Am J Respir Crit Care Med*. 1996;154(1):182-186.

62. Ni K, Zhao L, Wu J, *et al*. Th17/Treg balance in children with obstructive sleep apnea syndrome and the relationship with allergic rhinitis. *Int J Pediatr Otorhinolaryngol*. 2015;79(9):1448-1454.

63. Tan BK, Chandra RK, Pollak J, *et al*. Incidence and associated premorbid diagnoses of patients with chronic rhinosinusitis. *J Allergy Clin Immunol*. 2013;131(5):1350-1360.

64. McColley SA, Carroll JL, Curtis S, *et al*. High prevalence of allergic sensitization in children with habitual snoring and obstructive sleep apnea. *Chest*. 1997;111(1):170-173.

65. Leznoff A, Haight JS, Hoffstein V. Reversible obstructive sleep apnea caused by occupational exposure to guar gum dust. *Am Rev Respir Dis*. 1986;133(5):935-936.

66. Rubinstein I. Nasal inflammation in patients with obstructive sleep apnea. *Laryngoscope*. 1995;105(2):175-177.

67. Zwillich CW, Pickett C, Hanson FN, *et al*. Disturbed sleep and prolonged apnea during nasal obstruction in normal men. *Am Rev Respir Dis*. 1981;124(2):158-160.

68. Kalra M, Biagini J, Bernstein D, et al. Effect of asthma on the risk of obstructive sleep apnea syndrome in atopic women. *Ann Allergy Asthma Immunol*. 2006;97(2):231-235.

69. Hudgel DW, Shucard DW. Coexistence of sleep apnea and asthma resulting in severe sleep hypoxemia. *JAMA*. 1979;242(25):2789-2790.

70. Alkhalil M, Schulman E, Getsy J. Obstructive sleep apnea syndrome and asthma: what are the links? *J Clin Sleep Med*. 2009;5(1):71-78.

71. Teodorescu M, Barnet JH, Hagen EW, *et al*. Association between asthma and risk of developing obstructive sleep apnea. *JAMA*. 2015;313(2):156-164.

72. Chan CS, Woolcock AJ, Sullivan CE. Nocturnal asthma: role of snoring and obstructive sleep apnea. *Am Rev Respir Dis*. 1988;137(6):1502-1504.

73. Ciftci TU, Ciftci B, Guven SF, *et al*. Effect of nasal continuous positive airway pressure in uncontrolled nocturnal asthmatic patients with obstructive sleep apnea syndrome. *Respir Med*. 2005;99(5):529-534.

74. Lin CC, Lin CY. Obstructive sleep apnea syndrome and bronchial hyperreactivity. *Lung*. 1995;173(2):117-126.

75. Olopade CO, Christon JA, Zakkar M, *et al*. Exhaled pentane and nitric oxide levels in patients with obstructive sleep apnea. *Chest*. 1997;111(6):1500-1504.

76. Bailey WC, Richards JM Jr, Manzella BA, *et al*. Characteristics and correlates of asthma in a university clinic population. *Chest*. 1990;98(4):821-828.

77. Weinberger M, Bronsky E, Bensch GW, *et al*. Interaction of ephedrine and theophylline. *Clin Pharmacol Ther*. 1975;17(5):585-592.

78. Rakel ER, McCall WV. *A Practical Guide to Insomnia*. Minneapolis, MN: McGraw-Hill Healthcare Information, 1999.

79. Henauer SA, Hollister LE, Gillespie HK, *et al*. Theophylline antagonizes diazepam-induced psychomotor impairment. *Eur J Clin Pharmacol*. 1983;25(6):743-747.

CAPÍTULO 43

Tratamiento del paciente con una complicación psicológica

MICHAEL S. ZIFFRA Y JACKIE K. GOLLAN

En las enfermedades médicas hay aspectos psiquiátricos y psicosociales que complican su tratamiento, de las que no son excepción las de origen alérgico. La presencia de diagnósticos psiquiátricos concomitantes o rasgos de personalidad maladaptativos duraderos puede interferir con la relación médico-paciente y el apego de este último a la atención, pues incluso las reacciones normales esperadas ante enfermedades agudas y crónicas pueden crear malestar y obstaculizarla.

¿Quién es el paciente con complicación *psicológica*? Se puede tratar de aquel con enfermedad psiquiátrica significativa, como depresión, trastornos de bipolar o de ansiedad. También puede referirse a individuos con problemas como el abuso de sustancias, alteraciones de la personalidad y no apego al tratamiento médico. Los profesionales que tratan a tales pacientes deben invertir un tiempo y esfuerzo mayores que lo usual para el abordaje óptimo de los aspectos médicos y psiquiátricos.

Equilibrar las enfermedades psiquiátricas y alérgicas concomitantes es un reto para los pacientes y sus proveedores de atención sanitaria. Muchos médicos creen que no tienen suficiente experiencia y destreza para tratar este tipo de aspectos, lo que potencialmente los hace incapaces o culpables de su inhabilidad para ayudar al paciente. Por lo tanto, es esencial que todos los médicos desarrollen un conocimiento básico de las principales enfermedades psiquiátricas y los aspectos psicosociales importantes en la clínica. El poder trabajar con pacientes con una complicación psiquiátrica de una manera enfática no solo lleva a su atención más compasiva, sino también favorece el tratamiento eficaz del diagnóstico médico principal.

En este capítulo se subrayan los avances clínicos del tratamiento de los individuos con afecciones alérgicas y trastornos psiquiátricos comórbidos, con la descripción de los más comunes de estos últimos, sus esquemas terapéuticos y los retos clínicos que requieren atención para promover la eficacia. En primer término se abordan los diagnósticos psiquiátricos comunes y otras barreras psicosociales para la atención, seguidos por una descripción de los tratamientos eficaces basados en pruebas y su administración práctica.

■ TRASTORNOS DEL CARÁCTER

De acuerdo con el *Diagnostic and Statistical Manual of Mental Disorders* (DSM-5) (1) (Manual diagnóstico y estadístico de los trastornos mentales) se define a una crisis depresiva mayor como un periodo que dura 2 sem o más con un carácter predominantemente abatido (véase tabla 43-1). El diagnóstico de un trastorno depresivo mayor (TDM) se realiza en un individuo que presentó una o más crisis de depresión importante (y que no cumplen con los criterios diagnósticos del trastorno bipolar). El TDM se considera una enfermedad devastadora y recurrente, y los trastornos de depresión constituían la segunda causa de discapacidad mundial en el año 2010 (2). Sin embargo, es de esperar que hasta 20% de la población general experimente una depresión mayor al menos una vez durante su vida. Estas cifras estadísticas pueden sobreestimar la prevalencia real de la depresión, porque las manifestaciones sintomáticas a menudo se diagnostican erróneamente o desatienden en las poblaciones de atención primaria y geriatría (3).

TABLA 43-1 SÍNTOMAS DE LA DEPRESIÓN MAYOR

- Estado de ánimo decaído
- Pérdida del interés/placer
- Cambios en el apetito y el peso
- Insomnio o hipersomnio
- Agitación o retraso psicomotores
- Fatiga
- Disminución de la concentración o indecisión
- Sentimientos de inutilidad, vergüenza o culpa
- Pensamientos sobre la muerte o el suicidio

Adaptada de American Psychiatric Association. *Diagnostic and Statistical Manual of Mental Disorders*. 5th ed. Arlington, VA: American Psychiatric Association, 2013.

Además, la depresión recurre durante el transcurso de la vida (4). De manera específica, en la Agency for Health Care Policy and Research se notó que el riesgo de recurrencia aumenta de manera exponencial con cada crisis sucesiva. Incluso después del tratamiento, 40% de los pacientes con antecedente de tres o más crisis de depresión es posible que recaiga en las 7 sem que siguen a la recuperación (5). Dada la prevalencia y cronicidad de la depresión, innumerables personas enfrentan la perspectiva de afrontarla toda la vida.

El TDM es más prevalente en individuos con muchos tipos de enfermedades crónicas, incluidas hipertensión, insuficiencia cardiaca congestiva, diabetes mellitus, arteriopatía coronaria, enfermedad pulmonar obstructiva crónica, accidente cerebrovascular y nefropatía terminal. La depresión en la enfermedad crónica se ha vinculado con una carga sintomática y alteración funcional mayores, tasas más altas de morbilidad y mortalidad, y un decremento del apego al tratamiento. También da como resultado menor productividad y mayor utilización de los recursos sanitarios (6-8).

Un vínculo significativo se observó entre la depresión y las afecciones alérgicas. Los pacientes afectados presentan mayores tasas de enfermedad atópica que los no deprimidos (9-12). Mientras tanto, la enfermedad alérgica puede triplicar el riesgo de depresión (9). Las afecciones psiquiátricas son más prevalentes en los pacientes con asma y otras afecciones alérgicas. Además, las pruebas han mostrado una correlación entre la gravedad de los síntomas de depresión y alérgicos (10).

Los motivos para esta relación no se conocen por completo y es posible que sean muy complejos. La depresión se vincula con cambios en el funcionamiento del sistema inmunológico, que pudiesen predisponer a los individuos a la enfermedad atópica. Citocinas, leucotrienos y otras sustancias que se liberan durante las reacciones alérgicas pueden tener efectos sobre la actividad de los neurotransmisores involucrados en la regulación del carácter. Asimismo, se cree que ocurre disfunción del eje hipotálamo-hipófisis-suprarrenal y alteraciones en el metabolismo de los ácidos grasos en ambas, la depresión y la enfermedad alérgica (9-12); es interesante que en un estudio de gemelos se sugirió que los dos tipos de enfermedad pueden tener una causa genética común (9-12). Por lo tanto, la mayor prevalencia de depresión en los pacientes con enfermedad atópica, así como sus efectos potenciales sobre la gravedad de los síntomas alérgicos, recalcan la necesidad de que los alergólogos-inmunólogos detecten los trastornos depresivos en sus pacientes para asegurar que reciban el tratamiento apropiado (13).

El trastorno bipolar es otra afección de carácter grave relacionada con una discapacidad significativa; se

---

TABLA 43-2 SÍNTOMAS DE MANÍA

- Carácter elevado o irritable
- Grandiosidad
- Menor necesidad de sueño
- Habla apresurada
- Pensamientos acelerados
- Distracción
- Agitación
- Impulsividad

Adaptada de la obra *Diagnostic and Statistical Manual of Mental Disorders*. 5th ed. Arlington, VA: American Psychiatric Association, 2013.

---

caracteriza por la presencia tanto de crisis de depresión mayor como de manía o hipomanía; se define a la manía como un periodo de carácter excesivamente elevado o exaltado, por lo general acompañado de una mayor energía, ira, irritabilidad e impulsividad. En la tabla 43-2 se enlistan los signos y síntomas clave de la manía. Las crisis de hipomanía se caracterizan por estos mismos síntomas, pero son menos graves y de duración más breve (1).

Aunque los trastornos de estado de ánimo pueden ser muy discapacitantes, también son tratables. Por ese motivo, es importante iniciar la terapéutica tan pronto como se identifique el trastorno y mantenerla hasta lograr su remisión. Cada vez más, los médicos de atención primaria y otros no psiquiatras tratan la depresión de sus pacientes, por lo general, prescribiendo antidepresivos (14). Esta práctica profesional es razonable para los pacientes que rehúsan aceptar el envío a un especialista de la salud mental y aquellos cuya depresión no es grave.

En este caso es mejor enviar al psiquiatra a los pacientes con síntomas índice de depresión grave. Tales síntomas incluyen ideas suicidas activas, síntomas psicóticos, como alucinaciones y delirio, agitación o volatilidad notorios y una declinación significativa del funcionamiento normal. Otras situaciones que justifican la consulta psiquiátrica incluyen depresión resistente al tratamiento (que se puede definir como fracaso en la respuesta adecuada a tres o más antidepresivos), sospecha de un trastorno bipolar, comorbilidad psiquiátrica complicada, regímenes psicofarmacológicos complejos y abuso de sustancias concomitante (15).

La psicoterapia es de beneficio para los trastornos de carácter, y puede ser eficaz como único tratamiento de las crisis de depresión de intensidad leve a moderada. Sin embargo, hay datos empíricos que respaldan el uso de algunos tipos de psicoterapia, incluido el tratamiento cognitivo conductual y el interpersonal, para la depresión. Las crisis de depresión más graves suelen requerir una combinación de psicoterapia y medicamentos en forma concomitante (16).

El trastorno bipolar se trata mejor por especialistas de la salud mental, dada la naturaleza compleja de la enfermedad y los medicamentos usados para su terapéutica. Una variedad de fármacos se usa para tratar el trastorno bipolar, incluidos litio, anticonvulsivos estabilizantes de carácter, antipsicóticos y ansiolíticos. La psicoterapia es también un componente clave para el trastorno bipolar (17).

■ TRASTORNOS DE ANSIEDAD

Los trastornos de ansiedad también se encuentran con frecuencia en las prácticas médicas generales y de especialidad. Como con la depresión, los trastornos de ansiedad son altamente comórbidos, junto con muchos tipos de enfermedades médicas, y se relacionan con mayores tasas de morbilidad y mortalidad, utilización de la atención sanitaria y discapacidad funcional (18). Varios trastornos de ansiedad diferentes se han descrito en las publicaciones médicas, entre ellos el de pánico, el de ansiedad generalizada (TAG), la agorafobia, la fobia social y la fobia específica. Los trastornos relacionados que, por lo general, corresponden a la ansiedad como componente clave incluyen el trastorno obsesivo-compulsivo (OCD, por sus siglas en inglés), caracterizado por pensamientos intrusivos o rituales y conductas repetitivas recurrentes, y el trastorno de estrés postraumático (PTSD, por sus siglas en inglés), en el que los individuos experimentan diversos síntomas relacionados con la ansiedad después de un traumatismo grave (1).

Tanto el trastorno de pánico como el TAG merecen mención particular, dada su elevada prevalencia y la frecuencia con la que se los encuentra el no psiquiatra. Un ataque de pánico es un episodio de ansiedad intensa que se desarrolla y resuelve en un periodo breve, y se acompaña de diversos síntomas somáticos y psicológicos, que pueden incluir palpitaciones, dolor de tórax, disnea, náusea, temblores, mareo y parestesias. Puesto que los ataques de pánico se caracterizan por un temor intenso y síntomas físicos no confortables, los individuos a la mitad de un ataque pueden preocuparse de que estén sufriendo un ataque cardiaco o incluso cerca de la muerte, lo que puede llevar a la búsqueda de atención médica (19).

Los ataques de pánico pueden ocurrir como parte de muchos trastornos de ansiedad. A un trastorno de pánico se define específicamente como un patrón de crisis de terror inesperadas recurrentes, que se acompañan por al menos 1 mes de preocupación del paciente en cuanto a ataques futuros o cambios de conducta por ellos. Los ataques de pánico pueden acompañarse de agorafobia, que es el temor a lugares donde pudiesen no estar disponibles rutas de escape o la ayuda si se presentase un ataque (como en un autobús o un avión, o en una gran aglomeración).

El TAG, mientras tanto, se caracteriza por la preocupación acerca de múltiples temas, como el trabajo, la familia y el dinero, que es excesiva y difícil de controlar, que se acompaña de al menos tres síntomas físicos o psicológicos adicionales, que incluyen fatiga, alteraciones del sueño, tensión muscular, inquietud, dificultad de concentración e irritabilidad. Así como en el trastorno de pánico, la presencia de síntomas somáticos en el TAG puede incitar a los pacientes a buscar atención médica (20).

Como ocurre con la depresión, la ansiedad a menudo se trata directamente por los médicos de atención primaria, y algunas veces esto puede ser apropiado en los casos leves a moderados (21). La mayoría de los antidepresivos es muy eficaz para tratar la ansiedad (el bupropion es una excepción notoria) y en realidad son fármacos ideales para tratar la mayoría de los trastornos de ansiedad. También se usan con frecuencia casi todas las benzodiacepinas, a menudo en conjunción con un antidepresivo (22).

Muchos pacientes con trastornos de ansiedad, sin embargo, requieren tratamiento por un especialista de la salud mental. Ejemplos son aquellos con síntomas más graves, como los que temen por los ataques de pánico tan graves que rara vez salen de su casa, o evitan las actividades u obligaciones importantes. Otras situaciones que necesitarían envío al psiquiatra incluyen ansiedad resistente al tratamiento, enfermedades psiquiátricas comórbidas y abuso de sustancias concomitantes. Además, OCD y PTSD son dos diagnósticos en particular difíciles, que se tratan mejor por los especialistas de la salud mental.

La psicoterapia también tiene participación importante en los trastornos de ansiedad. Muchos de intensidad leve a moderada son muy susceptibles de tratamiento con solo psicoterapia. Los trastornos de ansiedad graves o resistentes al tratamiento, a menudo es mejor tratarlos por una combinación de medicamentos y psicoterapia (22).

Digna de mención es una correlación significativa entre los trastornos de ansiedad y alérgicos descrita en las publicaciones (23-26). La ansiedad es en la actualidad el diagnóstico psiquiátrico más frecuente en los pacientes con alergias. La asociación entre trastorno de pánico y enfermedad atópica, en especial el asma, es en particular sólida (23). Además, en una serie de gemelos masculinos veteranos de la guerra de Vietnam sin asma, en comparación con aquellos con asma, tuvieron mayores calificaciones de síntomas con el uso de un instrumento para medir la gravedad del PTSD. En veteranos con PTSD leve, la prevalencia de asma fue de 4%, en comparación con 7% en aquellos con las calificaciones más altas del instrumento para el PTSD (26).

El motivo para esta correlación es indefinido y la causa pudiese ser realmente bidireccional. Ambos sucesos alérgicos, agudos y crónicos, pueden ser estresantes y contribuir a la ansiedad. A través del acondicionamiento clásico, los pacientes pueden tornarse en exceso temerosos de aquellos estímulos que causan reacciones alérgicas. Mientras tanto, la ansiedad puede a menudo preceder (y por lo tanto tal vez precipitar) a las exacerbaciones alérgicas y los pacientes con ansiedad y alergia presentan manifestaciones físicas más graves y usan más medios de atención médica (24). Es interesante que haya pruebas de que las anomalías cerebrales que contribuyen a la ansiedad pueden también predisponer a la enfermedad alérgica, por alteración de la regulación del sistema inmunológico (23) por el sistema nervioso central (SNC). A partir de estos datos, por lo tanto, parece razonable concluir que el hacer óptimo el tratamiento de los síntomas de ansiedad puede mejorar los de alergia y viceversa.

■ SOMATIZACIÓN E HIPOCONDRÍA

El grupo de afecciones históricamente descrito como somatomorfo se caracteriza por la preocupación de los pacientes con síntomas físicos y enfermedad médica que no pueden explicarse por completo como por una afección médica general. Por ello, con frecuencia son atendidas por médicos no psiquiatras, aunque tal vez inicialmente no se detecten como tales. Las dos manifestaciones más frecuentes de la enfermedad somatomorfa son la somatización y la hipocondría. Aunque ambas, la afección de somatización y la hipocondría se consideraron antes como diagnósticos distintivos, en el DSM-5 ha habido cambios en la forma en que se interpretan y clasifican estas enfermedades. De acuerdo con el DSM-5, la mayoría de los individuos que antes se había diagnosticado con una afección de somatización e hipocondría, ahora sería objeto del diagnóstico de un trastorno de síntomas somáticos, constituido por manifestaciones corporales que son molestas o disruptivas, acompañadas por uno de los siguientes: pensamientos irracionales acerca de la gravedad de los síntomas, ansiedad elevada persistente en cuanto a los síntomas, o exceso del tiempo y la energía a ellos dedicados (1). Aunque el trastorno de somatización e hipocondría ya no se reconoce oficialmente como diagnóstico distintivo, no hay cambios significativos respecto de cómo se presentan y tratan estas alteraciones.

Cuando un paciente experimenta manifestaciones corporales que no tienen causa fisiológica directa ocurre somatización. Asimismo, se asume que los factores psicológicos participan en el desarrollo y mantenimiento de los síntomas físicos; sin embargo, el paciente, por lo general, no se percata de ello y los síntomas no se fabrican o simulan conscientemente (27).

Los pacientes con hipocondría también experimentan manifestaciones somáticas que le son preocupantes. Sin embargo, en contraste con la somatización, en la hipocondría tales síntomas, de hecho, tienen alguna base fisiológica. Sus "síntomas" son funciones corporales y normales que se malinterpretan como signos de una enfermedad médica grave. Los pacientes con hipocondría pueden verse dominados por la preocupación en cuanto a que es posible presentar una enfermedad peligrosa. Incluso cuando sus médicos de atención sanitaria les muestran datos de su buena salud, rara vez se tranquilizan (28, 29).

Los pacientes con somatización e hipocondría buscan atención médica para el diagnóstico y tratamiento de sus síntomas no explicados. Sin embargo, suelen preocuparse acerca de la enfermedad que perciben y quizá presenten frustración creciente porque las exploraciones físicas y los estudios de laboratorio no revelan afección médica identificable alguna. Estos pacientes a menudo terminan viendo a múltiples especialistas y siendo objeto de numerosos procedimientos onerosos. Esta experiencia puede ser igualmente frustrante para el médico: pueden surgir sentimientos de incompetencia, fracaso y culpa por la incapacidad de tratar las manifestaciones del paciente y aliviar sus preocupaciones. En casos en los que el paciente demanda múltiples consultas, envíos a especialistas y estudios, el médico puede molestarse y presentar enfado.

De manera notoria, antes de emitir un diagnóstico de somatización o hipocondría debe hacerse una investigación exhaustiva para descartar enfermedades orgánicas. Las publicaciones médicas están repletas de historias de pacientes que inicialmente se dieron de alta como "con somatización" o "hipocondría", y después se encontró que presentaban una enfermedad biológica genuina. Por desgracia, los pacientes con el antecedente de una afección psiquiátrica comórbida, en particular, pueden señalarse demasiado rápido como con enfermedad psicosomática. Aunque en general no está indicado un "estudio de un millón de dólares" para cada paciente con manifestaciones no explicadas o inusuales, debe hacerse un esfuerzo razonable por descartar las probables causas médicas de sus síntomas.

El tratamiento clínico de la somatización y la hipocondría es muy parecido (27-29). El envío a un servicio de salud mental suele ser útil. El vínculo con especialistas de salud mental puede ayudar también a los proveedores de atención primaria a comprender y tratar de forma apropiada a sus pacientes. Además, puesto que los trastornos de depresión y ansiedad son frecuentes en los pacientes con afecciones somatomorfas, un psiquiatra puede valorar y tratar cualquier enfermedad psiquiátrica comórbida. La medicación ayuda a resolver la depresión y ansiedad concomitantes, si bien hay menos pruebas de que trate directamente las afecciones somatomorfas. La psicoterapia parece una modalidad más eficaz para tratar la somatización y la hipocondría. Las pruebas respaldan el uso de intervenciones de psicoterapia, que instruyen a los pacientes para enfrentar sus síntomas físicos y preocupaciones médicas de una manera maladaptativa menor.

Algunos pacientes pudiesen resistirse al envío con especialistas de la salud mental por diversos motivos. Tal vez lo consideren como un mensaje de que su médico de atención primaria los está abandonando, o considerar que sus problemas se encuentran "sólo en su cabeza". El médico debe tranquilizar al paciente en el sentido de que ninguna de estas consideraciones es verdadera. Los pacientes pueden ser más accesibles ante un envío a salud mental, si se presenta como complemento de su tratamiento médico presente o para disminuir "el estrés", que pudiese tener impacto en sus manifestaciones físicas.

Incluso cuando se obtiene una consulta psiquiátrica, aún es necesario que el médico que envía continúe citando al paciente. De hecho, el negar consultas adicionales puede producir una sensación de abandono, lo que exacerba aún más la ansiedad del paciente y, finalmente, lleva a buscar otra vez el tratamiento médico regular. Entonces se recomienda programar consultas frecuentes breves de "revisión", independientemente de cómo se sienta el paciente. Tal programación puede ser alentadora para los pacientes, aunque no se realice investigación médica o tratamiento alguno. Las consultas y llamadas telefónicas "según sea necesario" deben disminuirse al mínimo, porque pueden reforzar las conductas de maladaptación del paciente.

■ TRASTORNOS DEL USO DE SUSTANCIAS

Los trastornos del uso de sustancias implican el abuso o la dependencia de un fármaco o producto químico que produce respuestas específicas deletéreas para el bienestar del individuo o sus semejantes. Estas afecciones, por lo general, se caracterizan por un patrón de uso de sustancias (medicamentos, alcohol, drogas o productos tóxicos) que generan problemas recurrentes en el funcionamiento social, ocupacional, académico y personal. Aunque a menudo son difíciles de determinar el abuso y la dependencia, los criterios de diagnóstico de DSM-5 aclaran los signos de uso problemático. Los ejemplos incluyen dependencia fisiológica (exhibida por tolerancia y abstinencia), el uso continuo de sustancias a pesar del conocimiento de que causan problemas fisiológicos y psicológicos, y el uso creciente con esfuerzos no exitosos por interrumpirlo (1). Los pacientes con problemas de adicción pueden mostrar menos probabilidad de cumplir con los tratamientos médicos recomendados por la gran cantidad de tiempo

dedicado al uso de sustancias y la recuperación de sus efectos. Pueden también evitar las consultas con el médico por sentimientos de culpa o vergüenza, o temor de que se descubra su adicción.

Cuando los médicos detectan que un paciente abusa en forma activa de fármacos o alcohol, deben recordar que no necesariamente está listo para buscar tratamiento al respecto, incluso si declara por su cuenta el uso de sustancias. La propensión del paciente para cambiar debe sopesarse de una manera sin confrontación, utilizando preguntas que promuevan la motivación para el cambio (30). Si el paciente expresa rechazo para buscar tratamiento, el médico debe revisar de manera empática su resistencia. El preguntar al paciente de manera intensiva y dar ultimátums posiblemente sea contraproducente. El señalar hechos objetivos acerca de las consecuencias adversas de su uso de sustancias (como problemas médicos y dificultades interpersonales) puede ayudarle como motivación para el cambio. Con frecuencia este proceso requiere varias conversaciones durante múltiples consultas.

Una vez que el paciente expresa un deseo de cambio, el médico debe ayudarle a establecer el tratamiento en un contexto apropiado. Aquellos con riesgo de abstinencia complicada, que incluye a los que presentan compromiso médico y quienes se privan de alcohol, sedantes u opiáceos, pueden requerir hospitalización para la desintoxicación. Además, los pacientes con aspectos psiquiátricos activos significativos (como depresión grave o tendencia al suicidio) quizá requieran ingresar a una unidad psiquiátrica intrahospitalaria. Otros niveles de atención incluyen contextos de tratamiento residencial, programas de día en el hospital y tratamiento externo (31, 32).

La interconsulta con un psiquiatra o psicólogo, idealmente especializado en las adicciones, puede ayudar al médico de atención primaria para enviar al paciente a un contexto terapéutico apropiado. Estos profesionales también ayudan a diagnosticar y tratar cualquier enfermedad psiquiátrica comórbida que pudiese presentarse. Después de cualquier intervención aguda se requerirá el tratamiento de salud mental constante y se recomienda de manera firme la participación en grupos que ayudan a mantener la sobriedad (como Alcohólicos Anónimos y otros grupos con 12 pasos).

■ TRASTORNOS DE LA PERSONALIDAD

En el DSM-5 se define a un trastorno de personalidad como "un patrón perdurable de experiencia interna y conducta que se desvía notoriamente de las expectativas de la cultura del individuo", con malestar e interferencia social resultantes (1). La identificación de trastornos de la personalidad es particularmente significativa para el personal médico que trabaja con pacientes de alergología, debido a que estas afecciones mentales influyen en la cognición, afectividad, el funcionamiento social y el control de impulsos. Los 10 trastornos de personalidad clasificados en el DSM-5 se agrupan en tres conjuntos, con base en sus características prominentes: conjunto A, el raro o excéntrico (paranoide, esquizoide y esquizotípico); el B, dramático, emocional o errático (antisocial, limítrofe, histriónico y narcisista), y el C, el ansioso o temeroso (con evitación, dependencia y obsesivo-compulsivo). La prevalencia de los trastornos de personalidad en la población general es de 10 a 12%, si bien muchos más individuos muestran rasgos de personalidad maladaptativos insuficientes para justificar el diagnóstico de un trastorno de personalidad. Estas afecciones tienen vínculo sólido con otras enfermedades psiquiátricas, incluidas depresión, ansiedad, y abuso y dependencia de sustancias; también se relacionan con afecciones comórbidas médicas significativas y una mayor utilización de la atención sanitaria (33, 34).

Al lector interesado se le recomienda recurrir a varias revisiones excelentes de las estrategias del tratamiento útiles para los individuos con trastornos de personalidad (35-37). En general, los proveedores de atención sanitaria deberían inicialmente estructurar y valorar un diagnóstico diferencial para asegurarse de que los síntomas del paciente no tienen relación con el uso de sustancias o medicamentos, afecciones del SNC u otros problemas médicos. A continuación, los médicos deberían considerar el envío de sus pacientes a una consulta de psicología o psiquiatría para generar un plan de tratamiento ajustado, cuidadoso y eficaz de los síntomas, concomitante con el de las afecciones atópicas. Esto es esencial cuando los proveedores de atención sanitaria encuentran dificultad para mantener su neutralidad empática y participación usuales; los límites profesionales y personales, y el comportamiento interpersonal con los pacientes y sus familias.

■ INCUMPLIMIENTO

El incumplimiento es un problema significativo del tratamiento de las enfermedades alérgicas. Por ejemplo, en los pacientes con asma, se ha visualizado que el cumplimiento del tratamiento farmacológico es bajo, con tasas de 50% o menos en muchos estudios (38, 39). De manera similar, se han encontrado tasas de cumplimiento bajas en los pacientes con rinitis alérgica (40). En la tabla

TABLA 43-3 CAUSAS FRECUENTES DE INCUMPLIMIENTO Y SUS REMEDIOS

PROBLEMA	PROBABLES SOLUCIONES
Esquema de medicación complejo	Disminuir al mínimo los medicamentos que se toman. Cambiar a la dosificación de una vez al día. Proveer instrucciones claras por escrito.
Olvidos del paciente	Proveer recordatorios escritos y telefónicos. Instruir al paciente para usar una caja de píldoras. Usar un empaque más conveniente (como las tarjetas alveoladas).
Efectos colaterales del medicamento	Cambiar a un fármaco con menos efectos colaterales. Añadir fármacos para tratar los efectos colaterales. Inquirir acerca de preocupaciones excesivas respecto de efectos colaterales potenciales, y tratarlas.
Preocupaciones por el costo	Cambiar a un fármaco menos caro. Contactar al paciente con programas de asistencia económica.
Barreras de lenguaje	Usar un intérprete durante las consultas. Proveer información por escrito en el lenguaje principal del paciente.
Mala comprensión de la enfermedad o la necesidad de medicación	Inquirir en forma activa acerca de las creencias del paciente y explorarlas respecto de su enfermedad. Abordar la negación de gravedad de la enfermedad por el paciente o su preocupación acerca de tomar medicamentos. Proveer material de instrucción por escrito.
Mala relación con el médico	Participar activamente con los pacientes (reactivos de pregunta/respuesta, provisión de retroalimentación). Asegurar la accesibilidad entre las consultas. Aumentar la duración o frecuencia de las consultas. Procurar que el paciente vea al mismo médico en cada consulta.
Dificultad del paciente para cumplir con las consultas o el seguimiento	Usar recordatorios escritos/telefónicos. Ayudar con el transporte, estacionamiento. Ofrecer horas clínicas convenientes. Disminuir las esperas prolongadas para la consulta.

43-3 se enlistan los problemas comunes que contribuyen al incumplimiento y el cómo se pueden resolver (39-43). Muchas barreras para el cumplimiento están relacionadas con problemas en la provisión de atención por los médicos individuales o el sistema de atención sanitaria en conjunto. Otras barreras tienen relación con factores del paciente, como la resistencia al tratamiento.

La resistencia al tratamiento se caracteriza por circunstancias relacionadas con los pacientes (p. ej., conducta, pensamientos e interacción social), que interfieren con sus capacidades de utilizar el tratamiento y aprender cómo manejar su enfermedad y sus implicaciones, lo que pudiese manifestarse como una terminación prematura de la atención médica, el incumplimiento con el esquema terapéutico y una curva de aprendizaje lenta, o una alianza terapéutica inequitativa o desbalanceada. Las intervenciones conductuales incluyen la provisión de psicoeducación (para eliminar mitos terapéuticos y aumentar las expectativas reales), la valoración del cumplimiento con la medicación entre consultas, la integración lenta del esquema de tratamiento asignado (que disminuye la sensación de inutilidad del paciente) y el aumento de los imprevistos con declaraciones de alabanza después de conductas específicas. Las estrategias adicionales para abordar la resistencia incluyen organizar la sesión con uso de una agenda, asegurarse que el paciente y el médico estén trabajando de manera colaborativa (con aplicación consistente de empatía, colaboración y validación), la identificación y modificación de las creencias autolimitantes que interfieren con el tratamiento, y la respuesta a las estrategias patológicas del paciente (como aumentar la intensidad de las manifestaciones sintomáticas o devaluar al proveedor de atención médica) para estimular su validación.

■ INTERACCIONES FARMACOLÓGICAS

Como se señaló antes, los antidepresivos y otros medicamentos psicoactivos suelen prescribirse por médicos con mínimo entrenamiento psiquiátrico. Por lo tanto, es indispensable que los médicos conozcan los principios básicos respectivos (44). Los inhibidores selectivos de la recaptación de serotonina (SSRI, por sus siglas en inglés) son de los antidepresivos con más frecuencia prescritos, una clase que incluye fluoxetina, paroxetina, sertralina, citalopram y escitalopram, eficaces para tratar la depresión y la ansiedad, con características favorables de efectos colaterales. Los SSRI tienden a no producir interacciones farmacológicas graves, aunque fluoxetina, paroxetina y sertralina tienen el potencial de causar algunas interacciones a través de su actividad en el sistema hepático P450. Los medicamentos de la clase conocida como de inhibidores de la recaptación de serotonina-norepinefrina (SNRI, por sus siglas en inglés), que incluyen velafaxina, desvenlafaxina, duloxetina y levomilnacipran,

también se prescriben a menudo. Ambos, SSRI y SNRI, presentan diversas propiedades en común, aunque los últimos tienden a ser más estimulantes (y, por lo tanto, más problemáticos para los pacientes muy ansiosos).

Otros antidepresivos más nuevos de uso frecuente incluyen bupropion, mirtazapina, vortioxetina y vilazodona. Como los SSRI y SNRI, todos se consideran eficaces y relativamente seguros, si bien cada uno tiene un mecanismo de acción y efectos colaterales exclusivos.

Los antidepresivos tricíclicos (TCA, por sus siglas en inglés) y los inhibidores de la oxidasa de monoaminas (MAOI, por sus siglas en inglés) son clases más antiguas de antidepresivos, que se usan con menos frecuencia, si bien pueden ser eficaces en pacientes con depresión resistente al tratamiento. El principal motivo de su uso menos frecuente es su potencial de causar efectos colaterales más graves e interacciones farmacológicas más peligrosas. Por lo tanto, es mejor que estos fármacos los prescriban médicos familiarizados con su uso y pendientes del potencial de sucesos adversos (45-47).

Después de prescribir un antidepresivo, es importante programar consultas de seguimiento regulares, un paso necesario para asegurar que los pacientes responden al tratamiento y hacer cualquier ajuste necesario. El seguimiento regular también permite al médico identificar y abordar rápido cualquier efecto colateral adverso. Por ejemplo, los antidepresivos pueden desencadenar agitación o manía en los pacientes con un trastorno bipolar no diagnosticado (48). Por lo tanto, es crucial indagar acerca del trastorno bipolar antes de prescribir un antidepresivo.

En cuanto al uso de estos medicamentos en los pacientes con enfermedades atópicas, son seguros y bien tolerados en su mayoría. Una excepción es la de los MAOI. En conjunción con la administración de simpaticomiméticos, como la epinefrina, se pueden presentar crisis hipertensivas. También es posible el síndrome de serotonina cuando se combinan MAOI con fármacos que tienen propiedades serotoninérgicas, e incluyen a muchos no antidepresivos (46). Antes de prescribir cualquier medicamento debe considerarse el potencial de sus interacciones. En aquellos pacientes con compromiso médico significativo o que toman varios otros medicamentos, es mejor evitar los TCA y MAOI.

Las benzodiacepinas son fármacos ansiolíticos de uso frecuente y, a diferencia de los antidepresivos, tienen el beneficio de producir un efecto inmediato. Debido al riesgo de tolerancia y dependencia, estos medicamentos se deben usar de manera juiciosa. Una práctica prudente es la utilización de la cantidad mínima necesaria durante el tiempo más breve (22).

Aunque los medicamentos psicoactivos de más frecuente prescripción tienen poca probabilidad de exacerbar las enfermedades alérgicas, varios de los medicamentos para tratarlas pueden empeorar las afecciones psiquiátricas. Por lo tanto, los alergólogos deben estar al tanto de estas reacciones potenciales en los pacientes con enfermedades psiquiátricas comórbidas.

Los corticoesteroides son particularmente notorios por su potencial de causar efectos secundarios neuropsiquiátricos, que se pueden manifestar en formas múltiples, que incluyen manía, depresión, alteración de la memoria, delirio y psicosis. El riesgo de estos sucesos adversos depende de la dosis, con aquellos pacientes que toman menos de 40 mg/día con bajo riesgo y los que reciben 80 mg/día con uno significativo. El tratamiento más eficaz de estos efectos colaterales es disminuir la dosis del corticoesteroide o discontinuarlo por completo. Debido a que este abordaje puede no ser factible, tal vez sea útil la adición de un medicamento psicoactivo (en particular dependiente del tipo específico de efecto colateral (49, 50).

Un vínculo potencial se notó entre el suicidio y los fármacos de modificación de leucotrienos (incluidos montelukast, zafirlukast y zileuton). En el año 2009, la U. S. Food and Drug Administration emitió una nota precautoria en cuanto al riesgo de suicidio y otros sucesos neuropsiquiátricos con estos fármacos, que también obligaba a los fabricantes a incluir una nota precautoria en la etiqueta del empaque. Sin embargo, las pruebas son limitadas respecto a la causalidad y el posible mecanismo de acción por el que estos medicamentos producirían efectos secundarios neuropsiquiátricos. Asimismo, se recomendó que los pacientes a quienes se prescriben estos medicamentos se vigilen estrechamente en cuanto al riesgo de suicidio y cambios de carácter (51).

Los agonistas adrenérgicos β usados en el tratamiento del asma pueden producir varios efectos fisiológicos compartidos con los ataques de pánico, que incluyen aumento de la frecuencia cardiaca, palpitaciones, temblores y estimulación del SNC. Por lo tanto, entre los pacientes a quienes se prescriben estos medicamentos, aquellos con ataques de pánico previos pueden experimentar empeoramiento de los síntomas de ansiedad, y aquellos sin crisis pueden comunicar episodios similares al pánico. Si es impráctico evitar los agonistas β, los pacientes se pueden beneficiar del envío a un servicio de salud mental para ayudar a tratar sus síntomas de ansiedad (52).

También se usan ambos tipos de antihistamínicos H_1, por prescripción y de venta libre, para tratar una variedad de enfermedades y, en general, son bastante seguros. Debido a su potencial de sedación, principalmente de los antihistamínicos H_1 de primera generación, se deben usar con precaución cuando son combinados con medicamentos psicoactivos sedantes, como las benzodiacepinas. Además, los antihistamínicos H_1 de primera generación tienen el potencial de causar delirio que, en general, es atribuible a sus efectos anticolinérgicos. Por lo tanto, tales medicamentos deben usarse en forma juiciosa en los pacientes de edad avanzada y otros cuyas enfermedades y esquemas farmacológicos pueden predisponerlos al delirio. Los antihistamínicos H_1 de segunda y tercera generaciones, que no atraviesan la barrera hematoencefálica, tienen mucho menos probabilidad de producir estos sucesos adversos (52).

■ TEORÍAS Y TRATAMIENTOS COGNITIVOS Y CONDUCTUALES

Las psicoterapias basadas en pruebas, específicamente los tratamientos cognitivos y conductuales, ayudan al manejo de aspectos psiquiátricos en los pacientes que acuden con afecciones alérgicas. Estos esquemas fueron objeto de un escrutinio empírico intenso en la década de 1980, y la aplicación de sus modelos aporta una diversidad de tratamientos psicosociales eficaces (p. ej., tratamientos psicológicos con eficacia demostrada, en comparación con píldoras de placebo o medicamentos activos). Tales esquemas empíricamente validados de psicoterapia se ejemplifican por tratamientos de vanguardia para la depresión, y los trastornos de ansiedad, de alimentación, de personalidad y de uso de sustancias (53).

La psicoterapia conductual se centra en el cambio de conducta por la ayuda a individuos "no instruidos", con asociaciones antes adquiridas que vincularon los estímulos con conductas maladaptativas. Este tipo de terapéutica está en especial indicada para los trastornos de ansiedad. El tratamiento eficaz de la ansiedad incluye, inicialmente, técnicas para su manejo, incluido el reentrenamiento de la ventilación y la relajación muscular progresiva, seguidas por la prevención, la exposición y respuesta (p. ej., introducción gradual de situaciones temidas, que dependen de la habituación y desensibilización sistemáticas). El tratamiento conductual también se usa para modificar conductas por acondicionamiento de los pacientes mediante retroalimentación negativa o positiva. La aplicación dirigida de retroalimentación positiva por un médico, por ejemplo, es una estrategia eficaz para aumentar el cumplimiento con el tratamiento. Asimismo, son técnicas ejemplares las de modificación de conducta con contratos de contingencia (p. ej., acuerdos formales por escrito entre dos individuos, que recalcan las conductas que se modificarán y las recompensas por cumplir con su desempeño).

La psicoterapia cognitiva se centra en procesos de pensamiento conscientes y se basa principalmente en dos principios: primero, los procesos cognitivos son una determinante primaria de la conducta; y segundo, la reestructuración cognitiva (p. ej., modificación de las suposiciones y creencias) puede dar lugar a un cambio conductual y emocional, y aliviar la enfermedad. El modelo cognitivo considera a los síntomas psiquiátricos como

TABLA 43-4 DISTORSIONES COGNITIVAS EN LA DEPRESIÓN

DISTORSIÓN	DESCRIPCIÓN
Pensamiento de todo o nada	Ver las cosas en categorías de blanco o negro. Si el desempeño o la situación es menor de los esperado, entonces se percibe como fracaso total, inaceptable, etcétera.
Sobregeneralización	El visualizar un suceso aislado negativo, sin importar qué tan pequeño, como parte de un patrón interminable de fracaso.
Filtro mental	Centrado exclusivo en un aspecto negativo, con exclusión de otros, de manera que la visión de la realidad se centre por completo en ese tema único.
Descalificación de lo positivo	Rechazo de experiencias positivas por insistencia en que no contribuyen por algún motivo u otro. Se puede entonces mantener un autosesgo negativo consistente, aunque las experiencias cotidianas contradigan su percepción.
Apresurarse a las conclusiones a. Lectura de la mente b. Error de adivinación	El hacer una interpretación negativa incluso cuando no hay hechos definitivos que respalden convincentemente tal conclusión. Crear conclusiones arbitrarias de que las personas, situaciones y cosas están reaccionando en contra, negativamente. Prever que la situación no mejorará, sentirse convencido de que la predicción ya es un hecho establecido.
Magnificación	Exageración de la importancia de las cosas (como fracaso, inconclusión, logros de otra persona).
Catastrofismo	Amplificación de las consecuencias de sucesos o situaciones, ambiguos o negativos.
Minimización	Despreciar inapropiadamente de la destrezas propias (o de otros) y el reforzamiento hasta convertirlas en factores mínimos.
Razonamiento emocional	Atribución realista de mayor importancia a los sentimientos negativos: "me siento mal, por lo tanto, debe ser cierto".
Declaraciones de lo que se debería	Declaraciones acerca de sí mismo y otros que reflejan expectativas de conducta o situaciones ("*debería* ser más competente; *necesito* estar contento todo el tiempo"). Declaraciones de lo que debería hacerse dirigidas a uno mismo que suelen producir sentimientos de culpa. Las declaraciones similares dirigidas a otros a menudo generan el sentimiento de ira y resentimiento.
Etiquetado correcto y erróneo	Una forma extrema de sobregeneralización. Más bien que describir la situación, se asignan etiquetas a la persona o a sí mismo ("soy una persona terrible que no merece el amor de otra"). Esto a menudo incluye el uso de un lenguaje colorido que expresa emociones fuertes.
Personalización	Consideración de sí mismo como el origen o la causa de un problema.

producidos por patrones inapropiados de pensamiento o distorsiones cognitivas. Por ejemplo, la mayoría de las personas con depresión, de manera automática interpreta las situaciones en forma negativa (refiérase a la tabla 43-4 para ejemplos). Si los individuos reconocen y cambian estos patrones de pensamiento ilógicos, los síntomas mejoran. La psicoterapia cognitiva está indicada para pacientes con depresión o ansiedad que muestran la capacidad de autodiscernimiento. El tratamiento cognitivo conductual tiene limitación temporal, por lo general, semanal, y que sigue los protocolos específicos publicados (54).

■ CONCLUSIONES

La investigación empírica y el tratamiento clínico de las afecciones psiquiátricas en los pacientes con alergias han avanzado espectacularmente en la última década. Asimismo, se dispone de una variedad de intervenciones farmacológicas y psicoterapéuticas eficaces para muchos trastornos psiquiátricos de los individuos con enfermedades atópicas. Con la atención más reciente a las demandas clínicas de respuesta, el tratamiento de la enfermedad mental está empezando a acercarse al abismo entre la investigación y la práctica clínica.

■ REFERENCIAS

1. American Psychiatric Association. *Diagnostic and Statistical Manual of Mental Disorders*. 5th ed. Arlington, VA: American Psychiatric Association, 2013.
2. Ferrari AJ, Charlson FJ, Norman RE, *et al.* Burden of depressive disorders by country, sex, age, and year: findings from the global burden of disease Study 2010. *PloS Med.* 2013;10(11):e1001547. doi:10.1371/journal.pmed.1001547.
3. Wells KB, Burnam MA, Rogers W, *et al.* The course of depression in adult outpatients. Results from the Medical Outcomes Study. *Arch Gen Psychiatry.* 1992;49:788-794.
4. Thase ME. Long-term treatments of recurrent depressive disorders. *J Clin Psychiatry.* 1992;53(Suppl):32-44.
5. Jarrett RB, Kraft D, Doyle J, *et al.* Preventing recurrent depression using cognitive therapy with and without a continuation phase. A randomized clinical trial. *Arch Gen Psychiatry.* 2001;58:381-388.
6. Egede LE. Major depression in individuals with chronic medical disorders: prevalence, correlates and association with health resource utilization, lost productivity and functional disability. *Gen Hosp Psychiatry.* 2007;29:409-416.
7. Katon WJ. Clinical and health services relationships between major depression, depressive symptoms, and general medical illness. *Biol Psychiatry.* 2003;54:216-226.
8. Kessler RC. The costs of depression. *Psychiatr Clin North Am.* 2012;35:1-14.
9. Timonen M, Jokelainen J, Herva A, *et al.* Presence of atopy in first-degree relatives as a predictor of a female proband's depression: results from the Northern Finland 1966 Birth Cohort. *J Allergy Clin Immunol.* 2003;111:1249-1254.
10. Kovacs M, Stauder A, Szedmak S. Severity of allergic complaints: the importance of depressed mood. *J Psychosom Res.* 2003;54:549-557.
11. Wamboldt MZ, Hewitt JK, Schmitz S, *et al.* Familial association between allergic disorders and depression in adult Finnish twins. *Am J Med Genet.* 2000;96:146-153.
12. Van Lieshout RJ, Bienenstock J, MacQueen GM. A review of candidate pathways underlying the association between asthma and major depressive disorder. *Psychosom Med.* 2009;71:187-195.
13. Kuehn BM. Asthma linked to psychiatric disorders. *JAMA.* 2008;299:158-160.
14. Cameron C, Habert J, Anand L, *et al.* Optimizing the management of depression: primary care experience. *Psychiatry Res.* 2014;220(Suppl 1):S45-S57.
15. Ziffra MS, Gilmer WS. STAR*D: lessons learned for primary care. *Primary Psychiatry.* 2007;14:51-58.
16. American Psychiatric Association. Practice guideline for the treatment of patients with major depressive disorder (revision). American Psychiatric Association. *Am J Psychiatry.* 2000;157(4 Suppl):1-45.
17. American Psychiatric Association. Practice guideline for the treatment of patients with bipolar disorder. American Psychiatric Association. *Am J Psychiatry.* 1994;151(12 Suppl):1-36.
18. Scott KM, Bruffaerts R, Tsang A, *et al.* Depression-anxiety relationships with chronic physical conditions: results from the World Mental Health Surveys. *J Affect Disord.* 2007;103:113-120.
19. Katon WJ. Panic disorder. *N Engl J Med.* 2006;354:2360-2367.
20. Allgulander C. Generalized anxiety disorder: what are we missing? *Eur Neuropsychopharmacol.* 2006;16:S101-S108.
21. Combs H, Markman J. Anxiety disorders in primary care. *Med Clin North Am.* 2014;98:1007-1023.
22. American Psychiatric Association. Practice guideline for the treatment of patients with panic disorder. Work Group on Panic Disorder. American Psychiatric Association. *Am J Psychiatry.* 1998;155(5 Suppl):1-34.
23. Kovalenko PA, Hoven CW, Wu P, *et al.* Association between allergy and anxiety disorders in youth. *Aust N Z J Psychiatry.* 2001;35:815-821.
24. Stauder A, Kovacs M. Anxiety symptoms in allergic patients: identification and risk factors. *Psychosom Med.* 2003;65:816-823.
25. Hashizume H, Takigawa M. Anxiety in allergy and atopic dermatitis. *Curr Opin Allergy Clin Immunol.* 2006;6:335-339.
26. Goodwin RD, Fischer ME, Goldberg J. A twin study of post-traumatic stress disorder symptoms and asthma. *Am J Respir Crit Care Med.* 2007;176:983-987.
27. Mai F. Somatization disorder: a practical review. *Can J Psychiatry.* 2004;49:652-661.
28. Barsky AJ. The patient with hypochondriasis. *N Engl J Med.* 2001;345:1395-1399.
29. Starcevic V. Hypochondriasis: treatment options for a diagnostic quagmire. *Australas Psychiatry.* 2015;23:369-373.
30. Miller WR, Rollnick S. *Motivational Interviewing: Helping People Change.* 3rd ed. New York, NY: Guilford Press, 2012.
31. Weaver MF, Jarvis MA, Schnoll SH. Role of the primary care physician in problems of substance abuse. *Arch Intern Med.* 1999;159:913-924.
32. Berger D, Bradley KA. Primary care management of alcohol misuse. *Med Clin North Am.* 2015;99:989-1016.
33. Dhossche DM, Shevitz SA. Assessment and importance of personality disorders in medical patients: an update. *South Med J.* 1999;92:546-556.
34. Douzenis A, Tsopelas C, Tzeferakos G. Medical comorbidity of cluster B personality disorders. *Curr Opin Psychiatry.* 2012;25:398-404.
35. Oldham JM, Skodol AE, Bender DS, eds. *The American Psychiatric Publishing Textbook of Personality Disorders.* 2nd ed. Arlington, VA: American Psychiatric Publishing, 2014.
36. Gunderson JG, Gabbard GO, eds. *Psychotherapy for Personality Disorders.* Washington, DC: American Psychiatric Press, 2000.
37. Dubovsky AN, Kiefer MM. Borderline personality disorder in the primary care setting. *Med Clin North Am.* 2014;98:1049-1064.
38. Engelkes M, Janssens HM, de Jongste JC, *et al.* Medication adherence and the risk of severe asthma exacerbations: a systematic review. *Eur Respir J.* 2015;45:396-407.
39. Cochrane GM, Horne R, Chanez P. Compliance in asthma. *Respir Med.* 1999;93:763-769.
40. Bender BG. Motivating patient adherence to allergic rhinitis treatments. *Curr Allergy Asthma Rep.* 2015;15:10.
41. Osterberg L, Blaschke T. Adherence to medication. *N Engl J Med.* 2005;353;487-497.
42. Bender BG. Overcoming barriers to nonadherence in asthma treatment. *J Allergy Clin Immunol.* 2002;109:S554-S559.

43. Vermeire E, Hearnshaw H, Van Royen P, *et al*. Patient adherence to treatment: three decades of research. A comprehensive review. *J Clin-Pharm Ther*. 2001;26:331-342.

44. Schatzberg AF, DeBattista C. *Manual of Clinical Psychopharmacology*. 8th ed. Arlington,VA: American Psychiatric Publishing, Inc., 2015.

45. Gillman PK. Tricyclic antidepressant pharmacology and therapeutic drug interactions updated. *Br J Pharmacol*. 2007;151:737-748.

46. Culpepper L. The use of monoamine oxidase inhibitors in primary care. *J Clin Psychiatry*. 2012;73(Suppl 1):37-41.

47. Nieuwstraten C, Labiris NR, Holbrook A. Systematic overview of drug interactions with antidepressant medication. *Can J Psychiatry*. 2006;51:300-316.

48. Tondo L, Vazquez G, Baldessarini RJ. Mania associated with antidepressant treatment: comprehensive meta-analytic review. *Acta Psychiatr Scand*. 2010;121:404-414.

49. Kenna HA, Poon AW, de los Angeles CP, *et al*. Psychiatric complications of treatment with corticosteroids: review with case report. *Psychiatry Clin Neurosci*. 2011;65:549-560.

50. Warrington TP, Bostwick JM. Psychiatric adverse effects of corticosteroids. *Mayo Clin Proc*. 2006;81:1361-1367.

51. Schumock GT, Lee TA, Joo MJ, *et al*. Association between leukotriene-modifying agents and suicide: what is the evidence? *Drug Safety*. 2011;34:533-544.

52. Bender B, Milgrom H. Neuropsychiatric effects of medications for allergic diseases. *J Allergy Clin Immunol*. 1995; 95:523-528.

53. Barlow DS ed. *Clinical Handbook of Psychological Disorders, a Step-by-Step Treatment Manual*. 3rd ed. New York, NY: Guilford Press, 2001.

54. Schnurr PP, Friedman MJ, Engel CC, *et al*. Cognitive behavioral therapy for posttraumatic stress disorder in women. *JAMA*. 2007;297:820-830.

CAPÍTULO 44

Pruebas *in vivo* e *in vitro* en la alergología e inmunología

MELANIE M. MAKHIJA

La valoración de las enfermedades en la alergología e inmunología implica pruebas clínicas, tanto *in vivo* como *in vitro*, además del interrogatorio y la exploración física. El interrogatorio clínico es de máxima importancia para determinar qué tipo de pruebas usar. En este capítulo se revisan las modalidades de prueba *in vitro* e *in vivo* usadas, por lo común, en los campos de la alergología e inmunología clínicas.

■ PRUEBAS PARA LAS ENFERMEDADES ALÉRGICAS

Pruebas de punción cutánea

La prueba de punción epicutánea (SPT, por sus siglas en inglés) es el método preferido de estudio para detectar anticuerpos contra la inmunoglobulina E específicos de alérgeno (sIgE, por sus siglas en inglés). Este se utiliza para las alergias alimentaria, las ambientales perennes y estacionales (aeroalérgenos), a algunos medicamentos (p. ej., la penicilina) y para aquellas a venenos. También se usa para la alergia al látex en Europa y Canadá; sin embargo, no se dispone de extractos comerciales de alérgenos de látex en Estados Unidos.

Asimismo, hay varios parámetros de práctica clínica que se publicaron y subrayan las SPT (1-3), que implican colocar una gota de una solución de alérgeno disponible en el comercio (1:10 o 1:20 en relación de peso/volumen) sobre la piel de la cara volar de la parte inferior del brazo, o en el dorso. El extracto se introduce a la epidermis con un dispositivo de prueba, que puede ser una lanceta o uno de plástico o de multipunción. La reacción se lee en 15 a 20 min después de la administración del líquido de prueba, por la que se detecta la sIgE unida a las células cebadas de la piel mediante la respuesta de roncha y eritema (rubor). La roncha se mide con uso del diámetro mayor en milímetros o el más largo, aunado al ortogonal y dividido entre 2. Después se aplican soluciones testigo de histamina (positivo) y salina (negativo) con los alérgenos, para asegurar la validez y limitar aspectos que pudiesen causar resultados falsos positivos (como el dermatografismo) o falsos negativos (premedicación con antihistamínicos). Un diámetro de la roncha de ≥ 3 mm más grande que el testigo negativo se considera positiva, pero en los insertos de empaque de algunos reactivos se pueden mostrar criterios diferentes. La estabilidad y las concentraciones de los extractos de alérgenos pueden limitar la calidad de las pruebas cutáneas. El tamaño de una prueba cutánea puede variar con base en la persona que la realiza, su localización (dorso en relación con el antebrazo), el dispositivo utilizado y si se hace en la temporada de alergia por polen en el paciente que la presenta (2). No debe hacerse SPT durante 1 mes después de una reacción anafiláctica, porque pudiese resultar falsamente no reactiva durante ese periodo.

Las SPT contra alimentos tienen especificidad y valor predictivo positivo bajos. El resultado positivo de la prueba indica solo sensibilización al alérgeno. A menos que haya un interrogatorio clínico que lo corrobore, no se puede hacer un diagnóstico definitivo de alergia alimentaria con base solo en la prueba cutánea (4). La sensibilidad y el valor predictivo negativo de las SPT son muy altos (> 90%) para la mayoría de los alérgenos, con excepción de las moléculas termolábiles; por lo tanto, los resultados negativos de las pruebas, en general, predicen tolerancia (5).

Las ventajas de las SPT incluyen que son estandarizadas y baratas, en comparación con las pruebas *in vitro*. Además, se dispone de los resultados en 15 a 20 min. Las pruebas cutáneas son útiles para valorar reacciones a alérgenos poco comunes, porque se pueden preparar soluciones para las pruebas a partir de diferentes alérgenos, que incluyen alimentos frescos, inhalantes y medicamentos, incluso si no se dispone de un extracto comercial.

Por lo tanto, hay riesgo de una reacción sistémica a SPT, que puede aumentar si se usa un extracto no comercial. Los pacientes con asma mal regulada y lecturas de espirometría y flujo máximo pobres pueden tener mayor riesgo de reacciones sistémicas, incluida la anafilaxia. Además, las pacientes con enfermedad cardiovascular significativa y embarazo pueden estar en riesgo de reacciones más significativas a la anafilaxia y requieren el tratamiento con epinefrina.

No obstante, se pueden presentar reacciones tardías a SPT, e incluyen eritema o edema de los sitios de aplicación, entre 1 y 2 h después. Por lo general, suelen resolverse en 24 a 48 h. Las reacciones tardías no son útiles para el diagnóstico de la alergia mediada por IgE.

Pruebas cutáneas intradérmicas

Las pruebas intradérmicas se usan para estudiar aeroalérgenos en los adultos y también tienen utilidad ante las alergias a fármacos y venenos. Las pruebas intradérmicas son más sensibles y reproducibles que las SPT; sin embargo, hay un mayor riesgo de reacciones sistémicas. Solo cuando la SPT resulta negativa deberían hacerse. Las pruebas cutáneas intradérmicas implican el uso de una aguja de calibre 26 o 27, como la de una jeringa de tuberculina. Para administrar por vía intracutánea de 0.02 a 0.05 mL de una mezcla 1:500 a 1:1000 del peso/volumen del alérgeno se inyecta en la piel para formar una pequeña ampolla, y se hace lectura de la prueba en 15 a 20 min más; se usa un testigo negativo para la regulación de los falsos positivos. La respuesta se mide por el tamaño de la roncha en el sitio de inyección, utilizando el diámetro mayor o este más el perpendicular, dividido entre 2, como en las pruebas epicutáneas. La definición de una prueba intradérmica positiva, de acuerdo con la American Academy of Allergy, Asthma and Immunology, es de aquella mayor que la del testigo negativo; sin embargo, los alergólogos también a veces utilizan una roncha de 3 o de 5 mm de diámetro como límite de positividad (3). No hay guías basadas en pruebas. No se usan actualmente las pruebas intradérmicas para las alergias a alimentos o látex por el alto riesgo de reacciones sistémicas.

IgE específica de alérgeno

Las pruebas de sIgE de alérgeno son las de laboratorio que con más frecuencia se usan para el diagnóstico de las reacciones de hipersensibilidad inmediata de tipo I a los alimentos o aeroalérgenos. Como alternativa de SPT se pueden usar en los pacientes con contraindicaciones de las pruebas cutáneas, como el dermatografismo o quienes no pueden tomar antihistamínicos. También se utiliza como adyuvante de SPT para la alergia alimentaria, debido a que la concentración de sIgE contra alimentos puede tener tendencia y seguirse con relación al tiempo. La prueba de radioalergoadsorción (RAST, por sus siglas en inglés) de Phadebas (Farmacia, Uppsala, Suecia) fue la primera usada para la detección de anticuerpos contra sIgE de alérgeno. La metodología para esta prueba implica la unión de un antígeno (alérgeno) a un disco de papel, u otra fase sólida, y su incubación posterior con suero humano. Con un amortiguador de lavado se retiran las proteínas séricas no unidas y se agrega el IgE radiomarcado contra IgE humana para detectar la IgE unida. Los resultados se expresan en unidades por mL de IgE (6). La denominación de pruebas de radioalergoadsorción (RAST) originalmente fue un nombre comercial, pero aún se usa de manera incorrecta en la práctica clínica para describir cualquier análisis de sIgE. La prueba de RAST ya no se usa en la práctica clínica, porque se desarrollaron las de sIgE con uso del análisis de enzimoinmunoabsorción ligada a enzimas (ELISA, por sus siglas en inglés) para cuantificar la sIgE; son más sensibles y específicas que los métodos previos, no requieren reactivos radiactivos, y también son más cuantitativas, reproducibles y automáticas, en comparación. Además, hay múltiples análisis, incluyendo varios sistemas por completo automáticos etiquetados por la Food and Drug Administration (FDA), si bien ninguno se ha adoptado como estándar en la industria (6). En un estudio de tres análisis diferentes se mostró que los resultados no eran comparables entre los sistemas (7). En la actualidad, muchos alergólogos y laboratorios utilizan el sistema Phadia ImmunoCap, pero hay otros como Microtest (Microtest Diagnostics, Londres, GB) (8). En el ImmunoCAP se utiliza una esponja de celulosa para unir todo alérgeno importante y anti-IgE fluorescentes en un enzimoinmunoanálisis de fluorescencia cuantitativo. Los resultados se informan de manera cuantitativa (< 0.10 a > 100 kU/L), pero también se pueden comunicar por clases (0 a VI), si bien el sistema de clases rara vez se usa en la práctica de la alergología. Las pruebas de sIgE reflejan la sensibilización a un alérgeno y no una alergia real. Un interrogatorio clínico se requiere para hacer el diagnóstico de alergia. Los estudios sugieren que a mayor concentración de sIgE contra alimentos, mayor probabilidad de que ocurra una reacción. Varios estudios se dirigieron a la probabilidad de reacción con límites de sIgE para alimentos alergénicos comunes; sin embargo, los valores predictivos positivos para cada alimento difieren y pueden variar entre los estudios (9-16).

Los errores de las pruebas de sIgE *in vitro* incluyen falsos positivos en pacientes con una concentración total alta de IgE por la unión inespecífica de alérgenos, con el resultado de una sensibilización de nivel bajo ante varios o todos los alérgenos estudiados (3). La sIgE puede también unirse en el análisis, bloquear la unión de sIgE y dar resultados falsos negativos. Además, hay homología entre algunos pólenes y alimentos en los pacientes con rinitis alérgica estacional, que pueden causar cifras falsamente elevadas de sIgE contra alimentos por sensibilización cruzada. La cantidad de sIgE tal vez no refleje de manera directa los anticuerpos fijos a las células cebadas de importancia biológica y no se correlaciona con la gravedad de las reacciones clínicas. Para algunos alimentos, la mezcla de los componentes mayores y menores en los reactivos puede dar como resultado una variación en los valores predictivos positivo y negativo.

En muchos laboratorios se ofrecen pruebas de IgE en grupo para alimentos o inhalantes, que constituyen una forma fácil para obtener aquellas contra múltiples alérgenos al mismo tiempo, y a menudo se utilizan por los médicos de atención primaria si surge la preocupación por una alergia. Debido a los motivos antes enlistados, hay una alta probabilidad de resultados falsos positivos si se hacen pruebas de sIgE en grupo que, por lo tanto, pueden llevar a la interpretación incorrecta y el diagnóstico erróneo de una alergia a alimentos, la evitación de una dieta en exceso restrictiva, así como una carga económica para el sistema sanitario (17).

Diagnósticos resueltos por componentes

La FDA aceptó las pruebas de diagnóstico resueltas por componentes (CRD, por sus siglas en inglés) con uso del sistema ImmunoCAP (Phadia Immunology Reference Library PiRL, Phadia US Inc.), que implica análisis de microarreglos para valorar epítopos antigénicos en alérgenos importantes. El conocimiento de la sensibilización a componentes de los alérgenos puede ayudar a diferenciar entre una alergia grave/anafiláctica y otras enfermedades alérgicas, como el síndrome de alergia bucal, y puede también ser útil para valorar la sensibilización cruzada a aeroalérgenos para ayudar a determinar la inmunoterapia apropiada (18, 19). Esta prueba se usa para componentes proteínicos importantes en la alergia de alimentos, así como frutos, vegetales y varios alérgenos ambientales (aeroalérgenos). La prueba de componentes de uso más frecuente para la alergia a alimentos es aquella para los cacahuates. Múltiples componentes alérgicos se identificaron en el cacahuate y se consideran los marcadores Ara h 1, 2, 3, 6, 8 y 9 los más importantes de la sensibilización. La prueba de componentes de cacahuates en grupo incluye a Arah 1, 2, 3, 8 y 9. No se incluyó Ara h 6 en el grupo por su reactividad cruzada con Arah 2 y que rara vez se presenta en ausencia de sensibilización a Ara h 2 (20, 21). Los componentes Ara h 1, 2 y 3 son proteínas de almacenamiento de semillas que se asocian con el riesgo de una reacción alérgica sistémica, que incluye la anafilaxia. El Ara h 2 se asocia con reacciones graves y es el predictor más sólido de una alergia clínica (22). El Ara h 8 es una proteína 10 relacionada con la patogenia, que tiene reacción cruzada con pólenes, en especial de abedul y los vinculados. La sensibilización a Ara h 8 se asocia con síntomas más leves localizados (p. ej., el síndrome de alergia bucal) y un bajo riesgo de reacción sistémica. Los pacientes sensibilizados solo a Ara h 8 se pueden considerar en el reto con alimentos orales para el cacahuate (23, 24). El Ara h 9 es una proteína de transferencia de lípidos cuya sensibilización puede causar reacciones sistémicas graves después de la exposición al cacahuate en algunos pacientes. Las personas sensibilizadas a Ara h 9 a menudo también lo están a Arah 1 a 3 (25). El Ara h 9 no es específico de los cacahuates porque tiene reacción cruzada con frutos deshuesados (p. ej., melocotones) (26).

El miniprograma de alérgenos de fase sólida ImmunoCAP (Phadia, Thermo Fischer Scientific, Uppsala, Suecia) y otros sistemas de microarreglos, como Microtest, mostraron precisión aceptable en comparación con las SPT (27, 28).

IgE sérica total

La IgE sérica total es útil para determinar cuadros clínicos de atopia. Los pacientes con afecciones alérgicas, que incluyen la dermatitis atópica, el asma y la rinitis alérgica, a menudo presentan IgE total elevada, prueba útil en ciertos escenarios clínicos, que incluyen el diagnóstico de enfermedades como la aspergilosis broncopulmonar alérgica o la micosis broncopulmonar alérgica. También se usa en pacientes en quienes se usa un anticuerpo monoclonal humanizado contra IgE, omalizumab (Xolair, Genentech, Novartis) para el tratamiento del asma moderada a grave. Una concentración muy alta de IgE (> 2 000 UI/mL) en un paciente con infecciones recurrentes puede indicar el síndrome de híper IgE, una inmunodeficiencia primaria, como se discutió en la sección de "Pruebas de inmunodeficiencia primaria". Unas cuantas otras inmunodeficiencias (incluido el síndrome de Wiskott-Aldrich) y algunos cánceres pueden también presentarse con una concentración de IgE total alta.

La IgE sérica total no solo puede medirse con la tecnología de Phadia ImmunoCAP, sino también por otras que hacen uso del ELISA. En breve, este procedimiento implica la fijación de un anticuerpo monoclonal IgE antihumano a una superficie sólida, como una placa de microtitulación o un lecho de plástico, y después, su incubación con suero humano. La IgE del suero humano se une al anticuerpo IgE antihumano fijo en la placa, se eliminan los componentes no unidos y se agrega anticuerpo IgE antihumano conjugado con una enzima secundaria (a menudo peroxidasa de rábano o fosfatasa alcalina). El conjugado excesivo se elimina por lavado y se agrega el sustrato enzimático, con detección posterior por espectrofotometría del cambio colorimétrico producido por la reacción. Los resultados se cuantifican por extrapolación con una curva estándar de concentración conocida de IgE incluida en la misma placa de microtitulación (6). Los resultados de IgE total suelen comunicarse en UI/mL, kU/L o ng/mL (1 UI/mL = 1 kU/L = 2.4 ng/mL de IgE).

Los errores en la cuantificación de la IgE total incluyen que no ayuda a determinar qué afección ectópica presenta un paciente y tampoco a qué alérgenos está sensibilizado. Asimismo, hay un gran rango de concentraciones de IgE total en la población, que incluyen aquellas en individuos no atópicos y puede ser dependiente de la edad. Por lo tanto, la utilidad clínica integral de una cuantificación de IgE total es limitada.

Pruebas de parche

Las pruebas de parche se describieron por primera vez a fines de la década de 1800, con una para reacciones de hipersensibilidad tipo IV en la dermatitis por contacto. Estas constituyen el ideal estándar de prueba de la sensibilización por contacto a alérgenos. Las pruebas de parche para la dermatitis alérgica por contacto se describen en el capítulo 30.

La prueba de parche para atopias (APT, por sus siglas en inglés) implica el contacto prolongado de un alérgeno con la piel, con el propósito de simular una respuesta inmunológica parecida a la dermatitis atópica. Los especímenes de biopsia de los sitios de prueba de parche muestran un infiltrado inicial por linfocitos T_H2 seguido por el predominio de citocinas de linfocitos T_H1 y células, similar al de la dermatitis atópica (29, 30). Los reactivos se aplican al torso del paciente mediante discos de aluminio, como Finn Chambers en cinta Scanpore (Alerter Laboratories Inc., Petaluma, CA, Estados Unidos), y se retiran a las 48 h con una lectura final pasadas 72 h de su aplicación.

Las APT se estudiaron como método de auxilio en la identificación de desencadenantes alimentarios y aeroalérgenos de la dermatitis atópica. Si bien las pruebas combinadas, incluyendo APT, además de SPT y sIgE, mejoran la sensibilidad y especificidad, no eliminan la necesidad de retos orales con alimentos y, por lo tanto, en la actualidad no se recomiendan como parte del estudio de la dermatitis atópica (31, 32). Las APT pueden tener alguna utilidad para el diagnóstico de afecciones gastrointestinales eosinofílicas, en especial la esofagitis eosinofílica pediátrica (33, 34) y probablemente ayudarán a guiar el reinicio seguro de los nutrimentos en los niños con el síndrome de enterocolitis inducida por proteínas de los alimentos (35).

Prueba de activación de basófilos

La prueba de activación de basófilos (BAT, por sus siglas en inglés) es un análisis basado en la flujocitometría que indaga la expresión de marcadores de activación en la superficie de los basófilos después de la incubación de la sangre del paciente con un alérgeno y se puede considerar en casos donde las pruebas cutáneas o de sIgE no están disponibles. Asimismo, se ha validado en afecciones mediadas por IgE, incluidas la alergia a fármacos, la hipersensibilidad a venenos, la alergia a alimentos y la rinitis alérgica (36). En la alergia alimentaria, la BAT mostró correlación con las calificaciones de intensidad de la reacción al reto oral con alimentos. Esta indicación pudiese ayudar a identificar qué pacientes están en riesgo de reacciones graves ante retos alimentarios orales (37). La BAT no se usa actualmente en forma regular en la práctica clínica.

Pruebas complementarias y alternativas

Las pruebas y los tratamientos complementarios y alternativos incluyen aquellos que no están comprobados científicamente como eficaces para el diagnóstico de las alergias

TABLA 44-1 PRUEBAS NO ESTANDARIZADAS CON EL USO DE TÉCNICAS DE MEDICINA COMPLEMENTARIA Y ALTERNATIVA *NO COMPROBADAS* PARA EL DIAGNÓSTICO Y TRATAMIENTO DE LAS AFECCIONES ALÉRGICAS
MÉTODOS DE DIAGNÓSTICO NO CONVENCIONALES EN LAS ALERGIAS
Cinesiología aplicada (pruebas musculares)
Análisis del pelo
Pruebas de IgG/IgG$_4$ para alimentos
Pruebas de pulso
Pruebas electrodérmicas
Pruebas citotóxicas
Provocación-neutralización
Análisis de complejos inmunes de alimentos
MÉTODOS DE TRATAMIENTO NO CONVENCIONALES EN LAS ALERGIAS
Remedios homeopáticos
Neutralización
Inyección de extractos alimentarios u orina
Desintoxicación

IgG, inmunoglobulina G.

y se enlistan en la tabla 44.1, con descripción adicional en el capítulo 45. No se recomiendan o tienen utilidad para el diagnóstico o tratamiento de las afecciones atópicas.

Anticuerpos IgG precipitantes

Para el estudio de pacientes con neumonitis por hipersensibilidad, inducida por la exposición crónica a antígenos de polvos orgánicos, como los mohos (especies termofílicas de *Actinomyces*, especies de *Aspergillus*, etc.), polvo de gramíneas y heces/eyecciones de aves se usan anticuerpos IgG precipitantes (precipitinas). Sin embargo, no es una prueba perfecta, porque los criadores de aves y granjeros presentan concentraciones elevadas de precipitinas séricas positivas por la exposición prolongada a los antígenos causales. También ocurren falsos negativos con esta prueba. Las pruebas de precipitación de IgG están disponibles solo en laboratorios especializados.

Triptasa sérica y otras pruebas de anafilaxia

Las células cebadas formaron antes mediadores, que incluyen a la triptasa, y que usan los alergólogos y médicos de departamentos de urgencias para cuantificar la activación sistémica de las células cebadas. Las concentraciones de triptasa α se relacionan con el número de células cebadas, en tanto las concentraciones de triptasa β se vinculan con una activación actual (aguda) de las células cebadas. La triptasa sérica total se puede usar para confirmar el diagnóstico de anafilaxia, si bien es necesario colectar los especímenes en las 4 h que siguen a una reacción que se sospecha es anafiláctica. Por otro lado, se cree que las concentraciones de β triptasa alcanzan un máximo de 30 a 60 min después de una reacción, con una semivida de 2 h. La triptasa total normal va de 1 a 10 ng/mL y si la basal es mayor de 20 ng/mL en un paciente sin síntomas agudos de anafilaxia se debe sospechar una mastocitosis sistémica de avance lento y hacer una mayor investigación. El aumento de histamina es de breve duración después de una crisis de anafilaxia; sin embargo, los metabolitos, como la *N*-metil histamina y las prostaglandinas, se pueden determinar en la orina de 24 h después de un suceso anafiláctico y quizá sean útiles para el diagnóstico. Otros biomarcadores potencialmente lesivos en estudio incluyen al factor de activación de plaquetas, la bradicinina, la quimasa y otras (38).

Provocación nasal

Esta es de manera principal una prueba de investigación en Estados Unidos; sin embargo, en otros países se usa en la clínica. La reactividad nasal se cree que es predictiva de la correspondiente bronquial ante los alérgenos (39). La prueba puede ser útil si el antecedente de rinitis alérgica es muy convincente, pero las SPT, las pruebas intradérmicas y la sIgE son negativas, y también lo es para la valoración de alérgenos ocupacionales o la identificación de una rinitis irritante no alérgica. La provocación nasal se realiza con el uso de extractos de alérgenos diluidos; se explorará la nariz en cuanto a alteraciones patológicas estructurales, que incluyen pólipos, desviaciones del tabique o infección aguda. Después se vacía una solución de diluente (testigo negativo) en una o ambas narinas, con el uso de un dispositivo de dosis medida, para valorar las respuestas inespecíficas. Los estornudos se cuentan durante los siguientes 15 min y se colecta un espécimen de la secreción nasal. Con una escala de intensidad se califican el prurito, rinorrea, la obstrucción nasal y los síntomas oculares. Si no hay síntomas, se hace la provocación cada 15 min con concentraciones crecientes de alérgenos en dilución seriada. Las desventajas de la provocación nasal incluyen múltiples técnicas diferentes, así como la ausencia de métodos y reactivos estandarizados. Su normalización pudiese aumentar la utilidad de la prueba de provocación nasal en la práctica clínica (40).

■ PRUEBAS PARA LAS ENFERMEDADES DE INMUNODEFICIENCIA PRIMARIA

Los pacientes con inmunodeficiencia primaria presentan infecciones recurrentes o graves, autoinmunidad, o ambas. En lactantes y niños pequeños el retraso del desarrollo es un signo de presentación. Las pruebas apropiadas son indispensables para el diagnóstico temprano. Las pruebas inmunológicas se guían por el cuadro clínico del paciente, que incluye edad, sexo, tipo e infecciones, autoinmunidad y antecedentes familiares. Las pruebas generales incluyen una biometría hemática completa (BHC) con diferencial, para indagar anomalías, incluyendo linfopenia o neutropenia. Los estudios químicos, que incluyen electrolitos, nitrógeno ureico sanguíneo y creatinina, glucosa, así como un análisis de orina, pueden ser útiles para descartar una enfermedad sistémica que causa una deficiencia inmunológica secundaria. Una albúmina baja sugiere pérdida de proteínas o desnutrición. La velocidad de eritrosedimentación o la proteína C reactiva pueden estar elevadas en las infecciones y afecciones inflamatorias. Asimismo, se han desarrollado pruebas de laboratorio adicionales para determinar los componentes principales de las vertientes humoral y celular del sistema inmunológico (41, 42). En el año 2015 se publicó un parámetro de práctica, donde se describe el abordaje de la inmunodeficiencia primaria, incluyendo las pruebas de diagnóstico (43, 44).

Pruebas de inmunodeficiencia humoral

Los pacientes que acuden con infecciones bacterianas recurrentes de la vía sinopulmonar deben estudiarse en cuanto a inmunodeficiencias humorales, que incluyen determinar las inmunoglobulinas séricas de manera cuantitativa (IgG, IgA, IgM, e IgE) y compararlas con rangos normales de sujetos de edad similar para detectar la deficiencia o el exceso de alguna. En la mayoría de los laboratorios clínicos se usa la nefelometría para cuantificar la concentración de inmunoglobulinas. Con ese método se mide la dispersión de luz desde una fuente proyectada a través de una muestra de líquido en un recipiente transparente. La dispersión de la luz es proporcional a la concentración de la inmunoglobulina en la solución (6). Como regla general, una concentración de IgE sérica total menor de 400 mg/dL en adolescentes o adultos con infecciones recurrentes, o las cifras por debajo de las de referencia para la edad en los niños con infecciones recurrentes, justifican un mayor estudio de la inmunodeficiencia humoral. La cuantificación de IgE es útil para identificar enfermedades alérgicas en pacientes con infecciones recurrentes de los senos paranasales. Una concentración muy alta de IgE puede indicar el síndrome de hiper-IgE en un paciente con infecciones bacterianas recurrentes y dermatitis.

La valoración adicional de las inmunodeficiencias humorales incluye la de la función de anticuerpos por determinación de la respuesta de aquellos específicos a inmunizaciones previas del paciente. Aquellos con cifras bajas de anticuerpos por una vacuna pueden ser inmunizados con proteínas (p. ej., toxoide tetánico, difteria, conjugado de neumococos, vacuna de *Haemophilus* influenza de tipo B) o antígenos polisacáridos (p. ej., de neumococos). También deben hacerse cuantificaciones repetidas de anticuerpos de 4 a 6 sem después de la vacunación para confirmar la capacidad del paciente para formar aquellos específicos. La respuesta de polisacáridos no es útil en los niños menores de 24 meses. El añadir pruebas de inmunidad humoral incluye la cuantificación de hemaglutininas, que son anticuerpos IgM polisacáridos, con reacción cruzada con los antígenos de los grupos sanguíneos A y B. Las isohemaglutininas se desarrollan durante el primer año de la vida; por lo que, serán bajas en los pacientes que no han cumplido un año y aquellos individuos con grupo sanguíneo AB.

Pruebas de inmunodeficiencia celular y combinada

Las inmunodeficiencias celulares son causadas por defectos en los linfocitos T, que también se consideran deficiencias combinadas porque la producción de anticuerpos por los linfocitos B requiere una inmunidad celular funcional. Las deficiencias celulares y combinadas son las más graves y se presentan con diversas infecciones virales y bacterianas, así como las oportunistas.

Los defectos de linfocitos T se valoran inicialmente con un recuento de leucocitos y su diferencial. La linfopenia notoria (< 2 500 linfocitos/µL) en un lactante, o < 1 500 linfocitos/µL en un paciente de más de 5 años, justifica un mayor estudio. La infección por VIH debe descartarse mediante la reacción en cadena de polimerasa/carga viral. Pruebas adicionales involucran la inmunotipificación de los linfocitos. La flujocitometría se usa para medir los porcentajes relativos y cifras absolutas de los subgrupos principales de linfocitos a través de sus marcadores de superficie (entre paréntesis), esto es, linfocitos B (CD19), la cifra absoluta de linfocitos T (CD3), los citolíticos naturales (NK) (CD16/56), los T auxiliares (CD4) y los T citotóxicos (CD8). Los porcentajes de linfocitos T indiferenciados y de memoria pueden también ser útiles para determinar si un lactante presenta solo linfocitos T maternos. Las cifras de subgrupos de linfocitos y sus porcentajes relativos se pueden comparar con rangos de referencia pareados para la edad. Nótese que las cifras de subgrupos de linfocitos pueden disminuir de manera significativa en el contexto de una enfermedad, incluidas las infecciones y la inmunosupresión. Asimismo, debe obtenerse una BHC con diferencial al mismo tiempo que se envía el espécimen para análisis por flujocitometría, con el propósito de determinar la cifra total de linfocitos.

En la flujocitometría se utilizan láseres enfocados sobre una corriente de fluido que contiene las células, debido a que pasa un solo tipo a través de flujocitómetro. El aparato captura la luz láser dispersa en ambas direcciones, anterógrada (correlacionada de manera burda con el tamaño) y en ángulo recto (correlacionada de manera gruesa con la complejidad interna de la célula), así como la luz emitida por fluorocromos que se conjugan con los anticuerpos (por lo general, monoclonales, mAb). Los mAb se dirigen contra objetivos específicos (p. ej., CD4) en células específicas (p. ej., linfocitos T CD3$^+$). Con base en sus propiedades físicas innatas, los linfocitos generan señales de dispersión de luz específicas, que permiten diferenciarlos de los monocitos y granulocitos. Los linfocitos también emiten una señal de fluorescencia específica, o varias, dependiendo del mAb específico para el que están diseñados para cuantificar, con base en la expresión de diferentes conjuntos de diferenciación (CD) (6). Las anomalías en la representación relativa de subgrupos de linfocitos se identifican fácilmente y se saben vinculadas con enfermedades de inmunodeficiencia primaria específicas. También es posible medir la expresión de antígenos conocidos relacionados con enfermedades de inmunodeficiencia primaria (p. ej., ligando CD40, MHC de clase I, cadena γ de interleucina-2R, cadenas de CD3), sin embargo, debido a la rara incidencia de muchas de las enfermedades de inmunodeficiencia primaria y la naturaleza relativamente compleja y cara de estos estudios basados en la flujocitometría, más específicos, solo se realizan en laboratorios de alta especialidad.

La función de los linfocitos T se puede valorar por estimulación inespecífica con mitógenos (p. ej., fitohemaglutinina, concanavalina A, mitógeno de la hierba carmín) o con anticuerpos monoclonales (contra CD3) y su comparación con testigos pareados para la edad (43, 44). La baja proliferación ante estímulos inespecíficos indica un funcionamiento deficiente de los linfocitos T. La estimulación por mitógenos se puede valorar a cualquier edad. Los resultados se interpretan como normales cuando son menores de 50% de los correspondientes de los testigos. Además, la linfoproliferación contra antígenos específicos (de *Candida*, tétanos y tuberculina) se puede valorar de la misma forma, pero solo debería usarse en pacientes mayores de 24 meses. Si se sospecha el síndrome de deleción de 22q11 (de DiGeorge) se pueden hacer estudios cromosómicos, incluidos los de amplificación de sondas dependientes de ligas múltiples o de hibridación por fluorescencia *in situ* de la microdeleción.

En fecha reciente se adoptó determinación del número de círculos de escisión del receptor de células T (TREC, por sus siglas en inglés) en manchas de sangre seca, por muchos de los estados de la Unión Americana y varios otros países, en un tamizaje de neonatos de la inmunodeficiencia combinada grave (SCID, por sus siglas en inglés). Los TREC son fragmentos circulares de ADN formados conforme los linfocitos T rearreglan sus genes TCR durante su maduración en el timo. Los TREC no se replican, por lo que su número tiene relación con la producción de nuevos linfocitos T en el timo. Las cifras de TREC también se han cuantificado para valorar la gravedad de la pérdida de linfocitos T en los pacientes con el síndrome de deleción de 22q11 y la reconstrucción inmunológica después del trasplante de médula ósea, aunque esta última indicación no ha sido adoptada en forma amplia. Los TREC se miden con uso de cebadores de ADN apropiados y técnicas de amplificación de ADN cuantitativas.

La valoración del ancho del repertorio de linfocitos T puede también hacerse para pacientes con enfermedades de inmunodeficiencia primaria, que incluyen el síndrome de Omenn, que se desarrolla solo en unas cuantas clonas de linfocitos T maduros de la periferia, lo que se llama expansión oligoclonal. Un método relativamente fácil de medir el repertorio de linfocitos T se puede utilizar con un conjunto de anticuerpos monoclonales dirigidos contra objetivos específicos de la familia de Vβ 24 sobre el receptor de linfocitos T. Cada una de las 24 familias de cadenas Vβ de TCR se encuentra en los sujetos sanos. En pacientes con el síndrome de Omenn, el síndrome de DiGeorge atípico, o la SCID con escape, solo se representan unas cuantas familias de Vβ.

Pruebas de deficiencia del complemento

En este sentido, se hace tamizaje de la deficiencia del complemento en los pacientes con infecciones de senos paranasales y pulmonares recurrentes (deficiencia de C2) o piógenas (C3, factores I y H), síntomas de autoinmunidad similares a los del lupus eritematoso sistémico (deficiencias de C1q/r/s, C2 y C4) o la susceptibilidad a la infección por especies de *Neisseria* (defectos terminales del complemento, de C5 a C9, del factor D o deficiencia de properdina). Las pruebas implican la detección de la función del complemento de la vía clásica (CH50) o alternativa (AH50) y la valoración de concentraciones específicas de componentes del complemento cuando la función está notoriamente disminuida. Una prueba de AH50 baja sugiere problemas con el factor B, el D o la properdina. La disminución de CH50 y AH50 sugiere un defecto en un componente compartido del complemento (de C3 a C9).

Pruebas para los defectos de la fagocitosis

La detección de defectos fagocíticos (neutrófilos) se hace en pacientes con infecciones micóticas y bacterianas recurrentes. La detección inicial incluye BHC con diferencial, la búsqueda de leucocitosis o neutropenia intensas. La función de los neutrófilos se valora para el estudio de enfermedades específicas. Asimismo, se hacen pruebas de la enfermedad granulomatosa crónica con uso de flujocitometría y un colorante sensible al oxígeno, la dihidrorrodamina 123, para cuantificar la capacidad de los granulocitos de mostrar un estallido oxidativo *in vitro*, o se puede hacer utilizando la prueba antigua de nitroazul de tetrazolio. La prueba de adhesión de los leucocitos también se hace por flujocitometría, donde se precisa la de las moléculas

en los neutrófilos (CD11 y CD18 o CD15), está ausente o disminuida en esta afección. Una cifra elevada de IgE puede indicar el síndrome de híper IgE. Un frotis de sangre periférica puede ser útil para identificar gránulos azurófilos gigantes en neutrófilos, eosinófilos y otros granulocitos, que son diagnósticos del síndrome de Chediak-Higashi.

Otras pruebas de inmunodeficiencia

Las pruebas para otras inmunodeficiencias son variadas y específicas de la enfermedad. Unos cuantos ejemplos incluyen el síndrome linfoproliferativo autoinmune (ALPS, por sus siglas en inglés) (una cifra aumentada de linfocitos CD3⁺ negativos para CD4 y CD8 [doblemente negativos], que expresan la forma α/β del receptor de linfocitos T); IPEX (disminución o ausencia de la proteína FOXP3 en el núcleo de linfocitos CD4+; ataxia y telangiectasia (cuantificación de fetoproteína α y prueba de radiosensibilidad); distrofia ectodérmica de candidosis con poliendorrinopatía autoinmune (APECED, por sus siglas en inglés)/candidosis crónica mucocutánea (reguladora de autoinmunidad [AIRE, por sus siglas en inglés] u otras secuencias genéticas), el síndrome de hiper IgE (concentración total muy elevada de IgE y anomalías de secuenciación genética en los genes STAT3, DOCK8, TYK2 y spink5) o la infección linfoproliferativa ligada a X, que se presenta con linfohistiocitosis hemofagocítica (pruebas de linfocitos citolíticos naturales y secuenciación genética), así como la vía del receptor similar a la proteína Toll en afecciones como IRAK4, MYD88 y NEMO.

Secuenciación de la siguiente generación

Las técnicas de secuenciado de la siguiente generación, incluidas las de todo el genoma y todo el exoma, se usan ahora para ayudar a identificar mutaciones genéticas nuevas en los pacientes con inmunodeficiencias donde se desconoce la base genética (45, 46). En un estudio observacional reciente de pacientes con secuenciación del exoma y sospecha de afecciones genéticas se comunicó una tasa de diagnóstico molecular de casi 25% (47). En este sistema, los exomas secuenciados se alinean con los genomas de referencia, lo que permite la identificación de mutaciones relacionadas con la enfermedad. Entonces se hace detección de las variaciones candidatas a través de bases de datos que proveen información de la frecuencia de alelos, lo que permite la eliminación de mutaciones que no concuerdan con la aparición de enfermedad o el método de herencia predicho.

Para ambas enfermedades, alérgicas y afecciones de inmunodeficiencia primaria, son imperativas las pruebas de laboratorio de inmunodeficiencias para guiar el diagnóstico y tratamiento correctos; sin embargo, se deben usar juiciosamente las pruebas en aquellos pacientes en quienes hay un alto grado de sospecha.

■ REFERENCIAS

1. Bernstein IL, Storms WW. Practice parameters for allergy diagnostic testing. Joint Task Force on Practice Parameters for the Diagnosis and Treatment of Asthma. The American Academy of Allergy, Asthma and Immunology and the American College of Allergy, Asthma and Immunology. *Ann Allergy Asthma Immunol.* 1995;75:543.

2. Heinzerling L, Mari A, Bergmann KC, *et al.* The skin prick test—European Standards. *Clin Transl Allergy.* 2013;3:3.

3. Bernstein IL, Li JT, Bernstein DI, *et al.* Allergy diagnostic testing: an updated practice parameter. *Ann Allergy Asthma Immunol.* 2008;100:S1.

4. Sampson HA, Aceves S, Bock SA, *et al.* Food allergy: a practice parameter update—2014. *J Allergy Clin Immunol.* 2014;134(5):1016.e43-1024.e43.

5. Macchia D, Melioli G, Pravettoni V, *et al.* Guidelines for the use and interpretation of diagnostic methods in adult food allergy. *Clin Mol Allergy.* 2015;13:27.

6. Makhija M, O'Gorman M. Common in vitro tests for allergy and immunology. *Allergy Asthma Proc.* 2012;33(Suppl 1):S108-S111.

7. Wang J, Godbold JH, Sampson HA. Correlation of serum allergy (IgE) tests performed by different assay systems. *J Allergy Clin Immunol.* 2008;121:1219-1224.

8. Hamilton RG. Clinical laboratory assessment of immediate-type hypersensitivity. *J Allergy Clin Immunol.* 2010; 125:S284-S296.

9. Sampson HA, Ho DG. Relationship between food-specific IgE concentrations and the risk of positive food challenges in children and adolescents. *J Allergy Clin Immunol.* 1997;100(4):444-451.

10. Sampson HA. Utility of food-specific IgE concentrations in predicting symptomatic food allergy. *J Allergy Clin Immunol.* 2001;107(5):891-896.

11. García-Ara C, Boyano-Martínez T, Díaz-Pena JM, *et al.* Specific IgE levels in the diagnosis of immediate hypersensitivity to cows' milk protein in the infant. *J Allergy Clin Immunol.* 2001;107(1):185-190.

12. Clark AT, Ewan PW. Interpretation of tests for nut allergy in one thousand patients, in relation to allergy or tolerance. *Clin Exp Allergy.* 2003;33(8):1041-1045.

13. Fleischer DM, Conover-Walker MK, Christie L, *et al.* The natural progression of peanut allergy: resolution and the possibility of recurrence. *J Allergy Clin Immunol.* 2003;112(1):183-189.

14. Celik-Bilgili S, Mehl A, Verstege A, *et al.* The predictive value of specific immunoglobulin E levels in serum for the outcome of oral food challenges. *Clin Exp Allergy.* 2005;35(3):268-273.

15. Komata T, Soderstrom L, Borres MP, *et al.* The predictive relationship of food-specific serum IgE concentrations to challenge outcomes for egg and milk varies by patient age. *J Allergy Clin Immunol.* 2007;119(5):1272-1274.

16. Perry TT, Matsui EC, Kay Conover-Walker M, *et al.* The relationship of allergen-specific IgE levels and oral food challenge outcome. *J Allergy Clin Immunol.* 2004;114(1):144-149.

17. Bird JA, Crain M, Varshney P. Food allergy panel testing often results in misdiagnosis of food allergy. *J Peds.* 2015;166(1):97-100.

18. Stringari G, Tripodi S, Caffarelli C, *et al.* The effect of component-resolved diagnosis on specific immunotherapy prescription in children with Hay fever. *J Allergy Clin Immunol.* 2014;134(1):75-81.

19. Lupinek C, Wollmann E, Valenta R. Monitoring Allergen Immunotherapy effects by microarray. *Curr Treat Options Allergy.* 2016;3:189-203.

20. Chen X, Wang Q, El-Mezayen R, *et al.* Ara h 2 and Ara h 6 have similar allergenic activity and are substantially redundant. *Int Arch Allergy Immunol.* 2013;160:251-258.

21. Asarnoj A, Glaumann S, Elfstrom L, *et al.* Anaphylaxis to peanut in a patient predominantly sensitized to Ara h 6. *Int Arch Allergy Immunol.* 2012;159:209-212.

22. Nicolaou N, Poorafshar M, Murray C, *et al.* Allergy or tolerance in children sensitized to peanut: prevalence and differentiation using component-resolved diagnostics. *J Allergy Clin Immunol.* 2010;125:191.e1-e13-197.e1-e13.

23. Asarnoj A, Nilsson C, Lidholm J, *et al.* Peanut component Ara h 8 sensitization and tolerance to peanut. *J Allergy Clin Immunol.* 2012;130:468-472.

24. Mittag D, Akkerdaas J, Ballmer-Weber BK, *et al.* Ara h 8, a Bet v 1-homologous allergen from peanut, is a major allergen in patients with combined birch pollen and peanut allergy. *J Allergy Clin Immunol.* 2004;114:1410-1417.

25. Moverare R, Ahlstedt S, Bengtsson U, *et al.* Evaluation of IgE antibodies to recombinant peanut allergen in patients with reported reactions to peanut. *Int Arch Allergy Immunol.* 2011;156:282-290.

26. Lauer I, Dueringer N, Pokoi S, *et al.* The non-specific lipid transfer protein Ara h 9 is important allergen in peanut. *Clin Exp Allergy.* 2009;39:1427-1437.

27. Onell A, Whiteman A, Nordlund B, *et al.* Allergy testing in children with persistent asthma: comparison of four diagnostic methods. *Allergy.* 2017;72:590-597.

28. Jakob T, Forstenlechner P, Matricardi P, *et al.* Molecular allergy diagnostics using multiplex assays: methodological and practical considerations for use in research and clinical routine: part 21 of the Series Molecular Allergology. *Allergo J Int.* 2015;24:320-332.

29. Spergel JM. An allergist's perspective to the evaluation of EoE. *Best Prac Res Clin Gastroenterol.* 2015;29(5):771-781.

30. Darsow U, Drzezga A, Frisch M, *et al.* Processing of histamine-induced itch in the human cerebral cortex: a correlation analysis with dermal reactions. *J Inves Dermatol.* 2000;115:1029-1033.

31. Devillers AC, de Waard-van der Spek FB, Mulder PG, *et al.* Delayed and immediate-type reactions in the atopy patch test with food allergens in young children with atopic dermatitis. *Pediatr Allergy Immunol.* 2009;20(1):53.

32. Mehl A, Rolinck-Werninghaus C, Staden U, *et al.* The atopy patch test in the diagnostic workup of suspected food-related symptoms in children. *J Allergy Clin Immunol.* 2006;118(4):923.

33. Aceves S. Food allergy testing in Eosinophilic Esophagitis: what the gastroenterologist needs to know. *Clin Gastroenterol Hepatol.* 2014;12(8):1216-1223.

34. Spergel JM, Brown-Whitehorn TF, Cianferoni A, *et al.* Identification of causative foods in children with eosinophilic esophagitis treated with an elimination diet. *J Allergy Clin Immunol.* 2012;130:461-467.

35. Fogg MI, Brown-Whitehorn TA, Pawlowski NA, *et al.* Atopy patch test for the diagnosis of food protein-induced enterocolitis syndrome. *Pediatr Allergy Immunol.* 2006;17(5):351.

36. Hoffman HJ, Knol EF, Ferrer M, *et al.* Pros and cons of clinical basophil testing (BAT). *Curr Allergy Asthma Rep.* 2016;16:56.

37. Song Y, Wang J, Leung N, *et al.* Correlation between basophil activation, allergen-specific IgE with outcome and severity of oral food challenges. *Ann Allergy Asthma Immunol.* 2015;114:319-326.

38. Simons FE. Anaphylaxis pathogenesis and treatment. *Allergy.* 2011;66 (Suppl 95):31-34.

39. Litvyakova LI, Baraniuk JN. Nasal provocation tests: a review. *Ann Allergy Asthma Immunol.* 2001;86(4):355-364.

40. Lluch-Bernal M, Dordal MT, Anton E, *et al.* Nasal hyper-reactivity: nonspecific nasal provocation tests. Review by the Rhinoconjunctivitis Committee of the Spanish Society of Allergy and Clinical Immunology. *J Investig Allergol Clin Immunol.* 2015;25(6):396-407.

41. Oliveira JB, Fleischer TA. Laboratory evaluation of primary immunodeficiencies. *J Allergy Clin Immunol.* 2010; 125(2):S297-S305.

42. O'Gorman MR. Role of flow cytometry in the diagnosis and monitoring of primary immunodeficiency disease. *Clin Lab Med.* 2007;27:591-626.

43. Bonilla FA, Khan DA, Ballas ZK, *et al.* Practice parameter for the diagnosis and management of primary immunodeficiency. *J Allergy Clin Immunol.* 2015;136:1186-1205.

44. Bonilla FA. Interpretation of lymphocyte proliferation tests. *Ann Allergy Asthma Immunol.* 2008;101:101.

45. O'Gorman MRG. Role of flow cytometry in the diagnosis and monitoring of primary immunodeficiency disease. In: O'Gorman MRG, Donnengreg AD, eds. *Handbook of Human Immunology.* 2nd ed. Boca Raton, FL: CRC Press, Taylor and Frances Group; 2008:267-311.

46. Chou J, Ohsumi TK, Geha RS. Use of whole exome and genome sequencing in the identification of genetic causes of primary immunodeficiencies. *Curr Opin Allergy Clin Immunol.* 2012;12:623.

47. Al-Herz W, Bousfiha A, Casanova JL, *et al.* Primary immunodeficiency diseases: an update on the classification from the international union of immunological societies expert committee for primary immunodeficiency. *Front Immunol.* 2011;2:54.

CAPÍTULO 45

Métodos controvertidos y no probados en el diagnóstico y tratamiento de las alergias

ABBA I. TERR

Los procedimientos, teorías y prácticas médicas no convencionales o no probados, a menudo reciben el nombre de "medicina complementaria y alternativa" (1) o "medicina integrativa" (2). Los pacientes con alergias a menudo se someten a estas prácticas (3-8). Sin embargo, no hay pruebas de que tales métodos sean alternativos, complementarios o participen en la práctica médica racional con bases científicas. Además, no se han dilucidado de manera adecuada los riesgos del subtratamiento y los efectos colaterales (9).

El diagnóstico preciso y el tratamiento eficaz de las afecciones alérgicas se pueden lograr por prácticas que dependen de teorías sólidas e investigación clínica científica, conocidas en conjunto como "medicina basada en evidencias", que es sólida, segura y eficaz en cuanto a costo. Hoy en día no hay justificación para el tratamiento empírico de las alergias.

■ DEFINICIONES

En la *práctica estándar* se emplean métodos de diagnóstico y tratamiento utilizados por médicos reputados en una subespecialidad particular o de atención primaria; suelen involucrar una variedad de opciones ajustadas al estado clínico del paciente individual. Los médicos conocedores, entrenados y experimentados en las alergias pueden preferir ciertos métodos de diagnóstico y terapéutica aceptados, mientras también reconocen que otros son equivalentemente apropiados. Los métodos aceptables son compatibles con los mecanismos establecidos de alergia y valorados por estudios clínicos con base científica, realizados de forma adecuada, que muestran eficacia y seguridad.

Las sociedades de especialistas, las agencias gubernamentales o los corredores de seguros de salud, con frecuencia publican *guías de práctica* o *parámetros* basados en las opiniones de expertos. A las guías basadas en evidencias se les define como "declaraciones desarrolladas sistemáticamente para ayudar al médico y al paciente a tomar decisiones en cuanto a la atención sanitaria apropiada para circunstancias clínicas específicas" (10), y así promover estándares clínicos sólidos y una atención eficaz en cuanto a costo. En ocasiones son generados por cuestionarios formalizados iterativos, como el método Delphi (11).

Los *procedimientos experimentales* son métodos potencialmente nuevos de práctica profesional, resultantes de estudios científicos o la observación empírica al azar. Los métodos experimentales de diagnóstico y tratamiento son los que participan en la actualidad en los estudios clínicos en proceso de sujetos por completo enterados de la naturaleza experimental del procedimiento, sus beneficios y riesgos potenciales, y con su consentimiento informado para participar.

Los *métodos controvertidos* o no comprobados son aquellos que carecen de eficacia clínica y credibilidad científica verificadas, aunque pueden usarlos algunos médicos en su ejercicio profesional. La mayoría de los métodos controvertidos que se tratan en este capítulo se han estudiado en ensayos clínicos que revelan su ineficacia o la presencia de datos insuficientes para establecer su eficacia. En algunos casos, la única "prueba disponible" es de testimonios anecdóticos.

Alternativa y *complementaria*, como se señaló antes, no son términos apropiados, porque tienden a ocultar el aspecto esencial de validación para el uso clínico mediante un escrutinio científico apropiado. Muchos médicos que utilizan prácticas de alergia convencionales, no obstante, lo hacen porque creen sinceramente que son meritorias a pesar de las pruebas en contra. El médico que trata a pacientes con alergia debería ser hábil conocedor de las teorías aceptadas y las no comprobadas, así como las técnicas para asesorar a sus pacientes que preguntan en cuanto a métodos controvertidos.

Fraude y charlatanería, por lo general, hacen referencia a prácticas médicas realizadas por individuos que, conociendo deliberada y engañosamente, utilizan métodos no comprobados y controvertidos con fines de lucro.

Por *estándar de atención* se hace referencia, por lo general, a la terminología que se usa durante los litigios. La definición variará de acuerdo con la jurisdicción.

■ TEORÍAS DE ALERGIA CONTROVERTIDAS

Las teorías de alergia no probadas y controvertidas son la base del diagnóstico y las prácticas terapéuticas no convencionales.

Ecología clínica

En disciplina conocida como ecología clínica (12-15) originalmente se postulaba que la enfermedad alérgica se originaba por el fracaso de los seres humanos de adaptarse a las sustancias químicas sintéticas (16), con base en las teorías de que las sustancias ambientales comunes son tóxicas para el sistema inmunológico humano (17), o que la homeostasia normal se agota por la ingestión de alimentos y la inhalación de sustancias químicas. Ciertos conceptos, como el de la carga máxima corporal total de antígenos, la hipersensibilidad a alimentos enmascarada y "el fenómeno de extensión" por los que la presencia de una alergia específica induce otras de diferentes especificidades, son únicos y no científicos.

Los especialistas en ecología clínica creen que las manifestaciones sistémicas de fatiga, letargo, debilidad, dolor corporal, nerviosismo, irritabilidad, confusión mental, lentitud y mala memoria, en ausencia de algún signo clínico de inflamación alérgica, son causadas por la exposición a alérgenos ambientales. Los "alérgenos" más a menudo involucrados son sustancias químicas ambientales en baja concentración, alimentos y sus aditivos, y drogas (18, 19). Con frecuencia se mencionan sustancias químicas específicas, como las usadas en el papel para copia sin carbón (20), las amalgamas dentales (21) o incluso los campos electromagnéticos (22).

El "diagnóstico" incluye la enfermedad ecológica o ambiental de hipersensibilidad, el síndrome de hipersensibilidad química, el sida químico, la enfermedad del siglo xx, los síndromes de alergia total, de alergia cerebral y de fatiga por tensión alérgica. Las publicaciones a este respecto son en gran parte anecdóticas. No se ha mostrado aún en estudios comparativos definitivos la existencia de tales síndromes (23). Los pacientes a menudo manifiestan mejoría espectacular por la eliminación de ciertos alimentos o evitar las exposiciones a sustancias químicas, pero no tienen respaldo por pruebas científicas y la mejoría suele ser transitoria. En la actualidad se desconoce el número de médicos que se suscribe a la teoría de la ecología clínica.

Toxemia alérgica

El de toxemia alérgica es un concepto que abarca ciertas aseveraciones ecológicas clínicas de que la alergia causa algunas afecciones psiquiátricas con un supuesto efecto tóxico en el cerebro. El trastorno de déficit de atención con hiperactividad en los niños se atribuyó a los colorantes, preservativos y otros aditivos de alimentos (24). Sin embargo, no hay estudios de comparación apropiados que respalden este concepto (25, 26). La aseveración de que la ingestión de trigo y ciertos otros alimentos causan esquizofrenia del adulto o contribuyen a ella (27, 28) tampoco está confirmada.

Intolerancia ambiental idiopática (sensibilidad a múltiples sustancias químicas)

Las enfermedades diagnosticadas por los ecologistas clínicos se conglutinaron durante muchos años en la denominación "sensibilidades químicas múltiples". Las intolerancias ambientales idiopáticas (IEI, por sus siglas en inglés) corresponden a un nombre más apropiado, porque no implican mecanismos (no comprobados) (29). Los pacientes con estos diagnósticos casi siempre presentan manifestaciones subjetivas múltiples de amplio rango, sin datos físicos específicos o resultados diagnósticos de las pruebas de laboratorio (30-32). Aunque los ecologistas clínicos postularon una teoría pura, sin comprobar, de "sensibilización neural" (33), muchos otros estudios indican que las manifestaciones de IEI son compatibles con reacciones de conversión, ansiedad y depresión, enfermedades psicosomáticas (21, 34-36), o se interpretan como un sistema de convicción (34) o una respuesta condicionada (37).

El síndrome de la guerra del Golfo

Algunos integrantes del personal en funciones en la guerra del golfo Pérsico de 1991 informaron de enfermedades idénticas o similares a IEI, que a menudo involucran sustancias químicas del campo de batalla como la causa (38, 39). Esto pudiese ser reminiscente del "choque de caparazones" de la Primera Guerra Mundial u otros conflictos armados previos. Los estudios publicados son controvertidos acerca de la causa física y psicológica (40).

Síndrome de hipersensibilidad a especies de *Candida*

La *Candida albicans* es un componente no patógeno de la microflora del tubo digestivo y las membranas mucosas del aparato genitourinario femenino, en un porcentaje sustancial de la población sin enfermedad (41). Ciertas alteraciones fisiológicas y patológicas como el embarazo, la diabetes mellitus y las enfermedades endocrinas, dan lugar a una infección oportunista y candidosis clínicamente significativa. Las personas sin tales factores predisponentes se dice que sufren una enfermedad conocida como síndrome de hipersensibilidad a especies de *Candida* (42, 43). En clínica este síndrome es indistinguible de las enfermedades ambientales. También se mencionó a *C. albicans* como causa de enfermedades emotivas y conductuales, y una variedad de afecciones físicas y síntomas subjetivos. Las pruebas se hacen por los antecedentes sin análisis confirmatorios. Este síndrome es reminiscente del concepto de la autointoxicación, popular a principios del siglo XX. En la opinión de algunos médicos de esa época, el componente bacteriano de la flora intestinal normal se consideraba causa de numerosas discapacidades físicas y psicológicas (44). En una revisión sistemática de la colonización intestinal por especies de *Candida* no se pudo comprobar la existencia del "síndrome de hipersensibilidad a especies de *Candida*" (41).

Afección tóxica por mohos intramuros

La toxicidad atmosférica por mohos recientemente fue sustituida por la hipersensibilidad a sustancias químicas ambientales como causa supuesta de una diversidad de manifestaciones subjetivas o enfermedades en las personas que viven en hogares o trabajan en edificios que han presentado daño por agua, secundario a inundaciones o humedad excesiva, que promueven la proliferación de mohos intramuros (45). Los hongos son un componente importante del ambiente y sus esporas casi siempre están presentes en la atmósfera. En contraste con enfermedades bien reconocidas como infecciosas y alérgicas por mohos, a menudo se invoca a una teoría de toxicidad/hipersensibilidad combinadas (46, 47), como ocurre en el caso de las enfermedades ambientales.

Un hongo particular, *Stachybotrys atra* (*chartarum*), creó publicidad considerable por la sospecha de que su micotoxina fue el agente causal de casos de hemorragia pulmonar/hemosiderosis en lactantes pequeños que vivían en hogares dañados por el agua (48). La participación de la micotoxina se ha puesto en duda en estos casos (49), pero hay un temor no sustanciado de la presencia de esporas patógenas de mohos intramuros. Esta teoría no comprobada, no debe confundirse con las enfermedades alérgicas causadas por hongos, en especial el asma, algunos casos de neumonía por hipersensibilidad, la aspergilosis broncopulmonar alérgica (ABPA) y la sinusitis micótica alérgica, que se pueden identificar por sintomatología localizada, datos objetivos de exploración física, estudios funcionales y de imagen que confirman la alteración patológica, y la presencia de una respuesta inmunológica importante del paciente.

Otras prácticas no convencionales

Para el "tratamiento" de las alergias se han utilizado la acupuntura, el tratamiento chino con herbolaria, la homeopatía, la naturopatía y prácticas "alternativas" similares. Ninguna de ellas se basa en criterios científicos aceptados de fisiología, inmunología o farmacología. Por lo tanto, es difícil lograr estudios clínicos científicamente rígidos, pero aquellos en forma razonable aceptables no mostraron beneficio de estos métodos de tratamiento de las alergias (50-52).

■ MÉTODOS DE DIAGNÓSTICO NO CONVENCIONALES

Las pruebas inapropiadas se pueden clasificar para el diagnóstico de alergias o de alérgenos específicos como: (1) procedimientos sin utilidad diagnóstica probable bajo circunstancia alguna; (2) procedimientos independientes capaces de una medición válida, pero no apropiados para las afecciones alérgicas, y (3) procedimientos intrínsecamente capaces de usarse en el diagnóstico de alergias, pero no para uso clínico general por su baja sensibilidad o especificidad, carencia de disponibilidad general o costo; por ejemplo, la prueba de liberación de histamina *in vitro* ha sido invaluable para la investigación de las alergias pero no puede hoy en día recomendarse para el uso clínico.

Para el diagnóstico se consideran esenciales un interrogatorio exhaustivo y la exploración física por un alergólogo. En este sentido, se usan pruebas de laboratorio de manera selectiva para complementar los datos clínicos, en especial cuando está indicada la medición objetiva de una anomalía funcional, como una obstrucción de las vías aéreas, o cuando se deben considerar diagnósticos alternativos. En las pruebas de alergia *in vivo*, como las de punción cutánea o intradérmicas, las de parche o las de anticuerpos séricos *in vitro*, son procedimientos que detectan la presencia de una respuesta inmunológica de un tipo particular (p. ej., anticuerpo inmunoglobulina E [IgE], o inmunidad mediada por células) ante un alérgeno específico. Estas pruebas de manera aislada no diagnostican o necesariamente predicen una enfermedad alérgica clínica. Sin embargo, ayudan al médico para el diagnóstico cuando se correlacionan los resultados con los antecedentes y la exploración física.

Procedimientos "de diagnóstico" sin utilidad bajo circunstancia alguna

Los procedimientos incluidos en esta categoría no se basan en principios científicos sólidos y no han mostrado mediante estudios clínicos comparativos apropiados tener la capacidad de ayudar al diagnóstico de afección alguna (53).

La prueba citotoxicidad

También se conoce como prueba leucocitotóxica o de Bryan (54, 55); se promueve como una prueba para la alergia ante ambos, alimentos y fármacos. El procedimiento consta de un estudio al microscopio de un espécimen en fresco sin tinción de sangre completa o de capa leucocitaria en una laminilla que antes se cubrió con un extracto de alimento. Las impresiones subjetivas de edema, vacuolización, crenación u otros cambios morfológicos de los leucocitos por microscopia se designan como resultado "positivo", esto es, prueba de alergia al alimento. Esta prueba" no se ha estandarizado respecto del tiempo de incubación, el pH, la osmolaridad, la temperatura u otras condiciones, que pudiesen ser causa de los cambios observados (55). No se ha establecido tampoco su reproducibilidad.

No hay enfermedades alérgicas actualmente reconocidas como causadas por citotoxicidad leucocitaria de los alimentos, ya sea desde los puntos de vista inmunológico o toxicológico. Algunos fármacos en ocasiones causan citotoxicidad mediada de manera inmunológica (p. ej., granulocitopenia inmunológica por cefalotina), pero la prueba de Bryan no tiene capacidad para su diagnóstico. Los estudios clínicos comparativos no pueden mostrar que esta prueba permita detectar alergia alimentaria alguna (56).

Prueba de anticuerpos celulares contra antígenos leucocitarios

Una modificación de la prueba de citotoxicidad, la de anticuerpos celulares contra antígenos leucocitarios (57), hace uso de instrumentación electrónica y análisis de datos computarizado para revisar y vigilar cambios en los volúmenes de las células. Como la prueba de citotoxicidad, también se ha promovido como procedimiento de cribado para el diagnóstico de alergia o intolerancia de alimentos. También se ha recomendado para el análisis de múltiples afecciones, incluidas artritis, urticaria, bronquitis, gastroenteritis, hiperactividad infantil, rinitis y dermatitis atópica, cuyos resultados se utilizan para recomendar su tratamiento por dieta de eliminación. No hay estudios comparativos apropiados para establecer su eficacia para el diagnóstico (58, 59).

Provocación-neutralización

Este es un procedimiento que sus proponentes promueven para el diagnóstico de la "alergia" a los alimentos, alérgenos inhalatorios, sustancias químicas ambientales, hormonas y microorganismos, como *C. albicans*. El paciente recibe una pequeña dosis de un extracto de una de esas sustancias por inyección intracutánea, subcutánea o goteo sublingual. Cualquier "sensación" subjetiva (p. ej., síntoma) durante los siguientes 10 min se registra como un resultado positivo, y así se diagnostica la "alergia" a esa sustancia. Si el resultado es negativo (p. ej., no se registran sensaciones), se repite a concentraciones más altas hasta que el paciente informa de una sensación. Después, se administran concentraciones progresivamente menores y si no se informa de fiebre u otros síntomas, se comunica la reacción como "neutralizada" (60-66). A continuación se utiliza la dosis de neutralización como tratamiento en proceso.

El resultado de la prueba se gradúa como positivo, con exclusión de que las sensaciones comunicadas sean o no las mismas, que aquellas de la referencia inicial. Cuando la prueba se hace por inyección intradérmica, el aumento del diámetro de la roncha con la dosis creciente se considera prueba corroborativa de un resultado positivo. Algunos proponentes miden el cambio en la frecuencia del pulso durante la prueba, pero hay desacuerdo en cuanto a su significado.

Los informes publicados de pruebas de provocación-neutralización aportan resultados controvertidos (5, 23). No obstante, se incluyó en los estudios a sujetos con diversas manifestaciones clínicas, métodos de prueba diferentes y criterios variables para definir a un resultado positivo. Muchos carecen de testigos de importancia, lo que refleja la ausencia de estandarización y la naturaleza subjetiva de la provocación-neutralización.

Con base en el conocimiento actual de las enfermedades inmunológicas, no hay motivo para la provocación de síntomas subjetivos y su neutralización inmediata bajo las condiciones utilizadas en este procedimiento (30). En una valoración doble ciego comparativa y con placebo de provocación-neutralización para el diagnóstico de alergia a los alimentos en 18 pacientes, se concluyó que los síntomas eran provocados con frecuencia equivalente por extractos alimentarios y placebo (67), lo que muestra que los resultados se basan en la sugestión (68). Además, hay un riesgo potencial de una reacción alérgica adversa (69) en las pruebas con un alérgeno al que el paciente presenta sensibilidad significativa mediante IgE. El procedimiento es prolongado debido a que se puede "estudiar" sólo una concentración de un alérgeno por ocasión.

Diagnóstico electrodérmico (electroacupuntura o biorresonancia)

Con este procedimiento se pretende medir cambios en la resistencia cutánea después de exponer al paciente a un alérgeno (70). El extracto de alérgeno, por lo general un alimento, se coloca en una ampolleta de vidrio sobre una placa de metal en un circuito eléctrico entre dos electrodos sobre la piel. Un galvanómetro se usa para detectar un decremento de la resistencia eléctrica cutánea, en comparación con una ampolleta vacía, y se dice que esto indica alergia al alimento.

No hay base racional para tal "prueba" y ninguna publicación respalda su uso. Los proponentes usan puntos de acupuntura en la piel cuando realizan este procedimiento no convencional, a menudo referido como electroacupuntura o biorresonancia. Los estudios comparativos muestran que no tiene capacidad para detectar sensibilidades alérgicas específicas (71-73).

Cinesiología aplicada

En la cinesiología aplicada se mide la fortaleza muscular de una extremidad antes y después de exponer al paciente a un alérgeno de prueba (74), por lo general, un alimento, mediante la colocación de una ampolleta de vidrio con el alérgeno en la mano del paciente (o en cualquier otro sitio sobre la piel), y el cálculo de manera subjetiva de la fortaleza del brazo. Una pérdida de fuerza o debilidad se considera resultado positivo de la prueba, que indica la alergia al alimento estudiado.

No hay respaldo racional científico del concepto de que la alergia a un alimento o a cualquier otro alérgeno cambie la función del músculo esquelético, y la creencia de que cualquier exposición al alérgeno pudiese ocurrir a través de una ampolleta de vidrio o el contacto con la piel es claramente insostenible.

Procedimientos de diagnóstico usados erróneamente para las alergias

Los procedimientos incluidos en esta categoría son ineficaces para el diagnóstico de alergias, si bien pueden ser útiles para el de otras afecciones médicas. Asimismo, se consideran bajo dos categorías: pruebas inmunológicas y no.

Pruebas no inmunológicas que son inapropiadas para el diagnóstico de las alergias

Ciertos procedimientos constituyen pruebas de diagnóstico válidas de ciertas afecciones, si bien no cuando se usan para las alergias. Las aquí descritas son la prueba del pulso y la cuantificación de sustancias químicas en fluidos y tejidos corporales. Estas pruebas se han promovido para el diagnóstico de las alergias con base en conceptos erróneos de su patogenia.

Prueba del pulso

La medición de un cambio en la frecuencia del pulso, ya sea de aumento o decremento después de ingerir o inyectar una sustancia de estudio, se ha utilizado por algunas personas como índice de alergia (75). Un cambio de la frecuencia del pulso ocurre por una variedad de afecciones fisiológicas y durante la evolución de muchas enfermedades. No hay motivo o documentación de que un aumento o decremento de la frecuencia cardiaca en sí permita diagnosticar las alergias.

Pruebas de sustancias químicas ambientales presentes en el cuerpo

Algunos médicos apoyan la creencia no sustanciada de que todo producto químico sintético, independientemente de la dosis, es tóxico para el sistema inmunológico humano, con "hipersensibilidad" resultante a numerosas sustancias químicas, alimentos, fármacos, etc. (76, 77). En general, se analizan especímenes de sangre completa, eritrocitos, suero, orina, grasa y pelo en cuanto a la presencia de sustancias químicas ambientales, que por lo general corresponden a solventes orgánicos, otros hidrocarburos y pesticidas. Asimismo, se dispone de métodos analíticos e instrumentación para cuantificar casi cualquier sustancia química en el ámbito de partes por mil millones y, de hecho, se encuentran muchos productos químicos ambientales a esta baja concentración en casi todo el mundo, por la presencia ubicua de estas sustancias en el medio ambiente actual. Bajo algunas circunstancias puede ser apropiado detectar cantidades tóxicas de una sustancia química de que se sospecha ante una intoxicación,

pero su presencia en el cuerpo, independientemente de su cantidad, no tiene relación con las enfermedades alérgicas. El concepto de una causa inmunotóxica de "hipersensibilidad" alérgica no se ha comprobado.

Pruebas inmunológicas inapropiadas para el diagnóstico de las alergias

La patogenia inmunológica de las enfermedades alérgicas de tipos I, II, III y IV se estableció de manera firme desde hace mucho tiempo; involucra anticuerpos IgE, citólisis inmunológica, complejos inmunes e hipersensibilidad mediada por células, en ese orden. Otras enfermedades no alérgicas con mecanismos inmunológicos involucran estas y otras vías. Los laboratorios clínicos ofrecen pruebas sensibles y específicas para detectar inmunoglobulinas, componentes del complemento, complejos inmunes circulantes, cifras sanguíneas de subgrupos de linfocitos, mediadores de la inflamación alérgica y otros parámetros de la función inmunológica. Sin embargo, su uso en el diagnóstico de alergias puede no ser apropiado con base en las teorías no comprobadas antes descritas. A continuación, se presentan ejemplos de aquellos métodos que se promueven, pero son inapropiados.

Anticuerpos séricos de tipo inmunoglobulina G

La detección de anticuerpos IgG séricos contra el antígeno relevante puede ser diagnóstica para aquellas enfermedades por complejos inmunes donde se conoce o sospecha el antígeno inmunogénico, es decir, enfermedad del suero o ABPA.

La detección de anticuerpos IgG o IgG$_4$ contra alérgenos de alimentos se ha promovido como prueba de alergia alimentaria (53, 78). Los anticuerpos IgG circulantes y los complejos inmunes posprandiales de alimentos son probablemente fenómenos normales, y no índice de enfermedad (79). Los anticuerpos IgG contra alimentos o alérgenos inhalatorios no participan en la patogenia de las enfermedades atópicas, si bien suele observarse una respuesta de IgG$_4$ a la inmunoterapia y puede representar "anticuerpos bloqueadores". Por lo tanto, es ilógico desde el punto de vista diagnóstico un "conjunto de análisis de alergia alimentaria" (determinaciones de anticuerpos IgE e IgG contra alimentos) (78). Si bien algunos alergólogos han especulado que las reacciones tardías adversas a los alimentos pueden ser causadas por complejos inmunes circulantes que contienen anticuerpos IgG o IgE en su contra (80-82), el concepto no se ha comprobado. Por lo tanto, la determinación de anticuerpos séricos IgG o complejos inmunes no tiene utilidad diagnóstica para el tratamiento de los pacientes atópicos.

Concentraciones totales de inmunoglobulinas séricas

La cuantificación de la concentración sérica total de IgG, IgA, IgM e IgE se puede lograr fácilmente y de manera precisa. Las disminuciones significativas en una o más de ellas definen a las enfermedades por deficiencia de inmunoglobulinas (83). Los aumentos policlonales en la concentración sérica de estas inmunoglobulinas se presentan por ciertas infecciones crónicas y enfermedades autoinmunes, y ocurre hiperproducción monoclonal en el mieloma múltiple y la macroglobulinemia de Waldenstrom. No ocurren modificaciones en la concentración sérica total de IgG, IgA o IgM en las enfermedades alérgicas, de modo que no está indicada su cuantificación.

Las concentraciones de IgE sérica total, en general, son mayores en los individuos atópicos que en los que no lo son. En el asma alérgica es mayor que en la rinitis no alérgica, y muy alta en algunos pacientes con dermatitis atópica. No obstante, la IgE sérica total no es una prueba diagnóstica útil de "cribado" para pacientes con sospecha de enfermedad atópica, debido a que un número significativo de ellos presenta concentraciones dentro del rango normal. Además, no ofrece información acerca de la especificidad de los anticuerpos necesaria para el diagnóstico de una alergia. En la ABPA, la concentración de IgE sérica total puede tener importancia pronóstica, porque se correlaciona con la actividad de la enfermedad (84).

Enumeración de subgrupos de linfocitos

En otro estudio se identificaron subgrupos de linfocitos por marcadores de superficie celular específicos denominados conjuntos de diferenciación. La cuantificación de subgrupos de linfocitos en sangre es útil para el diagnóstico de inmunodeficiencias celulares de linfocitos y la leucemia linfocítica, pero no para el de alergia. El rango "normal" de concentraciones circulantes de muchos de estos subgrupos es amplio y fluctúa bajo condiciones fisiológicas.

Análisis de complejos inmunes de los alimentos

Algunos laboratorios clínicos comerciales ofrecen pruebas para detectar complejos inmunes circulantes que contienen antígenos alimentarios específicos, supuestamente para el diagnóstico de alergia a alimentos. El método implica un sistema de reconocimiento de dos sitios en el que un anticuerpo heterólogo contra el alimento se une a un medio de inmunoadsorción de fase sólida (85, 86). Cuando incubado con el suero problema, el anticuerpo reactivo detecta al antígeno dentro del complejo inmune, que entonces se cuantifica y confirma por una antiinmunoglobulina marcada.

Una porción de la proteína alimentaria ingerida normalmente se absorbe intacta a través de la barrera mucosa digestiva, lo que permite la formación de una respuesta inmunológica y cifras bajas de anticuerpos circulantes en su contra (79, 83, 84). Asimismo, se ha sugerido, pero no comprobado, que ciertas reacciones alérgicas pueden ser causadas por complejos inmunes circulantes que contienen antígenos alimentarios en complejos con anticuerpos IgE o IgG (85, 86). Tales complejos inmunes, sin embargo, tienen más probabilidad de corresponder a un mecanismo fisiológico normal de eliminación de los antígenos de alimentos de la circulación y no patogénico (87).

A la fecha no hay evidencias clínicas de que los complejos inmunes de alimentos circulantes causen forma alguna de enfermedad humana. Los pacientes con deficiencia de IgA pueden presentar concentraciones anormalmente altas de complejos inmunes circulantes contra la albúmina bovina, pero se desconoce su participación fisiopatológica (87, 88). No hay respaldo para el uso de análisis de complejos inmunes de alimentos en el diagnóstico de enfermedades alérgicas.

■ MÉTODOS DE TRATAMIENTO NO CONVENCIONALES

Los tres principios terapéuticos de los pacientes con alergias son (1) evitación del alérgeno, (2) medicación para revertir las anomalías fisiopatológicas y (3) inmunoterapia específica del alérgeno. La inmunorregulación inespecífica por el tratamiento con anticuerpos monoclonales contra IgE mostró eficacia en algunos casos de enfermedad atópica, como el asma persistente y la urticaria idiopática crónica "espontánea" (89). En el tratamiento de la alergia se deben también considerar las condiciones físicas, emocionales y sociales del paciente, de modo que se individualice el programa para cada caso. Cada forma del tratamiento, incluida la evitación del alérgeno, está sujeta a efectos colaterales indeseados. El tratamiento debe vigilarse en cuanto a su eficacia y complicaciones.

En esta sección se abordan los tratamientos controvertidos ineficaces o inapropiados para la alergia, los cuales se consideran en dos categorías: (1) aquellos que no han mostrado eficacia para enfermedad alguna y (2) los que no son apropiados para las alergias, pero pueden ser eficaces en otras enfermedades. En ambas categorías, los tratamientos ineficaces no carecen del riesgo de acciones colaterales (90, 91), incluidos el subtratamiento y los efectos secundarios (92).

Métodos terapéuticos inútiles

En esta sección se describen los tratamientos ineficaces para todas las enfermedades, incluidas las alergias. Aunque sin beneficio comprobado terapéutico alguno, varios pacientes pueden experimentar mejoría sintomática o sensación de bienestar temporal. Dicho efecto placebo acompaña a cualquier maniobra terapéutica, eficaz o no.

Neutralización

El tratamiento de neutralización (también llamado de alivio sintomático) (60, 93-95) es una extensión de las pruebas de provocación-neutralización, como se describió antes; consta del autotratamiento por inyección o por vía sublingual con extractos de alérgenos inhalatorios, alimentos o sustancias químicas, a una concentración determinada por las pruebas previas de neutralización-síntomas. El propósito es aliviar o prevenir los síntomas ante una exposición ambiental. En ocasiones se recomienda un programa de mantenimiento constante.

Los ecólogos clínicos que prescriben tratamiento de neutralización por "hipersensibilidad química y ante alimentos" con frecuencia la combinan con megadosis vitamínicas, complementos minerales o de aminoácidos y antioxidantes. El tratamiento farmacológico suele denostarse por estos médicos como una forma de exposición química condenada, aunque con frecuencia prescriben oxígeno, sales minerales y antimicóticos. Ninguna de estas medidas, ya sea solas o en combinación, se evaluó en estudios de comparación apropiados para determinar su eficacia o los efectos adversos potenciales.

No hay mecanismo racional basado en la teoría inmunológica hoy aceptada para considerar la neutralización inmediata de los síntomas por este método. Los estudios publicados son o anecdóticos o inadecuados, lo que sugiere que cualquier efecto de beneficio se basa en la sugestión (68).

Acupuntura y moxibustión

El antiguo procedimiento chino de la acupuntura se ha usado durante siglos para tratar virtualmente toda enfermedad. La moxibustión consiste en la quema de artemisa en los sitios de acupresión (puntos de acupresión), hoy popular también en la cultura occidental, si bien la ciencia médica moderna no ofrece respaldo teórico para continuar su uso. Las variaciones en la técnica incluyen acupresión, acupuntura láser o implantación de catgut en los sitios de acupuntura (96); se emplea de manera exclusiva por algunos médicos o como adyuvante de la farmacoterapia, el tratamiento con herbolaria, la homeopatía, la naturopatía o la psicoterapia. Un número significativo de pacientes con alergia en Estados Unidos ha intentado en algún momento recurrir a la acupuntura para el alivio del asma, la rinitis alérgica y las dermatosis alérgicas. También se utiliza por los pacientes que presentan otros síntomas no alérgicos o afecciones médicas diagnosticadas de manera incorrecta como alérgicas. Aunque algunos pacientes de rinitis informan de un beneficio subjetivo (97), no ha habido estudios comunicados que documenten mejoría objetiva o modificación a largo plazo de la evolución de la enfermedad alérgica (98-101). Los mejores estudios clínicos de enfermedades alérgicas son de baja calidad en cuanto a su metodología, con inconsistencia en cuanto al tipo de pacientes, intervenciones o parámetros de evolución, y que aportan resultados contradictorios (102-105). Además, la acupuntura y la moxibustión no son necesariamente seguras (106, 107).

Tratamiento con herbolaria

Las hierbas son productos vegetales que incluyen extractos empleados para tratar enfermedades. La variedad de plantas usadas para estos fines es bastante amplia y, por lo general, de origen en países asiáticos. Las fuentes de las plantas a menudo son oscuras y, evidentemente, variables. El tratamiento con herbolaria es en especial popular entre quienes eligen prescribir o usar métodos no tradicionales para la alergia, a menudo en conjunción con la acupuntura. Los parches con herbolaria en puntos de acupuntura corresponden a la estimulación local (108); se han mostrado débiles propiedades farmacológicas de unos cuantos (109, 110). La ingestión suele ser la vía usual de administración, aunque en ocasiones se prescribe su aplicación tópica para las enfermedades dermatológicas.

En contraste, se han publicado varios estudios clínicos comparativos aleatorios de adultos y niños con asma (111-114), rinitis alérgica (115, 116) y eccema atópico (117-119). Los resultados son mixtos, con un sesgo significativo en el diseño del estudio por heterogeneidad de las hierbas, mala calidad del enceguecimiento, muestras de pequeñas dimensiones, e informe y medición de puntos de desenlace inadecuados. La Food Allergy Herbal Formula-2 (fórmula 2 con herbolaria para alergia a alimentos) (una combinación de nueve hierbas) mostró efectos de inmunorregulación *in vitro*; sin embargo, no ha mostrado eficacia para mejorar la tolerancia de los alérgenos alimentarios (120).

Remedios de homeopatía

La homeopatía es una forma alternativa de "curación" basada en el tratamiento de "lo parecido con lo similar", esto es, se administra el producto causal de la enfermedad en cantidades excesivamente pequeñas con fines terapéuticos. Los remedios homeopáticos constan de extractos de diversas sustancias naturales, que incluyen plantas, productos de animales e insectos, extractos que se diluyen en una forma seriada a través de un proceso conocido como sucusión, que es sólo la agitación violenta del extracto diluido en un recipiente. Los homeópatas prescriben hormonas "naturales" en forma de extractos de la corteza suprarrenal, timo, tiroides, páncreas y bazo de animales por vía oral. No hay evidencias de que los remedios homeopáticos tengan beneficio terapéutico alguno para una enfermedad, incluidas las alergias (52, 121, 122).

No hay teoría científica que respalde la práctica homeopática, a pesar de su popularidad. Debido a que este procedimiento tiene una similitud superficial con la inmunoterapia o la desensibilización, no es de sorprender que los médicos homeópatas ofrezcan sus remedios para el tratamiento de las enfermedades alérgicas.

Desintoxicación

Esta se recomienda para el tratamiento de las alergias por quienes apoyan la teoría infundada de la toxemia alérgica, esto es, que se puede inducir un estado alérgico por el daño tóxico al sistema inmunológico por la exposición a sustancias químicas ambientales (76, 77). Quienes apoyan este concepto creen que las sustancias químicas liposolubles inmunotóxicas pueden almacenarse en la grasa del cuerpo durante periodos prolongados.

El método consta de un programa de ejercicio y sauna; se administra niacina a dosis alta para inducir eritema. Los líquidos corporales se restituyen con agua y electrolitos. Asimismo, se prescriben ciertos aceites "esenciales", supuestamente para ayudar a sustituir los contaminantes químicos liposolubles. El procedimiento consume casi 5 h y se repite a diario durante 20 a 30 días.

La teoría de la inmunotoxicidad como causa de enfermedad alérgica no está comprobada y es contraria a la experiencia clínica extensa. El concepto de que aumentar la circulación sanguínea, la vasodilatación y la ingestión oral de aceites vegetales pueden movilizar a las "toxinas" de la grasa hacia el sudor, no está comprobado. No se han estudiado de manera adecuada los peligros potenciales de este programa.

Inyección de extractos alimentarios

La anafilaxia y la urticaria pueden, en algunas ocasiones, ser resultado de la ingestión de alimentos, si hay anticuerpos IgE contra ellos en el paciente. Por lo tanto, pueden ocurrir reacciones anafilácticas fatales o que ponen en riesgo la vida por la ingestión de cantidades diminutas de alimentos, con frecuencia máxima en la alergia a cacahuates. El único método aceptado de prevenir la anafilaxia por alimentos es su evitación.

La inmunoterapia específica de alérgeno para eliminar o disminuir la sensibilidad anafiláctica en la alergia alimentaria mediada por IgE es actualmente un tema activo de investigación. Sin embargo, algunos médicos prescriben de manera sistemática inyecciones de extractos alimentarios, a menudo por (1) el resultado positivo de una prueba cutánea o *in vitro* de alimentos, en ausencia de reacciones alérgicas clínicas a ellos, o (2) intolerancia no alérgica de alimentos, sin pruebas de anticuerpos específicos IgE. En ningún caso hay pruebas de que la inmunoterapia con extractos de alimentos sea de beneficio clínico.

Inyecciones de orina

El beber orina fue una práctica antigua con fines de curación. Las publicaciones médicas modernas contienen un solo artículo sobre la "orinoterapia", publicado en 1947, donde se recomiendan las inyecciones intramusculares de la propia orina del paciente para tratar una lista larga de síntomas y enfermedades, que incluyen las alergias (123). En años recientes se reactivó este procedimiento no convencional por un pequeño número de médicos y quienes ejercen sus variantes "alternativas" al asegurar que la orina contiene sustancias químicas inespecíficas producidas por el paciente durante una reacción alérgica y que su inyección inhibe o neutraliza las reacciones alérgicas futuras. No hay pruebas científicas en respaldo de las inyecciones autólogas de orina, y tampoco informes clínicos de que el tratamiento sea eficaz.

El riesgo de inyectar orina es potencialmente grave, porque en ella de manera habitual se excretan antígenos tubulares renales y glomerulares solubles. Las inyecciones repetidas de estos antígenos pudiesen en teoría inducir una nefritis autoinmune.

Desensibilización potenciada por enzimas

Una modificación de la inmunoterapia de alérgenos convencional, por la mezcla de glucuronidasa β con una dosis muy baja de alérgeno, se conoce como desensibilización potenciada por enzimas (EPD, por sus siglas en inglés) (124). El tratamiento se basa en una teoría no comprobada de que la glucuronidasa β actúa sobre los linfocitos T auxiliares de tipo 2 y, así, regula la respuesta inmunológica.

Esto se recomienda como inyección intradérmica única preestacional para las alergias al polen estacionales o cada 2 a 6 meses para los pacientes con síntomas perennes. Por motivos no explicados, los médicos que usan este procedimiento recomiendan al paciente evitar los alérgenos alimentarios comunes, aditivos de alimentos y todo medicamento durante 3 días antes y 3 sem después de cada inyección, así como evitar la exposición al alérgeno durante 1 a 2 días antes y después de la inyección, y consumir una "dieta especial de EPD". Por lo tanto, se recomienda no sólo para enfermedades atópicas y anafilácticas, sino también para la colitis ulcerativa, el síndrome del intestino irritable, la artritis reumatoide, las jaquecas, la enfermedad de Ménière, las convulsiones no generalizadas, el síndrome de fatiga crónica, "el síndrome de disfunción inmunológica", la depresión inducida por alimentos y la ansiedad, así como la hiperactividad infantil. En un estudio comparativo de EPD con extractos de alimentos en "el síndrome hipercinético" de los niños se informó de tolerancia del alimento causal (125).

En varios estudios clínicos a corto plazo comparativos se revelaron resultados controvertidos sobre los síntomas de rinitis alérgica o asma (126-131), pero no hay pruebas objetivas de la actividad de la enfermedad, o no se cuantificaron (130). En ningún estudio se ha comparado el tratamiento de EPD con el alérgeno o la enzima solos. No hay información acerca de la posible alteración química o biológica del alérgeno cuando es mezclado con la enzima.

Biorresonancia (tratamiento de información biofísica)

El tratamiento de biorresonancia consta de la aplicación de un circuito electrónico para medir la resistencia cutánea, que se asegura permite diagnosticar una diversidad de enfermedades, y tratarlas por estimulación de un cambio en la "biorresonancia" de las células. Este procedimiento no científico se ha usado desde el punto de vista terapéutico en la dermatitis atópica infantil, pero un estudio doble ciego no mostró efecto alguno (73).

Espeleoterapia y haloterapia

En la espeleoterapia se requiere que un paciente respire aire en un ambiente subterráneo. La haloterapia es la inhalación de sal seca micronizada dentro de una cámara, que simula un ambiente salino de cueva. Estas técnicas se usan principalmente en Europa, donde se cree que sirven para el tratamiento de pacientes con asma y otras enfermedades respiratorias. Los estudios publicados con uso de metodología de calidad razonable no permiten establecer la eficacia de estos tratamientos (132, 133).

Métodos de tratamiento inapropiados

Cada una de las formas terapéuticas descritas a continuación tiene participación específica en el tratamiento de ciertas enfermedades, pero no de las alergias.

Complementos de vitaminas, minerales y nutrimentos

Los complementos alimentarios se han recomendado para aliviar los síntomas, o como curación para los pacientes con alergias, e incluye compuestos bien reconocidos como vitaminas, minerales, aminoácidos, flavonoides y proteoglucanos, así como extractos de plantas o animales y hierbas "medicinales" de dudosa procedencia y pureza (134).

Para racionalizar su uso hay varias teorías. La explicación usual es una deficiencia de alguna como causa de alergia. No hay base científica para esta aseveración y tampoco estudios aleatorios comparativos que muestren que la restitución mediante complementos alimentarios sea eficaz para tratar enfermedad alérgica alguna. Por fortuna, la mayoría de los pacientes no sufre daño por tomar complementos, aunque la ingestión excesiva de vitaminas hidrosolubles pudiese causar toxicidad. Las pruebas de la deficiencia de vitamina D en el asma son dudosas (135, 136) y la eficacia de su complementación terapéutica (137). Los proponentes del tratamiento con antioxidantes, como las vitaminas C, E y el glutatión, justifican la práctica al citar las pruebas de que la inflamación alérgica genera radicales libres que causan daño oxidativo a los tejidos (138). Aunque se activan metabolitos tóxicos de oxígeno durante la evolución de

ciertas reacciones inflamatorias, la cinética y localización de esos sucesos y la activación normal de antioxidantes endógenos hacen poco probable que la ingestión de tales complementos alimentarios sea eficaz.

Dietas

La evitación es el único método cierto de tratamiento de las alergias alimentarias, si bien actualmente son promisorios los estudios de la inmunoterapia con alérgenos de alimentos modificados. En la mayor parte de los casos, el alérgeno alimentario es un solo artículo o una sola clase de alimento, por lo que se puede lograr su evitación sin comprometer el estado nutricional del paciente.

Un concepto no fundamentado de que numerosos síntomas subjetivos, problemas conductuales y enfermedades emocionales se atribuyan a "alergias alimentarias múltiples" puede dar como resultado una restricción innecesaria de un gran número de alimentos. El riesgo de la deficiencia nutricional es obvio, aunque, en la práctica, muchos pacientes abandonan las dietas muy restrictivas, por la falta de beneficio alguno a largo plazo.

Los proponentes del concepto de los alérgenos alimentarios múltiples a veces recomiendan una "dieta diversificada rotativa" en la que el paciente cambia de alimentos, de manera que se ingiere el mismo sólo una vez cada 4 a 5 días (139). Para lograrlo, es necesario llevar un registro extenso y preciso, lo que causa una atención adicional innecesaria y prolongada a la dieta y los síntomas (15). Esta dieta suele ser favorecida por aquellos que suscriben el concepto de la sensibilidad a sustancias químicas múltiples, porque se cree que las "sensibilidades" a múltiples alimentos también se presentan en esta enfermedad.

Evitación de sustancias químicas ambientales

Los alergólogos recomiendan un programa razonable y eficaz en cuanto a costo de evitación de alérgenos en los pacientes con alergia respiratoria. El consejo usual es disminuir el polvo casero y la exposición a ácaros del polvo mediante el uso de cubiertas especiales para la cama y el retiro de alfombras de la recámara. Medidas similares se pueden tomar para aminorar la concentración intramuros de esporas de mohos aéreos y otros alérgenos. La evitación ocupacional de los alérgenos e irritantes comprobados en el sitio laboral, como animales, humos de isocianato, anhídridos ácidos, polvos de madera y de granos, es obligatoria en los pacientes con asma ocupacional documentada o neumonía por hipersensibilidad por ellos causada. La alergia clínica comprobada a alimentos se puede tratar mediante su eliminación selectiva.

En contraste, el concepto de múltiples sensibilidades a alimentos y sustancias químicas antes descrito, conlleva una recomendación de evitación amplia de las "sustancias químicas" ambientales. Por lo general, los pacientes diagnosticados con métodos no probados, en su mayoría de provocación-neutralización, presentan síntomas crónicos vagos múltiples no explicados. Por lo tanto, se les recomienda evitar cualquier exposición, incluso a cantidades diminutas de sustancias químicas (12, 140, 141), como pesticidas, solventes orgánicos, humos del escape de vehículos, vapores de gasolina, limpiadores caseros, gomas y adhesivos, alfombras nuevas, y muchos otros. No hay prueba de que estas medidas drásticas tengan utilidad; por el contrario, las hay de un daño psicológico significativo (142).

Se recomienda la evitación de todos los aditivos alimentarios, sustancias químicas sintéticas ambientales e incluso algunas naturales, pero su grado varía con el entusiasmo del paciente y el médico, y no con pruebas científicas de su eficacia. Los pacientes a menudo evitan los productos caseros con fragancia, las telas sintéticas y los plásticos, así como los pesticidas. En general, tratan de limitar la exposición a contaminantes del aire, vapores de gasolina y humos del escape de vehículos. Por lo tanto, se han establecido para estos pacientes varias comunidades rurales aisladas.

Medicamentos antimicóticos

Las teorías no comprobadas del "síndrome de hipersensibilidad a especies de *Candida*" y la enfermedad causada por mohos intramuros, ambas descritas antes, han llevado a algunos médicos a recomendar un programa terapéutico de medicamentos antimicóticos y una dieta especial "libre de mohos". Aunque algunos fármacos antimicóticos son eficaces para tratar la candidosis cutánea y sistémica, no se puede justificar su uso en el no comprobado "síndrome por especies de *Candida*". Un estudio clínico comparativo mostró que la nistatina no difiere del placebo en cuanto a su efecto en tales pacientes (143).

Erradicación de la infección por *Helicobacter pylori*

La urticaria crónica es un problema en particular incómodo para los alergólogos. Durante mucho tiempo se ha sospechado una infección sistémica subyacente entre muchas causas. Al menos la mitad de la población es infectada en algún momento por *H. pylori*, lo que puede dar como resultado úlceras pépticas y cáncer gástrico. Los efectos sistémicos del aumento de la permeabilidad de la mucosa a los antígenos alimentarios, la inmunorregulación y la autoinmunidad se han señalado para explicar ciertas afecciones extradigestivas, como la urticaria crónica. Los informes de que la erradicación de *H. pylori* daban como resultado la desaparición de lesiones de urticaria en algunos pacientes, llevó a estudios comparativos aleatorios. Sin embargo, sus resultados son mixtos, quizá por problemas de metodología (144-146).

Manipulación inmunológica

Las enfermedades alérgicas afectan a una minoría de la población expuesta a alérgenos. La evitación de alérgenos previene la enfermedad, pero no altera el estado de hipersensibilidad inducida de manera inmunológica subyacente. No es posible actualmente manipular al sistema inmunológico de manera tal que elimine la sensibilidad alérgica específica de un paciente por completo y de manera predecible, sino también inhibir otras funciones inmunológicas necesarias. La inmunoterapia con alérgeno específico y el tratamiento con anticuerpos monoclonales anti-IgE, ambas descritas antes en este libro de texto, no logran el propósito, si bien son de beneficio clínico en la mayoría de los casos seleccionados.

La administración terapéutica de γ globulina es un tratamiento estándar para la deficiencia de anticuerpos IgG demostrada y ha probado eficacia para este propósito. Las inyecciones de globulina γ se recomiendan por algunos médicos para tratar las alergias, pero hasta que se demuestre su eficacia por estudios doble ciego apropiados, tal tratamiento se debe considerar experimental.

■ MÉTODOS NO PROBADOS PARA LA PREVENCIÓN DE ALERGIAS

En años recientes emergió la investigación sobre la prevención de alergias por los datos de un aumento de las enfermedades alérgicas en la población. Diversos métodos de prevención se han propuesto y se estudian en cuanto a su eficacia y seguridad. A la fecha, los resultados son controvertidos y ninguno se ha establecido como estándar. Algunos de ellos se describen a continuación, con el reconocimiento de que uno o más pudiesen o no recomendarse en el futuro.

Probióticos

Los probióticos son microorganismos vivos no patógenos, por lo general componentes de la flora intestinal normal humana. Asimismo, se han administrado por vía oral como tratamiento de las enfermedades alérgicas, en especial del eccema atópico y la alergia a alimentos. Las consideraciones teóricas incluyen la "hipótesis de la higiene" (ausencia de antígenos bacterianos en etapas tempranas de la vida, que inhiben el cambio de linfocitos T_H2/T_H1) y el desarrollo inadecuado de la tolerancia inmunológica por la microbiota intestinal.

Los probióticos son en la actualidad populares como preventivos de la enfermedad atópica subsiguiente cuando se administran en la etapa prenatal, durante el amamantamiento y en lactantes y niños. Ambos estudios, prenatales y posnatales, son obstaculizados por la heterogeneidad de la selección de cepas microbianas y su dosis. Los estudios clínicos han provisto resultados mixtos (147-151) y se juzgan de baja calidad por sesgos, inconsistencia e imprecisión en los resultados (152); son seguros para usarse a corto plazo, pero se desconocen sus potenciales efectos a largo plazo.

Ácidos grasos poliinsaturados ω-3 de cadena larga

Los complementos de ácidos grasos poliinsaturados ω-3 de cadena larga (LCPUFA, por sus siglas en inglés) se basan en la circunstancia de que la alergia se está haciendo más prevalente de manera global en los últimos 20 años con la declinación en el consumo de LCPUFA, que se encuentra en aceite de pescado. Además, inhibe la inflamación, con la resultante de una teoría de que los ácidos grasos complementarios en los alimentos pueden alterar el desarrollo del sistema inmunológico neonatal, antes de que se establezcan las respuestas alérgicas (153). Los datos epidemiológicos sugieren un efecto sobre el asma en los niños, pero no en los adultos (154). Varios estudios de su administración durante el embarazo o la lactancia revelan un efecto insignificante sobre la alergia infantil (155).

Ácido fólico complementario

Los complementos de ácido fólico pregestacionales maternos previenen las malformaciones fetales, particularmente los defectos del tubo neural. Este tratamiento también se ha sugerido para prevenir la enfermedad alérgica infantil, en especial el asma. Las publicaciones de estudios de diversa calidad sugieren que no hay efecto significativo (156), aunque se tiene la sugerencia de que los complementos con una alta dosis de ácido fólico durante el embarazo pueden aumentar y, a dosis bajas, disminuir el riesgo de asma de los lactantes (157, 158).

Amamantamiento

La relación entre el amamantamiento y la prevención de las enfermedades alérgicas es controvertida. La investigación se ha visto obstaculizada por consideraciones éticas, limitaciones en los métodos de estudio y la valoración de los resultados. Las pruebas actuales son inconclusas acerca del desarrollo de eccema, asma, rinitis alérgica y alergia alimentaria (159-161).

■ PRÁCTICA REMOTA DE LA ALERGOLOGÍA

En la práctica de la alergología, el diagnóstico y tratamiento apropiados para cada paciente se basa en un interrogatorio exhaustivo y la exploración física por un médico conocedor de las enfermedades alérgicas. En muchos casos, las pruebas para sensibilidades específicas por pruebas *in vitro* o cutáneas, otras pruebas de laboratorio, estudios de imagen y otros procedimientos de diagnóstico pueden estar indicados para complementar los datos del interrogatorio y la exploración física. El diagnóstico preciso y los tratamientos apropiados requieren el conocimiento del estado actual

y previo del paciente en cuanto a sintomatología, datos de exploración física y pruebas fisiológicas y bioquímicas (donde están indicadas). Los resultados de las pruebas cutáneas de alergia y las *in vitro* para anticuerpos IgE no permiten distinguir si el paciente presenta enfermedad actual, sintomática en el presente o futuro; por lo tanto, los resultados de prueba aislados revelan sólo una sensibilidad potencial, pero no necesariamente clínica. No se pueden usar solos como base para la recomendación del tratamiento farmacológico o la inmunoterapia de alérgenos.

Las pruebas cutáneas e *in vitro* para la sensibilidad de anticuerpos IgE están fácilmente disponibles. Ciertos médicos, de hecho, diagnostican y recomiendan tratamientos para alergias, tan sólo con los resultados de estas pruebas, lo que se conoce como la práctica de alergología remota (162). Asimismo, es claramente inaceptable, porque la enfermedad alérgica ocurre por una interacción compleja de factores constitucionales, ambientales y alérgicos, todos los cuales deben conocerse por el médico tratante antes de recomendar un tratamiento eficaz, para evitar que este sea innecesario, inapropiado y en potencia peligroso.

■ REFERENCIAS

1. Owen OK, Lewith G, Stephens CR. Can doctors respond to patients' increasing interest in complementary and alternative medicine? *BMJ*. 2001;322:154.
2. Boneberger S, Rupec RA, Ruzicka T. Complementary therapy for atopic dermatitis and other allergic skin diseases: facts and controversies. *Clin Dermatol*. 2010;28:57.
3. Gershwin ME, Terr A. Alternative and complementary therapy for asthma. *Clin Rev Allergy Immunol*. 1996;14:241.
4. Graham DM, Blaiss MS. Complementary/alternative medicine in the treatment of asthma. *Ann Allergy Asthma Immunol*. 2000;85(Pt 1):438.
5. Kern J, Bielory L. Complementary and alternative therapy (CAM) in the treatment of allergic rhinitis. *Curr Allergy Asthma Rep*. 2014;14:479.
6. Schäfer T. Epidemiology of complementary alternative medicine for asthma and allergy in Europe and Germany. *Ann Allergy Asthma Immunol*. 2004;93(2 Suppl 1):S5.
7. Schäfer T, Riehle A, Wichmann HE, et al. Alternative medicine in allergies—prevalence, patterns of use, and costs. *Allergy*. 2002;57:694.
8. Worm M, Henz BM. Novel unconventional therapeutic approaches to atopic eczema. *Dermatology*. 2000;201:191.
9. Györik SA, Brutsche MH. Complementary and alternative medicine for bronchial asthma: is there new evidence? *Curr Opin Pulm Med*. 2004;10:37.
10. Kränke B, Aberer W, Egger C, et al. Clinical practise guideline of the special interest group in allergy of the ÖGDV—drug provocation testing in the diagnosis of cutaneous drug reactions. *Wien Klin Wochenschr*. 2011;123:585.
11. Santos MS, Alves MR, Freitas D, et al. Ocular allergy Latin American consensus. *Arq Bras Oftalmol*. 2011;74:452.
12. Dickey LD. *Clinical Ecology*. Springfield, IL: Charles C. Thomas, 1976.
13. Bell JR. *Clinical Ecology: A New Medical Approach to Environmental Illness*. Bolinas, CA: Common Knowledge Press, 1982.

14. Randolph TG, Moss RW. *An Alternative Approach to Allergies.* New York, NY: Lippincott and Cromwell, 1980.

15. Terr, AI. Clinical ecology. *J Allergy Clin Immunol.* 1987;79:423.

16. Randolph TG. Sensitivity to petroleum including its derivatives and antecedents [abstract]. *J Lab Clin Med.* 1952;40:931.

17. Levin AS, Byers VS. Environmental illness: a disorder of immune regulation. *Occup Med.* 1987;2:669.

18. Coble YD, Estes EH, Head CA, *et al.* Clinical ecology. *JAMA.* 1992;268:3465.

19. Greico MH. Controversial practices in allergy. *JAMA.* 1982;247:3105.

20. Aaron LA, Buchwald D. A review of the evidence for overlap among unexplained clinical conditions. *Ann Intern Med.* 2001;134(Pt 2):868.

21. Tschudi-Madsen H, Kjeldsberg M, Natvig B, *et al.* Medically unexplained conditions considered by patients in general practice. *Fam Pract.* 2014;31:156.

22. Baliatsas C, Van Kamp I, Lebret E, *et al.* Idiopathic environmental intolerance attributed to electromagnetic fields (IEI-EMF): a systematic review of identifying criteria. *BMC Public Health.* 2012;12:643.

23. American College of Physicians. Clinical ecology. *Ann Intern Med.* 1989;111:168.

24. Feingold B. *Why Your Child is Hyperactive.* New York, NY: Random House, 1975.

25. Consensus conference. Defined diets and childhood hyperactivity. *JAMA.* 1982;248:290.

26. Cruz NV, Bahna SL. Do food or additives cause behavior disorders? *Pediatr Ann.* 2006;35:744.

27. Dohan FC, Grasberger JC. Relapsed schizophrenics: earlier discharge from the hospital after cereal-free, milk-free diet. *Am J Psychiatry.* 1973;130:685.

28. Singh MM, Na SR. Wheat gluten as a pathogenic factor in schizophrenia. *Science.* 1976;191:401.

29. American Academy of Allergy Asthma and Immunology. Idiopathic environmental intolerances. *J Allergy Clin Immunol.* 1999;103:36.

30. Terr AI. Multiple chemical hypersensitivities: immunologic critique of clinical ecology theories and practice. *Occup Med.* 1987;2:683.

31. Terr AI. Environmental illness: clinical review of 50 cases. *Arch Intern Med.* 1986;146:145.

32. Terr AI. Clinical ecology in the workplace. *Occup Med.* 1989;31:257.

33. Bell IR, Baldwin CM, Fernandez M, *et al.* Neural sensitization model for multiple chemical sensitivity: overview of theory and empirical evidence. *Toxicol Ind Health.* 1999;15:295.

34. Staudenmayer H, Binkley KE, Leznoff A, *et al.* Idiopathic environmental intolerance: Part 2: causation analysis applying Bradford Hill's criteria to the psychogenic theory. *Toxicol Rev.* 2003;22:247.

35. Staudenmayer H, Binkley KE, Leznoff A, *et al.* Idiopathic environmental intolerance: Part 1: a causation analysis applying Bradford Hill's criteria to the toxicogenic theory. *Toxicol Rev.* 2003;22:235.

36. Eis D, Helm D, Mühlinghaus T, *et al.* The German Multicentre Study on multiple chemical sensitivity (MCS). *Int J Hyg Environ Health.* 2008;211:658.

37. Graveling RA, Pilkington A, George JP, *et al.* A review of multiple chemical sensitivity. *Occup Environ Med.* 1999;56:73.

38. Röttgers HR, Nedjat S. Questionable procedures in environmental medicine using an example of "multiple chemical sensitivity". *Versicherungsmedizin.* 2006;58:126.

39. Thomas HV, Stimpson NJ, Weightman A, *et al.* Pain in veterans of the Gulf War of 1991: a systematic review. *BMC Musculoskelet Disord.* 2006;7:74.

40. Joellenbeck LM, Landrigan PJ, Larson EL. Gulf War veterans' illnesses: a case study in causal inference. *Environ Res.* 1998;79:71.

41. Lacour M, Zunder T, Huber R, *et al.* The pathogenetic significance of intestinal Candida colonization—a systematic review from an interdisciplinary and environmental medical point of view. *Int J Hyg Environ Health.* 2002;205:257.

42. Truss CO. The role of *Candida albicans* in human illness. *J Orthomol Psychiatry.* 1981;10:228.

43. Truss CO. Tissue injury induced by *Candida albicans*: mental and neurologic manifestations. *J Orthomol Psychiatry.* 1978;7:17.

44. Bassler A. *Intestinal Toxemia (Autointoxication) Biologically Considered.* Philadelphia, PA: FA Davis, 1930.

45. Johanning E, Landsbergis P, Gareis M, *et al.* Clinical experience and results of a sentinel health investigation related to indoor fungal exposure. *Environ Health Perspect.* 1999;107(Suppl 3):489.

46. Bush RK, Portnoy JM, Saxon A, *et al.* The medical effects of mold exposure. *J Allergy Clin Immunol.* 2006;117:326.

47. Chapman JA, Terr AI, Jacobs RL, *et al.* Toxic mold: phantom risk vs. science. *Ann Allergy Asthma Immunol.* 2003;91:222.

48. Etzel RA, Montana E, Sorenson WG, *et al.* Acute pulmonary hemorrhage in infants associated with exposure to *Stachybotrys atra* and other fungi. *Arch Pediatr Adolesc Med.* 1998;152:757.

49. Centers for Disease Control and Prevention (CDC). Update: pulmonary hemorrhage/hemosiderosis among infants-Cleveland, Ohio, 1993–1996. *MMWR Morb Mortal Wkly Rep.* 2000;49:180.

50. Kleijnen J, ter Riet G, Knipschild P. Acupuncture and asthma: a review of controlled trials. *Thorax.* 1991;46:799.

51. Reilly DT, Taylor MA, McSharry C, *et al.* Is homoeopathy a placebo response? Controlled trial of homoeopathic potency, with pollen in hayfever as model. *Lancet.* 1985;2:881.

52. Brien S, Lewith G, Bryant T. Ultramolecular homeopathy has no observable clinical effects. A randomized, double-blind, placebo-controlled proving trial of Belladonna 30C. *Br J Clin Pharmacol.* 2003;56:562.

53. Wüthrich B. Unproven techniques in allergy diagnosis. *J Investig Allergol Clin Immunol.* 2005;15:86.

54. Bryan WTK, Bryan M. The application of in vitro cytotoxic reactions to clinical diagnosis of food allergy. *Laryngoscope.* 1960;70:810.

55. Bryan MP, Bryan WTK. Cytologic diagnosis of allergic disorders. *Otolaryngol Clin North Am.* 1974;7:637.

56. Benson TE, Arkins JA. Cytotoxic testing for food allergy: evaluation of reproducibility and correlation. *J Allergy Clin Immunol.* 1976;58:471.

57. Pasula MJ. The ALCAT test: in vitro procedure for determining food sensitivities. *Folia Med Cracov.* 1993;34:153.

58. Potter PC, Mullineux J, Weinberg EG, *et al.* The ALCAT test-inappropriate in testing for food allergy in clinical practice [letter]. *S Afr Med J.* 1992;81:384.

59. Bindslev-Jensen C, Poulsen LK. What do we at present know about the ALCAT test and what is lacking? *Monogr Allergy.* 1996;32:228.

60. Lee CH, Williams RI, Binkley EL. Provocative inhalant testing and treatment. *Arch Otolaryngol.* 1969;90:173.

61. Lehman CW. A double-blind study of sublingual provocative food testing: a study of its efficacy. *Ann Allergy.* 1980;45:144.

62. Draper LW. Food testing in allergy: intradermal provocative vs. deliberate feeding. *Arch Otolaryngol.* 1972;95:169.

63. Crawford LV, Lieberman P, Hanfi HA, *et al.* A double-blind study of subcutaneous food testing sponsored by the Food Committee of the American Academy of Allergy [abstract]. *J Allergy Clin Immunol.* 1976;57:236.

64. King DS. Can allergic exposure provoke psychological symptoms? A double-blind test. *Biol Psychiatry.* 1981;16:3.

65. Willoughby JW. Provocative food test technique. *Ann Allergy.* 1965;23:543.

66. Rinkel RH, Lee GET, Brown DW, *et al.* The diagnosis of food allergy. *Arch Otolaryngol.* 1964;79:71.

67. Jewett DL, Fein G, Greenberg MH. A double-blind study of symptom provocation to determine food sensitivity. *N Engl J Med.* 1990;323:429.

68. Ferguson A. Food sensitivity or self-deception? *N Engl J Med.* 1990;323:476.

69. Green M. Sublingual provocative testing for food and FD and C dyes. *Ann Allergy.* 1974;33:274.

70. Tsuei JJ, Lehman CW, Lam FMK, *et al.* A food allergy study utilizing the EAV acupuncture technique. *Am J Acupuncture.* 1984;12:105.

71. Lewith GT, Kenyon JF, Broomfield PP, *et al.* Is electrodermal testing as effective as skin prick tests for diagnosing allergies? A double blind, randomized block design study. *BMJ.* 2001;332:131.

72. Lewith GT. Can we evaluate electrodermal testing? *Complement Ther Med.* 2003;11:115.

73. Schöni MH, Nikolaizik WH, Schöni-Affolter F. Efficacy trial of bioresonance in children with atopic dermatitis. *Int Arch Allergy Immunol.* 1997;112:238.

74. Garrow JS. Kinesiology and food allergy. *Lancet.* 1988; 296:1573.

75. Coca A. *The Pulse Test.* New York, NY: University Books, 1956.

76. Laseter JL, DeLeon IR, Rea WJ, *et al.* Chlorinated hydrocarbon pesticides in environmentally sensitive patients. *Clin Ecol.* 1983;2:3.

77. Rousseaux CG. Immunologic responses that may follow exposure to chemicals. *Clin Ecol.* 1987;5:33.

78. Kleine-Tebbe J, Herold DA. Inappropriate test methods in allergy. *Hautarzt.* 2010;61:961.

79. Husby S, Oxelius V-A, Teisner B, *et al.* Humoral immunity to dietary antigens in healthy adults. Occurrence, isotype and IgG subclass distribution of serum antibodies to protein antigens. *Int Arch Allergy Appl Immunol.* 1985;77:416.

80. Paganelli R, Levinsky RJ, Brostoff J, *et al.* Immune complexes containing food proteins in normal and atopic subjects after oral challenge and effect of sodium cromoglycate on antigen absorption. *Lancet.* 1979;1:1270.

81. Delire M, Cambiaso CL, Masson PL. Circulating immune complexes in infants fed on cow's milk. *Nature.* 1978; 272:632.

82. Paganelli R, Atherton DJ, Levinsky R. The differences between normal and milk allergic subjects in their immune response after milk ingestion. *Arch Dis Child.* 1983;58:201.

83. Roberts RI, Stiehm R. Antibody (B cell) immunodeficiency disorders. In: Parslow TG, Stites DP, Terr AI, Imboden JB, eds. *Human Immunology.* 10th ed. New York, NY: Lange Medical Books, 2001:299.

84. Greenberger PA, Patterson R. Allergic bronchopulmonary aspergillosis and the evaluation of the patient with asthma. *J Allergy Clin Immunol.* 1988;81:646.

85. Haddad ZH, Vetter M, Friedman J, *et al.* Detection and kinetics of antigen-specific IgE and IgG immune complexes in food allergy. *Ann Allergy.* 1983;51:255.

86. Leary HL, Halsey JF. An assay to measure antigen-specific immune complexes in food allergy patients. *Allergy Clin Immunol.* 1984;74:190.

87. Cunningham-Rundels C, Brandeis WE, Good RA, *et al.* Milk precipitins, circulating immune complexes and IgA deficiency. *Proc Natl Acad Sci U S A.* 1978;75:3387.

88. Cunningham-Rundels C, Brandies WE, Good RA, *et al.* Bovine proteins and the formation of circulating immune complexes in selective IgA deficiency. *J Clin Invest.* 1979;64:272.

89. Fahy JV. Anti-IgE: lessons from effects on airway inflammation and asthma exacerbation. *J Allergy Clin Immunol.* 2006;117:1230.

90. Ernst E, Pittler MH, Stevinson C. Complementary/alternative medicine in dermatology: evidence-assessed efficacy of two diseases and two treatments. *Am J Clin Dermatol.* 2002;3:341.

91. Passalacqua G, Bousquet PJ, Carlsen KH, *et al.* ARIA update: systematic review of complementary and alternative medicine for rhinitis and asthma. *J Allergy Clin Immunol.* 2006;117:1054.

92. Niggemann B, Grüber C. Side-effects of complementary and alternative medicine. *Allergy.* 2003;58:707.

93. Rea WJ, Podell RN, Williams ML, *et al.* Intracutaneous neutralization of food sensitivity: a double-blind evaluation. *Arch Otolaryngol.* 1984;110:248.

94. Kailin EW, Collier R. "Relieving" therapy for antigen exposure [letter]. *JAMA.* 1971;217:78.

95. Golbert TM. Sublingual desensitization. *JAMA.* 1971;217:1703.

96. Li XR, Zhang QX, Liu M, *et al.* Catgut implantation at acupoints for allergic rhinitis: a systematic review. *Chin J Integr Med.* 2014;20:235.

97. Feng S, Han M, Fan Y, *et al.* Acupuncture for the treatment of allergic rhinitis: a systematic review and meta-analysis. *Am J Rhinol Allergy.* 2015;29:57.

98. Chanez P, Bousquet J, Godard P, *et al.* Controversial forms of treatment for asthma. *Clin Rev Allergy Immunol.* 1996;14:247.

99. Stockert K, Schneider B, Porenta G, *et al.* Laser acupuncture and probiotics in school age children with asthma: a randomized, placebo-controlled pilot study of therapy guided by principles of Traditional Chinese Medicine. *Pediatr Allergy Immunol.* 2007;18:160.

100. Lee MS, Pittler MH, Shin BC, *et al.* Acupuncture for allergic rhinitis: a systematic review. *Ann Allergy Asthma Immunol.* 2009;102:269.

101. Roberts J, Huissoon A, Dretzke J, *et al.* A systematic review of the clinical effectiveness of acupuncture for allergic rhinitis. *BMC Complement Altern Med.* 2008;8:13.

102. Linde K, Vickers A, Hondras M, *et al.* Systematic reviews of complementary therapies—an annotated bibliography. Part 1: acupuncture. *BMC Complement Altern Med.* 2001;1:3.

103. Tan HY, Lenon GB, Zhang AL, *et al.* Efficacy of acupuncture in the management of atopic dermatitis: a systematic review. *Clin Exp Dermatol.* 2015;40:711.

104. Liu CF, Chien LW. Efficacy of acupuncture in children with asthma: a systematic review. *Ital J Pediatr.* 2015;41:48.

105. Zhang J, Li X, Xu J, *et al.* Laser acupuncture for the treatment of asthma in children: a systematic review of randomized controlled trials. *J Asthma.* 2012;49:773.

106. Ernst E, White AR. Acupuncture may be associated with serious adverse events. *BMJ.* 2000;320:513.

107. Park JE, Lee SS, Lee MS, *et al.* Adverse events of moxibustion: a systematic review. *Complement Ther Med.* 2010;18:215.

108. Lee SH, Chang GT, Zhang X, *et al.* Acupoint herbal patching for asthma: a systematic review and meta-analysis of randomized controlled trials. *Medicine (Baltimore).* 2016;95:e2439.

109. Li XM, Zhang TF, Sampson H, *et al.* The potential use of Chinese herbal medicines in treating allergic asthma. *Ann Allergy Asthma Immunol.* 2004;93(Suppl 1):S35.

110. Li XM. Complementary and alternative medicine in pediatric allergic disorders. *Curr Opin Allergy Clin Immunol.* 2009;9:161.

111. Chan CW, Lee SC, Lo KC, *et al.* Tian jiu therapy for the treatment of asthma in adult patients: a meta-analysis. *J Altern Complement Med.* 2015;21:200.

112. Singh BB, Khorsan R, Vinjamury SP, *et al.* Herbal treatments of asthma: a systematic review. *J Asthma.* 2007;44:685.

113. Clark CE, Arnold E, Lasserson TJ, *et al.* Herbal interventions for chronic asthma in adults and children: a systematic review and meta-analysis. *Prim Care Respir J.* 2010;19:307.

114. Arnold E, Clark CE, Lasserson TJ, *et al.* Herbal interventions for chronic asthma in adults and children. *Cochrane Database Syst Rev.* 2008:CD005989.

115. Guo R, Pittler MH, Ernst E. Herbal medicines for the treatment of allergic rhinitis: a systematic review. *Ann Allergy Asthma Immunol.* 2007;99:483.

116. Xue CC, Li CG, Hügel HM, *et al.* Does acupuncture or Chinese herbal medicine have a role in the treatment of allergic rhinitis? *Curr Opin Allergy Clin Immunol.* 2006;6:175.

117. Gu S, Yang AW, Li CG, *et al.* Topical application of Chinese herbal medicine for atopic eczema: a systematic review with a meta-analysis. *Dermatology.* 2014;228:294.

118. Gu S, Yang AW, Xue CC, *et al.* Chinese herbal medicine for atopic eczema. *Cochrane Database Syst Rev.* 2013:CD008642.

119. Tan HY, Zhang AL, Chen D, *et al.* Chinese herbal medicine for atopic dermatitis: a systematic review. *J Am Acad Dermatol.* 2013;69:295.

120. Wang J, Jones SM, Pongracic JA, *et al.* Safety, clinical, and immunologic efficacy of a Chinese herbal medicine (Food Allergy Herbal Formula-2) for food allergy. *J Allergy Clin Immunol.* 2015;136:962-970.

121. McCarney RW, Lasserson TJ, Linde K, *et al.* An overview of two Cochrane systematic reviews of complementary treatments for chronic asthma: acupuncture and homeopathy. *Respir Med.* 2004;98:687.

122. Ernst E. Homeopathy: what does the "best" evidence tell us? *Med J Aust.* 2010;192:458.

123. Plesch J. Urine therapy. *Med Press.* 1947;218:128.

124. McEwen LM. Enzyme potentiated desensitization: V. Five case reports of patients with acute food allergy. *Ann Allergy.* 1975;35:98.

125. Egger J, Stolla A, McEwen LM. Controlled trial of hyposensitisation in children with food-induced hyperkinetic syndrome. *Lancet.* 1992;339(8802):1150-1153.

126. Radcliffe MJ, Lewith GT, Turner RG, *et al.* Enzyme potentiated desensitisation in treatment of seasonal allergic rhinitis: double blind randomised controlled study. *BMJ.* 2003;327:251.

127. Ippoliti F, Ragno V, Del Nero A, *et al.* Effect of preseasonal enzyme potentiated desensitisation (EPD) on plasma-IL-6 and IL-10 of grass pollen-sensitive asthmatic children. *Allerg Immunol (Paris).* 1997;29:120.

128. Di Stanislao C, Di Berardino L, Bianchi I, *et al.* A double-blind, placebo-controlled study of preventive immunotherapy with E.P.D., in the treatment of seasonal allergic disease. *Allerg Immunol (Paris).* 1997;29:39.

129. Caramia G, Franceschini F, Cimarelli ZA, *et al.* The efficacy of E.P.D., a new immunotherapy, in the treatment of allergic diseases in children. *Allerg Immunol (Paris).* 1996;28:308.

130. Cantani A, Ragno V, Monteleone MA, *et al.* Enzyme-potentiated desensitization in children with asthma and mite allergy: a double-blind study. *J Investig Allergol Clin Immunol.* 1996;6:270.

131. Astarita C, Scala G, Sproviero S, *et al.* Effects of enzyme-potentiated desensitization in the treatment of pollinosis: a double-blind placebo-controlled trial. *J Investig Allergol Clin Immunol.* 1996;6:248.

132. Ashleigh R, Smith SM, Roberts NJ. A review of halotherapy for chronic obstructive pulmonary disease. *Int J Chron Obstruct Pulmon Dis.* 2014;9:239.

133. Beamon S, Falkenbach A, Fainburg G, *et al.* Speleotherapy for asthma. *Cochrane Database Syst Rev.* 2001:CD001741.

134. Theoharides TC, Bielory L. Mast cells and mast cell mediators as targets of dietary supplements. *Ann Allergy Asthma Immunol.* 2004;93(Suppl 1):S24.

135. Huang H, Porpodis K, Zarogoulidis P, *et al.* Vitamin D in asthma and future perspectives. *Drug Des Devel Ther.* 2013;7:1003.

136. Paul G, Brehm JM, Alcorn JF, *et al.* Vitamin D and asthma. *Am J Respir Crit Care Med.* 2012;185:124.

137. Luo J, Liu D, Liu CT. Can vitamin D supplementation in addition to asthma controllers improve clinical outcomes in patients with asthma?: a meta-analysis. *Medicine (Baltimore).* 2015;94:e2185.

138. Levine SA, Reinhardt JH. Biochemical-pathology initiated by free radicals, oxidant chemicals, and therapeutic drugs in the etiology of chemical hypersensitivity. *J Orthomol Psychiatry.* 1983;12:166.

139. Rinkel HJ. Food allergy: function and clinical application of the rotary diversified diet. *J Pediatr.* 1948;32:266.

140. Rea WJ, Bell IR, Suits CW, *et al.* Food and chemical susceptibility after environmental chemical overexposure: case histories. *Ann Allergy.* 1978;41:101.

141. Randolph TG. *Human Ecology and Susceptibility to the Chemical Environment.* Springfield, IL: Charles C. Thomas, 1962.

142. Brodsky CM. Allergic to everything: a medical subculture. *Psychosomatics.* 1983;24:731.

143. Dismukes WE, Wade JS, Lee JY, *et al.* A randomized double-blind trial of nystatin therapy for the candidiasis hypersensitivity syndrome. *N Engl J Med.* 1990;323:1717.

144. Minciullo PL, Cascio A, Barberi G, *et al.* Urticaria and bacterial infections. *Allergy Asthma Proc.* 2014;35:295.

145. Shakouri A, Compalati E, Lang DM, *et al.* Effectiveness of *Helicobacter pylori* eradication in chronic urticaria: evidence-based analysis using the grading of recommendations assessment, development, and evaluation system. *Curr Opin Allergy Clin Immunol.* 2010;10:362.

146. Federman DG, Kirsner RS, Moriarty JP, *et al.* The effect of antibiotic therapy for patients infected with *Helicobacter pylori* who have chronic urticaria. *J Am Acad Dermatol.* 2003;49:861.

147. Gerasimov SV, Vasjuta VV, Myhovych OO, *et al.* Probiotic supplement reduces atopic dermatitis in preschool children: a randomized, double-blind, placebo-controlled, clinical trial. *Am J Clin Dermatol.* 2010;11:351.

148. Zhang GQ, Hu HJ, Liu CY, *et al.* Probiotics for prevention of atopy and food hypersensitivity in early childhood: a PRISMA-compliant systematic review and meta-analysis of randomized controlled trials. *Medicine (Baltimore).* 2016;95:e2581.

149. Zuccotti G, Meneghin F, Aceti A, *et al.* Italian Society of Neonatology. Probiotics for prevention of atopic diseases in infants: systematic review and meta-analysis. *Allergy.* 2015;70:1356.

150. Azad MB, Coneys JG, Kozyrskyj AL, *et al.* Probiotic supplementation during pregnancy or infancy for the prevention of asthma and wheeze: systematic review and meta-analysis. *BMJ.* 2013;347:f6471.

151. de Silva D, Geromi M, Panesar SS, *et al.* EAACI Food Allergy and Anaphylaxis Guidelines Group. Acute and long-term management of food allergy: systematic review. *Allergy.* 2014;69:159.

152. Cuello-Garcia CA, Brożek JL, Fiocchi A, *et al.* Probiotics for the prevention of allergy: a systematic review and meta-analysis of randomized controlled trials. *J Allergy Clin Immunol.* 2015;136:952.

153. Das RR, Naik SS, Singh M. Probiotics as additives on therapy in allergic airway diseases: a systematic review of benefits and risks. *Biomed Res Int.* 2013;2013:231979.

154. Yang H, Xun P, He K. Fish and fish oil intake in relation to risk of asthma: a systematic review and meta-analysis. *PLoS One.* 2013;8:e80048.

155. Gunaratne AW, Makrides M, Collins CT. Maternal prenatal and/or postnatal n-3 long chain polyunsaturated fatty acids (LCPUFA) supplementation for preventing allergies in early childhood. *Cochrane Database Syst Rev.* 2015:CD010085.

156. Crider KS, Cordero AM, Qi YP, *et al.* Prenatal folic acid and risk of asthma in children: a systematic review and meta-analysis. *Am J Clin Nutr.* 2013;98:1272-1281.

157. Yang L, Jiang L, Bi M, *et al.* High dose of maternal folic acid supplementation is associated to infant asthma. *Food Chem Toxicol.* 2015;75:88.

158. Brown SB, Reeves KW, Bertone-Johnson ER. Maternal folate exposure in pregnancy and childhood asthma and allergy: a systematic review. *Nutr Rev.* 2014;72:55.

159. Matheson MC, Allen KJ, Tang ML. Understanding the evidence for and against the role of breastfeeding in allergy prevention. *Clin Exp Allergy.* 2012;42:827.

160. Mimouni Bloch A, Mimouni D, Mimouni M, *et al.* Does breastfeeding protect against allergic rhinitis during childhood? A meta-analysis of prospective studies. *Acta Paediatr.* 2002;91:275.

161. Gdalevich M, Mimouni D, David M, *et al.* Breast-feeding and the onset of atopic dermatitis in childhood: a systematic review and meta-analysis of prospective studies. *J Am Acad Dermatol.* 2001;45:520.

162. American Academy of Allergy and Immunology. Position statement: the remote practice of allergy. *J Allergy Clin Immunol.* 1986;77:651.

CAPÍTULO 46

Medicina personalizada en la alergología e inmunología

PAUL A. GREENBERGER

■ INTRODUCCIÓN Y TERMINOLOGÍA

¿Cómo se puede prescribir la "medicación correcta para el paciente correcto en la dosis correcta y la hora correcta"? (1, 2). Mediante la estratificación de los pacientes de acuerdo con la respuesta prevista al tratamiento, el riesgo de daño, sus necesidades y preferencias específicas, la medicina personalizada o estratificada es un método terapéutico individualizado ("ajustado") (1, 2). En la Food and Drug Administration (FDA) se sugirió usar la denominación *medicina personalizada* más ampliamente "para todas las etapas de la atención, que incluyen prevención, diagnóstico, tratamiento y seguimiento" (1). La denominación *medicina de precisión* implica el uso de un esquema molecular para el mapeo genético con el fin de proveer un tratamiento individualizado, valorar el riesgo de enfermedad y la probabilidad de efectos adversos del tratamiento (1, 3). En la National Academy of Medicine (4) (Academia Nacional de Medicina en Estados Unidos) (4) se recalca que la *medicina de precisión* debería "hacer uso de datos genómicos, epigenómicos, de exposición y otros, para definir los patrones individuales de la enfermedad, que potencialmente conducen a un mejor tratamiento individual".

Dicho de manera diferente, "la medicina de precisión con tratamientos dirigidos a las necesidades de pacientes individuales con base en sus características genéticas, de biomarcadores, fenotípicas o psicosociales, distingue a uno determinado de otro, con un cuadro clínico similar" (5).

La *farmacogenómica* es "el estudio de variaciones de las características de ADN y ARN en relación con las respuestas farmacológicas".

Por ejemplo, ¿cómo se relacionan las variaciones en la secuencia del ADN, la expresión génica y el número de copias, con la respuesta de un paciente al tratamiento o el riesgo de daños? o ¿cómo podrían las exposiciones ambientales alterar el ARNm, de manera que los pacientes experimenten respuestas menos intensas a los medicamentos o un mayor riesgo de daño? Los médicos y otros profesionales de atención sanitaria aprenden acerca de la farmacología o la respuesta fisiológica a los tratamientos para identificar aquellos pacientes que son muy buenos o relativamente malos para responder al tratamiento. Algunas

clases de medicamentos dan como resultado una eficacia mucho mayor en términos de resultados del tratamiento y ausencia de daño para otros. Asimismo, se ha comunicado que casi 40% de los pacientes con asma recibe tratamiento ineficaz, tal vez por una dosificación inadecuada o incorrecta, o la ausencia de cumplimiento por el paciente (6). Un ejemplo clásico de la farmacogenómica es la de mutaciones en el gen G6PD, que causan deficiencia. Una variedad de fármacos, incluidas dapsona y primaquina, puede causar anemia hemolítica si se administra a un paciente con deficiencia de G6PD. En el capítulo 17A se describe un número de variantes del antígeno leucocitario humano (HLA, por sus siglas en inglés) relacionadas con la hipersensibilidad a fármacos (p. ej., HLA-B*5701 y abacavir), también ejemplos de la farmacogenómica.

Desde la perspectiva de los organismos regulatorios (FDA) (1) y posiblemente la de los seguros/pagadores, por *utilidad clínica* se describe a "la importancia y utilidad de una intervención en la atención de un paciente; en otras palabras, ¿qué tanto valor agrega?"

En esta perspectiva, el valor es el costo/beneficio, y puede o no calcularse de manera que incluya los beneficios y costos directos e indirectos. En el diseño de los estudios de investigación clínica, el identificar a los pacientes que posiblemente tengan buena respuesta se denomina *enriquecimiento predictivo*, en el que "se utilizan los fenotipos, como características demográficas, antecedentes, fisiopatología o información genómica, de manera que haya una mayor eficacia en el estudio de investigación de un nuevo tratamiento".

Heterogeneidad de las respuestas

La base para tal estrategia es la heterogeneidad significativa de las respuestas al tratamiento. Por lo general, los nuevos tratamientos quizá reciban una aprobación regulatoria cuando entre muchos otros factores hubo dos estudios clínicos de fase 3 que mostraron eficacia (superior a la del placebo) y seguridad aceptables. A menudo hay una reunión pública abierta de un comité asesor de la FDA. En una gran población de pacientes debe haber significación de los marcadores de resultados, pero que también se puedan traducir en diferencias absolutas relativamente pequeñas en la respuesta, como en la mejora del volumen exhalatorio forzado en 1 s (FEV_1, por sus siglas en inglés) o la disminución del número de exacerbaciones del asma expresadas con base anual. El cambio *relativo* puede ser grande, por ejemplo, "hubo una cuadruplicación del FEV_1 (tratamiento activo 10% contra placebo, 2.5 %)". La diferencia *absoluta* de 7.5% en el FEV_1 puede no traducirse en una mejoría significativa de los resultados de la atención sanitaria de los pacientes con asma. Además, ¿habrá menos exacerbaciones que requieran corticoesteroides orales durante 3 días, o una mejor calidad de vida total por el nuevo tratamiento? Asimismo, aunque el tratamiento sea eficaz y seguro, no todos los pacientes experimentarán un aumento de 10% en el FEV_1.

Con el uso de datos de estudios doble ciego, con doble simulación, comparativos, con placebo, de grupos paralelos, de 12 sem de uso de 10 mg de montelukast y 200 μg de clorofluorocarbono-dipropionato de beclometasona al día; los investigadores tenían dos puntos de desenlace primarios: cambio en el FEV_1 y calificación diurna de los síntomas del asma (7). La media de mejoría en el FEV_1 a las 12 sem fue de 13.1% con el dipropionato de beclometasona, en comparación con 7.4% con montelukast y 0.7% con placebo (7). El cambio promedio en los síntomas diurnos fue de -0.62 para el dipropionato de beclometasona, -0.41 para el montelukast y -0.17 para el placebo, en una escala de 336 puntos (7). Considerando los cambios en el FEV_1, la mediana de mejoría (paciente medio) con el dipropionato de beclometasona fue de 11%, en tanto aumentó la media por 13% (7). Debido a que la media rebasó a la mediana, tuvo que haber al menos unos cuantos sujetos con respuesta importante y algunos con una en extremo importante, con pocos de respuesta escasa o leve. No es de sorprender que la mejoría más frecuente en el FEV_1 a las 12 sem fuese de 0 a 10%, pero algunos pacientes experimentaron una mayor de 50%. Unos cuantos pacientes tuvieron una declinación del FEV_1 por > 30% (7). El estudio se diseñó de manera que la respuesta al tratamiento se definiese por al menos una mejoría de 6% en el FEV_1. Desde esa perspectiva, hubo 22% de pacientes que no mostró respuesta en el FEV_1 con el dipropionato de beclometasona y 34% que no mejoró al menos por 6% con montelukast (7). Estos datos recalcan la distribución considerable de cambios en el FEV_1 con dos medicamentos de comparación, así como la identificación de pacientes que no respondieron (por al menos 6%). Claramente, se desearía administrar dipropionato de beclometasona a los pacientes que es posible aumenten su FEV_1 por 30 a 50% en las siguientes 12 sem. De manera similar, hubo algunos pacientes cuyo FEV_1 aumentó por más de 30% con montelukast (7). En los criterios de inclusión de este estudio, los pacientes necesitaban tener un incremento de al menos 15% en el FEV_1 con albuterol. Por lo tanto, no se pueden sacar

conclusiones acerca de cuáles serían los resultados del tratamiento con cualquiera de los medicamentos de referencia en los pacientes con asma y una respuesta menor de 15% al broncodilatador.

En un estudio cruzado de 8 sem en niños de 6 a 17 años con asma persistente, organizado para comparar la respuesta a 5 a 10 mg de montelukast diarios o 100 μg de propionato de fluticasona dos veces al día, los investigadores preespecificaron un límite clínicamente significativo de aumento de 7.5% en el FEV_1 (8). La media de aumento en el FEV_1 fue de 1.9% con montelukast y 6.8% con el propionato de fluticasona (8). La distribución de las respuestas fue la siguiente: 17% de los niños respondió a ambos medicamentos; 23% lo hizo al propionato de fluticasona; 5% respondió solo a montelukast, y 55 % no respondió a ninguno de los medicamentos (8). Las características de quienes respondieron al montelukast fueron: una duración más breve del asma (mediana de 4 años) y una mediana de edad menor, de 9 años (8). El patrón de asma de tipo 2 (T_H2) se encontró en quienes respondieron al propionato de fluticasona, incluyendo una cifra total mayor de eosinófilos de 350/μL, una fracción de óxido nítrico espirado (FeNO) mayor de 25 ppb, concentraciones de inmunoglobulina E total (IgE) > 200 kU/L y la proteína catiónica de eosinófilos mayor de 15 μg/L, PC20 con metacolina < 1 mg/mL, FEV_1 prebroncodilatador basal < 90% y FEV_1/capacidad vital forzada (FVC) < 80% (8). Quienes respondieron a montelukast tuvieron un FEV_1/FVC menor de 80% prebroncodilatador y un leucotrieno E_4 urinario (LTE_4) $\geq$ 100 pg/mg de creatinina (8). Además, se encontró que aquellos individuos con respuesta doble tenían concentraciones más altas de LTE_4 urinario y menores de FEV_1 prebroncodilatador y FEV_1/FVC, en comparación con la mayoría de los pacientes que no respondió a tratamiento alguno (8). En este estudio los criterios de inclusión fueron de un aumento de 12% en el FEV_1 con albuterol o una PC_{20} máxima para la metacolina de 12.5 mg/mL (8). Por lo tanto, no se tiene informe de los pacientes con asma persistente que no presentaron tal respuesta esperada al albuterol. No obstante, este estudio ilustra que quienes tienen buena respuesta a los corticoesteroides inhalados (ICS, por sus siglas en inglés) muestran los patrones de tipo 2 de inflamación alérgica, lo que significa que en los pacientes que responden al albuterol y presentan "una rica inflamación alérgica" es más probable que el asma responda al tratamiento con ICS. Quienes responden al montelukast tienen una concentración de LTE_4 urinaria basal más alta, pero no el patrón de tipo 2 del asma. En la tabla 46-1 se incluyen las características de quienes tuvieron buena o mala respuesta a ICS.

Para indagar si la capacidad de respuesta al broncodilatador pudiese ser de predicción de la respuesta a ICS, el albuterol no estuvo dentro de los criterios de inclusión en un estudio de 6 sem de adultos de 18 a 55 años (9). Asimismo, se requeriría que los pacientes presentasen

TABLA 46-1 CARACTERÍSTICAS DE LOS PACIENTES QUE RESPONDEN A LOS CORTICOESTEROIDES INHALADOS EN EL ASMA

CON BUENA RESPUESTA

Inflamación alérgica de tipo 2 (T_H2)

FeNO más alto

Periostina sérica más alta

Cifras absolutas mayores de eosinófilos

Eosinofilia de esputo

Aumento de la concentración total de IgE

Aumento del FeNO

Con respuesta al albuterol ($\geq$ 12%)

Heterogeneidad de las vías aéreas pequeñas en cuanto a la ventilación

CON RESPUESTA MENOS FAVORABLE O MALA

Asma diferente al tipo 2

Obesidad

Tabaquismo de cigarrillos

Escasa respuesta de broncodilatación con el albuterol

Con incumplimiento del esquema terapéutico

Con una técnica inhalatoria ineficaz

FeNO, fracción de óxido nítrico exhalada; IgE, inmunoglobulina E.

---

un FEV_1 basal de 55 a 85% del predicho y una PC_{20} < 15 mg/mL (9). La intervención fue con propionato de beclometasona-hidrofloroalcano 160 µg dos veces al día con un punto de desenlace primario de mejoría $\geq$ 5% del FEV_1. El FEV_1 medio aumentó de 2.62 a 2.84 L (8.4%) (9). Asimismo, hubo heterogeneidad sustancial de las respuestas a ICS, porque 39 sujetos (54%) respondieron y 33 (46%) no (9). En el grupo de 39 que respondieron, hubo una heterogeneidad notoria porque siete de 39 experimentaron aumentos del FEV_1 de 35 a 60% y 13 de 39 tuvieron al menos una mejoría de 20% en el FEV_1 (9), datos que respaldaron la observación de que la capacidad de respuesta al broncodilatador predijo la correspondiente a ICS (9). Los fenotipos de los pacientes con asma de tipo 2 de manera sorprendente no predijeron la respuesta a ICS en este estudio.

■ CARACTERÍSTICAS DE LOS PACIENTES CON BUENA/MALA RESPUESTA AL TRATAMIENTO DEL ASMA

En un estudio para determinar si había diferencias en la respuesta a ICS entre afroamericanos y estadounidenses de ascendencia europea, no se identificaron desigualdades (10). Con la combinación hidrofluoroalcano-dipropionato de beclometasona hubo una mejoría equivalentemente eficaz a razón de 160 µg cada 12 h durante 6 sem, con dos índices de desenlace primario: el cambio en una prueba de alivio del asma (ACT, por sus siglas en inglés) y el mejor FEV_1 (10). El índice predictivo de más mejoría fue la calificación basal de ACT $\leq$ 19. La extensión media de mejoría del FEV_1 fue de 11.6% (10).

Por otro lado, hay un ejemplo de polimorfismo de un solo nucleótido (SNP, por sus siglas en inglés) en el gen de la desacetilasa de histonas (HDAC, por sus siglas en inglés) (véase capítulo 19), que se asocia con menores respuestas a los corticoesteroides orales e ICS (11). La HDAC sirve para desacetilar histonas y reprimir la inflamación. Su menor actividad permite una inflamación basada en el factor nuclear κB no revisada en el asma. El SNP de HDAC1 (rs1741981) se vinculó con menores aumentos del FEV_1 después del tratamiento con 15 mg de prednisolona cada 12 h durante 7 días en adultos (12.7 frente a 37.4% en pacientes testigos) (11). De manera similar, la respuesta del FEV_1 disminuyó en los niños afectados tratados con ICS durante 8 sem (14.1 frente a 19.4% en los testigos) (11).

No obstante, hay datos controvertidos acerca del efecto de SNP del gen 1 del receptor de la hormona liberadora de corticotropina (CRHR1, por sus siglas en inglés) y las respuestas a ICS (12, 13). La hormona liberadora de corticotropina se une a CRHR1 en la hipófisis para iniciar la síntesis de la hormona suprarrenocorticotrópica. Además, no se vincularon variantes genéticas significativas con las respuestas a ICS en un estudio intensivo de 2762 sujetos de siete estudios clínicos (14). Gran parte de la investigación sigue realizándose para identificar los genotipos importantes y las respuestas a los corticoesteroides.

Por otro lado, se comunicaron las respuestas más prolongadas al antagonista del receptor 1 del cisteinil-leucotrieno (CisLTR1, por sus siglas en inglés), montelukast, en niños con concentración de LTE_4 urinaria mayor de 100 pg/mg de creatinina (8). En un estudio de 8 sem, la mejoría del FEV_1 fue mayor de 10% en 16% y de 5 a 10% en 17% de los niños (8). Desde otros puntos de vista, las mejorías de FEV_1 fueron más pequeñas. Algunos pacientes han mejorado con la administración de montelukast, en términos de menos síntomas y mayor número de días de alivio del asma. De manera similar, en adultos con asma leve o moderada persistente, quienes respondieron a 10 mg de montelukast diarios tuvieron un LTE_4 urinario medio mayor de 225 pg/mg de creatinina, en comparación con 175 pg/mg de creatinina en quienes no respondieron (15). La definición de paciente con respuesta requirió cumplir tres condiciones: (1) disminución mayor de 20% de las calificaciones de síntomas, (2) disminución mayor de 20% en las dosis de agonista adrenérgico β_2 y (3) aumento mayor de 10% en el FEV_1 (15). Al término de las 4 sem hubo 25 de 48 (52%) pacientes con respuesta (15). En particular, el cambio de FEV_1 en quienes respondieron fue de 77 a 89% del predicho, en tanto en quienes no tuvieron respuesta el FEV_1 disminuyó de 79% en el momento basal a 76% en 4 sem (15). En una investigación de dos estudios clínicos con montelukast, donde 10 a 13% de los pacientes presentaron aumento del FEV_1 de 18 a 25% en comparación con 8 a 10% en el resto, hubo SNP de buena respuesta (rs91227 y rs912278) identificados en el gen del receptor 2 de cisteinil-leucotrieno y SNP (rs4987105 y rs4986832) en el gen de la proteína activadora (ALOX5) de 5-lipooxigenasa (LO) (16).

El inhibidor de la síntesis de 5-LO, zileutón, disminuye de 26 a 83% la producción de leucotrieno (17) y lleva a la broncodilatación en los primeros 60 min, de 14.6% en comparación con 0% con placebo (18). En un estudio separado donde se continuó el tratamiento durante 12 sem, el zileutón a razón de 1 200 mg cada 12 h causó aumento del FEV_1 por 20.8%, en comparación con 12.7% en quienes recibieron placebo (19). Dependiendo de las contribuciones de los leucotrienos a la patobiología del asma, habrá variaciones en la respuesta al zileutón o antagonistas de CisLTR1 que se pueden identificar de manera empírica.

Los agonistas adrenérgicos β_2 de acción breve (SABA, por sus siglas en inglés), como el albuterol, tienen un amplio rango de respuestas (aumentos en FEV_1 y disminución o prevención de los síntomas) y efectos adversos (temblores y palpitaciones) (20). En un estudio de dosis-respuesta con albuterol de inicio, 100 µg, la extensión máxima de broncodilatación varió entre los pacientes (20). El genotipo natural del receptor adrenérgico β_2 se denomina de B16 Gli-Gli. Los polimorfismos en la posición 16 (Gli-16Arg) se vincularon con menor protección de estímulos broncoconstrictores y grados menores de alivio del asma en pacientes con uso de SABA y agonistas β de acción prolongada (LABA, por sus siglas en inglés) (21-24). Sin embargo, en pacientes que usaron ICS, este dato no siempre se confirmó (22, 25). El motivo es que al ser homocigotos para SNP en el aminoácido 16 del receptor adrenérgico β_2 (B16 Arg/Arg) en lugar del tipo natural (B16 Gli-Gli) los predispondría a menos broncodilatación y más exacerbaciones (24). En contraste, ha habido preocupación de que la disminución de la broncodilatación y la pérdida de alivio del asma tengan más probabilidad de presentarse en afroamericanos, de los que casi 20% presenta una mutación B16 Arg/Arg (22). No obstante, cuando se *añade* un LABA al tratamiento *basal* con ICS, independientemente de los genotipos, no ha habido grandes diferencias clínicas entre las respuestas de los estadounidenses blancos y los de ascendencia africana (25).

El omalizumab fue aprobado en Estados Unidos en el año 2003 para tratar el asma grave persistente y tiene múltiples efectos biológicos (26). Una mejoría clínica se puede establecer después de 16 sem de tratamiento (27). Por ejemplo, en un estudio del mundo real en Gran Bretaña, la calificación de ACT aumentó de 10 en el momento basal a 16 para las 16 sem (27). No ocurrió mejoría adicional en la calificación de ACT con el tratamiento continuo durante 8 y 12 meses (27). Algunas características de los pacientes con buena respuesta incluyen (1) experimentación de una exacerbación en el periodo de inclusión de un estudio clínico para aquellos con asma persistente de pasos 2 a 5; (2) presencia de biomarcadores del asma de tipo 2 que incluyen FeNO mayor de 24 ppb, más de 260 eosinófilos/µL en sangre periférica y periostina mayor de 50 ng/mL, además de (3) una producción más sólida *ex vivo* de interferón (IFN)-α por las células mononucleares sanguíneas (PBMC, por sus siglas en inglés) cuando son estimuladas por rinovirus en presencia de omalizumab (la producción de IFN-α de los PBMC de manera experimental disminuye en presencia de enlace cruzado con IgE, pero el omalizumab interfiere con el proceso) (26, 28).

El mepolizumab, anticuerpo monoclonal contra IL-5 fue aprobado en Estados Unidos en el año 2015 para pacientes de 12 años y mayores con asma grave y un fenotipo eosinofílico, que significa una cifra mayor de 150 eosinófilos/µL en sangre periférica absoluta (actualmente en las últimas 4 a 6 sem) o $\geq$ 300/µL en el año previo (29, 30). Asimismo, hay menos exacerbaciones, disminución de los corticoesteroides orales y aumento de FEV_1 en quienes responden (29). La disminución de los síntomas medida por el cuestionario 5 de alivio del asma estuvo presente tan pronto como a las 2 sem (29). En análisis de grupos subsiguientes se identificaron individuos con mejor respuesta como pacientes con eosinófilos > 150/µL en sangre periférica combinados con respuesta al broncodilatador > 16.2% (30). De hecho, cuando el índice de masa corporal mayor de 30 se incorporó con los primeros dos biomarcadores, la tasa de respuesta fue todavía mayor (30).

Endotipos y fenotipos

Los fenotipos corresponden a las características observables como capacidad de respuesta al broncodilatador, obesidad, cumplimiento bueno/malo, asma alérgica rica en inflamación (de tipo 2), inflamación rica en T_H17 en el asma, neutrofilia, mala percepción y observador hipervigilante. De manera alternativa, un endotipo es un subtipo distintivo de una enfermedad con su propia patobiología y respuestas particulares al tratamiento (31). Algunos ejemplos propuestos incluyen enfermedades respiratorias exacerbadas por el ácido acetilsalicílico (antes síndrome de Samter), la aspergilosis broncopulmonar alérgica, el asma neutrofílica persistente grave en adultos y los niños con asma positivos para el índice de predicción de la enfermedad (31). La identificación de qué endotipos del asma podrían llevar a un mayor

TABLA 46-2 EJEMPLOS DE INTERVENCIONES MUY EFICACES Y TRATAMIENTOS PERSONALIZADOS PARA PACIENTES SELECCIONADOS CON ASMA

Medidas de evitación para pacientes con asma o rinitis alérgica (p. ej., caspa de animales, mohos, ácaros del polvo)
Establecimiento de objetivos terapéuticos compartidos con los pacientes de manera que se pueda iniciar el plan de acción por ellos con el tratamiento temprano y una mejor regulación de las exacerbaciones del asma
Intentar un esquema de disminución de los medicamentos después de 3 meses de alivio eficaz del asma
Reconocer cuando los pacientes no cumplen u otros motivos por los que no cumplirían con los criterios de inclusión de estudios clínicos, lo que implica que los esquemas basados en pruebas pueden no tener éxito y que las recomendaciones terapéuticas individualizadas y exitosas no serán basadas en evidencias
Utilización de inmunoterapia de alérgenos (subcutánea o sublingual) en pacientes con asma y rinitis alérgica
Empleo de ICS o antagonistas del receptor de leucotrieno D_4 en pacientes con buena respuesta
Reconocer las limitaciones de ICS, LABA, ICS/LABA combinados, antagonistas muscarínicos de acción prolongada, antagonistas de leucotrieno D_4, inhibidores de la biosíntesis 5-lipooxigenasa, teofilina y macrólidos
Identificar a los individuos con buena respuesta a los productos inmunobiológicos
Sospechar asma equivalente de tos en los pacientes y su eliminación con un ciclo breve de prednisona y el tratamiento continuo con un ICS
Determinar qué tan importante es la vía aérea unificada (integrada) para cada paciente para optimizar el tratamiento

ICS, corticoesteroides inhalados; LABA, agonistas β de acción prolongada.

enriquecimiento predictivo en los estudios de investigación clínica como para determinar quiénes tienen respuesta buena o superior a un tratamiento. Asimismo, si el estudio de un nuevo tratamiento para un endotipo no da como resultado eficacia, entonces la hipótesis, incluso si fuese muy atractiva con base en investigaciones previas, puede bien ser incorrecta. Tal es el proceso de investigación científica. No obstante, la vía de demostración de la eficacia de un nuevo tratamiento o su falta tendrá que realizarse en una población de sujetos de investigación que tengan más probabilidad de responder. También debería señalarse que los fenotipos pueden estar presentes en muchos endotipos (p. ej., capacidad de respuesta al broncodilatador), pero un endotipo es distintivo como subtipo de la enfermedad (31).

■ EJEMPLOS DE INTERVENCIONES EFICACES Y PERSONALIZADAS

El asma es una enfermedad compleja y muchos pacientes no logran su alivio incluso con dosis altas de ICS/LABA (32), productos de inmunobiología y corticoesteroides orales. Muchos pacientes con asma persistente presentan rinitis alérgica y reflujo gastroesofágico, con síntomas o no. La percepción de disnea puede alterarse en otros pacientes, hay hipervigilancia en cuanto a síntomas sin datos fisiológicos de obstrucción de las vías aéreas o un asa de flujo inspiratorio truncada. La disfunción de cuerdas vocales o laringe hiperirritable coexiste con el asma persistente o intermitente que, por lo

tanto, requiere un alto grado de perspicacia clínica. En el intento de instituir esquemas personalizados es recomendable que el médico u otro profesional de atención sanitaria revalore su propia toma de decisiones centrándose en el grado de alivio del asma del paciente en perspectiva respecto de los medicamentos y otras intervenciones y afecciones comórbidas. Algunos ejemplos de lo que puede ser muy eficaz en un tratamiento personalizado/individualizado para ciertos pacientes se presentan en la tabla 46-2.

■ REFERENCIAS

1. US Department of Health and Human Services, US Food and Drug Administration. Paving the way for personalized medicine: FDA's role in a new era of medical product development. Federal Drug Administration (FDA); 2013. Accessed February 12, 2017. www.fda.gov/downloads/scienceresearch/specialtopics/precisionmedicine/ucm372421.pdf.
2. Mancinelli L, Cronin M, Sadée W. Pharmacogenomics: the promise of personalized medicine. *AAPS PharmSci.* 2000;2:29-41.
3. Collins FS, Varmus H. A new initiative on precision medicine. *N Engl J Med.* 2015;372:793-795.
4. Dzau VJ, Ginsburg GS, Chopra A, et al. *Realizing the Full Potential of Precision Medicine in Health and Health Care.* Vital Directions for Health and Health Care Series. Discussion paper. Washington, DC: National Academy of Medicine, 2016. https://nam.edu/wp-content/uploads/2016/09/realizing-the-full-potential-of-precision-medicine-in-health-and-health-care.pdf.
5. Jameson JL, Longo DL. Precision medicine—personalized, problematic, and promising. *N Engl J Med.* 2015;372:2229-2234.

6. Spear BB, Heath-Chiozzi M, Huff J. Clinical application of pharmacogenetics. *Trends Mol Med.* 2001;7:201-204.

7. Malmstrom K, Rodriguez-Gomez G, Guerra J, *et al.* Oral montelukast, inhaled beclomethasone, and placebo for chronic asthma. A randomized, controlled trial. Montelukast/Beclomethasone Study Group. *Ann Intern Med.* 1999;130:487-495.

8. Szefler SJ, Phillips BR, Martinez FD, *et al.* Characterization of within-subject responses to fluticasone and montelukast in childhood asthma. *J Allergy Clin Immunol.* 2005;115: 233-242.

9. Martin RJ, Szefler SJ, King TS, *et al.* Predicting response to inhaled corticosteroid efficacy (PRICE Trial). *J Allergy Clin Immunol.* 2007;119:73-80.

10. Wells KE, Cajigal S, Peterson EL, *et al.* Assessing differences in inhaled corticosteroid response by self-reported race-ethnicity and genetic ancestry among asthmatic subjects. *J Allergy Clin Immunol.* 2016;137:1364-1369.

11. Kim MH, Kim SH, Kim YK, *et al.* A polymorphism in the histone deacetylase 1 gene is associated with the response to corticosteroids in asthmatics. *Korean J Intern Med.* 2013;28:708-714.

12. Tantisira KG, Lake S, Silverman ES, *et al.* Corticosteroid pharmacogenetics: association of sequence variants in CRHR1 with improved lung function in asthmatics treated with inhaled corticosteroids. *Hum Mol Genet.* 2004;13:1353-1359.

13. Dijkstra A, Koppelman GH, Vonk JM, *et al.* Pharmacogenomics and outcome of asthma: no clinical application for long-term steroid effects by CRHR1 polymorphisms. *J Allergy Clin Immunol.* 2008;121:1510-1513.

14. Mosteller M, Hosking L, Murphy K, *et al.* No evidence of large genetic effects on steroid response in asthma patients. *J Allergy Clin Immunol.* 2017;139(3):797.e7-803. e7. doi:10.1016/j.jaci.2016.05.032.

15. Cai C, Yang J, Hu S, *et al.* Relationship between urinary cysteinyl leukotriene E$_4$ levels and clinical response to antileukotriene treatment in patients with asthma. *Lung.* 2007;185:105-112.

16. Klotsman M, York TP, Pillai SG, *et al.* Pharmacogenetics of the 5-lipoxygenase biosynthetic pathway and variable clinical response to montelukast. *Pharmacogenet Genomics.* 2007;17:189-196.

17. Peters-Golden M, Henderson WR Jr. Leukotrienes. *N Engl J Med.* 2007;357:1841-1854.

18. Israel E, Rubin P, Kemp JP, *et al.* The effect of inhibition of 5-lipoxygenase by zileuton in mild-to-moderate asthma. *Ann Intern Med.* 1993;119:1059-1066.

19. Nelson H, Kemp J, Berger W, *et al.* Efficacy of zileuton controlled-release tablets administered twice daily in the treatment of moderate persistent asthma: a 3-month randomized controlled study. *Ann Allergy Asthma Immunol.* 2007;99:178-184.

20. Lipworth BJ, Clark RA, Dhillon DP, *et al.* Beta-adrenoceptor responses to high doses of inhaled salbutamol in patients with bronchial asthma. *Br J Clin Pharmacol.* 1988;26: 527-533.

21. Lee DK, Currie GP, Hall IP, *et al.* The arginine-16 beta2-adrenoceptor polymorphism predisposes to bronchoprotective subsensitivity in patients treated with formoterol and salmeterol. *Br J Clin Pharmacol.* 2004;57:68-75.

22. Wechsler ME, Kunselman SJ, Chinchilli VM, *et al.* Effect of beta2-adrenergic receptor polymorphism on response to longacting beta2 agonist in asthma (LARGE trial): a genotype-stratified, randomised, placebo-controlled, crossover trial. *Lancet.* 2009;374:1754-1764.

23. Palmer CN, Lipworth BJ, Lee S, *et al.* Arginine-16 beta2 adrenoceptor genotype predisposes to exacerbations in young asthmatics taking regular salmeterol. *Thorax.* 2006;61:940-944.

24. Taylor DR, Drazen JM, Herbison GP, *et al.* Asthma exacerbations during long term beta-agonist use: influence of beta2 adrenoceptor polymorphism. *Thorax.* 2000;55: 762-767.

25. Jabbal S, Manoharan A, Lipworth J, *et al.* Is Gly16Arg β2 receptor polymorphism related to impulse oscillometry in a real-life asthma clinic setting? *Lung.* 2016;194:267-271.

26. Teach SJ, Gill MA, Togias A, *et al.* Preseasonal treatment with either omalizumab or an inhaled corticosteroid boost to prevent fall asthma exacerbations. *J Allergy Clin Immunol.* 2015;136:1476-1485.

27. Niven RM, Saralaya D, Chaudhuri R, *et al.* Impact of omalizumab on treatment of severe allergic asthma in UK clinical practice: a UK multicentre observational study (the APEX II study). *BMJ Open.* 2016;6(8):e011857. doi:10.1136/bmjopen-2016-011857.

28. Hanania NA, Wenzel S, Rosén K, *et al.* Exploring the effects of omalizumab in allergic asthma: an analysis of biomarkers in the EXTRA study. *Am J Respir Crit Care Med.* 2013;187:804-811.

29. Bel EH, Wenzel SE, Thompson PJ, *et al.* Oral glucocorticoid-sparing effect of mepolizumab in eosinophilic asthma. *N Engl J Med.* 2014;371:1189-1197.

30. Ortega H, Li H, Suruki R, *et al.* Cluster analysis and characterization of response to mepolizumab. A step closer to personalized medicine for patients with severe asthma. *Ann Am Thorac Soc.* 2014;11:1011-1017.

31. Lötvall J, Akdis CA, Bacharier LB, *et al.* Asthma endotypes: a new approach to classification of disease entities within the asthma syndrome. *J Allergy Clin Immunol.* 2011;127: 355-360.

32. Bateman ED, Boushey HA, Bousquet J, *et al.* Can guideline-defined asthma control be achieved? The gaining optimal asthma control study. *Am J Respir Crit Care Med.* 2004;170:836-844.

Índice alfabético de materias

Los números de página seguidos por *f* y *t* indican figuras y tablas, respectivamente.